医学遗传学

第3版

主　编　杜传书

副主编　李　巍　黄尚志　华小云

主　审　高翼之

编写委员会

杨焕明　曾溢滔　贺　林　李　巍　华小云　黄尚志

高翼之　祁　鸣　张咸宁　任兆瑞　傅松滨　卢光琇

顾东风　张学军　管敏鑫　龚瑶琴　杜传书　蒋玮莹

主编助理　王一鸣　段　山　谢江新

人民卫生出版社

图书在版编目（CIP）数据

医学遗传学 / 杜传书主编 . — 3 版 . —北京：人民卫生出版社，2014

ISBN 978-7-117-19397-9

Ⅰ. ①医… Ⅱ. ①杜… Ⅲ. ①医学遗传学 – 医学院校 – 教材 Ⅳ. ①R394

中国版本图书馆 CIP 数据核字（2014）第 145853 号

医学遗传学

第 3 版

主　　编：杜传书
出版发行：人民卫生出版社（中继线 010-59780011）
地　　址：北京市朝阳区潘家园南里 19 号
邮　　编：100021
E - mail：pmph @ pmph.com
购书热线：010-59787592　010-59787584　010-65264830
印　　刷：北京顶佳世纪印刷有限公司
经　　销：新华书店
开　　本：889 × 1194　1/16　　印张：77
字　　数：2439 千字
版　　次：1984 年 2 月第 1 版　　2014 年 12 月第 3 版
　　　　　2014 年 12 月第 3 版第 1 次印刷（总第 3 次印刷）
标准书号：ISBN 978-7-117-19397-9/R · 19398
定　　价：268.00 元
打击盗版举报电话：010-59787491　E-mail：WQ @ pmph.com
（凡属印装质量问题请与本社市场营销中心联系退换）

编 者（以姓氏汉语拼音为序）

陈枢青 浙江大学医学部
陈恕凤 中国协和阜外心血管病医院
杜传书 中山大学中山医学院
段 山 深圳市妇幼保健所
傅松滨 哈尔滨医科大学
高翼之 东南大学医学院
龚瑶琴 山东大学医学院
顾东风 中国协和阜外心血管病医院
顾学范 上海交通大学新华医院
管敏鑫 浙江大学生命科学院
光 炜 美国马里南大学医学院
郭奕斌 中山大学中山医学院
韩连书 上海交通大学新华医院
贺 林 上海交通大学 Bio-X 中心
胡冬贵 南澳佛林德斯大学
胡修原 美国 Life Tech 公司
华小云 美国 Kaiser 医学院
黄尚志 北京协和医学院
黄鑫炎 中山大学中山医学院
贾卫华 中山大学肿瘤所
蒋百春 山东大学医学院
蒋玮莹 中山大学中山医学院
柯 青 浙江大学医学院
孔祥银 中科院上海生命科学研究院健康研究所
李 楠 北京协和医院
李 胜 上海交通大学 Bio-X 中心
李 巍 中国科学院遗传与发育生物学研究所
李 旭 美国凯斯西储大学医学院
李麓芸 中南大学湘雅医学院
李生斌 西安交通大学法医学院
林 剑 暨南大学
刘培军 西安医科大学附属第一医院
卢光琇 中南大学生殖与干细胞工程研究所
鲁向峰 中国协和阜外心血管病医院
罗会元 中国医学科学院基础所
罗伟泽 复旦大学遗传所
罗志军 南昌大学基础医学院
马 柯 上海交通大学新华医院
马晴雯 上海交通大学医学遗传研究所
茅 矛 美国 Pfizer 公司
蒙 田 四川大学华西口腔医学院
祁 鸣 浙江大学医学部
钱家鸣 北京协和医院
任兆瑞 上海交通大学医学遗传研究所
石 冰 四川大学华西口腔医学院
孙树汉 第二军医大学遗传研究所
孙玉洁 南京医科大学基础医学院
汪建文 浙江大学医学院
王 菁 美国 Baylor 医学院
王明荣 中国科学院肿瘤研究所
王一鸣 中山大学中山医学院
魏曙光 西安交通大学法医学院
吴 东 北京协和医院
吴长有 中山大学中山医学院
夏维波 北京协和医院
项 鹏 中山大学中山医学院
谢江新 香港大学医学院
谢茂灿 中山大学中山医学院
徐莉军 北京协和医院
徐顺清 华中科技大学同济医学院
徐湘民 南方医科大学
薛 赓 第二军医大学遗传研究所
杨 红 北京协和医院
杨焕明 深圳华大基因研究院
叶 军 上海交通大学新华医院
禹顺英 上海交通大学医学院精神卫生中心
袁慧军 解放军总医院
曾溢滔 上海交通大学医学遗传研究所
张 钰 中国医学科学院肿瘤研究所
张洪波 西安交通大学法医学院
张咸宁 浙江大学医学院
张学军 安徽医科大学皮肤病研究所
赵寿元 复旦大学遗传所
赵彦艳 中国医科大学
周一叶 上海交通大学医学遗传研究所

第 2 版编著者

杜传书　区宝祥　刘焯霖　梁秀龄　许延康　曾瑞萍　谭新民

李树浓（中山医科大学）

吴　旻（中国医学科学院肿瘤研究所）

罗会元　施惠平　叶丽珍（中国医学科学院基础医学研究所）

张思仲　刘协和（华西医科大学）

李　璞　刘权章　朱文峰（哈尔滨医科大学）

卢惠霖　夏家辉　李麓芸　伍汉文（湖南医科大学）

孙念怙（中国医学科学院协和医院）

刘祖洞　薛京伦　赵寿元　莫慧英（上海复旦大学）

李崇高（兰州医学院）

曾溢滔　黄淑帧（上海市医学遗传研究所）

吴文彦（上海市第六人民医院）

林　剑（暨南大学）

郑斯英（苏州医学院）

赵明伦（湛江医学院）

胡诞宁（上海铁道医学院）

胡以平　蒋左庶（第二军医大学）

周焕庚（上海医科大学）

吕学先（佳木斯医学院）

第 1 版编著者

刘祖洞　赵寿元　薛京伦（复旦大学遗传学研究所）

吴　旻（中国医学科学院肿瘤研究所）

罗会元（中国医学科学院基础医学研究所）

张思仲（四川医学院）

李　璞　娄焕明　赵亚忠　刘权章（哈尔滨医科大学）

卢惠霖　伍汉文（湖南医学院）

方宗熙（山东海洋学院）

孙念怙（北京首都医院）

曾溢滔　黄淑帧（上海市儿童医院）

郑斯英（苏州医学院）

许由恩　周焕庚（上海第一医学院）

赵明伦（湛江医学院）

胡诞宁（上海市闸北区眼病防治所）

区宝祥　杜传书　郭畹华　谭新民　刘焯霖　梁秀玲　简志瀚　许延康

李树浓　曾瑞萍（中山医学院）

内容提要

《医学遗传学》第 3 版本来应是“第 2 版”的修订。但因主客观错综复杂的原因,22 年过去了还没有再版。然而 20 多年的知识更新太多太快,整个医学遗传学已经进入基因遗传学的全新时代。如果我们只在第 2 版的基础上修订,便无法跟上时代前进的步伐。于是考虑在第 2 版的框架下另起炉灶。本书编者邀请了曾参加过“基因组计划”的杨焕明院士介绍基因组学的全貌,以便借助这个领域的基本概念、方法学和成果来更新全书章节。与此同时,我们决定增加新的章节如:表观遗传学、线粒体疾病、法医遗传学、行为遗传学、干细胞治疗、基因诊断和基因治疗等新内容。全新的第 3 版全书仍然分为三部分:第一部分(第 1~15 章)着重在一般教材的基础上,注入了新的认识和内容;第二部分(第 16~24 章)是医学遗传学的“分支学科”,增加了前面提到的几章,使医学遗传学的分支学科内容得到更全面、更深入、更高层次的表达,并将一些新技术、新视角、新观点贯穿始终;第三部分(第 25~38 章)结合临床各科的重要疾病,渗入了基因组学的概念,希望读者会觉察到,从对疾病的一般认识进入到了病因和发病机制的基因调控时代,同时还特别加强了对复杂疾病认识的新观点、新论据。本书也更加注意紧密地将理论和临床结合。在遗传咨询、遗传病预防、新生儿筛查、基因产前诊断和现代治疗中都体现这一新思路。同时,还特别注意列举我国在重要遗传病方面所获得的新成果,以此鼓舞我国临床学者深入探讨疑难疾病的信心。

此外,编者们还做了一件实事,即对我国在本学科做出突出贡献的人和事,进行了群众性评估。这将是一次有专业作者群体参与的有益尝试,肯定了我国学者世世代代的一些重要研究成果。这本书虽然没有那么大的权威,冀望在人们心目中会留下一点有益的启示。

主编简介

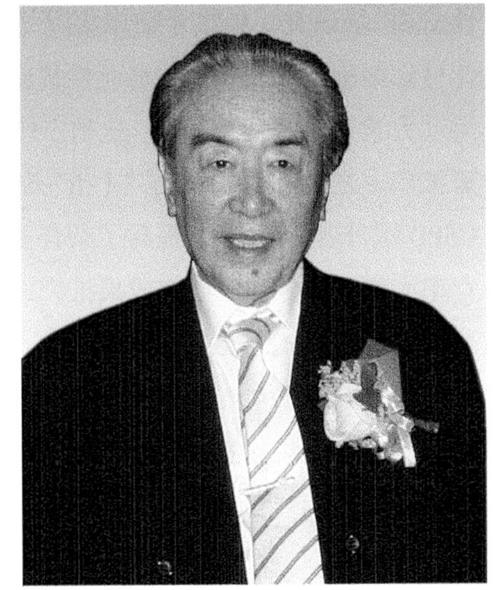

杜传书教授是我国著名的老一辈医学遗传学家，他一直致力于蚕豆病病因、发病机制、普查普防、分子诊断和早期防治工作的研究，为我国医学遗传学的发展和医药卫生事业作出了卓越的贡献。

杜传书教授1929年9月出生于四川一个医学世家，父亲杜顺德是华西医学院儿科学教授，曾在美国取得科学博士（Doctor of Science）学位，是“蚕豆病”的第一个命名人。自幼良好的家庭氛围的熏陶与影响，使他笃志学医，走上了从医报国的道路。1952年杜教授从四川医学院医疗系毕业，留校工作两年后于1954年调到广州中山医学院工作，从此开始了他研究G6PD（葡萄糖-6-磷酸脱氢酶）缺乏症辉煌的人生。

1955年，我国粤东地区——广东兴宁县蚕豆病大爆发，患者达1000人以上，许多患者被病魔无情地夺去了生命，情势非常紧急！该病在长江以南尤其是广东、广西两广地区和一些边缘山区非常高发。由于此病大多是在食用蚕豆后发生，在蚕豆收获季节时发病率明显增高，所以民间俗称“蚕豆病”。该病在当时还是一种未知的重大疑难病症，病因、发病机制、遗传规律、防治手段都毫无了解，所以病死率很高。杜教授临危受命，带领他的团队自始至终奋战在防治蚕豆病的前线，经过连续几年的艰苦奋战，取得了一个又一个突破性进展，终于使蚕豆病迅速得到控制，从而挽救了许多患者的生命，为G6PD缺乏症的防治作出了卓越的贡献。

功夫不负苦心人，经过大量艰苦卓绝的努力，蚕豆病的病因及发病机制的未解之谜被一一破解。杜教授经过多年的实地考察与系统调研，根据获得的大量证据大胆否定了国外公认的花粉致病的结论，此观点得到国际学术界的广泛认同。1961年杜教授首先在我国证实了“蚕豆病”的病因就是由于葡萄糖-6-磷酸脱氢酶（G6PD）缺乏所致。1963—1964年相继发表了有关“蚕豆病病因发病机制研究”和“遗传性红细胞6-磷酸葡萄糖脱氢酶缺乏及有关溶血机制”的论文，开创了我国酶蛋白病和生化遗传学研究的新领域。为了更好地预防该病的发生，杜教授结合农村实际，设计并采用“微量高铁血红蛋白还原试验”，抽查38 442人，查出G6PD缺乏者2770人。这种普查普防做法，使该地区患病率降低了50%～82.7%，住院病死率也由8%降至1%以下。此成果1979年获得广东科学大会奖。同年，杜教授还在实验设备非常简陋、实验条件十分困难的条件下，鉴定出我国首个G6PD生化变异型即“黎族-白沙型”，并得到国际承认。

1982年杜教授首次获得由国家自然科学基金委资助的科研经费10万元，这在当时可是一笔相当可观的研究经费！利用这笔经费，他主持了“中国人红细胞G6PD缺乏症基因频率及其变异型研究”的大项目，并创立了又一种检测G6PD活性的既快速简便、又经济微量的新方法——四氮唑蓝定性定量法。此法同样得到广泛认可和推广，并被收入"美国化学文摘"。随后杜教授又组织了G6PD缺乏症全国大协作，对我国12个民族近4万人进行了抽样调查，从中掌握了全国此病基因频率在0.0000～0.4483之间、呈"南高北低"的分布规律，为全国各地蚕豆病、新生儿核黄疸、药物性溶血等病的预防奠定了良好的基础，也为我国人类学的深入研究提供了宝贵资料。杜教授还在广东、海南、贵州和四川研究了120多例G6PD缺乏症酶的生化动力学特点，从中发现、鉴定并首报了16种G6PD生化变异型，得到了国际同行的承认并被邀请访日、访美，还应邀到中国香港、中国台湾和北京国际会议上作有关学术报告。

1983年杜教授以访问学者身份，应邀到日本东京大学参与"人类遗传学和红细胞酶学"的研究。访日期间，他学习了许多先进的红细胞酶学技术，回国后率先在我国广东开展了"红细胞遗传性酶缺陷致溶血性贫血"的研究。他结合临床实际，先后建立了23种红细胞酶测定法。在此基础上，首报了我国几种遗传性红细胞酶缺乏导致的溶血性贫血的病因，还开展了嘧啶5′核苷酸酶和磷酸葡糖异构酶缺乏症变异型酶动力学鉴定的研究工作。这项工作也在国内取得了领先地位，填补了相关空白。随后，举办了全国学习班推广。之后，他又主持了"七五"攻关项目——"G6PD缺乏致儿童智力低下防治研究"。通过建立检测G6PD携带者的比值法，提高了杂合子的检出率；采用综合性防治措施，使G6PD缺乏致儿童智力低下及死亡率大幅下降。这一研究成果推广、应用到广西等高发地区也得到了同样显著的防治效果。1992年因此获得了卫生部成果推广三等奖。

1987年杜教授应邀到美国加州大学洛杉矶分校血液学Valentine实验室、加州大学旧金山分校的YW Kan（简悦威）实验室、圣地亚哥SCRIPP基金E Beulter基础医学研究所进行有关血液分子遗传学学术访问。

1990年，杜教授应用DNA测序技术，在国内率先开展G6PD基因突变的研究。1991—1992年与台湾学者合作，采用分子遗传学的技术方法，鉴定了中国人中存在的7种突变类型，并获得各型频率的数据，使我国的G6PD研究进入到分子水平，跨入国际先进行列。后来他和研究生们一起，又对云南、贵州的彝族、傣族、布依族、白族、水族、纳西族、景颇族、仡佬族、哈尼族的G6PD突变型进行了广泛的研究，发现在两广地区（广东、广西）和港台汉族中常见的nt1388（G→A）、nt1376（G→T）和nt95（A→G）突变类型，在以上9个少数民族中也很常见。后来在台湾的一次演讲中，杜教授正式提出了上述这些民族与汉族为同一源流的设想，为我国的民族来源及变迁提供了分子进化的依据。1994年杜教授等发表的"人类G6PD顺德型[Gd(－)Shunde]基因在大肠杆菌中的表达"，以及后来应用定点诱变技术对G6PD基因进行结构与功能的研究，使G6PD基因的分子水平研究又前进了一步。为了更深入研究G6PD的新突变，他还建立了筛查nt1388（G→A）、nt1376（G→T）和nt95（A→G）三种常见突变的突变特异性扩增法（现称扩增突变受阻系统，ARMS），该成果1999年刊登在国外《Human Heredity》杂志上。

杜教授非常重视科研成果的转化（现称"转化医学"），坚持将科研成果向临床应用普及推广，将科研成果转化为社会生产力。至今已经成功开发了检测G6PD缺乏的几种方法（微量高铁血红蛋白还原试验，四唑氮蓝定性定量法，G6PD比值定量法，荧光斑点法等）和筛查地贫的一管筛查法。据不完全统计，筛查地贫的人数已经超过500万人，筛查G6PD缺乏症的人数也已经超过106万人。1993年，他首次获得美国中华医学基金会（CMB）资助的20万美金，专门用于建立预防遗传病的"广东省三级遗传咨询网"。他亲自下基层讲课建点，获得基层单位的大力支持和热情欢迎，工作总结受到美国CMB主席索耶的好评。

在约半个世纪的科研生涯中，杜教授先后承担了国家"七五"重点攻关项目1项、国家自然科学基金项目3项、国家计划生育委员会基金1项、"211工程"项目1项、"CMB"项目1项。在中国人G6PD缺乏症的生化遗传学和分子遗传学研究中取得了卓越的研究成果。曾获"国家计生委科技进步一等奖"1项

(1989)、"国家科技进步二等奖"1项(1989)、"国家教委科技进步二等奖"1项(1994)、"卫生部科技推广三等奖"1项(1992)、"卫生部科技进步三等奖"(3项)、"广东省科技进步三等奖"3项。直到退休,杜教授从未离开过科研第一线,即使已经七十高龄,还亲自做实验,成为学生心目中的楷模。

杜教授一生笔耕不辍,著书立说,硕果累累。他的专著《蚕豆病》在国内学术界产生较大反响。他于1982年主编了教材《医学遗传学基础》,后来受人民卫生出版社委托主编了本科教材三期,并与刘祖洞教授合作主编了一部大型参考书《医学遗传学》(第1版,第2版),后者被誉为我国第一部医学遗传学权威性著作。此外,他还参与编写医学百科全书、教材及专著10多种。正是这些著作,使一代又一代的医学生和研究生接受到医学遗传学的系统知识。杜教授是我国医学遗传学的教育大师,他培养的学生已经桃李满天下,有的已经成为医学遗传学的知名学者。他淡泊名利,甘当人梯,为我国医学遗传学的发展呕心沥血。杜教授在人民卫生出版社和许多知名专家教授的鼓励倡导下,从2011年起,再次挑起主编第3版大型参考书《医学遗传学》专著的历史重任。由于年事已高,眼疾缠身,杜教授的双眼已经难以大量阅读文献、审阅书稿,为了顺利完成这部巨著,杜教授毅然把两眼的晶状体移植术都做了。相信在不久的将来,这本巨著就能与广大读者见面。

由于成绩斐然、贡献突出,杜教授先后担任过国家计划生育委员会委员、卫生部优生优育咨询委员会委员、中国遗传学会人类遗传学委员会副主任委员、广东省医学遗传学会两届主任委员(后任顾问),中山医科大学分子医学研究中心副主任,华南生物科学与技术研究中心学术委员会副主任委员;《中华医学遗传学杂志》、《遗传学报》、《遗传》、《中华血液学杂志》、《中国病理生理杂志》编委,《新医学》编辑室主任等职。1989年是他收获最多的一年,先后获得了"全国先进工作者"、"全国模范教师"、"南粤优秀教师"、"广东省模范党员"等先进称号。同年还被国务院授予"全国劳动模范"等光荣称号。

老骥伏枥,志在千里。杜教授至今仍在为国家、为人民发挥着余热,仍在默默无闻、辛勤地耕耘着。他这种对事业执着追求的敬业精神和甘当人梯的奉献精神永远是值得我们学习的。

注:本文引自 郭奕斌. 医学遗传学家杜传书. 遗传,2013,35(1):118-120.

第 3 版序言

杜传书先生是我国医学遗传学的创始人之一，虽届耄耋之年，仍执着于科研和教育事业，笔耕不辍，传书育人。在杜先生的带领下，一批国内医学遗传学著名专家以及海外华裔青年科学家经过艰苦创作，《医学遗传学》（第 3 版）问世了。

杜传书先生与刘祖洞先生共同主编的《医学遗传学》于 1983 年出版，是我国第一部遗传学权威著作，为我国医学遗传学的发展和人才培养作出了不朽的贡献。三十年来，随着人类基因组计划的完成，生命科学日新月异，迅猛发展。医学遗传学，用杜先生的话来说，也发生了“革命性的翻天覆地的变化”。《医学遗传学》（第 3 版）正是为顺应这一学科的最新发展而诞生。

本书的作者群为工作在医学遗传学科研一线的佼佼者，对相关领域的最新动态和知识有深刻、系统的理解和把握。全书涵盖了医学遗传学所有分支、不仅对基本概念、基础知识有准确、明晰的全面阐述，对常见遗传病的发病机制、诊断、治疗和预防也有系统的论述，同时在各个章节都提供了最新科研进展的代表性参考文献。因此，该书不仅是高等院校医学遗传学专业学生重要的参考书，对有志于开展医学遗传学研究的生命科学工作者也是一本不可多得的指南。

书中许多案例取材于我国科学家的科研实践，忠实反映了我国生命医学界自改革开放，尤其是人类基因组计划实施以来，在把握学科前沿、实现重点跨越方面所展示的攻关能力和取得的丰硕成果。

目前，转化医学已成为国际生命医学的发展趋势，医学遗传学作为一个重要的支撑学科，也应迎接这一挑战，强调转化研究，尽快在医疗机构中建立临床医学遗传学科，并在疾病控制机构中建立和完善出生缺陷的早检、早诊、早防、早治体系。本书的出版无疑将有助于实现我国生命医学这一重大战略转型。

我坚信源自科研的真实论述必将使本书具有鲜活、经久的生命力。

2014 年 5 月

第 3 版前言

编撰第 3 版《医学遗传学》是我预料外之事。2011 年 6 月，收到人民卫生出版社编辑希望我再次出山主持编书的短信时，我已离开医学遗传学的工作十年整，重操旧业谈何容易？与老同行议论时，他们认为市面上医学遗传学的书已很多，不必再去费神。加上家人想我耄耋之龄颐养天年，不希望再介入而极力反对，我婉言谢绝了出版社的好意。之后，又收到出版社编辑的第二封长信，言恳辞诚，他们做了市场调查，市面上虽然多了几本书，但都是教材。没有一本我国自己编写反映当代《医学遗传学》进展的大型参考书。他们还认为拙作是以严谨、科学及涵盖范围广而为读者所喜阅，对我国医学遗传学界有积极的推动作用。鉴于该书第 2 版已经绝版下架多年，并无电子文件留存，人民卫生出版社决定找人录入第 2 版内容，形成“电子版”，以表达出版社的诚意！

收到出版社第二封信后，我开始犹豫。尽管我的家人希望我进入一种“安享清福”的晚年，安排我到乡下长久定居，所以我对接与不接，反复考量。两位年轻的同行，李巍和张学教授也光临寒舍，力促我接此任务。我曾经多次听到过一批批年轻人的声音：“我们都是读着和伴着您那本书成长起来的”。这样讲未免有些夸张，但听到的声音，确都发自肺腑。我父亲给我取名传书，传书育人无意间成了我的天职。20 年来，此书没有再版确实是个遗憾。我现在身体还无病魔缠绕，可能这是我为国家和年轻人再做最后一次贡献的机会，我暗暗地祈求上天宽容，给我完成这一庄严任务的时间。

第 3 版确定下来后，就遇到了各种难题。虽然我在这个领域驰骋多年，我也不停地注视着生命科学的飞速发展，但也无法完全跟上这个时代高速前进的步伐。我想，只有动员一大批这个领域的后起之秀，来弥补我知识领域的缺陷。第二个难题是，我如何操作这支队伍？我不习惯“挂名”，我既然承担，就必须“担”起来。于是立即与既有水平又比较熟悉的专家联系，组成一个七人的“常务编委会”(后来扩大到 18 人的编写委员会)，办公室就设在广州乡下 10 平方米的书房。我们通过网络的帮助、商量、讨论、争辩、谋划大大小小的一切事务，我们一次正规的常务会议或“编委会”都没开过，通过约 3000 多封来往的邮件终于办成了这件大事。后来还发生了许多让我想放弃的事件，没有估计到中途那么多险阻，一个个地跟着我的足步而来……

第 3 版本来是第 2 版的修订，我以为在第 2 版的基础上，充实一些新的内容就行了。但我浏览了一下第 2 版后，备感困难。真正觉察到这 20 多年的知识更新太多太快，大部分内容都必须另起炉灶。我首先考虑的是，要邀请曾经参加过“基因组计划”的杨焕明院士来写一章：人类基因组学，需要将基因组计划的方法学和成果渗透到全书的每一章节。之后，在淘汰一些陈旧内容的同时，我决定增加新的章节如：表观遗传学、人类线粒体病、法医遗传学、行为遗传学、干细胞移植和展望、基因治疗的新进展等。对于传统的遗传学如染色体病，我们重点放在新技术的展示，如 FISH 技术的发展和应用。全书仍然分为三部分：第一部分(1~15 章)，我们着重在一般教材的基础上，注入了新的认识和内容；第二部分(16~24 章)，是医学遗传学的“分支学科”，我们增加了上述几章，使医学遗传学的分支内容得到更全面更深入更高层次的表达，并将一些新技术、新视角、新观点贯穿始终；第三部分（25~38 章），结合临床各科，每一个重要疾病，希望读者都可以觉察到从对疾病的一般认识进入到了病因和发病机制的基因时代。特别是加强对复杂疾病看法认识的新观点、新论据。我们还专门写了几章面向临床，诸如：遗传咨询、遗传病的预防、新生儿筛查、基因诊断和现代治疗的方向，深入浅出地将临床和基础紧密结合，而且举例我国在这些重要领域，紧跟时代，将获得的新成果，写进书里以鼓舞人们前进的信心。另外，在第一章我们还做了一件实事，即对我国在本学科做出突出贡献的人和事，进行了群众性评估。这将是一次有专业作者群体参与的有益尝试。这本书虽然没有那么大的权威，但在人们心目中还是会留下一点有益的启示。

冰封解冻，大地春回！不觉熬到了三年后的今天，看到一大堆稿件即将成为一本厚厚的书，呈现在读者面前，接受读者的检阅，我又感到无比欣慰！凭心而论，这个版本确实没有我想象得那么完美，诚恳地期盼来自各方的批评和指正！但是我们尽力了。

特别感谢与我共同战斗的“18 人编写委员会”和全体编写专家，他们是日日夜夜在为此书操劳，在家里、在旅途、在飞机上、在异国他乡，无时无刻不在为此书奋战，有的编委甚至还挑灯夜战到次晨三时，令人动容。特别是几位核心成员李巍、高翼之、华小云、黄尚志、杨焕明、祁鸣、张咸宁、任兆瑞等的出色发挥。我深信，参与编写的所有同志都会从编写过程中受益，因为通过编写一定也学习到不少新知识。

我还要特别感谢陈竺院士百忙中为本书作序，出版社领导和策划编辑还亲临寒舍慰问，并为我“减压”，两位秘书不仅默默地奉献，还教我一些电脑技术……无言感激老年同道、新生代专家、出版社，还有贤内助和家人在生活和医疗上的精心照顾，没有大家的同心协力，就没有第 3 版《医学遗传学》的再现。无法弥补的是，无论我们如何努力，也赶不上时代前进的步伐！新的知识不断地向我们挑战，这本书如果有助于读者于万一，我会感到欣慰！

杜传书

2014 年 6 月于广州

第 2 版序言

医学遗传学是一门较为年轻的遗传学分支学科。在我国，近十年来得到了较为迅速的发展。为了满足教学、科研和临床工作的需要，《医学遗传学》(第 1 版) 于 1983 年问世。此书是当前国内仅有的一本较好的医学遗传学参考书，它的出版受到广大医务界、遗传学界、科研人员及医药院校师生的欢迎和好评，对我国医学遗传学的教学、科研、遗传病防治以及民族优生事业都起了促进作用。

鉴于医学遗传学的发展十分迅速，特别是 DNA 重组技术在医学中的广泛应用，揭开了本学科新的篇章。《医学遗传学》(第 1 版) 的内容已不能完全反映现代医学遗传学的发展水平。为适应新形势的要求，编者们组织了对原版的修订工作。第 2 版对原有内容和章节进行了较大的调整、补充和更新，由原来的二十九章增编为三十五章，着重增添了本学科的新进展，并力求更多反映我国医学遗传学界的成就。

我因年迈体弱，不能再直接参与本书的编写和评阅工作，深感遗憾。但在此，我谨预祝新版获得更大的成功。深信第 2 版将能更扩大并深化它的影响，为人类及下一代的健康谋福利。我也愿借此机会向执笔第 2 版的同道们及编审同志们致以崇高的慰问和敬意，感谢您们为我国医学遗传学事业作出的贡献！

卢惠霖

1989 年 1 月于长沙

第 2 版编者的话

随着医学科学的发展，人们越来越认识到遗传因素在疾病发生中的重要作用。遗传病的研究成果大量涌现，对遗传病的认识不断深化和更新，即使像肿瘤、心血管疾病、精神疾病、传染病这类常见而且严重危害人类健康的疾病，也引起了人们对其遗传背景的极大关注。分子遗传学理论和技术的突飞猛进，为医学遗传学增添了新的篇章。1983 年出版的《医学遗传学》一书已经不能如实反映现代遗传医学的面貌。我们于 1985 年开始准备第 2 版的修订工作。经过五年的努力，终于在十分艰难的条件下完成了修订工作，第 2 版即将与读者见面。

第 2 版的特点是：更新原版的内容，使之尽量反映现代遗传医学的水平；调整了编写组成员，以便尽可能发挥各家所长；努力搜集我国医学遗传学科研的新成果，以适应社会主义建设的需要。第 2 版通过删减陈旧、重复的内容和附录，得以从第 1 版的二十九章增至三十五章。新增加的"重组 DNA 技术及其在医学中的应用"一章，着重阐述了分子遗传学的理论和技术，以及在医学领域中的应用和前景，反映了现代遗传学的新貌；新增加的"毒理遗传学"使本书的内容更加充实和完整；遗传咨询和产前诊断是将遗传学知识具体应用于临床实践的体现，本版独立列章叙述，能更好地帮助临床医生解决医疗中的遗传学问题；由于分子病和遗传性酶病的新资料迅速增多，故本版将第 1 版的"生化遗传学"分为"分子病"和"遗传性代谢病"两章，作较详细和全面的介绍，并增附表列出目前已知的分子病 154 种和遗传性代谢病 232 种。主观上，我们希望通过这些努力能使本书面目一新。

医学遗传学界的老前辈卢惠霖教授特为本版作序，在此我们深表敬意和谢忱。

由于编写组成员工作繁忙，大都利用业余时间撰稿，因而交稿时间先后不一，再加上科技书籍出版中的种种困难，拖长了编写出版的周期。此外，在内容和编写工作中也还有许多不尽人意之处，希望读者鉴谅和指正。

杜传书

1991 年 4 月于广州

第 1 版序言

医学遗传学是遗传学的一个重要分支，也是一门比较年轻的学科。最近几十年来，由于医学科学的迅速发展，原先严重危及人们身心健康和威胁人类生命的疾病如天花、霍乱、鼠疫等已渐趋绝迹或基本得到控制，与遗传因素密切相关的一些遗传病、先天缺陷以及恶性肿瘤，在发病率和死亡率中所占比重日益突出。据估计，目前已知的人类遗传病不下二、三千种。此外，由于工业发展带来的污染未能及时治理，也使发病率有增高趋势。因此，医学遗传学的研究在国外已日益得到重视，有了很大进展。

在我国，遗传学的教学及科研工作经历了坎坷曲折的道路之后，正在迅速缩小与国际先进水平之间的差距，医学遗传学也已有很大起色。可是，这方面的基础毕竟还很薄弱，结合我国具体情况的专业书刊更少，远远不能适应普及与提高的需要。

《医学遗传学》一书由各位专家分章撰写，既系统地论述了遗传学的基础理论和基本知识，又深入地介绍了各个专科遗传病的病因、诊断、防治等医学理论和方法，反映了近年来国内外的一些重大进展和成果。我深信，本书的出版将对推动我国医学遗传学的发展起积极作用，并希望我国的医学遗传学工作者在控制和防治遗传性疾病、改善人民遗传素质、搞好计划生育、造福子孙后代等方面作出应有的贡献。

谈家桢

1981 年 6 月

于复旦大学遗传学研究所

第 1 版编写说明

医学遗传学是近年来发展较快的一门边缘学科。但在国内,这一新兴学科的参考书籍奇缺。为了帮助广大医务人员和有关教学、科研人员掌握本学科的知识,更好地研究和防治遗传病,我们受人民卫生出版社委托,组织编写本书。

本书是为医学院学生、进修生、研究生及广大医务人员和教学科研人员编写的一部参考书。全书共分为三个部分:第一部分(第 1 ~ 11 章)介绍普通遗传学基础知识和遗传病发生、发展、诊断和防治的一般规律。第二部分(第 12 ~ 17 章)介绍与医学遗传学密切有关的几个遗传学分支学科。第三部分(第 18 ~ 29 章)分别论述各器官或系统的遗传病。这部分由于篇幅所限,在每章的前面列出了该器官系统主要的遗传病名称,文中仅介绍其中有代表性的若干疾病(右上角注"*"号者)。书末附录Ⅰ ~ Ⅳ为"遗传学名词注释"(不包括医学名词)、"人类细胞遗传学命名的国际体制(ISCN)"、"高分辨人类染色体命名"及"人类部分染色体异常的类型及某些类型的表型特征",供读者参考。

我们在编写过程中曾得到广大医务人员和遗传工作者的支持和帮助。遗传学界老前辈、中国遗传学会副理事长谈家桢教授热情地为本书写了序言,卢惠霖、方宗熙、吴旻教授亲自参加编写,并分工审查了书稿。本书还得到了张孝骞、陈耀真、毛文书等教授的热情指导和帮助,我们在此表示深深的谢意。此外,在编制附录的过程中,得到高锦声、郑斯英、夏家辉、周焕康、张贵寅等同志大力支持,提供宝贵资料,在此一并致谢。

本书实际编写时间仅约一年半,编写人员较多且分散,由于我们的专业水平不高,书里定会存在缺点和错误,我们热忱希望广大读者提出批评和建议,以便再版时修改。

编　者

1981 年 8 月于广州

目　录

第一章　人类疾病和遗传

黄尚志　李　巍　高翼之

第一节　遗传病的分类

随着医学遗传学的发展，人们对遗传病的认识从起初认为只是一些罕见的与遗传相关的疾病，发展到现在认为几乎所有的疾病（除创伤、战伤、烧伤、意外事故等引起的疾病外）都与遗传有关。也就是说，“非遗传病”这一术语也许不再使用。很难设想，有哪种疾病是完完全全“与遗传因素无关”。传染病曾一度被认为是“非遗传病”的典型例子。然而，现在认识到，肝炎、结核病、艾滋病等传染病的发生与个体的易感基因有关。虽然大多数单基因病的发病率比较低，传统上被人们归类为罕见病（rare disease），但遗传病作为一类疾病的统称（正如“肿瘤”作为各类不同肿瘤的统称一样），成为威胁人类健康的常见疾病和头号杀手。从遗传的角度认识疾病，改变了传统的疾病诊断和防治的体系，并成为个体化医学（individualized medicine）的核心内容。

一、遗传病的定义

对于遗传病，人们常有许多模糊的认识，如认为“家族性疾病（familiar disease）是遗传病”、“先天性疾病（congenital disease）是遗传病”。遗传病（inherited disease）原本的定义是由于遗传物质的改变引起的、并能世代相传的疾病。随着对疾病传递规律的深入研究，遗传病的范畴也有了很大的变化。现在认为，凡是由于遗传物质的改变所致的疾病都称为遗传病（genetic disease），还有人因此称之为“基因病”，以区别于传统意义上的遗传病的概念。本书所涵盖的疾病是指这种广义的遗传病。因此，某些遗传病不一定具有世代传递性，如体细胞遗传病；一些遗传病不一定表现为家族性，如多数散发性疾病；一些家族聚集发生的疾病如传染病不一定具有世代传递特征；一些单基因遗传病在某些特定人群的发病率并不罕见，如地中海贫血、G6PD 缺乏症等在我国南方地区为高发疾病；一些遗传病如迟发显性疾病，不一定是生下来就表现出来的疾病；还有一些先天性疾病是由于孕期或产期的非遗传因素导致，如生产过程的新生儿窒息导致的脑瘫等后遗症，所以，先天性疾病不一定都是遗传病。过去，对原因不明而“与生俱来”的疾病都一概称为先天性疾病，现在已经明确为遗传病的，应该逐渐改变称号，使用遗传病这一概念。还有“综合征（syndrome）”这一概念，也是一种“过渡性”的称谓，应该逐步用“遗传病”来代替。

二、遗传病的分类

遗传病目前可主要分为五类。

（一）单基因病

单基因病（monogenic disorders）是由单一突变基因导致的疾病，突变基因对疾病的发生有决定性影响。在世代传递中，突变基因严格遵循孟德尔定律传递。在人群中或在特定人群中发病率较高的单基因病有：地中海贫血，在我国华南地区发病率很高，有些地区人群携带率超过10%；成年型多囊肾，在成人的发病率为1/1000；假肥大型肌营养不良（Duchenne' muscular dystrophy，DMD），在出生男婴中的发病率为1/3500。

（二）染色体病

染色体病（chromosomal disorders）是由染色体数目异常或结构异常导致的疾病。染色体病的典型例子是21三体征（trisomy 21，Down's syndrome 或唐氏综合征）。

（三）多基因病

多基因病（polygenic disorders）又称多因子疾病（multifactorial disease）或复杂（性）疾病（complex disease），是由多个基因与多种环境因素共同作用导致的疾病，一般为常见病和多发病。例如，原发性高血压、糖尿病、肥胖、消化性溃疡、风湿病、精神分裂症、支气管哮喘等。一般来说，多基因病常有家族聚集现象。对大多数多基因病而言，其环境因素和共同作用的基因仍不完全清楚。特别是最近研究单基因病时，常常发现它不止一种基因突变，还伴有多种基因突变；也经常发现这些疾病有些表现为常染色体显性，有些表现为常染色体隐性，更有些表现为X连锁遗传，甚至它还具有多基因病的某些特点。将来我们或许会看到多基因病数量在增加，而单基因病数量会减少；即使不减少，可能有更多单基因病的亚型出现。这些新的趋势发人深省，也或许引出分类的新思路。

（四）体细胞遗传病

体细胞遗传病（somatic cell genetic disorders）是由体细胞的基因突变，即体细胞突变（somatic mutation）的累加效应导致的疾病。体细胞遗传病的典型例子是多种癌症。体细胞突变通常只发生于特定的体细胞中。突变基因通常是癌基因（oncogenes）和肿瘤抑制基因（tumor suppressor genes）。未发生突变时，它们在控制细胞的增殖、生长、凋亡中起重要调控作用；由于突变或调控失常而发生功能异常，最终形成肿瘤。体细胞突变一般不会向下一代传递。

（五）线粒体遗传病

线粒体疾病（mitochondrial disorders）是线粒体功能障碍导致的疾病。线粒体内有双链环状的DNA分子，称为线粒体DNA（mitochondrial DNA，mtDNA）。人mtDNA全长16 569bp，含37个基因。由线粒体基因突变导致的线粒体疾病，称为线粒体基因相关的线粒体疾病，或线粒体遗传病（mitochondrial genetic disorders），如氨基糖苷类药物诱发性耳聋。这类线粒体疾病的特点是母系遗传的非孟德尔式遗传。线粒体疾病可由核基因突变所导致，称为核基因相关的线粒体疾病，其遗传方式完全遵循孟德尔规律，属单基因病。母系遗传的特点是线粒体病遗传的核心内容。在本书第八章讨论。由胞质中线粒体基因突变发生的疾病将在第二十五章提及。

第二节　医学遗传学的任务

美国 Johns Hopkins 大学医学院 McKusick 给医学遗传学（medical genetics）下的定义是：研究遗传性疾病以及所有疾病中遗传因素的一门学科。临床遗传学（clinical genetics）是医学遗传学的重要分支，直接与遗传病患者的诊断、治疗以及对其家族的遗传咨询相关。医学遗传学的其他分支学科为临床遗传学提供基础知识，也是不可缺少的部分，本书将在各章分别论述。

医学遗传学研究是以疾病为对象、以患者和家系为材料，解决的是疾病的遗传基础这个科学问题；临床遗传学则以患者和家庭为服务对象，应用科学研究的成果，解决个体的疾病诊断、治疗和预防。2003年，国际医学卫生领域出现了转化医学(translational medicine)的概念,旨在让基础研究向临床实践转化,这将极大地促进医学遗传学和临床遗传学比翼双飞。这项工作我国在2003年以前,就已经有不少的科研人员和临床医生在实践"转化医学",但很多人还没有意识到他们所从事这项工作的重要性。

在医学的临床服务中,研究人员和临床医生开始从遗传学的角度考察疾病,在疾病的致病机制中考虑有哪些遗传因素参与,这就是遗传医学(genetic medicine)的视角。遗传医学的发展,推动了疾病发病机制研究、临床疾病诊断手段、病因学和治疗学的进步。

人类疾病大多直接或间接地与基因相关。《在线人类孟德尔遗传数据库》(Online Mendelian Inheritance in Man,OMIM)所记录的7000多种遗传病或表型中,仍约有一半左右其基因尚未阐明。随着下一代测序技术的应用,已大大加快填补所留下的空白。如今,在继续深入研究单基因病的基础上,医学遗传学的研究也已极为重视解析遗传因素在高血压、糖尿病、动脉硬化、精神分裂症等多基因病中的作用,探究遗传因素及复杂的环境因素在疾病发生发展中的关联效应。从研究策略来看,一些复杂性状中的极端个体,如身高中的巨人症和侏儒症,常表现为孟德尔遗传方式。通过解析这些个体的致病基因及其相互作用的机制,对于理解复杂性状和复杂疾病的发生,也具有重要意义。

第三节 医学遗传学的分支

医学遗传学根据其研究对象和研究方法的侧重,从不同的视角,形成了下列分支学科。

一、按研究方法分类

医学遗传学在发展中先后涌现出众多研究方法,出现了相应的分支。它们的综合运用,使医学遗传学的研究更加全面和深入。

(一)形式遗传学

形式遗传学(formal genetics)根据孟德尔定律研究基因在亲裔间的传递规律,是遗传学最早的、最基本的分支。在医学遗传学中,形式遗传学起始于Farabee(1903)对短指畸形的研究,是首例报道的显性遗传病,所用的系谱分析方法至今仍是从事医学遗传学研究的有用的方法。

(二)细胞遗传学

细胞遗传学(cytogenetics)着重研究细胞内的染色体及其在遗传病中的表现和作用。在1956年的一个漫长的岁月里,人们一直将人类染色体数目认定为48条。1956年华人蒋有兴(J.H. Tjio)用徐道觉(T.C. Hsu)的低渗方法结合自己的技术和观察,证明人体细胞染色体数为46条。1959年,Lejeune等报道21三体征,开创了医学的新领域——医学细胞遗传学(medical cytogenetics)。这个分支着重于研究染色体数目和结构的变化(畸变)与疾病的关系。Caspersson等(1968)建立的染色体显带技术,使染色体的识别和染色体畸变的分析更为精确。20世纪80年代以后相继兴起的荧光原位杂交(fluorescence *in situ* hybridization,FISH)、阵列法基因组比较杂交(array comparative genomic hybridization,aCGH)等技术,使医学细胞遗传学进入了分子细胞遗传学(molecular cytogenetics)时期,分辨率大大提高,能检测到显微镜下不可见的更为细小的染色体微缺失或微重复。使过去认为一些具有多系统、多器官、多功能损害的单基因病如先天性胸腺发育不全(DiGeorge综合征),现在已经证实为18p缺失综合征。这类例子已经越来越多。

(三)生化遗传学

生化遗传学(biochemical genetics)是用生物化学原理和方法研究遗传物质与性状之间的关系。在医学遗传学中,生化遗传学始于Garrod(1902)在尿黑酸尿症(alcaptonuria)的研究中第一次提出先天性代谢缺陷(inborn errors of metabolism)的概念。Beadle和Tatum(1941)在红色面包霉(*Neurospora cressa*)生化反应的遗传控制研究中得出,并于1945年用简洁语言表述的"一基因一酶假说"(one-gene one-enzyme hypothesis),加上Pauling(1949)在镰状细胞贫血(sickle cell anemia)的研究中提出分子病的概念,使生化遗传学的理论体系得以建立:基因的作用,在于控制一种特定酶或一种特定蛋白质的合成,从而决定代谢和性状；基因突变导致酶或蛋白质的合成异常，从而引起疾病。生化遗传学已经或正在逐步被分子遗传学所取代或融合。

（四）分子遗传学

分子遗传学（molecular genetics）始于Watson和Crick（1953）建立DNA双螺旋结构模型，着重于在DNA分子水平上研究基因的功能（包括复制、表达、突变、修饰、传递等）。其中，医学分子遗传学的发展尤其引人注目。限制酶、DNA聚合酶等是常用的研究工具，DNA抽提、分离、纯化、扩增、克隆等是分子遗传学中的基本的研究方法。DNA序列分析、分子杂交和DNA重组（包括致突变技术）是核心的研究技术。以这些为基础开展的致病基因及其突变方式的鉴定、基因诊断的临床应用、基因治疗的实验研究等，都已取得可喜的成果。人类基因组计划的完成，新一代更加宏伟计划的诞生，为医学分子遗传学研究提供了可贵的信息。人类基因组计划的“子计划”还给医学遗传学发展留出了很大空间，有待人们努力去发掘和填补。

（五）体细胞遗传学

体细胞遗传学（somatic cell genetics）用体外培养的体细胞进行遗传学研究。在医学遗传学中，体细胞遗传学着重于利用体外培养的体细胞或建立永生细胞系（immortalized cell line），进行人工诱变、基因转移、基因互补、基因调控、突变基因功能、代谢病的遗传异质性、基因治疗等的实验研究。近年来，体细胞克隆和体细胞重编程产生的诱导干细胞技术进一步拓展了体细胞遗传学的应用范围和技术体系。多能干细胞的应用正在加速发掘这个领域，取得一个个可喜成就，使遗传病的治疗见到了曙光。

（六）遗传流行病学

遗传流行病学（genetic epidemiology），也被称为统计遗传学（statistical genetics），是应用流行病学和统计学方法研究疾病的遗传因素和（或）环境因素之间的相互作用。其对象是患病群体样本。分析方法主要有关联分析、病例对照研究、患病同胞对、传递不平衡分析等。主要的分析工具是计算机分析软件。研究的疾病多属发病率高的多基因病，如唇裂与腭裂、高血压、精神疾病等。这个学科应用全基因组关联分析技术（genome-wide association study，GWAS），已经为研究遗传病的基因背景打开了广阔的通道。

（七）系统遗传学

系统遗传学（systems genetics），又称整合遗传学（integrative genetics），是用数学理论和计算机技术，从生物系统水平，研究遗传因素与环境因素的多重相互作用。在医学遗传学中，系统遗传学着重于采用计算机模型、系统数学算法、高通量生物技术、微流控芯片（microfluidic chip）等方法，研究多基因病和肿瘤中“基因型-表型”相互关系的复杂系统，为多基因病和肿瘤的遗传学研究开拓了新的途径。

二、按研究对象分类

（一）群体遗传学

群体遗传学（population genetics）研究群体的遗传结构及其变化规律。在医学遗传学中，群体遗传学着重研究人群中与疾病有关基因的基因频率和基因型频率的变化规律，以及漂变、迁移、突变与选择对人群遗传结构的影响。

（二）表观遗传学

表观遗传学（epigenetics）研究在人类基因的核苷酸序列不发生改变的情况下，基因表达水平变化的遗传规律。表观遗传学丰富和发展了遗传方式的多样性和“无”规律性的表观遗传的机制。已知的表观遗传基础有DNA甲基化、组蛋白乙酰化、染色质重塑、微小RNA调节、RNA编辑等。

（三）法医遗传学

法医遗传学（forensic genetics）是应用遗传学标记，进行个体识别和亲子鉴定的医学遗传学分支。从案发现场采集毛发、尸块、骨（牙）、血液、精液及其斑痕等生物学物证，通过分析受检样品的DNA多态性标记，确定其来源个体。通常用于刑事犯罪嫌疑人、民事中亲子关系，以及灾难遇难者身份的确认。在遗传分析中，样品的真实性和个体间的亲缘关系常采用类似方法进行确认。

（四）发育遗传学

发育遗传学（developmental genetics）研究生长和发育的遗传控制。在医学遗传学中，发育遗传学着重研究人类在生理状态下和病理状态下的细胞生长、分化、凋亡、胚胎发育、形态建成等过程中遗传因素的作用,包括各种先天性畸形的可能的遗传基础。

(五) 免疫遗传学

免疫遗传学(immunogenetics)研究免疫系统的遗传学,如免疫应答、抗体多样性等的遗传基础,还涉及血型、组织相容性抗原等个体遗传差异。免疫遗传学也研究免疫涉及的遗传病以及器官移植排异性的免疫学基础。最近也有不少免疫遗传学与老化(immunogenetics and ageing)关系的研究。

(六) 药物遗传学

药物遗传学(pharmacogenetics)研究遗传因素对不同个体的药物吸收、代谢、排泄的影响,尤其是遗传因素引起的异常药物反应。也将讨论药物使用的个体化(individuality)原则。目前已经开发出多种针对肿瘤等疾病的靶基因的药物。从全基因组水平研究药物反应性的遗传基础,又称药物基因组学(pharmacogenomics)。

(七) 行为遗传学

行为遗传学(behavioral genetics)研究健康状态与疾病状态时人类行为的遗传因素,包括认知障碍、人格异常、成瘾行为、睡眠障碍、性取向等,它是前精神疾病状态的发展和补充。

(八) 肿瘤遗传学

肿瘤遗传学(cancer genetics)研究遗传因素在恶性肿瘤(癌)的易感性、发生、发展、防治和预后中的作用。主要包括三方面的研究内容:①恶性肿瘤易患性的遗传背景;②遗传物质的变化或遗传信息表达的异常与恶性肿瘤发生的关系;③用遗传学方法分析环境中导致恶性肿瘤发生的因素。

(九) 生态遗传学

生态遗传学(ecogenetics)研究遗传因素在人类应对各种环境因素中所起的作用,包括各种环境诱变剂的致癌、致畸、致突变作用的遗传基础。与辐射遗传学、毒理遗传学、药物遗传学等分支学科有一定交叉。

(十) 临床遗传学

临床遗传学(clinical genetics)涉及遗传性疾病的诊断、治疗与预防。它是面对患者及其家属的遗传学分支学科。其对象是患者及其家庭,解决他们的医学要求,包括诊断、治疗、处置、筛查和产前诊断、遗传咨询等一系列围绕病患者的医疗活动。给予他们医学伦理学方面的精神和心理的支持。

(十一) 医学基因组学

医学基因组学(medical genomics)以人类基因组为研究对象,着重研究人类基因组的结构、变异及其与疾病的关系。它贯穿于上述各个分支学科,研究方法以生物信息学为主。

第四节 医学遗传学的发展简史

从医学遗传学的发展历程而言,首先它是自然科学的范畴,隶属于一级学科生物学。伴随二级学科遗传学的发展,以人类为研究对象的人类遗传学(human genetics)成为其中极其重要的分支学科。医学遗传学既是人类遗传学的分支,又是医学与遗传学的交叉学科,并逐渐发展成前面所述的各个分支。医学遗传学主要研究遗传因素在疾病发生中的作用机制及其规律,着重于诊断、预防、治疗和遗传咨询。在过去的100年中,医学遗传学已逐渐发展成为一个重要的医学二级学科。人类基因组计划的完成和新一代测序技术的发展成为医学遗传学发展的驱动力,后基因组时代各种"-组学"(-omics)的发展,进一步促进了医学遗传学的发展。以下分别描述国际和国内医学遗传学发展的重要历史事件。与国外医学遗传学发展的进程(表1-1)相比,我国医学遗传学发展起步较晚,迄今经过了半个多世纪的发展历程。表1-2列举我国医学遗传学发展的一些代表性事件。就同一领域而言,表中所列为最早的事件,没有将所有重要事件一一列举。例如,遗传病致病基因的克隆,没有将中国学者克隆的遗传病致病基因逐一列举。某些事件更详细的内容可参阅本书有关记述和其他相关文献。

表 1-1　国际医学遗传学发展重要事件

年份	事件
1901 年	Garrod 报道尿黑酸尿症，并于 1902 年在《柳叶刀》发表"尿黑酸尿症的发病率：关于化学个体性的研究"论文，第一次用孟德尔遗传规律解释了一种代谢病，并提出"人类先天性代谢缺陷"的概念，成为医学生化遗传学的曙光
1903 年	Farabee 发表短指（趾）畸形的家系研究，是第一次报道的显性遗传病。也标志着形式遗传学（formal genetics）或系谱分析方法的诞生
1908 年	1）Hardy 和 Weinberg 提出群体遗传学的基本理论 2）Johannsen 在《遗传学原理》一书中首次用"gene"来表述遗传因子
1910 年	1）Morgan 提出染色体是基因载体的概念 2）美国第一个遗传门诊设立，1946 年英国设立了第一个遗传咨询门诊
1911 年	von Dungren 和 Hirschfeld 证明 ABO 血型遗传，并符合孟德尔遗传规律
1944 年	Avery 和 McCarty 等用肺炎双球菌的转化实验，证实 DNA 是遗传信息的载体
1949 年	Pauling 在镰状细胞贫血的研究中提出"分子病"的概念
1953 年	Watson 和 Crick 提出 DNA 双螺旋结构模型，标志着分子遗传学的诞生
1954 年	Gamow 提出"三联体密码子"的假说，1961 年，Nirenberg 报道了第一个被破解的氨基酸密码（UUU，苯丙氨酸），遗传密码表最终于 1966 年完成
1955 年	经宫颈采集羊水细胞用性染色质分析诊断胎儿性别，建立了现代产前诊断方法
1956 年	蒋有兴（J.H. Tjio）用徐道觉（T.C. Hsu）的低渗方法，证明人体细胞染色体数为 46 条。1959 年，Lejeune 等报道 21 三体征，奠定了医学细胞遗传学的基础
1960 年	1）在美国丹佛市召开的国际学术会议上对人染色体的分群和命名的术语、符号、方法等作了统一规定，是为"丹佛体制" 2）Nowell 和 Hungerford 在慢性粒细胞白血病中发现一个标记染色体，命名为费城染色体，标志着肿瘤细胞遗传学的诞生
1961 年	Lyon 提出 X 染色体失活的莱昂假说（Lyon hypothesis）
1966 年	McKusick 领导的团队将已发表的遗传病和性状加以收集，以目录的形式编印成《人类孟德尔遗传》（Mendelian Inheritance in Man，MIM），1985 年发布《在线人类孟德尔遗传》（Online Mendelian Inheritance in Man，OMIM），后被美国国立医学图书馆收录（http://www.ncbi.nlm.nih.org/omim），成为医学遗传学工作者的主要参考资源
1968 年	Smith 鉴定了第一个限制性内切酶（限制酶），为分子克隆技术奠定了基础
1970 年	Modest 建立染色体 Q 显带技术
1971 年	1）Seabright 建立染色体 G 显带技术。同年，Dutrillaux 报道了 R 显带技术 2）颁布了《人类细胞遗传学命名国际体制》即 ISCN（1971），后来又颁布了《人类细胞遗传学高分辨显带命名国际体制》ISCN（1978）等版本，规定了人类染色体统一的符号和术语 3）Knudson 提出肿瘤发生的"二次打击学说"
1972 年	Berg 等建立第一个重组 DNA 分子，分子克隆技术开始发展
1975 年	1）Southern 创建了 DNA 印迹技术，即 Southern 杂交技术 2）Sanger 等发明了加减法 DNA 测序技术，即通常所称的 Sanger 测序方法
1976 年	1）Yunis 建立染色体高分辨显带技术 2）简悦威（Y.W. Kan）利用 Southern 技术进行镰状细胞贫血的诊断，开创了产前基因诊断方法
1978 年	Blackburn 和 Szostak 发现端粒结构
1981 年	Anderson 等完成线粒体 DNA 的序列测定
1982 年	Ward 等发明荧光原位杂交技术（FISH），为分子细胞遗传学奠定了基础
1985 年	1）Mullis 发明 PCR 技术，带来了分子生物学技术的革命 2）Jefferys 采用卫星 DNA 探针和 Southern 印迹杂交，进行 DNA 指纹分析，标志着法医遗传学的 DNA 检测时代的到来 3）美国国立卫生研究院批准对人类体细胞进行基因治疗

续表

1986年	Dulbecco论证人类基因组计划（HGP）的可行性和必要性；1988年，人类基因组组织（HUGO）成立；1990年，人类基因组计划启动；2000年6月，人类基因组序列草图宣告完成
1987年	利用连锁分析和缺失作图，定位克隆了DMD基因，标志着疾病基因定位克隆时代的到来。1989年，徐立之（L.C. Tsui）等利用定位候选克隆鉴定囊性纤维化的致病基因 *CFTR*
1990年	Anderson等进行首例基因治疗试验（腺苷脱氨酶缺乏症）
1991年	Handyside等完成首例植入前遗传诊断（Lesch-Nyhan自毁容貌综合征）
1992年	比较基因组杂交（CGH）技术诞生
1993年	Ambros等发现微小RNA，后被证明是一种人类疾病发生的表观遗传学机制
1995年	利用全基因组鸟枪法解析了流感嗜血杆菌和解脲支原体的基因组
1997年	卢煜明（D.Y.M. Lo）等报道母血中胎儿DNA的存在，为无创性产前基因诊断方法的建立奠定了基础
2000年	Strahl和Allis提出了“组蛋白密码”学说，成为表观遗传学的重要研究领域
2003年	1）人类基因组计划宣告完成 2）“国际人类基因组单体型图计划”（HapMap）启动，2007年完成
2004年	发现人类基因组存在拷贝数多态性（CNV），后被证实CNV可导致遗传性疾病
2005年	Klein等利用基因芯片对年龄相关性视网膜黄斑变性进行了全基因组关联分析（GWAS），并成功发现一个与该病相关的基因 *CFH*
2007年	分别由日本Yamanaka实验室和美国Jaenisch实验室报道将体细胞通过重编程获得具有多能干细胞（iPS），开辟了遗传病干细胞治疗的新途径
2008年	“千人基因组测序计划”启动，2010年发表了人类基因组变异的目录
2009年	Ng等利用全外显子组捕获并进行下一代测序，确定了罕见遗传病弗里曼谢尔登综合征的致病基因 *MYH3*，标志着遗传病基因克隆的新时代的到来
2012年	1）“DNA元素百科全书”计划（简称ENCODE）完成，这是“人类基因组计划”之后国际科学界在基因研究领域取得的又一重大进展。科学家正在利用ENCODE的信息开展多种疾病和表观遗传学的研究 2）哈佛大学谢晓亮课题组与北京大学李瑞强课题组等联合完成单个精子全基因组测序，这一技术方法在男性不育症研究和肿瘤早期诊断及个体化治疗等生物医学领域有着广泛的应用前景（参见第十九章第四节）

表1-2　中国医学遗传学发展简史

1936年	谈家祯将“gene”的中译名定为“基因”，有遗传学基本因子的含义，达到音译和意译的完美结合
1959年	湖南医学院卢惠霖翻译摩尔根的《基因论》
1962年	1）复旦大学项维报道了“中国人的染色体组型”，吴旻进行了国内第一例染色体病的产前诊断，标志着我国细胞遗传学研究和临床诊断的开始 2）医学遗传学讲习班在大连举办，复旦大学刘祖洞主讲，使当时一批青年医学遗传学工作者受益匪浅
1963年	中山医学院杜传书在我国证实了“蚕豆病”的病因是由于葡萄糖-6-磷酸脱氢酶（G6PD）缺乏所致，填补了我国生化遗传学研究的空白
1965年	上海市儿童医院曾溢滔鉴定了国内第一例异常血红蛋白HbM，开创了我国血红蛋白病的生化遗传机制研究
1975年	鞍山钢铁公司铁东医院妇产科韩安国用自制吸管经宫颈盲吸法采集胎儿绒毛的方法用于胎儿性别的诊断
1978年	1）《国外医学-遗传学分册》在哈尔滨医科大学发行，介绍国外医学遗传学的进展和动态。2000年更名为《国际遗传学杂志》 2）哈尔滨医科大学和湖南医学院共同举办《全国人类染色体研究与应用学习班》，推动了我国临床细胞遗传学的发展
1979年	1979年12月，中国遗传学会人类和医学遗传专业委员会成立
1981年	上海新华医院陈瑞冠等、北京儿童医院刘慎如开展苯丙酮尿症的群体调查，开始了我国遗传代谢病的新生儿疾病筛查

续表

1983 年	中国医学科学院基础医学研究所吴冠芸开展对 α 和 β 珠蛋白基因的研究，标志着我国分子遗传学研究的开始
1984 年	《遗传与疾病》(1992 年更名为《中华医学遗传学杂志》）在华西医科大学创刊，现为中华医学会医学遗传学会主办的杂志，张思仲担任主编
1985 年	杜传书和刘祖洞主编的《医学遗传学》(第 1 版)，为我国医学遗传学首部大型参考书。1992 年又出版第 2 版，现为第 3 版。杜传书还负责主编医学院校本科教材《医学遗传学》(第 1、2、3 版)。对我国医学遗传学教育做出重要贡献
1986 年	1）黄尚志、罗会元等应用分子克隆技术分离鉴定了导致中国人 β 地中海贫血第一个致病等位基因 TATA 盒突变(-29A > G) 2）1986 年 11 月中华医学会医学遗传学分会在北京成立
1989 年	复旦大学刘祖洞主编《医学遗传学丛书》由科学出版社开始出版，1998 年出齐全部分册
1990 年	西南医院计雪文等报道了一种新的人类单基因遗传病——进行性胸背型肌营养不良（OMIM 310095）
1991 年	夏家辉等在湖南医科大学建立“国际人类异常核型资料库”，收录国际首报异常核型
1992 年	肖坤则等组织了对全国 29 个省（市、自治区)945 所医院住院分娩的围产儿出生缺陷进行监测，由华西医科大学等编印出版了《中国出生缺陷地图集》，为我国出生缺陷干预工程提供科学依据
1993 年	1）复旦大学薛京伦研究小组在我国开展遗传病基因治疗，报道了对乙型血友病进行基因治疗的动物试验和临床试验的初步结果 2）1993 年开始，由褚嘉佑、李璞、杜若甫等分别负责在昆明、哈尔滨和北京建立中华民族永生细胞库三个子库，保存中华民族基因组，后来参加 CEPH 细胞库的国际协作组 3）上海第二医科大学陈竺等与国外科学家合作揭示急性髓性白血病患者 t(11;17) 染色体易位，可导致 *PLZF-RARA* 融合基因的产生，是我国首个阐明的疾病致病基因
1994 年	上海市儿童医院曾溢滔课题组应用羟基脲（HU）治疗 β- 地中海贫血患者，使患者珠蛋白基因表达增加，贫血症状改善
1996 年	中国协和医科大学罗会元主持翻译了《人类孟德尔遗传》(第 11 版)，对于我国学者了解遗传病的表型、遗传方式和致病基因起了重要推动作用
1998 年	湖南医科大学夏家辉等发现 *GJB3* 基因为常染色体隐性遗传感音性耳聋的致病基因，实现了我国遗传病基因定位与克隆的突破
1999 年	上海血液学研究所陈赛娟领导的小组完成了全长跨度超过 200kb 的人 PLZF 基因全序列的测定(GenBank# AF060568)，并解析其基因组结构特点
2000 年	1）2000 年 6 月，人类基因组序列草图宣告完成。杨焕明等领衔的中国科学家参与完成 1% 的任务 2）国家计生委启动“出生缺陷干预工程”。《中国儿童发展纲要（2001-2010 年)》明确了提高我国出生人口素质、预防出生缺陷的重要性，并宣布每年 9 月 12 日为“中国预防出生缺陷日” 3）2000 年中国科学院上海生理研究所贺林领导的团队报道了一种新的遗传病——选择性牙发育不全 5（OMIM 610926）
2005 年	1）2005 年 4 月，中国科学院遗传与发育生物学研究所李巍负责的“中国遗传咨询网”上线，利用互联网开展遗传病科普教育和在线遗传咨询 2）中山大学张成等尝试了脐血干细胞治疗假肥大性肌营养不良，患儿运动有所改善，提示造血干细胞移植对 DMD 的治疗具有初步疗效
2007 年	“国际人类基因组单体型图计划”(HapMap)完成。“中国卷”由华大基因、香港和台湾科学家共同完成 10% 的任务
2008 年	深圳华大基因研究院杨焕明等发表第一个亚洲人二倍体全基因组序列（“炎黄一号”）
2009 年	安徽医科大学张学军领导的团队在国内首次利用全基因组关联分析法（GWAS）鉴定出 *LCE* 基因为银屑病的易感基因
2010 年	2010 年 11 月中南大学湘雅医学院唐北沙等首次在国内成功利用外显子组测序法，鉴定出 *TGM6* 基因为脊髓小脑性共济失调症（SAM）的新致病基因

续表

2012 年	1）2012 年 10 月，华大基因研究院等参与的"国际千人基因组计划"完成 2）由浙江大学祁鸣等举办的"遗传基因咨询师"培训班获卫生部人才中心认可，颁发修业证书，迈出我国医学遗传学临床专业人才培训认证的第一步
2014 年	由中科院遗传发育所李巍课题组领衔，发现中国人中的一个新的肥胖症和代谢综合征致病基因，该基因的突变导致基底神经节中枢性运动失调，能量消耗减少，引起代谢紊乱

参考文献

1. 罗会元．从历史的观点谈我国医学遗传学的出路．基础医学与临床，2008，28（5）：417-418.
2. Huang SZ，Gao YZ. History of medical genetics in China. J Peking Univ（Health Sci），2006，38（1）：9-13.
3. Watson JD，Crick FHC. A structure for deoxyribose nucleic acid. Nature，1953，171，737-738.
4. Southern EM. Detection of specific sequences among DNA fragments separated by gel electrophoresis. J Mol Biol，1975，98(3)：503-517.
5. Maxam A，Gilbert W. A new method for sequencing DNA. Proc Natl Acad Sci USA，1977，74（2）：560-564.
6. Kan YW，Dozy AM. Antenatal diagnosis of sickle-cell anaemia by DNA analysis of amniotic-fluid cells. Lancet，1978，2(8096)：910-912.
7. Anderson S，Bankier AT，Barrell BG，*et al*. Sequence and organization of the human mitochondrial genome. Nature，1981，290（5806）：457-465.
8. Mullis K，Faloona F，Scharf S，*et al*. Specific enzymatic amplification of DNA in vitro：The polymerase chain reaction. Cold Spring Harb Symp Quant Biol，1986，51：263-273.
9. Lander ES，Linton LM，Birren B，*et al*. Initial sequencing and analysis of the human genome. Nature. 2001，409（6822）：860-921.
10. Kerem B，Rommens JM，Buchanan JA，*et al*. Identification of the cystic fibrosis gene：genetic analysis. Science，1989，245（4922）：1073-1080.
11. Klein RJ，Zeiss C，Chew EY，*et al*. Complement factor H polymorphism in age-related macular degeneration. Science，2005，308（5720）：385-389.
12. Okita K，Ichisaka T，Yamanaka S. Generation of germline-competent induced pluripotent stem cells. Nature，2007，448(7151)：313-317.
13. Wernig M，Meissner A，Foreman R，*et al*. In vitro reprogramming of fibroblasts into a pluripotent ES-cell-like state. Nature，2007，448（7151）：318-324.
14. Ng SB，Turner EH，Robertson PD，*et al*. Targeted capture and massively parallel sequencing of 12 human exomes. Nature，2009，461（7261）：272-276.
15. Lu S，Zong C，Fan W，*et al*. Probing meiotic recombination and aneuploidy of single sperm cells by whole-genome sequencing. Science，2012，338（6114）：1627-1630.
16. 杜传书．蚕豆病病因发病机制研究．中华医学杂志，1963，49（11）：72-73.
17. 曾溢滔．一种新型的不稳定血红蛋白．科学通报，1974，19（8）：380-381.
18. 鞍山钢铁公司铁东医院妇产科．利用早孕期绒毛细胞染色质检测对胎儿性别的判断．中华医学杂志，1975，1：117.
19. 刘慎如．新生儿苯酮尿症 Guthrie 氏过筛试验：1284 例小结．北京医学院学报，1982，1：53-56.
20. 陈瑞冠，陈蕙英，石树中，等．新生儿三种代谢病筛查－上海地区初步报告．上海医学，1983，6：344-346.
21. 吴冠芸，张俊武，王申五，等．重组质粒 pRBoαI 在探测人 α- 珠蛋白基因中的应用．中国医学科学院学报，1983，5：275-279.
22. Huang S，Wong C，Antonarakis SE，*et al*. The same 'TATA' box beta-thalassemia mutation in Chinese and U.S. blacks：another example of independent origins of mutation. Hum Genet，1986，74：162-164.

23. 薛京伦．成纤维细胞基因治疗血友病B的临床Ⅰ期试验．中国科学B辑，1993，23（1）：53-60.

24. Chen Z，Brand NJ，Chen A，*et al*. Fusion between a novel Kruppel-like zinc finger gene and the retinoic acid receptor-ar locus due to a variant t（11；17）translocation associated with acute promyelocytic leukaemia. EMBO J，1993，12（3）：1161-1167.

25. 黄淑帧，任兆瑞，陈美钰，等．羟基脲（HU）治疗β-地中海贫血研究—HU对珠蛋白基因表达的影响．中国科学B辑，1994，24（2）：171-177.

26. Xia JH，Liu CY，Tang BS，*et al*. Mutations in the gene encoding gap junction protein beta-3 associated with autosomal dominant hearing impairment. Nat Genet，1998，20（4）：370-373.

27. Zhang T，Xiong H，Kan LX，*et al*. Genomic sequence，structural organization，molecular evolution，and aberrant rearrangement of promyelocytic leukemia zinc finger gene. Proc Natl Acad Sci U S A，1999；96（20）：11422-11427.

28. 李巍，贺敏．中国遗传咨询网—我国首个在线遗传咨询与遗传教育网站的开发．遗传，2007，29（3）：381-384.

29. 张成，冯慧宇，黄绍良，等．脐血干细胞移植治疗假肥大型肌营养不良症．中华医学遗传学杂志，2005，22（4）：399-405.

30. Zhang XJ，Huang W，Yang S，*et al*. Psoriasis genome-wide association study identifies susceptibility variants within LCE gene cluster at 1q21. Nat Genet，2009，41（2）：205-210.

31. Wang JL，Yang X，Xia K，*et al*. TGM6 identified as a novel causative gene of spinocerebellar ataxias using exome sequencing. Brain，2010，133（Pt 12）：3510-3518.

32. Zhang Z，Hao CJ，Li CG，*et al*. Mutation of SLC35D3 causes metabolic syndrome by impairing dopamine signaling in striatal D1 neurons. PLoS Genet，2014，10（2）：e1004124.

第二章　遗传与环境

徐顺清

第一节　环境的概念

一、环境的定义

环境(environment),是相对于某一主体而言的客体。对于人类而言,环境是指围绕着地球上人类的空间及其中可以直接、间接影响人类生活和发展的各种物质因素及社会因素的总体。

二、环境的分类

(一) 按环境要素的属性及特征的分类

1. 自然环境　天然形成的,在人类诞生之前可能已经存在的环境,包括自然界存在的各种物质,如阳光、大气、陆地、森林、海洋、山川河流、草原、花草树木等。

2. 人为环境　经过人类加工改造的,改变了原有面貌、结构特征的物质环境,如城市、村镇、园林、农田、矿山、机场、车站、公路、水库等等。

3. 社会环境　由政治、经济、文化、教育、人口、风俗习惯等社会因素构成。社会环境是非物质环境,是经过人类长期有意识的社会劳动所创造的物质生产体系,以及积累的文化等所形成的环境。

（二）按人类对环境的影响程度的分类

1. 原生环境（primary environment） 是指天然形成的，未受或少受人为因素影响的环境。其中，既存在大量对人体健康有益的因素（如清洁的空气、水，充足的阳光和适宜的小气候），也存在着许多威胁人类生存、影响人体健康的有害因素（如地质灾害、气象灾害、地球生物或化学性疾病等等）。

2. 次生环境（secondary environment） 是指受人为活动影响而形成的环境。在人类改造自然环境、开发利用自然资源的过程中，为自身的生存和发展提供良好物质生活条件的同时，也对原生环境施加了一定的影响。例如，随着人类开发利用自然资源的能力不断提高，在为人类带来了巨大的财富的同时，由于自然资源遭受不合理的开采及使用大量农药、化肥和其他化学品，造成废弃物不断进入环境，特别是持久性污染物，严重污染大气、水、土壤等自然环境，使正常的生态环境遭受破坏，直接威胁着人类的健康。

三、环境的构成

环境是一个非常复杂的庞大系统，由多种环境介质和环境因素组成。

（一）环境介质

环境介质（environmental media） 是人类赖以生存的物质条件，能够容纳、运载各种环境因素，具体是指：大气、水、土壤以及包括人类在内的所有生物体。环境介质在地球表面环境中通常不会以完全单一介质形式存在，在一定条件下，环境介质的物质形态可以相互转化，与此同时，其承载的物质可以相互转移，例如环境介质的运动可携带污染物扩散。

（二）环境因素

环境因素（environmental factors） 是被环境介质容纳和转运的成分或环境介质中各种无机和有机的组分。在环境因素中既有对人体健康的有益因素，也有对人体健康的有害因素。通过环境介质的载体作用，环境因素可参与环境介质的组成而直接或间接对人体起作用。

第二节　人类出生缺陷与先天畸形中遗传与环境的作用

一、人类出生缺陷与先天畸形

尽管遗传因素是人类出生缺陷发生的主要原因，但是环境因素对生殖细胞遗传物质的损伤、对胚胎发育过程的干扰和对胚胎的直接损害都对出生缺陷的发生具有重要作用。致畸作用（teratogenesis）是指环境因素干扰胚胎或胎儿正常的生长发育过程，以致胎儿在出生时，具有形态结构异常的作用。

二、环境因素致畸作用的特点

实验畸胎学研究表明，不同种类的致畸因素可诱发出各种各样的畸形。有时一种因素引起多种畸形，有时多种因素引起一种畸形，或某种因子缺少或过多都引起畸形，一种致畸因素对各种实验动物的反应也各有不同。

（一）种属和种间差异的明显性

相对于外源性化学物质的其他毒性作用，致畸作用存在着更为明显的种属、种间和个体差异。同一致畸剂（teratogen），对不同种类的动物并不一定都会产生致畸作用，并且所引起的畸形类型也很可能不同。即使是同一物种，个体之间的致畸作用也存在着明显的差异。研究发现，致畸效应的发生及其敏感性的差异，主要是胚胎基因的差异及环境因素相互作用的结果。

（二）致畸敏感期

环境化学物质的致畸率和致畸类型与胚胎所处发育阶段有着密切的关系。胚胎在发育过程中，受到环境致畸因素作用后，是否发生畸形以及在何器官发生何种畸形，不但由致畸因素的性质和胚胎的遗传特性所决定，还决定于胚胎受到致畸因素作用时所处的发育阶段。处于不同发育阶段的胚胎对于环境致畸因素作用的敏感程度不同。受到致畸因子作用后，最易发生畸形的发育时期称为致畸敏感期（susceptible period）。

着床前期胚胎一直以来被认为是一个致畸作用的不敏感期。在此期间，受到致畸因子作用后，若致畸作用强，胚胎通常死亡，若致畸作用弱，多数细胞可代偿少数受损死亡的细胞，故很少发生畸形。但近年来的研究发现，一些化学物质在着床前染毒，可诱发胎儿畸形，因此，着床前胚胎仍是一个易感期。据推测，此期的致畸作用可能主要是诱发了发育基因的突变等遗传损伤所致。

着床后的胚胎期是器官的发生和形成期。在此期间，细胞分裂、分化旺盛，器官原基正在发生，发育基因和调控基因的表达频繁，因而此期对环境致畸因素敏感，易于影响发育调控基因及其他细胞功能。胚期 3～8 周为致畸敏感期，受到环境致畸因素作用后最易发生畸形。由于各器官的发生与分化时间不同，故各器官的致畸敏感期也不同（图 2-1）。

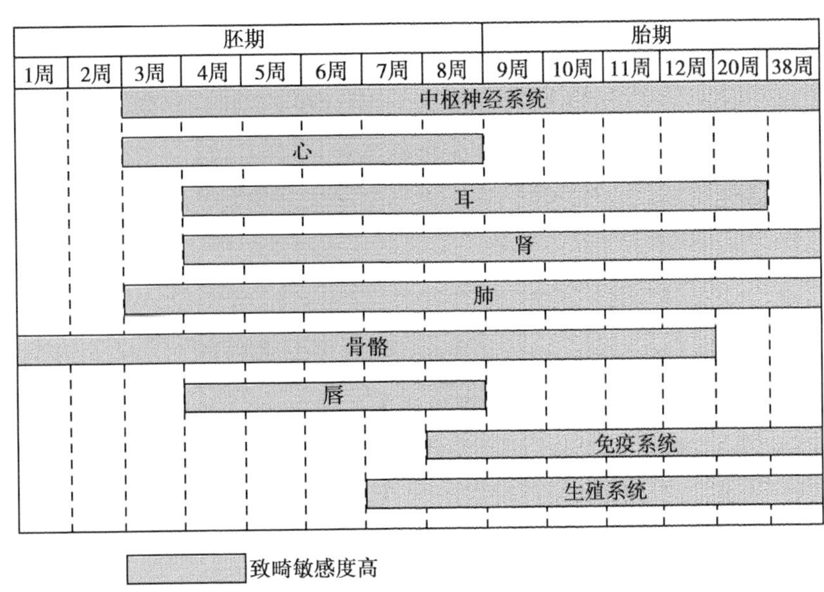

图 2-1　人胚胎主要器官的致畸敏感期

在胎期（9 周以后），胚胎各器官进行组织分化和功能分化，多数器官已形成，只有中枢神经系统和泌尿生殖系统等尚未发育完成，受到致畸因子作用后也会发生畸形，但多属组织结构异常和功能缺陷，一般将不再出现宏观的器官形态畸形，而是主要影响组织和功能的成熟。

从畸形类型的敏感期而言，由于各器官、系统形成的日期不同，形成的时间长短也不一致，因而都有各自的敏感期（图 2-1）。由于器官发生和形成需要一定时间过程，不同器官的形成期可能出现重叠。因此，当某个时间点染毒动物时，可能诱发多种畸形。

不同致畸因素对胚胎作用的致畸敏感期也不同。如风疹病毒的致畸敏感期为受精后第一个月，畸形发生率为 50%，第二个月仅为 6%～8%。药物反应停的致畸敏感期为受精后第 21～40 天。

（三）剂量 - 反应关系复杂性

首先，剂量 - 反应关系模式较复杂：①有些致畸因素在低于胚胎致死的剂量下即可出现畸形，畸形胎儿常有生长迟缓，当剂量增加到远远超过全窝动物畸形时才出现胚胎死亡，表示受试物有高度的致畸作用，较少见；②较常见的是，除几乎全窝胚胎死亡的剂量外，一窝中有正常胎、畸形、生长迟缓和吸收胎 / 死胎同时出现；③没有出现畸胎，生长迟缓首先出现，较大剂量才出现胚胎死亡。三种模式的存在说明，有时致畸和胚胎致死可能是同一主要损害的结果，有时则是反映本质的差异；有些损害，即使达到胚胎死亡，也不出现畸形，或者，即使全窝或几乎全窝畸胎，也不出现胚胎死亡。

其次，致畸因素剂量 - 反应曲线较陡，最大无作用剂量与 100% 致畸剂量之间距离较小，一般相差 1 倍；

曲线斜率也较大，从最大无作用剂量到胚胎100%死亡的剂量也仅相差2～4倍。

三、环境因素致畸作用的形成机制

先天畸形的发生是一个非常复杂的过程，某一致畸剂可引起多种类型的先天畸形，而某种畸形表现又可以由多种病因所致。因此，目前认为大多数先天畸形的发生可能并不是某种单一机制的作用，而是多种机制相互作用或联合作用的结果。

（一）细胞毒性

许多致畸剂主要作用于DNA合成期的细胞，影响细胞DNA复制、转录、翻译或细胞的分裂，靶器官细胞或靶组织细胞出现过度的细胞死亡，胚体不能予以代偿和修复，继而形成先天畸形。畸形出现的部位和类型与细胞坏死的部位和程度成定量关系。在发育过程中，几乎所有组织都要发生程序性的细胞凋亡，细胞凋亡易受到致畸剂干扰，致畸剂可诱导或抑制细胞凋亡，造成靶细胞的缺失、发育不良、生长过度等不良后果。目前认为，化学物诱导的细胞凋亡是胚胎畸形中细胞死亡的主要方式，过度的细胞凋亡可能是出现畸形的重要原因。

（二）突变

许多先天畸形的发生机制是遗传物质的突变，包括基因突变和染色体畸变。不论是遗传原因还是由于外源性化学物质的损害，都可能引起子代发育的各种异常。

（三）干扰正常胚胎分化

有些致畸剂的致畸作用机制是干扰或破坏了胚胎发育的某些特异性分化过程。这类致畸剂的共同特点是，胚胎接触后，可诱发各种不同类型的先天畸形，通常在胚胎器官形成期的短暂接触后，即可诱发明显的结构畸形，或某些表现独特的畸形综合征。

（四）母体和胚胎自稳态功能紊乱

母体妊娠期营养不良可能引起胚胎或胎儿严重的生长迟缓、先天性甲状腺疾病及神经系统发育不全等。这些先天畸形一旦发生，即使在新生儿期加强营养也不可能逆转。某些引起胎盘功能障碍的因素，如母体疾病、服用外源性药物等，可减少母体到胚胎的营养，从而间接影响胚胎发育，造成先天畸形。

（五）非特异性胚胎和发育毒性

由于在胚胎发育期间，组织细胞的增殖速度极快，短时间内需要消耗大量的能量，因而能量代谢的某一环节受到破坏，可能由于这种非特异性胚胎和发育毒性作用而引起胚胎发育异常。

（六）其他机制

1. 干扰生物合成所需的前体物　干扰DNA的生物合成和利用，从而影响细胞内DNA和RNA的生物合成，导致畸形。

2. 干扰胚胎组织发育过程的协调　胚胎正常组织器官发育依赖于多种细胞和多种组织在增殖、分化和生长速度上的高度协调，一旦协调受到干扰，就会导致畸形。

第三节　环境因素的致突变作用

一、致突变性

致突变性（mutagenicity）是指对DNA或染色体结构（或数目）的损伤并能传递给子细胞的作用。目前，人们尚不能在短时间内判断环境因素所致的某种变异对人类或其他生物是有利还是有害，在多数情况下，对大多数生物个体而言，短期内过高频率的遗传物质改变往往是有害的。许多人类先天畸形的发生机制是遗传物质的突变，包括基因突变和染色体畸变。因此，通常将环境污染物质对生物遗传物质的改变看作是有害作用。

二、环境诱变剂

突变是以一定概率发生的偶发事件。任一生物的任一个体都以一定的突变率发生某种突变；突变的发生率可受内外环境中诱变剂和抗诱变剂的影响。从进化的观点看，突变曾经对地球上的生物是有益的。但现今的许多化学致癌剂致使突变引起癌变，如突变发生在胚胎早期，可能产生畸形或死胎，也可能出现遗传性疾病。某些化学物质的致癌作用就是它们在体内引起基因突变的结果。

能够诱发突变的物质叫诱变剂（mutagen），其中，包括环境中的物理因素（各种电离辐射、紫外线等）、化学因素和生物学因素（病毒或细菌毒素）。常见的环境诱变剂列于表 2-1。

表 2-1　常见的环境诱变剂

诱变剂	来源
紫外线	日光，紫外线灯
电离辐射	宇宙线，X 线
黄曲霉毒素 B_1	受真菌污染的花生和谷物
氯仿	氯消毒的饮水，医疗
亚硝胺	腌制食品
镍	不锈钢制品，采矿及冶炼
糖精	甜味剂
肼	吸烟
苯并芘	吸烟，燃料
氯乙烯	塑料制品
联苯胺	染料，皮革和纸的生产

三、环境致突变机制

目前比较公认的致突变机制是“DNA 损伤 - 修复 - 突变”模式，即任何 DNA 损伤，只要修复无误，突变就不会发生；如果修复错误或未经修复，损伤就固定下来，于是发生突变。

环境致突变作用的机制与诱变剂的结构和物理化学性质有密切关系。不同类别的诱变剂可能通过不同的机制产生诱变作用。但共同点是都能与 DNA 互相作用，并在 DNA 分子内产生新的化学结构，导致 DNA 损伤。

（一）与 DNA 碱基反应形成小的加合物

诱变剂与 DNA 碱基反应形成小的加合物，从而妨碍与其互补碱基之间的氢键结合，使 DNA 的双螺旋结构遭到破坏。

（二）与 DNA 碱基反应形成大的加合物

诱变剂与 DNA 碱基反应形成大的加合物，由于 DNA 的双螺旋结构不能适应如此大的化合物加入其中，从而破坏了碱基对的特异性，妨碍了碱基对之间氢键的结合。

（三）碱基交联

诱变剂使 DNA 两条链上的碱基发生交联，使一个或几个核苷酸失去功能。

（四）碱基类似物的替代作用

碱基类似物在 DNA 复制过程中替代了真正的碱基位置，使原有的遗传信息发生了变化。

（五）碱基缺失

有些化合物可使 DNA 上的碱基缺失，影响 DNA 的复制，或使核苷酸序列缩短，引起移码突变。

第四节　个体发育中遗传与环境的作用

一、个体发育中遗传与环境的相互作用

生物性状的表现，不仅受基因的控制，也受环境的影响。人类的个体发育，是基因型与社会环境、家庭环境等共同作用的结果。例如，大多数人认为，糖尿病、心脏病、高血压等疾病是由遗传因素决定的，但现已证明，基因仅仅是导致疾病发生的一部分原因。对于一个成年人，其所处的健康或疾病状态，是通过生活环境作用于基因来决定的，饮食习惯、周围环境、心理状态、社会环境、感染等所有这些因素都会改变基因的表达，成为影响个体发育、健康和疾病状态的主要因素。

无论是由环境污染所致的生态平衡的破坏，还是对人体健康的直接危害，都与遗传物质的改变有密切的关系，因为遗传的稳定是生态平衡和人类健康的基础。因此，阐明环境对遗传物质的影响及其机制，已成为揭示其对生态平衡和人类健康影响的重要切入点，成为评价环境对生物作用、防治疾病和为防治措施提供依据的重要内容。

二、出生缺陷的现状

出生缺陷是患儿在出生时就在外形或体内所形成的可识别的结构或功能异常。出生缺陷可造成胎儿、婴儿的死亡，并可导致儿童患病和长期残疾，由此给家庭带来沉重的、且无法估量的精神压力和经济负担。

据世界卫生组织统计，全球范围内，在卫生服务保健网络健全、数据收集比较完整的发展中国家，活产婴儿可识别的出生缺陷发生率为2%～3%，发达国家总出生缺陷发生率为4%～5%。全世界每年约有790万新生儿出生时就有某种严重的缺陷，占年出生总人数的6%，且发病率有逐年上升的趋势，因此成为当今世界各国最为重视的卫生问题。

我国卫生部发布的《中国出生缺陷防治报告(2012)》指出，随着孕产妇死亡率和儿童死亡率的逐步降低，出生缺陷成为日益突出的公共卫生问题。根据2000—2001年全国出生缺陷监测数据，估计目前我国出生缺陷总发生率约为5.6%，以全国年出生数1600万计算，每年新增出生缺陷约90万例，其中出生时有临床明显可见的出生缺陷约25万例，且日渐成为儿童死亡的主要原因，在全国婴儿死因中的构成比顺位由2000年的第4位上升至2011年的第2位，达19.1%。我国出生缺陷监测数据表明，2000—2011年，先天性心脏病、多指(趾)、唇裂(伴或不伴)腭裂、神经管缺陷、先天性脑积水等10类疾病是我国围产儿前10位高发畸形。

三、出生缺陷发生的原因

目前认为，出生缺陷主要有两大病因，一是遗传因素，约占25%；二是环境因素，约占10%；而大多数是环境因素与遗传因素相互作用的结果，这两种因素同时存在再加上原因不明的，约占65%(表2-2)。

表2-2　常见致畸因素

可能致畸因素	所占比例(%)
未知因素	65～75
多个遗传因素的作用	
多种因素(遗传与环境共同作用)	
自发因素(发育过程中的异常)	
协同作用(致畸剂的相互作用)	
遗传因素	15～25

续表

可能致畸因素	所占比例(%)
单基因病	
染色体病	
新的突变	
环境因素	10
母源因素:酗酒、糖尿病、内分泌疾病、苯丙酮尿症、吸烟和尼古丁、饥饿、营养缺乏	4
传染因素:风疹、弓形虫、梅毒、单纯疱疹病毒、巨细胞病毒、带状疱疹病毒、细小病毒 B19	3
物理因素:羊膜带综合征、脐带束缚、子宫大小和内容物的差异	1～2
化学因素:处方药、高剂量电离辐射、高热	1

(一)遗传因素

引起先天性畸形的遗传因素可分为基因突变和染色体畸变。

近亲结婚可以增加出生缺陷的发生。这是由于,近亲婚配时两个相同隐性致病基因相遇并生出患儿的机会要比随机婚配时高。

地中海贫血是我国南方特别是两广地区常见的遗传病,缺陷儿病死率高。提倡婚前地中海贫血筛查,可有效阻止带有基因缺陷的男女婚配,以减少重型地中海贫血患儿的出生。

神经管畸形、先天性心脏病、腹腔内脏膨出以及唇腭裂,是我国高发的、有明显遗传因素的先天性畸形。

(二)环境因素

环境因素往往在母亲受孕前或妊娠期间以各种环境介质(空气、水、土、食物)为载体,通过呼吸、饮水、食物链等途径进入母体胚胎,作用于胎儿,从而导致出生缺陷的发生。

1. 生物性因素　环境中的有些生物性因素可穿过胎盘膜,直接作用于胚体;有些则作用于母体引起母体发热、缺氧、脱水、酸中毒等,干扰胎盘的功能,破坏胎盘膜,从而间接影响胚胎发育。目前已确定的生物性致畸因子有风疹病毒、巨细胞病毒、单纯疱疹病毒、弓形虫、细小病毒 B19、水痘病毒以及梅毒螺旋体等。妊娠期母亲感染的微生物,可以通过胎盘、羊水或产道等引起胎儿宫内感染,导致流产、早产、死胎、先天畸形、胎儿宫内生长迟缓和新生儿感染等。例如,母亲在妊娠 8～10 周感染风疹病毒,可导致胎儿产生先天性风疹综合征:白内障、色素性视网膜病、感音神经性耳聋、体格及精神发育迟缓和先天性心脏病。

2. 物理性因素　已确认各种射线、机械性压迫和损伤等对人胚胎发育有致畸作用;高温、严寒、微波等对动物有致畸作用,对人有无致畸作用尚在探讨中。

(1)电离辐射:电离辐射的来源可分为天然(本底)辐射和人工辐射(表 2-3)。

表 2-3　各种来源的电离辐射给予一般群体性腺的平均剂量

辐射来源	每年平均剂量(Sv)	每 30 年平均剂量(Sv)
天然辐射		
宇宙辐射	0.0003	0.009
γ 线外照射	0.0005	0.015
γ 线内照射	0.0002	0.006

续表

辐射来源	每年平均剂量(Sv)	每30年平均剂量(Sv)
人工辐射		
医疗照射	0.00035	0.015
放射性落下灰	0.00001	0.0003
职业和其他照射	0.00002	0.0006
总计	0.00138	0.0414

当电离辐射损害生殖细胞内的遗传物质时，生殖细胞会产生突变，从而使后代罹患各种遗传病，这种遗传效应会在以后的许多世代中得到表现。例如，Galloway等(2009)的研究表明，长期暴露于X射线下的雏鸡出现了长骨(特别是上肢)的严重短缩，并得到了分子生物学方面的证据。另外，已有相关报道证明，射频场辐射暴露对于分子、细胞、离体组织和动物可能具有潜在的毒性。

(2) 高温：高温的来源主要有四个方面。①由感染引起的发热；②热水浴、桑拿浴及电热毯的使用；③夏季气温升高；④高温作业。孙秀宁等(2006)的研究表明，高温时，胚胎神经上皮干细胞蛋白即干蛋白(nestin)的mRNA表达下降，可导致神经管缺陷的发生。Feldkamp等(2010)进行的病例对照研究得出结论，孕期前3个月罹患发热性疾病会增加选择性畸形的发生。

3. 药物性因素　主要有抗肿瘤类、抗惊厥类、抗凝血类、抗生素类、激素类等药物。如大剂量链霉素可引起先天性耳聋；长期应用性激素可致胎儿生殖系统畸形；抗凝血剂香豆素在妊娠早期应用可引起胎儿鼻发育异常；抗肿瘤药物氨基蝶呤可引起无脑畸形等。研究发现，妊娠期间使用异维A酸、2-丙戊酸钠和卡马西平，会增加出生缺陷的风险。

4. 化学性因素　目前确认的有：某些多环芳香碳基化合物；某些亚硝基化合物；某些烷基和苯类化合物；某些含磷的农药；重金属中的铅、镉、汞等。

(1) 有机溶剂和重金属：Aguilar-Garduno等(2010)的研究结果表明，如果父母职业与有机溶剂暴露有关，将增加后代无脑儿的发病风险。母体孕期环境铅暴露和内源性铅暴露，均可透过胎盘屏障，从而导致胎儿铅暴露，造成流产、死胎、先天畸形及各种妊娠合并症。

(2) 环境激素(environmental endocrine)与出生缺陷：环境激素是人类生产和生活中产生的、对正常激素功能施加影响、导致内分泌失调和胎儿畸形等后果的化学物质，如农药、洗涤剂、防腐剂、塑料制品、汽车尾气等，因为它们能模拟体内激素的作用而得名。英国的一项调查显示，在14 000名男童中，有51名患有尿道下裂，起因于母亲孕期进食了太多含有残留杀虫剂的果蔬。在我国，仅重庆一地，每年就有700多个患有先天性尿道下裂的婴儿出生，专家们认为这与无节制的使用农药有很大关系。

5. 其他因素　酗酒、大量吸烟、维生素缺乏、缺氧、严重营养不良等均有致畸作用。流行病学调查显示，吸烟者所生的新生儿平均体重明显低于不吸烟者，且出现畸形的危险性增加，主要是由于尼古丁使胎盘血管收缩，胎儿缺血、缺氧所致。孕期过量饮酒可引起胎儿多种畸形，主要表现有发育迟缓、小头、小眼、短睑裂、眼距小等，称为胎儿酒精综合征。维生素的缺乏和使用不当是导致出生缺陷的重要原因之一。以色列的一项关于先天畸形的调查分析表明，母亲在孕期的最初3个月服用叶酸拮抗剂可增加胎儿或新生儿先天性畸形的发生风险。目前，孕前保健推荐，妊娠前后每日补充0.4mg小剂量叶酸，可有效预防神经管缺陷的发生。此外，每天摄入维生素A过量可增加婴儿脑神经板畸形的发生率，并导致心脏畸形。

（三）环境因素与遗传因素的相互作用

多数畸形是环境因素与遗传因素相互作用的结果。这种相互作用包括两方面：一方面是环境致畸因子通过引起染色体畸变和基因突变而导致先天性畸形；另一方面是胚胎的遗传特性决定和影响胚体对致畸因子的易感性。流行病学调查显示，在同一地区同一自然条件下，同时妊娠的孕妇在一次风疹流行中都受到感染，但其新生儿有的出现畸形，有的完全正常。其原因就是每个胎儿对风疹病毒致畸的易感性不同。在环境因素与遗传因素相互作用引起的先天畸形中，用来衡量遗传因素所起作用大小的指标称为遗传度

(heritability)。遗传度越高,说明遗传因素在畸形发生中的作用越大。如先天性心脏畸形的遗传度为35%,腭裂的遗传度为76%,脊柱裂的遗传度为60%,先天性髋关节脱位的遗传度为70%。

第五节 环境污染物遗传毒性的检测方法

根据遗传毒性效应检测方法所涉及的终点,可把它们分为三大类:第一类检测基因突变;第二类检测染色体畸变,包括染色体结构和(或)数目的异常;第三类测定DNA的损伤。

一、基因突变的检测方法

基因突变的检测主要方法有两类:一是根据正向突变改变了野生型基因,使有关基因失活,从而表现出可检测表型变异的方法。另一类是根据回复突变使原突变中失活基因功能回复,从而表现出野生型表型的检测方法。

(一)鼠伤寒沙门氏菌/组氨酸回复突变试验

利用不同基因型的组氨酸缺陷型菌株,每个菌株具有独特的回复突变"靶点"序列,可由不同类型的碱基置换和移码诱变剂诱发回复突变。该菌株在无外源性组氨酸供给时不能生长繁殖;但发生回复突变时,则可在无外源性组氨酸的情况下生长繁殖。

(二)酵母菌正向/回复突变分析

酵母菌具有完整的真核生物细胞周期,通过培养条件的控制,还可以存在稳定的单倍体或二倍体状态。利用酵母菌可以检测正向突变、回复突变、有丝分裂重组和非整倍体。

(三)哺乳动物细胞突变试验

在体外哺乳动物细胞中,利用关键酶在生化代谢中的作用,在选择培养基上培养,选择性杀死野生型细胞并留下突变细胞,由此可计算突变率,并进一步分析诱发突变的特性。

(四)昆虫突变试验

昆虫突变试验的优点在于特异性较高,几乎接近100%,但敏感性较低,约为27%~79%。

(五)哺乳动物突变试验

整体动物突变试验的敏感性一般不如体外试验,且较为昂贵,但能够体现整体动物对受试物的吸收、分布、代谢,受试物及其代谢物的排泄状况,反映机体的DNA修复和毒动力学特征,更能体现受试物在整体动物中的真实效应。

二、染色体畸变的检测方法

(一)哺乳动物体外细胞遗传学分析

通常所选择的体外培养细胞,应具有稳定的且易于分辨的核型、较短的细胞周期、较少且较大的染色体。

(二)哺乳动物细胞遗传学分析

整体动物染色体畸变试验,在给动物暴露受试物后,收集那些分裂旺盛、易于获得和制备染色体的细胞进行细胞遗传学分析。

(三)染色体数目改变的检测

由环境因素诱发的染色体整倍性改变往往表现为多倍体,非整倍性改变则产生非整倍体。比较成熟的方法主要集中于染色体计数、检测微核是否含有着丝粒或着丝粒蛋白、通过染色体-纺锤体的鉴别染色法分析异常纺锤体等。

三、DNA损伤的检测方法

(一)DNA链断裂

DNA链断裂是一类直接的DNA损伤指标。通常使用碱洗脱、单细胞凝胶电泳和脉冲场凝胶电泳等技术，适用于任何细胞。

（二）体细胞重组效应分析

体细胞重组效应也是一类DNA损伤的直接指标，最理想的重组事件分析方法是在酵母D7菌株中同时检测有丝分裂交换和有丝分裂基因转换。

（三）DNA加合物的检测

DNA加合物测定方法主要有：免疫学方法、^{32}P后标记法、荧光法、电化学测定法等。

（四）DNA修复的检测

根据DNA修复的启动可判断是否有DNA损伤的发生。最常用的非程序性DNA合成试验。

第六节　人类发展中的环境选择

一、环境对遗传物质的筛选

任何生物都生存在稳定又变化的生态环境中，并与环境存在着物质、能量、信息的交流。环境是生物进化的外因，它诱导遗传物质发生变异，又对其进行筛选，经过时间的积累达到生物的进化或演化。

生物体从环境中摄入各种物质，经吸收、代谢后，进入细胞内，这些物质中的某些成分和元素可能会与遗传物质发生反应，或使遗传物质的结构发生变化。在分子水平上，环境对遗传物质的自然选择是有建设性作用的，主要表现为保持现有机能，使其免受有害突变的影响。当遗传物质的变异最终体现在表型的差异上时，环境的作用就上升为自然选择了。正如有些突变似乎是没有任何意义的，但当环境条件改变时，很有可能这些突变就不再是无意义的了。也就是说，环境可以选择一些突变，让其表达，而让另一些暂时隐藏起来，通过这些后备突变，个体有更大的机会适应变化的环境。

二、遗传与环境在疾病中的作用

遗传基础与环境因素在决定遗传性状表达和疾病发病中的作用，是生物学与医学的基础问题之一。医学领域的长期研究表明，疾病的病因学是一个中心问题。在当前研究的各类疾病中，人们关心的问题仍是病因问题，常常会问某病是环境因素引起的，还是遗传因子所致。实际上，遗传与环境因素的作用是不能截然分开的。遗传基础作为内因，它同环境因素的区别只是相对的。从生物进化史来看，遗传物质的本源还是外环境，过去可能是外环境，以后在物种发展的不同历史时期，可能已同内环境相互作用而成为内因了。因此，遗传学家所注意的内因，仍然是历史上的环境；流行病学家所注重的外因，则是个体在生命期内所处的周围环境。而环境因素一旦影响到生殖细胞，变异的遗传物质又会遗传下去。人类的一切正常性状或疾病，都是遗传与环境相互作用的结果，不能将两者的相互作用机械的分割成两个互不联系的独立因素。

从基因到遗传性状的表现，必须在一定的环境条件下才能实现。也就是说，一切正常的遗传性状以及遗传性疾病都是遗传与环境相互作用的结果。一个个体的基因型是性状表现的内因，是表型的依据。基因型通过环境而起作用，才能发展为表型。一般来说，基因型规定了一个个体对环境因素所发生的特定反应方式。同一基因型的个体在不同的环境条件下，可能产生不同的表型。表型是基因型与环境相互作用的结果。

在不同的疾病中，遗传因素和环境因素在发病上所起的作用是各不相同的。遗传因素和环境因素对发病都有作用，在不同的疾病中遗传因素对发病的作用大小是不同的。遗传因素大，环境因素的作用就小一些。不同基因型的个体在不同环境条件下，各种性状表现出不同的反应。

遗传与环境在疾病发病中的相互作用和相对关系呈一种连续的频谱，但在不同的疾病中，遗传因素与环境因素在发病上所起的作用是各不相同的。归纳起来，可分为以下四类：

（一）由遗传因素决定发病

这类疾病单纯由遗传因素决定发病，看不到什么特定环境因素的作用。例如，成骨发育不全症，血友病，先天性肌弛缓，以及一些染色体病等。

（二）基本上由遗传因素决定发病

这类疾病基本上由遗传因素决定发病，但需要一定的环境因素作为诱因。例如，半乳糖血症的婴儿，只有在吃了含半乳糖的乳食后，才诱发生病；蚕豆病患者缺乏葡萄糖 -6 磷酸脱氢酶，需要吃了蚕豆或伯氨喹类药物、硝基呋喃类药物、以及磺胺类药物等，才能诱发溶血性贫血。

（三）遗传因素和环境因素对发病都有作用

这类疾病，遗传因素和环境因素对发病都有作用，但遗传因素的作用大小在不同疾病的发病中不同，也就是说，遗传度的大小各有不同。例如，唇裂和腭裂，精神分裂症，先天性幽门狭窄等，遗传度为 75%～80%，遗传因素对其发病有重要作用；消化性溃疡，各型先天性心脏病等，遗传度不到 40%，表明在其发病中环境因素起的作用较大，而遗传因素的作用较小。

（四）基本上由环境因素决定发病

这类疾病基本上由环境因素决定发病，但仍能观察到由遗传因素决定的个体易感性差异。例如，外伤、中毒及某些急性传染病等。

第七节　癌症与环境

遗传物质受到物理、化学或其他有害因素作用遭到损伤而带来的另一严重危害是可能产生癌症。癌症是威胁人类健康的常见病。在我国，恶性肿瘤已成为仅次于心血管病的第二位重要死因。20 世纪 70 年代，世界卫生组织（WHO）公布过 45 个国家和地区的死因资料，其中，32 个国家和地区肿瘤死亡率居前二位。我国从 1957—1995 年对部分城市人口死因进行的统计表明，肿瘤在死因构成顺位已从 1957 年的第七位上升为 1995 年的第二位，在部分城市则已排在首位。全世界每年约有 700 多万人死于癌症，肿瘤已成为严重威胁人类健康的疾病。

一、环境致癌剂的分类

（一）根据对人和动物的致癌性的分类

WHO 国际肿瘤研究所（International Agency for Research on Cancer，IARC）于 2006 年列出物理因素、生物因素和暴露环境及某些混合物的评价结果如下。

1. 1 类　对人致癌（carcinogenic to humans），100 种。确证人类致癌物的要求是：①有设计严格、方法可靠、能排除混杂因素的流行病学调查；②有剂量 - 反应关系；③另有调查资料验证，或动物实验支持。

2. 2A 类　对人很可能致癌（probably carcinogenic to humans），68 种。此类致癌物对人类致癌性的证据有限，对实验动物致癌性的证据充分。

3. 2B 类　对人可能致癌（possibly carcinogenic to humans），246 种。此类致癌物对人类致癌性的证据有限，对实验动物致癌性的证据并不充分；或对人类致癌性的证据不足，对实验动物致癌性证据充分。

4. 3 类　对人的致癌性尚无法分类（unclassifiable as to carcinogenicity to humans），即可疑对人致癌，516 种。

5. 4 类　对人很可能不致癌（probably not carcinogenic to humans），1 种。

（二）根据致癌剂在体内发挥作用的方式分类

1. 直接致癌剂（direct carcinogen）　不需活化。

2. 间接致癌剂（indirect carcinogen）　又称前致癌剂（procarcinogen），需活化，其活性代谢产物为终致癌剂（ultimate carcinogen）。

（三）根据致癌剂的作用机制分类

1. 诱变性致癌剂　又称遗传毒性致癌剂（genotoxic carcinogen），包括不依赖活化的有机物与无机物和依赖活化的前致癌剂。

2. 非诱变性致癌剂　又称非遗传毒性致癌剂（nongenotoxic carcinogen）或表遗传致癌剂（epigenetic carcinogen），包括：促长剂、激素调节剂、过氧化物酶体增殖剂、细胞毒性剂、免疫抑制剂、固态物质等。

二、常见的几类环境化学致癌剂

（一）多环芳烃

多环芳烃类（polycyclic aromatic hydrocarbons，PAHs）是由多个苯环缩合而成的化合物及其衍生物。一般是由4～5个苯环组成的烃类，有较强的致癌作用，如苯并α芘、苯并α蒽、3甲基胆蒽等。食品、空气、水和土壤都可受到多环芳烃污染。空气污染多来自燃煤排气，如炼焦厂的工业废气、居民取暖及生活用炉灶、汽车排出的废气以及吸烟等。地面水的污染主要来自工业废水。食品污染则主要来自烟熏、烘烤等食品加工过程。对食品进行烧、烤、煎、炸时，脂肪亦可高温裂解而形成多环芳烃化合物。

（二）烷化剂类

烷化剂类（alkylating agents）的化学性质比较活泼，能使细胞内大分子如蛋白质、核酸等烷基化，具有明显的致突变和致癌作用。烷化剂常用作有机溶剂、中间体原料、医药、杀菌剂及杀霉剂等。其主要代表性化合物有氮芥、硫芥、β-丙内酯、氯甲醚和乙撑亚胺等。

（三）芳香胺类

芳香胺类（aromatic amines）与染料、农药的合成有关。在生产苯胺、联苯胺、4-氨基联苯的化工厂，以苯胺、联苯胺为原料制造染料、橡胶添加剂、农药、颜料等化工厂，使用芳香胺衍生物的电缆、电线、橡胶行业等生产部门的工人中，膀胱癌发病率增高。2-萘胺、联苯胺、2-乙酰胺基芴等均经动物实验证明具致癌性。芳香胺引起膀胱癌的潜伏期约15～20年。人类接触芳香胺的机会较多，某些食用色素、香精、糖精等都是芳香胺类或以芳香胺为原料的化合物，其使用应加以控制。

（四）N-亚硝基化合物

N-亚硝基化合物（N-nitroso compounds）是由亚硝酸盐与仲胺反应形成的化合物，包括亚硝胺和亚硝酰胺两类。现已查明，在100多种N-亚硝基化合物中，75%～80%具有致癌作用。亚硝胺致癌部位很广泛，主要引起肝癌，其次是食管癌、胃癌、肠癌、膀胱癌以及白血病等。

（五）氨基偶氮染料类

氨基偶氮染料类（amino-azo dyestuffs）是化合物分子中含有偶氮基，用途很广，如邻苯甲胺、对1，2-甲基氨基偶氮苯等，均具有致癌作用。

（六）天然致癌剂

天然致癌剂（natural carcinogens）已发现多种自然界的真菌及植物等含有天然致癌剂，如黄曲霉毒素、苏铁素、黄樟素及某些蕨类植物等。

（七）某些重金属及其化合物

重金属及其化合物（heavy metal and its compounds）已知镍、六价铬、砷和镉等可诱发人和实验动物肿瘤。流行病学调查材料证明，铜冶炼厂接触砷的工人及铬、镍、镉冶炼厂的工人，肺癌患病率比一般工人高。无机砷农药接触者和用亚砷酸钾治疗皮肤病的人易患皮肤癌等。

（八）激素

一些类固醇类激素（corticosteroids），如黄体激素、卵巢滤泡激素等天然激素和人工合成的二乙基已烯雌酚（DES）等激素都可引起乳腺癌、子宫癌、睾丸癌和白血病等。

三、化学致癌的机制

（一）化学致癌作用的生物学特征

1. 致癌剂多数具有遗传毒性　遗传毒性致癌剂尽管化学结构和性质不尽相同，但皆为亲电子剂。

2. 致癌作用依赖于化学致癌剂的剂量　大剂量的致癌剂可增强肿瘤的发生，缩短潜伏期。肿瘤的产生取决于化学致癌剂的总剂量。同时暴露于几种致癌剂，可发生联合作用。

3. 致癌作用的充分表达需要相当长的时间　无论致癌剂的剂量和性质如何，在肿瘤形成前，总有一个最低剂量的潜伏期。在细胞恶变以前，细胞存在着多阶段的癌前病变。

4. 致癌作用所引起的细胞变化可传到子细胞。

5. 致癌作用可被非致癌因子所修饰。

6. 细胞增生是细胞癌变过程的重要阶段　细胞暴露于化学致癌剂后，逐渐发生增生性变化，增生性病变使细胞恶性转化变得持久并可遗传。

（二）化学致癌作用的阶段性

致癌作用是由多因素引起的、多基因参与的、多阶段的过程。一般将化学致癌分为引发、促长和进展三个阶段（表 2-4）。

表 2-4　化学致癌的三个阶段

肿瘤发展中各阶段	主要特征
引发阶段	不可逆
	需要通过细胞分裂加以固定
	剂量 - 反应显示没有可测定的阈值，无可测定的最大反应
	存在自发的引发作用
	对外源性化学物质和其他化学因素敏感
	引发作用必须发生在促长作用之前
促长阶段	可逆
	促长剂通常是非致突变的，需要持续和反复暴露丁促长剂
	促长剂的有效性仅出现在引发作用后
	促长细胞群的存在取决于促长剂的持续存在
	剂量 - 反应显示有可测定的阈值，有可测定的最大效应
	对饮食和激素等因素敏感
	促长作用的相对效力取决于达到最大效应的时间和剂量速率
进展阶段	不可逆
	伴随生长率和侵袭性的增加出现核型异常
	有可测定的和（或）形态学可描述的细胞基因组的改变
	进展的早期阶段对环境因素敏感
	可见良性和（或）恶性肿瘤
	促进展剂可促进细胞进入该阶段，但可能不是引发剂
	可以发生自发的进展作用

（三）遗传毒性致癌剂的作用机制

大多数环境因素的致癌作用都是通过影响遗传基因起作用的，肿瘤是细胞中多种基因突变累积的结果。这里所说的基因突变主要发生在三类基因：癌基因、抑癌基因和增变基因。遗传毒性致癌剂的致癌作用，主要通过突变导致原癌基因激活为癌基因，或导致抑癌基因失活。癌基因激活后，导致肿瘤的阳性增殖信号。原癌基因突变为癌基因后，通常是过度表达，而且等位基因中的单个突变就可以影响细胞的表型。抑癌基因的产物能阻断肿瘤的细胞生长，抑癌基因突变后丧失其功能，抑癌基因的两个等位基因都必须失活才能改变细胞的表型。癌基因的激活涉及点突变、染色体易位和某些基因的扩增。抑癌基因的失活常常涉及点突变的缺失。

遗传毒性致癌剂导致遗传毒性损伤的常见类型是 DNA 加合物和自由基的氧化损伤。自由基的氧化损伤通常导致基因突变、DNA断裂和交联。

另外，致癌作用中，增变基因的突变导致DNA的不完全复制或修复，表现为遗传不稳定、肿瘤易感性等。

（四）非遗传毒性致癌剂的作用机制

所谓非遗传毒性致癌剂是根据其在遗传毒性试验中缺乏致突变性而定义的。在缺乏突变的情况下，唯一可能导致表型改变的是基因表达的改变。近年来随着对肿瘤认识的深入，人们发现DNA序列以外的调控机制异常，在肿瘤的发生、发展过程中可能更为普遍也更为重要，这种调控机制被称为表观遗传学。有学者提出，40%～50%癌症患者有表观遗传异常。DNA甲基化和其他表观遗传修饰的可遗传模式在发育期间被建立，表基因型决定可遗传的基因表达，因而决定表型。环境因素可影响表观遗传模式的建立和体细胞的维持，可以改变表基因型，从而影响表型。

目前，对基因调控机制研究最清楚的是DNA甲基化。高甲基化抑制基因表达，低甲基化增强表达。因而，非调控的低甲基化被认为是非遗传毒性致癌剂的机制。

1. DNA高甲基化　在肿瘤中，启动子CpG岛高甲基化是最常见的表观遗传学改变，这在人类各种肿瘤中都有发现，并和异常的基因转录沉默相关。启动子CpG岛高甲基化在人类肿瘤中与传统的由突变造成的抑癌基因失活同样常见，或可能更为多见。DNA高甲基化可能的机制有以下四种。

（1）维持DNA胞嘧啶甲基化酶的失真。

（2）重建甲基化酶的异常。

（3）对异常甲基化DNA的错误修复机制。

（4）染色质重塑。

2. DNA低甲基化　CpG岛甲基化丢失是在肿瘤细胞中最先发现的表观遗传学异常现象。受低甲基化激活的基因包括癌基因。CpG岛低甲基化与染色体结构不稳定有关。低甲基化是药物、毒性物质和病毒在肿瘤中作用的机制之一，毒性致癌剂可能通过改变甲基化而发挥作用。

参考文献

1. 陈学敏．环境卫生学．北京：人民卫生出版社，2005.

2. Brent RL，Beckman DA.The contribution of environmental teratogens to embryonic and fetal loss.Clin Obstet Gynecol，1994，37（3）：646-670.

3. Junqueira LC，Carneiro J. Basic Histology.11th ed.New York：McGraw-Hill，2005.

4. Stevens A，Lowe JS. Human Histology.3rd ed.Philadelphia：Elsevier Mosby，2005.

5. 石玉秀．组织学与胚胎学．北京：高等教育出版社，2007.

6. 左伋．医学遗传学．北京：人民卫生出版社，2008.

7. 陈竺．医学遗传学．北京：人民卫生出版社，2005.

8. Feldkamp ML，Neyer RE，Krikov S，*et al.* Acetaminophen use in pregnancy and risk for birth defects：findings from the National Birth Defects Prevention Study.Obstet Gynecol，2010，115（1）：109-115.

9. 凌寒．卫生部发布《中国出生缺陷防治报告（2012）》. 中国当代医药，2012，19（28）：1.

10. Brent RL.Environmental causes of human congenital malformations：the pediatrician's role in dealing with these complex clinical problems caused by a multiplicity of environmental and genetic factors.Pediatrics，2004，113（4 Suppl）：957-968.

11. Mosayebi Z，Movahedian AH.Pattern of congenital malformations in consanguineous versus nonconsanguineous marriages in Kashan，Islamic Republic of Iran.Eastern Mediterranean Health Journal，2007，13（4）：868-875.

12. 郑桂琴，李明，聂李平，等．深圳市孕妇地中海贫血产前筛查及产前诊断．中国实用妇科与产科杂志，2003，19（6）：363-364.

13. Bartynski WS.Posterior reversible encephalopathy syndrome，part 2：controversies surrounding pathophysiology of vasogenic edema.Am J Neuroradiol，2008，29（6）：1043-1049 .

14. Galloway JL, Delgado I, Ros MA, *et al*.A reevaluation of X-irradiation-induced phocomelia and proximodistal limb patterning. Nature, 2009, 460 (7253): 400-404.

15. Verschaeve, L, Maes A.Genetic, carcinogenic and teratogenic effects of radiofrequency fields.Mutat Res, 1998, 410(2): 141-165.

16. 孙秀宁，管英俊，于丽，等 . 多种维生素及微量元素对高温致神经管畸形的保护作用及其对纤维粘连蛋白和层粘连蛋白 mRNA 表达的影响 . 解剖学杂志，2006，29(3): 419-422.

17. Schaefer C, Meister R, Weber-Schoendorfer C.Isotretinoin exposure and pregnancy outcome : an observational study of the Berlin Institute for Clinical Teratology and Drug Risk Assessment in Pregnancy.Arch Gynecol Obstet, 2010, 281 (2): 221-227.

18. Aguilar-Garduno C, Lacasana M, Blanco-Munoz J, *et al*. Parental occupational exposure to organic solvents and anencephaly in Mexico.Occup Environ Med, 2010, 67 (1): 32-37.

19. 张科利，彭文英，何艳微，等 . 出生缺陷高发地区地球化学环境中微量元素分析 . 中国公共卫生，2007，23(1): 54-56.

20. Matok I, Gorodischer R, Koren G, *et al*. Exposure to folic acid antagonists during the first trimester of pregnancy and the risk of major malformations.Br J Clin Pharmacol, 2009, 68 (6): 956-962.

21. Millemann Y, Benoit-Valiergue H, Bonnin J-P, *et al*. Ocular and cardiac malformations associated with maternal hypovitaminosis A in cattle.Veterinary Record, 2007, 160 (13): 441-443.

22. 竺笑 . 遗传与环境在生物进化中的关系 . 家畜生态，2004，25(4): 13-16.

第三章　遗传的细胞生物学基础

张咸宁

细胞(cell)是生物进行生命活动的基本单位。人体一切生理和病理过程都有其细胞学基础。因此,学习和探讨医学遗传学,有必要先了解和掌握一些细胞生物学的基础知识。细胞生物学就是从细胞整体、显微、亚显微和分子等各级水平上研究细胞结构、功能及生命活动规律的学科。或者说,细胞生物学是细胞学与分子生物学的结合,即细胞的分子生物学(molecular biology of the cell)。

第一节　真核细胞的基本结构

细菌、立克次体和支原体等属于原核细胞(procaryotic cell),真菌、植物、动物及人体则由真核细胞(eucaryotic cell)构成。真核细胞比原核细胞进化程度高、结构复杂,其区别于原核细胞的最主要特征,是出现有核被膜包围的细胞核(nucleus)。

真核细胞一般由质膜(plasma membrane)将细胞内外环境分开。质膜由磷脂双层结合蛋白质构成,是细胞内外信息和物质交流的屏障。

膜内除细胞核以外的物质称为细胞质(cytoplasm)。细胞质内有线粒体(mitochondrion)、内质网(endoplasmic reticulum)、溶酶体(lysosome)、核糖体(ribosome)、微管(microtubule)和微丝(microfilament)、高尔基复合体(Golgi complex)也称高尔基体(Golgi apparatus)、中心粒(centriole)等细胞器(organelle)。

细胞核表面有一双层膜,使核质与细胞质分开。核内有染色质(chromatin)、核仁(nucleolus)、核液(nuclear sap)等(图3-1)。

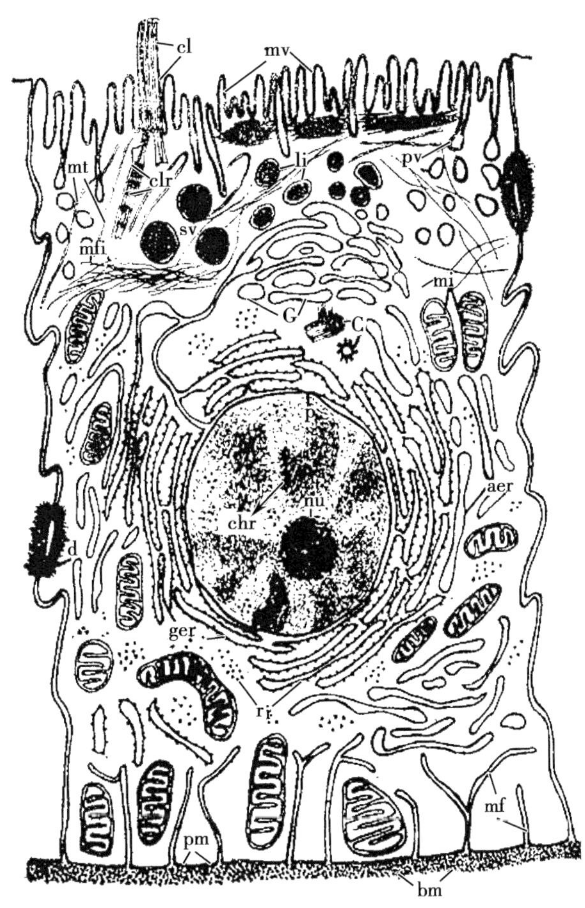

图 3-1　真核细胞的超微结构

aer 无颗粒内质网（即光面内质网）;bm 基底膜;C 中心体;chr 染色质;cl 纤毛;clr 纤毛根;d 桥粒;G 高尔基复合体;ger 颗粒性内质网（即粗面内质网）;li 溶酶体;mf 膜褶;mfi 微丝;mi 线粒体;mt 微管;mv 微绒毛;nu 核仁;P 核孔;pm 质膜;pv 胞饮小泡;ri 核糖体;sv 分泌小泡

第二节　细　胞　核

细胞核是细胞内最大、最重要的细胞器，在细胞的生命活动中起主导作用。细胞的绝大部分遗传物质均在核内，无核的细胞不再具有活跃的生命活动。当然，这并不是说细胞核可以孤立地生存和活动。细胞是一个高度完整的体系，它的每一部分都互相联系和制约。

细胞核通常呈圆形或椭圆形，但有的也呈不规则形。例如，中性粒细胞的核呈分叶形，纤维细胞的核呈梭形等。

细胞核的表面由一双层膜包被，称为核被膜（nuclear envelope），其上有核孔（nuclear pore），是细胞核与细胞质之间进行物质交换和联系的重要通道。在哺乳动物细胞，核孔的总面积约占细胞核面积的 10%，其数量视细胞的功能状态和分化程度而定。例如，幼红细胞在成熟过程中，由于核的功能活动逐步衰减，核孔逐渐减少。核孔的孔径约为 60nm，由蛋白质组成的、呈圆柱形结构的环（annulus）所封闭。这种柱状的环，突出至孔的核侧和胞质侧，与核孔共同组成核孔复合体（pore complex）。核酸和其他生物大分子物质大多由核孔通过，通过的数量和速度可能由环物质所调节（图 3-2）。核孔内有 ATP 酶，可能与提供运输大分子所需的能量有关。有两类核被膜，一类对于 K^+、Na^+ 和 Cl^- 等离子是一种扩散屏障；另一类测不出膜电位，如卵细胞核，因此，这些离子可能可以自由地往来于核质之间。

核被膜实际上就是细胞质中内质网的延伸和衍生物。这一点在有丝分裂（mitosis）时可以清楚地看出。当有丝分裂末期，染色体（chromosome）周围的内质网小池逐个连接起来重新形成双层的核被膜。向胞质的外层被膜上附有核糖体，向核质的内层上则光滑，无核糖体。核被膜的分子结构基本上与细胞表面和胞质内的各种膜系统一样（详见“液态镶嵌模型”）。

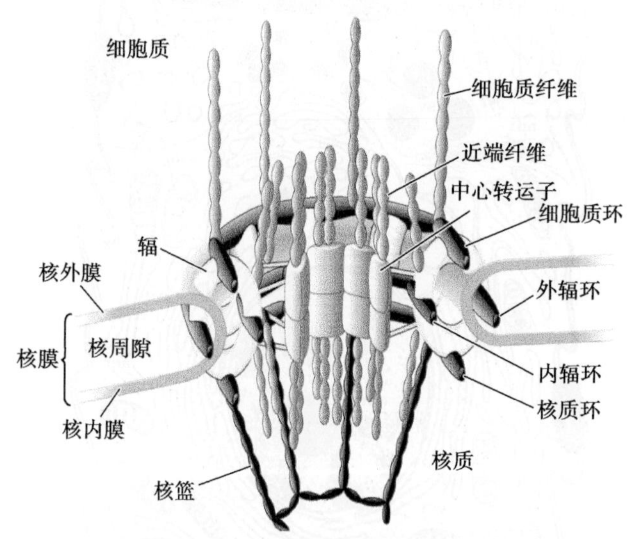

图 3-2　核孔复合体模式图

核孔复合体主要包括以下几个部分：①细胞质环，位于核孔复合体胞质一侧，环上有8条纤维伸向胞质；②核质环，位于核孔复合体核质一侧，上面伸出8条纤维，纤维端部与端环相连，构成笼子状的结构；③转运子，为核孔中央的一个栓状的中央颗粒；④辐，为核孔边缘伸向核孔中央的突出物

一、染色质和染色体

（一）常染色质和异染色质

核内最主要的成分为核蛋白，有的以分散的状态存在，称为常染色质（euchromatin），结构松散，用碱性染料染色时染色较浅，在电镜下呈浅亮区；有的以浓集状态存在，称为异染色质（heterochromatin），结构紧密，用碱性染料染色时着色很深。两种染色质都呈 Feulgen 阳性反应，表明都含有 DNA。构成常染色质的 DNA 主要为单一序列和中度重复序列，处于伸展、分散状态；异染色质则形成深染的染色中心（chromocenter）。异染色质常贴附于核被膜内层无核孔的部位。超薄切片常可看见染色质间通道（interchromatin channel），该处即由核质（nucleoplasm）和环所占据。

除染色质外，核内还有核糖核蛋白成分，主要组成块状的核仁。核仁的质地较为疏松，其周围常有致密的染色质包绕，其余核质部分较透亮，可见到微细的颗粒。

（二）染色体的结构

人体46条染色体中的 DNA 序列约为 6.4×10^9 碱基对（basepair，bp），总长度超过1m，而细胞核的直径只有5μm。要把这样长的“细线”装进如此小的“盒”内，细线上还结合有许多组蛋白（histone）和非组蛋白（nonhistone protein，NHP），装入之后还要满足 DNA 各节段有条不紊的转录、复制和准确的拆分（有丝分裂），因此，如何高度折叠、包装是非常重要的。

在细胞分裂时，染色质丝经过螺旋化、折叠、包装成为染色体，为显微镜下可见的具不同形状的小体。自1973年以来，已弄清了染色体的基本结构，提出了核小体（nucleosome）的结构模型。核小体的核心由8分子组蛋白即 $(H_2A, H_2B, H_3, H_4)_2$ 组成，呈扁圆形。DNA 分子缠绕核心 $1\frac{3}{4}$ 圈，其长度约为147bp。核小体的直径大约为11nm，高约为6nm，与邻近核小体之间由长度大约为50～80bp 的 DNA 相连接。这一段 DNA 称为接头 DNA（linker DNA），组蛋白 H_1 即与其结合。因此，可在电镜下看到一个个核小体被直径为1.5～2nm 的纤维连接，好像一条细线上按等距离串上一个个珠子，称为“串珠模型”（beads-on-a-string）。至于在染色体构成中见到的直径为30nm 的纤维，则是由核小体和接头 DNA 再次盘绕而成的中空的螺线管

(solenoid)。锚定在染色体支架上的DNA袢环(loop)由30nm染色质纤维构成,每18个袢环以染色体支架为轴心,呈放射状排列一圈,形成微带(miniband),大约106个微带沿轴心支架纵向排列便构建成染色单体(chromatid)(图3-3)。

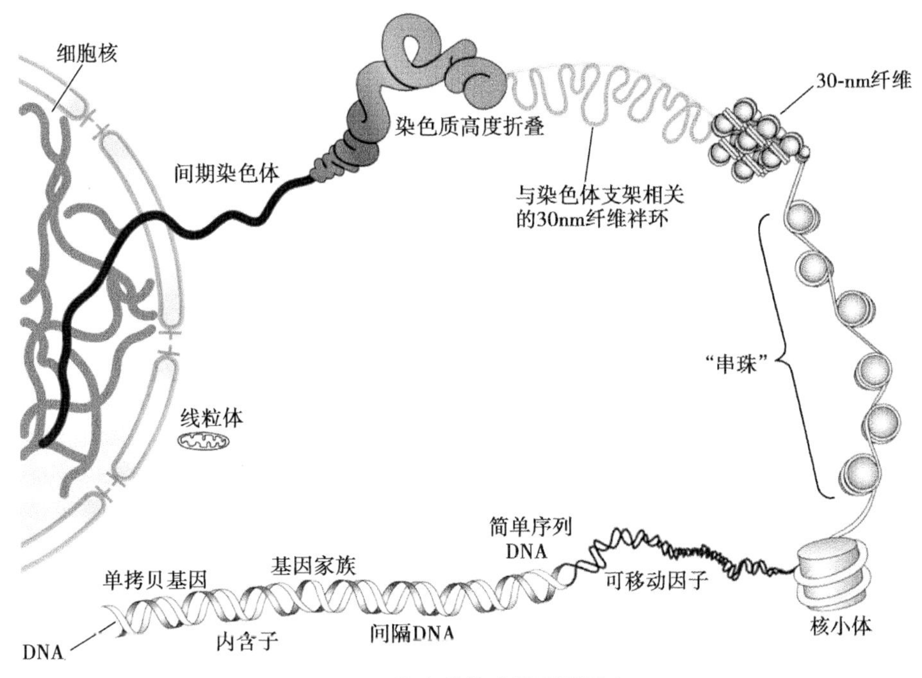

图3-3 染色体构建的不同层次

由于组成核小体核心的4种组蛋白都可以发生氨基酸修饰现象,所以真核生物可能具有不同的染色质结构。同时,核小体是一个高度动态的结构,以适应细胞生命活动对特异DNA序列的需要。

位于核仁周围的异染色质物质,即相当于染色体的核仁组织者(nucleolar organizer,NOR),也就是人类第13、14、15、21和22号染色体短臂上的随体柄(satellite stalk)。还有一些间期中的异染色质则位于有丝分裂染色体的着丝粒区、端粒(telomere)以及某些染色体其他部分的节段(如Y染色体的长臂远侧段)。它们在间期核中往往与核被膜的内层相连接。这些染色体区域在着色上有时较染色体的其他部分(即常染色质区)染色稍深或稍浅,这种现象分别称为正异固缩(positive heteropyknosis)和负异固缩(negative heteropyknosis)。人染色体往往要经过特殊的显带染色(如C显带法和T显带法)之后,这种现象才能明确显示。

通常把异染色质分为两类,前面提到的都称为组成性异染色质(constitutive heterochromatin)。它们的DNA在细胞周期DNA复制阶段(S期)中较常染色质区的DNA复制稍晚,可以用^{3}H-胸苷掺入后,进行放射自显影术(autoradiography)显示;或者用5-溴脱氧尿苷掺入后,用荧光染料Hoechst 33258显示。组成性异染色质富含重复DNA(repetitive DNA),又称丰余DNA(redundant DNA),在生化组成上富含GC,因而相对分子质量比常染色质区的DNA大。将从核内抽提出的DNA放在氯化铯溶液中进行密度梯度超速离心,可见绝大部分DNA在浮力密度为1.705处形成一个高峰,只有少许(2%左右)的DNA在1.728处形成一个小峰。这一部分DNA又称卫星DNA(satellite DNA)。如将卫星DNA作为模板,在体外合成^{3}H标记的互补RNA,再用后者在染色体标本上进行核酸原位杂交,通过放射自显影术,可以看出卫星DNA主要位于每条染色体的着丝粒区,相当于现在用较简单的C显带法所显示的区段。此外,Y染色体长臂远端也存在一段异染色质区,除用C显带法外,还可用喹吖因(quinacrine)显示。人类和灵长类的Y染色体长臂远端用喹吖因染色后发出强荧光,这一节段在间期核和精子头部也能显示出发荧光的异染色质。在法医学和产前诊断判别性别时具有一定的实用价值。

另一类异染色质称为功能性异染色质(facultative heterochromatin),它们只在一定细胞类型或一定发育阶段浓集，如雌性哺乳动物一对X染色体中的一条，在胚胎发育早期异固缩。

长期以来认为，异染色质缺乏遗传活性（有转录而无翻译），有些多拷贝的基因正是位于染色体的异染色质区。如rRNA的基因位于核仁组织者区，5S rRNA和tRNA的基因也位于异染色质区。

二、染色体的端粒、复制起点和着丝粒DNA元件

真核生物的染色体DNA一般是线型的，每条染色体都有两个末端，称为端粒。端粒具有维持染色体结构稳定性的作用。端粒使染色体保持了个体性，染色体之间不会出现端-端融合，也不会因端部松散而导致解体。

端粒DNA为一串联重复序列，双链中的一条，其3′端为富含TG的序列，互补链为富含CA的序列。脊椎动物染色体端粒的重复序列中有一个6-核苷酸的保守序列：TTAGGG。人染色体端粒的TTAGGG重复序列约有1700～2500个拷贝，横跨10～15kb长（图3-4）。染色体端粒的复制是通过端粒酶（telomerase）从延伸后随链的亲链开始的。端粒酶是一个特异的反转录酶（RNA依赖的DNA聚合酶），由RNA和蛋白质组成，以其自身携带的RNA成分中的一段短序列作为模板，不断延长后随链的亲链3′端DNA，而延长的后随链的亲链又为后随链的合成提供模板，最终使端粒DNA序列的3′端突出，形成环状，参入到数千碱基对的双螺旋，构成了三链结构。这种结构与特异性端粒蛋白结合，使其结构更加稳定。因而，端粒的构象比端粒DNA序列特征更为重要。

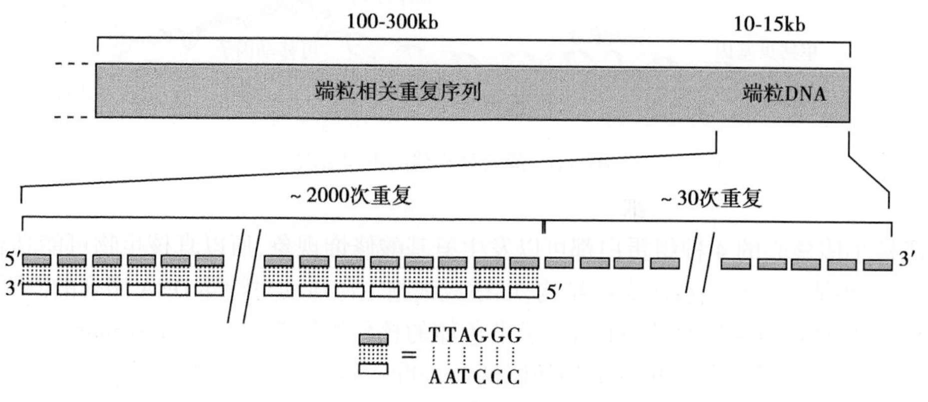

图3-4　人染色体端粒的结构示意图

端粒的长度变异很大，取决于端粒酶的活性。体细胞中没有端粒酶的活性，因而体细胞每分裂1次，端粒就缩短一些。随着细胞不断进行分裂，端粒的长度越来越短，当达到临界长度时，细胞染色体便失去稳定性，使细胞不能再进行分裂而进入凋亡（apoptosis）。因此，端粒决定了细胞的寿命。生殖细胞不同于体细胞，人生殖细胞染色体的端粒比体细胞的端粒长出几千个碱基对，故生殖细胞有端粒酶的活性。然而，恶性肿瘤细胞重新获得了端粒酶的活性，发挥其合成端粒重复序列的功能，以补偿正常的端粒序列丢失，使端粒的重复序列不会达到导致细胞凋亡的临界长度，从而获得细胞的“永生性”。这样，恶性肿瘤细胞在体内或体外都能无限制地分裂增殖。因此，端粒除了与染色体的个性化和稳定性密切相关外，还涉及细胞的寿命、衰老和死亡，对恶性肿瘤的发病和治疗具有重大作用。

无论细胞中只含有一条染色体（原核细胞）还是有多条染色体，细胞每次分裂时，每一条染色体都要精确地复制一次，即构成染色体的DNA分子要复制一次。发生复制的单个DNA单元称为复制子（replicon），控制启动复制的DNA元件称为复制起点（replication origin）。原核细胞染色体只有一个复制子，在一个复制起点上启动复制整条染色体；真核细胞染色体上则有许多个复制子和多个复制起点。真核细胞染色体上作为DNA复制起点的序列，称为自主复制序列（autonomously replicating sequence，ARS）。

三、核仁

核仁的形状、大小、数目和位置随细胞的类型和功能而异。在蛋白质合成很少的细胞内，可以很小，

甚至缺如，如精细胞、肌细胞等。在蛋白质合成旺盛的细胞内，则既大又多，如卵细胞、神经元、分泌细胞、恶性肿瘤细胞等。核仁本身为 Feulgen 阴性，说明不含 DNA，但含有 RNA。核仁富含蛋白质，主要为磷蛋白，无组蛋白。核仁吸收 260nm 的紫外线。用哌洛宁（pyronine）可染色。用 RNA 酶消化后即失去上述特性。在电镜下有的核仁可区分出 4 种结构：颗粒区（granular zone）、纤丝区（fibrilla zone）、基质或无定形区（matrix or amorphous zone）以及核仁相关染色质（nucleolar-associated chromatin）。外层为颗粒区，其颗粒直径为 15～20nm，略小于核糖体。纤丝区由直径为 5～10nm 的纤丝组成，占据中央部分。二者均可被 RNA 酶消化。其背景即为基质，可被胃蛋白酶分解，故为蛋白质成分。核仁相关染色质由 10nm 粗的纤丝组成，位于核仁周围，亦可伸入核仁内部，含有 DNA，可用 DNA 酶分解。这一部分异染色质即相当于染色体的核仁组织者区。根据放射自显影术和超离心的结果，可以认为纤丝部分是颗粒部分的前身，它们又都是胞质内核糖体的前身。

核仁是细胞中合成和加工 rRNA、装配核糖体亚基的场所。人类的 rRNA 基因主要分布在第 13、14、15、21 和 22 号染色体的短臂上，在核仁内紧靠在一起。在细胞周期中，核仁发生周期性的变化。间期细胞的核仁明显，进入有丝分裂后，随着染色体浓缩，rRNA 合成停止，核仁逐渐缩小，最后消失；到了分裂末期开始形成子细胞时，rRNA 合成重新开始，核仁又重新出现。可见核仁的周期性变化是与核仁组织者区的活动密切相关的。

四、核基质及其他细胞核亚结构

（一）核基质

核基质（nuclear matrix）是指间期核除核被膜、核孔复合体、核纤层、染色质及核仁以外的、由纤维蛋白构成的核内网架结构，充满整个核内空间。由于核基质的基本形态与细胞质内的细胞骨架相似，且在结构上有一定的联系，因而又称为核骨架（nuclear skeleton）。

核基质由一些直径 3～30nm 粗细不等的蛋白纤维和一些颗粒状结构相互联系构成，主要成分是蛋白质，占 90% 以上。其中包括十多种非组蛋白，相对分子量为 40～60kDa，有相当部分是含硫蛋白。此外，还含有少量 DNA 和 RNA，RNA 和蛋白质结合成 RNP 复合物，是保持核骨架三维网络的完整性所必需的。

核骨架与细胞骨架的中间丝相联系，起到维持细胞形态结构的作用，也参与核内 DNA 复制、DNA 包装及染色体的构建等一系列核功能。

（二）核内环形体

核内环形体（coiled body）又称 Cajal 小体（Cajal body），是核内 / 核仁小核糖核蛋白（small nuclear/nucleolar ribonucleoprotein，snRNP/snoRNP）合成的场所，并可能与基因的调控有关。

（三）小斑

小斑（speckle）即染色质间颗粒（interchromatin granule），可能是完全成熟的 snRNP 组装的场所，以便为 mRNA 前体的剪接做准备。

（四）PML 小体

PML 小体（PML body）呈环形，主要由早幼粒细胞白血病（premyelocytic leukemia，PML）蛋白构成。功能不详。

（五）染色质周纤丝

染色质周纤丝（perichromatin fibril）是新生 RNA 聚集的部位。

（六）裂解小体

裂解小体（cleavage body）是多聚腺苷酸化和裂解的部位。

第三节　细胞质和细胞器

细胞质是指细胞内除核以外的部分，包括细胞质基质和细胞器。生物合成、糖酵解以及许多关系到细胞运动和细胞分化的基本功能，都是在细胞质内或通过细胞质进行的。

细胞质内有胞质液泡系（cytoplasmic vacuolar system）、线粒体、核糖体等细胞器。液泡系由核被膜、内质网和高尔基复合体组成。液泡系把细胞分隔成若干功能上互相独立的区域。细胞吸收的外来物质或在核糖体上合成的产物，可在液泡系中进行浓缩、加工、交换、转运或分离。有的产物合成后则用于分泌（分泌物）。

一、细胞质基质

细胞质及其液泡系为多相的胶体系统。细胞的某些机械性质，如弹性、收缩性、内聚性、刚性以及细胞内运动即胞质环流（cyclosis），均与基质有关。当然，液泡系亦可能参与。在胞质环流、阿米巴运动、细胞分裂以及色素细胞的色素移动时，上述的某些性质均可能发生改变。

在一般情况下，细胞质基质的pH大约为6.8，细胞质的缓冲能力亦很强。细胞质内有些为膜所包围的液泡内容物可偏酸或偏碱。

二、细胞骨架

细胞骨架（cytoskeleton）（图3-5）指真核细胞中的蛋白质纤维交织而成的立体网架体系，是细胞的重要组成部分。细胞骨架充满于整个细胞质，是一类细胞器，它们与外侧的细胞膜和内侧的核被膜存在一定的结构联系。与其他细胞结构不同的是，细胞骨架在形态结构上具有弥散性、整体性、变动性的特点，这是与其功能相适应的。细胞骨架几乎参与一切重要的生命活动，如维持细胞的形态，保持细胞内各种细胞器的有序性，参与细胞运动、物质运输、能量转换、信息传递、细胞分裂、细胞分化等。

狭义的细胞骨架指细胞质骨架，包括微管、微丝和中间丝；广义的细胞骨架包括细胞核骨架、细胞质骨架和细胞外基质。

（一）微管

微管是一种细长、较为坚硬而中空的管状结构，外径为25nm，内径为15nm，管壁由13条原丝包围而成，长度变化不一。微管的主要成分是微管蛋白（tubulin）和微管相关蛋白。细胞质中的微管蛋白一般由α和β微管蛋白组成，两者具有相似的三维结构，能够紧密地结合，形成异二聚体，作为微管装配的基本单位。α和β微管蛋白分别含有455和450个氨基酸残基，相对分子质量均为55kDa，但组成它们的氨基酸种类和序列各不相同。

微管蛋白特异性地与秋水仙碱、长春新碱结合，结合后即分解为单体，且不能再形成微管。微管在许多细胞内形成一个由弹性小棒组成的刚性框架，赋予细胞以一定的形态。

在胚胎发育中，微管决定细胞的形态发生（分化），影响细胞的某些运动和极性，在有丝分裂时形成纺锤体，在染色体的着丝粒处穿过或附着染色体，并将每一染色体的两条姐妹染色单体在分裂后期各自拉向自己的子细胞。细胞纤毛和鞭毛亦由微管组成。由此可见微管在细胞生理和形态中的重要性。微管和微丝在细胞内的信息传递上可能亦有重要作用，微管、微丝正常排列的破坏与细胞的恶性变有关。

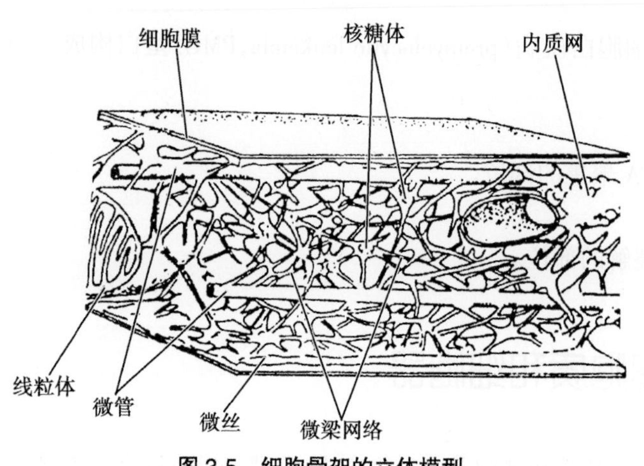

图3-5 细胞骨架的立体模型

一些作用于微管的特异性药物常用于临床抗癌治疗。紫杉醇（taxol）在高浓度时使微管解聚，而在低浓度时稳定微管。这表明，具有抗有丝分裂能力的紫杉醇和长春碱等药物，抑制细胞增殖和杀死肿瘤细胞的主要机制，是稳定纺锤体微管，而不是使微管解聚或过度多聚化。这样，就可在有丝分裂的中/后期抑制细胞分裂，诱导细胞凋亡。D-24851是一种微管抑制剂，可使细胞停滞于有丝分裂G_2/M期，诱导细胞凋亡，具有抗肿瘤效应。

（二）微丝

微丝是直径为 6～9nm 的细丝结构。除肌细胞中的肌原纤维（myofibril）和上皮细胞中的张力丝（tonofilament）即张力原纤维（tonofibril）外，许多非肌肉细胞内亦广泛存在着含有肌动蛋白（actin）的微丝。微丝在细胞运动以及在细胞质的溶胶 - 凝胶状态的转换中具有十分重要的作用。若没有微丝，动物细胞就不能沿着某一表面爬行，不能通过吞噬作用摄入大的颗粒，细胞也不能分裂。微丝与许多种微丝结合蛋白相结合，使它能够在细胞内行使各种功能。例如，肌动蛋白可形成许多细胞表面的结构，包括线状伪足（filopodia）、片状伪足（lamellipodia）等。

构成微丝基本成分的肌动蛋白以 2 种形式存在，即单体和多聚体。单体的肌动蛋白是由一条可溶性多肽链构成的球形分子，又称球状肌动蛋白（globular actin）即 G- 肌动蛋白（G-actin），其外形类似哑铃。肌动蛋白的多聚体由 G- 肌动蛋白聚合而形成纤维状肌动蛋白（fibrous actin）即 F- 肌动蛋白（F-actin）。两种形式的肌动蛋白在一定条件下可相互转换。每个肌动蛋白单体都有极性，它们能首尾相接，形成螺旋状的肌动蛋白丝，故整个微丝也具有极性。大多数非肌肉细胞的微丝结构具有高度多态性，可通过组装和去组装来适应多种功能的需要。微丝的组装就是由 G- 肌动蛋白组装成 F- 肌动蛋白的过程。

一些特殊的药物可以改变肌动蛋白的聚合状态，影响微丝的生物学特性。例如，松胞菌素 B（cytochalasin B）是一种很强的细胞毒素，特异性地作用于微丝，能抑制细胞的许多功能，如游走、胞质环流、胞吞作用（endocytosis）、胞吐作用（exocytosis）和心肌的收缩等，因而，松胞菌素具有作为抗肿瘤药物的潜能。

（三）中间丝

中间丝（intermediate filament，IF）是三种主要细胞骨架纤维中最为复杂的一种。中间丝的直径约为 10nm，介于微管和微丝之间，故得名为中间丝。根据免疫和电泳性质等差别，中间丝可区分为六类，每一类分布于不同的细胞中（表 3-1）。

表 3-1　中间丝蛋白的类型和分布

类型	名称	分布
Ⅰ	酸性角蛋白（acidic keratin）	上皮细胞
Ⅱ	碱性角蛋白（basic keratin）	上皮细胞
Ⅲ	结蛋白（desmin）	肌细胞
	胶质细胞原纤维酸性蛋白（glial fibrillary acidic protein）	胶质细胞和星形细胞
	波形蛋白（vimentin）	间充质细胞
	外周蛋白（peripherin）	神经元
Ⅳ	神经丝蛋白（neurofilament protein）	成熟的外周和中枢神经系统
Ⅴ	核纤层蛋白 A、B、C（lamin A、B、C）	真核细胞
Ⅵ	干蛋白（nestin）	中枢神经系统干细胞

角蛋白（keratin）是数量最多的一类中间丝蛋白，目前在人和小鼠中共发现了 54 种角蛋白。其中，构成表皮和许多内脏器官或体腔上皮的共 28 种，构成毛囊特殊上皮的有 9 种，构成毛发和甲的毛发角蛋白有 17 种。根据其基因核苷酸序列的同源性，角蛋白又可分为Ⅰ型（酸性蛋白）及Ⅱ型（碱性蛋白）两类。Ⅰ型角蛋白共有 28 种，包括 K9、K10、K12-20、K23-K28、K31-40，其编码基因位于 17q12-q21；Ⅱ型角蛋白共有 26 种，包括 K1-K8、K71-K86，其编码基因位于 12q11-q13。若角蛋白基因发生突变，则导致角蛋白病（keratin disorder），迄今已发现了二十多种。

中间丝在胞质内形成一个完整的网架系统，向外与细胞膜和胞外基质直接联系，向内与核被膜和核基质直接联系，中间又与微管、微丝和其他细胞器联系。在细胞内和细胞间均起着重要的结构作用。此外，微丝和微管在多种细胞中都是相同的，而中间丝则与细胞分化的关系十分密切。中间丝作为一种信息分子,在DNA复制和转录调控中以及在神经细胞中的支撑和传导中等方面均有相当重要的作用。中间丝的分布具有严格的组织特异性,且较稳定。通常情况下,一种细胞只能表达一种中间丝,只有少数细胞例外,如一些成熟的神经细胞可同时表达神经丝蛋白(neurofilament protein)和波形蛋白(vimentin)。正常细胞发生恶性变时,仍保持其来源细胞的特征性中间丝种类、超微结构和免疫学特性。据此,可用抗中间丝的抗体对肿瘤的起源作鉴别诊断,这对于确定肿瘤的性质、转移与否和预后等都有重要价值。

三、内质网

细胞质内有一复杂的膜系统(图3-6),在胞质内形成互相连通的小管、小泡和各种形状的囊状结构,称液泡系(vacuolar system)。从三维空间的角度来看,此膜系统把细胞质分割为两个主要的部分:一个密闭于膜内,另一个在膜外(即基质)。

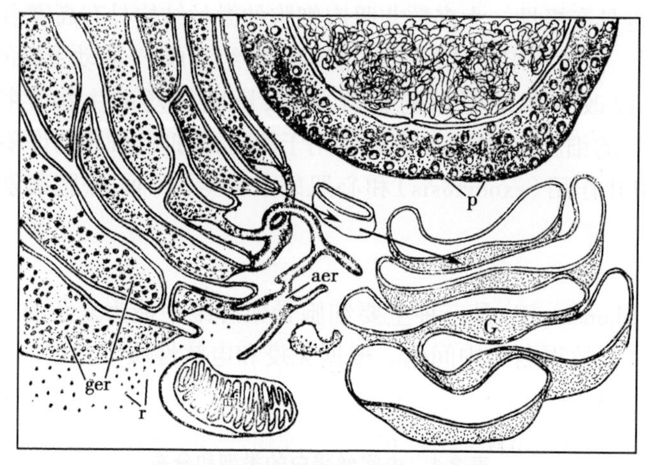

图3-6　细胞液泡系的立体模型

核内的染色质原纤维(cf)构成染色质间通道引向核被膜孔(p);粗面内质网(ger)小池互相连通并伸延为光面内质网(aer)小管;G高尔基复合体;mi线粒体;r游离的核糖体。箭头表示液泡系各部分间的动态关系

胞质液泡系的主要成分有内质网、核被膜(nuclear envelope)和高尔基复合体。这个系统的主要成分是内质网。

(一)内质网的种类

内质网有两种:粗面内质网和光面内质网。

1. 粗面内质网　粗面内质网为核糖体(蛋白质的合成场所)附着的内质网,在形态上多为连通的、同心板层状排列的扁囊结构,少数是小管和小泡。粗面内质网的内容物一般为较低或中等电子密度的均质的蛋白质。粗面内质网的发达程度与细胞的功能状态及分化程度有关。在分泌蛋白质旺盛的胰腺细胞、唾液腺细胞、肝细胞和神经细胞中,粗面内质网非常发达;在大量分泌抗体的浆细胞细胞质中,几乎充满了粗面内质网。分化较完善的细胞,粗面内质网也发达。未成熟或未分化好的细胞,如干细胞、各种母细胞、胚胎细胞和培养细胞,与相应正常成熟的细胞相比,则粗面内质网不发达。在分化程度不同的肿瘤细胞中也是如此。例如,在实验性大鼠肝癌中,凡是分化程度高、生长慢的癌细胞,其粗面内质网较发达;在分化低、生成快的癌细胞中,则偶见少数粗面内质网。人肝癌细胞也有类似的现象。因此,粗面内质网的发达程度,除可作为判断细胞分化程度和功能状态的一种形态指标外,还可作为肿瘤细胞生长速率和恶性程度的一种判别依据。

2. 光面内质网　与粗面内质网不同,光面内质网上没有核糖体(ribosome),多为分支小管或圆形小泡构成的细网,很少有扁囊状的。光面内质网可与粗面内质网、核被膜及高尔基复合体(Golgi complex)相连,很少与细胞膜相连。在一些特化的细胞中,光面内质网比较发达。在分泌肾上腺皮质激素的肾上腺皮质细胞中,光面内质网也很发达,呈管网状或小泡状。横纹肌细胞的光面内质网特化为肌质网。此外,成年的白细胞、肥大细胞、汗腺细胞以及分泌类固醇激素的细胞都富含光面内质网。

（二）内质网的功能

1. 支持作用 对细胞质的机械性支持。

2. 物质交换 由于液泡系具有渗透性，此外还有通透酶或导体，因而物质既可以通过扩散，也可通过主动运输穿过膜。由于膜的面积极大，这种交换的能力也非常大。例如，每毫升肝组织的内质网即有 $11m^2$ 的膜可供物质交换之用，这有利于多种代谢酶的分布和各种生化反应过程高效率地进行。

3. 形成离子梯度 由于内质网把细胞质分开为两个内腔，膜的两侧就可能存在电位差。例如，横纹肌纤维内由光面内质网分化出的肌质网（sarcoplasmic reticulum），就是一种细胞内传导系统，其功能是参与肌肉收缩活动，可将表面膜上的冲动传导到细胞的内部。在胃底腺壁细胞的细胞质中，胞膜内陷形成了细胞分泌小管，在分泌小管周围可见发达的管泡状光面内质网。这些光面内质网能将血浆中的 Cl^- 传递到分泌小管膜上，Cl^- 与细胞质中的 H^+ 在分泌小管膜上合成 HCl，再分泌到细胞外。

4. 循环和膜流动 液泡系的膜具有定向流动的性质。因此，内质网不但可成为细胞内各种物质的循环系统，而且可使附着在细胞表面的颗粒或物质通过流动而进入细胞，使细胞内的某些物质排出细胞外。

5. 蛋白质合成 蛋白质合成主要在粗面内质网的核糖体上进行。粗面内质网能合成两类蛋白质，即可溶性蛋白和跨膜蛋白。可溶性蛋白包括被排出细胞的酶、多肽激素和抗体等分泌蛋白和蛋白二硫键异构酶、结合蛋白、GRP94 等驻留蛋白。跨膜蛋白是转移并整合于内质网膜中的蛋白，并成为内质网膜、高尔基膜、溶酶体膜和细胞膜的膜蛋白。

6. 脂类和脂蛋白合成 脂类和脂蛋白合成主要在粗面内质网和光面内质网上进行。光面内质网最显著的功能之一是合成类固醇激素。在分泌类固醇激素的细胞中，如肾上腺皮质细胞、睾丸间质细胞和卵巢黄体细胞，光面内质网都很发达，呈分支细管或小泡状。实验证明，这些细胞的光面内质网膜上有合成胆固醇和使胆固醇转化为类固醇激素的全套酶系，能使脂肪酸氧化产生乙酰辅酶 A，乙酰辅酶 A 中的乙酰基与胆固醇结合形成类固醇激素，如肾上腺激素、雄激素和雌激素等。

7. 糖原合成 糖原合成在细胞质基质内进行，但糖原分解则需依赖光面内质网上葡萄糖 -6- 磷酸酶的作用。在光面内质网膜上含有葡萄糖 -6- 磷酸酶，它可以催化细胞质基质中肝糖原降解所产生的葡萄糖 -6- 磷酸，分解成磷酸与葡萄糖，然后葡萄糖进入内质网腔，再被释放到血液中。

8. 解毒作用 许多外源性的毒物、药物、类固醇激素，以及内源性的类固醇激素，不易被直接排出，需要在肝细胞中经过氧化、还原、水解、甲基化和结合等方式，使其毒性降低、易溶于水而排出体外，这个过程称为肝细胞的解毒作用，主要由光面内质网完成。光面内质网上的这一类解毒和代谢酶系（细胞色素 P450，或称芳烃羟化酶 AHH），可通过药物（如苯巴比妥）或 3- 甲基胆蒽和 3，4- 苯并芘等致癌物加以诱导。多氯联苯这种剧毒物是 AHH 活性的最强有力的诱导物，常用于制备大鼠肝微粒体酶。这种酶的诱导强度是由一对等位基因所决定的。因此，由遗传决定的 AHH 诱导强度、芳烃致癌物的代谢和个体对某些肿瘤的易感性之间的关系，属于药物基因组学的研究领域。

9. 储存和调节 Ca^{2+} 浓度 光面内质网具有储存 Ca^{2+} 的功能。在肌肉细胞中，光面内质网特化为一种特殊的结构——肌质网。通常情况下，肌质网膜上的 Ca^{2+}-ATP 酶靶细胞质中的 Ca^{2+} 泵入网腔储存起来；当受到神经冲动的刺激或细胞外信号物质作用时，即可引发 Ca^{2+} 向细胞质基质释放。

内质网是一个比较敏感的细胞器，在病理条件下，如遭到某些损伤或受到某些因素作用时，会发生异常改变，如缺氧、辐射以及阻塞所造成的压力均能引起内质网的肿胀和扩张。

四、高尔基复合体

高尔基复合体（Golgi complex）是液泡系分化出来的一种细胞器，在形态和功能上介乎内质网和分泌小泡之间。高尔基复合体的形态、大小、数量以及在细胞内的位置分布，常因细胞的种类和功能状态不同而异。在大多数细胞中，高尔基复合体多分布于细胞核的周围，如神经细胞；在具有生理极性的细胞中，如胰腺细胞、肠黏膜上皮细胞以及输卵管内壁细胞等，高尔基复合体多分布于游离面的细胞核附近；在肝细胞中，高尔基复合体分布于沿毛细胆管的细胞边缘。凡具有分泌功能的细胞，高尔基复合体都比较发达，多个高尔基复合体围成环状或半环状。例如，一个肝细胞内有 50 余个高尔基复合体，呈扁平囊状，约占细胞总量的 20%；而肌细胞和淋巴细胞中，高尔基复合体则罕见。

高尔基复合体的发达程度与细胞的分化程度有一定的正相关，例如，未分化的胚胎细胞和干细胞中的高尔基复合体较同类成熟细胞少；分化程度高的细胞如神经细胞、胰腺细胞、肝细胞的高尔基复合体发达。但也有例外，如成熟的红细胞和骨骼肌细胞的高尔基复合体消失或显著萎缩。

电镜下的高尔基复合体是由单位膜构成的，由三个部分组成：扁平囊、小泡和大泡（图 3-7）。高尔基复合体含有多种酶，它们在膜上的分布并不均一，在高尔基复合体的不同功能区域，酶的种类和数量有显著差异，表现为极性分布特点。主要有：参与糖蛋白合成的糖基转移酶，如唾液酸转移酶、N- 乙酰氨基葡萄糖半乳糖基转移酶、糖蛋白 β- 半乳糖基转移酶；参与糖脂合成的磺化（硫代）- 糖基转移酶，如乳糖神经酰胺唾液酸基转移酶、半乳糖脑苷脂转移酶；参与磷脂合成的转移酶，如溶血卵磷脂酰基转移酶和磷酸甘油磷脂酰基转移酶；以及酪蛋白磷酸激酶；磷酸酶；α- 甘露糖苷酶等。糖基转移酶的含量最为丰富，被认为是高尔基复合体的标志酶，它能将寡聚糖链转移到蛋白质分子上形成糖蛋白。

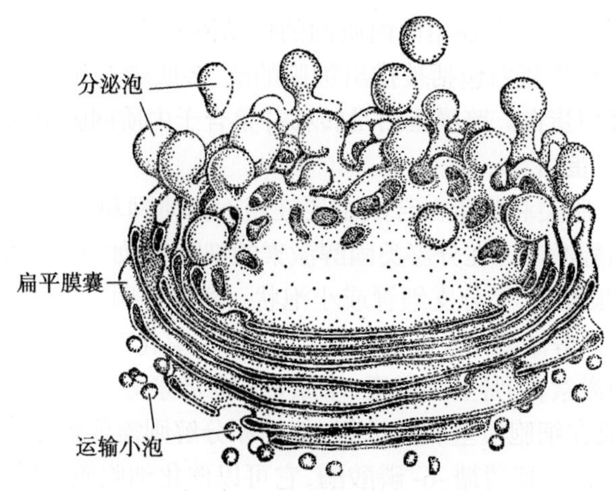

图 3-7　高尔基复合体的模式图

高尔基复合体呈盘状弯曲似弓形，凸面朝向细胞核或粗面内质网，称为形成面；凹面朝向细胞膜，称为分泌面。形成面扁平囊膜厚约 6nm。小泡散布于扁平囊周围，多见于形成面。运输小泡内载有粗面内质网合成的蛋白质，通过与形成面扁平囊的融合将蛋白质运输到高尔基复合体，并不断补充扁平囊的膜结构。大泡是由扁平囊的两端分泌面边缘和分泌面的局部膜膨出、脱落而成。它带有来自高尔基复合体的分泌物，并有浓缩分泌物的作用，又称为分泌小泡

高尔基复合体的主要功能是参与细胞的分泌活动。由于高尔基复合体含有多种酶系，故其功能是多方面的。如糖蛋白的修饰、分选、包装和转运，糖脂的合成，氨基多糖的硫酸化，以及胶原分子的羟化等，均在高尔基复合体中进行。此外，高尔基复合体还参与糖类的合成，它合成的大多数寡聚糖作为修饰物与来自内质网的蛋白质和脂类结合，形成糖蛋白和糖脂；有的寡聚糖可作为标记物，引导特异性蛋白质转运到溶酶体或其他部位。

在细胞的不同分化阶段、不同生理和病理条件下，高尔基复合体会发生肥大、萎缩、内容物变化等形态结构的改变。例如，对人和动物肿瘤细胞中细胞器的研究结果表明，在生长迅速、发生恶变的肿瘤细胞中，高尔基复合体很不发达。对某一类型的肿瘤细胞来说，分化程度越低高尔基复合体越不发达；分化较好的肿瘤细胞，高尔基复合体则比较发达。

五、溶酶体

溶酶体是含有许多水解酶类的细胞器。一般来说，溶酶体都是由一层单位膜围成的球形或卵圆形的囊泡状细胞器，膜厚 6nm，大小不一，直径一般在 200 ~ 800nm 之间，最小的仅 20 ~ 50nm，最大的可达几个 μm。溶酶体内容物的电子密度较高，易于与其他细胞器区别。溶酶体的形态和体积不仅在不同细胞不同，即使在同一细胞也不一样。在大量吞噬外来物质的细胞（如白细胞、吞噬细胞）中，溶酶体不但体积大，而

且数目多。一般认为,溶酶体形态的多样性与其在消化过程中所处的阶段有关。

细胞内的溶酶体,在形态上和大小上都有极大的差异,因而被称为异形细胞器。溶酶体的分类方法很多,根据溶酶体的形成过程和功能状态,可将溶酶体分为内吞溶酶体(endolysosome)和吞噬溶酶体(phagolysosome)两大类。

内吞溶酶体是由高尔基复合体芽生的运输小泡和内体合并而成的。运输小泡先由高尔基复合体成熟的扁平囊形成有被小泡(coated vesicle),当有被小泡从高尔基复合体脱离时,包于其表面的网格蛋白便被脱落,成为光滑的运输小泡。当运输小泡与由细胞的胞吞作用形成的内体合并而形成内吞溶酶体之后,水解酶便在水解各种有机物中发挥重要作用。

吞噬溶酶体是由内吞溶酶体和将被水解的各种吞噬底物融合而构成。吞噬溶酶体的底物可以是细胞内的自身产物,也可以是细胞摄入的外来物质。所以,吞噬溶酶体又可以根据其作用底物的来源不同,分为自噬性溶酶体(autophage lysosome)和异噬性溶酶体(heterophage lysosome)。

自噬性溶酶体作用的底物是内源性的,即来源于细胞内的衰老和崩解的细胞器或局部细胞质等,如未分解的内质网、线粒体和高尔基复合体或脂类、糖原等。正常细胞中的自噬性溶酶体,在消化、分解一些自然更替的细胞内结构上起着重要作用,参与衰老细胞器的清除和更新。当细胞受到化学因子、射线、机械、缺氧和感染等伤害时,自噬性溶酶体的数量明显增多。在病变的细胞中也可见到自噬性溶酶体。

异噬性溶酶体的作用底物是经由细胞的吞饮或吞噬而被摄入细胞内的外源性物质,其中,包括外源性的细胞和一些大分子物质,如细菌、红细胞、血红蛋白、铁蛋白、酶和糖原颗粒等。异噬性溶酶体多见于单核吞噬细胞系统的细胞、白细胞、肝细胞和肾细胞等。

细胞内的溶酶体具有多种生理功能,但主要是溶酶体内酸性水解酶的消化功能,这对维持细胞的正常代谢活动、促进细胞结构的更新以及防御微生物的侵袭,都具有重要意义。有些遗传病是因缺乏某种溶酶体酶引起的(参阅第十八章)。

六、过氧化物酶体

过氧化物酶体(peroxisome)又称微体(microbody),是一种含有过氧化物酶、过氧化氢酶和其他氧化酶的细胞器。过氧化物酶体是一种异质性细胞器,其形态及大小常因生物种类、细胞类型和功能状态而异。过氧化物酶体一般呈球形、椭圆形或哑铃形。过氧化物酶体的大小变化范围较大,例如,不同种动物肝细胞的过氧化物酶体直径在 0.1 ~ 1.0μm 之间,一般为 0.5μm;在哺乳动物中,典型的过氧化物酶体仅见于含过氧化氢酶很多的肝细胞、肾细胞、成骨细胞和中性粒细胞等少数几种细胞中,而在过氧化氢酶含量较少的大多数细胞中,过氧化物酶体较小,直径在 0.1 ~ 0.2μm 之间。在不同的组织细胞中,过氧化物酶体的数量不一。

过氧化物酶体现在已知约含 40 多种酶。过氧化物酶体的酶可分为两类,即氧化酶和过氧化氢酶。过氧化氢酶可分解过氧化物,对细胞有保护作用。尿酸氧化酶和其他酶则与嘌呤代谢有关。

七、线粒体

几乎在所有的真核细胞中都有线粒体,它是细胞的“发电厂”,为细胞的运动、收缩、生物合成、主动运输、冲动传导等耗能的过程提供能源。它把食物中所含的化学能通过氧化磷酸化转变为 ATP 中的高能磷酸键。

王晓东等(1996)用精心设计的实验证明,线粒体在细胞凋亡中也起重要作用。

线粒体一般呈线状、粒状和棒状等(图 3-8),但在一定条件下,形态会发生改变,如细胞处于低渗环境下,线粒体膨胀如泡,呈颗粒状;在高渗环境下,线粒体又伸长为线状。线粒体的平均长度为 1 ~ 2μm,宽约为 0.1 ~ 0.5μm,随细胞类型和生理状态不同而异。如在骨骼肌细胞中,有时可出现巨形线粒体,长度可达 8 ~ 10μm。

线粒体是一个敏感而多变的细胞器,在一个肝细胞中可有 1000 ~ 1600 个之多,在某些动物的卵细胞中可多达 300 000 个。它在细胞质中的分布受胞质基质和液泡系结构的影响。

线粒体由外膜和内膜组成,包含有内室和外室(图 3-8)。内室充满线粒体基质,由内膜所包绕;外室则位于内膜和外膜之间。内膜和外膜均由单位膜所构成。外膜是线粒体最外一层的全封闭单位膜结构,光

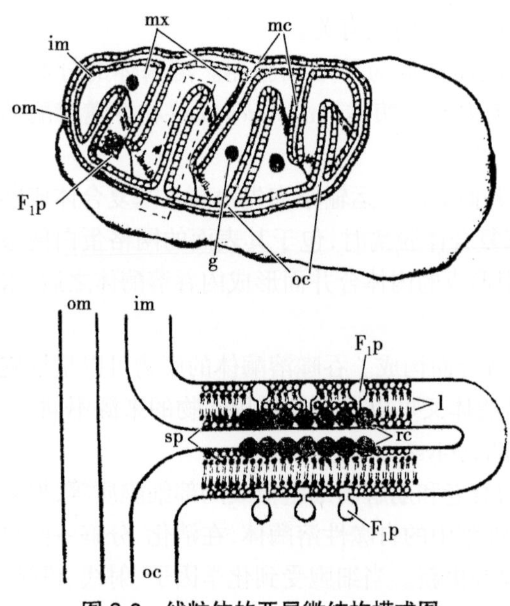

图 3-8　线粒体的亚显微结构模式图

om 外膜；im 内膜；mx 线粒体基质；mc 线粒体嵴；g 基质中的颗粒，含有钾和镁；oc 两层膜之间的外室；F_1p 内膜内面的 F_1 颗粒。下图示线粒体嵴的分子组成（相当于上图中虚线划出的部分）。rc 沿内层膜的外缘排列了呼吸链。在未受损伤的完整线粒体中 F_1 颗粒大概位于膜内，但经低渗处理和负染后变为突出于膜外。l 脂类层，sp 结构蛋白

滑平整且稍有弹性，厚约 5.5～7nm，上面分布有孔蛋白，孔径 1～3nm，允许相对分子质量小于 4～5kDa 的物质通过，包括 ATP、NAD、辅酶 A 和质子等。内膜较外膜略薄，厚约 4～5nm。内膜的蛋白含量很高，占内膜总重量的 76%。内膜还含有大量的心磷脂（cardiolipin），约占磷脂含量的 20%，它的 4 条脂肪酸链分子使离子难以通透，故内膜的通透性很低。内膜的通透性屏障在 ATP 的生成过程中担当着重要的角色，仅允许不带电荷的小分子物质通过，H^+、ATP、ADP 和丙酮酸等代谢或酶反应所需的大分子物质和离子，则必须借助内膜上的特异性蛋白载体才能被选择性地进行转运，从而保证了跨线粒体内膜的质子泵（proton pump）的形成。内膜突入的褶叠称为线粒体嵴（cristae）。嵴是线粒体的标志性结构，不同类型的细胞，线粒体嵴的数目、排列和形状有很大的不同。

线粒体内膜上有许多规则排列的颗粒，突出于基质腔，被称为基粒（basal granule）。基粒从形态上可分为头、柄和基部 3 个部分。头部与柄部相连，凸出在内膜表面，柄部则与嵌入内膜的基部相连。每个线粒体中大约有 10^4～10^5 个基粒，用磷钨酸负染法和电子显微镜可观察到。基粒能催化 ADP 磷酸化形成 ATP，又称为 ATP 合酶或 ATP 酶复合体（ATPase complex）。基粒是线粒体的基本功能单位。

在线粒体的不同部位存在着不同的酶系，承担着不同的功能。由表 3-2 可看出各种线粒体酶有其固定的位置。外膜含有 NADPH 细胞色素 c 还原酶，外膜的特异性酶标志是单胺氧化酶。外室含有腺苷酸激酶和其他可溶性酶。内膜含有呼吸链和氧化磷酸化的全部组分。这些组分加在一起占膜蛋白的 35%。此外，内膜还含有与代谢物通透有关的特殊分子导体或易位蛋白。线粒体基质含有三羧酸循环的可溶性酶、DNA、RNA 和线粒体蛋白合成所需的结构。

表 3-2　线粒体中的酶分布

外膜	单胺氧化酶
	对鱼藤酮（rotenone）不敏感的 NADPH 细胞色素 c 还原酶
	犬尿氨酸羟化酶（kynurenine hydroxylase）
	脂肪酸 CoA 连接酶
外室	腺苷酸激酶
	核苷二磷酸激酶
内膜	呼吸链酶
	ATP 合成酶
	琥珀酸脱氢酶
	β 羟丁酸脱氢酶
	肉碱脂肪酸酰基转移酶
基质	苹果酸和异柠檬酸脱氢酶
	延胡索酸酶和乌头酸酶
	柠檬酸合成酶
	α 酮酸脱氢酶
	β 氧化酶

所有真核细胞的线粒体内都含有很小的、数量不等的环状 DNA 分子。陈士怡等(1950)报道了酿酒酵母的细胞质遗传和细胞质基因,20 世纪 60 年代确认为被鉴定的第一个线粒体 DNA 基因。

人线粒体 DNA 的大小为 16 569bp,编码 37 个基因。人线粒体 DNA 突变导致多种线粒体遗传病(详见第八章)。

第四节　细　胞　膜

细胞膜(cell membrane)是围在细胞质表面的一层薄膜,因而又称质膜。质膜把细胞的内部与外环境分开,可以控制某些分子和离子进出细胞,维持细胞内部的稳定性,接受外来的各种刺激。因此,细胞的整个生命过程,都不能缺乏这层薄膜。

在电镜下观察,可见质膜的垂直切面为三层结构。两个致密层之间夹一层较浅的带。这种结构不但见于细胞表面的质膜,亦见于细胞内的膜,称为"单位膜"(unit membrane)。两个外层大约各厚 2.0nm,中间层大约厚 3.5nm,共约厚 7~8nm。内质网、高尔基复合体的膜较薄(5~7nm),质膜较厚(10nm)。

Singer 和 Nicolson(1972)根据免疫荧光技术、冰冻蚀刻技术的研究结果,提出了"流动镶嵌模型(fluid mosaic model)",强调膜的流动性和膜蛋白分布的不对称性,是目前广泛被大家所接受的一种模型。质膜的流动镶嵌模型认为,细胞膜由流动的脂双层和嵌在其中的蛋白质组成。磷脂分子以疏水性尾部相对,极性头部朝向水相,组成生物膜骨架:蛋白质或嵌在脂双层表面,或嵌在其内部,或横跨整个脂双层;糖类位于质膜的外表面;表现出分布的不对称性(图 3-9)。

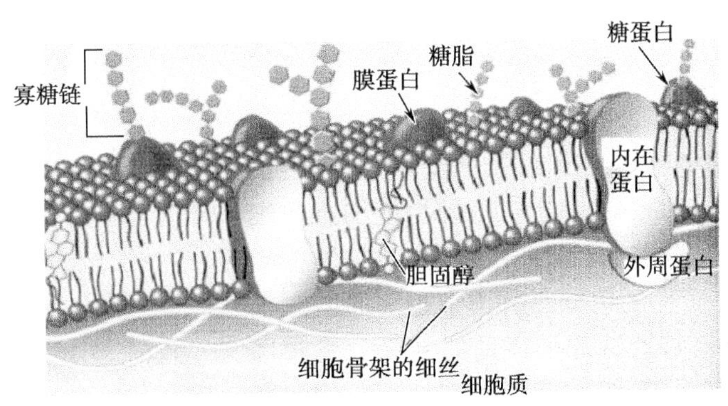

图 3-9　细胞膜的流动镶嵌模型

一、细胞膜的化学组成

在各种不同类型的细胞中,细胞膜的化学组成基本相同,主要成分为脂类、蛋白质和糖类,还有少量水和金属离子。寡糖连接在脂类上(糖脂)或连接在蛋白质上(糖蛋白)。蛋白质和脂类的比例随细胞种类不同而有很大差别。对大多数细胞膜而言,脂类约占 50%,蛋白质占 40%~50%,糖类占 1%~10%。但人脑内髓鞘的蛋白质占 20%,脂类占 79%;而人红细胞则蛋白质占 60%,脂类占 40%。脂类主要为磷脂、胆固醇和半乳糖脂。蛋白质是质膜的主要成分,它不仅是膜的机械结构,而且是运输的导体和通道,并可能具有调节和识别的作用。此外,质膜上还有许多酶、抗原和受体分子(也都是蛋白质)。膜蛋白约有 70% 属内在蛋白(integral protein),30% 属周边蛋白(peripheral protein)。如每个人红细胞有 70 万个血型糖蛋白分子,细胞表面 80% 的糖类和 90% 的荷负电的唾液酸都属于这种分子。这种分子穿过质膜,NH_2 端的亲水基团突出质膜之外,COOH 端的亲水基团突入质膜之内,中间的疏水基团则嵌入膜内,因此,是一种内在蛋白。另一种属于微丝的血影蛋白(spectrin),相对分子质量为 250kDa,附着在红细胞膜的内面,因而是一种周边蛋白。

二、细胞表面的分化

某些细胞的表面区域行使吸收、分泌、液体运输或其他生理功能。它们分化为细胞的表面、相互接触面或细胞基底。图3-10为柱状上皮质膜的分化示意图。顶端伸出的纤细突起称微绒毛，边上同相邻细胞接界部分分化成各种连接，如紧密连接（zonula occludens）、中间连接（zonula adherens）、桥粒（desmosome）、黏着斑（macula adherens）、缝隙连接（gap junction）、间隙连接（nexus）、胞间小管（intercellular canaliculus）等。在细胞基底部的质膜则由一厚层细胞外物质所组成的基底膜所覆盖，该处的质膜向内褶叠。

小肠上皮的微绒毛既长又密，在光镜下只能辨认为所谓纹状缘（striated border）。微绒毛的外表覆以一层由糖蛋白大分子组成的丝状物质。微绒毛可以增加有效的吸收面积。如一个细胞可以有3000个微绒毛，$1mm^2$小肠表面即有200 000 000个微绒毛。间皮细胞、肝细胞等也有微绒毛。肾小管上皮的刷状缘也是一种微绒毛。

三、细胞外被

（一）细胞外被的概念

细胞外被（cell coat）是细胞表面上一层由糖蛋白和多糖分子组成的包裹物，又称糖萼（glycocalyx）。糖萼包含质膜内糖脂和糖蛋白向膜外突出的寡糖侧链（图3-10）。这些侧链中，糖蛋白和神经节苷脂上伸出的唾液酸末端带负电荷，可能含Ca^{2+}和Na^{+}。用神经氨酸酶可除去膜上的唾液酸，从而减少膜的负电荷。组成细胞外被的糖蛋白在内质网的核糖体上合成，然后在高尔基复合体内接上寡糖，排出到细胞表面。所以，可把糖萼当作细胞的不断更新的分泌物。

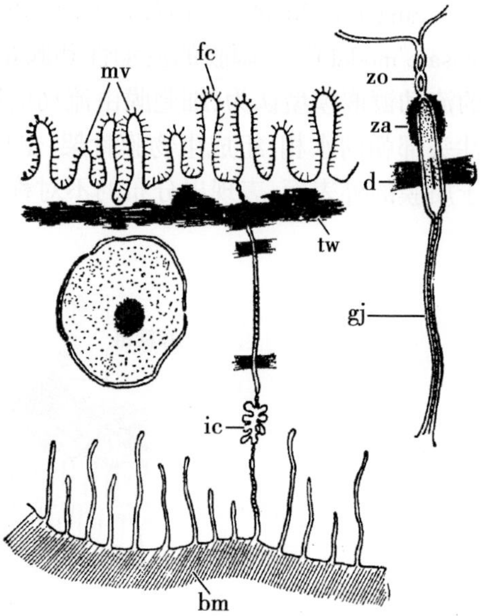

图3-10 柱状上皮模式图

表示细胞膜的主要分化。右侧为两个上皮细胞之间的分化结构放大。bm基底层；d桥粒（黏着斑）；fc纤毛覆被物，即糖蛋白；gj缝隙连接（结）；ic胞间小管；mv微绒毛；tw终网；za中间连接；zo紧密连接

（二）细胞外被的功能

细胞表面这层包裹物具有许多重要的功能。

1. 分子识别（molecular recognition） 不同类型细胞与细胞之间的识别点可能就是糖蛋白和糖脂的侧链。这样，同类细胞可结成细胞层或实质性的组织。所谓细胞间的接触抑制（contact inhibition），也是这种分子识别的结果。在神经系统中，神经元之间的这种识别表现得最为突出，它们互相识别而形成突触连接。细胞膜的这种性质（分子识别）是核内基因的表现。

2. 决定血型 血型实质上是不同的红细胞表面抗原，人有30种血型系统，最基本的血型系统是ABO血型系统。红细胞质膜上的糖鞘脂是ABO血型系统的血型抗原，血型免疫活性特异性的分子基础是糖链的糖基组成。ABO血型系统的血型抗原其糖链结构基本相同，只是糖链末端的糖基有所不同。A型血的糖链末端为N-乙酰半乳糖；B型血为半乳糖；AB型血两种糖基都有，O型血则缺少这两种糖基。

3. 过滤作用 毛细血管和肾小球表面的被膜都能根据分子的大小控制分子的滤过。结缔组织的透明质酸酶能调节物质扩散。

4. 微环境 多糖-蛋白质复合物可为细胞建立一种特殊的微环境。

5. 酶 细胞外被中还可能有一些重要的酶，如小肠上皮细胞表面的被膜中存在消化糖类和蛋白质的酶。

由于细胞外被有如此重要的功能，所以，常把细胞外被与质膜合称为细胞表面。也有人把质膜下的一层富含微丝的胞质凝胶（subsurface plasma gel）也归入细胞表面。

第五节　细胞周期

一、细胞周期的定义

细胞周期(cell cycle)是指细胞从上一次分裂结束开始到下一次分裂结束为止所经历的全过程。由一个较长的间期和一个分裂期所组成。

二、细胞周期各时相的主要特征

(一)间期

在间期(interphase)中,细胞的所有主要成分(如RNA、蛋白质和DNA)都活跃地进行合成或准确地倍增。DNA的倍增发生于间期中的DNA合成期(DNA synthetic phase)即S期。S期之前的间隙(gap)称为G_1期,S期之后的间隙称为G_2期(图3-11)。在每24小时分裂一次的细胞中,G_1期约占12小时,G_2期约占4小时,S期约占8小时。G_2期细胞中含有4C量的DNA。启动DNA合成的原因尚不明,可能是G_1期产生的一种蛋白质启动了S期。复制时染色体的DNA处于最松解的状态。不同染色体或染色体部位的复制时间不一。如女性的一条异固缩X染色体复制较晚,其余染色体的异染色质区在S期复制也晚于常染色质区。

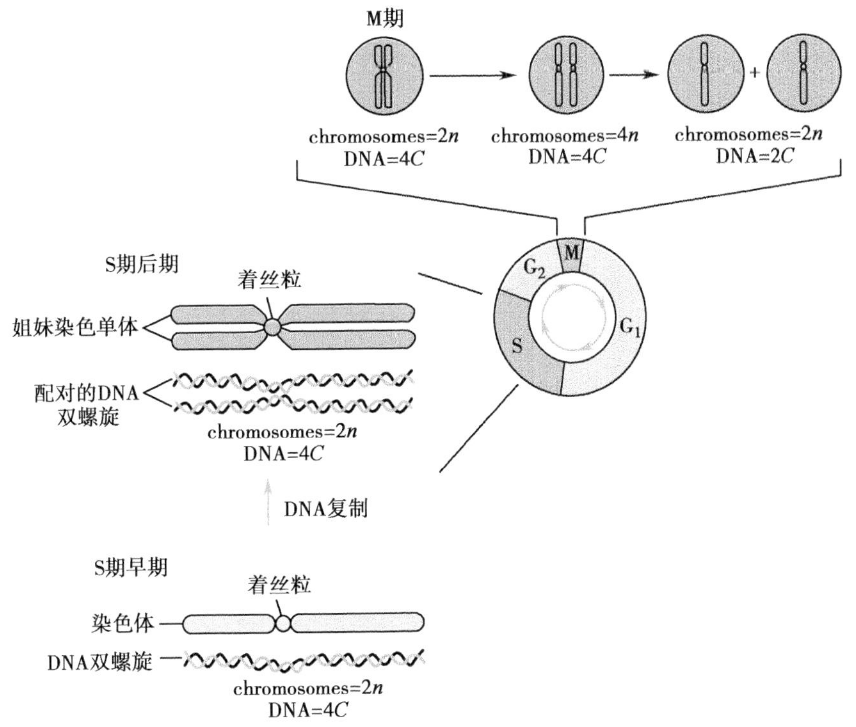

图3-11　细胞周期模式图

除有丝分裂期(M)外,整个细胞周期中都有RNA合成。有丝分裂期染色体浓缩,DNA不断螺旋化,因而不能进行转录;Chromosomes:染色体

1. G_1期　G_1期是细胞生长的主要阶段,在周期时间中所占的比例最大。这时,细胞主要生化活动是合成大量的RNA和蛋白质,以及蛋白质磷酸化和细胞膜转运功能增强等变化,为细胞进入S期提供必要的物质基础。G_1期细胞能对多种环境信号进行综合、协调并做出反应,以确定细胞是否进入S期。

正常细胞的G_1期有特殊的调节点叫做限制点(restriction point)即R点,亦称关卡(checkpoint),决定细胞是进入S期还是进入静息(G_0)状态。许多重要的生物学问题,如DNA损伤、细胞凋亡、细胞分化乃至肿瘤的转移，都与细胞周期有或多或少的联系。细胞周期关卡途径和其中的信号分子都可被有效用于药物设计的靶点。目前各国都在积极开发能够抑制肿瘤的药物，无论是天然药物还是组合药物的开发，细胞周期关卡途径都提供了十分有利的理论依据。

2. S期　在S期，细胞内主要进行DNA复制（DNA replication）、组蛋白和非组蛋白的合成。DNA复制是细胞增殖的关键。每经历一个细胞周期，DNA必须全部复制一次。组蛋白的合成是与DNA复制同步进行的。另外，在S期还不断合成与DNA复制有关的酶，如DNA聚合酶、DNA连接酶等。新中心粒也在S期合成。

3. G_2期　G_2期的主要形态特征是染色质进行性地凝聚或螺旋化。其主要任务是合成一些与M期结构和功能相关的RNA和蛋白质，如微管蛋白，为细胞分裂做准备，此时细胞核内的DNA含量已经比G_1期增加一倍。

（二）分裂期

经过间期充分的物质准备后，细胞进入分裂期（mitotic phase）即M期。在此期间，细胞分裂产生两个相同的子细胞，将遗传物质及细胞质成分分配到两个子细胞中。这一时相细胞的主要生化特点是RNA合成停止、蛋白质合成减少以及染色体高度螺旋化。

在间期中蛋白质合成从不间断，只有在有丝分裂的中期停止合成。有丝分裂时许多核蛋白进入细胞质，到末期时又回到核内。核质间的相互作用主要通过蛋白质在两者之间的转移而实现。在整个细胞周期中，组蛋白基本上一直同DNA相连，两者也都在S期合成；非组蛋白的合成则于整个间期中进行。

第六节　细胞分裂

细胞增殖（cell proliferation）指细胞通过生长和分裂使细胞数目增加，使子细胞获得和母细胞相同遗传特性的过程。细胞分裂主要包括有丝分裂和减数分裂两种方式：

一、有丝分裂

有丝分裂（mitosis）（图3-12）是高等真核生物细胞分裂的主要形式，是一个很复杂的过程。从本质上看，有丝分裂就是把细胞内已经加倍的大分子单位平均分配到两个子细胞去的过程。

根据光学显微镜所见，可将有丝分裂的形态改变区分为前期（prophase）、中期（metaphase）、后期（anaphase）和末期（telophase）。

（一）前期

染色体呈细线状，通过螺旋化和折叠逐渐浓缩。每一染色体有两条染色单体，称为姐妹染色单体（sister chromatid），这就是未来的子染色体（daughter chromosome）。随着浓缩，每一染色单体显示出一个着丝粒（centromere）。染色体着丝粒外侧还形成一个圆盘状的结构，其功能与染色体的移动有关，称为动粒（kinetochore）。每条染色体含有2个朝着相反方向的动粒。动粒一侧与着丝粒DNA相互交织，另一侧则负责与微管相连，所以，着丝粒和动粒都是与细胞分裂过程中染色体移动有关的重要结构。在前期终结时，核仁破裂和消失。细胞质两个星体之间形成由微管组成的纺锤体。星体本身由放射状排列的短微管组成，星体中央各有两个中心体（centrosome）。一个星体基本上维持原位，另一星体

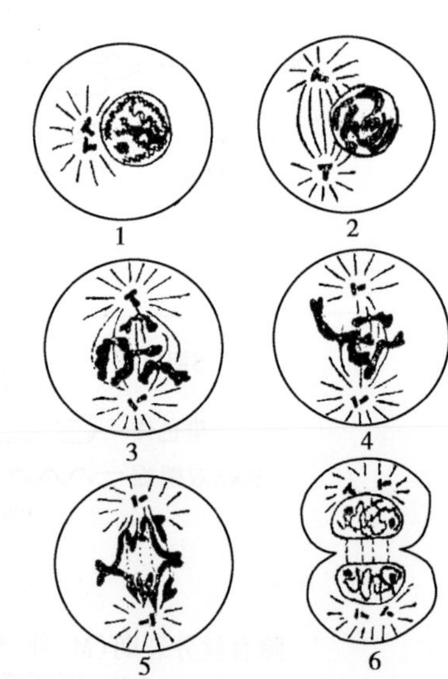

图3-12　有丝分裂图解

1. 前期：核仁和细丝状的染色体，胞质内有星体和成对的中心体。2. 前期：染色体变短，可见到主缢痕及着丝粒，胞质内两个星体之间形成纺锤体。3. 晚前期或早中期：核被膜消失，染色体与纺锤丝连接。4. 中期：染色体排列于赤道板上。5. 后期：子染色体被拉向两极。6. 末期：子细胞核在重建中，开始细胞分裂，见到中心体已复制为二

绕核 180° 运行到核的另一端，其间的纺锤体即逐渐延长。直至两个星体各位于细胞的一极。中心体早在 S 期已加倍成为两对。

（二）中期

中期开始时，即前中期（prometaphase）时，细胞核被膜破裂，核质和细胞质开始混合。中期染色体连接在纺锤体的微管上，排列于赤道板（equatorial plate）。纺锤丝分两类：一类与染色体的着丝粒相连结，称为染色体丝（chromosomal fiber），每条染色体约有 4～10 根微管与之相连（图 3-13）；另一类从一极到另一极连续不断，称连续丝（continuous fiber）。中期的染色体达到最大限度的凝缩。

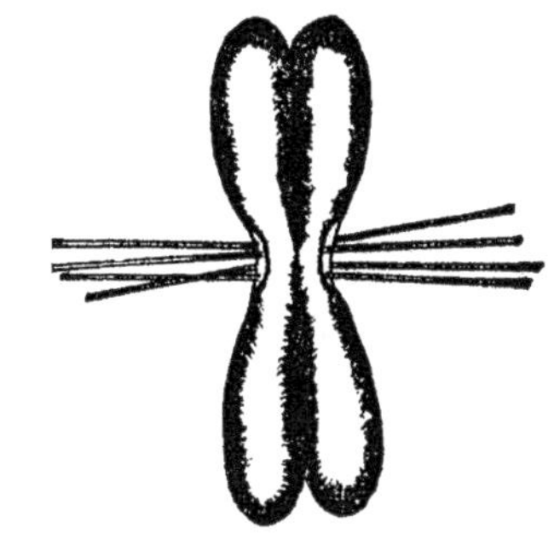

图 3-13　中期染色体着丝粒上的微管（染色体丝）示意图

（三）后期

每条染色体两个姐妹染色单体的着丝粒同时断开，形成两条子染色体。这时染色体丝逐渐缩短至原有长度的 1/3～1/5，每条子染色体亦随之向两极移动。移动时着丝粒在前，染色体臂在后，看上去像是染色体丝扣住每个子染色体的着丝粒，把子染色体拉向两极。与此同时，连续丝却随着细胞的拉长而不断变长。

（四）末期

染色体再次松开，胞核被膜再次由内质网组成，核仁再现。最后是胞质分裂（cytokinesis），在赤道板处胞质开始缩窄，最后分裂为两个子细胞。

二、减数分裂

减数分裂（meiosis）（图 3-14）是出现于有性繁殖生物体生殖细胞中的一种特殊类型的细胞分裂。它经历一次染色体复制，随即进行两次连续的分裂，其结果是产生出四个单倍体细胞。

减数分裂可分成两个阶段：减数分裂Ⅰ和减数分裂Ⅱ。

（一）减数分裂Ⅰ

减数分裂Ⅰ又可细分为前期Ⅰ、中期Ⅰ、后期Ⅰ、末期Ⅰ。

1. 前期Ⅰ　前期Ⅰ较长，分为细线期、合线期、粗线期、双线期和终变期。

（1）细线期：染色体呈细丝状，相互交织成网状。染色质丝开始凝缩。在细线上可见深染的、由染色质丝盘曲而成的染色粒，染色体端部开始与核被膜附着斑相连，这有利于同源染色体配对。

（2）偶线期：同源染色体发生配对现象，即联会（synapsis）。联会的结果是每对染色体形成一个紧密相伴的二价体（bivalent）。在同源染色体之间有 0.1～0.2μm 的空隙，由联会复合体（synaptonemal complex）所占据。联会复合体是一种由蛋白质组成的结构，在使同源染色体准确配对和进行交换中具有重要的作用。

（3）粗线期：染色体进一步螺旋化，变粗、变短，在光镜下可以看到每一条染色体包含两条染色单体，互称姐妹染色单体。每个二价体都由两条同源染色体组成，这样，一个二价体有 4 条染色单体，称为四分体（tetrad）。同源染色体的染色单体之间互称为非姐妹染色单体。在此期间，发生同源染色体的横向断裂，并在断裂处发生同源染色体非姐妹染色单体之间的交换（crossing-over），即重组（recombination）。

（4）双线期：染色体进一步螺旋化而缩短。同源染色体之间的联会复合体解体。同源染色体相互排斥趋向分离，使

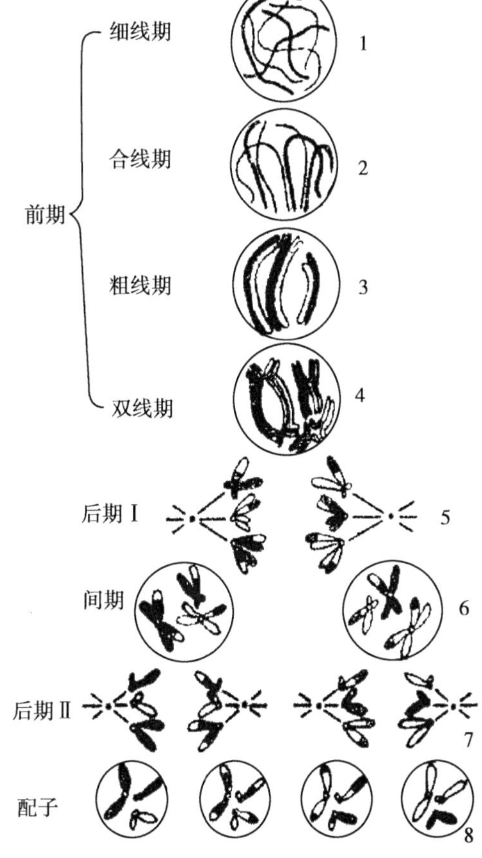

图 3-14　减数分裂模式图

可看出染色体在减数分裂过程中的联合、分离和分配（有些步骤从略）

互换后的染色体出现形态学上的交叉(chiasma)。一般认为,交叉是同源染色体的非姐妹染色单体交换的形式(图3-15)。

(5)终变期:染色体更加变粗、变短。交叉明显但交叉数量逐渐减少,交叉移行到染色体的末端,称为端化(terminalization)。核仁、核被膜消失,纺锤体开始形成。

2. 中期Ⅰ　配对的同源染色体即四分体排列于细胞的赤道面上,构成赤道板。与有丝分裂不同的是,虽然此时每一染色体仍有两个动粒,但与它们相连的动粒微管均位于纺锤体的同一侧。

3. 后期Ⅰ　在纺锤体微管的牵引下,以端化的交叉连接在一起的同源染色体发生分离,并移向细胞两极。此时每条染色体均由两条染色单体组成。在移向两级的过程中,非同源染色体之间可发生自由组合,即异源染色体的自由组合,这种重组有助于有性生殖生物体减数分裂产物的基因组变异。

4. 末期Ⅰ　染色体去凝集成细丝状(或不发生明显的去凝集),核仁、核被膜重新出现,胞质分离,形成两个子细胞,子细胞内各含n条染色体,每一条染色体含有两条染色单体和一个着丝粒。

1　2　3

4　5

图3-15　交换过程示意图

1和2示交换过程;3. 交叉形成;4. 端化;5. 一个二价染色体染色单体的扭转

(二)减数分裂间期

在减数分裂Ⅰ和减数分裂Ⅱ之间的间期很短,在这一时期,并不进行DNA合成。

(三)减数分裂Ⅱ

减数分裂Ⅱ的步骤与有丝分裂大致相仿(表3-3)。此时,子细胞的染色体数目为精母细胞或卵母细胞的一半,即产生出4个单倍体细胞。

表3-3　减数分裂的分期

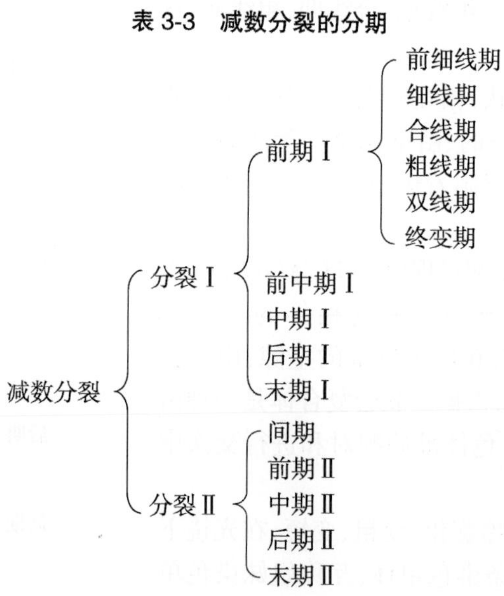

- 减数分裂
  - 分裂Ⅰ
    - 前期Ⅰ
      - 前细线期
      - 细线期
      - 合线期
      - 粗线期
      - 双线期
      - 终变期
    - 前中期Ⅰ
    - 中期Ⅰ
    - 后期Ⅰ
    - 末期Ⅰ
  - 分裂Ⅱ
    - 间期
    - 前期Ⅱ
    - 中期Ⅱ
    - 后期Ⅱ
    - 末期Ⅱ

减数分裂的实质是形成染色体减半(n)且结构互相不同的4个细胞核,原来体细胞中成对的染色体在配子细胞核中每对只有一条。由于同源染色体之间交换的结果,染色体并不全部由父方或母方的染色体组成,而是由父方和母方的节段交替组成,因此,减数分裂是一种可按随机独立重组原则分配遗传单位(基因)的机制。染色体交换提供了一种不同染色体上的基因撮合在一起的重组手段。假如没有这种过程,物种的进化就会被不变的染色体所阻滞,生物体也就不会如此多样化。

学习减数分裂是理解遗传的染色体基础的先决条件。只有明确了减数分裂的过程,才会明了它在遗传现象中的重要意义。

参考文献

1. Alberts B, Johnson A, Lewis J, *et al*. Molecular Biology of the Cell.5th ed.New York: Garland Science, 2008.

2. Lodish H, Berk A, Kaiser CA, *et al*. Molecular Cell Biology.7th ed.New York: W.H. Freeman, 2012.

3. Bhalla N, Dernburg AF.Prelude to a division.Annu Rev Cell Dev Biol, 2008, 24: 397-424.

4. D'Angelo MA, Hetzer MW.Structure, dynamics and function of nuclear pore complexes.Trends Cell Biol, 2008, 18(10): 456-466.

5. Grewal SI, Jia S.Heterochromatin revisited.Nat Rev Genet, 2007, 8(1): 35-46.

6. Kouzarides T.Chromatin modifications and their function.Cell, 2007, 128(4): 693-705.

7. Kumaran RI, Thakar R, Spector DL.Chromatin dynamics and gene positioning.Cell, 2008, 132(6): 929-934.

8. Strachan T, Read A.Human Molecular Genetics.4th ed.New York: Garland Science, 2010.

9. Schaaf CP, Zschocke J, Potocki L.Human Genetics: From Molecules to Medicine.Baltimore: Lippincott Williams & Wilkins, 2012.

10. 李继承 . 医学细胞生物学 . 杭州:浙江大学出版社, 2005.

11. Wang XD.The expanding role of mitochondria in apoptosis.Genes & Dev, 2001, 15(22): 2922-2933.

12. Chen SY, Ephrussi B, Hottinger H.Genetic nature of mutants lacking respiratory enzymes in the B-11 strain of baker's yeast. Heredity(Edinb), 1950, 4(3): 337-351.

13. Pines J.Mitosis: a matter of getting rid of the right protein at the right time.Trends Cell Biol, 2006, 16(1): 55-63.

第四章　遗传的分子基础

孙树汉　薛　赓　罗会元　刘培军　罗志军

1900 年，孟德尔（Mendel）于 1865 年发表的论文被重新发现。他通过豌豆杂交实验，提出性状由遗传因子决定。Johannsen（1909）把孟德尔的遗传因子定名为基因（gene）。Morgan 等（1916）证实基因位于细胞内的染色体上。Avery 等（1944）证明，细胞所含的脱氧核糖核酸（deoxyribonucleic acid，DNA）是遗传的物质基础。Watson 和 Crick（1953）创建了 DNA 双螺旋结构模型，证明了基因的化学本质是 DNA，开启了分子生物学时代，使遗传学的研究深入到分子水平。Crick（1958）提出中心法则，加上 1970 年逆转录酶的发现，确定了遗传信息在细胞内生物大分子间转移的基本法则。1966 年，20 种氨基酸的遗传密码被全部破解，表明基因实际上就是 DNA 大分子中的一个片段，通过控制蛋白质的合成，控制生物的性状。本章在第 2 版第三章“遗传的分子基础”中基础上，注进了新的内容，特别对“DNA 的损伤与修复”一节的现代认识，重新梳理，对由此引起的遗传病进行了简单的介绍和描述。

第一节　基因与蛋白质

一、性状与蛋白质

性状（trait）的表达与蛋白质关系密切。例如，野生型果蝇的复眼是红色的，但是有些突变型的眼睛为白色或其他颜色，果蝇的这一性状由催化眼睛色素生成的酶所决定，酶是催化特定化学反应的蛋白质（后来发现少数 RNA 也具有生物催化作用），因此，果蝇眼睛颜色的性状是由蛋白质决定的。人类的皮肤、毛发与眼球内的黑色素由酪氨酸酶催化的生化反应生成，白化病患者缺乏这种酶，因而不能生成黑色素，导致皮肤与毛发皆呈银白色。目前已被承认的人类血型系统有30种，血型由红细胞膜表面的抗原物质决定，而这些抗原都是蛋白质。人类皮肤的弹性与韧带的韧性由胶原蛋白决定。上面的这些例子都说明，生物的性状是由蛋白质（或酶）决定的。

二、蛋白质与基因

Beadle 和 Tatum（1941）报道他们研究红色面包霉（*Neurospora crassa*）生化反应的遗传控制，并于1945年概括为“一基因一酶假说”（one gene-one enzyme hypothesis），明确提出，基因的作用在于决定了一种酶的合成。后来发现，基因的作用实际上是决定一条多肽链的合成，经盘曲折叠形成酶或其他蛋白质；有时，几个基因各自决定的多肽链聚合形成蛋白质复合体。因而，这一假说发展为“一基因一多肽假说”（one gene-one polypeptide hypothesis）。

对人类遗传性代谢病的研究充分证明，“一基因一多肽假说”也适用于人类。它是生物界一种具有普遍意义的规律。

此后，对于基因的认识有了很大进展。某些基因决定了某种蛋白质或酶的分子结构，这些基因被称为结构基因（structural gene）。某些基因不决定具体的蛋白质或酶，而决定参与蛋白质合成的核糖核酸（ribonucleic acid，RNA）分子，包括转移 RNA（transfer ribonucleic acid，tRNA）和核糖体 RNA（ribosomal ribonucleic acid，rRNA）。有些基因起到调节其他基因表达水平的作用，称为调节基因（regulatory gene）。蛋白质的一级结构（primary structure）是蛋白质中共价连接的氨基酸序列，结构基因的突变可能导致某一特定蛋白质一级结构的改变，也可能影响该蛋白质的量的改变。调节基因的突变则会影响一个或多个结构基因的功能，改变一个或多个蛋白质的量而一般不影响其质。

第二节　分子遗传学的中心法则

Crick（1958）提出了分子遗传学的序列假说（sequence hypothesis）与中心法则（central dogma）。序列假说指出，DNA 的核苷酸序列编码蛋白质的氨基酸序列。

中心法则主要包括下列要点：①遗传信息（genetic information）包含在 DNA 的核苷酸序列中，遗传信息的代代相传是通过细胞增殖过程中 DNA 分子的准确复制（replication），将 DNA 所含的遗传信息完整地传递到新的 DNA 分子中去；② DNA 中所包含的遗传信息，通过转录（transcription）传递给信使核糖核酸（messenger RNA，mRNA），再通过翻译（translation），将 mRNA 分子中的信息传递给蛋白质（或酶），决定了蛋白质的氨基酸序列，生物的性状则是由蛋白质（或酶）所决定的；③遗传信息的传递可以由 DNA 到 DNA、DNA 到 RNA、RNA 到蛋白质、RNA 到 RNA 或 RNA 到 DNA，但是不能由蛋白质到 DNA、蛋白质到 RNA、蛋白质到蛋白质，也就是说，遗传信息一旦进入蛋白质，不能再传出。

下面将围绕中心法则的各方面加以阐述。

第三节　DNA 与基因

一、遗传物质的化学基础是 DNA

肺炎双球菌（pneumococcus）有强毒力株，也有无毒力株。强毒力株能导致人类在感染后罹患肺炎和小鼠在感染后罹患败血症而死亡。活的无毒力株不能使小鼠感染后患败血症，而用热处理后死亡的强毒力株也不能。但是，将活的无毒力株与用热处理后死亡的强毒力株同时感染小鼠，结果却能使小鼠感染并死亡，且从死亡小鼠的心脏血液中可以分离出活的强毒力株。上述现象称为转化（transformation），即活的无毒力株被死的强毒力株转化为活的强毒力株。Avery 等（1944）分离出强毒力株肺炎双球菌的各种生物大分子物质，并分别与无毒力株共同温育，发现只有 DNA 具有转化的作用，说明毒力这一生物特性是由 DNA 决定的。

遗传物质的化学基础是 DNA 的另一证据来自于噬菌体的相关研究。噬菌体是一类侵袭细菌的病毒。它感染细菌后，可以引起细菌的裂解（lysis）。在感染的过程中，噬菌体首先以其尾部与细菌壁粘连，随后将其染色体注入到细菌体内，其蛋白质外壳则留在细菌体外。感染后不久，细菌就停止合成自己的 RNA 与蛋白质。经过数分钟的潜伏期后，细菌在噬菌体染色体的指导下，合成噬菌体的成分，产生大量新的噬菌体颗粒。最后，细菌壁破裂，细菌裂解，释放出 100～200 个新的噬菌体（图 4-1）。Hershey 和 Chase（1952）将噬菌体感染了生长在含有 ^{32}P 和 ^{35}S 培养基内的细菌，这样，噬菌体的 DNA 只带有 ^{32}P，噬菌体的蛋白质只带有 ^{35}S。用这种带有放射性的噬菌体再去感染细菌，发现全部 ^{32}P 都已进入细菌细胞内，而全部 ^{35}S 则留在细菌细胞外噬菌体的外壳中。这一事实证明，在噬菌体感染细菌时，注入细菌细胞内的是 DNA。噬菌体的染色体，即噬菌体基因的载体，就是 DNA。

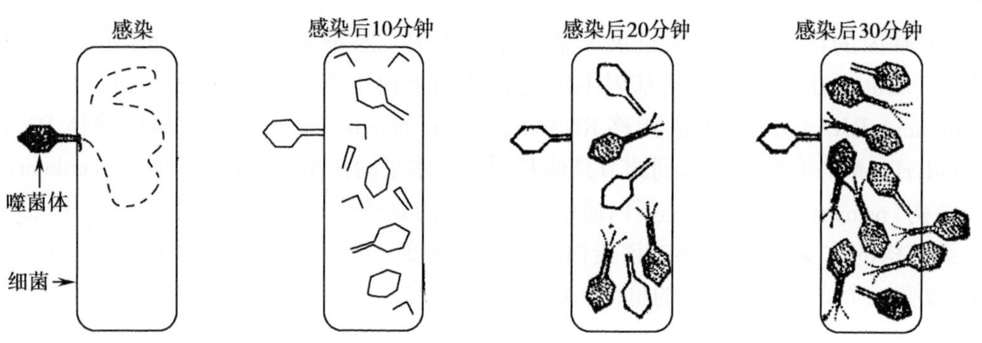

图 4-1　毒性噬菌体的感染（如 T_2 噬菌体对大肠埃希菌的感染）

噬菌体首先以其尾部与细菌壁粘连，随后将染色体注入，但蛋白质外衣则留在菌体外。感染 10 分钟后可见到少数不成熟的噬菌体在菌体内生成，20 分钟后可见成熟的噬菌体生成，30 分钟后细菌壁破裂，释放出子代噬菌体

二、DNA 的化学成分与结构

不论来源如何，DNA 分子都含有磷酸、脱氧核糖（deoxyribose）和碱基（base）。DNA 分子中的碱基有嘌呤（purine）和嘧啶（pyrimidine）两类。各种 DNA 分子都含有腺嘌呤（adenine，A）、鸟嘌呤（guanine，G）两种嘌呤，以及胸腺嘧啶（thymine，T）与胞嘧啶（cytosine，C）两种嘧啶。不同 DNA 分子的差别在于嘌呤与嘧啶的含量及其排列顺序不同。DNA 分子的四种碱基中，G 与 C 的数目相等，A 与 T 的数目相等。除 A、T、C、G 以外，某些生物的 DNA 也可能含有某些较少见的碱基。例如，细菌的 DNA 含有 5 甲基胞嘧啶，某些细菌与噬菌体的 DNA 含有 6 甲基氨基嘌呤等。碱基与脱氧核糖结合形成脱氧核苷（deoxynucleoside）。脱氧核苷与磷酸结合形成脱氧核苷酸（deoxynucleotide）。脱氧核苷酸是 DNA 分子的基本组成单位（图 4-2）。

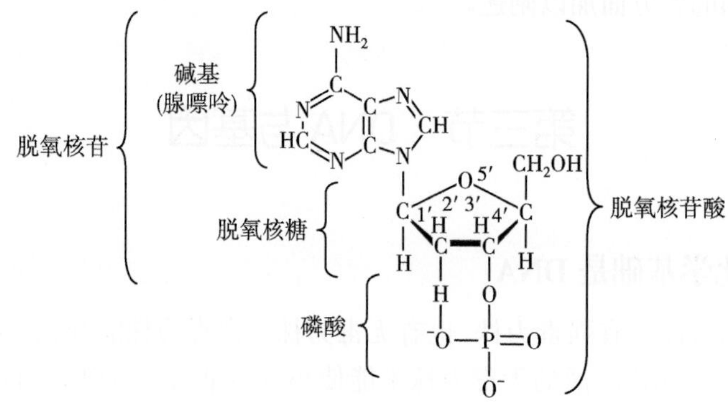

图 4-2　DNA 分子的基本单位——脱氧核苷酸

碱基与脱氧核糖结合，形成脱氧核苷。脱氧核苷在 3' C 位与磷酸结合，成为脱氧核苷酸

每个脱氧核苷酸通过其 5' C 位的磷酸与相邻核苷酸的 3' C 的羟基，以酯键相联结（图 4-3），形成磷酸二酯键（phosphodiester bond）。DNA 分子就是多聚脱氧核苷酸。一条多聚脱氧核苷酸链的一端是 5' 位的磷酸，另一端是 3' 位的羟基。

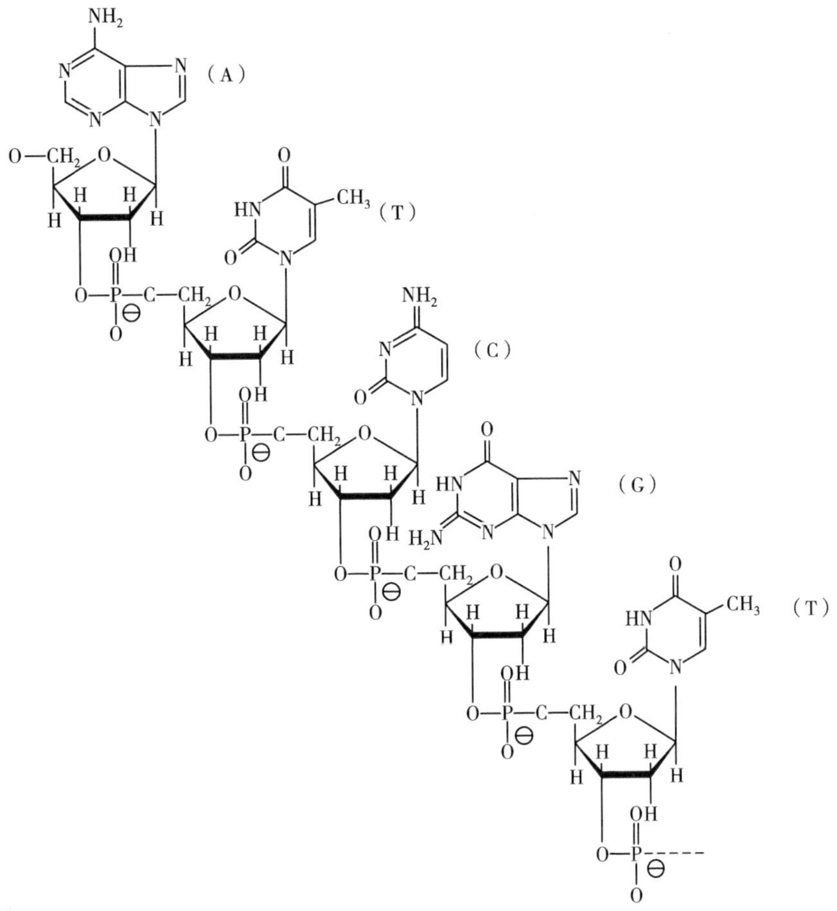

图 4-3　DNA 的一级结构

DNA 分子特别大，分子中所含核苷酸很多。不同的 DNA 分子，不但碱基组成不同，更重要的是碱基的序列（即顺序）也不同。

Watson 和 Crick（1953）根据 DNA 的化学分析与 X 射线衍射资料，提出了现今公认的 DNA 双螺旋结构模型（图 4-4）。

根据这一模型，DNA 分子由两条多核苷酸链组成。每条多核苷酸链是以磷酸与脱氧核糖为骨架，并以右手螺旋方式绕着同一中心轴盘旋。但两条链的走向相反，一条链是 3'→5' 走向，另一条则为 5'→3' 走向。磷酸与脱氧核糖的骨架居于双螺旋的外部，嘌呤与嘧啶碱基则位于螺旋的内部，而且总是由一个嘌呤与一个嘧啶形成碱基对（base pair，bp），即总是 A 与 T 配对，或 G 与 C 配对，也就是说，两条链的碱基序列是互补的。碱基之间通过氢键相联，A 与 T 之间有 2 个氢键，G 与 C 之间则有 3 个氢键（图 4-5）。

每一个碱基对的碱基都处于同一平面，并且与双螺旋的中心轴垂直。相邻两个碱基对之间的距离为 0.34nm。螺旋每一转，沿其中心轴的距离长度为 3.4nm，故螺旋的每一转含有 10bp。双螺旋直径为 2.0nm。整个结构有如一个螺旋上升的梯子，磷酸与脱氧核糖可以比作梯子的扶手，碱基对可以比作其梯级。

大肠埃希菌的染色体 DNA 约含 4 639 221bp，长度约为 1.3mm。由于菌体呈圆柱状，长 2μm，直径 0.5μm，因此，染色体 DNA 必具有高度褶叠的高级结构，现已知为超螺旋结构。

在真核细胞中，染色体 DNA 则盘绕于核小体（nucleosome）上。一串核小体进一步盘绕，组装成螺线管，螺线管盘绕成圈，与染色体的骨架蛋白结合，最后形成染色体（参见第三章）。

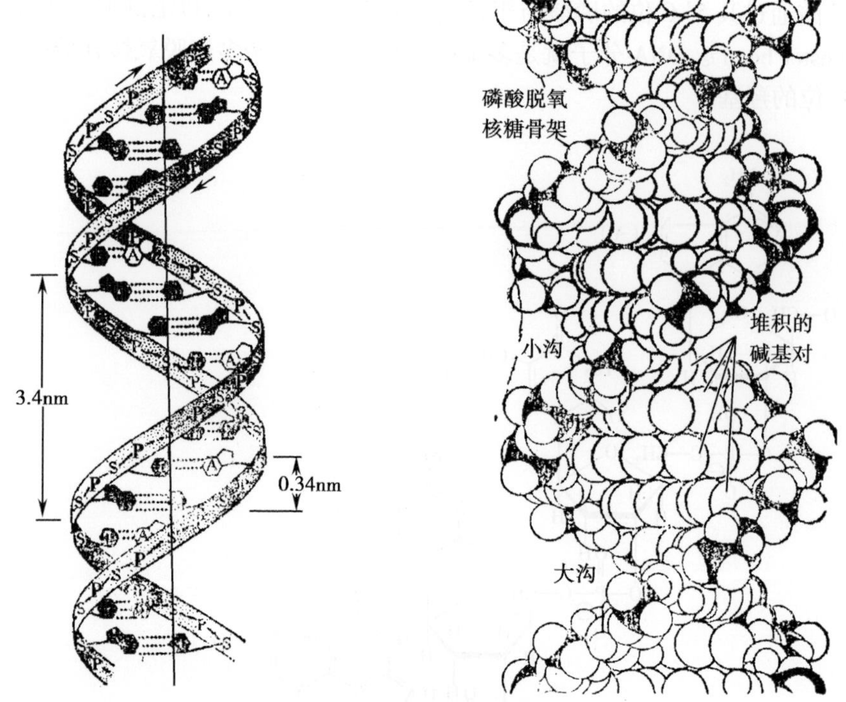

图 4-4　DNA 的双螺旋结构

每条多核苷酸链是以磷酸与脱氧核糖为骨架，每对碱基处于同一平面，与螺旋的中心轴垂直

左：图解；右：模型

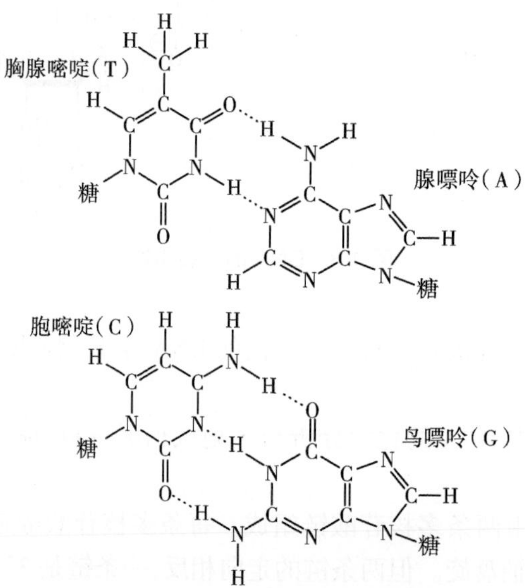

图 4-5　AT 与 GC 对的氢键联结

AT 间有两个氢键；GC 间有三个氢键

三、DNA 的复制

（一）半保留复制

Watson 和 Crick（1953）根据他们创建的 DNA 双螺旋模型提出的 DNA 复制机制，得到 Meselson 和 Stahl（1958）的实验证明。DNA 双螺旋的两条多核苷酸链是通过碱基对的氢键互相连接的，若 DNA 双螺旋的两条单链间的所有氢键全部断裂，螺旋即分开。在形成 DNA 单链后，每一条链都可以作为模板（template），用以合成新的单链。新链不同于原链，新链的碱基与原链的碱基呈互补的关系。如原链为 5’-

AATGAC……-3'，则新链必为 3'-TTACTG……-5'，依此类推。一个 DNA 分子，通过复制，形成了两个完全相同的 DNA 双链分子。每个分子中都含有一条亲代链和一条新生链，故 DNA 的复制称为半保留复制（semiconservative replication）。经过第一轮复制后生成的两个子代 DNA 分子，各具有亲代的一条完整的 DNA 单链。这样经过多轮复制，除两个 DNA 分子具有亲代 DNA 单链外，其余的新 DNA 分子皆不含亲代 DNA 单链。

（二）DNA 复制的过程

Kornberg（1956）从大肠埃希菌中提出一种 DNA 聚合酶（DNA polymerase），此酶能以 DNA 为模板的条件下，在体外将多个脱氧核苷酸聚合成新 DNA 链。这一聚合反应可用下面的公式来表达：

$$\begin{pmatrix} \text{dATP} \\ \text{dCTP} \\ \text{dGTP} \\ \text{dTTP} \end{pmatrix}_n \xrightarrow[\text{DNA 模板}\ \text{DNA 聚合酶}]{Mg^{2+}} \begin{pmatrix} \text{dAMP} \\ \text{dCMP} \\ \text{dGMP} \\ \text{dTMP} \end{pmatrix}_n + 4n\text{PPi}$$

dATP= 三磷酸脱氧腺苷　　dAMP= 一磷酸脱氧腺苷

dCTP= 三磷酸脱氧胞苷　　dCMP= 一磷酸脱氧胞苷

dGTP= 三磷酸脱氧鸟苷　　dGMP= 一磷酸脱氧鸟苷

dTTP= 三磷酸脱氧胸苷　　dTMP= 一磷酸脱氧胸苷

PPi= 焦磷酸

在四种三磷酸脱氧核苷全部存在的情况下，DNA 聚合酶能通过形成 3'-5' 磷酸二酯键，将它们聚合成新的 DNA 链，释放出等量的焦磷酸。三磷酸脱氧核苷的高能键提供反应所需要的能量。

现知有很多种不同的 DNA 聚合酶。Kornberg 最早发现的 DNA 聚合酶为 DNA 聚合酶 Ⅰ，此外，还有 DNA 聚合酶Ⅱ与Ⅲ。在 DNA 的复制中，主要是 DNA 聚合酶Ⅲ在发挥作用，而 DNA 聚合酶 Ⅰ 和 DNA 聚合酶Ⅱ则主要在 DNA 损伤修复中起作用。1999 年又发现了 DNA 聚合酶Ⅳ与Ⅴ，都在 DNA 的修复中起作用。

大肠埃希菌 DNA 聚合酶 Ⅰ 在体外的作用特点如下：①需要一段 DNA 作引物（primer），以提供一个 3' 羟基，与新参入的脱氧核苷酸的 5'磷酸相连接，形成磷酸二酯。因此，新生 DNA 链的合成方向是 5'→3'，一个脱氧核苷酸接另一个脱氧核苷酸，逐步延长。②需要有一条 DNA 链作模板，以决定新链核苷酸的序列，一个 DNA 双螺旋，若通过核酸内切酶（endonuclease）的作用，将双螺旋中的一条 DNA 链切断，暴露出一个 3' 羟基以作为合成的起点，则另一条 DNA 链即可作为决定新生链核苷酸序列的模板，此过程称为缺口翻译（nick translation）。③ DNA 聚合酶 Ⅰ 还具有核酸外切酶（exonuclease）的功能，若在聚合的过程中出现任何配对错误时，它可将错误的那一段按照 3'→5' 的方向切除。

在真核生物细胞中，至少有 15 种 DNA 聚合酶，其中起主要作用的是 DNA 聚合酶 α、δ、ε。

DNA 聚合酶 α，是复制起始的关键酶。

DNA 聚合酶 δ 和 ε，起催化新合成链延长的作用。

此外，DNA 聚合酶 θ，与 DNA 的修复有关；DNA 聚合酶 β 和 λ，与碱基的切除修复有关；DNA 聚合酶 ζ、η、ι、κ，都在 DNA 的跨损伤修复中起作用。

DNA 聚合酶 γ，负责催化线粒体 DNA 的复制。

1. 原核细胞的 DNA 复制　原核细胞 DNA 复制过程相对而言不太复杂。

（1）起始：在特定的复制起点（replication origin），通过 Ⅰ 型 DNA 拓扑异构酶（DNA topoisomerase Ⅰ）解除超螺旋，然后在螺旋去稳定蛋白（helix-destabilizing protein）、解链酶（unwinding enzyme）作用下，暴露出单链 DNA，形成一个复制叉（replication fork）（图 4-6、4-7），该过程所需要的能量由 ATP 提供。

（2）延长：以暴露的两条 DNA 单链为模板，在 DNA 聚合酶Ⅲ和延长因子（elongation factor，EF）的协同作用下，按 5'→3' 的方向合成新链。解螺旋的 DNA 双链在复制叉处有两个走向，复制的新链有两种不同的情况：如果模板链的走向是 3'→5'，新链走向是 5'→3'，合成是连续的；若模板链的走向是 5'→3'，新链的合成则是不连续的（图 4-8），前者领先于后者，故称为前导链（leading strand），又译领先链，后者称

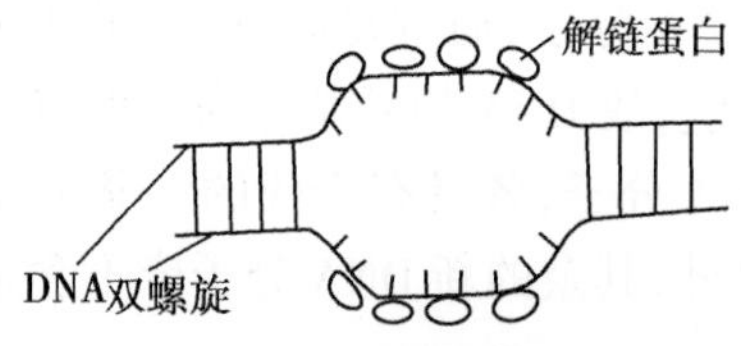

图 4-6 DNA 螺旋的解螺旋

在解链蛋白的作用下,双螺旋解开,形成一个复制叉或复制起点

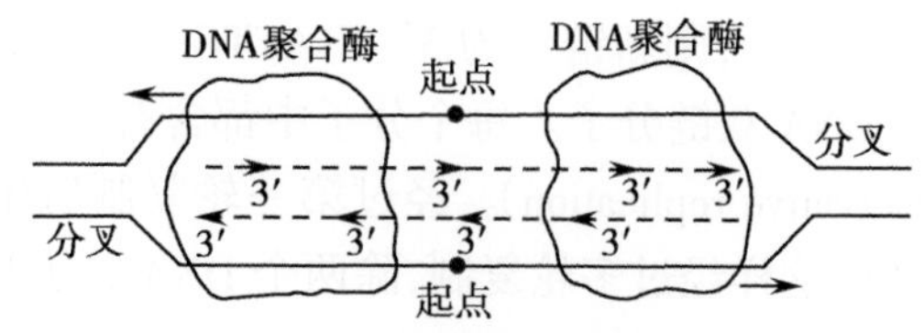

图 4-7 DNA 的复制

复制从一个分叉起点开始,在双螺旋的两条链上向两个方向同时按 5'→3' 的方向进行。实线为原链,虚线为新合成的 DNA 片段

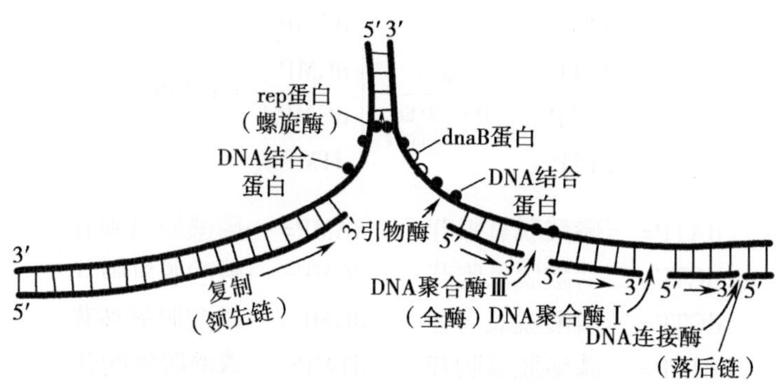

图 4-8 大肠埃希菌染色体的一个复制叉

复制由左至右,左边模板(3'→5')的复制是连续的;右边模板(5'→3')的复制是不连续的,图中注明了各种与复制有关的酶和蛋白的作用位点

后随链(lagging strand),又译落后链,这一复制过程称为半不连续复制(semidiscontinuous replication)。在半不连续复制中,先由引发酶(primase)与其他蛋白组装成的引发体(primosome),按 DNA 模板合成一个短片段 RNA 引物,接着由 DNA 聚合酶Ⅲ合成一段 DNA。引物体能够沿模板移动,形成多个 RNA 引物,从而合成多个 DNA 片段,这些 DNA 片段称冈崎片段(Okazaki fragment)。通过 DNA 聚合酶Ⅰ切除 RNA 引物(图 4-9),通过 DNA 合成酶Ⅰ将前链延伸,空隙被填补,然后在 DNA 连接酶(DNA ligase)的作用下,冈崎片段连成一条完整的 DNA 链。

(3) 终止:复制完成以后,由 DNA 促旋酶(DNA gyrase)作用形成超螺旋。

2. 真核细胞的 DNA 复制　真核细胞 DNA 复制的过程比原核细胞复杂得多。

(1) 真核细胞 DNA 的复杂性:真核细胞的 DNA 长度远远超过其全部结构基因相加的总长度。这是因为:①很多基因存在多个拷贝,如 rRNA 基因、组蛋白基因等,有些基因在特定情况下可以扩增,如卵子形成过程中 rRNA 基因的扩增;②组成染色体着丝粒区和端粒区的 DNA 含有高度重复序列,将基因组 DNA 进行超速离心,会形成卫星 DNA 峰,这部分含有高度重复序列的 DNA 从不参与转录;③存在基因间序列(intergenic sequences),这部分序列有的参

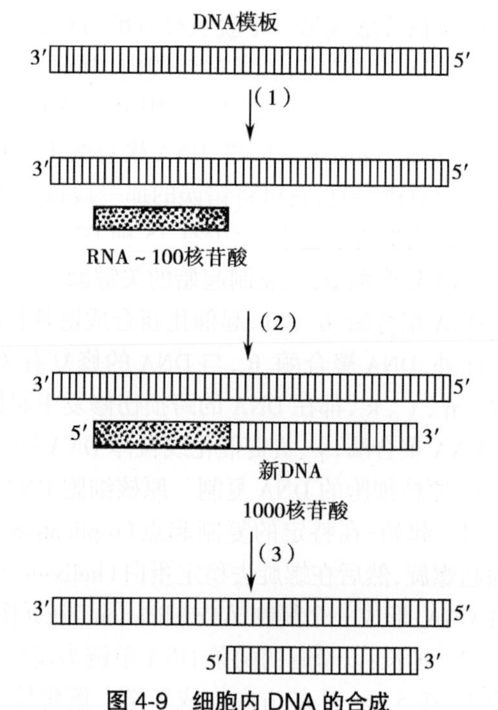

图 4-9 细胞内 DNA 的合成

以 DNA 为模板,先合成 RNA 引物,然后 DNA 聚合酶开始按 5'→3' 方向合成 DNA 片段,新片段合成后,RNA 引物被内切酶切除

与转录,有的从不参与转录;④除个别例外,真核细胞的基因都有内含子(intron),其功能不明,这些序列会被转录到 mRNA 前体中,形成成熟的 mRNA 分子时经过剪接过程被去除;⑤ mRNA 的 5' 与 3' 部分常存在非翻译区(untranslated region,UTR);⑥存在假基因(pseudogene),如人 β 珠蛋白基因簇中的假 β 基因。假基因的核苷酸序列与相应的正常基因有着明显的同源性,但同时也存在差异,关键是它们没有功能;⑦存在其他功能不明的、大量的 DNA 重复序列。

(2) 真核细胞 DNA 复制与原核细胞的不同:真核细胞 DNA 复制与细胞周期同步,仅限于细胞周期的 S 期。含有复制所需各种酶与因子的 DNA 复制体(replisome)固定在核基质上,如同线轴一样(图 4-10),DNA 双螺旋则像是缠在轴上的线。当复制进行时,DNA 双螺旋不断从复制体的一端被卷进,而从另一端被送出,复制可以有条不紊地进行。

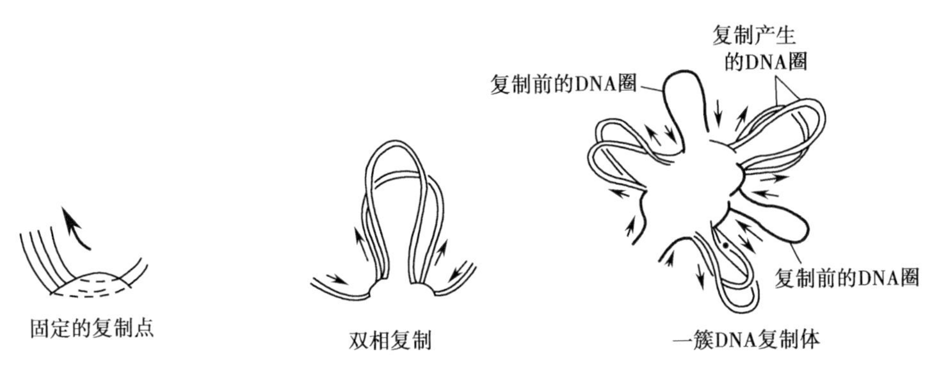

图 4-10　DNA 复制体示意图

原核细胞 DNA 复制起点只有一个,真核细胞则有很多。真核细胞 DNA 有很多回文结构及由其组成的发夹结构,复制起点可能就存在这些发夹结构中。在 DNA 去稳定蛋白与解链酶的作用下,暴露出单链模板。RNA 聚合酶Ⅰ合成寡聚 RNA 引物。DNA 聚合酶 α 复制冈崎片段。在复制末期,RNA 酶 HⅠ切除 RNA 引物;空隙由 DNA 聚合酶 β 填补,最后由 DNA 连接酶把各新合成的片段连成一条长链(图 4-11)。所需能量由 ATP 提供。新生成的 DNA 与组蛋白结合成核小体,在拓扑异构酶作用下绕成超螺旋,最后包装成染色质。

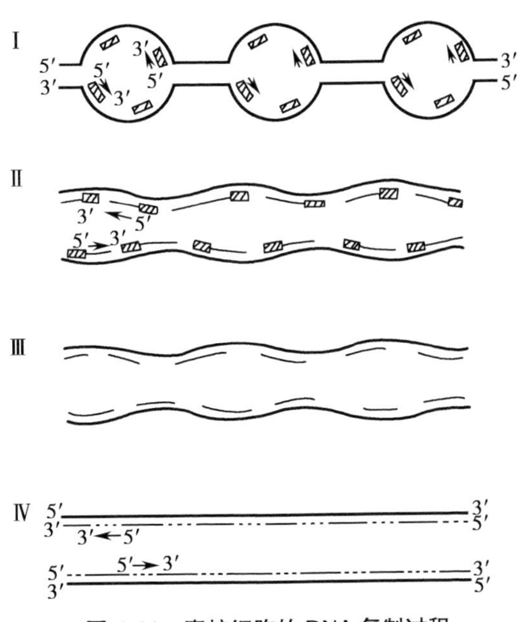

图 4-11　真核细胞的 DNA 复制过程

Ⅰ. 复制早期;Ⅱ. Ⅲ. 复制后期,形成新合成的不连续链;Ⅳ. 子代双链,DNA 连接酶将新键连接

四、DNA与蛋白质的共线性

基因定位所获得的资料说明基因的线性排列。化学分析的结果证明DNA与蛋白质都是线性分子,没有分支。那么,DNA与蛋白质分子之间是否有平行的线性对应关系?也就是说,它们之间是否有共线性(collinearity)?

这个问题的答案在原核细胞内是肯定的。因为对原核细胞的研究表明DNA突变部位间的距离与氨基酸替换部位间的距离是一致的,从而证明DNA分子中核苷酸的改变与蛋白质分子中氨基酸改变之间有共线性。

在真核细胞内DNA与蛋白质共线性的概念则不适用。这是因为真核细胞的DNA有很大一部分不编码氨基酸,例如,各种不被转录的部分(卫星DNA、基因间的序列等);以及被转录但不被翻译的部分(内含子、mRNA 5'端的前导序列与3'端的尾随序列)。

五、逆转录酶

DNA的复制需要DNA单链作为模板才能进行。Temin以及Baltimore分别发现,RNA病毒在繁殖过程中也能生成DNA。这类RNA病毒在感染宿主细胞后,先生成DNA分子,然后再产生新的RNA病毒颗粒。生物界中,一般都是从DNA模板经转录产生RNA。从RNA模板产生DNA是逆向的转录反应,因此,催化这一反应的酶被称为逆转录酶(reverse transcriptase)。逆转录酶是以RNA为模板,以4种三磷酸脱氧核苷为底物,在Mg^{2+}存在的条件下,按5'→3'方向合成DNA,整个过程可以如下图所示:

$$\text{RNA}(+)\xrightarrow[\text{录酶}]{\text{逆转}}\boxed{\begin{matrix}\text{RNA}(+)\\ \text{DNA}(-)\end{matrix}}\xrightarrow[\text{DNA 聚合酶}]{\text{DNA 指导的}}\boxed{\begin{matrix}\text{DNA}(-)\\ \text{DNA}(+)\end{matrix}}\xrightarrow[\text{RNA 聚合酶}]{\text{DNA 指导的}}\text{转录}$$

Crick在提出中心法则时指出,遗传信息由DNA传递给RNA,再由RNA传递给蛋白质,这是生物界的普遍规律。但这并没有排除遗传信息也可以通过下列方式传递:RNA→RNA,RNA→DNA。对RNA病毒的研究证明,RNA→RNA是存在的;逆转录酶的发现又肯定了RNA→DNA是存在的,这就进一步发展了中心法则。必须指出,RNA→RNA与RNA→DNA的遗传信息传递方式只是在某些RNA病毒感染的细胞中存在,尚未证明是一种普遍现象。

六、遗传密码

分子遗传学的中心法则是:含有遗传信息的DNA(基因)决定了mRNA的合成,mRNA上的核苷酸序列决定了蛋白质的氨基酸序列。前一过程称为转录,后一过程称为翻译。那么,从核苷酸序列翻译成氨基酸序列根据什么规律?

组成各种蛋白质的主要氨基酸一般不外乎20种,RNA的4种碱基如何决定20种氨基酸?如果2个碱基决定一个氨基酸,那么只能决定4×4即16种氨基酸,这显然与事实不符。如果3个碱基决定一个氨基酸,则4种碱基可以决定4×4×4即64种氨基酸,足够了。后来的一项实验使这个问题得到了答案,即:的确是由3个碱基决定一个氨基酸。在DNA链上一组三个脱氧核苷酸称为三联体(triplet),mRNA上相应的三个核苷酸构成传递遗传信息的密码,称为遗传密码(genetic code)。有关各种氨基酸的遗传密码在"蛋白质的生物合成"一节中还要详细介绍。

第四节 转录及其调节

一、转录

将DNA所含的遗传信息传递给RNA的过程称为转录(transcription)。DNA到DNA(DNA的复制)与DNA到mRNA的信息传递过程非常相似——两者都需要DNA作为模板,化学反应也相似。但是,在

DNA 复制时，全部的 DNA 都参与复制，而在合成 mRNA 时，只有一部分 DNA 参与转录。由于每个基因转录成其相应的 mRNA，mRNA 分子必然长短不一，且比 DNA 分子要短得多。

RNA 分子主要在三个方面有别于 DNA 分子：① RNA 含核糖而不是脱氧核糖；② RNA 分子通常以单链形式存在；③ RNA 含尿嘧啶（U），而不含胸腺嘧啶（T）。

在生物的细胞中有一种 DNA 指导的 RNA 聚合酶，简称 RNA 聚合酶。它在体内催化 RNA 合成反应需要一个 DNA 模板、4 种三磷酸核糖核苷与 Mg^{2+}。合成的方向是 5'→3'。这一合成反应过程如下图所示：

$$\begin{vmatrix} ATP \\ GTP \\ CTP \\ UTP \end{vmatrix}_n \xrightarrow[\text{DNA, }Mg^{2+}]{\text{RNA 聚合酶}} \begin{vmatrix} AMP \\ GMP \\ CMP \\ UMP \end{vmatrix}_n + nPPi$$

（一）原核细胞中的转录

1. 大肠埃希菌 RNA 聚合酶（RNA polymerase）　从大肠埃希菌中提出的 RNA 聚合酶，分子量约为 500kDa。全酶分为几个亚单位：2 条 α 链，分子量为 37kDa；一条 β 链，分子量为 151kDa；一条 β' 链，分子量为 156kDa；还有一个 σ 因子。全酶可用 $\alpha_2\beta\beta'\sigma$ 表示。去掉 σ 因子的部分称为 RNA 聚合酶核心酶（core RNA polymerase）。σ 因子的作用在于能够识别基因的启动子（promoter），开始转录，转录开始后，σ 因子即被释放，并可被再利用。转录时不需要引物。另外还有 ρ 因子，它是停止转录的终止因子，分子量为 200kDa，能辨认终止信号，使 RNA 合成终止。

2. 原核 mRNA　在原核细胞中，常常是相邻的多个结构基因即顺反子（cistron）同时转录，产生一个多个基因即多顺反子 mRNA（polycistronic mRNA）。例如，在大肠埃希菌中，决定合成色氨酸的 5 个酶的结构基因同时转录，产生一个多顺反子 mRNA；又如鼠伤寒沙门氏杆菌中，决定合成组氨酸的 10 个酶的结构基因同时转录，产生一个多顺反子 mRNA。但在任何特定时间内，只有很少一部分基因 DNA 在进行转录，大部分 DNA 则处于不活动状态。

原核 mRNA 具有下列特点。

（1）mRNA 决定细胞所合成的蛋白质多肽链：由于蛋白质多肽链的长短不一，mRNA 链的长短也各异。

（2）mRNA 的寿命较 tRNA 或 rRNA 短，且周转率快：真核细胞的 mRNA 较原核细胞的寿命长。前者的半衰期可达几十个小时，而后者往往只有几分钟。

（3）mRNA 与结构基因 DNA 序列相同：mRNA 的核苷酸序列与其相应的结构基因 DNA 编码链的核苷酸序列相同。

3. 编码链和反编码链　在转录过程中，并非 DNA 双螺旋的两条单链同时被 RNA 聚合酶所转录，而只是其中的一条链被作为转录的模板链，生成与模板链互补的 RNA 分子。因此，DNA 分子中与转录模板链互补的那条链（不作为转录模板的那条链），和转录所得的 RNA 分子相比较，其核苷酸序列是相同的，只是 T 换成了 U。也就是说，与转录模板链互补的那条 DNA 单链，编码 RNA 信息，从而是编码合成蛋白质信息的编码链（coding strand），那条转录模板链则称为反编码链（anticoding strand）。

4. 原核细胞的转录过程　原核细胞的转录过程可分为以下四个步骤。

（1）RNA 聚合酶与 DNA 模板的结合：RNA 聚合酶的 σ 因子辨认启动子后，RNA 聚合酶以全酶形式与 DNA 形成复合物。此时，DNA 双链在 4～8 个碱基对的范围内解开，如同 DNA 复制中那样，DNA 去稳定蛋白与解链蛋白都会发挥作用。

（2）起始：在 RNA 聚合酶 -DNA 复合物上，核苷酸聚合作用开始，生成 RNA 链。

（3）延长：当 RNA 链合成开始后，σ 因子被释放，剩下的核心酶可沿 DNA 链滑动，从而使新生 RNA 链延长。

（4）终止：当核心酶滑动到终止信号时，因 ρ 因子紧密地结合在终止信号部位，阻止核心酶继续沿 DNA 链滑动，于是转录停止，新生 RNA 链被释放。

5. 原核启动子和终止序列　原核细胞的启动子除含有与 σ 因子结合的序列、与核心酶结合的 Pribnow 框（Pribnow box）外，有的还有与 cAMP 结合蛋白（cyclic AMP binding protein）结合的序列。Pribnow

框位于转录起始位点 I 上游的 -10 位（一般 I 为 +1 位，在 I 上游的核苷酸冠以“-”标记），其核苷酸序列通常为：TATPuATPu（Pu 代表嘌呤碱基）；与 σ 因子结合的序列约在 -35 位，其共有序列（consensus sequences）为 TGTTGACAATTT；在编码链上，“I”部位处的核苷酸总是一个 Pu；终止序列前存在着一个回文结构，因此转录出的 RNA 可以形成茎环结构（stem and loop）或发夹结构。某些终止序列只有在终止因子 ρ 存在时，才能被 RNA 聚合酶所识别。

（二）真核细胞中的转录

1. 真核生物的 RNA 聚合酶　在真核细胞中，转录过程在细胞核内进行。真核生物的 RNA 聚合酶远比原核生物的复杂，共有四型，分别称为 RNA 聚合酶Ⅰ、Ⅱ、Ⅲ和线粒体 RNA 聚合酶；植物中还有 RNA 聚合酶Ⅴ、Ⅳ和叶绿体 RNA 聚合酶。真核生物中不存在 σ 因子。RNA 聚合酶Ⅰ在核仁内，Ⅱ与Ⅲ在核质中，线粒体 RNA 聚合酶在线粒体内，其转录产物分别对应着 rRNA、mRNA、tRNA 与 mt RNA。

转录时染色质的高级结构发生改变。转录中的基因与核小体是分开的，对核酸酶敏感。

2. 真核启动子　真核细胞的启动子称为 Hogness 框（Hogness box），位于转录起始位点上游 -30 至 -50bp 处，其核苷酸序列为：5’-TATAATAAT-3’，又称 TATA 框（TATA box）。在其上游邻近处还有 GC 碱基对富集区，在与 RNA 聚合酶的结合中，也起重要作用。此外，还发现有增强子（enhancer）序列，能增强基因的转录。在 TATA 框上游 40bp 处还有一个 GGCCAATCT 序列，对转录的准确起始是必需的。

3. 转录后加工（post-transcriptional processing）　真核基因转录的初级产物是较长的 mRNA 前体，含有 5’端的前导序列（leader sequence）和 3’端的尾随序列（tailer sequence），还有相应于 DNA 编码链上的外显子（exon）序列和内含子（intron）序列。mRNA 前体必须经过加工，才能成为成熟的 mRNA（图 4-12）。加工过程包括：①加帽和加尾。就是在 5’端加上一个 7 甲基鸟嘌呤（m7pGppp）的帽子，在 3’端加上一个约 150～200 个多聚腺苷酸（polyadenylic acid）的尾巴，即 poly（A）尾巴。前者保护 5’端不被磷酸酶水解，并对以后的 mRNA 起始翻译的准确性起重要作用，后者对 mRNA 的稳定性是必要的。②在加帽和加尾后，剪除相应于 DNA 编码链上的内含子序列，把一段段相应于 DNA 编码链上的外显子序列拼接起来，成为成熟的 mRNA。在 DNA 编码链上，外显子与内含子相接处，内含子序列的 5’端通常是 GT，3’端通常是 AG，mRNA 前体的相应部位当然分别是 GU 和 AG，否则，相应于内含子的序列就不能被剪除，剪除下来的片段在核质内被破坏。③在 mRNA 3’端的多聚腺苷酸与分子量为 52kDa 和 78kDa 的两个蛋白结合形成信息体（informosome），通过核膜进入细胞质，成为合成蛋白质的模板。此外，同一前体中的外显子通过不同组合形成不同的成熟 mRNA 分子，也被称为选择性剪接（alternative splicing），从一个前体中通过不同的剪接方式（选择不同的剪接位点组合）产生不同的 mRNA 剪接异构体（isoform）最终表达的蛋白产物会表现出不同甚至相互拮抗的功能和结构特性，或者在相同的细胞中由于表达水平的不同而导致不同的表型。

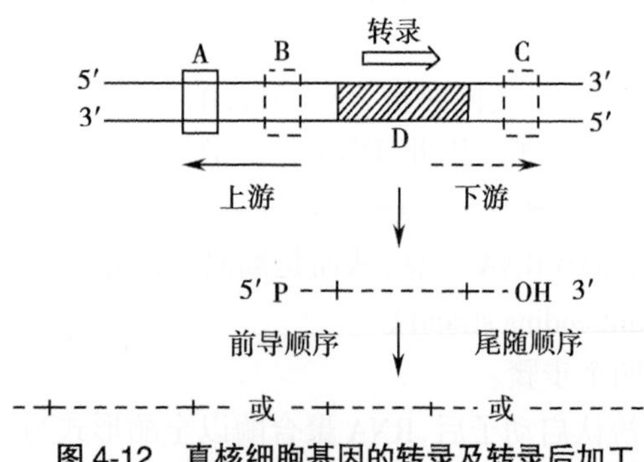

图 4-12　真核细胞基因的转录及转录后加工

真核细胞的基因为单顺反子基因（monocistronic gene），因此转录出的 mRNA 也是单顺反子 mRNA（monocistronic mRNA）。

二、RNA 的复制

有些病毒不含 DNA，只含 RNA，称为 RNA 病毒。在繁殖过程中，病毒 RNA 的复制，具有以下特点：①病毒 RNA 带有遗传信息；②病毒感染宿主细胞后，先生成 RNA 指导的 RNA 聚合酶即 RNA 复制酶（RNA replicase），然后，以初始 RNA（正链）作模板合成新生 RNA 链（负链），新生 RNA 链与初始 RNA 链互补，它们结合形成双链（正链与负链的复合体），也称复制型 RNA（replicative form RNA），复制型 RNA 是合成正链 RNA 的模板；③逆转录病毒是一类特殊的 RNA 病毒，在感染宿主后，先生成逆转录酶，产生一个 DNA 中间产物，然后以此 DNA 为模板，通过 DNA 指导的 RNA 聚合酶的作用，合成新生 RNA 链。

三、基因水平的转录调控

（一）原核细胞转录调控机制

1. 诱导（induction） 大肠埃希菌在以葡萄糖为唯一能量来源的培养基内生长时，每个细菌只含极少量的β-半乳糖苷酶（β-galactosidase），若将其接种于只含乳糖的培养基中，细菌就能很快产生大量的β-半乳糖苷酶，同时还生成β-半乳糖苷通透酶（β-galactoside permease）和β-半乳糖苷转乙酰基酶（β-galactoside transacetylase）。β-半乳糖苷通透酶可以使乳糖更易透入细菌体内，β-半乳糖苷转乙酰基酶将乙酰-辅酶A上的乙酰基转移到β-半乳糖苷上。β半乳糖苷酶能分解乳糖，产生葡萄糖与半乳糖。因此，经诱导而产生的β半乳糖苷酶使细菌能适应只含乳糖的培养基，其中乳糖是诱导物（inducer）。诱导的结果是同时生成三种酶，说明决定这三种酶的结构基因在染色体上的位置相邻近，在转录时产生一个多顺反子mRNA。转录起始于β半乳糖苷酶基因，但一旦启动，必定同时转录另外两个酶的基因。大肠埃希菌的某些突变株，在不含乳糖的培养基中也生成大量的β半乳糖苷酶，说明上述三个酶，还受另一个基因的控制，这个基因称为调节基因（regulatory gene），即图4-13中的I基因。它的产物能抑制β半乳糖苷酶的生成，称为阻抑蛋白（repressor）。诱导物必须与阻抑蛋白结合，才能启动β半乳糖苷酶基因的转录。调节基因突变，不能生成阻抑蛋白，因此突变株在不含乳糖的培养基中也生成大量的β半乳糖苷酶。阻抑蛋白为同源四聚体，分子量约为155kDa，，每个亚单位有一个与乳糖类似物异丙基硫代-β-D半乳糖苷（isopropylthio-β-D-thiogalactoside，IPTG）（比乳糖诱导力更强）分子相结合的部位。

进一步的研究表明，β半乳糖苷酶相关的三个基因受一段操纵序列（operator）和启动子序列（promoter）所控制，可分别称为O区和P区。启动子（P区）能与RNA聚合酶及σ因子结合。在乳糖不存在的条件下，阻抑蛋白与O区相结合，β半乳糖苷酶相关基因不能转录。当乳糖进入细菌体，与阻抑蛋白结合，使阻抑蛋白改变构象，不能再与O区结合，失去阻抑作用，结果RNA聚合酶便与P区结合，随即启动β半乳糖苷酶相关基因的转录（图4-13）。

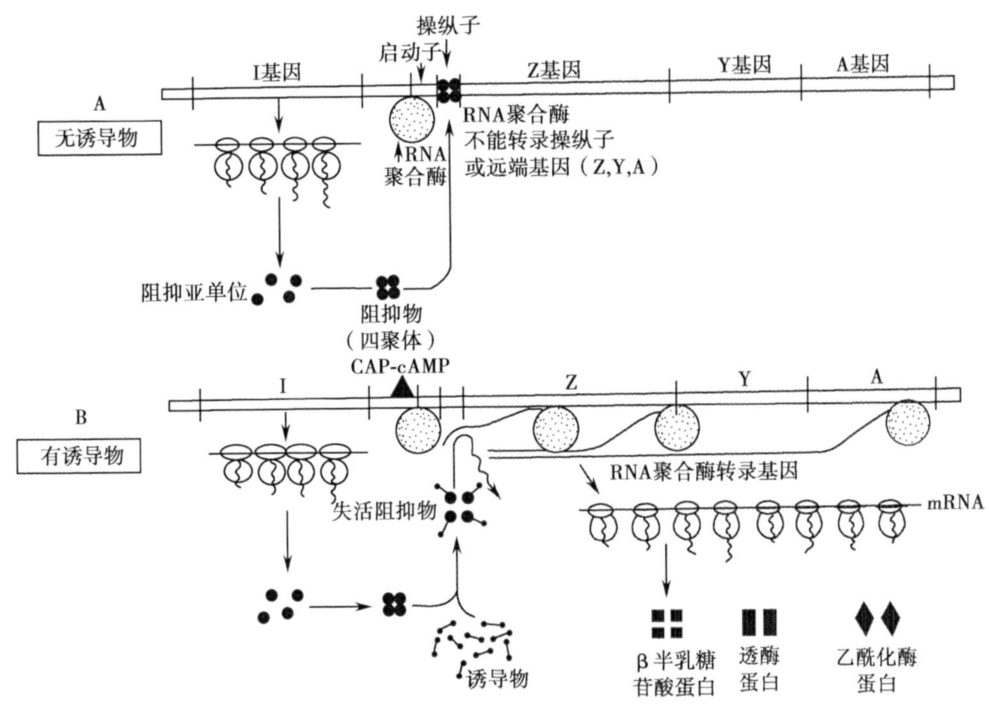

图4-13 乳糖操纵子示意图

A. 无诱导物时；B. 有诱导物时

在染色体上，O区的位置必定邻近β半乳糖苷酶相关基因。O区和P区加上β半乳糖苷酶相关的三个结构基因，称为乳糖操纵子（*lac* operon）。调节基因I离乳糖操纵子较远。在通常情况下，操纵子被调节基因I的产物阻抑蛋白所阻抑。在诱导物的作用下，能摆脱阻抑而开始转录。因此，乳糖操纵子属于可诱导的操纵子。转录的效率决定于启动子启动的效率，后者与培养基内葡萄糖的含量有关，葡萄糖含量越高，启动效率越低。

基因重组资料证明，乳糖操纵子的O区处于启动子（P区）与β半乳糖苷酶相关基因之间。O区含24bp，其中16bp与二重对称轴有关。阻抑蛋白也呈对称性排列。O区与阻抑蛋白的对称性有利于它们之间的相互结合。

大肠埃希菌乳糖操纵子与色氨酸操纵子（*trp* operon）在染色体上的位置相邻。如果由于缺失突变，乳糖操纵子的调节基因I、O区与P区丢失，从而使色氨酸操纵子与乳糖操纵子的剩余部分即β半乳糖苷酶相关的三个结构基因相连接。

当色氨酸操纵子启动转录时，β半乳糖苷酶相关的三个结构基因也能同时转录。这说明转录是从染色体的一端向另一端顺序进行的，只有在遇到一个终止信号时才停止。

2. 终产物阻抑（end product repression） 与上述模式相反，终产物阻抑是由于合成的最终产物激活了一个阻抑物，从而抑制操纵子继续转录。鼠沙门氏菌的组氨酸操纵子（*his* operon）是一个典型例子。在组氨酸操纵子中有一组10个结构基因，转录产生的多顺反子mRNA是迄今已知的最大的分子，含13 000个核苷酸。这个mRNA经翻译后，产生组氨酸生物合成中各个步骤所需的酶。该操纵子的调节基因产生的阻抑物，必须与终产物组氨酸结合才具有活性，进而抑制操纵子继续转录（图4-14），故组氨酸为共阻遏物（co-repressor）。

3. 转录的正调节（positive regulation） 乳糖操纵子与组氨酸操纵子转录的调节，依赖调节基因产生的阻抑物的抑制作用，属于负调节（negative regulation）。阿拉伯糖操纵子（*ara* operon）转录的调节则属于正调节。此时，调节基因产生蛋白质AraC，AraC与阿拉伯糖结合形成诱导型的AraC，后者与DNA上的一段操纵序列*araI*结合，激活启动子，启动转录。继而翻译生成由阿拉伯糖操纵子决定的阿拉伯糖代谢过程各步骤所需的酶：异构酶（isomerase）、激酶（kinase）、差向异构酶（epimerase）等。在未与阿拉伯糖结合时，AraC则与DNA上的另一段操纵序列*araO1*结合而起阻遏作用。

4. 环腺苷酸（cyclic adenosine monophosphate，cAMP）的调节作用 在很多细菌中，葡萄糖能抑制基因的转录，这种作用称为分解代谢物阻抑（catabolite repression）。添加cAMP后，该阻遏可被消除。在无葡萄糖的情况下，生成的cAMP与cAMP受体蛋白（cAMP receptor protein，CRP）相结合。CRP又称分解代谢物基因激活蛋白（catabolite gene activator protein，CAP）。cAMP与CAP形成一个cAMP-CAP复合物，这个复合物与启动子结合后，RNA聚合酶才能开始转录。CAP是一个分子量为22.5kDa的二聚体。葡萄糖能降低细胞内cAMP的含量，从而抑制cAMP-CAP复合物的产生以及基因的转录。必须指出，cAMP的作用与诱导物不同。每一个操纵序列有其特定的诱导物，而cAMP则对很多启动子有同样的作用（图4-15）。CAP与操纵序列结合的部位，其序列具回文结构，处于σ因子结合部位的上游（约-60位）。CAP系统的作用在当葡萄糖含量充足时（此时cAMP浓度很低）即使诱导物存在，操纵子也不被转录。近年来还发现环鸟苷酸（cyclic guanosine monophosphate，，cGMP）的生理效应与cAMP恰恰相反，因此cAMP的调节作用，不但与其含量有关，也与cGMP或cAMP与cGMP的比例有关。

5. 转录衰减（transcriptional attenuation） 某些氨基酸合成的操纵子存在着衰减机制。在这种操纵子的上游有一个前导序列，编码一个前导短肽，这个短肽中富含该操纵子的终产物——某个特定的氨基酸。例如，在苏氨酸操纵子（*thr* operon）中，前导短肽的21个氨基酸残基中，8个是苏氨酸，另外4个是与苏氨酸生物合成有关的异亮氨酸。当苏氨酸大量存在时，前导序列转录出的mRNA立即被翻译成前导短肽（原核细胞中转录与翻译同时进行），这时前导序列上会聚集很多核糖体，有利于该序列3’端形成茎环结构的终止信号，转录因而衰减，这是一种基因表达的终止型自动调节机制。

（二）真核细胞转录调控机制

原核细胞没有细胞核，其染色体完全由DNA组成，不与蛋白质（如组蛋白）相结合。因此，蛋白质的合成，直接在DNA、mRNA、核糖体、酶与其他相关物质的复合体上进行，即转录与翻译同时进行。因为原核细胞mRNA的半衰期很短，对转录过程的调控必然也影响翻译过程。

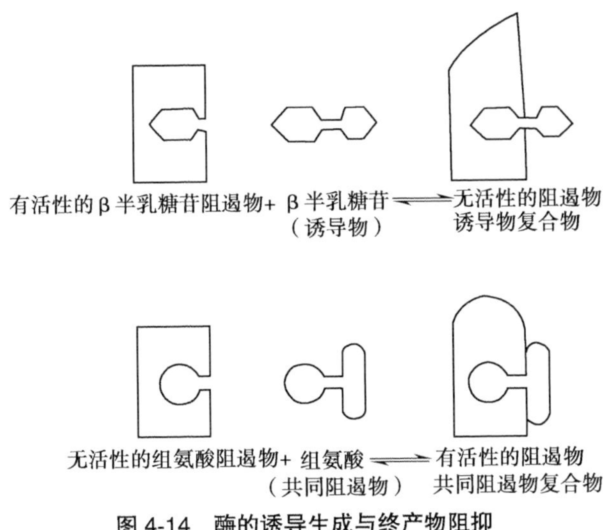

图 4-14　酶的诱导生成与终产物阻抑

在 *lac* 操纵子中，β 半乳糖苷与阻抑物结合，灭活解放 O 区，而启动结构基因的转录。在 *his* 操纵子中，组氨酸与无活性的阻抑物结合，激活后阻抑继续转录

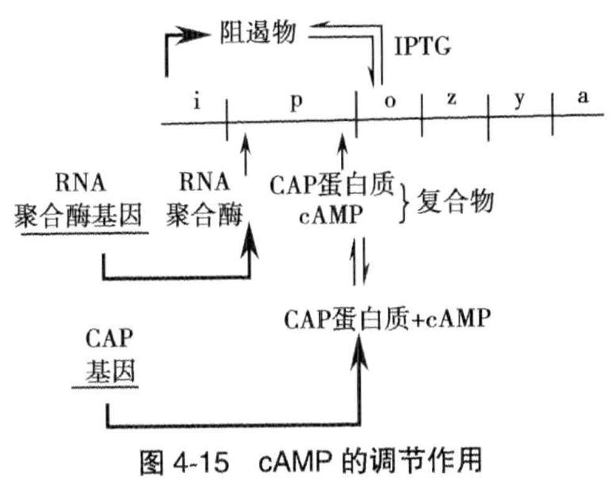

图 4-15　cAMP 的调节作用

cAMP 与受体蛋白 CAP 结合形成复合物，复合物与启动子 P 结合，能促进转录

在真核细胞内，DNA 几乎全部都在细胞核内，而蛋白质合成主要在细胞质内进行，因此转录与翻译不同时进行。其基因转录的调控与蛋白质合成的调控可以在转录前、转录中、转录后、翻译、翻译后等不同的水平上进行，且非常复杂。这里将讨论转录前与转录水平的调控，其余水平的调控将在以后分别介绍。

1. 转录前调控（pre-transcriptional regulation）　高等生物的细胞具有非常复杂的调控机制，它能使细胞大部分基因组长期处于不转录状态。在机体发育与分化的某一阶段，一些细胞的一些基因启动转录，另一些基因则不转录；在另一阶段，一些基因停止转录，而另一些基因又启动转录。这种调控机制对于发育与分化的顺利进行起着决定性的作用。

真核细胞的染色体，除含 DNA 外，还有大量的组蛋白与其他蛋白以及少量的 RNA。其中，组蛋白是一种碱性蛋白，富含精氨酸与赖氨酸，它与 DNA 分子中的磷酸残基相结合；其他蛋白为酸性蛋白，富含谷氨酸与门冬氨酸。在体外，组蛋白有阻碍 DNA 作为 RNA 合成的模板的作用，因此推测在体内它也能抑制 DNA 的转录。从脊椎动物细胞的细胞核内，曾分离出五种分子量不同的组蛋白，在不同动物、不同生理状况下或不同组织中，这五种组蛋白的比例基本相同，且来源不同的组蛋白，其化学结构没有大的差别，因此，目前大多数人认为，组蛋白作为基因转录的特异性阻抑物的可能性不大，而酸性蛋白可能是调控基因转录的关键。在生长活跃的组织或细胞内，酸性蛋白的含量较高，且化学结构随着生物种属与组织的不同而不同，即具有特异性。对卵清蛋白的基因研究说明，非组蛋白（nonhistone protein，NHP）与其他核成分使基因处于有转录活性且对 DNA 酶 I（DNase I）敏感的状态。在基因转录或复制前，NHP 的组成发生质与量的改变。例如，前列腺对雄激素、子宫对雌激素的增生反应，皆伴有 NHP 的选择性合成；鸡珠蛋白基因须与 14，17 型高泳动族（high mobility group，HMG）非组蛋白结合后才具有活性。体外试验证明，酸性蛋白能促进 RNA 的合成。因此有人提出下面的假说：由于酸性蛋白与组蛋白的相互作用，消除了组蛋白对基因转录的阻抑而启动了转录过程。但目前这一假说尚未得到充分的证明。

2. 转录调控（transcriptional regulation）　在细菌中，酶的诱导生成的速度可以增加到 1000 倍以上。在高等动物中，饮食、激素或药物，通过对转录的影响，可使某一特定酶的活性提高 5～20 倍，有时甚至可高达 100 倍。

有证据表明，类固醇激素进入细胞后，与细胞质内的特异性受体蛋白相结合，形成的复合物进入细胞核内，促进了以 DNA 为模板的 RNA 合成。醛固酮、性激素、氢化可的松、黄体酮与三碘甲腺氨酸均通过类似机制起作用。同样有证据表明，组蛋白、非组蛋白甚至 DNA 皆能与复合物结合。某些多肽激素如促性腺激素、促卵泡激素、促黄体激素的作用机制也是建立在对基因转录影响的基础之上。

其他一些激素，如胰高血糖素、肾上腺素等，可提高腺苷酸环化酶（adenylate cyclase）的活性或降低环核苷酸磷酸二酯酶（cyclic nucleotide phosphodiesterase）的活性，从而增加细胞内cAMP的含量。有人将cAMP称为细胞内的“第二信使”，将激素称为“第一信使”。高等动物中，cAMP是否也直接影响基因的转录还不得而知。Jacob和Monod提出的细菌基因调控模型在哺乳类动物中是否也存在，目前尚没有定论。

3. 细菌中tRNA基因与rRNA基因的转录调控　在野生的“严谨型”（stringent）细菌中，当氨基酸匮乏、蛋白质合成减少时，tRNA与rRNA的生物合成也同时减少。目前已经证明，一些高度磷酸化的鸟苷酸（如鸟苷四磷酸ppGpp与鸟苷五磷酸pppGpp）控制tRNA与rRNA的转录。当氨基酸缺乏时，细菌中ppGpp与pppGpp增多，使tRNA与rRNA基因的转录降低，这样就可以使tRNA与rRNA的含量与生长速度成适当比例。此外，rRNA与核糖体蛋白质基因组成几个转录单位（transcriptional unit）都处于ppGpp的调控之下，因此可以保证rRNA与核糖体蛋白质成比例地生成。ppGpp与pppGpp是RNA聚合酶的变构效应物，能降低其活性。

第五节　翻译及其调节

一、蛋白质的结构

蛋白质是由很多氨基酸借助于肽键连接形成的多聚体，也就是多肽链。氨基酸按特定顺序排列，构成蛋白质的一级结构。每个蛋白质分子含氨基酸的多少、种类以及排列顺序由遗传信息决定。蛋白质分子的多肽链不呈线形伸展，而是卷曲、折叠、聚合以形成特定的空间结构，即蛋白质的二、三、四级结构。蛋白质的二级与三级结构取决于其一级结构。

蛋白质多肽链上的一部分氨基酸能够卷曲形成右手螺旋，也称为α螺旋（α-helix）。α螺旋每圈有3.6个氨基酸残基，相邻两圈肽链上肽键的= C=O与NH-间可形成氢键，氢键与螺旋的长轴平行，螺旋借助于氢键得到稳定，这就是蛋白质的二级结构。不是多肽链的所有氨基酸都参与形成α螺旋，在一个蛋白质多肽链上可以有好几部分氨基酸呈α螺旋的结构，连接这些α螺旋部分的片段多呈线型，这些线型部分也可以折叠卷曲。在二级结构的基础上，还可以通过氨基酸残基间形成的次级键，如盐键、氢键、二硫键以及van der Waals引力（van der Waals' forces）等，使多肽链卷曲折叠而形成稳定的三级结构。很多蛋白质，包括酶、血红蛋白、抗体等，都是由多条多肽链组成的，这些多肽链之间不是以共价键相连，而是通过次级键结合在一起。蛋白质分子的这种结合方式就是蛋白质的四级结构。

蛋白质结构一个重要的特点就是其氨基酸组成与排列顺序的特异性与稳定性。来源不同的某种蛋白质，其氨基酸组成与排列顺序的差异非常小。例如，不同种属动物来源的血红蛋白，其关键性功能部位的氨基酸组成与排列顺序完全相同，似乎在物种的进化过程中，这些氨基酸序列被完整保留了下来。人们发现，某些蛋白质在进化中，可以出现较广泛的氨基酸序列的变化，但是由于这些变化并没有影响该蛋白质的关键性功能部位，因此蛋白质仍然保有其特殊的功能。此外，生物在合成蛋白质过程中，对于氨基酸的选择与排列，有着高度的准确性，即使是一些与天然氨基酸极其近似的衍生物，也不能参入蛋白质分子。

二、蛋白质的生物合成

蛋白质的生物合成并不是在细胞核内（微管蛋白与非组蛋白除外），而是在细胞质内进行的。粗面内质网是蛋白质生物合成的场所。

除了mRNA之外，参与蛋白质生物合成的还有tRNA以及rRNA。氨基酸序列完全由mRNA决定，tRNA与rRNA不决定蛋白质的氨基酸顺序。决定tRNA与rRNA的基因（tDNA与rDNA）的最终产物是RNA，并不是一个特定的蛋白质或酶。这是“一基因一多肽链假说”或“一基因一酶假说”的特殊例外。

（一）tRNA

细胞质内的tRNA有很多种，每一种tRNA只携带特定的氨基酸，并通过其反密码子与mRNA相应的部位结合。tRNA是较小的多聚核苷酸分子，由70～90个核苷酸组成，由于其可溶性，故又称为可溶性RNA（soluble RNA）。tRNA占细胞内RNA总量的15%左右，含有稀有碱基，如1-甲基鸟苷（1-methyl guanine，m1G）、N^2，N^2-二甲基鸟苷（N^2，N^2-dimethyl guanine，22mG）、5-甲氧基羧甲基尿苷（5-methoxycarbonyl methyl uridine，mcm5U）、1-甲基次黄嘌呤核苷（1-methyl hypoxanthine）、假尿苷（pseudouridine，ψ）、4，5-二氢尿苷（4，5-dihydrouridine，DHU）等等。tRNA是单链的多聚核苷酸，但是单链上不同部位的核苷酸可以通过氢键相结合形成碱基对，从而出现局部的双螺旋结构，不配对的核苷酸序列则呈环形，因此，单链RNA分子的多个部位形成发夹环（hairpin loop）（图4-16）。

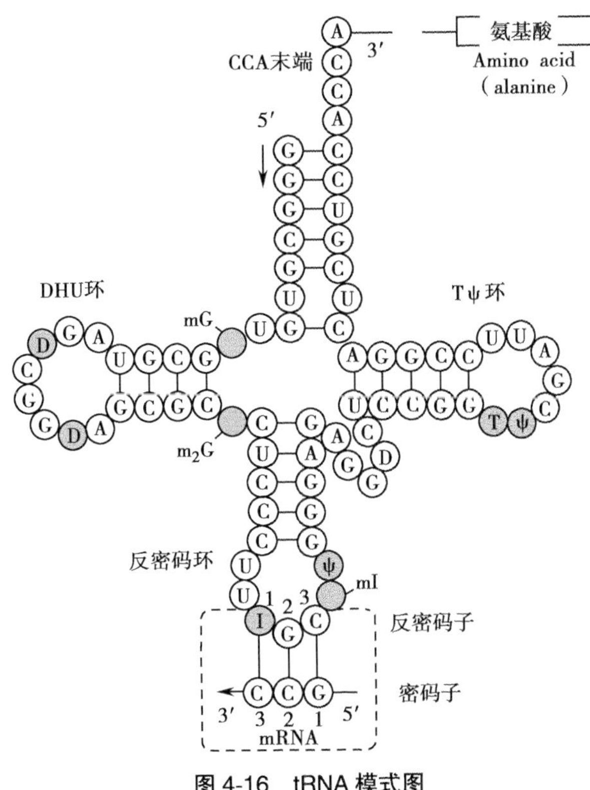

图4-16 tRNA模式图

从tRNA的5'端开始的第一个环，即DHU（4，5-二氢尿嘧啶）环，可能为氨酰合成酶识别部位；第二个环，即反密码子环，为反密码子识别mRNA上密码子部位；第三个环，即额外臂，不同tRNA其长度不同；第四个环，即TψC环，为核糖体结合部位

tRNA的各个环形区域含有不同的识别部位。从5'端开始的第一个环区（DHU环）可能含有识别氨酰tRNA合成酶的部位；第二个环区（反密码子环）含反密码子（anticodon），能识别mRNA分子上相应的密码子（codon）；第三个环区为额外臂；第四个环区（TψC环）可能含有与核糖体相结合的特定部位。各种tRNA都有如下的共同特征。

1. tRNA分子3'端的最后3个核苷酸总是CCA　tRNA所携带的氨基酸与3'端的最后一个核苷酸（A）相结合，形成氨酰-tRNA（aminoacyl-tRNA）复合物。

2. tRNA分子能识别mRNA分子上的特定核苷酸序列　mRNA由密码子组成，每一个密码子决定一个氨基酸；tRNA分子上的反密码子，其核苷酸序列与mRNA上的相应密码子核苷酸序列呈互补关系，因此能相互配对结合。

3. 每一种tRNA与它所携带的氨基酸只能被一种氨酰tRNA合成酶所识别，这种酶催化氨基酸与tRNA的结合，产生氨酰-tRNA复合物。

（二）rRNA

rRNA 存在于核糖体中，所有核糖体均由两个亚单位组成。

原核细胞的核糖体相对分子质量为 2.5×10^6Da，沉降系数为 70S，直径为 18.0nm。在低浓度的 Mg^{2+} 溶液中，70S 核糖体分解为 50S 与 30S 亚单位。30S 亚单位由 16S rRNA 和 21 种蛋白质（约占总重的 35%）组成。16S rRNA 含 1540 个核苷酸。50S 亚单位由 5S rRNA、23S rRNA 和 34 种蛋白质组成，5S rRNA 含 120 个核苷酸，23S rRNA 含 2900 个核苷酸。原核细胞中决定 16S 与 23S rRNA 的基因，各有 40 多个拷贝，而且集中定位于染色体的一段，当其中的一个启动转录，其余的也同时转录，这些 rDNA 的调控机制目前尚不清楚，但与原核细胞合成蛋白质的过程有关。合成蛋白质时，rDNA 就转录；停止合成蛋白质时，rDNA 就停止转录。

50S 与 30S 亚单位的形成都是通过自组装过程（self-assembly process）完成的。即在适当的条件下，核糖体能分解成游离的 rRNA 与蛋白质亚单位；而在一定的条件下，这些亚单位又能自我重新组合，"组装"成一个具备正常功能的核糖体。但是 rRNA 与蛋白质的组合有一定的顺序，rRNA 与第一个蛋白质结合形成复合物时，其立体结构发生了变化，产生了新的结合位点，从而能够逐步地与其他蛋白质结合，最终"装配"成正常的核糖体。这些与 rRNA 结合的蛋白质中，有些具有特殊的功能。如抗生素的受体、特殊的酶以及蛋白质合成过程中的启动因子与终止因子等，而 rRNA 本身似乎只起到支架的作用。30S 与 50S 亚单位的构型使它们能紧密结合，两者结合部位间留有空隙，mRNA 固定于空隙中，保护 mRNA 以及翻译出的肽链不被 RNA 酶或蛋白酶所破坏（图 4-17）。

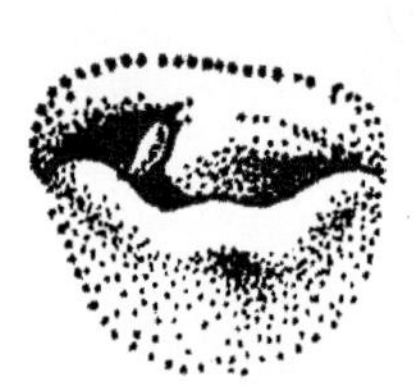
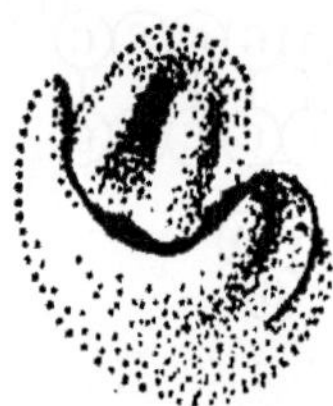
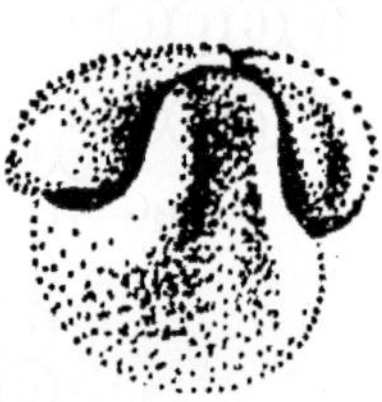
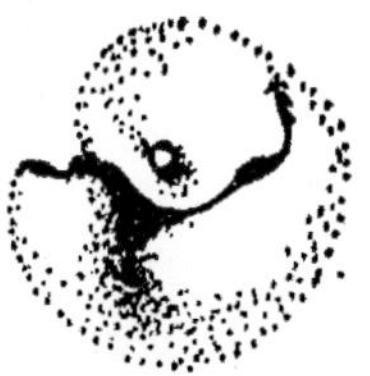

图 4-17　大肠埃希菌的核糖体模式图

自左至右各逆时针旋转 90°

50S 亚单位的前体是 23S rRNA 与 3 种核糖体蛋白形成的复合物，其沉降系数为 30S，其中，23S rRNA 中约 60% 碱基为甲基化碱基。30S 亚单位结合 9 种核糖体蛋白后，就形成 40S 亚单位，同时，23S rRNA 中剩余未甲基化的碱基全部甲基化。之后，再结合 7 种核糖体蛋白以及 5S rRNA 分子，最后"组装"成 50S 亚单位。与 50S 亚单位相结合的蛋白质共有 34 种，分别被称为 L_1，L_2……L_{34} 蛋白。

30S 亚单位的前体是 16S rRNA，它与 23 种核糖体蛋白结合（分别被称为 S_1、S_2、S_3……S_{23} 蛋白），其中，S_1 蛋白与 16S rRNA 的 3' 端结合，3' 端的 49 个核苷酸形成一个发夹环，该环中有一特定的核苷酸序列，在蛋白质合成的启动阶段，与 mRNA 相应序列配对，如果去掉 S_1 蛋白，启动复合物则不能形成（图 4-18）。

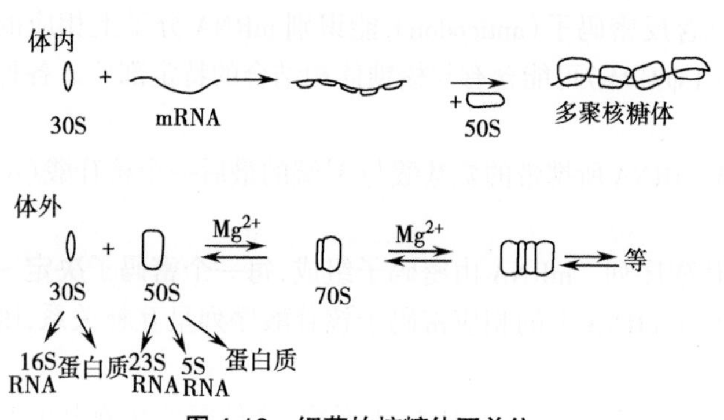

图 4-18　细菌的核糖体亚单位

图示 30S 与 50S 亚单位的组成，以及亚单位装配成 70S 核糖体

真核细胞的情况则要复杂得多。首先，其 rRNA 分子比原核细胞的更大（18S 与 28S），与蛋白质结合形成的亚单位也更大（40S 与 60S），最后"组装"成的完整核糖体沉降系数为 80S。rDNA 转录时先产生 45S rRNA 分子，然后，45S rRNA 分子分解成 18S 和 28S rRNA，随后，18S 和 28S rRNA 分子中很多碱基被甲基化。与转录 18S、28S rRNA 相关的 rDNA 集中于染色体的核仁组织者区，这种 rDNA 一般有很多拷贝，在某些动物中，可达 800 个拷贝。60S 亚单位还含有 5S rRNA，转录它的基因不在核仁组织者区。

40S 亚单位与 mRNA、tRNA 及其携带的氨基酸相结合,60S 亚单位则提供蛋白质合成过程中所需要的各种酶,并与内质网膜相连。组成亚单位的各个核糖体蛋白在光面内质网上合成,然后转运到核内,与 45S rRNA(18S 和 28S rRNA 的前体)结合。

18S rRNA 某些部位的序列与 mRNA 上的序列互补,在 40S 亚单位与 mRNA 结合的过程中起着重要的作用。5S rRNA 有一个保守的 PyGAU 序列,它与 $tRNA^{met}$(起始翻译时的第一个 tRNA)的 GCUA 序列呈互补关系,在翻译启动过程中,可能发挥重要的作用。

真核细胞染色体上 rDNA 的含量约占 DNA 总量的 0.05%~0.5%。高等生物 rDNA 的含量比低等生物多;在低等生物中,rDNA 约有 100 个拷贝,在高等生物中可多达 1000 个拷贝,某些高等植物中甚至可以达到 10 000 个拷贝,rDNA 的含量似乎与进化过程有关。

(三)氨基酸的活化与翻译

蛋白质的生物合成在细胞质内进行。氨基酸以肽键相互连接,形成多肽链,这一过程包括多个步骤。首先,氨基酸必须经过活化,活化过程所需的能量由 ATP 提供。在氨酰 -tRNA 合成酶(aminoacyl tRNA synthetase)的作用下,氨基酸与 ATP 结合,形成氨酰 - 磷酸腺苷。随后,再在氨酰 -tRNA 合成酶的催化下,氨酰 - 磷酸腺苷与相应的 tRNA 结合,形成氨酰 -tRNA 复合物,然后才能连接到不断延长的新生多肽链上。氨酰 -tRNA 合成酶所催化的反应可以下式表示:

$$\text{氨基酸} + \text{ATP} + \text{tRNA} \xrightarrow[\text{合成酶}]{\text{氨酰}-\text{tRNA}} \text{氨酰}-\text{tRNA} + \text{PPi} + \text{AMP}$$

每一种氨基酸有其特异的合成酶。mRNA 分子是单链的多聚核苷酸。它的核苷酸序列能自由地与 DNA 或其他 RNA 分子上互补的核苷酸序列通过形成氢键而配对结合。mRNA 与 tRNA 就是通过短段的、互补的核苷酸序列配对而结合。因此,tRNA 所携带的氨基酸,也就以 mRNA 链上的核苷酸序列为模板,依次连接而形成新生的多肽链。这样,基因含有的遗传信息便通过 mRNA 的核苷酸序列,传递到蛋白质多肽链的氨基酸序列中。

蛋白质的生物合成是在细胞质内的核糖体上。核糖体分为两类:一类附着于粗面内质网,主要参与白蛋白、胰岛素等分泌性蛋白的合成;另一类游离于细胞质内,主要参与细胞固有蛋白的合成。核糖体约 50% 为 RNA,另 50% 为蛋白,蛋白部分提供结合部位、特殊因子(如启动与终止因子)与肽基转移酶(peptidyl transferase),RNA 部分只起到支架的作用。

核糖体与 mRNA 形成复合物。核糖体提供肽基转移酶、肽基部位即供位(peptide site,P 部位)和氨基酸部位即受位(amino-acid site,A 部位)。P 部位为不断延长的新生多肽链结合部位;氨酰 -tRNA 复合物则与 A 部位相连(图 4-19)。核糖体保证 mRNA 顺利通过 P 部位,以便另一个氨酰 -tRNA 复合物能进入 A 部位,准确地与新生多肽链相接。在肽基转移酶的催化下,氨酰 -tRNA 复合物上的氨基酸与新生多肽链以肽键相互结合后,P 部位上的 tRNA 随即被释放,可供再利用。当整个蛋白多肽链合成完毕后,mRNA- 核糖体复合物解体,新生的多肽链游离释出,核糖体分解为亚单位,并可被再利用。

(四)遗传密码

遗传信息包含在 DNA 中,由 A、T、C、G 四个碱基所组成的密码内,通过 DNA 的转录传递给 mRNA,mRNA 的密码与 DNA 的相同,只不过其中的 T 被 U 所替换,mRNA 的密码由 A、U、C、G 组成。Crick 等(1961)证明了 4 个核苷酸中的相邻 3 个核苷酸所组成的密码子,决定了一个氨基酸。

Nirenberg 等(1961)使用多聚核苷酸磷酸化酶人工合成了多种 mRNA 分子。将这些 mRNA 分子加入无细胞系统(cell-free system)中,发现多聚嘧啶(U)翻译后产生的多肽链,全由苯丙氨酸(Phe)组成;多聚腺嘌呤(A)产生全由赖氨酸(Lys)组成的多肽链;多聚胞嘧啶(C)产生全由脯氨酸(Pro)组成的多肽链;多聚鸟嘌呤(G)产生全由甘氨酸(Gly)组成的多肽链。说明 UUU 决定苯丙氨酸,AAA 决定赖氨酸,CCC 决定脯氨酸,GGG 决定甘氨酸。Nirenberg 等(1964)又合成了 A、U、C、G 4 个核苷酸中任意 3 个联在一起的三联体 mRNA,并将它们逐一加入无细胞系统中,然后分析合成蛋白质的氨基酸成分,直接得出了全部 20 种氨基酸的三联体密码(triplet code)。

与此同时,Khorana 等用化学方法人工合成了具有已知核苷酸序列的 mRNA 分子,利用无细胞系统,进一步证实了 Nirenberg 等所发现的各种氨基酸的三联体密码。

表 4-1 列出 1966 年定稿的 20 种氨基酸密码子——遗传密码(genetic code)。在 64 个密码子中,只有 61 个能决定氨基酸,另外 3 个为:UAA、UAG、UGA,称为终止密码子(termination codon)或无义密码子(nonsense codon)。

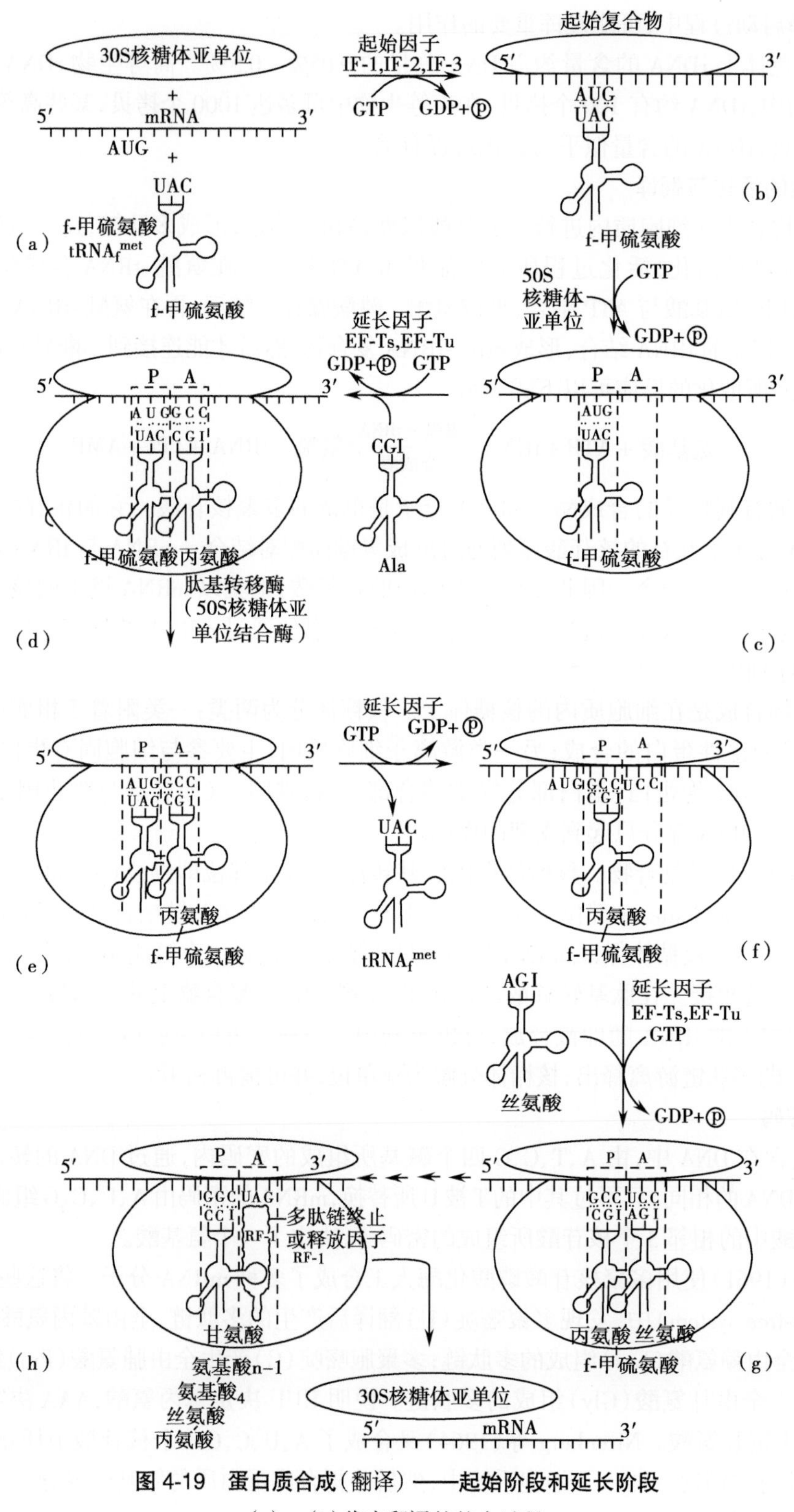

图 4-19 蛋白质合成(翻译)——起始阶段和延长阶段

(a)→(h)代表翻译的整个过程

表 4-1　遗传密码表

5′-磷酸端碱基	中间的碱基				3′-OH 端的碱基
	U	C	A	G	
U	UUU Phe	UCU Ser	UAU Tyr	UGU Cys	U
	UUC Phe	UCC Ser	UAC Tyr	UGC Cys	C
	UUA Leu	UCA Ser	UAA 终止子	UGA 终止子	A
	UUG Leu	UCG Ser	UAG 终止子	UGG Trp	G
C	CUU Leu	CCU Pro	CAU His	CGU Arg	U
	CUC Leu	CCC Pro	CAC His	CGC Arg	C
	CUA Leu	CCA Pro	CAA Gln	CGA Arg	A
	CUG Leu	CCG Pro	CAG Gln	CGG Arg	G
A	AUU Ile	ACU Thr	AAU Asn	AGU Ser	U
	AUC Ile	ACC Thr	AAC Asn	AGC Ser	C
	AUA Ile	ACA Thr	AAA Lys	AGA Arg	A
	[AUG] Met	ACG Thr	AAG Lys	AGG Arg	G
G	GUU Val	GCU Ala	GAU Asp	GGU Gly	U
	GUC Val	GCC Ala	GAC Asp	GGC Gly	C
	GUA Val	GCA Ala	GAA Glu	GGA Gly	A
	GUG Val	GCG Ala	GAG Glu	GGG Gly	G

64 个密码子中有三个终止密码子（UAA，UAG，UGA）

遗传密码有下列特点：

1. 简并性（degeneracy）　同一个氨基酸可有两个或更多密码子，这种现象称为遗传密码的简并性。20 种氨基酸中，3 种有 6 个密码子，5 种有 4 个，1 种有 3 个，9 种有 2 个，只有仅 2 种有 1 个密码子。一个氨基酸的不同密码子，前两个碱基一般相同，所不同是第三个碱基。例如，决定亮氨酸的密码子（CUU、CUC、CUA 与 CUG）前两个碱基都是 CU。

Crick（1966）提出摆动假说（wobble hypothesis）来解释遗传密码的简并性。他根据密码子与反密码子碱基配对时，形成氢键键角（bond angle）所允许的变形程度，指出 tRNA 反密码子 5’第一碱基与密码子 3’第三碱基的配对可不按 A-T、G-C 的规律，而键角的改变并不超出允许范围，从而导致遗传密码的简并性。表 4-2 中可见反密码子 5’第一碱基 U 可与密码子 3’第三碱基 G 配对，同样，G 可与 U 配对。测序发现所有 tRNA 的反密码子 5’第一碱基都不是 A，但可以是 I（即腺嘌呤经脱氨基形成的次黄嘌呤），它可与 C、U 或 A 配对，而只引起氢键键角的极小改变。

表 4-2　摆动假说

5′碱基（反密码子）	识别的 3′密码子碱基
C	G
A	U
U	A 或 G
G	C 或 U
I	C 或 U 或 A

密码子的简并性提出了这样的问题——tRNA 与氨酰 -tRNA 合成酶是否也有简并现象？是否一种氨基酸有几种 tRNA 或几种合成酶？在大肠埃希菌中，确实发现亮氨酸的 tRNA 有 5 种，酪氨酸有 3 种，丝氨酸有 2 种。一个氨基酸的不同 tRNA，其核苷酸的序列各不相同，对氨基酸的亲和力也不同。同样，一个氨基酸也可以有几种氨酰 -tRNA 合成酶。

从进化的角度来看，遗传密码的简并性可能具有极其重要的意义。如果每种氨基酸只有一个密码子，则一旦碱基发生突变，就可能产生非常严重的后果；遗传密码的简并性使很多突变，特别是只影响密码子第三个碱基的突变，成为沉默突变（silent mutation）或同义突变（synonymous mutation）。

遗传密码的简并性也可能成为控制 mRNA 翻译速度的因素。例如，CUU 与 CUC 都是亮氨酸的密码子。虽然通过点突变，CUU 变为 CUC 时，不会导致蛋白氨基酸结构上的异常。但如果 CUC 相应的 tRNA 的产量不足，则突变 mRNA 翻译的速度就会受到极大限制。

2. 通用性（universality） 遗传密码在生物界具有普遍性，它适用于各种生物。但是，线粒体基因以及支原体、念珠菌属使用的遗传密码与通用的遗传密码略有不同。

（五）蛋白质合成装置

细胞在合成蛋白质之前必须先形成蛋白质合成装置，这种合成装置的主要组成部分是 mRNA- 核糖体复合物。在原核细胞内，首先与 mRNA 结合的是核糖体的 30S 亚单位以及一些启动因子（都是组成核糖体的一些蛋白质）。迄今为止，已经发现了 3 种启动因子（initiation factor，IF）——IF_1、IF_2 与 IF_3。

IF_3 使游离的 70S 核糖体解体，形成亚单位，在这一过程中 IF_1 也起到一定的作用；在 IF_3 与 IF_2 的协同作用下 mRNA 与 fMet-$tRNA^{fMet}$ 及 30S 亚单位形成 30S 起始复合物；随后，50S 亚单位与 30S 起始复合物形成一个 70S 起始复合物（图 4-20）；其中，IF_2 与 30S 亚单位的结合需要 GTP。

在 70S 起始复合物中，fMet-$tRNA^{fMet}$ 与 50S 亚单位的 P 部位结合，而 A 部位空着。在 mRNA 的起始密码子 AUG 上游 10 位核苷酸处有一段 3～9 个嘌呤组成的序列，它可与 16S rRNA 的 3' 端的一段多嘧啶序列（AUCACCUCCUUA）通过碱基互补配对结合，在翻译的启动中发挥重要作用，这个嘌呤富集的序列称为 SD 序列（Shine-Dalgarno sequence，SD sequence）。

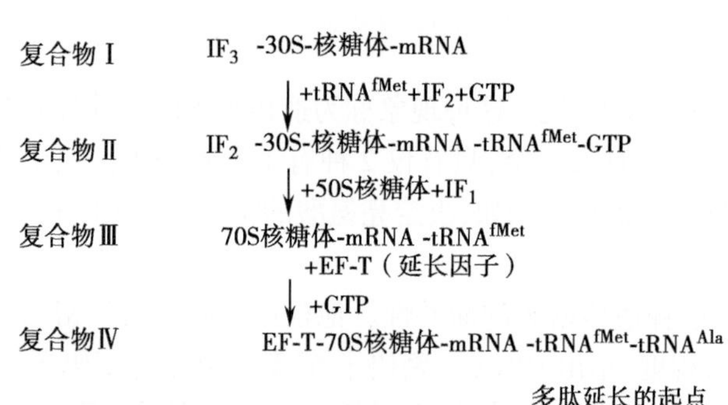

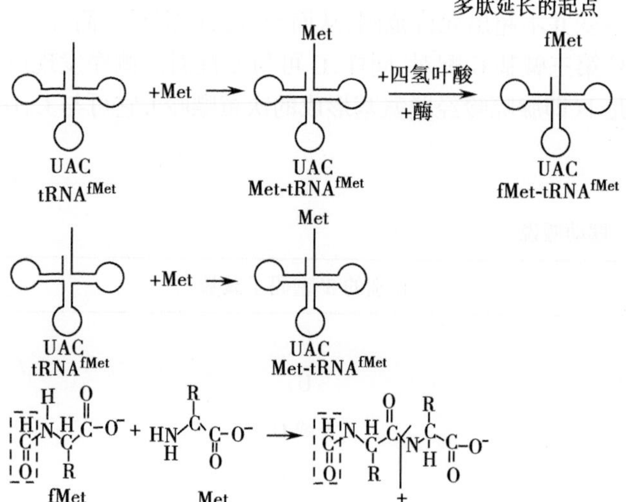

图 4-20 蛋白质合成装置的形成与翻译过程的启动

肽链的延长需要延长因子（elongation factor，EF）。原核细胞中目前已发现有三种延长因子：EF-Tu、EF-Ts 与 EF-G。首先，EF-Tu 与氨基酰 -tRNA、GTP 形成一个三元复合物，它与 A 部位结合，GTP 降解为 GDP，EF-Tu-GDP 随即脱离核糖体。在大肠埃希菌中，mRNA 分子上的第 2 个密码子决定了丙氨酸，在 EF-Tu 与 GTP 的作用下，$tRNA^{Ala}$（丙氨酰 -tRNA 复合物）结合到 50S 亚单位的 A 部位上，与 mRNA 分子的相应密码子配对，这就是肽链延长的开始。当 P 与 A 部位皆被氨基酰 -tRNA 复合物占据时，一个肽基转移酶（它与 50S 亚单位紧密相联）将 P 部位上的氨基酰 -tRNA 复合物的氨基酸转移到 A 部位上的氨基酸分子上，形成肽键，产生二肽。同时，P 部位上不带氨基酸的 tRNA 脱落，被再次利用。EF-Ts 能够催化 EF-Tu-GDP 的再度磷酸化，重新生成 ET-Tu-GTP，以便与另一个氨酰 -tRNA 结合，形成新的三元复合物。

当 P 部位上不带氨基酸的 tRNA 脱落后，核糖体在 mRNA 上向 3' 端滑动 3 个核苷酸（相当于一个密码子的距离），这一步骤称为移位

(translocation),该步骤需要 EF-G、GTP 与核糖体的结合,50S 亚单位的 L_7、L_{12} 蛋白与移位有关。GTP 降解后,EF-G-GDP 复合物就从核糖体上脱落,以便于下一个延长周期可以开始。核糖体移位的结果是导致原来占据 A 部位的 tRNA- 二肽移到 P 部位,空出的 A 部位被下一个氨酰 -tRNA 复合物占据,并在肽基转移酶的作用下形成三肽,如此反复,肽链不断延长,直至 mRNA 上的密码子全部翻译完,遇到终止密码为止。释放因子(release factor,RF)RF1、2、3 与翻译的终止有关:RF3 促使 RF1、RF2 与核糖体 -mRNA 复合物的结合,RF1 在终止密码 UAA 或 UAG 进入 A 部位时起释放作用,RF2 则针对 UAA 或 UGA。目前认为,当终止密码进入 A 部位时,核糖体的构形发生变化,因而 RF 能与之结合;若 16S rRNA 3' 端的 49 个核苷酸被切掉,RF 就不能与核糖体 -mRNA 复合物结合。RF 可能是肽酰转移酶的别构效应物(allosteric effector),使酶的作用发生在肽酰基与水分子之间,而不是肽酰基与氨基酸之间,导致翻译出的多肽的释放。多肽链释放出后,整个蛋白质合成装置解体,其各组成部分可被重复利用。

起始密码子几乎都是 AUG,但是它编码的甲硫氨酸(Met)常常被一个特异的氨基肽酶从翻译出的蛋白上切掉,大肠埃希菌的蛋白中只有 45% 是以甲硫氨酸起始的。在 mRNA 标识其核苷酸序号时,从起始密码(1 号密码子)开始,编为 c.1、c.2、c.3,其前面的 3' UTR 序列以 -1 开始向前递减。

$tRNA^{fMet}$ 与 $tRNA^{Met}$ 对应的密码子都是 AUG。但是在原核生物中,翻译起始部位的 AUG 只与 $tRNA^{fMet}$ 结合,不与 $tRNA^{Met}$ 结合。而在 mRNA 分子的其他部位,AUG 只与 $tRNA^{Met}$ 结合,不与 $tRNA^{fMet}$ 结合,具体机制目前尚不十分清楚,可能与翻译起始时启动因子的作用有关。一种解释是:fMet(甲酰甲硫氨酸)分子上的甲酰基体积过大,除蛋白质多肽链的末端位置外,不能挤入多肽链的内部,因此 mRNA 分子中其他部位的 AUG 密码子,只能与 $tRNA^{Met}$ 结合,不能与 $tRNA^{fMet}$ 结合;还有一种解释是:fMet-$tRNA^{fMet}$ 复合物的特殊结构使其能在起始翻译时,占有核糖体的 P 部位。而其他氨基酰 - tRNA 复合物则不能。

翻译的起始部位总是在 mRNA 分子的 5' 端,终止密码总是在 mRNA 分子的 3' 端。因此翻译过程具有方向性。蛋白质的合成则总是从 N 末端开始,到 C 末端终止。在原核生物中,N 末端的第一个氨基酸是甲酰甲硫氨酸;而在哺乳类动物中,N 末端的第一个氨基酸则为甲硫氨酸(有时甲硫氨酸被水解除去)。

在细胞合成大量蛋白质时,绝大多数的 mRNA 分子都是与多个核糖体相结合,形成多聚核糖体(polysome)(图 4-21),即一个 mRNA 分子可以形成多个蛋白合成装置,同时合成多条同样的多肽链。与一个 mRNA 分子相结合的核糖体的数目,一般与 mRNA 分子的长度成正比;例如,合成血红蛋白的 mRNA,只同时与 4 ~ 5 个核糖体结合,而合成白蛋白的 mRNA 分子则可同时与 15 个核糖体结合。

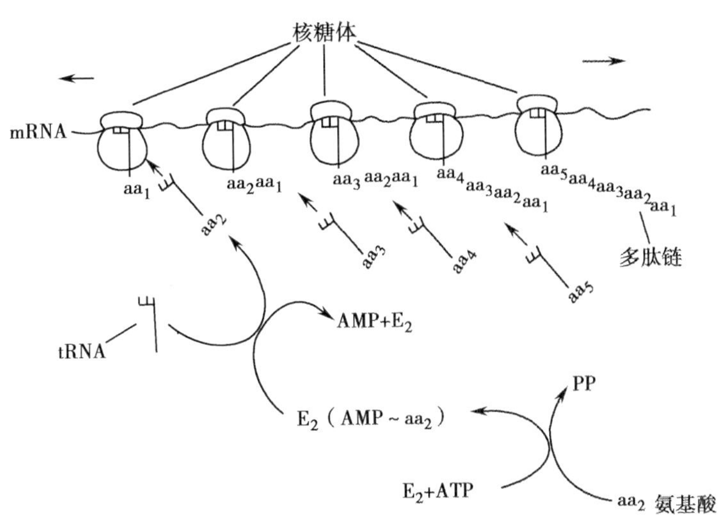

图 4-21　翻译与多聚核糖体

E_2 为氨基酰 -tRNA 合成酶

(六) 真核细胞翻译的特点

1. 真核细胞与原核细胞翻译的不同见表 4-3。

表 4-3 原核细胞与真核细胞翻译的比较

	原核细胞	真核细胞
转录与翻译的关系	相偶联	不偶联
mRNA 性质	多顺反子	单顺反子
mRNA 寿命	短（几小时）	长（几十小时）
结构（mRNA）	无帽无尾	5' 端有 7 甲基鸟嘌呤 3' 端有多聚腺嘌呤
核糖体大小		
完整的	70S	80S
亚单位	30S、50S	40S、60S
多聚核糖体	游离的	多与内质网结合

2. 真核细胞核糖体亚单位的特性见表 4-4。

表 4-4 真核细胞（鼠肝）核糖体亚单位特点

	大亚单位	小亚单位
沉降系数（S°_{20},W）	60S	40S
rRNA 种类	28S、5.8S、5S	18S
核糖体蛋白质（r 蛋白质）	49 种	33 种
r 蛋白质功能		
组成 A 部位	L_2、L_{24}、L_{27}、L_{29}	S_{13}
组成 P 部位	L_7	S_2、S_9、S_{15} S_{18}、S_{20}、S_{21}
ATP 酶活性	L_3	
肽酰转移酶活性	L_2、L_{22}、L_{25}、L_{27} L_{29}、L_{30}、L_{36}	S_2、S_9、S_{15}
结合启动因子（eIF_2）		
结合延长因子		
EF1	L_{19}、L_{26}、L_{38}	S_8、S_{12}、S_{13}
EF2	L_1、L_{31}	S_{13}、S_{17}

3. 翻译的启动与 Kozak “扫描模型”（Kozak scanning model） Kozak（1983）提出“扫描模型”来解释真核 mRNA 的翻译启动。按照这个模型，真核核糖体 40S 亚单位与 mRNA 的 5'端序列结合之后，便向 3' 端方向移动扫描，寻找翻译的起始位点；当它到达第一个 AUG 密码子时，60S 亚单位才能与之结合，以启动 mRNA 的翻译。在与 40S 亚单位的结合中，mRNA 5' 端的 7 甲基鸟嘌呤“帽子”起到重要的作用。

4. 翻译的延长 真核细胞的延长因子 eEF-1、eEF-2 相当于原核细胞的 EF-Tu、EF-Ts 与 EF-G。eEF-1 的作用在使氨基酰 -tRNA 复合物进入 60S 亚单位的 A 部位；eEF-2 能使卸去氨基的空 tRNA 自 P 部位脱落，以便核糖体能沿 mRNA 移位。

5. 翻译的终止 真核生物翻译的终止只需要一种释放因子（eRF），释放新合成的肽链所需能量由 ATP 提供。

三、蛋白质合成的调控

（一）转录后调控

转录后调控（post-transcriptional control）如前所述，在真核细胞内，DNA 转录的产物是巨大的 hnRNA 分子，其沉降系数为 30～100S，分子量为 10^5～2×10^7Da。hnRNA 分子在其 3’末端与 5’末端以及分子内部经过多次酶促降解后，变成一个比原转录产物小得多的 mRNA 分子。随后，在其 3’末端逐步连上腺苷酸分子，直至形成一段约含 200 个碱基的多聚腺嘌呤即 poly（A）片段，这一多聚腺嘌呤片段可能起到稳定 mRNA 分子的作用，也可能有利于 mRNA 透过核膜进入细胞质内。哺乳类动物细胞的 mRNA 分子，其 5’末端的核苷酸总是 7 甲基鸟嘌呤，该末端的第二与第三位碱基也都带甲基，这些甲基在 mRNA 与核糖体结合时，以及蛋白质合成的启动阶段，可能起到重要的作用。hnRNA 分子被剪接成 mRNA 的意义还不十分清楚，可能与 mRNA 合成的调节、稳定与运转有关。此外，选择性剪接从一个前体中产生不同的 mRNA 剪接异构体的过程也是转录后调控的一种途径。

（二）翻译调控

翻译调控（translational control）这是指把新生 mRNA 分子中的遗传信息传递到蛋白质多肽链中去，需要经过许多化学与物理反应或步骤。从理论上来说，有多少个步骤，就会有同样多少个调控的部位。调控的步骤可能包括：新生 mRNA 分子的稳定或降解过程，mRNA 从细胞核到细胞质的转运，mRNA 与特异调节蛋白的结合，核糖体的激活与灭活，新生多肽链的折叠，蛋白质合成中启动因子或终止因子功能的改变等等。越来越多的事实证明，在翻译过程中的确有调控机制的参与。

大肠埃希菌利用葡萄糖作为能量来源的能力比利用其他糖类的能力强，因此，当它在含有葡萄糖和乳糖的培养基中生长时，总是先利用葡萄糖。只有当培养基中的葡萄糖耗尽后，才开始利用乳糖，而且在利用乳糖前，还需要有一个诱导的阶段。如前所述，乳糖作为诱导物，能够与细菌 *lac* 操纵子的调节基因所产生的阻抑蛋白相结合，使阻抑蛋白从操纵基因上脱落下来，乳糖操纵子中的结构基因才能转录。但是在葡萄糖存在的情况下，乳糖不能起诱导作用，这称为葡萄糖效应（glucose effect）。目前一般认为，葡萄糖或其分解代谢产物能够阻抑乳糖操纵子在乳糖诱导下发生转录，因此，葡萄糖效应实际上就是葡萄糖分解代谢产物对基因转录的阻抑，这一假说也就是分解代谢物阻抑假说。

对于哺乳动物来说，葡萄糖也可以影响蛋白质的生物合成，但是葡萄糖的阻抑作用，不是在基因转录的水平。葡萄糖能够阻抑 mRNA 的翻译，但却不能够阻抑基因的转录。这是分解代谢物阻抑的另一种类型。

真核细胞内的 mRNA 有时可被封存。例如，两栖类动物的卵中虽然含有许多蛋白（如组蛋白、微管蛋白等）的 mRNA，但合成相应蛋白的量却很少，这些 mRNA 是在卵子形成的后期产生的，但是都以一种无活性的 RNA- 蛋白复合物的形式存在，一旦卵子受精，复合物分解，释放出 mRNA，此时，蛋白质的合成猛增至原来的 5～6 倍。受精前，卵细胞质内有一种抑制蛋白，能够阻止氨酰 -tRNA 复合物与核糖体的结合，因此 mRNA 不被翻译；受精后，抑制蛋白的量急剧减少，因此 mRNA 的翻译猛增。

激素对蛋白质的翻译有着非常直接的作用。睾酮的代谢产物——5α- 雄烷二醇，可快速增加小鼠肾细胞中 β- 葡萄糖苷酸酶的生成，即使是在细胞核与细胞质内所有的雄激素受体被选择性的阻断之后，这一反应仍然存在。目前已知 5α- 雄烷二醇只与微粒体结合而并不进入细胞核，说明它是作用于翻译的过程。

此外，在哺乳类动物中，蛋白质合成的启动也需要各种启动因子参与。例如，血红蛋白 α 链与 β 链的合成过程，至少需要 5 种启动因子，因此，影响这些启动因子生成的任何因素，都可能对血红蛋白的合成起到调节的作用。

（三）翻译后调控或修饰

翻译后调控或修饰（post-translational control or modification）是指 mRNA 翻译产生的许多蛋白质，在具备其全部生物活性之前，还需要经过一系列的加工与修饰。有的需经过限制性水解，如糜蛋白酶原转变为糜蛋白酶、胰岛素原转变为胰岛素。蛋白类激素的前体转变为具有生物活性的激素时，都必须去掉部分肽链。胶原蛋白的前体在成纤维细胞内合成后，其脯氨酸与赖氨酸残基须经过羟化，三股肽链彼此聚合并带上糖链，然后转移到细胞外，再去掉部分肽段，才最后形成胶原纤维。分泌蛋白（包括消化道酶、肽链激素等）是在粗面内质网上合成的，然后进入内质网的管道，到达高尔基体，最后分泌到细胞外。研究发现，很多分泌蛋白质在初合成时，其N末端有一段由疏水性氨基酸组成的信号肽（signal peptide）；分泌蛋白质通过内质网的膜，进入内质网腔内，其N末端的氨基酸序列也被带入内质网腔；在蛋白质合成结束时信号肽被切除，以形成有活性的蛋白质（或酶）。有些激素或蛋白质要经过多次部分水解，才具有活性，如前甲状旁腺激素原（preproparathormone）、前清蛋白原（preproalbumin）等等。

一个蛋白质的加工或修饰可能有多种类型，包括：二硫键的形成，辅基（prosthetic group）或金属离子的嵌入，以及甲基化、乙酰化、磷酸化、羟基化、腺苷化、糖苷化等等。结合蛋白质除了多肽链以外，还含有各种类型的辅基，因此在多肽链合成后，还须经过多肽链之间，以及多肽链与辅基之间的聚合，才能形成具有生物学功能的蛋白质。例如，血红蛋白的生成，首先是α亚基与β亚基结合，形成αβ二聚体，再与线粒体内生成的两个血红素结合（α亚基与β亚基各一个），最后两个带有血红素的αβ二聚体相互结合，形成有正常生理功能的血红蛋白（$\alpha 2\beta 2$）。如果蛋白质的加工与修饰不能正常进行，具有正常生理功能的蛋白质的合成速度就会受到影响，或出现结构上的异常。酶在细胞中的含量由其生成与降解速度的变化所决定，例如，用高蛋白饲料喂养大鼠一段时间后，再喂以低蛋白饲料，此时精氨酸酶的活性立即下降，这是由于该酶降解速度加快所致；如果完全停止喂食，精氨酸酶活性反而上升，这是由于该酶的降解速度发生了显著的降低。

此外，生长素、胰岛素、甲状腺素等都有促进氨基酸进入细胞、加快蛋白质合成的作用。必需氨基酸的缺乏会使蛋白质的合成速度减慢，甚至停止。维生素C的缺乏使容易导致胶原蛋白分子上某些脯氨酸与赖氨酸残基的羟化发生障碍，影响正常胶原蛋白的合成。

上述例子都说明，mRNA经过翻译后，是否能生成具有正常生理功能的蛋白质或酶，受很多因素影响；同样，这些蛋白质或酶在细胞内的含量，也受多种因素的影响。

第六节　DNA的损伤与修复

细胞内的DNA每天都会受到各种各样的损伤。导致DNA损伤的因素既有细胞外因素，如环境污染物、紫外线或粒子辐射等；又有细胞内因素，如细胞内活性氧、代谢产生的内源性烷化物或细胞内水解等。这些细胞内外因素导致的DNA损伤类型也各种各样，诸如碱基错配、碱基丢失、DNA单链断裂、双链断裂等等。针对这些不同类型的DNA损伤，细胞可通过不同的DNA损伤关卡（DNA damage checkpoint）机制进行应答，通过感应子（sensors）、转导子（transducers）、中介子（mediators）及效应子（effectors）等蛋白协同传递应答信号，并启动相应的DNA修复机制对受损DNA进行修复。

一旦受损DNA不能得到及时而有效的修复，可能导致有害突变的产生、DNA复制错误、基因组不稳定或细胞死亡。在真核细胞，如果负责DNA修复或细胞周期调控的基因受损，可导致胚胎发育异常、神经退行性病变及肿瘤等疾病的发生。

对DNA损伤及修复机制的深入研究，有助于对肿瘤、衰老等疾病的进一步认识，并为防治这些疾病提供重要的理论依据。

一、DNA损伤

（一）DNA损伤的原因

造成DNA损伤的因素既有细胞外源性因素，也有细胞内源性因素。

1. 造成DNA损伤的细胞外源性因素　DNA损伤的细胞外源性因素主要有下列三类。

（1）粒子辐射：γ-射线和X-射线可导致DNA单链断裂（single-strand break，SSB）或双链断裂（double strand break，DSB）。

（2）紫外线辐射：紫外线分为短波紫外线（UV-C，波长200～280nm）、中波紫外线（UV-B，波长

280～315nm)，以及长波紫外线(UV-A，波长 315～400nm)。UV-C 和 UV-B 均可造成 DNA 损伤，UV-C 损伤强度更大，但由于阳光中 UV-B 可穿透臭氧层，因而是造成人体细胞 DNA 损伤的主要紫外线。紫外线辐射可导致 DNA 链上相邻的嘧啶核苷酸交联形成嘧啶二聚体(pyrimidine dimer)，导致 DNA 空间构象发生改变，从而造成 DNA 损伤(图 4-22)。

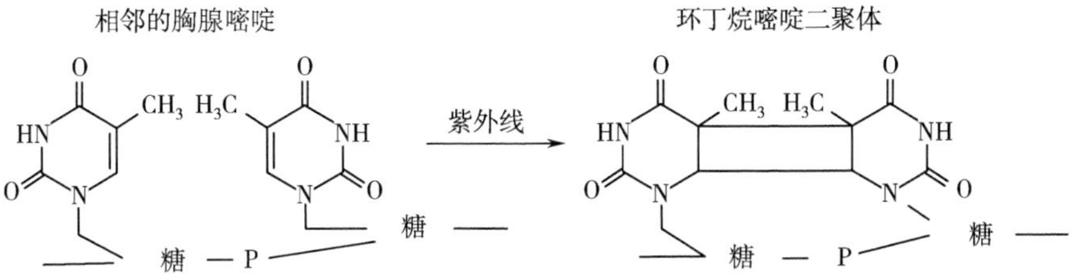

相邻的胸腺嘧啶　　紫外线　　环丁烷嘧啶二聚体

图 4-22　嘧啶二聚体形成

DNA 经紫外线照射后，同一单链上相邻的两个胸腺嘧啶残基最易形成二聚体(环丁烷嘧啶二聚体)

(3) 环境中的化学物质：环境中造成 DNA 损伤的化学物质很多，如吸烟或汽车尾气产生的苯并芘(benzopyrene)。苯并芘可在 DNA 双链上形成加合物(adducts)，从而影响 DNA 复制；发霉食物中的黄曲霉素及癌症治疗中使用的烷化剂均可造成 DNA 损伤，烷化剂可在碱基上转移甲基或烷基基团，造成 DNA 链内或链间的交联(cross-linking)(图 4-23)。

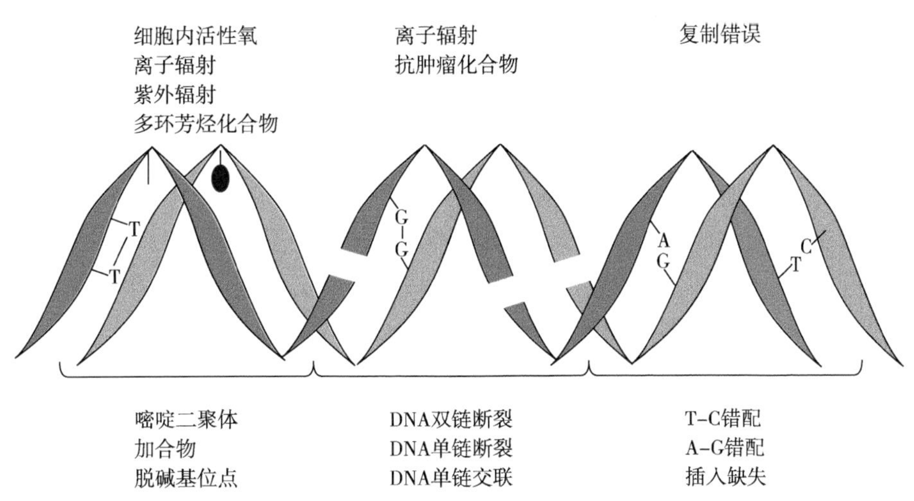

图 4-23　DNA 损伤的原因及后果

2. 造成 DNA 损伤的细胞内源性因素　DNA 损伤的细胞外源性因素主要有下列五类。

(1) 活性氧离子(reactive oxygen species，ROS)：细胞内氧化代谢可产生高活性的超氧化阴离子 O^{2-}，离子辐射亦可产生 O^{2-}，这些活性氧阴离子可攻击嘌呤与嘧啶环。

(2) 细胞内水解：人体有核细胞可自发地水解核苷中碱基与糖基连接的部位，造成腺嘌呤与鸟嘌呤碱基的丢失。

(3) 非酶源性甲基化：细胞内的 S- 腺苷甲硫氨酸可作用于嘌呤碱基，生成有毒性的 3- 甲基化腺嘌呤或 7- 甲基化鸟嘌呤，甲基化的嘌呤碱基使 DNA 双链结构异常。

(4) DNA 复制错误：复制时碱基发生错配。

(5) 碱基脱氨：胞嘧啶、腺嘌呤和鸟嘌呤脱氨后形成尿嘧啶、次黄嘌呤和黄嘌呤，造成 DNA 组成的异常。

(二) DNA 损伤的类型

DNA 损伤的类型主要有以下几种。

1. DNA 碱基损伤　包括 O^6-甲基鸟嘌呤、嘧啶二聚体、光合物的形成和碱基的氧化、还原、裂解，这些损伤主要由细胞内活性氧、粒子辐射及紫外线辐射造成。一些化学物质可在碱基上形成各种加合物，如多环芳香烃类苯并芘可在碱基上形成加合物，烷化剂可在 DNA 碱基上形成烷基加合物，这些加合物的形成使 DNA 结构异常。

2. DNA 骨架损伤　包括碱基丢失、单链断裂和双链断裂。碱基丢失通常源于碱基切除修复或不稳定加合物的形成。一些 DNA 损伤因子可直接导致 DNA 单链断裂。此外，在核酸切除修复过程中可产生 1～30 个碱基范围的单链断裂区。DNA 双链断裂可由粒子辐射或一些化学物质造成。

3. 交联　一些化学物质如顺铂、氮芥、丝裂霉素 D、醛基化合物等可引起 DNA 链之间或 DNA 与蛋白质之间发生交联。尽管交联属于非共价结合，但结合紧密。有些结合紧密的交联引起的损伤和共价结合引起的损伤结果相同或相似，均可阻滞 DNA 的复制进程。

二、DNA 损伤关卡

(一) DNA 损伤关卡的概念

传统意义上的 DNA 损伤关卡是指细胞应对 DNA 损伤产生的信号调节通路，该通路在 DNA 损伤时激活，引起细胞周期阻滞，使细胞有更多时间进行 DNA 损伤修复。随着对 DNA 损伤关卡的深入研究，其概念也发生了更新，目前的 DNA 损伤关卡是指细胞针对 DNA 损伤所产生的所有级联生化反应通路，除了引起细胞周期阻滞外，DNA 损伤关卡还可调控 DNA 损伤修复、维持基因组稳定性、激活转录程序、调控细胞凋亡等等。

(二) DNA 损伤关卡的组成

DNA 损伤关卡主要由感应子、转导子、中介子及效应子等蛋白介导信号转导，发挥其关卡作用(图 4-24 及表 4-5)。以下对 DNA 损伤检查点蛋白进行简要概述。

1. DNA 损伤感应子　一旦 DNA 受损，针对不同类型的 DNA 损伤，DNA 损伤感应子蛋白首先识别并结合至受损 DNA，进而启动并激活 DNA 损伤关卡蛋白信号的级联反应。目前认为，DNA 损伤感应子主要由以下几类蛋白组成：复制蛋白 A(replication protein A，RPA)，为单链 DNA 结合蛋白；DNA 双链断裂识别蛋白 MRN(Mre11-Rad50-Nbs1)及 Ku70/Ku80 二聚体蛋白；与裂殖酵母 Rad17 同源的人 RAD17 蛋白，为复制因子 C(replication factor C，RFC)样蛋白；蛋白复合物 9-1-1(Rad9-Rad1-Hus1)，为增殖细胞核抗原(proliferating cell nuclear antigen，PCNA)样蛋白。

当 DNA 单链发生损伤时，单链 DNA 结合蛋白 RPA1-3、RAD17-RFC2-5 及 9-1-1 三聚体可感应并识别损伤，介导单链 DNA 损伤关卡级联反应及损伤修复。RPA1-3 可与单链 DNA 结合，RAD1-RFC2-5 五聚体及 9-1-1 三聚体蛋白复合物可结合至受损部位，介导 DNA 损伤应答或 DNA 损伤修复。9-1-1 三聚体的结构与 PCNA 结构相似，均为环状三聚体结构，可套在双链 DNA 上，介导 DNA 损伤应答等功能。

当 DNA 双链断裂时，MRN 复合物或 Ku70/Ku80 二聚体蛋白可识别并结合至损伤部位，介导 DNA 损伤应答(图 4-25)。

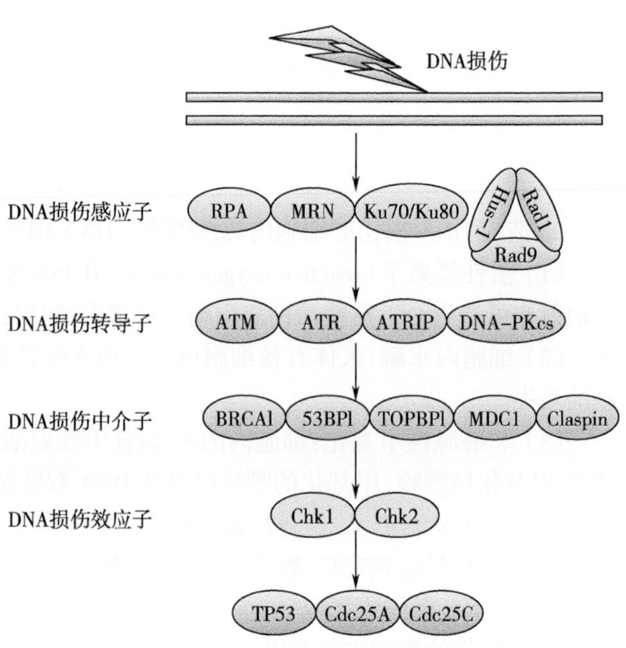

图 4-24　DNA 损伤关卡蛋白信号转导途径

2. DNA 损伤转导子　DNA 损伤感应子结合至损伤部位后，招募 DNA 损伤转导子。DNA 损伤转导子包括两类：一类属于磷脂酰肌醇-3-激酶相关激酶(phosphatidylinositol-3-kinase-related kinase，PIKK)家族成员，如激活共济失调毛细血管扩张突变蛋白(ataxia-telangiectasia mutated protein,ATM)、ATR 蛋白(ATM-RAD3-related protein)及依赖 DNA 的蛋白激酶(DNA dependent protein kinase,DNA-PK)等;另一类为 PIKK 伴侣蛋白,如 ATR 作用蛋白(ATR interacting protein,ATRIP)等。在 DNA 损伤修复中,ATM 与 ATR 扮演着承上启下的重要作用,简述如下。

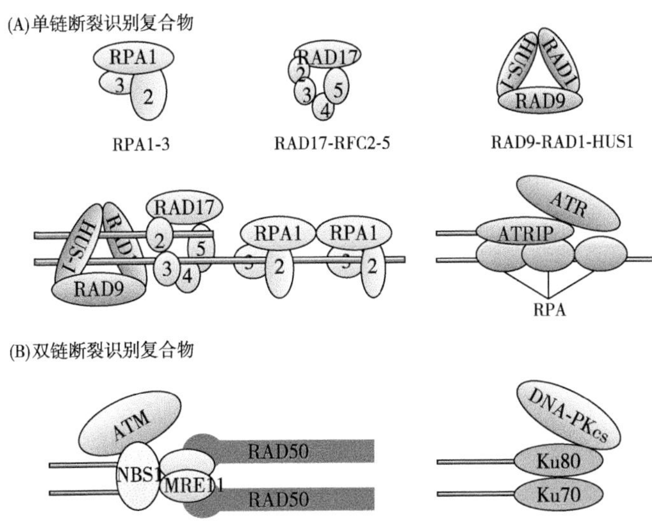

图 4-25　DNA 损伤断裂识别复合物

人 *ATM* 基因突变可导致共济失调毛细血管扩张。ATM 蛋白分子量为 350kDa,该蛋白拥有很多 HEAT 结构域,与 PI3K 激酶结构高度相似。ATM 激酶主要介导 DNA 双链断裂引起的信号通路,当细胞受到离子辐射时,ATM 可磷酸化许多蛋白,如肿瘤蛋白 p53(tumor protein p53,TP53)、Nijmegen 断裂综合征(Nijmegen breakage syndrome)的疾病蛋白 NBS1、乳腺癌 1 基因(breast cancer 1 gene,*BRCA1*)编码的蛋白 BRAC1、关卡激酶 2(checkpoint kinase 2,CHK2)等。ATM 可磷酸化靶蛋白氨基酸 SQ/TQ 基序中的丝氨酸或苏氨酸,激活下游蛋白,进行损伤应答信号的转导。ATR 蛋白分子量为 303kDa,与 ATM 蛋白结构相似,也识别靶蛋白氨基酸 SQ/TQ 基序中的丝氨酸或苏氨酸。与 ATM 不同的是,ATR 对紫外线引起的辐射更为敏感,是介导紫外线导致 DNA 损伤应答的主要激酶。

3. DNA 损伤中介子　DNA 损伤中介子是指可与 DNA 损伤转导子结合将应答信号传递给 DNA 损伤效应子的一类蛋白。DNA 损伤中介子主要由拥有 BRCT 结构域的蛋白组成。BRCA1 的 C 末端结构域(BRCA1 C-terminal domain)简称 BRCT 结构域(BRCT domain)。拥有 BRCT 结构域的蛋白有 BRCA1、DNA 拓扑异构酶Ⅱ结合蛋白 1(DNA topoisomerase Ⅱ -binding protein 1,TOPBP1)、肿瘤蛋白 p53 结合蛋白 1(tumor protein p53-binding protein 1,TP53BP1)、DNA 损伤关卡蛋白中介子 1(mediator of DNA damage checkpoint protein 1,MDC1)等。此外,接头蛋白(claspin)也被认为是 DNA 损伤中介子。

4. DNA 损伤效应子　DNA 损伤效应子主要由 DNA 损伤关卡激酶(checkpoint kinase 1、2,CHK1、2)及其下游的磷酸酪氨酸磷酸酶 - 细胞分裂周期蛋白 A、B、C(cell division cycle protein A、B、C,CDC25A、B、C)组成,这些磷酸酶可调控依赖周期蛋白的激酶(cyclin-dependent kinase,CDK)活性,影响细胞周期进程。

表 4-5　DNA 损伤关卡检测蛋白

蛋白名称	蛋白功能
感应子	
RAD 17	RFC 样蛋白
RAD9 RAD1 HUS1	PCNA 样蛋白
RPA	单链 DNA 结合蛋白
MRE11 RAD50 NBS1	识别断裂的 DNA 双链
Ku70 Ku80	识别断裂的 DNA 双链
转导子	
ATM ATR DNA-PKcs	PIKKs 激酶
ATRIP	PIKKs 伴侣蛋白
中介子	
BRCA1 53BP1 TOPBP1 MDC1	BRCT 结构域蛋白
Claspin	CHK1 上游调节蛋白

续表

蛋白名称	蛋白功能
效应子	
CHK1 CHK2	细胞周期检查点蛋白
CDC25A CDC25C	Cyclins 调控蛋白

三、DNA 损伤修复

针对不同类型的 DNA 损伤，细胞可启动相应的 DNA 损伤应答途径（DNA damage response pathway）进行修复。DNA 损伤应答途径至少可分为以下五类。

（一）直接修复

直接修复（direct repair，DR）是指直接去除 DNA 所受的损伤。例如，人体细胞可通过 O^6- 甲基鸟嘌呤 DNA 甲基转移酶（O^6-methyguanine DNA methyltransferase）直接去除不当甲基化造成的 DNA 损伤。

（二）碱基切除修复

碱基切除修复（base excision repair，BER）是指 DNA 损伤形成的错误碱基切除。DNA 在复制过程中可产生不同的错误碱基。例如，不正确复制产生的错配碱基；胞嘧啶、腺嘌呤和鸟嘌呤脱氨后形成的尿嘧啶、次黄嘌呤和黄嘌呤；烷基化产生的烷基化碱基；氧化还原反应产生的不正确氧化 / 还原碱基等等。针对不同类型的损伤，细胞内至少有八种不同类型 DNA 糖基化酶（DNA glycosylase）可识别特定的错误碱基，切断其 N- 糖苷键，将错误碱基除去，由此所形成的脱嘌呤或脱嘧啶（apurinic or apyrimidinic，AP）部位通常称为 AP 位点。然后，由 AP 内切酶（AP endonucleases）切去 AP 位点的磷酸核糖残基，形成的缺口由 DNA 聚合酶填补。最后，由 DNA 连接酶连接，完成修复（图 4-26）。通过碱基切除修复机制修复的碱基数目为 1 ~ 6 个碱基。对单一碱基的修复称为短补丁修复（short patch repair），对 2 ~ 6 个碱基进行的修复称为长补丁修复（long patch repair）。

（三）核苷酸切除修复

核苷酸切除修复（nucleotide excision repair，NER）主要是针对嘧啶二聚体或由射线、化学物质造成的 DNA 损伤或蛋白加合物等。与 BER 不同的是，NER 可除去并合成较大的补丁，对损伤部位进行修复。首先，DNA 损伤识别因子复制蛋白 A（RPA）、以及着色性干皮病互补组 A 和互补组 C（xeroderma pigmentosum complementation group A、C，XPA、XPC）等蛋白可识别并结合至损伤部位，并进一步招募其他 NER 修复因子，形成大的 NER 复合物；复合物中的核酸酶可从损伤部位的两侧切除包含受损核苷酸在内的 DNA 片段，在 DNA 解链酶作用下解链，释放出切点之间的 DNA 片段，产生单链缺口；最后，在 DNA 聚合酶作用下，按碱基互补原则合成新片段，填充缺口，再由 DNA 连接酶将缺口封闭（图 4-26）。此外，NER 修复机制也可修复 DNA 单链断裂或 DNA 磷酸核糖骨架异常。

（四）错配修复

错配修复（mismatch repair，MMR）是指纠正 DNA 损伤产生的错配碱基。错误的 DNA 复制会产生错配碱基，这样的复制错误可由 MMR 机制加以纠正。真核细胞中，大肠埃希菌 MutS 同源蛋白 2 和 3（*E. coli* MutS homolog 2、3，MSH2、MSH3）、大肠埃希菌 MutL 同源蛋白 1（*E. coli* MutL homolog 1，MLH1），以及酿酒酵母减数分裂后分离增加蛋白 2（*S. cerevisiae* postmeiotic segregation increased protein 2，PMS2）等错配修复因子能识别错配碱基，并结合至损伤部位；在 ATP 酶催化下，PMS2 发挥核酸内切酶的功能，将错配碱基所在 DNA 链两端切开，形成缺口；然后，由酿酒酵母核酸外切酶同源蛋白 1（*S. cerevisiae* exonuclease homolog 1，EXO1）或其他核酸外切酶切除含错配碱基的片段；单链结合蛋白 RPA 附着在未受损单链 DNA 上，并招募 DNA 聚合酶，以正常链为模板合成新片段；最后，由连接酶将缺口连接，完成修复（图 4-26）。

（五）双链断裂修复

DNA 双链断裂常由细胞内源性活性氧、离子辐射、或可产生活性氧的化学物质攻击后产生。DNA 双链断裂修复（double-strand break repair，DBR）有两种机制。一种是同源重组修复，另一种是非同源末端连接。

1. 同源重组修复　同源重组修复（homologous recombination repair，HRR）是指以未受损的姐妹染色单体为同源性模板，对受损的染色单体进行修复。分为四个步骤：①识别并切除（recognition and resection）；②链侵入（strand invasion），合成新的 DNA，形成 Holliday 连结体（Holliday junction）；③分支移位（branch migration）；④连接。首先，由 Mre11/Rad50/NBS1 复合物识别并招募 EXO1 等核酸外切酶进行 5'-3' 末端切除，接着，Rad52、Rad51 结合至断裂 DNA 残端，Rad51 启动链侵入步骤，其他修复因子如 BRAC1、BRAC2、Rad54 也参与其中，形成 Holliday 连结体。然后，DNA 聚合酶合成新的 DNA，再由解离酶切开 Holliday 连结体，分离两条双链。最后，由连接酶将缺口连接（图 4-26）。

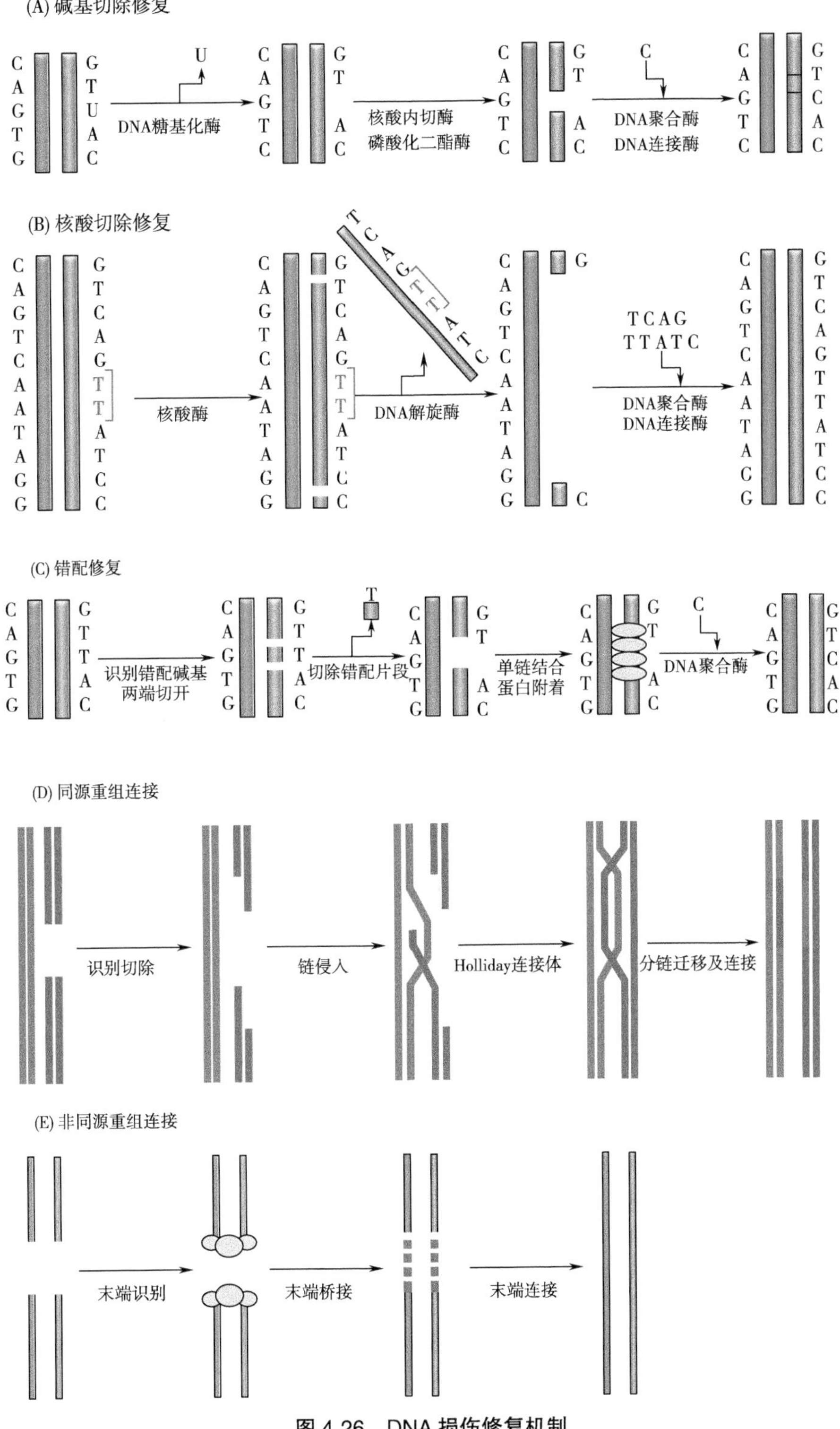

图 4-26　DNA 损伤修复机制

2. 非同源末端连接 非同源末端连接（non-homologous end joining，NHEJ）并不需要姐妹染色单体作为模板。在真核细胞中，Ku80/Ku70异二聚体识别并结合至断裂双链末端，并招募DNA-蛋白激酶C（DNA-protein kinase C，DNA-PKC）、以及连接酶4-X射线修复交叉互补蛋白（X-ray repair，cross-complementing protein，XRCC）异二聚体参与修复，连接酶4-XRCC可将断端连接在一起完成修复。非同源末端连接修复通常用单链DNA的延伸区作为模板，在通常情况下，可保证修复的准确性；当损伤较严重导致延伸链不匹配时，可造成修复链发生碱基丢失、端粒融合或染色体易位，从而导致肿瘤的发生（图4-26）。

需要注意的是，对某一特定类型的DNA损伤可以有不止一种DNA损伤修复机制参与修复；某一种DNA损伤因子也可参与不同的DNA损伤应答途径。例如，对O^6-甲基鸟嘌呤的修复，直接修复、碱基切除修复或核苷酸切除修复均可参与修复；此外，单链结合因子RPA可同时参与多种修复机制。

四、与DNA损伤修复相关的疾病

在人类生殖细胞中，如果DNA损伤修复基因缺失，或发生突变失活，可导致子代遗传性疾病发生。该类遗传病大部分属于常染色体隐性遗传病，只有在纯合子突变的状态下，它们才表现出明显的表型，如对紫外线或放射线高度敏感等。因此，在临床上，这类病例相对罕见。然而，针对此类疾病的研究，可为我们深入理解DNA损伤应答、肿瘤发生、细胞衰老等机制提供重要的信息。

（一）与核苷酸切除修复（NER）缺陷相关的疾病

核苷酸切除修复（NER）是一个普遍的过程，能去除由化学物质引起的DNA损伤，例如，暴露在阳光下所产生的环丁烷嘧啶二聚体，或者由化学物质如苯并芘等致癌物引起的庞大的DNA碱基加合物。在真核生物中，NER是一个复杂的过程，有二十多种基因参与其调控。与NER缺陷相关疾病至少有以下几种。

1. 着色性干皮病 着色性干皮病（xeroderma pigmentosum，XP）相对罕见，发生率约1/250 000。XP患者缺乏修复紫外线损伤的功能，如暴露在阳光下可导致过度晒伤。随着年龄的增长，暴露处皮肤色素改变，伴角化、萎缩及癌变。在XP纯合子个体中，发生皮肤癌的风险据估计大约是正常个体的10 000倍。患者的皮肤成纤维细胞在组织培养中，经紫外线照射后，也表现出缺乏DNA损伤修复功能，许多XP患者还表现出神经缺损，常在11～20岁时因转移性肿瘤而死亡。

着色性干皮病有7种互补组，分别为XPA、XPB、XPC、XPD、XPE、XPF、XPG；还有1种变异型HPV。7种互补组分别是由于参与NER修复的*XPA*、*XPB*、*XPC*……等基因突变，导致核苷酸切除修复系统缺陷。HPV则是由于DNA聚合酶 η 的编码基因*POLH*突变，导致DNA损伤修复最后阶段填充缺口受阻。

着色性干皮病患者常发生原癌基因与肿瘤抑制基因的突变，如*HRAS*、*TP53*等，符合由紫外线辐射诱导产生的DNA损伤（参见第三十六章）。

2. Cockayne综合征 Cockayne综合征（Cockayne Syndrome，CS）患者往往对光敏感，但是它并不像着色性干皮病那样以皮肤色素失调为特点，也不易患皮肤癌。这种疾病的主要特征有：严重的产后发育障碍、过早衰老的外观、神经性耳聋、视网膜色素变性、颅内钙化以及严重的神经损伤，患者很少能活到成年。

参与NER修复的*CSA*与*CSB*基因突变是导致Cockayne综合征的主要原因（参见第三十六章）。

3. XP/CS综合征 有很少一部分患者同时具有XP和CS的临床特征，在这些患者的细胞中，*XPB*、*XPD*、*XPG*等基因发生突变。

4. 毛发硫营养障碍伴光敏感症 毛发硫营养障碍伴光敏感症（trichothiodystrophy with sun sensitivity，OMIM 278730）有一类因NER修复系统缺陷而导致的常染色体隐性遗传病，它们共同的临床特征有：光敏感性（photosensitivity）、鱼鳞癣（ichthyosis）、毛发脆弱（brittle hair）、智力缺陷（intellectual impairment）、生育能力降低（decreased fertility）、身材矮小（short stature）。这些临床特征的首字母缩写为PIBIDS，因而，这类疾病被称为PIBIDS综合征（PIBIDS syndrome）。此综合征经OMIM改名为毛发硫营养障碍伴光敏感症。编码基因为：*ERCC2*，染色体定位19q12.32。这类患者中，毛发脆弱现象尤为显著，这是由于毛发中含硫丰富的蛋白质表达改变而引起。

除*ERCC2*外，也发现*ERCC3*、*TTDA*或*GTF252*基因常发生突变。这四个基因编码的蛋白均为转录因子TF2H的亚单位，因此导致毛发硫营养障碍（TTD）的主要原因是转录因子TF2H的功能丧失。由于

TF2H 参与 NER 修复，因此 PIBIDS 综合征和 TTD 均属于 NER 修复缺陷相关遗传疾病（参见第三十六章）。

（二）与错配修复缺陷相关的疾病

非息肉性遗传性结肠癌　非息肉性遗传性结肠癌（non-polyposis hereditary colorectal cancer，HNPCC）是一种常染色体显性遗传病。HNPCC 具有显著的癌症易感性。HNPCC 患者易发结肠癌，同时也易发卵巢癌、子宫内膜癌、胃癌、小肠癌、脑瘤、胆管癌等。HNPCC 患者肿瘤易感性的原因是上述肿瘤细胞错配修复机制缺陷，与 HNPCC 发病相关的错配修复基因包括 *MLH1*，*MLH3*，*MSH2*，*MSH6*，*PMS2* 和 *EXO1* 等。HNPCC 细胞错配修复缺陷可导致微卫星不稳定（microsatellite instability，MSI），微卫星不稳定是 HNPPC 的典型特点（参见第二十九章）。

（三）与 DNA 链断裂修复缺陷有关的疾病（表 4-6）

表 4-6　与 DNA 损伤修复相关的遗传性疾病

综合征	基因突变	基因组不稳定性	主要肿瘤类型
着色性干皮病	*XPA-G*	点突变	皮肤
Cockayne 综合征	*CS-A CS-B*	点突变	无
先天性全血细胞减少症（Fanconi 贫血）	*FAN-A, C-G*	染色体异倍体	白血病
毛细血管扩张型共济失调	*AIM*	染色体异倍体	淋巴瘤
Nijmegen 断裂综合征	*NBS-1*	染色体异倍体	淋巴瘤
成年早老症（Werner 综合征）	*WRN*	染色体异倍体	多种
Bloom 综合征	*BLM*	染色体异倍体	白血病，淋巴瘤

1. 毛细血管扩张性共济失调　毛细血管扩张性共济失调（ataxia telangiectasia，AT）属常染色体隐性遗传病，与 DNA 链断裂修复缺陷有关。AT 的主要特点是严重的小脑性共济失调以及毛细血管异常扩张。AT 患者很容易形成肿瘤，主要是淋巴瘤，而且它的出现往往比一般人群早。他们还经常并发免疫系统损害及感染。

AT 患者的细胞具有许多异常的表型，最突出的是，它们对电离辐射及引起双链断裂的化学制剂非常敏感。AT 细胞的细胞周期中 S 期异常延长。*ATM* 基因异常是罹患 AT 的关键因素，该基因编码一个 350kDa 的蛋白。ATM 蛋白和 PI3 激酶家族蛋白之间存在同源性。对 ATM 蛋白大量的研究表明，它是应对 DNA 损伤时多种信号通路的关键效应物（参见第三十一章）。

2. Nijmegen 断裂综合征　Nijmegen 断裂综合征（Nijmegen breakage syndrome，NBS）是一种罕见的常染色体隐性遗传病。和 AT 相似，NBS 患者的细胞对电离辐射具有高敏感性。NBS 患者表现出生长发育迟缓、免疫缺陷和易发肿瘤。另外，他们还具有面部外观异常、畸形和智力低下等特征。

NBS 的致病基因是 *NBS1* 基因，*NBS1* 基因编码一个含 754 个氨基酸的 NBS1 蛋白。NBS1 蛋白是双链断裂（DSB）修复复合物 MRN 的一个成员，NBS1 蛋白参与同源重组修复（HR）、DNA 非同源末端连接（NHEJ）修复、TP53 活化和细胞周期关卡活化等过程（参见第三十一章）。

3. 共济失调毛细血管扩张症　一些家族性疾病具有与 AT 相似的临床特征，但是 *ATM* 基因并未发生突变。这些患者具有经典的 AT 表型，包括进行性神经退行性变，眼部毛细血管扩张。这种疾病被称为共济失调毛细血管扩张症样紊乱（ataxia telangiectasia-like disorder，ATLD）。*MRE11A* 基因突变与 ATLD 密切相关。MRE11A 蛋白是 MRN 复合物中的一个成员，参与 HR 与 NHEJ 损伤修复（参见第三十一章）。

4. Fanconi 贫血　Fanconi 贫血（Fanconi anemia，FA）为常染色体隐性遗传病，发病率约为 1/350 000。典型的临床表现为骨髓造血功能丧失，导致全血细胞减少，故又称为先天性血细胞减少症（congential pancytopenia）。本病常在 10 岁以内发病。患者骨髓异常，大拇指或桡骨发育异常，常见先天性畸形并伴有皮肤色素沉着。

FA患者染色体自发断裂率明显增高，双着丝粒体、核内复制也很常见。约10%的患者由FA发展为白血病，死于白血病者比正常人群高约20倍。

FA发生的分子机制是双链DNA断裂修复缺陷。目前已发现有15个基因与FA相关，*BRCA2*是其中之一。研究表明，BRCA2蛋白参与DNA双链断裂修复，是同源重组修复的重要蛋白之一（参见第二十八章）。

（四）与DNA损伤应答机制缺陷相关的其他遗传性疾病

RECQ蛋白家族是一类ATP依赖的DNA解旋酶。该酶广泛分布在细菌和真核生物体内，与DNA损伤应答密切相关，并且在维持基因组完整性上发挥了重要的作用，由*RECQ*基因家族编码。属于*RECQ*基因家族的一个成员称为*BLM*基因。*BLM*基因缺陷可导致Bloom综合征（Bloom syndrome，BLM）。*RECQ*基因家族的另外两个成员*RECQL4*和*RECQL5*的基因缺陷，则分别与Rothmund-Thomson综合征（Rothmund-Thomson syndrome）和RAPADILINO综合征（RAPADILINO syndrome）有关。这类患者表现出桡骨与髌骨发育不全、腭裂、幼儿腹泻、小身材、肢体畸形、鼻子细长等。*RECQ*基因家族还有一个成员是*WRN*基因，*WRN*基因缺陷与Werner综合征（Werner Syndrome，WS）有关。以下对Bloom综合征及Werner综合征进行简要介绍：

1. Bloom综合征　Bloom综合征（BLM）属常染色体隐性遗传病，以广泛多组织肿瘤为特点的。BLM患者的细胞表现出：①染色体断裂导致染色体不稳定；②姐妹染色单体交换频率增加。BLM患者出生体重低，生长迟缓，有先天性红斑、窄面及喙鼻、颧骨区域发育不全、小下颌等特点，BLM患者也表现出低生育能力。*BLM*基因缺陷与BLM密切相关（参见第三十六章）。

2. Werner综合征　Werner综合征（WRN）非常罕见，属常染色体隐性遗传病。患者临床表现为老化加速。典型特征有：身材矮小、角化过度、皮下组织萎缩、双腿的营养性溃疡、毛细血管扩张，血管钙化，尿液中透明质酸增加，性腺功能减退及男女双方生育能力降低。患者会死于癌症或者心血管疾病，平均死亡年龄为47岁。

WRN患者的体外培养细胞早期可正常生长，细胞寿命较短，这与WRN细胞端粒分离较快有关。*WRN*基因缺陷与WRN密切相关。WRN蛋白是一个3'→5' DNA解旋酶，WRN蛋白同时拥有核酸外切酶功能。

WRN蛋白与DNA重组密切相关，在*WRN*基因缺陷细胞中，染色质可发生缺失或易位（参见第三十六章）。

参考文献

1. Woodward D, Woodward VW. Concepts of Molecular Genetics. New York: McGraw-Hill Book Co, 1977.
2. Stanbury JB, Wyngaarden JB, Frederickson DS, *et al*. The Metabolic Basis of Inherited Disease. 5th ed. New York: McGraw-Hill Book Co, 1983.
3. 王镜岩，朱圣庚，徐长法．生物化学．第3版．北京：高等教育出版社，2004.
4. Strachan T, Read AP. Human Molecular Genetics. 4th ed. New York: Garland Science Press, 2011.
5. Fraser GR, Mayo O. Textbook of Human Genetics. London: Blackwell Scientific Publication, 1975.
6. Crick FHC. On Protein Synthesis. Symp Soc Exp Biol, 1958, Ⅻ: 139-163.
7. Crick FHC. Central dogma of molecular biology. Nature, 1970, 227(5258): 561-563.
8. Ansari AZ. Chemical crosshairs on the central dogma. Nat Chem Biol, 2007, 3(1): 2-7.
9. Kreb JE, Goldstein ES, Kilpatrick ST. Lewin's GENES Ⅺ. Sudbury: Jones and Bartlett Publishers, 2012.
10. Gardner EJ, Sunstad DP. Principles of Genetics. 8th ed. Washington: John Wiley & Sons, 1991.
11. Zhou BB, Elledge SJ. The DNA damage response: putting checkpoints in perspective. Nature, 2000, 408(6811): 433-439.
12. Sancar A, Lindsey-Boltz LA, Unsal-Kacmaz K, *et al*. Molecular mechanisms of mammalian DNA repair and the DNA damage checkpoints. Annu Rev Biochem, 2004, 73: 39-85.
13. Friedberg EC, Wakler GC, Siede W, *et al*. DNA repair and mutagenesis. Washington, DC: ASM Press, 2006.
14. DePamphilis ML. DNA replication and human disease. New York: Cold Spring Harbor Laboratory Press, 2006.

第五章　遗传方式

赵彦艳

第一节　遗传的基本规律

现代遗传学的奠基人孟德尔(Mendel)通过豌豆杂交实验，于1865年提出，生物性状由遗传因子决定，并指出了遗传因子的传递规律，经后人归纳为孟德尔定律，即分离律和自由组合律。Johannsen(1909)将这种遗传因子定名为基因(gene)。Morgan等(1916)从果蝇的遗传研究中，证实基因在染色体上、呈直线排列，并进一步提出了连锁与交换律。

基因携带着遗传信息，按一定规律从上代向下代传递，其所携带的遗传信息经过表达，形成一定的遗传性状或遗传病。基因的遗传方式是多种多样的，主要包括单基因遗传和多基因遗传两大类，此外，还有线粒体遗传、体细胞遗传等。为了更好地理解这些遗传方式和遗传性疾病，这里需要首先了解一下遗传的基本规律和相关术语。

一、分离律

生物在生殖细胞形成过程中，成对的基因彼此分离，分别进入不同的生殖细胞中，即每个生殖细胞中只存在亲代成对基因中的一个；亲代的成对基因决定的相对性状在子代中有分离现象。后人将这一规律称为分离律(law of segregation)或孟德尔第一定律(Mendel's first law)。

二、自由组合律

生物在生殖细胞形成过程中，决定不同对相对性状的基因，可自由组合于生殖细胞中。这就是自由组合律(law of independent assortment)或孟德尔第二定律(Mendel's second law)。

三、连锁与交换律

Morgan等用实验证实,生物在生殖细胞形成过程中,同一条染色体上的不同基因连在一起不分离,称为连锁(linkage);同一对染色体上的若干对基因彼此间都是连锁的,构成了一个连锁群(linkage group),同源染色体在配对联会时发生交换,使同一连锁群中的各对基因之间也随之互换。这就是连锁与交换律(law of linkage and crossing-over)。

同源染色体上的两对基因之间的交换率与连锁基因间的距离有关,相距愈远,发生交换的机会愈大。基因在染色体上的距离用厘摩(centimorgan,cM)为单位表示,1%交换率为1个厘摩。基因座(genetic locus)是指染色体上基因所占的特定位置;位于同源染色体的同一基因座上的一对相对基因称为等位基因(allele);某一特定基因座上一对等位基因的组成称为基因型(genotype);基因型和环境相互作用的结果,形成生物体可以观察到的性状,称为表型(phenotype)。如果同源染色体的同一基因座上成对的基因彼此相同,这样的个体称为纯合子(homozygote);如果等位基因彼此不同,这样的个体称为杂合子(heterozygote)。如果同源染色体的同一基因座上成对的基因发生不同致病突变,这样的个体称为复合杂合子(compound heterozygote);而在两个不同基因座上各有一个突变基因,这样的个体称为双重杂合子(double heterozygote)。在杂合子中表现出来的性状,称为显性性状(dominant character),决定显性性状的基因称为显性基因(dominant gene)。相反,在杂合子中未表现出来的性状称为隐性性状(recessive character),决定隐性性状的基因称为隐性基因(recessive gene)。

第二节 单基因遗传

由一个基因单独决定遗传性状或遗传病的遗传方式,称为单基因遗传。单基因遗传病在上下代之间的传递遵循孟德尔定律,所以也称孟德尔式遗传病,根据致病基因所在的染色体和基因的显性与隐性关系的不同,一般可分为五种:即:①常染色体显性;②常染色体隐性;③X连锁显性;④X连锁隐性;⑤Y连锁;鉴于从单基因病的遗传方式来讨论,建议具有“母系遗传”特点的线粒体病可以归纳为遗传方式有六种。

临床上,判断遗传病的遗传方式,常用系谱分析法(pedigree analysis)。系谱是医生确诊的第一个遗传病患者,即先证者(proband;index case)之后,从先证者入手,详细调查其家族成员中的发病情况,并用特定的系谱符号(图5-1),按一定方式将调查结果绘制而成的图解。

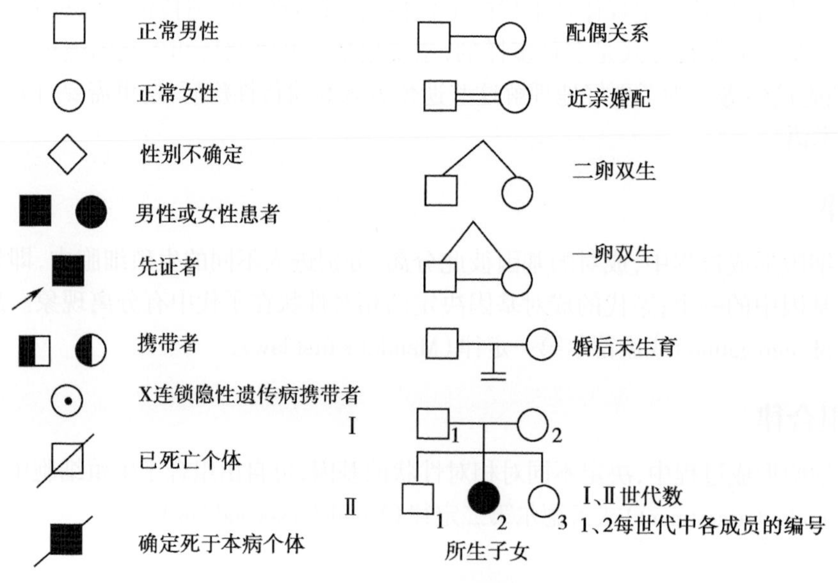

图5-1 系谱中常用的符号

系谱中不仅包括患病个体，也包括全部健康的家族成员。在对某一种遗传病或性状进行系谱分析时，有时仅依据一个家族的系谱资料不能反映出该病或性状的遗传方式，往往需要将多个具有相同遗传病或性状的家族系谱作综合分析，才能做出准确而可靠的判断。根据系谱，可以对家系进行回顾性分析，以便确定所发现的某一疾病或性状在该家族中是否有遗传因素的作用及其可能的遗传方式；还可以通过系谱对某一遗传病家系进行前瞻性遗传咨询，评估家庭成员的患病风险或再发风险。

一、常染色体显性遗传

如果与一种性状或遗传病有关的基因位于 1～22 号常染色体上，其突变基因是显性基因，这种遗传方式就称为常染色体显性遗传（autosomal dominant inheritance，AD），这种疾病就称为常染色体显性遗传病。

（一）常染色体显性遗传病的特征

常染色体完全显性遗传病的典型遗传方式有以下特点（图 5-2）：

1. 由于致病基因位于常染色体上，所以致病基因的遗传与性别无关，即男女患病的机会均等；
2. 系谱中可见本病呈连续传递，通常连续几代都可以看到患者；
3. 患者的双亲中通常有一个为患者，致病基因由患病的亲代传来；
4. 双亲无病时，子女一般不会患病（除非发生新的基因突变）；
5. 患者的同胞和后代有 1/2 的发病风险。

根据这些特点，临床上可对常染色体完全显性的遗传病进行发病风险的估计。例如夫妇双方中有一人患病（杂合子），那么子女患病的可能性为 1/2；如果夫妇双方都是患者（均为杂合子），则子女患病的可能性为 3/4。

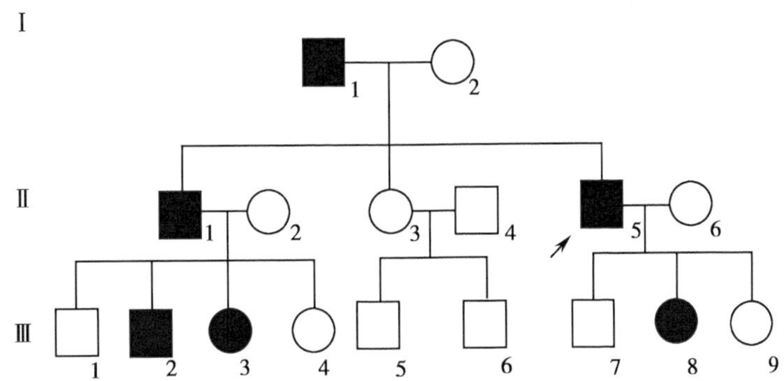

图 5-2　典型的常染色体完全显性遗传系谱

（二）常染色体显性遗传病举例—软骨发育不全

软骨发育不全（achondroplasia，ACH；OMIM #100800）是由于软骨内成骨缺陷所致的遗传性短肢型侏儒症（参见第三十四章）。ACH 的致病基因是编码成纤维细胞生长因子受体 3（fibroblast growth factor receptor 3，FGFR3）的基因 *FGFR3*，位于 4p16.3；突变基因是显性基因，多为新生突变的结果。

（三）婚配类型及子代发病风险的预测

如果用 A 代表决定某种显性性状的基因，用 a 代表与其相应的隐性基因，那么，在完全显性的情况下，患者的基因型为 AA 或 Aa，正常人的基因型为 aa。在实际生活中最常见是杂合子患者（Aa）与正常人（aa）之间的婚配，其所生子女中，大约有 1/2 是患者，也就是说，这对夫妇每生育一个孩子，都有 1/2 的可能性为患儿（图 5-3）。

二、常染色体隐性遗传

如果与一种性状或遗传病有关的基因位于 1～22 号常染色体上，其突变基因是隐性基因，这种遗传方式就称为常染色体隐性遗传（autosomal recessive inheritance，AR），这种疾病就称为常染色体隐性遗传病。

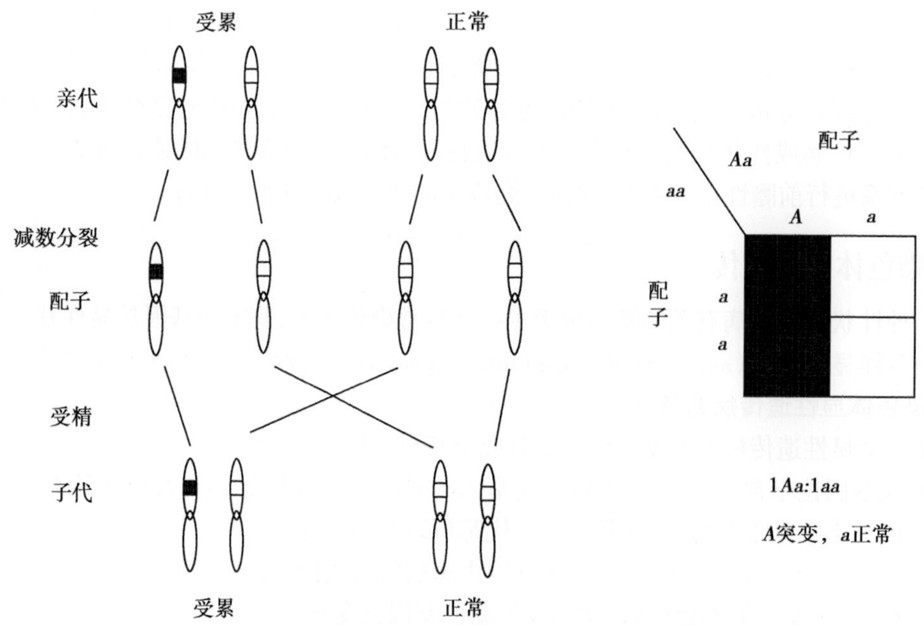

图 5-3 常染色体显性遗传病杂合子患者与正常人婚配图解

左侧婚配图解中突变基因用黑色表示，右侧 Punnett 方格图中受累个体用实心黑色表示

这种遗传病只有隐性突变基因的纯合子（aa）或复合杂合子（aa'）才会发病，带有隐性突变基因的杂合子（Aa），由于正常的显性基因（A）的存在，突变基因（a）的作用得不到表现，这样的个体虽不发病，却能将突变等位基因（a）传于后代，这种杂合子称为携带者（carrier）。

（一）常染色体隐性遗传病的特征

常染色体隐性遗传病的典型系谱有如下特点（图 5-4）：

1. 由于致病基因位于常染色体上，所以致病基因的遗传与性别无关，即男女患病的机会均等；

2. 系谱中患者的分布往往是散发的，通常看不到连续传递现象，有时在整个系谱中只有先证者即一个患者，但同胞中可有多人患病；

3. 患者的双亲表型往往正常，但都是致病基因的携带者；

4. 患者的同胞有 1/4 的发病风险，患者表型正常的同胞中有 2/3 的可能性（概率）为携带者；

5. 患者的子女一般不发病（除非其配偶是该基因的携带者），但一定是肯定携带者（obligatory carrier）；近亲婚配（consanguineous marriage）时，后代的发病风险比随机婚配明显增高。这是由于他们有共同的祖先，可能会携带某种共同的致病基因。

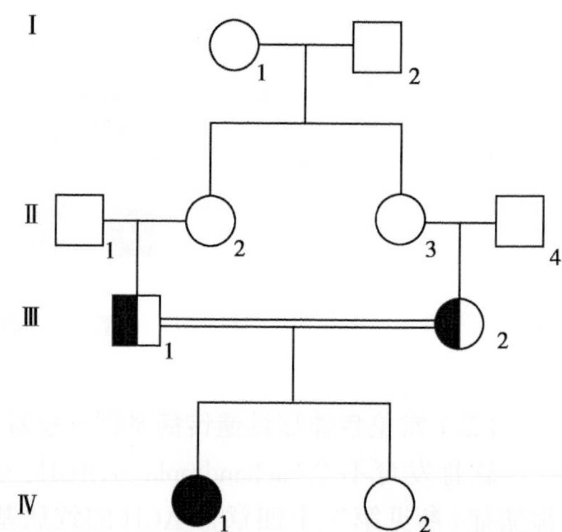

图 5-4 典型的常染色体隐性遗传系谱

（二）常染色体隐性遗传病举例—白化病Ⅰ型

白化病Ⅰ型（albinism，oculocutaneous，type ⅠA，OCA1A；OMIM 203100）是一种常染色体隐性遗传的代谢性疾病，以皮肤、毛发和眼睛缺乏黑色素而呈现白化特征（参见第三十六章）。OCA1A 的致病基因是编码酪氨酸酶（tyrosinase，TYR）的基因 TYR，位于 11q14-q21；突变基因是隐性基因。

（三）婚配类型及子代发病风险的预测

在常染色体隐性遗传病家系中最常见的是两个杂合携带者（Aa × Aa）之间的婚配，每次生育的发病风险为 1/4；在患儿表型正常的同胞中，杂合子占 2/3，见图 5-5。

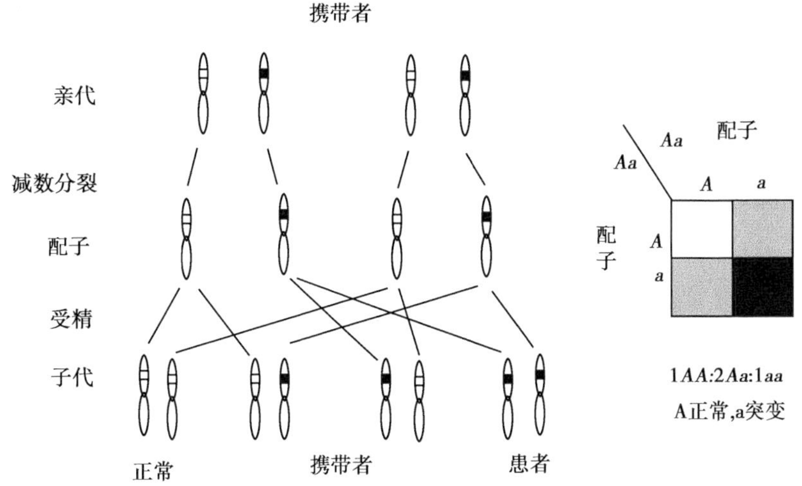

图 5-5　常染色体隐性遗传病杂合子相互婚配图解

左侧婚配图解中突变基因用黑色表示,右侧 Punnett 方格图中受累个体用实心黑色表示,杂合子用灰色方格表示

携带者与患者婚配(Aa×aa)多见于近亲婚配或一些发病率高的常染色体隐性遗传病人群中。这时,子代中将可能有 1/2 为患者,1/2 为携带者(图 5-6A)。这种家系由于连续两代出现患者,子代分配比例类似显性遗传格局,不易与常染色体显性遗传区分。在近亲婚配家庭中出现这种遗传方式时,应考虑常染色体隐性遗传的可能性。而当正常人与患者婚配(AA×aa)时,其所生子代中将全部都是带有致病基因的携带者(图 5-6B)。

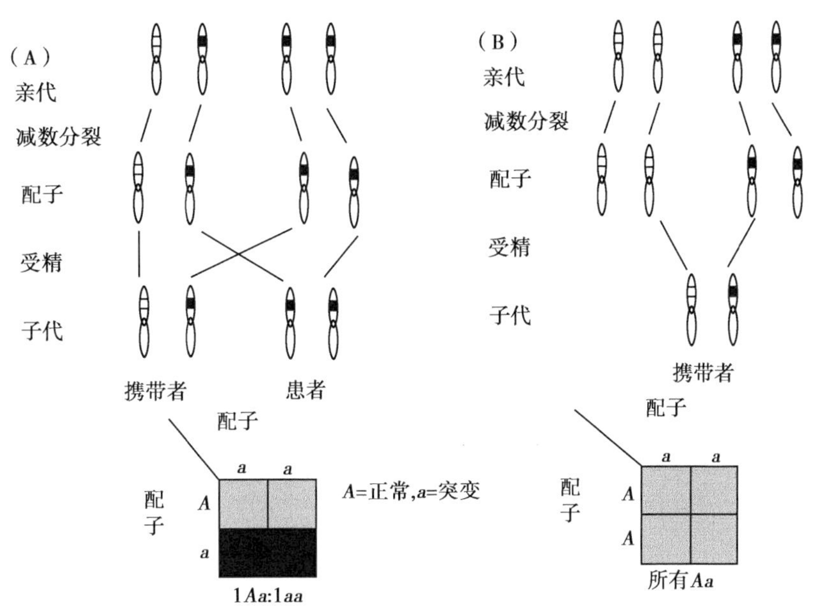

图 5-6　常染色体隐性遗传病患者可能的婚配方式

(A)常染色体隐性遗传病患者与杂合子婚配图解;(B)常染色体隐性遗传病患者与正常人婚配图解

患者相互婚配(aa×aa)时,子女无疑将全部受累。由于隐性致病基因少见,这种婚配的可能性极少,只有在发病率高的常染色体隐性遗传病中才能见到。在具有遗传异质性的单基因遗传病,同病婚配时,可能各为不同基因座的纯合子,其子代为双重杂合子,不会患病。

糖原贮积症Ⅰa 型(glycogen storage disease Ⅰa,GSD1A;OMIM 232200)是常染色体隐性遗传病。从图 5-7 的系谱中看出:先证者$Ⅲ_1$的双亲都无本病,但肯定都是携带者;先证者$Ⅲ_1$共有同胞 4 人,其弟$Ⅲ_2$也是本病患者,所以,本系谱中患者同胞中 1/2 的个体发病,高于预期的 1/4。这种偏差是由于选样偏倚和家系

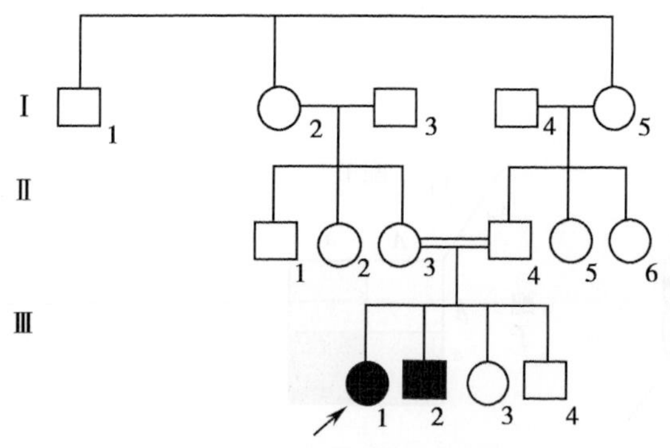

图 5-7　糖原贮积病Ⅰ型系谱

过小所造成。选样偏倚的缘由是：当一对隐性遗传病的携带者婚配后，如果只生一个正常小孩，则不会就诊；只有小孩患了遗传病，才会求医。在这种情况下，统计 100 个家庭，医生所看到的后代中发病比例将是 100%。如果他们生了两个小孩，那么，第一个无病，第二个也无病的概率从理论上计算应为 3/4×3/4=9/16，这种情况是医生所看不到的。另一方面，第一个无病而第二个有病，其概率是 3/4×1/4=3/16；第一个有病而第二个无病的概率将是 1/4×3/4=3/16。所以，总的来估计，两个小孩中一个有病、一个无病的概率为 3/16+3/16=6/16。此外，两个小孩都有病的概率为 1/4×1/4=1/16。因此，医生所看到的常染色体隐性遗传病，发病比例通常高于 1/4。所以必须经过适当的校正，才能看到后代中的相应发病比例。常用的方法为先证者法（proband method）。校正比例 $(f)=\dfrac{\sum a(r-1)}{\sum a(s-1)}$。a 为先证者数，r 为同胞组中的患者数，s 为同胞组中的总人数。先证者法的原理是略去一定数目的患者（aa）以补偿未观察的正常人（AA 或 Aa）。如果在一个同胞组中有两个先证者被独立地观察到两次，则这个同胞组应略去加倍的分量。例如有人统计 15 个先天性聋哑患者的同胞 26 人中共有 15 名患者，如果不加校正，发病比例为 15/26=0.577。如果按先证者法加以校正，则校正发病比例为 6/22=0.273，接近 0.25（1/4）（表 5-1）。

表 5-1　15 个先天性聋哑患者按同胞组的分布

同胞组总人数(s)	患者数(r)	先证者数(a)	a(r-1)	a(s-1)
1	1	1	0	0
1	1	1	0	0
2	1	1	0	1
2	1	1	0	1
2	2	2	2	2
3	1	1	0	2
3	2	1	1	2
3	1	1	0	2
4	1	1	0	3
4	2	1	1	3
4	2	2	2	6
26	15	13	6	22

三、X 连锁显性遗传

性染色体上的基因所决定的遗传性状或遗传病，在群体分布上存在明显的性别差异，这种与性别相关的遗传方式称为性连锁遗传（sex-linked inheritance），也称为“伴性遗传”。性染色体包括 X 染色体和 Y 染色体。因此，性连锁遗传也就包括 X 连锁遗传和 Y 连锁遗传。如果决定某种性状或疾病的基因位于 X 染色体上，突变基因为显性基因，这种遗传病的遗传方式称为 X 连锁显性遗传（X-linked dominant inheritance，XD）。

男性只有一条 X 染色体，Y 染色体上一般缺乏相应的基因，因此男性 X 染色体上的基因不是成对存在的，而只有成对基因中的一个，故称为半合子（hemizygote）；男性的 X 染色体及其连锁的基因只能从母亲传来，又只能传递给女儿，不能传递给儿子，这种传递方式称为交叉遗传（criss-cross inheritance）。对 X 连锁显性遗传病而言，男性 X 染色体上带有致病基因才表现为疾病；而女性有两条 X 染色体，其中任何一条

X 染色体上存在致病基因都会发病,因此,女性的发病率约为男性的 2 倍。然而男性患者病情较重,而女性患者由于 X 染色体的随机失活,病情较轻且常有变化。

(一) X 连锁显性遗传的特征

X 连锁显性遗传的典型系谱有如下特点(图 5-8):

1. 人群中女性患者数目约为男性患者的 2 倍,且女性患者病情通常较轻;

2. 患者双亲中必有一方患病;如果双亲无病,则来源于新发的基因突变;

3. 由于交叉遗传,男性患者的女儿全部为患者,儿子全部正常;女性患者(杂合子)的子女中各有 1/2 的可能性发病;

4. 系谱中常可看到连续传递现象,这一特点与常染色体显性遗传相似但无父子传递(male-male transmission),据此可以与常染色体显性遗传区别。

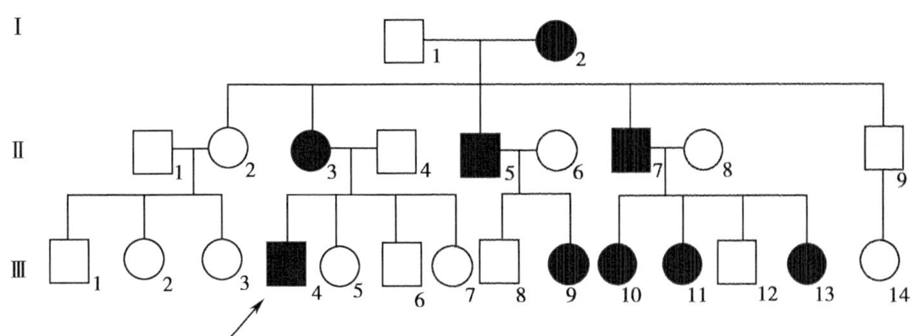

图 5-8 典型的 X 连锁显性遗传系谱

(二) X 连锁显性遗传病举例——抗维生素 D 佝偻病

抗维生素 D 佝偻病(vitamin D resistant rickets;OMIM 307800)又称低磷酸盐血症性佝偻病(X-linked dominant hypophosphatemic rickets,XLHR)。这是一种以低磷酸盐血症导致骨发育障碍为特征的遗传性骨病。从临床观察,女性患者多为杂合子,数目虽多于男性患者,但病情较轻,少数只有低磷酸盐血症,没有明显的佝偻病骨骼变化(图 5-9),这可能是女性患者(杂合子)正常 X 染色体的基因还发挥一定补偿作用的缘故(参见第三十四章)。XLHR 的致病基因是编码 X 连锁的磷酸盐调节内肽酶同源体(phosphate-regulating endopeptidase homolog,X-linked;PHEX)的基因 *PHEX*,位于 Xp22.11;突变基因是显性基因。

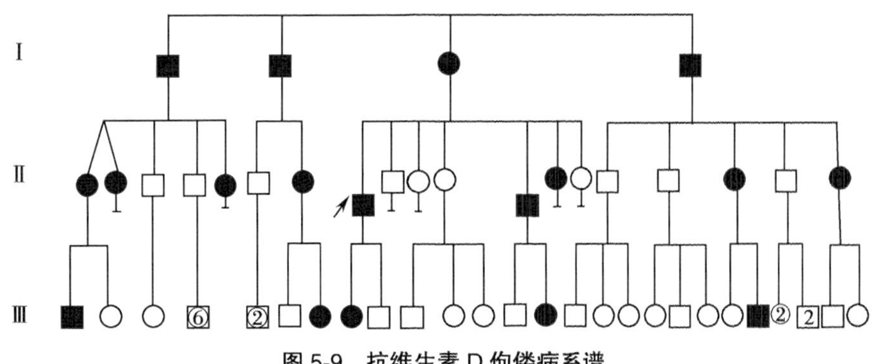

图 5-9 抗维生素 D 佝偻病系谱

(三) 婚配类型及子代发病风险的预测

X 连锁显性遗传病的致病显性突变基因在 X 染色体上,只要一条 X 染色体上存在突变基因(即女性杂合子或男性半合子)即可致病。男性半合子患者(X^AY)与正常女性(X^aX^a)婚配,由于交叉遗传,男性患者的致病基因一定传给女儿,而不会传给儿子,所以女儿都将是患者,儿子全部为正常;女性杂合子患者

(X^AX^a)与正常男性(X^aY)婚配，子女中各有1/2的可能性发病。X连锁显性遗传病患者女性多于男性，约呈2∶1的比例。

四、X连锁隐性遗传

如果决定某种性状或疾病的基因位于X染色体上，突变基因为隐性基因，即带有突变基因的女性杂合子表型正常，这种遗传方式称为X连锁隐性遗传(X-linked recessive inheritance，XR)。

(一) X连锁隐性遗传病的特征

X连锁隐性遗传病的典型系谱有如下特点(图5-10)：

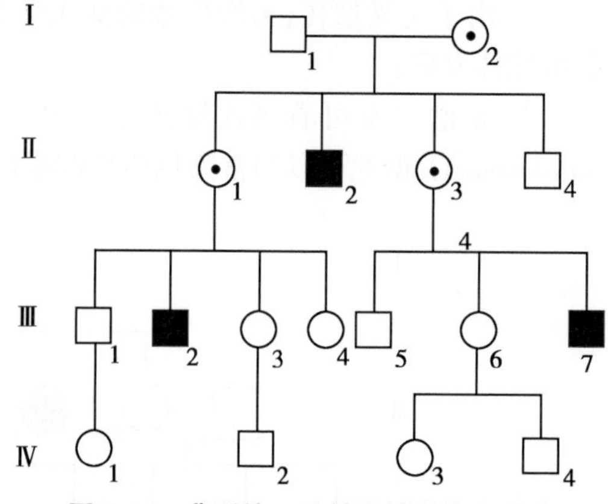

图5-10 典型的X连锁隐性遗传病系谱

1. 人群中男性患者远较女性患者多，在一些罕见的XR遗传病中，往往只看到男性患者；

2. 由于交叉遗传，男性患者的兄弟、外祖父、舅父、姨表兄弟、外甥、外孙等也有可能是患者；若患者的外祖父是患者，这种情况下，患者的舅父不发病；

3. 双亲无病时，儿子可能发病，女儿则不会发病；儿子如果发病，则母亲通常是携带者，且女儿是携带者的概率为1/2；如果母亲不是携带者，则可认为来源于新发的基因突变(可能是减数分裂中发生，也可能是生殖腺嵌合)；

4. 系谱中常看到几代经过女性携带者传递、男性发病的现象；如果存在女性患者，则属于X染色体失活的偏倚或者因为X染色体易位所致，也可能其父亲一定是患者，母亲也是携带者。

(二) X连锁隐性遗传病举例——假肥大型肌营养不良

假肥大型肌营养不良(Duchenne muscular dystrophy，DMD；OMIM 310200)，又称Duchenne肌营养不良。这是X-连锁隐性致死性遗传病之一(参见第三十一章)。由于该病是活不到生育年龄就致死的疾病，因此，致病基因通过女性携带者向下传递。在系谱中通常只看到男性患者。患者之间是同胞兄弟、姨表兄弟、舅舅和外甥关系(图5-11)。另外，大约1/3的DMD是由新发生的基因突变所致。DMD的致病基因 *DMD* 位于Xp21.2-p21.1；突变基因是隐性基因。

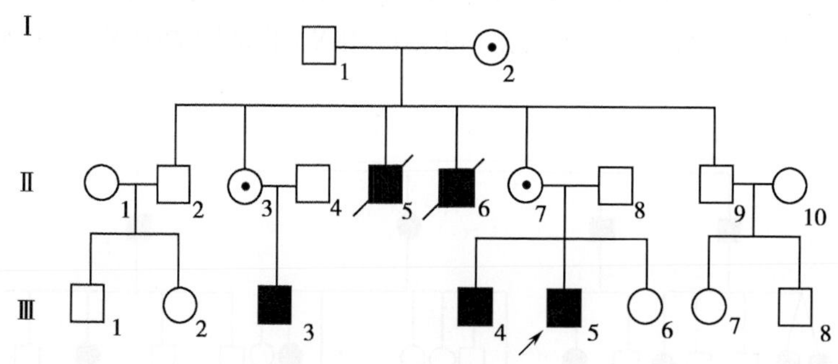

图5-11 DMD系谱

(三) 婚配类型及子代发病风险的预测

正常女性(X^AX^A)与男性半合子患者(X^aY)之间的婚配，所有子女的表现型都正常，但由于交叉遗传，父亲的X^a一定传给女儿，因此理论上所有女儿均为携带者(图5-12A)。

在X连锁隐性遗传家系中最常见的是表型正常的女性携带者(X^AX^a)与正常男性(X^AY)之间的婚配，子代中儿子将有1/2受累，女儿不发病，但1/2为携带者(图5-12B)。

偶尔在人群中还能看到男性半合子患者(X^aY)与女性携带者(X^AX^a)之间的婚配，子女有1/2会发病，1/2不患病，表型正常的女儿均为携带者。

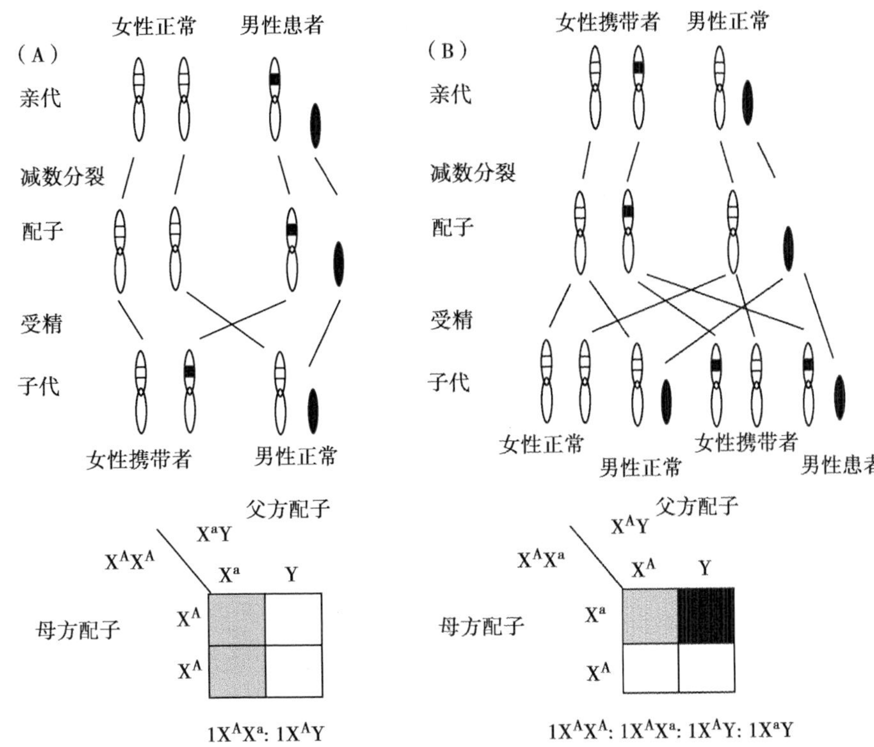

图 5-12　X 连锁隐性遗传病男性患者以及女性携带者可能的婚配方式

(A)X 连锁隐性遗传病男性患者与正常女性婚配图解;(B)X 连锁隐性遗传病女性携带者与正常男性婚配图解
Y 染色体用黑色表示

五、Y 连锁遗传

如果决定某种性状或疾病的基因位于 Y 染色体,并随 Y 染色体而在上下代之间进行传递,称为 Y 连锁遗传(Y-linked inheritance)。

(一) Y 连锁遗传病的特征

Y 连锁遗传的传递规律比较简单,具有 Y 连锁基因者均为男性,女性中不会出现相应的遗传性状或遗传病,也不传递有关基因。这些基因将随 Y 染色体进行父传子、子传孙的传递,因此又称为限雄遗传(holandric inheritance)。

(二) Y 连锁遗传病举例——Y 连锁外耳道多毛症

Y 连锁外耳道多毛症(hairy ears, Y-linked; OMIM 425500)是指外耳道中有多丛黑色硬毛,长约 2～3cm,成丛生长,常伸出耳孔之外(参阅第三十七章)。图 5-13 为一个 Y 连锁外耳道多毛症系谱,系谱中全部男性均有此症状,而女性均无此症状,且女性的儿子亦无此症状。在中国报道过一个 Y 染色体传递的耳聋大家系。这类遗传的例子不多。

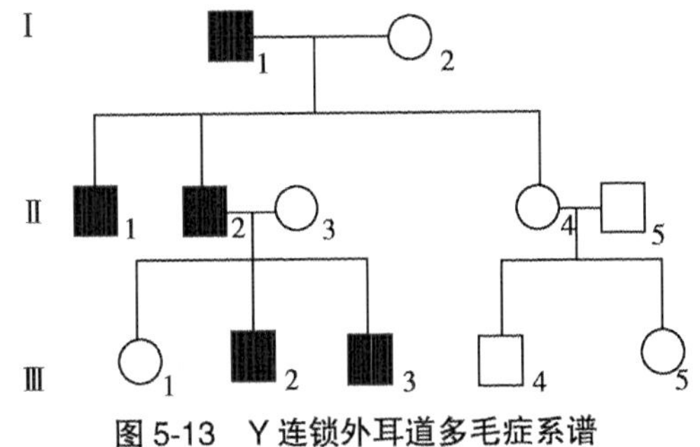

图 5-13　Y 连锁外耳道多毛症系谱

(三) 婚配类型及子代发病风险的预测

Y 连锁基因仅存在于男性,且随 Y 基因的传递只存在父传子,而无母传子。因此男性患者子代中,儿子全部受累,且伴随 Y 染色体继续传递给孙子;女儿既不发病也不是携带者。

六、单基因遗传病的特殊表现

以上介绍了单基因病遗传的几种主要遗传方式及特点。理论上,各种单基因遗传的性状在群体中呈现出各自的分布规律。对于一种遗传病,通过多个家系的调查和系谱分析,即可对该病的遗传方式做出初步估计，也可预测家系中子女的发病风险。但是某些突变基因或相应性状的遗传还存在着一些例外情况，这是由于受到遗传背景或环境因素的影响所致。

（一）表现度

表现度（expressivity）是在不同遗传背景和环境因素的影响下，同一基因型的不同个体或同一个体的不同部位，在性状或疾病的表现程度上存在的差异。

例如，轴后型多指（趾）症 A Ⅰ型（postaxial polydactyly，type AI，PAPA1；OMIM 174200）是一种常染色体显性遗传病，不同的杂合子（Aa）患者可以表现为指（趾）数多少的不同；多出指（趾）长短程度的不同；手多指与脚多趾的不同；或软组织增加和掌骨增加程度的不同等等。这些差异既可出现在不同个体身上，也可出现在同一个体的不同部位。这种现象称为表现变异性（variable expressivity）。

（二）外显率

外显率（penetrance）是指某一显性基因（在杂合状态下）或纯合隐性基因在特定的环境中形成相应表型的比例，一般用百分率（%）来表示。例如，在 50 名显性遗传的杂合子（Aa）中，其中 40 人形成了与基因 A 相应的性状，另外 10 人未出现相应的性状，那么基因 A 的外显率为 40/50×100%=80%。外显率为 100%时为完全外显（complete penetrance）；外显率低于 100%时为不完全外显（incomplete penetrance）。例如，慢性进行性舞蹈病（Huntington disease，HD；OMIM 143100）的致病基因是编码亨廷顿蛋白（Huntington，HTT）的基因 *HTT*，其编码区编码谷氨酰胺酸的三核苷酸重复（CAG）$_n$ 动态突变（参见第九章）是导致疾病的原因，且（CAG）$_n$ 的重复次数与疾病发生的早晚、病情严重的程度呈正比。正常人的（CAG）$_n$ 重复次数在 9～34 次；慢性进行性舞蹈病患者的（CAG）$_n$ 重复次数在 36～40 次，其表型为不完全外显；重复次数大于 41 次，其表型为完全外显。不完全外显的存在表明，一种遗传性状或遗传病的形成，不仅受一对基因的影响，同时也受机体的内外环境因素的影响。在细胞内修饰基因及外界环境因素作用下，某些杂合子中显性基因的性状得不到表现，就会出现外显不完全。所谓修饰基因（modifier gene）是指某些基因对某些遗传性状并无直接影响，但可加强或减弱决定该遗传性状的基因作用。修饰基因的存在表明，基因和性状之间并非简单的一对一的关系。主要基因在形成相应遗传性状的过程中，既要受其他基因（或称遗传背景）的制约，也受外界环境的影响。另一方面，一种主要基因也并非只对一种遗传性状有效应，而是可以影响到几种遗传性状，即基因多效性（pleiotropy）。

应该注意的是，外显率与表现度是两个不同的概念，其根本的区别在于外显率阐明了基因表达与否，是个“质”的范畴；而表现度要说明的是在基因表达前提下的表现程度如何，是个“量”的范畴。

（三）拟表型

由于营养因素或环境因素的作用使个体产生的表型恰好与某一特定基因所产生的表型相同或相似，这种由环境因素引起的表型称为拟表型（phenocopy），或表型模拟。例如，由于缺乏维生素 D 导致的佝偻病与抗维生素 D 佝偻病有相同的表型，这种由于营养因素引起的佝偻病即为拟表型。拟表型是由于环境因素（营养因素）的影响所致，并非生殖细胞中基因本身的改变引起，因此并不遗传给后代。

（四）基因的多效性

基因的多效性是指一个基因可以决定或影响多个性状。在生物个体的发育过程中，许多生理生化过程都是互相联系、互相依赖的。基因的作用是通过调控新陈代谢的一系列生化反应而影响到个体发育的方式，从而决定性状的形成。因此，一个基因的改变可直接或间接地影响其他生化过程，从而引起其他性状发生相应改变。例如，马方综合征（Marfan syndrome，MFS；OMIM 154700）是一种全身性结缔组织病，患者既有身材瘦高、四肢细长、手足关节松弛、指（趾）纤细呈蜘蛛指（趾）样等骨骼系统异常，故又称蜘蛛指（趾）综合征。又有视网膜易位和心血管受累的体征（参见第三十四章）。

造成基因多效性的原因，并不是基因本身具有多重效应，而是基因产物参与机体复杂代谢的结果。可能一方面是基因通过转录和翻译形成的产物（蛋白质或酶）直接或间接控制和影响了不同组织和器官的代谢功能，即所谓的初级效应，如半乳糖血症Ⅰ型是由于半乳糖 -1- 磷酸尿苷转移酶缺乏导致的智力发育不全等神经系统异常，以及黄疸、腹水、肝硬化等消化系统症状和白内障等表现；另一方面是在基因初级效应的基础上通过连锁反应引起的一系列次级效应，如镰状细胞贫血由于存在异常血红蛋白（HbS）

产生镰状红细胞，进而使血液黏滞度增加、局部血流停滞、各组织器官的血管梗死、组织坏死等各种临床表现。

（五）遗传异质性

遗传异质性（genetic heterogeneity）遗传异质性是指一种遗传性状可以由多个不同的基因改变所引起，可分为基因座异质性和等位基因异质性。

（1）基因座异质性（locus heterogeneity）：同一表型（遗传病）由不同基因座的突变引起，称为基因座异质性。例如，耳聋、白化病可以由不同染色体、不同基因突变和不同的遗传方式引起（参见第二十五章）。

（2）等位基因异质性（allelic heterogeneity）：同一遗传病是由同一基因座上的不同突变引起，称为等位基因异质性。例如，*DMD* 基因的不同改变，既可能引起症状严重的 Duchenne 肌营养不良（OMIM 310200），也可能引起症状较轻的 Becker 肌营养不良（OMIM 300376）。成骨不全Ⅰ型（osteogenesis imperfecta，type Ⅰ；OMIM 166200）是以骨质脆弱、蓝巩膜、耳聋、关节松弛等为主要表现的常染色体显性遗传病。研究表明，这是基因座异质性和等位基因异质性合并存在的典型例子。位于 17q21.31-q22 的Ⅰ型胶原蛋白 α1 链基因 *COL1A1* 突变和位于 7q22.1 的Ⅰ型胶原蛋白 α2 链基因 *COL1A2* 突变均可改变胶原结构而引起成骨不全Ⅰ型，这是基因座异质性；*COL1A1* 基因的不同突变则常引起严重程度不同的成骨不全。

此外，同一基因同一座位上，发生不同类型突变的案例则更加普遍，几乎在每个结构基因上都存在，有时几种，有时多达几十种，甚至千种以上。囊性纤维化（cystic fibrosis，CF；OMIM 219700）的致病基因 *CFTR* 已经发现 1400 种突变。在临床表现程度上有时可有区别。

随着人类基因组计划的完成，人们对人类基因组的了解越来越深入，实验技术、分析手段愈加精细，已经在越来越多的病例中观察到遗传异质性的存在。

（六）早现

早现（anticipation）是指一些遗传病（通常为显性遗传病）在连续几代的遗传过程中，发病年龄逐代提前和（或）病情严重程度逐代增加的现象。其典型的例子是强直性肌营养不良 1（myotonic dystrophy 1，DM1；OMIM 160900）。DM1 是累及成年人的肌营养不良，其主要特征为肌无力，从面部开始，然后颈、手逐渐遍及全身，从肌无力或肌强直到肌肉收缩松弛，也可累及心脏和平滑肌，与早期白内障、免疫球蛋白异常有关，并伴有轻度的智力低下。近来的研究确定了 DM1 是由于编码肌强直蛋白激酶（dystrophia myotonia protein kinase，DMPK）的 DMPK 基因在 3'非翻译区存在 $(CTG)_n$ 三核苷酸的重复，正常个体拷贝数为 5～35 次，而受累的个体则超过 50 次，有时可达到 1000 拷贝以上。而且强直性肌营养不良的严重程度、发病年龄与其三核苷酸的重复拷贝数相关，拷贝数越大发病年龄早且病情严重。

（七）延迟显性

带有显性致病基因的杂合子（Aa）在生命的早期，因致病基因所导致的损伤（退行性或累积性）尚不足以引起明显的临床表现，只在达到一定的年龄后才表现出疾病，称为延迟显性（delayed dominance）。即疾病的发病率和外显率有年龄相关性。

例如，慢性进行性舞蹈病（Huntington chorea）通常于 30～40 岁间发病。另外，脊髓小脑共济失调 1（spinocerebellar ataxias 1，SCA1；OMIM 164400）也是一种延迟显性遗传病。

（八）从性遗传

从性遗传（sex-influenced inheritance）是指位于常染色体上的基因，由于性别的差异而显示出男女分布比例上的差异或基因表达程度上的差异。主要是指在一些常染色体显性遗传病中，杂合子的表型在不同性别中有所不同，但并非性连锁遗传所致。

例如，早秃（androgenetic alopecia1，AGA1；OMIM 109200）呈常染色体显性遗传，是一种从头顶中心向周围扩展的进行性、弥漫性、对称性脱发。一般 35 岁左右开始出现秃顶，并且，男性秃顶明显多于女性。这是由于男性杂合子（Aa）表现为秃顶，女性杂合子（Aa）仅表现为头发稀疏而不会表现秃顶性状，只有女性纯合子（AA）才会表现出秃顶的性状。出现这种情况是因为秃顶的发生除了早秃基因的作用，还要受到体内雄性激素水平的影响。如果带有早秃基因的女性，体内雄性激素水平过高也会出现秃顶。

（九）限性遗传

限性遗传（sex-limited inheritance）是指位于常染色体上的基因，由于基因表达的性别限制，只在一种性别表现，而在另一种性别则完全不能表现。这主要是由于男女在解剖学结构上的性别差异造成的，也可能受性激素分泌差异的限制。如女性的子宫阴道积水症，男性的家族性睾丸中毒症等。

（十）遗传印记

越来越多的研究显示：来自双亲的某些同源染色体或等位基因存在着功能上的差异，因此当它们发生相同的改变时，所形成的表型却不同，这种现象称为遗传印记（genetic imprinting）或亲代印记（parental imprinting）。由于印记效应，一些单基因遗传病的表现度和外显率会受突变基因亲代来源的影响。例如，脊髓小脑性共济失调Ⅰ型和慢性进行性舞蹈病的致病基因，如果经母亲传递，则其子女的发病年龄与母亲的发病年龄一样；如果经父亲传递，则其子女的重复单元进一步扩展、发病年龄比父亲提前。而强直性肌萎缩和多发性神经纤维瘤等疾病正好相反，经母亲传递的患者，发病年龄提前或是病情加重。这种遗传印记持续存在个体的一生中，但它不是一种突变，也不是永久性的改变。在下一代配子形成时，旧的印记将被消除，并根据个体本身的性别产生新的印记，即印记被相反性别所逆转。脆性X综合征也存在遗传印记，前突变只有经过女性传递才能跃升为全突变。Prader-Willi综合征（PWS）和Angelman综合征（AS）为15q11-1印记基因区域（PWSCR）发生的异常，是临床上两种不同的遗传病。在PWS是母源基因印记、父源基因活跃（AS正相反），这样的个体一般不能生育，但新生突变病例来自母源或父源的突变临床表型不同。这种印记使得突变基因表型的显现不符合孟德尔规律。

染色体区域还存在其他广泛的受传递者性别决定的表达差异，称基因组印记（genomic imprinting）。这些区域发生的基因突变受到传递者的性别修饰。

上述的遗传印记都是DNA水平的甲基化修饰，其印记也是终生不变的。表观遗传学（epigenetics）的修饰也影响基因的表达，是基因印记的一种类型，受遗传的控制，但其甲基化不是终生的，而是随时间和空间的推移而动态发生变化。

（十一）亲缘系数和近亲婚配

近亲是指在3～4代以内有共同祖先的个体间的关系，他们之间通婚称为近亲婚配（consanguineous marriage）。由于这两个近亲配偶能从共同祖先继承到相同的等位基因，因此他们婚配生育时两个相同隐性突变基因相遇而产生患儿的机会将比随机婚配时高。两个近亲个体在某一基因座上具有相同基因的概率，将按双等位基因分离规律，每传一代得到其中一个等位基因的概率是1/2。根据亲缘系数的大小，可将血亲分成不同的亲属级别（表5-2）。

表5-2　亲属级别与亲缘关系

亲属级别	亲缘关系	亲缘系数
一卵双生		1
一级亲属	父母、同胞、子女	0.5
二级亲属	祖父母/外祖父母、叔姑/舅姨、半同胞、侄/甥、孙子女/外孙子女	0.25
三级亲属	曾祖父母/外曾祖父母、曾孙子女/外曾孙子女、一级表亲	0.125

其他亲属级别依此类推，亲属级别每远一级，亲缘系数减半。

假如一种常染色体隐性遗传病的携带者频率为1/100，正常个体随机婚配，后代的发病风险为1/100×1/100×1/4=1/40 000，一个携带者随机婚配时后代的发病风险为1×1/100×1/4=1/400；而其与表亲（三级亲属）婚配，后代的发病风险为1×1/8×1/4=1/32，比随机婚配的风险高12倍以上。通常，一种常染色体隐性遗传病在群体中携带者的频率越低，近亲婚配后代的相对发病风险增加就越高。因此，一些罕见的常染色体隐性遗传病患者，往往是近亲婚配的后代。

（十二）X 染色体失活

Lyon 假说认为，女性的两条 X 染色体在胚胎发育早期就有一条发生区域性随机失活，即为 X 染色体失活（X-chromosome inactivation，lyonization）。因此，女性体细胞的两条 X 染色体只有一条在遗传上是有活性的。如一女性为 X 连锁杂合子，预期半数体细胞中是带有突变基因的 X 染色体失活，细胞是正常的；另外半数体细胞是带有正常基因的 X 染色体失活，细胞将为突变型。这就是 X 连锁显性遗传病中，女性杂合子患者的病症较男性患者为轻的原因。另外，在 X 连锁隐性遗传病中，X 染色体失活可导致女性杂合子体细胞中带有正常基因的 X 染色体失活，而带有隐性致病基因的那条 X 染色体恰好有活性，从而使女性杂合子表现出轻或重的临床症状，这种现象称为显示杂合子（manifesting heterozygote）。例如，临床偶见 X 连锁隐性遗传的血友病或 DMD 的男性患者，其杂合子母亲同样受累。Lyon 的 X 失活还是假说，没有上升至定律，所以还有许多值得讨论的地方。但它毕竟可以解释一些遗传现象。

（十三）不完全显性或半显性

不完全显性（incomplete dominance）遗传学也称为半显性（semi-dominance）遗传。它是杂合子 Aa 的表型介于显性纯合子 AA 和隐性纯合子 aa 表型之间的一种遗传方式，即在杂合子 Aa 中显性基因 A 和隐性基因 a 的作用均得到一定程度的表现。例如，家族性高胆固醇血症（familial hypercholesterolemia；OMIM 143890）是常染色体显性遗传病，患者多为杂合子。纯合子的血清中胆固醇更高（600～1200mg/dl），发病早症状严重（参见第二十六章）。

（十四）不规则显性

不规则显性（irregular dominance）是指杂合子的显性基因由于某种原因而不表现出相应的性状，因此在系谱中可以出现隔代遗传（skipped generation）的现象。换言之，在具有某一显性基因的个体中，并不是每一个体都能表现出该显性基因所控制的性状。这些不表现出显性性状的个体称为不完全型（forme fruste），他们本身虽然不表现出显性性状，但却可以把显性等位基因传递下去，使后代具有该显性性状。这种显性基因不表达的原因可能是内外环境对基因表达的修饰或不同遗传背景引起不规则显性遗传。多指（趾）症是不规则显性的典型例子。

（十五）共显性

共显性（co-dominance）是一对等位基因之间没有显性和隐性的区别，在杂合子个体中两种基因的作用都完全表现出来。例如，人类的 ABO 血型系统（ABO blood group）、MN 血型系统（MN blood group）和组织相容性抗原（histocompatibility antigen）等都属于这种遗传方式。

ABO 血型系统由一组复等位基因（I^A、I^B 和 i）所控制的，定位于 9q34。所谓复等位基因（multiple alleles）是指在一个群体中，一对特定的基因座上的等位基因不是 2 种（如 A 和 a），而是 3 种或 3 种以上。但是，对每一个人来说，只能具有其中的任何 2 个基因。复等位基因来源于一个基因位点所发生的多次独立的突变，是基因突变多向性的表现。

基因 I^A 对基因 i 为显性，基因 I^B 对基因 i 也是显性，基因 I^A 对基因 I^B 互为共显性。所以，基因型 I^AI^A 和 I^A i 都决定抗原 A 的产生，这样的个体都具有 A 型血；基因型 I^BI^B 和 I^Bi 都决定抗原 B 的产生，这样的个体都具有 B 型血；基因型 ii 则决定 H 物质的产生而不产生抗原 A 和抗原 B，这样的个体具有 O 型血。基因型 I^A I^B 的个体既能产生抗原 A，也能产生抗原 B，这样的人具有 AB 型血。

根据孟德尔分离律的原理，已知双亲血型，就可以估计出子女中可能出现的血型和不可能出现的血型（表 5-3）。这在法医学的亲权鉴定上有一定意义（参见第十八章）。

（十六）同一基因的显性或隐性突变

现在已经发现许多同一基因的不同突变引起显性或隐性遗传病的病例。如定位于 11p15.5 的 β 珠蛋白基因 *HBB* 密码子 127 的突变，使 β 链发生错义突变（p.Gln 127 Pro），从而形成 Hb Houston（OMIM 141900.0319），导致 β^+-Houston- 地中海贫血，其遗传方式为常染色体显性；*HBB* 基因密码子 26 的突变，使 β 链 p.Glu 26 Lys，形成 Hb E（OMIM 141900. 0071），导致 β^+-E- 地中海贫血，其遗传方式为常染色体隐性。类似的例子还有许多（表 5-4）。

表5-3　双亲和子女之间血型遗传的关系

双亲的血型	子女中可能出现的血型	子女中不可能出现的血型
A×A	A、O	B、AB
A×O	A、O	B、AB
A×B	A、B、AB、O	—
A×AB	A、B、AB	O
B×B	B、O	A、AB
B×O	B、O	A、AB
B×AB	A、B、AB	O
AB×O	A、B	AB、O
AB×AB	A、B、AB	O
O×O	O	A、B、AB

表5-4　同一基因可产生显性或隐性突变的遗传病

基因名称（染色体定位）	常染色体显性遗传病（基因突变）	常染色体隐性遗传病（基因突变）
甲状腺激素β受体 *THRB*（3p24.2）	全身性甲状腺素抗性（*THRB*，p. Ala234Thr）（OMIM 190160.0017）	全身性甲状腺素抗性（*THRB*，p. Val458Ala）（OMIM 190160.0035）
胶原蛋白Ⅶ型 *COL7A1*（3p21.31）	营养不良型大疱性表皮松懈（*COL7A1*，p. Gly2040Ser）（OMIM 120120.0002）	营养不良型大疱性表皮松懈（*COL7A1*，p. Tyr311Ter）（OMIM 120120.0005）
视紫红质 *RHO*（3q22.1）	视网膜色素变性-4（*RHO*，p. Pro23His）（OMIM 180380.0001）	视网膜色素变性-4（*RHO*，p. Glu249Ter）（OMIM 180380.0023）
骨骼肌氯离子通道-1 *CLCN1*（7q34）	先天性肌强直病（*CLCN1*，p. Gly230Glu）（OMIM 118425.0002）	先天性肌强直病（*CLCN1*，p. Phe413Cys）（OMIM 118425.0001）
血小板糖蛋白Ⅰbα亚基 *GP1BA*（17p13.2）	Bernard-Soulier综合征A2型（*GP1BA*，p. Leu57Phe）（OMIM 606672.0004）	Bernard-Soulier综合征A1型（*GP1BA*，p. Trp343Ter）（OMIM 606672.0001）
胰岛素受体 *INSR*；（19p13.2）	胰岛素抗性糖尿病伴黑棘皮病（*INSR*，p. Ala1134Thr）（OMIM 147670.0008）	胰岛素抗性糖尿病伴黑棘皮病（*INSR*，p. Arg735Ser）（OMIM 147670.0004）
烟碱型乙酰胆碱受体ε亚基 *CHRNE*（17p13.2）	先天性慢通道肌无力综合征（*CHRNE*，p. Leu221Phe）（OMIM 100725.0010）	先天性慢通道肌无力综合征（*CHRNE*，p. Leu78Pro）（OMIM 100725.0009）
生长激素-1 *GH1*（17q23.3）	生长激素缺乏症Ⅱ型（*GH1*，ex3del）（OMIM 139250.0017）	生长激素缺乏症ⅠA型（*GH1*，p. Trp20ter）（OMIM 139250.0002）

第三节　多基因遗传

人类许多遗传性状或疾病不是取决于一对基因，而是多对基因的微效作用及累加效应所致，因此这种遗传方式称为多基因遗传（polygenic inheritance）或多因子遗传（multifactorial inheritance）。此外，上述的遗传性状或遗传病的发生还受环境因素的影响，因此这类性状也称为复杂性状或复杂（性）疾病（complex disease），常见复杂疾病有糖尿病（diabetes）、原发性高血压（essential hypertension）、精神分裂症（schizophrenia）、老年性痴呆（Alzheimer disease）等。

一、多基因遗传的特点

多基因遗传的理论基础是多基因遗传的性状或疾病受许多的微效基因（minor gene）控制，这些微效基因彼此之间没有显性与隐性之分，是共显性，有累加效应，这些是多基因遗传与单基因遗传的不同之处。

（一）数量性状和正态分布

在单基因遗传中，基因型和表型之间的相互关系比较直截了当，因此这一性状的变异在群体中的分布往往是不连续的，可以明显地分为2～3群（图5-14），所以单基因遗传的性状也称质量性状（qualitative character）。例如，垂体性侏儒Ⅰ型（pituitary dwarfism 1，OMIM 262400）是常染色体隐性遗传病，致病基因是编码生长激素1的基因*GH1*发生突变，纯合子（aa）为患者，其平均身高约120cm，正常人基因型AA或Aa的平均身高为165cm。因此，把人群分成两个亚群，身高变异分布呈不连续；虽然基因型aa的个体间存在变异，但身高平均值低于基因型AA或Aa的平均值。又如，苯丙酮尿症（PKU）也是常染色体隐性遗传病，该病是由于编码苯丙氨酸羟化酶（PAH）的基因*PAH*发生突变，使PAH活性下降，正常人血浆中PAH的活性为100%，杂合携带者的PAH活性为正常人的45%～50%，苯丙酮尿症患者的PAH酶活性仅为正常人的0%～5%。从酶活性上分可呈3峰分布，而表型上是2峰分布。

多基因遗传性状的变异与单基因质量性状的分布不同。多基因性状在群体中的分布是连续的，只有一个峰，峰值处为平均值（有时为中位数）。不同个体间的差异只是量的变异，邻近的两个个体间的差异很小，因此这类性状又称为数量性状（quantitative character）。例如，人的身高、血压、智商等。如果随机调查任何一个群体的身高，则极矮和极高的个体只占少数，大部分个体接近平均身高，而且呈现由矮向高逐渐过渡。将此身高变异分布绘成曲线，这种变异呈正态分布（normal distribution）（图5-15）。假设有两个基因座A和B均影响收缩压，每个基因座有两个等位基因A和A'，B和B'，如果A和B等位基因使收缩压在平均值100mmHg上增加10mmHg，A'和B'等位基因对收缩压无改变，这两个基因座的基因型分布如表5-5所示，收缩压这一性状在人群中的分布情况近似于正态分布（图5-16）。

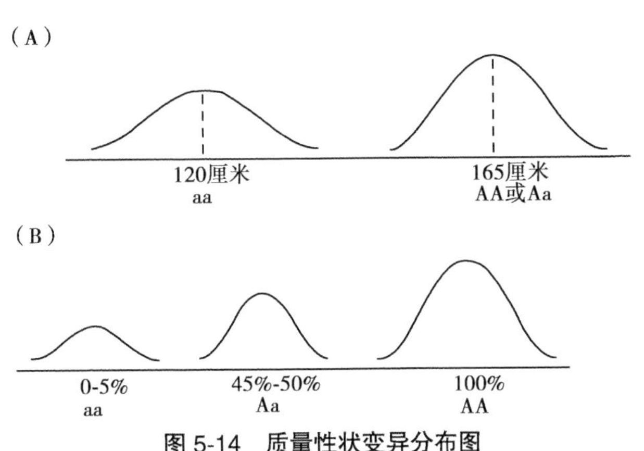

图5-14　质量性状变异分布图

（A）垂体性侏儒与正常人的身高；（B）PKU患者、携带者和正常人PAH的活性

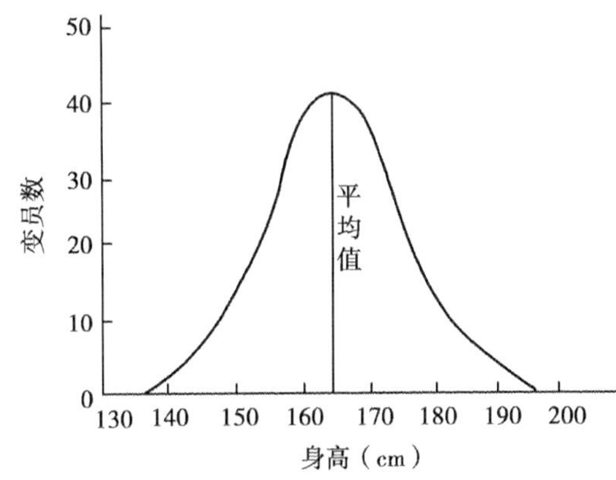

图5-15　人身高变异分布图

表5-5　决定收缩压的两个基因座的基因型分布

	AA	AA'	A'A'
BB	AABB（140mmHg）	AA'BB（130mmHg）	A'A'BB（120mmHg）
BB'	AABB'（130mmHg）	AA'BB'（120mmHg）	A'A'BB'（110mmHg）
B'B'	AAB'B'（120mmHg）	AA'B'B'（110mmHg）	A'A'B'B'（100mmHg）

（二）多基因遗传规律

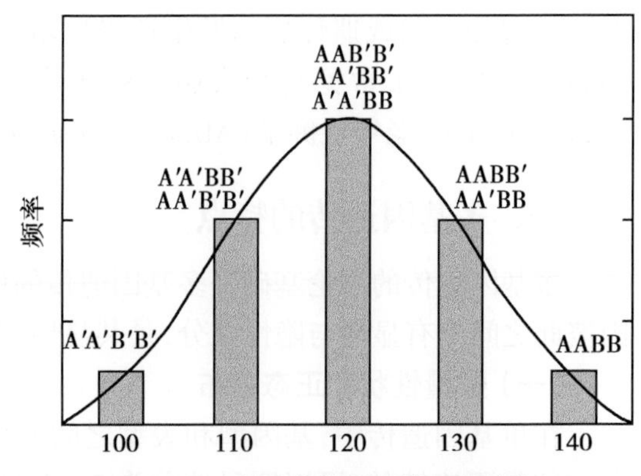

图 5-16 人群中收缩压的正态分布

虽然多基因遗传每对基因的作用是微小的，但是，若干对基因作用积累，可以形成一个明显的效应，称为累加效应(additive effect)。然而，各对基因也遵循分离律和自由组合律。

以人体的身高为例来分析数量性状的遗传规律。假设有三个基因座影响人体的身高，等位基因A、B和C对身高有增强作用，每个等位基因使身高在平均值(165cm)的基础上增高5cm，因此基因型AABBCC个体的身高是195cm；等位基因A'、B'和C'各使身高在平均值的基础上降低5cm，因此基因型A'A'B'B'C'C'个体的身高是135cm；那么介于这两者之间的身高取决等位基因A、B、C和A'、B'C'之间的组合。假如一个身材极高的个体195cm(AABBCC)和一个身材极矮的个体135cm(A'A'B'B'C'C')婚配，子$_1$代都将具有杂合的基因型AA'BB'CC'，表现为中等身高165cm；然而，由于环境因素的影响，子$_1$代个体间的身高仍会在165cm左右有所变异。子$_1$代个体间如果进行婚配，子$_2$代中大部分个体仍将具有中等身高，但是，变异范围更为广泛，将会出现少数与亲代相同的极高和极矮的个体(AABBCC基因型195cm和A'A'B'B'C'C'基因型135cm)。这种变异首先受三对基因分离和自由组合的影响(表5-6)，其次，环境因素对变异的产生也有一定作用，如营养好坏、阳光充足与否、是否进行体育锻炼等。因此，环境因素对表型有重要作用，可以是增强或抑制作用。将子$_2$代变异分布绘成柱形图和曲线图，则可看到近于正态分布(图5-17)。

表 5-6 人体身高三对等位基因的基因型组合

配子	ABC	A′BC	AB′C	ABC′	A′B′C	AB′C′	A′BC′	A′B′C′
ABC	AABBCC	AA′BBCC	AABB′CC	AABBCC′	AA′BB′CC	AABB′CC′	AA′BBCC′	AA′BB′CC′
A′BC	AA′BBCC	A′A′BBCC	AA′BB′CC	AA′BBCC′	A′A′BB′CC	AA′BB′CC′	A′A′BBCC′	A′A′BB′CC′
AB′C	AABB′CC	AA′BB′CC	AAB′B′CC	AABB′CC′	AA′B′B′CC	AAB′B′CC′	AA′BB′CC′	AA′B′B′CC′
ABC′	AABBCC′	AA′BBCC′	AABB′CC′	AABBC′C′	AA′BB′CC′	AABB′C′C′	AA′BBC′C′	AA′BB′C′C′
A′B′C	AA′BB′CC	A′A′BB′CC	AA′B′B′CC	AA′BB′CC′	A′A′B′B′CC	AA′B′B′CC′	A′A′BB′CC′	A′A′B′B′CC′
AB′C′	AABB′CC′	AA′BB′CC′	AAB′B′CC′	AABB′C′C′	AA′B′B′CC′	AAB′B′C′C′	AA′BB′C′C′	AA′B′B′C′C′
A′BC′	AA′BBCC′	A′A′BBCC′	AA′BB′CC′	AA′BBC′C′	A′A′BB′CC′	AA′BB′C′C′	A′A′BBC′C′	A′A′BB′C′C′
A′B′C′	AA′BB′CC′	A′A′BB′CC′	AA′B′B′CC′	AA′BB′C′C′	A′A′B′B′CC′	AA′B′B′C′C′	A′A′BB′C′C′	A′A′B′B′C′C′

从上述身高的例子可以看到多基因遗传特点是：①两个极端变异(纯合子)的个体婚配后，子$_1$代都是中间类型，但是也存在一定范围的变异，这是环境因素影响的结果；②两个中间类型的子$_1$代个体婚配后，子$_2$代大部分也是中间类型，但是，其变异范围比子$_1$代要更为广泛，有时会出现近似于极端变异的个体(纯合子)。环境因素的影响外，微效基因的分离和自由组合对变异起一定作用；③在一个随机婚配的群体中，变异范围更加广泛，但是，大多数个体近似于中间类型，极端变异的个体很少，这些变异中，多基因和环境因素都有作用。

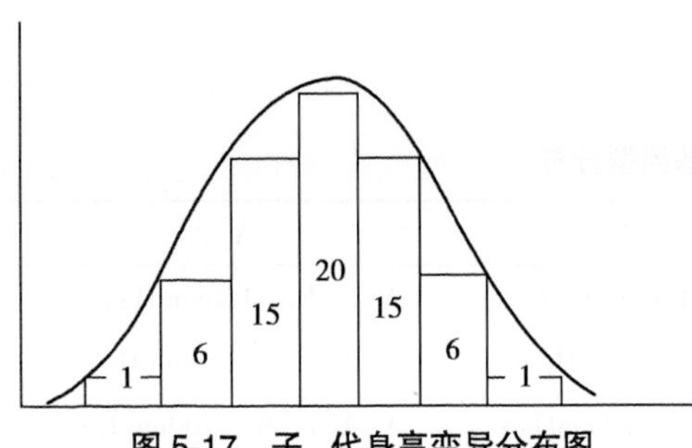

图 5-17 子$_2$代身高变异分布图

一般说来，决定数量性状的基因远不止3对，而且许多研究也显示每一个基因的作用也并非相等。另外，上例中假设每对基因只有两个等位基因，而实际上可能存在着更多种类型，因而对性状的影响更加复杂，加上环境因素的影响，数量性状的复杂性就更高。Galton(1926)提出了“平均值的回归”

理论。他通过测量204对双亲和他们的928名成年子女身高，获得此结论：即，如果双亲身高平均值高于群体平均值，子女平均值就低于其双亲平均值，但接近群体身高平均值；如果双亲身高平均值低于群体平均值，则子女身高高于其双亲平均值，也接近群体身高平均值。这就是说，数量性状在遗传过程中子代将向人群的平均值靠拢，这就是回归现象。这种现象也表现于其他相似的数量性状。回归现象对理解多基因遗传病遗传特点有着重要指导意义。

二、多基因遗传病的阈值模型和易患性

多基因病是一类患病率较高、发病较为复杂的疾病。这些病的发病有一定遗传基础，常常表现有家族倾向，但不表现为典型的孟德尔遗传方式。在分析和研究其病因、发病机制及再发风险的评估时，不仅要分析遗传因素，同时还要考虑环境因素的影响（图5-18）。

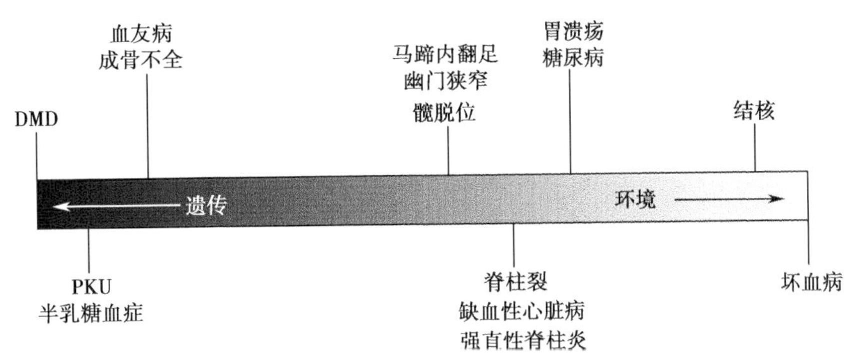

图5-18　环境和遗传因素决定的人类疾病谱

（一）阈值模型与易患性

在多基因遗传病中，遗传基础是若干微效基因的累加效应，这种由遗传基础决定一个个体患病的风险称为易感性（susceptibility）。由于环境对多基因遗传病产生较大影响，因此学术界将遗传因素和环境因素共同作用决定一个个体患某种遗传病的可能性称为易患性（liability）。在相同环境下不同个体产生的差异，可以认为是由不同的易感性造成的。一般群体中，易患性很高或很低的个体都很少，大部分个体都接近平均值。因此，群体中的易患性变异也呈正态分布。但在一定的环境条件下，易感性高低可代表易患性高低。当一个个体易患性高到一定限度就可能发病。这种由易患性决定的多基因遗传病发病的最低限度称为发病阈值（threshold）。这样，阈值将连续分布的易患性变异分为两部分，即一部分是正常群体，另一部分是患病群体（图5-19）。因此，多基因遗传病又属于阈值相关疾病，阈值是易患性变异的某一点，在一定条件下，阈值代表患病所必需的、最低的易患基因的数量。

一个个体的易患性高低无法测量。但是，一个群体的易患性平均值可以从该群体的患病率（易患性超过阈值部分）做出估计。利用正态分布平均值（μ）与标准差（σ）之间的已知关系，可由患病率估计出群体的发病阈值与易患性平均值之间的距离，该距离是以正态分布的标准差作为衡量单位。根据正态分布曲线下的总面积为100%，可推算得到均数加减任何数量标准差的范围内，曲线与横轴之间所包括面积占曲线下的总面积的比例。平均值（μ）和标准差（σ）的关系如图5-20所示，$\mu \pm 1\sigma$（以平均值μ为0，左右1个标准差）范围内的面积占正态分布曲线下的总面积的68.28%，$\mu \pm 2\sigma$范围内的面积占正态分布曲线下的总面积的95.46%，$\mu \pm 3\sigma$范围内的面积占正态分布曲线下的总面积的99.74%。

多基因遗传病易患性正态分布曲线下的面积代表总人群，其易患性超过阈值的那部分面积为患者所占的百分数，即患病率。所以人群中某一种多基因遗传病的患病率即为超过阈值的那部分面积。从其患病率就可以得出阈值距离均数有几个标准差，这只要查阅正态分布表即可（表5-7）。易患性正态分布曲线右侧尾部的面积代表患病率。例如，先天性畸形足的群体患病率仅为0.13%，其阈值与易患性平均值距离约3σ；冠心病的群体患病率为2.3%～2.5%，其阈值与易患性平均值距离约2σ（图5-21）。

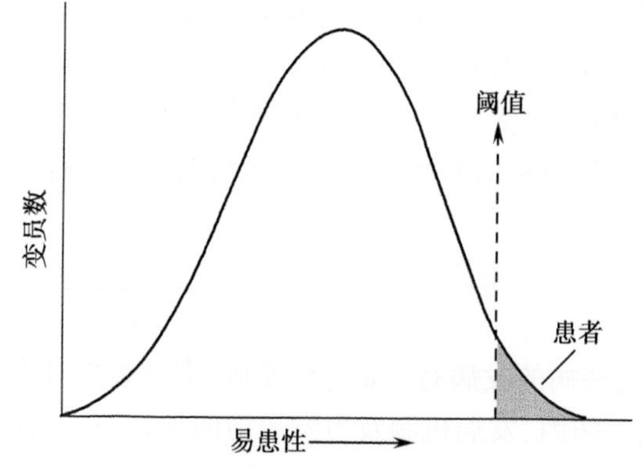

图 5-19　阈值模式：群体易患性变异分布图

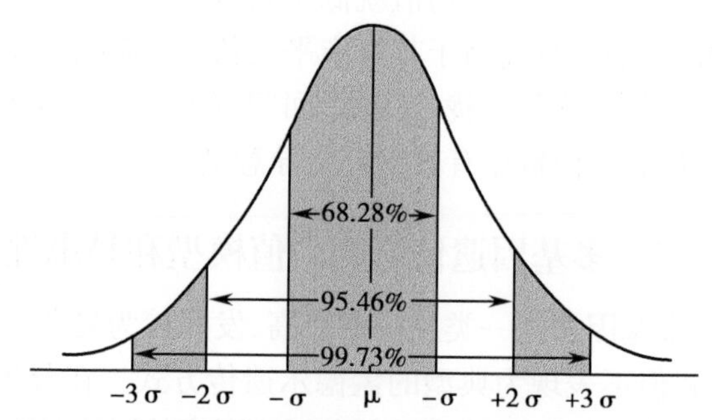

图 5-20　正态分布平均值（μ）与标准差（σ）之间关系

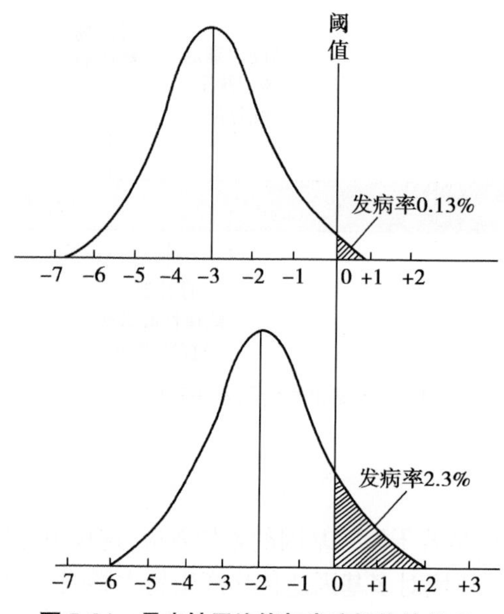

图 5-21　易患性平均值与发病阈值的关系

可见，一种多基因病的易患性平均值与发病阈值越近，表明易患性高，阈值低，群体患病率高；相反，易患性的平均值与阈值越远，表明易患性低，阈值高，群体患病率低。

（二）遗传度

多基因遗传病是遗传因素和环境因素共同作用所致。其中，遗传因素的作用大小可用遗传度来衡量。遗传度（heritability）（又译遗传率）是指多基因的累加效应对疾病易患性的作用大小，一般用百分率（%）表示。遗传度愈大，表明遗传因素对病因的贡献愈大。如果一种疾病其易患性完全由遗传因素所决定，遗传度就是100%；如果完全由环境所决定，遗传度就是0，这两种极端情况是极少见的。在遗传度高的疾病中，遗传度可高达70%～80%，这表明遗传因素在决定疾病易患性变异上有重要作用，环境因素的作用较小；在遗传度低的疾病中，遗传度仅为30%～40%，这表明在决定疾病易患性变异上，环境因素起着重要作用，而遗传因素的作用不显著，不会出现明显的家族聚集现象。当然，对于多基因性状（如身高），遗传度的概念亦如此。

计算人类多基因遗传病遗传度的高低在临床实践上有重要意义，传统的计算方法主要有两种，即Falconer公式和Holzinger公式。

1. Falconer公式　Falconer公式（Falconer method）是Falconer提出的一种通过先证者的亲属患病率和一般人群的患病率来计算遗传度（h^2或H）的方法。

$$h^2=b/r \tag{1}$$

（1）式中，h^2为遗传度；b为亲属易患性对先证者易患性的回归系数。回归是根据Galton提出的平均值回归理论，对两种以上事物之间有相关时的一种特定形式；r 为亲属系数，一级亲属 r 为 0.5，二级亲属 r 为 0.25，三级亲属为 0.125（表 5-2）。

当已知一般人群的患病率时，用下式计算回归系数 b：

$$b=\frac{X_g-X_r}{a_g} \tag{2}$$

在（2）式中，X_g 为一般群体的易患性平均值与阈值之间的标准差数；X_r 为先证者亲属的易患性平均值与阈值之间的标准差数；a_g 为一般群体的易患性平均值与一般群体中患者易患性平均值之间的标准差数（图 5-22）。

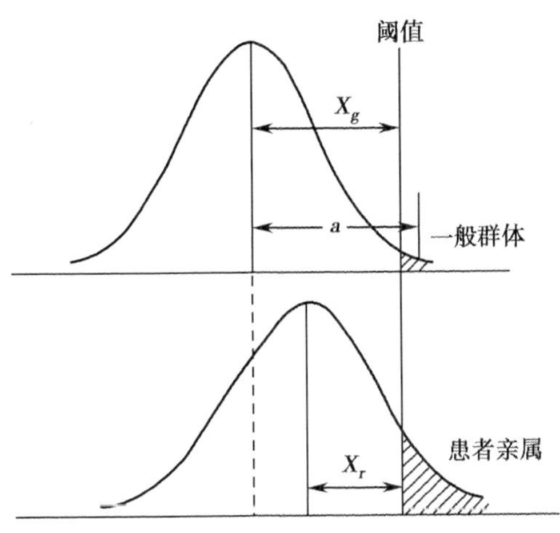

图 5-22　一般群体和患者亲属易患性分布图

当缺乏一般人群的患病率时，可设立对照组，调查对照组亲属的患病率，用下式计算回归系数 b：

$$b=\frac{p_c(X_c-X_r)}{a_c} \tag{3}$$

在（3）式中，X_c 为对照组亲属的易患性平均值与阈值之间的标准差数；X_r 为先证者亲属的易患性平均值与阈值之间的标准差数；a_c 为对照组亲属的易患性平均值与一般群体的患者易患性平均值之间的标准差数；q_g 为一般群体患病率；q_c 为对照亲属患病率，p_c=1−q_c。

X_g、X_r 和 a_g、a_r 均可由一般群体患病率、对照亲属患病率和先证者亲属患病率查 Falconer 表（表 5-7）得到。

例如，流行病学研究显示先天性幽门狭窄在一般群体中的患病率为 3/1000（q_g=0.3%），调查 150 个先证者的家系，先证者的一级亲属共有 866 人（双亲 300 人，同胞 376 人，子女 190 人），其中有 48 人发病，依此求得先证者一级亲属的发病率为 48/866×100%=5.5（q_r），然后查正态分布表。按群体发病率 q_g 查得 X_g 为 2.784 和 a_g 为 3.050，再根据亲属患病率 q_r 为 5.5% 查得 X_r 为 1.598，然后代入公式求出 b 值。

$$b=\frac{X_g-X_r}{a_g}=\frac{2.784-1.598}{3.050}=0.39$$

将 b 值代入公式（1）：

$$h^2=b/r=0.39/0.5=0.78=78\%$$

以上计算结果表明，遗传因素对先天性幽门狭窄发生的作用为 78%，经显著性检验该遗传度有统计学意义。

在缺乏一般人群患病率数据时，可选择与病例组匹配的对照组，调查对照组亲属的患病率，用先证者亲属和对照亲属的患病率计算遗传度。例如，对我国某地区肝癌的调查发现，肝癌患者一级亲属 6591 人中，有 359 人发病，其患病率为 5.45%（q_r）；对照组 5227 名，其一级亲属中有 54 人患肝癌，患病率 q_c = 0.0103=1.03%。p_c=1−q_c=0.9897，分别查得 X_r、X_c 和 a_r、a_c，然后代入公式（3）求出 b 值。

$$b=\frac{p_c(X_c-X_r)}{a_c}=\frac{0.9897(2.315-1.603)}{2.655}=0.2654$$

将 b 值代入公式（1）：$h^2=\frac{b}{r}=\frac{0.2654}{0.5}=0.531=53.1\%$

以上计算结果表明，遗传因素对肝癌发生的贡献超过 50%，经显著性检验该遗传度有统计学意义。

以上两个实例计算的是一级亲属的遗传度，二级和三级亲属遗传度的计算方法与一级亲属相同，但应注意：不同级别亲属遗传度的计算均是分别进行的，不同级别的亲属，其 b、V_b 和 r 的数值是不同的。我们对遗传度的计算是一个点估计值，通常计算其 95% 可信区间，即 $h^2\pm1.96S_{h^2}$。

表 5-7　正态分布的 X 和 a 值表（Falconer 表）

q%	X	a	q%	X	a	q%	X	a	q%	X	a
0.01	3.719	3.960	0.55	2.543	2.862	1.09	2.294	2.646	1.63	2.137	2.495
0.02	3.540	3.790	0.56	2.536	2.856	1.10	2.290	2.633	1.64	2.135	2.493
0.03	3.432	3.687	0.57	2.530	2.850	1.11	2.287	2.630	1.65	2.132	2.491
0.04	3.353	3.613	0.58	2.524	2.845	1.12	2.283	2.627	1.66	2.130	2.489
0.05	3.291	3.554	0.59	2.518	2.839	1.13	2.280	2.624	1.67	2.127	2.486
0.06	3.239	3.507	0.60	2.512	2.834	1.14	2.277	2.621	1.68	2.125	2.484
0.07	3.195	3.464	0.61	2.506	2.829	1.15	2.273	2.618	1.69	2.122	2.482
0.08	3.156	3.429	0.62	2.501	2.823	1.16	2.270	2.615	1.70	2.120	2.480
0.09	3.121	3.397	0.63	2.495	2.818	1.17	2.267	2.612	1.71	2.118	2.478
0.10	3.090	3.367	0.64	2.489	2.813	1.18	2.264	2.609	1.72	2.115	2.476
0.11	3.062	3.341	0.65	2.484	2.808	1.19	2.260	2.606	1.73	2.113	2.474
0.12	3.036	3.317	0.66	2.478	2.803	1.20	2.257	2.603	1.74	2.111	2.472
0.13	3.012	3.294	0.67	2.473	2.798	1.21	2.254	2.600	1.75	2.108	2.470
0.14	2.989	3.273	0.68	2.468	2.797	1.22	2.251	2.597	1.76	2.106	2.467
0.15	2.968	3.253	0.69	2.462	2.789	1.23	2.248	2.594	1.77	2.104	2.465
0.16	2.948	3.234	0.70	2.457	2.784	1.24	2.244	2.591	1.78	2.101	2.463
0.17	2.929	3.217	0.71	2.452	2.779	1.25	2.241	2.589	1.79	2.099	2.461
0.18	2.911	3.201	0.72	2.447	2.775	1.26	2.238	2.586	1.80	2.097	2.459
0.19	2.894	3.185	0.73	2.442	2.770	1.27	2.235	2.583	1.81	2.095	2.457
0.20	2.878	3.170	0.74	2.437	2.766	1.28	2.232	2.580	1.82	2.092	2.455
0.21	2.863	3.156	0.75	2.432	2.761	1.29	2.229	2.578	1.83	2.090	2.453
0.22	2.848	3.142	0.76	2.428	2.757	1.30	2.226	2.575	1.84	2.088	2.451
0.23	2.834	3.129	0.77	2.423	2.753	1.31	2.223	2.572	1.85	2.086	2.449
0.24	2.820	3.117	0.78	2.418	2.748	1.32	2.220	2.570	1.86	2.084	2.447
0.25	2.807	3.104	0.79	2.414	2.744	1.33	2.217	2.567	1.87	2.081	2.445
0.26	2.794	3.093	0.80	2.409	2.740	1.34	2.214	2.564	1.88	2.079	2.444
0.27	2.782	3.081	0.81	2.404	2.736	1.35	2.211	2.562	1.89	2.077	2.442
0.28	2.770	3.070	0.82	2.400	2.732	1.36	2.209	2.559	1.90	2.075	2.440
0.29	2.759	3.060	0.83	2.395	2.728	1.37	2.206	2.557	1.91	2.073	2.438

续表

q%	X	a	q%	X	a	q%	X	a	q%	X	a
0.30	2.748	3.050	0.84	2.391	2.724	1.38	2.203	2.554	1.92	2.071	2.436
0.31	2.737	3.040	0.85	2.387	2.720	1.39	2.200	2.552	1.93	2.068	2.434
0.32	2.727	3.030	0.86	2.382	2.716	1.40	2.197	2.549	1.94	2.066	2.432
0.33	2.716	3.021	0.87	2.378	2.712	1.41	2.194	2.547	1.95	2.064	2.430
0.34	2.706	3.012	0.88	2.374	2.708	1.42	2.192	2.544	1.96	2.062	2.428
0.35	2.697	3.003	0.89	2.370	2.704	1.43	2.189	2.542	1.97	2.060	2.426
0.36	2.687	2.994	0.90	2.366	2.701	1.44	2.186	2.539	1.98	2.058	2.425
0.37	2.678	2.986	0.91	2.361	2.697	1.45	2.183	2.537	1.99	2.056	2.423
0.38	2.669	2.978	0.92	2.357	2.693	1.46	2.181	2.534	2.00	2.054	2.421
0.39	2.661	2.969	0.93	2.353	2.690	1.47	2.178	2.532	2.10	2.034	2.403
0.40	2.652	2.962	0.94	2.349	2.686	1.48	2.175	2.529	2.20	2.014	2.386
0.41	2.644	2.954	0.95	2.346	2.683	1.49	2.173	2.527	2.30	1.995	2.369
0.42	2.636	2.947	0.96	2.342	2.679	1.50	2.175	2.525	2.40	1.977	2.353
0.43	2.628	2.939	0.97	2.338	2.676	1.51	2.167	2.522	2.50	1.960	2.338
0.44	2.620	2.932	0.98	2.334	2.672	1.52	2.165	2.520	2.60	1.943	2.323
0.45	2.612	2.925	0.99	2.330	2.669	1.53	2.162	2.518	2.70	1.927	2.309
0.46	2.605	2.918	1.00	2.326	2.665	1.54	2.160	2.515	2.80	1.911	2.295
0.47	2.597	2.911	1.01	2.323	2.662	1.55	2.157	2.513	2.90	1.896	2.281
0.48	2.590	2.905	1.02	2.319	2.658	1.56	2.155	2.511	3.00	1.881	2.268
0.49	2.583	2.898	1.03	2.315	2.655	1.57	2.152	2.508	3.10	1.866	2.255
0.50	2.576	2.892	1.04	2.312	2.652	1.58	2.149	2.506	3.20	1.852	2.243
0.51	2.569	2.886	1.05	2.308	2.649	1.59	2.147	2.504	3.30	1.838	2.231
0.52	2.562	2.880	1.06	2.304	2.645	1.60	2.144	2.502	3.40	1.825	2.219
0.53	2.556	2.873	1.07	2.301	2.642	1.61	2.142	2.499	3.50	1.812	2.208
0.54	2.549	2.868	1.08	2.297	2.639	1.62	2.139	2.497	3.60	1.799	2.197

q%	X	a	q%	X	a	q%	X	a	q%	X	a
3.7	1.787	2.186	9.1	1.335	1.799	14.5	1.058	1.572	19.9	0.845	1.403
3.8	1.774	2.175	9.2	1.329	1.794	14.6	1.054	1.568	20.0	0.842	1.400
3.9	1.762	2.165	9.3	1.323	1.789	14.7	1.049	1.565	20.1	0.838	1.397
4.0	1.751	2.154	9.4	1.317	1.784	14.8	1.045	1.561	20.2	0.834	1.394
4.1	1.739	2.144	9.5	1.311	1.779	14.9	1.041	1.558	20.3	0.831	1.391
4.2	1.728	2.135	9.6	1.305	1.774	15.0	1.036	1.554	20.4	0.827	1.389
4.3	1.717	2.125	9.7	1.299	1.769	15.1	1.032	1.551	20.5	0.824	1.386
4.4	1.706	2.116	9.8	1.293	1.765	15.2	1.028	1.548	20.6	0.820	1.383
4.5	1.695	2.106	9.9	1.287	1.760	15.3	1.024	1.544	20.7	0.817	1.381
4.6	1.685	2.097	10.0	1.282	1.755	15.4	1.019	1.541	20.8	0.813	1.378

续表

q%	X	a	q%	X	a	q%	X	a	q%	X	a
4.7	1.675	2.088	10.1	1.276	1.750	15.5	1.015	1.537	20.9	0.810	1.375
4.8	1.665	2.080	10.2	1.270	1.746	15.6	1.011	1.534	21.0	0.806	1.372
4.9	1.655	2.071	10.3	1.265	1.741	15.7	1.007	1.531	22.0	0.772	1.346
5.0	1.645	2.063	10.4	1.259	1.736	15.8	1.003	1.527	23.0	0.739	1.320
5.1	1.635	2.054	10.5	1.254	1.732	15.9	0.999	1.524	24.0	0.706	1.295
5.2	1.626	2.046	10.6	1.248	1.727	16.0	0.994	1.521	25.0	0.674	1.271
5.3	1.616	2.038	10.7	1.243	1.723	16.1	0.990	1.517	26.0	0.643	1.248
5.4	1.607	2.030	10.8	1.237	1.718	16.2	0.986	1.514	27.0	0.613	1.225
5.5	1.598	2.023	10.9	1.232	1.714	16.3	0.982	1.511	28.0	0.583	1.202
5.6	1.589	2.015	11.0	1.227	1.709	16.4	0.978	1.508	29.0	0.553	1.180
5.7	1.580	2.007	11.1	1.221	1.705	16.5	0.974	1.504	30.0	0.524	1.159
5.8	1.572	2.000	11.2	1.216	1.701	16.6	0.970	1.501	31.0	0.496	1.138
5.9	1.565	1.993	11.3	1.211	1.696	16.7	0.966	1.498	32.0	0.468	1.118
6.0	1.555	1.985	11.4	1.206	1.692	16.8	0.962	1.495	33.0	0.440	1.097
6.1	1.546	1.978	11.5	1.200	1.688	16.9	0.958	1.492	34.0	0.412	1.075
6.2	1.538	1.971	11.6	1.195	1.684	17.0	0.954	1.489	35.0	0.385	1.058
6.3	1.530	1.964	11.7	1.190	1.679	17.1	0.950	1.485	36.0	0.358	1.039
6.4	1.522	1.957	11.8	1.185	1.675	17.2	0.946	1.482	37.0	0.332	1.020
6.5	1.514	1.951	11.9	1.180	1.671	17.3	0.942	1.479	38.0	0.305	1.002
6.6	1.506	1.944	12.0	1.175	1.667	17.4	0.938	1.476	39.0	0.279	0.984
6.7	1.499	1.937	12.1	1.170	1.663	17.5	0.935	1.473	40.0	0.253	0.966
6.8	1.491	1.931	12.2	1.165	1.659	17.6	0.931	1.470	41.0	0.228	0.948
6.9	1.483	1.924	12.3	1.160	1.655	17.7	0.927	1.467	42.0	0.202	0.931
7.0	1.476	1.918	12.4	1.155	1.651	17.8	0.923	1.464	43.0	0.176	0.913
7.1	1.468	1.912	12.5	1.150	1.647	17.9	0.919	1.461	44.0	0.151	0.896
7.2	1.461	1.906	12.6	1.146	1.643	18.0	0.915	1.458	45.0	0.126	0.880
7.3	1.454	1.899	12.7	1.141	1.639	18.1	0.912	1.455	46.0	0.100	0.863
7.4	1.447	1.893	12.8	1.136	1.635	18.2	0.908	1.452	47.0	0.075	0.846
7.5	1.440	1.887	12.9	1.131	1.631	18.3	0.904	1.449	48.0	0.050	0.830
7.6	1.433	1.881	13.0	1.126	1.627	18.4	0.900	1.446	49.0	0.025	0.814
7.7	1.426	1.876	13.1	1.122	1.623	18.5	0.896	1.443	50.0	0.000	0.798
7.8	1.419	1.870	13.2	1.117	1.620	18.6	0.893	1.440			
7.9	1.412	1.864	13.3	1.112	1.616	18.7	0.889	1.437			
8.0	1.405	1.858	13.4	1.108	1.612	18.8	0.885	1.434			
8.1	1.398	1.853	13.5	1.103	1.608	18.9	0.882	1.431			
8.2	1.392	1.847	13.6	1.098	1.605	19.0	0.878	1.428			
8.3	1.385	1.842	13.7	1.094	1.601	19.1	0.874	1.425			

续表

q%	X	a	q%	X	a	q%	X	a	q%	X	a
8.4	1.379	1.836	13.8	1.089	1.597	19.2	0.871	1.422			
8.5	1.372	1.831	13.9	1.085	1.593	19.3	0.867	1.420			
8.6	1.366	1.825	14.0	1.080	1.590	19.4	0.863	1.417			
8.7	1.359	1.820	14.1	1.076	1.586	19.5	0.860	1.414			
8.8	1.353	1.815	14.2	1.071	1.583	19.6	0.856	1.411			
8.9	1.347	1.810	14.3	1.067	1.579	19.7	0.852	1.408			
9.0	1.341	1.804	14.4	1.063	1.575	19.8	0.849	1.405			

2. Holzinger 公式　Holzinger 公式（Holzinger formula）是根据遗传度越高的疾病，同卵双生的患病一致率与异卵双生患病一致率相差越大而建立的。

同卵双生（monozygotic twin，MZ）是由一个受精卵形成的双生子，理论上他们的遗传背景是完全相同的，其个体差异主要由环境决定；异卵双生（dizygotic twin，DZ）是由两个受精卵形成的双生子，相当于同胞关系，因此他们的个体差异由遗传基础和环境因素共同决定。所谓患病一致率是指双生子中一个患某种疾病，另一个也患同样疾病的概率。

$$h^2=\frac{C_{MZ}-C_{DZ}}{100-C_{DZ}}$$

其中，C_{MZ} 为同卵双生子的患病一致率；C_{DZ} 为异卵双生子的患病一致率。

例如，对躁狂抑郁性精神病的调查表明，在 15 对同卵双生子中，共同患病的有 10 对；在 40 对异卵双生子中，共同患病的有 2 对。依此来计算同卵双生子的一致率为 67%，二卵双生子的一致率为 5%。代入上式：

$$h^2=\frac{C_{MZ}-C_{DZ}}{100-C_{DZ}}=\frac{67-5}{100-5}=0.65=65\%$$

以上结果表明，在躁狂抑郁性精神病中，遗传因素的贡献为 65%。

一些常见的多基因遗传病的患病率和遗传度见表 5-8。值得注意的是：①某种疾病的遗传度是从特定环境中特定人群的患病率计算出来的，不同的人群和不同的环境，遗传度会有所变化，因此不能完全应用于其他人群或其他环境。②遗传度是群体统计量，不能用到个体。若某种疾病的遗传度为 50%，不能说某个患者的发病 50% 由遗传因素决定，50% 由环境因素决定；③遗传度的估算仅适合于没有遗传异质性，也没有主基因效应的疾病，若导致疾病的多基因中有一个显性主基因，那么估算的遗传度可以超过 100%；若为隐性主基因，则由先证者的同胞估算的遗传度可以高于由父母或子女估算的遗传度。因此，只有当由同胞、父母和子女分别估算的遗传度相近似时，这个遗传度才是合适的，同时也才能认为该疾病的发生可能是多基因遗传的结果。

表 5-8　常见多基因遗传病的群体患病率、先证者一级亲属患病率、性别比和遗传度

疾病	群体发病率（%）	先证者一级亲属发病率（%）	性别比（男：女）	遗传度（%）
唇裂 ± 腭裂	0.17	4	1.6	76
腭裂	0.04	2	0.7	76
脊柱裂	0.3	4	0.8	60
无脑儿	0.5	2.8	–	35
先天性心脏病	0.1 ~ 0.2	男性先证者 4	0.2	70

续表

疾病	群体发病率(%)	先证者一级亲属发病率(%)	性别比(男：女)	遗传度(%)
		女性先证者 1		
先天性幽门狭窄	0.3	男性先证者 2	5.0	75
		女性先证者 10		
先天性巨肠症	0.02	男性先证者 2	4.0	80
		女性先证者 8		
先天性畸形足	0.1	3	2.0	68
精神分裂症	0.5 ~ 1.0	10 ~ 15	1	80
原发性癫痫	0.36	3 ~ 9	0.8	55
原发性高血压	4 ~ 10	15 ~ 30	1	62
冠心病	2.5	7	1.5	65
青少年型糖尿病	0.2	2 ~ 5	1	75
哮喘	1 ~ 2	12	0.8	80
消化性溃疡	4	8	1	37
强直性脊椎炎	0.2	男性先证者 7	0.2	70
		女性先证者 2		
原发性肝癌	0.05	5.45	3.5	52

三、多基因遗传病再发风险的预测

多基因遗传病的阈值模式能对患者亲属的疾病再发风险进行多种预测，这些预测不同于孟德尔式遗传。

（一）患者亲属再发风险与遗传度密切相关

如果多基因遗传病的群体患病率为0.1% ~ 1%，遗传度为70% ~ 80%，那么患者一级亲属的再发风险可用 Edward 公式来估计，即 $q_r=\sqrt{q_g}$，q_r 为患者一级亲属患病率，q_g 为群体患病率。如果某种病的遗传度高于80%或群体患病率高于1%，则患者一级亲属患病率将高于群体患病率的开方值；如果某种病的遗传度低于70%，或群体患病率低于0.1%，则患者一级亲属患病率低于群体患病率的开方值。例如，我国人群中，唇裂 ± 腭裂的患病率为0.17%，其遗传度为76%，患者一级亲属再发风险 $q_r=\sqrt{q_g}$ $q_r=\sqrt{0.0017}\approx4\%$；如果遗传率为100%时，患者一级亲属的再发风险上升到9%；如果遗传度在50%时，患者一级亲属的再发风险下降到2%。由此可见，多基因遗传病的再发风险与疾病的遗传度高低有关。图5-23显示了群体患病率、遗传度和患者一级亲属患病率之间的相互关系，横坐标为群体患病率，纵坐标为患者一级亲属患病率，斜线为遗传度，从中估计多基因遗传病的发病风险。

例如，已知无脑畸形和脊柱裂的患病率为0.38%，遗传度为60%，在图中横轴上查出0.38之点与遗传度60%的斜线相交，其纵轴上的一点近于4，即为该病的一级亲属患病率接近4%。

从图中可以估计遗传度相同的多基因遗传病，其群体患病率不同，发病风险率也不同。例如，在遗传度为50%的条件下，群体患病率为0.1%时，患者一级亲属患病率为1%，即比群体患病率高10倍；群体患病率为1%时，患者一级亲属患病率为5%，即比群体患病率高5倍；群体患病率为10%时，患者一级亲属的患病率为20%，即比群体患病率高2倍。

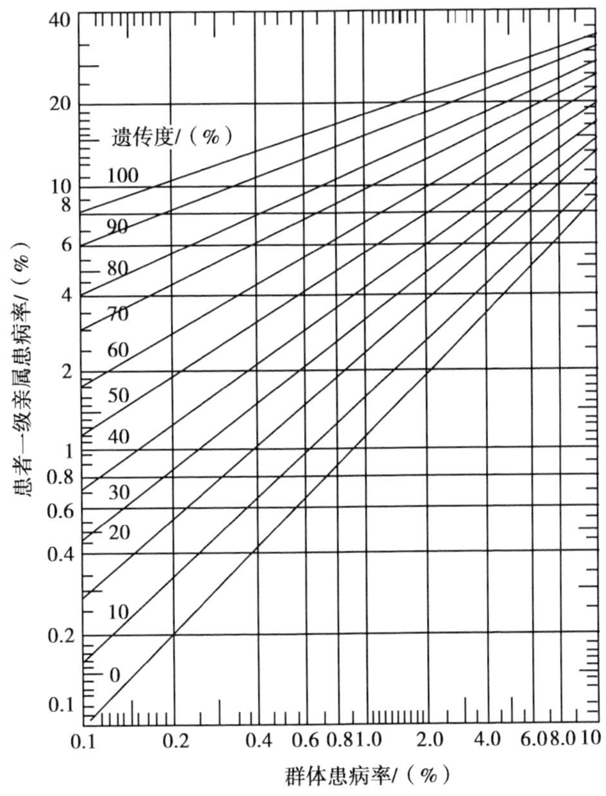

图 5-23　群体中患病率、遗传度和患者一级亲属患病率的关系

从下列表 5-9 中大致可以看出，群体患病率和患者一级亲属患病率的差异与遗传度密切相关。

表 5-9　患者一级亲属患病率与遗传度和群体患病率的关系

遗传度	群体患病率（%）		
	0.1	1	10
50	1	5	20
60	2	6	24
70	3	8	28
80	4	10	30
90	6	13	33
100	8	16	36

（二）患者亲属再发风险与亲属级别有关

患者亲属再发风险代表平均风险，在不同家庭中各不相同。平均再发风险预测是根据经验数据获得的，它不像孟德尔式性状那样由特定的遗传模式决定。由于多基因遗传病有家族聚集倾向，所以患者亲属的患病率高于群体患病率，但是随着亲属级别的降低，亲属的再发风险迅速降低，向群体患病率靠近。这一点与 Galton 提出的数量性状在亲属中存在回归现象相一致（表 5-10）。

（三）患者亲属再发风险与亲属患病人数有关

在多基因遗传病中，当一个家庭中患病人数愈多，则亲属再发风险愈高。例如，一对夫妇表型正常，第一胎出生了一个唇裂患儿以后，再次生育时患唇裂的风险为 4%；如果他们又生了第二个唇裂患儿，第三胎生育唇裂风险则上升到 10%。说明这一对夫妇带有更多能导致唇裂的致病基因和曝露在更强的环境因素之中，他们虽然未发病，但他们的易患性更接近发病阈值，因而造成其一级亲属再发风险增高。这一点与单基因病遗传不同，如常染色体隐性遗传病，无论这个家庭已有一个、两个或几个患儿，患者同胞再发风险仍为25%。

表5-10　常见多基因遗传病的亲属级别与发病率的关系

畸形	亲属的发病率（同一般群体相比增加的倍数）				
	群体发病率	同卵双生	一级亲属	二级亲属	三级亲属
唇裂 ± 腭裂	0.001	0.4（×400）	0.04（×40）	0.007（×7）	0.003（×3）
畸形足	0.001	0.3（×300）	0.025（×25）	0.005（×5）	0.002（×2）
先天性髋脱位	0.002	0.4（×200）	0.05（×25）	0.006（×3）	0.004（×2）
先天性幽门狭窄	0.005	0.4（×80）	0.05（×10）	0.025（×5）	0.0075（×1.5）

（四）患者亲属再发风险与患者病情严重程度有关

多基因遗传病发病的遗传基础是微效基因，有共显累加效应。如果患者病情严重，证明其易患性远远超过发病阈值而带有更多的易感基因，其父母所带有的易感基因也多。因此，再次生育时，其后代再发风险也相应增高。例如，一侧唇裂的患者，其同胞的再发风险为2.46%；一侧唇裂合并腭裂的患者，其同胞的再发风险为4.21%；双侧唇裂加腭裂的患者，其同胞的再发风险为5.74%，这反映出缺陷越严重，潜在的易患性越大。这一点也不同于单基因遗传病。在单基因遗传病中，不论病情的轻重如何，一般不影响其再发风险率，仍为50%或25%。

（五）患者亲属再发风险与疾病发病率有关

某种多基因遗传病在一般群体中的患病率越低，则其发病阈值越高，患者超过发病阈值而带有更多的易感基因，导致患者亲属再发风险相对增高；如果在一般群体中的发病率越高，则发病阈值越低，患者亲属再发风险相对减小。

（六）多基因遗传病的群体患病率存在性别差异时，亲属再发风险与性别有关

这表明不同性别的发病阈值是不同的。群体中患病率较低而阈值较高性别的先证者，其亲属再发风险相对增高；相反，群体中患病率相对较高但阈值较低性别的先证者，其亲属再发风险相对较低。这种情况称为Carter效应（Carter effect）。例如，人群中先天幽门狭窄男性患病率为0.5%，女性患病率为0.1%，男性比女性患病率高5倍。男性先证者后代中儿子再发风险为5.5%，女儿的再发风险是2.4%；而女性先证者后代中儿子再发风险高达19.4%，女儿再发风险达到7.3%（表5-11）。该结果说明，女性先证者比男性先证者带有更多的易感基因。

表5-11　子女患幽门狭窄的比例

先证者	子　女	
	儿　子	女　儿
父	5.5	2.4
母	19.4	7.3
群体发病率	0.5	0.1

四、常见多基因遗传病

多基因遗传病是一类发病率较高、病情复杂的疾病。无论是病因及发病机制的研究，还是疾病再发风

险的评估，既要考虑遗传(多基因)的因素，也要考虑环境因素。多基因疾病不遵循单基因病孟德尔遗传的一般规律，难以通过家系遗传连锁分析取得正确结果，目前主要应用遗传标记在人群中进行关联研究，如全基因组关联研究(genome-wide association studies，GWAS)(参见第二十三章)在动物模型及数学模型等方面还要进行艰苦努力。总体来看，多基因遗传病的研究在不断进步，如果对某种疾病感兴趣，可通过最新文献进行跟踪。

(一)原发性高血压

原发性高血压(essential hypertension；OMIM 145500)是一种以体循环动脉压升高为主要特征的临床综合征，可引起心、脑、血管、内分泌系统的病变，是脑卒中、冠心病的主要危险因素。原发性高血压是遗传易感性和环境因素相互作用的结果，有 30%～50%的血压变异是由遗传决定的。据 2011 年的文献报道，影响高血压的各种已克隆的基因已经有 17 个。这是作为多种遗传因素最有力的证据。2004 年我国居民营养与健康状况调查显示，我国成人高血压患病率为 18.8%，高血压患者约 1.6 亿例，且每年新增 300 多万例。高血压患病率及人群血压水平存在明显的地区差异，北方地区高，南方地区低，自北向南逐步递减；日本、欧洲国家等也有类似的研究结果。关于原发性高血压的遗传学研究参见第二十四章。

(二)糖尿病

糖尿病(diabetes mellitus)是继癌症、心脑血管病之后的一种全球性疾病，是常见复杂疾病之一，我国糖尿病的患病率为 1%，且随生活水平的提高逐年上升。根据对胰岛素的依赖作用分为 1 型糖尿病(胰岛素依赖性糖尿病，insulin-dependent diabetes，IDDM；OMIM 222100)和 2 型糖尿病(非胰岛素依赖性糖尿病，noninsulin-dependent diabetes，NIDDM；OMIM 125853)，后者占患病人数的 95%。关于糖尿病的遗传学研究参见第二十九章。

(三)老年性痴呆

老年性痴呆(Alzheimer disease，AD ；OMIM 104300)在 65 岁以上人的发病率约 5%，80 岁以上人的发病率约 20%。患者有进行性的记忆减退，伴随情感行为失衡和认知障碍。病理表现为神经元丢失及许多淀粉蛋白斑片。变性的神经元含有特征性的神经原纤维结节；罕见于早发年龄。早发和晚发 AD 的临床和病理特征是一样的，但有时早发疾病是孟德尔常染色体显性遗传，而晚发 AD 是非孟德尔式，只显示中度的家族聚集性。关于本病的遗传学研究参见第三十一章。

还有越来越多的常见病，如精神分裂症，肥胖症，胃溃疡病，癌症等，几乎每个系统都有这类疾病。它们受多个遗传因素和多种环境因素的影响而发病，这类疾病又大多数是多发病而日益显得重要。人们已经将这类疾病统称为复杂(性)疾病(complex disease)。对这类疾病的认识不断深入，将使医学遗传学进入一个全新的阶段。

参考文献

1. Hasan H. Mendel and the Laws of Genetics. New York：Rosen Pub Group，2004.
2. Morgan TH. Sex limited inheritance in Drosophila. Science，1910，32(812)：120-122.
3. King RA，Pietsh J，Fryer JP，*et al*. Tyrosine gene mutations in oculocutaneous albinism I(OCA1)：definition of the phenotype. Hum Genet，2003，113(6)：502-513.
4. Nussbaum RL，McInnes RR，Willard HF. Thompson & Thompson Genetics in Medicine. 7th ed. Philadelphia：Saunders，2007.
5. 孙开来 . 人类发育与遗传 . 北京：科学出版社，2008.
6. 左伋 . 医学遗传学 . 北京：人民卫生出版社，2009.
7. Strachan T，Read AP. Human Molecular Genetics. 3rd ed. New York：Garland Science，2004.
8. Cardon LR，Bell JI. Association study designs for complex diseases. Nat Rev Genet，2001，2：91-99.

第六章　人类染色体和染色体畸变

李　旭　李麓芸

染色体是核基因的载体。研究染色体以及其结构和遗传特性的学科称为细胞遗传学（cytogenetics）。早期，人类染色体数目被误认为 48 条。Tjio 等（1956）采用徐道觉（1952）建立的低渗溶液预处理染色体制片技术，证明人类正常染色体数目为 46 条。这是第一个细胞遗传学的里程碑。20 世纪 60 年代末染色体显带技术（chromosome banding）以及 20 世纪 70 年代染色体高分辨技术（chromosome high resolution）的发展，大大地提高了识别人类染色体结构的准确性，促进了人类染色体细微结构及其与遗传病关系的研究，以及对各种致变、致畸因素的认识，从而开始了一门新的学科，即临床细胞遗传学（clinical cytogenetics）。这是第二个里程碑。第三个里程碑为 20 世纪 80 年代末到 90 年代，染色体荧光原位杂交技术（florescence *in situ* hybridization，FISH）的建立和应用，开辟了分子细胞遗传学（molecular cytogenetics）的领域。第四个里程碑为 2007 年开始进入临床的基因芯片，即阵列法比较基因组杂交技术（array comparative genomic hybridization，ACGH）。这一技术更进一步地提高了对人类染色体组（基因组）缺陷识别的分辨率和准确性，从而把医学细胞遗传学提高到一个前所未有的高度，并与医学分子遗传学逐渐融为一体。

医学细胞遗传学在临床上的应用非常广泛，包括产前诊断具有先天性缺陷和智障的儿童、不育症和多发性流产的夫妇、研究流产胎儿组织以及白血病和实体肿瘤细胞等。为了使描述染色体畸变规范化，相继于 1960 年（Denver）、1963 年（London）、1966 年（Chicago）、1971 年（Paris）、1976 年（Mexico）、1981 年（Jerusalem）举行了 6 次有关人类细胞遗传学命名的国际会议。1978 年、1981 年和 1985 年，由国际人类染色体命名委员会常务委员会发表了《人类细胞遗传学命名的国际体制》（An International System for Human Cytogenetic Nomenclature），即《ISCN（1978）》、《ISCN（1981）》和《ISCN（1985）》，提供了人类细胞遗传学命名的完整体系。该体系内容在 1991、1995、2005、2009、2013 得到更新和完善。它是细胞遗传学工作者必备的工作手册。表 6-1 是《ISCN（2013）》列出的符号和缩略语。

表 6-1　ISCN（2013）列出的符号和缩略语

符号	含义
AⅠ	第一次减数分裂后期
AⅡ	第二次减数分裂后期
ace	无着丝粒染色体片段
add	来源不明的额外染色体物质
amp	表示扩增的信号
~	用于表示染色体区段的区间和界限，或者表示染色体数、片段数、标记数的数目范围；也用于表示确切拷贝数尚未确定的染色体区域的拷贝数范围
arr	微阵
→或 ->	从→到，用于繁式描述体系
b	断裂
< >	括号内为多倍体的倍体水平
[ ]	括号内为细胞的数目，或染色体组的构成
c	组成性异常
cen	着丝粒
cgh	比较基因组杂交
chi	异源嵌合体
chr	染色体
cht	染色单体
:	断裂，用于详式描述体系
: :	断裂与重接，用于详式描述体系
,	用于隔开染色体数目，性染色体和染色体异常；也用于隔开基因名称和基因符号
con	相连的信号
cp	复合核型
cth	染色体碎裂（chromothripsis）
cx	复杂染色体重排
.	表示亚带
del	缺失
der	衍生染色体
dia	终变期
dic	双着丝粒染色体
dim	信号强度减弱
dip	双线期
dir	正向
dis	远侧端
dit	核网期
dmin	双微体
dn	新生的（非遗传而来的）染色体异常
dup	重复
e	互换

续表

end	核内复制
enh	信号强度增强
=	交叉数
fem	女性
fib	伸展的染色质/DNA纤维
fis	着丝粒分裂
fra	脆性部位
g	裂隙
h	组成性异染色质
hmz	纯合的，纯合性；也用于表示检测到的基因组内一个或两个相同拷贝，虽然之前所知是杂合性，但通过各种机制（如杂合性丢失等）已变为纯合性的情况
hsr	均匀染色区
htz	杂合的，杂合性
i	等臂染色体
idem	表示亚克隆中的干系核型
ider	等臂衍生染色体
idic	等臂双着丝粒染色体
inc	不完整核型
ins	插入
inv	倒位
ish	原位杂交
lep	细线期
MⅠ	第一次减数分裂中期
MⅡ	第二次减数分裂中期
mal	男性
mar	标记染色体
mat	母源
med	中央
min	微体
-	丢失；长度缩短；特定染色体上无此基因
mos	嵌合体
×	表示重排染色体的多重拷贝；表明肿瘤中的异常多倍体克隆；带数字时，表明所见的信号数；表示染色体或染色体区的多重拷贝
neg	检查后未见重排
neo	新着丝粒
nuc	细胞核
oom	卵原细胞中期
or	或者
P	染色体短臂

续表

P Ⅰ	第一次减数分裂前期
pac	粗线期
( )	括号内为结构变化的染色体和断裂点;括号内为正常或异常的染色体数,X,Y;括号内为核苷酸位点的异常
pat	父源
pcc	超前凝聚的染色体
pcd	超前着丝粒分裂
pcp	部分染色体涂染
.	用于隔开不同技术
Ph	费城染色体
+	额外的正常或异常染色体;长度增加;特定染色体上有此基因
+ +	特定染色体上两个杂交信号或杂交区域
pos	检查后检测到重排
prx	近侧端
ps	染色体短臂上的随体
psu	假
pter	染色体短臂末端
pvz	染色体粉碎化
q	染色体长臂
qdp	四份重复
qr	四射体
qs	染色体长臂上的随体
qter	染色体长臂末端
?	染色体或染色体结构的识别存疑
r	环状染色体
rcp	相互易位
rea	重排
rec	重组染色体
rev	反向,包括比较基因组的反向
rob	罗伯逊易位
I-IV	表示一,二,三,四价体结构
s	随体
sce	姐妹染色单体互换
sct	次缢痕
sdl	旁系
;	在涉及一个以上染色体的结构重排中,用于隔开各有关染色体和染色体断裂点;用于隔开不同衍生染色体上的探针
sep	分离的信号
sl	干系
/	隔开克隆,或邻接的探针

续表

//	隔开异源嵌合体克隆
spm	精原细胞中期
stk	随体柄
subtel	亚端粒区
t	易位
tas	端粒连接
ter	末端（染色体末端）或端粒
tr	三射体
trc	三着丝粒染色体
trp	三份重复
_	用于区别同源染色体
upd	单亲二体
var	变体或可变区
wcp	全染色体涂染
xma	交叉
zyg	偶线期

第一节　人类染色体

一、有丝分裂染色体

人类每个体细胞中含有23对即46条染色体。1～22对为常染色体（autosome），第23对为性染色体（sex chromosome）。男性和女性的常染色体相同。每对常染色体的两条染色体称为同源染色体（homologous chromosome），正常情况下，一条来自父亲，另一条来自母亲。男性的性染色体为XY，女性的性染色体为XX。

在细胞周期中的间期，染色体以DNA分子状态散布于细胞核内，形成在光学显微镜下所见的染色质。从间期到分裂中期，松散的染色质丝通过多级螺旋化，形成在光镜下可辨认的染色体。因此，细胞遗传学一般以中期染色体作为研究材料。可利用多种组织，诸如骨髓、绒毛、毛根、胸水、腹水、肿瘤组织、皮肤、肝、肾等处于旺盛有丝分裂的细胞群体，经过特定的细胞学处理，获得染色体标本，再用碱性染料使整个染色体均匀着色，以便在光镜下观察。用这种方法制备的染色体称为非显带染色体（non-banded chromosome）。如果用特种荧光染料染色或经某种特殊的预处理而后染色，在染色体上显现出深、浅或明、暗相间的带纹，用这种方法制备的染色体称为显带染色体（banded chromosome）。

染色体标本用氮芥喹吖因（quinacrine mustard，QM）染色而显现的带称为Q带（Q-band）。其方法称Q显带法。带型与Q带相同，用胰蛋白酶等预处理后，用Giemsa染料染色而显现的带称为G带（G-band），其方法称G显带法（图6-1）。经过一定的预处理，而后用荧光或Giemsa染料染色，其带型与Q带、G带正好相反的带称为R带（R-band），其法称为R显带法。用某些方法使细胞同步于S期，然后解除阻滞，选择适当时机收获，从而获得大量处于分裂前期、前中期的细长的染色体，使单组染色体上显现的带纹达到550、850条或更多的带，称为高分辨带（high-resolution band）。其方法称高分辨显带技术（图6-1）。另一类技术仅使染色体的某一特异区域显示出带纹，包括显示着丝粒（组成性异染色质）的C带（C-band）；显示端粒的T带（T-band）；显示核仁组织者区的N带（N-band）；显示次缢痕，特别是9号染色体次缢痕的G11带

(G11-band)。在鉴定某些疾病与染色体的关系中,常将上述技术综合应用。然而,随着分子细胞遗传学技术的广泛应用,除了G带外,其他显带技术已很少在临床细胞遗传学实验室应用。

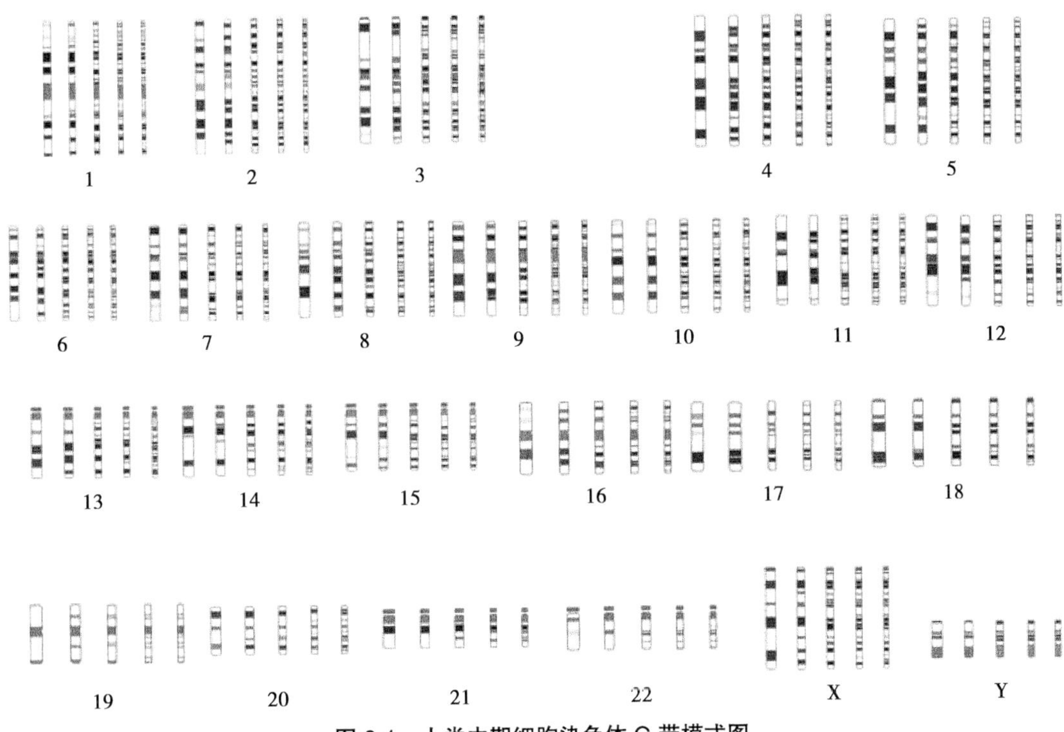

图6-1　人类中期细胞染色体G带模式图

显带水平从左至右为300,450,550,700和850(ISCN 2013)

根据染色体形态特征,把常染色体和性染色体按大小顺序排列,称为核型分析(karyotyping)(图6-2)。

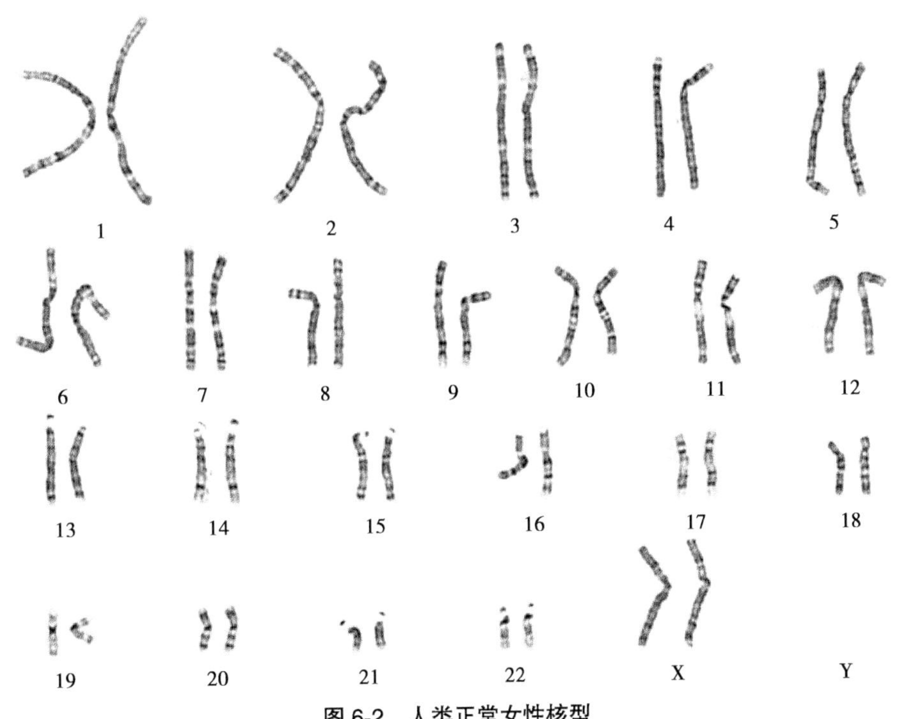

图6-2　人类正常女性核型

用胰酶-EDTA处理和Giemsa染色的G带。该中期细胞显示在高质量标本中能看到的染色带,显带水平为550

二、染色体带的命名

按照 ISCN 的规定，一个染色体以着丝粒、末端和两臂上所显出的某些显著的带作为界标（landmark），划分为两臂和两臂上的若干个区（region）。首先，以着丝粒为标志把染色体分为短臂（p）和长臂（q），然后根据某一臂上的较显著的带，将该臂划分为若干区，并从着丝粒起，到臂端为止，依次编号为 1 区、2 区、3 区……等。用作界标的带就构成该区的 1 号带。其他各带不分深带或浅带均由近及远，依次编为该区 2 号、3 号、4 号带等。按此规定，在记述染色体的每条带时应包括四点，即染色体号、臂号、区号和带号。例如 1 号染色体短臂 3 区 1 带，其符号应记述为 1p31（图 6-3）。当在高分辨染色体标本上这条带可再分为 3 条亚带时，则分别记述为 1p31.1、1p31.2、1p31.3，依此类推。如果 1p31.2 带可再分为 3 条次亚带时，则分别记述为 1p31.21、1p31.22 和 1p31.23（图 6-4）。

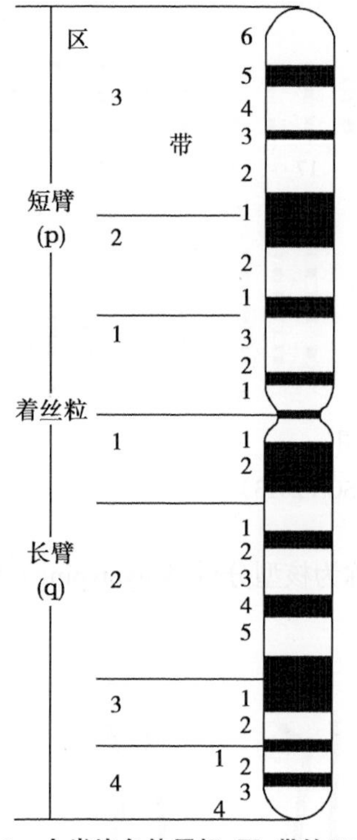

图 6-3　人类染色体界标、区、带的示意图

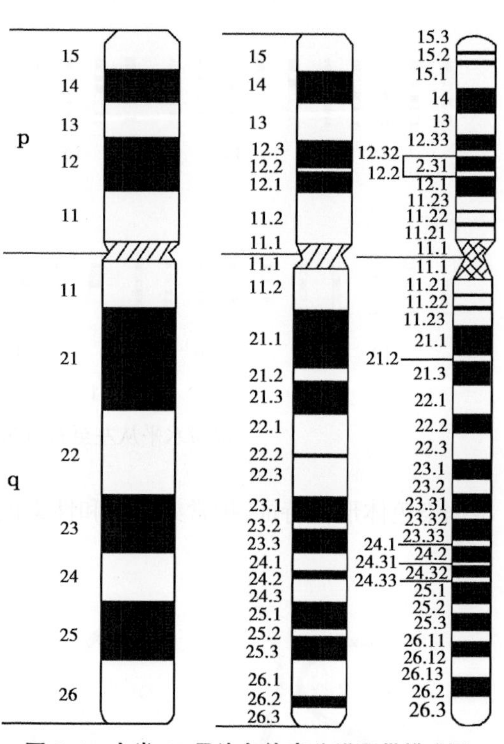

图 6-4　人类 10 号染色体高分辨显带模式图

三、减数分裂染色体

减数分裂（又称成熟分裂）与有丝分裂的主要差别是在其第一次分裂的合线期和粗线期，同源染色体联会（即配对）并交换遗传物质，在后期Ⅰ分开，代替了一次染色体的复制和分离。由于在减数分裂第一次分裂的粗线期和终变期以及中期Ⅱ的染色体形态较规则，故常以此作为研究材料，以了解性腺，特别是睾丸的染色体组成，以及研究某些环境因素、避孕药物对性腺染色体的影响。ISCN 提供了有关男性减数分裂染色体的测量值、人类初级精母细胞粗线期第 1～22 号染色体的带型及其模式图（850 条带阶段），以及人类减数分裂染色体的命名法，在工作中可作为参考。

四、染色体断裂热点和脆性部位

（一）断裂热点

断裂热点（break hot spot）是指导致人类染色体结构异常和肿瘤染色体重排的频发断裂点。至 1984 年止，在人类中的染色体重排断裂点已记载了 3495 个，在人群中按孟德尔遗传方式传递，不但导致了人类 100 余种染色体综合征，而且是人类流产、死产、新生儿死亡等妊娠、生育疾患的主要病因。至 2012 年

9 月止，人类染色体异常的记载已达 24 000 条。李麓芸等曾报道了一例家族性染色体断裂易位热点的家系（图 6-5）。先证者是一个具有多发性先天畸形的 4q 部分三体患者，核型为 46，XY，13，der（13），t（4；13）（q26；q34）。其父亲和伯父均为 1 号和 4 号染色体相互易位携带者，核型为 46，XY，t（1；4）（q43；q25）。该患者的异常核型是由于父亲精子形成的早期有丝分裂中，连接在衍生的 1 号染色体上的 4q 片段，在同一位置断裂后，与 13 号染色体之间发生相互易位的结果。这种在不同世代中染色体的同一部位多次发生断裂和变位重接的断裂点，称为家族性染色体断裂易位热点（familial hot spots of chromosome breakage and translocation）。由于它可以产生更多类型的不平衡配子，故在产前诊断中更应予以重视。

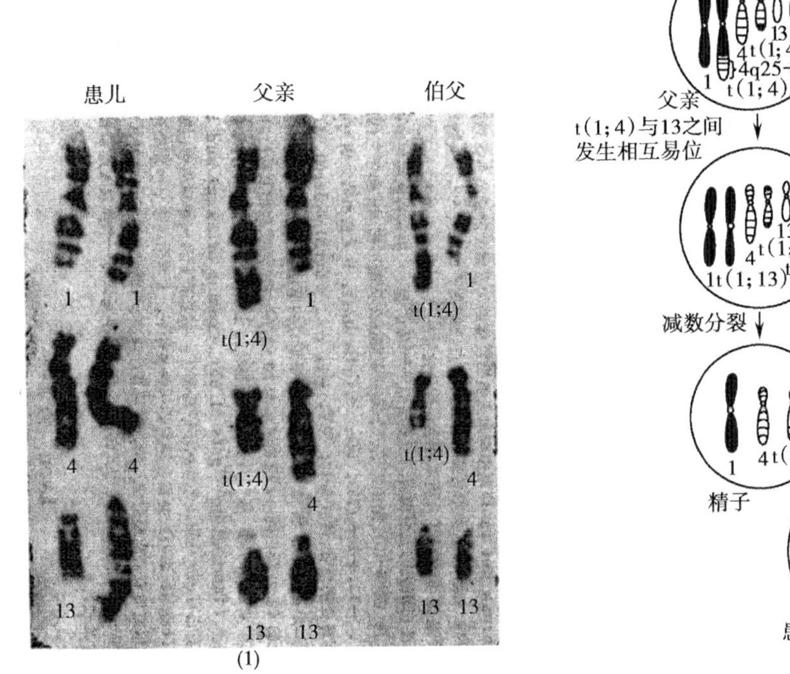

图 6-5　1 例家族性染色体断裂易位热点的家系

（1）左：4q 部分三体征患者的部分核型图，46，XY，der（13）t（4；13）（q25；q34）；
中：其父的部分核型图，46，XY，t（1；4）（q43；q25）；
右：其伯父的部分核型图，46，XY，t（1；4）（q43；q25）。
（2）从携带者 46，XY，t（1；4）（q43；q25）产生 46，XY，der（13）t（4；13）（q25；q34）

（二）脆性部位

脆性部位（fragile site）是指人类中期或早中期染色体上的少数特异部位恒定地表现出裂隙或断裂，并可导致缺失、无着丝粒片段或辐射体等，在人群中一般以孟德尔遗传方式传递。脆性部位通常需要在低叶酸等特定细胞培养条件下显示出来。大部分脆性部位的发现并无特别重要的临床意义。最早确认的一个伴发 X 连锁智力低下的脆性部位是 Xq27.3，称为脆性 X 综合征（fragile X syndrome）。该综合征是由于在 *FMR1* 基因中 CGG 三核苷酸重复拷贝数的扩增。可用分子检测方法作临床诊断（参见第九章、第十二章、第三十二章）。

五、X 染色体失活和 Lyon 假说

X 染色体比 Y 染色体大 2.6 倍，所含基因为 Y 染色体所含基因的 4.7 倍。两者的巨大区别造成了基因剂量（gene dosage）在男性与女性之间的不平等。X 染色体失活（X inactivation）机制——Lyon 假说则解释了剂量补偿（dosage compensation）是怎样形成的。Barr 等（1949）发现在雌猫的神经细胞间期核中有一个深染的染色质块（Barr 小体，又称 X 染色质），而雄猫中没有。Moone 和 Barr（1954）在女性口腔颊膜细胞

核中找到了相似的染色质块，而男性无。Glenister（1956）证明，人胚的X染色质，最早出现在胚胎发育的第16天（即胚泡期）。Ford等（1959）证明女性性腺发育不全患者的染色体组成为45，X，在间期核中缺乏X染色质。Taylor（1960）证明，女性的两条X染色体，在有丝分裂中，一条迟复制（late-replicating）并被迟标记（late-labeling）。正是这条迟复制的X染色体在间期核中形成X染色质。

Lyon（1966）提出了下列假说：①哺乳类动物正常雌性的体细胞中，两条X染色体中的一条在转录功能上是失活的，失活的X染色体在间期细胞核中呈现为Barr小体；②在同一哺乳类动物的体细胞中，失活的X染色体来自父方或母方是随机的；③失活发生在胚胎发育的早期，始于受精后，于一周后结束，失活一旦发生则不可逆转，在其繁衍的子细胞中均有该X染色体失活。

在1971年人类细胞遗传学巴黎会议文件中，根据Y染色体和失活的X染色体在间期核中分别表现为特殊的结构，把它们分别称为Y小体（Y染色质）和X小体（或Barr小体、X染色质）。

现在知道，X染色体失活的引发，需要一种特异的、不翻译的RNA，称为X染色体失活特异转录物（X inactivation-specific transcript，XIST），这种RNA在将要失活的X染色体上大量积累，把那条X染色体包被起来。然后，通过表观遗传改变，最终导致失活。编码XIST RNA的基因*XIST*位于Xq13.2。

然而，不是所有在失活X染色体上的基因都被灭活。位于X染色体长臂和短臂两末端的假常染色体区（pseudoautosomal region，PAR）的基因，以及位于X染色体上的其他一些基因可以逃避失活（escape inactivation）。这不但可以解释临床上有关性连锁隐性遗传病的女性杂合子发病的问题，而且还解释了具有畸变X染色体的个体，其X染色体的失活不是随机的。逃避失活基因的剂量效应还能解释：为什么XX的个体为正常女性而X的个体为先天性卵巢发育不全（Turner综合征）的患者；同样，XY的个体为正常男性而XXY的个体（一个X小体）为先天性睾丸发育不全（Klinefelter综合征）的患者。

第二节　分子细胞遗传学分析技术

传统细胞遗传学以染色体带型分析为主。带型分析能准确地检测出染色体数目畸变。可是，人类眼睛对染色体结构畸变的识别则取决于染色体显带水平（通常为400～850条带）和畸变所在位置，其分辨率通常为5百万～10百万碱基对（5～10Mb），低于这一水平的染色体结构畸变往往不能用染色体带型分析检测出。而且，染色体显带的制备质量和分析人员的经验也对检测准确性带来影响。因此，带型分析有一定的主观性和局限性。而分子细胞遗传学分析技术的应用则提高了分辨率和准确性。

一、荧光原位杂交技术

Pinkel等（1986）建立了使用荧光标记的探针来检测染色体的方法，称为荧光原位杂交（fluorescence *in situ* hybridization，FISH）。这种方法是用荧光染料（fluorochrome）标记特定的DNA序列作为探针（probe），与染色体或间期细胞杂交。杂交后的颜色信号由荧光显微镜检测。

探针的标记分为间接和直接两种。

早期的间接标记多用地高辛配基（digoxigenin）或生物素（biotin）先标记DNA，与染色体杂交后，再用标有荧光染料的单克隆抗体检测。这种方法操作过程较烦琐，信号清晰度和特异性又常受非特异性信号的干扰，已很少应用。

直接标记是用带有荧光染料的地高辛配基或生物素，直接标记在特定的DNA序列上。探针与染色体的杂交一步到位，操作简单，信号清晰，容易检测。目前临床诊断常用的DNA探针都可从商业公司购买。如需自己标记，可用完整的直接标记试剂盒。商业用的探针通常为50～500kb。而用于研究的自制探针可小至1kb。

与染色体带型分析相比，FISH把对染色体分析的分辨率至少提高了10～100倍。FISH的另一优越性是可用于未经培养或不能生存的间期细胞，而染色体带型分析则需要活组织进行细胞培养。因此，FISH可以对任何含有细胞核的组织进行检验，包括未经培养的血液、骨髓、羊水、胚胎组织，甚至可用于尿液、颊黏膜脱落细胞，以及石蜡固定切片组织。可是，FISH 每次只能检测一个或几个特定的位点，而不能像染色体带型分析那样一览全基因组。所以，FISH 通常用于辅助染色体带型分析。

临床细胞遗传学用的 FISH 探针通常分为三种类型（图 6-6，6-7）。

（一）染色体着丝粒探针

染色体着丝粒探针（centromeric probe）源于靠近染色体着丝粒特异的 α 卫星重复 DNA 序列，信号较强，主要用于鉴定特定染色体、检测染色体数目异常，以及来源不明的标记染色体。由于结构特殊，2，5，9，13，14，21 和 22 号染色体没有特异的着丝粒探针。

（二）单序列探针

单序列探针（single copy sequence probe）源于基因组的特有区域或基因的单一序列，特异性强，主要用于显微镜下不能检测的染色体结构畸变，如缺失、重复、易位等。也可用于证实 G 带检测的染色体结构畸变和鉴定染色体等，是检测亚显微镜缺失和重复综合征的主要方法。经过特别设计的探针还在检测血液病肿瘤和实体肿瘤中起了非常重要的作用。

（三）全染色体或臂特异性探针

全染色体或臂特异性探针（whole chromosome or arm-specific probe）源于流式分离单个染色体 DNA 序列库，或微分割染色体单臂再经 PCR 扩增的 DNA 序列。这类探针与整条染色体或整个染色体长臂或短臂杂交，主要用于鉴定较复杂或来源不明的染色体结构畸变，如复杂易位，标记染色体等。用该探针只能鉴定参与的染色体但不能确定具体的区带或位置，因而特异性不强。

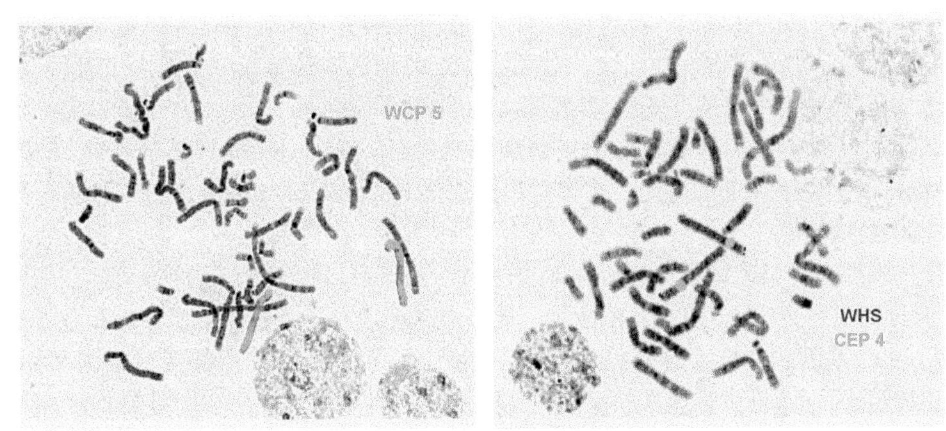

图 6-6　染色体中期细胞 FISH

（左）5 号染色体全染色体探针；（右）4 号染色体着丝粒探针和 4pWHS 区的单序列探针

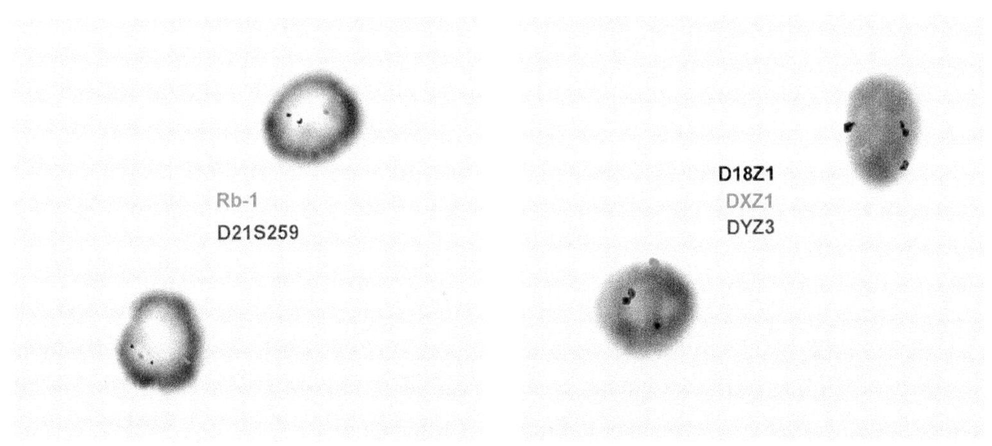

图 6-7　染色体间期细胞 FISH

（左）13 号和 21 染色体单序列探针；（右）18 号和 X 及 Y 染色体着丝粒探针

二、阵列法比较基因组杂交

20世纪90年代初曾建立一项技术，是中期染色体的比较基因组杂交。其方法是将待测DNA和正常对照DNA分别用红色或绿色的荧光染料标记，再把同等剂量标记的DNA混合，然后与中期染色体杂交。在荧光显微镜下，黄色（红色与绿色的混合色）区段为基因组平衡，红色过多为重复，绿色过多为缺失。这一技术的结果不稳定，且分辨率和特异性不强，因而只限于实验室研究，从未用于临床。

在这一技术的基础上，20世纪90年代末至21世纪初发展了染色体微阵分析（chromosomal microarray analysis，CMA），又称阵列法比较基因组杂交（array comparative genomic hybridization，ACGH），即基因芯片（gene chip）的新技术。

开始时的方法是把代表人类全基因组的细菌人造染色体（bacterial artificial chromosome，BAC）克隆的DNA库，固定在玻璃片上，再与混合的标记DNA杂交。杂交后颜色变化的检测改用高度敏感的激光探测器。所收集的数据再经过特别设计的计算机软件进行分析（图6-8）。这一方法大大地提高了分辨率和可靠性而受到重视。但由于BAC克隆的DNA体积较大（100～200kb），且常带有重复DNA序列，因而其稳定性和分辨率受到一定限制。

在玻片上合成DNA技术的应用解决了这一难题。第二代的基因芯片上的DNA探针序列为45～60碱基，且特异性高。分辨率的高低取决于DNA探针的密度或探针之间的平均距离。目前所用的基因芯片探针多在60 000～100 000之间，平均分辨率为5～75kb。

为使这一技术的应用更适用于临床，目前多采用靶向（target）和全基因组（whole genome）混合设计。即在已知综合征和致病基因区域放入高密度探针，而在其他骨架（backbone）区域则覆盖低密度探针。这一设计还可避开无临床意义的多态性区域。对某些特定的染色体区域或单个或多个基因，也可采用高密度纯靶向设计，用以检测某个或某类疾病，如假肥大性肌营养不良症。

第三代基因芯片是把基因拷贝数与单核苷酸多态性（single nucleotide polymorphism，SNP）的检测结合起来，进一步扩展了在临床上的应用。比如对单亲二体（uniparental disomy，UPD）和杂合性丢失（loss of heterozygosity，LOH）的检测。

基因芯片技术综合了染色体带型分析和FISH的优点，既可以覆盖全基因组，又具有高度的分辨率和准确性，好比是同时进行成千上万的FISH检测。这一技术还填补了染色体带型分析和分子遗传学检测之间的空缺（图6-9）。基因芯片技术的另一个优点是，使用的是DNA，因而不需要活细胞和细胞培养，可用于任何组织和细胞。目前，许多临床实验室在对儿童的先天性缺陷、智障、自闭症的检测用基因芯片技术取代了染色体带型分析。基因芯片技术也已成为产前诊断、流产胎儿组织、白血病和肿瘤组织的主要检测手段。

但是，基因芯片技术只能检测基因组的不平衡变化，比如重复和缺失，但不能检出平衡重组，如染色体平衡易位和倒位。而且，对基因组的不平衡变化的发生机制，也没有直观的展示，如不平衡易位引起的重复和缺失。这一局限性使之还不能完全取代染色体带型分析。

基因芯片技术在临床研究和诊断方面的应用，不仅增进了对已知微缺失和微重复综合征的了解，而且还发现了许多新的综合征。这一点会在下一章作详细的说明（参见第七章第五节）。

然而，许多基因组拷贝数目的变异（copy number variant，CNV），特别是小于500kb的CNV，也发现在正常人中。区分病理性和良性CNV是临床诊断的重要一环。许多数据库能帮助做出这一区分，例如：Database of Genomic Variants，DGV（http://projects.tcag.ca/variation/）；The International Standards for Cytogenomic Arrays，ISCA Consortium（http://www.iscaconsortium.org/）；Database of Chromosomal Imbalance and Phenotype in Humans using Ensembl Resources，DECIPHER（http://decipher.sanger.ac.uk/）；Online Mendelian Inheritance in Man，OMIM（http://www.omim.org/）。如在数据库和文献中无足够证据显示是病理性还是良性，则称为临床意义不明变化（variants of unknown significance，VUS）。对父母和其他家庭成员的检测，并与临床表型相结合，会对这一区分有所帮助。随着数据库不断完善，“意义不明变化”的比例也在逐步下降。

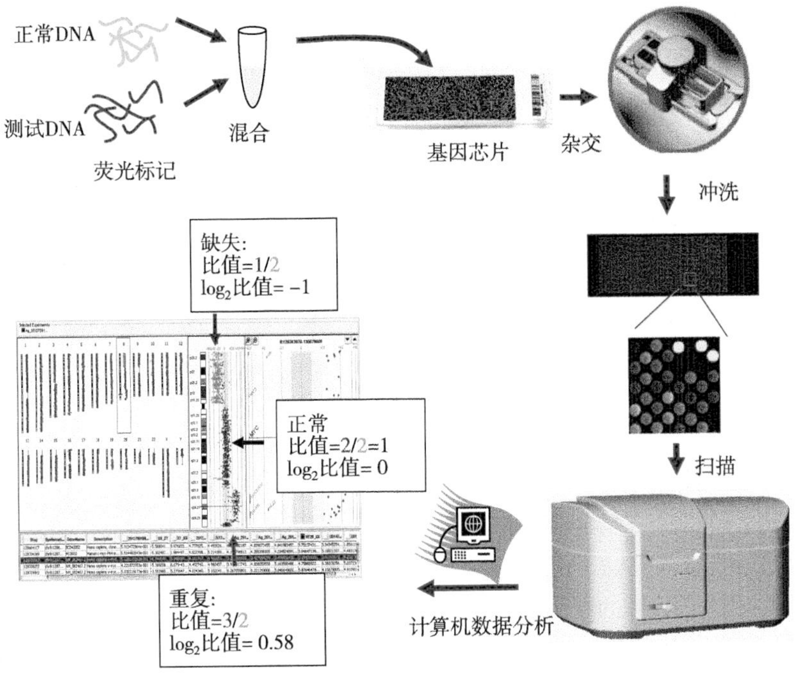

图 6-8　阵列法比较基因组杂交（ACGH）示意图

待测 DNA（红色）和正常对照 DNA（绿色）经不同的荧光标记后混合（黄色），然后一起与芯片杂交。杂交后的芯片经激光扫描，所得数据用计算机分析。根据 log2 比值计算可检测出缺失或重复

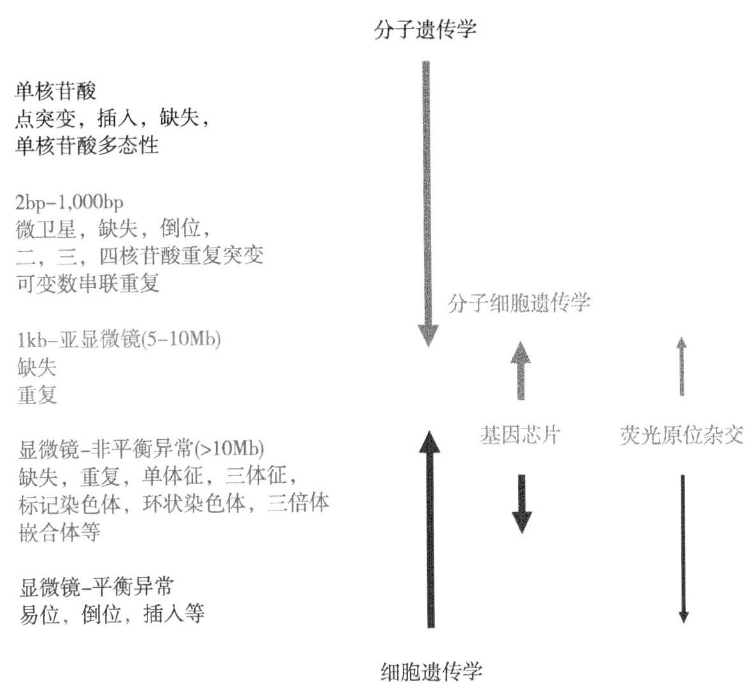

图 6-9　分子细胞遗传学技术比较

第三节　染色体畸变

在某些条件下，细胞中的染色体组可以发生数目或结构上的改变，称为染色体畸变（chromosome aberration），即染色体异常（chromosome abnormality）。

染色体畸变包括整套染色体组（n）在正常二倍体染色体数（2n=46）基础上的成倍增减、个别染色体整

条或某个节段的增减，以及由于染色体个别节段改变位置所造成的染色体结构上的改变。这些畸变一般涉及染色体上较大的节段，影响较多的基因，常可在光镜下观察和识别。

染色体畸变可以自发地产生，称为自发突变（spontaneous mutation），也可以通过物理的、化学的和生物的诱变作用而产生，称为诱发突变（induced mutation）。

染色体畸变涉及染色体或某个节段内的基因群的增减或位置转移，其结果势必破坏基因作用之间的平衡，影响物质代谢的正常进程，给机体带来各种危害。所以，临床工作者有必要了解染色体畸变类型及其所引起的有关综合征，学习早期诊断染色体畸变的原理和方法，以便尽早进行及时的治疗和预防。

染色体畸变一般分为染色体数目畸变和结构畸变两大类。

一、染色体数目畸变

（一）整倍体

正常人体细胞含23对同源染色体，由父方精子带来的一组染色体和由母方卵子带来的一组染色体组成，所以，这种细胞和个体称为二倍体（diploid）；用符号n代表父方或母方的一个染色体组的染色体数目，二倍体染色体数为2n=46。

只有父方或母方一组染色体的细胞或个体称为单倍体（haploid），染色体数为n=23。有三组染色体的称为三倍体（triploidy），染色体数为3n=69。有四组染色体的称为四倍体（tetraploidy），染色体数为4n=92。三倍体以上的统称多倍体（polyploidy）。单倍体和多倍体都是染色体组（即整个基因组）成倍的增减，所以统称为整倍体（euploid）。

1. 多倍体　人类多倍体较为罕见，偶可见于妊娠头三个月的自发流产胎儿，也有三倍体胎儿活到临产前或出生时的报道。四倍体胎儿更为罕见。Hsu等（1977）总结了3194个自发流产胎儿材料，其中染色体畸变者占流产儿的42%；在畸变胎儿中，18.4%为三倍体，5%为四倍体。日内瓦会议（1966）综合153个自发流产儿材料，其中有26个三倍体（17.0%），8个四倍体（5%）。这些数据在较新的报道中变化不大。Warburton等（1991）综合报道了3300例自发流产病例，染色体畸变者1121例，占流产儿的34%，其中有185个三倍体（5.6%）和65个四倍体（2.0%），三倍体占畸变胎儿的16.5%而四倍体则占5.8%。三倍体/二倍体（3n/2n）以及四倍体/二倍体（4n/2n）两种嵌合体也有报道。

多倍体，特别是三倍体，胎儿夭折的主要原因可能是，在胚胎细胞有丝分裂中形成了三极或四极纺锤体（图6-10），染色体数目不等地分散在三个或四个赤道板上，导致分裂后期和子细胞内染色体不规则的分布，破坏了子细胞中基因间的平衡，严重地干扰了胚胎或胎儿的正常发育，导致自发流产。

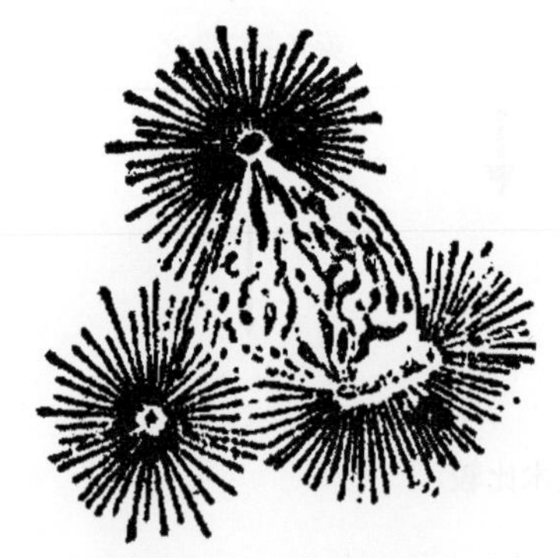

图6-10　三极纺锤体

三极之间有纺锤体，在纺锤体上染色体分布极不平衡

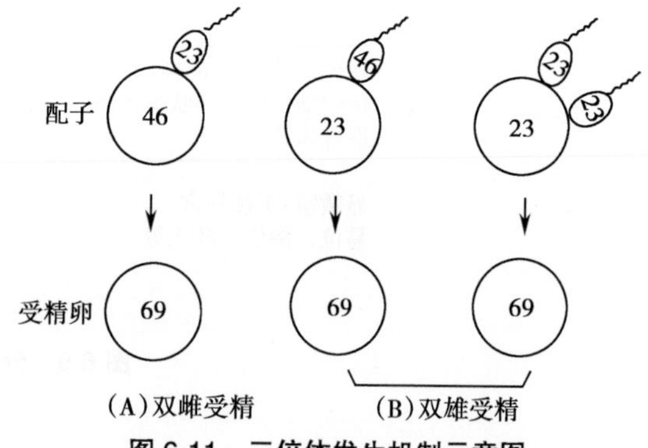

图6-11　三倍体发生机制示意图

三倍体发生机制，有以下三种可能：

（1）双雄受精（diandry）：一个卵子，由于老化或其他原因，与同时进入卵子的两个精子受精，形成三倍体合子，两组染色体来自父方精子，一组染色体来自母方卵子。少数情况下，一个卵子与一个含有二倍体

的精子受精(图 6-11)。

(2) 双雌受精(digyny):在卵子的减数分裂中,由于某种未知原因,卵子未形成极体,原来进入极体的那组染色体仍留在卵内。这种二倍体卵子与精子受精,就形成三倍体合子(图 6-11)。

(3) 嵌合体:有些个体是三倍体和二倍体的嵌合体。由于含有二倍体细胞,所以出生后新生儿生存机会较大。这种嵌合体的发生,可能系由于卵子分出较大极体后,卵子和极体紧密结合,并各自受精(图 6-12)。一个细胞同两个精子受精,发育成为三倍体细胞系;另一个细胞则与另一个精子受精,发育成二倍体细胞系。两个起源不同的细胞系联合成一个胚胎,由此形成的个体称为异源嵌合体(chimera),以区别于同一合子发育成不同核型的细胞系所组成的同源嵌合体,简称嵌合体(mosaic)。两种以上非整倍型细胞也可形成同源嵌合体或异源嵌合体。

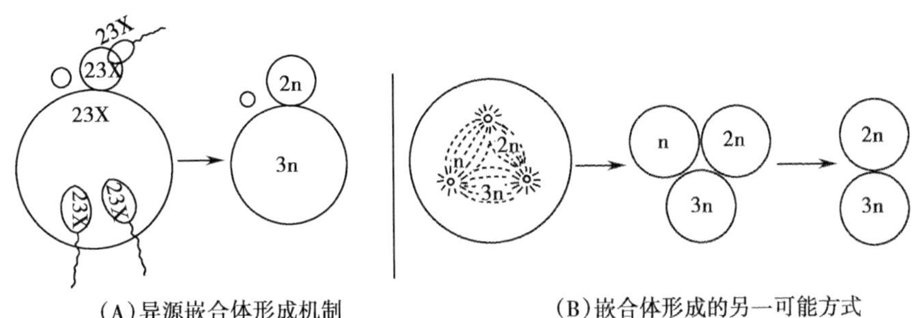

图 6-12　嵌合体 3n/2n 形成机制示意图

嵌合体的形成也有另一种可能:即原来是一个三倍体合子,在以后有丝分裂中,三极纺锤体上染色体分布不规则,由此形成 3n/2n/n 三种细胞系的嵌合体。单倍体细胞系不能存活,留下 2n 和 3n 细胞系,形成 3n/2n 嵌合体(图 6-12)。

上述三种机制中,双雌受精较为常见,多数胎儿早期(10 周左右)流产。双雄受精胎儿流产则多在 10～20 周,少数存活到第二产期的双雄受精胎儿会有部分性葡萄胎和生长发育迟缓,多为散发性,部分性葡萄胎复发率约为 1%。

2. 单倍体　由单倍体卵子未经受精发育而成。人类的精子和成熟卵子也是单倍体。单倍体胎儿或新生儿尚未见报道。

(二) 非整倍体

在正常二倍体中,某对同源染色体减少或增加一条或多条,其他染色体对仍保留二倍数不变,这样的细胞或个体称为非整倍体(aneuploidy)。

某一对染色体全缺者,称为缺体(nullosomic,2n-2);某对染色体只有一条者,称为单体征(monosomy,2n-1);某对染色体增加 1 条至多条者,称为多体征,如三体征(trisomy,2n+1)、四体征(tetrasomy,2n+2)、五体征(pentasomy,2n+3)等。取二倍数为基准,比二倍数少一条或数条者,称为亚二倍体(hypodiploidy);比二倍数增加一条或数条者,称为超二倍体(hyperdiploidy)。

接近三倍数或四倍数但少于或多于各该多倍体数目者,按同样原则分别命名为亚三倍体、亚四倍体和超三倍体、超四倍体。染色体总数与二倍数相同,但各对同源染色体多少不一或结构异常,这样的细胞或个体称为假二倍体(pseudodiploidy)。这种染色体变化多见于肿瘤细胞。

据 Warburton 等(1991)报道,3300 名自发流产胎儿的染色体畸变中,三体征最多,有 670 名(20.3%);其次为性染色体单体征(45,X),有 201 名(6.1%);未见缺体。

(1) 缺体征:人类未见缺体征报告。这可能意味着精子和卵子同时缺少同一条染色体非常罕见,它们受精的机会更少。另一可能是,除 X 染色体和 G 组染色体外,人类没有其他单体。如果缺少一条染色体已不利于胚胎生存,当同对两条染色体全缺时,则根本不能存活。

(2) 单体征:X 染色体单体有一些报道。较小染色体如 21 号和 22 号染色体的单体征也有过几例报道。其他常染色体单体征尚无报道。这提示必须有正常的二倍染色体,才能保证人体正常发育和生存。G 组染色体短小，所含基因较少，对胎儿发育影响较小。X染色体较长，所含基因较多，影响应该较大。但根据Lyon的X失活假说，实际上起转录作用的只有一条X。因此少数45,X患者能以存活（先天性卵巢发育不全）。然而，单条X毕竟严重地影响了人体的发育过程。根据报道，98%的45,X型胎儿很早便已流产，幸存者很少，有生殖、躯体、智能发育障碍（参阅第七章）。

（3）多体征：在自发流产儿和新生儿的染色体畸变中，三体征的频率最高，性染色体和常染色体均有，以性染色体三体征和21三体征为数最多。性染色体四体征和五体征也有报道，但六体可能不能存活。

常染色体中，几乎都能出现三体征，但非嵌合性1，11，17，和19号染色体三体征极为罕见，胎儿死于早期胚胎时期。未发现常染色体四体征和五体征。

一条额外常染色体的增加虽然比单体征的危害较轻，但大量基因的增加，也将破坏基因之间的平衡，严重地干扰胚胎发育过程。事实上，50%的常染色体三体征仅在流产胚胎或胎儿中见到。除最小的21号染色体三体征外，其他常染色体三体征很难活到一岁以上，除非是嵌合体。21三体征（Down综合征）患者虽能活到成年，但却有智障和多发性器官功能缺陷，平均寿命也大大缩短。可见，增加一条额外的常染色体，能带来致命的后果。

（三）染色体不分离

单体和三体的发生很可能出于同一机制。一般认为，主要是细胞分裂后期同一对染色体不分离（non-disjunction）的结果。

染色体不分离可以发生在减数分裂期间，也可以发生在有丝分裂期间。对染色体不分离机制的研究，现已多用分子遗传学的方法，如用单核苷酸多态基因芯片（SNP microarray）。

1. 减数分裂期间的染色体不分离　发生在减数分裂期间的染色体不分离有两个主要模式，结果可形成单体、多体或单亲二体（UPD）。

（1）染色体不分离的经典模式（图6-13）：这种不分离可以发生在母方卵子或父方精子产生过程中。不分离既可以发生在第一次减数分裂时，也可以发生在第二次减数分裂期。前者，一般发生于两条同源染色体之间（即来源于祖代精子和卵子的两条染色体之间），后者则发生于两条姐妹染色单体之间（即由各条染色体复制而成的两条子染色体之间），可用分子遗传学方法鉴定。

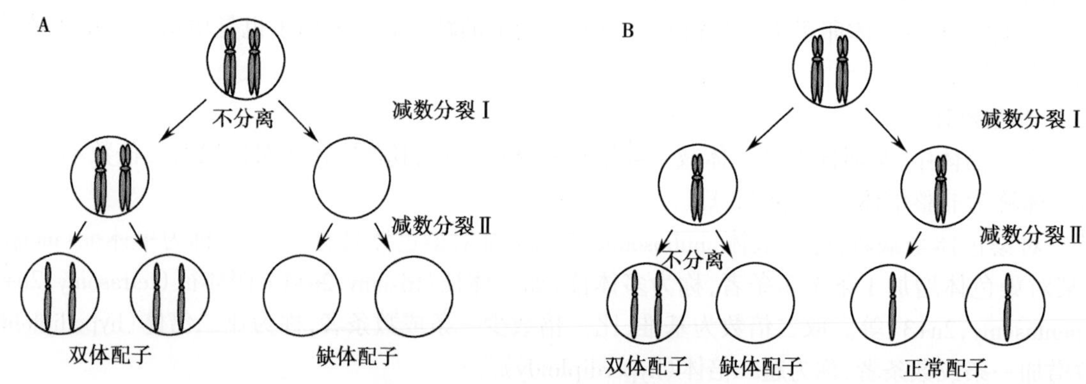

图6-13　染色体不分离的经典模式

A. 第一次减数分裂不分离；B. 第二次减数分裂不分离

（2）染色体不分离的Angell模式（图6-14）：该模式由Angell（1997）提出。第一次减数分裂不分离发生在染色单体提前分裂（predivision）之后。同源染色体往往不配对或配对后再分开。该模式随后得到许多实验的证实，特别是发生在高龄产妇。

（3）单体征、三体征、多体征及单亲二体征的形成：减数分裂期间染色体不分离所产生的配子，可产生单体征、三体征或单亲二体征胎儿（图6-15）。部分染色体的单亲二体征会引起疾病，如6，7，14，15号染色体。

同一对染色体不分离也可能在两次减数分裂中连续进行。XXYY四体征男性很可能就是父方初级精母细胞连续两次减数分裂中同源染色体和姐妹染色单体先后不分离的结果。另一可能为父母双方的次级精母细胞和次级卵母细胞分别在第二次减数分裂中发生姐妹染色单体不分离，结果产生 YY 精子和 XX 卵子。以后两者受精，即得 XXYY 合子，这种可能性较小。

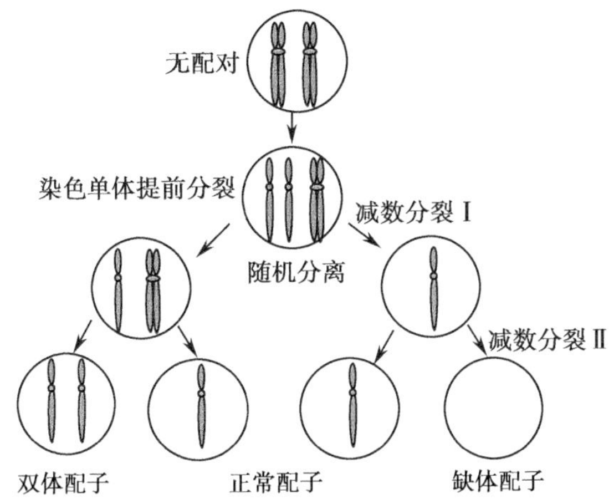

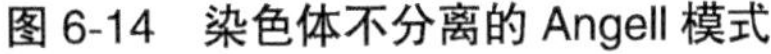
图 6-14　染色体不分离的 Angell 模式

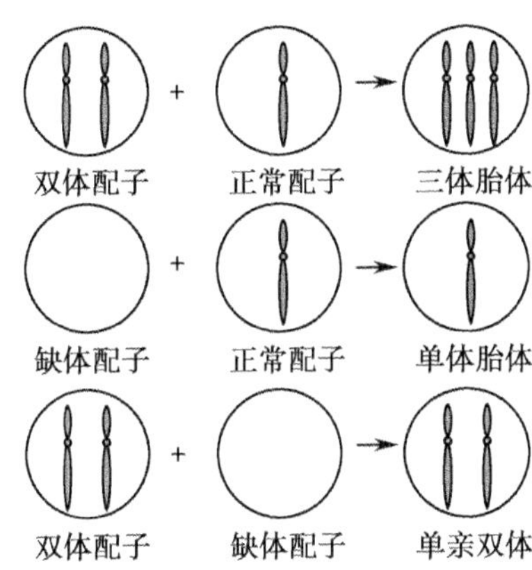

图 6-15　异倍体配子产生异倍体胎儿和单亲二体

其他 X 多体性如 48，XXXX；49，XXXXX；49，XXXXX 等，根据 Xg 血型研究，各有 4 条 X 来源于母方，大概都是卵母细胞 X 染色体连续两次不分离的结果。X 四体性缺乏父方性染色体，有人怀疑她是 26，XXXX 卵子受精时丢失父方 X 或 Y 染色体而成。

2. 生殖细胞减数分裂发生不分离的原因：男性精子发生是从青春期开始，不断分批发育，直到衰老才停止。

3. 每次精子发生，从生殖上皮到精子形成，一般只需 2 个多月，所以，精子都是新生的和较年轻的。卵子发生却与此不同。当女性在 6～7 月龄胎儿期时，所有卵原细胞已全部发展为初级卵母细胞，并从第一次减数分裂前期进入核网期，此时，染色体再次松散舒展，宛如间期细胞核，一直维持到青春期排卵之前。这种状态可能与合成卵黄有关。到青春期时，由于促卵泡激素（follicle stimulating hormone，FSH）的周期性刺激，众多初级卵母细胞中每月仅有一个完成第一次减数分裂，放出第一极体。次级卵母细胞自卵巢排出，进入输卵管，在输卵管内进行第二次减数分裂，达到分裂中期。此时如果受精，卵子便将完成第二次减数分裂，成为成熟卵子，与精子结合形成合子，从此开始新个体发育，直至分娩。从上述过程可知，女性诞生时便已拥有全部初级卵母细胞。从青春期起，只能每月排出一个，一生共排出几百个卵子。这也提示，妇女年龄越大，排出的卵子年龄也越大。随着母龄的增长，在母体内外许多因素影响下，卵子也可能发生了许多衰老变化，影响减数分裂中，同一对染色体间的相互关系和分裂后期的行动，促成了染色体间的不分离。

近十几年来，对于不分离的机制有了较深入的研究。有一种理论认为，随着时间的推移，支撑同源染色单体二价体黏附的因子不断降解，从而导致染色体在减数分裂恢复时的不稳定。编码联会复合体蛋白 3（synaptonemal complex protein 3，SYCP3）的基因 *SYCP3* 发生突变，会产生异倍体卵子和精子生成受阻。有些妇女是否对不分离更易感，需要进一步研究。

4. 次级不分离（secondary non-disjunction）：父或母为三体征，在减数分裂中亲代精母细胞或卵母细胞中的三条同源染色体，一条进入一极，另两条联合进入另一极（不分离）。产生正常型配子（n）和三体配子（n+1）。两种配子分别同正常卵子或正常精子受精，应得二倍体（2n）和三体（2n+1）两种合子。发生于三体亲体内生殖细胞中的不分离，称为次级不分离。例如 21 三体征母亲和正常父亲可以生育三体征后代。21 三体征父亲尚无生育三体征儿女的报道，只有一例嵌合体（46，XY/47，XY，+21）的报道，是由父传子。XXY 和 XXX 等性染色体三体征，也无三体儿女的报道。但有 2 例 XYY 男性生育 XYY 男孩的报道。可能因 YY 精子一般不易存活，所以这种现象很少出现。

5. 有丝分裂期间的不分离　有丝分裂期间的不分离是引起嵌合体的主要原因。在合子卵裂期，个别姐妹染色单体对，可能出现不分离，结果产生一个单体和一个三体细胞系，从而形成嵌合体。

嵌合体内各细胞系的类型和数量比例，决定于不分离的时间。如果不分离发生在第一次卵裂，会产生一个单体和一个三体细胞系；如发生在第二次卵裂，便可能产生三种细胞系，即正常、单体和三体。也可以始于三体细胞，随后经历纠正(corrected)或解救(rescued)过程而产生了正常细胞系(图6-16)。

比较复杂的嵌合体核型，其形成方式只能推测。比如，真两性畸形中有一种核型为46,XX/47,XXY/49,XXYYY。这类嵌合体可能是两个卵子(或一个卵子和其极体)分别受精，彼此联合而成；也可能是一个XY合子在开始几次卵裂中接连发生不分离的产物。嵌合体内各细胞系能否继续发育，取决于染色体数量畸变对于所在细胞的危害程度。上例也许实际上共产生了五个细胞系，但由于性染色体缺体型细胞和46,YY细胞不能生存。所以嵌合体中只出现46,XX、47,XXY和49,XXYYY三个细胞系。

（四）染色体丢失

造成机体细胞内染色体数目畸变的机制，除染色体不分离外，还有有丝分裂中染色体丢失。

在有丝分裂后期，某条染色体的两条染色单体不易分开，或者虽然彼此分开，但有一条子染色体在后期行动迟缓，滞留途中，未能进入新细胞核，最后在细胞质中消失，称为染色体丢失(chromosome loss)或称后期滞后(anaphase lag)。

有些性染色体嵌合体的形成，也可用后期滞后来说明。例如，46,XY/47,XXY嵌合体的形成。根据患者Xg血型分析，发现其47,XXY细胞系的形成与合子卵裂期不分离无关。大多数这类嵌合体并非起源于合子卵裂中的不分离，而是47,XXY个体的细胞在有丝分裂中发生了一次一条X染色体丢失的结果。

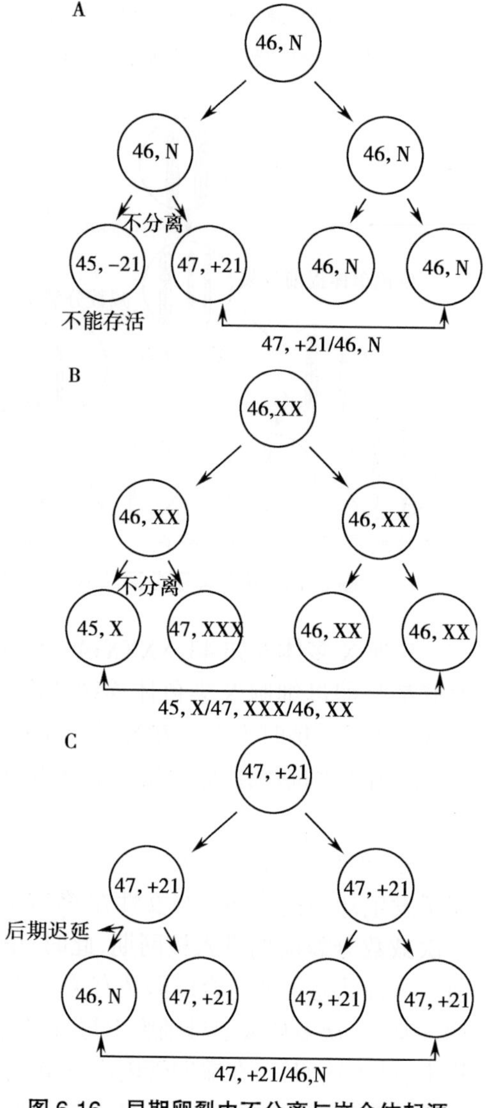

图6-16　早期卵裂中不分离与嵌合体起源

二、染色体结构畸变

人体细胞中的染色体，在体内外各种因素的影响下，往往发生断裂(breakage)，产生两个或多个断裂片段，有的带着丝粒，有的无着丝粒。大多数片段能在断面重新连接，恢复原来的染色体。这一过程称为重接(reunion)。一部分片段保持断裂状态，其结果是，带着丝粒片段的染色体缺失了一部分，无着丝粒的片段则滞留细胞质中，不参加新细胞核形成，最终消失。断裂后的片段也可能未按原来结构在原位重接，而是变换方向重接，或变易位置与其他染色体断裂片段互相连接，形成多种不同的染色体结构畸变，又称染色体重排(chromosome rearrangement)。

染色体结构畸变实质上是遗传物质或遗传信息的增减或位置改变，可以产生遗传学上的剂量效应和位置效应，一般能不同程度地影响机体的发育和生存。

（一）结构畸变染色体的分类

根据结构畸变的染色体在亲子代传递过程中的稳定性不同，可将其区分为衍生染色体(derivative chromosome, der)和重组染色体(recombinant chromosome, rec)两大类。

衍生染色体是符合下述标准的结构重排的染色体：①一条染色体中有一个以上的重排。例如，同一染色体的倒位和缺失，或者单一染色体中的两臂都有缺失；②包括两条或两条以上染色体的重排，例如，易位的非平衡产物。

重组染色体是指具有某种染色体结构异常的杂合子在减数分裂时，移位的片段与其处于正常位置的同源片段之间发生交换(crossing over),从而产生具有新的片段所组成的染色体。

衍生染色体是原始重排的产物,在减数分裂过程中发生分离,但不再发生新的改变。重组染色体是在结构畸变杂合子的配子形成过程中新发生的结构重排。

统一衍生染色体的书写方式如下:假设在第2号染色体和第5号染色体之间有一个平衡的相互易位,即46,XX,t(2;5)(q21;q31),此易位产生的衍生染色体应被描述为der(2)和der(5),图6-17为该易位的粗线期模式图。母亲为平衡易位携带者。表6-2列出了从邻近-1和邻近-2分离,以及3∶1分离中的16种可能出现的不平衡配子。同时列出了每一个不平衡的配子类型和正常配子之间的合子而产生的核型。注意:在减数分裂中,通过同源染色体间的交换,也不能产生新的结构重排的染色体。

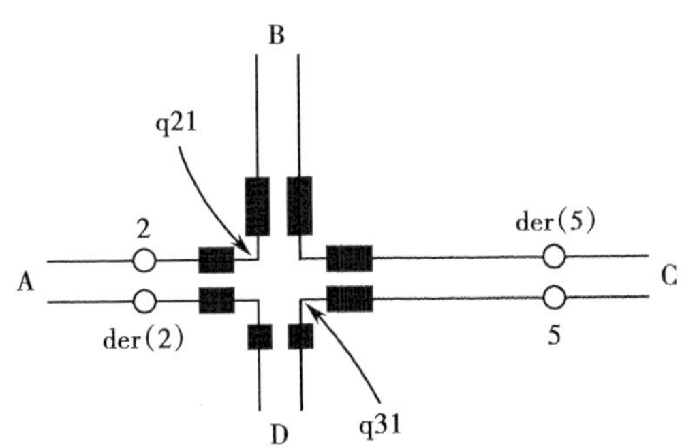

图6-17　一个t(2;5)(q21;q31)的相互易位杂合子的粗线期模式图

用来表示在表6-2中列出的分离的可能性和衍生染色体的组合。
字母A,B,C和D表示从染色体末端(端粒)延伸到断裂点的整个片段。
黑色宽带为断裂点,仅表示近似的大小

表6-2　不平衡核型的表示法(ISCN 2013)

分离(分配)模式	不平衡的配子(模式图)	不平衡的配子染色体片段	不平衡配子与正常配子受精所产生合子的核型
邻近—1	AB CB	2,der(5)	46,XX,der(5)t(2;5)(q21;q31)mat
	AD CD	der(2),5	46,XX,der(2)t(2;5)(q21;q31)mat
邻近—2①	AB AD	2,der(2)	46,XX,+der(2)t(2;5)(q21;q31)mat,-5
	CD CB	5,der(5)	46,XX,-2,+der(5)t(2;5)(q21;q31)mat
	AB AB	2,2	46,XX,+2,-5
	AD AD	der(2),der(2)	46,XX,der(2)t(2;5)(q21;q31)mat,+der(2)t(2;5),-5
	CB CB	der(5),der(5)	46,XX,-2,der(5)t(2;5)(q21;q31)mat,+der(5)t(2;5)
	CD CD	5,5	46,XX,-2,+5
3:1②	AB CD CB	2,5,der(5)	47,XX,+der(5)t(2;5)(q21;q31)mat
	AD	der(2)	45,XX,der(2)t(2;5)(q21;q31)mat,-5
	AD CD CB	der(2),5,der(5)	47,XX,t(2;5)(q21;q31)mat,+5
	AB	2	45,XX,-5
	AB AD CD	2,der(2),5	47,XX,+der(2)t(2;5)(q21;q31)mat
	CB	der(5)	45,XX,-2,der(5)t(2;5)(q21;q31)mat
	AB AD CB	2,der(2),der(5)	47,XX,+2,t(2;5)(q21;q31)mat
	CD		45,XX,-2

符号der表示在一个相互易位的杂合子中因分离而产生的不平衡核型。以图6-18的粗线期图为基础。

①邻近-2分离,至少产生前面2种不平衡的配子类型(ABAD,CDCB)。在AⅡ期如果在中间片段上有交换,还可以产生另外4种分离类型。

②中间片段上的交换可以产生8种分离类型。这样,从这种易位四价体衍生来配子类型可达12种

重组染色体大多由倒位或插入等染色体结构畸变杂合子之间的交换所形成。下面举例说明怎样表示重组染色体。为了清楚解释描述这些染色体的方法，假设第2号染色体发生母源性臂间倒位，即46,XX,inv(2)(p21 q31)，见图6-18的模式图。在这种情况下，交换将会产生一条2p重复的重组染色体和一条2q重复的重组染色体，相应的核型分别为：46,XX,rec(2)dup(2p)inv(2)(p21q31)和46,XX,rec(2)dup(2q)inv(2)(p21q31)。母亲为平衡倒位携带者。因为，在第一例中，表示从2pter到2p21片段的重复，以及从2q31到2qter片段的缺失；在第二例中，表示从2q31到2qter片段的重复，以及从2pter到2p21片段的缺失。

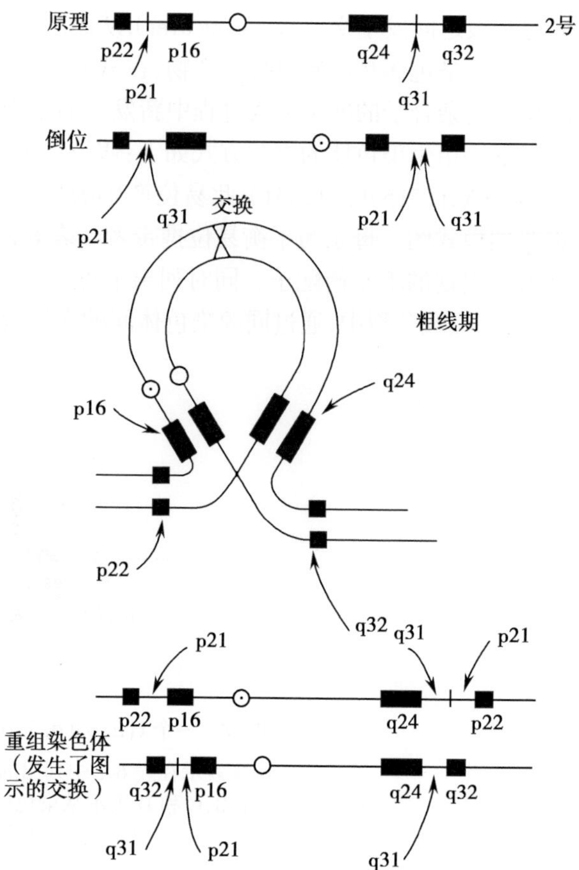

图6-18　在第2号染色体的一个臂间倒位上重组染色体的表达法

（断裂点在2p21和2q31）

（二）染色体结构畸变的主要类型

1. 缺失　染色体片段的丢失称为缺失（deletion，del）。某条染色体发生断裂，其无着丝粒的片段滞留在细胞质内，不再参加新细胞核的形成，在随后的细胞分裂中丢失；有着丝粒的片段，虽然丢失了部分遗传物质，但依然保持复制能力和生物活性。按照断裂点的数量和位置，可分末端缺失和中间缺失两类。

（1）末端缺失：在染色体长臂或短臂上接近末端的节段发生一次断裂，使该染色体缺少远侧节段，这一现象称为末端缺失（terminal deletion）。用p-和q-分别表示短臂和长臂发生的部分缺失。如果已知断裂点位置，可用带号表示。例如，1q 21，表示断裂点在1号染色体长臂2区1带内。整个核型可用详式描述系统表示：46,XX,del(1)(pter→q 21:)，或简式描述系统表示：46,XX,del(1)(q21)，即患者为女性，共有46条染色体，其中1号染色体只有从短臂末端到长臂2区1带的节段。

几乎每条染色体都可以发生末端缺失。最常见的为不平衡易位所引起。其他如$4p^-$、$5p^-$、$18p^-$、$18q^-$、$22q^-$也较常见，且各与一定的综合征相联系。

（2）中间缺失：某条染色体在着丝粒一侧的短臂内或长臂内发生两处断裂，产生三个节段：中间节段脱离后，近侧段和远侧段，借断面彼此连接，形成中间缺失（interstitial deletion）。例如，12号染色体短臂1区1带和1区2带各发生一次断裂，中间节段缺失后，剩下的两个节段在断面直接连接，形成一条较短的衍生染色体。此时。衍生染色体用详式表示为：del(12)(pter→p12::p11→qter)，用简式表示为：del(12)(p12p11)。即12号染色体短臂缺失p12→p11的一段。衍生染色体由短臂末端到短臂1区2带的一段和短臂1区1带到长臂末端的另一段连接而成。

染色体各臂上的部分缺失即该臂上一部分遗传物质的丢失。临床症状表明，即使仅仅一个小片段的丢失，也可能引起胚胎畸形，从而产生相应的综合征。综合征的轻重与缺失片段上遗传物质的性质和多少有关。

2. 倒位　一条染色体内发生两处断裂，形成三个节段，中段顺序颠倒再连接，这样的结构畸变称为倒位（inversion，inv）。两处断裂如果发生在着丝粒一侧（长臂或短臂）形成的倒位，称为臂内倒位（paracentric inversion）；如两处断裂发生在着丝粒的两侧，形成的倒位称为臂间倒位（pericentric inversion）。人类9号染色体的臂间倒位比较常见，在人群中达到1%～3%，而且多发生在9p12-11和9q12-q13节段。该倒位为正常变异，无临床意义。

一般认为，臂间倒位节段的长短关系到子代胚胎的存活。因为，在亲代杂合子减数分裂中，“倒位”染色体和其正常同源染色体之间，如果在倒位节段内发生同源配对和交换，便将产生某个节段部分缺失和另一节段部分重复的重组染色体。倒位节段越长，则该节段内配对交换的机会越多。但由于非倒位节段比较短，重复节段或缺失节段比较小，所以对子代生存的危害不会太大。反之，倒位节段越短，则配对交换的机会越少，一般不易形成新的组合。但是，若偶尔发生了配对和交换，由于非倒位节段较长，交换后重复部分和缺失部分较多，也会导致胚胎死亡（图 6-19）。

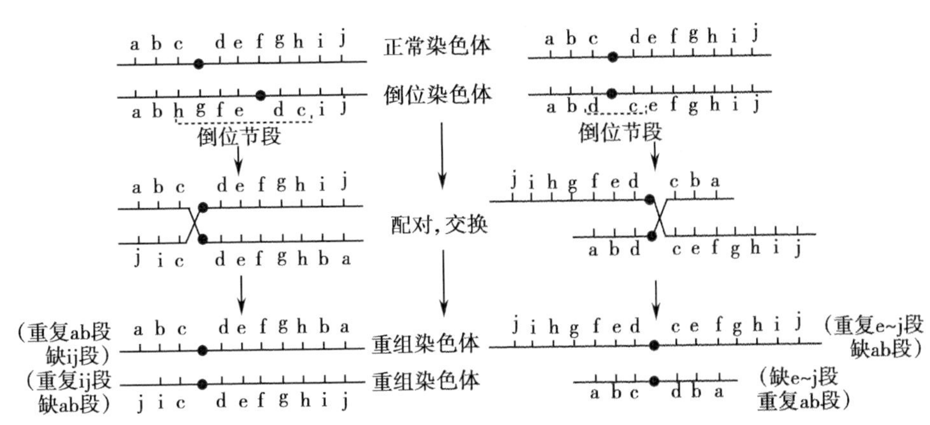

图 6-19　重组染色体的形成

在亲代杂合子中倒位染色体与正常同源染色体之间在倒位节段发生配对和交换

3. 易位　某个染色体片段从原来位置转移到另一染色体的新位置上，这一现象称为易位（translocation，t）。主要类型如下。

（1）相互易位（reciprocal translocation，rcp）：两条染色体各发生一处断裂，并交换其无着丝粒节段，分别形成新的衍生染色体。例如，46，XY，t（11；13）（q13；q32），就是在 11 号染色体 q13 带的远侧段与 13 号染色体 q32 带的远侧段间发生了易位，形成了两条新的衍生染色体，der（11）和 der（13）。

新生儿中发现相互易位者约占（1～2）/1000。这些易位都保留了原有基因总数，只改变易位节段在染色体上的相对位置，对基因作用和个体发育一般无严重影响，因此称为平衡易位（balanced translocation）。平衡易位者与正常人结婚所生育子女则可能从亲代接受一条易位衍生染色体，从而造成某个易位节段的缺失（部分单体）或多余（部分三体），破坏了基因之间的平衡，引起胎儿畸形发育或促成自发流产。易位衍生染色体对胎儿存活的风险评估与每个特定的易位有关，主要取决于不平衡的配子类型和染色体片段的大小。

（2）整臂易位（whole-arm translocation）：两条染色体之间整个臂的转移或交换，称为整臂易位。整臂易位包括下述两种形式：第一种是非近端着丝粒染色体之间发生整臂易位；第二种是近端着丝粒染色体和非近端着丝粒染色体之间的整臂易位。后一种易位的报道较多。

（3）罗伯逊易位（Robertsonian translocation，rob）：罗伯逊易位又称着丝粒融合（centric fusion），只发生在近端着丝粒染色体之间，是染色体重排的一种主要形式，也是整臂易位的一种特殊形式。两条近端着丝粒染色体在其着丝粒区发生断裂，两者的长臂在着丝粒区附近彼此连接，形成一条新染色体；两者的短臂也可能彼此连接成一条小染色体，含很少的基因，一般在以后细胞分裂中消失。例如，D 组 13 号和 14 号染色体，在 13 号短臂 1 区 1 带和 14 号长臂 1 区 1 带各发生一次断裂，两者的长臂借断面连接成一条有中间着丝粒的长染色体，即 13qter → 13p11：：14q11 → 14qter，着丝粒在 13 号染色体断裂面附近。

罗伯逊易位频率约为 1/1000 活婴。主要发生在 D 组之间，多数为 14 号和 13 号之间的易位。一般认为，这类染色体之间容易发生易位的现象并非偶然，可能与各染色体核仁组织者区的重复 DNA 序列和结构以及在间期中核仁形成方式有关。

罗伯逊易位保留了两条染色体的整个长臂，只缺少了两条短臂。由于短臂小，含基因不多，基本上是编码 rRNA 的基因。所以，这种易位携带者不会引起先天畸形或智力发育异常。子代中接受罗伯逊易位染色体遗传的概率约为50%，可能形成单体或三体，引起自发流产。同源近端着丝粒染色体之间也可发生罗伯逊易位，这种个体不可能生育正常的后代。

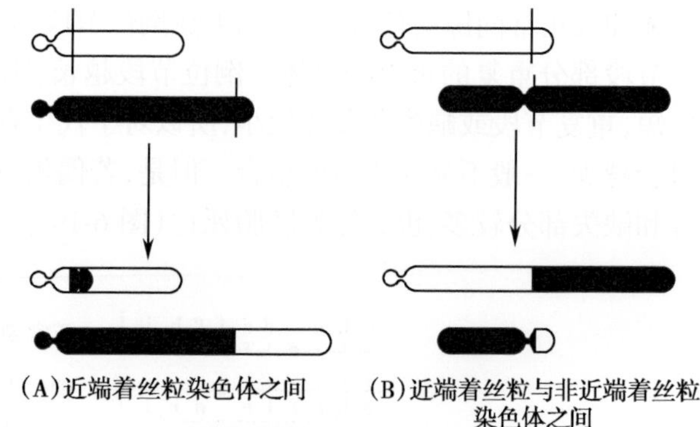

图6-20 衔接易位

（4）衔接易位（tandem translocation，tan）：一条染色体在着丝粒附近的长臂一侧发生断裂，另一条染色体在近末端处发生断裂，前一条染色体无着丝粒的长臂节段和后一条染色体有着丝粒的节段以断面彼此连接，这种结构畸变称为衔接易位，又称串联易位。衔接易位大多发生在异源染色体之间，少数发生在同源染色体之间。一般发生在两条近端着丝粒染色体之间，但也可发生在近端着丝粒染色体和非近端着丝粒染色体之间（图6-20）。衔接易位是整臂易位的另一种特殊形式。

（5）复杂易位（complex translocation）：三条以上的染色体相互交换其断裂节段，由此形成新的衍生染色体，这样的结构畸变称为复杂易位。例如，Hustinx等（1979）报道的一例男婴，出生后无吞咽动作，呼吸常有暂停、发绀、肌阵挛，有时癫痫发作，畸形脸，有房间隔缺损及动脉导管未闭。出生后16日死亡。核型为：46条染色体，5号和6号染色体各缺一条，另有两条衍生染色体，即：

5pter → 5q33：：1q42 → 1qter

6pter → 6q27：：1q42 → lq25：：5q33 → 5qter

父亲核型正常。母亲有46条染色体，1号、5号、6号染色体各缺一条，另见三条衍生染色体，即t(1;6)，t(5;1)，t(6;1;5)（图6-21）。

t(1;6)为1pter → 1q25：：6q27 → 6qter

t(5;1)为5pter → 5q33：：1q42 → 1qter

t(6;1;5)为6pter → 6q27：：1q42 → 1q25：：5q33 → 5qter

此例患儿的两条衍生染色体与母体t(5;1)，t(6;1;5)两条衍生染色体完全相同，故无疑是从母亲传来。进一步检查表明，外祖父母核型正常，但母方四个姨母中，一人患癫痫、智能发育不全；一人患脊柱裂；另两人在出生时死亡。父亲和姑母则完全正常。由此可推论，外祖母的卵母细胞或外祖父的精母细胞在减数分裂中，在1、5、6号染色体之间一定发生了复杂易位，结果形成母体的三条衍生染色体。因为是平衡易位，保留了原来基因总数，只是位置上有变更，所以对于母体健康影响小。本例新生儿则从父方得到正常的1号、5号和6号染色体各一条，从母方得到正常1号和两条衍生染色体，致新生儿核型为不平衡易位，即1号染色体长臂1q23 → 1qter节段上属部分三体；6号染色体长臂6q27 → 6qter节段上属部分单体。两者决定了新生儿发生严重畸形致死，也可能四个姨母的死亡与这种染色体异常导致多种畸形有关。这再次证明，平衡易位的携带者虽可表现为健康，但可给下一代带来巨大的灾难。复杂易位还有在断裂点发生缺失和重复的较高风险。

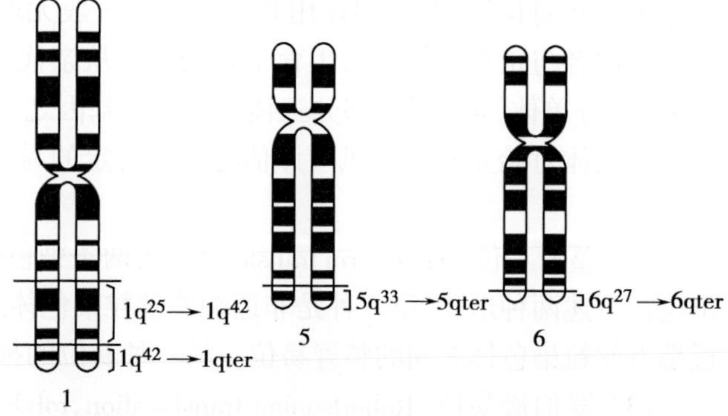

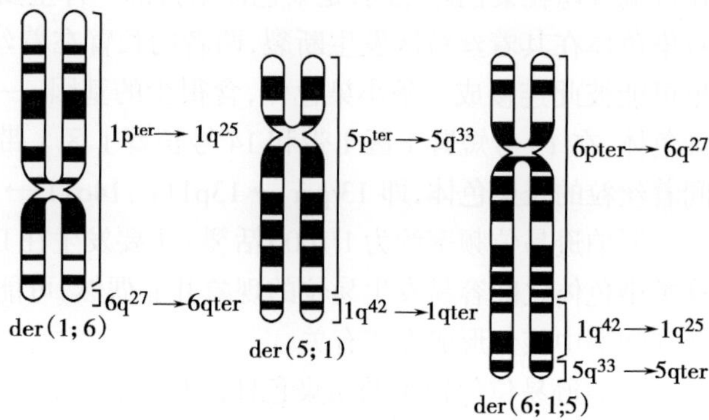

图6-21 复杂易位

4. 插入 某条染色体在两处发生断裂后，它的中段转移到同一染色体或另一染色体的一个断裂处，并以断面互相连接，形成一条衍生染色体，这一结构畸变称为插入(insertion，ins)。插入可以看成是易位的一种形式。同一染色体内的插入需有三处断裂。可以插入同一臂内，也可插入不同臂内。这种染色体内的节段易位，也可称为移位(shift)。不同染色体之间的插入则称转位(transposition)。转位要求供方染色体上有两处断裂和受方染色体有一处断裂。按插入节段离着丝粒的远近顺序可分两类：插入节段的带号在插入新位置后仍保持原来远侧端和近侧端顺序的，称为正向插入(direct insertion)；插入后，插入节段的带号在新位置上，其远侧端和近侧端与插入前顺序相反的，称为反向插入(inverted insertion)。插入与倒位不同：前者易位到新位置上；后者则是在原位的顺序倒置。

5. 重复　染色体组内任何额外染色体或额外节段的增加，都可以看成是有关部分的重复(duplication，dup)。例如，多倍体、多体性、部分多体性等。以部分三体性发生率最高，每号染色体都可见到。所以，重复一般多指染色体上个别区带或片段的重复。

染色体片段或区带的重复，主要来源于相互易位，其他如插入、衔接易位、缺失及倒位节段内的交换等，也可形成重复。细胞核内复制(endoreduplication)是染色体复制、胞质不分裂的结果，是染色体组重复和加倍，是形成四倍体细胞的一种途径。

6. 环状染色体　一条染色体的长臂和短臂，在两端附近各发生一次断裂，有着丝粒节段的两端以断面彼此连接，形成的染色体即为环状染色体(ring chromosome，r)。环状染色体在有丝分裂中通过姐妹染色单体之间的互换，可以形成各种倍性环，所以是一种非稳定性的染色体畸变类型。

7. 等臂染色体　一条染色体的两臂在形态上和遗传上相同，并以一至二个着丝粒连接在一起，这样的染色体称为等臂染色体(isochromosome，i)。例如 X 染色体的长臂等臂染色体，简式为 i(X)(q10)，系由两条染色单体(姐妹染色单体)的长臂借一个着丝粒连接而成，其详式为 i(X)(qter → cen → qter)，即 X 长臂末端→着丝粒→长臂末端。具有这样一条衍生 X 染色体的女性，其核型为 46，X，i(X)(q10)，即有 46 条染色体，一条 X 染色体正常，另一条 X 染色体为长臂等臂染色体。

除了在肿瘤细胞，多数非平衡等臂染色体都不能存活，只有少数例外。例如，i(9p)、i(12p)、i(18p)、i(18q)、i(21q)、i(Xp)、i(Xq)、i(Yq)。

等臂染色体的形成机制，一般认为是，在染色体复制前后，其着丝粒可能横断，使复制后两条染色单体的长臂和短臂分开。两条长臂(或短臂)以着丝粒连接成一条等臂染色体。另一种可能是，两条同源染色体着丝粒融合，短臂部分和长臂部分分开，分别以着丝粒连接成等臂染色体。这两种解释究竟何者正确，或尚有其他机制，目前尚难判明(图 6-22)。

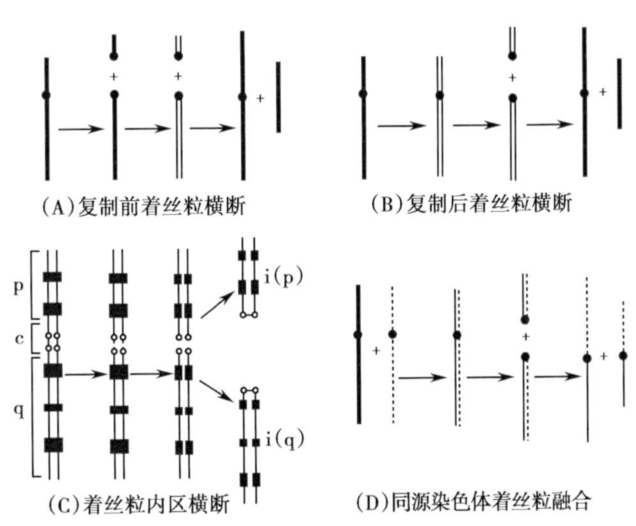

图 6-22　等臂染色体形成的可能机制

8. 双着丝粒染色体　具有两个着丝粒的染色体或其染色单体，称为双着丝粒染色体(dicentric chromosome，dic)或双着丝粒染色单体。它是由于在两条染色体上各发生一次断裂，它们携带着丝粒的片段相互重接而成，既可发生在两条姐妹染色单体之间，也可发生在同源和非同源染色体之间。由于双着丝粒染色体在细胞分裂的后期可形成染色体桥，所以它是一种非稳定性结构畸变，一般不能在人体中保存。在人类中已记载的仅有如下两种：①两个着丝粒极为靠近的衍生染色体，如 dic(Y)、dic(X)、dic(13;14)(p11p11)等。②在两个或多个着丝粒中仅一个有功能的假双着丝粒染色体(pseudodicentric chromosome，psudic)或假三着丝粒染色体(pseudotricentric chromosome，psutri)，由于这种染色体可能是由于两个染色体的断裂和不对称交换或端端相接形成，故又名末端重排(terminal rearrangement，ter rea)，如 45，XX，ter rea(12;14)(12qter → cen → 12p 13：：14p13 → 14qter)，即这种细胞有 45 条染色体，一个第 12 号染色体和一个第 14 号染色体发生了末端重排，13 号染色体的着丝粒失活，仅 12 号染色体的着丝粒具有活性。

9. 标记染色体　标记染色体(marker chromosome)是指任何无法识别的染色体。小额外标记染色体(small supernumerary marker chromosome，sSMC)是指不能准确无误地通过常规细胞遗传学(染色体带型)而识别的结构异常的染色体，而且尺寸等于或小于 20 号中期染色体的大小。sSMC 可以出现于 46 条染色体正常的核型或异常核型。大于 20 号染色体的 SMC 通常可以被染色体带型识别。sSMC 包括不同类型的结构异常，如倒位重复，双着丝粒染色体，微粒染色体，环状染色体，新着丝粒染色体，复杂结构衍生染色体和多个标记(相同或不同)染色体。sSMC 在新生儿中的发生频率为 0.044%，在产前胎儿中为 0.075%，在弱智的患者中是 0.288%，在生育能力有障碍者男性和女性中为 0.125%。但男性为 0.165%，较女性的 0.022%为高。70%的 sSMC 为近端着丝粒衍生染色体，即 13，14，15，21，和 22 号。近端着丝粒衍生染色体可以有，也可以没有随体(satellite)结构。其余 30% 可见于其他任何一条染色体。70%的 sSMC 是原发的，30%则是家族性的。74%的原发 sSMC 没有临床表型，家族性的 sSMC 如父母正常下一代通常没有表型。sSMC 是否引起病变，通常与其大小和携带基因的多少有关。sSMC 的鉴定在产前诊断尤为重要。FISH 与 ACGH 为最有效的方法。最常见的标记染色体为 15 号衍生染色体，多为倒位重复，可携带单着丝粒或双着丝粒。如含有 Prader-Willi/Angelman 综合征区域并源于母亲，则有临床表型(参见第七章)。如不含有 Prader-Willi/Angelman 综合征区域并源于父亲，则无临床表型。现已发现，绝大多数的 15 号标记染色体来源于母亲。此外，该染色体的存在会增加单亲二体(UPD)的风险。因此，产前诊断需包括排除 UPD15 的可能。总体说来，有随体的 sSMC 具有异常表型的风险为 14.7%，无随体的 sSMC 则为 10.9%。如不包括 15 号衍生染色体，有随体的 sSMC 具有异常表型的风险为 7%，非近端着丝粒染色体则为 28%。嵌合体的 sSMC 略高于 50%。

参考文献

1. Shaffer LG，McGowan-Jordan J，Schmid M. ISCN(2013)：An International System For Human Cytogenetic Nomenclature (2013). Basel：Karger Publishers，2012.

2. 陈竺．医学遗传学．北京：人民卫生出版社，2005.

3. Borgaonkar D S. Chromosomal Variation in Man. A Catalog of Chromosomal Variants and Anomalies. 4th ed. New York：Alan R. Liss，Inc. ，1984.

4. Borgaonkar D S. Chromosomal Variation in Man. A Catalog of Chromosomal Variants and Anomalies. Online Database at http：//www. wiley. com/legacy/products/subject/life/borgaonkar/，Willey，2012.

5. Li LY，Xia JH，Dai HP，*et al*. Chromosome analyses of 2 319 cases in genetic counseling clinic. Chinese Med J，1986，99(7)：527-574.

6. van den Berg IM，Laven JSE，Stevens M，*et al*. X chromosome inactivation is initiated in human preimplantation embryos. Am J Hum Genet，2009，84(6)：771-779.

7. Pinkel D，Gray JW，Trask B，*et al*. Cytogenetic analysis by in situ hybridization with fluorescently labeled nucleic acid probes. Cold Spring Harb Symp Quant Biol，1986，51(Pt 1)：151-157.

8. Pinkel D，Straume T，Gray JW. Cytogenetic analysis using quantitative，high-sensitivity，fluorescence hybridization. Proc Natl Acad Sci USA，1986，83(9)：2934-2938.

9. Kallioniemi A, Kallioniemi OP, Sudar D, *et al.* Comparative genomic hybridization for molecular cytogenetic analysis of solid tumors. Science, 1992, 258(5083): 818-821.

10. Solinas-Toldo S, Lampel S, Stilgenbauer S, *et al.* Matrix-based comparative genomic hybridization: biochips to screen for genomic imbalances. Genes Chromosomes Cancer, 1997, 20(4): 399-407.

11. Pinkel D, Segraves R, Sudar D, *et al.* High resolution analysis of DNA copy number variation using comparative genomic hybridization to microarrays. Nat Genet, 1998, 20(2): 207-211.

12. Albertson D, Pinkel D. Genomic microarrays in human genetic disease and cancer. Hum Mol Genet, 2003, 12: R145-152.

13. Sanlaville D, Lapierre JM, Turleau C, *et al.* Molecular karyotyping in human constitutional cytogenetics. Eur J Med Genet, 2005, 48(3): 214-231.

14. Warburton D, Byrne JM, Canki N. Chromosome anomalies and prenatal development: an atlas. New York: Oxford University Press, 1991.

15. Conlin LK, Thiel B, Bōnnemann CG, *et al.* Mechanisms of mosaicism, chimerism and uniparental disomy identified by single nucleotide polymorphism array analysis. Hum Mol Genet, 2010, 19(7): 1263-1275.

16. Gardner RJM, Sutherland GR, Shaffer LC. Chromosome Abnormalities and Genetic Counseling (Oxford Monographs on Medical Genetics). 4th ed. New York: Oxford University Press, 2011.

17. Liehr T. Small Supernumerary Marker Chromosomes (sSMC): A Guide for Human Geneticists and Clinicians. Heidelberg: Springer, 2012.

18. Liehr T. The sSMC homepage. Small supernumerary marker chromosomes. http://www.fish.uniklinikum-jena.de/sSMC.html. 2012.

第七章 染色体异常综合征

李 旭

染色体异常综合征(chromosomal abnormality syndrome)又称染色体病(chromosomal disorder),是由于染色体异常所引起的一大类综合征。

由于染色体诊断技术的普及和完善,已有可能通过遗传咨询和产前检查来避免患儿的出生。

染色体显带技术、FISH,以及基因芯片技术的应用,更多的染色体异常综合征得以发现。这些发现具有极为重要的意义。过去我们命名不明原因、多器官受损的"综合征",大都归类为"基因病",希望从OMIM上找到他们的位置。染色体基因芯片技术的应用,原来的DiGeorge综合征和(或)腭-心-面综合征,正确的命名应该是:22q11.2远端缺失综合征。本章末记述了约50种微缺失和微重复综合征,说明染色体病与基因病的界限正在缩小。今后对这些发病机制未明,而有多器官、多组织复杂表型的疾病,有望从染色体微细的变化的发现得到突破。染色体变化正在接近基因突变,对这些病的发病机制将会有更深入的认识,从而为临床诊断、遗传咨询、临床管理,以及合理有效的治疗开辟了途径。

第一节 染色体异常概论

一、染色体异常的概念

染色体异常包括染色体数目畸变和染色体结构畸变。

并非所有的染色体异常都会引起临床症状或表型异常。例如,平衡易位或倒位。有一些由于有位置改变的效应,而有明显的临床表现;另一些却不一定引起表型异常。染色体多态性(chromosome polymorphism)通常不伴有异常表型,也不归入染色体异常综合征。

染色体平衡的破坏,尤其是载有重要基因节段的增减,一般来说,后果是严重的。然而,人体胚胎较能耐受染色体物质的增多，对染色体物质的丢失则十分敏感。

一条染色体的大小，似乎理应与它所含的基因数成正比。虽然大体上的趋势是如此，然而，事实证明有许多例外。这是因为，染色体 DNA 中富含 AT 的区段，在 G 显带染色体上显示深带，通常含基因较少；富含 GC 的区段，在 G 显带染色体上显示浅带，通常含基因较多。以大小相近的染色体作比较，含深带多的染色体通常比含浅带多的染色体所含基因较少。21 号染色体最小，含深带多，在常染色体中含基因最少。因而，其三体性（trisomy）在新生儿中能见到，且能存活；22 号染色体虽然与 21 号染色体大小相近，情况却完全不同。类似情况也见于 13 号染色体和 18 号染色体。尽管 13 号、14 号、15 号染色体大小相近，又尽管 18 号与 16 号、17 号染色体大小相近，且比 19 号染色体、20 号染色体还要大一些，但是，13 号染色体和 18 号染色体所含基因却很少。现已查明，为蛋白质编码的基因数最少的常染色体，依次为 21 号染色体（234 个基因）、18 号染色体（285 个基因）和 13 号染色体（326 个基因）。这可以解释为什么在新生儿中可见 21 号染色体三体性、偶见 13 号染色体三体性和 18 号染色体三体性。除 21 号、13 号，18 号染色体三体性外，其他常染色体三体性多引起早期流产，或是嵌合体于孕期的中晚期被发现。常染色体单体性（monosomy）及其嵌合体则非常罕见。

二、染色体异常的分类

按照畸变所涉及的染色体是常染色体还是性染色体，可分为常染色体异常和性染色体异常。

按照异常是由染色体数目增减，还是由染色体结构畸变引起，可分为染色体数目异常和染色体结构异常。前者包括各种三体性和单体性；后者包括各种易位、重复和缺失等染色体重排。

有时染色体数目的增减不涉及整条染色体，而只是其中的片段。这时，根据染色体片段比正常的二倍体细胞增加了一份还是减少了一份，可以命名为染色体部分三体性或部分单体性。部分二体性或部分单体性是染色体缺失、局部重复、易位或倒位等结构畸变的结果。因此，它们同时又可按结构畸变的类型来命名。如缺失、易位等。

以上各种异常构成了染色体畸变的主体。至于全身多倍性，因其在活产婴儿中极为少见，故不具有重要的临床意义。然而，在自发流产的胚胎和胎儿中，三倍体和四倍体都占有一定百分比。这说明，此类胎儿很难适应宫内和产后的环境。极少数在出生后存活较久者，都是嵌合体。即除三倍体细胞外，还有相当大比例的正常二倍体细胞。

具有两种或两种以上细胞系的个体称为嵌合体（mosaic）。嵌合体患者的临床症状在很大程度上取决于异常细胞与正常细胞的比例。临床诊断所得数据多来自外周血，但该比例在不同细胞和组织中的分布可能不同。一般来说，如果异常细胞在重要组织细胞中（如脑细胞和心脏组织）所占百分比愈高，临床症状就愈严重。

三、染色体异常的流行病学

在调查染色体异常发生率时，首先要考虑调查的对象，因为在不同对象得到的结果是不同的。通常，可以对流产胚胎或胎儿、死产儿、新生儿和一般成年人群分别进行流行病学调查。

综合世界上许多国家资料可以认为，大约有 15% 的妊娠发生流产，而其中一半为染色体异常所致。换言之，约有 5%～8% 的胚胎有染色体异常。然而到出生前，90% 以上异常者已通过自然流产或死产淘汰。流产愈早，有染色体异常的频率愈高。例如，Carr 报道，妊娠 3 个月内流产者为 40%，3～4 个月 25%，4 个月以后为 5%。自然流产中各种类型畸变的发生率见表 7-1。

一些作者还调查过习惯性流产夫妇和胎儿的染色体异常。结果表明，一次流产夫妇的染色体异常的总发生率为 0.7%，反复流产时染色体异常率升高至 2.7%。第一次流产儿核型正常者，第二胎出现异常的为 29.4%；而第一次流产胎儿核型异常者，第二胎异常达 73.1%。根据 500 例胎儿中期后死产和新生儿死亡的统计资料，染色体异常的发生率为 6.2%，其中出生前死亡者的发生率为 11.9%。

对新生儿染色体调查的资料很多。欧美各国和日本都进行过十余次大规模的调查，累计人数超过 8 万余人。结果表明，不同地区染色体异常发生的频率相差不大，波动于 0.47%～0.84% 之间（表 7-2）。

Hook 与 Hamerton（1977）根据 5 万余名新生儿调查结果，得出总异常率为 0.62%。其中，性染色体异常发生率为 0.223%，常染色体异常发生率为 0.397%。Nielsen 和 Wohlert（1991）对 34 910 病例在 13 年间的综合报道，各类畸变的发生率详见表 7-3。

表 7-1　1863 例有染色体异常的自发流产胚胎中各类异常的频率

染色体异常	%
三体性	52
45,X	18
三倍体	17
四倍体	6
其他（主要是易位）	7

表 7-2　世界各地区新生儿细胞遗传学检查结果

地区	调查人数	异常频率（人数）	作者和检查时间
安大略（加拿大）	2159	0.46（10）	Sergovich 1969
纽约（美国）	4482	0.50（20）	Lubs1970
奥尔胡斯（丹麦）	11 148	0.84（93）	Friedrich 1970
爱丁堡（英国）	11 803	0.67（78）	Jacobs 1974
莫斯科（前苏联）	2500	0.70（19）	Bochkov 1974
温尼伯（加拿大）	14 090	0.47（66）	Hamerton 1975
波士顿（美国）	14 206	0.61（84）	Walzer 1977
莫斯科（前苏联）	6000	0.68（41）	Кулешёв1978
东京（日本）	12 319	0.68（84）	Higuash 1979
爱丁堡（英国）	3993	0.73（29）	Buckton 1980

表 7-3　新生儿染色体异常细胞遗传学检查结果

染色体异常类型	异常人数	发病率
性染色体数目异常		
男性性染色体（检查 43 612 新生儿）		
47,XXY	45	1/1000
47,XYY	45	1/1000
其他 X 或 Y 数目异常	32	1/1350
总计	122	1/360 男婴
女性性染色体（检查 24 547 新生儿）		
45,X	6	1/4000
47,XXX	27	1/900
其他 X 数目异常	9	1/2700
总计	42	1/580 女婴

续表

染色体异常类型	异常人数	发病率
常染色体数目异常(检查 68 159 新生儿)		
13 三体征	3	1/22,700
18 三体征	9	1/7500
21 三体征	82	1/830
其他三体征	2	1/34,000
总计	96	1/700 新生儿
染色体结构异常(检查 68 159 新生儿的性染色体和常染色体)		
平衡重排		
平衡性罗伯逊易位	62	1/1100
其他重排	77	1/885
非平衡重排		
非平衡性罗伯逊易位	5	1/13,600
其他重排	38	1/1800
总计	182	1/375 新生儿
所有染色体异常总计	442	1/154 新生儿

数据摘自 Hsu LYF(1998)

根据我国长沙地区 3000 余名新生儿的调查,染色体的总异常频率为 0.72%。考虑到不同地区染色体异常发生频率相差不大,我国新生儿中染色体病的发病率可从以上数据进行估算,这对医学遗传学和降低出生缺陷发生率具有一定的参考意义。

显然,许多染色体病的患者,尤其是常染色体病的患者,在出生后不久即死亡,或寿命大大缩短,故患病率明显偏低。此外,XYY 综合征以及其他未达到一定年龄不易查出的性染色体病,患病率也偏低。

第二节　染色体异常的一般症状学

一、染色体病患者临床表现的共同性

由于染色体异常通常涉及较多的基因,同时也由于基因的多效性,染色体异常,尤其是常染色体异常,其临床表现往往涉及许多器官系统的形态和功能。最常见的表现是面部畸形、发育不全和智能迟滞(mental retardation)。这也是多数患者就诊的原因。其次,性功能异常也很常见。所有这些临床表现,无疑都有生化异常或基因突变作为发病基础。近年来对染色体异常的发病机制有了更多了解。

许多染色体异常涉及某个或几个基因,伴有特异临床表型,称为某一染色体异常综合征。但许多染色体异常有类似的临床表现,如智力低下和发育障碍等,但不一定有特异病征。而且,许多染色体综合征有所谓重叠表型,故确诊有赖于细胞遗传学检查或基因诊断。

二、疑为染色体异常患者的检查

(一)病史

患者从出生后常有身体和智力发育障碍病史,在学校与同学和在社会交往中有行为异常。鉴于染色体综合征的特点,在收集病史时,应特别注意双亲年龄、母亲妊娠情况和服药情况。生育史有时很有参考价值，因为多次自然流产、死产和生育畸形儿，可能由严重的染色体异常引起。

（二）家族史

双亲和兄弟姐有没有类似患者的症状，特别是有没有任何先天性畸形或智力发育障碍。

（三）体格检查

包括一般情况（如身高、体重、发育状况等）和以下检查项目。

1. 智力鉴定　通常可粗略分为重度（白痴）、中度（痴愚）和轻度（鲁钝）。

2. 头颅　是否为短头（brahycephaly）、长头（dolichocephaly）、尖头、前额突出或后缩、眉间距过窄、合眉（synophrys）等。

3. 眼部　眼裂的走向和宽窄。眼裂是否细窄、倾斜。通过测量内眦距和外眦距检查，眼距是否过宽；白种人内眦距为外眦距的1/3，大大偏离这一数值说明眼距过宽或过窄。虹膜有无缺损和斑点等。

4. 耳部　耳位是否低下。有无耳廓发育异常、耳垂发育不良、耳前陷窝、耳前瘘、耳前赘生物（子耳）、招风耳或耳平贴头颅等。有无外耳道闭锁和听力缺损（参见第三十七章）。

5. 鼻部　鼻梁的高低和形状，是否高耸或扁平鼻梁等。鼻孔的方向（朝上或朝下）。

6. 口颌　唇的长短。有无唇外翻与唇裂。人中长短和深浅。腭弓是否过高，有无腭裂。嘴的大小。有无口角下旋（"鲤鱼嘴"）。有无巨舌、舌面裂纹、小颌、大而凸出的下颌、缩颌等。

7. 颈部　有无颈部多余的翼状皮肤或颈蹼、短颈等。

8. 胸部　有无盾状胸、乳头间距过宽等。

9. 骨骼、关节和四肢　有无骨和关节畸形，肘外翻，掌骨短，桡骨-尺骨联合、手指畸形，指甲发育异常、小指短小、内弯或仅两指节等。有无"溜冰鞋足"或"摇椅底足"（足后跟突出肥大、足底突出）等。

10. 泌尿生殖系及性征发育　男性受检者有无喉结、胡须、阴毛和腋毛发育差、阴毛分布如女性、乳腺发育，睾丸萎缩、隐睾、小阴茎和尿道下裂。女性受检者有无卵巢萎缩（"索状性腺"）、小阴唇萎缩或肥大、阴道子宫畸形等。

11. 心血管系统　是否有染色体异常综合征患者常见的先天性心脏病，如房（室）间隔缺损、动脉导管未闭等。

12. 神经系统　有无嗅觉。是否为脑畸形、小头畸形等。

13. 皮纹　是否有染色体异常综合征患者常见的通贯掌、小指单一指褶纹、三叉点位置高、atd角 > 60°、手指箕形纹（主要是尺箕）比例高等（参见第十一章）。

（四）生化学及其他检查

应视患者具体情况而定。例如，当有性发育和性功能异常时，应做相应的激素水平的测定；有骨发育畸形或先天性心脏病时应作X线检查等。

（五）细胞遗传学检查

染色体检查的意义和适应证（参见第六章）。

第三节　常染色体异常综合征

一、21三体征

英国Down（1866）描述了此病的临床表现，并将它称为Down综合征（Down syndrome，唐氏综合征）。法国Lejeune（1959）证实此病是多了一条21号染色体），故此病又称为21三体综合征（trisomy 21 syndrome，简称21三体征，后同）。Lejeune开创了医学遗传学的一个重要分支——临床细胞遗传学。

（一）发病率

新生儿中，21三体征的发病率为1/1000～1/500。根据丹麦和瑞典的资料，丹麦哥本哈根地区在12年间的发病率为1.15‰；瑞典在1968～1977年间的发病率为1.28‰，如果加上产前诊断的胎儿计算，则发病率为 1.32‰。本综合征的发病率十分恒定，许多年没有明显的改变，而且也不随季节波动，表 7-3 的数据表明，21- 三体征的发病率为 1/800 左右。

母亲年龄是影响发病率的重要原因。根据国外资料，如果一般人出生时的母亲年龄平均为 28.2 岁，则 21- 三体征患儿的母亲年龄平均为 34.4 岁。随着年龄的增长，分娩出患儿的风险逐渐增高。据国外调查：14 ~ 20 岁母亲生育患儿概率是 1/1108 ~ 1441，30 岁是 1/959，35 岁升高到 1/338，40 岁为 1/84，而≥45 岁则高达 1/30。

（二）临床表现

患儿出生时，平均体重和身高一般偏低，肌张力低下。较为突出的是颅面部的畸形（图 7-1）。头颅小而圆，枕部平，脸圆，鼻扁平，睑裂细且向外上倾斜，眼距过宽，内眦赘皮明显，睫毛短而稀疏，常有斜视。虹膜时有白斑，常有晶体混浊。嘴小唇厚，舌大常外伸。耳小，低位耳，耳廓畸形。头发直而不卷曲。颈背部短而宽，有过剩的皮肤。

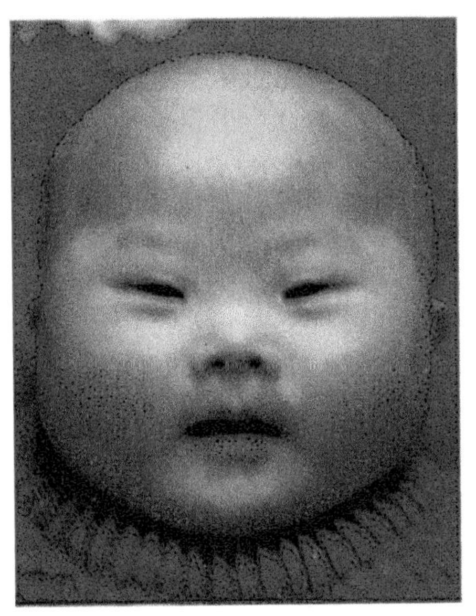
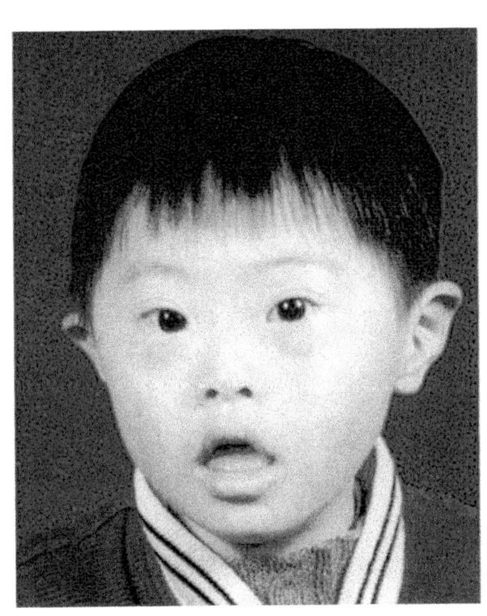
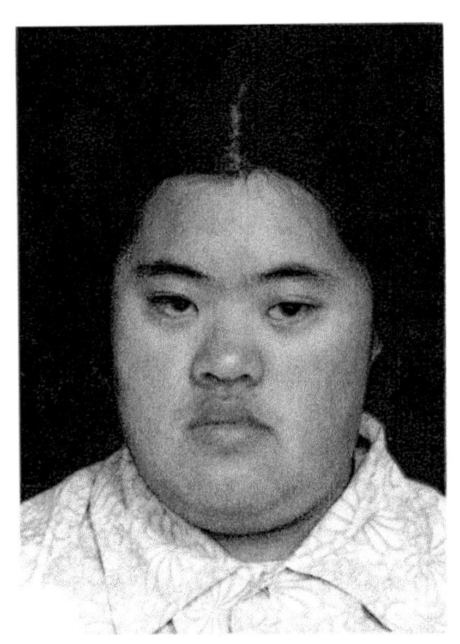
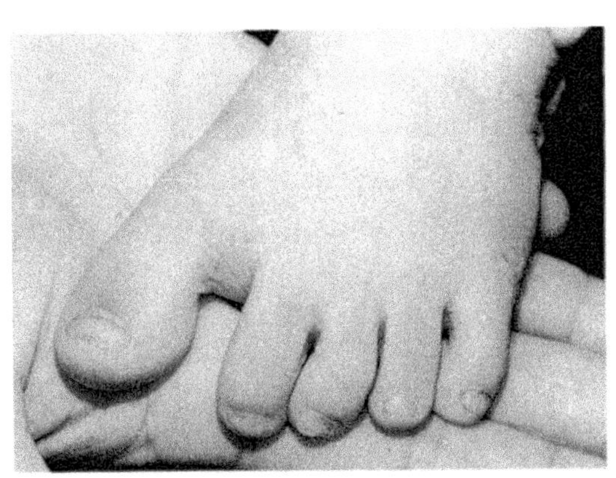

图 7-1　21 三体征患者

由于软骨发育差，患者四肢较短。手宽而肥，有通贯掌。指短，第 5 指常内弯、短小或缺少指中节。腹部由于肌张力低下而膨胀，故常有腹直肌分离或脐疝。约 30% ~ 40% 的患者有先天性心脏病，主要是房和室间隔缺损和动脉导管未闭。消化道的畸形，如十二指肠狭窄、巨结肠、直肠脱垂及肛门闭锁等也偶尔可见。

外生殖器的发育通常无明显异常，但在男性可有隐睾。睾丸中有生精过程，但精子常减少，性欲下降，多不能生育，但有个例报道子女亦为21三体征。女性患者通常无月经，但有少数能妊娠和生育。X线检查时，通常可见骨盆狭窄，第五指第二指骨短或缺如，第十二肋骨缺失。其他有小头、无额窦、额缝闭合迟、骨龄延迟。此外，还可证实前述内脏畸形是否存在。可能还有通贯掌等皮纹改变。

智力低下是最突出、最严重的表现。智商通常在25～50之间。智力较好的患儿可学会阅读或做简单手工劳动；较差者语言和生活自理都有困难。随着年龄增长，智商还会不断下降。通过训练，他们能够学会完成更多的劳动，并在一定程度上可掩盖智力发育不全的程度。

21三体征的诊断主要依靠染色体检查。按核型可分为三型。各型的比例是：典型的21三体（即47，+21）占95%（图7-2）；嵌合型（即47，+21/46）占2%～3%；易位型占3%～4%，主要为罗伯逊易位，也有少数病例为非平衡型易位或局部重复而引起21号染色体部分三体（图7-3，7-4）。嵌合型患者通常具有两个细胞系，即为47，+21和46正常核型，其症状表现一般较典型者为轻。如果三体细胞很少，则表型可与正常人无异。这也是一些嵌合型患者漏诊的原因。

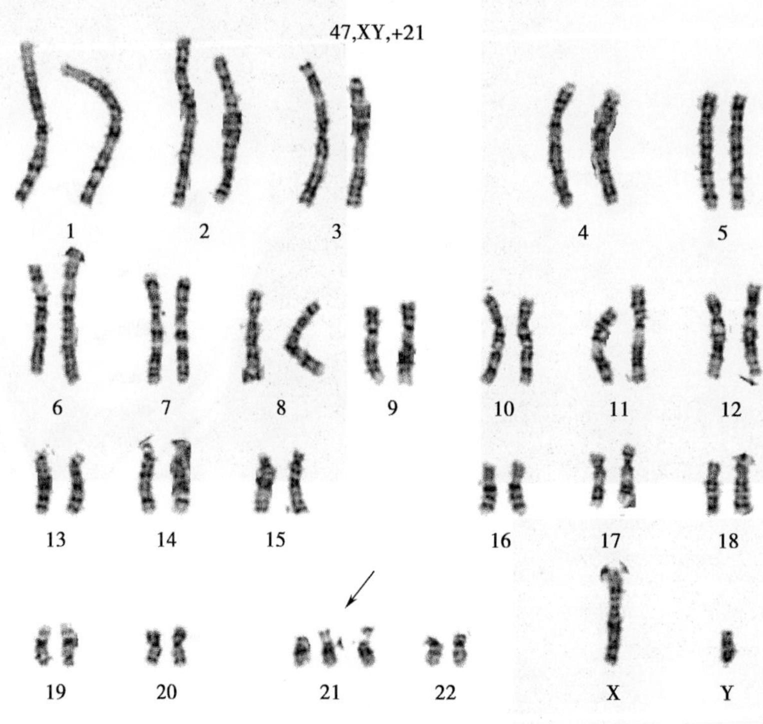

图7-2　21三体征患儿的中期分裂相

（箭头指向21号染色体三体）

罗伯逊易位型涉及21号染色体的核型有很多种，最常见的是14q21q（图7-4），即一条21号染色体的长臂易位到14号染色体长臂上，它们占全部罗伯逊易位染色体的8%，但占涉及21号染色体罗伯逊易位的57%；其次是21q21q易位，即两条21号染色体的长臂易位组成了一条新的染色体，占全部罗伯逊易位的3%；13q21q易位占2%，而15q21q易位和21q22q易位各占0.5%。无论是何种易位，患者虽然只有46条染色体，但由于一条21号染色体易位到了另一条D组或G组染色体上，加上两条正常21号染色体而形成实际上的21三体。

（三）细胞遗传学

典型的21三体征几乎都是新发生的（*de novo*），与父母的核型无关。它是减数分裂时不分离（non-disjunction）的结果。85%～90%为母方减数分裂不分离（75%发生在第一次减数分裂，25%发生在第二次减数分裂）。3%～5%为父方减数分裂不分离（25%发生在第一次减数分裂，75%发生在第二次减数分裂）。

在男性,减数分裂终生都在进行,或者说是“新鲜的”。而在女性,出生时所有的卵细胞都已经过第一次减数分裂而处于休止期或核网期(dictyotene stage)直到排卵。因此,卵母细胞长期接受内外环境因素的影响,并自身不断老化。这些都可能导致不分离的发生,也可以解释何以高龄母亲容易生出21三体征患儿。

46,XY,dup(21)(q22.1q22.3)

1
2
3
4
5
6
7
8
9
10
11
12
13
14
15
16
17
18
19
20
21
22
X
Y

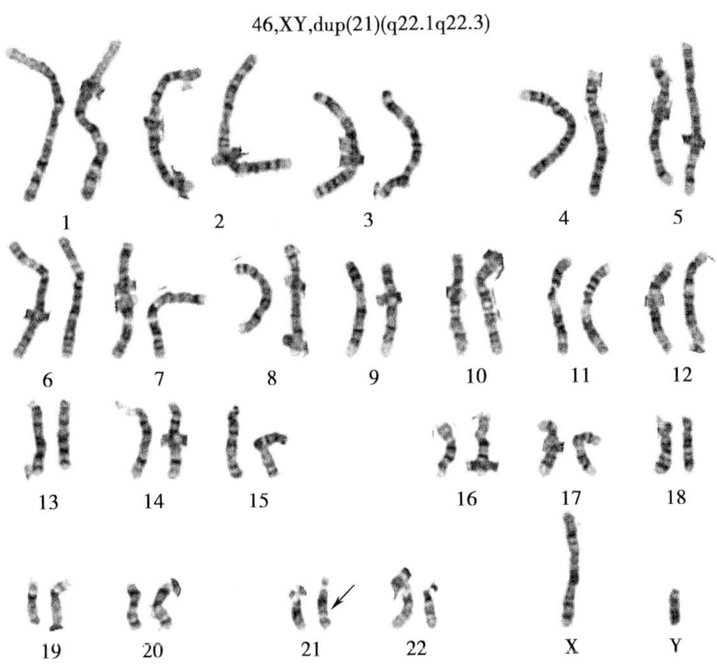

图7-3　21号染色体部分三体征的核型

箭头示21q臂内重复

46,XX,der(14;21)(q10;q10),+21

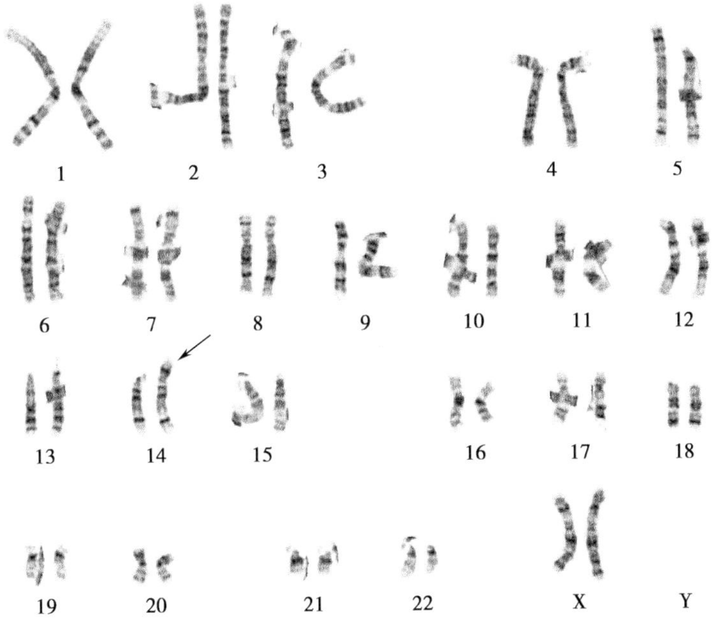

1
2
3
4
5
6
7
8
9
10
11
12
13
14
15
16
17
18
19
20
21
22
X
Y

图7-4　罗伯逊易位型21三体征的核型

箭头示14q21q易位

典型的21三体征只有极少一部分是由21三体征的母亲遗传而来。除此以外，不能排除某些表型正常的母亲实际上是嵌合体，只是异常细胞的比例很小，如仅见于某些组织或卵巢。而卵巢中的21三体细胞可能导致生出21三体征患儿。可是，要证实或否定嵌合体相当困难。患者若为男性，不能生育，因此没有遗传给下一代的问题。

嵌合型的21三体征患者有两个或两个以上的细胞系，它们是合子后（post-zygotic）有丝分裂不分离的结果。如果第一次卵裂时发生不分离，就会产生47，+21和45，-21两种细胞系，而后一种细胞是很难存活的。因此，导致嵌合体的不分离多半发生在以后的某次有丝分裂。所有嵌合体内都有正常细胞系。

嵌合型的21三体征也可能是21三体征的异常合子发生不分离的结果，即一个细胞株失去了一个21号染色体，而返回正常，另一个细胞株仍为21三体。

易位型21三体征患者的细胞中有一条不平衡易位染色体。后者通常由于一条D组或G组染色体与21号染色体长臂通过着丝粒融合（罗伯逊易位）而成。罗伯逊易位中75%是新发生的，25%是由于双亲之一有平衡易位。

各种易位的遗传学后果不同。罗伯逊平衡易位的携带者，通过减数分裂可以形成6种配子，而受精后除不能发育者外，可以产生正常胎儿、易位型21三体征胎儿，以及平衡易位携带者三种胎儿。其他染色体三体综合征胎儿则不能存活。因之，检出平衡易位携带者的双亲具有重要的意义。实际上，除母亲年龄外，对典型的21三体征的病因所知甚少，有效地预防限于妊娠后进行产前筛查和诊断。对易位型的21三体征，可以在妊娠前或婚前对双亲进行检查，并加以指导。如果双亲之一为21q21q携带者，那么就没有可能分娩出表型正常的胎儿，因为他们只能产生三体或单体的合子。

对表型的多年研究提示，21三体征的关键区（critical region）位于21q22.13-q22.2。候选基因包括：21-三体征细胞黏附分子（Down syndrome cell adhesion molecule，DSCAM）的编码基因*DSCAM*；少突神经胶质细胞谱系转录因子2（oligodendrocyte lineage transcription factor 2，OLIG2）的编码基因*OLIG2*；淀粉样肽βA4前体蛋白（amyloid βA4 precursor protein，APP）的编码基因*APP*。然而，在21号染色体上的许多基因都可能与表型有关。

（四）遗传咨询

估计21三体征再发风险具有非常现实的意义。各种类型的21三体征的再发风险不同。对于典型的21三体征来说，已经有一个患儿并不增加再出生一个患儿的风险，至少在理论上是如此。因此，如果已经检查双亲的核型都正常，没有理由劝告他们不再生育。

然而，确实已报道过一些家族有两个以上典型的21三体征患者。在这样的家庭中，有的已证实双亲（通常是母亲）之一是嵌合体，尽管三体细胞所占的比例不高；有的则发现其他染色体的易位。不过，多数这样的家庭却找不到合理的解释。为此，曾提出了一些假设。如生殖细胞为嵌合型、家族性的不分离倾向等，但所有这些假设都有待证实。因此，要估计典型的21三体征的再发风险相当困难，而各作者提出的风险率也不尽相同。一些作者假定，如母亲在30岁以前已分娩一个21三体征患儿，再发的风险为1%～2%，而在30岁以后，则与同龄者比较，风险率不再增高。总之，对于已生产一个典型的21三体征患儿的双亲，咨询医师能做到的是应尽可能通过染色体检查排除他们是嵌合体。

易位型21三体征患者大约75%的病例是新发生的，另外25%则是由于双亲之一有平衡易位引起的。前者再发的可能性很小，而平衡易位导致的再发风险则可以根据实际经验估计。21q21q平衡易位携带者的后代，100%是21三体征患儿，携带者不宜生育。其他21号罗伯逊易位携带者，若是母亲，分娩易位型21三体征患儿的风险为10%～15%；如为父亲，则风险为1%或更小些。

（五）预防

一般的预防措施包括减少环境污染，尽量避免与致突变、致畸变、致断裂因素接触。由于除了母亲年龄以外，对21三体征发病有关的因素所知甚少，有针对性的预防措施有限。对于高龄产妇（35岁或40岁以上），可以根据条件考虑作产前诊断。对于已有一个患儿的双亲，应进行染色体检查，以排除易位携带者或嵌合体。如果已证明双亲之一是易位携带者，尤其携带者是母亲时，妊娠时应作产前羊水或绒毛膜细胞染色体检查。一旦证实为患儿，应告知受检查者及其丈夫，由他们决定是否终止妊娠。

（六）治疗和预后

Lejeune 曾希望能见到一例治愈的患儿，并且希望能成长为一名人类遗传学家。然而这一愿望未能实现。国内外曾尝试用诸如甲状腺素、维生素 B_1、B_6 或烟酰胺、胸腺制剂等治疗，均无明显效果。有关“治愈”的报道都不可信。至于通过药物减轻某些症状，则是可能的。

比较可行的是对成长中的儿童加强训练，发展其生活自理和从事某些有益劳动的能力，从而减轻家庭和社会的负担。

患者的平均寿命从 1983 年统计的 25 岁增加到 1997 年的 49 岁。患者的寿命通常取决于有无严重的先天性心脏病和消化道畸形，以及抗感染能力的降低程度，因为这些正是患者死亡的主要原因。此外，患者白血病的发病率为普通人群的 15 倍，这也是患者死亡原因之一。

如果患者存活期较长，面部的畸形和鼻梁扁平、内眦赘皮等将逐渐显得不那么明显。但面部由圆满变得枯萎，两颊泛红。许多患者在成年前即出现白内障和精神异常。

二、13 三体征

Patau 等（1960）首先描述了一名具有一条额外常染色体的婴儿，后来用显带技术证明额外的染色体是 13 号。因此，13 三体综合征（triosmy 13 syndrome）又称为 Patau 综合征（Patau syndrome）。

（一）发病率

13 三体征在新生儿中的发病率约为 1/20 000 ~ 1/25 000。考虑到 13 号染色体比 21 号染色体大得多，发病率远低于 21 三体征是不奇怪的。但由于胎儿可能在出生时死亡，漏诊完全可能。患儿中女性明显多于男性。

（二）临床表现

患儿的畸形和其他临床表现比 21 三体征要严重得多（图 7-5）。颅面的畸形通常表现为小头，前额不发育，前脑发育缺陷。严重时有全裂额露脑畸形和面中部发育异常。眼球小，常有虹膜缺损，偶尔有无眼球畸形。鼻宽而扁平。2/3 的病例有上唇裂，并常伴有腭裂。低位耳，耳廓畸形。颌小。毛细血管瘤和头皮溃疡也很常见。其他常见的异常还有多指及手指相盖叠，足后跟向后突出及足掌中凸形成“摇椅底”足。男性患儿常有阴囊畸形和隐睾；女性则有阴蒂肥大、双阴道、双角子宫等。脑和内脏的畸形非常普遍，如无嗅脑畸形。心室间隔缺损、心房间隔缺损、动脉导管未闭。多囊肾、肾盂积水、双重肾或输尿管。结肠异常旋转等。耳聋也是一个很常见的症状，这是由于内耳柯替器缺损所造成。

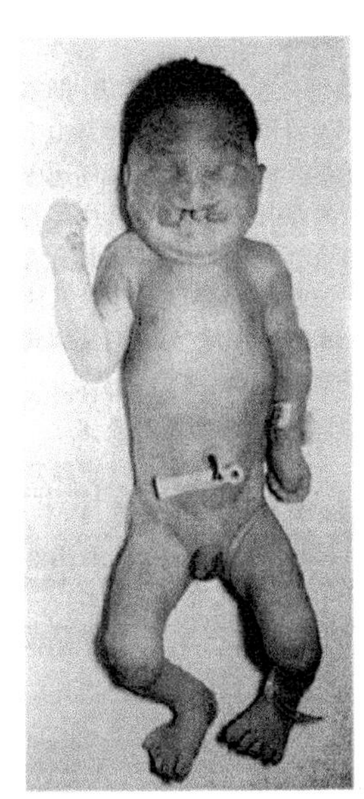
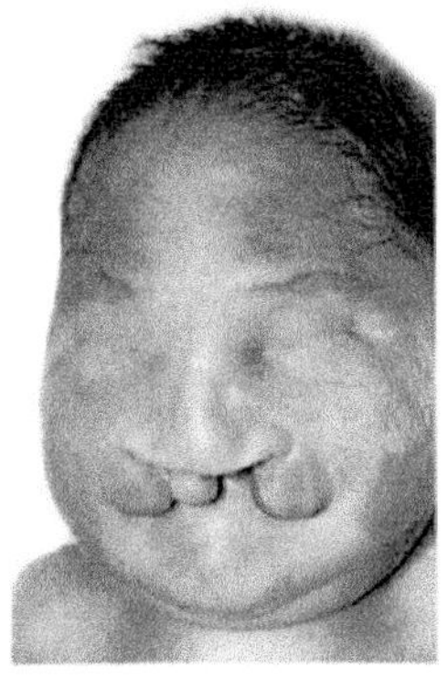

图 7-5　13 三体征患者外观

智力发育障碍见于所有的患者，而且程度严重。存活较久的患儿还有癫痫样发作，肌张力低下等。各种常见症状出现的频率见表 7-4。

（三）细胞遗传学

80% 的病例是核型为 47，XX（或 XY），+13 的完全型 13 三体征（full trisomy 13），其余则为嵌合型和易位型。嵌合型因有正常细胞系的存在，一般症状较轻。易位型通常以 13 和 14 号罗伯逊易位居多，患者有一条 t（13q14q）易位染色体，核型为 46，+13，t（13；14）（q10；q10），其结果是多了一条 13 号长臂。涉及 13 号罗伯逊易位在全部罗伯逊易位的频率为：13q14q（33%），13q13q（3%），13q15q（2%），13q21q（2%），和 13q22q（1%）。易位可以是新发生的，也可能是双亲之一（主要是母亲）是易位携带者的结果。当双亲之一是携带者时，因为绝大多数异常胎儿均流产死亡，产出患儿的风险不超过 1%。如果双亲之一为 13q13q 易位携带者，则流产率高达 100%。除罗伯逊易位外，部分 13 号三体征可由非平衡相互易位引起。临床表现可有不同，取决于重复区带。

表 7-4　13 三体征主要症状的频率

症状	%	症状	%
重度智力发育不全	100	唇裂	55
耳聋	53	腭裂	65
低耳位	11	血管瘤	73
小头	59	多指	78
眼距宽	93	心脏病	76
内眦赘皮	52	肾畸形	52
小眼球、无眼球	78	双角子宫	43
虹膜缺损	35	无嗅脑	71
耳畸形	81	通贯掌	64
胎儿血红蛋白（HbF）升高	>50	远侧三叉点	77
中性粒细胞核异常突起	>50		

（Niebuhr，1977）

与 13 三体征发生有关的因素所知甚少，主要与母亲高龄有关。90% 的 13 三体征源于母亲，第一次减数分裂不分离与第二次减数分裂不分离各占 50%。

（四）预后

28% 的患儿在出生后一个星期内死亡，44%的患儿在出生后一个月内死亡，90% 在 12 月内死亡，平均寿命为 7 天。少数儿例能活到 10～20 岁左右，存活最长的一例为 33 岁。

三、18 三体征

Edwards 等（1960）首先描述一名具有一条额外常染色体的患者。当时他们曾认为多出的是 17 号染色体，但后来其他作者相继证明引起疾病的额外染色体是 18 号。18 三体征（trisomy 18 syndrome）又名 Edwards 综合征（Edwards syndrome）导致严重的畸形，并在出生后不久死亡。

（一）发病率

约 1：7500 名新生儿罹患。对近 2 万名 35 岁妇女在 16～20 周妊娠时羊水细胞染色体分析表明，18 三体征的发生率为出生时的 3.3 倍，说明胎儿在 16～18 周以后死亡率很高。95% 的胎儿流产死亡。18 三体征患者中女性明显多于男性，两者之比 4：1。

（二）临床表现

患儿出生时体重低，平均仅 2243g。发育如早产儿。吸吮差，反应弱。头面部和手足有严重畸形（图 7-6），头长而枕部凸出，面圆。眼距宽，有内眦赘皮，眼球小，角膜混浊。鼻梁细长，嘴小。低位耳，耳廓扁平畸形（“动物样耳”）很常见。下颌小，颈短，有多余的皮肤。全身骨骼和肌肉发育异常的表现有：胸骨短、骨盆狭窄、脐疝或腹股沟疝和腹直肌分离等。手的畸形非常典型：紧握拳，拇指横盖于其他指上，其他手指互相盖叠。指甲发育不全。手指弓形纹过多，约 1/3 患者为通贯掌。下肢最突出的是“摇椅底足”，踇趾短，向背侧屈起。外生殖器畸形比较常见的有男性隐睾，女性大阴唇和阴蒂发育不良等。

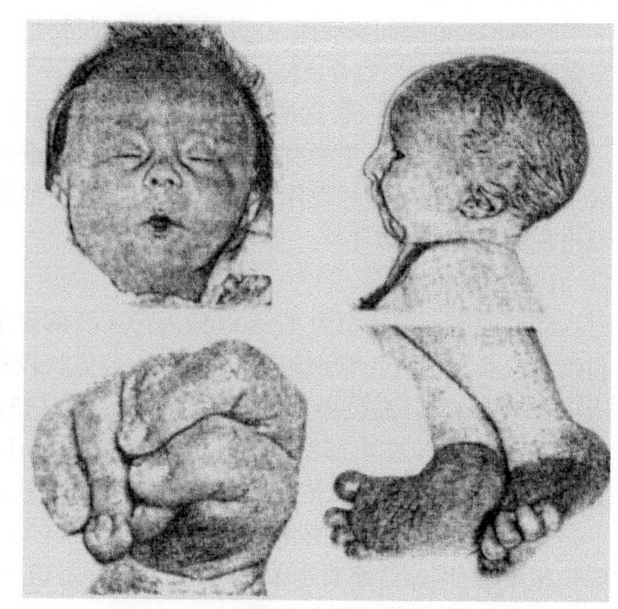

图 7-6　18 三体征患儿的头面部及手脚畸形

95%的病例有先天性心脏病，如室间隔缺损、动脉导管未闭等。这是婴儿死亡的重要原因。肾畸形和肾盂积水也很常见。此外，在妊娠早期（15～16周），实验室检查羊水中可见 γ 谷氨酰转肽酶活性明显降低，仅为对照组的1/3。

患者的智力有明显缺陷，不过因为存活时间很短，多数难以测量。

（三）细胞遗传学

80%的患者有一条额外的18号染色体，是核型为47,XY（或XX），+18的完全型18三体征（full trisomy 18）。其余20%的病例包括各种易位而产生的18号染色体部分三体征。18号染色体短臂三体的临床表现为非特异性，包括轻微或无智障。18号染色体长臂三体征，特别是近着丝粒1/3处的18号染色体长臂三体，临床表现与完全型18三体征类似。

与13三体征相似，18三体征的病因主要与母亲高龄有关，但患儿母亲的平均年龄更高（32岁）。90%的18三体征源于母亲，第一次减数分裂不分离较第二次减数分裂不分离更常见。

（四）预后

50%患儿在一周内死亡，其余的大多数在一年内死亡，平均年龄为14.5天。10%～15%存活超过一年，患者活过10岁的有10例以上报道。嵌合型患者的存活期则比较长。

四、其他常染色体异常综合征

（一）8号染色体三体征

8号染色体为较大的染色体。8号染色体三体征（trisomy 8 syndrome）如为完全型，必然导致严重的后果。除个例报道外，大多数的病例为嵌合型。Riccardi（1977）汇总的61例患者中，除1例外，全为嵌合体。8号三体（trisomy 8）患者的染色体异常都是新发生的。在患者中男性明显多于女性，比例为3∶1。

1. 完全型8号三体（full trisomy 8）　完全型8号三体最突出的临床表现为面部和骨关节畸形。患者前额突出，偶尔有大头畸形。下唇厚而且外翻，这在8号三体中十分典型。耳大且多低位耳。腭弓高或有腭裂。下颌小。颈短、肩窄，漏斗胸。脊柱弯曲或畸形，脊柱骨或肋骨增多，或脊柱裂，骨盆狭窄。四肢骨和关节变形，活动受限，其中包括短指（趾），指（趾）弯曲，关节强直，髌骨缺如，足畸形，趾外翻等。婴儿型手掌。足底有深的褶纹沟。皮纹特点有远侧轴三角，手指弓形纹增多等。男性患者有隐睾，睾丸发育不良。多数患者都有轻至中度的智力低下，其智商在50～80之间，但有的患者程度轻微，以致不易觉察。

2. 8号染色体部分三体（partial trisomy 8）　8号染色体部分三体征都是亲代染色体重排的结果，其临床表现与额外节段的部位和长短有关。

8号染色体长臂远段三体征的断点在q21至q24之间，与完全型8号三体相同或有许多相似之处，如长脸、招风耳、骨骼发育异常、智力低下等，但无多余的肋骨、关节强直、手足皮肤深沟。先天性心脏病，内脏畸形也较少见。患者寿命未见缩短。

8号染色体短臂三体较常见的临床表现是：斜视、短指、曲指、通贯掌，腿或足一侧肥大、隐睾、小阴茎、心脏杂音等。患者发育方面的异常不甚突出，然而智力损害非常明显，智商在20～30之间。

（二）9号染色体三体征

与8号染色体三体征相似，大多数9号染色体三体征（trisomy 9 syndrome）的病例为嵌合型，但较8号三体征更罕见。较常见的临床表现是：关节挛缩；先天性心脏缺陷；低位畸形耳；生长发育迟缓；严重智力低下。

9号染色体短臂三体征较常见，至少已报道130余例。患者以女性居多，男女之比1∶2，约1/2病例的染色体异常是新发生的。主要临床表现如下：智力低下；短头，中度小头，前囟宽阔，延迟关闭；瞳孔偏离中心，睑裂向外下斜，眼距宽、斜视、内眦下方赘皮突出；哭笑时口不对称，上唇短，忧虑面容；颈短，有时有蹼状赘皮；漏斗胸，脊柱侧弯；乳头距宽；腹直肌分离；掌长于指，单一的手掌褶纹，远端指骨发育不良；性功能低下，不育。

上述临床表现如“忧虑面容”、瞳孔偏离中心等，具有一定特征性，有助于诊断。在 $9p^{+}$ 合并有9q部分三体征时，还常有膝、踝、肘、髋各关节畸形，而且1/2病例有室间隔缺损等先天性心脏病。9p三体征是由于次缢痕的断裂或9p与一条近端着丝粒染色体融合的结果，这可称为单纯型9p三体征，其他则是9号与另一条染色体易位的结果，后者常伴有其他染色体的单体或三体征。

（三）22号染色体三体征

22号染色体三体征（trisomy 22 syndrome）只有嵌合型病例能存活。常见的临床表现有：生长发育迟缓；智力低下；面部畸形特征，偏侧萎缩；心脏、眼睛、耳朵和肢体畸形。症状轻重取决于嵌合体水平和在不同组织的分布。

（四）常染色体单纯部分三体征

染色体部分三体征可分为两大类。一类是既有某一染色体片段的三体（或重复），同时又伴有涉及其他染色体的异常（如缺失、易位）。这一类部分三体征的表型比较复杂，常常同时兼有相应片段重复或缺失的某些症状，并最终取决于重复或缺失的基因。另一类是染色体某一片段的单纯重复或三体。但单纯重复由于无其他染色体异常的干扰，可以清楚地勾画出由于某一染色体节段增多而出现的临床表现。然而，仅靠带型鉴定所描述的染色体结构异常综合征已不准确。基因芯片技术的应用可对重复部分进行准确的定位，并有效地进行基因型和表型的关联分析（参见下一节）。导致单纯连续重复的机制是减数分裂时，同源染色体相应片段插入另一同源染色体，或不对等的相互易位，或低拷贝重复DNA序列介导的染色体重组。

（五）常染色体单体或部分单体征

整条常染色体的丢失通常是致死的，因而极为罕见，但确有小染色体（如21号）完全丢失的报道。染色体部分单体或缺失的发生机制与部分三体征或重复相似。仅靠带型鉴定而对缺失综合征作出诊断已不准确。对缺失综合征的描述参见第五节。

五、常染色体异常综合征的遗传咨询

总结常染色体异常综合征，可以说，无论是染色体的增多或减少，通常都导致智力低下和发育畸形等严重后果。由于同一染色体异常的表现不尽相同，由于易位时所涉及的染色体不同，由于有些综合征的病例不多，因而确诊和提供咨询有时并不容易。一般来说，对于已生过一个完全型三体征婴儿的双亲来说，“偶然”再发的风险大约为1%。由于易位所导致的部分三体征或单体，其再发的风险随易位的类型、已出生先证者的易位是否为平衡易位，以及携带者是父方或母方，而有所不同，其再发风险可从0~30%。涉及21号染色体和13号染色体的罗伯逊易位，如母方为携带者，生出三体征婴儿的风险分别为10%~15%和1%；如父方为携带者，风险均为<1%。涉及其他染色体的罗伯逊易位，其风险则低于1%。Gardner等有很详细的讨论。

第四节　性染色体异常综合征

一、性别和性染色体

已知人类有X和Y两种性染色体。但决定个体表型性别的是Y染色体。例如，45,X的个体是女性；47,XXY的个体是男性。简言之，除个别例外，凡有Y染色体者皆为男性，否则均为女性。这是因为，虽然Y染色体很小，而且大部分由高度重复的组成性异染色质构成，但其上有决定睾丸发育的Y染色体性别决定区（sex-determining region Y，*SRY*），*SRY*的存在就决定了个体的性别为男性。同时，Y染色体上还有一些精子发生的相关基因。例如，无精症缺失基因*DAZ*（deleted in azoospermia），以及Y染色体泛素特异性蛋白酶9（ubiquitin-specific protease 9，Y chromosome；USP9Y）的编码基因*USP9Y*等。

按Lyon假说（参见第六章），女性虽然有两条X染色体，但其中一条X染色体是失活的。也就是说，男女都只有一条具有功能活性的X染色体。

然而，Lyon假说不能解释一些涉及性染色体异常的临床现象。例如，如果一条X染色体就能完全保证女性的正常发育的话，那么，何以核型为45,X的女性会有各种异常？如果一条以上的X染色体都完全失活的话，何以多X染色体的患者也有各种症状，并且X染色体愈多病情愈严重？可见正常的发育，或至少在胚胎某一时期，需要双份X染色体上的基因。现在知道，X染色体的失活是不完全的，失活的那条X染色体上的基因并非全都失活。在这方面已有很多研究成果，如已知在X染色体上决定Xg血型的两个基因*XG*和*CD99*都是不失活的；X连锁鱼鳞病（X-linked ichthyosis，XLI）的致病基因，即类固醇硫酸酯酶（steroid sulfatase，STS）的编码基因*STS*也是不失活的。Ferguson-Smith提出，Y染色体有一些与X染色体基因同源的基因。这样，正常男性或女性都有两份这类基因，但45,X患者缺少一份，而47,XXX患者有三份，因之都有表型异常。

X染色体和Y染色体在男性减数分裂期间的配对和重组只发生在位于X染色体和Y染色体短臂末端和长臂末端的同源部分，即所谓假常染色体区（pseudoautosomal region，PAR），位于短臂末端的是PAR1，位于长臂末端的是PAR2。PAR1全长2.64Mb；PAR2全长330kb。PAR区的基因类似常染色体上基因，不失活，并且不遵守性连锁遗传规律（图7-7）。这一配对方式能抑制X染色体和Y染色体在进化的过程中重组，并能防止Y染色体上的性别决定基因移动到X染色体上。Y染色体DNA突变修复功能依赖于Y染色体上不同寻常的和丰富的回文结构。

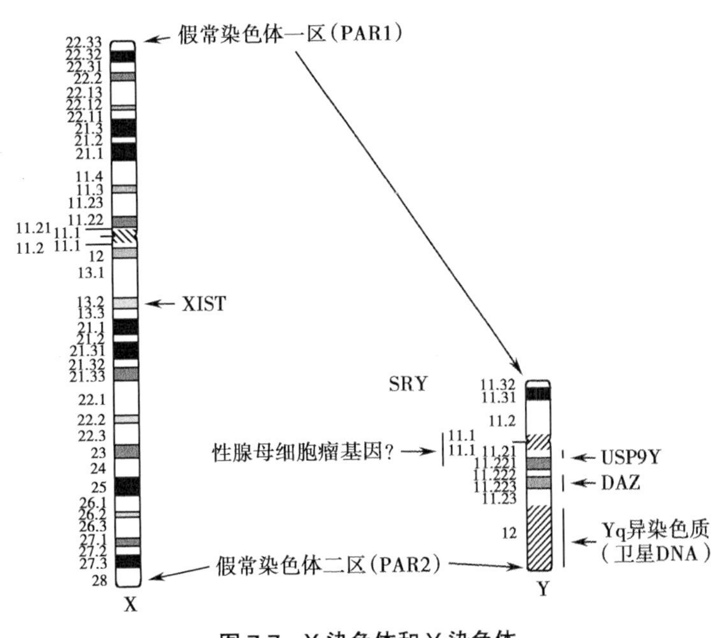

图7-7 X染色体和Y染色体

XIST：编码X染色体失活特异转录物的基因；*SRY*：Y染色体性相关基因；*USP9Y*和*DAZ*：精子发生相关基因

二、性染色体数目异常综合征

（一）先天性睾丸发育不全

Klinefelter等（1942）首先描述了这一综合征，该综合征就常被称为Klinefelter综合征（Klinefelter syndrome），其特点是睾丸小、无精子及尿中促性腺激素增高等，因而又称为先天性睾丸发育不全（testicular dysgenesis）或原发性小睾丸症。（本文将采用"先天性睾丸发育不全"作为Klinefelter syndrome的全书译名）。Jacobs等（1959）发现该综合征患者的性染色体为XXY，即比正常男性多了一条X染色体，核型为47,XXY，所以，本病又称为XXY综合征（XXY syndrome）。

本病的发病率相当高。在男性中为1‰。在因男性不育而就诊者中相当常见。然而要获得普通人群中的患病率并不容易，由于多数患者除不育外无任何症状或不适，因而不会就诊。本综合征在青春发动期以前很难根据临床表现确诊。但在青春期后患者有如下临床表现：①睾丸小而质硬，睾丸体积通常为正常人的1/3或长度小于2cm，曲细精管萎缩，呈玻璃样变，由于无精子产生，故97%患者不育；②男性第二性征发育差,有女性化表现,如无胡须,体毛少,阴毛分布如女性,龟头小,约25%的患者有乳房发育,患者身材高,四肢长,双手平举时两中指间距常超过身长,皮肤细嫩,易于发胖(图7-8A);③一部分患者有智力低下,但大多数智力正常,一些患者有精神异常或精神分裂症倾向。

实验室检查的主要发现是雌激素的产生和随尿排出量增高,以及19羟黄体酮增高。激素的失调与患者的女性化有关。通常用睾丸酮治疗可以收到明显的效果,促使第二性征发育,并改善患者的心理状态。

绝大多数患者的核型为47,XXY(图7-8B),但大约有15%患者为有两个或更多细胞系的嵌合体,其中,常见的为46,XY/47,XXY,其临床表现较典型的47,XXY轻微。除嵌合体外,此综合征还有许多变异类型。如XXYY、XXXY、XXXXY、XXXYY等。患者的X染色体愈多。性征和智力发育障碍愈严重,并伴有躯体畸形。一些XXXY患者有尺骨桡骨骨性联合,XXXXY患者还有颅面和四肢多发畸形。现倾向于把这些变异型列为不同的综合征。

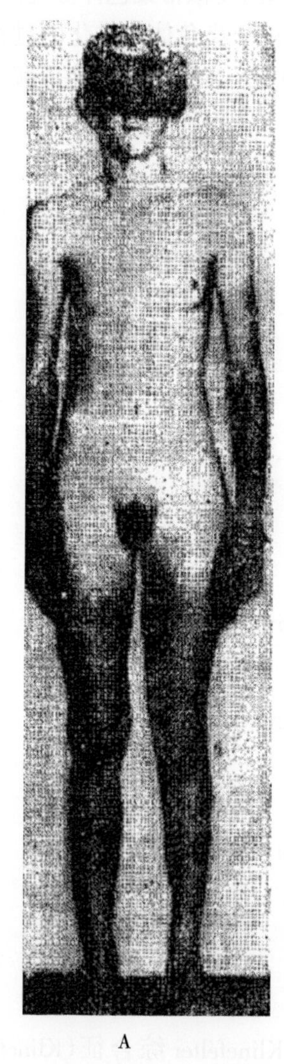

A

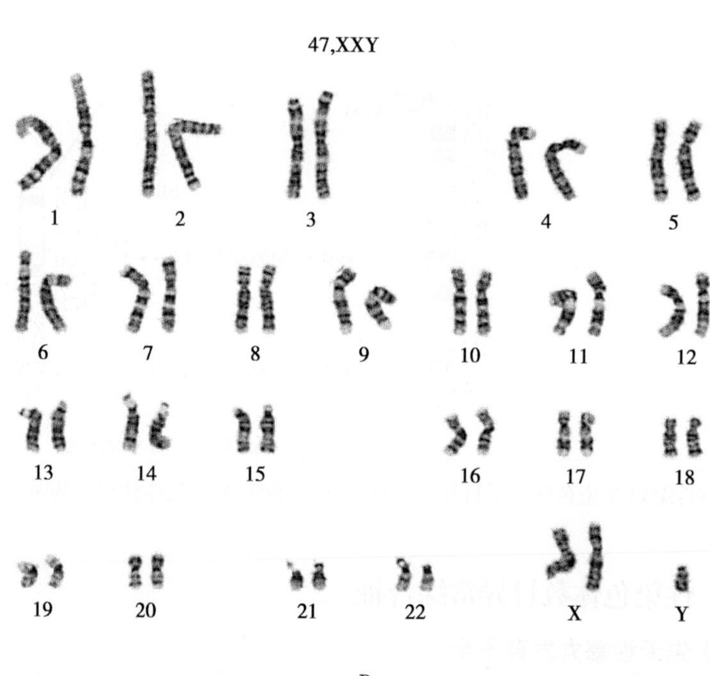

B

图7-8 先天性睾丸发育不全综合征

本综合征发生的原因是由于亲代减数分裂不分离的结果,母方和父方染色体不分离各占50%,均发生在第一次减数分裂。本病与母亲年龄有关。也有研究提示父亲年龄也有关联。

(二)XYY综合征

Sandberg等(1961)首先描述此综合征,并查明其患者的性染色体为XYY,因而被称为XYY综合征(XYY syndrome)。Jacob等(1965)在197名"智力正常而有危险的暴力或犯罪倾向"的被监禁者中发现有7名(1∶28)性染色体为XYY的患者,并提出两个Y染色体的存在可能与侵犯行为有关。美国曾错误地将某些“犯罪行为”都归结为 XYY 核型患者，这是借题发挥的误导。

XYY 综合征的发生率在男婴中为 1/900，在一般男性人群中患病率为 1/1000 左右。有报道称在精神病院和监狱等机构中这一频率明显增高，可达 3%，但各种报道差异甚大。这种研究有明显偏见，已被禁止。

XYY 综合征的表现是身材高大，常超过 180cm。大多数男性可以生育。智力多正常。总之，除了细胞遗传学检查外，很难将 XYY 综合征患者从一般人群中检出。近年研究发现患者常有行为问题，语言能力较差，运动技能下降，教育成就较低等。

XYY 核型是父亲精子形成过程中第二次减数分裂时发生 Y 染色体不分离的结果。具有 24，YY 的精子受精后形成 XYY 的合子。XYY 个体的后代核型正常，有额外 Y 的生精细胞在精子生成前即被选择排除，生出 XYY 后代很少。

XXYY 和 XXXYY 变异核型既有 XYY 的某些特点，如身材高、有行为问题，又有 XXY 综合征的表现，如睾丸发育异常和功能减退、不育，激素紊乱、女性外观和乳房发育等。患者的智力和心理发育障碍严重。把这些变异型列为不同的综合征更为合适。

（三）先天性卵巢发育不全

Turner（1938）描述了此综合征，因而被称为 Turner 综合征（Turner syndrome）；在欧洲，则常被称为 Ullrich-Turner 综合征或 Bonnevie-Ullrich-Turner 综合征，以纪念更早描述该综合征的欧洲医师。Ford 等（1959）确定该综合征为先天性卵巢发育不全（gonadal dysgenesis）（本书将采用“先天性卵巢发育不全”作为全书统一的译名）。患者核型为 45，X。这是最早发现的性染色体异常。

先天性卵巢发育不全在新生女婴中的发病率约为 1/4000。但在自发流产胚胎中，此综合征的发生率可高达 1%～2%。可见，约 99% 的 45，X 胚胎在早期即已流产，只有约 1% 异常程度较轻微者能活产下来。

患者的表型为女性。身材矮小。智力大致正常，但常低于其同胞。面呈三角形，常有睑下垂及内眦赘皮等，上颌窄、下颌小，口后缩，口角下旋呈“鲤鱼样嘴”。发际低，可一直伸延到肩部。约 50% 患者有蹼颈，即多余的翼状皮肤。双肩径宽，胸宽平如盾形，乳头和乳腺发育差，两乳头距宽。肘外翻，即提携角增大，在本病十分典型（图 7-9A）。第四、第五掌骨短，第五指短而内弯，并常有指甲发育不全。在婴儿时期，足背部的淋巴样水肿引人注目，为非感染性水肿，一般在次年消退。患者皮肤还常有色素痣。泌尿生殖系统的异常主要是卵巢发育差（索状性腺），无滤泡生成。子宫发育不全。由于卵巢功能低下，患者的阴毛稀少、无腋毛，外生殖器幼稚。此外，大约有 40% 患者有二叶主动脉瓣和主动脉狭窄，60% 有肾畸形如马蹄肾等。患者的指纹皮嵴数增高，远端轴三叉见于 40% 病例。但不能依据皮纹作出诊断。

实验室检查可以确定性腺不全的程度。通常尿中缺乏雌激素及孕二醇，而促卵泡素（follicle stimulating hormone，FSH）水平增高，17 酮类固醇水平低下。

本综合征患者除少数由于严重畸形在新生儿期死亡外，一般出生后均能存活，在青春期才易检出。患者智力发育障碍轻微，故有取得大学文凭者。应用雌激素在 14 岁以前开始治疗，可以促进第二性征和生殖器官的发育，月经来潮，心理状态改变，但不影响身高。患者多不能生育，已有报道患者生育子女，其解释是患者实为嵌合体，特别在性腺组织。应用生长激素治疗可显著增加身高。

本综合征的细胞遗传学十分复杂，除典型的 45，X 核型外（图 7-9B），还报道了各种嵌合体和有结构异常的核型，其发生率参见表 7-5。

从表 7-5 中可见先天性卵巢发育不全核型的复杂性。但所有这些变异型中，最常见的是嵌合型 45，X/46，XX 和 i（Xq）。一般嵌合体的临床表现受到 45，X 以外细胞系的影响：45，X/46，XX 的症状因有正常细胞系而有所减轻，而有 Y 染色体的嵌合体可表现出男性化的特征，或外生殖器性别不明。46，X，i（Xq）的患者缺少的是 X 染色体短臂，他们具有典型的身材矮小等症状。身材矮小是由于矮小身材同源框（short stature homeobox，SHOX）的编码基因 *SHOX* 缺失引起的，而 *SHOX* 基因正是位于 X 染色体短臂的基因。但卵巢发育不全与不育则更多与长臂单体有关。短臂保留而长臂缺失的 46，X，idic（Xp）和 46，XX，del（Xq）患者，有卵巢和原发闭经，但无身材矮小和其他各种本综合征症状。单着丝粒 i（Xp）不能存活，所见的 i（Xp）都是假双单着丝粒和含有 *XIST* 基因的部分 Xq。等臂双单着丝粒 Yq 在细胞分裂中不稳定而容易丢失，因而常与 45，X 细胞系形成嵌合型（图 7-10）。

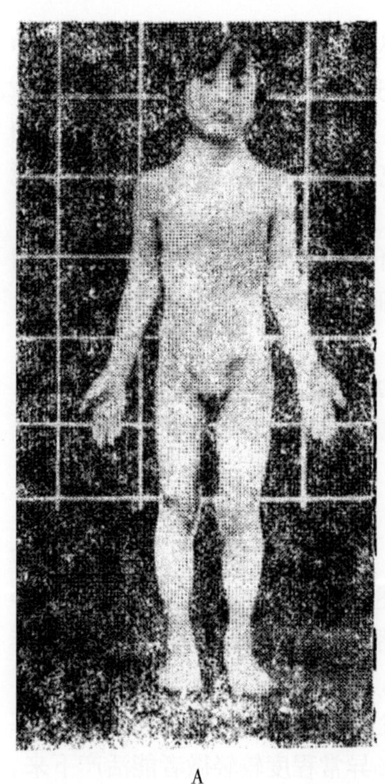

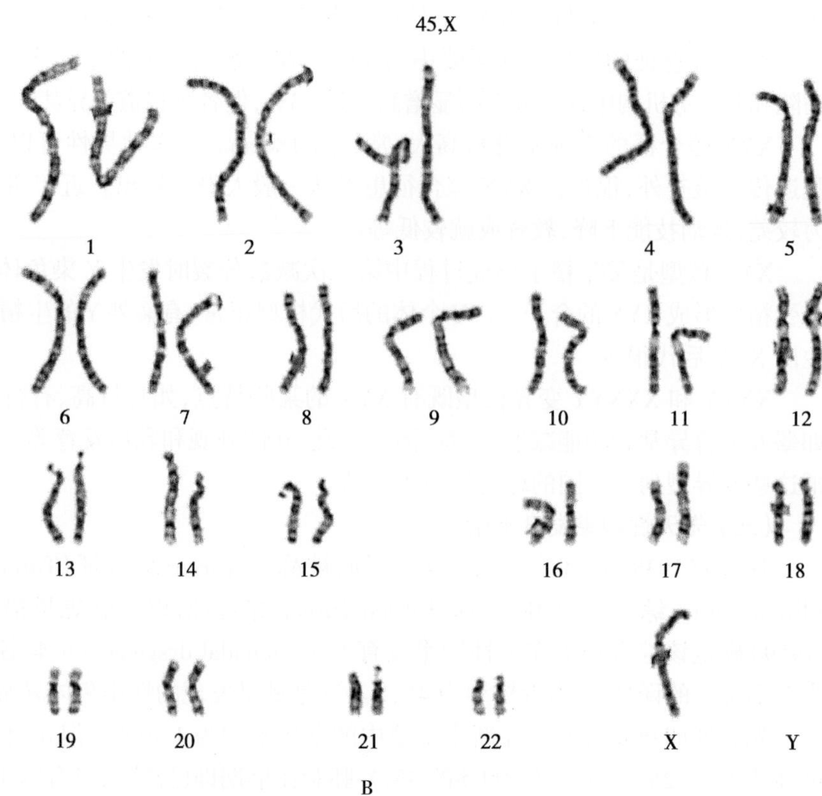

图 7-9 先天性卵巢发育不全综合征

表 7-5 先天性卵巢发育不全的核型

核型	发生率%
单体	46
45,X	
嵌合体	7
45,X/46,XX	
45,X/47,XXX	
45,X/47,XXX/46,XX	
等臂X染色体	18
46,i(Xq)	
45,X/46,X,i(Xq)	
环状X染色体	16
45,X/46,X,r(X)	
X短臂缺失	5
45,X/46,X,del(Xp)	
46,X,del(Xp)	
Y染色体结构畸变	5
45,X/46,X,del(Yq)	
45,X/46,X,i(Yq)	
45,X/46,X,idic(Yq)	
其他	2

先天性卵巢发育不全的病因与母亲年龄无关。发病机制是双亲配子形成过程中，性染色体的不分离。约75%的染色体丢失发生在父方。约有10%的丢失发生在合子后早期卵裂时，结果导致上面列举的各种嵌合体。

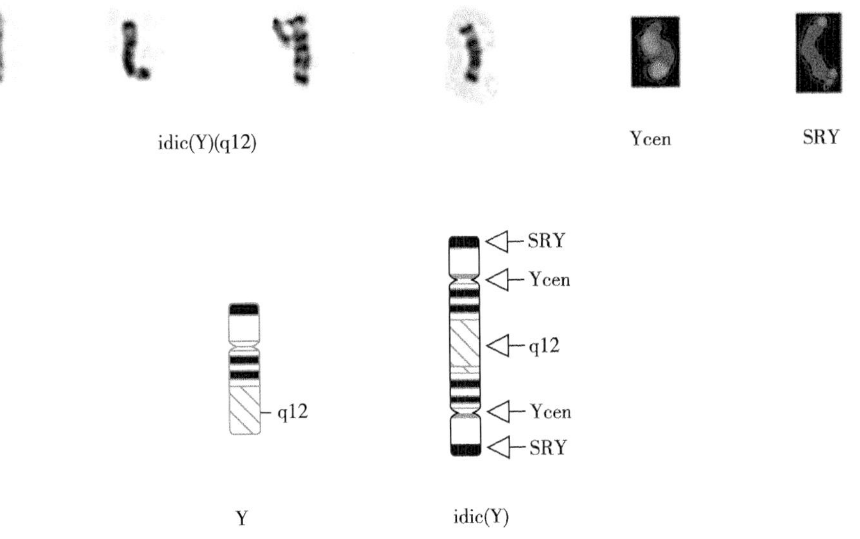

图 7-10 患者核型为 45,X/46,X,idic(Y)(q12)嵌合型

FISH 证实双着丝粒和 2 个 SRY 拷贝

(四)47,XXX 和多 X 综合征

Jacobs 等(1959)首先描述具有三条 X 染色体的女性,并称之为"超雌",发病率在女性中约为 1/1000。

多数具有三条 X 染色体的女性无论外型、性功能与生育力都是正常的。但身材较高,患者较常有月经减少、继发闭经或过早绝经等现象。运动和语言能力下降较同龄女孩常见。平均智商(IQ)稍低,较同龄女孩低 20 点,特别是语言表达 IQ 较低。

除了 47,XXX 外,一些患者的核型为嵌合体,即 47,XXX/46,XX。理论上,47,XXX 女性的后代中有一半应具有 47,XXX 或 47,XXY 核型。但事实上,已知的 10 余名 47,XXX 妇女所生育的 30 余名子女均具有正常核型。对这一现象的解释是:在女性第一次减数分裂时,具有XX的核,几乎总是进入极体而被淘汰。

和常染色体三体一样,XXX 的病因主要与母亲高龄有关。患儿母亲的平均年龄有所增加。大部分的 X 三体源于母亲,主要为第一次减数分裂不分离。

还有一些患者有 4 条甚至 5 条 X 染色体。虽然发病率低,但至少已分别有 26 例和 10 余例报道。一般来说,X 染色体愈多,智力损害和发育畸形愈严重。有 4 条和 5 条 X 染色体的患者,其面容类似 21 三体综合征患者,除了骨、关节等多发畸形外,还伴有程度不同的智力低下。

三、性染色体结构异常综合征

(一)X 染色体结构异常综合征

显然,任何 X 染色体基因组失衡,包括缺失或重复,对男性比对女性有更严重的影响。其实,男性只能接受 X 染色体在某些区带的缺失,大约是 Xp 末端到 Xp11 之间和 Xq26-Xq27.3 之间(包括脆性部位基因 *FMR1*)。据报道,在男性,最大的 Xq 片段缺失大约是 13Mb。因此,idic(Xp)、i(Xq)、小的环状 X 染色体和标记 X 染色体只在女性中见到。

Xp 部分缺失的男性将罹患基因缺失综合征,包括:①基因 *SHOX* 缺失突变导致 Leri-Weill 软骨骨生成障碍综合征(Leri-Weill dyschondrosteosis);②芳基硫酸酯酶 E(arylsulfatase E,ARSE)编码基因 *ARSE* 缺失突变导致点状软骨发育不全(chondrodysplasia punctata);③神经配蛋白 4(neuroligin 4,NLGN4)编码基因 *NLGN4* 缺失突变导致智力低下;④基因 *STS* 缺失突变导致 X 连锁鱼鳞病;⑤基因 *KAL1* 缺失突变导致 Kallmann 综合征 1(Kallmann syndrome 1);⑥ G 蛋白偶联受体 143(G protein-coupled receptor 143,GPR143)编码基因 *GPR143* 缺失突变导致眼白化病 Ⅰ 型(ocular albinism type Ⅰ,OA1);⑦基因 *DAX1* 缺失突变导致先天性肾上腺发育不全(adrenal hypoplasia,congenital,AHC),⑧甘油激酶(glycerol kinase,GK)编码基因 *GK* 缺失突变导致甘油激酶缺乏症(glycerol kinase deficiency);⑨基因 *DMD* 缺失突变导致假肥大型肌营养

不良（Duchenne muscular dystrophy，DMD）。

Xq26-q27 缺失可引起严重的智力低下和多发性先天缺陷。

包括基因 *DAX1* 在内的 Xp21 重复，可引起 46，XY 性逆转 2（46，XY sex reversal 2，SRXY2），即 XY 女性 2。

包括基因 *GDI1* 在内的 Xq28 重复，可引起 Xq28 重复综合征（chromosome Xq28 duplication syndrome），有严重智力低下。

由于有缺失或重复的 X 染色体在女性中会被选择性地失活，这样可保证一条正常的 X 染色体，因而临床可表现正常。如有轻微症状，往往是 X 染色体失活不完全。在一般情况下，Xp 上 *SHOX* 基因的缺失会有先天性卵巢发育不全表型，包括身材矮小。Xp 和 Xq 部分缺失、易位或倒位会使卵巢功能下降，如卵巢早衰（premature ovarian failure，POF）或不孕不育的风险增加。在 Turner 综合征患者中，如带有 Y 染色体的嵌合体，会增加性腺母细胞瘤的风险。

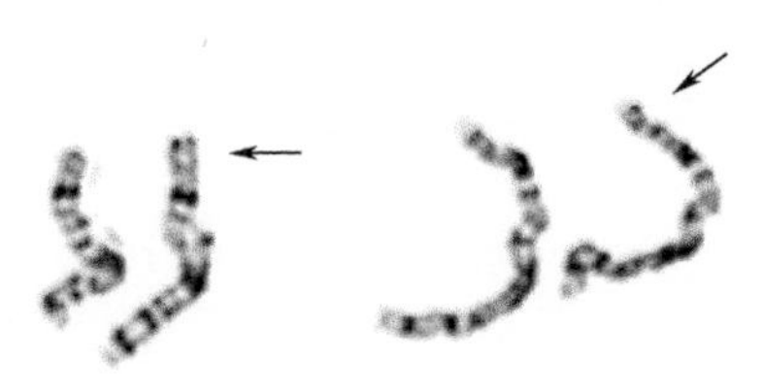
46,X,der(X)t(X;Y)(p22.3;p11.2).ish der(X)(SRY+)

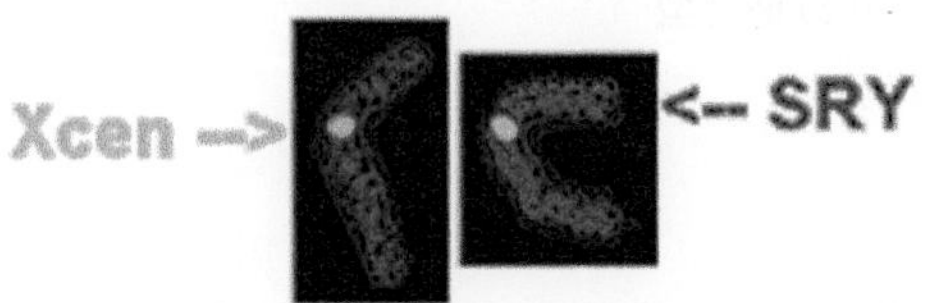

图 7-11　该患者为 XX 男性

FISH 显示含有 SRY 的 Yp 易位到 Xp。因为整个 Yq 的缺失，患者无生育能力

当 X 染色体与常染色体发生平衡易位时，失活的为正常的 X 染色体。由于基因平衡的保持，一般不会产生症状。但如平衡易位发生在“临界区域（critical region）”Xq13-q26 时，有活性的 X 染色体在该区被分为两部分后，失去“位置效应”，就会导致性腺发育异常。

Xp 和 Yp 易位是 46，XX 性逆转（46，XX sex reversal）即 XX 男性最常见病因。带型分析很难识别，往往靠 FISH 确诊（图 7-11）。

（二）Y 染色体结构异常综合征

与 X 染色体不同，Y 染色体上的基因较少，其中最重要的是性别决定基因 *SRY* 以及与精子发生有关的基因 *USP9Y* 和 *DAZ*。Yq12 处还有生长控制基因（growth control，Y chromosome influenced，*GCY*）。

Y 最重要的意义在于决定性别的分化。现已知 *SRY* 决定胚胎生殖腺原基向睾丸分化，而睾丸产生雄激素，从而决定男性表型。睾丸产生的三种雄激素及其功能是：①睾酮刺激沃尔夫管（Wolffian duct）发育成为精索、精囊等男性生殖道；②由睾酮衍生而来的二氢睾酮促成男性外生殖器（阴茎、阴囊）的发育；③米勒管抑制激素（Müllerian-inhibiting hormone）促进米勒管（Müllerian duct）的退化，而米勒管是发育成输卵管和子宫的基础。

Y 染色体结构异常包括：Y 染色体的长臂或短臂的等臂染色体 i（Yq）和 i（Yp）、环状染色体和双着丝粒染色体（后者为两条 Y 的短臂相连或两条 Y 的长臂相融合）、倒位和各种涉及 Y 染色体的易位（即 Y 染色体与常染色体、Y 染色体与 X 染色体的易位）等。

Yp 缺失将罹患：① Y 连锁矮小身材同源框（short stature homeobox，SHOX）的编码基因 *SHOX* 缺失突变引起的身材矮小；②基因 *SRY* 缺失突变引起的 46，XY 性逆转 1（46，XY sex reversal 1，SRXY1），即 XY 女性 1。

包括与精子生成密切相关的基因 *USP9Y* 和 DAZ 在内的 Yq 缺失则引起不育症。

（三）脆性 X 染色体综合征

脆性 X 染色体综合征（fragile X syndrome，Fra X）是一种非特异性 X 连锁智力低下疾病。这些患者外周淋巴细胞在低叶酸的培养条件下可以见到一条 X 染色体长臂近末端处有脆性部位（fragile site）并伴有大睾丸症。

X 染色体上的脆性部位在 Xq27.3，表现为该带远侧不着色的缩窄或裂隙，致使位于长臂末端的 q28 形成如随体形状。它是按孟德尔显性方式遗传的。脆性部位易产生断裂，从而导致缺失和无着丝粒断片。该综合征是由于脆性 X 智力低下 1（fragile X mental retardation 1，FMR1）的编码基因 *FMR1* 的突变引起。用 DNA 技术可确诊。

第五节　染色体微缺失和微重复综合征

阵列法比较基因组杂交技术(array comparative genomic hybridization,ACGH)和荧光原位杂交技术(florescence *in situ* hybridization,FISH)的应用,使许多用传统染色体带型分析难以识别的染色体综合征得以发现。这些综合征往往有特定的临床表现。缺失和重复的大小多在几十万到几百万碱基对之间。与单基因病不同,其症状受多基因影响,因而又称连续性基因缺失或重复综合征(contiguous gene deletion or duplication syndrome)。但引起主要症状的基因在许多综合征中已经鉴定。大部分综合征不能被染色体带型分析所识别,因而称为微缺失和微重复综合征(microdeletion and microduplication syndrome)。虽然少数传统的综合征已由染色体带型分析发现,比如 4p-、5p-、18p-、18q-,但其最小致病区的鉴定,以及基因型和表型的关系,主要靠分子细胞遗传学技术建立。高分辨染色体带型分析可对少数综合征提示诊断,但需要 ACGH 或 FISH 确诊。缺失或重复的断裂点在不同患者中往往类似,也称常见缺失或重复区(common deletion or duplication region)。这是因为产生这些缺失或重复的机制是相似的。研究显示,这些断裂点多位于低拷贝重复 DNA 序列(low copy repeated sequence)。而这些重复 DNA 两端的序列通常 99% 相同。在细胞减数分裂周期中,发生在染色体姐妹单体或同源染色体之间的重复 DNA 序列的错位重组造成了缺失或重复(图 7-12)。这些位点形成了基因组中的断裂热点。一个最显著的例子是 22q11.2 病变。22q11.2 缺失引起 DiGeorge 综合征和腭 - 心 - 面综合征(DiGeorge syndrome/Velocardiofacial syndrome,DGS/VCFS)。该综合征为常染色体显性遗传,发生频率为 1/(2000~4000)活婴。最常见缺失大小为 3Mb。常见临床症状为头颅和脸形异常,智障,心脏缺陷。在先天性心脏病中,高达 5% 的患者有 22q11.2 缺失。同等大小的 22q11.2 重复综合征常有类似的临床症状,但通常病情较轻。在不同患者中,甚至在同一家庭成员中,临床症状表现可有很大的差别。如果重复的区域靠近 22 号染色体着丝粒区域,则会引起猫眼综合征(cat eye syndrome,CES)。染色体分析常会发现一个额外的 22 号标志染色体。在这一节里,我们将介绍一些文献确认的染色体微缺失和微重复综合征。

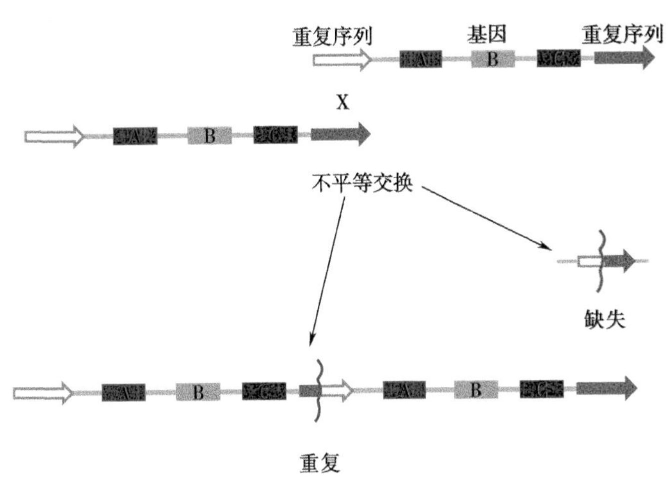

图 7-12　姐妹染色单体或同源染色体之间的高度同源的重复 DNA 序列的不平等的交换可导致两种结果:缺失和重复

一、1p36.3 缺失综合征

1p36.3 缺失综合征的发生频率约为 1/5000 活婴。1p36.3 为浅带区,显微镜下很难辨认。缺失也可为中间性。缺失大小不一,通常从数百 kb 到 10Mb。最小致病区为 174kb。40% 断裂点发生在离 1 号染色体短臂末端 3~5Mb 之间。70% 以上为末端缺失。可能有数个致病基因,但需要进一步证实。临床主要表现为小头,特征性颅面畸形(表现为直眉毛,深目,面中部后缩,宽而压抑鼻梁,长人中,尖下巴,大而晚收盘前囟),发育迟缓,严重智力低下和脑部结构畸形(图 7-13)。

二、1q21.1 缺失综合征和 1q21.1 重复综合征

1q21.1 缺失综合征(1q21.1 deletion syndrome)的患者有轻到中度发育迟缓和智力低下,小头,心脏缺陷,低肌张力,白内障,脸部畸形特征,癫痫发作。1q21.1 重复综合征(1q21.1 duplication syndrome)的患者有轻到中度智力低下,大头,轻度脸部畸形,自闭症或先天性畸形,多数患者从父母遗传。携带者可表现正

常或有较轻的症状，呈现不完全显性。

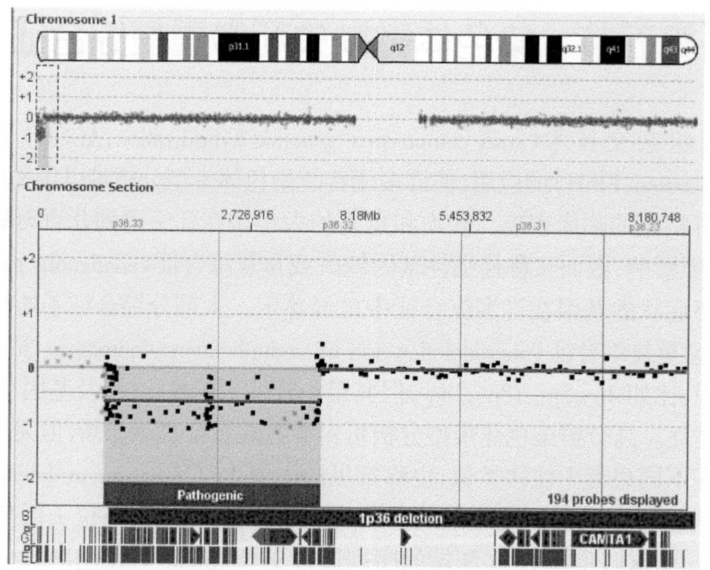

图 7-13　1p36.32-p36.33 缺失

ACGH 显示 2.73Mb 缺失，包括 80 基因　基因芯片为 Agilent 8x60K，分析软件为 OGT CytoSure

三、Wolf-Hirschhorn 综合征

Wolf-Hirschhorn 综合征（Wolf-Hirschhorn syndrome）也称 4p16.3 缺失综合征（4p16.3 deletion syndrome）。4p16.3 缺失的大小不一。许多病例可用 G 显带识别，但确切断裂点需用 ACGH 证实。患者主要表现有严重的智力低下，出生体重低和产后成长迟缓，肌张力低下，颅面畸形，表现为小头、前额及印堂突出、眉间距及鼻根宽阔。由于鼻梁与鼻尖宽度一致，使面部如"希腊战士头盔"。短鼻和很短的人中，有癫痫发作。有时还有面中线的缺损。眼距过宽，并常有内眦赘皮和眼睑下垂。眼球由于眼眶发育差而突出。虹膜缺损、眼球震颤、斜视、单侧泪管闭锁也比较常见。耳大而扁平，有耳前小窝或赘生物。腭弓高，偶有腭裂及唇裂，下颌小。患者可有先天性心脏病。常有手指及指甲的畸形。缺失小于 3.5Mb 时的表型轻微。这种异常 87%是新发生的，13% 由亲代易位而来。

四、猫叫综合征

猫叫综合征（cri-du-chat syndrome；cat cry syndrome）也称 5p 缺失综合征（5p deletion syndrome），在活产婴儿中发病率为 1/20 000～1/50 000。5p 缺失的大小不一，最大的为整个 5p 缺失。大多数病例可被 G 显带识别，但确切断裂点需用 FISH 或 ACGH 证实。患者表现有小头，圆脸，眼距过宽，小颌畸形，内眦褶，低位耳，肌张力低下，严重的心理障碍和智力发育迟滞。最具特点是类似猫叫的哭声。现已知道，似猫叫的哭声由于 5p15.3 缺失，其他表型则由于 5p15.2 缺失（参见第三十七章）。

五、Williams-Beuren 综合征

Williams-Beuren 综合征（Williams-Beuren syndrome）的发生频率为 1/7500 活产婴儿。主要临床表现为室上性主动脉狭窄（SVAS）或肺动脉狭窄，智力低下，独特的面部畸形特征，包括眼眶丰满，球形鼻尖，长人中，宽口，丰满的嘴唇和脸颊，小而分开的牙齿，婴儿期高钙血症，轻度至中度智力低下或学习困难，在口头的短期记忆和语言的认知有相对优势，但在视觉空间构建则很差（写作、绘画、模式的构建），独特的行为特征，包括焦虑，注意力缺陷，多动症，过度友好。

六、Prader-Willi 综合征（PWS）

70%～75%的 Prader-Willi 综合征（Prader-Willi syndrome，PWS）患者有父源 15q11-13 缺失，20%～25%

有母源单亲二体（maternal UPD），1%～3%则有印记缺陷（imprinting defects）。SNRPN DNA 甲基化分析可诊断 99%以上的病例，但不能区分缺失和 UPD。高分辨染色体带型分析可提示缺失但不可靠，需要 FISH 或 ACGH 确诊。主要临床表现为新生儿期严重低肌张力，肥胖，智力低下，身材矮小，低促性腺素性功能减退症（hypogonadotropic hypogonadism），小手和小脚。

七、Angelman 综合征

70%的 Angelman 综合征（Angelman syndrome，AS）患者有母源 15q11-13 缺失，2%～5%有父源单亲二体（paternal UPD），2%～5%有印记缺陷，5%～10%有泛素 - 蛋白质连接酶 E3A（ubiquitin-protein ligase E3A，UBE3A）编码基因 *UBE3A* 的点突变，还有一小部分病因不明。SNRPN DNA 甲基化分析可诊断约 80%的病例，但不能区分缺失和 UPD。高分辨染色体带型分析可提示缺失，但不可靠，需要 FISH 或 ACGH 确诊。主要临床表现为智力低下，运动或平衡障碍，典型的异常行为有：过度的笑声，严重的语言障碍，严重的运动发育迟缓和智力发育迟缓，共济失调，肌张力低下，癫痫，伴有一个大型的下颌骨及张着嘴露出舌头的不同寻常面相（图 7-14）。

八、15q11.2 重复综合征

15q11.2 重复综合征（15q11.2 duplication syndrome）的重复区域与 PWS 和 AS 的缺失区域相同。由于印记机制，母源 15q11.2 重复引起自闭症，智力低下，共济失调和癫痫发作，而父源 15q11.2 重复则无临床症状。重复可为 15q11.2 区原位重复，也可以标记染色体形式出现。标记染色体多为 idic（15）（q11.2-q13）。有趣的是，在研究中发现，绝大部分的 15 号标记染色体源于母方。是否致病取决于断裂点位置。如重复含有 PWS 和 AS 区域，则具有致病性；如不含有 PWS 和 AS 区域，则为良性。这在遗传咨询和产前诊断尤为重要。

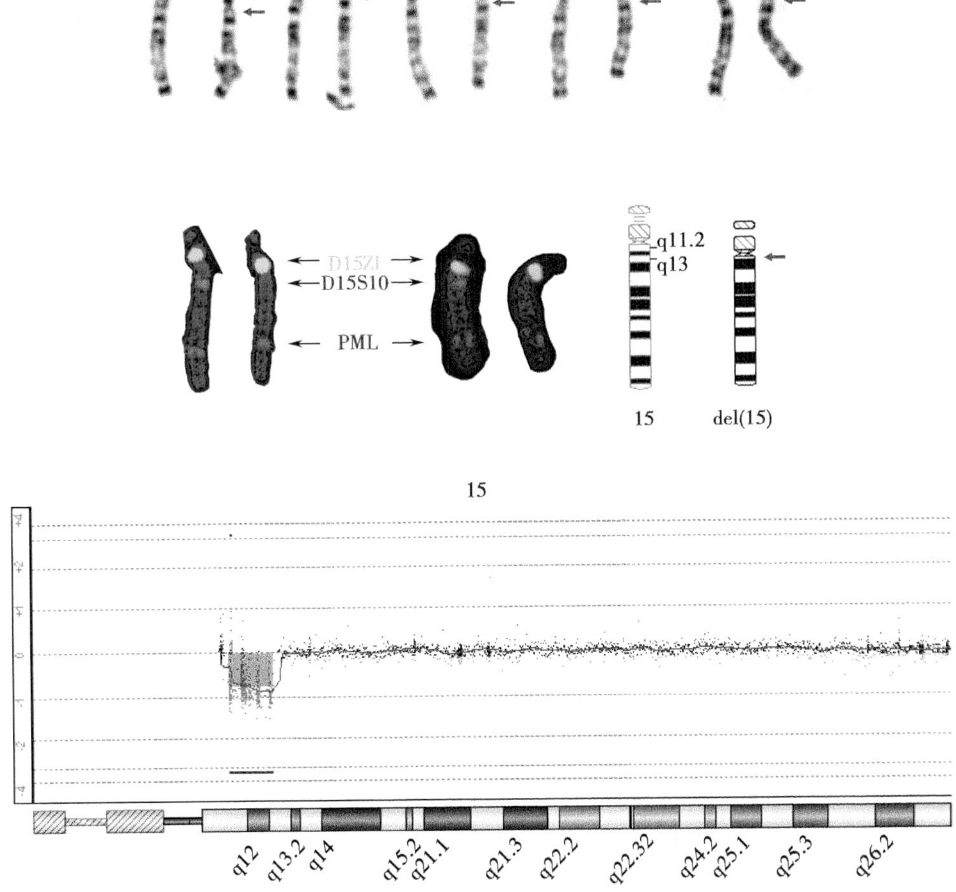

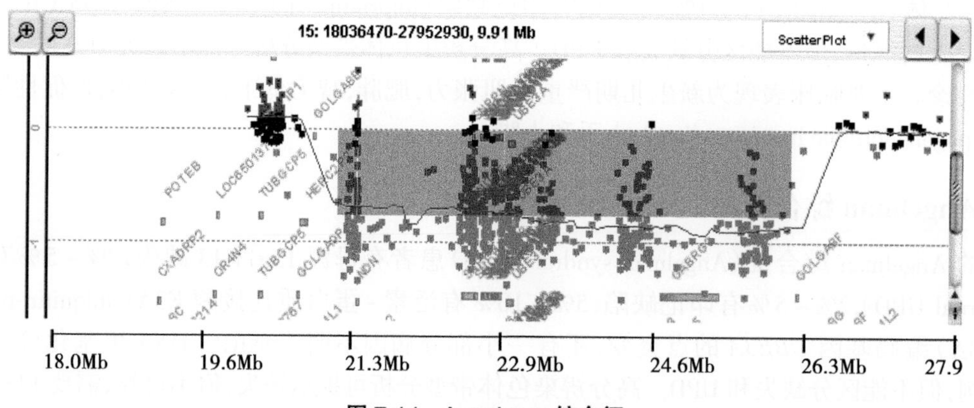

图 7-14 Angelman 综合征

上图：带型分析可识别 15q11.2-q13 的缺失。FISH 证实在致病区内 D15S10 位点的缺失。FISH 探针来自 Abbott-Vysis。
下图：ACGH 显示 5Mb 缺失。基因芯片为 Agilent 8x60K，分析软件为 Agilent Genomic Workbench

九、15q13.3 缺失综合征

15q13.3 缺失综合征（15q13.3 deletion syndrome）的杂合子缺失有轻至中度智力低下或学习困难，癫痫，自闭症，或伴有不同程度的脸和手脚畸形。纯合子缺失有严重的神经发育障碍，癫痫性脑病，肌张力低下和生长障碍。

十、16p11.2 593kb 缺失综合征和 16p11.2 593kb 重复综合征

16p11.2 593kb 缺失综合征（16p11.2 deletion syndrome，593kb）和 16p11.2 593kb 重复综合征（16p11.2 duplication syndrome，593kb）都是近年来由基因芯片技术所发现。在有智力发育障碍和发育迟缓和（或）自闭症的患者中，16p11.2 593kb 缺失综合征检出率为 0.4%～1.0%；16p11.2 593kb 重复综合征检出率为 0.25%～0.6%。这两种综合征的携带者都有语言延迟和认知功能障碍，并有其他行为问题，最常见的是注意力缺陷，多动症，学习落后，轻度智力低下和焦虑。这两种综合征的患者都只有少数有自闭症。16p11.2 593kb 缺失较常引起大头，宽阔的前额，小颌畸形，睑裂过宽，面部扁平，运动功能延迟，癫痫，先天性异常和重度肥胖。16p11.2 593kb 重复则常引起面部畸形，小头，和体重过轻。然而，这两种综合征的许多携带者只有很轻的临床表现，显示不完全显性和表现变异性（图 7-15）。

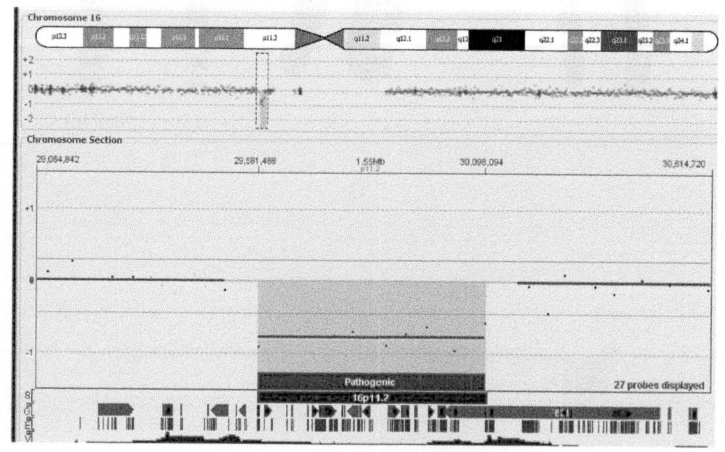

图 7-15 16p11.2 缺失综合征

ACGH 显示 516kb 缺失。基因芯片为 Agilent 8x60K，分析软件为 OGT CytoSure

十一、16p11.2 220kb 缺失综合征

16p11.2 220kb 缺失综合征（16p11.2 deletion syndrome，220kb）的外显率高。临床特征为严重的早发性肥胖和发育迟缓。

十二、Miller-Dieker 平滑脑综合征

Miller-Dieker 平滑脑综合征（Miller-Dieker lissencephaly syndrome）是涉及 17p13.3 的毗连基因缺失综合征。G 显带时，由于 17p13.3 是浅染带，很难识别，主要靠 FISH 和 ACGH 检测。平滑脑畸形，即大脑缺乏正常的脑回和脑沟，是该综合征的典型表现。脸部畸形的主要特点是：高而突出的前额，双颞收窄，睑裂过宽和上斜，短鼻子与鼻孔前倾，上唇宽和厚，先天性心脏疾病，脐膨出，关节挛缩。严重智力低下，癫痫，寿命降低。

十三、Smith-Magenis 综合征

Smith-Magenis 综合征（Smith-Magenis syndrome，SMS）也称 17p11.2 缺失综合征（17p11.2 deletion syndrome）。G 显带时，17p11.2 是位于两条深染带之间的浅染带。17p11.2 缺失时，该浅染带消失或明显变窄，带型分析很容易识别。但较小的缺失则需要 FISH 和 ACGH 确诊。患者有扁平、工方、沉重脸形，短而肥胖的小手和小脚。婴儿期肌无力，发育迟缓，行为障碍（特别是睡眠障碍和自残行为），有时有食物搜索行为，有轻度到严重的学习障碍。适应性行为的水平低，成年人更依赖照顾（图 7-16）。

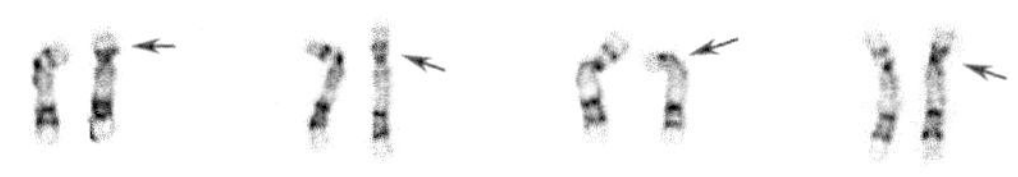

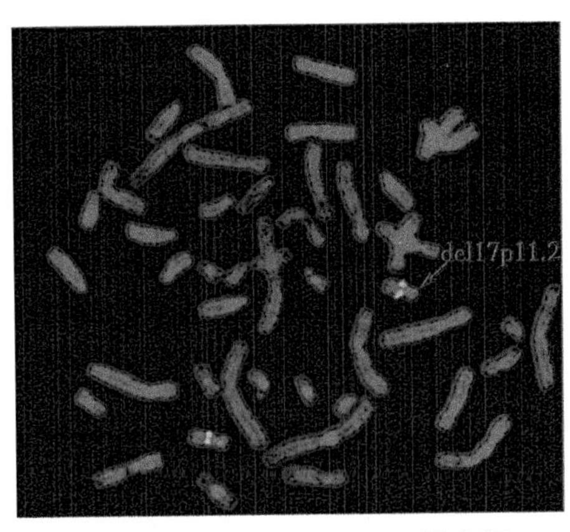

图 7-16 Smith-Magenis 综合征

带型分析可识别 17p11.2 的缺失；FISH 证实在致病区内 RAI1 位点（红色）的缺失；绿色为 17 号着丝粒探针。FISH 探针来自 Abbott-Vysis

十四、Potocki-Lupski 综合征

Potocki-Lupski 综合征（Potocki-Lupski syndrome，PTLS）也称 17p11.2 重复综合征（17p11.2 duplication syndrome）。该综合征的重复区域就是 Smith-Magnis 综合征的缺失区域，临床症状远较 Smith-Magnis 综合征为轻。患者脸部轻微畸形，轻度智力低下，认知功能和行为属于正常的边缘。常见的症状是注意力缺乏症和多动症，有些患者有自闭症特征。多数患者身材矮小。

十五、遗传性压迫易感性神经病

17p11.2 处有外周髓鞘蛋白 22（peripheral myelin protein-22，PMP22）的编码基因 *PMP22*。*PMP22* 基因的缺失突变导致遗传性压迫易感性神经病（hereditary neurophathy with liability to pressure palsies，HNPP），患者有经常性的局部压力神经麻痹（如腕管综合征，腓总神经麻痹，足下垂等），有些患者有高弓足。

十六、进行性神经性腓骨肌萎缩症 1A 型

17p11.2 处的 *PMP22* 基因重复导致进行性神经性腓骨肌萎缩症 1A 型（Charcot-Marie-Tooth disease，type 1A，CMT1A）。患者有轻度或中度感觉丧失，高弓足，远端肌肉无力，以及周围神经萎缩等。

十七、18p 缺失综合征

18p 缺失综合征（18p deletion syndrome）可用染色体带型分析识别，但 ACGH 可帮助确定断裂点。智力低下的关键区可能位于 18p11.21-p11.1 之间。患者女性多于男性。临床表现不一，通常有程度不同的智力和发育迟滞，智商多在 50 左右。患者有颅面部异常。如脸圆、鼻梁扁平、内眦赘皮、睑下垂或斜视。

嘴宽阔，龋齿或侧门齿缺如。低位耳，招风耳，耳轮发育差。颈短。女性患者时有蹼颈，发际低，胸部和乳头距宽，手背水肿及肘外翻。这些症状颇类似45，X综合征。少部分患者有严重头颅畸形，如单一的鼻孔或独眼畸形，且合并无嗅脑畸形、额叶及半球的融合，脑垂体发育不全及小眼球等。大约有1/2患者IgA水平降低。在新生儿期和童年的圆脸可能会在成长过程中变成长脸。2/3的18p单体是新发生的缺失，环状染色体可以出现。其余则是由于亲代易位分离所致。

十八、18q缺失综合征

18q缺失综合征（18q deletion syndrome）的患儿出生后哭声低沉，下肢弯曲外旋，呈蛙状体位。发育落后于正常儿童。颅面部的畸形具有一定的特征性：中度小头、颜面中部凹陷、眼距过宽、眼眶深、内眦赘皮，眼球震颤比较常见。上唇短，成圆弧线，而下唇外翻，加之下颌突出，构成"鲤鱼样"嘴。耳轮分明，但有时有外耳道闭锁。先天性心脏病约见于40%的患者。男性常有隐睾。手指长而尖细，手背、肘和膝关节外方还可见浅窝。手指斗形纹增多和嵴纹计数增高，其他常见症状还有肌张力低下，听力障碍，足部畸形。腭缺陷，过敏性疾病，反复呼吸道感染与IgA缺乏。患者的智力损害程度不一，智商在40～85之间。部分患者有语言困难和精神症状。多数为新发生的缺失，环状染色体可以出现。也可为亲代易位分离的结果。可用带型分析识别，但ACGH可帮助确定断裂点。基因型/表型相关的几个关键地区包括：小头畸形（18q21.33），身材矮小（18q12.1-q12.3，18q21.1-q21.33，18q22.3-q23），白质疾病和髓鞘化延迟（18q22.3-q23），生长激素功能不全（18q22.3-q23），先天性外耳道闭锁（18q22.3）。智力低下的关键区在18q22.3-q23的4.3Mb区域内，18q21.33远端缺失患者智障较轻，18q21.31近端缺失患者则智障较重。

十九、DiGeorge综合征和腭-心-面综合征

22q11.2缺失将导致DiGeorge综合征和腭-心-面综合征（DiGeorge syndrome/Velocardiofacial syndrome，DGS/VCFS），又称22q11.2缺失综合征（22q11.2 deletion syndrome）。患者有心脏缺陷，免疫缺陷，短暂性新生儿低血钙，腭咽闭合不全和独特的面部外观。多有学习障碍和行为异常。有些成年患者患有精神分裂症。大多数的缺陷导致发育异常，腭裂，小头畸形，智力低下，身材矮小，纤细的手和脚，轻度耳廓异常，腹股沟疝。约94%是新发生的缺失，由父母传递而来的缺失为6%。常用的FISH探针TUPL1不能检测一些非典型缺失，而需要用ACGH（图7-17）。

二十、22q11.2重复综合征

22q11.2重复综合征（22q11.2 duplication syndrome）的重复区域与22q11.2缺失综合征的缺失区域相同，而且有些临床症状也相似。主要有智力低下，学习障碍，精神运动发育延迟，生长迟缓和肌张力减退，行为异常和其他病变（图7-18）。

二十一、22q11.2远端缺失综合征

22q11.2远端缺失综合征（distal 22q11.2 deletion syndrome）的缺失区域位于DiGeorge综合征和腭-心-面综合征（DGS/VCFS）缺失区域的远端。患者的有些临床症状与DGS/VCFS相似，但致病基因尚未鉴定。主要临床症状有面部特征性畸形，包括：拱形眉毛，深陷眼睛，光滑人中，薄上唇，鼻翼发育不全，下巴小而尖，早产，产前和产后的生长迟缓，发育迟缓，轻度骨骼畸形，有些患者有心血管畸形和腭裂。

二十二、猫眼综合征

猫眼综合征（cat eye syndrome）因患者有虹膜缺损而得名。女性患者多于男性，是由于一个额外的22号标记染色体而造成22q近着丝粒区的重复。核型描述为+idic（22）（pter-q11.2：：q11.2-pter）。重复不包括DGS/VCFS区为1型，重复包括DGS/VCFS区为2型。主要器官畸形按出现频率从高到低的顺序排列如下：①肛门闭锁，女性有直肠瘘管进入膀胱、阴道或外阴，男性有直肠瘘管进入膀胱、尿道或会阴；②单侧或双侧性全部或部分（罕见）虹膜缺损，以及脉络膜和（或）视神经缺损和小眼球（几乎总是单眼）；③腭裂；

④先天性心脏畸形，尤其是全肺静脉回流异常（totally anomalous pulmonary venous return，TAPVR）和法洛四联症（tetralogy of Fallot，TOF）；⑤各种肾脏畸形，例如，缺1肾或2肾都缺，肾积水，额外肾或肾发育不全；⑥疝气；⑦耳廓缩小成若干碎片，一般伴有外耳道闭锁，常为单侧。

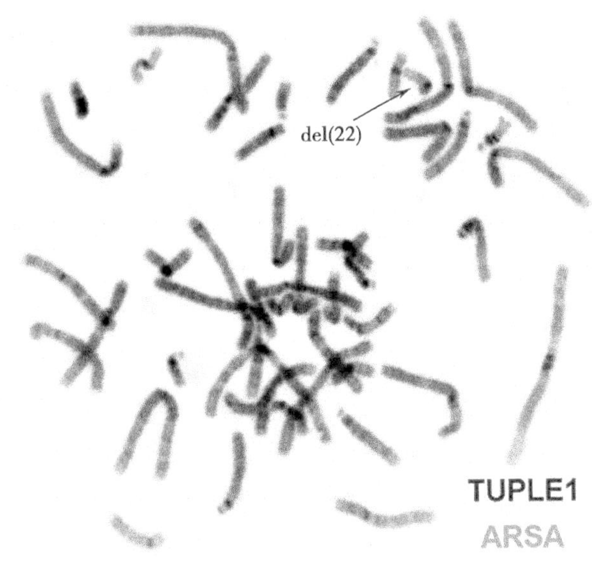

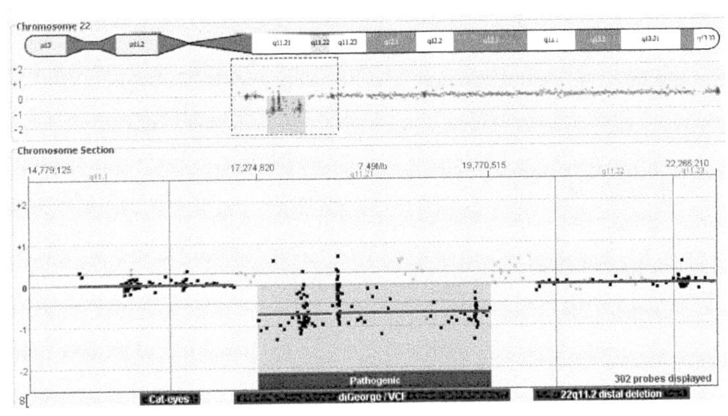

图 7-17　DGS/VCFS

上图：FISH 证实在致病区内 TUPLE1 位点的缺失，FISH 探针来自 Abbott-Vysis；下图：ACGH 显示 2.5Mb 缺失，基因芯片为 Agilent 8x60K，分析软件为 OGT CytoSure；del17p11.2=11 号染色体短臂 1 区 1 带 2 亚带缺失

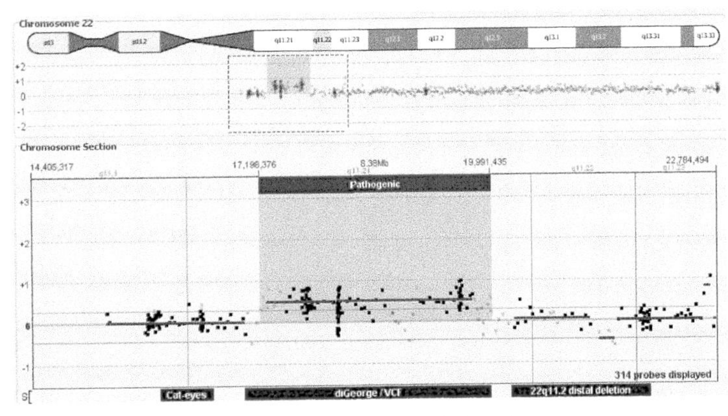

图 7-18　22q11.2 重复综合征

ACGH 显示 2.8Mb 重复。基因芯片为 Agilent 8x60K，分析软件为 OGT CytoSure

二十三、X 连锁鱼鳞病

Xp22.31 处有类固醇硫酸酯酶（steroid sulfatase，STS）的编码基因 *STS*。*STS* 基因的点突变或缺失突变在男性引起 X 连锁鱼鳞病（X-linked ichthyosis，XLI），发生率为 1/1300～1/1500 男性，约 90% 的 XLI 患者有 *STS* 基因的缺失。受影响的男性有皮肤脱屑，通常在出生后不久开始。可能出现不影响视力的角膜混浊，隐睾的发病率增加。有些患者（约占 5%）有较大的 Xp22.31 缺失区，其中包括了一些与 *STS* 基因毗连的基因一起缺失了，这些患者表现出智力低下和 Kallmann 综合征等症状。女性通常无症状或症状非常轻微。

表 7-6 列举了作者收集到的微缺失或微重复综合征。

表 7-6 染色体微缺失和微重复综合征

综合征	染色体位置	重排类型	共同或最小缺失/重复区	已知/可能致病基因	临床诊断方法	OMIM
1p36 缺失	1p36.3	缺失	无共同缺失区 200kb～11.73Mb，	*GABRD*，*GNB1*，*PRKCZ*，*SKI*	FISH，ACGH	607872
1q21.1 缺失	1q21.1	缺失	1.35Mb	*HYDIN2?*	ACGH	612474
1q21.1 重复	1q21.1	重复	1.35Mb	*HYDIN2?*	ACGH	612475
Wolf-Hirschhorn	4p16.3	缺失	无共同缺失区 1.4～30Mb	不明	G-带，FISH，ACGH	194190
猫叫（Cri du chat）	5p15.2-5p15.3	缺失	无共同缺失区 10～45MB	*CTNND2*，*TERT* 参见基因和表型相关图	G-带，FISH，ACGH	123450
Williams-Beuren	7q11.23	缺失	1.55Mb and 1.84Mb	*ELN*，*RFC2*，*LIMK1*，*GTF2IRD1*，*GTF2I*	FISH，ACGH	194050
Prader-Willi	15q11.2	父方缺失，母方单亲二体	4～6Mb	*SNRPN* *NDN*	SNRPN DNA 甲基化分析，FISH，ACGH	176270
Angelmann	15q11.2	母方缺失，父方单亲二体	4～6Mb	*UBE3A*	SNRPN DNA 甲基化分析，FISH，ACGH，DNA 序列分析（UEB3A）	105830
15q11.2 重复	15q11.2	母方重复	4～6Mb	不明	FISH，ACGH	608636
15q13.3 缺失	15q13.3	缺失	1.5～2.0Mb	不明	ACGH	612001
16p11.2 缺失，593K	16p11.2	缺失	500～600kb	*KCTD13*	ACGH	611913
16p11.2 重复	16p11.2	重复	500～600kb	*KCTD13*	ACGH	614671
16p11.2 200Kb	16p11.2	缺失	200kb	*SH2B1*	ACGH	613444
Miller-Decker	17p13.3	缺失	Variable，0.1～2.9Mb	*LIS1* *YWHAE*	FISH，ACGH	247200
Smith-Magenis	17p11.2	缺失	3.7Mb（1.5～9Mb）	*RAI1*	G-带，FISH，ACGH	182290
Potocki-Lupski 17p11.2 重复	17p11.2	重复	3.7M		FISH，ACGH	610883
CMT1A	17p11.2	重复	1.5Mb	*PMP22*	FISH，ACGH	118220
HNPP	17p11.2	缺失	1.5Mb	*PMP22*	FISH，ACGH	162500
18p 缺失	18p11.2-p11.3	缺失	5～15Mb	?	G-带，FISH，ACGH	146390

续表

综合征	染色体位置	重排类型	共同或最小缺失/重复区	已知/可能致病基因	临床诊断方法	OMIM
18q 缺失	18q21.1-q23	缺失	7~30Mb	*MPB*	G-带,FISH,ACGH	601808
DiGeorge/VCF	22q11.2	缺失	1.5Mb and 3.0Mb	*TBX1*,*CRKL*	FISH,ACGH	188400 192430
22q11.2 重复	22q11.2	重复	1.5Mb,3Mb and smaller dup	*TBX1?*	FISH,ACGH	608363
22q11.2 末端缺失	22q11.21-q11.23	缺失	1.4Mb and 2.1Mb 247Kb~5.6Mb	?	FISH,ACGH	611867
猫眼 Cat-eye	22q11.1-q11.2	重复 +idic(22)(pter-q11.2::q11.2-pter)	typeI 3Mb; TypeII 5Mb	不明	G-带,FISH,ACGH	115470
STS-deficiency or X-linked ichthyosis(XLI)	Xp22.32	缺失	1.5Mb	*STS*	FISH,ACGH	300747

该表引用 OMIM(http://omim.org/)为主要参考文献来源是因为 OMIM 内容会被不断的更新。另外,Gene Review(http://www.ncbi.nlm.nih.gov/sites/GeneTests/review)和 DECIPHER(http://decipher.sanger.ac.uk/)也为许多综合征提供很好的综述

参考文献

1. Nussbaum RL,McInnes RR,Willard HF. Thompson & Thompson Genetics in Medicine. 7th ed. Philadelphia:Saunders,2007.
2. Gardner RJM,Sutherland GR,Shaffer LG. Chromosome Abnormalities and Genetic Counseling. 4th ed. New York:Oxford University Press,2011.
3. Carr DH. Chromosomes and abortion. Adv Hum Genet,1971,2:201-257.
4. Hook EB,Porter IH. Population Cytogenetics. New York:Academic Press,1977.
5. Milunsky A. Genetic Disorders and the Fetus. 4th ed. Baltimore:Johns Hopkins University Press,1998.
6. 夏家辉,李麓云,戴和平,等. 3415 例活产婴的 G 显带染色体研究. 湖南医学院学报,1983,8(2):113-118.
7. 周焕庚. 嵌合体的诊断及有关问题. 国外医学. 遗传学分册,1984,7:268.
8. Hook EB. Exclusion of chromosomal mosaicism:table of 90%,95%,and 99%confidence limits and comments on use. Am J Hum Genet,1977,29(1):94-97.
9. Hsu LYF,Benn PA. Revised guidelines for the diagnosis of mosaicism in amniocytes. Prenat Diagn,1999,19:1081-1082.
10. Ford E. Human Chromosomes. New York:Academic Press,1973.
11. Therman E. Human Chromosomes. New York:Springer-Verlag,1980.
12. De Grouchy J,Turleau C. Clinical Atlas of Human Chromosomes. New York;John Wiley & Sons,1977.
13. Yunis JJ. New Chromosomal Syndromes. New York:Academic Press,1977.
14. Nora J,Fraser C. Medical Genetics:Principles and Practice.. 2nd ed. Philadelphia:. Lea & Febiger,1981.
15. Jones KL. Smith's Recognizable Patterns of Human Malformation. 6th ed. Philadelphia:Elsevier Saunders,2006.
16. Lejeune J,Gautier M,Turpin R. Etude des chromosomes somatiques de neuf enfants mongoliens. Compt Rend,1959,248:1721-1722.
17. Mikkelsen M. Down syndrome:Cytogenetical epidemiology. Hereditas,1977,86(1);45-50.
18. Burgio GR,Fraccaro M,Tiepolo L,*et al.* Trisomy 21:An International Symposium. Berlin:Springer-Verlag,1981.
19. Pradhan M,Dala A,Khan F,*et al.* Fertility in men with Down syndrome:a case report. Fertil Steril,2006,86(6):1765. e1-3.
20. Shobha Rani A,Jyothi A,Reddy PP,*et al.* Reproduction of Down's syndrome. Int J Gynaecol Obstet,1990,31(1):81-86.

21. Patau K, Smith DW, Therman E, *et al.* Mutiple congenital anomaly caused by an extra autosome. Lancet, 1960, 1(7128): 790-793.

22. Yunis J. New Chromosomal Syndromes. New York: Academic Press, 1977.

23. Edwards JH, Harnden DG, Cameron AH, *et al.* A new trisomic syndrome. Lancet, 1960, 1(7128): 787-790.

24. Riccardi VM. Trisomy 8: an international study of 70 patients. Birth Defects Orig Artic Ser, 1977, 13(3c): 171-184.

25. Wood E, Dowey S, Saul D, *et al.* Prenatal diagnosis of mosaic trisomy 8q studied by ultrasound, cytogenetics, and array-CGH. Am J Med Genet A, 2008, 146A(6): 764-769.

26. Puvabanditsin S, Garrow E, Rabi FA, *et al.* Partial trisomy 8q and partial monosomy 18p: a case report. Ann Genet, 2004, 47(4): 399-403.

27. Xiao B, Zhang JM, Ji X, *et al.* Two cases of partial trisomy 8p derived from paternal reciprocal translocation or maternal insertion translocation: clinical features and genetic abnormalities. [Article in Chinese]. Zhonghua Yi Xue Yi Chuan Xue Za Zhi, 2011, 28(3): 247-250.

28. Aktas D, Weise A, Utine E, *et al.* Clinically abnormal case with paternally derived partial trisomy 8p23. 3 to 8p12 including maternal isodisomy of 8p23. 3: a case report. Mol Cytogenet, 2009, 2: 14.

29. Mazza V, Latella S, Fenu V, *et al.* Prenatal diagnosis and postnatal follow-up of a child with mosaic trisomy 22 with several levels of mosaicism in different tissues. J Obstet Gynaecol Res, 2010, 36(5): 1116-1120.

30. Leclercq S, Baron X, Jacquemont ML, *et al.* Mosaic trisomy 22: five new cases with variable outcomes. Implications for genetic counselling and clinical management. Prenat Diagn, 2010, 30(2): 168-172.

31. Li X. Sex chromosomes and sex chromosome abnormalities. Clin Lab Med, 2011, 31(4): 463-479.

32. Klinefelter HF Jr, Reifenstein EC Jr, Albright F. Syndrome characterized by gynecomastia, aspermatogenesis without a-Leydigism and increased excretion of follicle-stimulating hormone. J Clin Endocrinol Metab, 1942, 2(11): 615-624.

33. Jacobs PA, Strong JA. A case of human intersexuality having possible XXY sex-determining mechanism. Nature, 1959, 183(4657): 302-303.

34. Sandberg AA, Koepf GF, Ishihara T, *et al.* An XYY human male. Lancet, 1961, 2(7200): 488-489.

35. Jacobs PA, Brunton M, Melville MM, *et al.* Agressive behavior, mental subnormality and the XYY male. Nature, 1965, 208(5017): 1351-1352.

36. Ford CE, Jones KW, Polani PE, *et al.* A sex-chromosome anomaly in a case of gonadal dysgenesis (Turner's syndrome). Lancet, 1959, 273(7075): 711-713.

37. Jacobs PA, Baikie AG, Brown WM, *et al.* Evidence for the existence of the human "super female". Lancet. 1959, 274(7100): 423-425.

38. Lubs HA. A marker-X chromosome. Am J Hum Genet, 1969, 21(3): 231-244.

39. Opitz JM, Sutherland GR. Conference report: International Workshop on the fragile X and X-linked mental retardation. Am J Med Genet, 1984, 17(1): 5-94.

40. Sutherland GR. Marker-X chromosome and mental retardation (Letter). N Engl J Med, 1977, 296(24): 1415.

41. 俞民澍，薛京伦．人类脆性X染色体的研究及其意义．遗传与疾病，1985，1：58-62.

42. Fryns JP. The fragile X syndrome. A study of 83 families. Clin Genet, 1984, 26(6): 497-528.

43. Brown WT. The fragile X: Progress toward solving the puzzle. Am. J Hum Genet, 1990, 47(2): 175-180.

44. Zhang X, Snijders A, Segraves R, *et al.* High-resolution mapping of genotype-phenotype relationships in cri du chat syndrome using array comparative genomic hybridization. Am J Hum Genet, 2005, 76(2): 312-326.

45. Ballarati L, Cereda A, Caselli R, *et al.* Genotype-phenotype correlations in a new case of 8p23. 1 deletion and review of the literature. Eur J Med Genet, 2011, 54(1): 55-59.

46. Xu S, Han JC, Morales A, *et al.* Characterization of 11p14-p12 deletion in WAGR syndrome by array CGH for identifying genes contributing to mental retardation and autism. Cytogenet Genome Res, 2008, 122(2): 181-187.

47. Grisart B, Rack K, Viderquin S, *et al.* NF1 microduplication first clinical report: association with mild mental retardation, early onset of baldness and dental enamel hypoplasia? Euro J Hum Genet, 2008, 16(3): 305-311.

第八章 线粒体疾病

管敏鑫

第一节 线粒体基因组及其相关疾病

一、线粒体基因组

线粒体是真核细胞中的一种细胞器。Nass 和 Nass（1963）在鸡肝细胞的线粒体中发现了线粒体 DNA（mitochondrial DNA，mtDNA）。随后的研究证明，真核细胞的线粒体中普遍存在 mtDNA。后来，人们又在线粒体内相继发现了 DNA 复制、转录和翻译所需的因子，如 mRNA、tRNA 、rRNA 以及 DNA 聚合酶、RNA 聚合酶、氨基酸活化酶，等等，还有线粒体特异的核糖体，说明线粒体具有独立的遗传系统。也就是说，在核基因组外，还有线粒体基因组。然而，组成线粒体电子传递链的绝大多数蛋白，则由核基因组编码。因此，线粒体是一种半自主细胞器。

（一）人线粒体基因组

人线粒体基因组即人 mtDNA，常被戏称为人的第 25 号染色体。

人 mtDNA 全长 16 569bp，为环状双链 DNA 分子，外环为富含 G 的重链（heavy chain）即 H 链，内环为富含 C 的轻链（light chain）即 L 链。人线粒体基因组共有 37 个基因，包括 2 个 rRNA（12S rRNA、16S rRNA）基因、22 个 tRNA 基因和 13 个编码氧化磷酸化呼吸链复合体多肽的基因。

在 22 种 tRNA 中，tRNA-Glu、-Ala、-Asn、-Cys、-Tyr、-Ser（UCN）、-Gln、-Pro，其基因在 H 链；tRNA-Phe、-Val、-Leu（CUN）、-Ile、-Met、-Ser（AGY；Y=U 或 C）、-Trp、-Asp、-Lys、-Gly、-Arg、-His、-Leu（UUR；R=A 或 G）、-Thr，其基因在 L 链。

13 个编码多肽的基因包括：细胞色素 b 亚基的基因（cytochrome b subunit gene，*MTCYB*）、细胞色素 c 氧化酶 3 个亚基的基因（cytochrome c oxidase subunit Ⅰ、Ⅱ、Ⅲ genes，*MTCO1*、*MTCO2*、*MTCO3*）、NADH 脱氢酶 7 个亚基的基因（NADH dehydrogenase subunit 1、2、3、4、4L、5、6 genes，*MTND1*、*MTND2*、*MTND3*、*MTND4*、*MTND4L*、*MTND5*、*MTND6*），以及 ATP 合酶 2 个亚基即 ATPase6 和 ATPase8 的基因（ATP

synthase subunit ATPase6、ATPase8 genes，*MTATP6*、*MTATP8*），他们都是线粒体内膜呼吸链的组成成分。

人 mtDNA 的基因排列非常紧凑，无间隔，无内含子序列（图 8-1）。线粒体基因组中主要存在两段非编码区，一段为控制区（control region），又称替代环区或 D 环区（displacement loop region，D-loop region），另一段是 L 链复制起始区。

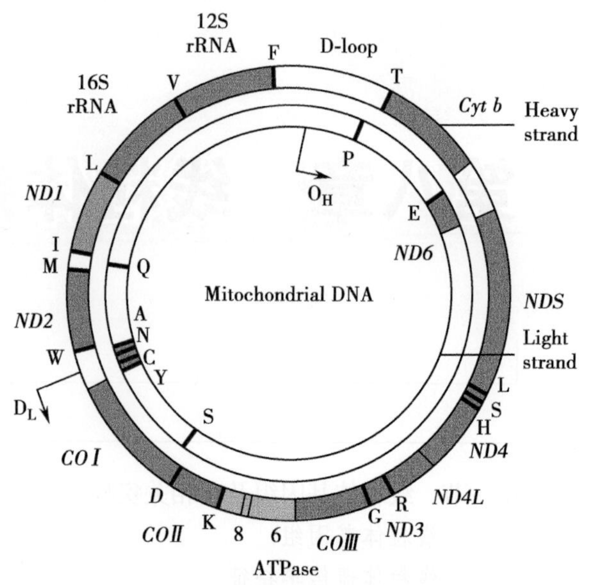

图 8-1　人线粒体 DNA 结构图

Mitochondrial DNA：线粒体 DNA；Heavy strand：重链；Light strand：轻链；D loop：D 环

（二）mtDNA 基因突变类型

mtDNA 突变主要包括单碱基置换以及缺失、插入和拷贝数变异。

1. 单碱基置换　mtDNA 单碱基置换突变，包括错义突变和与蛋白质生物合成有关的基因突变：①错义突变发生于 mRNA 上，主要与脑脊髓性及神经性疾病有关，如 Leber 遗传性视神经病；②与蛋白质生物合成有关的基因突变，如 tRNA 或 rRNA 基因突变，这类突变所致的疾病较错义突变所致疾病表现出更具系统性的临床特征，并与线粒体肌病相关。典型疾病包括线粒体肌病脑病伴乳酸中毒及线粒体肌病脑病（MELAS 综合征）、肌阵挛性癫痫伴破碎红纤维病（MERRF 综合征）、母系遗传的肌病及心肌病。

2. 缺失和插入突变　mtDNA 缺失发生的原因往往是由于 mtDNA 的异常重组或在复制过程中异常滑动所致。mtDNA 缺失突变主要引起绝大多数眼肌病，如 Kearns-Sayre 综合征（Kearns-Sayre syndrome，KSS）。这类疾病多为散发。插入突变在 mtDNA 中较为少见。

3. 拷贝数变异　拷贝数变异通常指 mtDNA 拷贝数大大低于正常。这种突变较少，仅见于一些致死性婴儿呼吸障碍、乳酸中毒或肌肉、肝、肾衰竭的病例。

二、线粒体遗传学特征

线粒体的遗传方式属于母系遗传，并具有半自主复制、遗传瓶颈、阈值效应和线粒体 DNA 突变发生率高等特征。

（一）母系遗传

由于有性生殖中受精方式的限制，在精卵结合时，卵母细胞拥有相对较多的 mtDNA 拷贝，而精子中则只有很少的拷贝。受精时，为数不多的精子 mtDNA 进入受精卵后还会被卵母细胞的核酸酶消化。因此，受精卵中的线粒体 DNA 几乎全部来自于卵子。这种双亲信息的不等量传递决定了线粒体遗传病的传递方式不符合孟德尔遗传，而是表现为母系遗传（maternal inheritance），即女传而男不传。因此，如果具有相同表型的家族成员都是从女性传递下来的，就有可能是线粒体 DNA 突变造成的（图 8-2）。

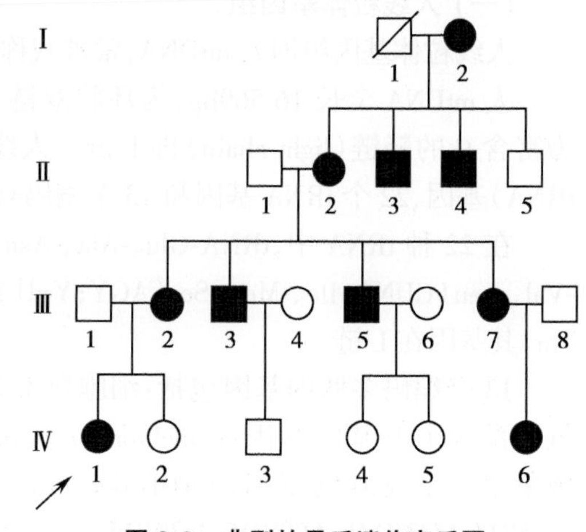

图 8-2　典型的母系遗传家系图

（二）线粒体 DNA 的半自主复制

核基因调控线粒体 DNA 的复制，线粒体 DNA 的复制与细胞的类型和代谢需求有关。核基因编码的线粒体 DNA 聚合酶在 mtDNA 复制中起作用。

mtDNA 重链和轻链有不同的复制起点。一条链首先开始复制，然后另一条链向相反方向复制，最后产生两个新的 mtDNA 分子。

每一个线粒体有多份 mtDNA 拷贝。mtDNA 分子的数量是限制线粒体分裂的一个因素，当线粒体内有足够的mtDNA、膜面积和膜蛋白时，便分裂为两个新的线粒体，类似于细菌的二分裂模式。线粒体不仅可以彼此融合，还可以互相交换遗传物质。

人mtDNA有三个启动子，分别是H1、H2和L。H1启动2个rRNA基因的转录，H2启动除此之外整个重链的转录，L则启动整个轻链的转录。

（三）线粒体DNA的遗传瓶颈

卵母细胞中大约有10万个线粒体，当卵母细胞成熟后，线粒体数目会急剧减少，可能少于10个，但不会超过100个，这个过程称为遗传瓶颈效应（genetic bottle neck effects）。此后，经胚胎早期发育时的细胞分裂，每个细胞的线粒体数量会迅速达到1万个以上。由于线粒体是随机分布的。因此，如果通过遗传瓶颈携带某种突变的一个线粒体被保留下来，细胞分裂时，突变型和野生型mtDNA发生分离，随机地分配到子细胞中，使子细胞的细胞质拥有不同比例的突变型mtDNA分子，这种随机分配导致mtDNA异胞质性（heteroplasmy）的过程称为复制分离。在连续的分裂过程中，异胞质性细胞中突变型mtDNA和野生型mtDNA的比例会发生漂变，向同胞质性（homoplasmy）的方向发展。在分裂不旺盛的细胞（如肌细胞）中，突变型mtDNA具有复制优势，经过逐渐积累，形成只有突变型mtDNA的同胞质性细胞，最终影响组织的功能。

（四）线粒体DNA的阈值效应

在正常人的细胞中，所有的mtDNA都来源于卵细胞，若每个细胞的细胞质内所有mtDNA都相同，即全部突变或者全部正常，称为同胞质性；如果同一细胞的细胞质内同时存在野生型和突变型mtDNA，则称为异胞质性。异胞质性细胞的表现型依赖于细胞内突变型和野生型mtDNA的相对比例，当突变型mtDNA的数量达到和超过一定的阈值时，就能引起特定组织器官功能障碍。在含有大量突变型线粒体基因组的组织细胞中，mtDNA的供能不足以维持基本的细胞功能，就会出现异常表型，即线粒体疾病。阈值效应达到影响线粒体的程度。

（五）线粒体DNA的高突变率

研究表明，mtDNA突变率高于核DNA 10倍到20倍。mtDNA高突变率的原因可归结为以下五方面：①mtDNA处于高超氧化物的环境下，更易受到损伤；②线粒体中的mtDNA损伤后，由于缺乏有效的像核DNA所具有的多种DNA修复机制，修复能力非常有限；③mtDNA复制频率较高，且复制时不对称。亲代H链被替换下来后，长时间处于单链状态，直至子代L链合成，而单链DNA可自发脱氨基，导致点突变；④由于mtDNA缺乏组蛋白保护而呈现裸露的闭合双环状结构，使其更易被损伤；⑤mtDNA中基因排列非常紧凑，任何mtDNA的突变都可能会影响到其基因组内的某一重要功能区域。

确定一个mtDNA突变是否为致病性突变的标准为：①突变发生在高度保守的序列，或发生突变的位点有明显功能改变；②突变可引起氧化磷酸化功能障碍；③正常人群没有发现该mtDNA突变，但是在不同家系类似表型的患者中发现相同的突变；④存在异胞质性，而且异胞质性程度与疾病的严重程度呈现正相关。

三、线粒体基因相关的线粒体疾病

线粒体疾病是由于线粒体呼吸链功能失调导致的疾病。这些疾病可由mtDNA突变引起，也可由核基因突变引起。

部分线粒体病仅累及单个器官，如Leber遗传性视神经病变仅累及眼睛，但常见的线粒体疾病往往累及多个器官系统，并且大多表现出神经和肌肉的病变。

线粒体疾病可在任何年龄发病。核基因突变引起的线粒体病多在幼年发病，而mtDNA突变引起的线粒体病（原发或继发于核基因异常）则多在儿童期后期或成人期发病。许多受累个体表现为一系列临床综合征，如Kearns-Sayre综合征（KSS）、线粒体肌病脑病伴乳酸性酸中毒和中风样发作（MELAS）、肌阵挛性癫痫伴破碎红纤维病（MERRF）、亚急性坏死性脑脊髓病（LS）等。

线粒体疾病的临床表现存在巨大的差异性，许多个体并不完全符合某一种特定疾病类别，常见的临床症状有上睑下垂、眼外肌瘫痪、心肌病、近端肌肉病变和运动不耐受、视神经萎缩、感音神经性聋、视网膜色素变性和糖尿病等。中枢神经系统症状常表现为脑病、痴呆、癫痫、偏头痛、共济失调、中风样发作和痉挛。这些临床表型的形成与严重程度依赖于多种因素，如胚胎发育早期线粒体突变基因的复制分离程度、突变的线粒体基因在某一特定组织中存在的数量，以及在临床上出现异常之前组织中突变的mtDNA的阈值水平等。

人类对线粒体疾病的初步认识始于20世纪50年代。Luft（1959）发现一例女患者的病征是由于肌细胞线粒体失去呼吸控制（respiratoty control）所引起。Wallace等（1988）通过对线粒体DNA突变和Leber遗传性视神经病之间关系的研究，证明Leber遗传性视神经病是m.11 778 G > A突变导致的线粒体疾病，第一次明确提出线粒体疾病这一概念。

目前发现了大量与人类线粒体疾病相关的mtDNA突变位点，近年来又发现大量编码线粒体蛋白的核基因突变与神经退行性疾病、衰老和肿瘤相关。线粒体遗传变异能导致氧化磷酸化功能缺陷而引起神经肌肉疾病；能导致记忆力、视力、听力丧失和体力下降；能导致心血管病、糖尿病、肠胃病、酒精中毒症、各种神经退行性疾病，以及肿瘤等多种疾病。随着线粒体的深入研究，相继提出了“线粒体医学”的概念，以及一些与线粒体相关的理论，如“衰老的线粒体理论”、“线粒体和细胞凋亡”、“衰老的线粒体自由基理论”等。

目前，美国、欧洲、日本、韩国等已先后成立了“线粒体生物医学学会”，并召开了多次学术会议来推动这一新兴学科的发展。我国于2005年9月在北京召开了“中国线粒体-2005年（Chinese Mit-2005）”学术会议，极大地促进了国内相关领域研究的发展，提高了我国线粒体医学研究和线粒体疾病的诊断和治疗水平。

人体很多重要的生化过程都在线粒体中进行，包括三羧酸循环，β-氧化和部分尿素合成过程等。20世纪70年代，随着生化分析手段在临床实践中的应用，人们对线粒体相关疾病也进行了分类，可以分为底物转换与利用的缺陷、三羧酸循环系统酶活力改变、电子传递链中断和氧化磷酸化失偶联等几类疾病。

线粒体疾病的复杂性表现在：① 遗传方式复杂，可以是常染色体隐性或显性遗传，也可以是非孟德尔式的母系遗传；② 疾病表现复杂，常累及多个系统、器官，而且，相同的突变在同一个家族的不同个体，可有不同的临床表现；③ 环境因素和遗传背景可以影响疾病的发生发展。

下面介绍几种线粒体基因相关的线粒体疾病。其他核基因突变导致的诸如线粒体脂肪酸氧化功能障碍的疾病参见第二十五章。

（一）Leber视神经萎缩（Leber optic atrophy；OMIM 535000）

此病在文献中常用的别名是Leber遗传性视神经病（Leber hereditary optic neuropathy，LHON），它是一种罕见的眼部线粒体疾病，Leber（1871）首次报道。主要症状为视神经退行性变。该病常有家族史，有时可有类似多发性硬化症的症状；可双眼同时发病或在半年内双眼先后发病；除眼部症状以外，也可出现轻微神经系统症状，如震颤和腱反射减低等；男性患者多于女性患者，但女性患者的病情通常较重。

mtDNA突变是LHON发病的分子基础。已报道有10个与LHON相关的原发突变（primary mutation），其中，基因*MTND4* m.11 778 G > A、基因*MTND1* m.3 460 G > A和基因*MTND6* m.14 484 T > C，这3种点突变占95%以上。这些突变导致进化上高度保守的氨基酸的改变，使蛋白质的空间结构和功能稳定性发生变化，从而造成线粒体功能障碍和ATP代谢功能障碍，最终造成视网膜神经节细胞退行性变而使视力损伤。在欧美人群中，*MTND1* m.4 216 T > C、*MTND2* m.4 917 A > G、*MTCO3* m.9 804 G > A、*MTND5* m.13 708 G > A、*MTCYB* m.15 257 G > A、*MTCYB* m.15 812 G > A和*MTCO1* m.7 444 G > A等继发突变（secondary mutation）与LHON发病具有明显的相关性，而且往往与原发突变或者其他继发突变共同作用，影响LHON的外显率和表现度。在中国人群中，与LHON相关的继发突变有*MTND1* m.3 394 T > C、*MTND1* m. 3635 G > A、*MTND1* m.3.866 T > C、*MTND4* m.11 696 G > A、*MTND5* m.12 811 T > C、*MTND6* m.14 502 T > C、*MTTM*（线粒体$tRNA^{Met}$基因）m.4 435 A > G、*MTTE*（线粒体$tRNA^{Glu}$基因）m.14 693 A > G、*MTTT*（线粒体$tRNA^{Thr}$基因）m.15 951 A > G等。其中，*MTTM* m.4 435 A > G和*MTTT* m.15 951 A > G已被OMIM数据库收录。它已被权威数据库MITOMAP命名为Leber病调控子（LHON-modulator）。

分子遗传学检查结果可以确诊LHON。根据中国人群LHON的突变谱筛查三个原发突变以及其他继发突变，或作mtDNA测序以期检测出罕见突变，但因mtDNA存在多态性，测序结果很难与LHON的临床表现作相关解释。因此，mtDNA测序和继发突变的检测目前并不作为LHON的临床常规检测项目。

迄今为止，尚无有效的LHON治疗方案。临床上常采用对症治疗来缓解或改善LHON症状，无法根治。

（二）氨基糖苷类药物诱发性耳聋（deafness，aminoglycoside-induced；OMIM 580000）

氨基糖苷类药物诱发性耳聋是由于使用氨基糖苷类抗生素（aminoglycoside antibiotics，AmAn）而导致的耳聋。氨基糖苷类抗生素因其抗菌作用谱广、高效和价格低廉，在临床上被广泛用于控制革兰阴性和阳性菌感染，但此类抗生素可导致不可逆的听力损失。临床上主要表现为双耳对称性高频听力损害。

氨基糖苷类药物性耳聋患者可分为两类，一类因接受了毒性剂量的氨基糖苷类抗生素而致聋，这类患者多无遗传背景。另一类是接受了常规剂量的氨基糖苷类抗生素而致聋，这类患者有遗传家族史。目前发现位于 mtDNA 12S rRNA 基因 *MTRNR1* 的同胞质性 m.1555 A > G 和 m.1494 C > T 突变导致很多患者的氨基糖苷类抗生素耳聋。M.1555 A > G 和 m.1494 C > T 突变能在线粒体 DNA 12S rRNA 基因高度保守的 A 位形成新的 m.1 494C-G1 555 或 m.1494U-A1555 碱基对，这些改变使得 12S rRNA 在二级结构上与大肠埃希菌的 16S rRNA 相应区域的二级结构更加相似（图 8-3），该区域正是氨基糖苷类抗生素作用的靶位。因此，m.1494 C > T 和 m.1555 A > G 突变在 12S rRNA 形成的 U-A 和 G-C 配对使得氨基糖苷类抗生素的结合更加容易，这就是携带这些突变的人，在接触了常规剂量的氨基糖苷类抗生素后，会出现耳聋的原因。携带 m.1555 A > G 和 m.1494 C > T 突变的细胞其生化特征是线粒体蛋白质合成的异常，并随之引起的细胞呼吸功能异常，细胞内外离子浓度失衡，最终导致毛细胞变性死亡。

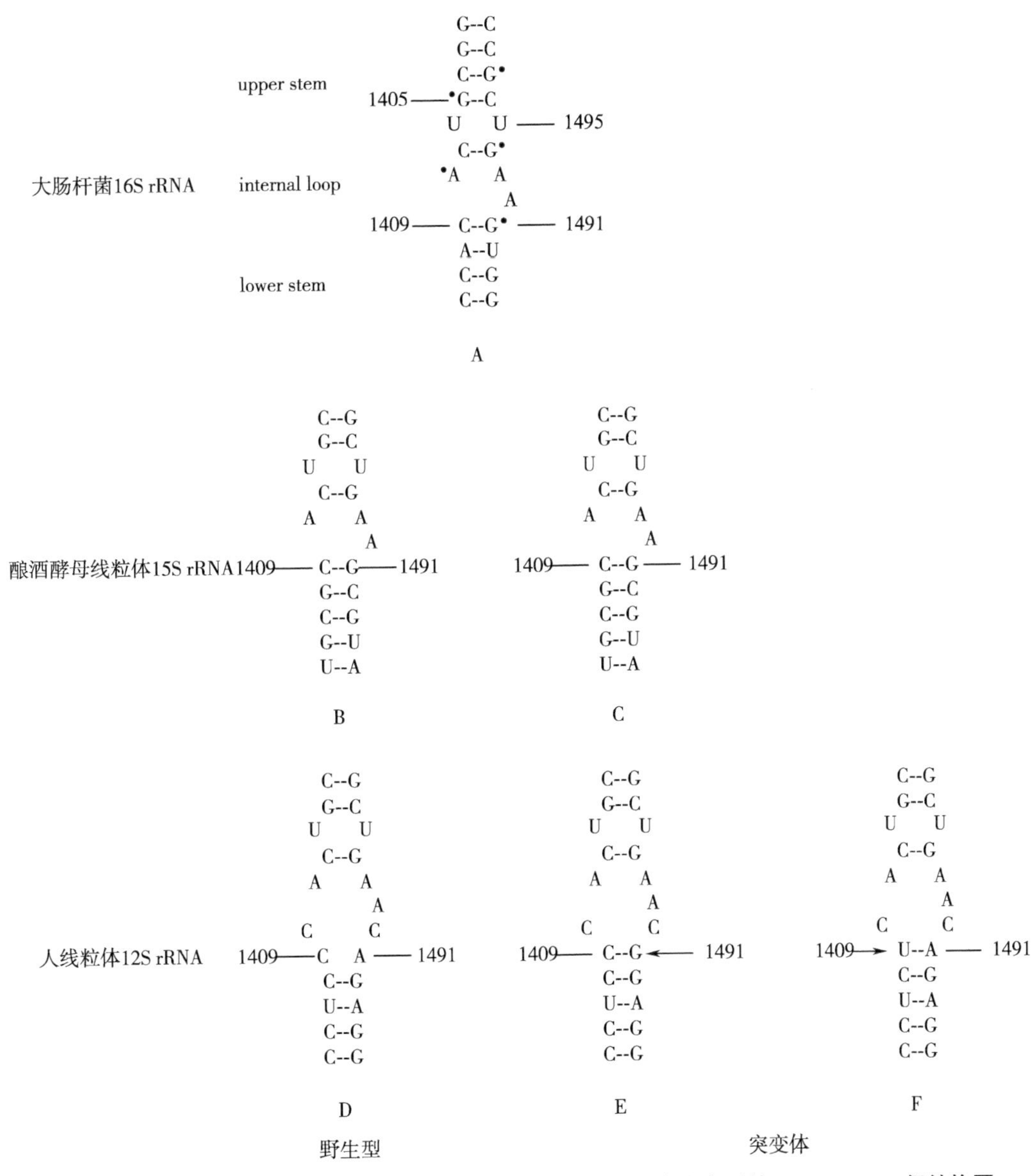

图 8-3　线粒体 *MTRNR1* 基因 1555（A → G）和 1494（C → T）突变后的 12S rRNA 二级结构图

上：大肠埃希菌 16S rRNA；中：酿酒酵母线粒体 15S rRNA；下：人线粒体 12S rRNA；upper stem- 上茎；internal loop- 内环；lower stem- 下茎

Guan 等(2010)通过对中国汉族耳聋患者群进行系统的临床评估和分子遗传学研究，以 AmAn 作用的靶基因，即线粒体 12S rRNA 基因 *MTRNR1* 作为突破点，在国际上首次全面系统地阐述了药物性耳聋致病的分子机制。通过对所收集的非综合征型聋病患者 *MTRNR1* 基因突变的全面筛查，绘制了我国汉族人群药物性耳聋患者 *MTRNR1* 基因突变谱。在国际上首次发现了 11 个与药物性耳聋相关的新突变位点和 10 个继发性突变位点。通过细胞与生化功能研究，阐述了线粒体遗传背景(线粒体单体型和继发突变)和核修饰基因对 *MTRNR1* m. 1555 A > G 突变相关的耳聋表型表达的修饰作用，并提出了药物性耳聋增强子理论，确定了第一个耳聋核修饰基因 *TRMU/MTO2*(图 8-4)。

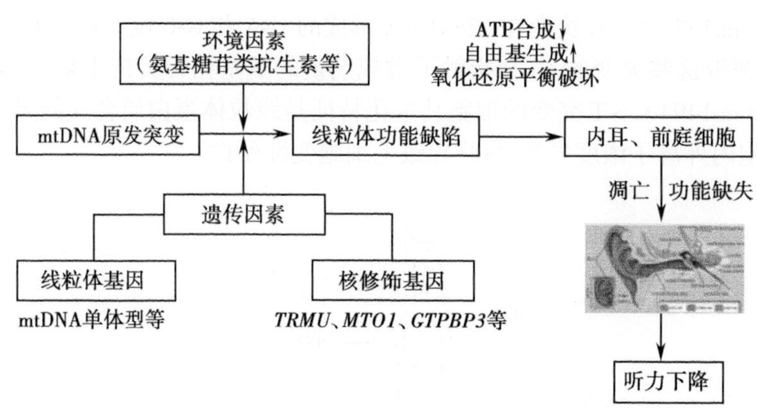

图 8-4　氨基糖苷类药物诱发性耳聋的发病机制

可通过检测 mtDNA *MTRNR1* m.1555 A > G 和 m.1494 C > T 点突变筛查出氨基糖苷类抗生素高敏个体；携带该突变的个体本人及其母系亲属均为高危人群。针对高危人群，应采取易感基因检测，指导临床医生优化给药方案，提高氨基糖苷类抗生素在人群中的应用安全性。

临床上，听力改善主要依靠佩戴合适的助听器，重度耳聋患者可以考虑人工耳蜗移植。

（三）母系传递的糖尿病 - 耳聋综合征(diabetes-deafness syndrome, maternally transmitted; OMIM 520000)

糖尿病是由遗传和环境因素相互作用而引起的，临床上以高血糖为主要标志。常见症状有多饮、多尿、多食以及消瘦。有些 2 型糖尿病患者具有明显的遗传背景，其中部分伴有耳聋的患者具有明显的母系遗传倾向，与线粒体基因突变有关。mtDNA 突变可选择性地破坏 β 细胞。美国糖尿病学会(1997)将其归为特殊类型糖尿病中的 β 细胞遗传性缺陷疾病。与线粒体糖尿病有关的 mtDNA 突变主要为 $tRNA^{Leu(UUR)}$ 基因 *MTTL1* m.3 243 A > G 突变。

（四）MELAS 综合征

MELAS 综合征(MELAS syndrome)的全称是线粒体肌病脑病伴乳酸中毒及中风样发作(mitochondrial myopathy, encephalopathy, lactic acidosis, and stroke-like episodes, MELAS; OMIM 540000)，一般简称为线粒体肌病脑病，是最常见的母系遗传线粒体病。MELAS 患者通常 2 ~ 10 岁发病，发病前通常没有明显的发育迟缓，但四肢躯干短小是常见的表现。最常见的起病症状为阵发性呕吐、癫痫发作和中风样发作、血乳酸中毒、近心端四肢乏力和运动不耐受等。癫痫伴随中风样发作与短暂性失明常反复发作。中风样发作的后遗症逐渐造成肢体活动障碍，偏瘫，视力下降，失忆等。这些后继症状通常在青春期之前就已出现。在这些患者中，听力下降、精神异常和乳酸症等也呈进行性恶化。本病累及多个器官系统，表现复杂，病情严重程度不同，也常与其他线粒体疾病的症状重叠。

MELAS 的分子病变是线粒体 tRNA 基因的点突变。约有 80% 的患者是 mtDNA $tRNA^{Leu(UUR)}$ 基因 *MTTL1* m.3 243 A > G 突变，该位点是 $tRNA^{Leu(UUR)}$ 基因 *MTTL1* 与 16S rRNA 基因 *MTRNR2* 的交界部位，也是转录终止因子的结合部位，进化上高度保守；突变导致 $tRNA^{Leu(UUR)}$ 基因 *MTTL1* 结构异常，转录终止因子不能结合，rRNA 和 mRNA 合成的比例发生改变。此外，线粒体内蛋白质的氨酰化修饰程度下降，线粒体膜的通透性改变。这些病理变化与线粒体中蛋白质合成障碍有关。m.3 243 A > G 突变可能因突变造成

tRNA 空间结构发生改变，使其无法与密码子正确配对，导致蛋白质合成障碍。m.3 243 A > G 异胞质性程度与疾病严重程度呈正相关。肌组织中 m.3 243 A > G 突变型 mtDNA 达 40% ~ 50% 时，出现慢性进行性眼外肌麻痹（chronic progressive external ophthalmoplegia，CPEO）、肌病和耳聋；达 90% 时，可出现复发性休克、痴呆、癫痫、共济失调等。

临床上，对 MELAS 患者需作全面体检。分子遗传学检查主要检测三个主要突变位点：m.3 243 A > G、m.3 271 T > C、m.3 252 T > C，但阴性结果不能排除本病。

本病无特殊的治疗方法，一般采取对症治疗。预后常不良。

（五）MERRF 综合征（MERRF syndrome）

MERRF 综合征的全称是肌阵挛性癫痫伴碎红纤维病（myoclonic epilepsy associated with ragged-red fibers，MERRF；OMIM 545000），是一种罕见的、异胞质性母系遗传病，并具有多系统紊乱的症状，包括肌阵挛性癫痫的短暂发作，共济失调，肌细胞减少（肌病），轻度痴呆，耳聋，脊髓神经退化等。碎红纤维（ragged-red fibers，RRFs）是指大量的团块状异常线粒体聚集在肌细胞中，电子传递链中复合物Ⅱ的特异性染料能将其染成红色。MERRF 患者通常 10 ~ 20 岁发病。发病前，大部分患者的发育接近正常，50% 可有四肢躯干短小。几乎所有患者的首发症状均为阵发性癫痫，伴有进行性神经系统障碍（智力减退、共济失调和意向性震颤），超过 90% 的患者肌肉活检有碎红纤维，肌纤维紊乱、粗糙，线粒体形态异常、并在骨骼肌细胞中积累。

超过半数的患者有阳性家族史，并符合线粒体疾病母系遗传特征。突变大多为异胞质性，因阈值较高，并不是所有突变携带者都会发病，即使同一家系内的患者病情也可有很大差别。主要突变有线粒体 DNA $tRNA^{Lys}$ 基因 *MTTK* m.8 344 A > G、m.8 356 T > C、m.8363 G > A 和 m.8 361 G > A。m.8 344 A > G 突变占所有突变的 80%，其余 3 种突变约占 10%。m.8 344 A > G 的碱基置换，破坏了 $tRNA^{Lys}$ 中与核糖体连接的 TψC 环，影响了氧化磷酸化复合物 I 和复合物Ⅳ合成，造成氧化磷酸化功能下降，导致患者多系统病变。

脑电图、心电图、肌电图检查常有异常发现。脑部 MRI 可见退行性病变，脑萎缩和基底神经节钙化。严重的 MERRF 患者还可能出现类似中风样发作或进行性眼外肌麻痹，与 MELAS 综合征相似。脑部 MRI 检查可有类似 Leigh 综合征的脊髓小脑退行性病变，少数患者呈不典型的腓骨肌萎缩症（Charcot-Marie-Tooth 病）。

实验室检查包括生化检查，肌肉活检，以及分子遗传学直接检测上述四个突变位点。四个主要致病突变阴性的患者，可考虑作 mtDNA 全基因组测序和 mtDNA 片段缺失突变的检测。

该病目前无特殊治疗方法。对癫痫采取对症治疗。物理疗法和有氧运动可以适度改善肌肉运动能力。辅酶 Q、叶酸、肉碱和其他维生素有一定的辅助作用。儿童期发病的患者预后常不良，成人后发病的患者可有较长生存期。

第二节　核基因相关的线粒体疾病

与线粒体疾病相关的核基因突变主要包括四大类：①编码氧化磷酸化复合物的结构亚单位；②编码氧化磷酸化复合物的装配因子；③维持 mtDNA 结构稳定性的因子；④参与线粒体生物合成的因子（如线粒体完整性、线粒体代谢、离子平衡、线粒体蛋白质输入相关因子、线粒体内蛋白质合成等）。目前已鉴定与线粒体疾病相关的核基因突变约 40 种。

一、编码线粒体结构蛋白的核基因突变与疾病

（一）进行性眼外肌麻痹（progressive external ophthalmoplegia，PEO）

临床上以进行性肌无力导致双侧眼睑下垂为主要特征。其他症状包括共济失调、感音神经性耳聋、白内障、震颤麻痹和精神失常等，有些病例甚至出现吞咽困难、发声困难等。发病年龄在 20 ~ 40 岁。生化检测显示呼吸链酶活性降低，骨骼肌呈碎红纤维（RRFs），血浆中有高浓度乳酸盐。常染色体显性 PEO （adPEO）大多携带 *POLG1* 基因、*ANT1* 基因或编码 Twinkle 蛋白基因的杂合突变。

POLG1 基因突变导致的 PEO 称为常染色体显性进行性眼外肌麻痹伴线粒体 DNA 缺失 1（progressive external ophthalmoplegia with mitochondrial DNA deletions, autosomal dominant 1, PEOA1; OMIM 157640）。*POLG1* 基因位于染色体 15q25，编码特异性的 mtDNA 聚合酶 γ 催化亚基（mtDNA polymerase γ, POLG1）；*POLG2* 基因位于染色体 17q24.1，编码 2 个完全相同的附属亚基 POLG2；三者共同组成一个 195kDa 的异源三聚体，催化 mtDNA 复制。*POLG1* 基因突变是 PEO 发生的主要原因，adPEO 患者中约有 50% 是由该基因突变引起的。目前已鉴定出 POLG1 蛋白编码区，存在 *POLG1* 基因 c.1 399 G > A 导致的 POLG1 蛋白 p.Ala467Thr，以及 c.2 243 G > C 导致的 p.Trp 748 Ser 两种突变。

ANT1 基因突变导致的 PEO 是 PEOA2（OMIM 609283）。*ANT1* 基因位于 4q34，编码肌肉、心脏特异性线粒体腺嘌呤核苷酸转运蛋白（adenine nucleotide translocator 1, ANT1）。Palmieri（2005）报道在肥厚型心肌病伴运动不耐受、碎红纤维和乳酸中毒患者中发现 *ANT1* 隐性突变，而 adPEO 患者中 *ANT1* 突变者占 7%。编码Twinkle蛋白的基因突变导致的PEO是PEOA3（OMIM 609286）。Twinkle为同源六聚体，与mtDNA结合，催化 mtDNA 解链酶。编码 Twinkle 的基因位于 10q24，其显性突变导致 adPEO，有些患者进一步发展成 L-多巴敏感性震颤麻痹；其隐性突变导致婴儿脊髓小脑共济失调（infantile-onset spinocerebellar ataxia, IOSCA; OMIM 271245），发病年龄为 1～2 岁。

（二）肌神经肠胃脑病（myoneurogastrointestinal encephalopathy, MNGIE）

该病又名线粒体 DNA 衰竭综合征 1，MNGIE 型（mitochondrial DNA depletion syndrome 1, MNGIE type, MTDPS1; OMIM 603041），临床上以胃麻痹、长期腹泻、肠假梗阻为主要特征，严重影响肠胃运动，导致体质恶化，甚至死亡。多发于青年人。生化检测显示细胞色素 c 氧化酶缺陷，偶尔有碎红纤维（RRFs）出现。肌肉中常可发现多种 mtDNA 缺失及衰竭，还可出现胸腺嘧啶核苷磷酸化酶基因（thymidine phosphorylase gene, *TYMP*）的隐性纯合突变。*TYMP* 基因位于染色体 22q13.33 处。Nishino 等（1999）报道 MNGIE 患者带有 *TYMP* 基因的纯合突变或复合杂合突变。胸腺嘧啶核苷磷酸化酶（TYMP）的功能是分解胸腺嘧啶核苷，成为胸腺嘧啶和脱氧核糖。TYMP 缺陷造成胸腺嘧啶核苷和脱氧尿嘧啶核苷积累，使脱氧核苷库不平衡，mtDNA 不稳定，导致肌肉 mtDNA 缺失。

（三）婴儿亚急性坏死性脑病

婴儿亚急性坏死性脑病（infantile subacute necrotizing encephalopathy, OMIM 256000）又称 Leigh 综合征（Leigh syndrome, LS）。表现为脑神经异常、呼吸功能障碍，并伴有基底神经节、小脑或脑干的共济失调。和其他线粒体病相似，此病通常并非进行性或致死性疾病，在感染时才会出现恶化。它具有极其广泛的遗传异质性。在核基因组和线粒体基因组内都已鉴定了许多个致病基因及其突变。常见突变有线粒体 DNA 中编码 ATP 合酶 6（ATP synthase 6）的基因 *MTATP6* m.8 993 T > G 导致 ATP6：p.Leu156Arg 和 m.8993 T > C 导致 ATP6：p.Leu156Pro 两种突变（通常达到 95% 以上），以及核基因组的某些基因缺陷，包括编码呼吸链复合物 I 的 NADH- 泛醌氧化还原酶 Fes 蛋白 1（NADH-ubiquinone oxidoreductase Fes protein 1, NDUFS1）的基因 *NDUFS1* 突变、编码复合物 IV 的 Surfeit 1（SURF1）的基因 *SURF1* 突变；此外，还有编码丙酮酸脱氢酶 α1（pyruvate dehydrogenase α1, PDHA1）的基因 *PDHA1* 突变等。

二、线粒体蛋白质翻译相关的核基因突变与疾病

核基因和 mtDNA 共同参与线粒体蛋白质翻译。核基因编码蛋白，包括线粒体核糖体蛋白（29 个小亚基蛋白和 48 个大亚基蛋白），tRNA 成熟酶（如亚尿苷合成酶），氨基酰 tRNA 合成酶，翻译起始因子、延伸因子、终止因子和大量核糖体装配因子等。目前已鉴定的基因包括编码 2 种起始因子 IF2 和 IF3，4 种延伸因子 EFTU、EFTs、EFG1 和 EFG2 和 1 种释放因子 RF1 的基因。和原核翻译系统一样，当存在 mRNA 模板和 GTP 时，IF2 促甲酰甲硫氨酸 tRNA（$tRNA^{fMet}$）与核糖体小亚基结合，IF3 促核糖体大小亚基解离，形成游离小亚基，用于翻译起始。EFTu 与 GTP、氨基酰 -tRNA 结合形成三元复合物，运送氨基酰 -tRNA 到核糖体 A 位。EFTs 催化 GTP 替代 GDP，重新形成 EFTu-GTP。EFG1 则具有 GTPase 活性。当肽键形成后，催化肽酰 tRNA 易位到核糖体 P 位，并暴露出 mRNA 的下一个密码子。RF1 识别终止密码子，促使合成完

成的肽链释放。

Miller 等(2004)报道一例女婴带有核基因组编码的线粒体核糖体蛋白亚单位 16(mitochondrial ribosomal protein S16,MRPS16)基因 *MRPS16* 的隐性纯合突变,导致先天畸形伴张力衰竭、四肢水肿、肝转氨酶活性升高并发乳酸亚基中毒症。该女婴在出生后 3 天死亡。Bykhovskaya 等(2004)报道在一个家系中发现假尿苷合酶 1(pseudouridine synthase 1,PUS1)基因 *PUS1* 的错义突变,导致肌病、乳酸性酸中毒和铁粒幼红细胞贫血(myopathy,lactic acidosis,and sideroblastic anemia 1,MLASA1;OMIM 600462)。Fernandez-Vizarra 等(2007)在 2 名患 MLASA 的兄弟中发现 *PUS1* 基因的纯合无义突变。这是因为,PUS1 可以同时催化核基因和 mtDNA 编码的 tRNA 尿嘧啶核苷位点,发生假尿苷修饰,对维持 tRNA 稳定和功能有重要作用。Coenen 等发现 *EFG1* 基因突变导致严重的乳酸性酸中毒、肝衰竭、纤维原细胞线粒体蛋白质合成降低。Valente 等则报道,在本病患者中发现 *EFG1* 基因的错义和无义突变。目前认为,核基因编码线粒体蛋白的基因突变导致组织特异性疾病发生,可能是由于在不同组织中,蛋白质不同区域的特定变异对线粒体翻译的影响不同;或该蛋白存在异构体,分别在不同组织或不同生理条件下执行同一功能;或由于患者的适应机制不同,如编码线粒体翻译延伸因子 EFTs 的核基因 *TSFM* 纯合突变,可能导致婴儿患上两种完全不同的疾病:脑肌病和肥厚型心肌病。

三、核修饰基因调控线粒体 DNA 突变表达的分子机制

核修饰基因是指其编码的蛋白质本身并不致病,但是可以抑制或增强 mtDNA 突变的致病性,也可能是定位于线粒体的一种组织特异性蛋白质的功能多态性,对 mtDNA 突变引起的表达有重要调控作用。Guan 等(2000)在一个携带线粒体 12S rRNA 基因 *MTRNR1* m.1555 A > G 突变的母系遗传非综合征耳聋家系的成员中发现,其淋巴细胞系的线粒体功能障碍程度与其来源个体是否有耳聋表型相关,而核背景一致的胞质杂合细胞系(将淋巴细胞系线粒体导入到 ρ^0 细胞)的线粒体功能,仅与导入的 mtDNA 是否携带 m.1555 A > G 突变相关,表明核基因背景调控 m.1555 A > G 突变的表型表达。Bykhovskaya 等曾通过连锁分析和非参数分析方法,把具有核修饰功能的可能区段定位于常染色体 D8S277 周围,但是未能鉴定出明确的候选基因。

核修饰基因 *TRMU/MTO2* 是大肠埃希菌(*E.coli*)*trmU* 的同源基因,也是酿酒酵母(*S.cerevisiae*)*mto2* 的同源基因。*trmU* 编码 tRNA 5- 甲基氨甲基 -2- 硫尿苷酸甲基转移酶(tRNA 5-methylaminomethyl-2-thiouridylate methyltransferase,Trmu);*mto2* 编码线粒体翻译最适蛋白 2(mitochondrial translational optimization 2,Mto2)在 *E.coli* 中,trmU 催化 tRNA 反密码子摇摆碱基 U34 进行 2- 硫化修饰,参与合成 5- 甲基-氨甲基 -2- 硫尿嘧啶核苷(mnm^5s^2U34),增强 tRNA 结构的稳定性,提高密码子 - 反密码子间的识别效率。Yan 等率先克隆鉴定了人的核修饰基因 *TRMU/MTO2*,以及小鼠和酵母的同源基因。其中,人 *TRMU* 基因定位于染色体 22q13 区域,由 11 个外显子和 10 个内含子组成,全长 28 940bp,其开放读框长 1266bp,编码 421 个氨基酸,蛋白产物的相对分子量约 47kDa。进一步研究表明,*TRMU/MTO2* 编码进化上高度保守的线粒体功能蛋白,该基因在心脏、肾脏、骨骼肌等新陈代谢旺盛的组织有更高的表达活性,即具有组织特异性。Umeda 等利用 siRNA 干扰技术,降低 HeLa 细胞 *TRMU* 表达活性,发现线粒体膜通透性障碍,细胞耗氧率降低。Guan 等(2006)报道了核修饰基因 *TRMU* c.28 G>T 的纯合突变。研究发现,该纯合突变与 m.1555 A > G 突变同时存在时,一定导致非综合征耳聋发生,从而第一次把核修饰基因与线粒体疾病直接联系在一起。*TRMU* 也成为第一个鉴定了生化功能和遗传学功能的核修饰基因。研究结果初步揭示了核修饰基因 *TRMU/MTO2* c.28 G > T 致病的机制:即 *TRMU* c.28 G > T 突变首先造成线粒体 $tRNA^{Lys}$、$tRNA^{Glu}$ 和 $tRNA^{Gln}$ 等反密码子摇摆碱基 U34 硫化修饰水平降低,使线粒体 tRNA 结构稳定性下降,密码子和反密码子识别削弱,从而影响线粒体蛋白质合成,造成线粒体功能障碍。Yan 等构建了核修饰基因 *TRMU/MTO2* 和(或)线粒体 DNA P^R_{454} 突变的系列酵母菌株,通过转化人 *TRMU* 基因,可以与酵母 *mto2* 基因缺陷形成功能互补。Liu 等通过腺伴随病毒介导转化抗凋亡基因 *BCLXL*,显著抑制小鼠耳聋发生。Guan 等提出了核修饰基因调控 mtDNA 突变致聋的分子机制,认为 m.1 555 A > G 或 m.1 494 C > T 突变造成线粒体核糖体小亚基构象变化是导致听力损失的主要原因,但不足以产生临床表型,需要其他修饰因子(包括氨基糖

苷类抗生素、mtDNA 单体型和核修饰基因等）共同参与，导致线粒体功能障碍，耳蜗和前庭细胞功能丧失或细胞凋亡，最终听力损失。

线粒体功能缺陷是引起神经肌肉疾病、心血管病、糖尿病、震颤麻痹和肿瘤等多种疾病的重要原因。有关核基因和（或）线粒体基因突变与线粒体疾病临床表型之间相互关系的研究，已取得长足进展。从分子水平阐明核基因 - 线粒体基因突变的致病机制，将是未来研究的重点。

第三节　线粒体疾病的预防和治疗

线粒体疾病已不再被认为是罕见的疾病。每5000个儿童中就有1个可能患有线粒体疾病。不仅如此，研究显示，每200个成年人中就有1个携带线粒体 DNA 突变，而且携带的这些线粒体 DNA 突变可能会导致线粒体疾病的发生。在过去的几十年里，对线粒体疾病发病机制的研究取得了很大进步。但是，线粒体疾病十分复杂，其治疗方法非常有限。

核基因和线粒体基因的突变都可以导致氧化磷酸化系统的缺陷。这一系列的改变对其他和氧化磷酸化相关的细胞代谢过程也有影响。因此，新的线粒体疾病的治疗方法，必须在基因、蛋白质和细胞代谢水平上，来对线粒体疾病加以控制。

一、生殖细胞治疗和预防线粒体疾病传播

线粒体疾病是通过母系遗传方式传播的，不管母系成员是否表现为线粒体疾病，只要携带线粒体 DNA 突变就会遗传给下一代。细胞分裂的不均匀导致卵母细胞具有不同的遗传负荷，可以导致后代线粒体功能缺陷的差异。用野生型线粒体 DNA 来替换突变型线粒体 DNA 是防止母系遗传线粒体疾病传播的最有效的治疗方法。实现这一过程理论上有两种选择：胞质转移和核前移植。胞质转移，即将正常的线粒体转移到卵母细胞中，稀释缺陷的线粒体 DNA。核前移植，即将受精卵中的细胞质（即携带有线粒体 DNA 突变的卵细胞的细胞质）去除，然后将受精卵的核移植到去核的没有线粒体 DNA 突变的正常供体卵细胞中，最后再移植到子宫。

二、改变异胞质性水平

新的治疗方案致力于通过异胞质性转移把突变型线粒体 DNA 转变为野生型线粒体 DNA。因为通常只有突变型线粒体 DNA 达到 80%～90% 这样高的阈值时才表现出病理特征。所以只要稍微降低突变型线粒体 DNA 的比例就可以收到效果。要完成这一目标，可以通过选择性的降低突变型线粒体 DNA 比例、或者升高野生型线粒体 DNA 比例，包括分别利用线粒体特异的限制酶和靶向线粒体锌指核酸酶去除突变型线粒体 DNA，并丰富野生型线粒体 DNA。

三、替换缺陷线粒体 DNA、tRNA 和蛋白质

利用蛋白质转导 / 蛋白质转染、腺伴随病毒介导的基因转移、tRNA 导入、提高线粒体 tRNA 的稳定性和线粒体基因的异位等手段，替换缺陷的线粒体 DNA、tRNA 和蛋白质。

四、清除毒性中间体

氧化磷酸化缺陷和电子传递阻滞会导致泛醌和 NADH/NAD 复合体的过量削减，从而导致氧化磷酸化相关的代谢途径在不同阶段中间产物的大量积累。一些中间产物是有毒性的，可以导致一系列的线粒体疾病。消除这些有毒的中间产物，可以防止线粒体疾病的发生，也为以氧化磷酸化缺陷为靶标的治疗方法提供了一种思路。这些方法包括乳酸缓冲、异基因干细胞移植和血小板灌注、使用抗氧化剂醌类、优化 ATP 合成能力和绕过缺陷的氧化磷酸化组件。这些方法也在研究之中。

展望：在过去的十年里，有关线粒体疾病发病机制的研究得到了飞速的发展，然而合适的治疗策略却

停滞不前。值得庆幸的是，最近几年，旨在改善线粒体缺陷的几种遗传、代谢和生物合成的实验方法得到发展。这些方法之间存在互补性。因此，几种方法的联合应用，将有可能用来控制和治疗线粒体功能缺陷。将来，在细胞和动物实验以及临床试验的结果，都将告诉我们这些治疗方法对治疗线粒体疾病的可行性、特异性以及它们之间的联合作用。

目前，已成功建立了核 DNA 编码的氧化磷酸化修饰基因失活的小鼠模型、核 DNA 抗氧化基因失活的小鼠模型、线粒体通透性转变通道（mitochondrial permeability transition poree，mtPTP）编码基因 *mtPTP* 失活的小鼠模型、核 DNA 编码的线粒体动力基因失活的小鼠模型和 mtDNA 突变相关的线粒体疾病小鼠模型。我们有必要去培育更多的携带有各种 mtDNA 突变的小鼠细胞种系。根据线粒体突变小鼠的数据特征，可能可预测与之相关的线粒体功能障碍，进一步确定 mtDNA 变异以及可能伴随的核 DNA 突变在一些疾病中的重要作用；进而探究在一些疾病中，线粒体、mtDNA 以及 核 DNA 基因的外显率和表达率所扮演的角色；最终将揭示线粒体和 mtDNA 在许多复杂生理过程中的作用，为这类疾病的治疗提供依据。

参考文献

1. Henze K，Martin W. Evolutionary biology：Essence of mitochondria. Nature，2003，426（6963）：127-128.

2. Attardi G，Schatz G. Biogenesis of mitochondria. Annu Rev Cell Biol，1988，4：289-333.

3. Anderson S，Bankier AT，Barrell BG，*et al*. Sequence and organization of the human mitochondrial genome. Nature，1981，290：457-465.

4. Wallace DC. Diseases of the mitochondrial DNA. Annu Rev Biochem，1992，61：1175-1212.

5. Giles RE，Blanc H，Cann HM，*et al*. Maternal inheritance of human mitochondrial DNA. Proc Natl Acad Sci USA，1980，77(11)：6715-6719.

6. Jenuth JP，Peterson AC，Fu K，*et al*. Random genetic drift in the female germline explains the rapid segregation of mammalian mitochondrial DNA. Nat Genet，1996，14（2）：146-151.

7. Taylor RW，Turnbull DM. Mitochondrial DNA mutations in human disease. Nat Rev Genet，2005，6（5）：389-402.

8. Wallace DC. Mitochondrial diseases in man and mouse. Science，1999，283（5407）：1482-1488.

9. Greaves LC，Reeve AK，Taylor RW，*et al*. Mitochondrial DNA and disease. J Pathol，2012，226（2）：274-286.

10. Muers M. Disease genetics：Mitochondrial mutation mixtures. Nat Rev Genet，2012，13（12）：826-827.

11. Brown MD，Voljavec AS，Lott MT，*et al*. Leber's hereditary optic neuropathy：a model for mitochondrial neurodegenerative diseases. FASEB J，1992，6（10）：2791-2799.

12. Qu J，Li R，Zhou X，*et al*. The novel A4435G mutation in the mitochondrial $tRNA^{Met}$ may modulate the phenotypic expression of the LHON-associated *ND4* G11778A mutation. Invest Ophthalmol Vis Sci，2006，47（2）：475-483.

13. Li R，Qu J，Zhou X，*et al*. The mitochondrial $tRNA^{Thr}$ A15951G mutation may influence the phenotypic expression of the LHON-associated *ND4* G11778A mutation in a Chinese family. Gene，2006，376（1）：79-86.

14. Zhao H，Li R，Wang Q，*et al*. Maternally inherited aminoglycoside-induced and nonsyndromic deafness is associated with the novel C1494T mutation in the mitochondrial 12S rRNA gene in a large Chinese family. Am J Hum Genet，2004，74（1）：139-152.

15. Lu J，Li Z，Zhu Y，*et al*. Mitochondrial 12S rRNA variants in 1642 Han Chinese pediatric subjects with aminoglycoside-induced and nonsyndromic hearing loss. Mitochondrion，2010，10（4）：380-390.

16. Lu J，Wang D，Li R，et. al. Maternally transmitted diabetes mellitus associated with the mitochondrial $tRNA^{Leu(UUR)}$ A3243G mutation in a four-generation Han Chinese family. Biochem Biophys Res Commun，2006，348（1）：115-119.

17. Bindoff LA，Engelsen BA. Mitochondrial diseases and epilepsy. Epilepsia，2012，53（4）：92-97.

18. Schapira AH. Mitochondrial diseases. Lancet. 2012，379（9828）：1825-1834.

19. Jacobs HT，Turnbull DM. Nuclear genes and mitochondrial translation：a new class of genetic disease. Trends Genet，2005，21（6）：312-314.

20. Li X，Li R，Lin X，Guan MX. Isolation and characterization of the putative nuclear modifier gene MTO1 involved in the

pathogenesis of deafness-associated mitochondrial 12S rRNA A1555G mutation. J Biol Chem, 2002, 277(30): 27256-27264.

21. Prezant TR, Agapian JV, Bohlman MC, *et al.* Mitochondrial ribosomal RNA mutation associated with both antibiotic-induced and non-syndromic deafness. Nat Genet, 1993, 4(3): 289-294.

22. Bykhovskaya Y, Estivill X, Taylor K, *et al.* Candidate locus for a nuclear modifier gene for maternally inherited deafness. Am J Hum Genet, 2000, 66(6): 1905-1910.

23. Guan MX, Yan Q, Li X, *et al.* Mutation in *TRMU* related to transfer RNA modification modulates the phenotypic expression of the deafness-associated mitochondrial 12S ribosomal RNA mutations. Am J Hum Genet, 2006, 79(2): 291-302.

24. Guan MX. Mitochondrial 12S rRNA mutations associated with aminoglycoside ototoxicity. Mitochondrion, 2011, 11(2): 237-245.

25. 郑斌娇，梁敏，薛凌，等. 线粒体相关的疾病治疗及干预策略. 生命科学，2012，24(2): 184-190.

26. Youle RJ, van der Bliek AM. Mitochondrial fission, fusion, and stress. Science, 2012, 337(6098): 1062-1065.

27. Li R; Guan MX. Human mitochondrial leucyl-tRNA synthetase corrects mitochondrial dysfunctions due to the $tRNA^{Leu(UUR)}$ A3243G mutation, associated with mitochondrial encephalomyopathy, lactic acidosis, and stroke-like symptoms and diabetes. Mol Cell Biol, 2010, 30(9): 2147-2154.

28. Constance JE, Lim CS. Targeting malignant mitochondria with therapeutic peptides. Ther Deliv, 2012, 3(8): 961-979.

29. Sutovsky P, Moreno RD, Ramalho-Santos J, *et al.* Ubiquitin tag for sperm mitochondria. Nature, 1999, 402(6760): 371-372.

30. 方芳，管敏鑫. 线粒体疾病小鼠模型的建立及病理生理学研究. 生命科学，2012，24(2): 198-204.

第九章 基因突变

张咸宁 赵寿元

第一节 概 论

基因突变(gene mutation)是指基因的DNA序列发生改变,小至单个核苷酸的变化,大至几百万个核苷酸的变化。

若突变发生在种系细胞(germline cell)的DNA中,称为种系突变(germline mutation)。可分两种:减数分裂时发生的突变,称为新生突变(*de novo* mutation);有丝分裂时发生的突变,形成生殖腺嵌合(gonadal mosaicism)。种系突变将会遗传给下一代。相反,偶然发生在某些组织细胞中的体细胞突变(somatic mutation)将导致体细胞镶嵌现象(somatic mosaicism),如癌症。体细胞突变不会遗传给下一代。

突变是相对于正常而言的。在遗传学中,将自然界中普遍出现的性状、或指定研究用的某一品系的性状,称为"野生型(wild type)"或"正常(normal)"的性状。与这种性状相关的等位基因称为野生型等位基因。任何不同于野生型等位基因的等位基因,称为突变型等位基因。从野生型变为突变型的基因突变,称为正向突变(forward mutation);从突变型也可变回成野生型,则称为回复突变(back mutation, reverse mutation)。

基因突变意即基因的一种等位形式变成另一种等位形式,即基因的DNA序列发生改变,从而导致细胞的基因型发生稳定的可遗传的变化。

基因突变可分为自发突变(spontaneous mutation)和诱发突变(induced mutation)。自发突变是指在自然状态下基因发生的突变。突变是生物固有的属性,是生物多样性和进化的源泉。在自然界中,每种生物细胞里的DNA总是按一定频率发生突变。自然界中存在着各种物理(各种辐射)、化学(各种化学物质和细胞自身的代谢产物)和生物因子(包括细菌、病毒等)以及可动遗传因子(mobile genetic element)等,加上生物体内的DNA复制错误,DNA自发损伤和修复能力的缺陷等,都可能引起基因的自发突变。在基因组中,并非基因组的每一位置都有机会发生突变,而是存在突变"热点(hot spot)",多为基因重要功能部分,或者是重复序列区域。

上述的理化、生物因素,按照人为设计的条件,用实验的手段(如用紫外线或氮芥去诱发),同样也可使基因发生突变,这样产生的突变称为诱发突变。所有能诱发基因突变的因子,称为诱变剂(mutagen)。诱变剂可大幅度增高突变频率。恶性肿瘤的发生也与基因突变密切相关,诱变剂往往同时具有致癌作用,即往往同时是一种致癌剂(carcinogen)。

基因突变可能产生三种结果。一是变异的后果轻微,对个体不产生可察觉的有害效应或有利效应。从进化的观点来看,这种突变可称为中性突变(neutral mutation);二是可能给个体的生育力及适合度(fitness)带来一定的好处,在群体中产生正选择压力。例如,镰状细胞贫血的血红蛋白S突变基因杂合子(β^A/β^S)比正常HbA纯合子个体(β^A/β^A)更能抗疟疾,在疟疾流行地区有利于个体的生存。三是不利于个体的生育力和生存,引起遗传性疾病或肿瘤。在等位基因中只要有一个是突变基因(一份剂量)就表现出表型效应的,为显性突变(dominant mutation);一对等位基因均为突变基因(二份剂量)即纯合状态才表现出表型效应的称为隐性突变(recessive mutation)。两个等位基因相同(结构或功能)的个体称为纯合子(homozygote),不同者为杂合子(heterozygote)。在隐性遗传病中,患者的两个突变等位基因,突变位置或性质不同时,称为复合杂合子(compound heterozygote)。

据估计,一个健康个体至少携带十几个处于杂合状态的有害基因突变,这些突变基因一旦成为纯合状态时,就可能产生不良后果。

第二节 基因突变的化学基础

一、单碱基置换引起的点突变

DNA中的单碱基置换(single base substitution)引起的突变,称为点突变(point mutation);点突变也包括单碱基的增减导致的突变。

单碱基置换可分两类:① 颠换(transversion),指一个嘌呤被一个嘧啶所取代,或一个嘧啶被一个嘌呤所取代。例如,AT对变成TA对,GC对变成CG对;② 转换(transition),指一种嘌呤被另一种嘌呤所置换,或一种嘧啶被另一种嘧啶所置换。例如,AT对变成GC对,或GC对变成AT对。

在人类基因组中,转换比颠换更为常见(图9-1),原因是DNA修饰的主要形式为胞嘧啶甲基化,形成5-甲基胞嘧啶,尤其当胞嘧啶位于鸟嘌呤的5′端时(二核苷酸5′-CG-3′)。在二联体CpG中,5-甲基胞嘧啶自发脱氨基成为胸苷,产生C>T或G>A转换(取决于哪条DNA单链上的5-甲基胞嘧啶发生突变)。30%以上的单核苷酸置换都是这种类型,发生率是其他任何一种单核苷酸突变的25倍。因此,二联体CpG是人类基因组真正的突变"热点"。

转换可以是碱基内部有几个质子发生迁移的结果。由质子迁移造成的碱基互变异构体虽很少见,且存在时间很短,但如果它们正好是往延伸中的链上所添加的碱基,则导致突变。例如,如图9-2所示,正常的腺嘌呤(A)-胸腺嘧啶(T)碱基对之间有两个氢键("虚线"),每一个碱基上的一个氮原子("粗线")与DNA螺旋骨架脱氧核糖上的碳原子通过糖苷键相连。当A的一个质子发生迁移,造成电子结构重排,使得A与胞嘧啶(C)错误配对。A-C配对是A-T→G-C转换的过渡阶段(图9-2)。

颠换可能是2个错误碱基并列的结果(图9-3)。一个碱基里的一个质子发生迁移("箭头"),另一个碱基("右侧的碱基")围绕自身的糖苷链旋转180°而取顺式(syn)构型,改变了通常所取的反式(anti)构型,这样两个碱基就能配对。

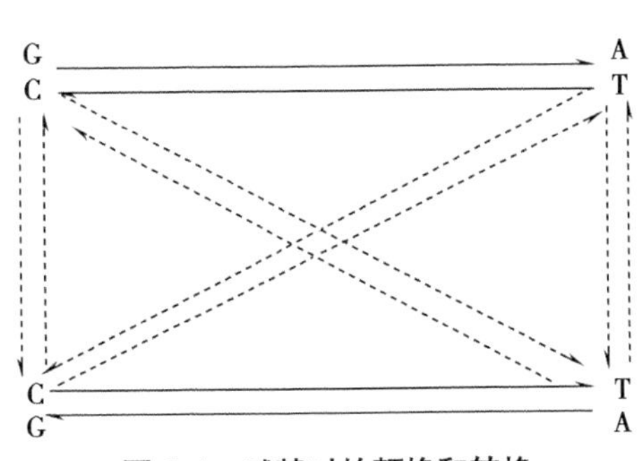

图 9-1　碱基对的颠换和转换

实线表示转换，虚线表示颠换

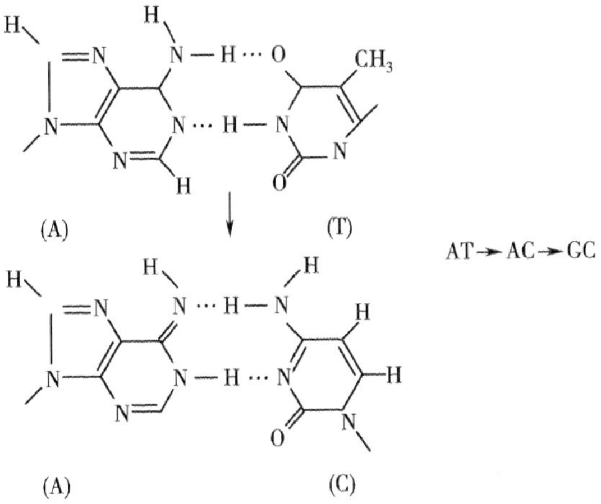

图 9-2　AT → GC 的转换

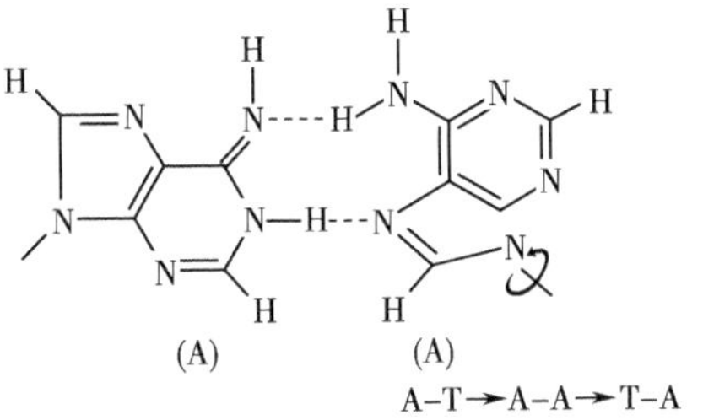

图 9-3　颠换（AT → TA）的发生

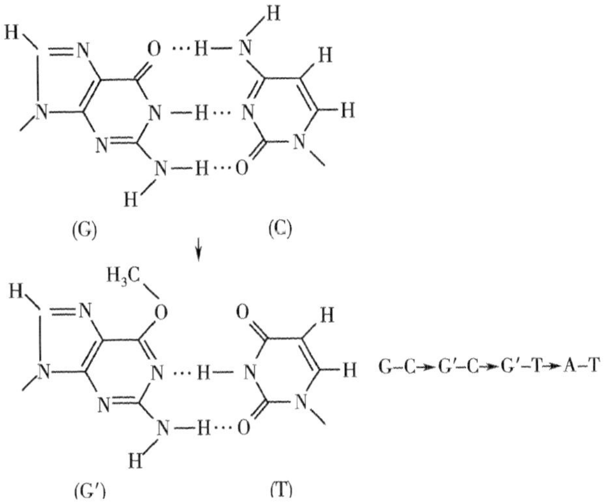

图 9-4　G′T 是 GC → AT 转换的过渡

生物体内外环境中的理化因子使碱基发生改变，也会导致置换突变。例如，当鸟嘌呤（G）的氧原子被甲基化时（G′），使附近的 N 原子丢失一个质子，由此产生的碱基可与 T 形成两个氢键，最后置换成为 A-T 碱基对（图 9-4）。G-C 颠换成 C-G 的机制是温度破坏了 G 与同 DNA 骨架相连的糖苷键，接着 G 旋转在嘌呤环外的氮原子上与 DNA 骨架形成新的键（图 9-5，箭头所示）。这个过程称为再嘌呤作用。由此形成的碱基是新鸟嘌呤。新鸟嘌呤重新取向后与正常鸟嘌呤之间形成两个氢键，最后通过 G*-G 配对而变成 C-G 配对，这样就从 G-C 颠换为 C-G（图 9-5）。

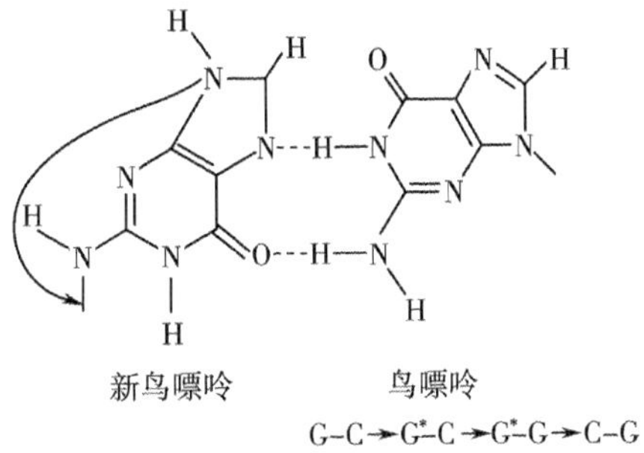

图 9-5　颠换（GC → CG）的发生

单碱基的改变如果发生在内含子中，一般不会有什么遗传效应。但有些单碱基改变发生在剪接信号（splicing signal）或隐蔽的剪接信号（cryptic splicing signal）序列中，无论其在内含子还是在外显子，都会导致 mRNA 剪接异常，而不是表面上的氨基酸取代或 SNPs。

二、碱基插入或丢失引起的移码突变

在 DNA 复制过程中，如果在编码序列增加或缺失了一个或几个核苷酸（但非 3 的倍数），就会造成读框的移动，称为移码突变（frameshift mutation）。

由于在 DNA 转录成 mRNA 时，遗传密码按一定的顺序排列，如果减少或增多一个核苷酸，就会使这个核苷酸后面的密码子全部读“错”。例如，原来的 mRNA 序列为：……GAA GAA GAA GAA……，由此翻译为一条谷氨酸多肽。如果多了一个 G，这时的 mRNA 序列就变为：……GGA AGA AGA AGA A……，由此合成的是一条以甘氨酸（GGA）开始的精氨酸（AGA）多肽。同样，如果在 mRNA 序列中某个位置上多或少一个核苷酸，也会打乱原来的密码子顺序。例如，少一个第 4 位上的 G，则变为：……GAA AAG AAG AA……，由此合成的肽链是谷氨酸 - 赖氨酸 - 赖氨酸……；如果在第 4 位上多一个 G，则成为：……GAA GGA AGA AGA A……，由此合成的肽链则为谷氨酸 - 甘氨酸 - 精氨酸 - 精氨酸……。

移码突变引起蛋白质的氨基酸组成发生改变，多数会影响蛋白的功能，干扰细胞的正常代谢，形成突变的表型。

图 9-6 表示的是引起移码突变的 3 种机制。

其中，A 为增加或减少一个核苷酸的移码突变。A-1 是 DNA 的两条链。不管哪条链断裂，在断裂的缺口中都可能插入一个核苷酸；A-2 是减少了一个核苷酸。当 DNA 进入下一次复制后，新的链上就会多一个或少一个核苷酸。

B 为 DNA 有一条链发生断裂（B-3）后，出现了两种可能：一是断裂处插入若干个核苷酸（B-4）；一是在该处丢失若干个核苷酸（B-5）。

C 为 DNA 复制时掺入一些吖啶类（acridines）物质。这种物质可与任何一种碱基配对，可按图中的 1、2、4 和 5 方式增加核苷酸（C-7），或断裂后插入或丢失核苷酸（C-8）。

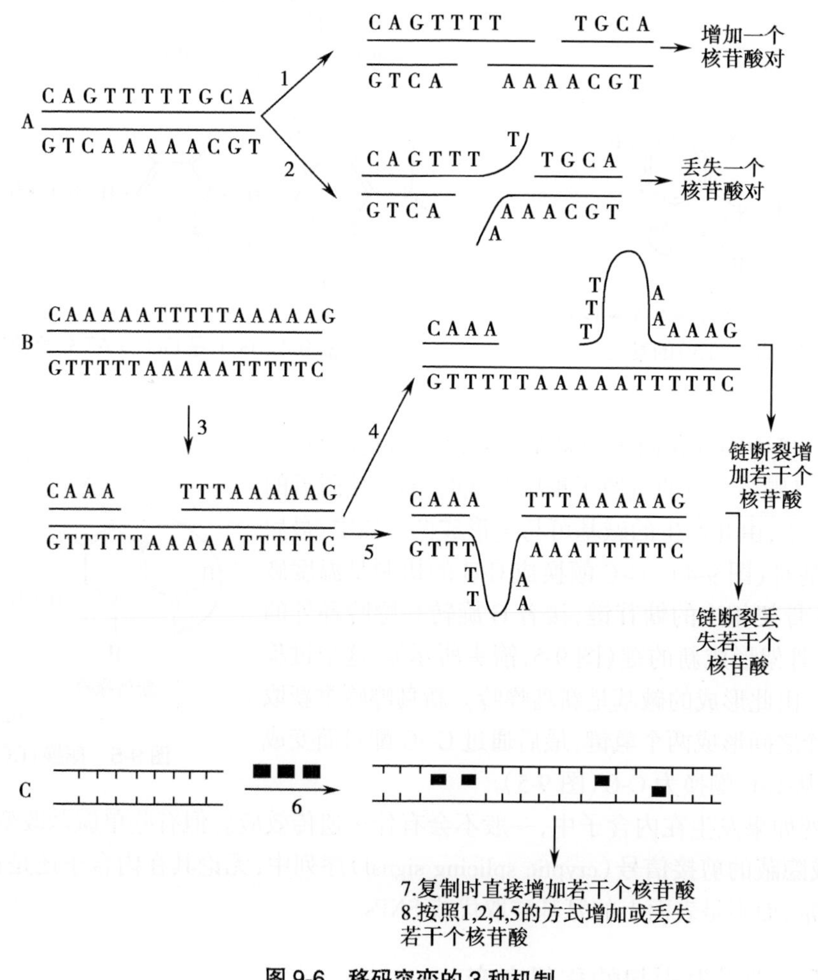

图 9-6 移码突变的 3 种机制

造成缺失 / 插入突变的原因，有完全丢失嘌呤碱基的脱嘌呤作用（depurination）。在正常体温条件下，估计每天每个人体细胞里出现 10 000 次脱嘌呤作用。还有紫外线诱发的相邻碱基的二聚作用，以及黄曲霉毒素（aflatoxin）和苯并芘（benzo-（α）-pyrene）一类环境致癌物生成的巨大加合物，干扰了碱基之间的相互作用。在上述这些情况下，或是中断 DNA 的合成，导致细胞死亡，或是出现表型改变的移码突变。

缺失/插入突变多半发生在一个碱基或一对相邻碱基简单重复的序列上。例如：

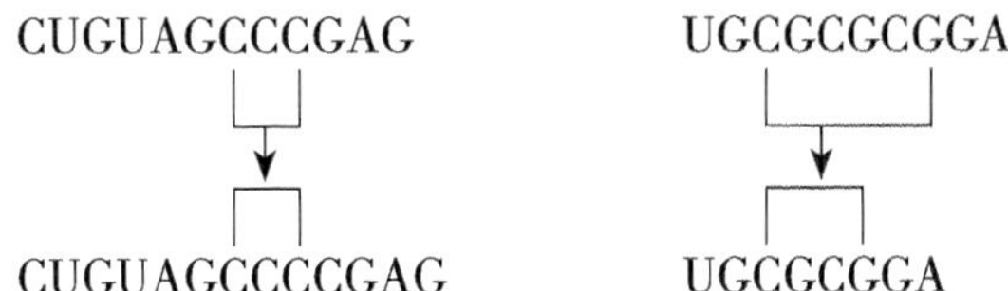

当插入或缺失连续排列的核苷酸数目为 3 的整倍数时，其结果是密码子的插入或缺失突变，而不引起移码突变（即不造成读框的改变），称为整码突变（in-frame mutation），如果发生在密码子中间，除发生整码缺失外，还出现这个三联密码的含义的改变（氨基酸取代）。

单核苷酸改变会导致剪接信号的丢失或激活隐含的剪接信号，造成 mRNA 剪接异常，会导致氨基酸序列的缺失或插入，并且有移码突变的可能，而在基因组序列上不表现为缺失/插入。

三、染色体非同源部分配对和不等交换

减数分裂期间，染色体同源部分配对交换。如果配对不精确，则发生不等交换（unequal crossing-over），造成一部分基因缺失和一部分基因重复（图 9-7）。这类突变实质上是不等位的同源序列间的互换导致了染色体重排，只是由于所涉及的染色体片段太小，很难在光学显微镜水平上加以检出，故往往不列入染色体畸变。例如，人血红蛋白突变体中，有些是起源于缺失了一个基因的一部分或两个相邻基因的一部分，而不是起源于点突变。如 Hb Gun Hill 的 β 链缺失了第 93～97 位共 5 个氨基酸，只有 141 个氨基酸残基，而非 146 个。又如，Hb Lepore 是 δ 链基因与 β 链基因不等交换结合成“杂合”δ-β 融合基因。

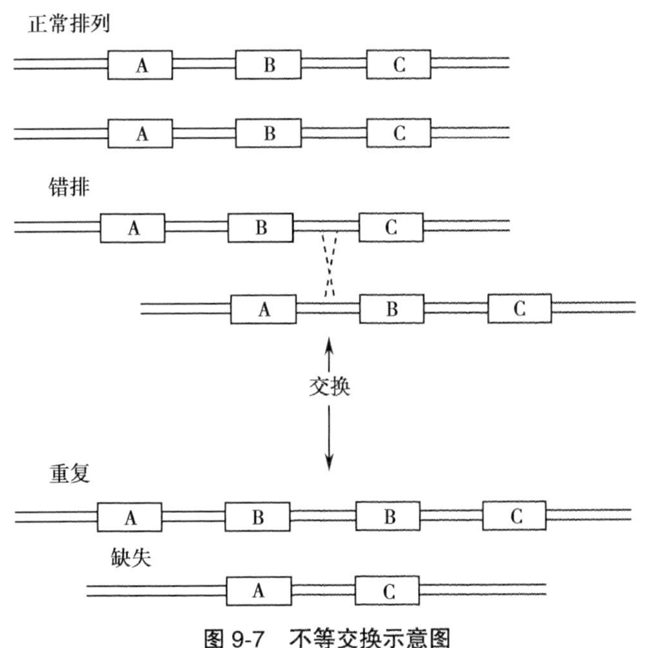

图 9-7　不等交换示意图

非同源部分配对和不等交换的另一种结果是基因重复（gene duplication），即完整的基因有多份拷贝。基因重复在进化上有重要意义，因为原有的基因仍保留着，同时又产生了一个同样的基因。这样，当这些基因中发生突变时，既不致失去或改变原有的功能，又有新的突变基因来适应新的环境，适应于自然选择，有利于进化。例如，人血红蛋白的 α、β、γ 和 δ 链的氨基酸序列有许多同源部分，与肌红蛋白也有一些同源性，表明这些基因可能来源于一个共同的祖先基因。

基因重复的结果产生重复基因。所有真核生物都有重复基因。表 9-1 列出了不同物种的编码 rRNA 基因。

表 9-1　不同生物的 rRNA 基因数目

物种	基因组中的 rRNA 基因数目
大肠埃希菌（*E. coli*）	1
酵母	100～200
人	280
青蛙	450

第三节　基因突变的类型

DNA 分子中碱基的种类和排列顺序发生改变，使其遗传效应随之变化，即为基因突变的分子机制。根据不同的标准，可将基因突变分为很多种类。不同类型的突变，其分子机制各有特点。依据突变率在生物各世代中是否稳定，可以将基因突变分为两大类：静态突变（static mutation）和动态突变（dynamic mutation）。另外，表观遗传变异（epigenetic variation）是指可以通过有丝分裂或减数分裂而传递的基因功能的变化，这种变化不涉及基因 DNA 序列的改变，包括 DNA 甲基化（methylation）和乙酰化（acetylation）等 DNA 和蛋白质的修饰，基因组印记（genomic imprinting），RNA 编辑（RNA editing），RNA 干扰（RNA interference），组蛋白密码（histone code）等现象。这类变异的遗传方式不遵循孟德尔遗传规律（参见第十七章）。

一、静态突变

静态突变是指生物各世代中，基因突变总是以相对稳定的一定频率发生，并且能够使得这些突变随着世代的繁衍、交替而得以传递。静态突变的突变率一般保持在 10^{-6} 左右。通常又可分为单核苷酸置换（点突变）插入和缺失突变。

（一）点突变

1. 错义突变　DNA 序列上的单个核苷酸的置换，即点突变，可能会改变三联体密码，造成基因产物中某个氨基酸的置换。这种突变称为错义突变（missense mutation）。由于特定的氨基酸发生改变，故基因编码链的含义发生变化。许多遗传病，如血红蛋白病，大多发生了错义突变。

图 9-8 是一个核苷酸被另一核苷酸置换后造成的氨基酸置换。其中有的氨基酸置换后，使有关的蛋白质因此失去了活性，或发生其他的变化。

2. 无义突变　DNA 序列上的点突变使得编码正常氨基酸的密码子被替换为终止密码子，称为无义突变（nonsense mutation）或链终止突变（chain termination mutation）。这样，当 mRNA 的翻译遇到该终止密码子时，肽链即停止延伸，造成 mRNA 的编码序列在翻译过程中提前终止，产生截短蛋白（truncated protein）。例如，酪氨酸的密码子变成终止密码，即 ATA（UAU）或 ATU（UAC）变成 ATT（UAA）或 ATG（UAG）。有时增加一个或丢失一个核苷酸，就会引起无义突变。

提前终止的突变可导致两种后果。首先，携带这种提前终止突变密码子的 mRNA 通常不稳定，这被称为无义突变介导的 mRNA 衰变（nonsense-mediated mRNA decay，NMD），有可能根本不翻译成多肽链；第二，即使 mRNA 稳定并翻译，肽链缩短的蛋白质通常是不稳定的，往往在细胞中快速降解。

点突变不仅可能形成提前的终止密码子，也可能破坏终止密码子而延长翻译，直到下一个终止密码子出现。这种突变使得蛋白质羧基端出现多余的氨基酸，并扰乱下游 3′ 端非翻译区的正常调控功能。

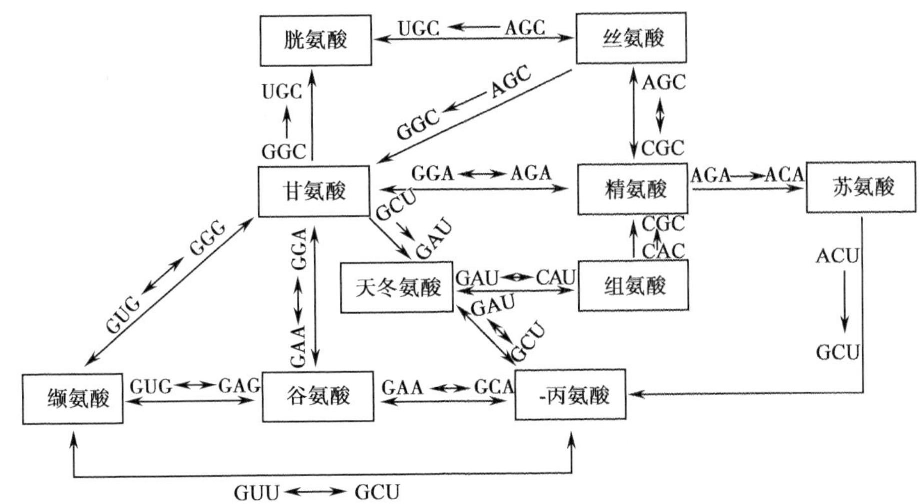

图 9-8 人血红蛋白、大肠埃希菌色氨酸合成酶 A 蛋白和烟草花叶病毒壳蛋白中观察到的氨基酸置换

3. 同义突变 同义突变(samesense mutation，synonymous mutation)又称沉默突变(silent mutation)。由于遗传密码是简并的，决定一种氨基酸的密码子往往不止一个。因此，三联密码子中第 3 位核苷酸发生置换，往往不会改变氨基酸。例如：

UCX—丝氨酸　CUX—亮氨酸

CCX—脯氨酸　CGX—精氨酸

ACX—苏氨酸　GUX—缬氨酸

GCX—丙氨酸　GGX—甘氨酸

"X"可以是 A、U、G、C 中的任何一种，都不会改变所决定的氨基酸。有时三联密码子中有两个、甚至三个核苷酸发生置换后，也不会改变所决定的氨基酸，如 UCU、AGU 和 AGC 所决定的都是丝氨酸。这些密码子就好比是"同义词"。因此，不改变所决定的氨基酸的突变，称为同义突变。据估计，同义突变的突变频率，约占核苷酸置换总数的四分之一左右。

4. RNA 加工突变 RNA 加工突变(RNA processing mutation)又称剪接位点突变(splice-site mutation)。初始 RNA 转录物转变为成熟 mRNA 需要经过一系列的修饰，包括 5′ 戴帽、多腺苷酸化和剪接。所有这些 RNA 成熟步骤，都取决于 RNA 上的特异序列。所谓剪接，是指在 mRNA 的成熟过程中，将相应于基因内含子的序列剪除，把相应于基因外显子的序列连接在一起，形成成熟的 mRNA。这个步骤需要在某些位点有特异序列，即在外显子 - 内含子结合点(5′ 给位)或内含子 - 外显子结合点(3′ 受位)及内含子 3' 端中的分支点(branch-point)有特异序列。在这些位点发生的突变，都会影响正常 RNA 在该位点的剪接，有的甚至会终止剪接，这是第一类剪接突变。另一类剪接突变是外显子内含子的碱基置换，既不影响给位也不影响受位本身的序列。但这种突变产生了在 RNA 加工过程中能与正常给位或受位进行竞争的可变位点，或者影响剪接的增强子或抑制子信号。因此，这种成熟的 mRNA 中，缺失了一段外显子或至少有一部分包含了错误剪接的内含子。

5. 调控突变 调控突变(RNA processing mutation)又称转录突变(transcription mutation)。调控突变是指影响转录因子结合、转录调控和其他基因表达问题的基因突变，主要发生于启动子(promoter)、增强子(enhancer)、沉默子(silencer)和基因座控制区(locus control region，LCR)内。这些核苷酸改变，无论发生于基因编码序列之内或之外，会直接干扰基因自身的转录过程。例如，发生于 β- 珠蛋白基因 5′ 启动子或 3′ 非翻译区的突变，将导致 β- 珠蛋白 mRNA 的成熟及加工后产物数量急剧下降。这些突变表明，上述区域中某些特异核苷酸对基因的表达至关重要。

(二) 插入、缺失突变

除了点突变以外，基因突变还包括 DNA 序列的插入(insertion，ins)、倒位(inversion,inv)、融合(fusion)、缺失(deletion)和缺失 - 插入(indel)等。

有些缺失和插入只涉及几个核苷酸，通过测序可轻易检测。

基因节段或整个基因的缺失、倒位、重复和易位，会引起基因序列的重排。在第四章中已述及。常通过患者的DNA印迹杂交或实时定量PCR（real-time PCR）、多重连接探针扩增（MLPA），分析片段缺失、重复或易位片段的新连接，来检测患者DNA的这些突变。

少数情况下，在细胞水平上即可检测到大的缺失片段。但即使用前中期高分辨显带技术，缺失突变也至少要长2～4Mb才能检测到，FISH技术可以检测微小的已知序列的缺失或重复。

缺失常常造成不仅是单个基因的丢失，还可进而引起毗连基因综合征（contiguous gene syndrome）或称微缺失综合征（指丢失基因片段引起的相邻基因片段丢失的微缺失综合征）（参见第七章）。

1. 小插入或小缺失　本章第一节里已经述及，碱基小插入或小缺失都可能引起移码突变或整码突变。因为基因组DNA链中插入或缺失1个或几个碱基对，会造成自插入或缺失的那一点以下的三联体密码子的读框发生改变，进而使其编码的氨基酸种类和序列发生变化。

碱基对插入和（或）缺失的数目和方式不同，对其后的密码子读框改变的影响程度不同。若在某一位点插入或缺失非3整数倍碱基对，将引起该位点之后的整个密码子读框的改变。若在某一位点插入或缺失3的整数倍个碱基对，其后的密码子读框的不变，氨基酸序列也不发生变化，当插入或缺失点正好位于两个相邻三联体密码子之间时，只会使DNA链上多了或少了几个密码子，而插入或缺失位点位于三联体密码子的内部时，会在插入或缺失的氨基酸序列的同时，可能会引起受累的那个密码子的改变。

若在某一位点插入（或缺失）1个或2个碱基对，又在这一位点之后的某一位点缺失（或插入）同样数目的碱基对，那么，除引起前后两个位点之间的密码子读框发生改变外，再后的密码子读框却可得到回复而保持正常。如下所示（“↑”示碱基插入位点，“↓”示碱基缺失位点）：

```
                    酪    丝    脯    苏    谷    天酰    丙
正常密码子读框：……UAC—AGU—CCU—ACA—GAA—AAC—GCU……
                           ↑
                    酪    精    丝    酪    精    赖    精
插入一个碱基：…… UAC—AG[A]—UCC—UAC—AGA—AAA—CGC—U……
                    酪    精    天冬    脯    苏    谷    天酰    丙
插入三个碱基：…… UAC—AG[A]—[AA]U—CCU—ACA—GAA—AAG—GCU……
                    酪      缬      亮    谷酰    赖    苏
缺失一个碱基：……UAC—↓ GUC—CUA—CAG—AAA—ACG—CU……
                       [A]
                    酪    苏        苏    谷    天酰    丙
缺失三个碱基：……UAC—A ↓ CU—ACA—GAA—AAC—GCU……
                       [GUC]
                    酪    精    丝    终止密码    谷    天酰    丙
插入又缺失：………UAC—AG[A]—UCC—UA ↓ A—GAA—AAC—GCU……
（一个碱基）              ↑              [C]
```

缺失是在DNA复制或损伤后修复时，某一片段没有被复制或修复造成的。其原因是，复制或修复时，DNA聚合酶带着已合成的片段，从模板链上脱落，继而跳后一定距离，又回到模板链上继续复制。于是，被跳过的片段的碱基序列就在新链中缺失。

2. 大插入或大缺失　大插入或大缺失涉及的DNA片段范围不等（20bp～10Mb）。有些很大的插入或缺失可以借助于光学显微镜观察到，常被归为染色体畸变的一类，大多数是同源染色体发生不等交换的结果。

许多遗传病的基因结构改变大到能用DNA印迹法检测到，但并不常见。在各种遗传病中，这些突变出现的频率各不相同；有些遗传病的缺失频率很高，而有些则罕见。如假肥大型肌营养不良（Duchenne muscular dystrophy，DMD）是位于X染色体上的肌营养蛋白（dystrophin）基因缺失突变引起的。而60%以上的 1 型神经纤维瘤病是由神经纤维瘤蛋白基因的插入突变引起的。许多 α- 地中海贫血患者 16 号染色体上的 2 个 α- 珠蛋白基因中的 1 个出现缺失，而 β- 地中海贫血很少出现缺失 β- 珠蛋白基因的情况（参见第二十八章）。有些遗传病的缺失机制已完全明了，即由多拷贝的相似或相同 DNA 序列的异常重组所致。有些病的缺失机制仍然未知。

DNA 大片段的插入突变较缺失更罕见。然而，在散发的甲型血友病中发现了一种新的突变，是 LINE 序列的插入。散布的重复序列 LINE 家族是一种重复 DNA。当发生逆转录时，由 RNA 生成的 DNA 能够插入到基因组的各个位点，从而转录为 RNA。有些甲型血友病患者的长达几个 kb 的 LINE 序列插入到Ⅷ因子基因的外显子中，打断编码序列，使基因失活。这表明，85 万多个拷贝的 LINE 家族的某些成员能够形成插入突变，引发相应的疾病。

3. 重复　重复（duplication）是指基因序列中插入的一段 DNA 片段，是邻近序列的重复，多为染色体互换所致。也可由复制错误产生，原因是 DNA 聚合酶带着新链脱落后，又返回到已复制的模板片段上再度复制。

4. 重排　重排（re-arrangement）是由于 DNA 链发生多处断裂，断片的两端颠倒重接，或几个断片重接的序列与原先的序列不同。

二、动态突变

长期以来，人们认为单基因遗传病是由点突变引起的，且点突变于一定条件下在各世代中保持相对稳定的突变率。直至 20 世纪 80～90 年代，随着对人类基因组 DNA 序列组成以及结构特征分析等研究的不断深入，发现某些单基因遗传性状的异常改变或疾病的发生，是由于 DNA 分子中某些多态性的三核苷酸重复扩增（trinucleotide repeat amplification），尤其是基因编码序列或侧翼序列的三核苷酸重复扩增所引起。而且这种串联重复的拷贝数可随世代的递增或个体发育的有丝分裂过程而呈现变动，并且常有亲代印记效应，故称这种突变方式为动态突变（dynamic mutation）。动态突变是基因组不稳定性（genomic instability）的一种。

脆性 X 综合征是第一个发现由动态突变所致的遗传病（参见第五、七章）。在脆性 X 综合征中，患者的 Xq27.3 有脆性部位，利用限制酶 Pst Ⅰ消化 X 染色体，可得到包括脆性部位在内的限制性片段，经序列分析表明，在这一限制性片段中存在的（CGG）n 串联重复序列，其拷贝数可达 60～200 个，而正常人仅为 6～60 个。进一步研究证明，这一重复序列正好位于 X 染色体的脆性部位，而在（CGG）n 的两边侧翼序列却与正常人无差异。

目前，已在许多基因的编码区和非编码区等位置发现了三核苷酸重复动态突变，以及更多核苷酸重复动态突变导致的疾病（表 9-2）。

表 9-2　部分三核苷酸重复动态突变导致的疾病

疾病（OMIM）	基因 / 定位	重复序列	重复序列在基因中的位置	正常等位基因三核苷酸重复数	动态突变等位基因三核苷酸重复数
脆性 X 综合征（fragile X syndrome）（300624）	*FMR1*/Xq27.3	CCG	5' 非翻译区	6～52	60～200
脊髓延髓肌萎缩（spinal and bulbar muscular atrophy）（313200）	*AR*/Xq12	CAG	编码区	11～33	38～66
遗传性舞蹈症（Huntington disease）（143100）	*HD*/4p16.3	CAG	编码区	6～39	36～121
脊髓小脑共济失调（SCA）Ⅰ型（spinocerebellar ataxia-1）（164400）	*SCA1*、*ATX1*/6p22.3	CAG	编码区	6～39	41～81

续表

疾病(OMIM)	基因/定位	重复序列	重复序列在基因中的位置	正常等位基因三核苷酸重复数	动态突变等位基因三核苷酸重复数
齿状核、红核、苍白球和丘脑下体萎缩(dentatorubral-pallidoluysian atrophy)(125370)	*DRPLA*/12p13.31	CAG	编码区	6~35	51~88
Machado-Joseph 病/SCA3(Machado-Joseph disease)(109150)	*SCA3*、*MJD1*/14q32.12	CAG	编码区	12~41	40~84
强直性肌营养不良(myotonic dystrophy)(160900)	*DMPK*/19q13.2-q13.3	CTG	3'非翻译区	5~37	50~3000
Friedreich 共济失调Ⅰ型(Friedreich ataxia 1)(229300)	*FRDA1*/9q13	GAA	内含子	6~34	80(前突变) 112~1700(全突变)
进行性肌阵挛癫痫(progressive myoclonus epilepsy 1)(254800)	*CSTB*/21q22.3	CCCCGCCCCGCG	5'侧翼序列	2~3	35~80
并指(趾)多指(趾)(synpolydactyly)(186000)	*HOXD13*/2q31-q32	(GCG)n(GCT)n(GCA)n	编码区	15	22~29
眼咽肌营养不良(oculopharyngeal muscular dystrophy)(164300)	*PABP2*/14q11.2-q13	GCG	编码区	6	7~13

编码区的重复扩增将产生异常的蛋白质产物。转录的非翻译区的重复扩增则干扰转录、mRNA 加工和翻译。动态突变的发生机制尚不清楚。目前认为突变发生在复制过程中,当聚合酶在合成延伸链时,延伸链与模板链的位置错配,导致不完全按照模板链进行复制,即滑链错配。

表9-3列出各种基因突变在人类遗传病中所占的比例。

表9-3 人类遗传病的突变类型和比例

突变类型	引起疾病的突变百分比(%)
点突变	
错义突变(氨基酸置换)	47
无义突变(终止密码子提前的突变)	11
RNA 加工和剪接突变(破坏共有剪接位点、戴帽位点、多腺苷酸化位点或形成隐蔽剪接位点;导致移码和终止密码子提前的突变)	10
调控突变(影响转录因子结合、转录调控和其他基因表达)	1
插入、缺失突变	
小插入、缺失(若不涉及3的倍数的碱基,则为移码突变,可能会在下游提前终止转录;若涉及3的倍数的碱基,翻译产物或缺失或多余氨基酸残基)	24
大缺失、倒位、融合和重复(可发生于DNA链之内或之间的同源序列)	6
LINE 或 *Alu* 元件的插入(可中断转录或干扰编码序列)	罕见
三核苷酸重复序列的扩增	罕见
其他重排	3

第四节 基因突变的描述

进行医学遗传学研究时,需要对引起疾病的几千种基因突变进行鉴别和分类。进行临床诊断和遗传咨询时,需要临床实验室报道突变类型。因此,很有必要对基因突变进行统一描述。

"人基因组变异协会"(Human Genome Variation Society,HGVS)提出的《DNA序列变异体描述建议》(Recommendations for the Description of DNA Sequence Variants),是目前普遍被接受的标准。以下简单介绍该建议2013年2月11日修改版的几项有关规定。关于该建议最新的修改版,可链接http://www.hgvs.org/mutnomen。按照该建议,可将对某一变异的描述,分为以下三个部分。

一、在哪种层面上描述该变异

为避免混淆,分别以c、g、r、m、p、等5个小写英语字母和缩略号'.'指出是在哪种层面上描述的变异。

"c."表示是在编码DNA序列(coding DNA sequence)层面上描述的变异。

"g."表示是在基因组DNA(genomic DNA)层面上描述的变异。

"m."表示是线粒体DNA(mitochondrial DNA)层面上描述的变异。

"r."表示是RNA层面上描述的变异。

"p."表示是在蛋白质(protein)层面上描述的变异。

二、变异所在的位点

以核苷酸或氨基酸的编号指出变异所在的位点。

(一)编码DNA序列中的核苷酸编号

编码DNA序列中的核苷酸编号规定如下:①以该基因翻译起始密码子ATG中的A编号为'1';②位于翻译起始密码子ATG中A的5'端方向的核苷酸依次编号为'-1','-2',…;③位于翻译终止密码子3'端方向的核苷酸依次编号为'* 1','* 2',…;④在编码DNA序列层面上描述内含子中的变异时,变异位点在内含子开始部位的核苷酸,依次在该内含子之前的外显子最后1个核苷酸的编号之后加上'+1','+2',…作为其编号;变异位点在内含子终末部位的核苷酸,依次在该内含子之后的外显子第1个核苷酸的编号之后加上'-1','-2',…作为其编号;不用含有'IVS'的描述方式;⑤没有'0'编号。

(二)基因组DNA序列中的核苷酸编号

基因组DNA序列中的核苷酸编号规定如下:①应根据RefSeq数据库,以该基因在基因组中覆盖全部基因序列(包括启动子序列)的第1个核苷酸编号为'1';②不用'+','-'或其他符号。

(三)线粒体DNA序列中的核苷酸编号

人线粒体基因组是很小的DNA分子,全长16 569bp。1981年就已测定了全基因组核苷酸序列,并已确定了第1位至第16 569位核苷酸的编号。

(四)RNA序列中的核苷酸编号

RNA序列中的核苷酸编号与编码DNA序列中的核苷酸编号相同。

(五)蛋白质的氨基酸序列编号

蛋白质的氨基酸序列编号规定如下:①将该蛋白翻译起始子甲硫氨酸编号为'1';②是以初级翻译产物,而不是以经加工成为成熟蛋白质的氨基酸序列编号,因此,编号应包括信号肽部分。

三、变异的类型

(一)DNA层面上的变异类型

在DNA层面上,变异类型的描述规定如下:①单核苷酸置换:以'>'表示置换,之前为被置换的核苷酸,之后为置换后的核苷酸,分别以大写英语字母A、T、G、C表示;②分别以'del'表示缺失(deletion), ‘dup’表示重复(duplication),‘ins’表示插入(insertion),‘inv’表示倒位(inversion),‘con’表示转换(conversion);③以‘_’表示影响的范围。

（二）RNA层面上的变异类型

在RNA层面上,变异类型的描述规定与DNA层面相似,但核苷酸以小写英语字母a、u、g、c表示。

（三）蛋白质层面上的变异类型

在蛋白质层面上,变异类型的描述规定要点如下:①氨基酸置换不用‘>’,而是直接在发生变异的氨基酸编号之前写出被置换的氨基酸,之后写出置换后的氨基酸;②氨基酸缩写,用三字母缩写或单字母缩写均可,但更推荐用三字母缩写。

以上规定,既适用于描述突变(mutation),也适用于描述多态(polymorphism)。也就是说,不用A/G等方式描述多态。

以下是若干变异描述的举例。

76A > T	某基因编码DNA序列第76位核苷酸A被T置换
g.476A > T	某基因基因组DNA序列第476位核苷酸A被T置换
m.8993T > C	mtDNA序列第8993位核苷酸T被C置换
r.76a > u	某基因RNA序列第76位核苷酸a被u置换
c.76_78delACT	某基因编码DNA序列第76至第78位缺失三核苷酸ACT
c.77_79dupCTG	某基因编码DNA序列第77至第79位三核苷酸CTG重复2次
c.76_77insT	某基因编码DNA序列第76位与第77位核苷酸之间插入了T
p.Lys76Asn	某蛋白第76位的氨基酸由赖氨酸变为天冬酰胺
ATP6:p.Leu156Pro	mtDNA编码的ATP合酶6第156位氨基酸由亮氨酸变为脯氨酸

(编者注:以上是2013年2月11日推荐使用的基因突变描述方法。本书是2011年6月启动编写。所以某些章节已经来不及按照以上表述方法修改。可以肯定的是,随时间推移,这种”标准”表述方法也不是永恒的。将来还会“与时俱进”。所以将永远会出现这种前后混杂的表达方法。希读者见谅)

第五节　诱变因子

如前所述,基因突变除了自发产生外,还可被一些诱变因子诱发产生。这些诱变因子中,有的是实验室里所用的化学试剂或物理因素,有的则是存在于人类生活环境中的各种物理和化学物质(参见第二章)。

一、辐射的诱变效应

Rontgen(1895)发现X线。Muller(1927)首次确证X线对果蝇有诱变作用。此后,人们对包括人类在内的多种生物研究了X线、放射性同位素(radioisotope)、紫外线、可见光和电离辐射的诱变作用。

二、化学物质的诱变效应

人们在日常生活中接触到各种各样的化学物质,有的是天然产物,有的是人工合成产物,它们会通过饮食、呼吸或皮肤接触等途径进入人体。此外,人体细胞正常代谢发生改变后的异常代谢产物也是一些化学物质。它们中间有些会引起细胞内DNA的结构发生改变,从而表现出诱变效应。

（一）掺入DNA引起不正常复制

天然碱基类似物可引起碱基置换突变。例如,5溴脱氧尿苷(5-bromodeoxyuridine,BrdU)是一种诱变剂,它的结构同胸苷(T)相似。如果把细菌放在含有BrdU的培养基中培养,细菌体内一部分DNA中的胸苷(T)便被BrdU所取代。一般情况下,DNA中含有的BrdU越多,则群体中发生突变的细菌越多。而且,已经发生了突变的细菌,即使以后在不含BrdU的培养基中生长繁殖,仍能保持突变性状。这一现象的解释是:BrdU在DNA分子中通常以酮式状态存在,此时的结构与T极为相似,故能取代T而与腺苷(A)配对,因而生成 BrdU-A 对(图 9-9)。但是,由于 5 位上溴的影响,BrdU 有时也能以烯醇式状态存在,此时,它的结构类似胞苷(C),故可以与鸟苷(G)配对(图 9-10)。因此,当 DNA 复制到 BrdU-A 这一核苷酸对时,在 BrdU 的相对位置上可以出现鸟苷(G),而变成了 BrdU-G。在下一次 DNA 复制时,G 又按正常情况同 C 配对,出现 GC 对。这样,在 BrdU 作用下,原来的 AT 对就变成 GC 对(图 9-11)。DNA 分子中核苷酸排列次序发生改变,使细菌在形态或生理性状上出现变异,而且可在没有 BrdU 存在的情况下,仍然保持这一突变性状。同理,BrdU 也可使 DNA 分子中的 GC 对变成 AT 对(图 9-11)。

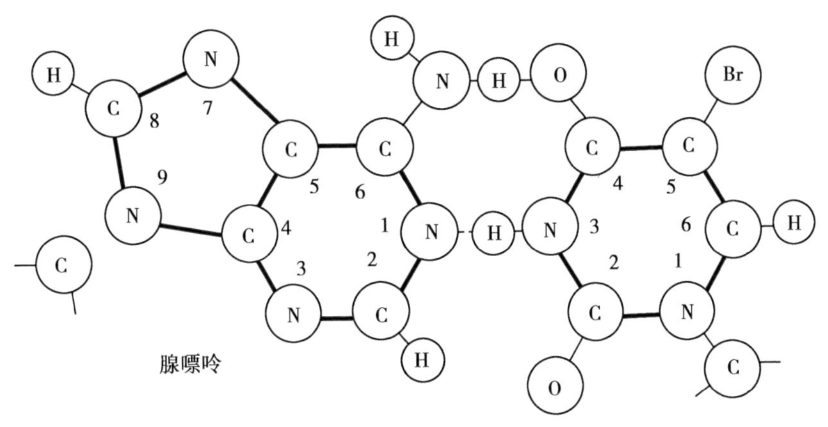

图 9-9 酮式 5 溴脱氧尿苷(BU)与腺嘌呤(A)配对

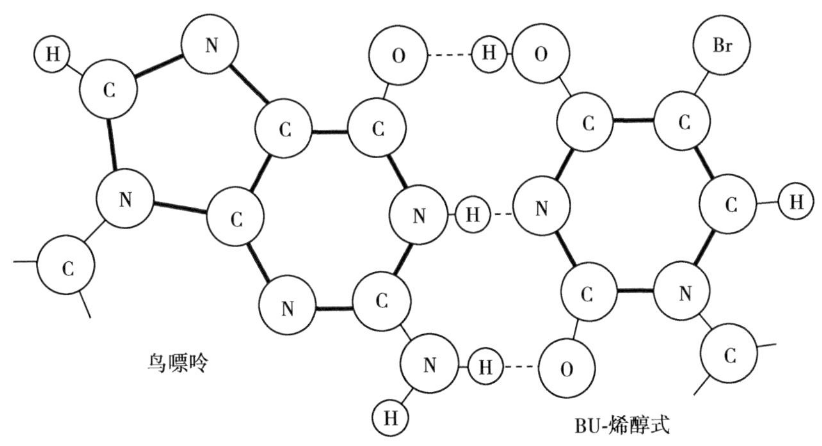

图 9-10 烯醇式 5 溴脱氧尿苷与鸟嘌呤(G)配对

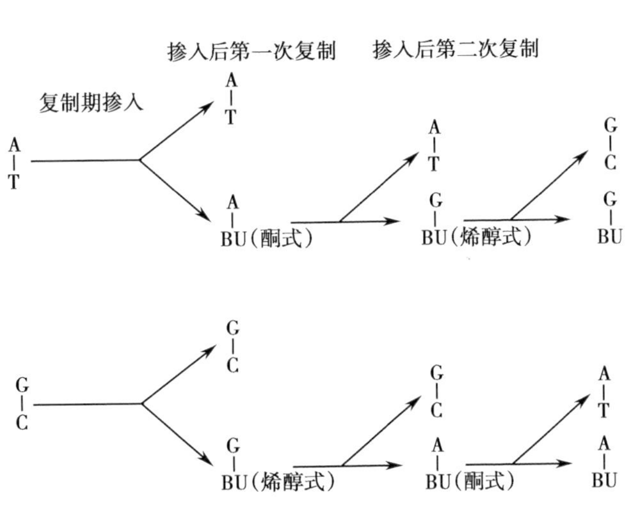

图 9-11 5 溴脱氧尿苷诱发的碱基转换

烷化剂（alkylating agent）是一类特别有效的诱变剂，它的作用也在于引起 DNA 不正常复制。例如，氮芥（mustard）能将有机基团结合在 DNA 的碱基上。鸟嘌呤的 N^7 位置特别敏感，一旦与这一基团结合后，就会改变碱基的构型，结果引起稳定的错误配对。双功能基团的烷化剂能在两个不同的碱基间可形成稳定的桥（图 9-12）。

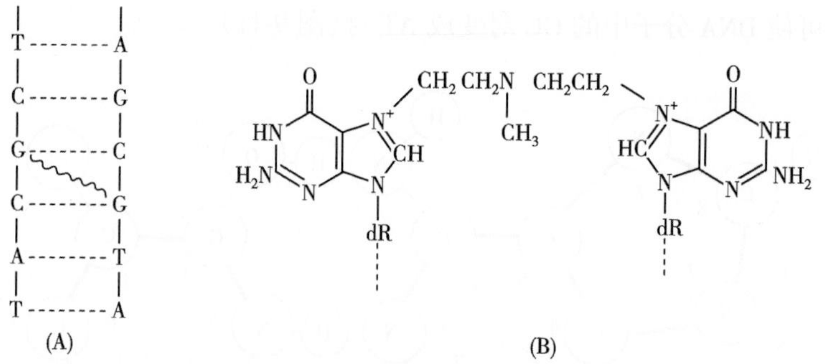

图 9-12　氮芥在两个碱基间形成桥

（A）示双链 G-G 间形成桥；（B）氮芥形成桥的结构式

许多烷化剂例如氮芥、硫芥、环氧乙烷等除了能诱发点突变外，还能引起染色体畸变。由于染色体畸变常常为辐射所诱发，所以这些物质又被称为拟辐射物质。拟辐射物质除了诱发染色体畸变和基因突变外，还能抑制细胞有丝分裂、抑制抗体生成、诱发肿瘤和抑制肿瘤细胞生长等类似于辐射的生物学效应。

（二）直接与 DNA 发生化学反应

以亚硝酸（HNO_2）为例。亚硝酸有氧化脱氨作用，能使腺嘌呤（A）脱去氨基成为次黄嘌呤（H）；使胞嘧啶（C）脱去氨基成为尿嘧啶（U）；也可使鸟嘌呤（G）脱去氨基成为黄嘌呤（X）（图 9-13）。

脱去氨基后，生成的次黄嘌呤（H）与胞嘧啶（C）配对，生成的尿嘧啶（U）与腺嘌呤（A）配对。在下一次 DNA 复制时，胞嘧啶（C）又按一般情况与鸟嘌呤（G）配对；腺嘌呤（A）也按通常情况与胸腺嘧啶（T）配对。这样，就由原来的 A-T 对变成 G-C 对，由原来的 G-C 对变成 A-T 对（图 9-14）。至于脱去氨基后生成的黄嘌呤与鸟嘌呤一样，仍与胞嘧啶配对，故 DNA 分子中的核苷酸排列次序没有改变，因而不会引起突变。

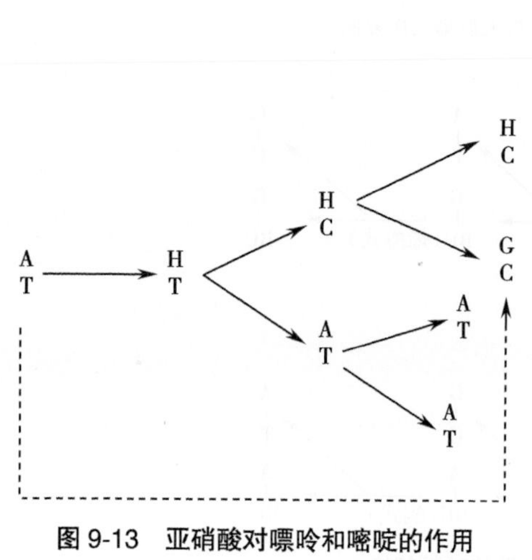

图 9-13　亚硝酸对嘌呤和嘧啶的作用

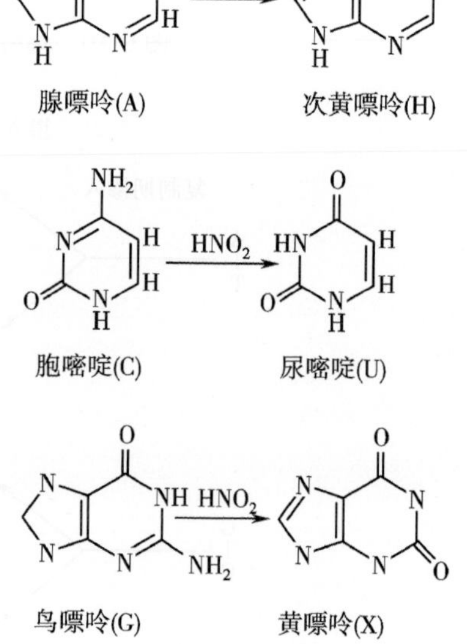

图 9-14　由亚硝酸所促成的突变，由 A-T 对变为 G-C 对的转换过程

用亚硝酸处理大肠埃希菌的碱性磷酸酶缺陷品系，得到能够产生这种酶的回复突变株。分析回复突变株所产生的碱性磷酸酶的氨基酸序列，并参照遗传密码表，可知亚硝酸使这个缺陷型回复突变成为原养型（prototroph）的作用，主要在于使 A-T 对变成 G-C 对。

（三）造成 DNA 中核苷酸对的缺失或增加

吖啶类染料是有效的移码突变诱变剂（图 9-15）。吖啶类分子如原黄素、吖啶橙等能够嵌入 DNA 分子。嵌入后可能有利于核苷酸的环出（looping out）和核酸内切酶的作用。通过切除修复过程，使 DNA 出现移码突变。

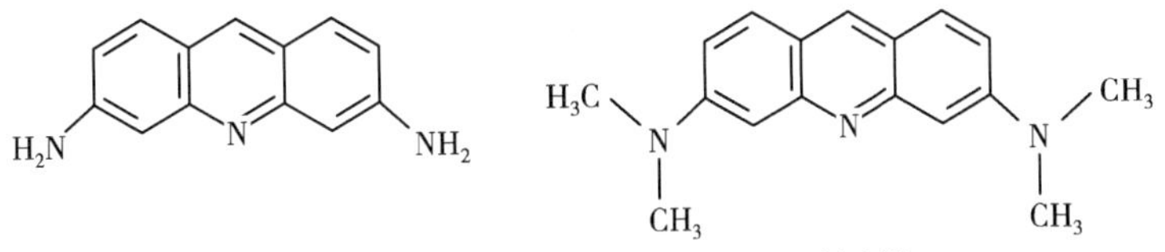

原黄素　　吖啶橙

图 9-15　吖啶类分子结构

三、生物因子的诱变效应

在原核生物和真核生物中都发现了“可动遗传因子”，它们与基因突变密切有关。McClintock（1950）最先在玉米中发现了“控制因子”与玉米籽粒的色素变异有关。但这一发现在当时未受到重视。到了 20 世纪 60 年代，在细菌里发现了转座因子（transposable element）后，人们才作了广泛深入的研究。在大多数的微生物和动、植物以及人体中，均已发现转座因子的存在。现已知原核生物中的转座因子有插入序列（insertion sequence，IS）、转座子（transposon，Tn）、转座噬菌体 Mu 和 λ 等。真核生物如酵母的 T_y 因子，果蝇中的“可动散在遗传因子”（mobile dispersed genetic element）如 copia，哺乳类中的病毒，包括 DNA 病毒和反转录病毒等，都属于可动遗传因子，均与基因突变有关。

这些转座因子在结构上有共同的特点：①它们有共同的结构组成。在转座因子 DNA 的两端都有顺向重复序列或反向重复序列，而且在这种末端重复序列自身的两端，有时还有反向重复序列（inverted repeats，IR）；②在转座因子插入受体基因组的位置上，会出现很短的顺向重复序列，长度为 2～16bp，每种可动因子插入处的重复序列的长度各不相同；③在受体基因组上有许多个可以插入的位置。

图 9-16 是细菌转座子 Tn3 的结构。Tn3 是第一个被全 DNA 序列测定的转座子。Tn*3* 全长 4957bp，两端各有一个长 38bp 的反向重复序列。有些 Tn 的 IR 就是已知的 IS，这些 IR 既可作为 Tn 的一部分而转座，也可作为单独的 IS 而转座。Tn*3* 含 3 个基因：*tnpA*、*tnpR* 和 *amp*^{r}。*tnpA* 编码转座酶，*tnpR* 编码阻遏物，*amp*^{r} 为编码 β 内酰胺酶而对氨苄青霉素产生抗性。当插入靶基因时可造成同方向的 5bp 靶序列重复，能高频转座至质粒，但只以低频转座至染色体，能促进与插入位点邻接的靶序列缺失。当以一个方向插入时可引起极性效应，而以另一个方向插入可促进远端基因的转录。属于 Tn3 家族转座子的还有：Tn*1*、Tn*2*、Tn*21*、Tn*1000*、Tn*501*、Tn*551*、Tn*801*、Tn*917*、Tn*1721*、Tn*1722* 和 Tn*2301* 等。一般认为，Tn3 家族转座子的转座途径为复制转座（replicative transposition）。Tn*3* 的氨苄青霉素抗性基因早已被用来构建最常见的质粒 pBR322。

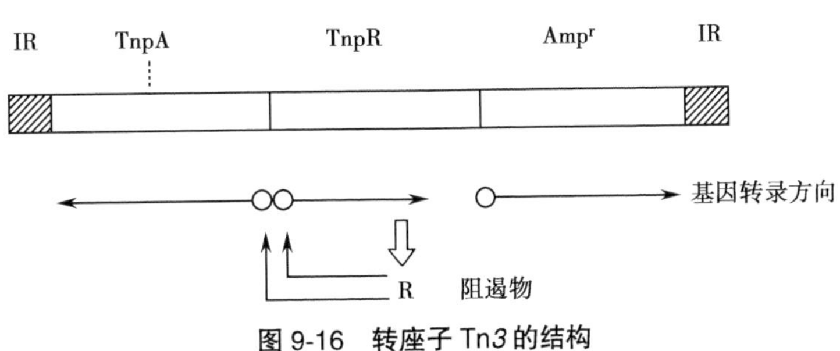

图 9-16　转座子 Tn*3* 的结构

图 9-17 是以 DNA 形式整合进宿主基因组中的逆转录病毒。图中的曲线为宿主基因组 DNA，圆点为逆转录病毒插入处，宿主 DNA 形成的重复序列，它们取相同的方向（→）。逆转录病毒两端为重复序列，称为长末端重复序列（long terminal repeat，LTR）。逆转录病毒基因组中有编码群特异性抗原（group-specific antigen）的基因 *gag*，编码病毒逆转录酶的基因 *pol*，编码病毒包膜蛋白（envelope protein）的基因 *env*，还可能有病毒癌基因（oncogenee，*onc*）。如果把 LTR 放大，还可看到这个重复序列自身的两端还各有一个反向重复序列 IR，另有 U3，即病毒子 RNA 3′端特有的序列，U5 即病毒子 RNA 5′端特有的序列，R 即重复序列。在 U3 中还含有启动子序列。

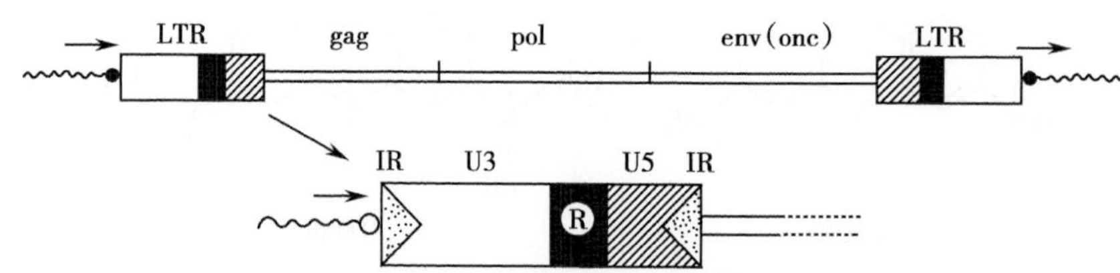

图 9-17　以 DNA 形式整合入宿主基因组中的反转录病毒

下端为放大的 LTR

转座因子除了在结构上有共同处以外，也还有共同的遗传学特性：①当它们插入宿主基因组时可引起突变。②在插入位置上可出现新的基因，如带有药物抗性基因的转座因子插入后，可增加抗药基因，转座噬菌体插入后出现一个原噬菌体。③造成插入位置上的受体 DNA 中少数核苷酸对的重复。例如，转座因子的 DNA 顺序为 XYZ，受体 DNA 中的一部分顺序是 ABCD，如插入位置在 BC 之间，插入后会形成 ABXYZBCD，B 代表少数核苷酸对的重复。④转座因子转移到新的位置后，原有位置上的转座因子保持不变。换言之，转座（transposition）包括插入序列的复制，一份拷贝留在原处，另一份拷贝插入靶 DNA。通常，靶的位置没有序列专一性，转座所需的功能由插入序列自身编码，并受严格的调控，故转座较为罕见，其频率与自发突变率处于同一数量级。⑤促使染色体发生畸变，引起基因突变，如可使插入位置附近的受体基因组出现缺失，或使基因序列发生倒位。例如，IS1 引起基因缺失的频率比自发缺失频率高 100～1000 倍。⑥转座因子可从原来的位置上切离消失，如果切离准确则产生回复突变，如切离不准确则会引起染色体畸变。

关于转座因子与突变的关系，在原核生物和低等真核生物如酵母中已有十分详细的研究。在这里仅简要阐述与哺乳类基因突变有关的转座因子的情况。根据近年来的研究，一些小的 DNA 病毒如猴病毒 40（simian virus 400，SV40）、腺病毒（adenovirus），和另一些乳多空病毒（papovaviruss），以及逆转录病毒，诱发基因突变的可能机制可归纳为两大类。第一类是病毒基因组全部或一部分整合进了宿主染色体，在结构上引起基因发生改变。具体地可分成：①病毒 DNA 的整合，造成基因或转录子的中断；②改变了 DNA 的二级或三级结构，干扰了基因的表达；③整合诱发了易错重组或修复过程，导致基因的改变。第二类则是不管病毒基因组是否整合进宿主染色体，也不管病毒基因组是否始终保留在宿主细胞内，而是由于病毒信息表达而引起突变。也可具体地分为：①病毒诱发染色体出现明显的或微小的重排；②在修复病毒诱发的重复时产生了突变；③病毒编码了容易出错的酶，如 DNA 聚合酶、修复酶等，或使已经存在于宿主的酶容易出错；④病毒诱发表型改变，如细胞膜在插入了病毒蛋白质后通透性发生改变，从而降低了对药物的敏感性。当然，上述这些效应不是相互排斥的，一种病毒可以通过几种机制来诱发突变。

SV40 病毒系统能在人体和其他哺乳类动物中离体诱发染色体畸变和细胞转化，而且在体内可能同人脑肿瘤的病变过程有关。表 9-4 列举了用一些抗性标记证实 SV40 在体外诱发突变的效应。

腺病毒也具有致癌和诱变的性质。人体腺病毒 ad2 和不完全的 ad2 粒子都能诱发中国仓鼠细胞 HGPRT 标记基因发生回复突变。回复突变产生的 HAT^r 细胞的表型稳定，并总可测得 HGPRT 的活性。人体腺病毒 ad5 感染小鼠 C57/3T3 细胞后，可使之产生对 8 叠氮鸟嘌呤和对秋水仙素的抗性。

一部分逆转录病毒由于带有病毒癌基因，会引起包括人体在内的哺乳类细胞发生癌变（参见第二十四章）。

表 9-4　SV40 在啮齿动物细胞中诱发的正向突变和回复突变

动物细胞株	抗性标记	出现抗性突变的频率（$\times 10^{-5}$）	
		对照感染	SV40 感染
正向突变			
中国仓鼠 CHO-Kl	氨苄青霉素	6.6	78.0
中国仓鼠 CHO-Kl	秋水仙素	0.7	70.3
中国仓鼠 CHO-Kl	5 溴脱氧尿苷酸	5.4	10.0
中国仓鼠 CHO-Kl	6 巯基鸟嘌呤	3.0	38.1
中国仓鼠 V79-4	8 叠氮鸟嘌呤	2.8	31.0
小鼠 3T3（瑞士）	氨甲蝶呤	6.8	66.0
小鼠 3T3（瑞士）	秋水仙素	1.7	33.0
小鼠 $L\text{-}TK^-$	6 巯基鸟嘌呤	1.5	7.5
小鼠 $L\text{-}TK^-$	鸟本苷	18.6	66.6
回复突变			
中国仓鼠 CHO-21TK^-	HAT 培养液	60	1300
中国仓鼠 CHO-24TK^-	HAT 培养液	50	300
中国仓鼠 CHO-44TK^-	HAT 培养液	100	9500

四、细胞结构和酶与基因突变的关系

除了上述的生物因素外，细胞本身的结构以及所含的酶也与基因突变有关。由于各种诱变因素必须首先进入细胞并作用于细胞里的 DNA 分子，才能诱发突变，因而细胞壁的结构和通透性会影响到诱变因素的诱变效率。细菌细胞壁的一个重要组分是脂多糖。鼠伤寒沙门氏菌中有一种很粗糙的突变型，它的脂多糖的结构异常，故诱变剂很容易通过它的细胞壁而起作用。因此，这种突变型对许多诱变剂的诱变效应更为敏感。

细胞内的一些酶可把不具有诱变作用的某些物质转变为诱变剂。因此，这些酶本身也就有了诱变作用。例如，硫蒽酮（lucanthone）对于沙门氏菌没有诱变作用，但如果用哺乳类动物肝抽提物处理就具有诱变性。可认为肝中的羟化酶把硫蒽酮转变成有诱变作用的海蒽酮（hycanthone）（图 9-18）。

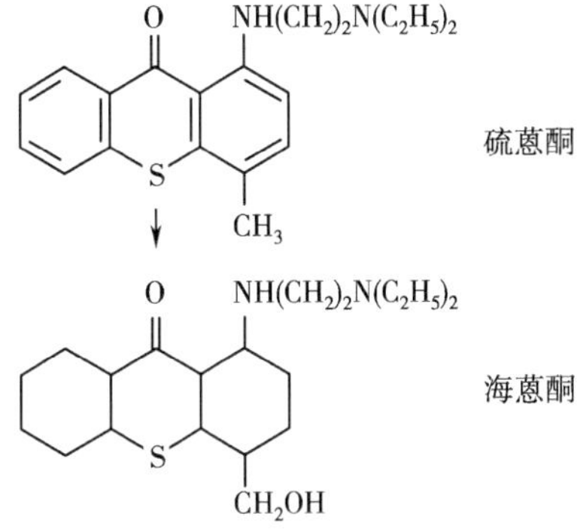

图 9-18　硫蒽酮转变为有诱变作用的海蒽酮

突变的诱发与基因是否处于活动状态也有关系。例如，大肠埃希菌的乳糖代谢基因 Z 的回复突变与是否存在乳糖或其他半乳糖苷有关。这些诱导物可使 Z 基因处于转录状态，从而提高它对某些诱变剂的反应。有人认为，基因在转录时 DNA 双链解开，这时诱变剂更能发挥作用。

第六节　人类基因突变率的估算

准确测定人类的自发突变率（mutation rate，μ）具有十分重要的意义。因为能够了解环境中的物理、化学、生物因素对人类遗传变异所起的作用。

一、常染色体显性突变

常染色体显性突变的测定方法比较简单，只要调查散发的病例数，并结合分析家史，一般即可算出突变频率。但必须满足下列条件：①这种基因突变不会导致早年夭亡，因早亡会影响调查结果；②拟表型的频率一定要很低，最好不存在拟表型；③外显率要高；④显性性状的表型要很明确，这样新的突变易于辨明。

以无虹膜（aniridia）为例。无虹膜为一简单的显性性状，杂合子都是全盲或接近全盲，很易查出。据报道，1919—1959年在美国密歇根州出生的总人数为4 664 799人，Shaw估计其中约41人为无虹膜患者，而患者双亲全都正常。如果41例个体均为单基因座上发生的新突变，则本病的突变率为：

$$41/2 \times 4\ 664\ 799 = 4.4 \times 10^{-8}\ \text{突变 / 配子 / 基因座}$$

测定显性突变率的方法从理论上讲较为简单，但能满足上述测定条件的病种并不太多，而且也不大可能在特定的一个群体中查清某种病的所有病例。加上遗传病很少是完全外显和完全没有拟表型，所以计算显性突变率并非容易。但是，符合上述条件的病种，测出的显性突变率大体相近，一般约为 1×10^{-6} 突变 / 配子 / 基因座。有的基因偏高，有的偏低，这可能反映了基因稳定性的差别。有些病可测定几个基因座上的突变，故突变率为几个基因的突变率之和（表9-5）。

表9-5　几种显性基因突变率的估计值

性状	基因	人群	突变率（$\times 10^{-6}$）
无虹膜	*AN2*	丹麦	2.9 ~ 5
		美国（密歇根州）	2.6
强直性肌营养不良	*DMPK*	北爱尔兰	8
		瑞士	16
视网膜母细胞瘤	*RB*	德国	4
神经纤维瘤病	*NF1*	美国	100
尖头并指（趾）畸形	*FGFR2*	英国	3
成骨不全	*COL1A1*	瑞典	7 ~ 13
结节性硬化症	*TSC1*	英国	8 ~ 16
马凡氏综合征	*FBN1*	北爱尔兰	4.2 ~ 5.8
Pelger-Huet 白细胞异常	*LBR*	日本	34
多囊肾	*PKD1*	丹麦	65 ~ 120
耳聋 - 眼病白额发综合征（Waardenburg 综合征）	*PAX3*	荷兰	7
遗传性舞蹈病	*HD*	美国	5
多发性结肠息肉	*APC*	美国	13

用以上方法测定的突变率可能并不代表所有基因的情况，只是反映了所测定基因座的突变率。

二、常染色体隐性突变

基因突变大多为隐性突变。隐性突变基因一般只在纯合状态下才表现出突变的性状。如果突变产生了一个隐性基因，有时也可查出它的表型。例如，突变产生的酶与正常基因产生的酶有区别。不过，通常很难直接查出一个隐性突变基因的杂合子。因此，不大可能直接计算隐性突变基因出现的频率，而必须用间接法测定隐性突变率。

假如一个群体是平衡的，则群体某一隐性基因的频率受到两方面的影响：一方面由于携带隐性基因的个体的适合度降低，使基因频率降低；另一方面，由于新突变而使基因频率增高。增高和降低的值相等时，则可使这一群体的隐性基因突变率维持相对恒定的数值。假定某一群体中的突变率为 μ，人数为 N，则新突变的基因数为 $2N\mu$。对于常染色体基因，由于适合度降低而减少的基因数目为 2Nx（1-f）。f 为隐性基因纯合子的适合度，x 为隐性基因纯合子的频率。当增高和降低的数值相等时，即：

$$2N\mu=2Nx(1-f)$$

$$\mu=x(1-f)$$

如果某种疾病的适合度为 0，则突变率等于纯合子的频率。纯合子的频率为 q^2，q 为隐性基因频率，故：

$$\mu=q^2$$

这种测定方法是假定突变等位基因杂合子的适合度等于正常等位基因纯合子，亦即假定隐性等位基因杂合子的适合度并未下降。但实际情况并非如此。杂合子适合度稍有变动，就会明显影响 μ 值。因此，目前还没有一种令人满意的方法用以测定隐性基因突变率。

三、X 连锁致死突变

X 连锁突变是指发生在 X 染色体上的基因突变。当女性的 X 染色体上出现突变，她的儿子会表现出突变性状。如果这是致死突变，则不论隐性还是显性，都能使她的儿子死亡。结果她的子代中男性减少，女性比例增大。她的女儿的两条 X 染色体中，如有一条带有突变基因并为显性致死突变，则此女性杂合子也将死亡；如果这是隐性致死突变，则此女性杂合子成为突变基因的携带者。如果男性的 X 染色体上出现致死突变，则他的子代中男性全部正常，女性则有一条 X 染色体带有突变基因。如果这是显性致死突变，则他的女儿数目减少；如为隐性致死突变，则女儿（杂合子）成为隐性基因的携带者。

综上所述，可以归纳为：

母亲 X 染色体上出现突变基因：

如为显性致死，子代中男女之比为 1∶1；

如为隐性致死，子代中男女之比为 1∶2。

父亲 X 染色体上出现突变基因：

如为显性致死，子代中男女之比为 2∶0；

如为隐性致死，子代中男女之比为 2∶2。

从理论上讲，上述第一种情况中的显性致死突变，会使子代的人数减少，但性别比例不变；第二种情况中的隐性致死突变，虽不改变子代的性别比例，但带有隐性基因的女性与正常男性结婚后，生下的儿子也有半数会死亡；也就是说，男性出现隐性致死突变后，他的外孙女同外孙儿的比例为 2∶1。这样，似乎可通过子代的个体数和性别比例的变化查出这类突变。但实际并不那么简单。因为有许多因素会影响调查结果。例如，每对夫妻所生子女很少，难以从统计上发现差异。另外，改变性别比例的因素很多，难以得出结论。

四、X 连锁隐性突变

Haldane（1935）已提出了人类 X 连锁隐性突变率的第一个估计值。估测的方法是：当群体处于平衡状态时，新的突变数目等于男性中消失的突变数目（如果突变频率很低，女性隐性基因纯合子可忽略不计），因为男性的 X 染色体占群体中 X 染色体数目的 1/3，故：

$$(1-f_m)q=3\mu$$

$$\mu=\frac{1}{3}(1-f_m)q$$

f_m 为男性个体的适合度。如果带有突变等位基因的男性个体的适合度接近于 0，则可写成：

$$\mu=\frac{q}{3}$$

即突变率为基因频率的 1/3，也相当于男性患者频率的 1/3。表 9-6 列举了 X 连锁基因突变率的一些例子。

表 9-6　几种 X 连锁隐性基因的突变率

性状	基因	人群	突变率（$\times 10^{-6}$）
甲型＋乙型血友病	*F8*、*F9*	丹麦	32
		瑞士	22
甲型血友病	*F8*	德国汉堡	57
		芬兰	32
乙型血友病	*F9*	德国汉堡	3
		芬兰	2
假肥大型肌营养不良	*DMD*	美国	95
		北爱尔兰	60
		英国	43
		德国	43
		美国威斯康星州	92
		英国（里兹）	51
低丙球蛋白血症	*BTK*	英国	3～5
寻常鱼鳞癣	*STS*	英国	1
色素性视网膜炎	*RPGR*	瑞士	1

综上所述，各种单基因疾病的群体突变率估计值可通过下面的公式得到：

常染色体显性遗传病：μ=F（1–f）/2

常染色体隐性遗传病：μ=F（1–f）

X- 连锁隐性遗传病：μ=F（1–f）/3

（μ：突变率；F：群体的发病率；f：患者的生物学适合度）

五、体外培养细胞的突变

体外培养的细胞（包括动物和人体细胞），也会自发地产生突变。突变可借助于适当的选择培养基检出，使细胞群体中极少数突变细胞形成无性繁殖系（克隆），从而选出突变细胞。

利用体外培养的人体细胞，可研究人体基因的突变，但有局限性。因为体外培养的环境中没有活体内的全套代谢产物，故突变频率不能完全反映活体的情况。

第七节　影响人类基因突变的因素

有许多因素可影响人类基因突变的频率。下面选择一些因素加以说明。

一、父亲年龄

基因突变几乎都是 DNA 碱基配对发生差错的结果。在女性，卵母细胞只在排卵前分裂，由于 DNA 很少进行复制，故女性年龄对基因突变率无显著影响。但在男性，由于生精上皮不断进行分裂，产生精原细胞、精母细胞、精细胞，DNA 一直在合成和复制。因此，父亲的年龄越大，DNA 复制的次数越多，精子出现突变的机会也就越多，子代出现突变性状的机会也相应增加。

Penrose 研究软骨发育不全时，第一次证实了父亲年龄对突变的效应。以后在研究其他一些疾病时，也得出了类似结论。但是，并非所有疾病都如此。图 9-19 示父亲年龄对突变相对发生率的影响。注意，这些资料只包括新的突变病例，父亲自身患病者不计在内。

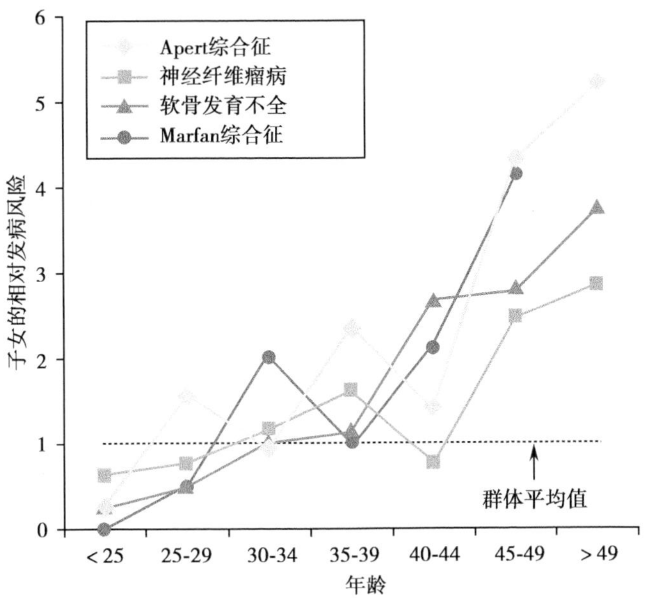

图 9-19　父亲年龄对突变相对发生率的影响

为什么父亲年龄对有些病有影响，而对另一些病没有影响，目前尚不清楚。年龄增大，突变率随之增加，但增加程度较预期数（即根据突变率与年龄的直线相关推测的数据）要大。

二、性别

在哺乳类动物中已发现性别与基因突变率有关。已知雄性小鼠和雌性小鼠对辐射的诱变效应有不同的敏感性。在低剂量辐射时，雌性小鼠的突变率较低。至于人类中有无类似情况，由于人类自发突变率还未完全确定，故有关报道相互矛盾。目前可以认为，即使有差别，可能也不大。

三、遗传背景

某个基因是否发生突变，往往受其他基因的影响，也就是说，特定基因的突变，受整个基因组（遗传背景）的影响。另一方面，某个基因突变后，也会影响整个基因组的稳定性。基因突变后会改变细胞的代谢途径和代谢环境，从而影响整个细胞的生命活动。

参 考 文 献

1. Scriver CR, Beaudet AL, Valle D, *et al*. The Metabolic and Molecular Bases of Inherited Disease. 8th ed. New York: McGraw-Hill Companies, 2001.

2. Rimoin DL, Connor JM, Pyeritz RE, *et al*. Emery and Rimoin's Principles and Practice of Medical Genetics. 5th ed. Philadelphia: Churchill Livingstone, 2006.

3. Nussbaum RL, McInnes RR, Willard HF, *et al*. Thompson & Thompson Genetics in Medicine. 张咸宁，等译. 7th ed.（双语版）北京：北京大学医学出版社，2009.

4. Passarge E. Color Atlas of Genetics. 3rd ed. New York: Thieme Medical Publishers, 2007.

5. Jorde LB, Carey JC, Bamshad MJ. Medical Genetics. 4th ed. Philadelphia: Mosby, 2010.

6. 赵寿元，乔守怡. 现代遗传学. 第 2 版. 北京：高等教育出版社，2008.

7. Schaaf CP, Zschocke J, Potocki L. Human Genetics: From Molecules to Medicine. Baltimore: Lippincott Williams & Wilkins, 2012.

8. Young ID. Medical Genetics. Oxford: Oxford University Press, 2010.

9. Kreb JE, Goldstein ES, Kilpatrick ST. Lewin's GENES Ⅺ. Sudbury: Jones and Bartlett Publishers, 2012.

10. Tobias ES, Connor M, Ferguson-Smith M. Essential Medical Genetics. 6th ed. New York: Wiley-Blackwell, 2011.

11. Strachan T, Read A. Human Molecular Genetics. 4th ed. New York: Garland Science, 2010.

12. Turnpenny P, Ellard S. Emery's Elements of Medical Genetics: With Student Consult Access. 14th ed. Churchill Livingstone, 2011.

13. Dracopoli NC, Haines JL, Korf BR, Current Protocols in Human Genetics. New York: John Wiley & Sons Inc., 2003.

第十章　人类基因组学

杨焕明

第一节　基因组学和“国际人类基因组计划”简介

一、基因组学简介

（一）基因组学的定义

顾名思义，基因组学（genomics）就是研究基因组（genome）的科学。人类基因组学（human genomics）就是研究人类基因组（human genome）的科学。基因组的定义，从不同学科的角度，可表述如下：从形式遗传学的角度，基因组是指一个生物体所有基因（遗传单位）的总和；从细胞遗传学的角度，基因组是指一个生物体的单倍体所有染色体的总和，如人类的 22 条常染色体加上 X 染色体或 Y 染色体；从分子遗传学的角度，基因组是指一个生物体或一个细胞器所有 DNA 分子的总和，如真核生物的核基因组 DNA 分子和线粒体基因组 DNA 分子，植物还另有叶绿体基因组 DNA 分子，以及细菌的主基因组 DNA 分子和数目不等的质粒基因组 DNA 组分；从现代信息学的角度，基因组是指一个生物体所有遗传信息的总和，是遗传信息的自然存在单位。

正因为这样，要学好基因组学这门科学，需要掌握形式遗传学、细胞遗传学和分子遗传学的基础知识，以及现代信息学的基本概念和生物信息学的必要工具，特别是从相关重要网站获得信息和使用信息工具的基本技能。

在一定意义上，基因组学是遗传学的继续和发展。基因组学和一般意义上的遗传学的相同之处，是两者都以基因和其他遗传的功能因子为研究对象，不同之处是遗传学一般研究的是一个或少数几个基因，而基因组学则以一个生命体的所有基因和遗传的功能因子即基因组作为研究对象。

与遗传学相似，基因组学也可依研究对象不同而分为人类基因组学、动物基因组学、植物基因组学以及微生物基因组学等亚学科。也可依研究策略和技术而分为比较基因组学、进化基因组学等。从研究的内容来说，主要分为基因组的概貌（landscape of genome）研究和基因组的生物学（biology of genomes）研究。正因为如此，也同遗传学一样，基因组学强调结构和功能密不可分的相互关系。

（二）基因组学的两个理念和两个技术平台

基因组学有两个最主要的理念：

第一，“生命是序列的！”（Life is of sequence！）；

第二，“生命是数字的！”（Life is digital！）。这是从基因组学的角度对生命的理解，是基因组学的基石和支柱。

“生命是序列的！”源于Watson和Crick（1953）的一个论点：“……碱基的精确序列是携带遗传信息的密码。”（“…the precise sequence of the bases is the code which carries the genetical information.”

“生命是数字的！”来自Sulston和Ferry（2002）的描述：“……代代相传的生命指令不是模拟的，而是数字的……”（“…the instructions for making a life from one generation to the next is digital，not analogue …”）。

基于这两个理念，现阶段的基因组学有两项主要的核心技术：第一项核心技术是序列分析，即测序（sequencing）；第二项核心技术是信息学分析，即生物信息学（bioinformatics）也称计算基因组学（computational genomics）。可以说，基因组学就是把生命“序列化”和“数字化”。序列分析（包括DNA、RNA、甲基化组等测序）旨在“拿到”生命的这本“天书”，信息学分析就是要借助计算机和相关软件来“读懂”这本“天书”。

（三）基因组的生物学

美国冷泉港实验室（Cold Spring Harbor Laboratory，CSHL）被誉为“现代生物学的圣地”之一。该实验室自20世纪80年代末起，定期举行“基因组科学年会”（Annual Meeting on Genome Science），至2013年已举行26届。进入21世纪后不久，每次年会都把“基因组的生物学”作为主题。这一主题，比较全面、确切地反映了当前基因组学的发展趋势和最终归属，即研究所有与生物学相关的问题。那就是：以基因组为研究规模，以测序和信息分析为主要技术平台，从分子即核苷酸序列水平，与生命科学的所有经典和新生学科合作，来研究与生物学有关的所有问题。

基因组学对生命科学其他相关学科最重要的影响和贡献是提供了“- 组”（-ome）和“- 组学”（-omics）”的概念、研究策略和技术。换言之，“序列化”、“数字化”，就是把生命科学的几乎所有学科都“- 组学化”（-omicsization）了。

有很多例子可以反映生命科学几乎所有学科的“- 组化”和“- 组学化”。常见的有：转录组（transcriptome）和转录组学（transcriptomics）；蛋白质组（proteome）和蛋白质组学（proteomics）；代谢组（metablome）和代谢组学（metablomics；调控组（regulatome）和调控组学（regulatomics）；以及由甲基化组（methylome）和甲基化组学（methylomics），组蛋白修饰组（histone-modifiome）和组蛋白修饰组学（histone-modifiomics）、非编码RNA组（non-codingRNAome，ncRNAome）和非编码RNA组学（non-coding RNAomics，ncRNAomics）组成的EPI基因组（epigenome）和EPI基因组学（epigenomics）；等等。还有的是几乎完全基于基因组学概念和技术的新学科，如综合研究生态、环境和群体微生物的META基因组（metagenome）和META基因组学（metagenomics）。

更重要的是，这一“- 组学化”的趋势是基因组学和生命科学所有其他学科两方面的互动和互促。如果基因组学不和其他学科结合，只能困守于一般的“普通基因组学”（general genomics）而失去生命力。而其他学科，特别是以人类需求为导向的学科，一定要、也一定会引进基因组学的概念、策略和技术，引用基因组学提供的海量序列数据和注释信息，才能与时俱进。在这个意义上，将来所有的生物学一定要以基因组的知识重新开始，才有希望进一步发展。

在某种意义上，基因组学可以部分地看成是基因组水平或基因组规模的遗传学。基于遗传学和基因组学的这一历史性和科学上的亲缘关系，遗传学的所有外延、派生的学科，几乎毫无例外都已经开始并逐步升华为对应的基因组学有关学科。作为学科主要特点而永远保留的只有遗传学的精髓，那就是，研究生命的遗传和变异，连接基因型和表型。

例如，研究人类基因的遗传和变异的人类遗传学，研究人类疾病发生和发展的遗传机制的医学遗传学，着重研究遗传学在疾病诊断和治疗方面应用的临床遗传学，研究基因和癌症相关性的癌症遗传学，研究人类与生命树上其他生物亲缘关系和基因进化的进化遗传学，研究人群的基因变异和分布特点的群体遗传学，等等，都已取其所需、与时俱进，吸收了基因组学的精华，部分地或几乎全部升华为人类基因组学、医学基因组学、临床基因组学、癌症基因组学、进化基因组学、群体基因组学，等等。

（四）基因组学研究的若干技术参数和术语

与别的新学科一样，基因组学和它的核心技术—测序，产生了很多新的术语。掌握这些常用术语以及一些相关的技术参数并不困难，对于学习基因组学和本章内容是很重要的。

基因组学常用术语如下。

1. 一致序列　一致序列（consensus sequence）是将从DNA测序仪获得的"机读序列"（reads）按重叠部分连接起来的单一序列。它在定义上包括"连续序列"（contig）和"间断连续序列"（scaffold）。连续序列是指一段中间没有任何"空档"（gap）的序列。间断连续序列是指由若干连续序列组成的、仍有一定数目空档的大片段序列。一般要求所含的连续序列的排列顺序和方向正确，如根据cDNA和遗传标记的信息，或者DNA大片段提供的两端短序列等信息组装的片段。

2. N50　N50表示总数的一半。如"Contig N50的长度为nMb"，表示总数一半的连续序列长度为nMb；"Scaffold N50的长度为nMb"，则表示总数一半的间断连续序列长度为nMb。

3. 基因组覆盖率　基因组覆盖率（genome coverage）即测序得到的所有一致序列的总和（包括连续序列和间断连续序列）占所测基因组估计大小的百分比。

4. 基因覆盖率　基因覆盖率（gene coverage）是指测序得到的所有一致序列的总和所含有的编码蛋白的基因占所测基因组的基因估计总数的百分比。

5. 测序深度　测序深度（sequencing depth）是指测序得到的所有下机序列的总和除以所测基因组估计大小所得到的倍数，以X表示。

6. 序列精度　序列精度（sequence accuracy）是指所测得的每一个碱基的准确程度。

7. 基因组草图　基因组草图（genome draft）一般是指测序得到的基因组序列，对基因组覆盖率和基因覆盖率都要达到或超过90%，序列精度在99%以上。Sanger时代的测序深度一般要求6X以上。

8. 基因组精细图　基因组精细图（genome fine map）对基因组覆盖率和基因覆盖率都要达到或超过99%，序列精度在99.99%以上。Sanger时代的测序深度一般要求10X以上。考虑到一个物种基因组大小和组成的多样性，现在一般不再使用"完成图"一词。

9. 基因组参考序列　基因组参考序列（genome reference sequence）是指通过一个或少数个体的基因组测序得到的序列，在实际使用时，常代表这一物种的基因组序列。

10. 外显子组测序　外显子组测序（exome sequencing）是相对于"全基因组测序"而言，指仅测定基因组中所有的外显子（一般包括基因上游的全部或部分调控序列和靠近剪接位置的部分内含子序列，以及基因下游与加尾等有关的序列）。含这些序列的DNA分子可以用专门设计的芯片通过DNA捕获（DNA trapping）得到。

二、人类基因组计划

（一）人类基因组计划的启动和完成

尽管基因组学一词在20世纪80年代初期就已提出，基因组学成为一门科学，应该归功于20世纪90年代启动的"人类基因组计划"（Human Genome Project，HGP）。HGP是基因组学的第一次成功实践。学习HGP的提出、目标、技术和其他内容的概况，对于我们更好地理解基因组学的概念和技术是非常重要的。

1985—1986年，美国能源部（Department of Energy，DOE）先后组织了三次专业会议，开始了人类基因组测序的意义和可行性的讨论。1987年初，DOE和美国国家卫生研究院（National Institutes of Health，NIH）开始资助相关研究。1990年10月1日，经过5年的酝酿和反复论证，美国的HGP计划正式启动。随后，英国、日本、法国、德国、中国等先后加入，组成了"国际人类基因组测序联盟"（International Human Genome Sequencing Consortium，IHGSC）。HGP是自然科学史上第一个特大型国际合作科研计划。

2000年，IHGSC完成了人类基因组草图。6月26日，在各参与国首都同时举行庆祝活动。当地时间早上8时，美国和英国通过卫星分别在华盛顿和伦敦和参与国的大使及科学家一起，举行了以"解读生命的天书，人类进步的里程碑”（Decoding the Book of Life，A Milestone for Humanity）为题的庆典，宣布人类基因组草图的完成。

2003年，人类基因组精细图完成。同年4月14日，中国、法国、德国、日本、英国和美国的政府首脑联合签署“人类基因组宣言”，历经13年艰辛的HGP落下帷幕。

（二）HGP的目标和技术路线

HGP的技术目标是构建人类基因组的四张图，即遗传图、物理图、转录图和序列图。这四张图组成了一个完整的研究体系：遗传图是人类遗传学研究多年积累的结晶，所开发的遗传标记可以作为相对位置相当准确的基因组路标；物理图既是基因组的物理路标，所提供的DNA克隆又是基因组测序的实验材料；转录图提供的编码序列对于序列组装和基因注释是非常重要的。遗传图、物理图和转录图，除了自身的研究价值以外，也为序列图的绘制提供了技术基础。在这个意义上，人类基因组的序列图可以说是以遗传标记、物理标记和转录本为骨架和路标的碱基水平的物理图。

遗传图（genetic map）就是用经典遗传学的传统技术建立的、以厘摩（centi-Morgan，cM）为图距的连锁图（linkage map）。HGP使用的遗传标记是短串联重复序列（short tandem repeats，STR），即微卫星DNA（microsatellite DNA）。当时HGP设定的目标是构建有3000个STR组成的、平均密度为1 STR/cM的全基因组遗传图。

物理图（physical map）在当时有两方面的含义：一是构建覆盖整个基因组的以序列标定位点（sequence tagged sites，STS）为物理标记的基因组图谱。STS是在基因组中有确定位置的一小段已知序列的DNA片段，它反映的是基因组DNA序列两点之间，也就是两个STS序列片段之间的实际物理距离，一般以kb为单位。HGP当时设定的目标是构建由30 000个STS组成的、平均密度为10 STS/Mb的全基因组物理图。要注意的是，从序列的角度，STR就是中间含重复序列的STS，两个STR在一个染色体上的相对位置比STS还要准确；二是在此基础上构建首尾重叠、覆盖整个基因组的重叠克隆图骨架。HGP起初使用的是酵母人工染色体（yeast artificial chromosome，YAC）克隆，其优点是平均长度可达1000kb即1Mb，其缺点是“嵌合体”（同一克隆来自人类染色体的不同区段）较多，且制备和纯化困难。因此，很快便改用平均长度虽只有100kb左右，但嵌合体频率很低的细菌人工染色体（bacterial artificial chromosome，BAC）克隆。

转录图（transcript map）是所有编码基因的转录本序列（完整的cDNA序列和不完整的表达序列标签（expressed sequence tag，EST）的集合。要注意的是，那时，随机测序不同组织和器官由mRNA逆转录得到的cDNA（绝大多数为EST）是没有基因组位置信息的。但是，因为绝大多数EST是单拷贝序列，在基因组中一般只有一个位置，且带有比它本身长得多的该基因部分外显子和内含子的序列和排列的信息，对编码基因数目的准确估计、基因组序列的正确组装和基因的注释是很有价值的。

序列图（sequence map）的目标是要精确确定长达约3000Mb的人类基因组DNA分子中的核苷酸序列。人类基因组序列图是HGP的主要任务和挑战，是HGP必须限时完成、保证质量的硬任务。

在HGP已完成多年的今天，分析HGP的学术源流，对于我们学习如何提出和设计一个具有高度前瞻性的“大科学”研究计划，并如何争取学术界、政界和社会各界的支持，是很有启发的。除了“遗传信息储藏在DNA序列之中”的共同理念以外，当时至少有5种观点联合促成了HGP的启动，而持这些观点者都成了HGP的倡导者和执行者。这5种观点是：①关于疾病与基因相关性的认识，以及遗传工程对目的基因的迫切需求；②关于人类基因组变异和疾病关系的认识；③解决肿瘤研究“瓶颈”的需要；④测序这一重要技术提供的可能性与进一步研发的需求；⑤社会力量特别是生命伦理学界的支持和参与。

HGP采取的技术路线是结合“重叠克隆”（overlapped clones）和“霰弹法测序”（shotgun sequencing）的双重策略，即“逐个克隆霰弹法”（clone-by-clone shotgun method）。

重叠克隆是依据遗传图和物理图所提供的STR和STS的路标，在统一制备的、多达几十万个克隆的BAC文库中，以STS或STR的两侧单拷贝序列为引物，用PCR来筛选种子克隆，或以STS为探针，用Southern杂交法筛选种子克隆，再以限制酶作图法（restriction endonuclease mapping）确定一组BAC克隆的相对重叠位置，构建覆盖整个基因组的重叠克隆图。然后，将这些BAC克隆逐个用霰弹法测序、组装、补上“克隆内空档”（intraclone gaps），组装成这一BAC克隆的相连序列。尔后，将所有相关克隆的相连序列按末端重复进而组装成一条连续序列(contig),并再定位到物理图和遗传图上。最后,用这些连续序列的两侧序列设计的 PCR 引物,再在 BAC 文库中筛选新的克隆,来补上“克隆间空档”(interclone gaps)。

逐个克隆霰弹法的优点是,充分利用了人类遗传学研究的多年积累,把遗传图、物理图和序列图紧密结合,保证了前所未有、巨大无比的人类全基因组序列图的准确性和说服力。首先集中完成单个克隆的准确组装,可以将重复序列造成的错拼化整为零,分而治之。同时,因克隆来自于单个染色体,避免了双倍体带来的多态性,特别是高变异区对组装的影响,这在当时是技术瓶颈之一。双重策略的缺点是:费钱、费力、费时,且需要很好的遗传学基础。HGP 由 6 个国家、至少 16 个中心的 3000 多工作人员、耗时 13 年,耗资至少 30 亿美元,才完成了一个匿名欧洲裔的基因组序列图。

从历史角度来看,当时 HGP 没有采取“全基因组霰弹法(whole-genome shotgun method)”是可以理解的。全基因组霰弹法和逐个克隆霰弹法实质上只是层次和规模上的差异。全基因组霰弹法是将用于单个 BAC 克隆测序的方法升级为一个全基因组的测序。由于人类基因组中存在着频率不一、长短不同的重复序列,而机读序列长度无法跨越基因组中重复序列的长度,不可能得到如同 HGP 那样的组装质量。直到新一代 DNA 测序仪问世和新的组装软件开发的今天,大熊猫基因组才是第一个以新一代测序仪的机读序列长度直接“从头组装(*de novo* assembly)”、不依赖于任何遗传图、物理图和序列图及重复序列信息的哺乳动物全基因组序列图。

(三)模式生物

模式生物(model organism)的研究是 HGP 的重要任务和内容之一。在完成人类基因组的第一张序列草图的同时,HGP 还完成了大肠埃希菌(*Escherichia coli*)、酿酒酵母(*Saccharomyces cerevisiae*)、秀丽新小杆线虫(*Caenorhabditis elegans*)、拟南芥(*Arabidopsis thaliana*)、青斑河豚(*Tetraodon nigroviridis*)和小鼠(*Mus musculus*)等 6 种模式生物基因组序列的测序、组装和注释。

选择这 6 种模式生物的理由,首先是它们本身原有的重要科学和医学意义,以及在生命世界中的代表性;其次是他们多年的遗传学和其他生物学和医学的研究基础,特别是已构建了相当精度的遗传图和物理图;其三,从基因组大小来说,除了小鼠以外,前 5 种模式生物的基因组比人类的基因组要小得多,便于发展和改进技术和策略,由小到大,从易到难,特别是基因组序列的组装;同时,以比较基因组的手段,比较这些模式生物基因组在进化过程中形成的染色体或区段、编码基因和重复序列的同源性(homology)和同线性(systeny),以及基因的密度和分布、排列顺序和序列组成,对于人类基因组的组装和注释是十分重要的。从运作的角度来说,从小从易起步,也便于更准确地评估进展和成本,更好地计划和报道阶段性成果,争取持续的资助和公众的兴趣和支持,这对于一个历时十几年的科研项目是十分重要的。

六种模式生物概述如下。

1. 大肠埃希菌 大肠埃希菌是 Escherich 于 1885 年发现和命名的,一直是分子遗传学和分子生物学的经典实验材料,以后又成为遗传工程的主要工程细菌。大肠埃希菌的基因构成和表达调控都很清楚,遗传图完整、精美。1997 年 9 月,大肠埃希菌的全基因组序列绘制完成。基因组大小约为 5Mb,共有 4288 个编码蛋白的基因,基因密度约为 857 个基因 /Mb(基因的平均大小为 1.2kb/ 基因)。其中多数基因的结构和功能的相关性已被实验证明,也初步证明重叠克隆测序策略和注释软件用于原核基因组的可行性。

2. 酿酒酵母 酿酒酵母是最简单的单细胞真核生物,也一直是分子遗传学和分子生物学的经典实验材料,以及遗传工程的主要工程细胞。特别是同为真核生物,酿酒酵母 30% 以上的编码基因与哺乳动物以至人类有较高的同源性,因而酿酒酵母基因组对 HGP 的意义比大肠埃希菌基因组更大,特别是对于基因和其他功能因子的识别以及代谢途径和信号传导通路的阐明。酿酒酵母基因组主要由 16 条染色体组成,大小约为 12Mb,有约 6000 个编码蛋白的基因,基因密度约为 500 个基因 /Mb(2kb/ 基因)。

3. 秀丽新小杆线虫 秀丽新小杆线虫是低等无脊椎动物,是一种多细胞真核生物。Brenner(1974)提出将它作为模式生物。Brenner 和 Horvitz 与 Sulston 因对秀丽新小杆线虫的多年研究和多种发现而获 2002 年诺贝尔生理学或医学奖。秀丽新小杆线虫培养方便,可在琼脂培养基上生长,以大肠埃希菌为食,低温液氮冷藏可保存数年。成虫虫体长约 1.5mm,雌雄同体,由 959 个体细胞组成,每个细胞的形态、发育和遗传背景都很清楚。生命周期很短,受精的胚胎在 12 小时内即可孵化成自由生活的幼虫,幼虫再经过

40小时即可发育成熟。成虫在约4天内就可以产生数百个后代。以各种方法获得突变体很容易，表型特征明显。已绘制有900多个基因位点的遗传图。1990年开始秀丽新小杆线虫基因组学研究，1998年12月完成基因组测序和分析。秀丽新小杆线虫基因组主要由6条染色体组成，大小约为100Mb，含约20 000个编码基因，基因密度约为200个基因/Mb（5kb/基因），60%基因与其他真核生物高度同源。秀丽新小杆线虫基因组的完成，证明HGP的双重策略是可行的。2006年诺贝尔生理学或医学奖又与秀丽新小杆线虫有关，该奖授予Fire和Mello，是因为他们关于秀丽新小杆线虫RNAi的研究。

4. 拟南芥　拟南芥是一种小型的双子叶植物，20世纪80年代开始成为植物遗传、生理、生化、发育等方面研究的理想实验材料。HGP选择拟南芥作为唯一的模式植物，首先是由于基因组较小，其次是需要比较植物和动物基因组的异同及进化关系。2000年完成基因组测序和分析，从而使拟南芥成为第一个基因组被分析的植物。拟南芥基因组有5条染色体，全长115.4Mb，约有25 498个编码基因，基因密度约为220个基因/Mb（4.5kb/基因）。

5. 青斑河豚　青斑河豚作为模式生物是Brenner等（1993）提出的。HGP选择青斑河豚的主要理由是它的基因组很小，估计只有人的1/7，却可能含有脊椎动物的几乎所有编码蛋白的基因。基因组组成与人类高度相似，但少了许多内含子和基因间重复序列。在识别编码基因和其他功能因子和理解脊椎动物基因组的结构和进化等方面，有很大的参考价值，对人类基因组序列的注释起了很大作用。青斑河豚基因组有21条染色体，大小仅392Mb，编码约31 059个基因，基因密度约为80个基因/Mb（12.6kb/基因）。

6. 小鼠　小鼠是最经典、最常用、最重要的医学实验动物，也是研究得最广泛、最详细、最深入的模式生物。已选育了数以千计的纯系或近交系、突变系和封闭群，有明确的表型描述和质量控制标准。转基因和"基因敲除"（gene knock-out）"，以及"基因敲入/-敲除/-敲升/-敲减"（gene knock-in/-out/-up/-down）等结合克隆技术，使小鼠成为第一个可以人为构建人类疾病模型的实验生物。HGP选择小鼠作为模式生物，不是因为它的基因组小，恰恰相反，是因为小鼠在基因组大小、染色体或区段的结构和位置、编码基因和其他功能因子的密度和分布及其序列和排列、重复序列的构成等各方面都与人类高度相似。90%以上的小鼠基因均能在人类基因组中找到相应的同源基因。对于人类基因组的组装和注释意义非凡。小鼠基因组的研究成功，就意味着人类基因组接近成功。2002年12月，C57BL/6J品系小鼠基因组的序列草图完成：基因组大小约为2493Mb，估计基因数目约22 000个，基因密度约为8.8个基因/Mb（113kb/基因）。

除了上述的四张图和6种模式生物的技术目标以外，HGP的内容还包括技术开发和转让、人才培训等。HGP首开先河，把与人类基因组研究相关的伦理-法律-社会影响（Ethical，Legal，and Social Implications，ELSI）研究列入计划，并明确规定投入总经费的3%～5%。

（四）HGP的后续计划

HGP的后续计划是指那些组织上以IHGSC的主要研究中心为主体，思路和策略上延续HGP，技术上以基因组测序和分析为主要技术平台，原则上坚持HGP"共有、共为、共享"精神的国际合作计划。主要有"国际单体型图计划"（International Haplotype Map Project）和"国际千人基因组计划"（International 1000 Genomes Project）。

2002年10月，美国、英国、日本、中国、加拿大和尼日利亚一起宣布启动国际单体型图计划。作为HGP的姐妹计划。国际单体型图计划的技术任务是，以HGP和其他来源提供的候选"单核苷酸多态"（single nucleotide polymorphism，SNP）为基础，以非洲人群、亚洲人群、欧洲人群等3个群体各90个随机个体样本为材料（由于历史原因，亚洲人的样本最终为45个中国人和44个日本人），分析并确定"小等位基因频率"（minor allele frequency，MAF）为5%或5%以上的SNP。国际单体型图计划提供的数百万SNP，不仅对人类基因组的多样性、进化和群体基因组学会起很重要的作用，而且奠定了研究常见病（common diseases）即复杂（性）疾病（complex disease）的"全基因组关联研究"（genome wide association studies，GWAS）的基础。

国际千人基因组计划是由英国、中国和美国于2008年5月宣布启动的又一重要的国际合作计划。其"引领计划"（pilot project）主要是测序和分析国际单体型图计划所用的3个群体样本，"第一期计划"（Phase Ⅰ）增加了美洲人群，扩大为4个群体的1094个样本，"第二期计划"（Phase Ⅱ）又增加了中东人群，扩大为5个群体25个族群的2500个样本。第一期计划已经完成,共鉴定和发表了3890万个SNP,140万个小插入和小缺失(short insertions and deletions),1.4万个大缺失(large deletion),代表了人类基因组多样性研究的新进展。

除了这两个重要计划以外,还有几个与人类基因组相关的、影响较大的国际合作计划,主要有"DNA功能因子的百科全书计划"(Encyclopedia of DNA Elements,ENCODE),"人类META基因组计划"(Human Metagenome Project),以及"国际EPI基因组计划"(International Epigenome Project)和"国际癌症基因组计划"(International Cancer Genome Project,ICGC)。

以美国和英国为主的ENCODE计划旨在开发新的分析软件,详细注释人类基因组中的基因和所有其他功能因子;以欧盟为主的人类META基因组计划的主要目标是绘制人类体内的各种微生物名录;多国参与的国际EPI基因组计划的主要任务是分析人类甲基化组(human methylome)与基因表达以及疾病的关系;国际癌症基因组计划则要分析50种重要癌症各500个样本(不包括对照)的基因组,绘制第一张人类癌症基因组变异目录。

(五)HGP的意义

HGP已经成为历史,而对它的意义的争论仍在继续。从科学和人文的双重意义来说,HGP主要有两方面的意义:①从人文和社会意义来说,HGP是人类自然科学史上第一次影响最大的多国参与的国际合作计划。从科学意义和社会影响、技术难度和投入规模来说,把HGP与美国的"曼哈顿原子弹计划"、"阿波罗登月计划"并列为20世纪最为重要的三大计划并不为过,而且HGP具有更大的社会需求和更为重要的人文意义,特别是有中国这样的发展中国家的参与。HGP在主张广泛合作和免费分享、倡导生命伦理等方面也已成为人类文明的财富的一部分,充分体现在"共有、共为、共享"的"HGP精神"之中。②从对生命科学的影响来说,HGP是有史以来人类对生命的一次最具挑战性的大规模探索,并催生了基因组学这一新的学科。

HGP对科学的最大影响是生命科学几乎所有学科的"组学化",使基因组学成为科学,并形成了自己的特点,那就是,从全基因组的规模和核苷酸的水平来研究生物学的所有问题。

从对认识人类本身的角度来说,HGP是对人类的第一次基因组规模的研究,其成果和数据丰富了我们了解自我的知识,为医学和其他相关学科奠定了新的基础。

HGP第一次使我们对人类基因组有了初步的全面了解,第一次有了较为正确的编码蛋白基因的估计数目,使我们有了第一本有关自我的"天书",是人类历史上对自我认识的一次飞跃。

第二节　人类基因组概貌

人类基因组概貌是人类基因组的基本特征,也是人类基因组研究的首要任务。

基因组概貌包括基因组大小、GC含量、编码蛋白基因的数目、分布和密度、其他功能因子和重复序列的组成和分布等特点,以及基因组的变异等方面。

一、人类基因组大小和人类泛基因组

人类单倍体核基因组的大小,根据欧洲分子生物学实验室欧洲生物信息学中心(European Moleculasr Biology Laboratory-European Bioinformatics Institutee,EMBL-EBI)和Sanger中心(Wellcome Trust Sanger Institute,WTSI)共同开发的软件Ensembl数据库2012年7月的发表的数据,女性为3 036 303 846bp,男性为2 940 406 852bp,接近3000Mb或3Gb。人类单倍体核基因组由24个DNA分子组成(22条常染色体和X染色体、Y染色体,1条染色体为1个DNA分子)。最大的1号染色体DNA,长约250Mb,约占全基因组的8%,最小的21号染色体DNA,长约48Mb,只占全基因组的1.5%左右。

在常用核苷酸的具体数目来表示基因组大小的今天,C值(C-value)的概念仍是很重要的,特别是就比较基因组学以及DNA含量和生命体复杂度的关系而言。此处,C是"常数"(constancy)的首字母。C值

在现代分子生物学的含义是“单倍体细胞中DNA的含量”，它是代表一个物种特征的DNA总量的常数，即“基因组大小”。

假设将人类单倍体核基因组的全部DNA分子连接起来，已知两个碱基之间的距离为0.34nm即0.34×10^{-9}m，以此数乘以3×10^{9}碱基，则全部DNA分子的总长度差不多正好1m左右。假如将人类二倍体体细胞的46条染色体的DNA分子都连接起来，总长度接近2m。一个成年人的体细胞数目约为1×10^{14}，那么，一个成年人的体细胞DNA总长度将达2×10^{11}公里的天文数字。

“人类泛基因组”(human pan-genome)的概念是对人类基因组大小乃至定义的重要补充。人类泛基因组反映的是人类基因组大小和组成的多样性，指人类所有个体“共有”的基因组以及群体、个体特有的区段的总和。

随着新一代测序技术的建立，特别是从头组装(*de novo* assembly)技术的发展，越来越多的人类不同群体和个体得到测序。除了SNP和经典的基因组变异方式以外，还有更多、更为显著的群体和个体特异性的基因组区段。人类不同个体基因组的大小和组成有较大的变异范围。

泛基因组的概念源于微生物学，指一个微生物物种之内的株系其基因组大小和组成的高度多样性，而不仅仅是个别核苷酸的差异(即SNP)，也不仅仅是拷贝数变异(copy number variation，CNV)，包括缺失、插入、重复等，以及位置、方向的变动，如易位和倒位等，而是基因组一个区段在这个物种的一些群体或个体中存在或缺如。

在新一代测序技术问世以前，人类一个新的个体的基因组序列的组装和分析，一般都是与HGP提供的人类基因组参考序列进行比对，忽视了对那些比对不上的序列的进一步分析。而新的生物信息学工具不仅使从头组装成为可能，而且发现人类基因组0.6%~1.6%的序列(18~40Mb)是有群体或个体特异性的。进一步的分析还证明其中不乏新发现的编码蛋白的基因。随着更多的人类个体基因组被测序和从头组装技术的进一步完善，人类基因组的大小变异范围可能还会大一些。对这些群体、个体特异性的基因和其他功能因子的研究将丰富对人类基因组多样性的认识。

二、编码蛋白的基因

编码蛋白的基因，即通常所说的基因，是人类基因组中最具生物学功能意义的部分，也最接近经典遗传学关于基因的定义。因此，编码蛋白基因的数目估计、识别、定位和功能预测是基因组研究最重要的内容。

(一)编码蛋白基因的估计数目

2004年，国际人类基因组测序联盟(IHGSC)发表论文，根据2003年发表的人类基因组精细图，估计人类基因组含有20 000~25 000个编码蛋白的基因。其后，各数据库根据最近版本的人类基因组参考序列，不断适时更新人类编码蛋白基因的数目，但数据略有差异：Ensembl数据库(2013年1月)注释了20 848个编码蛋白的基因；一致性编码序列(consensus-coding sequence，CCDS)数据库(2013年3月)为18 535个；ENCODE数据库(2012年9月)为20 689个。读者可通过下列链接及时搜索。

http://asia.enesmbl.org/

http://www.ncbi.nlm.nih.gov/projects/CCDS/

http://genome.ucsc.edu/ENCODE/

编码蛋白基因的识别，是由电子计算机的相关识别软件，从组装好的全基因组序列、或组装到一定长度的序列片段中识别的，其根据是分子生物学的实验得出的真核基因一般结构。基因估计数目的差异，是由于识别软件不够完善造成的。人类编码蛋白基因估计数目的缩水，是因为识别软件的改进，但现有识别软件仍不完善，这也正说明我们至今对真核基因构造的共有或特有的特点仍欠了解。

(二)基因序列、外显子组和编码序列

人类基因组可以分为基因序列(编码蛋白的基因序列)和“基因间序列”(intergenic sequences)。

一个编码蛋白的基因其总长度平均约为27kb。所有基因序列合计占人类基因组的25%以上。

要注意的是，一般所说的一个完整的人类编码蛋白的基因，其总长度应包括以下部分：上游与基因

表达调控相关的序列(TATA 框,CAAT 框,启动子以及 CpG 岛等);转录起始位点(transcription start site, TSS);5' 非翻译区(5' untranslated region,5' UTR);第一个外显子和位于其中的翻译起始密码识别序列和随后的起始密码子 ATG;第一个内含子;其他外显子和内含子;最后一个外显子和位于其中的翻译终止密码子(UAA 或 UAG 或 UGA);3' UTR;转录终止位点(transcription termination site,TTS),一般即加 A 信号(polyadenylation signal)和随后的加 A 位点(polyadenylation site)。

人类编码蛋白的基因平均约有 9 个外显子,外显子的平均长度约为 135bp,这 9 个多外显子的总长度约 1340bp。这样,人类外显子组的总长度约为 48Mb,只有人类基因组的 1.5% 左右。由于人类编码蛋白基因的第一个外显子的 5' UTR 和最后一个外显子编码序列的 3' UTR 是不编码氨基酸的,一个基因的编码序列的总长度总是短于它的外显子总长度。人类基因组中的编码蛋白序列的总长度约为 35Mb,只有人类基因组的 1% 左右。

人类编码蛋白的基因平均有 8 个内含子,内含子的平均长度为 3365bp。因此,一个基因的编码序列只有基因总长度的 5% 左右。

除了几个例外,人类编码蛋白的基因同其他真核基因一样,是断裂基因(split gene)。断裂基因是指其编码序列是不连续的,是被内含子隔开的。例如,编码 von Willebrand 因子(von Willebrand factorr,VWF)的基因 *VWF* 长约 175kb,含有 52 个内含子;编码肌养蛋白(dystrophin)的基因 *DMD* 长约 2400kb,含有 79 个内含子。少数基因的个别外显子长度可超过 1000kb,如编码凝血因子Ⅷ(coagulation factor Ⅷ,F8)的基因 F8,有一个外显子长 3106bp,编码载脂蛋白 B(apolipoprotein B,APOB)的基因 *APOB*,有一个外显子长 7572bp,但通常人类基因外显子的长度很少超过 800bp,内含子的长度从 30bp 至数十 kb 不等。

约 60% 的人类基因其转录本具有 1 种以上的剪接方式,平均每个人类基因约有 8 个不同方式剪接的转录本。

(三)编码蛋白基因的分布和密度

与原核生物基因组不同,包括人类基因组在内的真核生物基因组,其编码蛋白基因的分布,与基因的功能以及代谢途径和信号传导通路等,似乎没有直接的联系,似乎没有真正的规律。

与熟知的原核基因组不同,编码某一代谢途径中一系列催化酶的基因一般都不在一起。如尿素循环的 5 个酶:精氨酸酶 1(arginase 1,ARG1)的基因 *ARG1* 位于 6q233;精氨琥珀酸裂合酶(argininosuccinate lyasee,ASL)的基因 *ASL* 位于 7q11.21;精氨琥珀酸合成酶 1(argininosuccinate synthetase 1,ASS1)的基因 *ASS1* 位于 9q34.1;氨甲酰磷酸合成酶 1(carbamoyl phosphate synthetase1,CPS1)的基因 *CPS1* 位于 2q35;鸟氨酸转氨甲酰酶(ornithine transcarbamylase,OTC)的基因 *OTC* 位于 Xp21.1。

也许有某种趋势。编码同一"类"产物的基因,例如,编码组蛋白(histone)、人白细胞抗原(human leucocyte antigenn,HLA)、免疫球蛋白(immunoglobulinn,Ig)等基因常常聚集成簇,但这些成簇的基因常分布于几个不同的染色体,如编码组蛋白的基因分布于 1 号、6 号和 12 号染色体。

有些编码组织特异性同工酶蛋白或同工酶的基因常常在同一染色体聚集成簇。如编码胰淀粉酶 A 和 B(pancreatic amylase A、B)的基因 *AMY2A*、*AMY2B*,以及编码唾液淀粉酶 A 和 B(salivary amylase A、B)的基因 *AMY1A*、*AMY1B*,均位于 1p21。但并不都是这样。例如,编码心肌 α 肌动蛋白(actin,α,cardiac muscle)的基因 *ACTC1*、编码骨骼肌 α 肌动蛋白 1(actin,α,skeletal muscle 1)的基因 *ACTA1*、编码主动脉平滑肌α-2肌动蛋白(actin,α-2,smooth muscle,aorta)的基因*ACTA2*、编码肠平滑肌 γ-2肌动蛋白(actin,γ-2, smooth muscle,enteric)的基因 *ACTG2*,分别位于 15 号、1 号、10 号、2 号染色体。

有一点似乎比较肯定:编码不同细胞器的特异性同工酶基因常常是分离的。如编码可溶性超氧化物歧化酶的基因、胞外超氧化物歧化酶的基因、线粒体超氧化物歧化酶的基因,分别位于 21 号、4 号、6 号染色体。

基因密度(gene density)指的是在一个特定的区域内(可以是一个全基因组,也可以是一个染色体或染色体的一个区域,在信息学分析时还要注意"窗口(window)"的大小),单位长度 DNA(一般以 kb 为单位)上编码蛋白基因的数目。

人类基因组的平均基因密度为 5.96 个基因 /Mb。如果这样计算的话(不包括"基因间序列"),人类基因的平均大小约为500kb。

基因分布不均匀是人类基因组的重要特点之一。约20%的人类基因组是几乎没有基因的"沙漠"区域（gene-poor region），这通常是指长度超过500kb而不含基因的区域。另一方面，人类基因组也有很多基因密集区（gene-rich region）。

人类的17号染色体的基因密度最高（表10-1），达12.6个基因/Mb；13号染色体最低，只有2.7个基因/Mb。基因密度高于8个基因/Mb的还有1号、11号、16号、20号和22号染色体，低于4个基因/Mb的还有4号和18号染色体。Y染色体上的基因密度特别低，仅有0.9个基因/Mb。即使在一条染色体上，基因分布也是不均一的。如在21号染色体中，有的区域1Mb有几十个基因，而在另外一些区域，7Mb只有5个已知的基因。

表10-1　人类染色体大小和基因密度

染色体	大小（Mb）	占基因组比例（%）	基因数目（个）	基因密度（个基因/Mb）
1	249.2	8.04	2014	8.1
2	243.2	7.84	1238	5.1
3	198.0	6.38	1049	5.3
4	191.0	6.17	749	3.9
5	181.0	5.85	859	4.7
6	171.1	5.53	1026	6.0
7	159.1	5.14	878	5.5
8	146.3	4.73	682	4.7
9	141.2	4.56	784	5.5
10	135.5	4.38	740	5.5
11	134.9	4.36	1280	9.5
12	133.8	4.32	1034	7.7
13	114.1	3.72	311	2.7
14	107.3	3.47	634	5.9
15	102.5	3.31	594	5.8
16	90.3	2.92	835	9.2
17	81.2	2.62	1024	12.6
18	78.0	2.52	217	2.8
19	59.1	1.91	413	7.0
20	63.0	2.03	538	8.5
21	48.1	1.55	227	4.7
22	51.2	1.66	445	8.7
X	155.2	5.02	826	5.3
Y	59.4	1.92	54	0.9
合计	3094.8	100	18 447	5.96

自Vega（VEGA48）。其染色体大小不包括MHC及LRC区域，基因数目统计中也不包括IG和TR基因

三、假基因

假基因（pseudogenes）是指具有可识别的真核基因的一般组成，但由于各种变异而没有可检出的基

因功能。假基因的存在是真核基因组的重要特点之一。据 Ensembl 数据库(2013 年 1 月),人类基因组有 13 430 个假基因,数目几乎接近“真”基因的 2/3。

首先应该强调,我们现在说的假基因,确实是把“没有”功能作为条件的。也就是说,用现有的所有技术都不能检出有什么功能。并且,用计算基因组学的手段,大都能检出使原有功能丧失的序列变异。这些变异可能是由于核苷酸的变异而丧失了功能,或者使翻译提前终止,或破坏了转录调控,或阻止了内含子外显子连接处的正常剪接,或其他已知和未知的机制。但是,假基因在进化或其他方面可能有的意义是不能排除的。

假基因的分布具有不均匀性。如人的 21 号染色体有 227 个基因、144 个假基因,两者之比约为 2 : 1。22 号染色体有 545 个基因、298 个假基因,两者之比约为 1.5 : 1。假基因的一般表示方法是在基因名称前加 ψ。

假基因可能是基因进化的副产物。基因重复(gene duplication)是基因组进化的前提,那些含有内含子的假基因可能是原先有功能的基因,在重复过程中出现了差错而丧失了原有的功能,成为假基因。而那些没有内含子的假基因,有可能是原先基因的 mRNA 反转录形成 cDNA,然后又插入到基因组中去形成的。

四、非编码 RNA 基因

人类基因组的大部分区域是转录的,却不能被翻译成蛋白质。这些非编码 RNA(non-coding RNA, ncRNA)中含有很多功能因子,在精确控制基因的表达、细胞的增殖和分化、个体的生长和发育,特别是在进化上,都具有重要的意义。

非编码 RNA 基因的经典例子是 tRNA 和 rRNA 基因。人类基因组中至少有 500 ~ 1300 个 tRNA 基因, 150 ~ 200 个 rRNA 基因。

微小 RNA(microRNA, miRNA)对基因的调控作用已有很多实验证据。

长度超过 200bp 的长非编码 RNA(long non-coding RNA, lncRNA)的研究还刚刚开始。

据估计,人类基因组约有 1800 个 miRNA 基因,8400 个“已加工转录本”(processed transcripts)基因,约 1840 个 RNA 假基因。lncRNA 的估计数目仍不一致。

五、GC 含量

GC 含量(GC-content)是基因组的重要特征。GC 含量是指基因组中 G 和 C 两个核苷酸所占的比例。在化学上,DNA 双链中的 G 与 C 配对是通过三个氢键相连,而 A 和 T 则只通过两个氢键相连。对 DNA 分子的大规模系统性的热力学稳定性研究表明,GC 含量对稳定基因组特定区域确实有重要的作用。人类基因组的总体 GC 含量约为 42%。

GC 含量的物种差异很大。变异范围较大的是细菌,如百日咳杆菌(*Bordetella pertussis*)基因组的 GC 含量为 67.7%,有的区域高达 90%,沙门氏菌属(*Salmonella*)和葡萄球菌属(*Staphylococcus*)则分别为 52% 和 33%。

恶性疟原虫(*Plasmodium falciparum*)基因组的 GC 含量 为 19.3%,有的区域差不多为 0%,是迄今已知 GC 含量最低的物种。

酿酒酵母基因组的 GC 含量为 38%,拟南芥为 36%。

同细菌一样,在哺乳动物基因组中,GC 并不是平均分布的。在某些区段,GC 含量可高达 80%,而在另一些区域则只有 30% 以下。虽然分布曲线各有差异,但是分布趋势还是大体相同,平均 GC 含量在 42% 左右。在复杂物种的基因组中,GC 含量呈镶嵌样分布在基因组中。

(一) GC 含量和基因密度

GC 含量和基因密度有很大的相关性。一般来说,GC 含量高的区域,基因较为密集。其原因之一是编码蛋白的序列其 GC 含量较高。

基因组序列中 GC 含量的分析,也初步揭示了 GC 含量和染色体显带以及基因密度之间的关系。一般来说,G 带的深染带、Q 带的强荧光带、R 带的浅染带等区域的 GC 含量和基因密度较低,反之则较高,尽管各种染色体显带技术的原理尚不完全清楚。

（二）GC 含量和 CpG 岛

CpG 岛（CpG islands）是编码蛋白基因的生物信息学特征之一。它是指基因组的一些区域，一般位于管家基因（house-keeping gene）的上游，即基因的 5' 端，含有大量以磷酸二酯键 p 紧密相连的胞嘧啶（C）和鸟嘌呤（G）。CpG 岛具有多方面的重要意义，与基因组序列甲基化及基因表达有关。

CpG 岛的 GC 含量一般大于 50%，实际频率与期望值之比接近或高于 0.6。CpG 岛的长度约 300～3000bp。95% 的 CpG 岛的 GC 含量为 60%～70%，长度不到 1800bp。人类基因组序列草图标注了近 3 万个 CpG 岛，平均密度为 10.5 个 /Mb，多数染色体的密度为 5～15 个 /Mb。Y 染色体中的 CpG 岛密度特别低，只有 2.9 个 /Mb。

（三）GC 含量和 DNA 甲基化

DNA 甲基化与组蛋白的多种修饰，以及染色质重塑（chromatin remodeling）等，是现阶段 EPI 基因组学研究的主要内容。DNA 甲基化在调节基因转录表达，调控细胞正常分化与发育，特别是干细胞的分化、X 染色体失活（X-inactivation）、基因组印记（genomic imprinting）以及癌症发生的调控等多方面都有着重要的作用。

人类基因组的 DNA 甲基化修饰大部分发生在 CpG 双核苷酸位点的 C 的第 5 位碳原子上，即形成 5mC。人类基因组中最特殊的就是 CpG 岛。总体来说，人类基因组中处于甲基化状态的二核苷酸 CpG 很少，只有 3%～6%。这是由于多数 CpG 二核苷酸中 C 被甲基化，进而通过自发去氨基而形成 T，结果是甲基化 CpG 二核苷酸变为 TpG 二核苷酸，而不再是 CpG。70% 的甲基化发生在 CpG 岛。65% 的管家基因的上游启动子区域含有 CpG 岛，并且处于去甲基化或低甲基化状态，然而组织特异性基因则没有这么明显。多数情况下，启动子区的 CpG 岛的甲基化能抑制该基因的转录。

DNA 甲基化水平和模式的改变被认为是肿瘤发生的重要因素之一。一般来说，正常细胞的肿瘤抑制基因启动子区域的 CpG 岛处于低甲基化或去甲基化状态，而在肿瘤细胞中，该区域的 CpG 岛被高度甲基化，肿瘤抑制基因的表达被高度抑制或完全关闭。而癌基因的情况则相反：启动子区域的 CpG 岛在肿瘤发生过程中处于去甲基化状态而使表达水平提高，从而与其他因素一起，导致肿瘤发生。

六、重复序列

大量重复序列的存在是人类等高等真核生物基因组的最重要的特征之一，也是基因组分析的最重要的内容之一。各类重复序列占人类基因组的 50% 以上。

（一）重复序列的分类

在大规模 DNA 测序之前，重复序列的研究方法主要是复性动力学。根据复性速率和重复程度，可将 DNA 序列分为：①单拷贝序列（single copy sequence），或称单一序列；②极低拷贝数重复序列（very low copy number repetitive sequence），在基因组中一般只有 2～10 个拷贝；③中度重复序列（moderately repetitive sequence），在基因组中有几十至几万个拷贝，即重复几十至几万次；④高度重复序列（highly repetitive sequence），在基因组中有几十万至几百万个拷贝。人类基因组的 30%～40% 是中度和高度重复序列。

现在的很多关于重复序列的概念，都来自复性动力学。复性动力学是通过研究 DNA 的变性（denaturation）和复性（renaturation）反应的动力学过程来分析 DNA 序列的特性。由于复性的速率取决于互补的 DNA 序列之间的随机碰撞，如果一个基因组中都是非重复的单拷贝序列，那么基因组愈大则 DNA 复性速率愈小。而重复序列的存在却使复性速率大幅度提高，即所谓“C 值悖理”（C value paradox）。

根据重复序列在基因组中的组成和分布，可把重复序列分为成簇重复序列（clustered repeat sequence）和散在重复序列（interspersed repeat sequence）。成簇重复序列中的重复单位很多是头尾相连的串联重复（tandem repeat），一个“簇”可长达数 kb，一般将之看成是一个位点（locus）。rRNA 和 tRNA 的基因也可以归于此类。由于这些重复序列在氯化铯密度梯度离心时在基因组 DNA 主带之外形成小的卫星带，因而被称为卫星 DNA（satellite DNA）。

但要注意，通常所说的卫星 DNA 是指那些很大的、可长达几百 kb 甚至几个 Mb 的串联重复序列，有时也称“大卫星 DNA”。如作为所有染色体着丝粒主体的、由 171bp 的重复单位串联而成的是 α 卫星 DNA(α satellite DNA, α DNA)。还有两类卫星 DNA,根据重复单位的大小分别命名为小卫星 DNA(minisatellite DNA)和微卫星 DNA(microsatellite DNA)。

小卫星 DNA 的重复单位长度为 7~64bp。最典型的小卫星 DNA 是所有染色体的端粒 DNA,重复单位为六核苷酸(TTAGGG),串联成约长 3~20kb 的端粒区域。小卫星 DNA 作为多位点(重复单位串联成簇,而这些“簇”又分布在基因组的多个区域)、高变异(一个“簇”的重复单位的数目即重复次数不同)的第二代遗传标记,曾广泛用于法医学。

微卫星 DNA 的重复单位长度为 2~6bp,重复次数一般为 10~60 次,总长度通常不到 150bp,分布于整个基因组。可以用两侧的单拷贝序列设计的特异性引物,用聚合酶链式反应(PCR)检出,并显示基于重复单位数目不同的片段长度多态性。最典型的便是被称为第三代遗传标记的短串联重复序列(short tandem repeat, STR)。特别是其中的 CA 二核苷酸重复,广泛用于遗传图的绘制和法医学。CA 二核苷酸重复和单核苷酸重复共占整个人类基因组的 0.8% 左右。成串的单个核苷酸重复则称为同聚体(homopolymers)。

根据重复单位的长度,可把散在重复序列分为长散在元件(long interspersed element, LINE)和短散在元件(short interspersed element, SINE),SINE 的重复单位不长于 300bp。LINE 的重复单位平均长度约为 6500bp,约重复 60 000 次。

人类基因组中最具特征性的重复序列是 *Alu* 家族(*Alu* family)。它的重复单位平均长度约为 300bp,由两个各长 130bp 的重复序列组成,中间插入一个 31bp 长的“间隔序列”,在单倍体基因组中约重复 30 万~50 万余次,为灵长类所特有。

重复序列在进化和功能方面肯定具有重要意义,但各种重复序列的确切生物学意义尚有待阐明。

在技术上,重复序列给 Southern 分子杂交等技术带来了严重的背景“噪音”。而降低这种背景的办法也是使用巨量的短重复序列。更加严重的是,重复序列给基因组序列的组装带来了严重的问题,因而成为机读序列长度较短的新一代测序技术的最大瓶颈。

(二)重复序列与基因家族

重复序列也可以是编码蛋白的基因,由某一始祖基因(ancestral gene)的重复和变异而形成一组序列。在这种情况下,这一组序列的各个成员,在外显子、内含子和其他组分的排列和组成上,也就是在基因组织(gene organization)上有相似性。在基因组织和功能上相似的基因称为基因家族(gene family)。一般把一个“簇”中的重复基因称为一个基因家族的成员。散布在不同染色体或一个染色体的不同区域的多个基因家族被合称为基因超家族(gene superfamily)。人类基因组近一半的基因可归类于不同的基因家族或基因超家族。

同源(homology)是基因组学、特别是进化基因组学中最重要的概念之一。在进化树上不同物种的基因组之间,亲缘关系较近的基因称为“直向同源基因”(orthologous gene),如动物的珠蛋白基因和植物的血红蛋白基因。同一物种的基因组中,亲缘关系相近的基因,包括基因家族和基因超家族,称为“侧向同源基因(paralogous gene)。人类基因组中,不同类型的珠蛋白基因就是侧向同源基因。要注意的是,侧向同源基因和直向同源基因都是指进化上的亲缘关系,而不只是单看序列的相似。一般来说,同一基因家族的成员,外显子的序列相似程度较高,即较为保守,而内含子的趋异程度较高,即保守程度较低。

七、基因组变异

基因组变异是基因组学研究的最重要的内容之一。正如我们将遗传学定义为“研究遗传和变异的科学”一样,基因组学也将基因组变异的鉴定和分析,作为研究基因组的进化、基因组的相对稳定和不稳定性、编码蛋白的基因和其他功能因子的起源和进化、多态性和适应性、功能和相互作用,以及物种的起源和演变,基因型和表现型的相关性等所有生物学问题的基础,也是基因组概貌分析的主要内容。

基因组变异的主要类型有单核苷酸多态性、拷贝数变异以及其他基因组结构变异(structural variation, SV)。

(一)单核苷酸多态性

顾名思义,单核苷酸多态性(SNP)就是基因组单个核苷酸位置上 4 个碱基的不同而形成的多态性。

这种多态性，包括转换（transition）和颠换（transvertion）等单碱基置换（single base substitution），有时也包括单个或几个碱基的插入（insertion，ins）或缺失（deletion），两者合称插入/缺失（indel）。

有人建议用单核苷酸变异（single nucleotide variation，SNV）一词来取代SNP。这一建议在讨论“HapMap计划”时曾经考虑过，最后商定还是使用“多态性”（polymorphism）一词，以示发生在同一个位点的、类似于等位基因（allele）的变异。多样性（diversity）主要指基因组之间的变化，变异（variation）则泛指所有的改变或变化（changes）。

需要注意的是，一般说的单核苷酸多态性只有两个“等位”成员，即“二等位”（bi-allelic）多态。这是由于发现或鉴定SNP使用的是双链DNA，不能区别哪一条是“有意义链”。而就基因而言，基于单核苷酸的变异，即单碱基置换，既可以是转换（C\T，G\A），也可以是颠换（C\A，G\T；C\G，A\T），所以，SNP也可能是三等位多态或四等位多态。然而，三等位多态或四等位多态的情况较少见。

转换型变异的SNP约占全部SNP的2/3。由于变异发生在单核苷酸，SNP确实与点突变（point mutation）的定义接近。经典遗传学关于多态性的一般定义，即“群体中存在两个以上等位基因，频率皆高于1%，并呈共显性”，可适用于SNP。凡在群体中出现频率高于1%的归入SNP，低于1%的则可考虑为点突变。

同一SNP在群体中，即在不同的基因组之间，其分布频率是不均一的。根据同一SNP在群体中所出现多态的最小频率，即最小等位多态频率（minor allele frequency，MAF），可将其分为“高频MAF”（high MAF）与“低频MAF”（low MAF）。

SNP在同一个基因组中的分布频率也是不均一的。基因间SNPs的总体频率要比基因序列的SNPs高一些。在基因序列中非编码，即SNP在基因的内含子、5’和3’端非翻译区等序列中的分布频率，显著高于编码序列。在编码序列中，同义SNPs的频率，即不影响密码子、不改变氨基酸序列的SNPs的频率，高于其他方式的SNPs频率。

根据SNP的位置，通常把基因组内的SNPs分别称为：基因间SNPs（intergenic SNPs）；内含子SNPs（intronic SNPs）；调控SNPs（regulatory SNPs）；和编码区SNPs（coding-region SNPs，cSNPs）。cSNPs又可分为同义cSNPs（synonymous cSNPs），又称沉默cSNPs（silent cSNPs），以及非同义cSNPs（non-synonymous cSNPs）。

作为继限制性片段长度多态性（restriction fragment length polymorphism，RFLP）和短串联重复（short tandem repeats，STR）之后的第三代遗传标记，SNP具有很多独特的优点：第一，SNP遍及整个基因组，分布广泛，密度很高，数量巨大，是最理想的遗传标记。国际HapMap计划和国际千人基因组计划已经提供了4000万个MAF为1%以上的SNP。巨大数量的SNP也弥补了SNP多态程度不及STR等遗传标记的缺点。第二，SNP遗传稳定，其传递符合孟德尔遗传规律，可用来分析特定基因在群体中的基因频率及不同个体之间表型差异的遗传基础，用于遗传分析或基因诊断时的重现性、准确性很高。第三，SNP在世代之间的自然突变频率极低，人类仅为每代10^{-8}，特别适用于进化研究。第四，SNP易于基因分型，并易于实现自动化和规模化。除了直接测序以外，不同密度的芯片杂交、质谱分析等能区别4种核苷酸的技术，都可用来分析SNP非此即彼的二态性。

SNP最成功的应用范例之一是全基因组相关研究（genome-wide association study，GWAS）。GWAS是通过大样本的统计学分析，比较SNP在患者和正常对照中的不同分布频率，从而确定与复杂疾病（表型）遗传易感性相关的SNP所标记的基因或基因组区段（基因型）。近年来，利用这一策略已经初步鉴定了几百个复杂疾病易感性相关的位点。然而，GWAS最重要的意外是，发现在人类基因组中存在的“黑洞”，即用今天的遗传学理论难以解释的遗传相关性状或现象。

单体型（haplotype）是指位于一条染色体上或染色体的某一区域中连锁遗传的基因或标记，是遗传学上重组/交换和连锁（“连锁不平衡”）的基本单位。国际单体型图计划（International Haplotype Map Project）即国际HapMap计划的主要任务是鉴定SNP，因为SNP第一次使绘制人类全基因组的单体型图的分相（phasing）工作成为可能。

SNP也成为研究基因组突变频率最理想的标记。据一个很多世代的大家系中男性Y染色体上的SNP

分析，以及大规模的许多个体的SNP比较，都得出了人类的一般基因组变异频率约为每代10^{-8}的初步结论。SNP研究还发现，男性的突变率约为女性的两倍，约占人类基因组1%的编码蛋白的序列，含有将近85%与人类疾病直接相关的突变。

（二）拷贝数变异和其他基因组结构变异

拷贝数变异（CNV）实际上是指基因组区段的插入、缺失或重复。这与经典细胞遗传学关于染色体变异的定义和描述是一致的，只是CNV对相关"断裂点"的描述精确到了核苷酸水平。经典细胞遗传学描述的多种类型的染色体数目和结构变异，除了易位（translocation）和倒位（inversion）以外，都可归为CNV。

CNV在基因组中的分布差不多与SNP一样广泛。一个正常的健康者的基因组中可能有几千个CNV，涉及的区域可占整个基因组的10%以上，而并没有检出明显的异常表型，说明CNV也同SNP一样，是基因组"正常"变异的一部分。但是，CNV直接引起的"基因剂量效应"（gene dosage effect），以及断裂点带来的邻近基因的可能断裂或融合与表达改变，对表型的影响更为显著。细胞遗传学已经描述了很多染色体畸变导致的疾病。CNV可以作为疾病易感性相关的基因组DNA标记，用于相似的GWAS研究。联合使用SNP和CNV这两个具有互补性的基因组标记来综合研究基因组变异，对于认识复杂疾病的分子机制和遗传基础，鉴定疾病相关的易感基因或其他功能因子，具有重要的科学和临床意义。但是，由于CNV的结构和在基因组中分布的复杂性，现有的检测和鉴定CNV的软件的效率和准确率远不及SNP。

经典细胞遗传学中染色体重排的另两种主要类型——易位和倒位，其特征和效应都同CNV相似。由于这两者都只是某一基因组区段的位置和方向的改变，而不涉及DNA拷贝数目的变化。有人主张将它们另定为结构变异（SV）。但更多的人认为，顾名思义，把SV理解为基因组所有的结构变异，包括SNP、CNV、易位和倒位，更为合理。

人类泛基因组已成为研究人类基因组变异的重要方面。因为它与经典意义的结构变异（SNP，CNV，以及其他所有可能方式的SV）都不一样，这些群体特异性乃至个体独特性的基因组大区段，只有在测序技术发展到今天，众多人类群体和数万个个体的基因组，经测序和独立重新组装后，才刚刚被发现。对那些已发现的"可能的编码蛋白的基因"的生物学意义还不甚了解。对这些群体特异性、个体独特性的基因和其他功能因子及其变异的研究，将丰富我们对人类基因组变异和多样性的知识。

参考文献

1. Watson JD，Crick FHC. Genetical implications of the structure of deoxyribonucleicacid. Nature，1953，171(4361)：964-967.

2. Sulston J，Ferry G. The Common Thread：A Story of Science，Politics，Ethics，and the Human Genome. Washington，D. C.：The National Academies Press，2002.

3. International Human Genome Sequencing Consortium. Initial sequencing and analysis of the human genome. Nature，2001，409(6822)：860-921.

4. Nicholas W. Scientists Complete Rough Draft of Human Genome. The New York Times，2000，26.

5. 雅克·希拉克，乔治·布什，托尼·布莱尔，格哈德·施罗德，小泉纯一郎，温家宝."人类基因组计划"宣言——六国政府首脑关于人类基因组序列图完成的联合宣言.遗传，2003，25(3)：vii.

6. Li R，Fan W，Tian G，*et al.* The sequence and de novo assembly of the giant panda genome. Nature，2010，463(7279)：311-317.

7. Blattner FR，Plunkett G，Bloch CA，*et al.* The complete genome sequence of Escherichia coli K12. Science，1997，277(5331)：1453-1462.

8. Meaes H W，Albermann K，Bahr M，*et al.* Overview of the yeast genome. Nature，1997，387(6632 suppl)：7-65.

9. C. elegans Sequencing Consortium. Genome sequence of the nematode C. elegans：a platform for investigating biology. Science，1998，282(5396)：2012-2017.

10. The Arabidopsis Genome Initative. Analysis of the genome sequence of the flowering plant Arabidopsis thaliana. Nature，2000，408(6814)：796-815.

11. Aparicio S，Venkatesh B，Rokhsar D，*et al.* Whole-genome shotgun assembly and analysis of the genome of Fugu rubripes.

Science,2002,297(5585):1301-1310.

12. Mouse Genome Sequencing Consortium. Initial sequencing and comparative analysis of the mouse genome. Nature,2002,420(6915):520-562.

13. International HapMap Consortium. The International HapMap Project. Nature,2003,426(6968):789-796.

14. The 1000 Genomes Project Consortium. A map of human genome variation from population-scale sequencing. Nature,2010,467(7319),1061-1073.

15. The ENCODE Project Consortium. The ENCODE(ENCyclopedia Of DNA Elements)Project. Science,2004,306(5696):636-640.

16. Beck S,Olek A,Walter J. From genomics to epigenomics:a loftier view of life. Nat Biotechnol,1999,17(12):1144.

17. The International Cancer Genome Consortium. International network of cancer genome projects. Nature,2010,464(7291):993-998.

18. Li R,Li Y,Zheng H,*et al.* Building the sequence map of the human pan-genome. Nat Biotechnol,2010,28(1):57-63.

第十一章 遗传病的临床诊断

华小云

第一节 概 述

遗传病的诊断(diagnosis of hereditary diseases)是临床医生必须面对的问题,因为只有确定了遗传病的诊断才能开展遗传咨询,采取针对性的预防措施,指导有效的治疗。随着现代诊断技术的进步以及对人类疾病发生发展的认知加深,遗传病诊断的概念已经不断拓展和多元化,不再仅限于建立现症诊断,更重要的是应用在预防性诊断(症状前诊断、胚胎植入前诊断、产前诊断以及新生儿筛查和诊断)、指导个体化药物治疗和监测病情进程。本章重点讨论遗传病的临床诊断,其他内容请参阅遗传病的预防、药物遗传学、肿瘤遗传学和遗传病治疗等有关章节。

遗传病根据涉病遗传物质的数量和种类,一般分为四类:第一类是单基因病(monogenic disorders),通常由单个基因突变引起特定基因产物的改变而导致的疾病,遵循孟德尔遗传学规律在家族中传递。第二类是染色体病,由于染色体的数量和(或)结构发生异常引起的疾病。第三类是多基因病(polygenic disorders),其发病关联多个微效基因和某些环境因素,当这些因素产生累积效应时发病。第四类是线粒体病(mitochondrial genetic diseases),这是一类由线粒体基因突变产生的疾病。由于在受精卵形成时,只有卵细胞携带线粒体，故具有母系遗传的特征。最近，也有人主张将体细胞遗传病（somatic cell genetic disease）列为第五类。总之，每类各自有其临床诊断特征。应分别对待。

经典的遗传病的临床诊断是三部曲：

一、临床症状体征

在症状体征中找出特征性的表现。这些特征往往为遗传病诊断方向提供初步的重要的线索。有些遗传病，单凭症状体征就可以做出初步诊断，如多指、短指症等。

二、遗传咨询

这是遗传病诊断流程中非常重要和特殊的一环。主要了解家族发病史，进行系谱分析，为患者提供有关疾病的遗传学知识，选用合适的实验手段明确诊断。在诊断确定后，帮助患者及其家庭正确认识疾病和了解再发风险率，指导患者治疗和如何预防疾病在其家族中的再发。本书第十三章将详细阐述遗传咨询的内容，在此则不作赘述。

三、实验室检查

根据《人类孟德尔遗传在线数据库》（Online Mendelian Inheritance in Man，OMIM）2014年8月22日的统计，收录的与遗传有关的疾病和性状已有7820条目，其中致病基因明确的4276条目，这个数字几乎每天都在增加，读者可随时链接下列网站搜索：http://www.omim.org/statistics/entry。

实验室检查的关键是要找出改变的遗传物质或其衍生物，为遗传病的诊断提供证据。包括染色体、基因、蛋白质或代谢产物的检查等，辅以病理和有效的物理性检查（如B超、脑电图、心电图、肌电图、CT、MRI等）以帮助建立正确诊断。

由于诊断技术飞速发展，日新月异，方法多样，但价格不菲，故不应该采取撒大网捕小鱼的错误诊断检查策略。针对性地选择正确的检查方法将会起到事半功倍的作用。

实验室检查通常的选择原则是：①如果简单的检查可以准确诊断，就没有必要盲目追求高新技术和浪费资源；②症状体征或家族史非常明确的遗传病，直接做相关的检查。如对怀疑是染色体病的患者，选择先做染色体核型分析；③当不能确定患者是何种遗传代谢病时，应该先做全套的串联质谱生化遗传学检查，找到相关的代谢缺陷后，必要时再做特异性的基因诊断；④对致病机制和突变形式比较明确的单基因病，应该首选相关基因的突变型检测。

遗传病的病种遍及临床各科，发病年龄及临床症状各异。因此，各科临床医生都必须有医学遗传学的基础知识，经过一定的专科训练和持续定期培训更新知识，才可能对病患做出正确的诊断。在欧美国家一些主要城市的大医院，都设有遗传科（genetics department）。每个遗传科通常配置3～5名临床遗传医生（clinical geneticist），1名心理医生（psychologist）和10～15名遗传咨询师（genetic counselor）。在区域性的遗传科还设有遗传实验室，包括生化、细胞和分子遗传学三部分，负责整个地区所有卫星城市的遗传学检查分析工作，建成比较完善的遗传病诊断和咨询网络。在美国，每个临床实验室必须持有美国临床实验室改进修正案（Clinical Laboratory Improvement Amendments，CLIA）的工作许可证或（和）美国病理学家学会（College of American Pathologist，CAP）的认证，接受这些机构的定期审核。临床实验室的主任和技术人员都必须持有相应的技术资格证书。大多数遗传实验室还参加CAP一年两次的技术质量测试，严格控制实验室的管理和技术质量。国外的这些做法，说明他们对遗传病诊断和咨询工作的严肃性和负责精神，可以作为我国学习的参考。

遗传咨询（genetic consulting）是遗传病诊断和防治过程中医生和患者沟通合作的重要桥梁，遗传咨询是一个复杂又精细、体贴的过程，基本流程包括三个阶段：①了解和寻找解决方法。帮助咨询者（counselee）对疾病进行遗传学分析，了解疾病的遗传规律，提供可靠的实验室诊断方法，明确诊断。②认知疾病及其防治可能性。对遗传病的再发风险做出评估，教育咨询者如何预防遗传病在家族中再发生，告之是否有治疗方法，如何治疗。③随访与预防。在随访和治疗过程中，从遗传知识，心理和营养指导方面继续帮助咨询者家庭。本书设立了专门章节详细介绍遗传咨询的知识(参见第十三章)。

第二节　与遗传病相关的常见症状体征

症状体征的观察和分析是疾病诊断的初始环节。遗传物质的改变会导致其表达异常和遗传性状出现,也就是疾病的临床症状与体征。通过对病患个体外观从头面部、躯干、四肢至指、趾端仔细观察,结合对患者的心、肺、肝、胆、脾、胃、肾、皮肤、毛发、腹部、智力、语言和肢体活动能力、步态及神经反应等体征的检查,通常能为遗传病的诊断提供线索和方向。

有的遗传病症状是特征性的,例如,苯丙酮尿症(phenylketonuria,PKU;OMIM 261600),是由位于12q23.2处编码苯丙氨酸羟化酶(phenylalanine hydroxylase,PAH)的1对*PAH*基因都是突变基因所致。患者智能发育不全、头发发黄、伴有尿味腐臭。这一类的遗传病比较容易明确判断。更多的遗传病则具有一些类同的临床表现,如智力障碍,发育迟缓,身材矮小等,难以单凭症状体征做出判断,必须通过临床观察、遗传咨询和实验室检查的综合分析,才能做出正确的诊断。图11-1展示了一些常见体征的表现,供参考。

一、体格指标体征

主要表现为发育迟缓、体重低于年龄平均增长、智能发育不全等。例如,Williams综合征(Williams syndrome,WS; OMIM 194050)是由于7q11.23处有长约1.5~1.8Mb的缺失,影响了约28个基因的功能。其中,编码弹性蛋白(elastin,ELN)的*ELN*基因是突变基因,致患儿常有严重的心血管病变(肺动脉狭窄、主动脉瓣狭窄),患者除了有典型的精灵面容,还有身材瘦小,牙齿生长慢而稀小,及中轻度的智力发育迟缓。

二、头脸部

遗传物质的变异往往会导致相应性状的改变,头脸部发育异常是最容易引起关注的体征之一,主要观察头脸部的发育及大小,五官的分布和形状。例如,21三体征(21 trisomy syndrome)又称唐氏综合征(Down syndrome;OMIM 190685),患者有特征性面容:头短,扁平面,眼距宽,鼻梁塌,低位耳及张嘴吐舌的表情(图11-1)。

现将遗传病常见的头脸部体征列出,供参考。

(一)颅骨形态

小头、巨头、舟状头、颌小、枕骨扁平、方颅、脸中部发育不全、满月脸等。

(二)眼

眼距宽、内眦赘皮、小眼球、无眼球、眼睑下垂、无虹膜、虹膜缺损、角膜环、巩膜、斜视、眼球震颤、角膜混浊、白内障、青光眼、色觉异常、斜视、近视或远视等。在色觉异常中最常见的是红绿色盲(colorblindness, protan,CBPP; OMIM 303900),患者的主要症状是无法分辨红色和绿色。

(三)耳

低位耳、耳后倾、耳聋、小耳、巨耳、招风耳、耳壳畸形、耳道闭塞等。

(四)鼻

塌鼻梁、鼻孔前倾、鼻根宽大、后鼻孔闭塞等。

(五)口部

唇裂、腭裂、鲤鱼嘴、高腭弓、巨舌、小口、齿畸形等。

三、肢体

(一)身高与体重

发育迟滞,身材矮小,侏儒。尤其要注意身高与体重都远离正常生长平均值的儿童。侏儒症(dwarfism)

的常见原因之一是软骨发育不全(achondroplasia,ACH;OMIM 100800)。根据2013年吉尼斯世界纪录记载的最矮小男性是72岁的Chandra Behadur Dangi,来自尼泊尔偏远山区,身高只有54.6cm。世界最矮小女性是患有软骨发育不全的印度女孩Jyoti Amge,18岁时身高仅63.5cm。本病是由位于4p16.3处编码成纤维细胞生长因子受体3(fibroblast growth factor receptor 3,FGFR3)的*FGFR3*基因突变所致,是常染色体显性遗传病。

(二)颈部

宽颈、蹼颈、发际低、缩颈。

(三)躯干

鸡胸,盾状胸,漏斗胸,脊柱裂,脊柱侧凸、后凸或前凸,乳间距宽、乳房发育异常、内脏异位、疝等。

(四)四肢、肌肉和关节

小肢、短肢、多指、并指(图11-1)、短指、蜘蛛指(趾)、肘外翻或内翻、摇椅样足底、肌肉萎缩或肥大、指(趾)弯曲、关节运动受限、脱臼、关节伸展过度等。例如,假肥大型肌营养不良(Duchenne muscular dystrophy,DMD; OMIM 310300)患者通常在幼儿期两岁前开始出现症状,最初的表现为走路变慢、易跌,逐渐发展至跌倒后不易爬起。发病后逐渐显现全身肌肉萎缩,但腓肠肌假性肥大(pseudohypertrophy)的体征(图11-1)。骨盆左右上下摇动,腹部前凸,以致脑后仰,呈现鸭型步态。从卧位起立只有靠两手撑着大腿,才能从蹲位到站直(Gowers证)。智商(IQ)常有不同程度减退(参见第三十一章)。

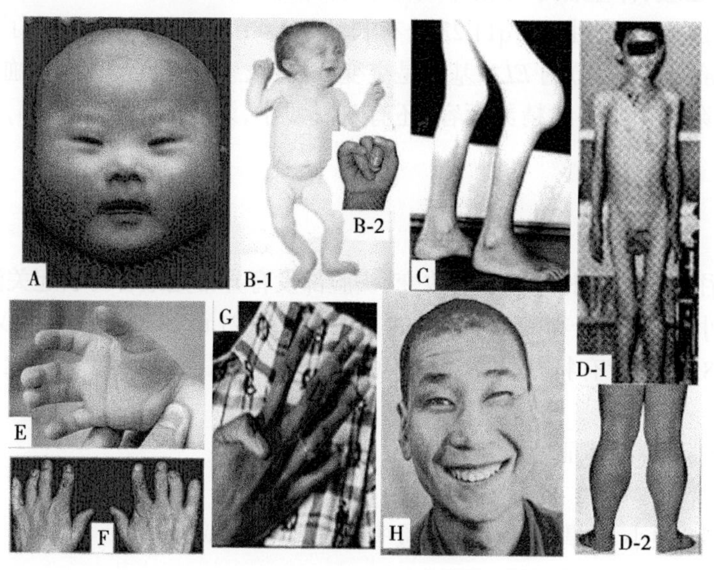

图11-1 遗传病的特殊体征

A:21三体征面容;B-1:18三体征,B-2:18三体征的特殊握拳;C:甲型血友病的膝关节肿胀;D-1:假肥大性肌营养不良症(DMD)体态,D-2:DMD腓肠肌假性肥大;E:并指症;F:短指症;G:马方综合征的蜘蛛指;H:脆性X综合征面容

四、骨骼系统

骨质松脆、肌腱薄弱、关节松弛、习惯性肩或桡骨头脱位等。通常伴有牙齿发育不良的表现。马方综合征(Marfan syndrome,MFS;OMIM 154700)是最常见的常染色体显性遗传病之一,其病因是位于15q21.1处编码原纤蛋白1(fibrillin-1,FBN1)的*FBN1*基因发生突变。骨骼改变是本综合征的典型体征。患者身材瘦高,四肢奇长且细,尤以指(趾)为著,呈蜘蛛足样指(趾)(图11-1),故又称为蜘蛛指(趾)综合征(arachnodactyly)。肌肉张力降低,关节活动过度,头长,额部圆凸,胸骨畸形多由肋骨过长所致漏斗胸或鸡胸,肩胛隆起呈翼状,复发性髋脱位等。还有晶状体脱位、动脉夹层瘤、充血性心衰是该综合征患者最常见的死亡原因。

五、心肺发育

先天性心脏病，心血管发育畸形（扩张或狭窄），马方综合征、21 三体征等。都有明显的心脏（或肺）发育障碍。

六、神经系统发育

智力低下、神经管发育畸形、无脑儿或脊柱裂，共济失调。外周神经反射亢进或减弱，甚至消失。复发性癫痫。癫痫是很多神经元退化性遗传病的主要症状，例如，慢性进行性舞蹈病或译遗传性舞蹈病（Huntington disease，HD；OMIM 143100）又称亨廷顿病。它是由位于 4p16.3 处编码亨廷顿蛋白（huntington，HTT）的 HTT 基因为突变基因所致。同时，癫痫也是很多遗传性代谢病的继发症状，尤其是当病情发展出现低血糖，低血钙，代谢性酸中毒或高血氨症的时候，如苯丙酮尿症（PKU）。因此，临床病史，家族史，癫痫的始发年龄、严重性及周期性，脑电图的变化等，都对遗传病病因的正确判断非常重要。

七、生殖系统发育

第二性征发育异常、不育不孕、隐睾、巨睾、生殖器发育不全、尿道下裂或上裂、小阴茎、大小阴唇过大或过小、无肛门等。

八、皮肤及毛发

皮肤角化过度、鱼癣症、色素过多或减少、无汗、皮肤菲薄、光敏感、皮肤张力异常，多毛，早秃、念珠发、易碎发、浅发、皮色异常、皮纹改变等。最典型的例子是白化病。

尚有其他林林总总的症状和体征，难以一一赘述，还需依赖医生对各系统疾病的症状和体征，不断丰富自我知识，积累经验，并牢记脑中。最好能够做到在第一时间有印象做出初步反应。在临床实践中举一反三，开阔思路，方能在千变万化的临床表现中寻得蛛丝马迹，以助正确诊断。

第三节　常规临床检验及影像学检查

一、常规临床检验

普通的血常规检查有时也能为遗传病的诊断提供线索，如血红蛋白病和地中海贫血的血细胞组分和形态的改变。即便现代诊断技术日新月异，其实很多传统的常规检验方法仍然应用于遗传病的初步诊断。例如，镰状细胞贫血（sickle cell anemia；OMIM 603903），可通过在显微镜下观察受试者血细胞的形态，如见有镰状红细胞，便是该病诊断的重要依据。我国南方最常见的遗传病 α-地中海贫血（α-thalassemia；OMIM 604131）和 β-地中海贫血（β-thalassemia；OMIM 613985），可以通过红细胞渗透脆性降低作为群体筛查的手段。此法应用多年，证明行之有效、简单快捷且经济的方法。当然，血细胞指数（特别是 MCV）也是设备较好医院使用的常规方法。

二、生物电图

（一）心电图

许多遗传病都伴有心血管病变，例如，假肥大型肌营养（DMD）是由于突变的 *DMD* 基因使肌肉细胞不能正常产生肌营养蛋白（dystrophin），继尔使钙离子渗入细胞，引发瀑布反应，导致患者全身肌肉无力，肌肉纤维变得脆弱，长期的日常活动伸展使脆弱的肌肉细胞组织产生机械性伤害，最终导致肌肉细胞死亡。由于心肌组织也同时受累，大多数患者可伴心脏损害，心电图（electrocardiography，ECG）呈现异常。早期呈现心肌肥大，除心悸外一般无症状。右胸导联可见 R 波异常增高，肢体导联和左胸导联可见 Q 波加深。

（二）肌电图

肌电图（electromyography，EMG）通过记录神经肌肉活动的生物电流变位，了解神经、肌肉的功能状态，鉴定神经源性、肌源性和失用性肌萎缩，确定神经损伤及压迫的定位和程度。许多累及神经肌肉的遗传性疾病通常都需要做肌电图检查，例如，假肥大型肌营养不良（DMD）会呈现肌源性损害，并有较多的自发电位；常染色体显性先天性肌强直（myotonia congenita，autosomal dominant；OMIM 160800）和常染色体隐性先天性肌强直（myotonia congenita，autosomal recessive；OMIM 255700）都是由位于 7q35 处编码骨骼肌氯离子通道 1 基因（skeletal muscle chloride channel 1，CLCN1）的 *CLCN1* 基因突变所致，患者的肌电图则显示肌强直发放的电波讯号。

（三）脑电图

脑电图（electroencephalogram，EEG）是通过电极记录脑细胞群的自发性、节律性电活动，是癫痫诊断和治疗中重要的检查工具。例如，Krabbe 病（Krabbe disease；OMIM 245200）又称球形细胞脑白质营养不良（globoid cell leukodystrophy，GLD），是由位于 14q31.3 处编码 β- 半乳糖神经酰胺酶（galactosylceramidase，GALC）的 *GALC* 基因突变所致。这是一种病程进展快速的严重遗传代谢病。患儿早期的肌张力减低，发展到后期肌张力升高，智力减退常伴癫痫发作，最后呈去大脑强直状态，在 2 岁前死亡。脑电图检查可见广泛慢波，肌电图则显示神经传导延长。

三、影像学

（一）X 射线检查

例如，成骨不全 I 型（osteogenesis imperfecta，type Ⅰ；OMIM 166200），是由位于 17q21.33 处编码胶原 I 型 α-1 链（collagen，type Ⅰ，α-1，COL1A1）的 *COL1A1* 基因突变所致。X 射线检查能够查出骨量减少（即低骨密度），骨折（新发骨折、无临床症状的骨折，或者从前治愈的骨折），长骨的弓形突出，脊椎压缩，以及颅骨缝内的缝间骨。缝间骨是颅骨内小的骨岛，该处正常本应是一个完整的骨片，大约 60% 成骨不全 I 型患者的颅内都有缝间骨。患有某些其他病症的婴儿也可能会有缝间骨。

（二）超声波检查

超声波（ultrasound）检查是非创伤性的有效检查技术，是利用超声波在人体组织传播时产生的回声图像来诊断疾病的一种方法。超声波具有良好的方向性，遇到密度不同的组织和器官，即有反射、折射和吸收等现象产生。根据示波屏上显示的回波的距离、弱强和数量，以及是否衰减明显，可以反映体内某些脏器的活动功能，并能确切地鉴别出组织器官是否含有液体或气体，或为实质性组织。最常用的是成像法（B 型法，俗称 B 超），可以得到人体内脏各种切面图形，图形直观而清晰，容易发现较小病变。在遗传病诊断方面，B 超广泛应用在产前诊断和监测胎儿生长。该技术可以发现早孕期胚胎的发育异常，无脑儿，肢体和骨骼畸形；量度胎儿的头径和股骨长度估测其生长发育是否正常；产前胎儿取材时，指引羊膜腔穿刺术和脐血穿刺术，避免误伤胎儿。

（三）电脑断层扫描

电脑断层扫描（computed tomography，CT）是一种 X 射线对组织进行断层扫描成像，再利用电脑技术重建二维断层图像的扫描方式。可形象地显示脑室、脑白质、脑结节硬化。大约有数十种遗传性代谢病因为代谢障碍影响了神经系统的发育，出生后不久就有癫痫发作，伴有智力障碍，发育迟滞或脑性瘫痪，CT 检查可发现脑组织有异常钙化灶。比较常见的是氨基酸代谢病，其次是类脂质和糖代谢异常。

（四）磁共振成像

磁共振成像（nuclear magnetic resonance image，NMRI，MRI）是一种利用磁共振原理的革命性诊断工具。其成像的对比度和分辨度都优于 CT。原理是利用磁场和射频脉冲，使人体组织内进动的水分子上的氢原子核（H^+）发生振动产生射频信号，电脑根据信号的强弱变化处理成组织结构的立体图像，使临床医生得以观察到组织器官内部的精确变化，为建立诊断提供有力依据。例如根据 MRI 对脑部海马体的测量，可以在阿尔茨海默病（Alzheimer disease）的症状出现前，就能发现脑萎缩的病理性早期变化，使医生可以对患者的病程做出正确评价，提供早期治疗方案。

（五）正电子发射型断层扫描仪

正电子发射型断层扫描仪（positron emission tomography，PET）是一种融机体代谢和解剖结构影像为一体的先进核医学成像技术。通过捕获注射到人体内微量放射性同位素在其每一个正电子放射衰变过程产生湮灭光子的讯号，组成投影正弦图像（sinograms），然后再经过电脑从多角度不同方向的重组排列，构成全身的三维立体动态图像。由于捕获的每个讯号都是由放射性同位素随着血液循环的灌注和生化代谢过程进入器官组织，甚至细胞而动态产生。不同组织的光子吸收衰减率相异，代谢率的高低也会影响到光子吸收衰减率，因而能反映相关组织的功能和代谢情况。目前主要应用于心脏和脑部疾病的检查，以及肿瘤的诊断和疗效监测。

四、胎儿镜

胎儿镜（fetoscope）又称胎儿纤维内镜，可以在B超定位引导下，用直径仅为1～2mm的纤细光导纤维经母体腹壁穿过子宫壁进入羊膜腔内部，不仅可以直接观察到胎儿的局部变异和形体发育细节，还能对胎儿进行采血检查和注射药物做宫内治疗，用微量方法进行病理、生化、染色体和基因分析，从而对五十多种遗传病做出诊断，因而是产前诊断与治疗最直接的手段。例如，采集胎血进行染色体病、血红蛋白病和其他遗传代谢病检查。

值得提醒的是，胎儿镜毕竟是一种创伤性的介入医疗手段，对母体和胎儿都有一定的激惹作用和诱发感染的风险。若非必需，应考虑使用上述其他的诊断技术为先。

第四节　遗传病的生化检查

遗传病的生物化学检查主要是针对遗传性代谢病（inherited metabolic disease，IMD），包括氨基酸、脂肪酸、有机酸和糖代谢过程中的酶或蛋白质发生缺陷的疾病。可以通过检测代谢中间产物或者是酶、蛋白质含量和功能的变化来确定诊断。

遗传性代谢病虽然每一种病的发病率不高，但种类非常多，目前报道的疾病已超过500种，综合发病率不低。根据我国出生缺陷监测的数据显示，出生缺陷儿约占出生人口的4%～6%，其中每年大约有40万到50万遗传性代谢病患儿出生，大多数在新生儿期就有症状。常见症状有喂养困难，反复呕吐，抽搐，嗜睡，智力发育迟缓，肌张力低下和运动能力落后。如果未能及时诊断并采取针对性治疗措施，后果严重甚至危及生命。有些代谢病可以通过避免或补充相关的代谢物而得到纠正（参见第十四章）。

及时正确的诊断可以帮助患儿父母认识该病的病因及病程发展，更重要的是他们可以得到遗传咨询的帮助，通过早孕期的产前诊断，防止悲剧在家族中重演。我国对代谢病的生化检查早在20世纪70年代就已经开展。随着生物化学检测的技术丰富成熟，现在代谢病的检查已经逐步普及推广。生化检测主要从两方面着手：一是通过检测中间代谢物的含量来推断酶或蛋白质的缺陷；二是直接检查酶活性或蛋白质定量分析。以下就从这两方面讨论常用的生化检测方法。

一、相关代谢产物检测

过去通过显色、电泳、层析（色谱）等传统生化技术进行相关代谢物的检测，目前国内仍用来进行代谢病的筛查，例如三氯化铁试验、甲苯胺蓝试验。近年来国外主要应用的是串联质谱和气相色谱质谱技术。我国一些设备较好的医院也开始使用这些先进技术。需要结合我国的经济发展情况，一些有效的老方法还是可以使用的。

（一）串联质谱技术

串联质谱技术（tandem mass spectrometry，MS/MS）是通过检测样品中物质的质荷比（相对分子质量），对物质进行定性和定量分析。它可以同时检测一滴血中70余种氨基酸和酰基肉碱，对50种以上的氨基酸、有机酸和脂肪酸氧化代谢病进行快速的筛查和诊断，是近期发展起来的一种直接分析复杂混合物的新技术。该技术具有特异性强、高灵敏度和高准确度、极高的分析效率和广泛的筛查范围以及假阳性及假阴性率低的优点。可以在几分钟内分析几十种代谢物，同时检测诊断出近30余种遗传代谢病。并且对样本的要求低。通常采用滤纸干血斑作为样本进行检测，目前广泛应用于现症患者的诊断和新生儿筛查。我国一些大医院已经引进采用（参见第二十五章）。

（二）气相色谱/质谱

气相色谱/质谱（gas chromatography mass spectrometry，GC/MS）主要进行尿有机酸检测，可以检出30余种尿液小分子代谢病。结合分析串联质谱的测定结果，有助代谢病的诊断和鉴别诊断。此仪器也已经在一些大型医院采用（参见第二十五章）。

MS/MS和GC/MS技术由于采样简单、便于递送和高通量检测，已经成为遗传性代谢病高危儿筛查的常规手段。结合以上这两种特异性生化检测手段，可以比较全面地对受检个体血液或尿液进行糖、氨、酮体、酸碱平衡、电解质、氨基酸、有机酸、脂肪酸、游离肉碱和酰基肉碱等各类物质、各种水平的代谢分析和代谢评价。

二、酶和蛋白质分析

酶和蛋白质是基因的直接产物，基因突变引起的单基因病，往往是酶或蛋白质的质或量变异的结果。故酶和蛋白质的定性、定量分析是确诊单基因病的主要方法之一。由于生物化学研究方法的进步，目前不仅能对酶活性增减或蛋白质含量的变化直接测定，还能对酶和蛋白质的结构变异做出鉴定，这大大有助于各种单基因病的诊断和亚型的分类。蛋白质的变异型（variants）主要靠电泳技术、免疫技术以及肽链、氨基酸序列分析来区分。电泳技术使用较普遍，但仅约有1/3的蛋白质变异能出现电荷差别而由电泳测知。人类分子病研究得最深入的蛋白质是血红蛋白，其次是免疫球蛋白、补体成分、结合珠蛋白等。由于酶的纯化比较复杂，除极少数能进行氨基酸结构分析外，酶的变异型大都采用酶动力学特点来分型。此外，也有用免疫学交叉反应、层析等辅助手段者。酶和蛋白质的检查主要取材为血液。由红细胞和白细胞所能测出的酶缺乏病已在35种以上。但有时必须采取活体组织检查（biopsy，活检）。例如肝、甲状腺、皮肤、肠黏膜、肾脏等。但应注意，同一种酶缺乏不一定在所有组织中都能检出，这点对于确定采用哪种组织和分析结果甚为重要。例如，苯丙氨酸羟化酶必须用肝活检，而在血细胞中无法测得；丙酮酸激酶缺乏仅表现在红细胞和肝细胞中，而白细胞、血小板及其他组织则含有活性正常的同工酶。

酶学活性检测主要用于大分子代谢病。在我国汉族群体常见的葡萄糖6-磷酸脱氢酶缺乏症（G6PD缺乏症）可通过测定血液中红细胞G6PD活性检出患者和携带者。红细胞酶缺陷是导致遗传性溶血性贫血的常见病因之一。检测血液中有关酶活性可为病因确认提供证据。

溶酶体病（lysomal storage disease）的酶缺陷分析最早在我国北京协和医院开展，从20世纪80年代中期至今，该院已经可以通过测19种不同酶的活性来对18种溶酶体病进行鉴别诊断。

第五节　遗传病的染色体分析

染色体病（chromosomal disease）是由于染色体数目异常或结构畸变而引起的疾病。染色体异常占死产婴儿0.8%，占新生儿死亡者0.6%。新生儿期间出现以下表现提示染色体可能发生异常：①低体重儿，出生后体重不增加，发育迟缓；②特殊面容，小下颌，耳型和耳位异常；③神经、心血管、胃肠道、泌尿生殖器等系统异常。

大部分染色体疾病是造成流产、死胎、新生儿死亡及先天畸形的重要原因。目前已经发现的人类染色体数目异常和结构畸变有10 000多种，已确定或已描述的综合征有100多种。因此对染色体病的诊断和预防十分重要。染色体核型分析是细胞遗传学研究的基本技术。随着分子遗传学研究方法的不断进步，分子遗传学与细胞遗传学技术相互渗透，衍生了分子细胞遗传学这一门新的学科。主要应用的手段有荧光原位杂交(fluorescence in situ hybridization,FISH),染色体涂染(chromosome painting)和微阵列比较基因组杂交(microarray CGH)分析技术。分子细胞遗传学技术具有更高的分辨率和特异性,目前已逐渐成为细胞遗传学发展研究的主流。很多国家开始以微阵列分析作为染色体研究的首选技术,以获得更详尽的染色体信息,诊断染色体微小缺失、重复和不平衡易位的畸变。有关染色体病和分析的详细内容请参阅本书第六章和第七章的阐述。本章仅简述进行染色体核型分析的常用指征和主要方法。

一、染色体核型分析

染色体核型分析(karyotype analysis)是确诊染色体病的传统方法。随着显带技术的创用和不断改进,染色体病报道日益增多,定位更加准确。需要进行染色体检查的适应证,各医疗单位根据各自的设备条件和人力,其规定不尽相同。一般来讲,如有下列情况之一者,可考虑进行染色体检查(临床诊断或产前诊断):①家庭成员中有多个先天畸形者;②明显智力发育迟缓者;③多发性流产的妇女及其丈夫;④明显体态异常、智能发育不全,特别是伴有先天畸形者;⑤原发性闭经和女性不孕症;⑥无精症和男性不育症;⑦35岁以上的高龄孕妇;⑧有X染色质和Y染色质数目异常者;或有先天性卵巢发育不全(Turner综合征)或先天性睾丸发育不全(Klinefelter综合征)的症状及体征者;⑨原因不明的智力障碍伴有大耳、大睾丸和多动症者;⑩各种具有标记染色体的恶性肿瘤。

常用的染色体核型分析是制备中期染色体标本进行G显带分析(图11-2)。通过在光学显微镜下观察明暗相间的区带分布,了解染色体数目和结构变化。

二、性染色质检查

性染色质(sex chromatin)的检查方法比较简单,对两性畸形和性染色体数目异常的疾病诊断有一定价值,但确诊仍需依靠染色体检查。

性染色质的检查方法系在口颊或阴道黏膜刮取脱落上皮细胞,也可用羊水细胞。用硫堇或甲苯胺蓝染色可观察到X染色质(X chromatin)又称Barr小体。Y染色质(Y chromatin)又称Y小体则需用芥子阿的平染料染色,在荧光显微镜下观察,可见直径约0.25μm的荧光小体。根据X染色质和Y染色质的数目,对疾病做出诊断。正常男性有1个Y小体而无X小体,女性仅有1个X小体。先天性卵巢发育不全者见不到X小体,先天性睾丸发育不全者有1个X小体和1个Y小体。

三、荧光原位杂交

荧光原位杂交(fluorescent in situ hybridization,FISH)是利用荧光标记的特异寡核苷酸探针,与玻片上中期染色体或间期核的同源互补DNA形成杂交体,从而对染色体上某些特定片段做出定位和定量分析。检测需要在荧光显微镜下进行。因为可以同时使用多种不同荧光标记的探针进行杂交,在同一个核型里检测多个片段,故又称为多彩荧光原位杂交(图11-2)。这是一种经济、安全、特异性强、定位准确和快速的染色体研究技术。根据探针的不同,可以定位长度为1kb左右的DNA序列。

在制备细胞间期染色质纤维标本后,再进行荧光原位杂交的技术,称为纤维荧光原位杂交(fiber flurescence in situ hybridization,fiber-FISH),可以用来检测该区域基因的排列顺序,证明成串排列的拷贝数变异。

四、染色体涂染

染色体涂染(chromosome painting)是在FISH基础上发展起来的一种检测染色体重组和畸变的新技术。应用染色体或区带特异性DNA文库(DNA libraries)作为探针池(probe pool),与中期分裂相染色体或间期核进行荧光原位杂交或染色体原位抑制杂交(chromosome in situ suppression,CISS),在所应用探针池的特异性染色体或区带,显示出均匀恒定的荧光信号。该技术能够更加明确地反映染色体数量和结构畸变(尤其是一些在传统染色体核型分析难以分辨的微小易位和复杂易位),以及鉴定标记染色体的来源。通常是用正常人染色体的DNA文库制备探针池。如果以异常染色体的DNA文库用作探针池与待检标本进行杂交,则称为反向染色体涂染。

在此基础上，近年来发展到用不同的荧光染料标记特定的探针池，在同一中期细胞的不同染色体、甚至同一染色体的不同区带，在杂交后同时呈现多种颜色的核型，称为多色染色体涂染（multicolor chromosome painting）。目前已经可以用27种不同的荧光染料标记人类24种染色体，进行染色体涂染的核型分析。这种通过荧光显微镜获得荧光图像，并进行光谱成像的技术就是光谱核型分析（spectral karyotype，SKY）。它是一种波谱影像分析方法。能够发现单纯FISH不能发现的隐藏的细微畸变，清晰地鉴定染色体重排，特别是易位、插入以及可以产生标记染色体的许多复杂的结构变化。

五、微阵列技术

微阵列技术（microarray technology）是细胞遗传学和分子遗传学技术融合发展的重要里程碑。该技术平台可以根据检测需要，把大量已知的寡聚核苷酸序列（基因探针）有规律地排列固定在支持介体（如玻片）上，做成二维DNA阵列基因芯片。采用不同的荧光染料（如Cy-3和Cy-5）分别标记患者和正常对照的DNA样本，再与微阵列基因芯片杂交。运用激光共聚焦显微扫描技术和先进的计算机分析软件，比较患者和正常对照样本荧光强度和分布，快速检测和判断患者基因拷贝数量和序列的变化。与染色体显带技术和FISH相比，具有更高的分辨率和敏感度，可以检出亚显微水平的微缺失及微重复的异常。同时，该技术大大简化了染色体分析的复杂操作，实现了高效率和高通量的自动分析。主要应用技术有两种：比较基因组杂交法（array comparative genomic hybridization，aCGH）和单核苷酸多态性微阵列（single nucleotide polymorphism array，SNP microarray）芯片检测。请参阅表11-1，了解aCGH与SNP列阵分析法技术优势和局限性。

表11-1 列阵比较基因组杂交与SNP列阵分析的技术比较

	aCGH	SNP微列阵
主要技术优势	①快速比较患者与正常对照样本全基因组非平衡结构异常（缺失和复制） ②可检测100kb以上的非平衡异常，特别是一些常规染色体核型分析无法看到的微缺失/微重复综合征 ③精确定位异常的长度和相关基因	①分析全基因组的SNP及CNV拷贝数目变化（LOH） ②检测中性拷贝数变化（CNN-LOH）：单亲二体（uniparental disomy，UPD），染色体亲缘性（consanguinity） ③可以鉴定三倍体、极体怀孕（polar pregnancy）、判定母体细胞污染等
主要技术局限性	①不能分辨平衡性倒位和易位，包括罗伯逊易位 ②很难鉴定嵌合体和三倍体 ③对某些插入性易位片段难以确定来源定位	①不能分辨平衡性倒位和易位，包括罗伯逊易位。 ②过多的SNP/CNS信息使结果分析复杂化 ③有可能漏诊在基因组低多态性分布区的异常

虽然微阵列分析法已经逐渐上升为染色体检查的首选方法，仍无法完全取代传统的染色体核型分析。因为无论是微阵列比较基因组杂交或单核苷酸多态性微阵列芯片检测，都有其技术上的局限性。因此，一个完整的现代细胞遗传实验室应该可以配备和实施三种主要的技术：染色体显带核型分析、FISH、aCGH/SNP微阵列。图11-2显示这三种技术应用在先天性胸腺发育不全综合征（DiGeorge syndrome，OMIM #188440）在染色体研究诊断上的价值。

先天性胸腺发育不全，又称染色体22q11.2缺失综合征。该病是由于第三和第四咽裂囊发育缺陷，导致胸腺发育不全，故称为先天性无胸腺或先天性胸腺发育不全，属于原发性细胞免疫缺陷病，约60%～77%病儿免疫T细胞数量减少。由于胎儿甲状旁腺功能减退和低血钙，新生儿出现手足搐搦症，低钙血症生后1年内逐渐趋向缓解。患儿表现为特殊面孔，如眼眶距离增宽，耳廓位置低且有切迹，上唇正中纵沟短、小颌和鼻裂。常存在大血管异常，如发绀四联症和主动脉弓右位等（参见第七章）。

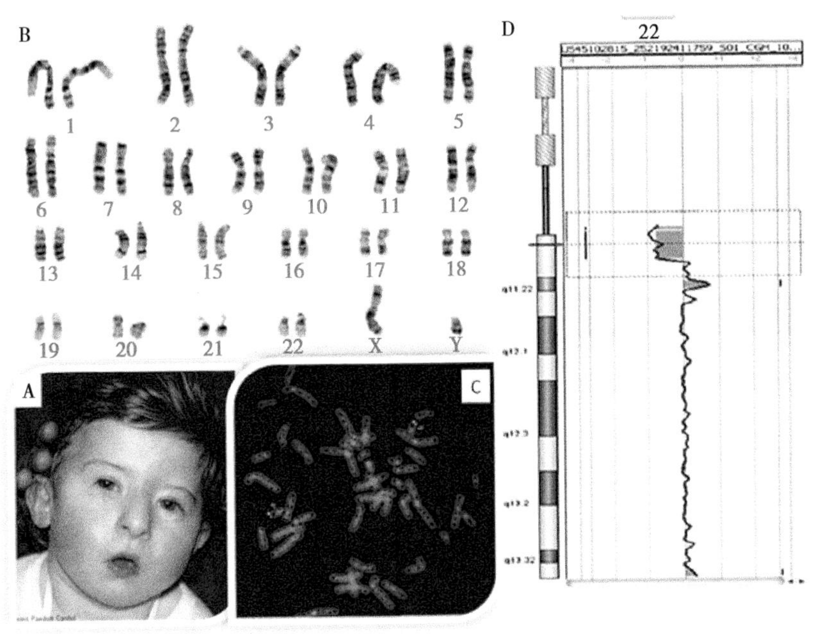

图 11-2　先天性胸腺发育不全综合征（DiGorge syndrome）的诊断过程

A. 先天性胸腺发育不全的典型面容；B. 染色体 G 显带核型分析：46，XY. 未能识别微缺失；C. FISH 结果——可以看见两个在 22 染色体长臂末端参照探针的绿色荧光（ARSA），只有一个定位在 22q11.2 的红色荧光（TUPLE1）。据此可以判断该区域存在缺失，但无法确定缺失的范围；D. ACGH 结果——明确 22q11.21 上缺失了 3.2MB，并在缺失的远端有一个微小的重复。资料引用自参考文献 [9]

第六节　遗传病的基因检测

遗传病的基因检测是对受检者的血液、其他体液或组织进行 DNA 或 RNA 分子结构和拷贝数变异的检测，通常也称为基因诊断（gene diagnosis）或分子诊断（molecular diagnosis）。大多数基因检测技术都具有敏感性高、特异性强、结果精准和取材量少的优点，少至一滴血斑，一个毛囊或少量脱落的口腔黏膜细胞，都可以进行基因检测。随着对遗传病致病基因的认识日益加深，基因检测已成为遗传性疾病诊断的重要手段之一。自 1970 年发现限制酶和逆转录酶，基因重组技术便开始不断发展。1975 年 Southern 等发明了印迹杂交法。Kan（简悦威）等 1976 年报道了首例应用印迹杂交法完成的镰形细胞贫血的产前诊断。尔后，限制性片段长度多态性（RFLP）分析法，以及随后的聚合链反应（PCR）的应用，更是为基因研究和遗传病的分子诊断带来了一场革命。目前大多数基因研究和诊断技术，都是在这两种方法的原理基础上发展完善。人类基因组计划（HGP）的实施，以及人类基因组序列测定在 2005 年基本完成后，遗传病基因检测更是进入了一个飞跃发展的新时代。从基因芯片到新一代测序，新技术层出不穷，越来越趋向更快、更全、更便宜的方向发展。相信在未来两三年内，应能实现全基因组关联分析和全外显子组测序在临床上普遍应用，造福于个体化医学的发展。

我国的遗传病基因检测工作从 20 世纪 80 年代中期开始建立。随着国内外学术交流增加，一直紧跟国际先进技术的发展步伐，基因诊断技术在各级医疗机构不断普及和发展。无论是传统的 Southern 印迹杂交，简单或复杂的 PCR，还是基因芯片和全基因组关联分析技术都受到及时重视开发，成为临床诊断的有力工具。本书另设专门章节讨论有关基因诊断技术，详细内容请参阅本书第十二章和附录Ⅰ第三部分。本节重点讨论常用基因诊断技术和质量控制及保证。

一、常用的基因诊断方法

常用的基因检测技术主要有分子杂交、PCR 和核酸分子测序等。这些技术通常是互用互补的。如对

β地中海贫血的基因检测就是先扩增β珠蛋白基因片段，然后通过反向点杂交筛查常见的点突变。对临床高度怀疑为β地中海贫血患者而又在反向点杂交未能发现突变时，则要进行DNA测序，确定β珠蛋白基因是否存在突变。

近年来许多新技术的出现，使基因检测更趋于多样化，表11-2列举了现代的临床诊断常用基因检测技术，供参考。

表11-2　遗传病临床诊断的常用基因检测技术

分类	检测方法	应用举例
测序	DNA测序	寻找或确认靶基因片段的点突变和微小片段缺失或插入
	全基因组测序（whole genome sequencing）	个体化医学
	全外显子组测序技术（whole exons sequencing）	个体化医学 遗传异质性强的单基因病诊断
	疾病相关基因组合测序（panel sequencing）	常见肿瘤相关基因分析、遗传病诊断
	焦磷酸测序（pyrosequencing）	基因甲基化水平
	RNA测序（RNA sequencing）	基因表达和转录组分析
基因点突变及微小片段缺失或插入	等位基因特异性扩增 扩增受阻突变系统	基因点突变
	PCR产物限制性片段长度多态性分析（PCR follow by RFLP assessment，PCR-RFLP）	鉴定基因点突变，如α[constant spring]
	高分辨熔解曲线（high resolution melting curve，HRM）	分析基因突变，甲基化状态
	荧光共振能量转移（fluorescence resonance energy transfer，FRET）	常用于同一基因多种点突变及微小片段缺失或插入，如CF，β-地中海贫血
	SNaPshot微测序技术（SNaPshot mini-sequencing）	常用于肿瘤诊断和治疗用药指引，如KRAS，BRAF等
	反向点杂交（reverse dot blot，RDB）	常用于同一基因多种点突变及微小片段缺失或插入，如CF，β-地中海贫血
	逆转录PCR（reverse transcription PCR，RT-PCR）	检测基因的转录，如肿瘤、病毒等
	实时定量PCR（real-time quantitative PCR，qPCR）	应用于肿瘤诊断及监测治疗，如BCR-ABL；基因缺失/重复
	PCR-ELISA结合微测序（PCR-ELISA & mini-sequencing）	基因点突变
	固相微测序技术（solid-state mini-sequencing）	基因点突变
	反向限制性位点突变分析（inverse restriction site mutation，iRSM）	遗传毒性试验-快速检测诱变剂所致DNA的点突变
	PCR-单链构象多态性分析（PCR-single strand conformation analysis，PCR-SSCP）	基因点突变及微小片段缺失或插入
	变性梯度凝胶电泳（denaturing gradient gel electrophoresis，DGGE）	基因点突变及微小片段缺失或插入
	化学裂解错配碱基法（chemical cleavage mismatch，CCM）	基因点突变及微小片段缺失或插入（国内少用）
	变性高压液相色谱（denaturing high-performance liquid chromatography，DHPLC）	检测基因突变和遗传多态性
大片段的基因突变	Southern印迹杂交法（Southern blot）	大片段基因缺失，如DMD； 甲基化状态，如脆性X综合征； RFLP分析

续表

分类	检测方法	应用举例
大片段的基因突变	长或超长 PCR（PCR，long range）	常用于检测三苷酸重复序列病，如弗里德共济失调（Friedreich's ataxia）等
	多重连接探针扩增技术（multiplex ligation-dependent probe amplification，MLPA）	大片段缺失，如 DMD、α 地中海贫血，也可用以检测点突变、重复、甲基化水平等
	蛋白截断测试（protein-truncation test，PTT）	用于终止密码突变导致蛋白质缩短的致病基因检测，如 BARC1.
基因重复序列检测	荧光 PCR 毛细管电泳技术（fluorescent PCR capillary electrophoresis analysis）	三核苷酸重复序列疾病，如脊髓小脑型共济失调、遗传性舞蹈病、脆性 X 综合征等
	短串联重复序列（short tandem repeats，STRs）	常用于基因型分析、检测单亲二体分析、产前诊断胎儿样本的母体细胞污染、亲子鉴定等
甲基化状态检测	甲基化特异性 PCR（methylation-specific PCR，MSP）	如 PWS、Angleman 综合征
	甲基化敏感限制酶片段长度多态性分析 Southern blot RFLP using methylation-sensitive restriction enzymes	如脆性 X 综合征
基因芯片	微珠阵列芯片（bead array）	遗传多态性分析 单细胞水平上的基因、蛋白表达谱分析
	比较基因组杂交法（array comparative genomic hybridization，aCGH）	比较受检者与正常对照的全基因组基因拷贝数量差异
	单核苷酸多态性微阵列（single nucleotide polymorphism microarray，SNP microarray）	根据 SNP 基因型来确定 DNA 序列的拷贝数

二、临床基因检测质量控制要点

基因检测技术都具有高度敏感性，而且操作复杂，尤其是实时定量 PCR、MLPA、全基因组测序等高新技术。所以，培养高素质的技术人才和执行严格的质量控制、防止医源性污染，是应用基因诊断成功的两个重要策略。

（一）人是第一要素

临床基因诊断方法属于高难度技术。实验室的管理和实验技术人员必须具有坚实的医学遗传学知识和熟练的分子生物技术，以及对患者标本的尊重和高度责任心。临床基因诊断要求绝对准确性，任何误诊或漏诊都有可能让患者及家庭蒙受不幸。

（二）执行严格的质量控制

建立严格的实验质量控制（quality control，QC）和质量保证（quality assurance，QA）制度。合理规划布局临床基因诊断实验室，有助于控制医源性和 PCR 产物交叉污染。要严格分隔 PCR 前和 PCR 后的操作间。在 PCR 操作实验室，要穿戴无污染实验服，勤换手套，使用 PCR 操作专用的试剂和设备。每个应用于临床的基因测试方法，都应该先通过方法学的特异性、敏感度和临床标本测试评估，建立标准的方法学（standard operation procedure，SOP），才能应用于临床。方法设计通常应包括以下几个方面。

1. 对靶基因检测的高度专一性和敏感性，保证诊断的精确性。

2. 每一个受检患者样本的实验反应，都应该同时检测适当的对照，如无 DNA 模板对照（no target control，NTC），即在反应管中以无核酸酶的净水（nuclease-free water）代替 DNA 模板，用于监测实验反应系统是否存在污染；正常对照是指在靶基因分析中无突变的样本；阳性对照是指在靶基因分析中存在突变的样本，通常用来衡量实验的敏感度。在可能的情况下，应该设立实验敏感性的阳性对照：例如，某检测方法对突变靶基因的敏感度是 0.5%，可以把阳性对照样本与正常样本混合成 0.5% 的阳性度进行对照测定。

当0.5%的阳性对照和正常对照在实验中都获得预期结果时，说明该实验结果的反应特异性和敏感性都达到了质量标准。

3. 在设计多重引物PCR或非PCR的定性实验时，建议设立一个管家基因作为内对照，以便确认实验是否成功。例如，Y染色体微缺失的每一组反应，都包含了X染色体作为内对照，即便同组的Y基因都没有扩增，只要属于X的内对照出现，证实该实验反应是成功的，受检样本很可能存在该区域的Y染色体微缺失。

4. 就理想而言，每个受测项目除了有常规的检验方法，最好能建立一个后备方法，以便需要时能验证结果的准确性。例如，常规使用反向点杂交技术检测β地中海贫血常见的16种突变，对某些高度怀疑为β地中海贫血的患者，或是反向点杂交检测结果有疑问者，可以用DNA测序确认是否存在基因突变。

5. 由于各个临床实验室都有自己的实验方法和操作程序，导致一些实时定量PCR的结果在实验室之间无法比较。因此，世界卫生组织2005年开始倡导国际衡量标准（International Scale，IS），并首先应用于BCR-ABL融合基因的定量测定上。推广IS的重要性在于通过比较个别实验室自身方法的BCR-ABL结果和IS的BCR-ABL结果，得到一个转换参数，从而产生一个“标准”的BCR-ABL融合基因的定量结果。这样可以消除不同实验室、不同检测方法、不同仪器设备等造成的结果差异，方便患者在不同的医院都能够接受同一标准的跟踪治疗，也有利于实验室之间的交流研究。近年来，IS的概念逐渐被世界各国的学者所接受，全球已有近200个实验室成为IS认证实验室，尤其在欧洲多个国家，都建立了IS标准国家认证实验室。而且，英国自2010年也推出了世界卫生组织承认的第一个BCR-ABL融合基因mRNA定量测试的标准试剂盒，相信IS将会在全球迅速推广。

第七节　医者父母心

医学遗传学是一门比较特殊的医学学科。病种多，症状复杂，诊断技术高新，能治疗的病种却不多。因此，遗传病的诊断确定，对每一个受累家庭都是痛苦的判决。患者及其家庭除了需要治疗和预防，更需要医生和社会的帮助、支持和关爱。记得当年笔者初为医学生时，印象最深刻的是各科老师除了带领我们进入浩瀚丰富的医学宝库，还反复教育我们要遵循高尚医德，保护患者，做白衣天使。古训“医者父母心”，就是教导我们，作为医生，对待患者就要像对儿女、父母一样，需要有高度的责任感、支持和爱护。国外的医学教育也非常强调向每个医学生灌输严谨的法律观念，建立守法的行为准则。

高尚的医德，遵纪守法，才能与患者建立相互信任，把遗传病的治疗和预防工作做好。所以，在遗传病的诊断建立之后，医生要继续努力去从以下五方面帮助患者。

第一，以支持和体贴的态度，向患者详细讲解有关疾病的病因、致病基因、遗传方式和再发风险率。在讲解过程要注意患者的情绪反应，对抗拒或悲伤情绪明显者，应及早安排心理辅导。

第二，保护患者隐私。尊重患者及其家庭的意愿，确定有关信息在家族中的合理传达顺序和范围。

第三，提供心理辅导、随访和病程追踪服务。对每一个在档的遗传病患者及其家庭，建立一个固定的医疗团队，包括遗传咨询师、临床遗传医生、相关的专科医生、心理治疗师和临床营养师，定期半年至一年对患者进行随访会诊。掌握病情进展，制订合适的治疗和针对性的营养补给方案，进行耐心的心理辅导，帮助患者克服心理障碍，对治疗和预防建立信心，为改善患者的身体健康状态和生活素质尽量提供帮助。同时采取必要的预防性措施，避免疾病在家族里再发生。

第四，推荐患者参加相关的病友会。使他们能敞开心胸，讨论疾病，交流经验，丰富对疾病的知识，建立积极的人生观，达到互相帮助、支持和关爱的目的。使患者及其家庭从悲天悯人的伤心者，转化成为帮助支持其他病友家庭的坚强天使。

第五，对一些有迟发临床表现的遗传病（如慢性进行性舞蹈病、脆性X染色体综合征的前突变携带者等），如果要对家族中症状前个体进行诊断的话，必须向其家庭阐述症状前诊断一旦确认，对该个体身心发育的影响。并且，一定要与该个体的成年监护人签署知情同意书（informed consent form）后，才能开始症状前诊断。尤其是在新生儿筛查中诊断的迟发性遗传病，更要在医疗团队的统一认识下，根据患儿家属的意见，选择适当的时机告之患者，并作好随访的遗传咨询工作。

其实，我们每一个人都是某种遗传病基因的携带者。随着环境和食品污染的日益恶化，每个人的染色体和基因也都有可能发生新的突变，影响下一代的健康。现代社会应该不断加强对遗传病的科学普及教育，重视遗传病的预防工作，逐渐杜绝对遗传患者及其家庭的歧视，增加社会群体的相互关爱。

医者父母心。就像为人父母无微不至地呵护儿女，从嗷嗷待哺的婴儿到踏入校门再走向社会，父母的关爱和支持伴随着儿女的每一个脚印。医生也应该恪守医德，除了要负责任地对患者做出正确的遗传病诊断，也要伴随患者及其家庭渡过认知、治疗和预防的每一道坎坷。

（编者按：作者在国外工作多年，其“严格执行实验室质量控制”一段，我国也正在逐步实行，但是还有很大差距。“医者父母心”一段是作者肺腑之言，更是我们需要努力的方向，供读者学习参考）

参考文献

1. Cai SP, Zhang JZ, Huang DH, *et al.* A simple approach to prenatal diagnosis of β thalassemia in a geographic area where multiple mutations occur. Blood, 1988, 71(5): 1357-1360.

2. Chace DH, Kalas TA, Naylor EW. Use of tandem mass spectrometry for multianalyte screening of dried blood specimens from newborns. Clin. Chem, 2003, 49(11): 1797-817.

3. Miller DT, Adam MP, Aradhya S, *et al.* Consensus statement: chromosomal microarray is a first-tier clinical diagnostic test for individuals with developmental disabilities or congenital anomalies. Am J Hum Genet, 2010, 86(5): 749-764.

4. Rimoin DL, Connor JM, Pyeritz RE, *et al.* Emery and Rimoin's Principles and Practice of Medical Genetics. 5th ed. New York: Elsevier, 2006.

5. Chen H. Atlas of Genetic Diagnosis and Counseling. Totowa: Humana Press, 2006.

6. Hughes T, Deininger M, Hochhaus A, *et al.* Monitoring CML patients responding to treatment with tyrosine kinase inhibitors: review and recommendations for harmonizing current methodology for detecting BCR-ABL transcripts and kinase domain mutations and for expressing results. Blood, 2006, 108(1): 28-37.

7. Gibson LE, Cooke RE. A test for concentration of electrolytes in sweat in cystic fibrosis of the pancreas utilizing pilocarpine by iontophoresis. Pediatrics, 1959, 23(3): 545-549.

8. Maggio A, Giambona A., Cai SP, *et al.* Rapid and simultaneous typing of hemoglobin S, hemoglobin C, and seven Mediterranean beta-thalassemia mutations by covalent reverse dot-blot analysis: application to prenatal diagnosis in Sicily. Blood, 1993, 81(1): 239-242.

9. Manolakos E, Sarri C, Vetro A, *et al.* Combined 22q11. 1-q11. 21 deletion with 15q11. 2-q13. 3 duplication identified by array-CGH in a 6 years old boy. Mol Cytogenet, 2011, 4: 6.

10. Mervis CB, Dida J, Lam E, *et al.* Duplication of GTF2I results in separation anxiety in mice and humans. . Am J Hum Genet, 2012, 90(6): 1064-1070.

11. Schrock E, Manoir SD, Veldman T, *et al.* Multicolor spectral karyotyping of human chromosomes. Science, 1996, 273(5274): 494-497.

12. Southern E M. . Detection of specific sequences among DNA fragments separated by gel electrophoresis. J Mol Biol, 1975, 98(3): 503-517.

13. Speicher MR, Ballard SG, Ward DC. Karyotyping human chromosomes by combinatorial multi-fluor FISH. Nat Genet, 1996, 12(4): 368-375.

14. Winderickx J, Battisti L, Motulsky A G, *et al.* Selective expression of human X chromosome-linked green opsin genes. Proc Nat Acad Sci USA, 1992, 89(20): 9710-9714.

15. White HE, Matejtschuk P, Rigsby P, *et al.* Establishment of the first World Health Organization International Genetic Reference Panel for Quantitation of BCR-ABL mRNA. Blood, 2010, 116: e111-117.

16. Wu Y, Ji T, Wang J, *et al*. Submicroscopic subtelomeric aberrations in Chinese patients with unexplained developmental delay/mental retardation. BMC Med Genet, 2010, 11: 72.

17. 陈竺. 医学遗传学. 第2版. 北京：人民卫生出版社，2010.

18. 韩连书，叶军，邱文娟，等. 串联质谱联合气相色谱-质谱检测遗传性代谢病. 中华医学杂志，2008，88(30)：2122-2126.

19. 黄尚志，高翼之. 中国医学遗传学发展史. 北京大学学报(医学版)，2006，38(1)：9-13.

20. 谢英俊. 综合应用分子细胞遗传学技术检测一例染色体微小易位. 中华医学遗传学杂志，2011，28(5)：568-571.

21. http://www.ncbi.nlm.nih.gov/sites/GeneTests/

22. http://www.ncbi.nlm.nih.gov/omim

23. http://www.ornl.gov/sci/techresources/Human_Genome/publicat/hgn/hgnarch.shtml

第十二章　遗传病的基因诊断

王　菁

遗传病的基因诊断(gene diagnosis)是通过检测 DNA 或 RNA 样本中的致病性突变来协助疾病的诊断、分类、预后估计以及监测对治疗的反应等。人类基因组计划的完成和近代分子生物学技术的飞速发展,极大地拓宽了人们对遗传病分子水平的认识。遗传病的诊断技术(包括产前诊断和出生后诊断)以及诊断的准确性都有极大提高。大量和遗传病相关的基因已经克隆。与致病突变相关的疾病中的很多报道,使我们对许多遗传病,特别是一些综合征有了重新认识。把先进的分子生物学技术应用到遗传病的基因诊断,使得对延迟显性遗传病高危人群的发病前诊断,隐性遗传病的携带者筛查和胎儿的产前诊断成为可能。同时对遗传咨询和遗传病的预防也起着极为重要的作用。表 12-1 列出了近半个多世纪以来分子生物学技术和基因诊断发展的重大里程碑。

表 12-1　分子诊断技术的主要发展时间表

时间	重大发明和发现
1953	DNA 双螺旋结构
1969	原位杂交
1970	限制酶
1975	Southern 印迹
1977	创立双脱氧核苷酸终止法 DNA 测序技术
1985	发明 PCR;应用限制性片段长度多态分析技术(RFLP)

续表

时间	重大发明和发现
1986	建立部分 DNA 自动测序
1992	全基因组扩增；实时定量 PCR（real-time qPCR）
2001	人类全基因组测序草图完成
2005	微列阵对比基因组杂交
2008	大规模同步测序或新一代测序
2012	单精子全基因组测序

第一节　遗传病分子诊断的重要性

Pauling 等（1949）首次提出了分子病的概念。他们证明了镰状细胞贫血是由于 β- 珠蛋白链的单个氨基酸改变引起。他们的发现开创了分子诊断的先驱，奠定了分子诊断的基础。

早期的分子诊断主要是利用重组 DNA 技术，通过 cDNA 克隆和测序来得到对基因的最基本的了解。根据已知特定基因的 DNA 序列，可以设计 DNA 探针用于 Southern 印迹，对基因组区域的研究。由此将限制性片段长度多态性（restriction fragment length polymorphism，RFLP）分析应用到 α 地中海贫血的产前基因诊断。简悦威等（1976）发表了首例用胎儿成纤维细胞 DNA 进行 α 地中海贫血的产前基因诊断的案例。尔后（1978）又发表了利用 RFLP 检测镰状细胞贫血。自此，遗传病的分子诊断有了突破性的进展。相似的原理和方法被用于其他遗传病的基因诊断，例如苯丙酮尿症，囊性纤维化等。

绝大多数疾病都有遗传因素的存在。例如，遗传背景可影响对环境因素的易感性，导致哮喘，糖尿病，心血管疾病以及肿瘤等。对这类疾病，其症状严重程度，机体对药物治疗的敏感性等，都有可能受遗传因素的影响。另一类疾病则是由染色体异常或基因突变直接引起。目前已有超过 1200 遗传病可通过检测患者的 DNA 进行基因诊断，读者可链接 GeneTests 网站检索。（http://www.ncbi.nlm.nih.gov/sites/GeneTests/）

以 DNA 为基础的方法学是最基本的，同时也是直接的基因诊断学。它通过检测 DNA 的缺陷，诸如单核苷酸置换、缺失、插入、重复、延伸和倒位，来达到诊断目的。遗传病基因诊断的重要性在于：①对患者进行确诊。相似的临床症状可以由不同的基因突变所引起。例如，糖原贮积症可表现为低血糖、肝大、肌无力等症状。根据糖代谢通路中不同酶缺陷，糖原贮积症至少可分为 14 种不同的类型。虽然用生化方法对酶活性进行测定可以达到诊断的目的，但由于取材（通常需要肝或肌肉活检），以及方法的复杂性，在临床诊断的应用上有其局限性。而用基因诊断可直接确定突变基因、突变类型以及遗传方式。同时可以对疾病进行分型。②对家庭成员进行预防性检测。预防性检测的意义包括：对可治疗性疾病可以早期诊断，早期治疗，或进行预防性治疗。例如对乳腺癌的 *BRCA1*/*BRCA2* 基因突变患者的高危家庭成员进行家族性突变的筛查。对尚未发病的突变携带者进行定期乳腺检测，甚至预防性治疗。③对目前尚无治疗方法的疾病可对家庭成员进行携带者筛查，并可进行产前诊断和植入前诊断。

根据临床症状可以大致作出诊断，但不能确定疾病，有必要通过相关基因的分子诊断达到确定病因的目的。例如，对怀疑有常染色体隐性遗传多囊肾的病孩进行 *PKHD1* 基因测序和基因缺失 / 重复分析。如果根据临床症状可以做出确诊的疾病，则不必做基因诊断。例如，多指（趾）、短指、白化病等有明显临床表现的疾病，或者像苯丙酮尿症那样可通过生化方法做出诊断的疾病。

根据检测对象和目的不同，可以选择不同方法。例如，对患者的疾病诊断或对健康人群携带者的筛查，以及对不同类型的基因突变，应选用不同的基因诊断方法，达到快速有效，同时又准确可靠的目的。在进行遗传病基因诊断和结果分析时，需要注意以下方面：①只有对先证者做出基因诊断，找到致病基因及其突变方式后，才能对其有患病或携带突变危险的家庭成员进行"家族性突变"检测。②当基因诊断结果为阴性时，要小心区分是真阴性，还是假阴性。不要轻易否定临床诊断。许多遗传病存在位点异质性（locus heterogeneity），相似的临床症状可由不同基因的突变所引起。当对某一基因突变检测为阴性时，应考虑是否有可能突变存在于其他基因位点。此外，由于某些分子检测方法的局限性，例如基因测序只是对编码区以及相邻的部分内含子区进行检测。因此，某一基因测序阴性并不能排除突变可能存在于启动子区，远离外显子的内含子深部，或存在基因内大片段杂合性缺失。③对于常染色体隐性遗传病，仅检测出一个杂合子突变不能确定对该病的诊断。④对检出的临床重要性不明变异体（variants of unknown significance，VOUS）要利用查找文献，有关基因突变数据库，小心分析和判断其致病性。⑤大部分基因的突变并没有明显的基因型/表现型相关性。因此，遗传病的基因诊断可以检出突变，确诊疾病，但要非常小心用于疾病预后的估计。

以下将介绍常用的分子诊断方法。

第二节　聚合酶链式反应

聚合酶链式反应（polymerase chain reaction，PCR）是 20 世纪 80 年代出现的一种体外核酸扩增方法。PCR 的发明和改进，对 DNA 突变检测提供了跨时代的重要手段。PCR 可用于扩增特定的 DNA 片段，并将扩增产物用于后续其他方法的检测。PCR 本身也可以作为一种直接的基因诊断方法。它不仅使生命科学的研究方法出现了革命性的进步，同时也被用于遗传病、感染性疾病、肿瘤以及其他疾病的分子诊断。在过去 20 多年中，又建立了多种以 PCR 基本原理为基础的体外核酸扩增方法用于遗传病的诊断。下面仅对由 PCR 衍生出的核酸扩增方法作一部分介绍。

一、多重 PCR

多重 PCR（multiplex PCR）是将针对不同目标区段的多对 PCR 引物放在同一反应体系中进行扩增。引物设计的基本原则和单一扩增产物 PCR 相同，只是要特别注意不同引物对之间以及不同扩增产物间有无交叉反应或非特异性扩增。多重 PCR 的意义和用途包括：①同一基因组中其他非目标区段的扩增可以用作模板 DNA 质和量控制的内对照；②如果一个或数个连续区段的 PCR 不能被扩增，则该区段可能存在大片段常染色体纯合子缺失，以及男性 X 或 Y 染色体半合子缺失；③多重 PCR 产物可用于其他的分子检测，例如寡核苷酸探针点杂交和反向点杂交，多重连接依赖性探针扩增等；④对不同短串联重复序列多态扩增出的不同长度产物片段可用于个体识别（identity testing）或肿瘤组织中错配修复基因缺陷的检测。

在临床应用上，多重 PCR 早已广泛用于：假肥大型肌营养不良（Duchenne muscular dystrophy，DMD）患者 *DMD* 基因缺失的检测；男性不育患者 Y 染色体缺失的检测；应用等位基因特异性 PCR（allele -specific PCR）进行携带者筛查；结合寡核苷酸连接分析法（oligonucleotide ligation analysis）用于囊性纤维化常见突变的筛查；亲子鉴定以及产前诊断中母体细胞污染的鉴定；肿瘤组织微卫星不稳定性分析（microsatellite instability analysis）。相应部分的具体步骤将在第三节和第五节详细介绍。

二、实时定量 PCR

实时定量 PCR（real time quantitative PCR，real time PCR）和一般 PCR 的不同之处，是在 PCR 过程中，每一循环所产生的产物量都被记录下来。PCR 扩增产物的量和扩增效率可用于估算样本中模板 DNA 的相对量。根据所用荧光技术的不同，目前通用的实时 PCR 分为两大类：一种是非特异性荧光，例如 SYBR 绿。它在 PCR 反应时可嵌入 PCR 产物。根据 PCR 产物的荧光强度可以推算模板 DNA 的量。另一种是特异性荧光，例如 TaqMan 系统。它是用荧光标记的探针来检测 PCR 扩增出的特异序列。实时 PCR 是一种定量 PCR。其长处是快速、准确和高度敏感。实时 PCR 可用于基因的重复或缺失，以及基因产物计量分析（详见第五节），也被用于基因型分析（参见附录Ⅰ第三部分）。

三、其他大规模同步 PCR 扩增技术

同时对多个样本的全基因组或某些特定基因进行扩增是新一代测序的一个重要步骤。由此而产生的对 PCR 的新要求是：①对多个目标区域进行同步扩增（parallelization）；②反应体积微量化（miniaturization）；③操作自动化（automation）。这些新的 PCR 技术不仅高效、快速、精准，同时也由于微量化而大大减少了反应试剂和模板 DNA 的需求量。下面是近年开发的几种微量 PCR 技术。

（一）微颗粒 PCR 技术

微颗粒 PCR（microdroplet PCR）是将独立的 PCR 反应在每一个微颗粒内完成的一项新技术。它是利用微流体技术（microfluidics technology）分别将单一的特定 PCR 引物和 DNA 模板分别包裹在不同的微颗粒中，然后分别将一个含有 PCR 引物的颗粒和一个含 DNA 模板以及 PCR 反应试剂的颗粒融合。每一个融合的颗粒都含有 PCR 所需的所有材料（图 12-1）。由 RainDance Technologies 公司开发的这一新技术可对 4000 对引物同时进行扩增。它克服了传统多重 PCR 的局限性。其最大优点是可以根据需要，对选定的目标区域进行扩增。也可同时对大量样本进行检测。其自动化操作也减少了人工操作时间和样本误差，大大缩短操作时间和材料成本。

（二）数字 PCR

数字 PCR（digital PCR）是另一种利用微流体技术介导的微量 PCR 的技术。Fluidigm 公司在 2007 年推出了这种矩阵芯片（fluidigm digital array integrated fluidic circuit，IFC，图 12-2）。它是利用安装在微型导管上的微型阀门和微型泵，将样本和试剂运送到指定位置。在一个 48×48 的矩阵芯片中，可以加入 48 个不同的样本和 48 对不同的 PCR 引物，因而产生 2304 个不同组合进行 PCR 或实时 PCR。该公司还推出了 96×96 的数字 PCR 矩阵芯片，可以用更少的样本同步进行 9216 个不同的 PCR 反应。根据相同的原理，不同的设计，IFC 矩阵芯片结合实时 PCR 进行单细胞基因表达的定量分析，肿瘤组织中点突变定量分析，基因拷贝数变异（copy number variation，CNV）的研究和 SNP 基因型分析研究。

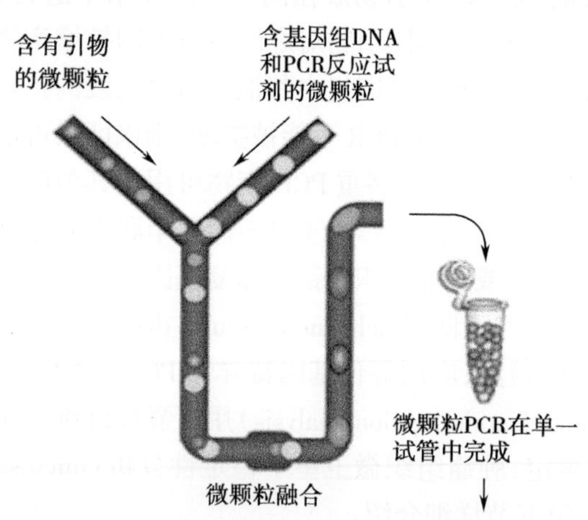

图 12-1 由 RainDance Technologies 公司开发的微颗粒 PCR 示意图

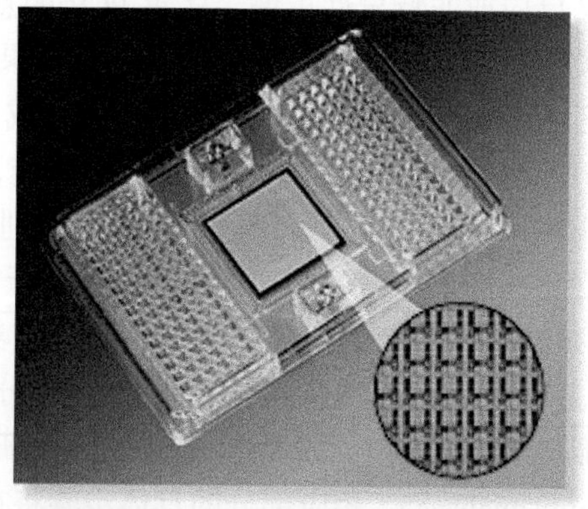

图 12-2 Fluidigm 数字 PCR 矩阵芯片

（三）全基因组扩增

以上所介绍的 PCR 主要是针对一段或多段特定的区域进行扩增。在某些情况下，例如植入前基因诊断（preimplantation genetic diagnosis，PGD），需要对全基因组扩增，从而进行分析。全基因组扩增（whole genome amplification，WGA）可以从单个细胞中扩增出足够的 DNA，并以此为模板进行单个基因、多个基因，甚至全基因组分析研究。早期的全基因组扩增是将 PCR 引物设计在 *Alu* 重复序列，以此来扩增超长的基因组片段和用于研究某些特殊的染色体区域。此方法的缺点是 *Alu* 重复序列在人类基因组中并非均匀分布，用 *Alu-Alu* PCR 对单细胞进行扩增并不能完全覆盖全基因组序列。其他全基因组扩增的方法

包括:①引物延伸预扩增法(primer extension preamplification,PEP):该方法是用15bp长的任意引物在低退火温度(37℃)对基因组进行预扩增,然后逐渐将退火温度提高到55℃进行4分钟延伸。这一技术可对96%的基因组区域进行扩增,并已成功用于多种遗传病的植入前基因诊断。②兼并寡核苷酸引物PCR(degenerate oligonucleotide primered PCR,DOP-PCR):兼并是指由几种不同的核苷酸三联体决定同一种氨基酸。该方法是利用部分兼并寡核苷酸引物在低退火温度对全基因组进行扩增。在此之后,通过提高退火温度对特定区域进行扩增。其起始模板DNA可以低至15pg,或高达400ng。和PEP法相比,DOP-PCR能产生更大量的PCR产物。改良的低质DNA长产物DOP-PCR(long products from low DNA quality-DOP-PCR,LL-DOP-PCR)是利用有错配校正功能的DNA聚合酶Pwo,以及延长退火和延伸时间,能够产生长度达0.5~10kb的PCR产物。该方法可生成足量的DNA(100~1000ng)用于对比基因组杂交(comparative genome hybridization)。③多重错位扩增(multiple displacement amplification,MDA):这是目前能提供最为有效和均衡扩增的全基因组扩增方法。这一方法的最大特点是整个扩增是利用随机六聚体引物(random hexamer primers)在30℃的恒温下进行,而不需要使用PCR扩增仪重复不同温度的循环。由噬菌体φ29提取的DNA聚合酶有极强的DNA结合能力。每次与引物连接后,能够扩增长达70kb的片段。长扩增片段的优势是可以应用于许多不同的检测方法,例如RFLP、合成探针以及DNA测序。

第三节 单碱基置换和小片段插入和缺失的筛查

很多遗传病的致病基因都有常见突变,不同的种族人群又有各自的常见突变。根据不同种族高发的遗传病筛查其常见突变是一种非常有效的群体筛查健康携带者的手段。例如,很多遗传病在犹太人群中相对高发,这在东欧起源的Ashkenazi族犹太人更为突出。某些在其他种族人群中被视为极为罕见的遗传病,在Ashkenazi族犹太人的携带者概率可高达1/5~1/4。每一种病中,1~3个奠基者突变(founder mutation)占该种族总突变类型的90%以上。用简单、快速、经济的分子生物学手段筛查高危人群中的健康携带者,并结合植入前和产前诊断,已成为防止遗传病患儿出生的有效手段。

下面介绍几种目前常用的常见突变检查方法。

一、等位基因特异性寡核苷酸探针点杂交和反向点杂交

(一)等位基因特异性寡核苷酸探针点杂交法

等位基因特异性寡核苷酸(allele-specific oligonucleotide,ASO)探针点杂交,是将标记的等位基因特异性寡核苷酸探针和患者的DNA进行杂交。标记的探针包括两种:一是含野生型DNA序列的野生型ASO探针,另一是含有某种突变的突变型ASO探针。应用PCR技术,可将含有突变的区段扩增出来。结合多重PCR的设计,可同时扩增和检测多个突变。将PCR产物点在不同的膜上,再分别和不同的探针以特定的条件杂交,即可检测某一患者是否带有一种或数种遗传突变或是某种突变的杂合子或纯合子(图12-3)。这一方法的优点是可以很容易地在已建立的方法上加入新的突变位点进行检测。材料成本低,适合对发生率比较高的几种突变进行检测。然而,此方法也有其在应用上的缺陷,即探针的设计、多重PCR的条件、杂交、洗膜以及检测的步骤都相对复杂。因此,在设计该实验方法时,许多因素必须加以考虑。

1. ASO探针的设计和标记 野生型和突变型ASO探针序列必须是来自同一DNA链,例如,同样取自正链或同样取自反链。由于G:T和C:A错配在杂交反应中通常不够稳定,在设计时避免突变型ASO探针序列与正常DNA模板间的G:T和C:A错配极为重要。ASO探针可以用放射性同位素或化学荧光法标记。

2. 多重PCR反应 PCR引物的设计和PCR反应条件必须仔细调整,以便让多对引物在同一反应体系中工作,并且扩增效率相近。

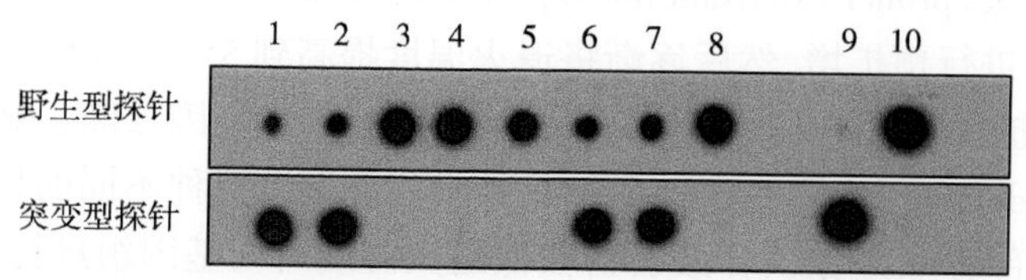

图 12-3　线粒体 DNA 寡核苷酸探针点杂交实例

1～8 为患者样本，其中 1，2，6，7 为突变型杂合子，3，4，8 为正常个体；9 为突变型纯合子对照；10 为野生型纯合子对照。因为线粒体突变型：野生型的杂合子比例可以是介于 0～100% 的任何数字，因而图中所见杂合子并非像核基因突变杂合子表现为 50∶50 的密度比例

3. 杂交　如用放射性同位素标记探针，必须对用于杂交的探针量进行优化。每次实验加入相同计数的同位素量（cpm/ml），以保证实验结果的恒定。同时加入竞争性非同位素标记探针。例如，在标记的突变型探针杂交系统中加入同一位点非标记野生型探针，反之亦然。可以减低或消除非特异性杂交信号。加入的竞争性非同位素标记探针的摩尔浓度，必须是同位素标记探针的 10～20 倍。杂交条件，诸如时间和温度，都必须根据实验室条件进行优化和调试。寡核苷酸熔点温度可用于杂交温度的参考。

4. 结果判断　X 线片洗出后，应比较野生型和突变型杂交膜的结果进行分析。如果某一点，亦即某一个体的 PCR 点在膜上的位置，只在野生型膜上有杂交信号而在突变型膜上无信号，则此个体是正常而不带此突变。反之，如果只在突变型膜上有杂交信号而在野生型膜上无信号，此个体是此突变的纯合子。如果同时在突变型和野生型膜上都有杂交信号，但信号相对稍弱，此个体是此突变的杂合子（图 12-3）。由于同位素存在污染的风险，而且手续较为复杂。较少应用，但是它的灵敏度较高，有时还必须采用。

（二）反向点杂交

反向点杂交（reverse dot blot hybridization，RDB）是由 ASO 探针点杂交演化而来。在这一方法中，预先点到并结合到尼龙膜上的是寡核苷酸探针组合，而非来自患者 DNA 的多重 PCR 产物。多重 PCR 产物则用末端标记法或以生物素标记的 dUTP 合成法进行标记后，和带有探针的尼龙膜进行杂交。这一方法适合同时对大群体筛查多个基因突变。虽然探针的设计和点膜比较复杂，然而由公司研发和大批量生产预先点好探针的尼龙膜，使得反向点杂交成为简单、快速的非同位素筛查突变的方法。囊性纤维化（cystic fibrosis，CF）是白种人群的常见遗传病。在该人群中新生儿的发病率大约为 1/3200。目前已报道的该基因突变已在 1000 种以上。但其中突变频率超过 0.1% 只有 30 多种。因此，要有效而准确的进行囊性纤维化携带者筛查，需要一种简便方法，能够同时检测这 30 多种突变位点。因此，反向点杂交已成功地被用于囊性纤维化携带者筛查（图 12-4）。地中海贫血（thalassemia）是东南亚地区，包括中国南方地区的常见遗传病。目前国内已有多个实验室应用 RBD 技术对中国人群中的 β 地中海贫血常见的 20 余种突变进行筛查，而 α 地中海贫血多为缺失型，应采用其他 PCR 方法。

1. 探针的设计　RBD 探针基本设计要点和 ASO 探针一致，只是探针的 5' 端加有一个氨基连接基团。该基团可与尼龙膜上的羧基共价结合，从而使探针牢固结合在尼龙膜上。探针长度通常为 15～17bp，GC 比例介于 30%～50%，一般足以区分同一位点的野生型和突变型。

2. 点膜　探针点在膜上的位置可根据所检测突变的数量和种类自行决定。点在膜上的探针量可根据上次杂交信号强弱进行调整。但含有探针的溶液最好带有染料，诸如酚红，以便清楚看到染料在膜上的位置。

3. 多重 PCR、杂交、检测和结果分析　多重 PCR 中每一产物的长度差别最好在 10bp 以上，以便电泳检测每一产物是否成功扩增出来。根据不同的探针标记方式（例如生物素标记或其他），来决定杂交后的检测方法。

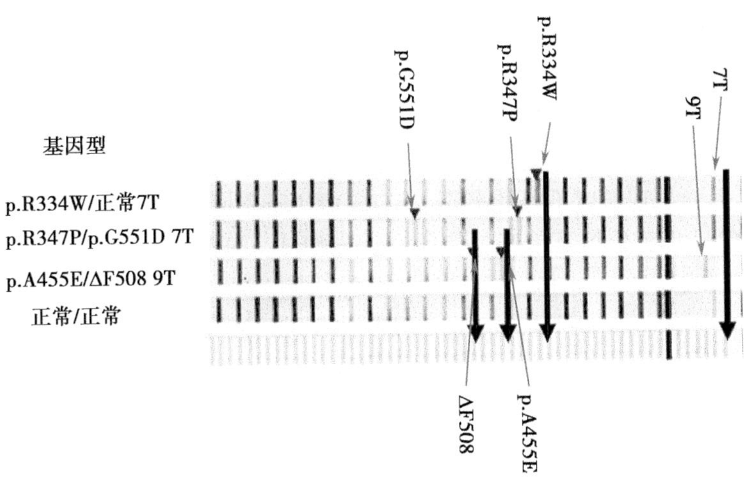

图 12-4　用反向点杂交检测囊性纤维化常见突变

每一膜条代表一个患者。最上面的膜条是携带者(一个突变);中间两个带有两个突变;最下面的是无突变健康个体。图中,氨基酸用单字母缩写:p.R334W=p.Arg334Trp;p.R347P=p.Arg347Pro;p.G551D=p.Gly551Asp;p.A455E=p.Ala455Glu;△ F508= △ Phe508

二、扩增受阻突变系统

扩增受阻突变系统(amplification refractory mutation system,ARMS)的原理是根据 PCR 引物和 DNA 模板是否完全互补,来判定是否有点突变。如果 PCR 引物序列和 DNA 模板完全互补,PCR 扩增则可顺利进行。如果引物和模板间存在错配,尤其是错配发生在引物的 3' 末端,PCR 扩增则受阻。ARMS 可用于检测单碱基置换或小片段缺失或插入。该技术的优点是简便、快速、敏感,不需要用同位素(图 12-5)。

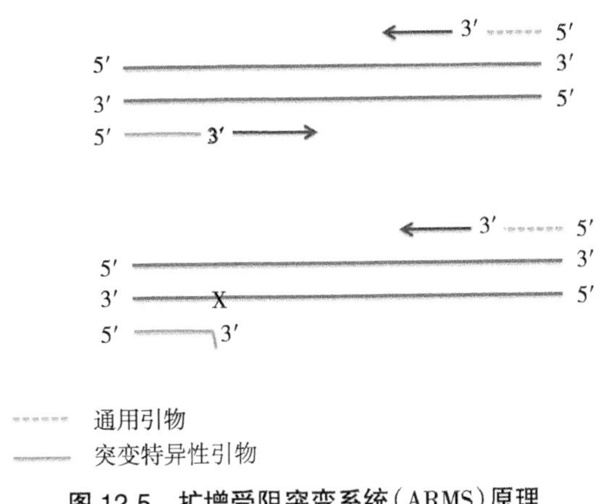

图 12-5　扩增受阻突变系统(ARMS)原理

正向引物为突变特异性引物,反向引物为通用引物
上图:野生型正向引物和野生型等位基因完全匹配,可以和反向通用引物配合完成 PCR 扩增;
下图:野生型正向引物 3' 末端核苷酸与突变型等位基因不能匹配,因而 PCR 扩增受阻

(一) PCR 引物的设计

每一突变位点通常需要有两对引物。其中一个方向是通用引物,可以是正向引物或反向引物。另一方向则为完全和野生型或突变型互补的特异引物。突变点的位置通常设计在 3' 端的最后一个碱基。有时为进一步增强扩增的特异性,可在 3' 端的倒数第 2~4 个碱基处引入错配碱基。如果把 PCR 引物的长度从 20bp 延长至 30bp,可增加反应的特异性。引物和 PCR 反应条件需要反复测试,以达到每对引物扩增出的 PCR 产物量相对平衡。

(二) 临床应用

扩增受阻突变系统的引物设计是针对已知的特定突变。该方法通常用于常见基因突变的检测或筛查以及基因型分型(genotyping)。葡萄糖 -6- 磷酸脱氢酶缺乏症(G6PD 缺乏)是我国最常见的红细胞酶病。

应用 ARMS 法可对 *G6PD* 基因的常见突变进行快速，而且准确地检出，从而达到快速诊断的目的。

三、微卫星 DNA 不稳定性的检测

DNA 微卫星标记，即短串联重复序列（short tandem repeats，STRs），是头尾衔接的短重复序列。由于所含重复序列拷贝数不等而出现长度不等的多态。STRs 可用于不同的分子遗传学检测。诸如基因型分析、连锁分析、染色体的父母来源分析及单亲二体（uniparental disomy）分析、染色体重组的检测、肿瘤的微卫星 DNA 不稳定性（microsatellite instability analysis，MSI）检测、亲子鉴定、孪生子鉴定、骨髓移植的整合追踪（bone marrow transplant engraftment monitoring）以及在产前诊断中用于胎儿样本的母体细胞污染。由于 STRs 在人类基因组中广泛存在，在人群中有高度的多态性，并且能用多重 PCR 等方法简便快速地进行检测，现已广泛用于连锁分析和法医的个人识别。

（一）微卫星 DNA 的检测

用 ^{32}P 标记脱氧核糖核酸再结合聚丙烯酰胺凝胶电泳方法已基本被淘汰。取而代之的是用自动测序仪的毛细管电泳。因为此方法更为快速，同时也能更精准地确定多态片段的大小。

（二）分析"混合型"样本

分析"混合型"样本。例如嵌合体、产前诊断中母体细胞污染检测、骨髓移植后的供体检测以及肿瘤细胞检测等，必须包括一个或数个按已知比例混合的对照样本，引入低浓度对照，可保证对检测次要等位基因（minor allele）的敏感性。

（三）应用实例

遗传性非息肉病型结肠癌（hereditary nonpolyposis colon cancer，HNPCC，OMIM 120435），又称 Lynch 综合征（Lynch syndrome；是常染色体显性遗传的肿瘤综合征。具有很高的结肠癌及其他肿瘤的患病风险。HNPCC 家族成员肿瘤的主要特征是具有异常的微卫星 DNA 标记，表现为重复片段长度增加或减少。这些异常标记是由于基因突变导致 DNA 错配修复异常造成。一些人类的错配修复基因，例如，编码大肠埃希菌 MutS 同源蛋白 2（*E. coli* MutS homolog 2，MSH2）的 *MSH2* 基因，编码大肠埃希菌 MutL 同源蛋白 1（*E. coli* MutL homolog 1，MLH1）的 *MLH1* 基因，编码大肠埃希菌 MutS 同源蛋白 6（*E. coli* MutS homolog 6，MSH6）的 *MSH6* 基因，以及编码酿酒酵母减数分裂后分离增加蛋白 2（*S. cerevisiae* postmeiotic segregation increased protein 2，PMS2）的 *PMS2* 基因，是常见的发生突变的基因。检测肿瘤的微卫星 DNA 不稳定性，需要包括 5 个不同的 DNA 标记。如果 2 个以上的标记异常，可诊断为 MSI 高度不稳定；如果仅 1 个标记异常，可诊断为 MSI 低度不稳定；如果无标记异常，可诊断为 MSI 稳定（图 12-6）（参见第二十四章）。

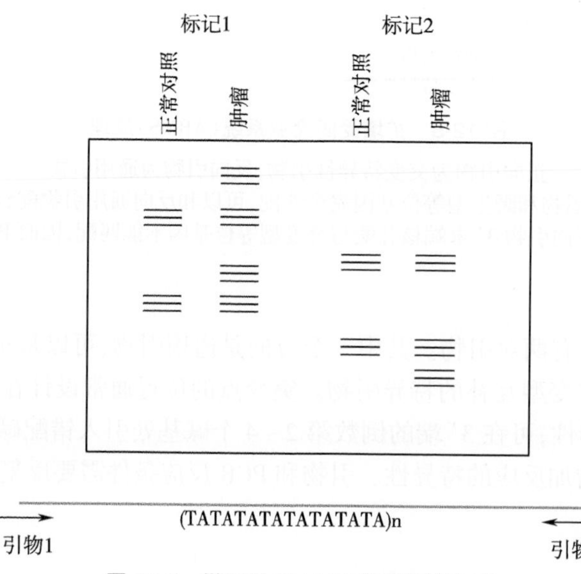

图 12-6 微卫星 DNA 不稳定性的检测

（TA）n 为不同长度的 TA 重复片段；正常个体两个等位基因各有一不同长度的 TA 重复；肿瘤组织的微卫星 DNA 不稳定性表现为有两种以上的 TA 重复序列长度

四、三核苷酸重复序列疾病

三核苷酸重复序列疾病（trinucleotide repeat diseases）是一组由于某些基因中三核苷酸重复序列长度超过正常稳定长度的基因突变。这类突变属于微卫星 DNA 不稳定性的一个类别。脆性 X 综合征（fragile X syndrome）是最早证实的三核苷酸重复序列疾病。该病的致病基因是 *FMR1* 基因（*FMR1* gene）;*FMR1* 基因 5' 非翻译区三核苷酸 CGG 重复序列的拷贝数，在正常人中只有 5～44 个，而在患者中前突变可达 200 个；全突变可达 200～4000 个，并高度甲基化。

目前已有多种方法可用于三核苷酸重复序列的检测。但每一种方法都有其长处和不足之处。由于 CGG 重复序列长度的巨大变异范围，以及甲基化状态的改变，现在还没有一种方法能够检测 *FMR1* 基因所有的突变类型。因此，对于 *FMR1* 基因突变的检测至少要包括两种不同的方法：

（一）PCR

PCR 可用来检测 CGG 重复序列长度在正常或前突变的低端（＜100 至 200）。利用 M13 噬菌体或其他来源的 DNA 片段标准长度，可确定 PCR 扩增产物的长度（图 12-7）。虽然 PCR 可以准确检测 CGG 重复序列长度，但由于 PCR 扩增富含 GC 的区段通常比较困难，而且，CGG 的长度越长越难扩增。因此，它不能用于检测高端的前突变以及全突变。应用 PCR 检测 CGG 重复序列长度时，必须同时包括标准重复长度对照，正常样本对照和无 DNA 模板对照。

PCR 方法通常无法区分一个女性是 CGG 正常长度的纯合子，还是有一超长的 CGG 等位基因无法被扩增。常规的 PCR 方法不受甲基化状态的影响，因而不能用于检测甲基化状态。所以，在多数情况下，需要结合 Southern 印迹。

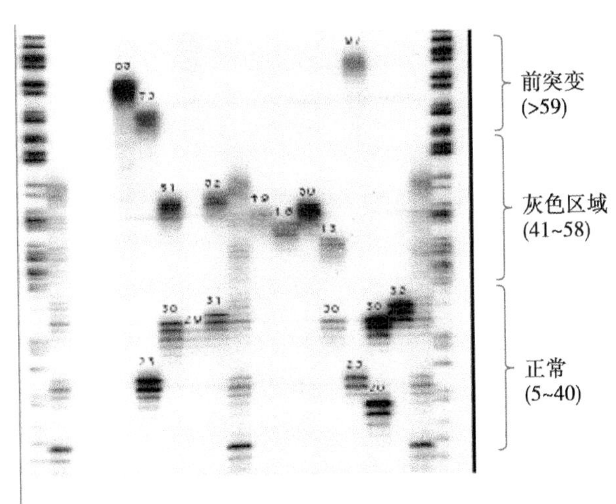

图 12-7　应用 PCR 检测脆性 X 综合征 CGG 重复序列长度

最两侧泳道为 M13DNA 片段长度标准对照，女性杂合子表现为两个不同长度的 CGG 重复序列，男性半合子和女性纯合子只有单一长度的 CGG 重复。CGG 重复 5～40 为正常范围。59～200 为前突变，表现为男性脆性 X 相关震颤和步履不稳综合征（fragile X associated tremor /ataxia syndrome）或女性卵巢早衰（premature ovarian failure）。41～58 之间称为灰色区域，即 CGG 重复数在此区间的个体有可能发病，也可以是正常

（二）Southern 印迹

Southern 印迹可用于检测所有长度的 CGG 重复和甲基化。甲基化敏感性和非敏感性限制酶组合，可用于分辨激活的或失活的 *FMR1* 基因图（12-8A，12-8B）。前突变是非甲基化的，因而 *FMR1* 基因是激活的。全突变是全甲基化的，因而 *FMR1* 基因是失活的。对于女性患者，有时会较难区别分属正常和前突变的大小不同的两个等位基因，例如，20 和 44 个 CGG 重复拷贝，对比 35 和 39 个 CGG 重复拷贝。Southern 印迹必须要有足够的分辨率和适当的标准对照，以保证能区分大小接近的两个等位片段。

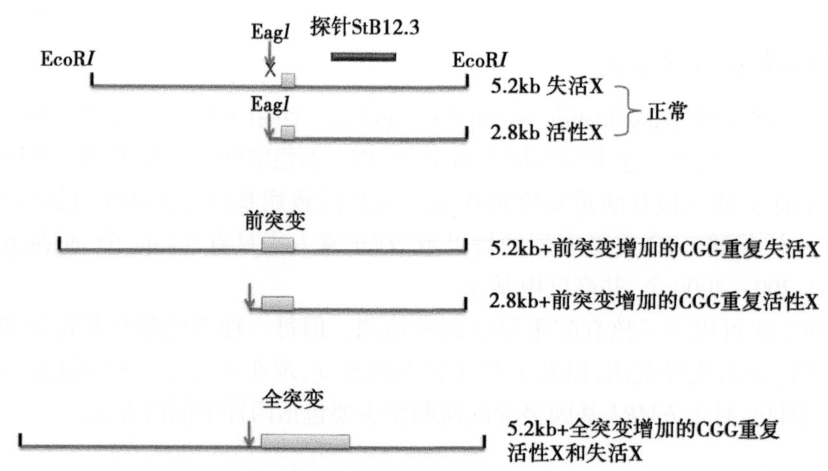

图 12-8A 利用限制性长度多态检测脆性 X 综合征 CGG 重复长度和甲基化的示意图

箭头所指为甲基化位点敏感性限制酶 Eag*I* 酶切位点。浅色长方形为 CGG 重复区。
利用 EcoR*I*/Eag*I* 双酶切，并用 StB12.3 探针进行检测时，活性 X 染色体显示为 2.8kb 的片段
女性失活的 X 染色体以及 CGG 重复长度全突变的 Eag*I* 位点被甲基化，因而仅能被 EcoR*I* 切为长度为 5.2kb 的片段（正常女性）或 5.2kb+ 增加的 CGG 长度（全突变）
前突变的 Eag*I* 位点并未甲基化，因而酶切模式和正常一样。只是酶切片长度要加上前突变增加的 CGG，分别要大于 2.8kb 和 5.2kb

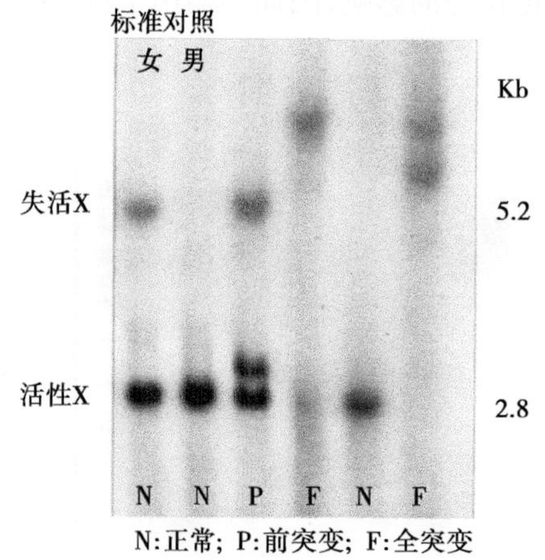

图 12-8B Southern 印迹 用于检测脆性 X 综合征 CGG 重复长度和甲基化

利用 EcoR*I*/Eag*I* 双酶切，并用 StB12.3 探针进行检测时，正常女性有 5.2kb 和 2.8kb 两条带
正常男性只有 2.8kb 一条带

五、甲基化检测

DNA 甲基化是一种动态的 DNA 共价修饰。它广泛存在于基因组中的转录抑制区域，通过形成高度压缩的染色小体结构，起到抑制基因表达的作用。因此，DNA 甲基化可作为基因表达抑制的标记。根据不同的预处理基因组 DNA 的方法，DNA 甲基化的检测有三大类方法。

（一）限制酶法

限制酶法是基于甲基化位点敏感性或甲基化位点依赖性限制酶对基因组 DNA 的切割和片段大小分析。这在脆性 X 综合征检测方法中已提到过。此方法的局限性是对于特定的 DNA 序列，可选用的限制酶通常有限。

（二）甲基化特异性 PCR

甲基化特异性 PCR（methylation-specific PCR，MSP）是一种简便快速确定 DNA 甲基化状态的方法。这一方法首先是用硫酸氢钠（sodium bisulfate）将 DNA 序列中的非甲基化胞嘧啶转化为尿嘧啶，5- 甲基

胞嘧啶(5-methylcytosine)则不会被转化。接着用M和U两对PCR引物,分别扩增甲基化的和非甲基化的DNA。如果M引物有扩增产物,表明DNA甲基化,反之,U引物有扩增产物,表明DNA是非甲基化(图12-9)。MSP可用于判断印记基因(imprinted genes)和失活X染色体(inactive X chromosome)中CpG岛的甲基化状态。此外,MSP还可用于检测在某些疾病中的异常甲基化,例如脆性X综合征、肿瘤等。

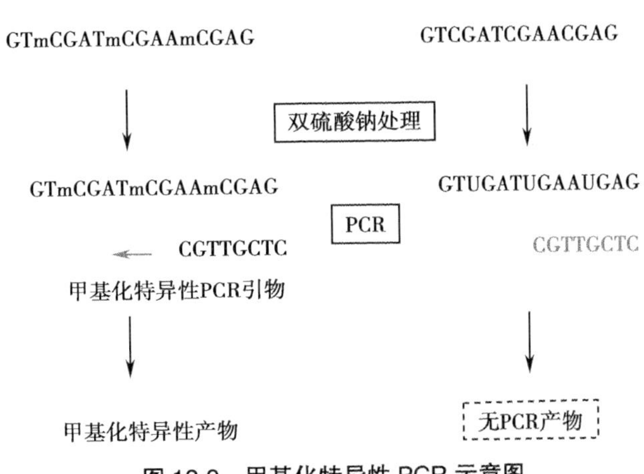

图12-9　甲基化特异性PCR示意图

胞嘧啶C在双硫酸钠处理后变为尿嘧啶U,甲基化的胞嘧啶mC则不会被转化为U;甲基化特异性PCR引物只能扩增甲基化的等位基因,非甲基化的等位基因则不能被扩增

(三)甲基化DNA结合矩阵

甲基化DNA结合矩阵(methylated DNA-binding affinity matrix)是利用甲基化DNA结合蛋白或抗体来富集DNA样本,再进行下一步实验的方法,包括PCR、实时PCR、印迹法、微阵列(microarray)和DNA测序等(参见第十七章)。

第四节　基因测序

DNA序列分析始于20世纪70年代。DNA序列分析被认为是检测基因突变,研究遗传性疾病的“金标准”。它能够准确检出由单碱基置换导致的错义突变、无义突变、启动子区和剪接区突变、小片段碱基缺失、插入和重复。

一、单基因测序-双脱氧核苷酸末端终止法

最初的DNA测序方法手续非常繁杂,并且只有非常短的可读序列。20世纪70年代中期,随着同位素标记技术以及电泳分离技术的发展,测序技术有了巨大进步。Sanger和Coulson(1975)发明的双脱氧末端终止法,极大地提高测序分辨率和序列长度(图12-10A,B)。然而这一方法仍然步骤繁多,并需要使用同位素。20世纪90年代中期,随着荧光素标记和自动化毛细管电泳仪的开发,将传统的电泳分离转变为荧光信号的辨认,极大地提高了测序的自动化程度,并降低了实验成本(图12-10C)。现在,这一自动化的Sanger测序技术已被广泛用于遗传病的临床检验和基础研究。

在临床应用中,全基因测序主要用于罕见的遗传病或常见突变筛查阴性的基因。目前已有超过1500种疾病或基因有临床分子诊断方法。虽然自动化Sanger测序相对传统测序更为简单、快速和安全,但它只能针对特定的区域或单个基因编码区域,先进行PCR,再对纯化的PCR产物逐一进行测序。如果需要同时检测多个基因或全基因组测序,则需要更为简便高效的方法。

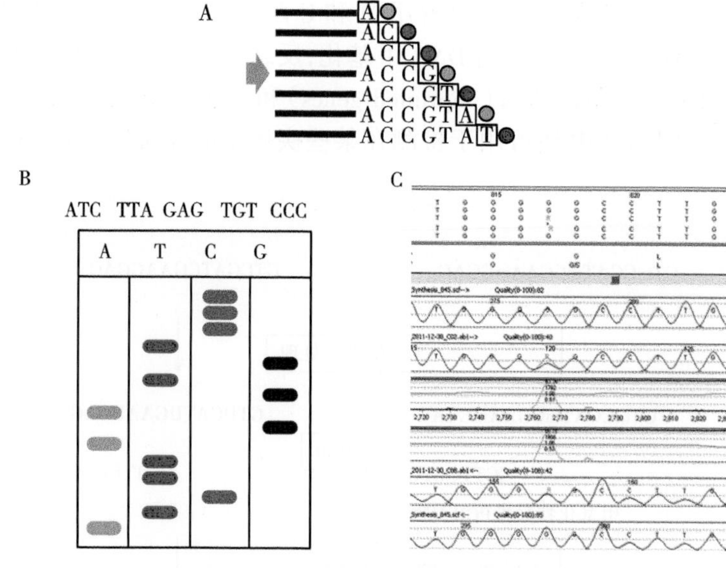

图 12-10 双脱氧末端终止法测序

A. 在延伸反应过程中，ddNTP 结合上后，链延伸终止；B. 传统同位素标记，聚丙烯酰胺电泳结果示意图；C. 荧光标记的毛细管电泳自动测序结果

二、新一代测序

新一代测序（next generation sequencing，NGS）又称大批量平行测序（massively parallel sequencing，MPS）是近十年来迅速发展起来的测序新技术。这一方法可同时对多个 DNA 片段或其扩增产物进行测序。新一代测序的基本原理是，不同荧光标记的核苷酸 A、T、C、G，在测序过程中整合到固定在芯片上的 DNA 文库片段，整合过程中发出的荧光按其位置和顺序记录下来，再由特定软件转换成核苷酸序列。新一代测序的最大长处是能够同时读出成千上万个 DNA 片段的序列。它适用于同时对多个基因，甚至全基因组测序（whole genome sequencing，WGS），并且大大减少时间和材料成本。

三、双脱氧核苷酸末端终止法和新一代测序的比较

和 Sanger 测序相似，所有的新一代测序都首先有一个对被测序 DNA 用聚合酶扩增的过程。Sanger 测序是将荧光信号转化成不同颜色的峰，并且其信号是来自单一 PCR 扩增产物或克隆。如果在某一位点是杂合子的话，信号峰的高度通常只有纯合子信号的一半，不同颜色的信号常常重叠在一起。新一代测序是将同样的信息转化为数字信号。由于是对每一个 DNA 分子分别进行测序，因而不会有重叠或减弱的信号。但是，对任意一个位点，必需有足够多的分子进行测序，才能准确判定某一位点的序列，又称测序深度（sequencing depth）（图 12-11）。最低测序深度取决于对某一特定位点。如存在不同的等位位点变化，而能够将其检出最少需要测序的数目，结合总测序次数及突变检出次数及检出质量，新一代测序得到的是定量的结果。

在过去 20 年，Sanger 测序已成功用于检测大多数的基因突变，因而被认为是遗传病检验的“金标准”。由于新一代测序对每一位点得到的是定量结果，因而，能够更精确地判断试验方法的准确性。同时，可用于设定一临界值，以决定哪些结果有足够的可信度，可以报告，哪些结果为低质量，不能准确认定。在基本原理方面，新一代测序和传统 Sanger 测序既有相似之处，也有不同之处。几乎所有新一代测序的测序反应都是通过聚合酶（polymerase）或连接酶（ligase）介导。测序信号由荧光转化为数字信号。现在也有一新技术是用氢离子超导（hydrogen ion superconductor）来检测核苷酸。新一代测序独立检测每一 DNA 分子，以及其定量特性，使其可用于非二倍体的检测，例如，感染性疾病和肿瘤等。

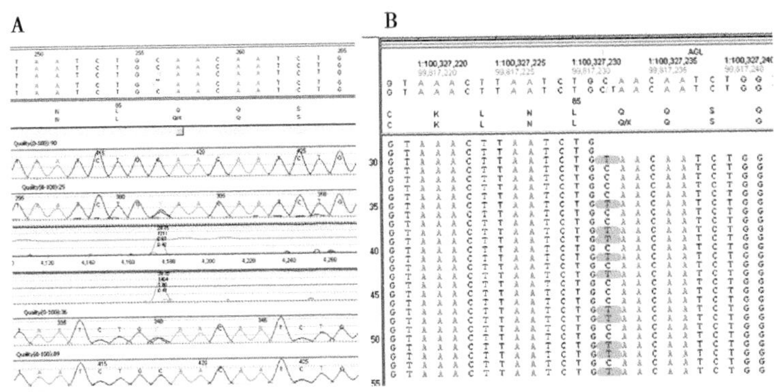

图 12-11　Sanger 和 NGS 测序结果比较

A. Sanger 的正向和反向测序以及和对照序列比较；B. NGS 结果。两种方法分别检测出一个杂合子 C > T 碱基置换

第五节　检测大片段缺失和插入——基因计量分析

全基因或部分基因区域的缺失、重复或插入可导致基因结构和计量的改变。这种突变往往造成基因结构的重组，大约占所有已知疾病突变的 10% ~ 15%。而在某些疾病，例如假肥大型肌营养不良（DMD），60% ~ 70% 是由于 *DMD* 基因单个或多个外显子缺失造成，5% ~ 10% 是由重复造成。此外，等位基因缺失还常见于脊髓肌肉萎缩症（spinalmuscular atrophy），α - 地中海贫血（α -thalassemia），生长激素缺乏症（growth hormone deficiency）和家族性高胆固醇血症（familial hypercholesterolemia）。而基因计量增加导致的疾病则有腓骨肌萎缩症（Charcot-Marie-Tooth syndrome）等。相当数量的缺失或重复只涉及单个基因，或单个基因的一个或数个外显子。传统的细胞遗传学染色体显带方法通常不能检出小于 5Mb 的染色体结构改变。因此，以 DNA 为基础的基因计量分析构成遗传病分子诊断的一个重要组成部分。

一、以 PCR 为基础的方法

这组方法主要适用于对基因组的特定区域，如一个基因的部分或全部外显子缺失或重复进行检测。PCR 方法的优点是快速，灵敏。虽然可以利用多重 PCR 同时对多个位点进行扩增，但一般不超过 40 个不同区域。

（一）多重连接依赖性探针扩增

多重连接依赖性探针扩增（multiplex ligation-dependent probe amplification，MLPA）是利用一对 PCR 引物，扩增多个目标区域的多重 PCR 体系。对每一特定区域的检测需要两个探针，每一探针包括两段寡核苷酸序列：目标区段 DNA 互补序列和通用引物序列（图 12-12）。只有当两个探针同时和目标 DNA 杂交，并由连接酶连接后，PCR 才能将目标区段进行扩增。由于每一对连接后的探针长度都不同，各目标区段的多重 PCR 扩增产物可通过毛细管电泳分离（图 12-12）。此外，每一 PCR 正向引物都带有荧光标记，每一对探针所产生的 PCR 扩增产物都会形成一个荧光峰。通过比较样本和正常对照荧光峰的高低和分布规律，可以对每一扩增产物进行相对定量，从而判定被检测区域是否有缺失或重复。简单地说，MLPA 分为五大步骤：① DNA 变性并与探针杂交；②连接反应；③ PCR 反应；④毛细管电泳分离扩增产物；⑤结果分析。MLPA 可以快速准确地对一个基因的

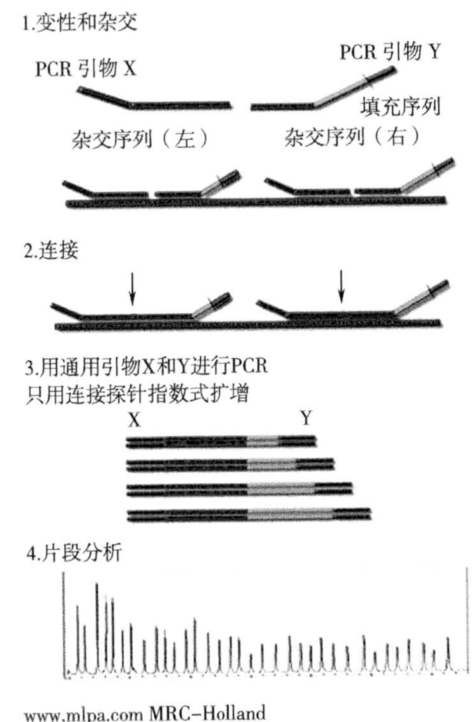

图 12-12　MLPA 原理示意图

所有外显子进行基因计量检测，目前已被广泛用于基因诊断，如 DMD 基因的缺失 / 重复检测。

（二）多重可扩增性探针杂交

多重可扩增性探针杂交（multiplex amplifiable probe hybridization，MAPH）的基本步骤包括：①先将针对不同区域不同长度的探针克隆进质粒，再做 PCR 扩增，并在两端连接上通用引物（图 12-13）；②探针与结合在膜上的基因组 DNA 杂交；③洗膜，除去游离未结合的探针；④洗脱与基因组 DNA 结合的探针，此时的探针数量应当和相应区域基因拷贝数相当；⑤利用通用引物进行 PCR，毛细管电泳分离 PCR 产物。根据 PCR 产物峰的位置和峰值高度与正常对照比较，可以指示某特定位置有缺失或重复。和 MLPA 相似，此方法也成功用于 DMD 以及其他基因缺失 / 重复的检测。

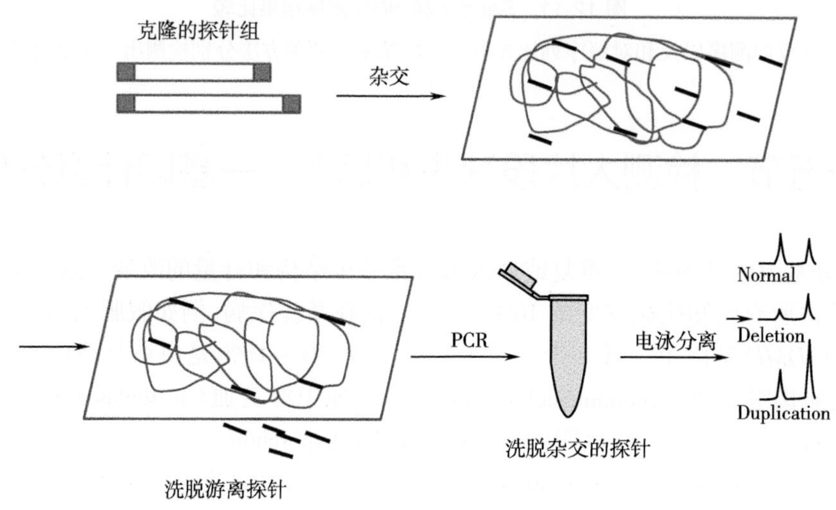

图 12-13　MAPH 原理示意图

（三）实时定量 PCR

实时定量 PCR（real time qPCR）是利用对荧光标记的 PCR 产物进行定量分析，来估计目标区域的基因拷贝数。其原理是，用带有荧光标记的 PCR 引物对目标区域进行扩增。利用 PCR 产物长短的差别，可设计成多重 PCR，其中包括至少一段已知为正常拷贝数的区域。通过比较已知正常区域和未知受检区域荧光强度或峰值高度的比率，可以推测受检区域是否存在基因拷贝数异常（参见附录 I 第二部分）。

二、微阵列技术

目前临床上常用的微阵列（microarray）技术有两大类：CGH 微阵列和 SNP 微阵列。

CGH 微阵列是通过直接比较患者和正常对照 DNA 的基因拷贝数差异，来检测基因组中拷贝数量差异（copy number variation，CNV）。CGH 微阵列探针从早期数千个来自细菌人工染色体（bacterial artificial chromosome，BAC）和 P1 噬菌体人工染色体（P1-derived artificial chromosome，PAC）的克隆，发展到现在一个芯片含 1 000 000 个寡核苷酸探针。探针的分布可以是均匀覆盖全基因组，也可以只是针对某些特定的致病基因或特定的染色体区域。阵列比较基因组杂交（array comparative genomic hybridization，cCGH）检测基因拷贝数变化的分辨率，或者说最小能被检出的缺失或重复，也由 BAC/PAC 时期的 5Mb 左右到现在的 200bp 或更小片段。因此，随着寡核苷酸探针微阵列技术的进步，aCGH 不但能检测到基因组中大片段和复杂的基因重组，也能检测到小到单个外显子或部分外显子的缺失或重复，同时能准确定位断裂点位置（图 12-14）。CGH 微阵列的局限性是不能检测不引起拷贝数改变的平衡易位。

SNP 微阵列是利用 SNP 基因型来确定 DNA 序列的拷贝数。它的探针含有数千个单核苷酸多态，因而，不但能检测基因组中拷贝数量差异，还能进行基因型分型。更重要的是，SNP 微列阵能够检出不引起拷贝数改变的基因组异常，例如，导致遗传印迹疾病的单亲二体（uniparental disomy，UPD）和在肿瘤中常见的杂合性丢失(loss of heterozygosity, LOH)。SNP 微列阵的局限性是在基因组中稀有 SNP 区域(SNP deserts)探针分布稀少，不利于小片段缺失 / 重复的检出。

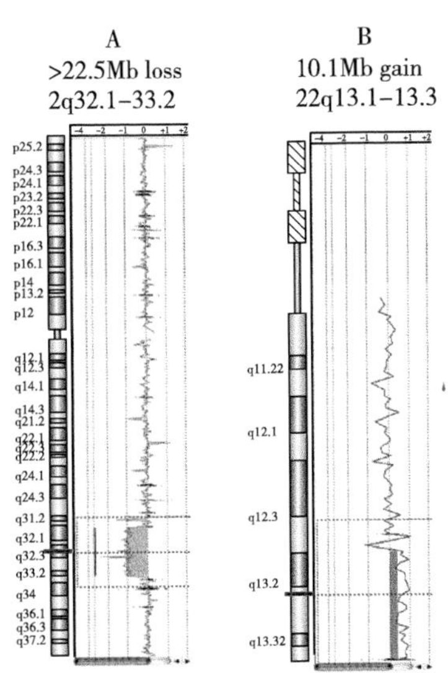

图 12-14　微阵列比较基因组杂交(aCGH)检测基因计量的改变

A.2q32.1-33.2 拷贝数减少或大片段缺失；B.22q13.1-13.3 基因拷贝数增加或大片段重复

三、Southern 印迹

Southern 印迹(Southern blotting)是传统的检测基因剂量改变，尤其是基因缺失的方法。用 Southern 印迹进行基因计量检测时，纯合子或半合子缺失表现为受检带型完全缺失，因而很容易分辨出来(图 12-15)。然而，根据含有受检基因的限制酶片段杂交带的深浅或密度，分辨出正常密度无减少(正常 2 个拷贝)或密度减少 50%(杂合子缺失)，则比较有挑战性。如有基因重复，受检片段浓密度应该是正常的一倍。这通常需要将 Southern 印迹结果扫描，再用软件对受检片段定量分析，以便准确判断杂交带的浓密度。即便如此，Southern 印迹还是有其局限性。用 Southern 印迹进行基因计量分析需要非常严格和优化的试验条件，均匀的转膜、杂交和干净的背景。此外，除直接比较受检片段浓密度外，计算同一泳道缺失带 A 和非缺失带 B 的比例，可以减少不同样本间加样量差别造成的误差(图 12-16)。有基因缺失的患者，A/B 的比值应是正常对照的一半。有基因重复的患者，A/B 的比值应是正常对照的一倍。是否选用 Southern 印迹，取决于不同的 DNA 区域和探针，有时可能只有一条限制酶片段适合用于基因计量分析。一般来说，限制酶片段长于 10kb 或短于 0.5kb，都会减少杂交带的浓密度，因而不适合用于扫描后作基因计量分析。1 个拷贝和 2 个拷贝，例如，杂合子缺失和正常二倍体之间的差异，相对比较容易区分。但是，要区别 2 个拷贝和 3 个拷贝，或者 3 个拷贝和 4 个拷贝之间的差别，往往有较大的难度。总之，Southern 印迹只是一种用于杂合子缺失和基因重复检测的半定量的方法。由于其繁琐的步骤和严格的试验条件，Southern 印迹已逐渐被其他方法，特别是微阵列技术所取代。

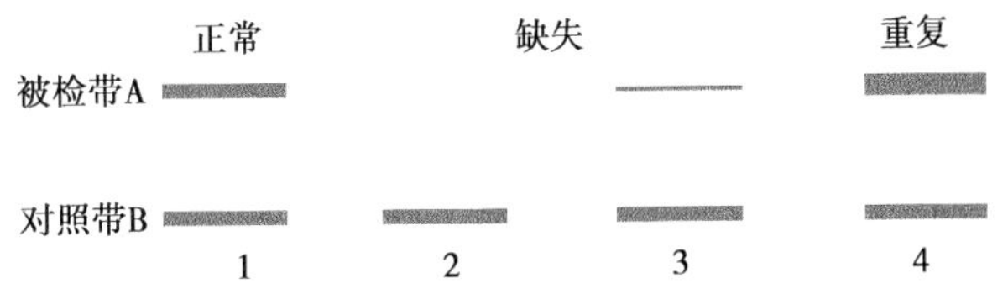

图 12-15　用 Southern 印迹进行基因计量检测

1. 正常对照；2. 纯合子缺失；3. 杂合子缺失；4. 重复或基因剂量增加

四、荧光原位杂交

荧光原位杂交（fluorescence in situ hybridization，FISH）也被广泛用于缺失、重复等基因剂量和结构的改变（参见本书第六章和第七章）。

总之，随着分子生物学技术的飞速发展，以及对疾病的遗传学基础的进一步了解，遗传病分子诊断方法和技术不断出现，遗传病诊断策略也不断更新。因此，根据不同类型的疾病选择适当的检测方法，是保证准确有效地检测遗传病的关键。其基本原则包括：①如果某一疾病在某些种族人群中有较高的发病率，并存在种族特异性的常见突变，可以首选简易快速的突变筛查方法。例如，寡核苷酸探针点杂交、反向点杂交、或扩增受阻突变系统等方法。突变筛查方法的共同特点是简单、高效和低成本，可直接用于患者的突变检测，也可用于隐性遗传病高危人群的携带者筛查。②要根据基因突变类型选择正确的检测方法。如果某基因的突变类型以点突变和小片段缺失 / 插入为主。例如，葡萄糖 6- 磷酸脱氢酶缺乏症，基因测序为首选的检测方法。如果基因突变类型以大片段缺失或重复为主，例如，DMD/BMD，则应首选针对基因计量的检测方法、多重连接依赖性探针扩增（MLPA）、微阵列技术（aCGH）等进行检测。③多种方法结合使用。越来越多的证据表明，大部分基因都有很广的突变谱（mutation spectrum），从仅涉及单一碱基的点突变到部分或整个基因的缺失或重复都可能存在。由于每一种方法都有其局限性，可将基因测序和基因计量检测结合，以提高突变的检出率。对大部分基因来说，基因测序仍然是首选方法。但是，如果基因测序仅检出一个常染色体隐性基因或女性 X 连锁基因的杂合子突变，而临床表现和其他生化检测显示很有可能是由该基因突变引起的疾病，应考虑用多重连接依赖性探针扩增（MLPA），微阵列技术（aCGH）等方法检测另一等位基因是否存在大片段缺失或重复。④根据可能的临床诊断，选择针对某一单基因，某一组基因，或全外显子组（whole exome）甚至全基因组（whole genome）测序。新一代测序技术的出现，使快速、低成本以及同时对多个基因或全外显子组进行测序成为可能。对于根据临床表现和利用生化筛查方法可以基本做出诊断的疾病，如葡萄糖 6- 磷酸脱氢酶缺乏症和苯丙酮尿症等，针对特定单基因 G6PD 和 *PAH* 的测序为首选的分子诊断方法。对于有高度遗传异质性的疾病，例如，视网膜色素变性（retinitis pigmentosa）导致的失明，已报道与至少 100 个不同基因的缺陷相关，可应用新一代测序技术，对已知的一组致病基因同时进行测序（panel testing）。由某一代谢通路中不同酶缺陷导致的一组临床表现相似的疾病，如糖原贮积症（glycogen storage disease），根据其不同的酶代谢缺陷，至少可分为 14 个不同类型（GSD I-XIV 型），某些 GSD 型由于涉及不同的基因，又可分为数个亚型（GSDIa，Ib；GSD IXa，IXb，IXc 和 IXd 等）。至少 16 个不同基因的缺陷可导致 GSD。和传统 Sanger 单基因测序相比，利用新一代测序技术，对一组特定的致病基因同步测序，已经证明是高效率和低成本的检测方法。全外显子组测序正被越来越广泛地应用于遗传病的分子诊断，尤其适用于缺乏特异临床指征的疾病。例如，发育迟缓，智力低下，肌无力等。由于这些非特异临床指征可以涉及数百个不同基因的缺陷，而且不断发现有新的基因与这些非特异临床指征有关。在排除细胞遗传学水平的大片段染色体异常后，进行全外显子组测序是一个合理的选择。⑤选择全外显子组测序的注意事项：首先，全外显子组测序只是对基因组中的编码区和邻近的小部分内含子区进行测序，位于内含子深处的剪接突变（splice site mutation）则不能检出。此外，由于新一代测序技术的局限性，全外显子组测序并不能对 100% 的编码区进行测序。全外显子组测序对存在高度同源序列的假基因（pseudogene）或高度重复序列（repetitive sequence）的基因，以及富含 GC 的区域的检测都有局限性。以目前的技术水平，该技术只能对 95% 左右的基因组编码区进行测序。因此，阴性的测序结果并不能完全排除突变的存在。更重要的是，全外显子组测序通常会检出与被检测疾病无关的意外发现。例如，一个耳聋加失明的 3 岁女童，检出了一个乳腺癌基因 *BRCA1* 突变。如何处理和是否要报道这种意外发现，涉及复杂的遗传咨询和医学伦理学问题，必须谨慎处理。

现在正处在分子生物学技术飞速发展的时代。最近发展起来的单精子全基因组测序技术，必将极大的显示其生命力，成为生命科学发展的另外一个里程碑。（参见第十九章第四节）。随着检测技术的不断更新和对人类基因组结构和功能的深入了解，基因检测必然会被更广泛地应用到遗传病以及肿瘤和其他疾病的检测，成为疾病临床诊断的一个重要组成部分。

参考文献

1. Kan YW, Golbus MS, DozyAM. Prenatal diagnosis of alpha-thalassemia. Clinical application of molecular hybridization. N Engl J Med, 1976, 295(21): 1165-1167.

2. Kan YW, Dozy AM. Polymorphism of DNA sequence adjacent to human beta-globin structural gene: relationship to sickle mutation. Proc Natl Acad Sci U S A, 1978, 75(11): 5631-5635.

3. Strom CM, Janeczko RA, Anderson B, *et al*. Technical validation of a multiplex platform to detect thirty mutations in eight genetic diseases prevalent in individuals of Ashkenazi Jewish descent. Genet Med, 2005, 7(9): 633-639.

4. Kidd JF, Kogan I, Bear CE. Molecular basis for the chloride channel activity of cystic fibrosis transmembrane conductance regulator and the consequences of disease-causing mutations. Curr Top Dev Biol, 2004, 60: 215-249.

5. Bustin SA, Mueller R. Real-time reverse transcription PCR(qRT-PCR) and its potential use in clinical diagnosis. Clin Sci (Lond), 2005, 109(4): 365-379.

6. Tewhey R, Warner JB, Nakano M. *et al*. Microdroplet-based PCR enrichment for large-scale targeted sequencing. Nat Biotechnol, 2009, 27(11): 1025-1031.

7. Metzker ML. Sequencing technologies - the next generation. Nat Rev Genet, 2010, 11(1): 31-46.

8. Spurgeon SL, Jones RC, Ramakrishnan R. High throughput gene expression measurement with real time PCR in a microfluidic dynamic array. PLoS ONE, 2008, 3(2): e1662.

9. Nelson DL, Ledbetter SA, Corbo L, *et al*. Alu polymerase chain reaction: a method for rapid isolation of human-specific sequences from complex DNA sources. Proc Natl Acad Sci U S A, 1989, 86(17): 6686-6690.

10. Zhang L, Cui X, Schmitt K, *et al*. Whole genome amplification from a single cell: implications for genetic analysis. Proc Natl Acad Sci U S A, 1992, 89(13): 5847-5851.

11. Telenius H, Carter NP, Bebb CE, *et al*. Degenerate oligonucleotide-primed PCR: general amplification of target DNA by a single degenerate primer. Genomics, 1992, 13(3): 718-725.

12. Dean FB, Hosono S, Fang L, *et al*. Comprehensive human genome amplification using multiple displacement amplification. Proc Natl Acad Sci U S A, 2002, 99(8): 5261-5266.

13. Tang S, Halberg MC, Floyd KC, *et al*. Analysis of common mitochondrial DNA mutations by allele-specific oligonucleotide and Southern blot hybridization. Methods Mol Biol, 2012, 837: 259-279.

14. Lin M, Zhu JJ, Wang Q, *et al*. Development and evaluation of a reverse dot blot assay for the simultaneous detection of common alpha and beta thalassemia in Chinese. Blood Cells Mol Dis, 2012, 48(2): 86-90.

15. Li D, Liao C, Li J, *et al*. Prenatal diagnosis of beta-thalassemia by reverse dot-blot hybridization in southern China. Hemoglobin, 2006, 30(3): 365-370.

16. Li D, Liao C, Li J, *et al*. Prenatal diagnosis of beta-thalassemia by reverse dot-blot hybridization in southern China. Hemoglobin, 2006, 30(3): 365-370.

17. Wang J, Venegas V, Li F, *et al*. Analysis of mitochondrial DNA point mutation heteroplasmy by ARMS quantitative PCR. Curr Protoc Hum Genet, 2011, Chapter 19: Unit 19 16.

18. Newton CR, Graham A, Heptinstall LE, *et al*. Analysis of any point mutation in DNA. The amplification refractory mutation system(ARMS). Nucleic Acids Res, 1989, 17(7): 2503-2516.

19. Du CS, Ren X, Chen L, *et al*. Detection of the most common G6PD gene mutations in Chinese using amplification refractory mutation system. Hum Hered, 1999, 49(3): 133-138.

20. Sherman S, Pletcher BA, Driscoll DA. Fragile X syndrome: diagnostic and carrier testing. Genet Med, 2005, 7(8): 584-587.

21. Sanger F, Coulson AR. A rapid method for determining sequences in DNA by primed synthesis with DNA polymerase. J Mol Biol, 1975, 94(3): 441-448.

22. Smith LM, Fung S, Hunkapiller MW, *et al*. The synthesis of oligonucleotides containing an aliphatic amino group at the 5'

terminus: synthesis of fluorescent DNA primers for use in DNA sequence analysis. Nucleic Acids Res, 1985, 13(7): 2399-2412.

23. Mardis ER. Next-generation DNA sequencing methods. Annu Rev Genomics Hum Genet, 2008, 9: 387-402.

24. Shendure J, Ji H. Next-generation DNA sequencing. Nat Biotechnol, 2008, 26(10): 1135-1145.

25. Clark MJ, Chen R, Lam HY, *et al*. Performance comparison of exome DNA sequencing technologies. Nat Biotechnol, 2011, 29(10): 908-914.

26. Rothberg JM, Hinz W, Rearick TM, *et al.* An integrated semiconductor device enabling non-optical genome sequencing. Nature, 2011, 475(7356): 348-352.

27. Nord AS, Lee M, King MC, *et al.* Accurate and exact CNV identification from targeted high-throughput sequence data. BMC Genomics, 2011, 12: 184.

28. Takeshima Y, Yagi M, Okizuka Y, *et al.* Mutation spectrum of the dystrophin gene in 442 Duchenne/Becker muscular dystrophy cases from one Japanese referral center. J Hum Genet, 2010, 55(6): 379-388.

29. Schouten JP, McElgunn CJ, Waaijer R, *et al.* Relative quantification of 40 nucleic acid sequences by multiplex ligation-dependent probe amplification. Nucleic Acids Res, 2002, 30(12): e57.

30. Armour JA, Sismani C, Patsalis PC, *et al.* Measurement of locus copy number by hybridisation with amplifiable probes. Nucleic Acids Res, 2000, 28(2): 605-609.

31. Wang J, Zhan H, Li FY, *et al.* Targeted array CGH as a valuable molecular diagnostic approach: experience in the diagnosis of mitochondrial and metabolic disorders. Mol Genet Metab, 2012, 106(2): 221-230.

32. Miller RD, Kwok PY. The birth and death of human single-nucleotide polymorphisms: new experimental evidence and implications for human history and medicine. Hum Mol Genet, 2001, 10(20): 2195-2198.

33. Neveling K, Collin RW, Gilissen C, *et al.* Next-generation genetic testing for retinitis pigmentosa. Hum Mutat, 2012, 33(6): 963-972.

34. Wang J, Cui H, Lee NC, *et al.* Clinical application of massively parallel sequencing in the molecular diagnosis of glycogen storage diseases of genetically heterogeneous origin. Genet Med, 2013, 15(2): 106-114.

第十三章　遗传咨询

黄尚志

人类遗传学知识的扩展使得医学遗传学的实际应用快速增长,诊断、治疗、遗传咨询(genetic counseling)和遗传病的筛查(genetic screening),使一些罹患遗传性疾病的家庭从中获益,除了患者的诊断和治疗,家庭还能够获得生育帮助,避免不幸再次发生。

遗传病对于患者及其家庭的影响,远远超过我们所熟悉的常见疾病。遗传病不仅关系到患者本人,还牵连到其他家庭成员。虽然传染性疾病会祸及家人,但还是可以通过隔离而得到保护,而遗传性疾病,通过血缘而将人捆绑在一起,无法摆脱。如果是遗传病,除了患者本人关注自身的疾病,家庭其他成员除了会像对其他疾病一样与患者分担外,家庭其他成员还关切到他们自身有没有罹患这种病的风险,有什么手段能够降低这些风险。这样一个独特的问题是人们面对其他疾病时所没有的。临床遗传学医生除了要解决遗传病的诊断、处理等医学问题,还要为遗传病患者及其家庭解决经济、社会及心理诸多方面的问题;不仅要面对患者本人,还要面对这个家庭的其他成员,提供咨询服务,包括他们患病的风险和将该病传递给后代的风险,这是医学遗传学服务有别于其他疾病的特殊之处。

第一节　遗传咨询的定义和作用

遗传咨询已成为医学遗传学应用的一个重要领域，越来越多的患者自己寻找咨询服务，或者经过他们经治医生的建议而前来咨询，要求获得遗传病的明确诊断及其影响和再现风险的建议。由于公共媒体及医学文献传播更多有关遗传的信息，公众与医学上对遗传病的兴趣更是进一步的增长。

一、遗传咨询的定义

遗传咨询是由专业人员给个体和家庭提供关于遗传病的性质、遗传方式和影响的一个过程，帮助他们理解疾病的预后、再发风险，做出适合于他们的个人的决定。

遗传咨询的全部活动可总结为：①确定诊断；②估计再发风险；③与患者及其家属交谈再发风险的概率；④提供信息及同情的咨询，有关疾病引起的有关各种问题，以及自然病史，包括潜在医学的、经济学的、心理学的及社会负担；⑤提供有关生育的信息，包括产前诊断，并将患者转至合适的专家。

二、遗传咨询的作用

遗传咨询不限于提供信息和计算再发风险，它是一个复杂的探索和交流过程，确定和解决与遗传病相关的复杂心理方面的问题是这项服务的核心。遗传学医生和遗传咨询师需要帮助这样的家庭，防范和处理这些问题，提供转诊专科医生的建议，提供心理学方面的咨询，让他们接受现实和调整自己，顺应疾病对家庭的影响。通过与家庭不断的后续交往，在某些医学或社会方面的问题变得与家庭其他人员生活息息相关时，遗传咨询师可能会提供最有效的帮助。

寻求咨询的还可能是其他医学专业人员、管理者、政策制定者、社会工作人员，对于他们的咨询有别于对患者及家庭成员的咨询，少了许多个人的关切，但对于这些人的咨询可以间接地帮助遗传病患者及家庭，尤其是涉及对罕见病的政策制定，准确的信息和对疾病的理解是非常重要的。

三、信息的数字化开辟了咨询新渠道

互联网改变了人际交流的方式，大大提高了效率。网络的发展，为人们获得知识提供了便捷的途径。以往为了核实一个事件，需要在故纸堆里折腾数日，现在只要轻点键盘，就能唾手可得，哪怕你身处千里之外。

许多关于医学遗传学的知识可以从网络中获得，无论谁，只要能够登录，就能实现。美国国家图书馆的生物技术信息中心（National Center for Biotechnology Information）网站（http://www.ncbi.nlm.nih.gov/）有许多的链接，专门提供医学遗传学信息。由于基因组研究和知识大爆炸，原先由Johns Hopkins大学医学院McKusick主编的《人类孟德尔遗传数据库》（Mendelian Inheritance in Man，MIM）的纸质版已经不能满足要求，自1966年出版第1版至1998年出版第12版后不再出版纸质版。该书的电子在线版（Online Mendelian Inheritance in Man，OMIM）于1985年就已开始出现，并于1995年归入http://www.ncbi.nlm.nih.gov/旗下，见http://www.ncbi.nlm.nih.gov/OMIM，1998年后完全取代了纸质版MIM，是获取医学遗传学信息的最具代表性的数据库。通过主题词检索相应条目，可以显示一种疾病的专项条目，也可能是一种性状或者是一个相关的基因。它根据事件发生的先后，引述了疾病研究的历史文献，读者可以从中获得某遗传病及相关基因研究的轨迹。若要对一种疾病从病因、到检测、到遗传咨询，获得概括的了解，可以从OMIM条目直接链接到GeneTest网页http://www.ncbi.nlm.nih.gov/projects/GeneTests/，从综述（gene review）中可获得一种或一组相关疾病更清晰的描述，并且可以从提供服务的实验室了解各自优势检测项目。这些是英文的网站，对一般非专业人员来说，阅读有些困难。维基百科（wikipedia）网站http://zh.wikipedia.org/wiki/Wikipedia有中文版，国人能够阅读。初学者还可以登录像百度、谷歌这样的中文网站。用中文关键词可以查到需要的相应英文名，然后进入英文网站深入阅读。不过，中文网站所提供的内容有时不够准确。由中国科学院遗传与发育生物学研究所开设的“中国遗传咨询网”www.genet.org.cn，除提供全面的有关遗传病的科普资料外，还免费开设遗传咨询“门诊”窗口，解答咨询者提出的问题，有互动性，并尊重咨询者的隐私权。访问者可以在注册后登录，提交自己的问题，管理员会将问题发给相关专家，在三周左右后便可获得专家的解答。该网站同时提供一个简易的家系图绘制软件 PediDraw（http://pedigree.org.cn/），用户提交问题时，可同时上传据此绘制的家系图。另外，针对一些具有代表性的问题及回答，荟萃于“中国遗传网”遗传咨询栏目 http://www.chinagene.cn/CN/folder/folder4.shtml。若要这类公益性网站提供完美的服务，需要更多的医学遗传学专家参与，同时，这种咨询方式仅限于网络用户，仅作为面对面咨询的一种补充。有些医学遗传学专家的电话和电邮，也被许多患者频频光顾，获得及时的帮助。

但所有的这些在线平台，多系超市式“现货供应”，“提供知识”之类，即便出现知识性错误，也是上传人“文责自负”。至于电话或电邮咨询，也会得到提醒，“所说内容是知识性回答，不是临床咨询服务，不具医学效力”。因为所有这些远程咨询，是电脑显示搜索结果，或者是根据询问者提供的背景资料所作的答复，并没有面见患者，所谓的“患者”只是一个虚拟的个体。这是远程咨询与门诊咨询二者根本性的差别，不可混淆。要解决患者的具体问题，获得满意的解答，患者还是要亲身前往遗传咨询门诊就诊，与专业医生、遗传咨询师面对面交流。

第二节 咨 询 者

一、什么样的人来寻求遗传咨询?

前来寻求咨询的人叫做咨询者（counselee），他们可以是患者、患者父母（孩子可能患有遗传病，尚未确诊或已经确诊）或夫妻（父母或亲属有病），还可能是为朋友来问病。遗传咨询会涉及疾病诊断、再发风险的评估、婚姻选择、疾病治疗、预防和产前诊断、遗传检测和筛查项目，等等。

还有一些咨询者，与病患者无关，他们的咨询集中在知识性方面，通常是为了更好地开展他们的社会工作而来求助，例如医学专业人员、管理者、政策制定者、社会工作人员、新闻工作者、法律工作者，等等。

二、常见的咨询理由

咨询者通常因下列情况前来寻求帮助：①自己生育过一个孩子，患有多发性的先天缺陷、智力低下或是单一的出生缺陷，例如，神经管缺陷、唇腭裂；②有遗传病家族史，例如，痉挛性截瘫、假肥大型肌营养不良、脆性 X 综合征或糖尿病；③因孕妇高龄或其他原因需要接受产前诊断；④近亲结婚；⑤致畸物暴露，例如，化学物质的职业性接触、服用药物、酗酒，以及环境污染和辐射接触史等；⑥反复流产或不育；⑦接受遗传检测之前，了解提供服务的机构、检测的程序、需要那些人参与检测和检测的项目及含义；⑧收到检测结果之后，对各种遗传检测结果的解释，尤其是产前诊断结果的解释，准确理解胎儿“不受累”或“异常”的含义，对于“胎儿受累”的处置等；对那些晚发性疾病易感性的检测，例如，癌症或神经性疾患，也常常是问及的问题；⑨新生儿筛查阳性病例的随访，例如，苯丙酮尿症；杂合子筛查，例如，地中海贫血；或孕妇血清学筛查高风险、胎儿超声波检查异常。

第三节 遗传咨询医师

遗传咨询是一个伴随着医学遗传学的临床服务发展而发展起来的专业。随着遗传学知识和范围不断扩展、实验室诊断技术的完善，临床遗传学医生的负担越来越重，需要有专门的队伍来分担、帮助患者和家庭处理因遗传病引起的许多复杂的问题。在欧美国家，已经有了专门的医学遗传学服务的专业系列，包括临床遗传学医生（clinical geneticist）、遗传学检测人员，包括细胞遗传学、分子遗传学、生化遗传学和遗传咨询师（genetic counselor）。这样，医生就从繁琐的问题解答中解脱出来，集中精力进行疾病的诊断，使医学资源的使用趋于合理。不过，目前在中国及其他许多国家仍然是由临床医生一揽子承担全部医学遗传学服务。

一、遗传咨询的提供者

与其他临床专业领域相比，临床遗传学有许多特别之处：复杂和费时是最明显的两点。说复杂，首先是病种繁多，而且不是那么常见，除了对患者的疾病诊断之外，还需要为患者和家庭其他成员解答问题，诸如婚姻、生育等，从生到死，各个环节无不涉及。现在临床医生专业越分越细，成了"铁路警察，各管一段"，不可能管别的专业的事，而医学遗传学医生不能这样。说费时，是因为对每个病例的处理要花费相当长的时间，要解答患者和家人不断提出的问题，例如，要讲解疾病的遗传学背景、疾病对其本人和家庭其他成员的影响，除了医学的问题，还有社会学、心理学的以及教育和生育的问题，患者及家属常常对这些问题不理解，相同的内容还要从头到尾反复讲。首次的遗传咨询可能要费时60分钟以上，与患者和家庭面对面的交谈。除此之外，还要做临床接诊时间之外的功课，例如，因为疾病罕见，需要事先对相关病例做好知识准备，在咨询中，当时不能解决的一些遗留问题，需要检索文献，寻求答案，还会接到患者家庭的电话、电子邮件，解答新问题、提供最近进展等信息，可能一个病例需要多次交谈才能完成咨询。这样，工作的内容已经远远超出了一般医生工作的范围。逐渐，遗传咨询从临床遗传学医师那里分离出来，成为一个独立的专业，由咨询师、遗传学护士（nurse geneticists）提供，协助和补充临床遗传学医师的工作。

这个辅助团队在临床遗传学服务中扮演着重要角色，参与遗传病的调查和处置。在遗传学服务过程中，患者最先接触的专业人员是遗传咨询师，解答患者的问题，提供就医信息，在访问医生之后，咨询师还要为患者和家庭解释他们不了解检测结果含义的问题，处理许多心理学和社会学难点。在服务过程中，咨询师对遗传学医生的支持作用，使得遗传学服务的专业化分工更明确，效率更高。遗传咨询师在遗传学检测的领域中也很活跃，他们在患者家庭与转诊医师、遗传检测实验室之间搭建桥梁。

病友组织也是提供咨询的资源。

二、遗传咨询师的任务

遗传咨询师帮助个人和家庭处理下列问题：①遗传病或发育遗传的诊断、病因和预后；②家庭成员的疾病风险（需要对疾病的初步诊断给予确认）；③再次生育风险，遗传性疾病和出生缺陷的产前诊断；④晚发疾病和肿瘤的预测性遗传检测。

遗传咨询师向个人和家庭提供下列解释和建议：①遗传检测结果；②不育和反复流产；③高龄夫妇的妊娠风险；④人工助孕的选择；⑤近亲婚姻的风险；⑥妊娠前后的致畸物质的曝露。

遗传咨询师向个人和家庭提供支持性的咨询、转诊给最合适的专科医生、建议相应的遗传学检测，以及介绍病友家庭和病友组织，使患者和他们的家庭获得更多的帮助，做出最好的心理调整，承受疾病的现状或再发风险。

三、遗传咨询师的标准

遗传咨询师应该是有考核标准的，只是中国目前还没有这样的专业编制，还没有资格考试制度。

2009年，中华医学会医学遗传学分会建议国家在临床医学职称系列新设临床遗传学专业，建议遗传咨询师的资格确认标准为：①接受医学本科教育并取得医学学士学位，同时，接受医学遗传学遗传咨询专业硕士（或博士）教育并取得医学硕士学位（入门条件）；②从事5年及以上医学遗传学教学/科学研究工作和人类遗传病实验室诊断工作，并取得副教授/高级技师或以上的技术职称；③获得国家遗传咨询执业资格证书。

四、遗传咨询师的培养

在美国和加拿大等国家，遗传咨询是独立的专业，有自己管理结构（the American and Canadian Boards of Genetic Counselors)，负责专业培训和考试。遗传学护士由另外的委员会管理和考评。

遗传咨询师和遗传学护士需要经过专门的培养，欧美医学院校设有遗传咨询的硕士研究生专业。遗传咨询师不必一定是医学院校毕业，但需要大学本科的学历，经过硕士课程，学习遗传学和咨询等专业知识和技能，考试合格后方能上岗。遗传学护士也需要类似的培养过程，才能成为协助医师工作的服务团队成员。

国内目前尚无相应的专业系列。在一些提供遗传咨询的医院，从业人员大多都是自学成才，缺乏系统培养和训练，专业知识不足，给出的咨询难免有误。随着医学遗传学服务需求的增加，以及独立检测实验室的出现，遗传咨询师更显得重要。有些检测机构自行培养的“咨询师”，实际上是为了向服务对象解释本机构的检测结果，通过短期（10～15天）培训班速成，没有国外遗传咨询师培训的丰富内容。这些培训有时也签发“上岗证”，其实它也只适用于该机构内部。虽然力图通过各种渠道使其“正规化”，但管理部门目前尚未有任何准备承认的迹象。

国外对遗传咨询师的要求非常高，我国要按国外体制实行，确实有不少困难，我们应该结合我国国情，逐步找出一条可行之路。在实践中不断完善。

五、遗传咨询师应掌握的技巧

遗传咨询师除了掌握全面的遗传学知识，了解各种遗传学检测的方法和途径及结果的含义外，还要有较高的语言表达能力、丰富的心理学知识和技能的训练。首先，咨询师介绍专业性很强的遗传学内容时，要使用一般患者能听得懂的简单语言，可以借用对比，试着从不同的角度进行解释。言谈要坚定不含糊，免得引起疑惑。只有咨询者能够理解咨询师所提供的信息，才能获得咨询的理想效果。遗传咨询师对患者要体贴入微，获得咨询者的信任。患者或家长常常因疾病的困扰而急躁、愤怒或有负罪感，有时会隐瞒一些重要环节，咨询师面对这些负面的反应，要能够应用巧妙的语言回答咨询者的一些敏感问题，不要过于直率，以免使他们受到伤害。例如，在解释疾病的原因时，要突出这是个医学问题，而不是家庭或父母本身的过错；涉及X连锁疾病时，女性常常对“疾病是由母亲传递”这样的描述非常反感，难以承受；男性也非常介意这一点，以至于出现离异甚至抛妻弃子的情况。当然准确地传达信息是必须遵循的。

第四节　遗传咨询的过程

一、准确的诊断是遗传咨询的基础

准确的诊断对于遗传咨询非常重要，应该尽一切办法采用所有现代医学的方法对遗传病做出诊断。之所以强调这一点，是因为只有明确了诊断才能“对症下药”，即针对性解决问题，采取正确的措施。千万不要以症状或表型特征代替疾病的诊断。例如，简单地说“耳聋”、“截瘫”或“进行性肌营养不良”。遗传咨询需要以准确的诊断为基础，换句话说，依赖的是患者基因型的确定。相似的表型有时有不同的遗传方式，病因学根本不同，这在前面各章已有叙述。

当然，在明确诊断之前，也可以根据家族史来提供咨询。因为一个清晰的遗传方式，如常染色体显性性状，有时就可以作为遗传咨询的基础。但不是所有的遗传病都有家族性表现，不能过分强调和依赖家族史来做出判断。需要根据疾病的临床表现、辅助诊断的信息及医学知识来做出诊断，因为大多数遗传病的病因已经确定，并且有了诊断的标准，根据这些，人们可以对常见遗传病作出鉴别诊断。只是有少数疾病尚在探索之中，需要不断积累经验。

对于这些不熟悉的疾病的认识是逐步建立的，因此要收集这些疾病的临床表现，供后人参考。患者以前的病历和医学记录常对确诊有帮助。许多遗传性疾病伴有特殊面容，他们的照片可提供线索。虽然染色体病仅仅是遗传病的一部分，但染色体检查的异常发现，总是可以给复杂的出生缺陷的诊断以佐证。现在更精细的染色体异常检测技术，揭示了许多以前不为人知的微小染色体变异。

死产或在新生儿期死亡的病例，若没有进行病理或其他诊断研究，当双亲寻求遗传咨询时，所提供的死者的具体异常的信息很少，甚至没有。在咨询实践中应该强调和鼓励对死产及新生儿早期死亡的病例，进行尸检、摄像、X线检查及细菌培养，尽量确定诊断，为后来的遗传咨询搜集必要的资料。保留遗传病患者的有关资料是另外一个需要强调的事，贮存DNA可为将来的研究提供材料，成为家庭以后遗传学服务（不仅是咨询）的依据。

由于每一种遗传病都很少见，甚至罕见，即使是训练有素的医学遗传学家和在本领域具有丰富临床经验的专家也难能做出准确的诊断。一般的医学遗传学医生不可能对散在于医学各个领域的所有遗传病有同等的知识，这就需要与各个专科医生协同工作，再通过研读专著、文献及计算机系统辅助，做出恰当的诊断。专家之间互相转诊患者，在让患者得到明确诊断的同时，医生也“长了见识”，日久天长的积累，会逐步变得有经验起来，任何专家都离不开这样的积累过程。对临床遗传学来讲，仅仅依靠教科书是不行的，必须学会应用互联网获得信息支持。

二、遗传咨询的一般过程

遗传咨询是一个相对新的领域，它的实践尚未标准化。虽然一个家庭一个故事，遗传咨询必须根据每个患者需要和状况，进行个性化的处理，但是，建立一个标准化的操作过程，可以规范这项服务，提高服务质量。规范的遗传服务要求咨询师收集家族史（包括家庭和种族的信息），根据医生的诊断，向患者说明他们及其家庭成员的遗传风险，介绍遗传检测或可能的产前诊断服务，介绍各种可能的治疗措施和处置选择，以降低疾病的风险。下面是这个过程的概括描述：①采集信息：包括家族史和种族信息（填写问卷表）、个人及其他成员的疾病史、记录患者的体貌特征、所具有的畸形、智力即精神状态、一般检测的初步评价。遗传咨询医师根据所提供的家系信息绘制家系图（绘制方法参考第五章）；②确立诊断：体格检查、化验和放射学检查、拟诊或确立诊断（如果可能的话），若诊断由医生承担，遗传咨询师应该对医生诊断结论进行确认；③提供咨询：疾病的性质与预后；④再发风险估计：确定家庭不同个体的再发风险，是否有进一步检查对风险再确定（Bayes分析）；⑤处置决定：除了医生做出的医疗决定之外，咨询师的工作包括建议相关的遗传学检查、转诊到专科医生或专家、医疗部门或援助组织；⑥继续临床评价、随访，特别是在没有获得诊断的情况下，提供新的进展，包括对疾病的认识和治疗；⑦给予心理学方面的帮助。

需要强调的是，在遗传咨询过程中必须遵守法律及医德，保护咨询者的私隐。

三、心理学支持

患者和家庭面对遗传性疾病，本身就是一个沉重的情感和社会的压力。虽然在非遗传性疾病上，也会面临同样的问题，但知识告诉人们，遗传性疾病有一个家族再发风险的问题，因此，父母会有负罪感或担心受到谴责，有些妇女会因此而面临离异，无论遗传缺陷是否源于她们。在生育选择上，他们会处于极端的痛苦之中。虽然许多人具有较强的心理素质和自我调节能力，能够坦然承受现实，面对这些问题，即使是面对不好的消息，他能够根据所收集到的疾病相关信息，做出适合自己的选择。但是，大多数人则可能不可自拔，需要更多的心理上的支持，甚至需要心理治疗。在遗传咨询中一定不可忽略疾病对患者及家庭的心理压力，有时它甚至会超过疾病本身。

四、准确的信息转达

遗传风险的意义必须用患者能理解的词句转达。不良的生育结局这个风险对每个人都存在，无论你是谁。应当告知所有人，所有正常夫妇，在一般人群中，严重的出生缺陷、遗传疾病或智力低下的发病率为3%～4%，每个人的机会都如此，是难以避免的。一些不可能实施宫内诊断的出生缺陷，若疾病为非遗传性，其再发风险可能为0，若为多因子疾病，则风险为2%～3%，而单基因遗传病再发风险通常为25%（隐性遗传病）或50%（显性遗传病、某些染色体缺陷）。对风险的不确切转达可能会遇到麻烦，因为医务工作者对于“低风险”“正常”的理解与一般民众不一样。应该在咨询中尽量避免使用容易发生歧义的词汇，尤其是在提供产前诊断的病例。即使胎儿没有先证者所具有的遗传病，仍然有发生其他异常的风险，例如，肢体异常,或另外一种遗传病,甚至就是先证者所患的疾病,但它的病因细节与先证者不同。另外,对于检测结果的解释,问题可能较多出现在对散发病例的生殖腺嵌合的咨询,母亲或双亲的外周血检测结果阴性,可能被理解为"正常"、"无风险",导致对生殖腺嵌合的忽略。

疾病的负担必须解释清楚,以便家庭做出选择。非常严重、在生命早期就死亡的疾病,相对于慢性致残的疾病,对家庭造成的负担小些,虽然感情上的伤害同样严重。

对于筛查(无论是新生儿还是产前筛查)结果,必须说明筛查不等于诊断,凡筛查阳性个体必须要进一步确诊;筛查低风险的病例不等于没有风险,因为筛查只是依据切割值,将高风险个体筛查出来,进一步给予诊断;高风险个体也不一定为受累,需要进一步的诊断给予确诊,不要贸然对高风险进行处理。产前诊断结果为"胎儿未见异常"者,只是说检测的目标项目没有发现异常,但由于方法的限制,不等于胎儿不存在其他异常,并且,产前诊断是针对性检测有限(单一)指标,尤其单基因病的诊断,只是检测是否存在先证者所具有的基因突变,而不涉及其他基因,也不排除其他染色体异常或胎儿的结构异常。

最后,咨询师应在病历上提供用一个通俗语言书写的咨询意见,以便患者进一步理解、执行其选择,也作为咨询过程的证据,同时,将副本转达给转诊医生。

五、随访与预防

此阶段不但需要遗传咨询师和临床遗传医生的参与,还需要有关专科医生、心理治疗师和临床营养师的通力合作。在欧美国家,对每一个在档的遗传病患者及其家庭,都建立一个固定的医疗团队,定期半年至一年对患者进行随访会诊,掌握病情进展,制订合适的治疗和针对性的营养补给方案,进行耐心的心理辅导,为改善患者的身体健康状态和生活素质尽量提供帮助。同时,采取必要的预防性措施,避免疾病在家族里再发生。

遗传咨询是一项不会结束(endless)的长期工作。遗传性疾病的家庭,世世代代都需诊断、治疗和预防。前述由中国科学院遗传与发育生物学研究所开设的"中国遗传咨询网"www.gcnet.org.cn,不仅提供全面和准确的有关遗传病背景知识,还设立了网上免费遗传咨询服务,由医学遗传学专家解答咨询者提出的问题,为国内遗传咨询服务提供了一个高水平的专业平台,部分缓解了遗传咨询人才短缺的现状。然而,许多与遗传病相关的问题,需要医患双方面对面的沟通及具体指引,因此,在我国建立高素质的遗传咨询专业队伍和遗传性疾病咨询预防网络是刻不容缓的任务。

第五节 再发风险估计

再发风险(recurrence risks)的估计是遗传咨询的核心问题。在遗传咨询中估计再发风险,首先要分清家族性疾病与遗传性疾病、先天性疾病与遗传性疾病等概念(参见第一章);在遗传性疾病中,要根据疾病的遗传方式来估计,还必须考虑遗传异质性、表现变异性、不完全外显等特殊现象(参见第五章)。

一、用 Bayes 定理估计再发风险

在亲代的基因型不能确定的情况下,如何估计再发风险呢?

Murphy 和 Chase(1975)把 Bayes(1763)创立的 Bayes 定理(Bayes theorem)应用于遗传病的再发风险估计,解决了这一难题,这就是 Bayes 分析(Bayesian analysis)。

Bayes 定理是概率论的基本定理之一。它提供了一种统计学方法,用来估计两个"非此即彼"事件各自发生的相对概率。Bayes 定理应用于遗传病的再发风险估计,主要是用于分析两种"非此即彼"的基因型各自发生的相对概率。实施时,首先列出分析对象两种可能的基因型,然后计算以下四种概率。

前概率(prior probability):根据遗传方式,通过家系分析,按照孟德尔分离律计算所得的两种可能基因型各自的概率。

条件概率(conditional probability):根据家系提供的其他信息(表型正常的子女数目、年龄、实验室检查

结果，等等）计算所得的两种可能基因型各自的概率。

联合概率（joint probability）：前概率和条件概率的乘积为联合概率。

后概率（posterior probability）：两种可能基因型各自的联合概率除以两种联合概率之和，也就是该项Bayes分析最后计算所得的相对概率。

以下举例说明Bayes分析的计算过程。

有一个三代人的甲型血友病家系（图13-1），Ⅲ 5是咨询者，已与一位正常男性结婚并已怀孕，因为两位舅舅都是患者，询问胎儿出生后是否会罹患甲型血友病。

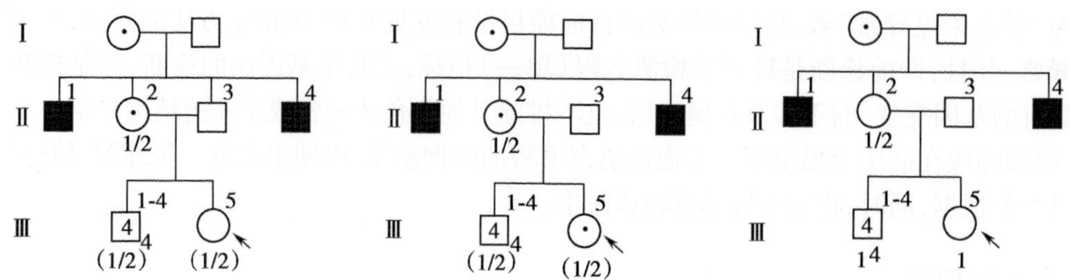

图13-1　三代人的甲型血友病家系

A. Ⅱ-2是携带者、Ⅲ-5不是携带者；B. Ⅱ-2和Ⅲ-5都是携带者；C. Ⅱ-2和Ⅲ-5都不是携带者

已知甲型血友病是X连锁隐性遗传病。从家系看，Ⅰ 1有两个受累的儿子，可判定为肯定携带者。Ⅲ 5的子女是否会罹患甲型血友病，取决于她本人是否是携带者；她本人是否是携带者，又取决于她母亲Ⅱ 2是否是携带者。然而，她们两人的基因型都不能确定，可能是携带者，也可能不是携带者，需要进行Bayes分析。

先计算Ⅱ 2是携带者的概率和不是携带者的概率（表13-1）。

前概率：既然她是肯定携带者Ⅰ 1的女儿，按照分离律，她不是携带者的概率和是携带者的概率各为1/2。

条件概率：提供的另一重要信息是Ⅱ 2生育了Ⅲ 1—Ⅲ 4共4名不受累男孩，可作为条件概率。如果她不是携带者，她生育不患该病男孩的概率当然是100%；现在她生育了4名，所以，条件概率为$1^4=1$。如果她是携带者，她生育不受累男孩的概率是1/2现在她生育了4名，所以，条件概率为$(1/2)^4=1/16$。

联合概率：Ⅱ 2不是携带者的联合概率为（1/2）×1=1/2=16/32，是携带者的联合概率为（1/2）×（1/16）=1/32。

后概率：Ⅱ 2不是携带者的后概率为16/17，是携带者的后概率为1/17。

表13-1　用Bayes分析计算图13-1甲型血友病家系中Ⅱ 2是携带者的概率

	Ⅱ 2不是携带者	Ⅱ 2是携带者
前概率	1/2	1/2
条件概率	$1^4=1$	$(1/2)^4=1/16$
联合概率	（1/2）×1=1/2=16/32	（1/2）×（1/16）=1/32
后概率	16/17	1/17

既然Ⅱ 2是携带者的概率为1/7，作为她的女儿，Ⅲ 5是携带者的概率应为（1/7）×（1/2）=1/14

Ⅲ 5与正常男性婚配，按照X连锁隐性遗传病的传递特点，第1胎子女罹患甲型血友病的概率为（1/34）×（1/4）=1/136。如果Ⅲ 5已经进行了产前性别检查证实所怀为男胎，出生男婴罹患甲型血友病的概率为1/68。

倘若不进行Bayes分析，只考虑Ⅰ 1与Ⅱ 2以及Ⅱ 2与Ⅲ 5的母女关系，那么，Ⅱ 2是携带者的概率为1/2，Ⅲ 5是携带者的概率为（1/2）×（1/2）=1/4，Ⅲ 5子女罹患概率为（1/2）×（1/2）×（1/4）=1/16。如果

Ⅲ 5 已经进行了产前性别检查证实所怀为男胎，出生男婴罹患的概率为 1/8。咨询者要是得到这样的结果，原本很可能会选择中止妊娠的。

由此可见，Bayes 分析能使再发风险的估计更精确，更接近实际情况。

如果Ⅲ -5 生育过正常儿子，Bayes 分析得出其为携带者的概率将进一步降低。如果Ⅲ -5 生育了受累的儿子，则她就是肯定携带者，不必再进行 Bayes 分析。

除了上述生下不受累成员的数目以外，家系所提供的其他信息都可作为条件概率进行 Bayes 分析。例如，遗传性舞蹈病家系中目前表型正常成员的年龄；假肥大型肌营养不良（DMD）家系成员的肌酸磷酸激酶（creatine phosphokinase，CPK）的化验结果；等等。

二、不同种类遗传病的再发风险估计

（一）单基因遗传病的再发风险估计

单基因病的再发风险是固定的，不管以前有无患病孩子。根据孟德尔定律计算获得的再发风险是理论值，而对于实际的准确临床风险，则需要考虑许多的修饰因素，通常要低一些。例如在常染色体显性遗传，再发风险需要根据不同的外显率（penetrance）和表现度（expressivity）来校正。外显率低的疾病，其实际再发风险较理论风险低。因为，个体即使获得致病突变等位基因也不一定发病。例如，某种常染色体显性疾病，如果外显率为 70%，其子代再发风险为 0.5 × 0.7=0.35，即 35%，而非 50%。在迟发疾病，外显率随年龄增加，而再发风险在降低。当某人超过了此病最早出现症状的年龄后还未发病，则其为患者的风险下降。表现度是指症状的轻重有差别。

1. 常染色体显性遗传病的再发风险　常染色体显性遗传病的致病基因位于常染色体上，患者为突变基因的杂合子，男女都可能患病。患者的突变等位基因有 50% 的机会传递给下一代，再发风险为 50%。双亲之一患病的病例可称为家族性病例，子女患病的风险为 50%。家庭中只有一个患者的病例称为散发病例，即父母正常而孩子患病，再次生育的风险（即患者同胞患病）≤ 50%，要视突变发生在什么时期而定。若突变发生在双亲生殖细胞的减数分裂，称为经典的新生突变（*de novo* mutation），再发风险几乎为 0（= 基因突变率 μ）；若突变发生在双亲生殖细胞的有丝分裂时，将形成生殖腺嵌合体（gonadal mosiac），再发风险低于 50%，取决于生殖细胞中突变的细胞群的比例；突变亦可能发生在父母胚胎发育早期，为体细胞嵌合体（somatic mosiac）。若所有的生殖腺细胞都携带突变，这样的病例其再发风险与家族性病例相同，为 50%。对于散发病例，判断突变发生的时间是非常不易的，即使使用遗传学检测方法也可能无法明确诊断。在遗传咨询时，千万不要只考虑新生突变一种情况，而轻估了再发风险。

在具体疾病估计发病风险时，需要考虑以下影响因素。

（1）亲代系数：常染色体显性遗传病患者的一级亲属（通常指子女或同胞）的发病风险为 1/2，二级亲属为 1/4=1/2 × 1/2。

（2）外显率：外显率是有症状的个体占所有杂合子个体的百分比。某些遗传病的发病率随年龄而增加，即外显率随年龄而增加。在发病之前，个体的症状并不显现，一般临床检查也难以确定是否为携带者。因此，要根据不同年龄的外显率来修正个体携带突变等位基因的可能。例如遗传性舞蹈病，父源传递时，子代发病年龄降低，如果一个个体到了其父发病年龄还没有临床表现，其发病风险不再是 1/2，而是低于 1/2。

（3）性别影响：有些显性遗传病在某种性别比对应的性别发病率高，例如，痛风在女性绝经期前要低于男性，这可能与激素的水平有关；男性的秃发也属于这种情况。有些显性遗传病只在一种性别表达，即限性遗传，这种基因突变影响某种器官，而这种器官只在一种性别发育，例如，单角子宫只发生在女性。因此，在估计个体发病风险时，需要考虑先证者的性别和目标个体的性别。若是向相反性别传递，再发风险会有改变。

2. 常染色体隐性遗传病的再发风险　常染色体隐性遗传病的再发风险为 1/4，这是指患者的同胞。患者如果能够生育，其后代的发病风险极低，因为只有其配偶也是同一基因突变的杂合子时，子女才有可能从父母分别获得一个突变等位基因，发病风险为 1/4 Het（1 × 1/2 × Het，Het 为杂合子频率）。需要指出的是，患者父母每次生育，子女的风险都是1/4，千万不要将1/4理解为“每4次生育中有1次受累”，“已经生了1个患者，还有3次机会生育正常孩子”，将后来的生育风险比喻成“比中大奖还难”，从而放弃对胎儿可能受累的警惕。对于其他亲属的子代风险估计，是建立在该成员杂合子风险估计的基础上。患者的同胞为杂合子的风险为2/3，当其杂合子身份不确定时，其后代为杂合子的风险不再是简单的1/4。而要根据后代同胞中正常个体的数目给予校正，正常子女越多，其为杂合子的风险越低（类似于前面所说的Bayes分析中条件规律），生育受累个体的风险越低。如果这对夫妇选择通过再组织家庭来规避风险，则患者的半同胞（新家庭的子女）的患病风险绝不会是0，而是与新配偶所在群体中该疾病的杂合子频率（heterozygosity，Het）有关，生育风险 =1/4 × Het。

在具体疾病估计发病风险时，需要考虑以下影响因素。

（1）遗传异质性：一般说来，患有相同疾病的个体婚配的可能不大，但也有可能。这种婚配中，如果夫妇二人的突变基因为同一基因座，他们的后代将全为患者。但是，也可见到相当比例的同病婚配，子代并不患病。在大多数情况下，这是由于夫妇二人的突变基因不是同一基因座，其后代是两个不同基因座的双重杂合子（double heterozygote），因此不患病。例如，两个聋哑人结婚，后代并不聋哑，虽然有可能其中一人是获得性聋哑，错当成遗传性聋哑，但大多数情况下是遗传异质性的原因。请注意将双重杂合子与遗传复合体（genetic compound）或复合杂合子（compound heterozygote）相区别。复合杂合子指该个体是患者，两个等位基因都发生了突变，只是突变的细节不同，从基因功能缺陷上讲，该个体是纯合子，但从DNA序列改变上不同。

（2）单亲二体（uniparental disomy）：患者的两个突变等位基因来自同一亲源，为同一突变等位基因的纯合子，双亲之一为杂合子，而另一亲源并不携带突变等位基因。这种病例的再发风险几乎为0。此种情况需要与父权不符相鉴别，需要细致的遗传学检测。因为涉及敏感问题，不可轻易怀疑。

（3）新生突变：患者的双亲之一为杂合子，而另一个则不是，那个突变等位基因系新生突变的结果。在这种情况下，再发风险小于1/4。如果是减数分裂事件，则接近于0，若为生殖腺嵌合体，同胞获得另外一个突变等位基因的风险类似于在常染色体显性遗传中发生的生殖腺嵌合体情况相同。

（4）近亲婚配：近亲婚配时，夫妇双方都是同一突变等位基因杂合子的机会远远超过一般群体中的随机婚配，因此，近亲婚配对常染色体隐性遗传病的发病风险影响很大。

3. X连锁显性遗传病的再发风险　X-连锁显性遗传病类似于常染色体显性遗传病，只是不存在父子传递（male to male）的现象。其风险估计类似于常染色体显性遗传病，患者的子女中半数受累。不同的是，要考虑性别对再发风险的影响，女性患者的子女患病风险为1/2，男性患者的子女中患病风险虽然也是1/2，但儿子不患病，女儿全都患病。

在具体疾病估计发病风险时，需要考虑以下影响因素：

（1）X染色体失活：X染色体失活（莱昂化）导致女性的患病风险降低。因此，在一定意义上讲，女性与男性一样只有一条有功能的X染色体。携带X连锁突变的女性杂合子，功能组织中哪条X染色体失活，决定了细胞的功能和个体的表型。对于X连锁显性遗传病而言，当突变基因所在的X染色体失活，其突变效应被抵消，个体表型也不会严重，称为幸运的X-失活。而在X连锁隐性遗传病中，可能发生相反的现象，若正常基因所在的X染色体失活占优势，细胞功能异常，杂合子女性会患病，称为不幸的X-失活。在幸运的X-失活中，女性患者的症状会比男性的轻，而在不幸X-失活时，少数女性杂合子会出现症状，称为显示杂合子（manifesting heterozygote），虽然与男性患者相比，其症状要轻。

（2）X连锁显性致死（男性半合子致死）：某些X连锁显性遗传病，很少或没有男性患者。例如，色素失调病和Goltz综合征，这是因为突变基因的致死效应，男性半合子在胚胎发育早期就死亡。偶尔也有存活的男性患者，这是“逃脱者”。大多数女性患者的母亲是正常的，她们是由于新生突变所致。在Rett综合征中，突变分析显示，患者绝大多数人为新生突变的结果，而且母源的新生突变很少，多来源于父亲。如果这点得到更多数据的支持，可能会推翻原先的在Rett综合征中男性半合子致死假说。

（3）新生突变：与前面常染色体显性遗传病中所提及情况类似，在X连锁显性遗传病中也存在新生突变，因此，估计再发风险时要考虑这个因素，同样，也要考虑生殖腺嵌合的影响。

4. X连锁隐性遗传病再发风险　X连锁隐性遗传病的再发风险为25%，患者绝大多数为男性，女性患者较少。女性携带者的女儿半数为携带者，儿子半数为患者。男性患者的女儿为携带者，儿子不受累，即没有父子传递的现象。患者的女性亲属携带者的风险估计较常染色体隐性遗传复杂。

由于为X连锁隐性遗传，女性携带者一般没有临床症状，在家族性病例中呈现所谓的“隔代遗传”现象。其实这是指疾病性状在家系中不是连续传递，女性携带者传递突变等位基因而不患病（暂不考虑不幸的X-失活），男性则获得致病基因表现出症状。在家族中出现2个或2个以上患者时（无论是在同一代，还是在不同世代），也认为家族性病例。对于家族性病例，可以按照遗传规律估计再发风险，男性患者的女儿是肯定携带者（obligatory carrier），其外孙患病的风险是1/2，外孙女儿是携带者的风险也为1/2。再下一代女性是携带者的风险就不是1/4，因为外孙女的携带者身份无法直观地确定，需要通过Bayes分析确定后概率。

家族中只有一个患者时，称为散发病例，常常归因于新生突变。在给X连锁隐性遗传病的散发病例提供风险估计时，情况更为复杂，要考虑是减数分裂中的孤立现象，还是生殖腺嵌合，或者母亲（甚至外祖母）就是携带者。关于新生突变和生殖腺嵌合在前面已经介绍。在隐性遗传病时，由于女性携带者没有表现，判断比较困难。其实遗传学检测已经证明在散发病例中有相当一部分为隐蔽的家族性病例，即突变在家族中传递了2代或以上。因此，对于散发病例的遗传咨询，应该建议所有的病例再次生育时接受产前诊断（如果该疾病已经有了产前诊断手段），确定胎儿是否获得与先证者相同的致病突变。对于不能实现产前诊断的，可通过胎儿性别诊断，避免再发风险。

5. Y染色体连锁遗传病的再发风险　Y染色体连锁遗传又称全雄遗传，只影响男性。耳毛常作为Y染色体连锁性状的经典例子。精子生成的*AZF*基因定位于Y染色体长臂上，新生突变较多，该区域基因的缺失常导致不育不孕，或生育能力低下，因此很难证明其遗传。其实，这里再发风险已经不重要了，而是不育的风险。真正意义上的Y染色体连锁的疾病，目前只有在中国鉴定的一个家系Y染色体连锁的耳聋，男性100%发病，而女性不发病。因为Y染色体只传递给儿子，而不传递给女儿，其实也是50%的再发风险（参见第五章）。

在X和Y染色体的短臂末端有相互配对的拟常染色体配对区，位于该区域的基因称为拟常染色体基因，逃逸了女性X染色体的灭活，因此，在两性都有双份的基因，这些基因可能与性染色体数目异常的特征有关。由于这个区域在X和Y染色体之间频繁互换，这个区域的基因可能解释一些疾病在有些家系中表现为X连锁、而在另一些家系中表现为Y连锁。不过目前尚无明确证据表明存在拟常染色体基因突变所致的遗传病。

（二）线粒体疾病的再发风险

由核基因异常所致的线粒体疾病，按孟德尔方式遗传。由线粒体DNA（mtDNA）的基因突变所致的疾病，遵循母性遗传的特征。这是因为，在受精过程中，精子的线粒体不进入卵细胞，子代的线粒体完全来自母亲。由于一个卵细胞中有多个线粒体，卵细胞在成熟过程中，细胞质的分裂不是等分的，因此，线粒体基因不会像核基因那样的分离。如果携带某种mtDNA突变的线粒体被保留下来，细胞分裂时，突变型mtDNA和野生型mtDNA发生分离，随机地分配到子细胞中，使子细胞的细胞质含有不同比例的突变型mtDNA分子，也就是说，孩子从母亲那里得到的，不是单一的线粒体基因组，而是多种线粒体基因组的混合物，这种随机分配导致mtDNA“异胞质性”（heteroplasmic）的过程称为复制分离。在胚胎发育和个体形成过程中，线粒体的数目从原先的10万个迅速减少，然后又逐渐增加。在这一过程中，mtDNA相应发生随机复制分离。如果突变型mtDNA具有复制优势，经过逐渐积累，形成只有突变型mtDNA的“纯胞质性”（homoplasmic）细胞，最终影响组织功能。携带有突变型mtDNA的个体是否发病，取决于细胞内突变型mtDNA与野生型mtDNA的比例。随着年龄的增加，突变型mtDNA的比例上升，达到一定的阈值时，个体才发病。这就可以解释：同一突变在个体间的表型不一致性和线粒体病的迟发性和进行性。因此，女性患者的后代虽然获得突变型mtDNA，但不一定发病，或较晚才发病。

根据线粒体基因突变所致遗传病的特点，一旦检测到mtDNA突变，女性个体的后代将获得这些突变型mtDNA，只是其比例因人而异，发病有早晚的差别，不需要检测便可知晓。对于其后代的发病风险，及发病的早晚，受细胞内突变型 mtDNA 的组分而异。虽然可以用外周血对个体进行突变型 mtDNA 组分的定量分析，但外周血的状况不能代表机体其他器官和组织的状况，而要获得这些目标组织或器官的样品是困难的。

凡是能够进行干预的线粒体疾病，可以根据其家族史给予干预措施，例如，对于氨基糖苷类抗生素诱发耳聋，可以告知这样的家庭，他们的孩子要谨慎使用或不使用诸如链霉素等类药物。

（三）染色体病的再发风险

染色体病通常是新生突变较多，再发风险的估计只能用经验值。例如，21 三体征发病风险经验值为1‰，但需要根据孕妇年龄校正。这是因为，21 三体征的发病风险与产妇年龄相关，随着产妇年龄的增加而增加，35 岁以上产妇的风险增加更加明显，因此，国际上将 21 三体征的产前诊断指征的年龄定在 35 岁（分娩时）。当父母之一为 21 号染色体的罗伯逊易位时，再发风险会提高。

传递性的标记染色体（染色体缺失 / 重复）所致的异常，再发风险与常染色体显性遗传病一样，例如 Williams 综合征。微缺失 / 微重复的新生突变较多，也需根据经验值进行风险估计，当缺陷明确时，应该对再次生育提供产前诊断。

无论是单基因病还是染色体病，当可以通过遗传学分析方法对疾病的突变进行准确的分析之后，再发风险就可以准确确定，并可通过产前诊断进行预防。

（四）多因子疾病的再发风险

多因子疾病，例如，出生缺陷、中年常见疾病及严重的精神病等，再发风险的估计不可能像单基因遗传病那样准确，因为，参与的基因数量及其作用常不清楚。通常用经验风险值。这是根据许多患病家庭的再现率得到的。这些再现风险常低于单基因病。许多常见的出生缺陷，如神经管畸形及唇裂、腭裂等，再现风险为 3%～5%。

多因子疾病家庭成员的再发风险估计，要考虑先证者的疾病严重程度、与先证者亲缘系数、家族中受累个体及性别的修饰。例如，中年常见疾病如高血压、精神分裂症和情感性疾病，患者的一级亲属（同胞，双亲，子女）的风险约为 10%～15%；先天性心脏病或唇腭裂，一级亲属中如有两个或两个以上患者，后代的风险将比通常的 3%～5% 高；先证者疾病严重的，再发风险高，这是因为该家系中具有更多的致病因素；疾病的发病率受性别影响时，还需要考虑先证者的性别和需要确定风险的个体的性别，例如，幽门狭窄是男婴远多于女婴，受累女孩的亲属中的发病率比男先证者的亲属中的高（参见第五章）。

必须注意，有的疾病，虽然其表现为多因子疾病，但有极少数患者的病因却可能是单基因突变。例如，痛风（gout）通常被归入多因子疾病，但有极少数痛风患者却是因为位于 Xq26.2-q26.3 处编码次黄嘌呤鸟嘌呤磷酸核糖转移酶 1（hypoxanthine-guanine phosphoribosyl transferase 1，HPRT1）的基因 *HPRT1* 为突变基因所致，称为 HPRT 相关痛风（HPRT-related gout，OMIM 300323）；还有极少数患者是因位于 Xq22-q24 处编码磷酸核糖焦磷酸合成酶（phosphoribosyl pyrophosphate synthetase Ⅰ，PRPS1）的基因 *PRPS1* 为突变基因所致，称为 PRPS 相关痛风（PRPS- related gout，OMIM 300661）。对此，再发风险的估计就不能都按多因子疾病处理（参见第二十五章）。

还需要提醒的是，不要将遗传度（heritability）与再发风险混为一谈。遗传度是指在多因子疾病中遗传因素所占的份额，决不能理解为将疾病传下去的可能，神经管畸形的遗传度是 60%，而再发风险只是 3%～5%。

（五）近亲婚配对再发风险的影响

近亲婚配对常染色体隐性遗传病和多因子疾病的发病风险有较大影响，但不影响常染色体显性遗传病和染色体病。这涉及夫妇之间共有致病遗传因素的机会。

中国的婚姻法明令禁止直系血亲和三代以内的旁系血亲的婚姻。

在社会学上，血亲分为直系血亲和旁系血亲两种。直系血亲是指有直系关系的亲属。从自身往上数的亲生父母、祖父母（外祖父母）等均为长辈直系血亲；从自身往下数的亲生子女、孙子女、外孙子女均为晚辈直系血亲。而兄弟姐妹、叔、伯、姑、舅、姨、侄、甥等这些平辈、长辈、晚辈，都是旁系血亲。三代以内旁系血亲包括：①来源于共同父母的兄弟姐妹（含同父异母、同母异父的兄弟姐妹等半同胞）；②来源于共同祖父母，外祖父母的表兄弟姐妹和堂兄弟姐妹。③叔、伯、姑、舅、姨与侄（女）、甥（女）。

禁止三代以内旁系血亲的婚姻，简单地说：就是同一父母的子女之间不能结婚；表兄弟姐妹、堂兄弟姐妹之间不能结婚；不能和父母的亲兄弟姐妹结婚。

根据孟德尔定律，等位基因在世代传递时有1/2的机会传给下一代，每个个体的机会都是一样的。因此，一级亲属（子女与父母、同胞之间）基因相似的机会是1/2，二级亲属（祖父母与孙辈、姑叔与侄子女、姨舅与外甥子女、半同胞之间）是1/4。这样一来，在遗传学上同胞兄弟姊妹的血亲等级与父母和孩子之间的血亲的等级相同，二者均为一级亲属，这与社会学上的分类稍有差别。姑、姨或伯、叔、舅与侄甥之间为二级亲属。第一代堂表兄弟姐妹为三级亲属。在遗传学中，亲属等级是唯一决定共有同一等位基因机会的因素。在家系图中，亲属等级可以用两个个体之间的连线条数来计数。在一般人群中，子代患病风险为该病的发病率（p^2），父母同为致病基因杂合子（不一定是同一个等位基因）概率为杂合子频率的积，$2pq \times 2pq=4p^2q^2$，由于突变基因频率p很小，$4p^2q^2 \approx 4p^2$。亲属之间通婚生育纯合子的概率为近交系数（F），即两个等位基因将完全相同并源出同一祖先的概率。如果兄弟姐妹结婚，其后代为纯合子（即从祖父母继承一对完全相同的等位基因）的概率将是1/4。亲属等级每升一级，概率随之减半，因此，姑姨与伯叔舅之间结婚所生孩子为纯合子的概率将是1/8，而第一代堂表兄弟姐妹之间结婚所生孩子的概率则为1/16。由这些数字可见，近亲婚配大大增加了常染色体隐性遗传病的发病风险。

三、风险处置

许多家庭寻求遗传咨询，是为了确定他们子女的再发风险，了解有哪些措施能够帮助他们降低这种风险，这就是风险处置（risk management）。虽然产前诊断提供了一个有效的手段，但这并不意味着它可以解决所有遗传病的再发风险问题。有许多疾病，目前尚没有产前诊断的手段，并且，即使有产前诊断的手段，也不是所有的父母都能享受到这种服务。

（一）产前诊断

通过产前诊断，可以确定胎儿状况，受累或不受累。对于受累的胎儿，可以选择流产或准备新生儿出生之后的及时治疗。对于不受累的胎儿，可以安心地完成妊娠。但需要向咨询者说明产前诊断的局限性和结果的不确定性。即产前诊断只是针对先证者所存在的缺陷进行检测，而不是胎儿的全面评价，不排除胎儿还可能存在其他的异常。另外，产前诊断操作的环节众多，难免存在检测的结果与胎儿状态不吻合的地方。总之，接受产前诊断不是一种保险，不是万无一失。选择产前诊断就需要做好不良结果的准备，风险也许是万分之一，但相比于原先胎儿的风险（50%或25%、5%）要低得多。

（二）其他可供选择的途径

1. 确定真实的风险　通过核型分析、生化指标分析、DNA分析等，可以确定个体的真实风险。有些个体因生育患病子女的风险不高而得到释然。有些病例，检测会显示他们的生育风险增加，可以有针对性地选择处理措施。应该在遗传检测之前和之后都要对他们进行遗传咨询，帮助咨询者对所要进行的检测有充分的了解，以便进行知情选择，理解和恰当使用检测所获得的信息。对尚无产前诊断手段的疾病，可以考虑延缓生育或节育。

2. 避孕或绝育　如果夫妇不打算再生育孩子，或根本就不打算要孩子，可以选择避孕，或夫妻中一方绝育。需要说明，绝育是一种不可逆的过程。他们需要了解实施的程序。要为他们提供相应的医生。

3. 离异再婚　有产前诊断的手段的疾病，应将产前诊断做出明确诊断作为首选。对于常染色体隐性疾病，离异后再婚并不可取，因为再婚配偶的基因型未知，可能又会遇到杂合子，其概率即杂合子频率。离异再婚不适用于X连锁的隐性遗传病，因为阴影总是跟随着女性。

4. 人工授精　对于常染色体显性遗传病、X连锁遗传病或染色体异常，如果缺陷来源于男方，则女方通过精子库供精进行人工授精（artificial insemination），不失为一种选择。但对常染色体隐性遗传病还有风险（见上条）。如果缺陷来自女方，则需要供卵才能规避风险，这在中国目前尚属禁止之列。

5. 人工助孕　如果夫妻双方是某种常染色体隐性遗传病的杂合子或者其一有染色体平衡易位，试管婴儿技术（in vitro fertilization，IVF）结合植入前基因诊断（preimplantation genetic diagnosis，PGD），确定胚胎的基因型或核型，选择不受累的胚胎植入，可以降低生育风险。但单细胞的DNA分析或核型分析是一个高难度的技术操作，目前在中国只有少数生殖中心可以提供，并且在成功受孕之后还要实施产前诊断（PGD参见第十四章）。

（三）受累胎儿的处置

有些遗传病已经有了治疗的手段，归纳起来有：①药物补充；②减少或避免摄入；③祛除累积；④酶替代治疗；⑤手术矫正或器械支持；⑥康复治疗等。

有生育史的夫妇寻求产前诊断服务前，已经有了对受累胎儿处置的计划。但超声波检测或染色体检测的结果，有时还不能做出肯定的结论，遗传咨询师应该给予充分的信息支持，让他们有一个适合自己的知情选择。

受累胎儿处置的原则是家长的知情选择，是夫妇的权利，尤其是孕妇的权利。医生没有权利决定胎儿的去留。

第六节　再发风险估计中的分子遗传学作用

分子遗传学的快速发展，使得可以进行检测的遗传病迅速增加。从GenTest网站的统计资料可见，从1993年只能检测100种疾病，2004年超过1100种，2011年已达到2500种。因此，越来越多的疾病可以通过分子遗传学检测来确定其突变细节，这为疾病的确诊和再发风险的估计提供了强有力的手段。虽然对每一个家庭（患者）确定突变基因和基因突变细节不是那么容易，但检测技术的发展一定会使这个过程简便起来。

基因诊断使一些疾病的临床检测变得简单，甚至有些传统的检测手段已经废用，例如，脊髓型肌萎缩可以通过缺失检测而得到确诊，损伤性的肌肉活检已经不再使用，肌电图也变得不必要；假肥大型肌营养不良（DMD）的临床诊断也将因基因诊断的费用降低而废用肌肉活检。遗传咨询师要告知咨询者，已有哪些分子遗传学检测可供选择，并解释这些检测的必要性。

通过基因突变的分析，可以清楚地确定受检个体的基因型。一旦获得明确的结果，无论他与先证者的亲缘关系是远还是近，其风险立即从一个不定数变成一个确定的数。即使是某些遗传异质性较强的疾病，也可以通过二代测序技术，确定其致病基因及突变细节。如果经过调查，得到了具有某种遗传病的大家系，通过连锁分析，就可确定致病基因是哪个基因座，在不用明确其基因具体突变的情况下，确定个体的基因型，从而确定风险。不过，连锁分析是非直接途径，其准确性受遗传异质性的影响，并且，也可能因发生互换而影响其可靠性，所以，它虽然可以算是基因分析，还不能说是严格意义上的基因诊断。

X连锁隐性遗传病散发病例的再发风险估计，对于基因突变检测结果的解释需要谨慎。这是因为，在散发病例中，先证者的突变可能是新生的（*de novo*），再发风险等于基因突变率 μ，接近于0；但也可能存在生殖腺嵌合，这时的再发风险就大大提高。在生殖腺嵌合时，在母亲外周血中是检测不到的先证者所具有的突变的。人们常常将母亲检测的阴性结果错误理解为“母亲正常，没有风险”，因而放弃对再次妊娠的跟踪。

第七节　遗传咨询中应掌握的原则

因为遗传病是一个特殊的疾病类型，在提供遗传咨询时，遵循伦理学原则是非常重要的。这些伦理学原则是医学伦理学原则的具体化，最主要的是自主原则和无伤害原则。

一、自主原则

通常咨询师不可能直接告知咨询者根据现有的检查应该采取什么决定或者选择什么治疗方案，而是给咨询者列举出几种可能的选择，在获得并理解相关的信息后，让患者、咨询者或家庭做出最适合自身情况的决定。这就是“非指向性咨询”(nondirective counseling)。它依据的是伦理学的自主原则。咨询者在不受任何胁迫、诱导的情况，根据他们所掌握的信息，自主做出适合于他们利益的知情选择(informed consent)。这是他们的权利。

(一) 知情选择

遗传病除对患者本身造成的经济和精神的沉重负担之外，子代的再发风险是一个更为关切的问题。向一对夫妇提出有关生育的建议是不合适的，应鼓励咨询者做出最适合他们的生育决定，而不考虑对“人口素质”的影响。将遗传咨询限于医学实践的框架，咨询师所给出的“建议”和“方案”其焦点是放在个体及其家庭的利益，而不是放在一般群体上，承担什么社会责任。实践表明，当面对高风险时，中国的多数夫妇选择限制生育，在客观上符合社会“提高人口素质”的愿望。

(二) 非指向性遗传咨询

在遗传咨询后，家长要决定是否再要孩子。在产前诊断后，家长要决定如何处理受累胎儿。在国外遗传咨询的实践中，形成了一种启发式遗传咨询的传统。启发式遗传咨询有利于咨询者自主做出决定。因为，每个家庭都是独特的，对再发风险的反应是不同的。启发式遗传咨询鼓励咨询者在了解风险和利益之后，做出自主的决定。

实践中，启发式遗传咨询还是会或多或少地受到挑战，咨询者(个人或家庭)常常不喜欢一个仅能提供事实的专家。许多夫妇期望有知识、有经验的医学遗传学家“帮他们做出决定”。“你若处于我的情况，你该怎么办?”这是咨询者常提出的问题。但是，由于这对夫妇的经济地位、文化背景与咨询师有很大不同，咨询师所提供的“建议”对咨询者不一定合适。甚至在遗传情况和疾病负担均相同的情况下，不同夫妇对生育的选择也不同。更何况咨询师并不是咨询者的“家人”，绝不能担当家长的角色。

半杯水是一半满一半空，可以有两种不同的陈述。一种是积极的，“幸好还有半杯水。”另一种是消极的，“怎么空了一半?”事实的正面或负面往往在不知不觉中被强调。咨询师也可能不知不觉地强调某种特定疾病正面的或负面的方面。给咨询者留下印象的，不仅有语言的陈述，如死亡、不幸、有希望、有风险、有机会、有可能等等一些术语的使用，还有表情和肢体语言，都会使咨询者以为是某种暗示，直接或间接地影响咨询者的选择。并不是所有的夫妇都具有一定的教育背景、都有社会及情感的成熟性，都能够做出正确的决定，但指向性的遗传咨询是不可取的。通俗地讲，咨询师的任务是提供信息和介绍可供的选择，解除咨询者在做出选择时所遇到的困惑，但不能越俎代庖，为咨询者提出明确的处置建议，代他们作出决定。做出决定的应该是咨询者，而不是咨询师，咨询者的自主权不容挑战。非指向性(nondirectiveness)是遗传咨询所要遵循的原则。

二、无伤害原则

咨询者访问咨询师的目的是寻求帮助，排解困扰，获得心理的帮助。因此，绝不能使他们在咨询时受到伤害。

(一) 勿使咨询者受到经济利益的伤害

(二) 勿使咨询者在咨询过程中受到伤害

1. 勿使咨询者在检测过程中受到伤害　对于无治疗手段的迟发型疾病的症状前诊断需要谨慎从事。因为，检测的不幸结果可能改变受检者的一生。他们所承受的心理煎熬是常人无法排解的。因此，除非必要，不要涉及。进行检测必须是个人的知情选择。对于这类疾病的咨询至少应该分三步进行。第一步是了解咨询者的状况，交流有关疾病的遗传、诊断和治疗的可能性，以及家庭的支持和社会支持网络，请熟悉该病的专科医生会诊，确定是否已经出现疾病症状，建议接受心理医生的咨询。对于这类疾病的咨询者来说，不经检测，患病风险是25%(常染色体隐性遗传)或50%(常染色体显性遗传)，不确定的风险让这些人终生担惊受怕，担心像他们的亲属一样，到一定年龄后病倒和死亡。检测结果对他们又意味着什么？如检测结果是阳性，风险变为现实，他们能否承受？即使检测结果是阴性，他们也可能会因自己幸免而他人将患病而感到愧疚。这些问题必须在检测前就要与咨询者讨论清楚。鼓励他们与家人、朋友和病友组织交流，做好检测前的准备。在确认咨询者已经做好充分准备后，再进行第二步，对咨询者的意愿和心理准备做进一步确认，在明确咨询者接受检测的真实意愿后，签署知情同意书，采集血液。第三步是在检测结果出来之后，事先要与咨询者沟通，鼓励咨询者在其朋友或亲属陪同下前来咨询。在告知结果之前，还需要确认他是否真的想知道结果，他仍然可以行使不知情权。在告知前，咨询师和陪伴者要对咨询者给予极大的心理关怀。决不能通过电话或邮件送达检测结果，必须当面告知。

2. 勿使咨询者因咨询师的语言或行为失当而受到伤害　按程序进行咨询，可避免咨询活动对咨询者带来伤害。咨询者受疾患的困扰，心理状态失衡，尤其是因遗传病的特殊性，咨询者对许多事高度敏感。在咨询过程中，咨询师一不小心，在言语或举止稍有失误，都可能引起咨询者激烈反应，造成伤害。遗传学界已经对一些带有贬义或刺激性的学术名词给予了修改，用中性词代之，例如，用“听障”代替“聋哑”、“智力低下”替代“呆傻”、“21三体征”替代“先天愚型”，等等。在接待咨询者时，要尊重他的人格，不要因其穿着、相貌、卫生状况、言语和行为，表现出抵触、回避、不耐烦或厌恶；要近距离与咨询者面对面，倾听他们的叙述；要不厌其烦地对重复的问题改换方式给予回答。凡此种种，需要咨询师设身处地、换位思考。

（三）隐私保护

由于文化和传统的原因，遗传病患者及家庭成员对其疾病讳莫如深。患者的信息是其隐私，遗传病的信息不仅与患者个人有关，而且与家族其他成员有关，这与我们常见的感染性疾病不一样。因此，对患者的信息应该保密，患者的信息只能为其本人和家族的医学利益而使用，未经患者允许，不得透露给他人。尤其不能透露给诸如就业、保险等机构。为了做到这一点，需要从下面几方面做起。①就诊环境的私密性：遗传咨询的门诊应该是独立的、对外是封闭的，只能一次接待一个患者或咨询者。除患者或咨询者允许的陪伴者外，其他无关人员应该回避（医生及其异性助手除外）。②信息的保存：患者或咨询者的病历记录、检查申请单、检测报道等涉及患者的信息，都属保密之列，要单独保管，未经本人允许，他人不得查阅。即使是科学研究工作者，也应该在签署保密协议之后才能接触。科研人员在发表相关论文或构建数据库时，要隐去所有会指向具体人的信息，例如，籍贯、性别、年龄，当然更不得有名字。如果是电子化的资料存储，也应该保存在不对外开放的封闭系统中。检测的结果要直接交给患者或其委托人，不得以电话通知或回答，因为无法确认对方是谁。送达给转诊医生的文本也要遵循这个原则。③照片的采集：患者的照片是他核心的识别信息。当疾病诊断或研究需要获得患者的照片时，要获得当事人的同意，不可擅自照相。使用时，应该对眼部进行遮盖。如果是五官的照片，应该将图形剪裁得最小，不遗留身份特征。④疾病状态的公开：遗传性疾病不仅涉及患者本人，还与其家族亲属有关，家族了解先证者的相关信息，对家族有益。应该鼓励先证者将其信息对家人公开，但医生不得未经患者允许公开相关信息。除非存在危及他人和社会的紧急情况，才可有限的公开，以不伤害信息拥有人的隐私为限。

第八节　常见遗传咨询问题举例

一、遗传病检测的咨询

遗传病具有遗传异质性，医生所见的是表型，实验室要检测的是基因型。从表型到基因型的确定，中间有一个漫长的道路要走。实验室不可能满足患者“查查有没有遗传病”的要求，因为遗传病有几千种，基因有数万个，实验室查哪个病？哪个基因？不要相信“二代测序可以发现任何突变”的神话。对突变的解释，还得依靠临床的诊断。医生根据临床患者的情况做出某种疾病的拟诊，实验室才能在有限范围内进行基因检测。如果该疾病具有遗传异质性，还需要医生注意疾病之间的微小差别，尽可能缩小检测的范围。说“医生是实验室的眼睛”，一点也不过分，实验室是依照医生“指到哪打哪”，指错了，实验室将走进沙漠，一无所获。实验室得到明确的结果，获得确切的诊断证据，临床诊断便成立了。因此说“实验室是医生的眼镜”，帮助医生看得更细更透。

（一）关于杂合子检出的咨询

1. 在群体中检出杂合子 在有些地区，如某种遗传病发病率高，可以开展群体中杂合子筛查。例如，在中国南方发病率高的地中海贫血，杂合子检测已经取得明显效益（参见第二十八章）。

2. 以家系为线索的杂合子筛查 对于X连锁隐性遗传病，如DMD的家族性病例，可以通过家系连锁分析确定携带者，从而进行携带者首次妊娠的产前诊断，防患于未然。也可以通过缺失/重复检测，将杂合子检测扩展到散发病例。对于常染色体隐性遗传病，如苯丙酮尿症（PKU），患者的正常同胞有2/3的风险是杂合子，家系中直系亲属也有是杂合子的可能，只是风险高低不同而已。通过家系中突变等位基因的检测，可以准确地确定杂合子，然后对杂合子个体的配偶进行杂合子检测，便可确定风险妊娠，从而实施首次妊娠产前诊断。

（二）关于基因检测的咨询

1. 基因检测的病种有限 现在已知的遗传病有7000多种，目前能够提供基因检测的有2500多种，中国的基因检测还只有100种左右，普及率有待提高。

2. 基因检测是一个复杂的过程 由于遗传异质性，同一种疾病可能由不同的基因分别导致。要确定是哪一个基因发生突变，临床表现的微小差别可能提供一些线索，多态性连锁分析能缩小范围，然后进行候选基因的突变分析（参见第十二章）。

3. 基因突变的检出率 即使用了现有基因检测的一切手段，到目前为止，还没有哪一种遗传病的基因突变检出率达到100%，原因是：①临床诊断可能不准确；②遗传异质性；③方法的局限性；④基因突变的复杂性。

4. 提供服务机构信息 包括提供临床诊断和产前诊断的机构、门诊和实验室，包括提供专科医生。这些信息，都需要咨询师不断地收集和积累。目前国内尚无像GenTest这样的网站可供信息搜寻。相信不久的将来可以实现。

5. 用基因检测进行筛查或症状前诊断

（1）群体筛查：对发病率高且有治疗手段的遗传病，才应进行群体基因筛查。

（2）症状前诊断：症状前诊断应该遵循两个原则：一是自我知情选择；二是将检测时间控制在成人甚至孕前（或产前），禁止在儿童和未成年人中进行这类尚无法治疗疾病的筛查或症状前诊断，也不建议在婚检中进行这类疾病的检测，因为它可能危及臻于成熟的婚姻。

（3）易感基因的筛查：应该在对信息获得充分理解的情况下才能进行。有些疾病，在亲属中检出带有易感基因的个体，若采取适当措施，效果是很理想的。例如，家族性结肠息肉病是常染色体显性遗传病，患者同胞有50%的机会可能患这种息肉病。并且，良性息肉能恶性转化为结肠癌；如检出带有突变基因的个体，适时手术切除出现息肉的肠段，即可免于患结肠癌的风险。

6. 检测结果的解释 对于基因检测结果的解释，需要有专业知识，还需要咨询师及时与检测机构联系，了解实验室检测中各种描述语言，给予准确的解释。

一份好的基因检测报告，应该明确说明检测结果的含义，对一些未知的因素也会做出说明，使咨询师容易理解。但是，有时一些检测报告只描述了实验所见，例如，“未见异常”，意思是“通过预先约定的检测方法，没有检测到常见的异常，不排除用其他方法能够检测到异常”。

咨询者往往要求给予“是否有病”的答复，咨询师应该考虑检测的不确定性，根据检测单位的告知给予解释，千万要留有余地。

7. 关于基因检测取材问题的咨询 对于应该进行基因检测的咨询者，咨询师要介绍取材的细节，以消除咨询者的不必要顾虑。

基因检测的材料是DNA，可以从个体的任何部位获得，只要有细胞核存在，就能分离得到基因组DNA。常用的是外周血，还有各种组织活检或尸检材料、以往检测保存的病理切片、遗留的体液斑迹、无创采集的口腔上皮脱落细胞或者毛发的毛囊。用于提取DNA的外周血可以用肝素之外的任何抗凝剂抗凝，最好是用EDTA。如后续分析需进行染色体核型分析的外周血，则用肝素抗凝。

8. 保存先证者的遗传物质 随着科学的发展，一些原先不能进行基因检测的疾病现在已经可以检测。但是，由于先证者早已消失，线索就断了。因此，对那些目前还不能诊断的遗传病，要尽可能提醒家庭成员，保存好先证者的遗传物质，以备将来使用。虽然常染色体隐性遗传可以通过检测父母的DNA获得已故患者的诊断，但这终究不是直接的证据。如果有先证者的DNA，就能做出诊断。而且，以先证者的检测结果，再用父母的DNA进行验证，所得结果更令人信服。有些散发的病例系新生突变，没有先证者，即使怀疑是这种遗传病，也会因没有先证者的DNA而无法检测，不能为这个家庭提供遗传学服务。

9. 患者信息的公开　鼓励家庭转告相关亲属，可以通过后续的基因分析，确定相关个体的遗传学风险。当然，这也需要遵循伦理学原则。

二、产前诊断的咨询

产前诊断的适应证是严重致死、致残的疾病，这点要严格掌握。虽然现在有些国家对已有治疗手段的遗传病不再提供产前诊断。但中国的国情不同，无论从治疗是否可行，还是治疗者的承担能力上，都还存在不足，因此，产前诊断还是目前主要的选择。

（一）禁止非医学目的的产前性别诊断

国家明令禁止胎儿性别检测，当基因检测，尤其是孕妇外周血中胎儿DNA检测成为可能时，胎儿性别检测已经变得越来越简便，只需抽少量孕妇外周血、只要有PCR检测条件即可，已经不需要再依赖B超或从胎儿取材。在正规的产前诊断服务中，还有个问题需要提醒。即禁止非医学目的的性别诊断：与性别无关疾病的产前诊断，不报告胎儿性别。另外要严格防止孕妇以医学之名行性别诊断之实：产前诊断服务要保留依据，以应对“非法进行胎儿性别诊断”的指控。

（二）产前诊断的局限性

产前诊断是有限目标的针对性检测，不能笼统地说“确定胎儿是否正常”。有关超声波，染色体检查以及基因诊断的局限性，在第11，12章已有论述。请读者参阅。

（三）产前筛查的局限性

产前筛查要防止几种错误认识：

1. 筛查不等于诊断　筛查只是从人群中发现处于高风险的个体，需要进一步进行产前诊断。尤其是孕妇外周血血清学筛查，受累胎儿妊娠的指标高于正常胎儿妊娠，但二者之间的分布有重叠，也就是说，无法断然区分受累与正常，只能根据经验选择一个切割值，在特异性与敏感性之间选择一个平衡点。高于切割值的为高风险，低于切割值的为低风险。这个“切割值”有许多方法确定。而且各个单位所用方法、仪器、试剂来源等不同，求“切割值”的方法有差别。用单一数据作为切割值，有较多错误判断的可能。用平均值 ±2SD，即一个95%可信度的范围是一个比较客观的方法，可以减少错误判断的风险。

2. 高风险不等于胎儿一定受累　高风险意味着与正常妊娠比较，其胎儿受累的风险高。在这些高风险妊娠中，大部分的胎儿是正常的，一定要进行产前诊断来确定是否受累。不要将高风险理解为胎儿受累，不经产前诊断就对胎儿进行盲目处理。

3. 低风险不意味着胎儿没风险　同样的道理，处于切割值之下的低风险妊娠仍然有生育受累胎儿的风险。实践经验显示，有些受累胎儿的孕妇血清学指标就是与正常妊娠差别不大。这些受累胎儿会活到分娩而成为真实的患者。但是，这不是筛查的失误，而是筛查原本的缺陷（前面关于“切割值”讨论中已经提到）。这样的结局不能判为“失误”或“事故”。在惠及群体的服务中，一定会有少数人不得利。要想将受累胎儿“一个不漏”，除非每个胎儿都施行产前诊断，这显然是不现实的。当然，任何妥善对待这些不得利的个体，是遗传咨询难以解决的问题。

（四）产前诊断的时间窗口

孕周的起算时间是末次月经来潮的首日，不是受精的时间。具体妊娠孕周还需要根据胎儿股骨长度和双顶径的超声波测量来校正。

1. 染色体核型分析　染色体核型分析应在妊娠中期进行，从16周起至20周，这是考虑成功率和检测所需的时间，给受累胎儿留出处置的时间。

2. 超声波检查 产科超声检查分为常规产前超声检查、系统产前超声检查和针对性检查。系统产前超声检查就是产前筛查,包括早中孕 11～14 孕周及 18-24 孕周进行的胎儿系统超声检查。针对性检查就是产前诊断在系统胎儿超声检查基础上,针对胎儿、孕妇特殊问题进行特定目的的检查。例如,心血管系统有疑问时,应进行胎儿超声心动图检查;对常规母体血清筛查发现甲胎蛋白持续增高的孕妇,应进行针对性超声波检查,以降低开放性神经管畸形的风险。要明确指出,产科超声检查不能发现所有胎儿畸形。妊娠 18～24 周时,超声检查应当检查出的致命胎儿畸形包括无脑儿、严重脑膨出、严重开放性脊柱裂、严重腹壁缺损及内脏外翻、致命性软骨发育不良等。

3. 基因诊断 基因诊断有两个时间窗口,妊娠早期采集绒毛膜绒毛和中期采集羊水细胞,以早期取材为首选。理由是:①早诊断早处理;②从绒毛细胞中提取的 DNA 量多质好;③万一取材失败,还有中期取羊水细胞作为挽救。

中期采集羊水细胞的时间与染色体核型分析的时间相同。妊娠早期采集绒毛膜绒毛为 11～13 周。虽然早期的文献提到在 9 周即可采集绒毛膜绒毛,但因有胎儿流产率高、胎儿肢体畸形增加等文献报道,现在已经逐步后移至 11 周之后,基因分析技术的改进,可以在短期内获得检测结果。

从孕妇外周血检测胎儿游离 DNA(cell-free fetal DNA,cff DNA)也逐步采用。孕妇外周血含有的 cff DNA,几乎全部来源于胎盘滋养细胞,怀孕 4 周后就出现,8 周后含量上升并稳定存在,占孕妇外周血中游离 DNA 的 5% 到 30% 之间。孕周越大,外周血中胎儿 DNA 的含量越高,产后 2 小时之内消失。cff DNA 的片段比较小,长度在 75bp 和 250bp 之间。

(五)产前诊断的准备

计划怀孕的夫妇,在受孕前 3 个月开始服用叶酸,直至怀孕后 3 个月,可以有效地降低神经管畸形的发生。及时进行常规孕期保健建卡,接受产前筛查,包括常见单基因病杂合子筛查,孕妇外周血血清学筛查和超声波筛查等。确定高风险后,进入产前诊断程序。

有遗传病生育史的夫妇应该到遗传咨询门诊就诊,获得疾病的准确诊断,尽可能进行疾病基因的分析,确定基因突变细节,制订产前诊断方案。在先证者已故的家庭,因无法确定先证者疾病的诊断,一般不能提供产前诊断。少数疾病可以在拟诊的基础上对父母进行基因突变检测。

鉴于中国尚未建立检测机构之间的质量控制,临床检测结果只能作为参考,产前诊断机构通常要对检测结果进行验证。如果基因分析是在产前诊断中心以外的机构进行,要及早与产前诊断中心取得联系,获得产前诊断机构对检测结果的认可。

准确确定妊娠孕周,在约定的时间接受胎儿取材,在手术前要接受感染性疾病的化验。

(六)产前诊断后的遗传咨询

应使咨询者理解,产前诊断如写出结果为“未见异常”或“未获得与先证者相同的突变等位基因”(或“遗传标记”,或“基因型”),其含义是,一般情况下,胎儿不受累,或者,不会因与先证者相同的致病因素(突变等位基因)而致病。但绝不是说“胎儿正常”,因为导致胎儿异常的因素太多,排除一种因素并不等于排除了所有的因素。

产前诊断能确定胎儿的基因型,若胎儿受累,根据夫妇(尤其是孕妇)的意愿,对受累胎儿进行处置。

所有进行产前筛查和产前诊断的妊娠,应该进行生育结局的验证,包括流产物的基因分析和出生婴儿的随访。

(七)产前诊断的风险承担

寻求产前诊断的夫妇应该清醒地认识到,产前诊断是有风险的。产前诊断不是保险,产前诊断不可能将生育风险降低到 0,也不能认为接受产前诊断,就是风险转移。孕妇寻求产前诊断之时,胎儿是否受累已经确定,产前诊断只是帮助夫妇明确胎儿的状况,将再发风险降低到最大限度,但永远不会降低到无风险。产前诊断是一项高科技和有风险的临床服务,有许多不可知性和不确定性,难免发生流产的危险,以及诊断结果与真实之间不符的情况。产前诊断机构一定会在事前告知所有可能发生的情况以及不幸结局的风险。孕妇委托产前诊断是在知情的前提下的自主选择。知情选择就意味着分担由于种种不确定所带来的风险,尽管它很低。这对双方都是公平的,不然无法实现产前诊断的合同。

三、几个常见遗传病的遗传咨询要点

（一）地中海贫血和G6PD缺乏症

这两个病都是我国南方的多发病，其遗传咨询要点已经在第11，12，14和28章中详细讲述，读者可参考有关章节而获得有关知识。

（二）苯丙酮尿症

苯丙酮尿症是常染色体隐性遗传病。目前，国内进行新生儿苯丙酮尿症筛查所确定的阳性婴儿（约1/10 000），实际上除苯丙酮尿症（PKU）外，还包括四氢生物蝶呤（tetrahydrobiopterin，BH4）缺乏致高苯丙氨酸血症（hyperphenylalaninemia，HPA），必须做进一步的鉴别诊断。在长江以南地区，BH4缺乏致高苯丙氨酸血症约占PKU阳性婴儿的10%～20%。北方地区，阳性婴儿主要为PKU。因婴儿出生时情况复杂，可能会有假阴性或假阳性，需要复查和确诊。确诊非常重要，不要仅根据一两次外周血苯丙氨酸含量测定，就诊断为PKU，因为一旦戴上了这顶帽子，将成为孩子的终身负担，使家庭经济受到损害，还会牵连到后续的生育和其他亲属。

PKU和BH4缺乏致高苯丙氨酸血症都是可以治疗的遗传病。应根据鉴别诊断，确定处置方案（参见第二十五章）。通过治疗的PKU女性，生育前要重新进入饮食控制，避免生育母源性PKU。

应通过测序或缺失/重复检测确定基因突变细节。目前，PKU患者中，位于12q24.1处编码苯丙氨酸羟化酶（phenylalanine hydroxylase，PAH）的*PAH*基因其突变检测率只有97%，其中，94%为微小改变，3%为缺失或重复。在我国BH4缺乏致高苯丙氨酸血症的患者中，98%是位于11q22.3-q23.3处编码6-丙酮酰四氢蝶呤合酶（6-pyruvoyl-tetrahydropterin synthase，PTS）的*PTS*基因都是突变基因所致，为BH4缺乏致高苯丙氨酸血症A（hyperphenylalaninemia，BH4-deficient，A，HPABH4A；OMIM 261640）；其他还有一些类别（参见第二十五章）。由于检测突变比较费时，应该在再次妊娠前做好遗传分析，确定突变细节或家庭中致病基因的标记后再妊娠，免得措手不及。

已经发现一个苯丙氨酸羟化酶（PAH）等位基因上存在2个甚至3个致病突变的病例，称为双突变等位基因，是重复突变的结果，即在原先一个致病突变的等位基因上又发生了再次突变。检测机构通过家系传递分析，可清楚确定，先证者所具有的两个突变实际上是来自一个人，而不是复合杂合子。

（三）假肥大型肌营养不良

假肥大型肌营养不良是X连锁隐性遗传病，主要有两型：Duchenne型肌营养不良（Duchenne muscular dystrophy，DMD；OMIM 310200）和Becker型肌营养不良（Becker muscular dystrophy，BMD；OMIM 310376），BMD症状较轻。患者多为男性，女性杂合子也可能因不幸的X-失活而出现临床表型，症状较男性患者轻。综合以下六项诊断要点，可以达到准确的临床诊断：①男性患者；②DMD在2岁左右发病，很难活到青春期，BMD在12岁左右发病，有的患者能活到40-50岁；③磷酸肌酸激酶（CPK）值增加；④Gowers征阳性；⑤肌电图显示肌源性损害；⑥腓肠肌假性肥大。

DMD的再发风险估计较为复杂。DMD散发病例常见，新生突变占1/3；其余为遗传性，家系中可能有多个患者出现。新生突变可以发生在精子，也可以发生在卵子。发生在精子的新生突变，隐蔽传递到外孙才被识别。发生在卵子的新生突变可以在子代男性立即显示，而在女性则会不显示而隐蔽传递下去。

DMD和BMD由位于Xp21.2处编码肌营养蛋白（dystrophin）的*DMD*基因为突变基因所致，*DMD*基因极大，基因内的互换率达到13%。

DMD的基因突变以大片段的缺失/重复为主，缺失约占60%，重复占7%，其余为微小改变，需要通过序列测定。多重PCR可以检测缺失，进行临床诊断和产前诊断；多重连接探针扩增技术（multiplex ligation-dependent probe amplification，MLPA）既可检测缺失也可检测重复，在携带者检测上具有优势。联合应用外显子和多态性标记的多重PCR（一步到位法），在对缺失检测（检测率74%）的同时进行多态性连锁分析，对家族性病例的分析有优势。

MLPA检测时，单外显子缺失的结果要用外显子PCR验证，以免发生在探针部位的单核苷酸多态性（SNP）导致外显子漏检，同样在应用多重PCR基因检测时，也要对单外显子缺失的实质性进行确认。采用连锁分析，则需考虑基因内互换，采用基因旁侧的多态性标记可检出大多数单互换或奇数次互换，但会漏检双互换或偶数次互换。

对可疑病例的确诊，可以用 MLPA 检出缺失 / 重复，用测序检测微小突变。DMD 全基因捕获测序，可以同时完成缺失 / 重复和微小突变，可谓“一网打尽”，但还可能有漏检。

对于准备进行产前诊断的病例，可以先做“一步到位”检测。先证者有缺失，可确定诊断胎儿。若先证者无缺失，则通过连锁分析确定男性胎儿是否获得风险基因标记；若是，用 MLPA 检测先证者是否存在其他缺失 / 重复，再确定胎儿是否也存在相同突变；若仍不能排除胎儿风险，可测定羊水 CPK，如果 CPK 升高，作为条件概率进行 Bayes 分析，若异常，则进一步指向胎儿受累，但羊水 CPK 只是一个参考值。胎儿肌肉活检，进行组织学分析，可帮助判断。

对于先证者已故的病例，仍可提供遗传服务，但仅限于用 MLPA 进行缺失 / 重复检测，诊断率可达 70%。

参考文献

1. Nussbaum R，McInnes RR，Willard HF. Thompson & Thompson Genetics in Medicine.7th ed.Philadelphia：Saunders，2007

2. Schaaf CP，Johannes Zschocke J，Lorraine Potocki L.Human Genetics：From Molecules to Medicine.Philadelphia：Lippincott Williams & Wilkins，2012

3. 贺敏，李巍 . 中国遗传咨询网—我国首个在线遗传咨询与遗传教育网站的开发 . 遗传，2007，29(3)：381-384.

4. 黄尚志 . 产前基因诊断病中差错的来源与预防 . 中华医学杂志，2008，88：3241-3243.

5. 黄尚志 . 杜(氏)进行性肌营养不良和脊髓性肌萎缩的基因诊断和产前诊断 . 中国神经免疫学和神经病学杂志，2008，15(4)：317-320.

6. http://www.geneticalliance.org/

7. http://www.geneclinics.org/

8. http://www.nsgc.org/

第十四章　遗传病的预防

华小云　胡冬贵

第一节　遗传病预防的策略

现代医学的不断发展，对遗传病（genetic disease）的病种、发病机制和致病基因认识越来越深入，诊断技术的不断进步，使遗传病的诊断日趋简单和更加准确。然而，在遗传病的治疗方面，目前对大多数遗传病尚缺乏根治的手段，仍然以对症治疗为主。针对基因突变的基因治疗以及纠正代谢性缺陷的治疗，近年来虽然也有长足的进步，但由于技术复杂、实行困难和费用昂贵，尚未能取得令人满意的效果。因此，贯彻预防为主的方针，避免生出有遗传缺陷的病儿，实施遗传性疾病的预防，具有特别重要的意义。

出生缺陷（birth defect）是指婴儿出生前发生的身体结构、功能或代谢异常。出生缺陷可由染色体畸变、基因突变等遗传因素或环境因素引起，也可由这两种因素交互作用或其他不明的原因所致，通常包括先天畸形、染色体异常、遗传代谢性疾病、功能异常如盲、聋和智力障碍等。

我国一直非常重视遗传性疾病的预防工作，把出生缺陷的基础研究列为重点。强调加强出生缺陷的防治研究，综合开展孕前、孕产期和婴幼儿期的危险因素识别、风险评估、监测预警以及早期干预等关键技术研究，优化完善适合中国人群的出生缺陷三级预防整体技术方案。自 1986 年起，我国开始组建出生缺陷监测网，逐步落实世界卫生组织倡导的三级预防措施。1994 年 10 月 27 日公布、1995 年 6 月 1 日起施行的中华人民共和国《母婴保健法》，将出生缺陷纳入了法律轨道。该法在第二章“婚前保健”、第三章“孕产期保健”明确规定严重遗传性疾病为检查项目之一。近年来随着诊断技术的发展，以及三级预防措施逐步落实到区县基层，婚前和孕前检查、孕产期和新生儿检查规范化和标准化，使出生缺陷的发生率不断地得到控制。

中国卫生部公布的《中国出生缺陷防治报告(2012)》指出："据估计，我国出生缺陷总发生率约为5.6%，以全国年出生数1600万计算，每年新增出生缺陷约90万例。其中出生时临床明显可见的出生缺陷约25万例。"报告还显示，"出生缺陷不但是造成儿童残疾的重要原因，也日渐成为儿童死亡的主要原因，在全国婴儿死因中的构成比顺位由2000年的第4位上升至2011年的第2位，达到19.1%。同时，出生缺陷还加重了因治疗、残疾或死亡导致的疾病负担，严重影响儿童的生命和生活质量，给家庭带来沉重的精神和经济负担，也是我国人口潜在寿命损失的重要原因。""据测算，我国每年将新增先天性心脏病超过13万例，神经管缺陷约1.8万例，唇裂和腭裂约2.3万例，先天性听力障碍约3.5万例，21-三体征2.3万~2.5万例，先天性甲状腺功能低下症7600多例，苯丙酮尿症1200多例。"因此，出生缺陷以及遗传病预防形势非常严峻，需要继续努力加强。

经过多年的实践证明，预防遗传病的有效策略如下。

一、加强遗传病普及教育，提高预防意识

遗传病知识的普及，应从年轻一代的教育着手。在中学的生命科学教材中和社会群体的科普文化推广中，都应加强遗传病基本知识的内容，使青年男女在确定自己的婚姻大事时，知道从遗传学的角度加以考虑，主动接受婚前检查和指导。

二、巩固发展防治体系，推广三级预防制度

（一）群体筛查和携带者检出

在人群中，虽然有些人表型正常，却携带有致病基因或易位染色体，能把这些有缺陷的遗传物质传递给子女，这在遗传学上称为携带者(carrier)。检出这类携带者，对遗传病的预防具有积极的意义。例如，许多隐性遗传病的发病率不高，但杂合子(heterozygote)携带者在人群中的比例却相当高。若能及时检出隐性致病基因携带者，就能行之有效的进行遗传咨询、婚姻和生育指导以及产前诊断。

1. 孕早中期筛查和产前诊断　包括孕母血清标志物筛查、超声波检查、胎儿染色体和基因检测、胚胎植入前诊断等积极措施。

2. 新生儿筛查　在新生儿出生72小时后，进行常见出生缺陷筛查和听力测试，早期诊断遗传病，及早采取适当的治疗，控制病情，提高患儿的生活质量。例如，用低苯丙氨酸奶粉喂养苯丙酮尿症患儿，可以纠正其代谢缺陷，改善和迟缓症状。

（二）发病前的防治

有一些遗传病要在特定的条件下才能发病，比如葡萄糖6-磷酸脱氢酶缺乏症患者在服用了抗疟药、解热止痛剂或进食蚕豆等之后才发生溶血。对这类遗传病，如果能在症状出现之前，尽早检出，禁止患者服用上述药物和不吃蚕豆等，就可能避免溶血的发生。

（三）出生前的防治

对某些有遗传病家族史的父母，在孩子出生前采取一定的预防措施，具有积极的意义。例如，给临产前的孕妇服少量苯巴比妥，可防止新生儿高胆红素血症；给怀孕后期的母亲服用维生素B_2，可防止隐性遗传型癫痫；对苯丙酮尿症或高苯丙氨酸血症的孕妇实行低苯丙氨酸饮食，可明显降低小头畸形、先天性心脏病、子宫内发育迟滞和智能发育不全患儿的出生率。

三、保护环境，减少与诱变剂的接触

由于导致遗传病发生的异常物质既可以是从双亲遗传而来的，也可能是自身遗传物质新突变的结果，而遗传物质的突变多与环境因素的影响有关。例如，电离辐射、"三废"和许多化学物质，都可不同程度的造成遗传物质的改变，进而引起遗传异常。遗传学上把凡能诱发遗传物质改变的物质称为致变剂，按其作用的不同，致变剂又可分为诱变剂和染色体断裂剂。

第二节 携带者的检测

从广义上说，遗传携带者包括：①具有隐性致病基因的个体（杂合子）；②具有平衡易位染色体的个体；③某些显性遗传病，发病较晚，具有显性致病基因而尚未发病的人，即迟发外显者；④显性遗传病的未显者。一般临床上多指前两种，特别是指具有隐性致病基因（杂合子）的个体。

及时检出携带者，对临床实践具有重要意义。这是因为：①如果双亲是同一隐性致病基因的携带者，就有机会传递给下代；②染色体平衡易位携带者生育死胎及染色体病患儿的机会很大，如母亲是染色体平衡易位（14/21）携带者，其受精卵中，有1/4将因缺少一条染色体而流产，有3/4虽可发育并出生，但所生子女中为正常儿、携带者和患儿的概率各占1/3。因此，对上述携带者的检出，不仅有助于对该疾病的确诊，而且有助于该病发病风险率的推算，便于进行遗传咨询，对婚育指导亦有重要意义；③显性遗传病的携带者，如能及时检出，预先控制发病的诱因，有可能防止该病的发作。

世界各国都非常重视携带者检出的工作，尤其对发病率高的遗传病，普查携带者效果显著。有的国家甚至把某些高发遗传病携带者检测纳入相应的法律。例如，在意大利，由于群体中地中海贫血携带者的频率很高（1/10），所以法律规定所有学龄儿童均须接受地中海贫血携带者的检查。我国南方各省的α及β地中海贫血的发病率也很高，约占人群8%～12%或更高，经常在孕早期筛查时检出婚配双方同为α或同为β地中海贫血杂合子携带者。这时，配合遗传咨询及婚育指导，及早进行产前诊断，就可以防止重型地中海贫血患儿出生。又如，由欧洲南部和中部移居美国的犹太人中，GM_2-神经节苷脂病Ⅰ型（GM_2-gangliosidosis，type Ⅰ OMIM 272800），又称Tay-Sachs病（Tay-Sachs disease，TSD）的发病率特别高，该人群中约4%为该病致病基因的携带者。为此，对居住在美国纽约及旧金山的这一人群进行携带者检出，同时对携带者进行婚姻、生育指导并配合产前诊断，结果使该人群中TSD的发生率从1979年的19人降低至1980年的1人。可以看出，这种措施不仅降低了疾病的出生率，而且防止了不良基因在群体中播散。

一、群体筛查和全人群预防

群体筛查和全人群预防（population screening and prevention）是出生缺陷三级预防措施中的第一个重要环节。对在群体筛查中发现的携带者，可以积极主动地进行正确的婚育指导，有效地预防重症患儿的出生。

（一）群体筛查的卫生经济学意义

生病就要治疗，治疗就要花钱。尤其是遗传病，一旦罹患，往往一生都要依赖药物、特殊饮食和特殊教育或长期护理。因此，大众健康与社会经济是息息相关的。卫生经济学（health economics）是一门研究卫生服务、人民健康与社会经济发展之间的相互制约关系的学科。它涉及卫生领域内的经济关系和经济资源的合理使用，也要揭示卫生领域内经济规律发生作用的范围、形式和特点。由于遗传病治疗技术难度高和价格昂贵，对患者家庭和社会都是沉重的经济负担。据测算，我国每年将新增出生缺陷人数众多（见前统计数），我国每年因神经管缺陷造成的直接经济损失超过2亿元，每年新出生的21-三体征生命周期的总经济负担超过100亿元，新发生先天性心脏病生命周期的总经济负担超过126亿元。因此，通过群体筛查发现携带者，进而加强婚姻、生育指导，防止患儿出生。不但对家庭和国家有巨大的社会效益，同时也有显著的经济效益，这是一项利国利民的大好事，具有深远的卫生经济学效应。

（二）群体筛查及携带者检测的方法

一般来说，群体筛查采用的方法，应该简便易行，准确性较高。所选病种应是：①发病率较高；②疾病危害较严重；③可以治疗；④有可操作性，适合大规模进行。因此，所选的筛查病种，依种族、国家、地区而可能不同。国外一般筛查下列20种疾病：①苯丙酮尿症；②枫糖尿病；③同型胱氨酸尿症；④组氨酸血症；⑤半乳糖血症；⑥酪氨酸血症；⑦果糖不耐受症，⑧胱氨酸尿症；⑨胱氨酸病；⑩高胆固醇血症；⑪囊性纤维化；⑫先天性肾上腺皮质增生；⑬先天性甲状腺功能减低；⑭抗维生素D佝偻病；⑮肾性尿崩症；⑯肝豆状核变性;⑰镰状细胞贫血;⑱地中海贫血;⑲ G6PD 缺乏;⑳遗传免疫缺陷病。在我国,有些病十分罕见(如半乳糖血症、囊性纤维化、镰状细胞贫血等),因此还可缩小筛查范围。目前我国有些地区已经可以接受 10 余种遗传病的筛查。

群体普查最好选择在区县级中小学进行。因为这些学校生源分散,群体代表性强,而且人员比较集中,容易组织,可以在短时间采集到大量样本。但是要注意登记调查所需的遗传背景资料,尤其是兄弟姐妹或二级亲属同校应该明确注释,以便在资料统计时易于甄别。葡萄糖 -6- 磷酸脱氢酶(G6PD)缺乏症和地中海贫血的群体携带者筛查,是我国通过群体筛查而实现疾病预防的两个成功例子。下面将以这两种遗传病为例,详细介绍群体筛查和携带者检出在疾病预防中的意义。

携带者的检测方法可分为:临床水平、细胞水平、酶和蛋白质水平及分子水平。通常一些简单可靠的定性分析适合于地区性群体筛查工作,具有快捷、经济的特点。

1. 临床水平　一般只能根据症状体征提供线索,并不能确定是否携带者。

2. 细胞水平　主要是染色体检查,多用于平衡易位携带者的检出。例如 21- 三体征有 14/21、21/22、21/21 等易位型。如检出为平衡易位携带者,则应建议不生育,或妊娠时进行产前诊断,以防患儿出生。

3. 酶和蛋白质水平的测定(包括代谢中间产物的测定)目前主要应用在分子代谢病杂合子的检测,通常使用的方法如下:

(1) 串联质谱分析法:可同时检测 30 ~ 40 多种遗传性代谢病(参见第十一、二十五章)。

(2) 负荷试验:氨基酸代谢异常、某些糖代谢异常和有机酸代谢异常的携带者,均可用负荷试验检出。负荷试验可经口服或静脉注射,前者方法简便,而后者的优点是不受消化吸收的影响。例如,对疑为苯酮尿症的携带者进行负荷试验时,可嘱受试者口服苯丙氨酸,然后按时测定受试者血浆中苯丙氨酸的浓度(图 14-1)。若用苯丙氨酸负荷后测定苯丙氨酸 / 酪氨酸比值来反映,更为准确。组氨酸血症的携带者,用组氨酸经口服作负荷试验后,其亚氨甲基谷氨酸的排泄与对照组亦有明显差异,故亦可用以检出携带者。

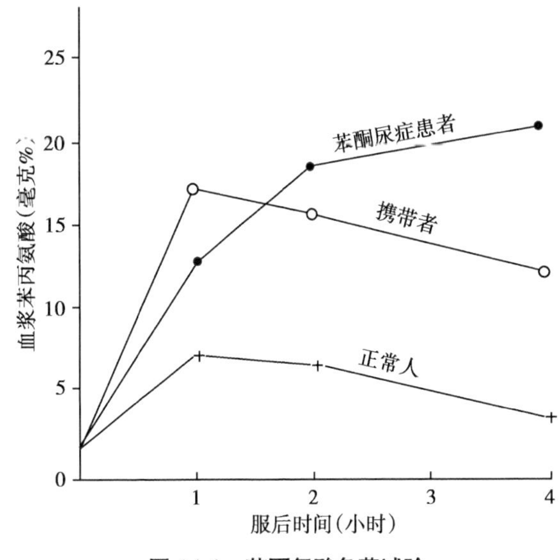

图 14-1　苯丙氨酸负荷试验

(3) 酶活性的测定:理论上,酶活性异常的遗传性代谢缺陷的携带者,可借酶活性的测定来检出。但必须注意选择底物、pH 和鉴别一些同工酶等,才能保证测定的准确性。

4. 分子水平　随着分子遗传学的发展,可以从分子水平即利用 DNA 和 RNA 分析技术直接准确检出杂合子,特别是对一些会导致严重缺陷的遗传病。例如,脆性 X 综合征、地中海贫血、遗传性舞蹈病、甲型血友病和乙型血友病、假肥大型肌营养不良等;同时,对一些迟发外显携带者还可作症状前诊断,因而有可能采取早期预防性措施。如成人型多囊肾等。目前,用基因分析检测杂合子的方法日益增多,并逐步向简化、快速、准确的方向发展。比如,夫妇两人只需提供少量血液样本,便可以进行相关的基因检测,得悉自身是否带有突变的基因,从而避免生育有严重缺陷的下一代。分子检测技术已经可以验出逾 500 种遗传病,提供了有效地预防生育遗传缺陷儿的方法。相关内容请参阅第十一、十二章。

应该指出:在我国限于经济和人口因素,对那些罕见遗传病还不能做到大面积群体普查,只能对患者三代以内的亲属进行有限的检查。

二、婚前检查和婚育指导

一般群体中,每种遗传病的患者数并不多,患者之间,特别是严重遗传病患者之间,婚配的可能性较少。但是,群体中外表正常但为致病基因携带者则较多。近亲之间携有相同致病基因的概率增大,近亲婚配所生子女，出生缺陷及死产的概率比一般群体明显增高，已有法律禁止。一般群体中，仍应鼓励婚前检查，包括常见遗传病，如地中海贫血等。我国有些高发区已经对婚前检查实行免费服务。对携带者进行适当的婚育指导，可以有效地预防遗传病的发生。

根据《中华人民共和国婚姻法》第二章第七条明确规定："有下列情形之一的，禁止结婚：①直系血亲和三代以内的旁系血亲；②患有医学上认为不应当结婚的疾病。近亲结婚明显增加了后代出生缺陷的风险。四川傈僳族主要聚居在四川德昌县的南山和金沙乡，地处海拔1500～2000米的山麓上。他们仍严格保留本民族的风俗习惯：①严禁与外族通婚；②姑表兄妹婚配为传统习俗，提倡姑姑的女儿必须嫁给其舅舅的儿子，所谓"建猪粪子婚"。且人口流动少，因而是目前国内已知近亲婚配率最高的群体（表14-1）。

表14-1　德昌县傈僳族及当地汉族的血缘婚配率

民族	调查时间（年）	总婚配数	血缘婚配	
			婚配数	%
傈僳族	1980（南山）	354	206	58.19
	1983（金沙）	326	105	32.21
汉族		168	8	4.76

四川德昌县傈僳族血缘分配状况调查。遗传与疾病，1：6，1984

向孟泽等（1984）对四川傈僳族近亲结婚与出生缺陷的关系做了深入的调查。高度的血缘婚配使傈僳族的子代在自然流产、死胎、早期死亡、智力低下以及先天畸形等的发病率均明显高于当地汉族（表14-2，14-3）。所以，预防遗传病的发生，避免近亲婚配是一种极其必要而且简易可行的有效手段。

通过持续进行全人群预防的宣传教育，我国大多数地区的近亲婚姻已经显著减少。随着科学技术的进步，对某些有准确可行的、规范化诊断手段的严重遗传病（如地中海贫血），从人性出发，只要致病基因携带者能严格执行婚前检查、遗传咨询和孕早中期产前诊断等预防措施，有情人还是可以终成眷属的。但是，对一些尚未有成熟诊断技术的严重遗传病，需要对致病基因携带者的婚育进行正确指引，预防家庭悲剧的发生。

表14-2　不同血缘婚配率群体的子代死亡情况的比较

民族	子代总数	死亡类型					
		自然流产	死胎	围产期死亡	6岁前死亡	20岁前死亡	合计
		人数（‰）	人数（‰）	人数（‰）	人数（‰）	人数（‰）	人数（‰）
德昌傈僳族	1513	35（23.13）	12（7.93）	15（9.91）	202（133.51）	31（20.49）	295（194.97）
德昌汉族	636	7（11.01）	1（1.57）	6（9.43）	14（22.01）	9（14.15）	37（58.17）

表14-3　傈僳族与当地汉族子代遗传性疾病及先天性疾病发病率（‰）

民族	子代总人数	智力发育缺陷	先天性畸形及发育不良	先天性聋哑	蚕豆病	其他*	总患病率
		例数（‰）	例数（‰）	例数（‰）	例数（‰）	例数（‰）	例数（‰）
傈僳族	1513	96（63.5）	43（28.4）	21（13.9）	21（13.9）	30（19.8）	212（140.1）
当地汉族	636	18（28.3）	1（1.5）	5（7.8）	0（0）	14（22.0）	38（59.7）

*包括精神病，先天性痉挛性瘫痪，高度近视，癫痫，先天性眼球震颤，内斜视、外斜视等

凡属下列情况，婚前须谨慎，建议先听取遗传咨询的婚姻指导，了解疾病的危害性和后代患病的风险。

1. 男女双方其中一方是严重的常染色体显性遗传病患者　当一方是严重的常染色体显性遗传病患者时，婚后生育后代的发病风险为 1/2。这类疾病包括：遗传性痉挛性共济失调症、强直性肌营养不良、结节性硬化、双侧性视网膜母细胞瘤、软骨发育不全、成骨不全、马凡综合征、无虹膜、视网膜色素变性（显性遗传型）、双侧性先天性小眼球（显性遗传型）、进行性肌营养不良（面肩肱型）等。

2. 男女双方均为同一严重的常染色体隐性遗传病携带者。当双方均为同一严重的常染色体隐性遗传病携带者，其后代发病风险为 1/4。这类疾病包括：苯丙酮尿症、肝豆状核变性、小头畸形、糖原贮积症、先天性全色盲等。

3. 某些多基因遗传病高发家系的患者　精神分裂症、躁狂抑郁性精神病、先天性心脏病等多基因遗传病高发家系的患者，其后代的发病风险高。高发家系是指除患者本人外，其父母或兄弟姐妹中有一人或更多人患同样疾病。

如果已经生育了以下与遗传病有关的缺陷儿，在准备再生育前，必须接受遗传咨询的生育指导。

1. 常染色体显性遗传病　父母之一患病，已生 1 名患儿，以后各胎都有 1/2 机会患病。如果没有准确的产前诊断方法，建议慎重考虑是否生育第二胎；若父母无病，第一胎是新生的基因突变导致患病，应注意调整生活习惯，减少不良环境因素的接触，生育正常胎儿的机会增加。这类疾病包括：软骨发育不全、成骨不全、骨硬化症、遗传学皮肤关节异常综合征（Ehlers-Danlos 综合征）、马凡综合征、腓骨肌萎缩、遗传性球形红细胞增多症、双侧性视网膜母细胞瘤、无虹膜、结节性硬化症、原发性癫痫、手裂、脚裂等。

2. 常染色体隐性遗传病　父母已生 1 名患儿，说明父母都是致病基因携带者，再生育患儿的风险是 1/4，携带者 1/2，完全正常 1/4。再生育必须做产前诊断。常见病种包括：视网膜色素变性、先天性青光眼、先天性全色盲、先天性聋哑、先天性肌弛缓、婴儿型进行性肌萎缩、早老症、多囊肾（儿童型）、白化病、苯丙酮尿症、半乳糖血症、同型胱氨酸尿症、散发性呆小症、糖原贮积病、黏多糖病（IH 型）、黑朦性痴呆、肝豆状核变性、垂体性侏儒、肾上腺性生殖综合征、肝脑肾综合征（Smith-Lemli-Opitz 综合征）、Laurence-Moon 综合征、小头畸形等。

3. X 连锁隐性遗传病　如果父亲是患者，全部女儿都会获得该致病基因，成为携带者，儿子则正常；如果有 2 名或 2 名以上的儿子是患者，说明母亲是肯定携带者，再生育儿子有 1/2 风险是患者，女儿有 1/2 风险是携带者；如果母亲是患者，全部儿子都会患病，而全部女儿都是携带者。因此，在遗传咨询时，必须根据具体情况给以正确指导。常见病种包括：脆性 X 综合征、假肥大型肌营养不良症、Becher 型肌营养不良、甲型和乙型血友病、无汗型外胚层发育不良、无丙种球蛋白症（Bruton 型）、导水管阻塞性脑积水、湿疹 - 血小板过少性免疫缺陷症（Wiskott-Aldrich 综合征）、肾性糖尿病、黏多糖病Ⅱ型、眼脑肾综合征、口面指综合征、慢性肉芽肿病等。

4. X 连锁显性遗传病　如患儿的父母无病，则患儿是由于新的基因突变而发病。应注意调整生活习惯，减少不良环境因素的接触，增加生育正常胎儿的机会。若母亲发病，所有儿女都有 1/2 机会获得致病基因；父亲有病，全部女儿都可能患病，儿子则正常。常见病种包括：抗维生素 D 性佝偻病，某些遗传性肾炎等。

5. 染色体病　第一胎是染色体病患儿，再生育必须做产前诊断。例如，染色体核型分析，或用基因组比较阵列芯片，以鉴定胎儿是否正常。

6. 多基因遗传病和原因不明的智力低下　家系中只有一人发病，再发风险率低于 5%；如家系中父母亲、伯、叔、舅、姐、姑、祖父母或外祖父母中，有人患同样疾病者，再发风险率随着家系中患者的数目增加而增加。较严重的多基因病包括：先天性心脏病、少年型糖尿病、哮喘、原发性癫痫、精神分裂症、先天性髋关节脱位、先天性巨结肠、脊椎裂等。

三、G6PD 缺乏致溶血性贫血的群体普查

葡萄糖 -6- 磷酸脱氢酶（G6PD）是红细胞内葡萄糖代谢旁路的一种关键酶。G6PD 缺乏致溶血性贫血是我国最常见的一种遗传性酶缺乏病。全球患者估计已超过 4 亿。主要分布于非洲裔、中东和东南亚等

族群。由于患者服用新鲜蚕豆、干蚕豆或蚕豆制品后，容易发生急性溶血性贫血，故民间又称之为蚕豆病。G6PD缺乏症患者还会在服用某些药物（如止痛退热药、抗疟药、磺胺类、呋喃类等）后诱发急性溶血性贫血和高胆红素血症。更严重的是，G6PD缺发症新生儿90%出现不同程度黄疸，50%呈新生儿高胆红素血症，其中1/4呈现重度高胆红素血症，可导致胆红素脑病（即核黄疸）而后遗智力低下，甚至脑性瘫痪。本病患者除了酶活性降低，通常并没有其他临床症状，只是在某些诱因作用下，可能发生急性溶血性贫血，甚至致死或脑瘫。由于诱因比较明确，只要对酶缺陷者加强教育，避免接触相关的致病诱发因素，就能防止急性溶血性贫血的发生。或者在急性溶血发生时，采取早期积极治疗，能有效控制严重的并发症。因此，开展G6PD缺乏症的群体普查，了解其在我国基因频率的分布，然后对高发地区实行严格的三级预防措施，通过群体普查、婚前和孕早期检查以及新生儿筛查，发现酶活性缺乏者，是对本病进行针对性早期诊断和防治的根本策略。

本病是一种X连锁不完全显性遗传病。从20世纪60年代初开始，广东省蚕豆病研究协作组在高发区进行了38 000余人的红细胞G6PD活性普查。对其中阳性者再作定量测定，确认G6PD缺乏症患者在受检群体中占7.2%，于是集中对这一部分人进行教育和预防，结果使蚕豆病发病率降低50%以上。杜传书等（1982）在严格控制样本的情况下（即每户只随机指定男性一人），于广东兴宁筛查了1545人，得出基因频率为0.0563。从1982年开始组织全国大协作，进行了中国人红细胞G6PD缺乏症基因频率及变异型的深入研究。据该协作组1985年报告，我国7个省（自治区）9个民族人群G6PD缺乏症基因频率调查，显示不同地区不同民族差异显著，致病基因频率从0到0.4483，呈南高北低的分布（参见第二十八章）。因此，在我国很多高发地区都把G6PD缺乏症列入婚前检查、孕早期母血检查以及新生儿筛查的项目之一。对患有G6PD缺乏症的孕妇，在孩子出生前采取一定的预防措施，具有积极的意义。例如，给临产前的孕妇服少量苯巴比妥，可防止新生儿高胆红素血症。江剑辉等（1989）开始应用滤纸血片（足跟血）进行新生儿荧光法G6PD筛查，在广州地区进行了170万新生儿G6PD缺乏筛查，结果显示男性G6PD缺乏检出率为5.2%。随之对患儿进行严密监控，及时治疗新生儿高胆红素血症，成功地阻遏了核黄疸的发生。

经过几十年的辛勤努力，我国目前对G6PD缺乏症的三级预防在大部分高发地区健全了制度，防治概念亦已经深入民众意识，其诱发的急性溶血性贫血逐年减少，是一个非常成功的遗传病防治案例。

四、地中海贫血的携带者筛查

α地中海贫血（α-thalassemia；OMIM 604131）和β地中海贫血（β-thalassemia；OMIM 613985）的成功防治，是我国医学遗传史上的另一范例。该病是世界上最常见的单基因常染色体隐性遗传性血液病。目前全世界地中海贫血（简称地贫）的致病基因携带者约有15亿，主要分布在地中海沿岸国家和地区，以及东南亚各国。我国广东省、广西壮族自治区和海南省也是该病的高发区。据统计，这些地区地中海贫血的致病基因携带者频率约为10%～20%。其中，广西南宁市政府在2005年开始为农村户口的育龄夫妇免费进行地中海贫血筛查，发现南宁市地中海贫血的致病基因携带者频率高达26%，十分惊人！地中海贫血是我国南方最常见、危害最为严重的遗传病，因此预防的重点应放在群体中携带者的检出，其次为孕早中期的产前诊断。

对在群体中杂合子携带者频率如此高的遗传病，最有效的预防方法就是检出携带者，有的放矢地进行婚育教育。如果在孕早期发现孕妇是地中海贫血的携带者，应马上对其配偶进行检查。当夫妇双方都是杂合子，其后代有1/4的概率是重型地贫患者，必须尽早做产前诊断，确定胎儿的基因型。对诊断为重型地中海贫血的胎儿，应及时对夫妇双方作遗传咨询指导，告知重型地中海贫血患儿的健康危害性及不良预后。但是，是否中断妊娠，需由该夫妇最终决定。目前我国地中海贫血的预防工作已逐步走向规范化，基本的工作流程详列在图14-2（参见第二十八章）。地中海贫血杂合子筛查的方法很多，最常用的是红细胞平均体积（MCV）和血红蛋白电泳。当MCV＜80fl时，属高度疑似的地中海贫血携带者；若$HbA_2<3\%$和（或）抗碱Hb≤2%时，很可能是α地中海贫血；若伴有HbA 2≥3.5%和抗碱Hb＞2%，则可初步判定为β地中海贫血。国内很多地区在携带者筛查中应用了杜传书等设计的红细胞渗透脆性一管法，该方法简便、经济、特别适用于基层地中海贫血的筛查，检出率约80%。香港大学Chen等将MCV在80～85fl范围的

标本 95 例做了基因检测，其中 31 例有 α 缺失型突变。因此“脆性一管法”与 MCV 结果判断的百分比大体一致，已属可以接受的筛查法。脆性一管法对基层医疗单位特别有用。可以大大提高地中海贫血携带者筛查的效率和合格的准确性，与 MCV 指标相辅相成，是对“转化医学”一次有益的尝试。对在筛查中发现的地中海贫血携带者，如果有条件应进一步做基因分析，如果双方均筛查出为同型地中海贫血携带者，就一定要做基因检测。

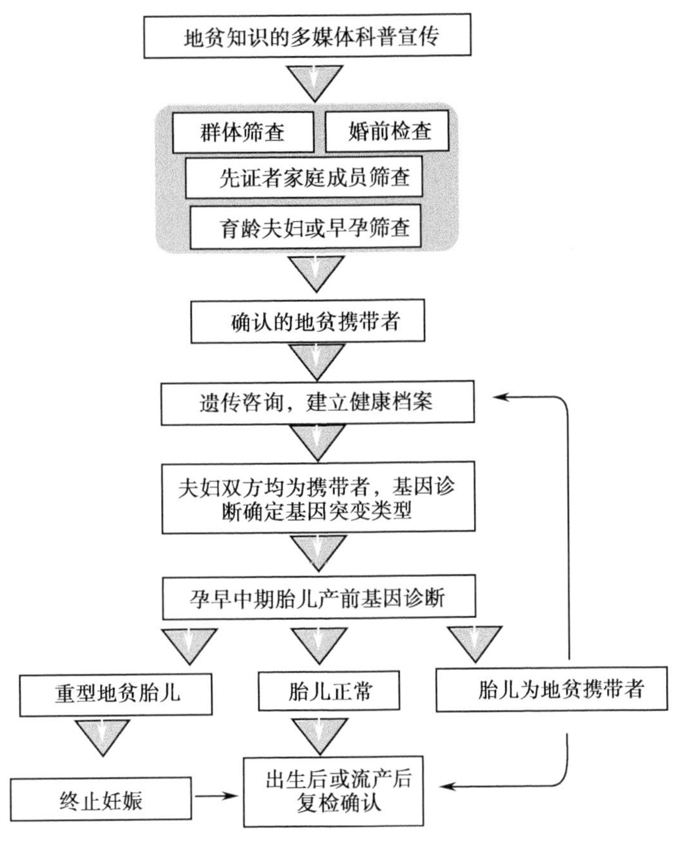

图 14-2　地中海贫血预防工作流程图

α 地中海贫血的基因诊断方法，主要是用多重 PCR 技术来鉴定缺失的存在和类型（图 14-3），简单快捷准确；β 地中海贫血的基因诊断，国内广泛应用反向点杂交法来检测常见的 20 多种突变类型。由于 β 珠蛋白点突变种类多达 170 种，对筛查阳性而非常见类型者，也可以采用 DNA 测序技术直接确定突变（参见第二十八章）。

目前，广东省已经准备采用芯片技术，使更多个体得到更加全面而准确的筛查。

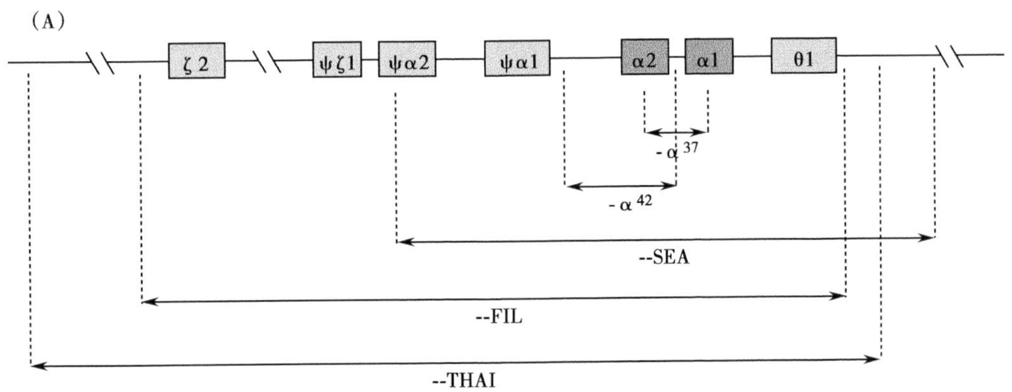

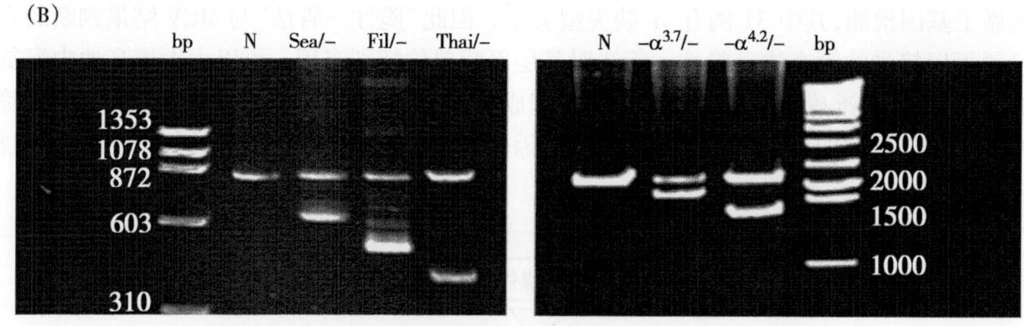

图 14-3 α- 地中海贫血常见基因缺失型的多重 PCR 检测

A. 我国 α 地中海贫血常见基因缺失型累及片段范围示意图；B. 我国 α 地中海贫血常见基因缺失型多重 PCR 扩增结果

五、以家系为线索的携带者检测

对发病率很低的遗传病，一般不做携带者的群体筛查，而是以先证者家系为线索，集中筛查其各级亲属，对家系中的携带者采取积极的预防措施，可以收到事半功倍的良好预防效果。这种循先证者家系高危人群的筛查方法比较经济、实用和高效益。例如，苯丙酮尿症的纯合子在人群中如为 1/10 000，携带者的频率为 1/50，为纯合子频率的 200 倍。

（一）X 连锁隐性遗传病携带者的检测

X 连锁隐性遗传病的遗传特点是：当父亲正常、母亲是携带者时，其儿子患病概率是 1/2，女儿成为携带者的风险是 1/2。因此，在群体中，男性发病率明显高于女性（图 14-4）。下面以甲型血友病为例，了解 X-连锁隐性遗传病携带者的检测。

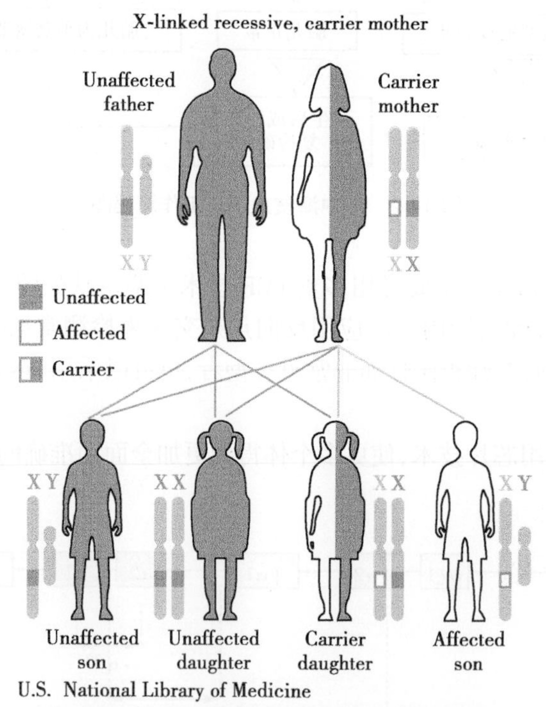

图 14-4 X 连锁隐性遗传病的遗传特点

X linked recessive-X 连锁隐性 carrier mother- 携带者母亲；carrier daughter- 携带者女儿；unaffected father- 未受累父亲；unaffected son- 未受累儿子；unaffected daughter- 未受累女儿；affected son- 受累儿子

甲型血友病（hemophilia A，HEMA；OMIM 306700）或称血友病 A，是一种遗传性出血性疾病。病因是位于 Xq28 处编码第Ⅷ凝血因子（coagulation factor Ⅷ，F8）的 *F8* 基因（OMIM 300841）发生突变，导致 F8 缺乏，

造成凝血活酶生成障碍(参见第二十八章)。截至2012年11月统计,中国血友病研究协作组报告,国内登记在案的甲型血友病病例为10 652人。约70%患者有阳性家族史,30%的病例是由于新生的基因突变所致。

凝血过程有很多因子参与,任何一种因子缺乏,都能导致凝血障碍。在许多种遗传性出血性疾病中,比较重要的,除甲型血友病外,还有乙型血友病(hemophilia B,HEMB;OMIM 306900)或称血友病B,病因是位于Xq27.1-q27.2处编码第Ⅸ凝血因子(coagulation factor Ⅸ,F9)的*F9*基因(OMIM 300746)发生突变。此外,还有第Ⅺ凝血因子缺乏(factor Ⅺ deficiency;OMIM 612416),称为丙型血友病,病因是位于4q35处编码第Ⅺ凝血因子(coagulation factor Ⅺ,F11)的*F11*基因(OMIM 264900)发生突变;以及血管性血友病(von Willebrand disease,type 1,VWD1;OMIM 193400),病因是位于12p13.3处编码von Willebrand因子(von Willebrand factor,VWF)的*VWF*基因(OMIM 613160)发生突变。

血友病在群体中的发病率很低,其中,乙型血友病的患者较甲型为少,其他类型患者更少见。血友病的发病率,美国为10/10万,英国为6/10万,法国为6.6/10万。我国根据南京市(1985年)70万人的调查,发病率为2.7/10万。陕西医科大学血液病研究院(2008)报告血友病400例,男性395例(98.75%)、女性5例(1.75%)。其中,甲型为328例(82%)、乙型为72例(18%),二者之比为4.56∶1。根据F8活性变化,临床上把这三种情况依序定为重型、中型和轻型。

由于甲型血友病在群体中发病率很低,故群体筛查不是预防措施的首选。通过先证者进行家系调查则可以有效地发现携带者,既直接又经济。方法是首先检查凝血酶原时间、出血时间、血小板计数、聚集试验以及凝血酶时间,了解受检者是否存在出血倾向。继而测定F8的活性,以帮助甲型血友病的确诊。临床上通常进行血浆F8活性(FⅧ:C)辅以FⅧ:Ag测定,来判断F8的缺乏程度,并测定F9活性(FⅨ:C)辅以FⅨ:Ag,以确认是甲型还是乙型血友病,根据结果进行临床分型。若再加上vWF:Ag测定(血友病患者正常)则可与血管性血友病鉴别。

对血友病患者需要进行基因分析,确定基因突变类型后,可以直接应用于家系携带者检测和产前诊断。

血友病高危家系的女性在妊娠时,必须尽早进行产前诊断:①孕8～10周,进行绒毛膜活检确定胎儿的性别,以及通过胎儿的DNA检测致病基因;②孕12～16周,通过羊水穿刺进行基因诊断;③孕20周左右,于胎儿镜下取脐带静脉血,测定F8的水平和活性,可明确诊断。对诊断为重型血友病的胎儿,应对其家庭进行遗传咨询和心理辅导。近年来植入前遗传学诊断的发展,能鉴定非常早期的胚胎性别,并可行DNA分析。因为这种方法是在所有细胞分化之前进行的,所以不会对胎儿造成不良影响(参见本章第五节)。

(二)高发的常染色体隐性遗传病携带者检测

家系分析同样有助于常染色体隐性遗传病携带者检测。隐性致病基因携带者检出方法的理论根据是基因的剂量效应。杂合子(携带者)的基因产物剂量,应当介于隐性致病基因纯合子(患者)与正常基因纯合子(正常个体)之间,约为正常个体的半量,但因机体内外环境各种因素对基因表达的影响,以及检测方法的不同(直接测定基因或测定基因产物或其间接产物),使测定值在正常个体与杂合子之间,杂合子与患者之间发生重叠,造成判断的困难。通常应用生化或分子诊断技术进行检测。

多数遗传性代谢病为常染色体隐性遗传,携带者外表正常。但是,隐性致病基因往往有一定程度的表达效应,可以表现为血液或尿液中相关蛋白质和酶的生成量降低或升高,影响生物代谢过程。通过检测酶活性或中间代谢产物的水平变化可以检出携带者。目前,应用串联质谱技术已经可以同时检测数十种遗传代谢病。

随着分子诊断学的发展,很多遗传性疾病已可用多样化的基因分析技术检出杂合子,特别是那些病因不明的单基因病和一般生化方法不能准确检测的遗传病。许多危害性高的遗传病,如脊髓性肌萎缩症(spinal muscular atrophy,SMA)、海绵状脑白质营养不良症(Canavan disease)、Friedreich共济失调(Friedreich ataxia,FRDA),中链酰基辅酶A脱氢酶缺乏症(acyl-CoA dehydrogenase deficiency,medium-chain,ACADM),囊性纤维化(cyctic fibrosis,CF)等,基因诊断已成为对其高危人群的主要检查手段。

染色体平衡易位携带者生育死胎及染色体病患儿的机会很大。因此,对染色体平衡易位的亲属进行检查也十分重要。

第三节　孕早中期的检测

孕早中期的检查，包括对孕母血清筛查、胎儿的超声波检查和胎儿的产前诊断，是三级预防措施的第二道防线。目的力求早期发现重型遗传病或先天性缺陷的胎儿，及时进行遗传咨询和生育指导，或提供可行的胎儿早期治疗方案。

一、孕早中期筛查

孕早中期筛查主要是做孕妇血清筛查和胎儿的超声波检查，这些都是经济、简便和非侵入性的检测方法。孕早中期筛查的目的是从孕妇中找出可能怀有出生缺陷风险胎儿的高危孕妇，选择性地对相关的孕妇和胎儿做进一步的检查及产前诊断。这样，遗传咨询和科学知识的普及宣传，采取积极的防治措施，可以显著降低重症缺陷儿的出生率。

根据妊娠周数，孕早中期筛查可以分别在孕早期（first trimester）的第10～14周（国内有的提前到第9周开始）和孕中期（second trimester）的第15～20周进行。本着早防早治的原则，应该大力推广孕早中期筛查，综合分析超声波影像结果以及孕妇血清指标的变化，可以初步了解胎儿的发育情况和是否存在发育缺陷的风险。对筛出的高危孕妇，应尽早安排遗传咨询和产前诊断。

（一）孕妇血清标志物筛查

1. 5种血清标志物　目前国内外的标准规范是在孕早期或孕中期进行一次孕妇血清标志物筛查，目的在于发现胎儿是否存在缺陷的潜在风险。母体孕早期血清二联指标和中期三联或四联指标筛查检测方法，一般多采用时间分辨免疫荧光法、放射免疫试验和化学发光法等，以时间分辨免疫荧光法比较准确可靠。孕妇在抽血前应空腹和禁水12小时，避免血清稀释造成检测结果误差。

孕早期二联检查包括游离人绒毛膜促性腺激素和妊娠相关血浆蛋白A，主要是针对心脏发育异常和染色体畸变综合征，特别是一些常见的三体综合征，如21三体征、18三体征等。孕中期检查则可进一步提供更多的数据，帮助正确估测胎儿出生缺陷的风险，如神经管发育缺损（neurotube defect，NTD）或染色体畸变综合征（21三体征等）。孕中期三联（triple screen）指标包括：甲胎蛋白；人绒毛促性腺激素；游离雌三醇。有的地区加检抑制素-A，称为中期四联（quad screen）。综合分析孕早期血清二联和孕中期母血清三联或四联指标以及超声波检查的结果，缺陷胎儿检出率可达90%，假阳性率为4%～5%。这些血清标志物的指标异常升高或降低，都提示胎儿染色体异常和发育缺陷的风险增加，需要进一步的诊断确认。以下介绍这5种血清标记物的生理特性和在出生缺陷筛查的应用意义。

（1）妊娠相关血浆蛋白A：妊娠相关血浆蛋白A（pregnancy associated plasma protein-A，PAPP-A）用于孕早期母血清筛查。PAPP-A起源于绒毛周围纤维蛋白，是由胎盘合体滋养层和蜕膜细胞分泌的一种大分子糖蛋白，作为一种蛋白酶抑制剂，在母体与胎儿分界面发挥复杂而重要的作用。PAPP-A通过激活补体，起免疫抑制作用，保护胎儿免受母体排斥，其水平随着孕周而增加。在单胎妊娠受精后32天、双胎妊娠受精后21天，孕妇血清中即可测到。妊娠第7周开始，PAPP-A水平明显升高，随着孕周的增加，PAPP-A水平持续上升，足月时达高峰。此时母血中PAPP-A的水平为羊水中的10倍。整个妊娠期间，胎血中测不到PAPP-A，因为PAPP-A相对分子量大，不能透过胎盘屏障进入胎儿血循环。

母血清PAPP-A检测采用灵敏度高、特异性强的时间分辨荧光免疫分析技术（DELFIA），正常孕10～14周，PAPP-A中位数倍数（multiples of the median，MOM）的平均值为0.9～1.0,。Zimmermann等检测1151例21三体征和18三体征患者的PAPP-A水平，中位数的倍数（MOM）分别是0.51和0.08。我国云南的调查21三体征为0.72MOM，均提示PAPP-A水平降低是孕早期筛查21三体征等染色体畸变最有价值的血清标志物之一。目前对其在妊娠21三体征或其他染色体畸变胎儿的母血清中水平降低的机制尚不清楚。一般认为，染色体畸变导致胎儿代谢异常，影响各器官组织包括胎儿胎盘的功能，特别是对合体滋养层某些特殊细胞的代谢影响更大，导致胎盘产物生成异常，滋养层功能下降，合成PAPP-A减少。因此，孕早期 PAPP-A 呈低值的孕妇提示有不良妊娠结局的可能。

应该注意某些妊娠合并症同样会影响 PAPP-A 在孕母血清的水平:①双妊娠(约为单胎妊娠的 1.79 倍)、妊娠高血压、先兆子痫等,可使 PAPP-A 的水平升高;②异位妊娠、胎儿宫内发育迟缓、妊娠合并糖尿病等,PAPP-A 则下降;③由于 PAPP-A 水平随着孕周升高,故孕周估算的是否准确直接影响中位数值的准确性。因此,在计算 PAPP-A 中位数值时,必须首先排除这些因素的影响。

(2) 人游离 β 绒毛膜促性腺激素:人游离 β 绒毛膜促性腺激素(human free β chorionic gonadotropin, f-β hCG)是唯一可以同时在孕早期和孕中期都可以检测的孕妇血清标志物。人绒毛膜促性腺激素(HCG)是合体滋养细胞合成、分子量为 36 700 的糖蛋白,由 α,β 两个不同亚基组成。α 亚基结构与垂体分泌的卵泡刺激素(follicle stimulating hormone,FSH)、黄体生成素(luteinizing hormone,LH)和促甲状腺激素(thyroid stimulating hormone,TSH)等基本相似,相互间能发生交叉反应。β 亚基的结构则各不相同,具有特异性。f-βhCG 正常参考值为 < 3.1μg/L。f-βhCG 在孕早、中期母血清水平与妊娠周数密切相关,其水平随着孕周的增加会有很大变化。在受精后第 6 日开始分泌,受精后第 7 日,就能在孕妇血清中和尿中测出,通常用于早期妊娠的诊断。至妊娠 9 ~ 12 周血清浓度达到高峰,用荧光免疫法检测正常范围为 25 700 ~ 288 000mIU/ml(milli-international units per milliliter),然后缓慢降低浓度,直到第18 ~ 20周后保持稳定。中、晚期妊娠时,血浓度仅为高峰时的 10%,持续至分娩,一般于产后 1 ~ 2 周消失。为了实现指标数值的标准化,便于临床判断。临床上将该值转化为中位数的倍数(MOM)来表示,MOM 值是一个比值,即孕妇体内标志物检测值除以相同孕周正常孕妇的中位数值,该值即为 MOM。由于该比值基于孕周来进行计算比较,所以准确地计算孕龄才能保证筛查结果的可靠性。健康孕妇血清 f-βhCG 的 MOM 值为 1.0 ~ 1.3MOM。例如,孕周为 14 周 +0 天的随机孕妇 f-βhCG 值为:254 000mIU/ml,受检孕妇孕周为 14 周 +0 天的 f-βhCG 中位数为:104 000mIU/ml,此孕妇的 f-βhCG 的 MOM 值:254 000/104 000=2.442,此孕妇怀有 21 三体征胎儿的风险高于正常(MOM > 1.0 ~ 1.3)。怀有 21 三体胎儿的孕妇,其血清 f-βhCG 水平显著升高,平均 MOM 值为 2.2 ~ 2.5。18 三体征则相反,f-βhCG 表现为降低,一般 MOM≤0.25 作为 18 三体征高风险的重要表现。如果其他筛查指标均正常,只是血清 f-βhCG MOM 值偏高,应该复核怀孕周数,排除由于怀孕时间计算不准引起的判断错误。建议以较为可靠的超声测量胎儿头臀径或双顶径来估算孕周。f-βhCG 水平还与胎儿性别有关,女婴比男婴的人绒毛膜促性腺激素水平升高更加显著,男孩绝大多数在 0.4 以下,女孩绝大多数在 1.0 以上,介于 0.4 和 1.0 之间为临界范围,男女都有可能。另外,大胎盘也会引起孕妇血清 f-βhCG 水平偏高。

(3) 甲胎蛋白:甲胎蛋白(alpha fetal protein,AFP)用于孕中期母血清筛查。AFP 是胎儿的一种特异性球蛋白,分子量为 64 000 ~ 70 000 道尔顿,在妊娠期间可能具有糖蛋白的免疫调节功能,协同预防胎儿被母体排斥。AFP 在孕早期由卵黄囊合成,继而主要由胎儿肝脏合成,胎儿消化道也可以合成少量 AFP 进入胎儿血循环。妊娠 6 周时,胎血 AFP 值迅速升高,至妊娠 13 周达高峰,占血浆蛋白总量的 1/3,此后,随妊娠进展逐渐下降至足月。出生时,血清中浓度为高峰期的 1% 左右,约 40mg/L,在周岁时接近成人水平(低于 30μg/L)。羊水中,AFP 主要来自胎尿,其变化趋势与胎血 AFP 相似。母血 AFP 来源于羊水和胎血,但与羊水和胎血变化趋势并不一致。妊娠早期,母血 AFP 浓度最低,随妊娠进展而逐渐升高,妊娠 28 ~ 32 周时达最高峰,以后逐渐下降。母血清 AFP 水平变化可用于孕中期筛查。当孕妇年龄< 35 岁伴血清 AFP 水平降低(MOM < 0.75),提示胎儿患 21 三体征的风险升高。在神经管缺损、脊柱裂、无脑儿等发育异常时,AFP 可由开放的神经管进入羊水而导致其在羊水中含量显著升高(MOM > 2.5)。胎儿在宫腔内死亡、畸胎瘤等先天缺陷亦可有羊水中 AFP 增高。AFP 可经羊水部分进入母体血循环,使血清 AFP 水平升高。85% 脊柱裂及无脑儿可在妊娠 16 ~ 18 周发现母体血清 AFP 的升高,需要结合超声波检查,才能作出正确的判断。其他与母体血清 AFP 升高有关的胎儿缺陷,还有腹壁缺损、先天性卵巢发育不全(Turner 综合征)、13 三体征、肾脏疾病(先天性肾病、多囊肾、肾发育不全等)和羊水过少。

其他影响孕中期母血清 AFP 水平的因素有:①双胎妊娠 AFP 水平比单胎高,只有当其高于正常值三倍以上才有临床意义;②患 1 型糖尿病的孕妇,其 AFP 降低 10%;③孕妇体重超标者,AFP 降低;④孕妇为吸烟者,AFP 升高 3%;⑤孕妇肝功能异常,AFP 增高。

在孕 21 周以后一般不做这项检查,可用超声波监测神经管的发育缺陷。

（4）游离雌三醇：游离雌三醇（unconjugated estriol，uE3）用于孕中期母血清筛查。雌三醇是硫酸二氢表雄酮（dihydroepiandosterone sulfate）的代谢产物，硫酸二氢表雄酮是uE3的前体，由肾上腺皮质产生。uE3由胎盘合体滋养层和蜕膜细胞分泌。测定孕妇血清uE3，一直是临床判断胎盘功能、预测胎儿状态、监护胎儿安全较可信的方法。在妊娠期，uE3水平稳步持续升高，在孕24周至足月，可升高达三倍多。测定妊娠期孕妇血清uE3，能准确反映胎儿胎盘单位功能的变化。

当血清uE3下降时，提示胎盘功能不良，常预示早产、死胎等。如果uE3含量持续下降，提示胎盘功能严重不良，常出现宫内胎儿生长迟缓、先兆子痫、胎儿先天畸形、葡萄胎等。孕妇血清uE3升高，可见于多胎妊娠、糖尿病合并妊娠及胎儿先天性肾上腺皮质功能亢进症等。

除此之外，因为uE3是胎儿胎盘单位产生的主要雌激素，当胎儿的肾上腺皮质发育不良，就导致uE3的前体——硫酸二氢表雄酮的合成减少，从而使uE3水平下降。如怀有21三体征胎儿的母血清中uE3表现降低，平均MOM值为0.7；怀有18三体征胎儿的母血清中uE3水平同样明显下降，平均MOM值为 <0.6，并伴有 AFP <0.75 和血清 f-βhCG <0.55。

（5）抑制素-A：抑制素-A（inhibin-A）用于孕中期母血清四联筛查项目。抑制素-A是一种在孕早期由卵黄囊合成，继而主要由胎盘细胞产生的二聚体糖蛋白，由α和β亚单位以双硫键连接。正常妊娠时，孕妇血清抑制素-A水平与孕妇体重和妊娠天数明显相关。一般认为，增加了抑制素-A这一指标，可以降低三联筛查的假阳性率，并提高出生缺陷的检出率至83%。该指标水平异常与胎儿染色体非整倍体存在一定的相关性，如怀有21三体征胎儿的孕妇血清浓度伴有f-βhCG水平升高，甚至达到正常值的两倍。

2. 筛查结果的风险判断　母血清筛查结果的判断，是通过孕妇血清中各项指标的含量，结合孕妇的年龄、体重、预产期和采血时的孕周综合标准电脑程序计算的风险值。国际上出生缺陷儿的风险系数标准临界值为1/275（由于方法学的不同，可能各国此数值有所不同）。若大于此值为高危胎儿，需要做进一步的诊断。普通人群（35岁以下）患有21三体征的概率为1/750。在判断染色体三体征时，一般的共识如下：①21三体征风险率≥1/270，18三体征风险率≥1/350，常伴有B超检查发现异常，判断为高风险；②21三体征风险率1/270～1/800，18三体征风险率1/350～1/1000，判断为中等风险；③AFP≤0.4MOM，f-βhCG≤0.2MOM或≥5.0 MOM，判断为单项指标风险。

（二）超声波检查

超声波检查（ultrasonic wave check）是一种利用超声波的物理特性与人体不同的组织结构产生不同的回波所形成的物理影像技术，是一种最常用的产前诊断手段。随着现代超声技术的不断发展，超声波检查已经成为出生缺陷预防工作不可缺少的重要工具之一。常用的超声波检查方法也已经从黑白显影的B型超声波（B超），发展到高分辨彩色显影的超声波〔彩超〕。此外，还有胎儿三维B超检查。其实，三维B超是用计算机处理数字技术，将一次扫描的胎儿各平面二维图像合成为一张较为通俗易懂的立体图像。从临床诊断的角度而言，三维B超并没有得到比彩超更多的胎儿信息。但是，三维超声引导在经皮脐静脉穿刺术中却很有应用价值。在三维超声引导下，经皮脐静脉穿刺可以显示穿刺针针尖及针杆，在一次穿刺失败后，可以利用多平面成像、表面成像、透明成像等模式，观察穿刺针与脐静脉的位置关系，及时调整，从而提高第二次穿刺成功率。在三维超声引导下，经皮脐静脉第二次穿刺成功率，以及前两次穿刺成功率，均优于二维超声（$P<0.05$）。据测算，三维B超电磁辐射较一般超声检查增加20～100倍。虽然尚没有证据证明三维超声对胎儿有不利影响，但是基于"无损害"的使用原则，美国超声医学会（2006）已经发布指南，禁止对胎儿进行无医学指征的三维B超检查。

超声波的优点是无创伤、无痛苦、快速和可以反复检查，并且，检查过程孕妇及其家人可以同步看到胎儿的影像、活动和听到胎儿的心跳，与受检者互动良好。目前尚未发现超声波检查有不良反应。据临床观察，经过超声波检查和未经超声波检查出生的新生儿，两者在孕龄、头围、体重、身长、先天畸形、新生儿感染等各方面均无区别。亦未发现超声波检查对胎儿及其以后的生长发育有什么不良影响。在正常妊娠过程，会分别在孕早中晚期分别安排一次超声波检查。孕早中期，尤其是孕中期的超声波检查，对发现胎儿发育缺陷非常重要。孕晚期主要是要确定胎盘位置和胎儿体位，为顺利分娩作好准备。

孕早期超声波检查应该安排在妊娠的第11～14周，通常使用黑白显影的B型超声波。为让父母可以看到胎儿在宫内发育的全貌，医生一般都会打印这张超声波影像截图送给孕妇，作为小宝宝人生的第一张照片。孕早期超声波观察的重点是测量胎儿颈后透明层（nuchal translucency，NT）。NT 显示颈后液体的充盈度。NT 的异常增厚，提示可能有染色体异常或心脏发育缺陷。其次是了解鼻骨的发育，在 11 周胎儿仰面正中矢状切面超声波可以测到鼻骨。如果鼻骨缺如伴 NT 增厚，胎儿为 21 三体综合征的风险极高，应进一步做胎儿染色体核型分析确诊。据资料显示，应用母血清二联标志物（f-βhCG 和 PAPP-A）筛查结合超声波检查，对 21 三体综合征的检出率高达 92%，假阳性为 5.2%。因此，这个三位一体的筛查方案在孕早期预防实践中具有重要的实用价值。

第二次超声波检查建议在妊娠第 18～20 周进行，此时可以清楚地测量胎儿大小与观察肢体及头面部发育情况。建议有条件的医院应用高分辨彩色显影的超声波〔彩超〕，这样可以比较清楚地测量胎儿的发育情况，综合评价胎儿是否存在身体结构异常（structural anomaly），如明显的肢体畸形、无脑儿、胎儿内脏畸形、腹壁缺损、胚胎发育异常、小头畸形等。以无脑儿为例，可以看到的 B 超声波图像特征是：①缺少头颅光环；②胎头部为“瘤结”状物代替；③“瘤结”上可见眼眶鼻骨；④“瘤结”后方可见脑膜囊；⑤常合并脊柱裂和羊水过多。超声波检查同时可以帮助作羊膜腔穿刺时胎盘和胎儿定位，具有很高的诊断价值。

综上所述，孕早中期的母血清标记物筛查和超声波检查，都是出生缺陷的重要筛查方法。例如，我国努力推广进行孕早中期 21 三体征高风险胎儿的筛查，有助于降低 21 三体征智障儿的发生率。21 三体征，是最常见的常染色体畸变导致的出生缺陷，约占出生活婴的 0.5‰～0.6‰，据此估计，我国每年新增病例高达 2.3 万～2.5 万例。当孕早中期母血清 f-βhCG 值明显升高，伴 PAPP-A、AFP 和 uE3 水平降低，结合 B 超检查发现鼻骨缺如，伴 NT 增厚，常常提示胎儿为 21 三体征的风险增高，建议做绒毛或早期羊水细胞染色体核型分析证实。

任何年龄的孕妇都有可能怀上染色体畸变的胎儿，但是染色体畸变的发生率随着孕妇年龄的增长而明显增加。调查资料显示，在全部孕妇中，约有 1/10 筛查结果是高危人群；在高危人群中，约 1%～2% 可能孕有 21 三体征胎儿。换言之，约 1‰～2‰妊娠会产生 21 三体征患儿，这些缺陷胎儿半数以上都可能发生流产或在出生前夭折。

当孕早中期母血清筛查风险值大于 1/270，判断为高危可疑人群时，首先要重新核对该高风险孕妇的临床资料，最重要的是要核准孕周计算，建议用超声波确认孕龄、排除多胎妊娠或其他病理生理状况，如体外受精（*in vitro* fertilization，IVF）风险大于正常妊娠，再重新核算风险值。筛查的结果不能作为诊断，必须要有进一步的产前诊断结果，才能作为诊断依据。同时，由于人体内的代谢过程受到各种因素的影响，这些血清标记物的水平亦可出现变化。在临床上筛查判断为高风险的孕妇诞下健康儿以及筛查判断为低风险的孕妇却生出缺陷儿的例子并不少见。孕早中期筛查结果虽然不能作为最后诊断，但是可以发现出生缺陷高风险个体，有利于重点帮助高危人群，及早提供遗传咨询，安排绒毛、羊水细胞或其他检查，进行胎儿的产前诊断，达到早防早治的目的。

二、产前诊断

产前诊断（prenatal diagnosis）是预防出生缺陷的重要手段。凡符合以下任何一种情况的孕妇，都应该为她提供产前诊断：①在孕早中期筛查中发现的高危孕妇；②超过 35 岁的高龄孕妇；③曾生育过或家族里有出生缺陷儿的孕妇；④患有某些慢性病，如系统性红斑狼疮、高血压、糖尿病、癫痫症等的孕妇；⑤有过某些致畸剂或药物接触史的孕妇；⑥夫妇双方均为常染色体隐性遗传病携带者，如地中海贫血；⑦夫妇任何一方为染色体平衡易位携带者。

进行产前诊断前，须由临床遗传医生对夫妇双方进行详尽的咨询，介绍各种产前诊断方法的时间、临床意义及对孕妇和胎儿的风险率（参见第十三章）。在征得同意后，通过绒毛膜取样、羊膜穿刺、胎儿脐静脉穿刺、母血胎儿游离核酸测定和胎儿镜等方法，对胎儿进行染色体核型分析、酶学检测及基因诊断，从而对胎儿作出产前诊断，以确定胎儿是否存在出生缺陷。如发现异常，尤其是对严重缺陷儿，应及时给予遗传咨询指引。

产前诊断的主要方法

目前产前诊断的主要取材手段包括绒毛膜取样、羊膜穿刺、胎儿脐静脉穿刺、母血胎儿游离核酸测定和胎儿镜等方法。除了母血胎儿游离核酸测定，其他都是侵入性的。虽然侵入性取材和检查都是在超声波的监测引导下进行，但对孕妇及胎儿的健康仍具一定的风险。根据世界卫生组织公布的调查结果，从母子安全的角度考虑，孕中期羊膜穿刺比经宫颈绒毛膜取样和孕早期羊膜穿刺要安全。如果对孕早期的产前诊断是必需的，应该依次考虑经腹绒毛膜取样和经宫颈绒毛膜取样吸取术。同时，羊膜穿刺、绒毛膜取样吸取和胎儿脐静脉穿刺的风险高低，也取决于执行侵入性产前诊断人员的技术熟练程度。

1. 绒毛膜取样　绒毛膜取样（chorionic villus sampling，CVS）可以直接或在培养后进行染色体核型分析和基因诊断，是孕早期诊断的主要方法。主要提供给孕早期筛查发现的高危孕妇和有遗传病家族史的孕妇。CVS 通常在妊娠 10 ~ 12 周时取样，分为经腹 CVS 和经宫颈 CVS 两种，前者的安全性较高。其优点是可以早期确认胎儿的健康状况，对有严重缺陷的胎儿，能够及时终止妊娠，减少对母体的损害。其缺点是经宫颈 CVS 的胎儿流产率略高于经腹 CVS 和羊水穿刺，而且越早做 CVS，取到的绒毛量越少，样本越容易有母体细胞污染。当胎儿的检查结果与孕妇相同时，除了必须进一步鉴定是否存在母体细胞污染，往往要用培养后的 CVS 或等孕中期抽取羊水细胞复检确诊。故 CVS 的产前诊断，尤其是基因诊断，通常都不是最后诊断，仍需复检确认。

2. 羊膜腔穿刺术　羊膜腔穿刺术（amniocentesis）是在妊娠 15 ~ 18 周时抽取 20ml 左右的羊水，此时的羊水富含胎儿的脱落上皮细胞，可以直接或在培养后进行蛋白质测定、染色体核型分析和基因诊断，结果更为可靠，是孕中期诊断的主要方法之一。现在很多医院把羊膜腔穿刺提前到妊娠 12 周进行孕早期诊断，效果很好。但应注意在羊膜腔穿刺时，一定要在超声波监测下定位进行，以免刺到胎体；并且，术前请孕妇做几个轻柔的卧位转体动作，帮助取到更多的胎儿脱落细胞。

胎儿羊水的生化检查包括两种蛋白质：①甲胎蛋白（AFP），由胎儿肝脏产生。羊水中 AFP 在妊娠 13 周已达高峰，胎儿羊水中的正常浓度均值为 26.303μg/L（26 303ng/ml）；妊娠 19 周时迅速下降，至足月妊娠时，均值为 1.266μg/L（1266ng/ml）。当羊水中 AFP 水平升高时，提示胎儿可能有神经管缺损（无脑儿或脊柱裂）、腹壁缺损（脐疝或腹裂）以及先天性肾病、食管或肠闭锁、脐疝、囊性水瘤、骶尾部畸胎瘤、Rh 血型不合、21 三体征、先天性卵巢发育不全等其他缺陷。此外，严重胎儿窘迫或有宫内死亡可能时，羊水 AFP 含量亦较正常高数倍。②乙酰胆碱酯酶（acetylcholinesterase，AChE），在胎儿脑脊液中浓度较高，在血清中水平较低。当羊水中 AChE 浓度增高时，提示可能有神经管缺损（无脑儿或脊柱裂）。此酶含量较稳定，不受孕期和胎血污染影响，能弥补羊水 AFP 测定的不足。

胎儿羊水的细胞遗传学检查主要是染色体核型分析，对多倍体综合征及染色体结构异常，尤其是平衡易位，都有非常重要的临床意义。在有些国家，正逐渐把 aCGH 和 SNP 阵列作为染色体分析的首选技术。但是，对染色体平衡易位的检测，显带核型分析仍然是目前最可靠的方法。

胎儿羊水细胞的基因诊断应用广泛。例如，我国从 20 世纪 80 年代就成功地开展了地中海贫血的产前诊断工作，现在已经规范化，成为地中海贫血群体防治的重要环节。基本上，能做基因诊断的疾病，都可以应用于产前诊断。某些分子技术需要比较多的 DNA 量，如 Southern 印迹，则要用培养后的羊水细胞，因为直接羊水细胞量较少，不能提供足够的 DNA 做此类检测。

3. 胎儿脐静脉穿刺　胎儿脐静脉穿刺（cordocentesis）是一种安全的侵入性技术，其操作是在超声波监测和引导下，经腹壁进入宫内穿刺脐静脉，抽取 1 ~ 1.5ml 胎血，直接检查胎儿的生化代谢产物、蛋白质 / 酶、染色体和基因。在孕 18 周至足月都可以进行。主要的应用指征是：①高危胎儿的出生缺陷分析；②胎儿宫内感染诊断；③胎儿生长及宫内状况的监测和评估；④对胎儿宫内治疗，如静脉给药和输血等。

我国自 20 世纪 80 年代后期开展胎儿脐静脉穿刺采血，进行产前诊断、胎儿生长监测和治疗等，经过二十多年的实践和提高，其成功率和安全性都非常稳定，成为孕中后期胎儿产前诊断和治疗的重要技术之一。据廖灿等的回顾性分析，1990 年 3 月 ~ 2003 年 6 月，对 2403 例因各种原因在 B 超引导下，脐静脉穿刺术进行产前诊断的孕妇，穿刺成功率为 2384 例（99.2%），其中，一次性穿刺成功 2368 例（98.5%），二次穿刺成功 16 例。75.5% 的孕妇可在 5 分钟内完成穿刺术，93.0% 的孕妇在 10 分钟内完成。常见手术并发症包括：脐带或胎盘渗血 315 例（13.1%）；胎儿心动过缓 125 例（5.2%）：流产 18 例（0.8%）；早产 4 例（0.2%）；

绒毛膜羊膜炎 2 例(0.1%)。可见,脐静脉穿刺术是一项较为安全而简单易行的产前取材技术。

4. 检测母血浆胎儿游离核酸 检测母血浆胎儿游离核酸(cell-free fetal nucleic acid,cffNA)时,仅需抽取孕妇外周血 3 ~ 5ml,静置后取血浆,先进行富集胎儿游离 DNA 处理,再继续相关的胎儿基因检测,是迄今唯一无创性产前诊断技术,且取材简单。由于母血浆中并无完整的胎儿有核细胞,只有少量的胎儿游离核酸,不能做染色体核型分析,故只做胎儿的基因检测。自从 Lo 等(1997)报道首例利用母血浆检查胎儿游离 DNA 的 *SRY* 片段判断胎儿性别以来,这项检查技术逐渐发展,虽然目前在临床上的应用还有一定的局限性,但学者们都认为这是不久的将来产前诊断最有前途的方法之一。对于胎儿游离 DNA 如何进入母体血浆的机制尚未最后定论。大多数学者的共识是,由于胎盘合体滋养层细胞(syncytiotrophoblast)在凋亡过程中会释放出游离 DNA。这些胎儿的 DNA 随着胎盘血液循环进入母体血液。虽然胎儿游离 DNA 和 RNA 在妊娠 4 周时可以从母体血浆中检出,但其含量极低,仅为母血浆游离核酸的 3% ~ 6%。胎儿游离 DNA 随着妊娠进程而增加,在孕早期和晚期含量较高,胎儿游离 RNA 在妊娠期浓度则相对稳定。大量的研究表明,胎儿游离核酸在母血浆中的清除周期很短,DNA 约为 4 ~ 30 分钟,RNA 则为 16 分钟左右,在胎儿出生两小时后会完全消失。这一特点使得胎儿游离核酸检测结果更能反映胎儿的即时状况,并能排除上一胎妊娠影响本胎妊娠胎儿检测结果的可能性。

由于母血中以母方游离 DNA 为主,如何正确判断胎儿的真实基因型,具有很大的技术挑战性。根据资料分析,区分胎儿游离 DNA 的常用标记是:①核酸分子的长度。母源性游离 DNA 分子较长,一般大于 1000bp;胎儿游离 DNA 则比较短,通常短于 200bp,极少能超过 300bp。利用这一物理特性,可以在提取 DNA 过程中选择性地富集胎儿游离 DNA。② Y 染色体和父源性遗传特异性的检测。两者都是与母源性 DNA 无关的遗传物质,但 Y 染色体检测只对男胎有意义,父源性遗传特异性则对男女胎均有应用价值。后者的做法是,先确认某些父源性特异的遗传标记(包括已知的致病基因和 SNP 或 STR),然后针对性地检测其是否存在于母血浆 DNA 中。如果父亲是 β- 地中海贫血 c.126_129 del CTTT 突变〔以前描述为 CD41-42(-TCTT)突变〕的携带者,母亲是 β- 地中海贫血 c.315+654 C > T 突变〔以前描述为 IVS Ⅱ 654C → T 突变〕的携带者,母血浆胎儿游离 DNA 的检查结果,出现 β- 地中海贫血 c.126_129 del CTTT 突变和其他父源性标记物阳性,说明胎儿获得了父亲的突变基因,此时再决定对胎儿进行绒毛或羊水细胞确诊。这样,对于没有获得父源性突变遗传的胎儿来说,就避免了侵入性的产前诊断。③表观遗传学的研究方法。表观遗传学是指个体的基因型并无改变,但基因表达过程出现了可遗传的改变,导致表型发生了改变,其中,DNA 甲基化是最重要的基因表观修饰方式之一。某些基因在母源性游离 DNA 表现出高度甲基化,而在来自胎盘组织的胎儿游离 DNA,则呈现低甲基化状态,例如,编码乳腺丝氨酸蛋白酶抑制剂(mammary serine protease inhibitor,MASPIN)即丝氨酸蛋白酶抑制剂 B5(serine protease inhibitor B5,SERPINB5)的基因 *SERPINB5*(OMIM 154790)。应用胎儿与母源性游离 DNA 甲基化差异合并等位基因比例,能筛检染色体非整倍体畸变的胎儿,如 18- 三体征、21- 三体征等。这种方法的优势是,选用的是胎儿特有的 DNA 标记,其结果不受胎儿性别和母源性 DNA 的干扰。母血浆胎儿游离核酸通常需要定量测定,因此,常用的检测方法包括实时定量 PCR(quantitative PCR)、质谱法、数字 PCR(digital PCR)和新一代基因测序。

母血浆胎儿游离核酸在产前诊断的临床应用如下。

(1)胎儿性别鉴定:用于无创性性连锁遗传病的辅助诊断。常用的 Y 染色体特异片段是 DAZ 和 SRY 等。大量研究表明,应用该项技术,性别鉴定的敏感性达 87% ~ 100%,特异性达 98% ~ 100%。由于该技术的应用,英国 2006—2007 年使创伤性产前诊断降低了 45%。Devaney 等分析了从 1997 年 1 月至 2011 年 4 月发表在 PubMed 上 57 篇相关文章的 80 份原始资料,其中,3524 为男胎妊娠,3017 为女胎妊娠,Y 染色体特异性序列检测的敏感度是 95.4%(95%CI 4.7 ~ 96.1%),特异性为 98.6%(95%CI 98.1 ~ 99.0%),诊断比值比(diagnostic odds ratio OR)=885;阳性预期值为 98.8%;阴性预期值为 94.8%;曲线下面积(area under curve,AUC)覆盖 0.993(95%CI=0.989 ~ 0.995)。这说明,无创性母血浆检测胎儿性别是相当准确可信的。表 14-4 列出他们综合分析不同技术及不同妊娠周数的敏感度和特异性比较结果。显示实时定量 PCR 的敏感性和特异性均胜于传统的定性 PCR,以妊娠 > 20 周的检测结果更为可靠。

表 14-4 母血浆胎儿游离 DNA 检测 Y 染色体特异性标记的敏感度和特异性比较

比较项目		敏感性(%)	特异性(%)	AUC(%)	95%CI(%)
方法学	PCR	94.0	97.3	0.988	0.979～0.993
	RT-QPCR	96.0	99.0	0.996	0.993～0.998
妊娠周数	<7	74.5	99.1	0.989	0.965～0.998
	7-12	94.8	98.9	0.994	0.987～0.997
	13-20	95.5	99.1	0.992	0.983～0.996
	>20	99.0	99.6	0.998	0.990～0.999

AUC= 曲线下的面积(area under curve)

95%CI = 95%的置信区间(95%confidence interval)

资料来源：Devaney SA，Palomaki GE，Scott JA，et al.Noninvasive fetal sex determination using cell-free fetal DNA：a systematic review and meta-analysis. JAMA，2011，306(6)：627-636.

(2) 胎儿 RhD 血型的检测：当 RhD 孕妇生育第二胎为 RhD 胎儿，可能引起胎儿红细胞的破坏，进而出现严重的溶血症状。所以，对于 RhD 孕妇进行胎儿产前的 RhD 血型检测非常重要。应用胎儿游离 DNA 对胎儿 RhD 血型的检测的方法始于 1998 年，具有很高的准确性。当同时扩增 RHD 基因(OMIM 111680)的第 7 和第 10 外显子，检测准确率达到 99.5%，若增加检测 *RHD* 基因的第 4 外显子，准确率为 99.6%。说明胎儿游离 DNA 是一种可靠的无创性的判断胎儿 RhD 血型的方法。

(3) 妊娠相关疾病：很多妊娠相关疾病都有母血浆中胎儿游离 DNA 浓度的增加。例如，早产、先兆子痫、妊娠剧吐、侵入性胎盘等。多项研究发现，胎儿游离 DNA 的含量和先兆子痫的发病风险之间，存在一种剂量关系。发展成为先兆子痫的孕妇，血浆中胎儿游离 DNA 的浓度升高至正常对照组的 2.39 倍，在母血浆中的清除周期延长约 4 倍(>100 分钟)，并且，升高的程度和先兆子痫的严重性相关。浓度升高越明显，发生先兆子痫的时间越早，因此认为，检测胎儿游离 DNA 浓度是一种非常有应用价值的预防先兆子痫的筛查指标。此外，有资料显示，孕妇血浆中胎儿游离 DNA 的增加与早产危险率升高之间也有很强的相关性。

(4) 非整倍体综合征：随着母血浆及血清中 DNA 分离技术的提高，胎儿游离 DNA 和总 DNA 的浓度(胎儿的和母亲的)成为检测非整倍体疾病的一种参考指标。21 三体征由于其发病率较高而倍受人们的关注。Farina 等研究发现，21 三体征孕妇血浆中胎儿游离 DNA 的平均浓度是对照组的 1.7 倍，联合 21 三体征常规筛检方法则检出率高达 86%。Spencer 等应用实时定量 PCR 检测发现，怀有 21 三体征患儿的孕妇，血浆游离总 DNA(36 152GEq/ml)远高于对照组(5832GEq/ml)。Wataganara 等发现，怀有 13 三体征胎儿的孕妇，体内胎儿游离 DNA 的浓度是对照组的 1.8 倍。很多实验室的研究都证实，非整倍体综合征会出现孕妇血浆及血清胎儿游离 DNA 的异常升高，为产前诊断提供了新的思路和方法。目前，下一代测序技术作为非整倍体综合征无创性产前诊断方法，已得到较广泛的应用。

(5) 诊断鉴别特异性的单基因病：例如，地中海贫血、囊性纤维化(CF)、慢性进行性舞蹈病(亨廷顿舞蹈病)、软骨发育不全等。

5. 胎儿镜　胎儿镜(fetoscope)又称胎儿纤维内镜，主要用于宫内对胎儿形态的观察和胎儿组织采样，也是宫内胎儿给药的重要途径。具体操作是在 B 超定位导引下，用纤细(直径仅为 1～2mm)的光导纤维，经母体腹壁穿过子宫壁，进入羊膜腔内部，直接观察胎儿外观的局部变异和形体发育细节，必要时，还能对胎儿进行采血检查、皮肤或肝脏组织取样以及注射药物进行宫内治疗。也能够用微量方法进行病理、生化、染色体和基因分析等 50 多种遗传病的诊断，是产前诊断与治疗最直接的手段。

值得提醒的是，胎儿镜毕竟是一种创伤性的侵入性医疗手段，对母体和胎儿都有一定的激惹作用和诱发感染的风险，应谨慎使用和小心操作。

三、孕早中期筛查和产前诊断的质量控制

虽然孕早中期筛查和产前诊断在我国已普遍开展，但质量控制系统尚有待完善和规范化。质量控制

包括以下四部分。

（一）行政管理网络建设

不但要有管理网络层次，也要有完善、安全的信息网络和资料库，保持信息分析的流畅，及时发现和纠正质量控制的漏洞。

（二）技术队伍的管理

要定期进行实验室和技术人员资格的培训、考核和认证。只有保证操作人员的技术熟练水平，才能保证检测结果的质量。有些学院要一年两次考核，参与测试的实验室要报告盲检样本的结果和采用的技术方法，回答相应结果的理论实践问题。不能通过测试的实验室要再培训或重新考核，严重者可能会被吊销实验室执照。

（三）实验室的质量控制管理

实验用仪器设备要求定期维修、保养、校正。实验用试剂则应对每一个批号都要做使用前测试，记录在案。国家应设立相应的质量控制权威机构，对临床实验室定期审核资格和质控管理记录，使实验室的诊断水平标准化。

（四）产前预防工作的规范化

产前预防工作要规范化，以保证孕早中期筛查和产前诊断不但要扩大覆盖区域，也要各地使用同一标准去实施。图 14-5 是目前大多数国家采用的预防性孕早中期筛查和产前诊断工作流程图，供参考。

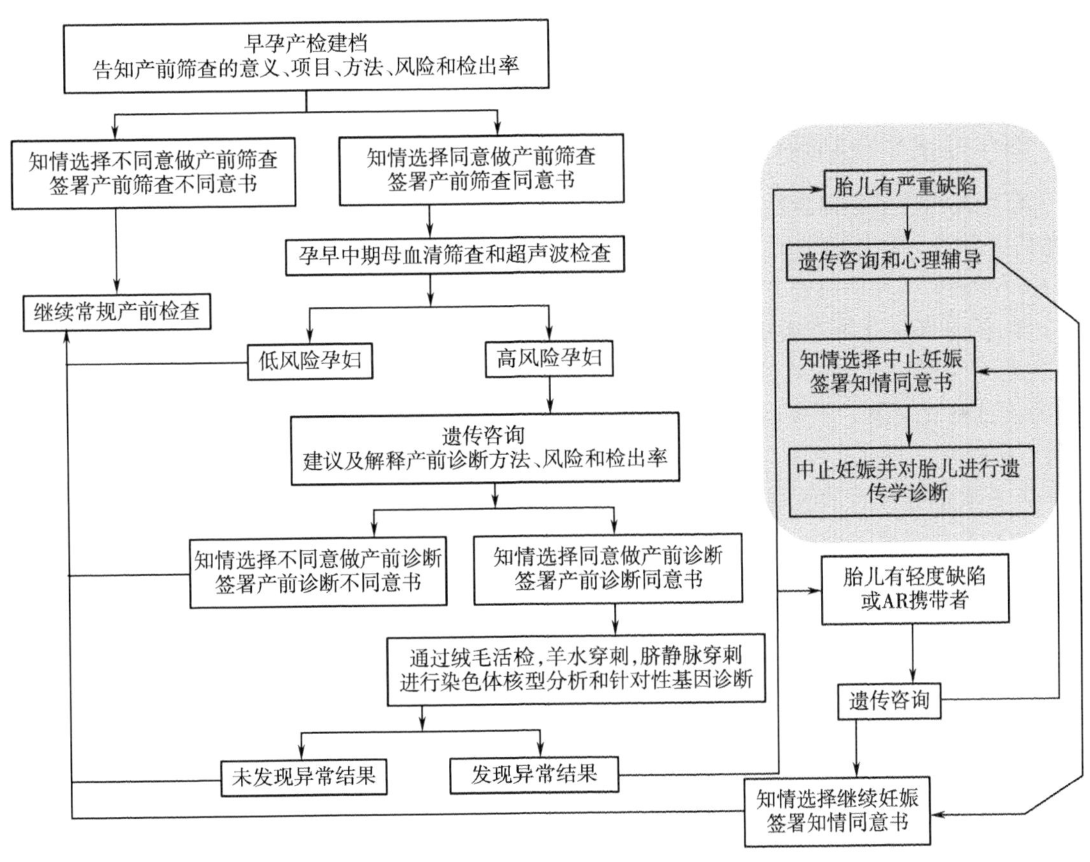

图 14-5 预防性孕早中期筛查和产前诊断工作流程图

在这一工作流程中，以下几点需要特别提请注意：①遗传咨询是产前预防成功与否的关键，当高危孕妇及其家人越明白出生缺陷的危害性和遗传性，其随医从性越高；②当高危孕妇接受遗传咨询后，无论其是否继续相关的产前诊断等预防措施，都需要签署知情同意书或不同意书，明确其选择及责任，同时也确认医生遵守正常工作流程，尊重患者及其家人的知情权和选择权；③母体细胞污染是产前诊断假阳性的常见原因，例如，父亲是 β 地中海贫血 c.126_129 del CTTT 突变携带者，母亲是 β 地中海贫血 c.315+654 C >

T突变携带者，如果CVS产前诊断胎儿基因型为c.126_129 del CTTT/c.315+654 C>T的复合杂合子，按理说，应诊断为重型β地中海贫血患儿，然而，此时的诊必须慎重，必须做母体细胞污染（maternal cell comtamination，MCC）鉴定，只有证实无MCC存在，该胎儿的诊断才能成立。如果存在MCC，则无法确认胎儿的c.315+654 C>T突变是母源性抑或胎儿自身的，需要在CVS细胞培养后复检，或至孕中期时，抽取羊水细胞再检测。无论做哪一种方法复检，都必须同时加检MCC。常用的MCC检查方法是通过比较母血DNA和胎儿DNA的STR片段，察看胎儿DNA是否混杂母体DNA，一般要做5～10个不同的STR位点才能确认（参见第十一章和第十二章）。很多国家规定MCC检查为产前诊断的必需项目之一，尤其是孕早期绒毛吸取，非常容易有母体细胞污染。

第四节　新生儿筛查

建立新生儿疾病筛查（newborn screening，NBS）是20世纪公共健康的伟大成就之一。这是一项挽救生命的出色战略，不但能成功阻遏某些出生缺陷的恶性发展，使他们的生命保持健康，回归正常生活轨道，而且对其家庭以及社会都带来积极的卫生经济学效益，被称誉为一爱心·拯救·帮助计划（love，save，help，program）。世界卫生组织把新生儿筛查定为公共健康三级预防措施的最后一关，是出生后预防和治疗某些遗传病，提高出生人口素质的有效方法。我国《母婴保健法》及其实施办法已明确规定医疗保健机构应逐步开展新生儿疾病筛查，建立新生儿疾病筛查网，并将其列入母婴保健技术服务项目。医疗保健机构要在新生儿期通过实验检测、送检、协助召回随访等工作，对某些危害严重的出生缺陷进行筛查和及时治疗。

一、新生儿出生缺陷筛查检测项目

（一）新生儿出生缺陷筛查检测项目的选择

从挽救生命的角度出发，选择的筛检项目应考虑下列因素：①发病率较高；②有致死、致残、致愚的严重后果；③有较准确而实用的筛查方法；④筛出的疾病早期治疗可以取得较好疗效；⑤符合卫生经济学效益。

1987年，国际新生儿筛查组织（International Society for Neonatal Screening，ISNS）指出，苯丙酮尿症、半乳糖血症、先天性甲状腺功能减低及枫糖尿病等4种疾病，在临床症状出现前，应急需作出诊断并开始治疗，被列为首选筛查对象。不少国家已将此项措施列入常规检查。不同国家不同地区应根据其遗传病发生率的特点来确定筛查的病种。

Guthrie首次倡导开展苯丙酮尿症新生儿筛查，对检出的PKU患儿马上进行低苯丙氨酸饮食控制，显著扭转了PKU的代谢缺陷进程，挽救了这些孩子。从此，各国开始重视新生儿筛查，但受制于技术的发展，仍仅限于苯丙酮尿症及先天性甲状腺功能减低等少数疾病。直到20世纪90年代串联质谱和其他分子技术的发展，新生儿筛查才在世界各国广泛开展。2005年，美国医学遗传学学会推荐新生儿筛查的核心菜单（core panel），包括29种在美国发病率较高的遗传病（表14-5）。2006年，该学会建议增加G6PD缺乏症、半乳糖血症和HIV等36种疾病。2008年4月24日，美国批准《新生儿筛查拯救生命法案2007》（Newborn Screening Saves Lives Act of 2007），该法案的颁布，提高了家长、卫生专业人员以及公众对新生儿疾病筛查的认识。在国家政府的支持下，寻求改进、扩展和增强现有的新生儿筛查方案。同时，该法案使新生儿筛查成为每个人都需要遵守的法律，规定每个新生儿都要接受筛查，不同意参检必须签署书面文件存档，从而大大促进了美国新生儿筛查的检测范围和受检率。实际上，每个州的检查项目，也从本世纪初的3～8项，发展到现今每个州至少筛查ACMG的29个核心项目，更重要的是，新生儿筛查在大多数州的受检率已达到100%，达到了拯救生命和提高患儿生活质量的重要战略目的。

我国从20世纪80年代初开始，在北京、上海和广州等地开展苯丙酮尿症和甲状腺功能减低的筛查，广东地区还加检G6PD缺乏症。目前，新生儿疾病筛查已覆盖全国30个省、自治区、直辖市，但受检率仍有待进一步提高。近年来，为减少听力缺陷，我国将新生儿听力筛查也列入新生儿疾病筛查项目。为规范新生儿筛查工作，切实提高筛查质量，卫生部制定了《新生儿疾病筛查技术规范》，执行规范化的新生儿疾病筛查血片采集技术和检测技术以及听力筛查技术，并且，对新生儿疾病筛查随访与管理技术也作出明确规定。目前，我国新生儿疾病筛查除了苯丙酮尿症和先天性甲状腺功能减低症，有的地区还增加了先天性肾上腺皮质增生症、G6PD 缺乏症和半乳糖血症。

表 14-5　ACMG 推荐的新生儿筛查疾病一览表

病　名	发生率
血细胞疾病（blood cell disorders）	
镰状细胞贫血（sickle cell anemia，Hb S）	>1 in 5000；非裔为 1 in 400
镰状细胞病（sickle-cell disease，Hb S/C）	>1 in 25 000
血红蛋白 S/β 地中海贫血（Hb S/β-thalassemia，Hb S/Th）	>1 in 50 000
氨基酸代谢的出生缺陷（inborn errors of amino acid metabolism）	
酪氨酸血症（tyrosinemia I，TYR I）	< 1 in 100 000
精氨酸血症（argininosuccinic acidemia，ASA）	< 1 in 100 000
瓜氨酸血症（citrullinemia，CIT）	< 1 in 100 000
苯丙酮尿症（phenylketonuria，PKU）	>1 in 25 000
枫糖尿病（maple syrup urine disease，MSUD）	< 1 in 100 000
胱氨酸尿症（homocystinuria，HCY）	< 1 in 100 000
有机酸代谢的出生缺陷（inborn errors of organic acid metabolism）	
戊二酸血症 1 型（glutaric acidemia type I，GA I）	>1 in 75 000
羟甲基戊二酸裂解酶缺乏症（hydroxymethylglutaryl lyase deficiency，HMG）	< 1 in 100 000
异戊酸血症（Isovaleric acidemia，IVA）	< 1 in 100 000
3- 甲基巴豆酰辅酶 A 羧化酶缺乏症（3-Methylcrotonyl-CoA carboxylase deficiency，3MCC）	>1 in 75 000
甲基丙酰辅酶 A 变位酶缺乏症（methylmalonyl-CoA mutase deficiency，MUT）	>1 in 75 000
甲基丙二酸尿症（methylmalonic aciduria，cblA and cblB forms，MMA，Cbl A，B）	< 1 in 100 000
β- 酮硫裂解酶缺乏症（beta-ketothiolase deficiency，BKT）	< 1 in 100 000
丙酸血症 propionic acidemia（PROP）	>1 in 75 000
多种羧化酶缺乏症（multiple-CoA carboxylase deficiency，MCD）	< 1 in 100 000
脂肪酸代谢的出生缺陷（inborn errors of fatty acid metabolism）:	
长链羟酰辅酶 A 脱氢酶缺乏症（long-chain hydroxyacyl-CoA dehydrogenase deficiency，LCHAD）	>1 in 75 000
中链羟酰辅酶 A 脱氢酶缺乏症（medium-chain acyl-CoA dehydrogenase deficiency，MCAD）	>1 in 25 000
极长链羟酰辅酶 A 脱氢酶缺乏症（very-long-chain acyl-CoA dehydrogenase deficiency，VLCAD）	>1 in 75 000
线粒体三功能蛋白酶缺乏症（trifunctional protein deficiency，TFP）	< 1 in 100 000
肉毒碱缺乏症（carnitine uptake defect，CUD）	< 1 in 100 000
其他累及多系统的出生缺陷（miscellaneous multisystem diseases）	
囊性纤维化（cystic fibrosis，CF）	>1 in 5000
先天性甲状腺功能减低症（congenital hypothyroidism，CH）	>1 in 5000
生物素酶缺乏症（biotinidase deficiency，BIOT）	>1 in 75 000
先天性肾上腺皮质增生症（congenital adrenal hyperplasia，CAH）	>1 in 25 000
半乳糖血症（classical galactosemia，GALT）	>1 in 50 000
其他非血液筛查的出生缺陷（newborn screening by other methods than blood testing）	
先天性耳聋（congenital deafness，HEAR）	>1 in 5000

（二）新生儿筛查工作流程

新生儿筛查分为初筛、复检和干预三个步骤。新生儿遗传代谢病筛查程序包括血片采集、送检、实验室检测、阳性病例确诊和治疗。新生儿听力筛查程序包括初筛、复筛、阳性病例确诊和治疗。我国对新生儿筛查的管理层次是：①卫生部负责全国新生儿疾病筛查的监督管理工作，根据医疗需求、技术发展状况、组织与管理的需要等实际情况，制定全国新生儿疾病筛查工作规划和技术规范。②省、自治区、直辖市人民政府卫生行政部门负责本行政区域新生儿疾病筛查的监督管理工作，建立新生儿疾病筛查管理网络，组织医疗机构开展新生儿疾病筛查工作，指定具备能力的医疗机构为本行政区域新生儿疾病筛查中心。③新生儿疾病筛查中心应当开展新生儿遗传代谢疾病筛查的实验室检测、阳性病例确诊和治疗，或听力筛查阳性病例确诊、治疗；掌握本地区新生儿疾病筛查、诊断、治疗、转诊情况；负责本地区新生儿疾病筛查人员培训、技术指导、质量管理和相关的健康宣传教育；承担本地区新生儿疾病筛查有关信息的收集、统计、分析、上报和反馈工作。开展新生儿疾病筛查的医疗机构应当及时提供病例信息，严格控制新生儿遗传性代谢病血片采集及送检工作的质量和时机以及新生儿听力初筛和复筛检测，协助新生儿疾病筛查中心做好工作。

1. 血样采集　新生儿筛查要在出生后72小时内，婴儿至少哺乳一次后，采取2～3滴足跟血于专用采血滤纸卡上（图14-6），自然干燥后即密封送检，血样应在五天内送达检测。该专用滤纸卡附有电脑条码，应清楚填写受检婴儿及其母亲的姓名、医疗号码或住院号、出生时间、产程状况、哺乳次数、采血时间以及准确的联系方法，要保证能及时召回复检或治疗。

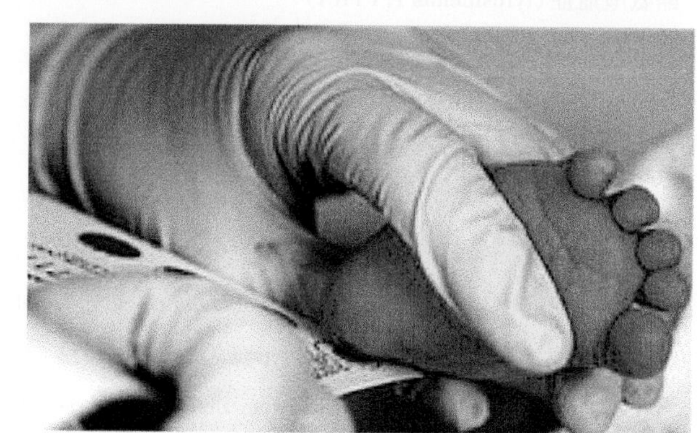

图14-6　新生儿筛查的足跟采血

图片选自 http://en.wikipedia.org

2. 检测方法和正常值　我国对4种遗传缺陷的检测方法和诊断标准如下：

（1）苯酮尿症（PKU）筛查：过去常采用的Guthrie细菌抑制法（BIA），现已逐步被连续流动荧光分析和串联质谱技术取代。荧光分析法检测干血斑标本中苯丙氨酸（Phe）含量，两次血Phe浓度≥120μmol/L（≥2mg/L）即召回复查。

（2）先天性甲状腺功能减低（CH）筛查：多采用时间分辨免疫荧光分析法（DELFIA）、酶免疫荧光分析法（FEIA）或酶免疫吸附试验（ELISA），检测干血斑标本中促甲状腺激素（TSH）含量，若两次血TSH浓度≥10.0mIU/L即召回复查。

（3）半乳糖血症（Gal）筛查：多采用连续微量流动荧光分析技术，检测干血斑标本中T-Gal含量，两次血T-Gal浓度≥12mg/dl即召回复查。

（4）G6PD缺乏症筛查：采用连续微量流动荧光分析技术、荧光斑点法检测干血斑标本中G6PD活性，G6PD活性低于45μM或斑点无荧光或显弱光者召回复查。

顾学范等综合分析了1985～2001年12月期间全国38个医院的新生儿PKU和CH筛查的资料，新生儿PKU筛查共5 817 280例，筛出PKU病儿522例，发病率为1∶11 144。CH筛查了5 524 019例新生儿，CH发病人数为1836例，发病率为1∶3009。江剑辉等总结了广州地区从1989年至2009年6月30日新生儿筛查的1 250 195名新生儿G6PD缺乏症结果，显示G6PD缺乏症发病率为5.28%（男婴）。

（三）新生儿听力测试

我国新生儿听力障碍发生率为3‰，中重度以上的占0.5‰。在出生时经过重症抢救的新生儿发生率高达22.6%，中重度以上为1%。新生儿听功能筛查，是使用诱发电位技术，瞬态诱发耳声发射和畸变产物耳声发射技术，在孩子出生24小时以后，对其进行听力测定，以达到早发现、早治疗、早干预的目的，使孩子听力得以改善，或成为健康儿童。通常实行两阶段筛查：出院前进行初筛，未通过者于28～42天进行复筛，仍未通过者转诊听力检测中心。对于有高危因素的新生儿，即使通过筛查，仍应在3年内每6个月随访一次。复筛阳性的患儿，由听力检测机构进行听力学和耳鼻咽喉科的进一步检查，包括听觉脑干诱发电位、耳声发射、声阻抗、行为测听等项目。确诊听力损失之后还要进行医学和影像学评估，一般在6个月做出诊断。有高危因素的新生儿在随访中发现听力障碍应进行进一步诊断。

对听力缺陷患儿的后续临床干预如下：①药物或手术治疗：针对病因，对可纠正性听觉障碍，进行相应的药物、手术治疗。②听力补偿或重建：对永久性感音神经性听觉障碍患儿，应首选配带助听器，一般可在6个月龄开始验配并定期进行调试及评估，以达到助听器效果优化。对双侧重度或极重度感音神经性听力障碍患儿，应用助听器效果甚微或无明显效果的，要进行人工耳蜗术前评估，考虑进行人工耳蜗植入。③听觉-言语训练。

二、新生儿筛查结果的意义

新生儿筛查结果的意义，重点在于：时间就是生命、就是健康！当检测结果为阳性时，要立即召回复检。如果复检证实诊断，就要马上分秒必争地开始临床干预治疗，拯救患儿的生命和健康。

我国新生儿筛查工作正在逐渐规范化，现在实施的筛查项目有：苯丙酮尿症（PKU）、先天性甲状腺功能减低、先天性肾上腺皮质增生症（CAH）、G6PD缺乏症和半乳糖血症。随着遗传病研究的日益深入和发展，对一些遗传病的发病机制已日益清楚。一些经过早期治疗可以医治的遗传性代谢缺陷逐渐增多。对检出的新生儿越早进行预防性治疗，效果越满意。关键是必须在临床症状出现之前开始治疗。如时间稍晚，某些器官（特别是脑等器官）已出现障碍后，治疗往往难以奏效。例如，半乳糖血症患儿若能在出生后8周内开始喂养不含乳糖的乳制品，该患儿如获新生，能避免相关临床症状发生，终生受益。又如，苯丙酮尿症（PKU），若在生后2~3个月以内发现并开始治疗，患儿发育可基本正常，治疗越晚，就越会遗留严重的智能发育不全和其他症状。Waisbren等分析了40份不同实验室对PKU的研究报告，从中了解血苯丙氨酸（Phe）水平与智商（intelligence quotient，IQ）之间的关系。发现早期接受治疗（0~12岁）的PKU患儿，血Phe浓度每升高100μmol/L，IQ就下降1.3~3.1点。同样，在其后成长期间的观察中，这些早期接受治疗的PKU患儿，血Phe浓度每升高100μmol/L，IQ就下降1.9~4.1点。治疗开始得越早，对IQ的影响越小。而且，PKU患儿终生都应该注意保持低水平的血苯丙氨酸（Phe）水平，才能维持正常智力和健康。因此，通过新生儿筛查早期诊断和治疗，是预防遗传病严重后果的有效手段。

对确诊的病例，尽早进行阻遏症状的针对性治疗，利用饮食控制，避免由于代谢缺陷过度，产生有害的中间产物，是一种简单有效的治疗方法。表14-6为适用于一些氨基酸代谢病治疗用的奶粉，可供参考。

表14-6　治疗氨基酸代谢病的奶粉

奶粉类型（每100g）	热量（卡）	蛋白质（%）	脂肪（%）	糖类（%）	特点	适应证
低苯丙氨酸奶粉	458	16.4	17.3	59.4	苯丙氨酸 13.4mg%	苯酮尿症
低苯丙氨酸、酪氨酸奶粉	463	15.1	18.3	59.4	苯丙氨酸 67mg% 酪氨酸 97mg%	酪氨酸病
去甘氨酸、丝氨酸奶粉	462	13.6	18.3	60.9	甘氨酸 0 丝氨酸 0	高甘氨酸血症
去缬氨酸奶粉	462	14.4	18.3	60.1	缬氨酸 0	高缬氨酸血症
去脯氨酸奶粉	463	18.3	18.3	56.5	脯氨酸 0	高脯氨酸血症
去亮氨酸、异亮氨酸、缬氨酸奶粉	455	16.1	17.0	59.4	亮氨酸 0 异亮氨酸 0 缬氨酸 0	枫糖尿病
低甲硫氨酸奶粉	462	14.9	18.3	59.5	甲硫氨酸 109mg%	同型胱氨酸尿症
低赖氨酸奶粉	480	14.2	20.8	59.0	赖氨酸 49.5mg%	高赖氨酸血症
低组氨酸奶粉	461	18.3	18.3	55.8	组氨酸 104mg%	组氨酸血症

每一个参检人员都应该清楚地铭记：每个新生儿只有一次筛查机会，筛查的疾病都是严重致残的终生疾病，对个体的智力和体格发育的影响往往不可逆转，后果严重。必须非常重视新生儿筛查的质量，严格

做好采样、送检、检测、报告、召回每一个环节的质量保证。任何一个环节的疏忽，都可能影响结果判断的准确性和可靠性，导致误诊或错失治疗时机，对患儿造成无可挽救的终生残障。

第五节 植入前遗传学诊断

一、PGD 概述

植入前遗传学诊断（preimplantation genetic diagnosis，PGD）是通过遗传学分析人类胚胎（或生殖细胞），从而选择性地植入无遗传缺陷的胚胎，以杜绝遗传病患者出生的一种新的产前诊断的替代途径。1968 年，英国生殖医学专家 Edwards 等成功地进行了兔囊胚期胚胎性别诊断，从而预示着采用 PGD 防止人类遗传病患者出生的可能性。10 年后，Edwards 团队又建立了人类精子（sperm）和卵子（oocyte）体外受精（in vitro fertilization，IVF）和胚胎移植技术（embryo transfer），更进一步地为 PGD 临床应用提供了技术保障，尤其是提供了 PGD 诊断所需的人类体外卵子和胚胎。随后十几年，大量动物和人类胚胎实验显示卵裂期胚胎活检，对胚胎体外发育至囊胚期的潜能、胚胎植入率和妊娠率没有显著的影响。在此基础上，经 PCR 扩增活检单卵裂细胞 Y 染色体特异性片段，以及活检第一极体囊性纤维化（cystic fibrosis，CF）等基因片段，英国伦敦 Hammersmith 医院 Handyside 等和美国芝加哥伊利偌斯 Masonic 医学中心 Verlinsky 等于 1990 年分别报道了世界首例 X- 连锁遗传病性别诊断和单基因病的 PGD 临床应用。这些研究显示了活检人类卵子第一极体和卵裂期胚胎细胞（5～8 细胞）的可行性和安全性，也标志着 PGD 开始在临床上的应用。因属第一次减数分裂产物，第一极体在卵子受精前出现，因而活检时卵子尚未受精，故经活检和分析第一极体的遗传学诊断，又称受精前遗传学诊断（preconception genetic diagnosis，PGD）。

经过二十多年的不断完善和发展，PGD 已经成为一种成熟的技术，并在世界各地试管授精（in-vitro fertilization，IVF）中心得到了广泛的应用。在方法学上，单细胞 PCR 从初始的扩增单一基因片段发展到多个基因片段，进而发展到扩增全基因组，从而极大地提高了单基因病 PGD 诊断的准确性。单细胞荧光原位杂交技术（single cell fluorescent *in situ* hybridization）筛查染色体，从初始的 2 条染色体（X 和 Y）发展到十几条染色体，也进一步地提高了染色体数目畸变植入前遗传学筛查（preimplantation genetic screening，PGS）的效率。近年来兴起的单细胞全基因组 SNP 基因芯片技术，可同时筛查致病基因突变和涉及所有 24 条染色体的数目畸变，从而使在单基因病的 PGD 诊断中，可选择性地植入既免患单基因病又对保留染色体正常的胚胎成为可能。与此同时，PGD 临床适应证也从传统的预防单基因病和染色体病患者出生，到筛查 IVF 胚胎染色体畸变以提高植入率和妊娠率。近年来，已拓展至 HLA 遗传配型，为遗传病或白血病患者提供移植所需的 HLA 匹配的脐带血和骨髓。为了便于收集分析 PGD 临床资料，1997 和 2003 年分别成立了欧洲人类生殖与胚胎协会（ESHRE）PGD 协作组（European Society of Human Reproduction and Embryology PGD Consortium）和国际 PGD 协会（PGD International Society，PGDIS）。ESHRE PGD 协作组自 1999 年以来已先后发表了 10 次（I 至 X）统计数据，汇集了世界各地 1997 至 2007 年期间完成的 27 630 个周期 PGD 临床应用以及这些周期所出生的 4047 个 PGD 婴儿的资料。发表于 2010 年的第 10 次统计数据，汇集了世界各地 57 个 PGD 中心于 2007 年度所完成的 5887 个 PGD 周期，以及截至 2008 年 10 月所出生的 1206 个 PGD 婴儿，其中染色体结构畸变、单基因病、X- 连锁遗传病性别诊断和染色体数目畸变筛查周期数分别为 729、1203、110 和 3753。ESHRE PGD 协作组并没有汇集世界上所有 PGD 中心的资料（不含国内数据），特别是早期发表的统计结果，缺乏许多北美规模较大 PGD 中心的数据。因此，实际完成的 PGD 周期数应多于 ESHRE PGD 协作组所报道的周期数，涉及的单基因病多达 200 多种。

我国 PGD 的研究起步于 20 世纪 90 年代末，1998 年，中山医学院附一院生殖医学中心庄广伦等报道了国内首例成功的 PGD 临床应用。十几年来，PGD 已逐步在国内各省市规模较大的 IVF 中心推广。近年来，卫生部开始进行 PGD 资质认证，以便规范国内 PGD 临床应用。至 2011 年底，国内医学期刊上发表了逾百篇与 PGD 有关的研究论文与综述。国内临床 PGD 适应证也包括单基因病（如地中海贫血和假肥大型肌营养不良症等)、染色体结构畸变(如罗伯逊易位和相互易位等)和数目异常(如筛查高龄夫妇或反复流产夫妇胚胎染色体非整倍体)。郑州大学孙莹璞等 2012 年 3 月报道了中国首例应用全基因组 SNP 基因芯片技术进行 PGD 诊断试管婴儿妊娠成功和顺利分娩。近年来,庄广伦等完成了 α- 地中海贫血和 β- 地中海贫血家系的 PGD 临床应用。浙江大学金帆等报道了有关雄性激素不敏感综合征(androgen insensitivity sydrome, AIS)和 X- 连锁低球蛋白血症(X-linked agammaglobulinemia, XLA)的 PGD 临床应用。从公开报道的资料来看,与国际水平还有一定的差距,主要表现在 PGD 诊断只应用于有限数量的单基因病,同时,PGD HLA 遗传配型的研究和临床应用尚处于起步阶段。

与 PGD 有关的辅助生殖和遗传学诊断详细实验步骤可参见 2009 年 Harper 主编的《植入前遗传学诊断》第 2 版,以及 2011 年 Harton 等在《人类生殖》杂志上发表的 ESHRE PGD 协作组所制定的系列 PGD 操作规程。因篇幅所限,不在此赘述。本节就胚胎活检方式、PGD 临床应用以及单细胞遗传学诊断技术加以概述。

二、PGD 和胚胎活检技术

与 IVF 有关的辅助生殖技术,一般包括促排卵、取卵、体外受精、体外胚胎培养至卵裂期或囊胚期和胚胎移植等几个步骤。在这一过程中,可活检极体和卵裂期或囊胚期胚胎细胞用于 PGD 诊断。活检是在显微操作仪下完成。ESHRE PGD 协作组 2008 年报道的资料显示,极体活检、卵裂期胚胎活检和囊胚期胚胎活检分别占临床 PGD 应用的 6.4%、93.4% 和 0.2%。三种活检方式的详细操作细则参见 2011 年 ESHRE PGD 协作组发表的极体和胚胎活检规范操作流程。本节就三种活检方式的活检时间、适应证和优缺点加以介绍。卵裂期胚胎活检因最为常用而加以重点介绍。

(一)极体活检

极体活检(polar body biopsy)包括单独活检第一极体和第二极体,或同时活检第一极体和第二极体。第一极体和第二极体分别是第一次减数分裂和第二次减数分裂的产物,形成后自然退化消失,不参与胚胎的发育,因而理论上极体活检对胚胎的发育没有影响。受精前活检第一极体,可在取卵当日,约在 HCG 促排卵后 36 ~ 42 小时内。受精后活检第二极体,约在受精后 9 至 22 小时内,第一极体和第二极体也可同时在这一时段内活检。极体活检的优点是切取本来就要自然退化消失的极体,活检过程中未累及胚胎细胞,因而不致影响胚胎发育。极体遗传学诊断结果是间接性的,缺乏父源性精子遗传学信息,不是对胚胎的直接诊断,仅适用于母源性基因突变和染色体非整倍体筛查。迄今,世界上只有为数不多的 PGD 中心开展了这一技术。欧洲某些国家(如奥地利和意大利等)法律禁止活检人类胚胎而采用这一方法。因伦理和宗教无法接受遗弃剩余人类胚胎(含合子)也可采用这一方法。

(二)卵裂期胚胎活检

卵裂期胚胎活检(cleavage-stage biopsy)包括透明带穿孔(zona breaching)和细胞抽取(cell removal)两步。精子和卵子体外受精后,第三天早晨(受精后 68 ~ 72 小时内)胚胎多处于或已经完成第三次细胞分裂,介于 5 ~ 8 细胞阶段,是卵裂期胚胎活检最佳时段。透明带穿孔包括酸性 Tyrode 氏溶液局部侵蚀和激光穿透两种方式。酸性 Tyrode 氏溶液(pH 2.3)局部侵蚀透明带是最早使用的方法,可在常规显微操作仪下完成,故而广为采用。活检时间长短和空洞大小难以控制是本法的最大缺点。近年兴起的激光穿透法,采用特有的激光设备,既快捷又可灵活控制空洞大小而逐渐被越来越多 PGD 中心采用,已成为 ESHRE PGD 协作组内 PGD 中心最常采用的胚胎活检方法。为易于抽取单一胚胎细胞,活检时,胚胎可置于无钙离子和镁离子的培养液中,以降低胚胎细胞膜之间的黏附性。胚胎在这种培养液中时间过长可能影响其未来发育,故活检应尽量在最短时间内完成。通过透明带空洞,用吸管(内径约为 35 ~ 40 微米大小)把单个卵裂细胞抽吸出来,是最常用的胚胎细胞提取方法。在 PGD 临床应用中通常活检一个细胞,需活检第二个细胞的情况包括:①诊断染色体数目异常嵌合体;②第一个活检细胞丢失(含自溶消失)或属多核细胞和无核细胞;③第一个细胞遗传学诊断未获确切结果。需活检第二个细胞时,胚胎应至少含有六个细胞。以卵裂期 8- 细胞阶段胚胎为例,近年研究显示,活检 2 个细胞与活检 1 个细胞相比,获得 PGD 健康新生儿的概率降低了 40%。可见,活检第二个细胞可严重影响胚胎的存活率。在活检中应挑选单核细胞,以避免活检第二个细胞。

如果遗传学诊断简洁快速，活检胚胎一般应于同一IVF周期植入，以提高PGD成功率。如遗传学诊断复杂、耗时长或遇卵巢过度刺激症，冷冻健康活检胚胎是唯一选择。卵裂期胚胎冷冻复苏后，活检胚胎因透明带空洞的存在，使其存活率一般低于未活检胚胎。因此，如遇卵巢过度刺激症，胚胎可先冷冻，经复苏后再活检，以降低活检对胚胎发育的影响。研究资料显示；卵裂期活检胚胎体外培养至囊胚期再冻存，可提高胚胎复苏后的存活率。

在显微操作仪的介导下，把精子注入卵子细胞浆内的单精受精（intracytoplasmic sperm injection，ICSI），是治疗男性不育症的常用辅助生殖技术，也是临床PGD应用中最佳体外受精方式，以避免残留于胚胎透明带表面的精子对诊断结果的影响。在PGD临床实践中，如采用ICSI方式受精，需先后两次（受精和活检）穿透透明带，所以，理论上对胚胎发育的影响可能较只需一次透明带穿孔的ICSI严重。但是，从2006至2012年期间发表的几个大样本数目资料来看，PGD所需的第二次透明带穿孔活检卵裂期胚胎，对新生儿的生理（如出生身高，体重和头围大小等）和病理特征（如出生缺陷，早产率和新生儿死亡率等）没有进一步的影响，从而充分地肯定了卵裂期胚胎活检的临床安全性。在ESHRE PGD协作组第10（X）次汇集的26 943次PGD周期中，其中23 830次（88%）采用了ISCI受精方式。

（三）囊胚期胚胎活检

受精后第5～6天，体外培养胚胎发育至囊胚期。此时，胚胎细胞已经分化，整个胚胎由外围的滋养外胚层（trophectoderm）和内侧的内细胞团（inner cell mass）组成一个中空性结构的胚泡囊胚（blastocyst）。内细胞团继续发育成胚胎，滋养外胚层则发育成胎盘。此时，可活检数个滋养外胚层细胞供PGD遗传学分析，俗称囊胚期胚胎活检。该活检形式不伤及内细胞层，理论上对胚胎后续发育影响极小，同时可取多个滋养外胚层细胞（5～6个），以提高遗传学诊断的准确性。尽管如此，囊胚期活检并不普及，概因其固有的多方面缺陷。通常低于50%IVF体外培养胚胎可发育至囊胚期，从而使可供活检的胚胎数目少，同时，活检胚胎因遗传学诊断耗时而需冻存，因此，采用囊胚期胚胎活检获得PGD健康孩子的概率较卵裂期胚胎活检低。许多研究显示，滋养外胚层细胞染色体非整倍体和多倍体（如单体、三体，四倍体等）概率高于内细胞层，许多染色体数目异常仅见于滋养外胚层细胞，因此，滋养外胚层和内细胞团在遗传构成（如核型）上有时并不完全一致，易于导致PGD误诊。尽管如此，许多PGD中心成功地开展了这一活检技术，而且个别规模较大的PGD中心主要采用这一活检方式。澳大利亚悉尼IVF中心主要采用活检受精后第5天囊胚期胚胎和次日移植正常胚胎（受精后第6天），因此，胚胎可于同一IVF周期内植入而无需冻存。

三、PGD诊断疾病类型

（一）PGD和单基因病

理论上，PGD可应用于所有编码基因或其遗传定位明确的单基因病。ESHRE PGD协作组2012年报道了1997至2007年期间所完成的4733个周期单基因病PGD临床应用，涉及大约200种不同的单基因病，其中包括：①常染色体显性遗传病中的是强直性肌营养不良症（myotonic dystrophy，586周期）和慢性进行性舞蹈病（Huntington chorea，530周期）；②常染色体隐性遗传病中的β地中海贫血和镰状细胞贫血（700周期）、囊性纤维化（cystic fibrosis，643周期）、脊肌萎缩症（spinal muscular dystrophy，280周期）；③X连锁遗传病中的是脆性X综合征（fragile X syndrome，FRAXA，311周期）、假肥大型肌营养不良（Duchenne muscular dystrophy，148周期）、甲型血友病和乙型血友病（haemophilia A，haemophilia B，75周期）；④肿瘤易患性疾病（cancer predisposition）：包括Ⅰ型神经纤维瘤病（neurofibromatosis type 1，NF1）、家族性结肠息肉病（familiar adenomatosis polyposis）、视网膜母细胞瘤（retinoblastoma）等。

ESHRE PGD协作组2010年发表的第10次PGD临床应用统计报道，附有115种PGD周期数较少的单基因病清单，因篇幅所限不在此赘述。下面就单细胞PCR技术的特点及其在单基因病PGD临床应用中的注意事项加以简介。

PCR能否成功地扩增单个极体或卵裂细胞中的单个或多个基因片段，是PGD临床应用成败的关键。以单卵裂细胞为例，PCR起始模板只有1个（X连锁遗传病）或2个（常染色体遗传病）基因拷贝，只要单一细胞或单个既往PCR扩增片段的污染，就可导致误诊。同时，因扩增灵敏度要求高而极易出现PCR扩增失败。以常染色体遗传病杂合子为例,扩增失败可分为以下三种情况:① PCR 扩增失败(2 个基因拷贝扩增均失败);②等位基因优势扩增(preferential amplification,PA)(2 个基因拷贝均被扩增但扩增效率存在较大差异);③等位基因扩增缺失(allele drop-out,ADO)(2 个基因拷贝中一个扩增成功,另一个扩增失败)。单细胞 PCR 扩增失败可导致 PGD 误诊。早年 PGD 性别诊断依赖于 PCR 扩增 1 个 Y 染色体特异性重复片段,男胎可出现扩增片段而被淘汰,女胎因无扩增片段而被植入以避免 X 连锁遗传病。显然,扩增失败使男胎误判为女胎可导致误诊。基因缺失是遗传病发病的常见原因之一,没有扩增片段,一般提示胚胎为缺失携带者而应淘汰,但也可属 PCR 扩增失败而使健康胚胎误判而错误地被淘汰,这类误诊见于假肥大型肌营养不良症(DMD)PGD 临床实践。此外,在 PGD 临床实践中,单细胞 PCR 扩增失败还可因以下几种情况引起:①活检细胞在转移清洗过程中丢失,没有按预期置入 PCR 管;②细胞裂解不彻底,致使 PCR 管内单细胞基因组不能成为有效的扩增模板;③活检细胞属无核细胞;④活检细胞属死亡细胞,导致缺失包括检测基因在内的部分基因组 DNA。

等位基因优势扩增(PA)和等位基因扩增缺失(ADO)可使杂合性胚胎诊断为纯合性胚胎而导致 PGD 误诊。优势扩增正常等位基因可使隐性遗传病杂合型胚胎误诊为健康胚胎。致病等位基因扩增缺失可使显性遗传病杂合型胚胎误诊为健康胚胎。通过多重 PCR 同时扩增多个位点,发现发生在某些单一位点上的 FA 和 ADO 可避免此类误诊。近年使用高灵敏度的荧光 PCR 检测技术,可检测到某些被扩增但扩增效率极低的等位基因扩增产物(既往判断为 ADO),提高了诊断准确性。ADO 发生原因不明,如活检细胞是单倍体或二倍体细胞中 2 个等位基因之一存在扩增区域内断裂,可导致 ADO。在 PGD 临床实践中,通过提高细胞裂解效率(如使用蛋白酶 K/SDS 裂解法)和在 PCR 扩增中开始几次循环使用较高变性温度(>96°C),可以降低 ADO 发生率。因 ADO 的存在,单基因病 PGD 临床多采用多重 PCR,一般同时扩增至少 3 个位点,包括致病突变基因,以及紧邻突变两侧各 1 个连锁多态位点,直接鉴定突变是否存在,或间接分析多态位点单体型(haplotype analysis),均可用于诊断。这样一来,只要在致病突变基因和多态位点扩增过程中不同时发生 ADO,通过直接鉴定突变或单体型连锁分析,可以提高诊断的可靠性。如多重 PCR 扩增包括致病突变基因及其两侧 2 个以上多态位点,即使扩增致病突变基因和某些多态位点同时发生 ADO,通过分析剩余多态位点单体型,也可作出诊断。但如致病基因内及其周围缺乏多态位点,或致病基因连锁单体型因缺乏先证者而无法确定,直接鉴定致病基因是否存在突变是唯一选择。

污染而致单细胞 PCR 误诊也可见于临床 PGD 诊断。污染源可为:①母源性卵子表面颗粒细胞;②父源性精子;③实验操作者或既往 PCR 扩增产物。多种措施可降低或避免污染。在受精前彻底清除卵子表面的颗粒细胞,可防止母源性污染。采用单精受精(ICSI)可以预防父源性污染。设置多种阴性对照(如活检细胞清洗液和PCR扩增试剂),以及PCR隔离室,可以降低来自实验操作者或既往PCR扩增产物的污染。单细胞多重 PCR 分析多个连锁或非连锁多态位点,可以发现潜在的污染。3 或 4 个母源和父源性等位基因被扩增,提示母源和父源性污染;非母源或非父源性等位基因被扩增,提示污染来源于实验操作者或既往 PCR 扩增产物。

因绝大多数单基因病存在突变遗传异质性,在单基因病 PGD 临床实践中往往需要建立家庭特异性的单细胞多重 PCR,一般按以下几个步骤来完成。首先,鉴定先证者基因突变,以及筛选出与致病基因连锁且杂合信息高的多态位点。接着,在常规起始模板量(100 ng 基因组 DNA)以及极低起始模板量(100pg 基因组 DNA,约相当于 16 个细胞的 DNA)水平,测试多重 PCR 的可靠性。如单轮多重 PCR 扩增所需多个位点效果不理想(例如,因各对引物退火温度和扩增效率相差较大),可分首轮 PCR(一般 10 个循环左右)同时扩增所有基因片段,和次轮 PCR 应用首轮扩增产物为模板单独扩增每一个基因片段。最后,在单细胞(如淋巴细胞,口腔黏膜细胞,皮肤成纤维细胞或羊水细胞等)水平上测试所建立的 PCR 扩增方案。为评估 ADO 发生率,测试细胞应在测试基因位点具有杂合性。如 PGD 夫妇是致病基因杂合子携带者,可测试其淋巴细胞或口腔黏膜细胞。ESHRE PGD 协作组操作规范推荐测试细胞和阴性对照数应不低于 50 个,并达到以下标准:①单位点 PCR 扩增成功率高于 90%;②单位点 ADO 发生率低于 5%;③污染发生率低于 5%。在 PGD 临床应用前,如可获得捐赠卵裂期胚胎,应在单卵裂细胞水平测试所建立的多重 PCR 的可靠性。

PCR 产物分析采用某些常规基因诊断技术,包括琼脂糖电泳,测序,限制性内切酶消化,自动荧光电泳分析仪，自动基因序列测序仪，和定量PCR等。遗传学诊断应简洁快速。以卵裂期胚胎活检为例，整个PCR与PCR产物分析一般应在36～48小时内完成（受精后第三天活检至第五天胚胎植入），以便使健康胚胎能在同一IVF期植入。由于基因诊断技术的进步，就单基因病PGD而言，通常可于活检当日获得诊断结果。

（二）PGD和染色体病

1. PGD和染色体结构畸变　染色体结构畸变大致分为罗伯逊易位、相互易位、重复、缺失、倒位、插入和复杂易位等，其中，罗伯逊易位和相互易位最为常见。45，Xn，der（13；14）和45，Xn，der（14；21）是常见的罗伯逊易位，此类易位携带者与正常人婚配可产生正常易位携带者和易位型13三体征或21三体征的后代。相互易位携带者可累及大部分染色体，因携有完整正常二倍体基因组，俗称平衡易位携带者。此类携带者与正常人婚配也可产生正常、平衡易位携带者和非平衡易位携带者的后代。其中，后者因易位区段的缺失（部分单体）或重复（部分三体征），破坏了基因之间的平衡而不同程度地影响胚胎发育。除了少数可存活至出生，多因植入失败、自发流产或死胎等被自然淘汰。临床PGD的目标是选择性地植入正常或平衡易位携带者胚胎，以杜绝易位型13三体征或21三体征以及非平衡相互易位携带者的出生。ESHRE PGD协作组2012年发表的统计报道汇集了1997至2007年期间所完成的4253个为染色体结构畸变家系所做的临床PGD周期，其中，包括男性罗伯逊易位携带者（742周期），女性罗伯逊易位携带者（471周期），男性相互易位携带者（1156周期），女性相互易位携带者（1257周期），性染色体异常（337周期），以及其他染色体异常（290周期）。因非平衡易位携带型胚胎的存在，只有约64%（2731/4253）临床PGD周期有适合植入的正常胚胎，较单基因病PGD明显较低（79%，3727/4733）。在这些报道的周期中，成功活检了27 068个胚胎，其中4775个胚胎诊断为适合植入的正常胚胎。胚胎植入后，预期临床妊娠的概率约为29%。

2. PGD和染色体数目异常　大量研究结果显示，超过50%IVF胚胎具有染色体数目异常，包括非整倍体（如单体和三体等）和多倍体（如三倍体和四倍体等）。非整倍体可累及几乎所有的染色体，且往往存在嵌合体。除少数三体征（如13三体征、18三体征 、21三体征）可存活至出生外，几乎所有染色体异常胚胎，概因植入失败或胚胎畸形发育，引起自发流产和死胎，而被自然淘汰。因此，IVF胚胎染色体异常长期以来被认为是IVF失败的主要原因之一。与此类似，染色体数目异常也常见于人类自然生育过程中自发流产胚胎和死胎。临床调查资料也充分显示，随着女性年龄增长，生育染色体异常后代的风险增高。显然，选择性地植入正常二倍体胚胎，在理论上可以提高IVF成功率和防止染色体数目异常患者的出生。这种PGD筛查IVF胚胎染色体数目，以便选择性地植入正常二倍体胚胎，俗称植入前遗传学筛查（preimplantation genetic screening，PGS）。PGS主要临床适应证包括：①高龄妇女（advanced maternal age，AMA）；②严重男性不育（several male infertility SMI）；③多次IVF植入失败（repeated implantation failure，RIF）；④多发性流产（repeated miscarriage，RM）。ESHRE PGD协作组2012年发表的数据汇集了1997至2007年期间所完成的16 806个临床PGS周期，其中，绝大部分为AMA、RIF和RM。PGS约占总PGD周期数的61%。在这些报道的周期中，成功活检90 404个胚胎，其中，29 278个胚胎适合植入的正常胚胎。胚胎植入后，预期临床妊娠的概率约为27%。

3. 单细胞间期核荧光原位杂交技术　PGD诊断染色体异常主要采用单细胞间期核FISH（interphase fluorescent *in situ* hybridization）技术，计数探针杂交信号，其缺点是不能分析整条染色体结构。单细胞FISH理论上与常规FISH无异，详细实验步骤参见Thornhill 2007年主编的《单细胞诊断学》，一般包括活检细胞（或极体）玻片上固定、杂交以及杂交信号分析等步骤。单细胞FISH依赖于高特异性DNA探针，近年来商品化的染色体特异性探针为最佳选择，包括美国Vysis公司和英国Cytocell公司提供的以下探针：①亚端粒探针（subtelomere probe）；②全染色体涂染探针（whole chromosome painting probe）；③卫星DNA探针（satellite DNA probe）等。其中，后者属高度重复DNA序列，杂交信号强，便于计数，俗称染色体计数探针（chromosome enumeration probe，CEP）。在临床应用中，许多因素可影响探针杂交信号的计数，包括杂交信号分裂、信号重叠、细胞核丢失和杂交失败，其中杂交失败最为常见，在临床上可使正常二倍体胚胎误诊为单体型胚胎。杂交信号重叠和分裂所致后果较复杂，以临床PGS筛查非整倍体为例，单一探针杂交信号的重叠和分裂既可使正常二倍体胚胎分别误诊为单体和三体胚胎，也可分别把三体和单体胚胎误诊为正常二倍体胚胎；多个探针杂交信号重叠和分裂同时发生，可使正常二倍体胚胎误诊为紊乱核型（chaotic karyotype）胚胎。下面就单细胞 FISH 筛查各类染色体病探针的选择及其在临床应用中的注意事项加以介绍。

PGD 性别诊断一般采用三重 FISH，由 X 和 Y 染色体特异性探针各 1 个和某一常染色体（多为第 18 号染色体）特异性探针 1 个组成。其中，X 和 Y 染色体探针用于诊断性别，而常染色体探针不但可以判断胚胎是否属于二倍体，也可筛查可能存在的多倍体（ploidy）。这一方案的优点是，只有当 Y 染色体探针杂交信号没有预期出现与 X 染色体探针出现 1 个额外杂交信号同时存在的情况下，才可能把男胎（XY）误诊为女胎（XX）。这种 X 和 Y 探针双重误诊在 PGD 临床应用中比较罕见。

罗伯逊易位 PGD 通常只需二重 FISH，由易位所累及的 2 个染色体各 1 个特异性探针组成，可以筛查出所有潜在的非平衡易位型核型。为了避免易位型 13 三体征和 21 三体征患者的出生，对涉及 13 号染色体或 21 号染色体的罗伯逊易位，如 45，Xn，der（13；14）（q10；q10）和 45，Xn，der（14；21）（q10；q10），一般可采用三重 FISH 技术，即多增加 1 个 13 号染色体或 21 号染色体特异性探针。必要时，应进行活检和分析第二个胚胎细胞以确保诊断的准确性。Vysis 和 Cytocell 公司商品化探针可用于罗伯逊易位 PGD 临床应用。适合于 der（13；14）罗伯逊易位 PGD 诊断的探针包括：① Vysis LSI 13（RB-1，13q14）；② Cytocell 13q 亚端粒探针（D13S1825，13q34）；③ Vysis TelVysion 14q（D14S308，14q32.3）。适合于 der（14；21）PGD 诊断的探针包括：① Cytocell 14q 亚端粒探针（D14S1420，14q32.3）；② Vysis LSI 21（D21S529，D21S341，D21S342，21q22.13-q22.2）；③ Cytocell 21q 亚端粒探针（D21S1575，21q22.3）。

相互易位所涉及的染色体，以及染色体断裂位置和易位片段的大小，往往具有家族特异性，最佳选择是跨越断裂点探针（breakingpoint spanning probe）或紧邻断裂点两侧（近端和远端）探针。因建立这些断裂点特异性探针耗时多，现常用商品化的染色体特异性着丝粒卫星 DNA 探针和亚端粒探针，分别替代断裂点近端和远端探针。在临床应中多采用四重 FISH，由易位所涉及的 2 条染色体各 1 个着丝粒卫星 DNA 探针和 1 个亚端粒探针组成。以单卵裂细胞 FISH 为例，每个探针出现 2 个杂交信号，提示胚胎属正常健康（2 条正常染色体）或平衡易位携带者（2 条平衡易位染色体）。该策略的不足之处，在于无法区分正常与平衡易位携带型胚胎，而且，如探针杂交部位与断裂点之间发生重组交换，可以导致误诊。相互易位 46，Xn，t（11：22）（q23.3；q11.2）可频发，适用于这一相互易位 PGD 诊断的商品化探针包括：① Cytocell 11q 亚端粒探针（D11S4974，11q25）；② Vysis LSI TUPLE 1（TUPLE1，D22S553，D22S609，D22S942，22q11.2）；③ Vysis LSI ARSA（ARSA，22q13.3）。

因单细胞 FISH 尚不能分析所有 24 条染色体，在临床上，植入前染色体筛查（PGS）只能选择性地筛查与临床紧密相关的染色体。因与之杂交的 DNA 拷贝数多，且常紧密连锁在一起，分布于着丝粒附近而表现为局部亮丽的杂交信号，商品化染色体计数探针（CEP）为 PGS 首选探针。PGS 的初衷在于防止染色体病（如 13 三体征、18 三体征、21 三体征）和性染色体异常（如 X 和 XXY）患者的出生。一般采用这些染色体病所累及的 5 条染色体（13、18、21、X 和 Y）各 1 个特异性探针所组成的五重 FISH。单细胞多轮 FISH 杂交（sequential FISH）技术可分析多至 13 个染色体。随着上述首轮筛查 5 条染色体后，次轮 FISH 可筛查自发流产和死胎中易见的染色体病（14 三体征、15 三体征、16 三体征、22 三体征）所涉及的 4 条染色体，以便降低自发流产和死胎的发生率。此外，为提高胚胎植入率和临床妊娠率，三轮 FISH 常筛查另外 5 条染色体（2、3、4、11 和 17）。单细胞多轮 FISH 杂交虽然可筛查较多的染色体，但是诊断准确性逐轮降低，特别是三轮 FISH 误诊率较高。

四、PGD 的临床效果及其前瞻

自 1995 年临床应用以来，PGS 已在世界上绝大多数规模较大的 PGD 中心开展。以单细胞 FISH 筛查活检极体或卵裂细胞为核心的 PGS，曾多年成为 PGD 临床应用的主要组成部分。但遗憾的是，发表于 2004 至 2009 年期间的 11 个临床随机对照研究显示，PGS 并没有达到提高 IVF 临床妊娠率和健康活婴出生率（live birth rate）的预期效果。相反，汇总所有 11 个研究的资料后发现，PGS 组临床妊娠率显著低于对照组，分别为 13%（92/696）和 21%（132/638）。人们开始怀疑 PGS 提高 IVF 成功率这一假说的正确性。许多IVF中心开始减少或停止PGS筛查。但目前PGD专家们的主流意见倾向于认为，PGS筛查技术的局限性是导致这种临床实践与理论预期相差较大的原因。上述的11个随机对照研究中10个采用了卵裂期胚胎活检，除活检可能在一定程度上影响胚胎后续发育外，因卵裂期胚胎染色体嵌合率高，单一（或两个）活检卵裂细胞的染色体构成（核型）与剩余胚胎可能并不完全一致。极体诊断结果避免了染色体嵌合因素的干扰，而且极体活检理论上对胚胎后续发育的影响较卵裂期胚胎活检小，同时考虑到90%以上非整倍体是母源性的，因此极体活检比卵裂期胚胎活检更适合于PGS筛查。此外，现阶段PGS依赖于单细胞FISH技术，因而只能筛查有限数目的染色体（5～12），单细胞比较基因组杂交（single-cell comparative genomic hybridzation，CGH）技术可筛查所有24条染色体，从而在理论上可以达到淘汰所有染色体数目异常胚胎的目的。为了回答这些疑问，ESHRE PGD协作组2009年成立了攻关小组，旨在评估单极体CGH分析提高PGS临床筛查效率的可能性。

采用全基因组扩增（whole genome amplification，WGA）技术，扩增单细胞内“二倍体基因组DNA”（第一极体和卵裂细胞）或“单倍体基因组DNA”（第二极体），以提供足够分析所需的遗传物质，是单细胞CGH与常规CGH技术的唯一区别，其中包括GenomiPhi（GE Healthcare，USA），和GenomePlex（Sigma-Aldrich，USA）单细胞PCR扩增系统。因篇幅所限，详细的单细胞CGH技术实验步骤不在此赘述。CGH技术因可筛查24条染色体，早在十几年前就成功地应用于分析胚胎单卵裂细胞，但早期单细胞CGH杂交依赖于常规细胞分裂中期染色体分裂相（chromosome spreads），而耗时长达72小时，不易于临床推广应用。笔者在澳大利亚阿德莱德大学（University of Adelaide）2004年首次发表了成功的单细胞基因芯片CGH（single-cell array CGH）技术，胚胎活检至获得CGH结果只需30个小时，致使健康胚胎可在同一IVF周期内植入，从而为CGH基因芯片技术在临床PGS中的应用提供了充分的时间。英国Bluegenome公司近年来上市的单细胞CGH技术可在12小时内完成，已逐渐在各大IVF中心推广。该法既可筛查涉及整条染色体的非整倍体，也可筛查染色体局部缺失（部分单体）或重复（部分三体征）。

此外，国内外许多PGD中心近年来开始尝试应用商品化基因芯片筛查胚胎活检细胞染色体数目异常，包括美国Affymetrix公司提供的GeneChip 250K NspI全基因组SNP基因芯片。单细胞SNP基因芯片诊断技术经全基因组SNP分析可以筛查非整倍体，同时，对个别基因内及其周围紧密连锁SNP单体型分析则可用于致病基因的连锁分析。以单基因病PGD诊断为例，结合染色体非整倍体筛查和致病基因连锁分析，可选择性地植入正常的胚胎，从而提高获得健康活婴的概率。此外，HLA基因座位内及其周围SNP单体型连锁分析，也可用于PGD HLA遗传配型（详后）。可见，单细胞SNP基因芯片诊断技术是PGD一个全新的发展方向，但推广起来尚受扩增覆盖率高低（尤其是能否扩增单基因病PGD诊断所需特定致病基因位点内及其周围SNPs）以及其他诸多因素（技术难度大，设备要求高和费用昂贵）的制约。该技术在PGS临床中的应用尚处尝试阶段，是否可以成为一项常规筛查技术用于提高IVF活婴出生率还有待观察。

五、PGD和HLA遗传配型

PGD技术的应用并不仅限于IVF，更广阔的前景是对遗传病的治疗。脐带血和骨髓造血干细胞移植，可用于治疗遗传性血红蛋白病、再生障碍性贫血以及某些白血病。造血干细胞移植中，供体与受体HLA匹配的程度是治疗成败的关键。供体和受体HLA完全相匹配，可以避免供体与受体之间免疫排斥，因而是最佳选择。同胞兄妹HLA完全匹配的理论概率是25%，但在移植治疗中，这种理想供体往往难以获得。患者常因相配供体缺乏而得不到及时救治。PGD技术的出现，为获得HLA完全匹配的脐血或骨髓提供了一种全新的选择。

Fanconi贫血（Fanconi anemia）是一种常染色体隐性遗传病，进行性骨髓造血功能衰竭及全血细胞减少，其典型特征是多发先天畸形及多种肿瘤易患性增高。早年造血干细胞移植是治疗本病的关键。Gluckman等（1989）经移植HLA完全匹配的新生儿脐血，成功地治疗了同胞患者。因此，本病是世界上脐带血移植治疗最早的疾病之一。Verlinsky等（2001）通过PGD植入与家庭中患者HLA完全匹配的胚胎而成功地获得了HLA完全匹配的健康同胞，可提供新生儿脐血或骨髓治疗年长同胞患者。这种使新生儿既免于患病，又可提供脐血或骨髓治疗年长同胞患者的植入前遗传学诊断称为PGD-HLA遗传配型(preimplantation genetic diagnosis and HLA matching)。经过10年实践,PGD-HLA遗传配型已成功地应用于多种遗传性血液病,特别是遗传性血红蛋白病。Kukiev等(2011)报道了395个周期血红蛋白病(α地中海贫血及β地中海贫血和镰状细胞贫血)临床PGD应用,其中三分之一属于PGD-HLA遗传配型。Kahraman等(2011)报道了262个PGD-HLA遗传配型,其中约88%为β地中海贫血PGD-HLA遗传配型。台湾大学2008年成功地报道了台湾地区首例β地中海贫血PGD-HLA遗传配型临床应用。经PGD-HLA遗传配型,新生儿既免患遗传性血红蛋白病,又可提供HLA匹配的脐带血或骨髓治疗家庭中年长同胞患者。

造血干细胞移植可用于治疗多种白血病。如HLA匹配供体缺乏,且患者父母尚在育龄期,通过PGD,可以获得一个HLA与患者完全匹配的健康者,为年长同胞患者提供移植所需的新生儿脐带血或骨髓造血干细胞。此类PGD只进行HLA遗传分型,较上述PGD-HLA遗传配型简单,属单纯性植入前HLA遗传配型(preimplantation HLA typing)。通过这一技术,已成功治疗了各种类型的白血病和再生障碍性贫血和骨髓增生异常综合征等。

多态位点单体型连锁分析是植入前HLA遗传配型常用的方法。通常10个左右多态位点(如STR)可提供足够杂合信息,最好均匀分布于HLA基因座位(6p21.3)(包括HLA-A、HLA-B、HLA-C、HLA-DR和HLA-DQ)及其周围,以便查出潜在的HLA基因座位内重组,避免误诊。多态位点的选择因家庭而异,通常需要分析患者与其父母约50个多态位点才可确定。一般采取单细胞套式PCR(nested PCR),由第一轮多重PCR经低退火温度同时扩增分析所需的所有位点,和第二轮单一位点特异性PCR。测序PCR产物可判断胚胎是否携有致病突变。分析荧光标记PCR产物可判断胚胎HLA基因座位连锁单体型是否与同胞患者相同。

胚胎与家庭中患病同胞HLA完全匹配的理论概率是1/4。据此,在单纯性植入前HLA遗传配型中,适合植入胚胎的理论概率为25%。但PGD-HLA遗传配型中适合植入胚胎的概率因遗传病类别而不同。以常染色体隐性遗传病为例,无患病胚胎的概率是3/4,结合胚胎与某一患病同胞HLA匹配的概率是1/4,适合植入胚胎的理论概率为3/16(~19%)。如为X连锁隐性遗传病性别诊断,无患病胚胎的概率是1/2,结合胚胎与某一患病同胞HLA匹配的概率是1/4,适合植入胚胎的理论概率为1/8(~12.5%)。可见,PGD-HLA遗传配型预期适合植入胚胎的数目较常规PGD少。

在实际应用中,PGD-HLA遗传配型能否顺利进行,还受其他多种因素的影响,特别是女方年龄大小决定每IVF周期所获胚胎的数量和质量。女方年龄较小,也常需多个周期才能获得1个与患者HLA匹配的健康同胞。由于卵巢可促发育的初始卵泡数量少,以及胚胎植入后着床率和妊娠率低,高龄女性一般均需多个周期才能获得1个与患者HLA匹配的健康同胞。因此,可能由于旷日持久的等待而延误了最佳干细胞移植时机,使患者得不到及时的治疗。此外,Verlinsky等对IVF胚胎的研究显示:①HLA基因座位内重组概率为4.3%;②第6号染色体单体和三体的概率为6.4%。如此频发的第6号染色体非整倍体和HLA座位基因内重组也在一定程度上减少了适合植入胚胎的数目。

尽管技术要求高,但因临床治疗所需,PGD-HLA遗传配型周期数正在逐年增多,除上述的遗传性血红蛋白病和血液病外,还包括溶酶体α-甘露糖苷症(α-mannosidosis),葡糖鞘氨醇病(Gaucher syndrome),黏多糖病Ⅳ型(Hurtler syndrome),高D球蛋白症(Hyper IgD),Bloom综合征(Bloom's disease),X-连锁肾上腺脑白质营养不良症(X-linked adrenoleukodystrophy,X-ALD),湿疹-血小板过少性免疫缺陷症(Wiscott-Aldrich综合征),常染色体显性严重先天性中性粒细胞减少症(autosomal dominant severe congenital neutropenia),X连锁慢性肉芽肿病(X-linked chronic granulomatous disease,X-CGD)和X-连锁高免疫球蛋白M血症(X-linked hyperimmunoglobulin M syndrome)等。总结逾百周期PGD-HLA遗传配型的研究报道已开始出现,其中包括:①比利时van de Velde等(2009)报道的284周期;②土耳其Kahraman等(2011)报道的327周期;③美国Kukiev等(2011)报道的144周期;④ESHRE PGD协作组(2012)报道的297周期。在这些报道的周期中已出生一百多名与家庭中患者HLA完全匹配的健康同胞,通过脐带血或骨髓移植,有效地治疗了年长患病同胞。我国中山大学附一院生殖医学中心庄广伦等已开展了β地中海贫血家系PGD-HLA遗传配型的研究和临床应用。

参考文献

1. 杜传书,许延康,吴秋玲,等.广东省兴宁县红细胞葡糖-6-磷酸脱氢酶缺乏症的基因频率.遗传,1982,4(2):11-12.

2. 许延康,曾瑞萍,刘良斌,等.我国7个省(自治区)9个民族人群红细胞葡萄糖6-磷酸脱氢酶缺乏症基因频率调查.遗传与疾病,1985,2(2):67-70.

3. 王珺,云妙英,崔箭,等.广西壮族地区β-地中海贫血的研究进展.中央民族大学学报(自然科学版),2010,19(2):82-84.

4. 陈淑芬,蒋玮莹.甲型血友病基因诊断及产前诊断的研究进展.国际医学遗传学杂志,2009,32(3):195-198.

5. 郭红梅,徐婉芳,王忠,等.三维超声引导下经皮脐静脉穿刺术的应用价值.临床超声医学杂志,2011,13(2):10-12.

6. 廖灿,潘敏,李东至,等.B超引导下的脐静脉穿刺术在产前诊断应用中的安全性研究.中华妇产科杂志,2004,39(12):813-815.

7. Alfirevic Z, Mujezinovic F, Sundberg K. Amniocentesis and chorionic villus sampling for prenatal diagnosis. Cochrane Database of Systematic Reviews, 2003; Issue 3. Art. No.: CD003252; DOI: 10. 1002/14651858. CD003252. Amniocentesis and chorionic villus sampling for prenatal diagnosis (Review) 1 Copyright © 2009 The Cochrane Collaboration. Published by JohnWiley & Sons, Ltd.

8. Devaney SA, Palomaki GE, Scott JA, *et al.* Noninvasive fetal sex determination using cell-free fetal DNA: a systematic review and meta-analysis. JAMA, 2011, 306(6): 627-636.

9. 顾学范,王治国.中国580万新生儿苯丙酮尿症和先天性甲状腺功能减低症的筛查.中华预防医学杂志,2004,38(2):99-102.

10. 江剑辉,李蓓,曹伟锋,等.广州市125万新生儿葡萄糖-6-磷酸脱氢酶缺乏症筛查和防治.广东医学,2009,30(9):1219-1221.

11. Waisbren SE, Noel K, Fahrbach K, *el at.* Phenylalanine blood levels and clinical outcomes in phenylketonuria: a systematic literature review and meta-analysis. Mol Genet Metab, 2007, 92(1-2): 63-70.

12. Handyside AH, Kontogianni EH, Hardy K. Pregnancies from biopsied human preimplantation embryos sexed by Y-specific DNA amplification. Nature, 1990, 344(6268): 768-770.

13. Chan LC, Ma SK, Chan AY, *et al.* Should we screen for globin gene mutations in blood samples with mean corpuscular volume (MCV) greater than 80fl in area with a high prevalence of thalassemia? J Clin Pathol, 2001, 54(4): 317-320.

14. Harper JC, Coonen E, De Rycke M, *et al.* ESHRE PGD Consortium data collection X: cycles from January to December 2007 with pregnancy follow-up to October 2008. Hum Reprod, 2010, 25(11): 2685-2707.

15. 徐艳文,庄广伦,李满,等.荧光原位杂交技术在胚胎植入前性别诊断中的应用.中华妇产科杂志,2000,35:465-467.

16. 邓捷,彭文林,刘颖,等.应用荧光聚合酶链反应对α地中海贫血进行植入前遗传学诊断.中华医学杂志,2005,85:2682-2685.

17. 徐艳文,任秀莲,周灿权,等.两种荧光原位杂交技术在染色体易位植入前遗传学诊断中的效率比较.中华妇产科杂志,2008,43:576-580.

18. Harper J. Preimplantation Genetic diagnosis. 2nd edition. London: Cambridge University Press, 2009.

19. Harton GL, De Rycke M, Fiorentino F, *et al.* ESHRE PGD consortium best practice guidelines for amplification-based PGD. Hum Reprod, 2011, 26(1): 33-40.

20. Harton GL, Harper JC, Coonen E, *et al.* ESHRE PGD consortium best practice guidelines for fluorescence in situ hybridization-based PGD. Hum Reprod, 2011, 26(1): 25-32.

21. Harton GL, Magli MC, Lundin K, *et al.* ESHRE PGD Consortium/Embryology Special Interest Group--best practice guidelines for polar body and embryo biopsy for preimplantation genetic diagnosis/screening (PGD/PGS). Hum Reprod, 2011, 26(1): 41-46.

22. Goossens V, Harton G, Moutou C, *et al.* ESHRE PGD Consortium data collection VIII: cycles from January to December 2005 with pregnancy follow-up to October 2006. Hum Reprod, 2008, 23(12): 2629-2645.

23. Harper JC, Wilton L, Traeger-Synodinos J, *et al*. The ESHRE PGD Consortium: 10 years of data collection. Hum Reprod Update. 2012, 18(3): 234-247.

24. Hu DG, Webb G, Hussey N. Aneuploidy detection in single cells using DNA array-based comparative genomic hybridization. Mol Hum Reprod, 2004, 10: 283-289.

25. Verlinsky Y, Rechitsky S, Schoolcraft W, *et al*. Preimplantation diagnosis for Fanconi anemia combined with HLA matching. JAMA, 2001, 285(24): 3130-3133.

26. http://www.acmg.net

27. http://www.nccrcg.org/AM/Template.cfm? Section=Home5

28. http://www.acmg.net/StaticContent/NCC/FinalReportonThirdYearEvaluation03302011.pdf

29. http://www.ncbi.nlm.nih.gov/sites/GeneTests/review

30. http://www.americanpregnancy.org/prenataltesting/firstscreen.html

31. http://www.ucsfhealth.org/education/screening_tests/index.html

32. http://www.cdc.gov/ncbddd/birthdefects/diagnosis.html

33. http://www.mchscn.org

第十五章 遗传病的治疗

项 鹏 郭奕斌 光 炜

第一节 一般性治疗

遗传病一旦确诊,面临的就是治疗问题。遗传病的治疗一般分为下列四个水平:临床水平、代谢水平、酶水平、基因水平。如果从治疗的阶段和时间来看,还可分为宫内治疗(产前治疗)、症状前治疗、现症患者治疗。本节主要介绍一般性的对症治疗,即现症患者的治疗。

遗传病的一般性治疗,包括手术治疗、药物治疗、饮食治疗等。这种对症治疗的方法,只能消除或减轻一代人的病痛,对致病基因本身却未能矫正或替换。现在行之有效的一些疗法,也只能缓解症状,减轻患者痛苦,延长患者生命,下面将逐一介绍。对多基因病来说,已经积累了较多的经验,可以大大延长患者寿命,具体治疗方法将在第三篇各章中提及。

一、手术治疗

当遗传病发展到出现临床症状,特别是器官组织已出现了损伤,就应采用手术疗法,对病损器官进行切除、修补或替换,骨骼畸形者采用手术矫正,白内障患者作手术摘除,晶体混浊植入人工晶体,脾大者切除脾脏。脐疝、腹股沟疝做手术修补,等等。这种疗法可以有效改善某些遗传病的症状,较快地减轻患者的痛苦。手术治疗大致可分手术矫正和组织器官移植两类。

(一)手术矫正

手术矫正是手术治疗的主要手段。对遗传病所产生的畸形,可通过手术进行矫正、修补或切除。例如,对唇裂、腭裂、幽门狭窄可进行手术修补;对性别畸形和先天性心脏病可进行手术矫正;对遗传性球形红细胞增多症可进行脾切除等。近年来,这一技术已广泛应用到遗传性代谢病的治疗中,例如,对家族性高胆固醇血症患者、高脂蛋白血症 IIa 型患者,可进行回肠 - 空肠旁路手术。术后可减少肠道对胆固醇的吸收,使患者体内的胆固醇含量减少。又如，糖原贮积症（glycogen storage disease，GSD）Ⅰ型（GSD 1）和Ⅲ型（GSD 3）患者可应用门静脉和下腔静脉吻合术形成的门静脉短路，使肠道吸收的葡萄糖绕过肝细胞，使肝糖原生成减少。

黏多糖病（mucopolysaccsharidosis）Ⅰ型、Ⅱ型、Ⅲ型和Ⅵ型患者有脐疝、腹股沟疝，可通过手术给予治疗；成骨不全（osteogenesis imperfecta，OI）、X连锁低磷酸盐血症佝偻病（X-linked hypophosphatemic rickets，XLH）、假性软骨发育不全（pseudoachondroplasia，PSACH）、多发性骨骺发育不良（multiple epiphysealdysplasia，MED）等骨骼畸形患者，也可通过手术给予一定程度的矫正。

目前，可用手术治疗减轻症状的疾病还有：①多发性神经纤维瘤；②结节性硬化症合并内脏肿瘤；③遗传性痉挛性截瘫、腓骨肌萎缩症等的弓形足可用手术矫正，使患者走路得到改善；④脊柱畸形（常见于假肥大型肌营养不良、遗传性痉挛性截瘫等）严重的病例，当出现压迫脊髓或（及）脊神经根时，应考虑手术矫正；⑤某些神经遗传病如强直性肌营养不良、半乳糖血症等，都因白内障影响视力，应尽早做白内障手术。

近十多年来，随着医学技术的快速发展和医疗器械的不断创新，射频消融术和微创手术（包括低温等离子射频消融术、高温射频消融结合放射或（和）化疗、等离子刀成形术与等离子缩容术、CT引导下射频热凝联合臭氧消融术、改良冲洗式双极射频消融术、等离子射频髓核成形术复合臭氧髓核消融术、胸腔镜辅助下微创射频消融术等）在治疗心血管病（心律失常、心房颤动、阵发性室上性心动过速、频发室性早搏、特发性室性心动过速、风湿性心脏病、高血压等），肿瘤（原发性肝癌、结直肠癌肝转移、肺部肿瘤、脊柱转移瘤、大肠癌异时性肝转移、小肾癌、皮肤转移癌、子宫肌瘤等）以及颈性眩晕、神经根型颈椎病、腰椎间盘突出症、慢性鼻炎-鼻窦炎、舌根囊肿、先天性会厌囊肿、扁桃体、功能失调性子宫出血、阻塞性睡眠呼吸暂停综合征、肝血管瘤等疾病方面，都有长足的进步和广泛的应用。

（二）组织器官移植

随着免疫学知识和技术的不断发展，免疫排斥问题已得到越来越有效的控制，因而组织器官移植（tissue and organ transplantation）也越来越广泛地用于遗传病的治疗。常用的组织器官有胎肝、胎脑、肾脏、脾脏、骨髓、胸腺、角膜等。组织器官的移植主要需要解决供体组织器官的来源和排斥问题，后者将在第20章叙述。

1. 肾移植　肾移植（renal transplantation）是迄今最成功的器官移植，其不良反应较其他器官移植为少。目前已在家族性多囊肾、遗传性肾炎、先天性肾病综合征、胱氨酸尿症和淀粉样变性等十多种遗传病中进行过肾移植，可使病情得到有效缓解。目前，肾移植的成功率一年成活率为85%，五年成活率为60%，10年成活率还只有1%。无论数量和质量，我国都居于世界前列，仅次于美国。

2. 骨髓移植　骨髓移植（bone marrow transplantation，BMT）详见第二节。

3. 肝移植　肝移植（liver transplantation）是某些代谢性肝病唯一的治疗方法。例如，与囊性纤维化或α1-抗胰蛋白酶（α1-AT）缺乏症相关的慢性肝病，目前只有进行肝移植治疗，这两种疾病占了儿科肝移植的大部分。α1-AT缺乏症患者进行肝移植后，血中的α1-AT可以很快达到正常水平。对神经鞘磷脂贮积病A型（Niemann-Pick disease）患者进行肝移植后，患者血浆、尿及脑脊液中神经鞘磷脂酶活性都有增加，尤以脑脊液增加最为显著。糖原贮积症、citrin缺陷（citrin deficiency）（注：citrin是天冬氨酸-谷氨酸的载体，由*SLC25A13*基因编码）引起的新生儿肝内胆汁淤积症（neonatal intrahepatic cholestasis caused by citrin deficiency，NICCD）和成人瓜氨酸血症Ⅱ型（adult-onset type Ⅱ citrullinemia，CTLN2）、酪氨酸血症等累及肝脏结构和功能病变的遗传病，均可采用肝移植疗法。

4. 脾移植　脾切除术后因为免疫功能缺陷易引起暴发性感染，术后发病率与死亡率极高。有关研究显示，非恶性肿瘤的病理脾、地中海贫血致脾肿大的，均可实行脾切除术。根据患者病情，为了维持机体免疫功能，提高抗感染能力，可选用自体脾移植（spleen transplantation），只要治疗得当，疗效都很肯定。此外，脾移植还可用于治疗葡糖鞘氨醇病（Gaucher病）Ⅲ型。移植后，患者血浆中的底物—葡糖酰神经酰胺会逐渐降低。

5. 胸腺移植　先天性胸腺发育不全（Di George综合征）是由于胚胎期第三、第四咽裂囊发育障碍，使胸腺和甲状旁腺缺如或发育不全而引起的一种先天性异常。除加强护理和营养、预防感染、注意隔离、避免接种疫苗等一般疗法外，还可采用胸腺移植（thymus transplantation）等免疫替补疗法给予治疗。

6. 胰腺移植　对1型糖尿病患者可进行胰腺移植（pancreas transplantation），已在数十例少年型糖尿病患者中得到应用。移植后可见到患者胰岛素水平稳定，血糖恢复到正常水平，有些病例血糖和激素在移植后可维持正常水平超过一年。

7. 角膜移植　遗传性角膜萎缩症、黏多糖病Ⅰ型、Ⅵ型等都有明显角膜混浊，可以采用角膜移植（corneal transplantation）予以治疗。疗效与发病年龄、症状轻重和病种类型密切相关。

8. 酶移植　由于成功的同种异体移植可以持续提供所缺乏的酶或蛋白质。因此，对于某些先天性代谢病进行器官移植越来越受到重视。植入含有正常DNA的细胞、组织或器官，在受体内不但可以产生相应的有活性的酶，还能制造多种基因产物，如胸腺的胸腺素、胰腺的胰岛素和其他活性酶等。由于移植物能提供正常的酶源，所以这种移植又称酶移植（enzyme transplantation）。移植后，移植物在受体内，可能通过下述两种机制发挥作用。

（1）原位代谢：底物在血浆中蓄积的那些疾病，移植物中的活性酶可以代谢或清除蓄积的底物。这些底物是通过血循环进入组织中的。当蓄积的底物从血浆中清除后，在血浆与底物贮积的组织之间就会形成一种浓度梯度，使血浆不断重新饱和底物，并不断清除全身底物负荷。移植的器官有肝、脾、肾等。

（2）合成活性酶、必需辅因子、激素或免疫活性因子：这些物质可由移植物的细胞更新后释放，或由移植物直接分泌入血循环，然后分布到各组织中，进入细胞进行底物的代谢。

随着免疫学等学科的不断发展，可进行移植治疗的组织器官的种类越来越多。目前，已进行过自体移植的有皮肤、骨骼、静脉、脾、肾等，进行过同种移植的有肾、肝、肾上腺、骨髓、胸腺、脾、胰等。有些已取得明显疗效，有些仅使症状暂时缓解。

二、药物治疗

药物治疗（pharmacotherapy）的原则是补其所缺，去其所余。在药物治疗的实施过程中，可分为出生前治疗、症状前治疗和现症患者治疗。

（一）出生前治疗/产前治疗

出生前治疗/产前治疗（prenatal treatment）是指经产前诊断确诊为患胎后，给孕妇服药，通过胎盘达到治疗胎儿的目的。此法可大幅度减轻胎儿出生后的遗传病症状。例如，对疑为维生素B_6依赖性癫痫的胎儿，在妊娠后期给母亲每天服用维生素B_6，可防止患儿在出生后的癫痫发作；对患先天性非溶血性黄疸（Crigler-Najjar综合征）的胎儿，于分娩前给母亲服用小量苯巴比妥，可防止患儿发病。给孕妇服用肾上腺皮质激素、洋地黄，可分别治疗胎儿的先天性肾上腺皮质增生症、先天性室上性心动过速。又如，产前诊断如确诊羊水中甲基丙二酸含量增高，即提示胎儿可能患甲基丙二酸尿症，该病会造成新生儿发育迟缓和酸中毒，在出生前和出生后给母体和患儿注射大量的维生素B_{12}，能使胎儿或婴儿发育正常。再如，羊水中T_3增高，提示胎儿可能患甲状腺功能低下，及时给孕妇服用甲状腺素，即可防患于未然。这都是根据补其所缺的原理治疗。

（二）症状前治疗

症状前治疗是指症状出现前进行的前瞻性治疗。某些遗传病采用症状前药物治疗，可以预防遗传病症状的出现，从而达到治疗的效果。例如，发现新生儿甲状腺功能低下，可给予甲状腺素制剂终身服用，以防止其智能和体格发育障碍。苯丙酮尿症高危患儿可在出生后喂奶72小时后进行早期诊断，然后进行早期治疗，即可防止患儿的智力损伤。对于枫糖尿病、同型胱氨酸尿症或半乳糖血症等遗传病，若能通过筛查在症状出现前做出诊断，及时给予治疗，也都可以获得理想疗效。

但是，对尚未出现临床表现的杂合子和症状前患者是否实施预防性的治疗措施。不能一概而论，要根据疾病的严重程度、治疗的近期和远期效果、药物不良反应的大小、人们对这类问题的道德取向综合考虑，后加以裁决。

（三）现症患者治疗

对于已出现症状的患者，可根据遗传病类型、发病机制的不同，分别采用酶替代疗法、激素替代疗法和维生素疗法。

1. 酶替代疗法 遗传性代谢病通常是由于基因突变造成酶的缺失或活性降低而引起的一类遗传性疾病，故可用酶替代疗法（enzyme replacement therapy，ERT），即酶诱导和酶补充的方法替代缺陷的酶。随着酶学技术的提高，细胞工程学和基因工程学的进展，目前已可获得足量、高纯度的酶制剂（尤其是溶酶体酶），这就为酶替代疗法开辟了广阔的途径。近年来，酶替代疗法结合造血干细胞移植的治疗方式已日益受到重视，并越来越广泛地应用于临床实践，尤其是在黏多糖病的治疗上。由于在不同的代谢环节，缺陷的酶所引起的后果是不同的，有的导致底物堆积或中间产物过多，有的则导致代谢产物过少或完全缺乏，因此，应根据具体情况处理。归纳起来，主要有两类，一类是补其所缺，另一类是去其所余。

（1）补其所缺：有直接补充和间接补充两种疗法。

1）直接补充：有些遗传病是因为某些酶缺乏而不能形成机体所必需的代谢产物，如给予补充，即可使症状得到明显的改善，达到治疗的目的。这种疗法可称为"补缺"。补缺一般是终身性的。例如，先天性无丙种球蛋白血症患者，给予丙种球蛋白制剂，可使感染次数明显减少；乳清酸尿症患者，因体内缺乏尿苷而引起贫血、体格和智能发育障碍，给予尿苷治疗，症状即可得到缓解。此外，给血友病患者补充抗血友病球蛋白、新鲜全血、新鲜血浆；给低磷酸盐血症佝偻病患者口服中性磷酸盐，同时口服维生素 D 或双氢速变固醇（dihydrotachysterol，DHT），临床症状都可得到有效缓解。对多巴反应性肌张力障碍（dopa-responsive dystonia，DRD），长期采用左旋多巴治疗有显效；对发作性运动诱发性运动障碍（paroxysmal kinesigenic dyskinesia，PKD）患者持续使用抗癫痫药物治疗，也可收到显著效果。另外，也可选用其他抗癫痫药物，如苯妥英钠、托吡酯、拉莫三嗪或奥卡西平等。经药物治疗一段时间（大约 1~2 年）后，如果症状明显缓解，即可逐渐停药。对低钾性周期性瘫痪，在发作时需补充大量钾盐，并持续服用常量钾盐一段时间。发作频繁者，可在间歇期口服乙酰唑胺或螺内酯。对原发性震颤，药物治疗同样可取得良效。但如果发现药物治疗无效且症状较严重者，则可改用手术治疗（电刺激和丘脑损毁术）。对面部声带抽搐综合征（Tourelle syndrome，TS）的治疗，应根据目标症状选择治疗药物。在抑制抽动方面，主要使用 α_2 肾上腺素能受体激动剂。最近采用利培酮、盐酸齐拉西酮、喹硫平等，都有治疗抽动的效果。治疗注意力缺陷多动症（attention deficit hyperactivity disorder，ADHD）的一线药物是 α_2 肾上腺素能受体激动剂（如可乐定、盐酸胍法辛），或中枢兴奋剂（如哌甲酯和右苯丙胺），但后者有加重抽动的风险。托莫西汀是选择性去甲肾上腺素再摄取抑制剂，最近获美国 FDA 批准为治疗 ADHD 的非中枢兴奋药，也可改善 TS 合并存在的多动 / 冲动症状。发作性非运动诱发性运动障碍（paroxysmal non-kinesiogenic dyskinesia，PNKD）多为遗传性，少数可继发于其他神经系统疾病。对原发性肌张力障碍，可用降低肌张力的药物，如苯海索、复方多巴、A 型肉毒毒素治疗。发作性周期性共济失调 I 型可口服苯妥英钠以减轻症状，II 型采用乙酰唑胺，效果较好。

2）间接补充：间接补充疗法即酶诱导疗法。对酶发生缺陷的另一种疗法是用药物来提高残余酶活性，以改善代谢水平。如新生儿非溶血性高胆红素 I 型（Gilbert syndrome），患者因肝细胞内缺乏葡萄糖醛酸尿苷转移酶，非结合胆红素不能转化为结合胆红素，胆红素在血中滞留而导致黄疸、消化不良等症状，苯巴比妥和尼可刹米等药物能诱导肝细胞滑面内质网合成该酶，所以用苯巴比妥、尼可刹米给患者治疗，即可使症状消失。同样，根据这一原理也可用苯巴比妥来治疗 Crigler-Najjar 综合征。酶诱导也可作为血管神经性水肿和 α_1- 抗胰蛋白酶缺乏症的有效治疗方法。血管神经性水肿患者血清中有功能的活性 C_1 酯酶抑制因子仅及正常的半量，可给患者服用达那唑（danazol）。此药为一种与雄激素有关的化合物（乙炔睾酮的衍生物），可使大多数患者血清中 C_1 酯酶抑制因子水平增高 3~5 倍（同时 C_4 也增高），因而，可有效地减少和防止血管神经性水肿的急性发作。α1- 抗胰蛋白酶缺乏症患者由于血中缺乏抗胰蛋白酶而容易发生严重肺气肿，应用达那唑也可使此症患者提高血清抗胰蛋白酶水平，在治疗 30 天后，可使 α1- 抗胰蛋白酶的三种表现型 PiZZ、PiM_{Duarte} 和 PiSZ 个体的 α1- 抗胰蛋白酶水平相应提高 37%、85% 和 87%。

（2）去其所余：对于一些因酶促反应和转运障碍，导致体内贮积过多的代谢产物，可使用各种理化方法或药物，将过多的产物排除或抑制其生成，使患者的症状得到明显的改善。这种疗法可称为"去余"。主要方法包括以下几种。

1）应用螯合剂：螯合剂（chelating agent）是指能与金属离子结合形成螯合物的物质，包括铜离子螯合剂、铁离子螯合剂、钙离子螯合剂、EDTA 螯合剂和汞、锰重金属螯合剂等。肝豆状核变性（Wilson disease）是一种铜代谢障碍性疾病，应用D青霉胺与铜离子能形成螯合物的原理，给患者服用青霉胺，可除去患者体内细胞中堆积的铜离子。β地中海贫血患者因长期输血，易发生含铁血黄素沉积症，使用去铁胺B与铁蛋白形成螯合物，可去除多余的铁。对于铁过多引起的遗传病，目前还有一些新的药理学治疗理念，提出的一些新策略和新理念（参见第二十一章）。

2）应用促排泄剂：家族性高胆固醇血症患者，血清胆固醇过多，用考来烯胺（cholestyramine）可以促进胆固醇转化为胆酯从胆道排出。考来烯胺是一种不被肠道吸收的阴离子交换树脂，可结合肠道中的胆酸排出体外，从而阻止了胆酸的再吸收。因此，给家族性高胆固醇血症患者口服考来烯胺可以降低胆固醇浓度。粪中胆盐排泄增多，也将加速胆固醇转变为胆酸，从而导致血浆胆固醇水平降低。应用丙磺舒、苯溴马隆、尿酸氧化酶。能分解尿酸成为易于分泌排出的尿囊素，既减少对尿酸的重吸收，又使尿酸排出增多，因而用于治疗原发性痛风（gout）。

3）应用代谢抑制剂：代谢抑制剂（metabolic inhibitor）可降低底物或前身物质的合成，减少底物的堆积。例如别嘌呤醇（allopurinol）、非布索坦（febuxostat）可抑制黄嘌呤氧化酶，减少体内尿酸的形成。安妥明（clofibrate）能抑制肝内合成和释放甘油酯，故可用以治疗高脂蛋白血症Ⅲ型，使患者血脂降至正常水平。又如用前列腺素内过氧化物合成酶（endoperoxide synthetase）抑制剂吲哚美辛（indomethacin），可以矫正肾小球旁器增生症（Bartter syndrome）患者的肾素、醛固酮和前列腺素 E_2 合成过多。如果没有特异的、直接的抑制剂，也可采用竞争性抑制剂。例如，士的宁（strychnine）能与甘氨酸竞争中枢神经系统内的受体，故可用以治疗婴儿严重甘氨酸性脑病（非酮性甘氨酸血症），改善因脑脊液中甘氨酸浓度过高所致的严重呼吸和运动功能障碍。

4）改变代谢途径：增加代谢中间产物浓度，将氨基酸酰化，它可促进代谢废物的排出。又如，精氨酰琥珀酸酶缺乏症患者，尿素循环紊乱，出现氮质血症。给患者口服精氨酸后，尿素循环中间产物精氨酰琥珀酸明显增多，后者排泄快，毒性低，故可防止体内过多的含氮废物（除尿素外）堆积，而使血氨浓度降低。

5）血浆置换或血浆过滤：血浆置换（plasmapheresis）或血浆过滤（plasmafilter）是减少血中底物蓄积的两种机械性方法。血浆置换可除去大量含有毒物的血浆，此法已成功应用于家族性高胆固醇血症的治疗。经血浆置换法治疗2年后，患者血浆胆固醇明显降低，黄瘤消退。溶酶体症及某些遗传性溶血性贫血的患者，也可通过血浆置换的方法得到治疗。血浆过滤，也称亲和结合（affiinity binding），是有选择地去除血浆中的某种有毒物质，将患者的血液引入含有特定的亲和结合剂容器内，由于亲和结合剂能与血浆中"毒物"选择性结合，且结合后不能通过回输滤器，故能使患者的血液得到净化。然后再将血液重新输入患者体内，即可获得治疗效果。例如，对纯合子家族性高胆固醇血症患者，可将患者血液引入含有肝素-琼脂糖和氯化钙的输血瓶中，混匀，使低密度脂蛋白（LDL）与肝素形成不溶复合物（肝素-脂蛋白复合物），然后通过滤器将复合物去除，血液重新输入患者体内。用此法多次治疗后，能去除约50%的血浆胆固醇。从理论上讲，血浆过滤要比血浆置换更为优越，因为大量换血不仅价钱昂贵，而且易感染肝炎等传染病。

6）平衡清除法（equilibrium depletion）：对于某些溶酶体病，由于其沉积物可弥散入血，并保持血与组织之间的动态平衡，如果把一定的酶制剂注入血液以清除底物，则平衡被打破，组织中沉积物可不断进入血液而被清除，周而复始，可以达到逐渐去除"毒物"的目的。向患者体内输入纯化酶制剂是酶补充疗法的重要途径。例如患X连锁溶酶体病（Fabry 氏病），由于三已糖神经酰胺（trihexosyl ceramide，THCA）与低密度脂蛋白（LDL）结合后，在血管壁内皮贮积，因此，补充α-半乳糖苷酶A（从人胎盘中提取）后，可将血中的THCA清除，并且，通过平衡作用，使细胞内THCA外移，从而逐渐消除血管内皮细胞中的THCA。又如，给葡糖鞘氨醇病Ⅲ型（Gaucher 病）患者注射β-葡萄糖苷酶制剂，可使患者肝和血液中的脑苷脂含量降低，使症状缓解。严重的α1-抗胰蛋白酶缺乏症患者，每周用4g强化的α1-抗胰蛋白酶静脉注射，可获得满意的效果。对糖原贮积症Ⅱ型可补充α-葡萄糖苷酶。从人尿中提取的芳基硫酸酯酶A，可治疗异染性脑白质营养不良。对线粒体病的治疗也常采用酶补充疗法，如用辅酶Q或辅酶Q与琥珀酸盐协同治疗眼肌病可取得一定的疗效。

表 15-1 列出部分可用纯化酶制剂治疗的遗传性酶病。

表 15-1 用纯化酶制剂可治疗的一些遗传病

疾病名称	使用的酶	来源	注入途径
糖原贮积病Ⅱ型	α - 葡萄糖苷酶	胎盘 / 研发	静脉
神经节苷脂病 GM2 Ⅰ型(Tay-Sachs 病)	β- 氨基己糖酶 A	胎盘	静脉、羊水
神经节苷脂病 GM2 Ⅱ型(Sandhoff 病)	β- 氨基己糖酶 A	尿	静脉
X 连锁溶酶体贮积病(Fabry 病)	α - 半乳糖苷酶 A/ 阿加糖酶 β	胎盘 / 研发	静脉
葡糖鞘氨醇病Ⅲ型(Gaucher 病)	β- 葡萄糖苷酶 / 伊米苷酶	胎盘 / 研发	静脉
黏多糖病(MPS I)	α -L- 艾杜糖醛酸酶	公司研发	静脉
黏多糖病Ⅱ型(MPS Ⅱ)	艾杜糖硫酸酯酶	公司研发	静脉
黏多糖病Ⅵ型(MPS Ⅵ)	Naglazyme	公司研发	静脉

1. MPS Ⅳ型的 ERT 疗法,目前还未正式进入临床应用;2. 不少 MPS 的 ERT 是在 BMT 后进行的,或两者结合、同时进行

但是,不同疾病其原发病变部位(组织)是不同的。因此,只有将酶直接导向靶组织,引入相应亚细胞部位,才能更好地发挥疗效。况且,在许多情况下,直接输入酶制剂,往往会受机体免疫功能的破坏,不能有效发挥作用。为了降低外源酶在体内的破坏,延长酶作用的半衰期,目前通常将纯化酶制剂装入载体(常用的有脂质体和红细胞影泡)后再输给患者。载体能以胞吞作用通过细胞膜进入细胞,进入细胞后它所带的酶能逐渐释放,不断发挥治疗作用,从而大大提高疗效。

为了能将酶直接导向靶组织,引入相应的亚细胞部位,以发挥最佳治疗效果,可采用受体介导的分子识别法(receptor-mediated molecular recognition processes)。此法是先将纯化酶进行一定的改造(如选择性切去其含糖部分,以暴露特殊的识别标志,用受体抗体包裹,再用一些无毒性糖类选择性封闭酶的某些结合部位,将酶与受体标志物结合等),使其更易为相应受体所识别,然后将其注入体内。当与不同细胞表面的不同受体(如肝细胞的半乳糖受体,动脉平滑肌细胞、内皮细胞、神经胶质细胞、成纤维细胞和淋巴细胞的低密度脂蛋白受体)相遇时,就可特异地与相应靶细胞结合。例如,治疗Ⅱ型糖原贮积症时,可将酸性 α-葡萄糖苷酶与低密度脂蛋白(LDL)结合。由于 95% LDL 在肝外代谢,因此,可将酶引向肝外有 LDL 受体的细胞。用于携带酶到靶细胞的常用载体有自身红细胞和脂质体。应用自身红细胞时,可用“低渗交换法”(hypotonic exchange method)、“透析法”(dialysis method)和“药物诱导内吞法”(drug-induced endocytosis)将酶引入红细胞,制成红细胞“载体”,再输回患者体内,以免被免疫系统破坏。脂质体是人工合成的脂质小球,有带正电荷与负电荷两种,可在不同缓冲液中经超声波作用与酶结合,然后输入体内。

表 15-2 示用上述方法治疗的几种遗传病,均已获得疗效。

表 15-2 应用受体介导和载体法治疗的部分遗传病

疾病名称	使用的酶	方法	试用时间
糖原贮积症Ⅱ型	酸性 α 糖苷酶 A	脂质体携带	1976
葡糖鞘氨醇症	β 糖苷酶	脂质体 / 红细胞携带	1977
糖原贮积症Ⅱ型	酸性 α 糖苷酶 A	LDL 结合法	1979
三己糖神经酰胺症	α 糖苷酶 A	受体介导	1979
沃尔曼症	酸性脂肪酶	受体介导	1982
黏多糖病 IIIA 型	硫酸胺酶	受体介导	2008

虽然上述的酶替代疗法已取得预期效果，但直接补充酶的办法还必须克服免疫、血组织屏障（尤其是血脑屏障）、体内生物灭活（bioinactivation）、降解作用等问题。对于需要导入脑组织的酶制剂，在做鞘内注射前，需先用高渗糖打开“血脑屏障”，才能使酶充分进入脑组织发挥作用。

2. 激素替代疗法　当患者体内缺失特定的激素时，通常采用激素替代疗法（hormone replacement therapy）进行激素替代。对于某些因X染色体数目异常如先天性卵巢发育发育不全（45，XO），可以补充雌激素，使患者的第二性征得以纠正，也可改善其体格发育，如应用司坦唑醇，可取得较满意的效果。对先天性睾丸发育不全（47，XXY）患者，可在早期使用睾酮予以治疗；对先天性肾上腺增生症，可用类固醇激素治疗；对垂体性侏儒症患者可用生长激素等。

3. 维生素疗法　许多酶促反应需要特殊的辅因子（常为维生素或其衍生物）才能发挥正常的催化活性。维生素疗法（vitamin therapy）就是通过给予相应的维生素，以纠正代谢异常。某些遗传病，酶缺陷可能累及：①一种特异性辅因子或维生素的结合部位；②有活性的辅因子转运或生物合成异常。辅酶是构成正常全酶活性部位的一部分，因而可使全酶在细胞内降解减弱，从而提高参与代谢反应的活性酶量。酶蛋白-辅酶相互作用又可降低酶促反应的米氏常数（Km）。因此，补充辅酶成分也是诱导酶活性的一种有效方法。例如，用钴胺素（B_{12}）治疗多种贫血和甲基丙二酸尿症；用叶酸治疗先天性叶酸吸收不良和同型胱氨酸尿症；用生物素治疗混合型羧化酶缺乏症和丙酸血症；用维生素B_2治疗支链酮酸尿症和丙酮酸尿症；用维生素E治疗遗传性皮肤-关节异常综合征（Ehlers Danlos综合征）；用维生素C治疗线粒体DNA突变引起的心肌病；用维生素B_6治疗胱硫醚尿症和婴儿抽搐症；用维生素D治疗家族性低磷酸盐血症。目前已可用这类方法治疗25种以上的遗传性酶缺乏症。

药物治疗近年来有了许多新进展，一些从基因水平认识疾病后开发出来的新药层出不穷。有的已经取得很好疗效，有的正在或有望取得好的疗效。这是药物开发的一个方向。有关内容请参考第二十一章《药物遗传学》。

三、饮食疗法

饮食疗法（dietotherapy）治疗遗传病的原则是“禁其所忌”。对因缺乏酶而造成的底物或中间产物堆积的遗传代谢病，可采用特殊的食谱或配以相应的药物，以控制底物或中间产物的摄入，降低代谢产物的堆积。根据治疗阶段的不同，饮食疗法可分为产前治疗和现症患者治疗两种。

（一）产前治疗

现代医学遗传学技术已能根据产前诊断确诊多种遗传病胎儿。有些遗传病可以在其母亲怀孕期间就进行饮食治疗，使患儿症状得到改善。例如，对产前诊断确诊为半乳糖血症的患胎，在孕妇的饮食中限制乳糖和半乳糖的摄入量，而代以其他的水解蛋白（如大豆水解蛋白等），胎儿出生后再禁用人乳和牛乳喂养，限制半乳糖食物的摄入，可防止智力低下、肝硬化、白内障等症状的出现，使患儿得到正常发育。

（二）现症患者治疗

早期控制饮食，对一些代谢缺陷病有明显疗效，可阻止病情发展。

1. 苯丙酮尿症（PKU）　本病可引起患儿智力中度至重度受损。若能早期确诊，及时治疗，给患儿食用低苯丙氨酸的特殊奶粉，或低苯丙氨酸水解蛋白（提供婴儿所需的90%蛋白质），可获得很好效果（参见第二十五章）。

2. 半乳糖血症　如早期发现且确诊，就应禁食乳制品，这样可以收到良好效果。从新生儿开始不喂乳类及含半乳糖食物，而代以谷类、水果、代乳粉、肉、蛋类饮食。

3. 高胆固醇血症　应限制高胆固醇食物的摄入。

4. 肝豆状核变性　可采用低铜饮食疗法，限制铜离子的摄入。

5. 植烷酸病（Refsum病）　应采用低植烷酸或低植醇饮食，即减少进食含叶绿素的水果、蔬菜，严格控制肉类及乳类中的脂肪。

表15-3比较全面地列出对遗传病颇有疗效的一些食物和药物疗法。

表 15-3　对遗传病有疗效的一些食物和药物疗法

疾病名称	类型	须限制的食物	须补充的食物及药物	临床疗效
氨基酸代谢病				
苯丙酮尿症	经典型和轻型	苯丙氨酸	—	生后 7~10 天开始治疗，疗效相当好
酪氨酸血症	急性和慢性	酪氨酸，苯丙氨酸	维生素 D	好
同型胱氨酸尿症	经典型	甲硫氨酸	胱氨酸（叶酸、胆碱）	良好
	需 B_6 型	甲硫氨酸	胱氨酸，维生素 B_6	良好
	需 B_{12} 型	—	维生素 B_{12}	好
枫糖尿病	经典型	亮、异亮、缬氨酸	—	生后即开始治疗，疗效相当好
	需 B_1 型	亮、异亮、缬氨酸	维生素 B_1	生后即开始治疗，疗效相当好
赖氨酸不耐受症		赖氨酸，给予低蛋白饮食	—	好
组氨酸血症		组氨酸	补充低组氨酸奶粉	良好
高甘氨酸血症		甘氨酸、丝氨酸，给予低蛋白饮食	补充生物素或无甘氨酸、丝氨酸奶粉	良好
高缬氨酸血症		缬氨酸	补充无缬氨酸奶粉	相当好
高脯氨酸血症	Ⅰ型	脯氨酸	补充乳蛋白或无脯氨酸奶粉	良好
高赖氨酸血症		赖氨酸	补充低赖氨酸奶粉	良好
高氨血症	Ⅰ型	给予低蛋白饮食	精氨酸，枸橼酸	好
	Ⅱ型	给予低蛋白饮食	精氨酸，枸橼酸	好
瓜氨酸血症		给予低蛋白饮食	精氨酸，枸橼酸	好
精氨酰琥珀酸尿症		给予低蛋白饮食	精氨酸，枸橼酸	好
精氨酸血症		精氨酸，给予低蛋白饮食	其他必需氨基酸，酪氨酸和胱氨酸等	好
高鸟氨酸血症	非综合征型	精氨酸	矿物质，维生素等	好
维生素 B_6 依赖性癫痫	需 B_6 型	—	维生素 B_6	相当好
糖类代谢病				
半乳糖血症		半乳糖	—	生后即开始治疗，疗效相当好
G6PD 缺乏症		蚕豆，多种药物（参见第二十八章）		良好
果糖不耐受症		果糖	—	良好
乳糖不耐受症		乳糖	—	相当好
乳糖酶缺乏症		乳糖	β 半乳糖苷酶	相当好
双糖酶缺乏症		乳糖、蔗糖、淀粉	—	相当好
单糖类吸收不良		含有葡萄糖、半乳糖的糖类	果糖	相当好
糖原贮积病	Ⅲ型	含有半乳糖、果糖的糖类，给予低嘌呤食物	葡萄糖，碱制剂	好
丙酮酸羧化酶缺乏症	典型	—	碱制剂	一般

续表

疾病名称	类型	须限制的食物	须补充的食物及药物	临床疗效
	需 B_1 型	—	维生素 B_1，碱制剂	好
丙酮酸激酶缺乏症		—	碱制剂	一般
脂类代谢病				
多神经炎型遗传性运动失调（Refsum 病）		植物醇，植烷醇		好
高胆固醇血症		高胆固醇食物	服用降胆固醇药物	好
高脂血症	Ⅱ型	胆固醇		好
无 β 脂蛋白血症		中性脂肪	中链甘油三酯	一般
核酸代谢病				
痛风		—	别嘌呤醇	良好
乳清酸尿症		—	尿苷	良好
内分泌代谢异常				
先天性肾上腺皮质增生症	11 羟化酶型	—	可的松	相当好
	21 羟化酶型		可的松，醋酸脱氧皮质酮，食盐	相当好
	3β 羟化固醇脱氢酶型		同上	相当好
家族性甲状腺肿	碘吸收障碍型	—	甲状腺制剂	相当好
	碘化障碍型	—	甲状腺制剂	相当好
	缩合障碍型	—	甲状腺制剂	相当好
	脱碘障碍型	—	甲状腺制剂	相当好
	异常碘蛋白型	—	甲状腺制剂	相当好
盐代谢异常				
肝豆状核变性		铜	D 青霉胺，二巯基丙醇，二巯基丙酸钠	
原发性血色病		铁	去铁敏，二巯基丙醇，EDTA	相当好
特发性高钙尿症		钙，维生素 D	肾上腺皮质激素，EDTA	好
周期性麻痹	低钙型	食盐，糖类	钾，维生素 B_1	相当好
	高钾型	钾	钙，肾上腺素，食盐	相当好
	正常钾型	钾	食盐	相当好
肾小管转运障碍				
胱氨酸尿症			碳酸氢钠，D 青霉胺，多摄入水分	良好
Hartnup 病		—	菸酸	一般
低磷酸血症性佝偻病		—	中性磷酸盐	好
肾小管性酸中毒		—	水，碱制剂，钾，维生素 D	良好
假甲状旁腺功能减退症		—	钙，维生素 D	良好

续表

疾病名称	类型	须限制的食物	须补充的食物及药物	临床疗效
肾性尿崩症		食盐	水,间歇应用氢氯噻嗪	良好
Fanconi 综合征		—	水,碱制剂,钾,维生素 D,磷	好
眼脑肾综合征		—	水,碱制剂,钾,维生素 D,磷	一般
维生素 D 依赖性佝偻病		—	1,α(OH)D_3,钙	相当好

除了限制所忌食物的摄入外,还可减少患者对所忌物质的吸收,这样也能达到减轻症状的目的,而且更易被接受。例如,在 PKU 患儿常规进食后,让其口服一种含有苯丙氨酸解氨酶的胶囊,在肠中将此酶释出,让其将食物中的 Phe 转化为转苯丙烯酸,使 Phe 在未被肠道吸收前即被选择性清除。又如,给家族性高胆固醇血症患者服用糠麸,也可减少肠道对胆固醇的吸收,延缓和减轻动脉粥样硬化等症状的形成。

回旋状脉络膜萎缩症(gyrate atrophy)患者因缺乏鸟氨酸 δ 氨基转移酶而发病。给予患者低精氨酸食物,能矫正患者的鸟氨酸血症、鸟氨酸尿症和赖氨酸尿症。此外,口服 α 氨基异丁酸后,通过提高肾对氨基二羧酸的廓清率(clearance),也能促进鸟氨酸的排泄。

四、一般性治疗的疗效评估

遗传病的治疗效果需要一个长期而客观的评价,这样才能对初期的治疗方案进行合理的规划和修正,也才能达到最佳的治疗效果。

遗传病的治疗与一般疾病治疗的疗效不同,有些遗传病治疗的初期效果明显,但长期观察则达不到预期的目的。例如,苯丙酮尿症可以在发病的早期(或症状前)通过饮食控制而进行预防性治疗,患者可以因此不会发生严重的智能低下,并具有正常或接近正常的智商,从近期疗效看,治疗是成功的。但随着年龄的增长,这类患者还是会表现或轻或重的学习障碍、行为紊乱,故从远期疗效来看,还是不能认为十分成功。再如,女性半乳糖血症患者在早期的“成功”治疗后,到青春期则发现半乳糖毒性作用已经导致其卵巢功能丧失。说明饮食治疗存在一定或相当大的局限性,只能治标不能治本,因为对于基因病来说,患儿或患者的全身细胞都存在该缺陷基因,只有借助于将来的基因治疗,才能从根源上彻底解除病因,达到根治的目的。胱氨酸尿症也一样,由于胱氨酸从溶酶体排出缺陷,使胱氨酸在溶酶体内堆积,造成肾功能衰竭。肾移植可以使胱氨酸尿症达到治疗的目的,但长期观察的结果显示,患者还是会因为脑组织中、甲状腺组织中溶酶体内胱氨酸堆积导致功能衰竭而死亡。另外,一些遗传病的短期治疗是有效的,长期治疗则会产生一些不良反应。例如,地中海贫血患者经输血治疗后会使患者铁过量(iron overload);血友病患者用凝血因子治疗时,会因此产生针对所输凝血因子的抗体。青霉胺是一种重金属螯合剂,可用来治疗肝豆状核变性这类铜中毒性遗传病,但长期用药,可能会对患者的生殖系统产生不良反应。总之,由于遗传病的特殊性,其治疗的效果需要一个十分谨慎而长期的评价。此外,多基因遗传病的治疗应重视环境条件。对于多基因病来说,遗传因素和环境因素都是发病的原因。因此,治疗中既要考虑遗传因素,也要考虑到环境因素。而在目前状态下,环境条件的改善是多基因病治疗中更为重要的一部分。例如:哮喘、过敏性疾患对过敏原的去除;高血压病患者、糖尿病患者对饮食的控制,等等。

遗传病治疗的目的是去除或改善疾病症状,不仅针对患者本身,而且关注患者的亲属,因此应当告知家系成员的患病风险。这是遗传咨询的主要责任,也是遗传病治疗的一项重要任务。作为医学遗传学教学、科研、医疗研究领域的科学工作者,我们应力争在遗传病的早期诊断、预防和治疗方面给患者及其亲属以最大的技术支持和人文关怀。

第二节　干细胞治疗—现状及前景

一、概述

因疾病、创伤、衰老和遗传缺陷所导致的组织器官缺损与功能障碍一直是人们难以攻克的医学难题，是人类健康面临的主要危害之一。近年来，干细胞研究的兴起，为各种难治性疾病的治愈带来了新的希望，它标志着医学将走出组织 / 器官匮乏的困境，和以牺牲健康组织为代价的“以伤治伤”的组织修复模式，步入“再生医学”的新时代。

干细胞（stem cells）是一类具有自我更新、高度增殖和多向分化潜能的细胞群体。它们可以通过细胞分裂维持自身细胞群的数量，同时又可以进一步分化成为各种不同的组织细胞，从而构成机体各种复杂的组织和器官。干细胞分为胚胎干细胞（embryonic stem cells，ESCs）即 ES 细胞，以及成体干细胞（adult stem cells）。ES 细胞是人体各种组织细胞的起源，它处于个体发育的顶端，可以分化成人体的 206 种组织细胞。成体干细胞（adult stem cells）存在于成体的各种组织中，它们具有多向分化潜能，可以分化为某一组织的多种细胞，如造血干细胞（hematopoietic stem cells，HSCs）分化为造血细胞、淋巴细胞；间质干细胞（mesenchymal stem cells，MSCs）分化为中胚层间质组织如成骨细胞、脂肪细胞、软骨细胞等；神经干细胞（neural stem cells，NSCs）分化为神经元、星形胶质细胞、少突胶质细胞等。

干细胞的研究几乎涵盖了基础与临床医学的各个领域。对于干细胞的研究有助于我们认识细胞生长、分化和器官形成等基本生命规律，阐明诸如癌症、遗传性疾病、组织退行性病变、自身免疫性疾病等的发病机制，并且这些模型还可作为药物和功能基因筛选的理想研究平台。另一方面，研究干细胞增殖和分化机制的最终目的是应用干细胞治疗疾病。组织器官的损伤和功能衰竭一直以来是人类健康所面临的一大难题，完美地修复或替代因疾病、意外事故或遗传因素所造成的组织器官损伤一直是人类的梦想。从理论上讲，干细胞的研究几乎涉及人体所有的重要组织器官及人类面临的许多医学难题，如意外损伤、放射损伤等患者的植皮，肌肉、骨及软骨缺损的修补，髋、膝关节的置换，血管疾病或损伤后的血管替代，糖尿病患者的胰岛植入，癌症患者手术后大剂量放化疗后的造血和免疫重建，切除组织或器官的替代，部分遗传缺陷疾病的治疗等。造血干细胞及其相关产品移植治疗血液系统疾病已经广泛用于临床并取得了良好疗效。相信不久的将来，干细胞源性的细胞治疗产品，如人造皮肤、血管、骨、软骨、肌肉、瓣膜、神经，甚至胰岛、肾、肝、心脏等将相继问世，人类将实现完美修复组织器官的愿望。

二、胚胎干细胞

胚胎干细胞形成于卵子受精后，分离囊胚（blastocyst）的内细胞团（inner-cell mass，ICM）进行体外培养，可以获得 ESCs。Evans 和 Kaufman（1981）成功地从延迟着床的小鼠囊胚中分离得到内细胞团，并最终建立了胚胎干细胞系，从此，胚胎干细胞（embryonic stem cell）的研究不断地拓展与深入，在发育生物学、基因敲除、药物筛选等方面发挥了重要的作用。美国科学家 Thomson（1998）从人类囊胚内细胞团中分离得到人类胚胎干细胞系。随后，以色列、澳大利亚、新加坡、中国等国科学家也先后从体外受精卵分离获得了人胚胎干细胞系，并成功地诱导人胚胎干细胞分化为神经细胞、造血细胞、肌肉细胞、胰岛细胞等，从而使帕金森病、糖尿病和早老性痴呆的治疗成为可能，这使胚胎干细胞研究更加引人关注，并带动了全世界干细胞研究热潮。

ESCs 最典型的特性是多能性（pluripotency），能够分化形成任何一种由胚胎正常发育而来的细胞类型。将小鼠的 ESCs 重新植入胚胎后，通过囊胚嵌合体（blastocyst chimerism）或四倍体聚集（tetraploid aggregation）实验，人们检测到 ESCs 参与了小鼠所有成体组织的发育。这是小鼠 ESCs 具有多能性的直接证据。鉴定人类 ESCs 多能性的金标准是在免疫缺陷成年小鼠的皮下、肌肉内或睾丸内注射 ESCs，观察其是否可以形成畸胎瘤（teratomas）样的组织团块，是否包含分化良好的外胚层、中胚层和内胚层组织细胞。

多能干细胞在体内可能形成畸胎瘤，为免意外，需将其在体外进行分化，分离高度特异的分化细胞，方可作细胞移植之用。如何在胚胎以外的环境中使 ESCs 直接发育成特定类型的细胞，是目前研究的焦点之一。在培养体系中去除维持自我更新的因子，使用不同的诱导条件，可使 ESCs 分化为不同胚层来源的各种细胞类型。其主要的诱导方法有三种：第一种是将 ESCs 进行悬浮培养，细胞可以自发聚集形成三维囊状结构，称为拟胚体（embryoid bodies）；第二种方法是将 ESCs 直接接种于基质细胞（stromal cells）上，最常用的基质细胞是用于造血分化的 OP9 细胞，来源于 CSF-1 缺陷的小鼠；第三种方法是单层分化的方法，将 ESCs 接种于细胞外基质蛋白（extracellular matrix proteins）上。

这三种方法各有优缺点。拟胚体法形成三维结构，增强了细胞之间的相互作用，有利于特定细胞系的分化；但是这种方法不利于研究信号通路对 ESCs 分化的影响，因为细胞分泌的各种细胞因子可能对结果分析造成干扰。与基质细胞共培养可以高效诱导 ESCs 分化；但是基质细胞分泌的多种细胞因子也可以导致分化为其他细胞类型，而且难于将分化细胞与基质细胞分离。单层分化的方法简单易行，可以将邻近细胞对分化的影响降至最低；但不同的细胞外基质对于分化效率及细胞存活的影响差异很大。

已有大量使用上述方法将 ESCs 有效分化为多种组织细胞的报道。例如，利用拟胚体的方法可以高效诱导人胚胎干细胞向神经细胞分化。先将 ESCs 在不含碱性成纤维细胞生长因子（basic fibroblast growth factor，bFGF）的培养液中悬浮培养 4 天，再将形成的拟胚体贴壁培养于含 bFGF 的 N2（一种无血清替代物）培养基中。90% 以上的拟胚体中会出现类似于神经管的花环样结构（rossette structure），通过酶消化的方法特异分离花环样结构并进行扩增及鉴定，发现该结构中的绝大多数细胞表达神经干细胞的特异标记物干蛋白（nestin）和 Musashi 1（MSI1）。这些细胞可以进一步诱导分化为成熟神经元、星形胶质细胞和少突胶质细胞。

又如，ESCs 的造血分化，通常使用与 OP9 基质细胞共培养的方法。将人 ESCs 消化成单细胞后，与 OP9 细胞共培养 8～10 天，即可通过流式细胞分选的方法分离 CD34+ 的造血干细胞，效率达 20%。这些细胞具有很强的克隆形成能力，表达造血干细胞的标志基因包括 *GATA-1*、*GATA-2*、*SCL* 和 *Flk-1*，并能向各谱系的成熟造血细胞分化。

再如，肝细胞的分化，通常采用细胞外基质的单层分化法。将人 ESCs 接种于基质胶（matrigel）上，用无血清和含活化素 A（activin-A）的 RPMI 1640 培养液，培养 3～5 天，分化为定形内胚层（definitive endoderm），接着用含成纤维细胞生长因子 4（fibroblast growth factor 4，FGF4）和骨形态发生蛋白 2（bone morphogenetic protein 2，BMP2）的无血清培养液培养 5～7 天（形成肝脏祖细胞），最后用含地塞米松、肝细胞生长因子（hepatocyte growth factor，HGF）、抑瘤蛋白 M（oncostatin M，OSM）的肝细胞培养液促进肝细胞的成熟。这种分化体系的效率高达 80%，所得细胞表达肝细胞的特异标记物白蛋白、甲胎蛋白、角蛋白 CK8、CK18、Cyp7A1，Cyp3A4 等，并具有成熟肝细胞的功能，包括糖原储存、尿素合成、LDL 摄入、白蛋白合成等。

尽管 ESCs 可以有效分化为多种组织细胞，但是在将其用于细胞替代治疗之前，仍然有若干重要问题需待解决。

第一是细胞移植治疗时需要用的是哪个发育阶段的细胞及其细胞量。例如，血液系统疾病可能需要移植原始的造血干细胞，而糖尿病患者则可能需要移植终末分化的成熟的 β 细胞。移植的细胞数量与细胞系及其发育阶段也有关系，使用早期细胞移植需要的细胞数量相对较少。

第二是安全性问题。体外分化条件得到的细胞中，可能还残存了未分化的胚胎干细胞。如果将残留的胚胎干细胞与分化的细胞一起移植到动物体内，就有可能形成畸胎瘤。通过转基因（胚胎干细胞特异基因控制的自杀基因）或流式分选（应用胚胎干细胞的特异表面标记物抗体）的方法，有可能最大限度地去除分化体系中残存的未分化细胞。

第三是如何纯化目的细胞。目前的诱导分化方案得到的分化细胞往往是混合的细胞群。如何纯化与富集体外分化的目的细胞用于后续研究，是亟待解决的关键问题。例如，人们已经可以成功诱导人胚胎干细胞在体外分化为心肌细胞，但是由于分化条件的不可控性，得到的心肌细胞包括了心室肌细胞、心房细胞、窦房结细胞等混合细胞群。而心肌损伤后移植需要的是心室肌细胞，而非窦房结细胞，使用混合细胞群会造成心率失常。因此，诱导胚胎干细胞定向分化为心室肌细胞并将其纯化，是后续研究工作的关键。

为实现这个目的，首先要提高特异细胞分化的效率，然后是使用目的细胞特异抗体标记的方法，最终通过流式细胞 / 磁珠分选技术收集目的细胞。

第四是免疫排斥的问题。未分化的 ESCs 表达低剂量的主要组织相容性复合体Ⅰ类抗原（major histocompatibility complex class Ⅰ，MHC Ⅰ），表达水平随分化程度的增加而增加。虽然 ESCs 源性细胞的 MHC 抗原表达水平低于大部分体细胞，但是其表达量仍足以诱导 T 细胞产生反应，而 T 细胞反应则可能导致移植物的破坏。因此，ESCs 源性的细胞治疗和传统的同种异体器官或组织移植一样，存在免疫屏障，并受此所制约。要解决这个问题，其中一个途径是建立人类 ESCs 库（ESCs bank），为患者提供人白细胞抗原（human leucocyte antigen，HLA）匹配的细胞。研究结果提示，相对小库存的 ESCs 库可以满足大量的至少是部分 HLA 匹配的患者需求。

我国人类干细胞国家工程研究中心建立了世界上最大的人类胚胎干细胞库，其中 180 株胚胎干细胞经过全面的检测与特性鉴定，符合国际胚胎干细胞系的定义标准，可以满足湖南 7000 万人口的干细胞移植组织配型的需要。这为通过建立胚胎干细胞库，解决干细胞治疗免疫排斥问题，提供了直接实验数据证明。

解决免疫排斥的另外一个方法是建立个体化（患者特异性）的胚胎干细胞系，可以通过核转移、细胞融合、孤雌干细胞技术以及诱导多能干细胞技术获得。

到目前为止，已经有两家公司获得美国食品与药品管理署（FDA）的批准，可以应用人 ESCs 来源的分化细胞进行临床试验。其一是 Geron 公司，曾进行了全球首宗人类胚胎干细胞临床试验（应用 hESCs 来源的少突胶质细胞治疗脊髓损伤的患者）。在第一期临床试验中，共有 4 名脊髓损伤患者接受了细胞移植治疗。据称，患者的恢复情况非常良好。随后，2011 年该公司宣布，因所需费用过高中止这一项目。到 2012 年底，这家公司宣布将重新启动世界最大规模干细胞治疗项目。另一个获批准的公司是 Advanced Cell Technology 公司。在他们的研究中，科研人员将把人胚胎干细胞分化成的视网膜细胞注射到 10 个患有视力障碍的患者的眼球内。2012 年初，他们在《柳叶刀》杂志报道，用胚胎干细胞来源的视网膜色素上皮细胞的移植治疗，令失明患者（Stargardt 黄斑营养不良症）恢复了部分视力。在细胞移植后的 4 个月时间里，没有观察到移植细胞发生过度增殖、畸胎瘤形成、异位组织形成以及免疫排斥等不良反应。

三、成体干细胞

成体干细胞（adult stem cells，ASCs）是存在于成体组织且具有自我更新和分化潜能的一类干细胞，几乎所有成体组织均有发现。成体干细胞长时间处于静止状态，或者分裂相当慢，而在组织损伤或疾病等情况下被激活，进一步取代失去生理功能的细胞，或者通过修复损伤，来维持组织内环境的稳定，以维持机体功能的稳定。成体干细胞虽然不具有胚胎干细胞的全能性，但是成体干细胞具有许多胚胎干细胞所不具备的优点：①成体干细胞的来源广泛，存在于胎儿和成人各种组织及器官中（如骨髓、脂肪、肝脏、神经、心肌、皮肤和黏膜等），取材也相对容易；②成体干细胞可取自疾病患者自身的组织（如骨髓、外周血和脂肪等），通过体外扩增和（或）定向诱导分化后移植回输给患者，避免免疫排斥的问题，实现个体化治疗；③成体干细胞不涉及伦理方面以及胚胎细胞来源不足等胚胎干细胞不可避免的问题。

成体干细胞主要依赖对称和不对称两种分裂方式来维持干细胞池的数量稳定，同时保证有足够的功能细胞的产生。通过对称方式产生两个相同的子代细胞，扩增干细胞数目；通过不对称方式产生的一个子代细胞沿着分裂的方向生长，另一个子代细胞则沿着分化的方向生长，进一步形成特定组织细胞。

（一）成体干细胞的种类

目前发现的成体干细胞主要有造血干细胞、间质干细胞、神经干细胞、皮肤干细胞、肝脏干细胞、胰腺干细胞等。

1. 造血干细胞　造血干细胞（hematopoietic stem cells，HSCs）是研究最深入、最成熟的成体干细胞，具有分化发育为各系血细胞潜能，能长期维持、重建各系造血和免疫功能。HSCs 在胚胎早期出现，源于主动脉旁 - 胚脏壁和主动脉 - 性腺 - 中肾区，随着胚胎发育而逐步迁移到卵黄囊、肝脏、脾脏及骨髓。HSCs 主要存在于骨髓，可通过造血生长因子动员其到外周血，从外周血中获得；此外，脐带血及胎肝也有 HSCs 的存在。随着研究的深入、技术的提高以及方法的完善，HSCs 能在体外实现扩增，并能向各系血细胞定向分化，如红细胞生成素（erythropoietin，EPO）促使 HSCs 向红系分化；粒细胞集落刺激因子（granulocyte colony stimulating factor，G-CSF）、巨噬细胞集落刺激因子（macrophage colony stimulating factor，M-CSF）、粒细胞巨噬细胞集落刺激因子（granulocyte-macrophage colony stimulating factor，GM-CSF）可促使 HSCs 向粒系分化；血小板生成素（thrombopoietin，THPO）能促使其向巨核系分化等。

2. 间充质干细胞　间充质干细胞（mesenchymal stem cells，MSCs）是一类属于中胚层的多能干细胞。人们发现 MSCs 存在于各种组织之中，如脂肪组织、脐带、脐带血、胎盘、羊水、肌肉组织以及牙龈等。MSCs 具有向不同细胞系的分化潜能，尤其是向中胚层组织分化，体外经诱导后不仅可以分化为成骨细胞、脂肪细胞、软骨细胞和心肌细胞等，还可以跨胚层分化为神经细胞、肝脏细胞、胰岛细胞等。MSCs 容易分离得到，体外贴壁生长，形成纤维细胞样的细胞群，容易扩增，性质稳定。MSCs 缺少独特的表面标志物，表达 CD29、CD44、CD73、CD90、CD105 和 CD166；不表达造血干细胞标志物 CD34 和 CD45。此外，MSCs 仅表达中等水平 MHC-Ⅰ类分子，不表达 MHC-Ⅱ类分子和 B7-1、B7-2、CD40、CD40L 等共刺激分子，表现出耐受原性和低免疫原性。

3. 神经干细胞　神经干细胞（neural stem cells，NSCs）也是一类重要的成体干细胞，Reynolds 和 Richards（1992）最先从成年鼠的纹状体和海马中分离得到能自我更新的多潜能细胞群落，并由此提出了神经干细胞的概念。NSCs 是一类能自我更新、且具有分化为神经元、星形胶质细胞和少突胶质细胞的能力。这种多能干细胞，主要存在于成人及胚胎的中枢及周围神经系统。目前人们发现 NSCs 还具有较强的跨系或跨胚层分化潜能，如能够转化为造血细胞并重建造血系统，能分化为肌细胞等。NSCs 是一类未成熟的细胞，选择性表达某些抗原，其中，神经上皮干细胞的中间神经丝蛋白（intermediate neurofilament protein）即干蛋白（nestin），是应用最广的 NSCs 鉴定标记物。

4. 皮肤干细胞　皮肤干细胞（skin stem cells）具有慢周期、聚集性的特点，且有维持和修复皮肤组织损伤的功能。目前研究较多的是表皮干细胞及真皮多能干细胞。表皮干细胞（epidermal stem cells，ESCs）或角朊干细胞（keratinocyte stem cells，KSCs），是一种在体内具有无限更新能力，且可分化形成全层分化表皮的细胞；表皮干细胞的增殖分化与外层细胞的不断脱落的动态平衡，能有效维持皮肤正常组织结构和细胞内环境稳定。真皮干细胞（dermis stem cells）或真皮多能干细胞（dermal multipotent stem cells），可作为真皮修复细胞的来源细胞，在毛囊和非毛囊的真皮中都有分布，在体内参与皮肤的不断更新，并可在体外进行扩增培养，在培养过程中具有多向分化潜能。

5. 肝脏干细胞　肝脏干细胞（liver stem cells）是指肝细胞和胆管内皮细胞的前体细胞，通过自身的对称性和不对称性两种分裂方式进行自我复制，同时产生肝脏组织中不同发育阶段和不同分化方向的细胞。肝脏干细胞具有产生替代正常死亡的肝细胞、修补肝脏损伤 / 切除、负责肝脏再生、产生肝细胞和胆管上皮细胞等功能。目前普遍认为，卵圆细胞就是成体肝组织内的干细胞，能分化成成熟的肝细胞，修复和重建肝脏。此外，卵圆细胞也可以向胆管上皮细胞分化，参与肝内胆管的形成。与胚胎肝脏干细胞（即成肝细胞）具有相似的细胞标志，如 ALB、CK、THY1、SCF/KIT 等。

6. 胰腺干细胞　胰腺干细胞（pancreatic stem cell）能产生胰岛组织，或起源于胰岛，具有自我更新、不断增殖、定向分化的能力。许多学者认为，胰腺干细胞存在于胰腺导管组织甚至胰岛。目前认为，胰腺干细胞具有以下特征：①体外培养呈克隆样生长；②能分化为具有胰岛素分泌功能的 β 细胞，且具有正常生理功能，并表达 β 细胞表面标记；③细胞内具有胰岛素、消化酶颗粒，可移植至体内，并能发挥调节血糖等正常生理功能。胰腺干细胞具有胰 / 十二指肠同源异型框蛋白（pancreas/duodenum homeobox protein，PDX1）、神经发生蛋白 3（neurogenin 3，NEUROG 3）、干蛋白（nestin）等分子标志。

（二）成体干细胞的分化机制

成体干细胞能分化成组织特异性的细胞，也能分化成不相关组织的细胞类型和不同胚层的细胞，这种分化潜能被称为干细胞的可塑性。Jackson 等报道，在用致死剂量射线照射受者后，进行骨髓移植或富集的 HSCs 移植，除造血系细胞外还能在受者体内检测到源自供体的骨骼肌细胞、内皮细胞、心肌细胞、肝和胆道上皮细胞、肺、肠道及皮肤上皮细胞。

关于成体干细胞的分化机制，科学界持有以下不同的观点。

1. 去分化理论　去分化是组织特异的细胞失去发育的限制性，细胞返回原始幼稚阶段，从而获得了更广泛的分化潜能。局部组织损伤后的再生实际上是胚胎时期组织分化过程的重演，大量成熟细胞的去分化形成类祖细胞。研究报道显示，周围神经损伤再生中，发现局部有大量神经膜细胞（施万细胞）通过自噬机制吞噬消化自身髓鞘成分和衰老的细胞器，同时，以胞质脱落的方式芽生出部分胞质脱落体，细胞内含大量游离核糖体和多聚核糖体等原始细胞器，保留极少量有活力的线粒体和高尔基体，呈现去分化后的幼稚化状态。

2. 细胞融合理论　细胞融合在发育过程中是不可缺少的。如果人体内不能进行正常的细胞融合，将产生因精子卵子不融合造成的不孕、骨骼石化症、肌营养不良等疾病。据报道，在白血病抑制因子（leukemia inhibitory factor，LIF）存在时，体外共培养鼠NSCs和胚胎干细胞，能使中枢NSCs转化成非神经系统细胞，但在此培养体系中发现了神经细胞和胚胎干细胞的融合细胞，它们是多倍体，并能表达胚胎干细胞的标志，如碱性磷酸酶和阶段特异性胚胎表面抗原1（stage specific embryonic surface antigen 1，SSEA1）。另外，Terada等发现鼠骨髓细胞与胚胎干细胞在体外发生融合现象，骨髓细胞与胚胎干细胞的融合。有理由推测，通过细胞融合机制，使骨髓细胞能在体内分化为肝、心肌、神经、脂肪等多种非造血组织细胞。

3. 异质细胞理论　另外一种对成体干细胞可塑性的解释归因于细胞的纯度/同质性（homogeneity）。成体干细胞可塑性的证明，需要排除多种干细胞同时存在所导致的多向分化的可能性。一些关于干细胞可塑性的实验缺乏严格的科学依据。他们将大量的异质细胞群体移植到受体内，会出现多向分化的现象，但这些异质细胞群体中包括未分离的骨髓或者肌肉干/祖细胞，这些细胞中很有可能含有多种成体干细胞。因此，所谓的成体干细胞可塑性可能由多种干/祖细胞单向分化的结果。

4. 原始多能干细胞理论　鼠骨髓中富集并在体外培养获得了新的成体骨髓细胞亚群，通过嵌合和移植试验证实其具有多能性，能分化为多种中胚层来源的细胞，称为中胚层始祖细胞（mesodermal progenitor cells，MPCs）或多能成体始祖细胞（multipotent adult progenitor cells，MAPCs）。研究报道，MAPCs克隆能低水平表达八聚体结合蛋白4（octamer-binding protein 4，OCT4）和阶段特异性胚胎抗原（stage specific embryonic antigen 1，SSEA-1）。这两种被认为是胚胎干细胞特异性的表面标记物。研究也显示，OCT4是维持胚胎干细胞未分化状态所必需的，细胞在体外诱导分化时OCT4下调。

5. 正常细胞分化理论　正常发育过程中，由于缺乏特定的环境而被抑制或未表达，通过改变环境能表现干细胞的特性。例如，中枢神经系统的干细胞及胚胎和成体神经干细胞均能生成神经嵴。神经嵴是中枢神经系统和外周神经系统共同的神经始祖细胞。早已证明神经嵴细胞能生成肌肉、骨骼、软骨、黑色素细胞、成纤维细胞、平滑肌以及外周神经系统的神经细胞。来源于外胚层的神经干细胞分化为中胚层的细胞是神经干细胞正常的发育途径，并不是横向分化的结果。

近年来，成体干细胞因其可塑性而成为研究热点，成体干细胞可作为除胚胎干细胞外的另一种“种子细胞”来源。成体干细胞具有比人们以前想象的更大的分化潜能，在组织损伤修复中可能发挥重要作用。因其取材相对容易，来源丰富，可实现个体化治疗、避免免疫排斥反应、且无伦理问题，因而具有广阔的应用前景。

（三）成体干细胞的应用现状及前景

目前应用成体干细胞治疗的疾病已超过50种。这些干细胞治疗项目正处于早期试验或临床可行性研究的阶段。涉及的重要疾病包括：白血病、艾滋病、艾滋病性淋巴瘤、罕见血液疾病（如先天性全血细胞减少症和镰状细胞贫血）、癌症（如血液系统恶性肿瘤、恶性胶质瘤、实体肿瘤）、神经系统疾病（如帕金森病、老年性痴呆、慢性进行性舞蹈病、脑海绵变性、肌萎缩侧索硬化、自闭症、脊髓损伤、创伤性脑损伤、卒中）、眼部疾病（如黄斑变性、色素性视网膜炎）、心脏疾病（如急性心肌梗死、心脏衰竭、肝功能衰竭、缺血性卒中）。

以下对几类主要的成体干细胞应用情况介绍。

1. 造血干细胞　20世纪50年代，人们开始骨髓移植的研究。1968年，X-连锁淋巴细胞免疫缺陷和湿疹-血小板过少性免疫缺陷病（Wiskott-Aldrich综合征）等2例异基因移植获得重大突破。1988年，脐带血移植治疗先天性全血细胞减少症也获得成功。从此，造血干细胞成为血液病、非血液病的干细胞治疗最常用的细胞来源。造血干细胞治疗的主要适应证为白血病与淋巴瘤。除此之外，超过 12% 的造血干细胞治疗对象为实体瘤和非恶性疾病。脐带血干细胞治疗非恶性疾病的临床研究也已开展。包括截瘫、共济失调、多发性硬化症、肌萎缩性侧索硬化（amyotrophic lateral sclerosis，ALS）、脑血管疾病、多系统萎缩、运动神经元疾病等。这些研究均未发现治疗产生严重的免疫反应。来自胎盘的干细胞也被认为具有相似的作用，以色列以此治疗严重下肢缺血的研究已进入Ⅲ期临床。在糖尿病方面，中国医学科学院血液学研究所研究人员已经证实移植自体的 G-CSF 动员的外周血单个核细胞，能改善糖尿病患者的严重肢体缺血。

2. 间充质干细胞　间充质干细胞在体外具有形成成骨、软骨和脂肪等多向分化的潜能。美国国立卫生研究院的临床试验数据库（http://clinical trials.gov）显示，目前已有 315 项应用间充质干细胞进行的临床研究，其中大部分为Ⅰ期临床安全性研究阶段，Ⅱ期临床有效性证明阶段，或是两者混合的研究阶段。这些研究涉及的范围十分广泛，包括骨骼及软骨修复、利用间充质干细胞免疫调节的特性进行移植物抗宿主疾病（graft *versus* host disease，GVHD）的治疗以及根据间充质干细胞免疫抑制的属性开展自身免疫方面的调节等。我国已完成间充质干细胞心肌梗死注射液的Ⅰ期临床试验研究。南京大学第一附属医院研究人员已经证实，自体骨髓间充质干细胞能显著改善急性心肌梗死患者的左心室功能。对于存在肝硬化的患者而言，自体骨髓间充质干细胞移植能够相对降低发生肝细胞癌的风险和死亡率。在血液病方面，军事医学科学院附属医院率先在国际上开展了骨髓间充质干细胞应用的临床随机对照试验，并证实骨髓间充质干细胞与异基因造血干细胞共移植能显著降低 GVHD 的发生率。针对难治性慢性移植物抗宿主疾病（chronic GVHD，cGVHD），中山大学干细胞中心联合广东省人民医院首次在国际上报道，利用间充质干细胞治疗激素抵抗性 cGVHD，初步证明了间充质干细胞的安全性与有效性，为进一步开展大规模的临床实验，以及推动间充质干细胞治疗其他自身免疫性疾病，提供了重要的实验依据，得到国际著名的血液病专家 Ringden 和 Keating 的高度评价。在移植排斥方面，间充质干细胞对异基因造血干细胞移植后继发性植入功能不良（poor graft failure，PGF），也具有良好的临床疗效，间充质干细胞有可能为植入功能不良提供了重要的治疗手段。在实体器官移植方面，已有关于间充质干细胞联合低剂量免疫抑制剂可有效控制肾移植排斥的报道。对于大范围骨缺损的患者，将间充质干细胞与支架材料结合后移植于受损部位，还可以修复骨骼缺损。间充质干细胞治疗骨缺损的疗效，已经在动物模型中得到证实，临床试验也证明是一种行之有效的方法。间充质干细胞还可应用于骨关节退行性疾病的治疗。

3. 脂肪源性干细胞　脂肪源性干细胞（adipose-derived stem cells，ADSCs）的细胞表型为 CD31-/CD34+ /CD45-/CD90+/CD105-/CD146-。在细胞形态、表型及多向分化潜能等方面与间充质干细胞有许多相似之处。脂肪源性干细胞储量丰富，易于获取，能够用于骨、软骨、椎间盘、脊髓、肝脏、糖尿病、皮肤创面等多种组织损伤的修复。目前，脂肪源性干细胞临床研究集中在软组织损伤修复方面，特别是乳房修复、局限性肠炎（Crohn disease）及辐射导致的组织损伤等。此外，颅骨缺损、心肌梗死、GVHD 及压力性尿失禁等方面也有报道。

4. 神经干细胞　神经干细胞通过分泌细胞营养因子、新生细胞和保护神经元的方式治疗神经系统疾病，同时还具有抗炎性的免疫抑制作用，来帮助损伤修复。瑞士一家公司于 2012 年启动一项神经干细胞治疗长期脊髓损伤的临床研究。神经干细胞治疗溶酶体贮积病、少年型家族性黑矇性痴呆（Batten's disease）、佩梅病、进行性帕金森病、脑梗死等也均已进入临床研究，目前主要处于Ⅰ、Ⅱ期临床阶段。复旦大学附属华山医院研究人员报道了利用神经干细胞治疗脑外伤患者的试验结果。另外，慢性进行性舞蹈病的主要病理改变是黑质纹状体的多巴胺能神经元的退行性变，对此病患者的纹状体内移植神经干细胞有望成为神经元替代治疗的新措施。

现今，成体干细胞临床研究正处在一个飞速发展的阶段。众多有识之士一致认为，在干细胞治疗领域采用转化医学的模式，将临床与科研紧密结合，能更好地促进研究成果的转化。美国 FDA 批准的干细胞临床试验主要以成体间充质干细胞为细胞来源，试验方向主要是急性 GVHD、自身免疫性疾病以及急性损伤等方面。我国规范化的管理是目前成体干细胞临床研究亟待解决的问题，也是干细胞事业健康发展的重要保证。

四、诱导多能干细胞

2006年，日本Yamanaka研究小组将逆转录病毒介导的OCT4、SOX2、KLF4及MYC等4种转录因子转入鼠成纤维细胞，使其重编程为具有多分化潜能的干细胞，并将该类干细胞命名为诱导多能干细胞（induced pluripotent stem cell，iPSCs）。2007年，他们又分别使用了OCT4、SOX2、KLF4及MYC和OCT4、SOX2、NANOG以及LIN28的转录因子组合转染人成纤维细胞，使其成功重编程为iPSCs（图15-1）。随后，国内外多家实验室重复了该实验，并完成了多种类型成体细胞向iPSCs的重编程与iPSCs向特定组织类型细胞的再分化研究。iPSCs在形态学、表观遗传学、全基因表达谱以及细胞类型特异的分化潜能方面，与ESCs极其相似。并且个体特异来源的iPSCs尚不涉及免疫排斥问题。所以iPSCs最有希望应用于细胞治疗以及组织器官再生。研究表明，一些遗传缺陷性疾病患者的体细胞也可通过转基因方法重编程为iPSCs，这将对通过体外细胞培养研究某些遗传疾病的发病机制提供新途径。由于iPSCs技术的重大意义及因此而掀起的科研狂潮，Yamanaka和英国科学家Gurdon共获2012年诺贝尔生理学或医学奖。

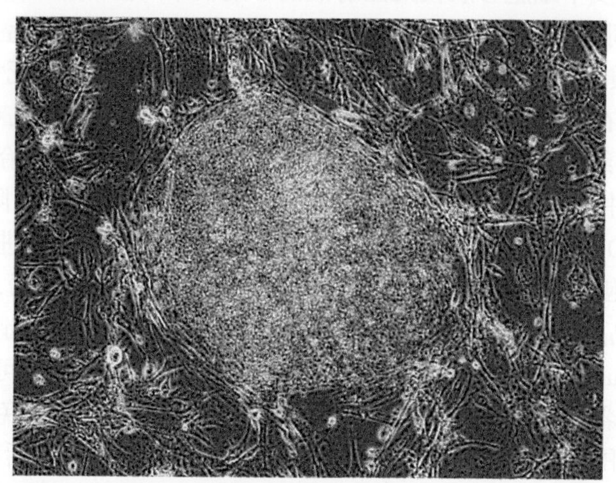

图15-1　人皮肤成纤维细胞重编程而成的诱导多能干细胞系

从形态学标准判断重编程后的成体细胞形态与胚胎干细胞相似，克隆内细胞紧密聚集，并边界清晰

最早出现的iPSCs重编程方法是通过逆转录病毒或慢病毒来介导转录因子进入体细胞的方法。表达转录因子的DNA片段随机整合进入体细胞的基因组，开始表达转录因子。细胞内的转录因子水平开始上调，最终激发体细胞内在的多能基因开始表达。经过一系列细胞内在的反应，部分细胞形成了iPSCs。该类细胞可以沿用ESCs的培养方式进行培养（图15-2）。

除了慢病毒和逆转录病毒的方法，为了避免外源基因整合入基因组，科学家们开发了若干制备iPSCs的新方法，以更安全的方式得到重编程的细胞。2008年发表于Science的两篇文章，一是采用转导携带4种转录因子不整合入基因组的腺病毒载体，二是重复多次转染携带转录因子的非病毒载体，获得了小鼠的iPSCs。Kaji等和Yu等采用质粒转导的方法，将iPSCs技术引起基因组修饰的可能性降至最低。而Woltjen等运用转座子技术，将转录因子通过PiggyBac（PB）转座系统导入体细胞中，并使体细胞成功重编程。该方法不仅避免了病毒系统带来的弊端，而且提高了无病毒iPSCs系统的重编程效率。Zhou等运用重组蛋白直接导入小鼠体细胞，将其重编程为iPSCs。Kim等实现了用蛋白成功重编程人的iPS细胞。Cre-lox P系统是获得无病毒iPSCs的重要途径。Soldner等用带有lox P位点的慢病毒系统，将4种转录因子导入体细胞中，获得了iPSCs；再使用重组酶Cre，切除了整合入基因组的外源基因，既保证了iPSCs重编程效率，又避免了病毒引入的基因组修饰，在使用iPSCs于应用中具有指导意义。仙台病毒法可以实现逆转录病毒的重编程率，且不会插入到细胞的基因组中。还有2010年报道的单纯使用人工合成的mRNAs来实现重编程实验的方法。

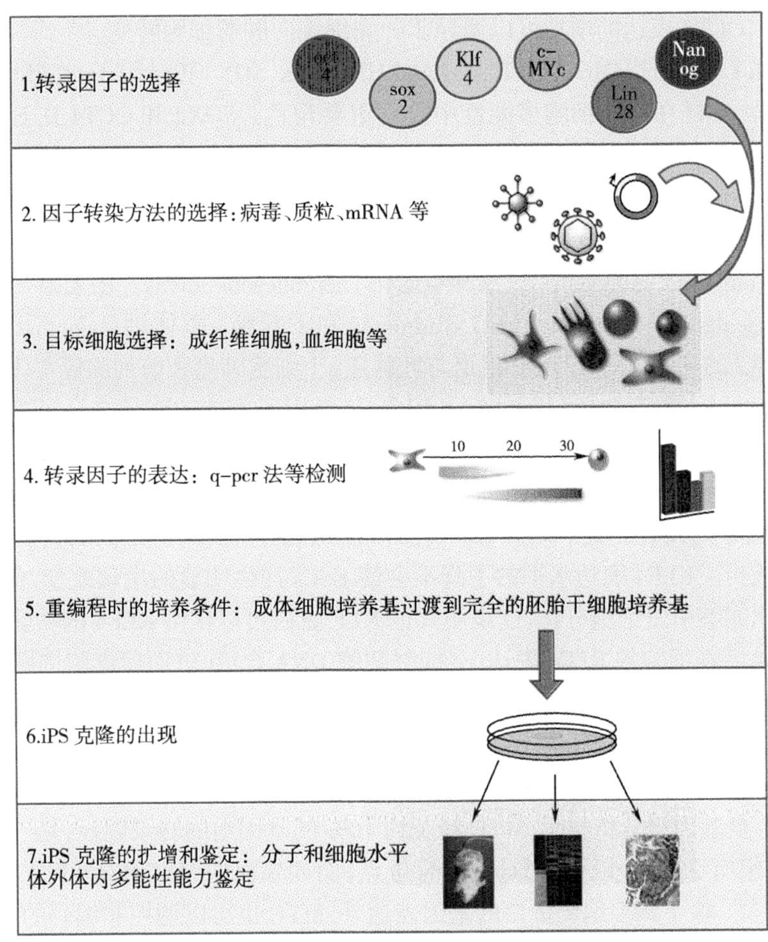

图 15-2　诱导多能干细胞形成的实验流程概览

重编程效率太低是制约 iPSCs 技术发展的重要因素。最初，人 iPSCs 的形成效率只有 0.001%，也就是说 100 000 个细胞才可以形成一个重编程完全的 iPSCs 克隆。为此，科研人员试图寻找在重编程中可以提升效率的方法。他们发现丙戊酸（valproic acid，VPA）有助于染色体去乙酰化，可以提升诱导效率达 100 倍之多。DNA 去甲基化作用的 5- 氮杂胞苷、组蛋白甲基转移酶抑制剂 BIX01294、干扰 *TP53* 基因的 siRNA、TGFβ 受体的拮抗剂 A83-01 和我们经常接触的维生素 C，都可以增加 iPSCs 的重编程效率。此外，还发现调节诱导过程中转录因子，包括 ESRRB、LRH1、TBX3、GLIS1、JHDM1 等，可以间接地调节诱导的效率。小分子 RNA 作为一种易于合成、高效特异、不良反应小的物质，在 iPSCs 领域受到了广泛的关注。有研究证明，ESCs 特异的小分子 RNA，如 mir290、mir294、miR-302-367 等，可以提高 iPSCs 诱导效率。

获得安全 iPSCs 的技术在过去几年中取得了极大的进展，但是人们对诱导多能重编程的细胞和分子的实际机制却依旧不是很清楚。通过分析各种 iPSCs 诱导方法得到的结果，我们对 4 种重编程因子和干细胞多能性有了一定的认识。整合这些知识，我们将对细胞重编程每一步的机制有所了解。

OCT4 也被称为 OCT3、OTF3/4 或 POU5F1，是转录因子八聚体 - 结合蛋白（octamer-binding protein，OCT）家族的成员之一，是干细胞多能性的主要调节因子。OCT4 在哺乳动物的发育中扮演必不可少的角色。敲除 *Oct4* 的胚胎不能发育成多能性的 ICM，在形成囊胚后便会夭折。

此外，多能干细胞需要保持相当精确的 OCT4 表达水平，以保持他们的干细胞特性：减少小鼠和人类 ESCs 的 OCT4 表达，都会导致细胞向滋养层细胞株（trophoblast lineages）分化，而 OCT4 表达水平的稍微提高便会诱导细胞向原始内胚层和中胚层（primitive endoderm and mesoderm）分化。OCT4 可以促进哺乳动物生殖细胞的存活，干扰 OCT4 表达不会促使生殖细胞分化，而是使细胞更容易凋亡。*Oct4* 是原癌基因，它的表达异常与发育不良（dysplastic growth）及多种肿瘤的形成相关。OCT4 的表达水平还会影响体外培养的ESCs的成瘤性，OCT4表达的增加可以诱导非肿瘤细胞向肿瘤细胞转变。

SOX2是一种SRY相关的HMG框（SRY-related HMG-box，SOX）转录因子，在胚胎早期的多能细胞系中高表达，并和OCT4一样在维持细胞多能性中扮演重要角色。SOX2和OCT4在ESCs中能形成异源性二聚体（heterodimers），协同调节*Utf1*、*Fgf4*和*Fbx15*等ESCs特异基因的表达。SOX2还可以调控OCT4的表达，这说明SOX2在干细胞多能性中具有重要作用。ESCs中SOX2表达的下降与细胞多能性的丧失及趋于分化相关。SOX2的表达对于成体脑部神经干细胞的生存是必不可少的，SOX2表达水平的下降会导致神经发育受损（impaired neurogenesis）及神经退化（neurodegeneration）。在无眼-食管-生殖器综合征（anophthalmia-esophagealgenital syndrome，AEG syndrome）和下丘脑-垂体轴（hypothalamo-pituitary）异常的患者中均发现有*SOX2*的突变。*SOX2*也已报道与乳腺癌、小细胞肺癌和前列腺癌等多种肿瘤的形成有关。

KLF4是Krüppel样因子（Krüppel-like factor，KLF）转录因子家族的成员之一，它涉及发育、繁殖、分化和凋亡等多方面的细胞生理过程。KLF4在小鼠胚胎发育中的表达是一个动态的变化过程，首先在胚外组织表达，接着是在胃肠道，然后是发育胚胎的皮肤层。有意思的是，KLF4在不分裂的细胞中高表达，而在增殖活性很高的细胞中则没有表达。敲除*Klf4*基因的胚胎发育正常，但是因为皮肤屏障功能的缺如，胎儿在出生后很快便夭折。KLF4表达水平的下降不会使ESCs产生明显的生理改变，但是多种KLF蛋白表达水平的同时降低则能够引发细胞分化，这说明其他KLF蛋白可以代偿KLF4的功能。KLF4在繁殖调控中起重要作用。诱导培养细胞的KLF4表达，会抑制细胞DNA合成，进而使细胞周期受阻。*KLF4*既是原癌基因又是抑癌基因，它和肿瘤的形成密切相关。实际上，*KLF4*与包括结肠直肠癌、乳腺癌和食管癌等在内的人类多种肿瘤存在关联。

*MYC*原癌基因的产物MYC是一个多畴性（multidomain）的转录因子，在繁殖，分化和细胞生长等方面都具有重要的作用。全基因组分析显示，MYC涉及约10%的基因组的转录调控，是一个重要的转录因子。据此估计，人类基因组有2500个以上MYC的结合位点，而如果根据MYC结合的保守序列CACA/GTG来估算，数量可能会更多。除了调控编码蛋白的基因表达外，MYC也可以调控非编码的小RNA基因的表达。敲除*Myc*的胚胎在发育早期仍能正常发育。在胚胎发育后期，*Myc*的缺失会导致心脏、神经管、血管和血细胞等多个组织器官的异常，最终导致妊娠10天左右胚胎的夭折。与此相矛盾的是，敲除*Myc*的ESCs，在体外仍能够正常的繁殖和自我更新。*MYC*的表达存在于大约70%的人类肿瘤中。*MYC*是人类肿瘤中最常被激活的原癌基因之一。

近年来的研究证据提示，细胞多能性受OCT4、SOX2和NANOG的联合调控。NANOG是一种同源框（homeobox）转录因子，最近发现它具有维持ESCs自我更新的能力。在缺少白血病抑制因子（leukemia inhibitory factor，LIF）的条件下，*NANOG*常用于保持培养的ESCs的不分化状态。很多研究都提示NANOG和细胞多能性紧密相关。敲除*Nanog*的小鼠胚胎不能形成多能性上胚层，NANOG水平的紊乱会使体外培养的ESCs自发分化。ESCs的NANOG水平下降，会上调GATA4、GATA6和CDX2等与滋养层分化相关转录因子的表达水平，这提示NANOG或许通过抑制这些转录因子的表达来使细胞保持多能状态。NANOG还被认为是OCT4的强激活因子。

两个研究组利用染色质免疫沉淀（chromatin immunoprecipitation，ChIP）和全基因组位点分析技术，鉴定小鼠和人类ESCs的哪些基因受OCT4、SOX2和NANOG的调控。结果证明，这3个关键的调节因子同时作用于目标基因的启动子区域，也作用于各自基因本身。这是ESCs研究的一个突破性进展，说明OCT4、SOX2和NANOGO能够形成一个相互联通的自身调节环（autoregulatory loop）去维持他们自身的表达。自身调节环可以增加基因表达的稳定性及减少对外界刺激的反应时间，该特性可能是保证干细胞在对发育信号产生反应的同时，仍能稳定地保持多能状态的原因所在。根据这样的假设，多个研究组证明，该自身调节环的存在及其对维持ESCs多能状态的重要作用。

除了能和自身的启动子结合外，OCT4、SOX2和NANOG还能和ESCs中几百个基因的启动子结合。多数情况下，这3个调节因子都是共同与基因结合的，这说明他们协同作用以调节干细胞的多能状态。OCT4、SOX2和NANOG既能结合有活性的基因，也可以结合灭活的基因。呈活化状态的基因包括*STAT3*、*ZIC3*、*REST*和*SKIL*等转录因子的基因，以及*SMARCAD1*、*MYST3*和*SET*等染色质修饰酶的基因，还包括

TGF-β 信号通路的 *TDG1* 和 *LEFTY2/EBAF*，以及 Wnt 信号通路的 *DKK1* 和 *FRAT2* 等有助于 ESCs 形成的信号转导通路的基因。这些活化的基因都是已知的维持 ESCs 自我更新能力和多能性的关键因子。与之相反，在 ESCs 中约 50% 与 OCT4、SOX2 和 NANOG 结合的基因呈灭活状态，这些基因都和细胞分化相关。这其中包括了 *HOXB1*、*PAX6*、*MYF5* 及 *MEIS1* 等与分化及发育的过程相关的转录因子的基因，提示如果失去 OCT4、SOX2 和 NANOG 对分化的控制，发育所需基因的表达将会上调。此外，这 3 个因子还与包括 NuRD 组蛋白去乙酰化酶复合物（如 P66b 和 HDAC2）、多梳蛋白家族成员（polycomb group）和 SWI/SNF 染色质重构复合体（chromatin remodelling complexes）在内的抑制转录活性的表观遗传复合物（epigenetic complexes）有关联。总而言之，OCT4、SOX2 和 NANOG 三者掌控转录调控网络（transcriptional network），通过增强多能性相关基因的转录，同时抑制分化及发育相关基因的表达，来维持 ESCs 的多能性。

不同组织来源的 iPSCs 在分化能力和分化方向上并不相同，心肌来源的 iPSCs 在分化成心肌细胞的方向上能力更强，肝细胞来源的 iPSCs 在分化成为肝细胞的方向上能力更强。经过表观遗传学的相关实验，可以推测，这种基因印记的现象和重编程过程中，甲基化 / 去甲基化不完全相关，导致重编程后的细胞携带了部分初始细胞的特性。这种不彻底性可以通过一系列重复的重编程过程而减弱。

为什么这么多的细胞导入外源基因，却只有极小一部分细胞成功实现了重编程而成为 iPSCs？目前对此存在两个假说：随机模型（the stochastic model）和精英模型（the elite model）。随机模型假说认为，任何的体细胞都可以重编程成为 iPSCs，在一群重编程的细胞中，最终能形成 iPSCs 的几个细胞是随机产生的；这源于转录因子与启动子结合的随机性，每个细胞实现重编程的量和基因的随机性；刚好都满足条件的细胞，就成功完成了重编程。精英模型假说认为，进行重编程的细胞群，最终能形成 iPSCs 的几个细胞是极少数的本来就具有干性特征的细胞（MUSE cell）；之所以 iPSCs 的形成率如此低，就是由于这些干性的细胞非常少；而除了这些干性细胞外，其他原代细胞不可能被重编程。目前两种假说的实验支持仍不多，有待科学家们的继续研究。

Hanna 等（2007）通过将人源化的镰状细胞贫血的小鼠成纤维细胞诱导成 iPSCs，采取基因打靶技术改正了突变的基因，最后将修正的 iPSCs 分化得到的造血祖细胞移植回小鼠体内，首次建立了通过 iPSCs 技术进行治疗的小鼠模型。在接下来的时间里，疾病相关的 iPSCs 研究进展飞速：Park 等（2008）首次将包括假肥大型肌营养不良（DMD）、慢性进行性舞蹈病和 21- 三体征在内的 10 种遗传病的患者细胞诱导成 iPSCs，并对这 10 种 iPSCs 的全能性进行了鉴定；同年，Dimos 等将一位 82 岁的肌萎缩侧索硬化症（ALS）患者的体细胞，通过病毒转导诱导得到的 iPSCs，定向分化为在该疾病中被损坏的运动神经元；Ebert 等（2009）将脊髓性肌萎缩症（SMA）患者的皮肤成纤维细胞诱导得到 iPSCs，并将该细胞定向分化成运动神经元。尤为突出的是，他们通过 SMA 疾病机制研究，使用 SMN（运动神经元存活基因）诱导复合物刺激增加该运动神经元中的 SMN 蛋白水平，从而对该疾病进行治疗。这项研究为对疾病特异的 iPSCs 进行机制研究和药物筛选打下了良好的基础。

遗传性疾病可通过基因修复的方法进行治疗。Raya 等运用携带 FANCA 蛋白的慢病毒载体感染先天性全血细胞减少症（Fanconi 贫血）患者的体细胞进行基因修正，再将修正后的体细胞诱导成 iPSCs，该 iPSCs 的 FA 通路功能恢复正常，并可分化成正常的造血干细胞。这是首次通过基因修复，运用疾病特异的 iPSCs 对遗传性疾病进行治疗。

运用基因打靶技术进行定向同源重组是治疗遗传病的一个主要方向。Zou 等利用锌指核酸酶（zinc finger nuclease，ZFN）序列特异性诱导靶向基因的双链 DNA 断裂，在不影响细胞核型和多能性的前提下，大大提高人 iPSCs 同源重组效率。转录激活物样效应子核酸酶（transcription activator-like effector nucleases），即 TALE 核酸酶（TALE nucleases，TALENs），是一种崭新的分子生物学工具，也开始应用于 iPSCs 的基因缺陷修复和点突变细胞模型建立上。科学家发现，植物病原菌黄单胞菌（*Xanthomonas*）分泌一种转录激活物样效应子（transcription activator-like effectors，TALEs）。TALEs 蛋白中的 DNA 结合域与限制酶 *Fok* I 的切割域融合，生成 TALE 核酸酶。TALEN 克服了 ZFN 不能识别任意目标基因序列，以及识别序列经常受上下游序列影响等问题，但具有 ZFN 相等或更好的活性。

药物筛选方面，目前有研究组将有缺陷的人 iPSCs 在 96 孔板上进行分化，每个孔相当于一个实验组，对每个"孔"分别用不同的药物处理，或者用 siRNA，通过高通量检测每个孔的分化结果，可以筛选出哪些药物分子适合该类疾病的治疗。也可以从 siRNA 的结果筛选出哪些基因有可能对该疾病起控制作用。这些结果将使我们更清楚了解这个疾病的发病机制以及促进药物的开发和初步预实验（图 15-3）。

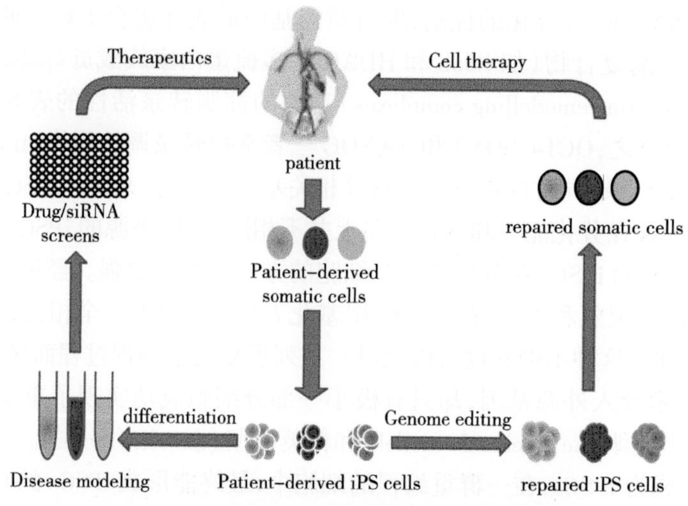

图 15-3　诱导多能干细胞临床应用转化的概览

patient- 患者；patient-derived somatic cells- 患者的体细胞；patient-derived iPS cells- 患者的诱导多能干细胞
genome editing- 基因组编辑；repaired iPS cells- 修复的诱导多能干细胞；
repaired somatic cells- 修复的体细胞；cell therapy- 细胞治疗
differentiation- 分化；disease modeling- 疾病模型制作；drug/siRNA screens- 药物 / 小干扰 RNA 筛选；therapeutics- 治疗

iPSCs 具有成畸胎瘤的能力，并且重编程过程中引入了原癌基因的作用，因此该类细胞产品癌变的潜在危险制约了其在临床上的应用。另一个技术问题是繁殖和分化细胞都需要时间，这可能要消耗几周，甚至几个月。比如肾病、肝病、青春期糖尿病等慢性疾病的患者并不需要立刻治疗，因此，获取细胞的周期较长，对其影响不会太大。然而，如果个体化的细胞及其分化后的子代不能够很好的分离、分化和保存，该疗法将很难应用于像心肌梗死、脑卒中和脊髓损伤等在内的急性疾病的治疗。再次，iPSCs 的制备和分化扩增实验的耗资巨大，普通家庭恐难以承受。以当前技术水平建立的个体化细胞库，不大可能为绝大部分的患者服务。这些都需要科学家继续对 iPSCs 进行深入的基础研究，对相应技术方案进行发展和创新，为临床应用实验做好先行军。

五、展望未来

多年来，生物学家和临床医学研究人员梦寐以求实现组织器官的修复和再生。干细胞的多向分化能力，以及其在再生医学上的应用价值，使人们看到了实现器官修复、组织再生的曙光。在制药行业，干细胞可作为新药筛选的模型，进行毒理、药效试验。研究干细胞的增殖以及细胞分化的调控，还可从深层次理解癌症发生的分子机制。

胚胎干细胞具有分化成机体所有细胞的"全能性"，而且增殖能力很强，因此具有广阔的临床应用前景。但是，胚胎干细胞也会造成移植后的"致瘤性"。如何控制移植后胚胎干细胞的增殖和分化，是保证临床应用安全的关键。同时，胚胎干细胞目前主要来源于人工受精后早期发育的胚胎。虽然这些胚胎是辅助生殖的废弃物，并通过自愿捐献，但分离胚胎干细胞会毁灭胚胎的事实，使其研究备受伦理争议。

成体干细胞已进入临床应用，由于其来源不涉及到"胚胎"这一伦理学的焦点，近年成体干细胞治疗的研究较胚胎干细胞发展得更为迅速。但是，成体干细胞体外培养相对困难，而且其分化能力是"多能性"而不是"全能性"。这些因素都限制了成体干细胞的开发潜力及其在临床的应用。

诱导多能干细胞技术使成体干细胞突破胚层限制，分化成其他组织的功能细胞成为可能。如果成体干细胞突破了其分化能力的限制，其应用前景将会变得更为广阔。同时，利用诱导多能干细胞，替代胚胎干细胞进行干细胞治疗，这是干细胞研究与应用的一条“蹊径”。

干细胞药物的临床应用还存在诸多技术障碍，干细胞研究尚存在伦理学的质疑。但干细胞治疗领域已具备市场规模，形成了细胞治疗、脐带血库和新药筛选三大市场板块。干细胞的研究几乎涉及生命科学和生物医学所有研究领域。干细胞疗法的应用几乎涵盖了目前临床上的所有疑难病症。随着干细胞技术研究的发展与深入，干细胞治疗产业化进程将会不断推进，人类关于再生的梦想也许终会实现。

第三节　基因治疗—现状与前景

一、概述

基因治疗（gene therapy）是通过载体介导，将遗传物质转移到细胞内，以纠正基因缺陷所致疾病的一种治疗方式。即通过引入一正常基因到患者基因组来替代药物或外科手术。因基因治疗是一种难度较大的治疗技术，存在一定风险，目前仍处在实验探索阶段，主要用于无其他方法治疗的或终末期疾病。基因治疗的临床实验，现在大多数都是在美国和欧洲进行，仅有小部分在澳大利亚、中国、加拿大等国家（表15-4）。2004年1月20日，中国批准了首个人类p53重组腺病毒注射液的上市，这是世界上第一个，也是目前唯一获批的基因治疗药物。

表15-4　1989—2011年世界部分国家基因治疗临床实验分布一览表*

国家	临床实验治疗	
	实验组数	百分比
美国	1143	64
英国	201	11.3
德国	81	4.5
瑞士	50	2.8
法国	49	2.7
荷兰	29	1.6
比利时	25	1.4
澳大利亚	29	1.6
中国	23	1.3
加拿大	22	1.2
其他	134	7.6
总计	1786	100

*参见英国威利世界基因治疗临床实验网站，http://www.abedia.com/wiley/

随着现代遗传学和分子生物学的发展，基因治疗经历了从理论到实践，不断探索、改进和完善的历程。回顾这一发展历程，无论成功或失败，都使我们能对基因治疗有个初步的了解及认识。

（一）第一例临床实验基因治疗

20世纪60年代，用病毒转化哺乳类细胞的技术获得成功。70年代DNA重组技术的问世，为基因治疗奠定了基础。随着对人类遗传病发病机制的深入研究，基因治疗实现了从理论到实践的跨越。美国科学家Anderson等（1990）对两名重型联合免疫缺陷（severe combined immunodeficiency，SCID）女患者进行了首次基因治疗。两名女孩，一名4岁，名叫Ashi DeSilva，另一名9岁，名叫Cynthia Cutshall，都患有SCID。

患者因缺乏腺苷酸脱氨酶(adenosine deaminase,ADA),导致腺苷酸的积累,造成对细胞特别是对T和B淋巴细胞的毒性,引起免疫细胞功能丧失,不能产生正常的免疫反应。虽然ADA缺陷的治疗可采用骨髓移植,或使用PEG-ADA的酶替代治疗,有一定的疗效。但是,骨髓移植很难找到适合的供髓者。酶替代治疗中AGA半衰期仅有30分钟,在与PEG分子结合后也只能保持2~3天,而且,这一治疗也不能使患者建立起有效的免疫防御反应。针对这些不足,Blaese医师开始寻求基因治疗。在猴子实验的基础上,于1987年向美国国家卫生研究院(NIH)重组DNA咨询委员会(RAC)递交了第一份基因治疗Ⅰ期临床实验的申请。1988年,Blaese和Anderson首先对成人癌症患者进行了临床安全性实验。实验采用相同的离体移植方法(参见下段),只是肿瘤患者用来转染细胞的病毒载体并不携带治疗基因,而是一标记基因,用于跟踪载体和输入的淋巴细胞。实验结果显示,治疗基因能在人体内保持长期活性,且参与实验的6名患者都没有出现异常(包括不良反应、毒性及病理改变)。基于这些结果,RAC正式批准了婴幼儿*ADA*缺陷基因治疗的Ⅰ期临床实验。

*ADA*基因治疗临床实施过程如下。首先,从经PEG-ADA治疗(基本状况已改善)的患者体内取出部分淋巴细胞,在体外进行培养,经复制缺陷性鼠白血病病毒LASN(反转录病毒)介导,将正常*ADA*基因插入到T淋巴细胞,再输回到患者体内。实施过程分两个阶段:第一阶段,重复少量回输携带正常基因的T淋巴细胞以建立正常免疫体系,同时监测患者体内这些转基因淋巴细胞的存活期。第二阶段A期,加用筛选措施以增加含有正常ADA高表达的T淋巴细胞的数目,然后每月一次回输这些T淋巴细胞,为期六个月。第二阶段B期,在携带正常基因的T淋巴细胞达到预期治疗水平时(患者每千克体重含10亿正常基因T淋巴细胞),再每次每千克体重输入10亿~30亿个T淋巴细胞,重复若干次后进入监控阶段,确定免疫功能是否正常。

1990年9月14日,临床实验开始实施,DeSilva和Cutshall的淋巴细胞被分离,转染,回输。几乎从第一天开始,DeSilva的免疫反应就开始改善,在治疗开始后的5~6个月,DeSilva的T淋巴细胞数就达到并稳定在正常范围。整个回输持续了两年,ADA酶在淋巴细胞中的活性,在第一个两年的疗期中,达到了正常值的一半,这使她能像正常人一样生活,也无需再给予细胞输入。虽然Cutshall治疗效果不如DeSilva,但血中有功能的T淋巴细胞的比例也在逐步增加,也能正常地生活。1995年,Blaese在Science杂志上发表了这次实验的初步结果。

首例基因治疗获得了极大成功,成为医学史上的里程碑。它证实了基因治疗的可行性,也激发了人们继续探索的热情。从1990到2000年的10年里,全世界进行的基因治疗临床实验大约就有300组次,共约3000个患者参与。

然而,1999年9月17日,一名18岁的患者在一次基因治疗的临床实验中死亡,使基因治疗受到沉重打击,陷入低谷。

(二)基因治疗的悲剧

1995年,宾夕法尼亚大学创立了人类基因治疗研究所(IHGT)。该所负责人研究决定,将编码鸟氨酸氨甲酰基转移酶(ornithine transcarbamylase,OTC)的OTC基因缺陷作为第一个基因治疗的疾病。

氨是体内蛋白代谢中的一个有毒副产物,氨的解毒是在肝脏内经一系列生物化学反应(精氨酸循环),转变成无毒的尿素后,由肾脏排出。OTC是肝脏中参与精氨酸循环的一个代谢酶。OTC缺乏会导致血氨的积聚,从而产生抽搐、呕吐和昏迷,如不及时治疗,很快就会死亡。OTC缺乏是X-连锁隐性遗传病,男孩发病率高,而且程度严重(散发或部分缺失型除外)。

针对OTC缺乏的基因治疗方案与SCID-*ADA*基因治疗方案有所不同,OTC不像ADA存在于血细胞中,而是存在于肝脏。因此,离体移植法不可行(虽然现在干细胞移植可行)。只能采用体内转移法,即将携带正常基因的病毒载体直接注入血循环或肝脏中,通过转染肝细胞治疗疾病。另一区别是选择的载体不同,研究人员决定采用腺病毒(Ad)作为载体。因为动物实验模型显示,Ad转染效率最高(只有在OTC高表达时,才可治愈或减轻临床症状)。因为需要注射大剂量病毒,就必须严密监控治疗中出现的毒副作用和氨代谢情况。

1997年,Wilson团队将携带正常基因的腺病毒载体直接输入到患者的肝脏。整个实验共选择18名患者,三人一组,共六组。每组剂量不同,由低到高(从 1.4×10^{11} 到 3.8×10^{13} 病毒颗粒)。每组两女一男。前一组治疗结束进入严密监控后,才能开始下一组的治疗。同时,特别加入了终止治疗的规则,即:如果第 1 组发生毒副作用,第 2 组将不能开始治疗或须减低治疗剂量。试验于 1998 年秋季启动。约一年后,第 18 名患者,即最大剂量组(第六组)的第 2 名患者,18 岁的 Jesse Gelsinger 开始接受治疗。在 2 小时中,30ml 治疗液,含 3.8×10^{13} 个携带 *OTC* 基因的腺病毒颗粒,通过股静脉被缓缓地注入到他的肝脏(将病毒直接注入肝内被认为比注入到血循环要安全)。当晚,Gelsinger 出现了高热、恶心等早期反应,病情恶化,出现弥散性血管内凝血(DIC)的毒性反应,Gelsinger 最终死亡。FDA 和 NIH 立即展开全面调查,并停止所有以腺病毒为载体的转基因临床实验。2000 年 1 月,NIH 发布了调查结果。主要是:① Wilson 等没有坚持终止规则。调查发现,在 Gelsinger 治疗前的第一到第五组都有患者出现毒性反应,不少患者比预期的严重。②没有坚持知情选择权(informed consent)。按照细则,应该让患者选择退出或继续。③没有关于病毒载体的系谱及滴度的详细记录。④未经批准就改变实施细则。

Gelsinger 之死在基因治疗领域引起巨大的震惊。本以为基因治疗的方案很安全,以致在实施过程中,忽略了实验中出现的种种预警信号,最终酿成悲剧。2000 年,法国 Cavazzana-Calvo 团队对 X- 连锁重型免疫缺陷(SCID-X1)进行基因治疗。临床实验中,10 名患儿,7 名获得了免疫功能,但其中 2 名孩子却分别在 2002 年和 2003 年发展成白血病。原因是作为转基因载体的逆转录病毒随机插入激活了癌基因。这是基因治疗领域受到的又一次打击。FDA 在 2003 年 1 月暂停了以反转录病毒为载体通过血液干细胞进行基因治疗的所有临床实验。直到 4 月,经讨论后,才取消这一禁令。基因治疗出现的种种问题及教训使人们将基因治疗安全性放到了第一位。科学家们将病毒载体在人体内的生物功能和药理机制作为研究重点,以改善载体的有效性、特异性和安全性,并不断发现和创建新的载体,同时严格临床实验审批和监管制度,使基因治疗逐步走上了理性和健康的发展道路(图 15-4)。

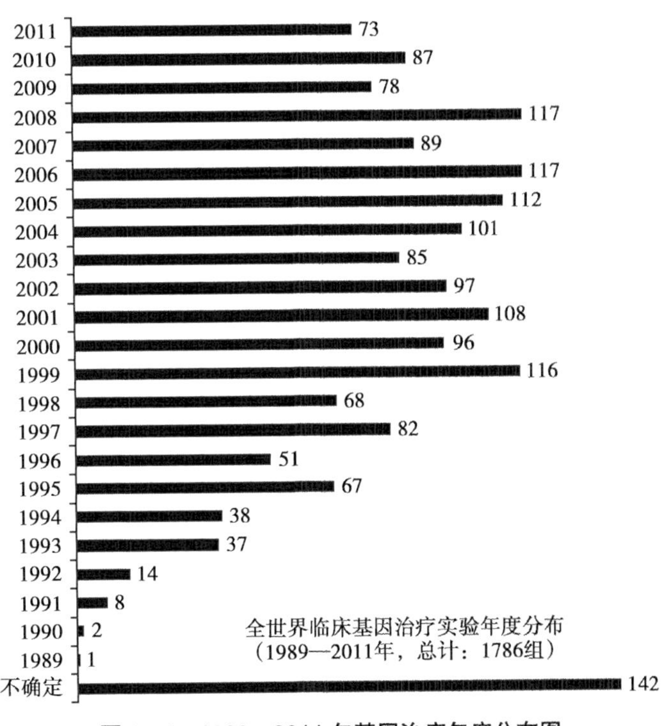

图 15-4　1989—2011 年基因治疗年度分布图

二、基因治疗的策略

尽管基因治疗具有治愈所有类型疾病的可能性,但现阶段主要用于无有效治疗方法的疾病,主要类型有:①遗传性疾病;②肿瘤;③感染性疾病;④免疫系统疾病。在考虑基因治疗时,首先应根据疾病的发病机制，确定三个基本因素：①是否是基因突变而导致功能丢失或获得；②是否是一个基因产物的功能影响了细胞的生存和发育；③这个致病基因具有组织表达特异性。然后，选择不同的基因治疗策略和途径。

基因治疗策略的选择需根据具体情况和条件来考虑，因为各种疾病的发病机制不同，分子基础相差很大。一种基因治疗策略很难适合于各种类型的疾病。用于转移的遗传物质可以是整个基因，也可以是基因片段，甚至是寡核苷酸。转移方法可以是直接转移（体内法），也可以是间接转移（离体移植）。

（一）基因替代或增强

基因替代或增强（gene replace or augmentation）是用正常基因插入基因组非特异位点而取代缺陷基因，或增加正常基因产物以恢复正常表型。这是目前基因治疗中最常用的一种策略。基因增强适用于某些可逆性疾病，特别是对引入基因表达水平无精确要求，在低水平表达也有临床效应的疾病。例如，部分常染色体隐性遗传病，外来基因适度表达即可产生显著疗效。但对于显性遗传病，因功能获得性突变所导致的疾病就不适合于此法，即使是功能丢失性突变引起，也因要求有较高的表达水平（50% 的正常表达产物也未必有效）而无法达到治疗效果。

（二）基因修正

基因修正（gene correction）是通过同源重组，用正常基因置换异常基因。这是最理想的治疗策略。在遗传突变为显性负效突变时，基因增强就没有任何帮助，只能纠正突变，进行基因修正。原则上，基因修正可在不同的水平进行。在基因水平，利用同源重组进行靶向定位修正。在 RNA 水平，可通过治疗性的核糖酶或 RNA 编辑来进行。因技术问题，目前基因修正还处于探索阶段。但近来重组核酸酶技术（锌指核酸酶和转录激活物样效应子核酸酶）的突破，使这一策略进入实践成为可能。

（三）基因抑制或失活

如果细胞显示出一种新的基因产物或者不适当的基因表达（如许多肿瘤或感染性疾病等），基因增强不适用。基因修正虽可纠正突变进行治疗，但因技术要求高，实施困难大，因而，基因抑制或失活（inhibition or silence of gene expression）成为首选。可采用多种不同的方法在 DNA、RNA 和蛋白质等不同水平阻遏基因的表达。等位基因特异性表达抑制，也可以治疗某些显性负效的疾病。

（四）靶细胞定向灭活

靶细胞定向灭活（targeted killing of specific cells）是肿瘤基因治疗最流行的策略和方法。基因被引入靶细胞，表达后导致细胞死亡。包括：①直接杀死细胞：如果插入的基因表达可产生致死性的毒性（如自杀基因），或者编码药物前体的基因转入细胞后，使细胞处于致敏态，从而被后继药物杀灭。也可选择裂解性生长的病毒来杀灭靶细胞。②间接杀死细胞：通过应用免疫刺激基因来激活或增强针对靶细胞的免疫反应。

三、基因治疗的类型

（一）生殖细胞系基因治疗

将生殖细胞（germline cell）作为靶细胞进行遗传物质的改变，则这一改变可以传递到下一代。如果在胚胎发育早期进行基因治疗，那么，遗传物质的改变将传递到胚胎发育过程中的所有细胞（包括生殖细胞）。生殖细胞系基因治疗（germline gene therapy）提供了将某一遗传病从一家族中，乃至最终从人类中清除的可能性。这既是生殖细胞基因治疗的魅力所在，也是各方争议的焦点。有人认为，这类治疗是在与上帝“玩游戏”；而另一些人则担心，生殖细胞基因治疗产生的遗传改变，会产生潜在的、不可预测的负面作用，可能对子孙后代产生有害的、甚至是灾难性的影响。这些问题涉及伦理学及宗教等，因此，生殖细胞系基因治疗目前仍是个禁区。

（二）体细胞系基因治疗

体细胞系基因治疗（somatic cell gene therapy）是一种更保守和更安全的基因治疗手段。因其治疗的靶细胞是体细胞，从而引起的基因改变只影响靶细胞，不会传至下一代。也就是说，治疗效果会随着个体的终结而结束。但存在两个问题：①由于大多数组织细胞是不断地死亡并被新生细胞所替代，导致体细胞治疗的效果常常是短暂的，患者需终身不断地重复治疗；②如何将遗传物质传送到靶细胞而又不影响其他细胞。尽管存在这些问题及挑战，体细胞基因治疗仍是某些疾病，如囊性纤维化、肌营养不良、癌症和某些感染性疾病的首选。并且，到目前为止，所有基因治疗临床实验都是体细胞基因治疗。另外，对于某些明显阻碍婴幼儿发育和健康的疾病，现在也开始了宫（腔）内基因治疗的探索，以纠正基因缺陷。

体细胞基因治疗又根据实施基因传递的途径分为两类。

1. 离体回输移植　离体回输移植（*ex vivo* transplantation）的要点是，收集患者细胞（如血细胞或骨髓细胞），在体外经携带治疗基因或校正基因的（病毒）载体转染后，一起（筛选）培养，然后，将带有正确遗传信息的细胞再重新回输到患者体内。正如前述第一例基因治疗所采用的方法。因细胞的处理在体外，故称为离体回输移植。

2. 体内移植　体内移植（*in vivo* transplatation）是指将遗传物质直接转移到人体内，如第一例死亡患者 Gelsinger 接受的治疗方法。

表 15-5　1989—2011 年全世界基因治疗临床实验使用载体分布一览表*

载体种类	临床实验治疗	
	实验组数	百分比
腺病毒	424	23.7
腺病毒相关病毒	86	4.8
反转录病毒	365	20.4
慢病毒	48	2.7
单纯疱疹病毒	58	3.2
裸 / 质粒 DNA	337	18.9
脂质体转染	110	6.2
其他	358	20.0
总计	1786	100

* 摘自英国威利基因治疗临床实验网站

四、基因治疗的传递系统

基因治疗的关键在于传递系统必须能将治疗基因引入到靶细胞内高效地表达，并且没有不良反应。基因传递的载体选择和发展，常常是基因治疗能否成功的重要前提或决定因素，也是基因治疗面临的最大挑战。

在选择载体时需要考虑的因素有：①载体携带基因大小的限制；②载体的纯度和浓度（病毒滴度）；③转导效率；④对增殖期和静止期细胞感染的能力；⑤转基因表达的期限；⑥是否能整合到宿主细胞基因组中；⑦转染细胞类型的特异性或靶位点传递的精确度；⑧载体相关的毒性和免疫原性。

用于基因传递的载体分为病毒和非病毒载体两大类（表 15-5）。

（一）病毒基因传递系统

病毒基因传递系统（viral gene delivery system）考虑的出发点是，病毒是依赖于细胞而增殖和生存的，所有病毒都能攻击感染宿主细胞，将其遗传物质注入宿主细胞，并且利用宿主细胞的合成机制去合成蛋白，复制自身，产生更多的病毒，导致更多的细胞感染。有的病毒甚至将自己的基因插入到宿主基因组中，随着感染的宿主细胞的分裂和增殖而生存。因此，病毒载体远比非病毒载体转移效率高。目前基因治疗采用的病毒载体都来源于人类病原体，经过基因工程，对病毒基因组进行重组改造，删除致病的病毒组分，使其丧失病原性。在保证高度安全的基础上，保留病毒进入特异靶细胞的趋向性，并利用宿主细胞进行复制表达的功能。通常，构建重组病毒颗粒包括三部分。①重组病毒载体。含有目的（治疗）基因，不含病毒编码基因，只保留病毒复制和包装所必需的顺式元件的载体。②辅助元件（质粒或病毒）。提供病毒包装所需结构蛋白，如包壳和包膜等。为减少形成野生型病毒的可能性，确保载体安全性，可将这部分再分为2~3个表达质粒。③包装细胞系。为重组病毒组装提供反式因子和组装场所的细胞系。最后获得的重组病毒颗粒具有野生型病毒的外壳/外膜和感染性，但不表达病毒蛋白，只有一次性感染能力。目前临床应用最多的病毒载体有：反转录病毒、慢病毒、腺病毒、腺病毒相关病毒和单纯疱疹病毒五大类（表15-6）。本节以反转录病毒为例，介绍病毒基因传递系统一些基本知识。

表15-6　基因治疗中常选用的病毒载体一览表

	载体	病毒基因组	克隆容量	易感细胞	炎症反应	主要限制	主要优点	适用范围
无包膜病毒	腺病毒	dsDNA 36kb 游离体	8kd 30kd	广	高	①包壳介导的炎症反应。②多数人体内已有抗体	高效转导，高克隆容量，高滴度，较长期表达	*in vivo* 基因治疗，肿瘤基因治疗，疫苗
	腺病毒相关病毒	ssDNA，~5kb 游离体（>90%） 整合（<10%）	<5kd	广	低	较小的克隆容量	广泛的易感细胞，无免疫原性，无病原性	*in vivo*，*ex vivo* 遗传病，获得性慢性病基因治疗
包膜病毒	反转录病毒	RNA，8~10kb 整合型	8kd	仅分裂期细胞	低	插入突变导致肿瘤发生	稳定的长期表达，分裂期细胞转导	*ex vivo* 基因治疗 肿瘤基因治疗
	慢病毒	RNA，8~10kb 整合型	8kd	广	低	毒性及炎症，除神经细胞外表达短暂	在复制期细胞长期表达	RNA 干扰技术 *ex vivo* 基因治疗 肿瘤基因治疗
	单纯疱疹病毒-Ⅰ	dsDNA，152kb 游离体	40kd	神经细胞、广	高		稳定表达，大克隆容量，广泛的易感细胞，高嗜神经细胞性	神经系统疾病基因治疗 肿瘤基因治疗

反转录病毒　反转录病毒（retrovirus）为较大的包膜RNA病毒，其基因组由两条同样的单链RNA（7-11kb）构成，分为7个亚属：α-，β-，γ-，δ-，ε-反转录病毒、慢病毒（lentivirus）和泡沫病毒（spumavirus）。前5个为瘤原性反转录病毒，在它们基础上构建的载体，即传统意义上狭义的反转录病毒载体。第一个反转录病毒载体就是在γ-反转录病毒-Moloney鼠白血病病毒（Moloney murine leukemia virus，MoMLV）的基础上构建的。

反转录病毒基因组通常包括3个开放阅读框架（*gag*、*pol* 及 *env*），2个长末端重复序列（LTRs，含病毒启动子或增强子序列）和病毒RNA包装信号 φ 序列（图15-5A）。在感染中，反转录病毒的病毒包壳蛋白与宿主细胞表面受体相互作用而进入细胞。不同病毒利用不同受体，如MoMLV用钠依赖性磷酸转运蛋白作为受体，而慢病毒则以CD4为主要受体。进入宿主细胞后，病毒RNA反转录成双链DNA，并与细胞蛋白形成核蛋白整合前体复合物，进入细胞核。然而核膜成为某些反转录病毒的屏障。例如，MoMLV形成的核蛋白复合物就不能穿过核膜，只能在细胞有丝分裂、核膜破碎后才能进入核内，因此，MoMLV不能转导非分裂细胞。然而，在HIV病毒基础上构建的慢病毒则没有这个限制，也能转导非分裂期细胞。在细胞核内，病毒DNA拷贝在整合酶的作用下，插入到宿主染色体中，成为宿主染色体的一部分，又叫原病毒。有时原病毒基因并不立即表达，而是随着宿主染色体的复制和分离进入到子细胞。

反转录病毒载体设计，就是删除反转录病毒部分基因序列以创建复制缺陷病毒，并插入外来DNA片段以取代删除部分。用于产生反转录病毒载体的体系包括两部分：反转录病毒载体质粒和包装细胞系。反转录病毒载体质粒，仅仅由5'和3'端的LTRs和病毒包装信号序列（φ），加上治疗基因构成（图15-5 B）。包装细胞系则提供病毒 *gag*、*pol* 和 *env* 基因功能（事先已转染和表达病毒蛋白）。只要将治疗病毒载体与包装细胞系一起培养，就可产生携带治疗基因，并具有一次感染能力的病毒颗粒。为提高安全性，现在将包装细胞系中病毒基因再分为2~3个独立表达体系，使野生型病毒的产生概率大大降低（图15-5 C，D）。

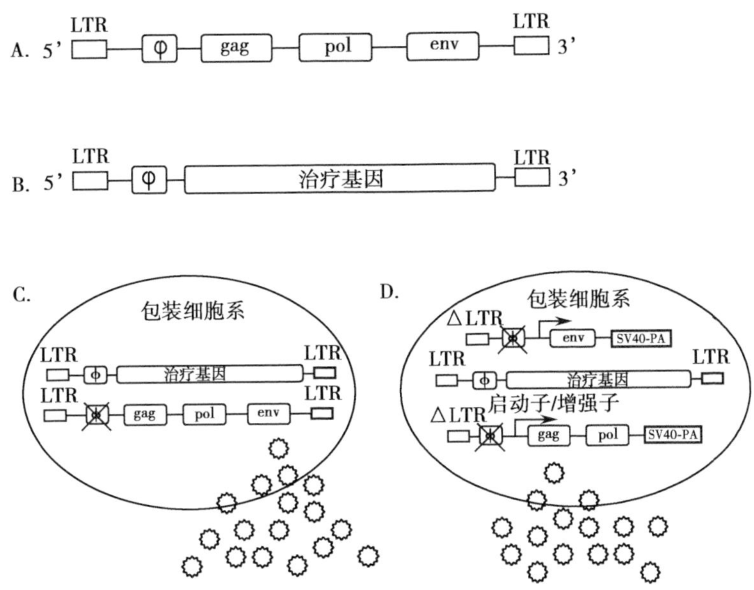

图 15-5　反转录病毒载体

A. 反转录病毒基因组结构示意图;B. 反转录病毒载体结构示意图;C. 早期反转录病毒重组载体构建包装示意图(只通过一次重组);D. 改进后反转录病毒重组载体构建包装示意图(需两次重组,且删除部分 LTR 序列)

病毒包膜蛋白介导病毒与宿主细胞表面蛋白或受体相互作用,决定病毒感染细胞的范围和效率。选择不同病毒包膜蛋白来包装病毒,就产生了一门新技术,叫"假型"包装(pseudotyping),即用来自其他病毒的包壳 / 包膜蛋白,或嵌合包膜蛋白替代原有病毒的包壳 / 包膜蛋白,从而改变病毒感染的细胞范围及感染力。这类包壳 / 包膜蛋白被替代的病毒称为假性型包装病毒。例如,现常用的慢病毒就是猴免疫缺陷病毒核心由滤泡性口腔炎病毒的包壳蛋白 G- 蛋白(G protein of vesicular stomatis virus,VSV-G)包装所构成。这种重组也称为 VSV G- 假型包装慢病毒,几乎可感染所有的常用细胞。

反转录病毒载体的主要问题在于其整合酶能将病毒遗传物质随机插入到宿主基因组中,引起插入突变,甚至导致癌变。为提高安全性,科学家设计了自我失活(self-inactivation,SIN)载体,即删除原始反转录病毒 3'LTR 中的病毒启动子或增强子序列。再在不同的病毒蛋白基因前分别加上独自的启动子和增强子。实践证明,改建的 SIN 载体大大减少了外来 DNA 整合到细胞基因组后激活癌基因的风险。

利用反转录病毒治疗 SCID 的临床实验已经在美国、法国、英国、爱尔兰、意大利和日本等国进行,并取得了一定的成功。

(二) 非病毒基因传递系统

比起病毒载体,非病毒基因传递具有下列优点:简单、高产和低免疫原性。但也有两大不足:低转染效率和低基因表达。

非病毒基因传递的效率受到许多限制,如细胞膜、核膜构成的屏障,内噬体逃逸和细胞质的穿越等。这就使基因由核外传递到核内困难重重,而 DNA 与载体复合物的解离又构成了转染后的另一限速步骤(图 15-6)。增加非病毒载体传递到核内的 DNA 表达更是一极大挑战。因此,非病毒基因传递系统的研究重点就是如何通过各种物理和化学的方法来增加传染效率及基因的表达。

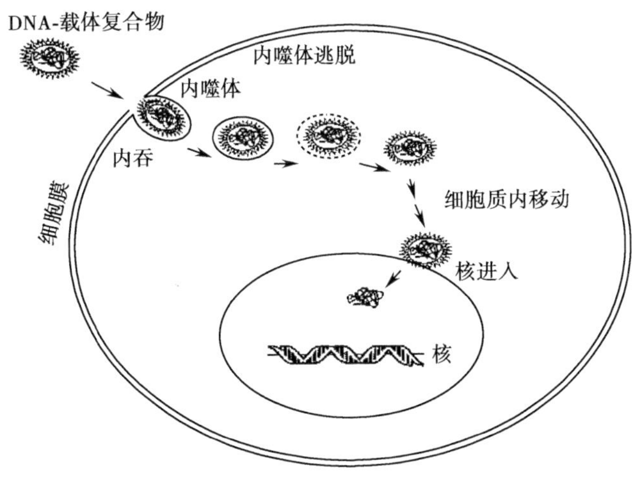

图 15-6　非病毒遗传物质进入细胞所遇障碍示意图

1. 物理转移法　许多物理方法已被用于基

因传递，如局部或快速系统注射、颗粒冲击、电脉冲、超声或激光辐射等，通过形成细胞膜临时损伤或小孔以利于基因通过。

（1）裸DNA注射（针头和射流注射）：裸DNA注射最具有吸引力的是其简单易行。到2011年底，全世界基因治疗临床实验中就有18.9%（n=337）采用了这种基因传递方法。最初应用裸DNA进行局部肌内注射，随后又应用到皮肤、肝脏和脑组织的局部注射，再发展到无需针头的射流注射（jet injection），其传递基因的表达水平是常规针头注射的50倍，且组织细胞能很好地耐受，也无严重的不良反应。

虽然裸DNA注射取得了一定成功，但细胞摄取裸DNA效率极低，为提高转染效率，又产生了几种新方法。例如，"基因枪"、"电穿孔"和"超声穿孔"等。

（2）基因枪：基因枪（gene gun）传递，又称为弹道DNA转移或DNA包裹颗粒攻击。重金属颗粒（如金、银或钨等），在基因枪产生的高气压（如氮气）推动下冲击靶细胞，将颗粒表面携带的DNA传递到细胞内。因此，气压、颗粒大小、剂量和频率是确定组织穿透效率及基因传递水平的关键因素。基因枪已广泛地应用于肌肉内、皮内和肿瘤内遗传免疫。到2011年底，全世界基因治疗临床实验中共有0.3%（n=5）采用了基因枪传递（http://www.abedia.com/wiley/）。

（3）电穿孔：电穿孔（electroporation）是利用高电压脉冲使DNA通过细胞膜的方法。高电压脉冲的冲击，使细胞膜上产生短暂的小孔，并驱动DNA向细胞内移动。体内实验通常是先将DNA注射到靶组织，随后给予电脉冲。这一技术安全有效，与其他非病毒传递方法相比，具有较好的重复性，在优化后，甚至能产生与病毒载体相近的转染效果。

2. 化学转移法　化学转移法有以下几种。

（1）阳离子脂质体：阳离子脂质体（cationic lipid）是质粒DNA被脂质包裹后，成为类似胶囊和脂质体样的结构，称为脂质体，是目前应用最广泛的非病毒基因传递方法。当带正电荷的脂质与带负电荷的DNA混合时，能自发地形成一种独特的致密结构－脂质体/DNA复合物（lipoplexes）。此结构中，DNA分子被带正电荷的脂质环绕着，避免了细胞内外的核酸酶的破坏。同时，带正电荷的脂质体与带负电荷的细胞膜分子相互吸引、接触，促进了细胞的内吞。

阳离子脂质体具有成本低，经改造修饰后能具有靶向特异性的优点。但其转染效率需进一步提高，体内转染中的毒性作用（如在血循环中可形成凝结物，易于诱导炎症反应等）仍待解决。到2011年底，基因治疗临床实验中，就有6.2%（n=110）的实验组使用脂质体作为载体。

（2）阳离子多聚体：带正电荷的多聚体与带负电荷的DNA，通过静电吸引而相互接触，形成纳米大小的复合物，即阳离子多聚体/DNA复合物（polyplexes）。通常比lipoplexes更稳定，同样可保护DNA免受DNA酶的破坏，如果净正电荷得以维持，脂质体/DNA复合物就能够黏附在细胞表面多糖蛋白复合物上而被内吞进细胞。

五、基因治疗的应用

1989—2011年全世界基因治疗临床实验疾病分布见表15-7。

（一）遗传病基因治疗中的新技术

现代分子生物学技术，特别是一些新技术的应用，在遗传病基因治疗中发挥了重要的作用。

1. RNA治疗　由于细胞内蛋白全部由mRNA编码合成，所以将mRNA作为治疗目标，用寡核苷酸来治疗现有药物无法治疗的疾病，特别是基因缺陷导致的遗传病，已证明是行之有效的方法。用于RNA治疗的寡核苷酸主要有三种：RNA干扰（RNA interference，RNAi）、反义寡核苷酸（antisense oligonucleotide）和空间位阻寡核苷酸，它们都通过碱基互补的原则，与靶向RNA结合，完成靶向定位，并通过不同的作用机制对靶向RNA产生不同的效应和结果。

（1）RNAi：包括小干扰RNA（small interfering RNA，siRNA）、微RNA（micro RNA，miRNA）等小分子RNA，由20～30个碱基组成，在进入由多个蛋白构成的RNA诱导的沉默复合体（RNA-induced silencing complex，RISC）后，通过两种机制沉默靶基因。一是转录后基因沉默（post-transcriptional gene silencing，PTGS），包括：①直接序列特异性裂解。在靶向mRNA与siRNA完全互补的情况下，由RISC在mRNA特

异位点裂解 mRNA。②翻译抑制及 RNA 降解。主要为细胞内 miRNA 的作用机制。当 miRNA 的"种子"区(miRNA 5' 端第 2- 第 8 个碱基)与靶向 mRNA 的碱基对(通常为 mRNA 的 3' 非编码区)互补时,导致 mRNA 在 P 小体内降解。二是转录基因沉默(transcriptional gene silencing,TGS)。TGS 机制发生在核内 siRNA 与启动子序列互补时,启动染色质修饰和组蛋白修饰机制而导致转录基因沉默。因这一机制首先在酵母菌中发现,在哺乳类细胞中是否存在尚在调查确定中。

表 15-7　1989—2011 年全世界基因治疗临床实验疾病分布一览表

疾病种类	临床实验治疗	
	实验组数	百分比
肿瘤	1155	64.7
单基因遗传病	151	8.5
心血管疾病	150	8.4
感染性疾病	142	8
神经系统疾病	36	2
眼、视觉疾病	26	1.5
炎性疾病	13	0.7
基因标记	50	2.8
健康志愿者	42	2.4
其他	21	1.2
总计	1786	100

siRNA 可以直接合成,也可以由含有 RNA 聚合酶Ⅱ或 RNA 聚合酶Ⅲ启动子的表达载体转录产生。合成的 siRNA 直接转染细胞后进入 RISC 复合体,利用细胞内 PTGS 机制来沉默靶基因。表达载体导入细胞后,转录产生 miRNA 或短发夹状 RNA(short hairpin RNA,shRNA),再经 RNase Ⅲ [Drosha 和(或)Dicer] 剪切为小分子双链 RNA,经不同机制而沉默靶基因。

(2) 反义寡核苷酸:反义寡核苷酸的作用机制与 RNAi 不同,反义寡核苷酸与 mRNA 互补结合后,激活核糖核酸酶 H(RNase H),降解靶向 mRNA,减少基因表达产物。

(3) 空间位阻寡核苷酸:空间位阻寡核苷酸是与反义寡核苷酸平行发展的寡核苷酸,通过对其侧链的化学修饰,改变了 RNase H 的 mRNA 降解作用,其结果只产生单纯空间位阻的效应,从而调节基因表达。通过这个机制,空间位阻寡核苷酸能指导 mRNA 成熟过程中的选择性剪切,修复有缺陷的 RNA,恢复蛋白产物或抑制基因的表达,故又称为剪切转换寡核苷酸(splice-switching oligonucleotides)。这一功能使空间位阻寡核苷酸特别适合于治疗某些遗传病。例如,假肥大型肌营养不良(DMD)的基因治疗,就是通过阻断封闭缺失突变引起的错误剪接点,利用外显子跳跃的方法,使剪接跳过几个外显子后转向另一剪接位点,产生一略短但功能基本正常的表达产物,从而治疗疾病。

RNA 作为治疗手段尽管时间不长,但其发展却很快,研究探索的疾病类型也十分广泛,例如,帕金森病,肌萎缩性侧索硬化症,HIV 感染,2 型糖尿病,肥胖症,高胆固醇血症,风湿性关节炎,呼吸道疾病和肿瘤等。然而,应用到临床还存在不少障碍。其中 RNAi、反义寡核苷酸和空间位阻寡核苷酸转染效率低下是主要障碍。全身应用时很容易被循环中的 RNA 酶降解,故多采用局部直接注射。或利用病毒载体(如慢病毒,AAV2 等)将 miRNA、shRNA 导入细胞,转录表达后,再通过细胞内加工剪切,形成小分子 RNA 后产生基因抑制或沉默。改善 RNAi 传递系统的安全性,有效性及可靠性仍是一艰巨的任务。

2. 外源性基因表达调控　转移基因的表达调控,是基因治疗所面临的又一难题。不同的基因对表达调控的精细度要求不同。如凝血因子Ⅷ和Ⅸ可产生治疗效果的表达范围很广,只要达到正常的 5% 的水平就有显著的疗效。构建载体时，只要在治疗基因前整合表达调控启动子（不管是广泛存在的还是组织特异性启动子），激活基因产生大量的表达，就能获得所需治疗效果。但激素类蛋白（如红细胞生成素，胰岛素等）的表达就需要在时间和表达量上进行精确调控。基因的调控，不仅需要控制基因表达水平，更重要的是当出现毒性反应时，还可及时关闭基因，从而终止或减少毒副作用，增加治疗的安全性。

用于人类基因诱导调控表达体系的诱导剂，应当符合以下标准：①无毒，不干扰内源性代谢途径；②能够渗入到靶组织和靶器官；③加入或撤除诱导剂时，能迅速而有效打开和关闭基因表达；④诱导剂与基因表达存在精确的量效关系；⑤无论是诱导剂还是调控单位对宿主细胞都应是非免疫原性的。目前，研究和应用最广泛、最深入的是四环素（Tet）诱导调节表达载体。

四环素诱导调节系统具有很多长处。其诱导物是已在临床应用了几十年，对其特性十分了解的抗生素——四环素。用它来激活基因所需剂量，在临床前和临床测试中都是没有毒性的，安全性很高，可以快速被代谢和清除，使它成为调节基因表达（快速开关）理想的诱导剂，四环素衍生物——多西环素不干扰天然蛋白，减少了潜在的不良反应。

四环素诱导调节系统包括 Tet-Off 和 Tet-On 两种。其构成都包括两部分：①四环素激活因子（tTA），它是由大肠埃希菌的四环素抑制子（Tet repressor，TetR）DNA 结合区和单纯疱疹病毒 VP16 转录激活区融合构成的转录激活蛋白。②四环素反应元件，是由四环素操纵子（tetO）序列加启动子构成（如 CMV 启动子或其他组织细胞特异启动子），启动子的下游为治疗基因。治疗基因的表达激活就是 tTA 与四环素反应元件（tetO）相互作用的结果。Tet-Off 和 Tet-On 的区别就是加入多西环素是关闭还是启动基因表达，Tet-Off 就是诱导剂四环素（或多西环素）缺失时激活基因表达，Tet-On 则是四环素（多西环素）存在时激活基因表达。Tet-on 应用方便，使用广泛，但表达泄露（leakiness），即没有四环素也有一定的表达，仍是进行精确调控中的一个问题。另外，四环素诱导调节系统的转录激活蛋白来自于细菌和病毒，也存在引起机体免疫反应的风险。

目前四环素诱导调节系统已有了很大的改进，特别是大大提高了体系对诱导剂的敏感性以及治疗基因的表达水平。创建了各种含四环素诱导调节系统的表达质粒和病毒载体（如腺病毒，AAV，反转录病毒，慢病毒及单纯疱疹病毒），并已成功地应用在不同的组织细胞以及动物实验中诱导调控基因的表达。在人类神经退行性病变（如帕金森病，慢性进行性舞蹈症）的动物模型中也取得了一定的疗效。

类似的还有米非司酮（mifepristone）为基础和以蜕皮激素为基础的诱导调控系统，也取得一定的进展。

3. 重组核酸酶的基因编辑　应用同源重组（homologous recombination，HR）去纠正突变的致病基因以治疗单基因病，是最吸引人和最理想的治疗方案。而同源重组在哺乳类细胞中自然发生的概率只有 $1/10^6$，以这个概率修复突变，遥不可及。因此，增加同源重组的概率成了基因纠正所要解决的主要问题。研究发现，DNA 损伤能刺激姐妹染色单体间的同源重组，并显示单个的双链断裂（double strand break，DSB）损伤就能戏剧性地增加局部的重组频率。而且，天然重组事件（如减数分裂中的交换以及酵母交配时的基因转位），都是由 DSB 启动的同源重组。这给我们一个启示，基因重组，特别是增加同源重组的概率，需从 DSB 入手。

DSB 的自然修复有两种方式：①同源重组修复。这是一种完整的修复，通过复制同源模板来修复 DNA 损伤。因此，只要提供模板，就可产生 DSB 激发的靶基因同源重组。②非同源末端连接（non-homologous end joining，NHEJ）。这是非精确的应急性修复。在相关酶的作用下，两个断端直接连在一起。常常引起断端部位的缺失、插入和置换。因此，不论是基因突变还是基因置换，都可由局部的 DSB 激发产生修复。

综上所述，通过同源重组的方式进行基因纠正，很重要的方法之一就是在靶位点引入 DSB。近年来，基因重组核酸酶，如锌指核酸酶（zinc finger nuclease，ZFN）和转录激活物样效应子核酸酶（transcription activator-like effector nuclease，TALEN）的发展为此提供了一个很好的前景。

ZFN 就是将锌指蛋白（一类转录因子）的 DNA 结合区与限制酶 FokI 的核酸酶部分相互融合的产物。TALEN 则是将植物病原菌黄单孢菌（*Xanthomonas*）的转录激活物样效应子中 DNA 结合区，与 FokI 的核酸酶部分相互融合后产生的人工核酸酶。ZFN 已创建和研究超过 15 年，目前大多数成功的基因编辑和重组都是用 ZFN 获得的。TALEN 虽然发现不久，但因其设计组装简单，并具有与 ZFN 相同的效应，故发展很快，前景很好。

研究已证实，ZFNs 引入细胞后能产生所期望部位的 DSBs，同时激发细胞 DNA 损伤修复功能。如在传递编码 ZFNs cDNA 的同时，也传递一段带有部分同源序列的供体（donor）DNA 作为模板，就可在靶基因位点产生 DSBs 后，同时启动 NHEJ 和 HR 两种修复功能，从而进行有目的、精确的基因编辑（editing），基因置换（replacement）、基因敲除（knockout）及基因敲入（knockin）等操作。ZFNs 介导的定点突变不仅在十几种生物体内（如蟾蜍卵、果蝇、植物、线虫，斑马鱼、小鼠、大白鼠和人类细胞），而且在胚胎干细胞、诱导性多能干细胞中都获得成功，且不影响干细胞的分化潜能。应用 ZFNs 进行基因治疗的研究也很多，不少已进入到临床实验阶段，例如，用 ZFNs 敲除 CCR5 复合受体基因来进行 HIV/AIDS 病的治疗等。

（二）肿瘤的基因治疗

肿瘤的基因治疗已经取得了可喜的成绩，大量的临床前动物实验获得了显著的疗效，不少已进入到临床实验阶段。据统计，到 2011 年底，肿瘤基因治疗临床实验已占全部基因治疗临床实验的 64.7%（表 15-7），从中也可看到肿瘤基因治疗的发展概况。

概括地说，肿瘤基因治疗可分三类。

1. 免疫治疗　免疫治疗（immunotherapy）就是通过增强患者的免疫功能来杀灭和清除肿瘤细胞的治疗方法。由于肿瘤细胞具有逃脱免疫监视和免疫探测的能力，所以免疫治疗的重点就是应用基因治疗的技术来克服这一障碍。最常用的基因免疫治疗方法就是创建重组肿瘤疫苗。这个疫苗概念不同常规的预防传染病和肿瘤的疫苗，而是通过激发和修复患者的免疫系统去识别肿瘤细胞来达到治疗目的。主要方法有：①将来自患者自身（同源自体细胞）的肿瘤组织，或来自肿瘤细胞系（同种异体细胞）的肿瘤细胞在体外进行培养，然后通过基因工程转入一个或数个基因（多为细胞因子基因或高抗原性蛋白基因）到细胞内，经体外培养后裂解细胞，将细胞内容物及碎片与疫苗混合后免疫患者。②通过体内直接转基因的方法进行免疫治疗。转移的基因主要是细胞因子基因等。一旦转移成功，这些基因的表达产物就使细胞暴露给免疫系统，刺激机体的免疫反应和抗肿瘤抗体的产生。③直接改变患者的免疫系统，增加其对肿瘤细胞的敏感性。方法之一是从患者血循环或骨髓中收集淋巴细胞，在体外直接与患者肿瘤细胞碎片混合培养，或转入肿瘤抗原基因，或其他刺激基因，或基因工程合成的 T 细胞表面嵌合抗原受体（chimeric antigen receptors，CARs）等，然后回输患者体内。这种改造了的淋巴细胞就可以识别体内肿瘤细胞并产生免疫反应，从而清除肿瘤细胞。

2. 溶瘤治疗　在肿瘤基因治疗中，一个常用的策略就是利用溶瘤载体（oncolytic vectors）去破坏肿瘤细胞。溶瘤载体也是重组病毒，但可以靶向地破坏肿瘤细胞而不影响机体的其他部分。溶瘤载体感染肿瘤细胞后，通过病毒的增殖和细胞毒性蛋白的表达来裂解和诱导细胞的死亡。许多病毒（如牛痘病毒、腺病毒、单纯疱疹病毒、反转录病毒等）已用来构建溶瘤载体。

腺病毒和单纯疱疹病毒作为溶瘤载体已应用于一些难治性肿瘤。最引人注目的溶瘤治疗就是 ONYX-015 腺病毒治疗。ONXY-015 是一个缺少 E1B-55kd 病毒蛋白的腺病毒，当缺少 E1B-55kd 蛋白时，病毒就不能在带有正常 P53 蛋白的细胞中复制。因肿瘤细胞常常存在 P53 的突变，从而容许 ONYX-15 病毒复制并裂解细胞，而表达正常 P53 蛋白的肿瘤周围组织细胞则限制了病毒复制。因此，ONYX-015 病毒是一个条件（P53 阴性肿瘤细胞）复制型病毒。ONYX-015 病毒在头颈部鳞状上皮癌的Ⅰ期、Ⅱ期基因治疗临床实验中，产生了很好的疗效。将溶瘤病毒与化疗相结合的肿瘤治疗，效果更好，现已进入Ⅲ期临床实验。来自 HSV-1 型单纯疱疹病毒的 G207 和 NV1020 病毒载体也已成功用来治疗一些难治性肿瘤，并进入到临床实验阶段。G207 突变后形成弱神经毒力，并且不能在非分裂细胞内复制。NV1020 为多次突变后的产物（包括删除胸苷激酶区，将胸苷激酶基因插入到 α4 启动子的控制区，以及删除基因组 L 和 S 区跨越部位等）。这些病毒载体杀伤细胞的机制主要为：①利用病毒生长周期中的裂解期直接杀伤细胞；②通过胸苷激酶的表达，提高病毒基因对抗病毒药物（更昔洛韦）的敏感性。

3. 基因转移　基因转移就是将外来基因引入到肿瘤细胞或其周围组织细胞内，是肿瘤基因治疗最常用的治疗类型。转移的基因根据目的不同而选用不同功能的基因。例如，自杀基因，抑制血管生成基因，细胞增殖停滞基因等。转移所用的载体可以是不同的病毒载体，也可是非病毒载体（裸 DNA 注射、电穿孔等）。载体的选择取决于基因转移治疗的特异性和所需治疗基因表达时间的长短。例如，只需要短暂表达的单纯疱疹病毒腺苷激酶基因 *HSVtk*，通常选择腺病毒作为载体。然而，抗血管生成基因需要持续地表达，就选用含转座子的质粒，以便将治疗基因插入到细胞基因组中。

基因转移治疗肿瘤的实例之一就是用 TNFerade 治疗胰腺癌。TNFerade 是一个复制缺陷性重组腺病毒载体，传递的基因是编码肿瘤坏死因子（tumor necrosis factor，TNF）的基因 *TNF*。TNF 是一种细胞因子，具有潜在的抗癌特性和较高的全身毒性。为了让 TNF 基因治疗能具有肿瘤靶向性，特设计由射线诱导启动子来调控基因表达，并采用肿瘤内注射的方法。患者在接受 TNFerade 注射后，再对肿瘤进行放射治疗，并激活基因。放疗与同时激活表达的 TNF 共同作用，加速了局部肿瘤细胞及环绕细胞的死亡。TNFerade 在胰腺癌、食管癌、直肠癌和黑色素瘤等肿瘤基因治疗Ⅰ期、Ⅱ期、Ⅱ/Ⅲ期临床实验中，都取得令人满意的效果。

利用腺病毒传递 *HSVtk* 基因到肿瘤细胞，随后使用药物更昔洛韦（ganciclovir）治疗。这也是肿瘤基因治疗中常用的方法。更昔洛韦，化学名为甲基鸟嘌呤，本身原无毒性，但在 *HSVtk* 的作用下，就转变成具有细胞毒性的产物，从而杀死肿瘤细胞。在一个脑胶质细胞瘤Ⅰ期临床实验中，重组 *HSVtk* 病毒载体治疗，将患者生存期中值由 39 周增至 70.6 周。

基因转移中，在将治疗基因有效地传递到靶细胞并充分的表达同时，需要防止治疗基因随机插入到不需要的细胞（如生殖细胞）和部位（插入突变）。

（三）基因治疗在感染性疾病的应用

基因治疗也应用于一些威胁人类生命又无其他有效治疗办法的感染性疾病。具代表性的就是艾滋病的基因治疗。

人免疫缺陷病毒（human immunodeficiency virus，HIV）主要感染人类免疫系统的细胞，削弱和摧毁 CD4+ 的 T 淋巴细胞和巨噬细胞，从而破坏人体免疫功能，导致患病个体易于发生肿瘤以及感染病毒、细菌和寄生虫等，且不能清除感染病原体以致患者最后死亡。虽然不少药物，特别是高效抗逆转录病毒联合治疗（highly active anti-retroviral therapy，HAART）已能控制 HIV 的复制，延长患者的生命，但这些治疗并不能真正恢复免疫功能，且具有一定的毒副反应，并可产生耐药性，患者需要长期服用，从而使人们把希望寄托到基因治疗上。2009 年，德国报道一名 40 岁急性髓细胞性白血病复发的患者，需进行同种异体造血干细胞移植治疗，但他同时还感染了 HIV1 病毒 10 年，并经 HAART 治疗 4 年的艾滋病患者。因移植须终止 HAART 的治疗，加之移植后的抗免疫治疗均可诱发艾滋病复发，这成为医生面临的一大难题。在艾滋病的研究中发现，HIV 进入宿主细胞，除了需要与 CD4 受体结合外，还需 CCR5 或 CXCR4 趋化因子受体的辅助。在欧洲人群中存在一种 *CCR5* 基因 32bp 缺失的变异体，为 *CCR5c*.794_825 del32。这种缺失变异体，特别是 *CCR5c*.794_825 del32 的纯合子具有很强的抗 HIV-1 感染能力。因此，医生特意选择了一个 HLA 配型相同、同时 *CCR5c*.794_825 del32 为纯合子的个体作为患者干细胞的供体。结果，奇迹发生了，在无 HAART 治疗的情况下，移植 20 个月后，不但白血病缓解，而且 HIV1 病毒 RNA 的检测也一直为阴性。移植 4 年后，医院宣布该患者 HIV 病毒感染已完全治愈。这一病例使人们看到了治愈 HIV 的希望，加强了对 *CCR5* 基因在 HIV 感染以及在免疫反应中的作用机制的研究，并利用重组核酸酶技术敲除 *CCR5* 基因来进行 HIV 基因治疗的动物实验。另外，RNA 干扰技术可关闭病原体的特异基因而对宿主细胞基因无任何影响，终止病毒在感染细胞内的复制和传播并清除病毒，也成为治疗 HIV 感染和其他传染性疾病最有希望的方法之一。

六、基因治疗存在的问题

基因治疗对于纠正遗传缺陷，治疗人类疾病仍是一门新技术。虽然在动物模型和前期临床实验中，基因治疗已经显示出其可行性和极具希望的前景，但是，基因治疗还处于起步阶段，还有大量的工作需要去做，任重道远。从技术上来讲，仍需进一步改善载体转导效率，增加转基因的表达量及期限，减少毒副作用等。特别是增强基因转移的安全性。这就需要：①构建更安全的载体，也就是能特异的进入到靶细胞、并将自身的 DNA 插入到基因组的安全部位的载体；②改善靶向基因传递，例如，改造病毒表面包壳蛋白和

(或)细胞受体,使它们能够特异性配对结合;③减少载体的免疫排斥:例如应用免疫抑制剂,如环孢素和塔克莫斯修饰载体,以躲避免疫系统的监视和识别,如磷脂球构成的脂质体,并在脂质双分子层中嵌入蛋白(特异配体),以增加靶向性,从而改善风险评估。

基因治疗的应用也是对伦理学的极大挑战。这是因为,基因治疗的对象是人类,现阶段进行的基因治疗仍是临床实验性治疗,也就是其后果可能是我们无法预测的。同时,基因治疗又涉及宗教、某些特殊的伦理道德观念和公众所关注的问题,因为基因治疗存在着蓄意改变人类生殖细胞,以致改变人类遗传性质的风险。我们必须清楚,技术本身无法挑剔是邪恶还是纯真,取决于应用者。因此,基因治疗同常规治疗一样,也必须遵守涉及人类科学研究的伦理道德原则和法规,必须建立落实和完善法规的措施。要真正做到:①对人的尊重,特别是参加实验的所有个体,在清楚得到和理解所有相关信息及潜在的毒副作用和风险的前提下,自愿参加;②所有参加者必须提供书面的知情同意书;③不做对患者有害的治疗,也就是必须首先对基因治疗进行风险评估;④因无法预知某些毒副作用,及一些长期影响,基因治疗现阶段应只用于无其他方法治疗的终末期疾病或不能治愈的疾病;⑤禁止生殖细胞基因治疗,禁止为增强机体某一功能等的非治疗性应用;⑥建立强有力的批准、监督和管理机构,使基因治疗更好地为人类服务。另外,如何使普通患者能够负担得起,而不让它只为少数富人服务,也是应当考虑的问题。

参考文献

1. 傅松滨 . 医学遗传学 . 第 2 版 . 北京:北京大学医学出版社,2009.

2. Pereira FJ,Trindade SP,Cruz AAV. Congenital ectropion:three case reports and literature review. Arquivos Brasileiros de Oftalmologia ,2007,70(1):149-152.

3. 杜传书,刘祖洞 . 医学遗传学 . 第 2 版 . 北京:人民卫生出版社,1992.

4. 刘焯霖,梁秀龄,张成 . 神经遗传病学 . 第 3 版 . 北京:人民卫生出版社,2011.

5. 左伋 . 医学遗传学 . 第 5 版 . 北京:人民卫生出版社,2008.

6. Iyer SG,Chen CL,Wang CC,*et al.* Long-term results of living donor liver transplantation for glycogen storage disorders in children. Liver Transplant,2007,13(6):848-852.

7. 王建设,朱启镕 . Citrin 缺陷病的诊治 . 临床肝胆病杂志,2011,27(7):700-702.

8 . Suttiruk J,Suporn T,Sumate T,*et al.* Long-term outcome of living donor liver transplantation in a Thai boy with hereditary tyrosinemia type I:a case report. J Med Asso of Thai,2011,94(10):1276-1280.

9. 陆建平,邓亮 . 脾切除术自体移植研究进展 . 中华肝胆外科杂志,2007,10(5):382-386

10. Yee A,De Ravin SS,Elliott,*et al.* Severe combined immunodeficiency:A national surveillance study. Pediatr Allergy Immu, 2008,19(4):298-302.

11. Mair SM,Weiss G. New pharmacological concepts for the treatment of iron overload disorders. Curr Med Chem ,2009,16(5):576-590.

12. Germain DP,Boucly C,Carlier RY,*et al.* Enzyme replacement therapies in lysosomal storage diseases. Revue de Meine Interne,2010,31(2):S279-S291.

13. Tsuji D,Akeboshi H,Matsuoka K,*et al.* Highly phosphomannosylated enzyme replacement therapy for GM2 gangliosidosis. Ann Neuro,2011,69(4):691-701.

14. van Dussen L,Hollak C,Zimran A,*et al.* Long term bone marrow responses,as measured by quantitative chemical shift imaging(QCSI) MRI,following treatment with taliglucerase alfa in patients with type 1 Gaucher disease. Mol Genet Metab,2012,105(2):S62-S63 .

15. Biernacka M,Jakubowska-Winecka A,Tylki-Szymanska A. The development of cognitive functions in children with Hurler phenotype mucopolysaccharidosis type I on enzyme replacement therapy with laronidase. Pediatr Endo Diab Med,2010,16(4):249-254.

16. Wraith JE,Scarpa M,Beck M,*et al.* Mucopolysaccharidosis type II(Hunter syndrome):a clinical review and

recommendations for treatment in the era of enzyme replacement therapy. Eur J Pediatr, 2008, 167(3): 267-277.

17. Tomatsu S, Montano A, Ohashi A, *et al.* Enzyme replacement therapy in a murine model of Morquio A syndrome. Hum Mol Genet, 2008, 17(6): 815-824.

18. Koseoglu ST, Harmatz P, Turbeville S, *et al.* Reversed papilledema in an MPS VI patient with galsulfase Naglazyme A(R) therapy. Intern Ophthal, 2009, 29(4): 267-269.

19. D'Aco K, Wraith E, Whitly C, *et al.* Combination of enzyme replacement therapy and hematopoietic stem cell transplantation among MPS I patients: An MPS I registry analysis. Mol Genet Metab, 2012, 105(2): S26-S26.

20. Thomson JA, Itskovitz-Eldor J, Shapiro SS, *et al.* Embryonic stem cell lines derived from human blastocysts. Science, 1998, 282(5391): 1145-1147.

21. Brivanlou AH, Gage FH, Jaenisch R, *et al.* Stem cells. Setting standards for human embryonic stem cells. Science, 2003, 300(5621): 913-916.

22. Lensch MW, Schlaeger TM, Zon LI, *et al.* Teratoma formation assays with human embryonic stem cells: a rationale for one type of human-animal chimera. Cell Stem Cell, 2007, 1(3): 253-258.

23. De Coppi P, Bartsch GJ, Siddiqui MM, *et al.* Isolation of amniotic stem cell lines with potential for therapy. Nat Biotechnol, 2007, 25(1): 100-106.

24. Lengerke C, Schmitt S, Bowman TV, *et al.* BMP and Wnt specify hematopoietic fate by activation of the Cdx-Hox pathway. Cell Stem Cell, 2008, 2(1): 72-82.

25. Ueno S, Weidinger G, Osugi T, *et al.* Biphasic role for Wnt/beta-catenin signaling in cardiac specification in zebrafish and embryonic stem cells. Proc Natl Acad Sci USA, 2007, 104(23): 9685-9690.

26. Gadue P, Huber TL, Nostro MC, *et al.* Germ layer induction from embryonic stem cells. Exp Hematol, 2005, 33(9): 955-964.

27. Gadue P, Huber TL, Paddison PJ, *et al.* Wnt and TGF-beta signaling are required for the induction of an *in vitro* model of primitive streak formation using embryonic stem cells. Proc Natl Acad Sci USA, 2006, 103(45): 16806-16811.

28. Nostro MC, Cheng X, Keller GM, *et al.* Wnt, activin, and BMP signaling regulate distinct stages in the developmental pathway from embryonic stem cells to blood. Cell Stem Cell, 2008(1), 2: 60-71.

29. Murry CE, Keller G. Differentiation of embryonic stem cells to clinically relevant populations: lessons from embryonic development. Cell, 2008, 132(4): 661-680.

30. Drukker M, Katz G, Urbach A, *et al.* Characterization of the expression of MHC proteins in human embryonic stem cells. Proc Natl Acad Sci USA, 2002, 99(15): 9864-9869.

31. Sheldon S, Poulton K. HLA typing and its influence on organ transplantation. Methods Mol Biol, 2006, 333: 157-174.

32. Taylor CJ, Bolton EM, Pocock S, *et al.* Banking on human embryonic stem cells: estimating the number of donor cell lines needed for HLA matching. Lancet, 2005, 366(9502): 2019-2025.

33. Lin G, Xie Y, Ouyang Q, *et al.* HLA-matching potential of an established human embryonic stem cell bank in China. Cell Stem Cell, 2009, 5(5): 461-465.

34. Brzoska M, Geiger H, Gauer S, *et al.* Epithelial differentiation of human adipose tissue-derived adult stem cells. Biochem Biophys Res Commun, 2005, 330(1): 142-150.

35. Molofsky AV, Slutsky SG, Joseph NM, *et al.* Increasing p16INK4a expression decreases forebrain progenitors and neurogenesis during ageing. Nature, 2006, 443(7110): 448-452.

36. Chui CM, Li K, Yang M, *et al.* Platelet-derived growth factor up-regulates the expression of transcription factors NF-E2, GATA-1 and c-Fos in megakaryocytic cell lines. Cytokine, 2003, 21(1): 51-64.

37. Le Blanc K, Tammik C, Rosendahl K, *et al.* HLA expression and immunologic properties of differentiated and undifferentiated mesenchymal stem cells. Exp Hematol, 2003, 31(10): 890-896.

38. Park D, Xiang AP, Mao FF, *et al.* Nestin is required for the proper self-renewal of neural stem cells. Stem Cells, 2010, 28(12): 2162-2171.

39. Dyce PW, Zhu H, Craig J, *et al.* Stem cells with multilineage potential derived from porcine skin. Biochem Biophys Res

Commun,2004,316(3):651-658.

40. Strain AJ,Neuberger JM. A bioartificial liver—state of the art. Science,2002,295(5557):1005-1009.

41. Lechner A,Habener JF. Stem/progenitor cells derived from adult tissues:potential for the treatment of diabetes mellitus. Am J Physiol Endocrinol Metab,2003,284(2):E259-E266.

42. McKinnon CM,Docherty,K. Pancreatic duodenal homeobox-1,PDX-1,a major regulator of beta cell identity and function. Diabetologia,2001,44(10):1203-1214.

43. Weng JY,Du X,Geng SX,*et al.* Mesenchymal stem cell as salvage treatment for refractory chronic GVHD. Bone Marrow Transplant,2010,45(12):1732-1740.

44. Liu X,Wu M,Peng Y,*et al.* Improvement in Poor Graft Function after Allogeneic Hematopoietic Stem Cell Transplantation upon Administration of Mesenchymal Stem Cells from Third-Party Donors:A Pilot Prospective Study. Cell Transplant,2013; [Epub ahead of print].

45. Peng Y,Ke M,Xu L,*et al.* Donor-derived mesenchymal stem cells combined with low-dose tacrolimus prevent acute rejection after renal transplantation:a clinical pilot study. Transplantation,2013,95(1):161-168.

46. Takahashi K,Yamanaka S. Induction of pluripotent stem cells from mouse embryonic and adult fibroblast cultures by defined factors. Cell,2006,126(4):663-676.

47. Yu J,Vodyanik MA,Smuga-Otto K,*et al.* Induced pluripotent stem cell lines derived from human somatic cells. Science, 2007,318(5858):1917-1920.

48. Takahashi K,Tanabe K,Ohnuki M,*et al.* Induction of pluripotent stem cells from adult human fibroblasts by defined factors. Cell,2007,131(5):861-872.

49. Stadtfeld M,Nagaya M,Utikal J,*et al.* Induced pluripotent stem cells generated without viral integration. Science,2008,322 (5903):945-949.

50. Okita K,Hong H,Takahashi K,*et al.* Generation of mouse induced pluripotent stem cells without viral vectors. Science, 2008,322(5903):949-953.

51. Kaji K,Norrby K,Paca A,*et al.* Virus-free induction of pluripotency and subsequent excision of reprogramming factors. Nature,2009,458(7239):771-775.

52. Yu J,Hu K,Smuga-Otto K,*et al.* Human induced pluripotent stem cells free of vector and transgene sequences. Science, 2009,324(5928):797-801.

53. Woltjen K,Hämäläinen R,Kibschull M,*et al* . Transgene-free production of pluripotent stem cells using piggyBac transposons. Methods Mol Biol,2011,767:87-103.

54. Zhou H,Wu S,Joo JY,*et al.* Generation of induced pluripotent stem cells using recombinant proteins. Cell Stem Cell,2009,4 (5):381-384.

55. Soldner F,Hockemeyer D,Beard C,*et al.* Parkinson's disease patient-derived induced pluripotent stem cells free of viral reprogramming factors. Cell,2009,136(5):964-977.

56 Fusaki N,Ban H,Nishiyama A,*et al.* Efficient induction of transgene-free human pluripotent stem cells using a vector based on Sendai virus,an RNA virus that does not integrate into the host genome. Proc Jpn Acad Ser B Phys Biol Sci,2009,85(8):348-362.

57. Ban H,Nishishita N,Fusaki N,*et al.* Efficient generation of transgene-free human induced pluripotent stem cells(iPSCs)by temperature-sensitive Sendai virus vectors. Proc Natl Acad Sci USA,2011,108(34):14234-14239.

58. Warren L,Manos PD,Ahfeldt T,*et al.* Highly efficient reprogramming to pluripotency and directed differentiation of human cells with synthetic modified mRNA. Cell Stem Cell,2010,7(5):618-630.

59. Huangfu D,Maehr R,Guo W,*et al.* Induction of pluripotent stem cells by defined factors is greatly improved by small-molecule compounds. Nat Biotechnol,2008,26(7):795-797.

60. Mikkelsen TS,Hanna J,Zhang X,*et al.* Dissecting direct reprogramming through integrative genomic analysis. Nature,2008, 454(7200):49-55.

61. Shi Y,Do JT,Desponts C,*et al.* A combined chemical and genetic approach for the generation of induced pluripotent stem

cells. Cell Stem Cell, 2008, 2(6): 525-528.

62. Zhao Y, Yin X, Qin H, *et al.* Two supporting factors greatly improve the efficiency of human iPSC generation. Cell Stem Cell, 2008, 3(5): 475-479.

63. Maherali N, Hochedlinger K. Tgfbeta signal inhibition cooperates in the induction of iPSCs and replaces Sox2 and cMyc. Curr Biol, 2009, 19(20): 1718-1723.

64. Esteban MA, Wang T, Qin B, *et al.* Vitamin C enhances the generation of mouse and human induced pluripotent stem cells. Cell Stem Cell, 2010, 6(1): 71-79.

65. Feng B, Jiang J, Kraus P, *et al.* Reprogramming of fibroblasts into induced pluripotent stem cells with orphan nuclear receptor Esrrb. Nat Cell Biol, 2009, 11(2): 197-203.

66. Han J, Yuan P, Yang H, *et al.* Tbx3 improves the germ-line competency of induced pluripotent stem cells. Nature, 2010, 463 (7284): 1096-1100.

67. Heng JC, Feng B, Han J, *et al.* The nuclear receptor Nr5a2 can replace Oct4 in the reprogramming of murine somatic cells to pluripotent cells. Cell Stem Cell, 2010, 6(2): 167-174.

68. Maekawa M, Yamaguchi K, Nakamura T, *et al.* Direct reprogramming of somatic cells is promoted by maternal transcription factor Glis1. Nature, 2011, 474(7350): 225-229.

69. Wang T, Chen K, Zeng X, *et al.* The histone demethylases Jhdm1a/1b enhance somatic cell reprogramming in a vitamin-C-dependent manner. Cell Stem Cell, 2011, 9(6): 575-587.

70. Liao B, Bao X, Liu L, *et al*. MicroRNA cluster 302-367 enhances somatic cell reprogramming by accelerating a mesenchymal-to-epithelial transition. J Biol Chem, 2011, 286(19): 17359-17364.

71. Yang CS, Li Z, Rana TM. microRNAs modulate iPS cell generation. RNA, 2011, 17(8): 1451-1460.

72. Scheper W, Copray S. The molecular mechanism of induced pluripotency: a two-stage switch. Stem Cell Rev, 2009, 5(3): 204-223.

73. Chin MH, Mason MJ, Xie W, *et al.* Induced pluripotent stem cells and embryonic stem cells are distinguished by gene expression signatures. Cell Stem Cell, 2009, 5(1): 111-123.

74. Bar-Nur O, Russ HA, Efrat S, *et al*. Epigenetic memory and preferential lineage-specific differentiation in induced pluripotent stem cells derived from human pancreatic islet beta cells. Cell Stem Cell, 2011, 9(1): 17-23.

75. Kim K, Zhao R, Doi A, *et al*, Donor cell type can influence the epigenome and differentiation potential of human induced pluripotent stem cells. Nat Biotechnol, 2011, 29(12): 1117-1119.

76. Polo JM, Liu S, Figueroa ME, *et al.* Cell type of origin influences the molecular and functional properties of mouse induced pluripotent stem cells. Nat Biotechnol, 2010, 28(8): 848-855.

77. Hanna J, Saha K, Pando B, *et al.* Direct cell reprogramming is a stochastic process amenable to acceleration. Nature, 2009, 462(7273): 595-601.

78. Wakao S, Kitada M, Kuroda Y, *et al*. Multilineage-differentiating stress-enduring (Muse) cells are a primary source of induced pluripotent stem cells in human fibroblasts. Proc Natl Acad Sci USA, 2011, 108(24): 9875-9880.

79. Wakao S, Kitada M, Dezawa M. The elite and stochastic model for iPS cell generation: multilineage-differentiating stress enduring (Muse) cells are readily reprogrammable into iPS cells. Cytometry A, 2013, 83(1): 18-26.

80. Byrne JA, Nguyen HN, Reijo PR. Enhanced generation of induced pluripotent stem cells from a subpopulation of human fibroblasts. PLoS One, 2009, 4: e7118.

81. Hanna J, Wernig M, Markoulaki S, *et al.* Treatment of sickle cell anemia mouse model with iPS cells generated from autologous skin. Science, 2007, 318(5858): 1920-1923.

82. Park IH, Arora N, Huo H, *et al.* Disease-specific induced pluripotent stem cells. Cell, 2008, 134(5): 877-886.

83. Dimos JT, Rodolfa KT, Niakan KK, *et al.* Induced pluripotent stem cells generated from patients with ALS can be differentiated into motor neurons. Science, 2008, 321(5893): 1218-1221.

84. Ebert AD, Yu J, Rose FF Jr, *et al.* Induced pluripotent stem cells from a spinal muscular atrophy patient. Nature, 2009, 457

(7227):277-280.

85. Raya A, Rodríguez-Pizà I, Guenechea G, *et al*. Disease-corrected haematopoietic progenitors from Fanconi anaemia induced pluripotent stem cells. Nature, 2009, 460(7251):53-59.

86. Zou J, Maeder ML, Mali P, *et al*. Gene targeting of a disease-related gene in human induced pluripotent stem and embryonic stem cells. Cell Stem Cell, 2009, 5(1):97-110.

87. Soldner F, Laganière J, Cheng AW, *et al*. Generation of isogenic pluripotent stem cells differing exclusively at two early onset Parkinson point mutations. Cell, 2011, 146(2):318-331.

88. Guo J, Xin H. Chinese gene therapy. Splicing out the West? Science., 2006, 314(5803):1232-1235.

89. Hacein-Bey-Abina S, Von Kalle C, Schmidt M, *et al*. LMO2-associated clonal T cell proliferation in two patients after gene therapy for SCID-X1. Science, 2003, 302(5644):415-419.

90. Kole R, Krainer AR, Altman S. RNA therapeutics: beyond RNA interference and antisense oligonucleotides. Nat Rev Drug Discov, 2012, 11(1):125-140.

91. Castanotto D, Rossi JJ. The promises and pitfalls of RNA-interference-based therapeutics. Nature, 2009, 457(7228):426-433.

92. Spitali P, Aartsma-Rus A. Splice modulating therapies for human disease. Cell, 2012, 148(6):1085-1088.

93. Stieger K, Belbellaa B, Le Guiner C, *et al*. *In vivo* gene regulation using tetracycline-regulatable systems. Adv Drug Deliv Rev, 2009, 61:527-541.

94. Zhou X, Vink M, Klaver B, *et al*. Optimization of the Tet-On system for regulated gene expression through viral evolution. Gene Ther, 2006, 13(19):1382-1390.

95. Naidoo J, Young D. Gene regulation systems for gene therapy applications in the central nervous system. Neurol Res Int, 2012, 2012:595410.

96. de Souza N. Primer: genome editing with engineered nucleases. Nat Methods, 2012, 9(1):27.

97. Perez EE, Wang J, Miller JC, *et al*. Establishment of HIV-1 resistance in CD4+ T cells by genome editing using zinc-finger nucleases. Nat Biotechnol, 2008, 26(7):808-816.

98. Park TS, Rosenberg SA, Morgan RA. Treating cancer with genetically engineered T cells. Trends Biotechnol, 2011, 29(11):550-557.

99. Nemunaitis J, Ganly I, Khuri F, *et al*. Selective replication and oncolysis in p53 mutant tumors with ONYX-015, an E1B-55kD gene-deleted adenovirus, in patients with advanced head and neck cancer: a phase II trial. Cancer Res, 2000, 60(22):6359-6366.

100. Bennett JJ, Delman KA, Burt BM, *et al*. Comparison of safety, delivery, and efficacy of two oncolytic herpes viruses (G207 and NV1020) for peritoneal cancer. Cancer Gene Ther, 2002, 9(11):935-945.

101. Rasmussen H, Rasmussen C, Lempicki M, *et al*. TNFerade Biologic: preclinical toxicology of a novel adenovector with a radiation-inducible promoter, carrying the human tumor necrosis factor alpha gene. Cancer Gene Ther, 2002, 9(11):951-957.

102. Senzer N, Mani S, Rosemurgy A, *et al*. TNFerade biologic, an adenovector with a radiation-inducible promoter, carrying the human tumor necrosis factor alpha gene: a phase I study in patients with solid tumors. J Clin Oncol, 2004, 22(4):592-601.

103. McLoughlin JM, McCarty TM, Cunningham C, *et al*. TNFerade, an adenovector carrying the transgene for human tumor necrosis factor alpha, for patients with advanced solid tumors: surgical experience and long-term follow-up. Ann Surg Oncol, 2005, 12(10):825-830.

104. Fillat C, Carrio M, Cascante A, *et al*. Suicide gene therapy mediated by the Herpes Simplex virus thymidine kinase gene/Ganciclovir system: fifteen years of application. Curr Gene Ther, 2003, 3(1):13-26.

105. Immonen A, Vapalahti M, Tyynela K, *et al*. AdvHSV-tk gene therapy with intravenous ganciclovir improves survival in human malignant glioma: a randomised, controlled study. Mol Ther, 2004, 10(5):967-972.

106. Allers K, Hutter G, Hofmann J, *et al*. Evidence for the cure of HIV infection by CCR5Delta32/Delta32 stem cell transplantation. Blood, 2011, 117(10):2791-2799.

107. Cannon P, June C. Chemokine receptor 5 knockout strategies. Curr Opin HIV AIDS, 2011, 6(1):74-79.

108. Anderson WF, Blaese RM, Culver K. The ADA human gene therapy clinical protocol: Points to Consider response with clinical protocol, July 6, 1990. Hum Gene Ther, 1990, 1(3): 331-362.

109. Blaese RM, Culver KW, Miller AD, *et al.* T lymphocyte-directed gene therapy for ADA- SCID: initial trial results after 4 years. Science, 1995, 270(5235): 475-480.

110. Somia N, Verma IM. Gene therapy: trials and tribulations. Nat Rev Genet, 2000, 1(1): 91-99.

111. Hacein-Bey-Abina S, Von Kalle C, Schmidt M, *et al.* LMO2-associated clonal T cell proliferation in two patients after gene therapy for SCID-X1. Science, 2003, 302(5644): 415-419.

112. Thomas CE, Ehrhardt A, Kay MA. Progress and problems with the use of viral vectors for gene therapy. Nat Rev Genet, 2003, 4(5): 346-358.

113. Maetzig T, Galla M, Baum C, *et al.* Gammaretroviral Vectors: Biology, Technology and Application. Viruses, 2011, 3(6): 677-713.

114. Cronin J, Zhang XY, Reiser J. Altering the tropism of lentiviral vectors through pseudotyping. Curr Gene Ther, 2005, 5(4): 387-398.

115. Zufferey R, Dull T, Mandel RJ, *et al.* Self-inactivating lentivirus vector for safe and efficient in vivo gene delivery. J Virol, 1998, 72(12): 9873-9880.

116. Fischer A, Hacein-Bey-Abina S, Cavazzana-Calvo M. 20 years of gene therapy for SCID. Nat Immunol, 2010, 11(6): 457-460.

117. Al-Dosari MS, Gao X. Nonviral gene delivery: principle, limitations, and recent progress. AAPS J, 2009, 11(4): 671-681.

118. Wolff JA, Malone RW, Williams P, *et al.* Direct gene transfer into mouse muscle in vivo. Science, 1990, 247(4949 pt1): 1465-1468.

119. Hufnagel RB, Ahmed ZM, Correa ZM, *et al.* Gene therapy for Leber congenital amaurosis: advances and future directions. Graefes Arch Clin Exp Ophthalmol, 2012, 250(8): 1117-1128.

第十六章　群体遗传学

罗泽伟

任何一个通过有性生殖繁衍的物种，其个体都不可能孤立地存在，总是依附于某个群体。所谓群体(population)，是指一群可相互交配的个体。关于群体的遗传学结构、组成及其相关理论的诸多问题，是无法仅仅从个体水平的遗传结构来解释的。例如，为什么导致血友病的凝血因子Ⅷ和凝血因子Ⅸ的等位基因在所有种族中都十分罕见，而镰状细胞贫血在非洲赤道的某些地区却十分普遍？由于生活环境的改变，美洲黑人后裔的镰状细胞贫血的发病率将出现怎样的变化？增加或减少近亲婚配率的后果是什么？等等。所有这些决定群体的遗传组成及其随时间和空间的变化规律性问题，都属于群体遗传学的研究范畴。

群体遗传学(population genetics)的目标，就是探索群体的遗传组成以及引起群体遗传组成发生变化的动力。这就需要调查下述事实：①群体中携带不同基因型个体间的婚配形式，包括随机婚配(random mating)、近亲婚配(consanguineous mating)和选型婚配(assortative mating)等；②群体间的混合、迁移、分群对群体遗传结构的影响；③突变和遗传重组引起的群体遗传变异的速率；④自然选择对群体遗传结构变化速率的影响；⑤有限容量的群体中，基因的遗传漂变(genetic drift)对群体遗传结构的影响。

群体遗传学既是一门实验科学，又是一门理论科学。一方面，通过合理地设计实验并观察实验结果，从而能够描述群体连续变异规律，并估计婚配形式、突变以及自然选择的遗传参数；另一方面，依据 20 世纪 30 年代 Fisher、Wright 和 Haldane 建立的经典群体遗传学理论，可以预测群体的遗传组成及其变化，并研究当不同的因素作用于群体时，群体的遗传结构随时间和空间变化的基本规律。

遗传变异是群体遗传学研究中最基本的研究对象。但通常只能观察到个体的表型变异。有时，观察到的表型变异与遗传变异一致。譬如人类的 MN 血型，它由一对等位基因 L^M 和 L^N 决定，M 型和 N 型分别

是基因 L^M 和 L^N 的纯合子，MN 型是基因 L^M 和 L^N 杂合子。对该性状而言，基因型与表型一致，几乎与环境变化无关。但对于身高、体重、血压等大多数性状而言，个体的表型与基因型间存在非常复杂的关系，且与环境的变化紧密相关，目前不可能得到决定这些性状的基因的准确描述。因此，多年来人类群体遗传学的实验研究主要局限于对单基因性状的研究。本章我们主要讨论这类基因型与表现型呈一一对应关系的质量性状在群体中的遗传组成及其变化规律。

第一节　基因频率及基因型频率在群体中的平衡

一、Hardy-Weinberg 定律

我们知道，由于等位基因间的显、隐性关系，群体中有变异的个体与正常个体婚配时，显性基因的作用能够把隐性基因的作用掩盖起来。因此，群体遗传学首先面临的一个问题就是：当群体容量充分大，且突变的等位基因频率很低时，因突变导致的隐性变异是否会逐渐消失呢？ Hardy（1908）与 Weinberg（1909）先后独立地证明：如果一个群体满足下列所有条件：①基因型频率没有性别差异；②群体容量无限大；③随机婚配，即群体内所有个体间婚配机会完全均等，每个配子进入合子的机会也完全均等；④没有突变和回复突变，也没有来自其他群体的基因交流；⑤没有任何形式的自然选择。那么，该群体常染色体基因座上的基因型比例，经过一个世代的随机交配以后，就可以维持不变，这就是遗传平衡定律（the law of genetic equilibrium），即 Hardy-Weinberg 定律。该定律说明，基因频率或基因型频率不随世代变化而处于平衡状态，它阐明了生物群体的一条最重要的遗传学性质：基因的遗传机制即基因传递过程中的随机重组和分离，其本身并不影响群体中保持遗传变异的平衡机制。Hardy-Weinberg 定律的发现奠定了现代群体遗传学最重要的理论基础。根据这条定律可以知道，虽然显性基因的作用可以掩盖隐性基因的作用，但是各基因型的比例不变，所以，隐性突变不会因此而逐渐消失。

下面我们分别从双等位基因和复等位基因的情形出发，导出该定律。

二、双等位基因的 Hardy-Weinberg 定律的推证

设群体某一基因座上有一对等位基因 A、a，三种可能的基因型分别是 AA、Aa 和 aa，f_{AA}、f_{Aa}、f_{aa} 分别为相应基因型的频率。由于纯合子 AA 全部为等位基因 A，而杂合子 Aa 含有一半的等位基因 A，故群体中等位基因 A 的频率 p 为：

$$p=f_{AA}+\frac{1}{2}f_{Aa} \tag{16.1}$$

同理，群体中等位基因 a 的频率 q 为：

$$q=f_{aa}+\frac{1}{2}f_{Aa} \tag{16.2}$$

同时

$$p+q=f_{AA}+f_{Aa}+f_{aa}=1$$

在一个无选择、无突变、无限大的随机交配群体内，考察某一常染色体基因座上的一对等位基因。假定精子和卵子中等位基因 A 的频率均为 p，等位基因 a 的频率均为 q，见表 16-1，则第二代群体中基因型为 AA 的频率为 $p\times p=p^2$，同理，第二代基因型为 aa 的频率为 $q\times q=q^2$，而第二代杂合子 Aa 的频率为 $p\times q+q\times p=2pq$，因此，三种基因型频率之比为：$AA:Aa:aa=p^2:2pq:q^2$。由式 16.1 和式 16.2 知，下一世代的等位基因 A 的频率为 $p'=p^2+pq=p(p+q)=p$，等位基因 a 的频率为 $q'=q^2+pq=q(p+q)=q$，因此，等位基因频率不随世代改变，且基因型频率也保持 $AA:Aa:aa=p^2:2pq:q^2$，不随世代改变。

表 16-1　一对等位基因配子的随机结合,得出三种基因型的频率

		卵子	
		$A(p)$	$a(q)$
精子	$A(p)$	$AA(p^2)$	$Aa(pq)$
	$a(q)$	$Aa(qp)$	$aa(q^2)$

三、复等位基因的 Hardy-Weinberg 遗传平衡式

A_1、A_2、A_3 为群体某一基因座上的复等位基因,$f_{A_1A_1}$、$f_{A_1A_2}$、$f_{A_1A_3}$、$f_{A_2A_2}$、$f_{A_2A_3}$、$f_{A_3A_3}$ 分别为该座位上六种基因型的频率。由于纯合子全部为同一种等位基因,而杂合子含有各一半的相应等位基因,故可得:

等位基因 A_1 的频率 p 为:

$$p=f_{A_1A_1}+\frac{1}{2}f_{A_1A_2}+\frac{1}{2}f_{A_1A_3} \tag{16.3}$$

等位基因 A_2 的频率 q 为:

$$q=f_{A_2A_2}+\frac{1}{2}f_{A_1A_2}+\frac{1}{2}f_{A_2A_3} \tag{16.4}$$

等位基因 A_3 的频率 r 为:

$$r=f_{A_3A_3}+\frac{1}{2}f_{A_1A_3}+\frac{1}{2}f_{A_2A_3} \tag{16.5}$$

仍然考虑一个无选择、无突变、无限大的随机交配群体。则各种基因型频率由表 16-2 可得。

表 16-2　复等位基因配子的随机结合,得出 6 种基因型频率

		卵子		
		$A_1(p)$	$A_2(q)$	$A_3(r)$
精子	$A_1(p)$	$A_1A_1(p^2)$	$A_1A_2(pq)$	$A_1A_3(pr)$
	$A_2(q)$	$A_2A_1(qp)$	$A_2A_2(q^2)$	$A_2A_3(qr)$
	$A_3(r)$	$A_3A_1(rp)$	$A_3A_2(rq)$	$A_3A_3(r^2)$

因此,下一世代满足 Hardy-Weinberg 平衡的基因型频率为:

$$(p+q+r)^2=p^2+q^2+r^2+2pq+2pr+2qr=1$$

由于

$$1=p+q+r=(p+q+r)^2=\sum_{i=1}^{3}f_{A_iA_i}+\sum_{i<j}f_{A_iA_j} \tag{16.6}$$

故一旦达到 Hardy-Weinberg 平衡后,等位基因频率和基因型频率均不再随世代发生改变。一般地,对于具有更多等位基因的基因座,例如:

设群体中某一基因座上有复等位基因分别为 A_1、$A_2 \cdots A_m$,$p_i(i=1,\cdots m)$表示等位基因 A_i 的频率,$f_{A_iA_i}(i=1,2,\cdots,m)$、$f_{A_iA_j}(i<j,i=1,2,\cdots,m,j=2,3,\cdots,m)$分别为该座位上所有可能的纯合和杂合基因型的频率,则有:

等位基因 $A_i(i=1,2,\cdots,m)$的频率为:

$$p_i=f_{A_iA_j}+\frac{1}{2}\sum_{j=1,i\neq j}^{m}f_{A_iA_j}(i=1,2,\cdots m) \tag{16.7}$$

且满足 Hardy-Weinberg 平衡的基因频率和基因型频率的关系为：

$$1=\sum_{i=1}^{m}(p_i)=\left(\sum_{i=1}^{m}p_i\right)^2=\sum_{i=1}^{m}p_i^2+2\sum_{i<j}^{m}p_ip_j \tag{16.8}$$

式中，$\sum_{i=1}^{m}p_i^2$ 称为群体中基因的纯合度，而 $2\sum_{i<j}^{m}p_ip_j=1-\sum_{i=1}^{m}p_i^2$ 称为群体中基因的杂合度。

杂合度是群体在某一基因座位上遗传变异程度的一个测度，由该座位所有杂合子在群体中所占的频率来表示。如果某个等位基因具有很高的频率而其他等位基因的频率都接近于零，则群体的杂合度将很低，因为绝大多数的个体将是同一等位基因的纯合体。如果同一座位的所有等位基因都具有相同的基因频率，则该座位上群体的杂合度达到最大。

第二节　Hardy-Weinberg 平衡律的应用

一、估计基因频率和杂合度

（一）常染色体基因频率和杂合度的估计

1. 共显性等位基因的基因频率估计　上海居民中，调查 1788 人的 MN 血型，其中，397 人是 M 型，861 人是 MN 型，530 人是 N 型。根据 MN 血型的遗传模式可知，每个 M 型个体带有两个 L^M 基因，每个 MN 型个体带有一个 L^M 基因和一个 L^N 基因，每个 N 型个体带有两个 L^N 基因。就 L^M 和 L^N 这对等位基因而言，1788 人共有 3576 个基因，所以

L^M 基因频率的估计值为：$p=\dfrac{397\times2+861}{3576}=0.4628$

L^N 基因频率的估计值为：$q=\dfrac{530\times2+861}{3576}=0.5372$

2. 显、隐性等位基因的基因频率和杂合度的估计　具有显、隐性关系的等位基因，按 Hardy-Weinberg 定律，其隐性基因频率可由隐性纯合基因型频率经开方后求得。例如尿黑酸尿症为常染色体隐性遗传病，约 1 000 000 儿童中有 1 个患儿，其发病率 x=0.000001。由于尿黑酸尿症为隐性纯合子（aa）致病，其双隐性基因型频率为隐性基因频率的平方，即 $q^2=x$。故

隐性基因频率为：$q=\sqrt{x}=\sqrt{0.000001}=0.001$

正常显性基因频率为：$p=1-q=0.999\approx1$

杂合子频率为：$2pq\approx2\times1\times0.001=0.002$

因此，当隐性基因频率很低时，p 接近于 1，$2pq$ 近似于 $2q$，此时杂合子（即携带者）的频率是隐性基因频率的 2 倍，即 $2q$，比患者频率（q^2）高得多。杂合子频率与纯合子频率之比为 $2pq/q^2=2/q$，即杂合子频率是隐性纯合子患者频率的 $2/q$ 倍。这意味着隐性基因频率愈小时，杂合子频率相对于隐性纯合子频率的倍数愈高。上例尿黑酸尿症，人群中尿黑酸尿症携带者频率是患者频率的 2/0.001=2000 倍。

（二）X 连锁基因频率的估计

X 染色体上的基因频率如按女性群体数据计算，其方法同常染色体基因频率的计算；如按男性群体数据计算，因男性是半合子，所以男性群体的表型频率即为此基因频率。从男性和女性群体数据分别得出的基因频率基本上是相同的。

试以 Xg 血型为例，这是由 X 染色体上一对等位基因 Xg^a 和 Xg 决定的，其中 Xg^a 为显性。用血清学方法可检出有 Xg^a 基因的个体对抗 Xg^a 血清呈阳性反应，表现为 $Xg^{(a+)}$，只具有 Xg 基因的个体则呈阴性反应，表现为 $Xg^{(a-)}$。对 589 个白人进行调查发现：①在 298 个男性中有 188 人为 $Xg^{(a+)}$，占 63.1%；有 110 人为 $Xg^{(a-)}$，占 36.9%。男性表现型百分率就是他们的基因型 Xg^aY 和 XgY 的百分率，同时也是 Xg^a 基因和 Xg 基因的频率，故 Xg^a 的基因频率为 0.631。②在 291 个女性中有 260 人对抗 Xg^a 血清呈阳性反应，

占 89.3%；有 31 人对抗 Xg^a 血清呈阴性反应，占 10.7%。因女性 $Xg^{(a+)}$ 个体中包含有两种基因型 Xg^aXg^a 和 Xg^aXg，在 Xg^aXg 基因型中还包含有隐性 Xg 基因，所以要计算女性中 Xg 血型的基因频率应按照估计常染色体基因频率的方法。Xg 的基因频率 $q=\sqrt{0.107}=0.327$，故 Xg^a 的基因频率为 1-0.327=0.673，与男性中的频率相近。

（三）复等位基因的基因频率估计

1. 共显性复等位基因的基因频率估计　对于具有完全共显性复等位基因的基因座位而言，各种基因型可以精确确定，则可按照式 16.7 求出各等位基因频率，不再详述。

2. ABO 血型复等位基因的基因频率的估计　人类的 ABO 血型系统，是共显性与显性系统的混合体。其等位基因的确定要复杂些。通常我们可以获得如表 16-3 的样本：

表 16-3　人类 ABO 血型系统样本

表现型	A	AB	B	O
基因型	AA/AO	AB	BB/BO	OO
观察值	N_A	N_{AB}	N_B	N_O

这里 N_A 是 N_{AA}（基因型为 AA 的个体数）与 N_{AO}（基因型为 AO 的个体数）之和，N_B 是 N_{BB}（基因型为 BB 的个体数）与 N_{BO}（基因型为 BO 的个体数）之和。如果三种等位基因 A、B、O 的基因频率 p_A、p_B、p_O 已知，在满足 Hardy-Weinberg 平衡的条件下，表现型为 A 型，基因型为 AA、AO 的个体数分别为：

$$N_{AA}=N_A\times\frac{p_A^2}{p_A^2+2p_Ap_O}$$
$$N_{AO}=N_A\times\frac{2p_Ap_O}{p_A^2+2p_Ap_O} \tag{16.9}$$

同理可得表现型为 B 型、基因型为 BB、BO 的个体数分别为：

$$N_{BB}=N_B\times\frac{p_B^2}{p_B^2+2p_Bp_O}$$
$$N_{BO}=N_B\times\frac{2p_Bp_O}{p_B^2+2p_Bp_O} \tag{16.10}$$

于是，按照式 16.3-16.5，可以得到 A、B、O 三种等位基因的频率为：

$$P_A=\frac{2N_{AA}+N_{AO}+N_{AB}}{2N}$$
$$P_B=\frac{2N_{BB}+N_{BO}+N_{AB}}{2N} \tag{16.11}$$
$$P_O=\frac{2N_{OO}+N_{AO}+N_{BO}}{2N}$$

式中 N 为总样本容量。由于 A 对 O、B 对 O 均为显性效应，上式中只有 N_{AB} 和 N_{OO} 是确定的，我们无法直接应用上式求出等位基因 A，B，O 的基因频率。运用期望极大法（the expectation maximization algorithm，EM 算法）的迭代法，可以求得所需的三种等位基因频率。其做法是，首先任意给出三种基因频率的“初值”，譬如，p_A=0.33，p_B=0.33，p_O=0.34；将这些给定的等位基因频率的初值，连同表 16-3 给出的各表现型的个体数，代入式 16.9 和式 16.10，算出各种基因型个体数，再回代入式 16.11，计算出新的等位基因频率；如此反复，直到前后两次计算所得的基因频率差别小于我们事先给定的误差限，迭代停止。这也是极大似然估计的基本思路。

假定我们得到一组观测值如下：

表现型	A	AB	B	O	合计
观察值	862	131	365	702	2060

在满足 Hardy-Weinberg 平衡的条件下，运用上述 EM 算法，经迭代求出：p_A=0.281，p_B=0.129，p_O=0.590。

二、遗传假设的 χ^2 检验方法

（一）χ^2 检验的基本原理

医学遗传学研究中，经常需要将一组观察获得的数据与一组基于某种假定条件（或称原假设）下获得的预期数相比较，根据这两组数据间的差异是否显著，来判断原假设是否正确。如果预期值与观察值十分接近，我们有理由相信原假设是正确的。而如果预期值与观察值相距甚远，我们也有把握拒绝原假设。然而，实践中我们不可避免地会遇到这类情况，即预期值与观察值间的差异既不是非常接近，也不是截然不同，这时 χ^2 检验将有助于我们决定是接受还是拒绝一个原假设。

χ^2 检验的基本原理是，当原假设成立时，χ^2 检验告诉我们这样一个事实：由于随机因素的影响，观察到的数据与理论期望值之间的误差出现的概率能有多大？然而，在原假设成立时，出现任何观察值的概率均不为零，那么怎样才能对一个原假设进行取舍呢？通常把出现观察值与预期值之间的误差限的概率小于 5%作为拒绝原假设的一个标准。

5%的意思是：我们有 5%的可能拒绝一个原本是正确的假设。这是我们可以接受的犯第一类错误（拒真）的概率。倘若我们不愿付出这样的代价，即将拒绝原假设的标准定得很低，（譬如说 0.1%）。这样，虽说几乎每一个原本正确的假设都会被我们接受（接受概率为 99.9%），但由于原假设的接受域非常宽，将不可避免地导致原本不正确的假设也被我们错误地接受，即犯第二类错误（存伪）的概率将明显增加。因此，一般情况下，将拒绝原假设的标准定得过低或过高都不合适。

下面我们通过实例来了解如何运用 χ^2 检验判断一个原假设的真伪。其中 p 值根据求得的 χ^2 值经查 χ^2 分布表得出。它表示当原假设成立时，重复实验的观察值与预期值之间的误差，出现比当今观察值与预期值之间的误差还要大的概率。通常 $p>0.05$ 就认为可以接受原假设，即认为观察值与预期值之间无显著差异。

要正确进行 χ^2 检验，必须给出正确的 χ^2 检验自由度（degree of freedom，d.f.）。通常通过下式求得 χ^2 检验的自由度：

d.f.=（分组数 −1）−（运用观测数据估计的独立参数个数）

（二）利用 χ^2 检验 MN 血型基因型的 Hardy-Weinberg 平衡

假设上海人群的 MN 血型分布符合 Hardy-Weinberg 平衡。把前面计算得到的基因频率代入基因型的平衡频率，再乘以总人数，可得到满足 Hardy-Weinberg 平衡的基因型期望频数，再将之与各基因型实际人数比较，进行 χ^2 检验，见表 16-4。

表 16-4 MN 血型资料与遗传平衡间好适度的 χ^2 检验

	L^ML^M	L^ML^N	L^NL^N	合计
实得数（O）	397	861	530	1788
预期频率	np^2	$2npq$	nq^2	n
预期频数（C）	382.96	889.05	515.99	1788
$\frac{(O-C)^2}{C}$	0.51	0.88	0.38	$\chi^2_{[1]}=1.77$

$0.1<p<0.2$

计算结果，将 0.51、0.88、0.38 相加得 $\chi^2_{[1]}=1.77$，$0.1<p<0.2$ 表明在满足 Hardy-Weinberg 平衡条件下，出现表 16-4 这样的偏差的概率大于 0.1，故可以接受三个基因型频率符合 Hardy-Weinberg 遗传平衡的假设。该处 χ^2 检验的自由度为 d.f.=1，这是因为在计算预期频率时要应用一个基因频率值，而这是根据实际观测值估计出来的，因此 χ^2 自由度又减去一个，故最终的自由度为（3–1）–1=1。

（三）检验 X 连锁基因频率分别在男、女群体中无差异的假设

由前述可知，通过不同方法计算得出的男女群体 Xg^a 基因频率相近。现通过 χ^2 检验进一步加以验证。期望值 C_1 和期望值 C_2 是分别按男性群体和女性群体中所得的基因频率得出的期望人数。对此进行 Xg^a 基因频率在男、女群体中有无差异的 χ^2 检验。结果见表 16-5。

表 16-5 男女群体中 *Xg* 血型基因频率的期望值

	男性		女性		合计
	$Xg^{(a+)}$	$Xg^{(a-)}$	$Xg^{(a+)}$	$Xg^{(a-)}$	
观察值（O）	188	110	260	31	589
期望值 C_1^*	298×0.631 =188.04	298×0.369 =109.96	$291\times(1\text{-}0.136)$ =251.37	$291\times(0.369)^2$ =39.62	588.99
期望值 C_2^{**}	298×0.673 =200.55	298×0.327 =97.45	$291\times(1\text{-}0.107)$ =259.86	$291\times(0.327)^2$ =31.14	589
$\dfrac{(O-C_1)^2}{C_1}$	0.00	0.00	0.29	1.87	2.16
$\dfrac{(O-C_2)^2}{C_2}$	0.79	1.62	0.00	0.00	2.41

注：* 期望值 C_1：用男性群体的基因频率计算期望人数

** 期望值 C_2：用女性群体的基因频率计算期望人数

观察值与期望值 C_1 的误差的 χ^2 计算值为 2.16，p 值的范围为：$0.1<p<0.2$；观察值与期望值 C_2 的误差的 χ^2 计算值为 2.41，p 值的范围为：$0.1<p<0.2$。自由度均为（2-1）=1。

经 χ^2 检验知，在 X 连锁遗传中从男性群体中得到的基因频率和从女性群体中得到的基因频率基本上一致，二者并无显著差异。

（四）检验苯硫脲尝味能力为一双等位基因的隐性遗传假设

苯硫脲（phenylthiocarbamide，PTC）的尝味能力有显著的个体差异。大多数人对低浓度 PTC 溶液就感到苦味（尝味者）；但也有一部分人要在浓度高得多时才感到苦味（非尝味者）。调查白人家庭父母和子女对 PTC 的尝味能力：父母均为尝味者的家庭共 425 个，子女中有 929 人为尝味者，130 人为非尝味者，非尝味者表型频率为 0.123；父母一方为尝味者另一方为非尝味者的家庭 289 个，子女中有 483 人为尝味者，278 人为非尝味者，非尝味者表型频率为 0.365。

对 PTC 尝味能力的遗传提出了一种假设，认为它们受控于一个双等位基因座，*TT* 和 *Tt* 为尝味者，*tt* 为非尝味者。现在要问这一遗传假设能否解释上述表现型数据。

按上述遗传假设，在尝味者 × 尝味者这一婚配类型中，由于尝味者的基因型可为 *TT* 或 *Tt*，因此这种表现型婚配类型包含三种基因型婚配类型，即 $TT\times TT$，$TT\times Tt$ 和 $Tt\times Tt$。设 T 基因频率为 p，t 基因频率为 q，$p+q=1$。在随机婚配人群中，这三种基因型婚配的机会，在 $TT\times TT$ 是 $p^2\cdot p^2=p^4$，在 $TT\times Tt$ 是 $2\cdot p^2\cdot 2pq=4p^3q$，在 $Tt\times Tt$ 是 $2pq\cdot 2pq=4p^2q^2$。$TT\times TT$ 和 $TT\times Tt$ 将只产生尝味者的孩子。$Tt\times Tt$ 将产生尝味者和非尝味者的孩子，其比例为 3∶1。在尝味者 × 非尝味者婚配类型中有两种基因型婚配类型，$TT\times tt$ 和 $Tt\times tt$。$TT\times tt$ 的婚配频率是 $2\cdot p^2\cdot q^2=2p^2q^2$，他们的子代将都是尝味者。$Tt\times tt$ 的婚配率是 $2\cdot 2pq\cdot q^2=4pq^3$，他们的子代将为尝味者和非尝味者各半（表 16-6）。

表 16-6 双等位基因假设下，给定婚配类型下的尝味者和非尝味者频率

婚配类型	婚配频率	子代	
		尝味者频率	非尝味者频率
$TT \times TT$	p^4	p^4	–
$TT \times Tt$	$4p^3q$	$4p^3q$	–
$Tt \times Tt$	$4p^2q^2$	$3p^2q^2$	p^2q^2
$TT \times tt$	$2p^2q^2$	$2p^2q^2$	–
$Tt \times tt$	$4pq^3$	$2pq^3$	$2pq^3$

尝味者 × 尝味者婚配类型中，子代中非尝味者所占频率是：

$$\frac{p^2q^2}{p^4+4p^3q+4p^2q^2}=\left(\frac{q}{p+2q}\right)^2=\left(\frac{q}{1+q}\right)^2 \tag{16.12}$$

尝味者 × 非尝味者婚配类型中，子代中非尝味者的频率是：

$$\frac{2pq^3}{2p^2q^2+4pq^3}=\frac{q}{p+2q}=\frac{q}{1+q} \tag{16.13}$$

已知在随机群体样本 3643 人中，尝味者是 2557 人，其表现型频率为 0.702，非尝味者是 1086 人，其表现型频率为 0.298。按遗传假设，非尝味者为隐性纯合子，因此 $q=\sqrt{0.298}=0.546$。由此可得子代中非尝味者的期望频率，在尝味者 ×尝味者为 $\left(\frac{q}{1+q}\right)^2=\left(\frac{0.546}{1+0.546}\right)^2=0.125$。在尝味者 ×非尝味者为 $\frac{q}{1+q}\times\frac{0.546}{1+0.546}=$ 0.353。从这两个期望频率可分别得到期望值，应用 χ^2 显著性检验判断期望值与观察值是否有显著差异。

在尝味者 × 尝味者婚配类型中，子代非尝味者期望值为（929+130）×0.125=132.375，尝味者的期望值为（929+130)(1-0.125)=926.625。

$$\chi^2=\frac{|929-926.625|^2}{926.625}+\frac{|130-132.375|^2}{132.375}=0.0487$$

自由度 =1，$0.90>p>0.80$。

在尝味者 × 非尝味者婚配类型中，子代非尝味者期望值为（438+278）×0.353=268.633，尝味者的期望值为（483+278)(1-0.353)= 492.367。

$$\chi^2=\frac{|483-492.367|^2}{492.367}+\frac{|278-268.633|^2}{268.633}=0.5048$$

自由度 =1，$0.50>p>0.30$。

检验结果：p 值远大于 0.05，表明期望值与观察值无显著差异。根据 Hardy-Weinberg 平衡，可以认为苯硫脲尝味能力受控于一个双等位基因座的隐性遗传假设成立。

第三节 影响群体基因频率的因素

前已述及，Hardy-Weinberg 遗传平衡定律仅适用于无选择、无突变、随机婚配、无限大的理想群体。但是，自然界中不可能有无限大的群体，也很难想象群体中存在永远不会发生突变且绝对不受自然选择影响的基因；同时，人类和许多其他物种的自然群体也不可能是真正意义上的随机婚配群体。在这种情况下，群体的基因频率会发生改变，而群体的基因库也会因不同进化因子相互作用而发生进化。因此，严格讲来，自然界中只能有近似满足 Hardy-Weinberg 遗传平衡条件的群体。为此，我们可以从理想群体出发，设法将限制性的适用条件逐个取消，使理论分析逐渐接近于客观的真实群体的情况，最终获得真实群体的遗传结构及其变化的一般规律。本节我们将讨论在突变和自然选择的作用下，群体中的基因频率是怎样改变的，

以及基因频率的遗传漂变、群体迁移、混合行为和群体的分化等对进化的影响。

一、突变对群体遗传平衡的影响

对一个给定的群体，导致群体遗传组成发生变异的原因主要有三个方面：①基因突变；②基因间的重组；③基因在群体间的交流。突变使基因的 DNA 发生了可遗传的改变，是一种潜在的能改变群体中等位基因频率的进化力量，也是群体内发生变异的根源。基因的突变率定义为，基因的一种等位形式在某一世代突变成另外等位形式的概率。突变率通常都很低，许多物种中，不同座位间的突变率是不同的。一些环境因素，如化学物质、放射线、传染介质等均有可能增加突变率。假定初始群体的某一基因座全部是等位基因 A 的纯合体，再假定每一世代由等位基因 A 突变成等位基因 a，即正向突变（forward mutation）的突变率为 1.0×10^{-5}，则在此后第一世代，等位基因 a 的频率将为 1.0×10^{-5}，而等位基因 A 的频率将为 $1.0\text{-}1.0\times10^{-5}$；而第二世代，等位基因 a 的频率将为 $2.0\times10^{-5}-1.0\times10^{-10}$，而等位基因 A 的频率将为 $1.0-2.0\times10^{-5}+1.0\times10^{-10}$。显然，新的等位基因 a 的频率增长极其缓慢，并且随着可供突变的原等位基因 A 的频率的降低，突变等位基因 a 的增长速率也逐渐减小。

设 μ 为等位基因 A 突变为其他等位基因 a 的突变率，p_0 为 0 世代 A 的基因频率，p_t 为 t 世代 A 的基因频率。不考虑其他改变群体基因频率的因素，则基因频率的变化率为：

$$\frac{dp}{dt}=-\mu p \tag{16.14}$$

对上式经 0-t 世代积分，得：

$$p_t=p_0e^{-\mu t} \tag{16.15}$$

上式表明，仅考虑突变的影响时，等位基因 A 的频率随世代数的增加呈指数规律下降。图 16-1 给出当 $\mu=1.0\times10^{-5}$ 时，等位基因 A 的基因频率随世代数的变化。

由图 16-1 可知，在突变率很高，且初始群体中仅有等位基因 A（$p_0=1.0$）的条件下，约 1 万代以后 A 的频率降为 0.9；约 7 万代后 A 的频率降为 0.5，到 200 万代后，A 的频率仍有约 0.15。这表明，由于自发突变的频率通常极低，因此纯粹由突变引起的群体基因频率的改变非常缓慢。

假如将突变视为增加群体新的等位基因种类和频率，而不单纯是降低原有等位基因频率的过程，则这一进化过程将更为缓慢。绝大多数突变率的确定，依赖于等位基因 A 突变成可测定表型变化的等位基因 a。按突变率的严格定义，等位基因 A 的某个特定位置的核苷酸发生突变的频率，往往比实际测得该基因的突变率至少小两个数量级以上。所以尽管有许多突变类型在表型上与传统意义的回复突变（reverse mutation）极类似，但真正意义上的回复突变（即某一特定位置的核苷酸突变成另一核苷酸，然后再经突变回复至原先的核苷酸）几乎是不可能的，或者说概率是极低的。

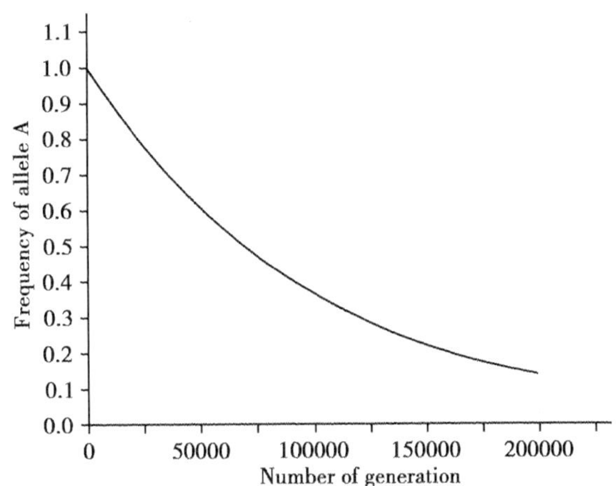

图 16-1　基因突变导致的群体基因频率随世代的变化，突变率 $=10^{-5}$

frequency of allele A 为等位基因 A 的频率；Number of generation 为世代数

基因突变是一种可遗传的变异，新的等位基因只有当突变发生时才能产生。因此，突变提供了进化作用的原材料，是进化过程中重要的因素。大部分导致功能改变的基因突变将使个体受到损伤，因而是有害的。而绝大部分的基因突变仅导致基因分子结构的变异，而无功能效应，因而是中性的，个别突变甚至对个体有利，且可能在群体中传播开来。当然，一个突变究竟是有害还是有利，取决于基因与环境间的相互作用。若环境发生了改变，先前有害的突变可以变成有利的突变。

由于突变提供了可遗传的变异材料，为自然选择发挥作用提供了广阔的空间。

二、选择对群体遗传平衡的影响

（一）自然选择的基本概念

Hardy-Weinberg 平衡的重要假定之一，就是群体中所有的个体具有相同的将基因遗传给后代的能力。事实上，构成一个群体的个体之间，在存活能力和生育能力上存在一定差异。达尔文（Darwin）和 华莱士（Wallace）在 19 世纪中期各自独立地建立了“自然选择”这个极为重要的概念。相比之下，达尔文提出的进化论更为深入，他的卓越贡献使我们深刻认识到了自然选择在物种进化中所起的决定性作用。而《物种起源》一书的出版，也使进化论的思想得到了广泛普及。迄今已由大量观察资料有力地支持了这一学说。

自然选择（natural selection）的含义是：由于某种原因，携带某些等位基因的个体比不带这些等位基因的个体具有更多的后代，导致这些基因在下一世代中的频率上升。这样，通过自然选择，携有对生存和繁殖有利的性状的个体得以逐代增加。生物通过这种方式，不断地改变群体中的等位基因和基因型频率，以适应它们赖以生存的环境。

1. 适合度　基因制约着生物体的生理特性或形态结构，而这些生理特性或形态特征又都或多或少地影响着个体的生活力和繁殖力。因此，绝大多数基因都受到自然选择的作用。在自然选择的过程中，一定的生存能力是必要的，但重要的还是贡献给后代的相对基因数目。带有某一等位基因或基因型的个体可能多留下些子裔，而其他个体可能少留下些子裔。这样，群体中某一基因或某一基因型的频率就会增加，相对地另一基因或另一基因型的频率就会减少。从这个意义上说，选择作用只有发生在育龄期前或育龄期，才会影响群体的基因频率或基因型频率。发生在育龄期之后的选择作用对基因频率或基因型频率的影响将微不足道。

为了对自然选择进行定量研究，将基因型在某一特定环境条件下表现的平均生活力和繁殖力定义为相应基因型的适应值（adaptive value），或适合度（fitness），用 W 表示。适合度指某一基因型与其他基因型相比时能够存活并留下子裔的相对能力。一般将正常的纯合个体的适合度定为 1，其他基因型的适合度则用相对生育率（relative fertility）来表示。

例如，根据丹麦的一项调查，软骨发育不全的侏儒 108 人，共生育了 27 个儿童。他们的 457 个正常同胞，共生育 582 个儿童，故侏儒的相对生育率可表示为：

$$W=\frac{27/108}{582/457}=0.196 \tag{16.16}$$

相对生育率可以代表适合度。用类似方法可以求得其他各种病患者的适合度，如表 16-7 所示。

表 16-7　几种遗传病患者相对适合度的估计（以正常的纯合个体适合度为 1.00）

性状	相对适合度
视网膜母细胞瘤（杂合子）	0
幼儿型黑蒙性痴呆（纯合子）	0
软骨发育不全（杂合子）	0.20
血友病（男性）	0.29
神经纤维瘤病（杂合子）	男 0.41；女 0.75
慢性进行性舞蹈病（杂合子）	男 0.82；女 1.25
镰状细胞性状（杂合子）	1.26（在疟疾区）

表中一个有趣的例子是镰状细胞性状，由于其杂合子对恶性疟原虫的抵抗力较强，因此在非洲的某些地区，杂合子的相对生育率反而较正常人高；而在美洲的黑人人群中却观察不到该种现象。因此，适合度是基因或基因型与环境共同作用的产物。某个基因型在一种环境条件下可能表现得非常适应，在另一种环境条件下可能表现得较为适应或较不适应。可见，环境如果发生改变，基因或基因型的适合度也将随之

发生改变。

2. 选择系数　自然选择能产生许多不同的效应：既可以降低甚至剔除有害的遗传变异，也可以保持群体的优势突变；既可以改变基因频率，也可以阻止基因频率的改变；既可以产生和维持群体中的遗传多态性，也可维持遗传的一致性。这些作用取决于基因型的相对适应性和群体中等位基因的频率。选择系数(selective coefficient)指在选择作用下适合度降低的程度，用 s 表示。s 反映了某一基因型在群体中不利于生存的程度，所以 $s=1-W$。

选择的结果总是倾向于增加那些具有较高适合度的等位基因和基因型的频率。下面我们讨论不同情况下选择的作用。

(二) 选择对显性基因的作用

1. 基因频率的改变　设显性基因 A 的频率为 p，隐性基因 a 的频率为 q，选择对显性个体不利，选择系数为 s，则经一代选择后，显性基因 A 的频率降低(表 16-8)。

表 16-8　显性完全，选择对显性个体不利时基因频率 p 的改变

	基因型			合计
	AA	Aa	aa	
原来频率	p^2	$2pq$	q^2	1
适合度	$W_{11}=1-s$	$W_{12}=1-s$	$W_{22}=1$	
选择后	$p^2(1-s)$	$2pq(1-s)$	q^2	$1-sp(2-p)$
相对频率	$\frac{p^2(1-s)}{1-sp(2-p)}$	$\frac{2pq(1-s)}{1-sp(2-p)}$	$\frac{q^2}{1-sp(2-p)}$	1

基因 A 频率原来为 p

$$选择后为\ \frac{p-sp}{1-sp(2-p)}$$

基因 A 频率的改变

$$\Delta p=\frac{p-sp}{1-sp(2-p)}-p=-\frac{sp(1-p)^2}{1-sp(2-p)}\approx -sp(1-p)^2$$

要注意：经过一个世代的选择作用之后，这三种基因型频率的贡献相加并不等于 1。它们的总和 $p^2W_{11}+2pqW_{12}+q^2W_{22}=1-sp(2-p)$，称为该群体的平均适合度。

每一代显性基因 A 频率的改变为：

$$\Delta p=\frac{-sp(1-p)^2}{1-sp(2-p)}\approx -sp(1-p)^2 \tag{16.17}$$

人类自然群体中，显性有害基因的频率很低，$1-sp(2-p)$ 接近于 1，所以 $\Delta p=-sp(1-p)^2$。由于携带显性基因的个体(纯合或杂合)都要受到选择的作用，故选择对显性基因的作用比较有效。如果没有新的突变产生，显性有害基因较容易从群体中消失。

2. 基因突变率的确定　显性遗传病患者通常都是杂合子，其基因频率为 $2pq$。由于致病基因频率很低，正常等位基因频率 q 接近于 1，因此杂合子患者的频率可视为 $2p$。在一个平衡群体中，被淘汰的致病基因将以突变来补偿，假定突变率为 $v(a\rightarrow A)$，由于突变产生新的 A 基因为 vq，同时由于选择作用 A 基因减少 $\Delta p\approx spq$，故平衡时，$v=sp$。当显性遗传疾病致死时，$s=1$，$v=p$，即突变率为发病率的一半。

例如，据在丹麦哥本哈根市的一项调查，几年来在医院所生的 94 075 个孩子中，有 10 个患软骨发育不全性侏儒症，发病率($2p$)为 1.063×10^{-4}。已知本病的选择系数 $s=0.80$，故基因突变率为 $v=sp=0.80\times1/2\times1.063\times10^{-4}=4.25\times10^{-5}$。

（三）选择对隐性基因的作用

1. 致病基因频率的改变　群体中基因型 AA 和 Aa 个体的频率分别为 p^2 和 $2pq$，其表型正常，适合度为 1；而基因型 aa 个体的频率是 q^2，表型不正常，适合度为 $1-s$。经一代选择后，基因 a 频率的改变为：

$$\Delta q=\frac{-sq^2(1-q)}{1-sq^2}\approx -sq^2(1-q) \tag{16.18}$$

公式 16.18 表明，当 q 值较大（此时 s 值通常较小）时，q 的改变较大。但在人类群体中，q 值往往很低，每代基因 a 频率的降低大致为 $sq^2(1-q)$，因此隐性致病基因的频率降低速率往往很缓慢（表 16-9）。

表 16-9　显性完全，选择对隐性纯合子不利时，基因频率 q 的改变

	AA	Aa	aa	合计
原来频率	p^2	$2pq$	q^2	1
适合度	1	1	$1-s$	
选择后	p^2	$2pq$	$q^2(1-s)$	$1-sq^2$
相对频率	$\frac{p^2}{1-sq^2}$	$\frac{2pq}{1-sq^2}$	$\frac{q^2(1-s)}{1-sq^2}$	1

基因 a 频率原来为 q

$$选择后为：\frac{q(1-s)}{1-sq^2}=\frac{pq+q^2(1-s)}{1-sq^2}$$

基因 a 频率的改变：

$$\Delta q=\frac{q(1-s)}{1-sq^2}-q=\frac{-sq^2(1-q)}{1-sq^2}\approx -sq^2(1-q)$$

2. 基因突变率的确定　尽管隐性致病基因的频率在群体中降低得很慢，但其最终趋势仍是从群体中消失。同时，新的隐性突变会不断产生，弥补因选择作用而淘汰的隐性致病基因。因此，一个隐性遗传病发病率相对稳定的群体。某种程度上可以视为突变和选择作用实现了平衡。因此有：

$$\mu=\Delta q=sq^2(1-q)=sq^2 \tag{16.19}$$

据此，知道 s 和 q 值后，就可推算突变率。例如苯丙酮尿症是一种隐性遗传病，在我国人群中的发病率（q^2）为 6.0×10^{-5}。已知该病患者的选择系数为 0.85。据此求得基因突变率为 $\mu=5.1\times10^{-5}$。如果 $s=1$，即隐性纯合子致死时，突变率就等于发病率。

（四）选择对 X 连锁基因的作用

X 连锁基因所决定的性状在男性中显示出来，但有 2/3 的 X 连锁隐性基因存在于杂合子女性中，这些女性在表型上正常，不受选择的作用。因此，选择对 X 连锁隐性基因的作用，强于对常染色体隐性基因的选择，但是不及对常染色体显性基因的选择。

血友病（甲型，下同）是由 X 连锁隐性基因决定的性状，几乎所有的患者都是男性。已知群体中血友病基因的频率是 q，则 q 也是男性血友病的发病率。由于选择的作用，每一代男人中有频率为 sq 的血友病基因被淘汰，在平衡群体中，则必须由相同数量的正常基因突变来平衡。同时，由于男性中每有一个血友病基因表达，预示着还有 2 个血友病基因存在于杂合子女性中，因此：

$$\mu=\frac{1}{3}sq \tag{16.20}$$

据调查，血友病的男性发病率（q）为 8.0×10^{-5}，$s=0.75$，据此求得其基因突变率为 $\mu=2.0\times10^{-5}$。

选择分别对显性、隐性、X- 连锁致死基因的选择效率的结果见图 16-2。图中所示的选择是“完全”的。其起始频率均为 0.25。

需要指出，选择是一个复杂的生物过程，一个基因型对另一个基因型的选择优势，既取决于基因和环境因素间的相互作用,也取决于不同座位基因间的相互作用。自然选择不是作用在基因之间,而是作用在个体之间。

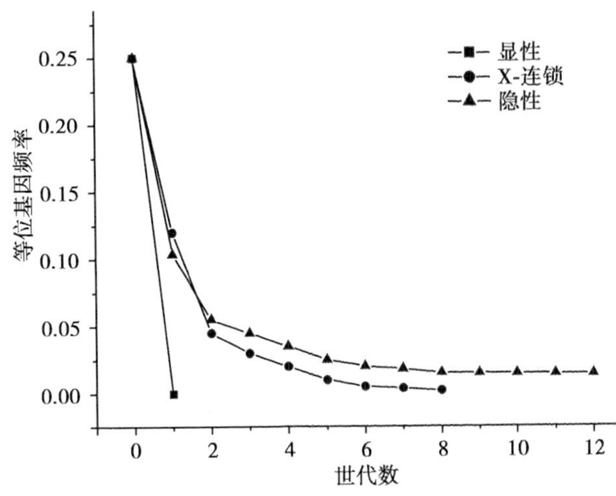

图 16-2　选择分别对显性、隐性、X 连锁致死基因的选择效率的结果

三、群体中的平衡多态现象

群体中的多态现象(polymorphism)是指群体中同一基因座上有两个或两个以上的等位基因同时存在,并且其中频率最低的等位基因频率也远远高于仅靠突变所能维持的基因频率。譬如人群中的ABO 血型、MN 血型等。产生多态现象的原因较多,一般说来,大致有以下几种原因可能造成群体的多态现象:

(一)平衡选择

突变是多态现象的最初起源,但极低的突变频率本身无法维持群体的多态。前面介绍的几种常见的选择作用也无法维持群体的多态。然而,当杂合子的适合度比两个纯合子都高,即所谓超显性(overdominance)现象存在时,则选择作用就可保持群体的多态现象。设杂合子 *Aa* 的适合度为 1,纯合子 *AA* 和 *aa* 的适合度分别为 $1-s_1$ 和 $1-s_2$。其中 $s_1>0$ 和 $s_2>0$。那么经一代选择后,基因 *a* 频率的改变如表 16-10 所示。

表 16-10　杂合子的适合度比两个纯合子都高时,经一代选择后基因频率的改变

	AA	*Aa*	*aa*	合计
原来频率	p^2	$2pq$	q^2	1
适合度	$1-s_1$	1	$1-s_2$	
选择后	$p^2(1-s_1)$	$2pq$	$q^2(1-s_2)$	$1-p^2s_1-q^2s_2$
相对频率	$\frac{p^2(1-s_1)}{1-p^2s_1-q^2s_2}$	$\frac{2pq}{1-p^2s_1-q^2s_2}$	$\frac{q^2(1-s_2)}{1-p^2s_1-q^2s_2}$	1

基因 *a* 频率原来为 *q*

$$\text{选择后为}\ \frac{q(1-qs_2)}{1-p^2s_1-q^2s_2}$$

基因 *a* 频率的改变:

$$\Delta q=\frac{q(1-qs_2)}{1-p^2s_1-q^2s_2}-q=\frac{pq(ps_1-qs_2)}{1-p^2s_1-q^2s_2}$$

如果选择的作用导致群体维持基因 a 的频率保持不变，则有：

$$\Delta q=\frac{pq(ps_1-qs_2)}{1-p^2s_1-q^2s_2}=0 \tag{16.21}$$

解得 $\Delta q=0$ 的条件为：(1) $p=0$；(2) $q=0$；(3) $q=s_1/(s_1+s_2)$。不考虑前两种情况（$p=0$ 或 $q=0$ 条件下，该基因无群体多态现象），第(3)种情况表明：达到平衡多态的基因 a 的频率由两种纯合子的选择系数所决定。这种现象也称为平衡选择多态。最常用的例证是镰状细胞性状。有镰状细胞性状的杂合子个体（$\beta^A\beta^S$）对恶性疟原虫的抵抗能力较强。因此在赤道非洲的某些群体中，镰状细胞贫血患者的频率可高达4%，群体中 β^S 的基因频率高达0.2，而该病的患者几乎都在成年前死去，基本没有后代，即 $1-s_2=0$，由 $q=s_1/(s_1+s_2)$ 可求得正常纯合子在该环境条件下的适合度为 $1-s_1=0.75$。这个例子也说明：①不存在任何环境中都表现为最高适合度的基因型，环境的改变必然导致基因型适合度的改变；②只要杂合子的适合度比正常纯合子稍有增加，就可补偿因隐性纯合子的致死而丧失的隐性基因，使群体维持多态。

（二）中性突变 - 随机漂变学说与多态现象

尽管杂合子优势可以解释一部分遗传多态现象，但绝大多数的遗传多态现象，譬如ABO血型、MN血型等，无法由经典群体遗传学中获得圆满解释。在DNA水平上，绝大多数新突变与群体内先存的等位基因不同，因此由一对中性等位基因之间的正向突变与逆向突变来实现基因频率平衡的经典假说已被证明是不切实际的。在对分子水平上更为丰富的多态现象进行大量综合分析的基础上，Kimura等提出了中性突变 - 随机漂变学说来解释分子水平上的多态现象。该学说的要点是：①在分子水平上，许多突变是有害的，相当数量的突变是中性或近中性的，仅有很小一部分突变是有利的；②自然选择仅仅是一种保存有利突变和消灭有害突变的进化过程；③大部分新突变都将消失，少量新突变的固定依赖于随机漂变（random drift）；④在分子水平上，群体存在巨大的遗传变异，造成丰富的遗传多态；⑤群体的多态性最先仅仅由突变产生。最初的突变个体对后代有着最显著的影响，称为“奠基者效应”（founder effect）。

（三）群体中维持遗传多态的其他机制

群体内遗传多态的维持机制是个非常复杂的问题。除了上述杂合子优势的“平衡选择现象”和“遗传漂变”外，在自然选择的作用下，还有许多因素可以维持一个群体的遗传多态。以下列举几个较常见的维持群体中遗传多态的机制。

1. 环境的空间分布差异　选择与适应相互作用的结果会导致某种等位基因适宜在某种环境条件下生活，而其他形式的等位基因适宜在另一类环境下生活。

2. 上位性效应（epistatic effect）（包括非等位基因间的互作、修饰、协同进化，等）。有些等位基因很适应某种特定的遗传背景，而不能适应其他的遗传背景。

3. 频率依赖选择　有的等位基因当其频率很低时，常可表现出某种选择优势，从而促使该等位基因频率得到某种程度的恢复。

四、遗传漂变对群体遗传平衡的影响

前面讨论Hardy-Weinberg平衡律以及突变和选择对群体基因频率的影响时，研究对象通常是一个很大的群体，理论上称之为无限群体，并且群体内进行完全的随机婚配。然而，实际上，人类自然群体均为有限群体，每对父母生育的子女数也极为有限，因此，即使缺乏自然选择和人为选择的作用，群体下一世代也不可能完全重现上一世代的基因频率和基因型频率。由于配子间的结合可能为随机抽样的结果，必然会导致随机偏离，使下一代的基因频率在上一代基因频率的附近随机摆动。摆动的幅度一般取决于群体的有效容量和群体的基因频率。这种摆动将一代代持续下去。并且由于下一世代的基因频率只依赖于上一世代的群体遗传参数，而与更久远的世代的群体状态并没有直接关系。因此，小群体中这种世代间的基因频率的随机变化最终会导致一个等位基因的固定或丢失，形成某个等位基因的纯合子亚群体。这种由于群体样本容量的有限性和基因在世代传递中的随机作用，造成的基因频率的随机波动称为随机遗传漂变（random genetic drift）。任何一个隔离的人类自然群体，如果与其他群体间没有基因的交流，就会经历这样的过程。

遗传漂变的方向无法肯定，但漂变的范围却可以估计。假设有一群体，其有效的群体容量为 N（对通常的人类自然隔离群体而言，N 值一般可视为实际群体中个体数量的 1/3），对于常染色体的某一基因座，共有 2N 个基因。设该座位的两个等位基因分别为 A 和 a，基因频率分别为 p 和 q（q=1-p），则下一世代基因频率改变的方差为

$$Var_{\Delta p}=\frac{pq}{2N} \tag{16.22}$$

由上式可计算出各种不同容量的群体中的群体基因频率的标准差（表 16-11）。

表 16-11　遗传漂变导致的群体基因频率的抽样误差（p=q=0.50）

	群体大小（N）			
	10	50	100	200
$\sqrt{\frac{pq}{2N}}$	0.11	0.05	0.04	0.03

假定有效群体大小（N）为 50，且世代之间维持不变。在初始基因频率 p=q=0.50，不考虑突变和选择的作用以及随机婚配的假定下，子代群体的基因频率有 68% 的可能出现在 0.45～0.55 之间，也有 5% 的可能出现在 0.40～0.60 之外。

因此，小群体里基因频率的随机漂变，可能使选择中性或接近中性的基因在较少的世代数内被固定或消失，有时甚至也使选择上不太有利的基因频率增加乃至固定，或者使选择上较有利的基因频率减少乃至消失。

遗传漂变的另一种形式，发生在从一个较大群体中分离出一个小群体，并在此基础上逐渐发展起来的群体中。这种剧烈的“漂变”就是”奠基者效应”（founder effect）。美洲印第安人缺乏 B 型血型，很有可能是由于约 20 000 年前，从亚洲迁去的这些印第安人的祖先群体中就不含 B 型等位基因，或在最初的几个世代因随机漂变而导致该等位基因从群体中消失。

遗传漂变还有一个经常提到的例子。Brody 等（1970）在西太平洋上东卡罗林群岛中的平格拉普岛上，发现有高达 10% 的原住民罹患全色盲（total colorblindness）。神经病学家 Sacks（1997）据此写成《色盲岛》（*The Island of the Colorblind*）一书介绍这一奇特现象。全色盲患者看世间万物，没有颜色的差别，只有明暗之分。红色在他眼里发暗，蓝色则发亮。他看七彩世界，犹如正常色觉的人看黑白电影。目前已鉴定的全色盲有 6 型。据 Sundin 等（2000）的鉴定，平格拉普岛上所有全色盲患者都是常染色体隐性遗传的全色盲 3 型（achromatopsia 3，ACHM3；OMIM 262300），无一例外。ACHM3 是因为位于 8q21-q22 处编码环核苷酸控制的阳离子通道 β 亚单位 -3（cyclic nucleotide-gated channel beta subunit-3，CNGB3）的基因 *CNGB3* 是突变基因所致。迄今已发现 *CNGB3* 有 6 种突变。Sundin 等（2000）鉴定平格拉普岛上所有全色盲患者 *CNGB3* 的突变都是同一种单核苷酸置换，导致生成的 CNGB3 蛋白产生 p.Ser 435 Phe 的氨基酸置换。据历史资料记载，1775 年，有一次台风袭击了该岛，造成岛上原住民大量死亡，只留下 9 名男性和 11 名女性。由此可以推断，那幸存的 20 人中至少有 1 人是 *CNGB3* 突变基因的携带者。因此，尽管该基因在选择上处于不利位置，奠基者效应（founder effect）却导致在以后的数个世代内，持续了这种突变等位基因的高频率。目前，该岛原住民中全色盲的发病率为 10%，而美国则仅为 0.003%，两者相差三千多倍。

在可视为无限大的配子库中，随机抽取有限数量样本的结果是：群体中大多数新的突变，即使不受选择压力的作用，也将很快从群体中消失。假设有一个体是一个新突变的杂合子，则突变的基因将有两种命运：①由于某种原因，这一个体未能留下后代，则该突变将从群体中消失；②该个体留下了后代，但该突变等位基因仍有可能无法传递给子女。以此类推，每一代都会遇到该等位基因是否会丢失的问题。事实上，对于一个有效容量为 N 的群体，一个不受选择压力作用的新的突变从群体中丢失的概率为 $1-\frac{1}{2N}$。另一方面，新的突变如果能一直保存在群体中不被丢失，最终将遍及整个群体直至被“固定”。因此，群体愈小，

新的突变等位基因被固定的概率就愈大；反之，群体愈大，新的突变等位基因从群体中消失的概率就愈大。即使是一个选择上稍微有利的新的突变，在产生后的最初几个世代里也极有可能因遗传漂变而消失。当然，“命运”会稍许好些。譬如，如果突变杂合子个体表现出比正常纯合体高出1%的适合度，则该突变等位基因从群体中消失的概率，是纯粹因随机漂变导致在群体中消失的概率的98%。

五、迁移和混合对群体遗传平衡的影响

群体遗传变异的另一个重要来源是群体间的基因交流，即群体的混合行为。混合行为通常导致新群体的基因频率介于两个初始群体之间。混合方式大致可划分为迅速混合和渐近混合两类，不同的混合方式对新的群体基因频率的影响也有所不同。

（一）迅速混合方式

迅速混合方式，即两个种族、生活习惯和文化背景等差异较大的群体，由于战乱或人群的迁徙等原因混居在一起，并在较短的世代内融合成一个新的群体。设混合群体（admixed population）Z由比例为m的X群体和比例为$1-m$的Y群体在较短时间内混合而成。p_x、p_y分别为某一基因座位上某等位基因在初始群体X、Y的频率，则新的混合群体中，该等位基因的频率p_z为：

$$p_z=mp_x+(1-m)p_y \tag{16.23}$$

故混合群体的基因频率取决于初始群体的基因频率和群体的混合比例。特别当m=0.5时，混合群体的基因频率为初始群体基因频率的均值。

（二）渐进混合方式

假定某个群体在每一世代都有一定比例个体融入另一群体，则接受外来基因的群体的基因频率将逐渐发生变化。设p_t为接受群体（recipient population）在t世代某等位基因的频率，m为供应群体（donor population）每代输入接受群体的基因占接受群体基因的比例（贡献率），p'为供应群体该等位基因的频率。则下一世代接受群体的该等位基因频率p_{t+1}为：

$$p_{t+1}=(1-m)p_t+mp'$$

由此引起的频率变化为：

$$\Delta p=p_{t+1}-p_t=m(p'-p_t) \tag{16.24}$$

因此，接受群体世代间的频率变化取决于贡献率m和两个群体等位基因频率之差。如果供应群体和接受群体的基因频率差别较大，且贡献率m也较大的话，则接受群体的基因频率变化率可以很大。美洲新大陆被发现以来，最初作为奴隶被贩运到美洲的黑人群体就一直接收来自白人群体的基因。因此，一种等位基因如果只在欧洲人群发现，却不存在于非洲人群中，就可以通过测定目前美洲黑人群体中该等位基因的频率来确定m值。

如果混合速率不是很大，则自混合发生以来的每代混合率m_i的和M（即总的供应群体基因贡献率）与若干代后接受群体的基因频率的总变化有关。即

$$p_t-p_0=\Delta p_{total}=M(p'-p_0)$$

所以

$$M=\frac{\Delta p_{total}}{p'-p_0} \tag{16.25}$$

例如Duffy血型系统中的F_y^a等位基因在非洲人群中不存在，但在美国佐治亚洲的白人人群中却有0.42的高频率。同时，该州黑人人群中该等位基因的频率为0.046。因此，白人人群对该州黑人人群总的基因贡献率为

$$M=\frac{\Delta p_{total}}{p'-p_0}=\frac{0.046-0}{0.42-0}=0.1095$$

六、遗传漂变、选择及基因交流作用的相对有效性

影响群体遗传结构的因素很多，突变和选择的效应依赖于群体容量的大小；遗传漂变的作用与群体

大小 N 成反比；而确定性模型反映的改变群体遗传结构的力量又依赖于迁移率 m，突变率 μ 和选择系数 s；等等。

大体上，我们可以这样认为，如果 $m \geqslant 1/N$ 或 $m > 1/N$，则群体混合或突变的作用占主导地位；如果 $s \geqslant 1/N$，则选择的作用不可忽略。如果选择系数过小，或群体容量过小，则该突变在群体中可视为“选择中性”。在一个很小的群体内，漂变的作用通常大于选择的作用。就人类群体而言，几乎人类历史上的所有时间，人类群体的容量都很小，只是在最近的几百代里有了明显的快速增长。因此，我们可以认为，他们之所以能在一个较小的亚群或封闭群体内达到较高的基因频率，主要依赖于遗传漂变的作用。

第四节　近 婚 系 数

Hardy-Weinberg 平衡律是基于“随机婚配”假定条件下导出的，然而我们必须仔细区别“随机婚配”的两方面含义。

对那些不左右配偶选择的性状（如与外观、习性、气味、智力状况或疾病等无关的可遗传性状）而言，随机婚配的假设是可以成立的。譬如人们通常不大会在意配偶的血型。而将血型作为择偶的一个标准，则更为罕见。对这类基因而言，婚配是“随机”的。然而，对许多可遗传的性状而言，婚配不是随机的或不完全是随机的，当人类出现分群时，群体内的婚配机会通常总是高于群体间的婚配。如果某一基因座上群体间等位基因频率差别较大，即使群体内满足 Hardy-Weinberg 平衡，整个人类群体也无法实现这种平衡（表 16-12）。

表 16-12　MN 血型的观测频率和期望频率的比较

	观测频率			期望频率		
	M/M	M/N	N/N	M/M	M/N	N/N
因纽特人	0.836	0.156	0.009	0.834	0.159	0.008
埃及人	0.278	0.489	0.233	0.274	0.499	0.228
中国人	0.332	0.486	0.182	0.331	0.488	0.181
澳洲原住民	0.024	0.304	0.672	0.031	0.290	0.679

非随机婚配比较常见的类型有：婚配倾向于发生在有一定亲缘关系的个体间，即近交（inbreeding），或倾向于远离亲缘关系的个体间，即强迫性杂交（enforced outbreeding）或负近交（negative inbreeding）。

此外，个体间不是根据亲缘关系的远近，而是根据肤色、身高、生活习性、智力状况等因素的相似程度来择偶，称为选型婚配（assortative mating）。选型婚配的结果将导致群体内纯合度的增加。

一、常染色体基因的近婚系数

（一）近婚系数的定义

与选型婚配一样，近亲婚配（consanguineous marriage）的结果也会导致群体纯合度的增加。两个个体间存在亲缘关系，则他们至少享有一个共同祖先。他们的某个等位基因有可能来源于同一祖先相同的 DNA 序列。如果这两个个体进行婚配，他们的后代有可能出现这样的情形，即同一座位的一对等位基因是同一祖先同一序列的两个拷贝，称为后裔同源（identical by descent，IBD）。两个婚配个体间的亲缘关系愈近，后代基因纯合（homozygosity by descent）发生的概率就愈高。这种后代发生同一祖先同一基因纯合的概率，就定义为近婚系数（inbreeding coefficient），通常用符号 F 表示。

（二）表兄妹婚配的常染色体近婚系数

设 P_1 的基因型为 A_1A_2，P_2 的基因型为 A_3A_4。从图16-3中可知，P_1 把基因 A_1 传给 B_1 的概率是 $\frac{1}{2}$，B_1 得到基因 A_1 将其传给 C_1 的概率是 $\frac{1}{2}$，而 C_1 得到基因 A_1 后再将其传给 S 的概率还是 $\frac{1}{2}$。这样 S 从 P_1 经 B_1、C_1 获得基因 A_1 的概率即为 $\left(\frac{1}{2}\right)^3$；同理，$S$ 从 P_1 经 B_2、C_2 获得基因 A_1 的概率也为 $\left(\frac{1}{2}\right)^3$；故 S 的基因型为 A_1A_1 的概率 $\left(\frac{1}{2}\right)^3 \cdot \left(\frac{1}{2}\right)^3 = \left(\frac{1}{2}\right)^6$。同样，$S$ 的基因型为 A_2A_2、A_3A_3 或 A_4A_4 的概率也为 $\left(\frac{1}{2}\right)^6$。因此，$S$ 的近婚系数为 $F=4\times\left(\frac{1}{2}\right)^6=\frac{1}{16}$。

（三）二级表兄妹婚配的常染色体近婚系数

如图16-4所示，二级表兄妹（从表兄妹）婚配的情况下，基因的传递过程比表兄妹婚配又增加了1步，故其近婚系数为 $F=4\times\left(\frac{1}{2}\right)^8=\frac{1}{64}$。

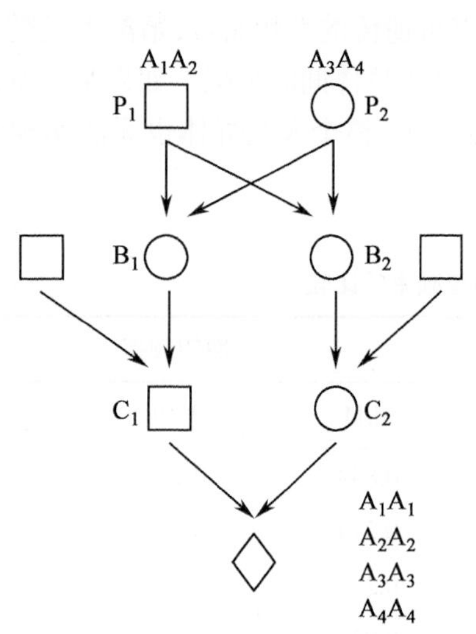

图16-3　表兄妹婚配中基因传递图解

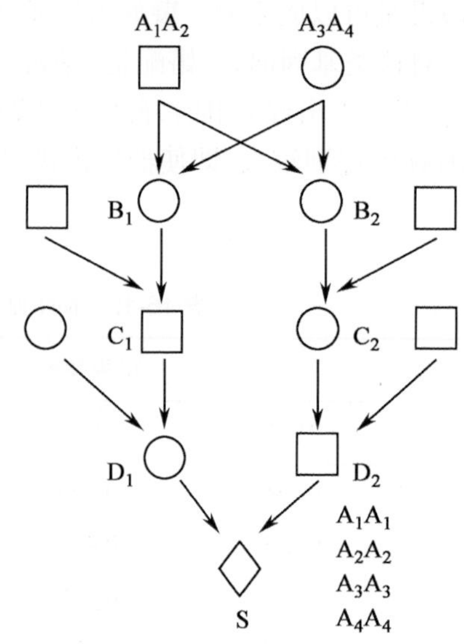

图16-4　二级表兄妹婚配中基因传递图解

（四）其他形式近亲婚配的近婚系数

通过类似的基因传递过程分析，可以得到其他形式近亲婚配的近婚系数，这里不再一一分析。其主要结果为：①舅甥女（或姑侄）间的近婚系数为 $\frac{1}{8}$；②表舅甥女（或堂姑侄）间的近婚系数为 $\frac{1}{32}$；③半表兄妹（只有一个共同的祖先）的近婚系数为 $\frac{1}{32}$；④半从表兄妹间的近婚系数为 $\frac{1}{128}$。

二、X连锁基因的近婚系数

对常染色体上的基因而言，父母为近亲结婚时，对儿子和女儿的影响程度相同。但对于X染色体上的基因，情况则有所不同。由于男性只有一条X染色体，基因不存在纯合性问题，因此当父母是近亲结婚时，对儿子无影响。同时，从传递特点来看，男性的X连锁基因一定传给他的女儿，所以传递概率为1；相反，男性的X连锁基因不可能传递给他的儿子，所以传递概率为0。因此，在计算有关X连锁基因的近婚系数时，只计算女儿的F值。图16-5 a～d分别是姨表兄妹、舅表兄妹、姑表兄妹和堂表兄妹婚配的X连锁基因的传递图解。

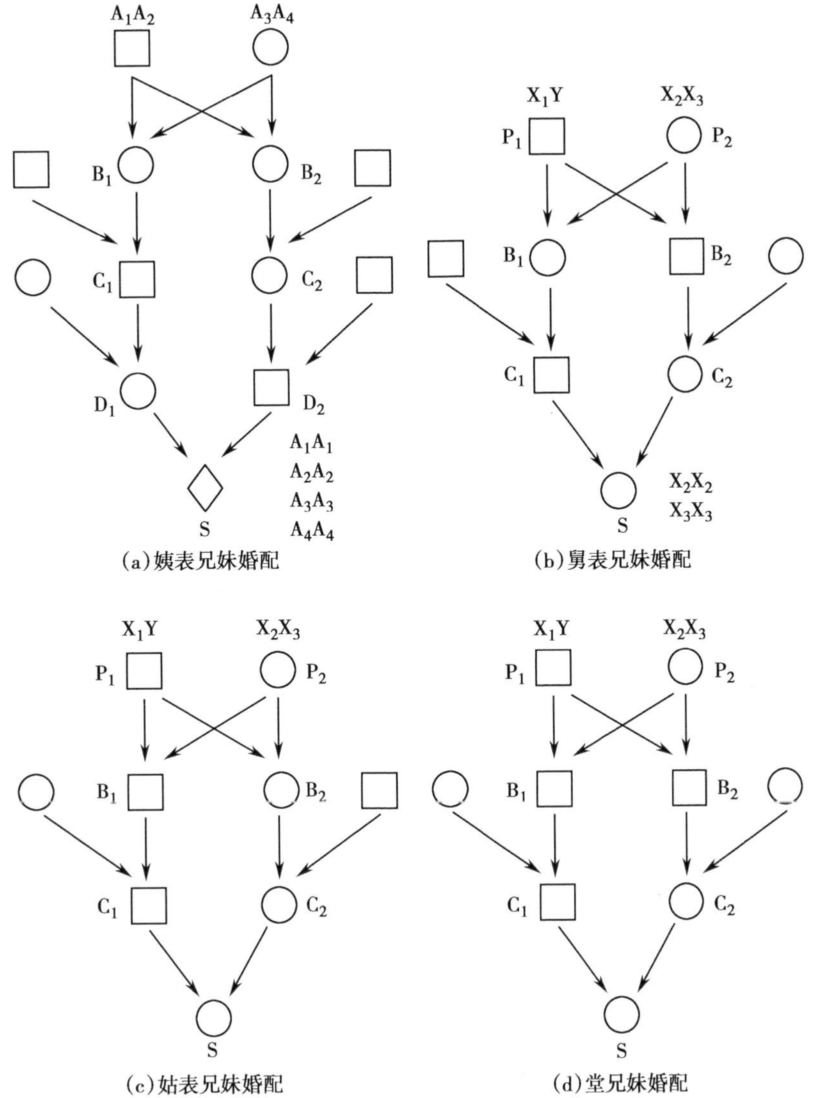

图 16-5　表兄妹婚配的 X 连锁基因传递图解

姨表兄妹婚配中，基因 X_1 由 P_1 经 B_1、C_1 传至 S，只计 1 步（B_1 传至 C_1）；基因 X_1 经 B_2、C_2 传至 S 需 2 步（B_2 传至 C_2 再传至 S）。故 S 为 X_1X_1 的概率为 $\left(\frac{1}{2}\right)^3$。基因 X_2 从 P_2 经 B_1、C_1 传至 S，需计两步，基因 X_2 从 P_2 经 B_2、C_2 传至 S，却需计 3 步，所以 S 为 X_2X_2 的概率为 $\left(\frac{1}{2}\right)^5$；同理 S 为 X_3X_3 的概率也是$\left(\frac{1}{2}\right)^5$。因此，姨表兄妹婚配的近婚系数为 $\left(\frac{1}{2}\right)^3+2\times\left(\frac{1}{2}\right)^5=\frac{3}{16}$。

舅表兄妹婚配，基因 X_1 从 P_1 传至 B_2 时中断，不能形成 X_1X_1。基因 X_2 从 P_2 经 B_1、C_1 向 S 传递，只需计为传递 2 步；基因 X_2 从 P_2 经 B_2、C_2 向 S 传递，也只需计为传递 2 步；所以 S 为 X_2X_2 的概率为 $\left(\frac{1}{2}\right)^4$；同理 S 为 X_3X_3 的概率也是 $\left(\frac{1}{2}\right)^4$，故舅表兄妹婚配的近婚系数为 $2\times\left(\frac{1}{2}\right)^4=\frac{1}{8}$。姑表兄妹婚配，基因 X_1 从 P_1 传至 B_1 时中断，基因 X_2 和 X_3 从 P_2 经 B_1 传至 C_1 时中断，故近婚系数为 0。堂表兄妹婚配，基因 X_1 从 P_1 传至 B_1 时中断，基因 X_2、X_3 从 P_2 经 B_1 传至 C_1 时中断，故近婚系数也为 0。因此，仅就 X 连锁基因来看，姨表兄妹婚配的近婚系数大于舅表兄妹婚配；姑表兄妹和堂表兄妹婚配的近婚系数均为 0。

三、近亲婚配的遗传学效应

已知有亲缘关系个体间的婚配系数和群体中某个隐性致病基因的基因频率 q，就可推断近亲婚配生育隐性纯合子的概率，并据此估计近亲婚配的有害程度。

（一）近亲婚配的隐性纯合概率

近亲婚配的危害，主要表现在隐性遗传病纯合子患者的频率增加。有两种原因可以导致近亲婚配的子女是隐性致病基因纯合子（aa）：①从共同祖先传递而来，形成纯合子 aa 的概率为近婚系数 F 与隐性致病基因的频率 q 的乘积 Fq；②由不同祖先分别传来，形成纯合子的概率为 $(1-F)q^2$。这两种情况合计，近亲婚配产生隐性纯合子的概率为：

$$Fq+(1-F)q^2=Fq+q^2-Fq^2=q^2+Fq(1-q)=q^2+Fpq \tag{16.26}$$

因此，对常染色体上的基因而言，近亲婚配的结果是导致其产生隐性纯合子的概率在随机婚配产生隐性纯合子的概率 q^2 的基础上再增加 Fpq，其中 p 为显性基因的基因频率。故表兄妹婚配导致隐性纯合的概率为 $q^2+\frac{pq}{16}$；从表兄妹婚配导致隐性纯合的概率为 $q^2+\frac{pq}{64}$。

（二）近亲婚配导致隐性纯合的相对风险（β）

公式16.26表明，群体中隐性致病基因的基因频率愈低，近亲婚配导致该病发病的频率也愈小。但从另一个角度说，自然群体由于近亲婚配导致隐性纯合的概率，与随机婚配导致隐性纯合的概率的相对比例却增大，为了说明这个问题，我们设定 β 为近亲婚配导致隐性纯合的相对风险。

$$\beta=\frac{q^2+Fpq}{q^2}=1+\frac{Fp}{q} \tag{16.27}$$

公式16.27表明，近亲婚配导致隐性纯合的相对风险总是大于或等于随机婚配，近婚系数愈大，群体中致病基因频率愈低，则近亲婚配导致隐性纯合的相对风险愈高。所以，愈是罕见的隐性遗传病，病儿出自近亲婚配的概率愈大。表16-13表明，在不同近婚系数和群体基因频率条件下，随机婚配和近亲婚配导致隐性纯合的概率及其隐性纯合的相对风险。

表16-13　随机婚配和近亲婚配常染色体隐性纯合的频率及近亲婚配的相对风险

基因频率 (q)	随机婚配 (q^2)	表亲婚配 $\left(q^2+\frac{pq}{16}\right)$	表亲婚配的相对风险 β_1	从表亲婚配 $\left(q^2+\frac{pq}{64}\right)$	从表亲婚配的相对风险 β_2
1.0×1.0^{-1}	1.0×1.0^{-2}	1.5625×1.0^{-2}	1.5625	1.1406×1.0^{-2}	1.1406
5.0×1.0^{-2}	2.5×1.0^{-3}	5.4688×1.0^{-3}	2.1875	3.2422×1.0^{-3}	1.2969
1.0×1.0^{-2}	1.0×1.0^{-4}	7.1875×1.0^{-4}	7.1875	2.5469×1.0^{-4}	2.5469
1.0×1.0^{-3}	1.0×1.0^{-6}	6.3438×1.0^{-5}	63.4375	1.6609×1.0^{-5}	16.6094
1.0×1.0^{-4}	1.0×1.0^{-8}	6.2594×1.0^{-6}	625.9375	1.5723×1.0^{-6}	157.2343

需要指出的是，表16-13只是比较近亲婚配与随机婚配产生隐性纯合体的相对风险，并不代表自然群体中隐性纯合体出自近亲婚配的实际比例。此外，随着人类社会文明的发展，人类活动和择偶范围不断扩大，医学遗传学知识也越来越普及，加上婚姻法的限制，近亲婚配的机会将不断减少，自然群体中隐性纯合子出自近亲婚配的比例也将持续下降。

（三）近亲婚配与群体遗传负荷

人类群体中因纯合而有害的等位基因并不少见，这种由于基因纯合导致群体适合度降低的现象，称为遗传负荷(genetic load)。遗传负荷一般用群体中每个个体平均所携带的致死基因或有害基因的数量来衡量。一般的估计倾向于认为,一个人可能带有 4～8 个有害基因。近亲婚配的一个明显效应,就是使纯合子的频率增加。因此近亲结婚会增加群体的遗传负荷,从而导致群体适合度的降低。

四、Wahlund 效应

前面的讨论将近婚效应作为自然群体非随机婚配的主要原因。事实上,人类自然群体还存在另一类"非随机"婚配方式:婚姻通常更倾向于选择同一种族、具有相同或相近的文化背景、宗教信仰、生活习俗的配偶,或者说,人类的婚姻半径并不十分大,在较为封闭的区域这种现象更为明显。如果一个大的群体事实上划分为若干个小的群体(这在自然人群中是较普遍的现象),则尽管在各个小群体内部都是随机婚配,但在总的群体上,依然可以观察到群体基因型频率偏离 Hardy-Weinberg 平衡定律的现象(即总体上可视为一定程度的近婚群体)。这种现象称为 Wahlund 效应(Wahlund effect)。Wahlund 效应的理论分析如下。

假定一个大群体可划分为 k 个亚群体,等位基因 A 在第 i 个亚群体内的基因频率为 p_i,等位基因 a 在第 i 个亚群体内的基因频率为 q_i;假定所有的亚群体的有效群体容量相等,且所有亚群体内的个体均为随机婚配,则大群体等位基因 A 的平均频率为 $\bar{p}=\sum p_i/k$,等位基因 a 的平均频率为 $\bar{q}=1-\bar{p}$。如果整个大群体内实现随机婚配,则群体 AA 基因型频率为 $(\bar{p})^2$;然而,当大群体划分为 k 个有效容量相等的亚群体且亚群体内实现随机婚配时,我们所观测到的 AA 基因型平均频率为:

$$\sum p_i^2/k=\sum(p_i-\bar{p}+\bar{p})^2/k=\sum((p_i-\bar{p})^2-2\bar{p}(p_i-\bar{p})+(\bar{p})^2)/k$$

$$=\sum(p_i-\bar{p})^2/k+(\bar{p})^2=\mathrm{Var}(p)+(\bar{p})^2 \tag{16.28}$$

式中 Var(p)为大群体内等位基因 A_1 的方差。同理可得:

$$\sum 2p_iq_i/k=2\bar{p}\,\bar{q}-2\mathrm{Var}(p) \tag{16.29}$$

$$\sum q_i^2/k=\bar{q}+\mathrm{Var}(p) \tag{16.30}$$

依据方差的性质(Var(p)≥0),只要大群体内所有的亚群体基因频率不是全部相等,就可得到如下结论:①大群体分为若干个亚群体后,整个群体的纯合子将增加,杂合子将减少。其效应类似于一定程度的近亲婚配;②纯合度增加及杂合度减少的程度,取决于亚群体间基因频率的方差的大小;③对于复等位基因,上述原则仍成立。

第五节　限制遗传疾病患者生育的效果

有人天真地认为,只要不让有遗传疾病的人生育,就可以减少遗传疾病患者,最终从群体中剔除该遗传疾病。然而分析表明,当隐性致病突变基因的频率很低时,人为的选择作用对群体突变基因频率的改变影响极小(详见本章第三节式 16.18)。各种选择系数(s)条件下有害隐性基因频率变化 Δq 所需要的世代数(表 16-14)。

表 16-14　在不同选择系数作用下,有害隐性基因频率改变所需的世代数

基因频率 q 的改变从 q_0 到 q_n		不同 s 值所需的世代数			
		s=1(致死)	s=0.5	s=0.1	s=0.01
0.99	0.50	1	11	56	559
0.50	0.10	8	20	102	1020
0.10	0.01	90	185	924	9240
0.01	0.001	900	1805	9023	90231
0.001	0.0001	9000	18005	90023	900230

表16-14表明，基因频率从0.99淘汰到0.10是比较快的，对于几乎所有选择系数都是这样。可是基因频率再进一步降低就相当缓慢，例如，基因频率从0.001降低到0.0001，即使纯合致死，也需要9000代。

对频率较低的隐性个体的选择无效的原因在于，绝大多数隐性有害基因存在于杂合子中，自然选择对它们不起作用。隐性患者与携带者的比例为 q^2 : $2pq=q$: $2p$，所以隐性基因在群体中出现的频率愈低，它存在于杂合子中的相对机会就愈高。例如 q=0.01，隐性纯合子频率（q^2）是0.0001，而杂合子频率（$2pq$）接近0.02，两者之比是1 : 200，也就是说，在一万个个体中，只有一个个体表现隐性性状，携带这个隐性基因的杂合子却多达200个。

人为选择不能根除自然群体中有害基因的另一个理由是，由于各种已知的和未知的原因，新的隐性突变仍将不断地在群体中产生。因此，人为限制生育的这种"选择"，充其量只能是稍微降低一点突变等位基因在群体中的平衡频率，而难以实现从群体中清除隐性有害基因的目的。

前已述及，一般而言，任何一个人均可能带有4～8个隐性有害基因。因此，限制隐性突变基因携带者生育以求清除有害基因的想法也是极为荒唐的。

参考文献

1. Griffiths AJF, Miller JH, Suzuki DT, *et al*. An Introduction to Genetic Analysis. 7th ed. New York: W. H. Freemanand Company, 2000.

2. Ewens WJ. Mathematical Population Genetics. 2nd ed. New York: Springer-Vertag, 2004.

3. 刘祖洞 . 遗传学 . 第2版 . 北京：高等教育出版社，1991.

4. Stoltzfus A, Yampolsky LY. Climbing mount probablee: Mutation as a cause of nonrandomness in evolution. J Hered, 2009, 100(5): 637-647.

5. Orr HA. The population genetics of beneficial mutations. Philos Trans R Soc Lond B Biol Sci, 2010, 365(1544): 1195-1201.

6. Strickberg MW. Genetics. 3rd ed. New York: MacMillan, 1985.

7. Crow JF, Motoo Kimura. An Introduction to Population Genetics Theory. Caldwell: Blackburn Press, 2009 .

8. Masel J. Genetic drift. Curr Biol, 2011, 21(20): R837-R838.

9. Sundin OH, Yang JM, Li Y, *et al*. Genetic basis of total colourblindness among the Pingelapese islanders. Nat Genet, 2000, 25(3): 289-293.

10. Sacks OW. The Island of the Colorblind. New York: A. A. Knopf, 1997.

11. Hartl DL, Clark AG. Principles of Population Genetics. 2nd ed. Sunderland: Sinauer Associates, Inc, 1989.

12. Li CC. Progressing from Eugenics to Human Genetics. Hum Hered, 2000, 50(1): 22-33.

第十七章　表观遗传学

李　巍　孙玉洁

第一节　表观遗传学与表观基因组

一、表观遗传学的定义

表观遗传学（epigenetics）是研究在 DNA 序列不发生改变的情况下，生物的表型或基因表达出现稳定的可遗传变化的学科。其主要研究对象包括：DNA 修饰（如 DNA 甲基化）、组蛋白修饰（如组蛋白甲基化、乙酰化、磷酸化、泛素化等）、染色质重塑和非编码 RNA 等。

表观遗传信息构成了基因型和表型之间的信息交汇区，与以研究 DNA 序列的生物学功能为核心的传统遗传学不同，表观遗传学以控制基因表达的表观遗传谱式在生长发育和疾病发生发展中的建立及其维持机制为研究核心。表观遗传学仍然是遗传学的范畴，是经典遗传学研究内容的重要延伸。

随着人类基因组计划的完成，现已明确人类基因组所包含的全部基因数目约为 25 000 个，这个数目远远少于基因组测序之初 100 000 个基因的估计。然而，通过转录剪接和翻译后修饰等方式所产生的具有时空特征的不同形式的蛋白质产物则多达百万种之巨。这些精细的调控机制包括核酸修饰和蛋白质修饰两个层面，如 DNA 甲基化、组蛋白的修饰、蛋白质翻译后修饰等，相继产生了甲基化组、组蛋白组和修饰组等表观遗传学分支学科或研究体系。

在基因这个名词被广泛接受和运用以来，人们主要关注的是那些编码蛋白质的基因序列，被认为是基因组中的功能元件，而其他大量不编码蛋白质的 DNA 序列（统称为非编码核酸）大多被认为是没有功能的"垃圾序列"（junk DNA）。近年来，随着各种"组学"研究方法的广泛应用，越来越多的证据表明，生物体中遗传信息和生命活动的调控网络并不局限于编码蛋白质的基因序列，许多非编码核酸序列都具有非常重要的功能。对这些非编码核酸结构、功能、进化和调控机制的研究，正逐渐发展为现代遗传学的重要分支学科。

二、表观基因组的概念

表观基因组学(epigenomics)是研究全基因组表观遗传修饰发生的机制和功能的学科。它以全基因组表观遗传修饰的图谱即表观遗传组(epigenome)为研究对象。表观遗传组的多样性相对基因组而言更复杂,每个个体、每种细胞可以表现出不同的表观基因组。同一细胞或组织器官在不同发育阶段或不同的生长环境下可表现出时空特异性的表观遗传组。表观基因组与基因组和蛋白质组存在有机的联系,随着各种组学技术的发展和应用,表观基因组的研究成为桥接基因组和蛋白质组的重要手段,能更好地在系统生物学角度诠释表观遗传规律和生命的本质。

三、表观遗传学的研究现状与发展趋势

表观遗传与胚胎发育、器官发生等正常生理过程,以及遗传印迹、癌症的形成和发展等病理过程直接相关。组蛋白和DNA的修饰是表观遗传的重要组成成分,研究其组成和动态变化,对于更好地理解基因组的功能和表观遗传规律,以及疾病的发生机制等具有重要意义。表观遗传学的研究现状与发展趋势主要表现在以下几个方面:

（一）组蛋白密码的解析

由于染色质修饰显著地影响组蛋白的细胞功能和生物学功能,寻找和鉴定组蛋白修饰方式和位点的研究工作成为表观遗传研究的一个重点,即解析Strahl和Allis(2000)提出的“组蛋白密码”(histone code)的组成、建立和维持、识别方式等,包括鉴定新的组蛋白修饰方式、位点、修饰酶,并验证其生物学功能;组蛋白不同位点之间、各种修饰方式之间的修饰顺序和协调作用,以及各种修饰的调控方式和调控网络;个体发育过程中表观遗传重编程的谱式。组蛋白密码蕴含丰富的信息,通过解析各种修饰被阅读的机制,以理解其如何调节染色体功能,从而决定表观遗传现象。染色质免疫测定(chromatin immunoprecipitation,ChIP)结合新一代测序技术产生的ChIP-seq方法,以及蛋白质质谱分析方法(SILAC)等,为解析组蛋白密码提供了重要的技术手段。

（二）DNA修饰的调控机制

DNA甲基化修饰也是重要的表观遗传信息,可以调节基因印迹、基因沉默、异染色质形成、基因转录等重要细胞功能,参与个体正常发育以及疾病的形成和发展。最近发现,DNA甲基化可以受到氧化而成为氧化DNA甲基化修饰,推测DNA还可能受到不同的修饰。DNA修饰的研究重点包括鉴定DNA的新修饰方式,探索新修饰参与的生物学功能;鉴定新的修饰酶和DNA去甲基酶等;鉴定参与DNA修饰的蛋白复合体及其调控网络;研究不同修饰方式之间的修饰顺序和协调作用在正常生长发育中的作用;探索DNA修饰、组蛋白修饰和非编码RNA相互作用的分子调控网络。

（三）非编码核酸的结构、起源和调控

目前非编码核酸的研究主要针对非编码RNA的研究。回顾RNA研究的历史,每当DNA研究取得重大突破后,都会出现一个RNA研究的高潮。1953年DNA双螺旋结构的解析掀起了在RNA转录和翻译水平解读遗传信息的高潮;1977年断裂基因的发现促进了RNA转录后加工的研究;20世纪90年代RNA可以单独具有酶功能的发现展示了一个十分诱人的RNA世界(RNA World)。2001年人类基因组计划的完成推动了转录组的研究,使人们认识到在高等生物细胞中有一个巨大的尚未被完全发现的RNA世界,使RNA组学研究成为后基因组时代的重要科学前沿。而RNA组学中的重要研究对象即非编码RNA。有关非编码RNA的具体研究热点在本章第二节详述。

第二节 常见表观遗传修饰方式

一、DNA 甲基化与去甲基化

(一) DNA 甲基化模式的建立与维持

DNA 甲基化(DNA methylation)是指在 DNA 甲基转移酶(DNA methyltransferase,DNMT)的催化下,以 S- 腺苷甲硫氨酸(S- adenosylmethionine,SAM)为甲基供体,将甲基转移到特定碱基上的一种反应,是 DNA 一种天然的修饰方式,广泛存在于细菌、植物和动物中。在哺乳动物,DNA 甲基化主要发生在的 5'-CpG-3' 二核苷酸序列的胞嘧啶上,生成 5- 甲基胞嘧啶(5mC)。人类的 CpG 以两种形式存在,一种是分散于 DNA 中,另一种是 CpG 结构高度聚集的 CpG 岛。CpG 岛大约为 300~3000bp,大部分位于基因的 5' 端,包括基因启动子区和第一外显子区。在正常组织里,70%~90% 散在分布的 CpG 是被甲基化修饰的,而 CpG 岛通常是非甲基化的。甲基化的 DNA 主要富集在基因组的非编码区,如着丝粒的异染色质区和散在重复序列中。哺乳动物的 DNA 甲基化模式在胚胎发育期就已建立,且当细胞分裂时能由一套复制机制维持下去。DNA 甲基化模式的可遗传性使得基因组的表观遗传标志在经历多次细胞分裂后仍稳定存在,因而形成了一种特殊的细胞记忆,在基因的表达调控和维持基因组的稳定性中发挥重要作用。多数情况下,DNA 的甲基化会抑制基因的表达。

根据作用方式和参与反应的酶的不同,DNA 甲基化可分为从头甲基化(*de novo* methylation)和维持性甲基化(maintenance methylation)。从头甲基化是对 DNA 甲基化的从头构建,是通过 DNA 甲基转移酶(DNMT)的作用,在完全非甲基化的位点上引入甲基,不依赖于 DNA 复制。维持性甲基化则与 DNA 复制密切相关,被甲基化的双链 DNA 复制后,新生成的 DNA 分子中只有亲代链是甲基化的,而子代链是非甲基化的,DNA 甲基转移酶以半甲基化的 DNA 为底物,识别新生成的 DNA 分子中亲代链上甲基化的 CpG 位点,催化互补链相应位置上的胞嘧啶(C)发生甲基化,以维持甲基化(图 17-1)。DNA 甲基转移酶(DNMT)的家族成员主要包括 3 类:DNMT1、DNMT2 和 DNMT3A/3B(表 17-1)。DNMT1 和 DNMT3A/3B 在结构上包含两个部分,即 N- 端的调节结构域和 C- 端的催化结构域,而 DNMT2 缺乏 N- 端的调节结构域。DNMT N- 端的调节结构域主要介导细胞核定位及调节与其他蛋白的相互作用,而 C- 端的催化结构域则包含高度保守的序列,直接参与 DNA 甲基转移反应。

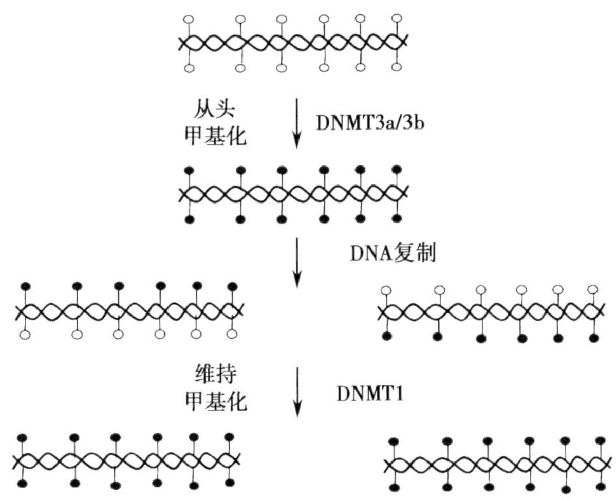

图 17-1 DNA 的从头甲基化和维持甲基化

未甲基化的 DNA 在 DNMT3a/3b 催化下从头甲基化,建立甲基化模式。DNA 半保留复制产生半甲基化的 DNA(亲代链甲基化,子代链非甲基化),DNMT1 识别新生成的 DNA 分子中亲代链的甲基化 CpG 位点,催化互补链相应位置上 C 的甲基化,使 DNA 甲基化在复制过程中得以维持。

de novo methylation- 从头甲基化; maintenance methylation- 维持甲基化;DNA replication-DNA 复制

表 17-1 甲基转移酶的功能

DNA 甲基转移酶	主要功能	功能缺失后主要表型
DNMT1	维持甲基化	全基因组甲基化丢失，印记基因异常表达，异常的 X 染色体失活，沉默的转座子的活化，胚胎发育第 9.5 天致死
DNMT2	催化 DNA 甲基化活性弱；可催化 RNA 甲基化	CpG 甲基化无变化，对发育无明显影响
DNMT3A	从头合成甲基化	出生后 4～8 周死亡，雄性不育，雄性和雌性的生殖细胞无法形成甲基化印记
DNMT3B	从头合成甲基化	ICF 综合征（免疫缺陷、着丝点不稳定、面部畸形），重复序列和着丝点周围的异染色质的甲基化丢失
DNMT3L	无催化活性，参与卵母细胞基因印记的建立	胚胎发育异常；精母细胞减数分裂异常，雄性不育

目前普遍接受的模型是，DNMT3A/3B 催化 DNA 从头甲基化，DNMT1 在体细胞中维持 DNA 甲基化。已知 DNMT3A/3B 在胚胎细胞中高表达，而在已分化的细胞中表达降低。缺乏 DNMT3A/3B 会导致早期胚胎致死。此外，缺少 DNMT3A 或一种相关调节因子 DNMT3L 蛋白的男性、女性生殖细胞的印迹基因，无法建立有差异的甲基化模式。DNMT1 对半甲基化的 DNA 具有更高亲和力，DNMT1 敲除后，体细胞大部分 DNA 的甲基化丢失。然而，有许多新的观察难以用上述模型来解释。例如，在 *Dnmt3a/b* 敲除的小鼠中，DNMT1 不能完全维持 DNA 甲基化，DNA 甲基化会随着细胞分裂而逐渐丢失。DNMT3A/3B 在分化的细胞中虽然表达水平明显降低，但依然有表达，而且对半甲基化的 DNA 和非甲基化的 DNA 亲和力相同；缺乏 DNMT3B 会导致常染色体隐性遗传的免疫缺陷 - 着丝粒不稳定 - 面部异常综合征 1（immunodeficiency-centromeric instability-facial anomalies syndrome 1，ICF1；OMIM 242860），患者有显著的免疫缺陷、面部畸形，重复序列和着丝粒周围的异染色质的甲基化丢失，着丝粒不稳定；敲除 *Dnmt3a/3b* 小鼠重复序列的半甲基化水平上升达 30%。这些观察提示，DNMT3A/3B 在 DNA 甲基化的维持过程中扮演重要的角色。

DNMT2 在人和小鼠的多种组织中都有低表达，催化甲基化的能力很弱，敲除 *Dnmt2* 小鼠的 CpG 甲基化无变化，对发育无明显影响。新近研究发现，DNMT2 定位在细胞浆内，可催化 RNA 的甲基化，其底物为天门冬氨酸 tRNA。DNMT2 相关的报道较少，其功能还有待进一步研究。

（二）染色体结构与 DNA 甲基化

有关 DNA 甲基化模式的建立与维持机制的研究焦点之一是，为何在哺乳类正常体细胞中，大多数 CpG 岛维持非甲基化状态，而大多数散在分布的 CpG 是被甲基化修饰的。一种可能的解释是，DNA 甲基化是基因组的固有模式，非甲基化的 DNA 区段，如 CpG 岛和印迹基因，存在甲基化抑制因子。随着表观遗传学研究的深入，人们逐渐意识到，DNA 甲基化不仅仅依赖于 DNMTs，还与染色质构象有着密切关系。DNA 甲基化或去甲基化可由组蛋白的特定修饰触发，这方面的证据在红色面包霉和拟南芥中尤为明显。在哺乳类细胞中的研究也发现，缺失两种特异性作用于 H3K9 残基的组蛋白赖氨酸甲基转移酶（histone lysine methyltransferase，HKMT），可降低异染色质重复序列中 CpG 的甲基化。此外，缺失一种属聚梳蛋白家族（polycomb protein group）的蛋白 EZH2（这是一种特异性作用于 H3K27 残基的 HKMT），可引起 EZH2 靶启动子的 CpG 甲基化的丢失。

染色质重塑蛋白也是确保适当甲基化的因素。染色质重塑蛋白 SNF2 样蛋白中的 DNA 甲基化减少蛋白 1（decrease in DNA methylation 1，DDM1）对于拟南芥基因组的完全甲基化是必需的。已知人类的 *ATRX* 基因和小鼠的 *Lsh2* 基因编码 SNF2 样蛋白，它们的突变显著影响基因组 DNA 的甲基化模式，特别是引起高度重复 DNA 序列的甲基化缺失。也许有效的全基因组的甲基化有赖于染色质重塑引起的染色质结构的改变，使 DNMTs 得以靠近 DNA 发挥作用。

（三）DNA 的去甲基化

DNA 甲基化在细胞的有丝分裂和减数分裂过程中能够稳定传递，因而通常被认为是一种十分稳定的表观遗传修饰。但新的研究显示，DNA 甲基化状态是动态变化的，可以因 DNA 去甲基化而逆转。DNA 去甲基化（DNA demethylation）可分为主动和被动两种形式（图 17-2）。被动 DNA 去甲基化是由于维持甲基化的功能受阻，通常是因 DNMTs 被抑制、降解或不能入核，导致 DNA 甲基化随着细胞增殖分裂而逐渐丢失，每经过一轮 DNA 复制，减少 50% 的 5- 甲基胞嘧啶。因此，被动 DNA 去甲基化是一种通过阻止新生链上 DNA 甲基化而达到去甲基化目的，其过程相对缓慢，依赖于细胞分裂。例如，DNA 甲基转移酶抑制剂 5- 氮杂胞苷（5-azacytidine）可与 DNMT1 结合，抑制其维持甲基化的能力，用 5- 氮杂胞苷处理细胞，经过若干轮 DNA 复制，能够达到去甲基化的目的。

哺乳动物的主动 DNA 去甲基化是一种复制非依赖性的去甲基化方式，主要出现在生殖发育过程中的两个阶段，即受精卵的父原核和胚胎发育早期原始生殖细胞（primordial germ cell，PGC）。在受精卵形成到父原核、母原核融合前的时间段内，用抗 5- 甲基胞嘧啶的抗体免疫标记并分析受精卵，发现受精后几小时，父源基因组的 5- 甲基胞嘧啶大量丢失，受精 4～8 小时后，父原核的甲基化完全消失，这个过程中没有 DNA 的复制发生，因此是主动去甲基化的过程。PGC 的 DNA 去甲基化则出现在胚胎发育的 11.5 天，经历时间很短，在 12.5 天完成全基因组的去甲基化，因此推测，这也是个主动去甲基化的过程，这一过程清除了 DNA 分子上几乎所有从亲代遗传来的甲基化标志。依赖于 DNMT3A 和 DNMT3B 的重新甲基化在胚胎植入子宫时发生，由此，一种新的甲基化谱式遍布整个基因组，甲基化酶使 DNA 重新建立一个新的甲基化模式。细胞内新的甲基化模式一旦建成，即可通过甲基化酶的作用，以“甲基化维持”的形式将新的 DNA 甲基状态化传递给所有子细胞 DNA 分子。

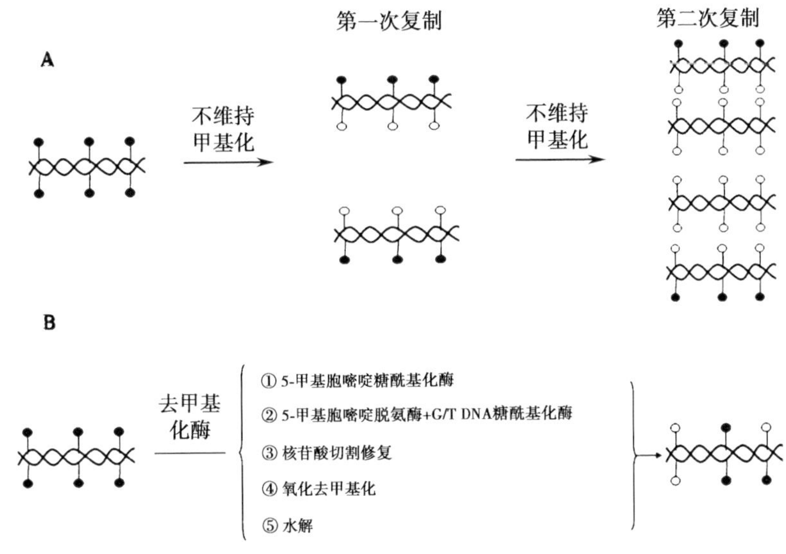

图 17-2　DNA 的被动去甲基化和主动去甲基化

A. 被动的 DNA 去甲基化是由于 DNMTs 维持甲基化的功能受阻，导致 DNA 甲基化随细胞分裂而逐渐丢失，每经过一轮 DNA 复制，减少 50% 的 5- 甲基胞嘧啶；B. 主动的 DNA 去甲基化是在去甲基化酶的作用下，使 5- 甲基胞嘧啶转变为未甲基化的胞嘧啶，这一过程不依赖于 DNA 复制

1st replication- 第一次复制；2nd replication- 第二次复制；no maintenance- 甲基化维持受阻；demethylase- 去甲基化酶；5-meC DNA glycosylase-5 甲基胞嘧啶 DNA 糖基化酶；5-meC deaminase+G/T DNA glycosylase-5 甲基胞嘧啶脱氨基酶 +G/T DNA 糖基化酶；BER- 碱基切除修复；nucleotide excision repair- 核苷酸切除修复；oxidative demethylation- 氧化去甲基化；hydrolysis-水解

对于 DNA 主动去甲基化的机制仍在探索之中。近年来的研究证据显示，DNA 去甲基化可涉及多种机制和不同种类的蛋白（图 17-2B），其中最令人惊讶的发现是，DNA 损伤修复在 DNA 去甲基化中发挥中心作用。在植物中发现了一类 DNA 去甲基化酶，它们实际上是 DNA 糖基转移酶，可以识别并切除甲基化的胞嘧啶，随后偶联 DNA 损伤修复过程，将非甲基化的胞嘧啶掺入 DNA 双链，完成 DNA 去甲基化。在植物中发现的这类去甲基化酶有 ROS1、DME、DML2 和 DML3。在动物中也已发现，有两种 DNA 糖基转移酶，即胸腺嘧啶 DNA 糖基化酶（thymine DNA glycosylase，TDG）和甲基 CpG 结合蛋白 4（methyl-CpG-binding protein 4，MBD4）可参与体细胞特定基因启动子的主动DNA去甲基化，体外实验证实，TDG和MBD4酶可以识别并切除5-甲基胞嘧啶和甲酰胞嘧啶（5fC）。但是，TDG和MBD4在体内是否具有5-甲基胞嘧啶糖基转移酶的活性尚待证实。

细胞中存在一类胞嘧啶脱氨基酶，可以使胞嘧啶脱氨基，在RNA编辑和抗病毒感染中发挥重要作用。这类酶以活化诱导胞苷脱氨酶（activation-induced cytidine deaminase，AID）和载脂蛋白B mRNA编辑酶催化亚基1（apolipoprotein B mRNA editing enzyme catalytic subunit 1，APOBEC1）为代表。体外实验发现，AID和APOBEC1同时还有很强的催化5-甲基胞嘧啶脱氨基的活性，提示胞嘧啶脱氨酶有可能使5-甲基胞嘧啶脱氨基，并偶联碱基切除途径实现主动DNA去甲基化。

DNMT3a/3b具有重新甲基化和主动去甲基化的双重功能。研究发现，雌激素受体的靶基因、编码早老蛋白（presenilin，PS2）的基因*PS2*，其周期性沉默和表达，伴随着其启动子区DNA甲基化水平周期性的升高与降低，并且这种周期变化，为DNA复制非依赖性的，提示*PS2* DNA甲基化的周期性改变与主动DNA去甲基化相关。进一步研究证实，在每一个转录周期结束时，*PS2*启动子上结合有DNMT1、甲基CpG结合蛋白2（methyl-CpG-binding protein 2，MECP2）和SWI/SNF，而用雌激素诱导*PS2*基因表达时，DNMT3A/3B出现在*PS2*启动子上。利用雌激素受体拮抗剂处理细胞，可抑制DNMT3A/3B与*PS2*基因启动子的结合及基因的表达。目前推测，DNMT3A/3B有可能发挥胞嘧啶脱氨基的作用，偶联碱基切除修复机制完成靶基因的周期性去甲基化。此外，DNMT3B具有5个不同的mRNA剪接体，其中DNMT3B4和DNMT3B5缺乏甲基转移酶的催化功能。已有研究显示，DNMT3B4表达水平变化以及DNMT3B4/ DNMT3B3的比例上升，与着丝粒区域卫星DNA的低甲基化紧密相关。

Ono等（2002）分析一名有10号染色体与11号染色体易位的急性髓细胞白血病M2型（acute myoloblastic leukemia-M2，AML-M2）患者的白血病细胞，鉴定了癌基因"10-11易位1"（ten-eleven translocation 1，*TET1*）。随后，多个实验室发现，*TET*是一个基因家族，包括*TET1*、*TET2*、*TET3*等成员，这些基因编码的TET蛋白家族，包括TET1、TET2 、TET3等成员。TET蛋白家族是一类双加氧酶，普遍存在于后生动物中。TET家族中的TET1、TET2、TET3等三种酶可氧化5-甲基胞嘧啶，生成5-羟甲基胞嘧啶（5-hydroxymethylcytosine，5hmC）。5hmC有可能为DNA去甲基化提供了新的机制。例如：不能为DNMT1有效识别而导致DNA被动去甲基化。5hmC还可被进一步氧化成5-甲酰胞嘧啶（formylcytosine，5fC）和5-胞嘧啶羧基（5-carboxylcytosine，5caC），后两者也可能直接参与DNA去甲基化的途径。有关TET和5hmC在DNA去甲基化中的作用及机制的研究还很有限，有待进一步探讨。

二、组蛋白修饰

几乎所有的蛋白质都要经过翻译后的剪切修饰才能成为有功能的蛋白质。蛋白质翻译后修饰是调节蛋白质生物学功能的关键步骤之一。目前已发现的蛋白质翻译后修饰形式已经多达100种以上。主要的翻译后修饰包括蛋白质的磷酸化、甲基化、乙酰化、泛素化、糖基化等。蛋白质通过不同的翻译后修饰，调节其在生物体内不同的生物学功能。

组蛋白（histone）是一类重要的蛋白质，是真核细胞染色质的主要组成成分，它包括组成核小体（nucleosome）核心的4种组蛋白（H2A，H2B，H3和H4）形成的组蛋白八聚体，以及与相邻组蛋白八聚体之间的接头DNA（linker DNA）相结合的组蛋白H1。相邻组蛋白八聚体通过10～80bp的接头DNA相连，形成串珠状、直径约10nm的染色质纤维。每个组蛋白都有进化上保守的N端20～35个氨基酸组成的伸出核小体的拖尾（tail），这些拖尾富含碱性氨基酸如赖氨酸和精氨酸，通过翻译后修饰，可以调节转录或基因沉默的功能，从而影响包括胚胎发育、器官生成等正常生理过程，以及癌症的形成和发展等病理过程。

组蛋白修饰的研究起始于20世纪中期，但直到最近才被广泛关注。利用高通量的质谱技术，人们已经鉴定到上百种组蛋白的修饰，分为不同类型的组蛋白修饰方式（表17-2）。然而，到目前为止，只有组蛋白乙酰化、甲基化等少数几种修饰被认识得较清楚，对其他新的组蛋白修饰如丙酰化、丁酰化等的认识还非常粗浅。此外，甲基化还可以发生在同一残基的不同部位，表现为单、双、三甲基化等形式。同时，负责组蛋白修饰(如乙酰化、甲基化)、去修饰(如去乙酰化、去甲基化)和识别的又分别是庞大的蛋白家族,共同组成组蛋白密码。除了组蛋白去甲基化酶之外,几乎所有的修饰酶都存在于大的蛋白复合物之中。组蛋白赖氨酸甲基化酶是研究得相对比较清楚的蛋白质家族,其作用底物不同,参与不同的生理功能(表17-3)。因此,蕴藏于组蛋白中的密码远比我们所认识的要复杂得多。而且,作为遗传物质 DNA 最紧密的伴侣,组蛋白的任何一种修饰都会在不同层面对 DNA 的功能产生影响。组蛋白的翻译后修饰与在 DNA 上发现的甲基化共同作用,实现对基因组功能的调控。

表 17-2 组蛋白修饰类型

修饰类型	修饰的氨基酸残基	修饰类型	修饰的氨基酸残基
乙酰化(acetylation)	赖氨酸	苏素化(sumoylation)	赖氨酸
甲基化(methylation)	赖氨酸/精氨酸	ADP-核糖基化(ADP-ribosylation)	赖氨酸
磷酸化(phosphorylation)	丝氨酸/苏氨酸	瓜氨酰化(citrullination)	精氨酸
泛素化(ubiquitylation)	赖氨酸	丁酰化(butyrylation)	赖氨酸
糖基化(glycosylation)	丝氨酸/苏氨酸	丙酰化(propionylation)	赖氨酸
生物素化(biotinylation)	赖氨酸		

表 17-3 组蛋白赖氨酸甲基化酶复合物的种类、底物及其生理功能

赖氨酸甲基化酶	组蛋白底物	生理功能
KMT1	H3K9	异染色质形成/沉默
KMT2	H3K4	主动转录,同源异型基因表达,核内激素受体信号通路
KMT3	H3K36	主动转录
KMT4	H3K79	主动转录,细胞周期调控,Wnt 信号通路
KMT5	H4K20	转录抑制,DNA 损伤反应
KMT6	H3K27	PcG 沉默,X 染色体失活,细胞命运决定

(资料来源:Mohan M,Herz HM,Shilatifard A. SnapShot:Histone Lysine Methylase Complexes. Cell,2012,149:498.)

三、染色质重塑

染色质重塑(chromatin remodeling)主要指核小体的结构变化对基因活性的影响,包括核小体在 DNA 上的排列方式和核小体之间的聚合或解聚方式,对基因活性的调控;上述形成核小体的组蛋白修饰也属于染色质重塑的范畴。如果某区域核小体排列紧密,则该段 DNA 转录活性相对较低;反之,如果缺乏核小体或核小体稀疏分布,则该区域转录活性较高。这种核小体排列方式的改变由染色质重塑酶所催化。核小体之间的聚合或解聚形成致密或松散的染色质。致密染色质即异染色质(heterochromatin)的形成可阻止基因转录;而相对松散的染色质即常染色质(euchromatin)则容易发生转录。这就形成了基因组转录的相对关闭和开放的区域。染色质标记对基因转录活性起重要调节作用。例如组蛋白 H3 乙酰化与基因活化有关,去乙酰化则会降低转录活性;组蛋白 H3K9 的三甲基化通常在被沉默的基因启动子区出现,而 H3K4 三甲基化常使基因转录活跃。与染色质重塑相关的蛋白质成分可分为“作者”(writer)、“删除者”(eraser)和“读者”(reader)三大类,形成调节局部染色质活性的环路。

四、非编码 RNA

非编码 RNA(non-coding RNA,ncRNA),指的是不被翻译成蛋白质的 RNA,如 tRNA,rRNA 等,这些 RNA 虽然不被翻译成蛋白质,但是参与蛋白质翻译或转录调控过程。高等生物绝大部分的基因组转录产物是非编码RNA，非编码RNA的种类和数量极多，在细胞中与DNA和蛋白质一起形成高度复杂的生物大分子调控网络。尽管非编码RNA分子不翻译成蛋白质，而以RNA的形式发挥其生物学功能，但是非编码RNA从产生、加工、成熟乃至发挥功能的各个环节，都离不开与其相结合的蛋白质的参与。因此，要解读非编码RNA的功能，需要找到其结合蛋白。最终，能够解析出细胞内由RNA/DNA和蛋白质共同参与的信息调控网络。

非编码RNA的主要类型包括：微小RNA（microRNA，miRNA）、小干扰RNA（small interfering RNA，siRNA）、tRNA、rRNA、与Piwi蛋白相互作用的RNA（Piwi-interacting RNA，piRNA）、核仁小RNA（small nucleolar RNA，snoRNA）等多种类型，在转录调控中发挥重要的功能。内容参见有关章节包括附录Ⅰ。

目前有关非编码RNA的研究热点主要包括以下几个方面。

（一）非编码RNA的系统发现与鉴定

尽管近年来国内外研究者在非编码RNA的系统发现方面做了大量工作，但是目前已知的非编码RNA只是冰山一角，采用生物信息学和实验生物学相结合的方法，系统识别和注释各种生物中的非编码RNA基因，仍然是未来RNA组学研究的主要内容之一，尤其是那些表达丰度低或呈现时空特异表达的非编码RNA。

（二）非编码RNA基因结构及自身表达调控机制研究

在对非编码RNA进行基因组定位的基础上，进一步详细分析非编码RNA基因的结构，包括启动子序列、转录起始位点、是否含有内含子序列、加工成熟过程及机制等。分析非编码RNA基因与基因组中邻近的其他基因（包括编码基因和非编码基因）之间的关系。对于和宿主基因一起转录的非编码RNA，重点分析其与宿主基因的共表达及加工成熟机制（包括选择性剪接等）；对于独立转录的非编码RNA基因，着重寻找非编码RNA基因特异的上游调控元件，为非编码RNA基因的表达调控机制研究提供线索和思路。

（三）非编码RNA作为功能分子对基因表达调控的影响

除了非编码RNA基因结构和自身的表达调控机制研究以外，非编码RNA作为功能分子对其他基因（包括编码基因和非编码基因）表达调控的影响，是认识非编码RNA生物学功能的重要方面。可以通过生物信息学和生物学实验相结合的方法，寻找非编码RNA调控的靶基因。

（四）非编码RNA作为功能分子与蛋白质之间的相互作用

非编码RNA作为功能分子是与各种蛋白质形成复合物而发挥作用的。因此，寻找和鉴定非编码RNA结合蛋白并进行功能研究，是阐明非编码RNA作用机制的前提。目前，已有多种筛选鉴定非编码RNA结合蛋白的方法。例如，生物素化反义2'-O-甲基RNA寡核苷酸介导的反义亲和层析法，酵母三杂系统，各种RNA-Seq方法等。筛选鉴定非编码RNA结合蛋白，有助于探讨非编码RNA与蛋白质相互作用的分子机制及生物学功能，最终有望构建细胞内由RNA和蛋白质共同参与的信息调控网络，即进行蛋白质与编码RNA/非编码RNA相互作用调控网络的系统整合生物学研究。

（五）非编码RNA对遗传和表观遗传的调控

已知一些非编码RNA除了调控基因转录以外，还参与核内异染色质的形成、基因印记和基因组DNA修饰或加工过程，对非编码RNA的功能研究，可能揭示表观遗传控制发生的原因及调控机制。

（六）非编码RNA在细胞分化和发育中的作用

已有实验证明，一些miRNA、piRNA在决定细胞分化、生殖干细胞和胚胎发育等生命过程中发挥重要作用，但大部分miRNA和piRNA的功能尚有待阐明。而且，除了miRNA和piRNA以外的其他非编码RNA的功能少有深入研究。

（七）非编码RNA与疾病发生

许多小分子非编码RNA的异常表达与疾病发生密切相关。比较和分析正常生理和疾病发生过程中的非编码RNA的表达及其作用，将从RNA调控的角度揭示疾病发生的机制，为疾病诊断和治疗提供新的基因靶点和分子标记。同时，基于非编码小RNA的药物开发和RNA干涉技术也是一个重要的研究领域。以非编码RNA作为诊断标记物或药物靶标进行的系统挖掘和临床应用。

（八）非编码 RNA 与进化

各种模式动物基因组序列完成后，对编码蛋白基因的分析表明，不同物种间编码蛋白基因的数量相差无几，而且重要功能蛋白的编码基因有较高的保守性，而物种间的表型差异是显而易见的，通过编码蛋白基因的区别无法解释物种间的不同。对已知的非编码 RNA 基因的初步研究表明，非编码 RNA 的保守性较低，很可能非编码 RNA 的种类和数量的不同是导致物种间表型差异的原因。

第三节　个体发育及干细胞编程和重编程的表观遗传机制

一、干细胞全能性维持和分化的表观遗传机制

胚胎干细胞的全能性的产生和维持，一直是干细胞生物学研究领域的难点和热点。干细胞全能性的产生被认为与聚梳蛋白家族（polycomb group，PCG）及 OCT4，SOX2，NANOG 等转录因子对其分化相关基因的抑制有关。一旦这种抑制作用去除，干细胞分化就将发生。PCG 的活性还与组蛋白的 H3K27 甲基化密切相关，但存在这种修饰时，染色质与各种转录因子之间的结合能力降低，靶基因的转录受到抑制。同时发现染色质的某些区域，除含有 H3K27 的转录抑制修饰标志外，还具有活化转录的 H3K4 甲基化标志，即具有“二价区域”（bivalent domain）的特性。干细胞分化时，不表达的基因只留下 H3K27 标志，而被激活的基因只保留 H3K4 标志。因此，染色质的这些“二价区域”是干细胞分化的表观遗传调控的重要机制。

二、诱导多能干细胞表观遗传重编程

诱导多能干细胞（induced pluripotent stem cell，iPSC）是 2007 年分别由日本 Yamanaka 实验室和美国 Jaenisch 实验室报道。他们将体细胞通过重编程（reprogramming）获得具有多能的干细胞特征的细胞。这种 iPSC 分别由北京生命科学研究所高绍荣实验室和中国科学院动物研究所周琪实验室证明具备形成活体小鼠的全能性能力。虽然 iPSC 和胚胎干细胞具有某些相似的特征，但转录因子（OCT3/4，SOX2，KLF4，MYC）的导入后，使得 iPSC 在发育过程中所建立的表观遗传标志要覆盖重写（overriding），其机制和方式目前仍不甚清楚。DNA 甲基化可能是影响 iPSC 形成效率的重要因素。一些去甲基化试剂如 5- 氮胞苷（5-azacytidine）可以提高 iPSC 的产生效率，说明细胞重编程过程中甲基化标记的去除非常重要。另一方面，将获得的 iPSC 通过定向诱导分化用于疾病治疗，已展示广阔的应用前景。但其分化过程中的表观遗传调控还不清楚，是表观遗传学重要的研究方向。

三、个体发育的表观遗传调控

受精是动物个体发育的起点。为了形成一个具有发育全能性的早期胚胎，卵细胞需要对来源于精子的父本基因组进行一系列的重编程，其中最为重要的一项就是基因组 DNA 的去甲基化。这种在合子中，父本基因组的特异去甲基化为何发生以及怎么发生，一直是表观遗传学领域重要的有待解释的问题之一。中国科学院上海生化与细胞生物学研究所徐国良课题组等发现，母源因子 TET3 加氧酶负责父本基因组 DNA 胞嘧啶甲基的氧化修饰，从而启动 DNA 的去甲基化，进一步激活 *OCT4* 和 *NANOG* 等全能性基因的表达。这一发现还提示，动物体细胞克隆很可能采用了和自然受精过程同样的重编程机制。

个体发育的不同阶段，表观遗传方式将发生动态变化，表现出时空变化的特征。胚胎发育早期，DNA 甲基化修饰被移除，多能性基因得以表达，而发育相关基因受 PcG 蛋白调控和 H3K27 的甲基化修饰，其表达受到抑制。在多能性细胞的分化过程和器官发育不同时期，多能性基因的 DNA 甲基化使得其活性受到稳定的抑制，而发育相关基因则开始表达，H3K4 甲基化水平上升。

第四节　表观遗传异常与疾病

一、表观遗传异常与遗传性疾病

目前发现的与人类遗传性疾病相关的表观遗传异常主要是DNA甲基化异常。DNA甲基化异常参与了包括肿瘤在内的多种人类疾病的发生与进程。造成人类疾病的DNA甲基化异常可分为两大类，一类是DNA甲基转移酶基因突变或与甲基化修饰功能相关的编码蛋白质基因的突变；另一类是编码与机体生长发育关系密切的重要功能蛋白的基因突变，而且，这两类突变都可涉及印迹基因或非印迹基因的DNA甲基化改变。

（一）基因印记与人类遗传病

基因印记或遗传印记（genetic imprinting）是指二倍体细胞中一对等位基因呈现亲本特异性表达的现象，一对等位基因中只有一个表达，而另一个沉默，基因的表达取决于其来自于父方还是母方。而非印迹基因，则是指双亲来源的同一对等位基因均可表达。DNA甲基化在调节印迹基因表达中有着至关重要的作用，两个亲本等位基因的差异性甲基化，造成了一个亲本等位基因的沉默。DNA甲基转移酶DNMT3A、DNMT3L或DNMT1的编码基因突变，均可改变印迹基因的表达。在每一个世代传递过程中，亲本特异性的印迹都要经历一个清除、重建和维持的过程。这使得印迹基因成为受DNA甲基化和其他表观修饰机制差错影响的敏感位点。迄今发现的印迹基因已有50多个，大多成簇排列，其中有许多疾病相关基因。因印迹基因异常所导致的疾病种类正在不断增加，Prader-Willi综合征（Prader-Willi syndrome，PWS；OMIM 176270）和Angelman综合征（Angelman syndrome，AS；OMIM 105830）是最早被发现由印迹基因的异常导致的遗传病。大多数PWS和AS患者都是由15q11-q13区域内5～6Mb相同片段的缺失引起，但两者的表型差异很大。父源性染色体15q11-13区段缺失引起PWS，患者表现为儿童早期发育畸形，肥胖、矮小，并伴有中度智力低下。而母源性染色体相应区段的缺失则引起AS，患者以儿童期共济失调、智力严重低下和失语为主要特征。另有部分PWS患者是母源单亲二体（uniparental disomy，UPD）所致；约有5%AS患者由父源单亲二体（UPD）所致。研究发现，在15q11-q13区域内有成簇排列的、富含CpG岛的调控元件，称为印记中心（imprinting centers，ICs），印记中心的CpG岛在父源和母源染色体上呈现明显的差异甲基化（参见第七章）。

Beckwith-Wiedemann综合征（Beckwith-Wiedemann syndrome，BWS；OMIM 130650）是另一种由印记基因表达异常所致的遗传病。患者常出现肥胖和先天脐疝等症状，并有儿童期易患肿瘤的倾向。BWS主要起源于染色体11p15.5区段表观调控异常。在该区段内至少有12个成簇排列的印迹基因，其中有些基因表达父源性等位基因，有些表达母源性等位基因。IGF2是一种父源等位基因表达的胚胎生长因子，其表达上调对BWS的病理过程十分关键。*H19*是一种母源等位基因表达的RNA基因，其转录产物是丰度很高但功能不明的非编码RNA，在*IGF2*和*H19*之间有一个差异甲基化区域（differentially methylated regions，DMRs），包含富含GC的锌指蛋白CTCF结合位点。*H19*和*IGF2*的表达要竞争*H19*下游的一个增强子。在母源染色体上，结合位点是非甲基化的，允许CTCF与之结合，从而阻断*IGF2*启动子与增强子结合，所以母源*IGF2*基因的拷贝是沉默的。然而在父源染色体上的CTCF结合位点是甲基化的，阻止CTCF结合，从而使得下游增强子得以激活*IGF2*的表达，并使*H19*沉默。CTCF依赖性的增强子抑制元件具有隔离子的效应，在印迹基因的调控中发挥关键调控作用。在BWS患者，母源*IGF2*失去印迹状态而表达，其结果是*IGF2*的表达量比正常多一倍。此外，研究显示，BWS发病还与该印记区内其他印迹基因相关，可能是多个基因共同作用的结果。BWS提供了一个具有典型意义的研究印记基因调控机制的疾病模型。

（二）DNMT3B突变与ICF综合征1

免疫缺陷-着丝粒不稳定-面部异常综合征1（immunodeficiency-centromeric instability-facial anomalies syndrome 1，ICF1；OMIM 242860）即ICF综合征1是一种罕见的常染色体隐性遗传病，患者常有不同程度

的免疫缺陷、面部畸形和智力低下。该病由 *DNMT3B* 基因突变所致。患者体细胞中 1 号、9 号和 16 号等染色体着丝粒区 DNA 不稳定性显著升高，该区域中的卫星 DNA 在正常人是高度甲基化的，而在 ICF 综合征 1 患者却几乎是完全非甲基化的。研究还发现，ICF 综合征 1 患者的失活 X 染色体上的 CpG 岛及重复序列家族 *D4Z4* 和 *NBL2* 呈 DNA 去甲基化状态。这些观察提示，*DNMT3b* 基因突变通过改变重复序列的甲基化状态而影响个体发育。

（三）*MECP2* 基因突变与 Rett 综合征

Rett 综合征（Rett syndrome，RTT；OMIM 312750）是一种 X 连锁遗传的进行性神经系统疾病。患者在出生后 7 ~ 18 个月出现发育停滞，随后出现脑高级功能迅速恶化和严重痴呆等症状。Rett 综合征是由于 X 染色体上的 *MECP2* 基因突变所致。如前所述，MECP2 是一种甲基化结合蛋白，能够特异性地识别甲基化的 CpG 并与之结合，并招募组蛋白去乙酰化酶复合物等与甲基化的 DNA 结合，使局部染色质结构变得致密，阻遏转录因子的结合，进而抑制基因转录。Rett 综合征的 *MECP2* 基因突变主要集中在甲基化 CpG 结合域和阻遏区，这些突变干扰了 DNA 甲基化对基因转录的调控功能。至于广谱表达的 *MECP2* 基因突变为何主要影响神经系统发育，是个十分值得探讨的问题。

（四）CGG 三核苷酸重复序列扩张与脆性 X 智力低下综合征

脆性 X 智力低下综合征（fragile X mental retardation syndrome；OMIM 300624）简称脆性 X 综合征。是以智力低下为主要特征的 X 连锁遗传病。致病基因位于 Xq27.3 的 *FMR1* 基因（*FMR1*；OMIM 309550）。典型的脆性 X 智力低下综合征多为男性，女性由于 X 染色体的随机失活，多为有活性的正常和异常 X 染色体的嵌合体，症状不如男性患者典型。*FMR1* 基因编码一种 RNA 结合蛋白，在正常胚胎期的神经原细胞和成体的精原细胞中表达水平很高，*FMR1* 基因 5' 端非翻译区中（CGG）n 三核苷酸重复序列的高度扩张（expansion）是引起该病大多数病例的主要原因。正常人在该区域的（CGG）为 6 ~ 50 拷贝，通常是很稳定的。当 CGG 扩张至 55 ~ 200 拷贝时称为前突变（premutation）。当前突变由母亲传递时，会进一步扩张至 200 ~ 3000 拷贝数，称之为全突变（full mutation）。拷贝数的扩张随世代传递不断进行，因此被称之为动态突变（dynamic mutation）。研究显示，（CGG）n 高度扩张可引起 CGG 中 CpG 的甲基化，进而导致 *FMR1* 基因沉默。甲基化还可改变染色质的构象，促使染色质变得致密浓缩，增强（CGG）n 高度重复序列的遗传稳定性（参见第五，七，九章）。

二、表观遗传改变与肿瘤发生

大量的研究显示，和正常组织细胞相比，肿瘤细胞的甲基化模式发生了显著变化，不同的肿瘤，或相同肿瘤的不同阶段，其甲基化的模式也不相同。DNA 甲基化与恶性肿瘤形成和发展的关系及机制，是表观遗传学研究的中心问题之一。

（一）DNA 甲基化至少可在三个方面影响肿瘤的发生和发展

全基因组异常低甲基化与基因组不稳定性　DNA 甲基化状态的改变是恶性肿瘤的共同特征。这种变化包括基因组整体甲基化水平降低，以及基因启动子区 CpG 岛局部甲基化水平的异常升高。肿瘤细胞的低甲基化主要发生在重复序列和在生物进化过程中引入的外来 DNA。在正常情况下，这类 DNA 通常是被高度甲基化的，体现出 DNA 甲基化和 RNAi 一样起源于预防外来 DNA 侵袭的机制。基因组异常低甲基化可直接影响染色体的稳定性，促使多倍体形成。例如，*Dnmt1* 突变小鼠的基因组甲基化水平只有正常小鼠的 10%，这种小鼠患有恶性程度很高的 T- 细胞性淋巴瘤，肿瘤细胞多呈现 15 号染色体三体性。*DNMT3B* 突变的 ICF 综合征患者或 *Dnmt3b* 失活小鼠的细胞，呈现各种染色体畸变，包括染色体融合、断裂和异倍体。这些观察提示，基因组低甲基化是促进肿瘤发生和发展的重要因素。DNA 甲基化在维持基因组稳定性中的作用机制尚不很清楚。一种可能是正常的 DNA 甲基化状态是确保染色质精确分离的重要因素，甲基化缺失增加了染色体不分离的概率。另一种日益受到关注的机制是，DNA 甲基化能够抑制基因组中转座元件的重组，进而稳定基因组。人类基因组约有 30% 的序列为逆转座元件。体内的逆转座元件有两大类。一类是长散在核元件（long interspersed nuclear elements，LINEs），绝大多数是 *LINE1*（*L1*），它有两个阅读框 ORF1 和 ORF2，分别编码核酸结合蛋白和内切酶及逆转录酶，可以自我转座；另一类是短散在核元件（short interspersed nuclear elements，SINEs），以 *Alu* 序列为代表。*Alu* 序列自身不能发生转座，但是 *Alu* 转录产生的 mRNA 可以在 *L1* 基因产物的帮助下实现转座，引起突变，影响基因表达活性或改变基因产物的性质，导致细胞病变。基因组中大多数 *L1* 因缺失启动子而没有活性，极少部分结构完整的 *L1*，因启动子区高度甲基化而失活，基因组异常低甲基化有可能激活 *L1*，有利于逆转座元件的转座。*L1* 低甲基化已在多种肿瘤中得到证实，取得了许多重要进展，但其生物学效应、相关机制及其与肿瘤发生发展的关系仍在探索之中。

（二）CpG 岛异常高甲基化与肿瘤抑制基因失活

CpG 岛大部分位于基因 5′ 端的启动子区，CpG 岛异常甲基化通常导致基因沉默，是不同于染色体缺失和基因功能丢失突变（loss-of-function mutations）的另一种基因失活机制。

DNA 甲基化抑制基因转录的机制至少包含以下两种：

一种是甲基化的 DNA 对转录激活因子的直接排斥。很多转录因子的目标序列富含 CpG，当 CpG 序列发生甲基化后，相应的转录因子就不能和 DNA 结合。这种机制参与基因调控的证据首先通过研究 CCCTC 结合因子（CCCTC-binding factor，CTCF），即转录阻抑蛋白 CTCF，在小鼠 *H19/Igf2* 位点印迹中的作用得到证实。

另一种是由甲基化结合蛋白介导的对基因转录的抑制。MECP2 是第一个被纯化的、独特的甲基化 CpG 结合蛋白。与 MECP2 相似，有着 DNA 结合基序的蛋白通过数据库搜索被鉴定出来，并命名为甲基化 CpG 结合域（methylated CpG binding domain，MBD）家族，包括 MECP2，MBD1，MBD2，MBD3 和 MBD4。大部分 MBD 蛋白都含有两类结构域。一类是与甲基化或半甲基化的 DNA 结合的 MBD 结构域；另一类是与多种转录抑制因子或转录抑制复合物相互作用发挥转录抑制功能的转录阻遏结构域。MBD1，MBD2，MBD3 都已被报道可与含有组蛋白脱乙酰酶（histone deacetylase，HDAC）活性的复合物结合，后者通过组蛋白去乙酰化的作用使局部染色质结构变得紧密，排斥转录因子和 RNA 聚合酶与靶序列的结合。MECP2、MBD1、MBD2 还可招募 Suv39H1，后者催化组蛋白的抑制性修饰。

众多研究证实，CpG 岛异常甲基化是造成肿瘤抑制基因沉默的主要原因。肿瘤抑制基因高度甲基化作为基因失活的机制，最早是在散发性视网膜母细胞瘤（retinoblastoma，RB1；OMIM 180200）的致病基因 RB1（OMIM 614041）中被发现的。研究者发现，部分散发性视网膜母细胞瘤患者的 *RB1* 基因 5′ CpG 岛呈高度甲基化状态，而 *RB1* 基因中并未检测到突变。5′ CpG 岛呈高度甲基化状态抑制了 *RB1* 基因的表达。对肾癌细胞中 *VHL* 基因的研究也发现，*VHL* 基因 5′ CpG 岛高度甲基化完全抑制 *VHL* 基因的表达，但基因的编码区很少发生突变。对于已经存在胚系突变的肿瘤抑制基因而言，5′ CpG 岛高度甲基化可构成 Knudson 二次突变假设中的第二次打击，使原本尚有一个正常等位基因的肿瘤抑制基因完全失活，促进遗传性肿瘤的发生。

与基本不可逆的染色体缺失和基因功能丢失突变不同的是，DNA 甲基化是可逆的，这为临床上利用药物逆转甲基化状态治疗肿瘤提供了可能性。例如，用 5-氮-2′-脱氧-胞苷处理培养的结肠癌细胞，可重新激活 *MLH1* 基因。CpG 岛的局部高度甲基化是肿瘤发生的早期事件，通常早于细胞的恶性增生，这使得 CpG 岛甲基化成为一种很有潜力的肿瘤早期诊断标志。然而，无论是利用 DNA 甲基化分析做肿瘤早期诊断还是通过药物干预甲基化的改变治疗肿瘤，我们离期待的目标都还很远（参见第二十四章）。

（三）DNA 甲基化和基因突变

尽管 DNA 甲基化在维持基因组稳定性中发挥关键作用，但 5-甲基胞嘧啶又是 DNA 突变的热点。5-甲基胞嘧啶是高度不稳定的碱基，容易脱氨基，形成胸腺嘧啶（T），这会引起 T 与 G 错配。由于胸腺嘧啶是正常 DNA 碱基，细胞碱基切除修复系统对其的修复效率不高。因此，突变的胸腺嘧啶在 DNA 复制过程中得以存留，并将 C > T 突变传递给子代细胞。这种类型的突变是引起人类遗传病最常见的原因，人类基因组中大约有三分之一的点突变是发生在 CpG 序列上的 C > T 转换，散发性结肠癌组织中 *TP53* 基因的点突变有 50% 以上是由 5-甲基胞嘧啶脱氨基所致。此外，5-甲基胞嘧啶对紫外线损伤更加敏感，而且与致癌物如苯并芘的亲和力增加，提高基因突变率。可见，DNA 甲基化不仅提高基因的自发突变率，而且影响 DNA 与致癌物及紫外线的相互作用，增强环境致癌因素的诱变率和致癌效应。

MBD4是迄今为止发现的唯一具有酶活性的甲基CpG结合蛋白。MBD4羧基端是一个胸腺嘧啶糖基化酶，它在体外可以选择性地将T与G错配中的T切除，以纠正5-甲基胞嘧啶脱氨基引起的错配。*Mbd4*缺失的小鼠在腺瘤性结肠息肉（adenomatous polyposis coli，APC）的致病基因*Apc*上获得C>T的转变，并且肠内肿瘤发生率升高。值得注意的是，尽管有专门的修复系统的存在，胞嘧啶甲基化位点仍然是突变发生的热点。哺乳动物基因组DNA中CpG所占的实际比例比预期的低4~5倍，也进一步证实了进化过程中CpG的不稳定性。CpG岛是例外，在CpG岛内的CpG是非甲基化的，因此CpG岛是很稳定的（参见第二十四章）。

参考文献

1. Zuckerkandl E, Cavalli G. Combinatorial epigenetics, "junk DNA" and the evolution of complex organisms. Gene, 2007, 390(1-2): 232-242.

2. Cooper DN, Taggart MH, Bird AP. Unmethylated domains in vertebrate DNA. Nucleic Acids Res, 1983, 11(3): 647-658.

3. Hata K, Okano M, Lei H, *et al.* Dnmt3L cooperates with the Dnmt3 family of de novo DNA methyltransferases to establish maternal imprints in mice. Development, 2002, 129(8): 1983-1993.

4. Chen T, Ueda Y, Dodge JE, *et al.* Establishment and maintenance of genomic methylation patterns in mouse embryonic stem cells by Dnmt3a and Dnmt3b. Mol Cell Biol, 2003, 23(16): 5594-5605.

5. Okano M, Xie S, Li E. Cloning and characterization of a family of novel mammalian DNA (cytosine-5) methyltransferases. Nat Genet, 1998, 19(3): 219-220.

6. Liang G, Chan MF, Tomigahara Y, *et al.* Cooperativity between DNA methyltransferases in the maintenance methylation of repetitive elements. Mol Cell Biol, 2002, 22(2): 480-491.

7. Lehnertz B, Ueda Y, Derijck AA, *et al.* Suv39h-mediated histone H3 lysine 9 methylation directs DNA methylation to major satellite repeats at pericentric heterochromatin. Curr Biol, 2003, 13(14): 1192-1200.

8. Vire E, Brenner C, Deplus R, *et al.* The Polycomb group protein EZH2 directly controls DNA methylation. Nature, 2006, 439(7078): 871-874.

9. Wolffe AP, Jones PL, Wade PA. DNA demethylation. Proc Natl Acad Sci USA, 1999, 96(11): 5894-5896.

10. Zhu JK. Active DNA demethylation mediated by DNA glycosylases. Annu Rev Genet, 2009, 43: 143-166.

11. Metivier R, Gallais R, Tiffoche C, *et al.* Cyclical DNA methylation of a transcriptionally active promoter. Nature, 2008, 452(7183): 45-50.

12. Saito Y, Kanai Y, Sakamoto M, *et al.* Overexpression of a splice variant of DNA methyltransferase 3b, DNMT3b4, associated with DNA hypomethylation on pericentromeric satellite regions during human hepatocarcinogenesis. Proc Natl Acad Sci USA, 2002, 99(15): 10060-10065.

13. Strahl BD, Allis CD. The language of covalent histone modifications. Nature, 2000, 403(6765): 41-45.

14. Munshi A, Shafi G, Aliya N, *et al.* Histone modifications dictate specific biological readouts. J Genet Genomics, 2009, 36(2): 75-88.

15. Gardner KE, Allis CD, Strahl BD. Operating on chromatin, a colorful language where context matters. J Mol Biol, 2011, 409(1): 36-46.

16. Mattick JS. The genetic signatures of noncoding RNAs. PLoS Genet, 2009, 5: e1000459.

17. Zaratiegui M, Irvine DV, Martienssen RA. Noncoding RNAs and gene silencing. Cell, 2007, 128(4): 763-776.

18. Boyer LA, Plath K, Zeitlinger J, *et al.* Polycomb complexes repress developmental regulators in murine embryonic stem cells. Nature, 2006, 441(7091): 349-353.

19. Bernstein BE, Mikkelsen TS, Xie X, *et al.* A bivalent chromatin structure marks key developmental genes in embryonic stem cells. Cell, 2006, 125(2): 315-326.

20. Okita K, Ichisaka T, Yamanaka S. Generation of germline-competent induced pluripotent stem cells. Nature, 2007, 448(7151):

313-317.

21. Wernig M, Meissner A, Foreman R, *et al.* In vitro reprogramming of fibroblasts into a pluripotent ES-cell-like state. Nature, 2007, 448(7151): 318-324.

22. Kang L, Wang J, Zhang Y, *et al.* iPS cells can support full-term development of tetraploid blastocyst-complemented embryos. Cell Stem Cell, 2009, 5(2): 135-138.

23. Zhao XY, Li W, Lv Z, *et al.* iPS cells produce viable mice through tetraploid complementation. Nature, 2009, 461(7260): 86-90.

24. Gu TP, Guo F, Yang H, *et al.* The role of Tet3 DNA dioxygenase in epigenetic reprogramming by oocytes. Nature, 2011(7366), 477: 606-610.

25. Reik W. Stability and flexibility of epigenetic gene regulation in mammalian development. Nature, 2007, 447(7143): 425-432.

26. Kaneda M, Okano M, Hata K, *et al.* Essential role for de novo DNA methyltransferase Dnmt3a in paternal and maternal imprinting. Nature, 2004, 429(6994): 900-903.

27. Hirasawa R, Chiba H, Kaneda M, *et al.* Maternal and zygotic Dnmt1 are necessary and sufficient for the maintenance of DNA methylation imprints during preimplantation development. Genes Dev, 2008, 22(12): 1607-1616.

28. Hansen RS, Wijmenga C, Luo P, *et al.* The DNMT3B DNA methyltransferase gene is mutated in the ICF immunodeficiency syndrome. Proc Natl Acad Sci USA, 1999, 96(25): 14412-14417.

29. Amir RE, Van den Veyver IB, Wan M, *et al.* Rett syndrome is caused by mutations in X-linked MECP2, encoding methyl-CpG-binding protein 2. Nat Genet, 1999, 23(2): 185-188.

30. Verkerk AJ, Pieretti M, Sutcliffe JS, *et al.* Identification of a gene (FMR-1) containing a CGG repeat coincident with a breakpoint cluster region exhibiting length variation in fragile X syndrome. Cell, 1991, 65(5): 905-914.

31. Esteller M, Herman JG. Cancer as an epigenetic disease: DNA methylation and chromatin alterations in human tumors. J Pathol, 2002, 196(1): 1-7.

32. Cooper DN, Youssoufian H. The CpG dinucleotide and human genetic disease. Hum Genet, 1988, 78(2): 151-155.

33. Hendrich B, Hardeland U, Ng HH, *et al.* The thymine glycosylase MBD4 can bind to the product of deamination at methylated CpG sites. Nature, 1999, 401(6750): 301-304.

第十八章　法医遗传学

李生斌　张洪波　魏曙光

法医遗传学(forensic genetics)是用遗传学理论与技术解决相关的法律问题,是遗传学的一个分支学科,也是法医学的一个分支学科,它运用医学、遗传学、基因组学、生物数学的理论与技术解决司法实践中的专门技术问题。提到法医遗传学,人们容易联想到 DNA。人类 DNA 描写了每个人的个体特征,记录着人类共同的历史演变。随着对人类基因组认识的积累,基因组分析技术日益精确和自动化,已足以提供个人独一无二的特征。如何把 DNA 科学应用到司法实践、医疗以及揭示生命进化的奥秘,已经成为人们关注的热点。最新的基因组技术对确定一个人的遗传构成,既高效又准确,在每个人的基因组中蕴藏许多遗传标记,每一遗传标记在人群中又有大量变异,可用来确定两个人是否有亲缘关系和进行群体中的个体识别。

伴随遗传学和现代分子生物学技术的发展,法医分子遗传学(forensic molecular genetics)也孕育而生。它将现代分子生物学研究的最新成果应用于法医学实践,使法医 DNA 分析技术得到日新月异的发展和广泛的应用,并推动人类遗传学、生物医学、动物学、考古学等其他学科的进步。基因组学和生物信息学日趋成熟,同时带动法医基因组学(forensic genomics)孕育而生。人们不仅可以用 DNA 遗传标记开展个体识别和亲权鉴定,而且可以有效利用全基因组数据于法医实际案例。例如,分析人类基因组中短串联重复(short tandem repeats,STR)的一种新方法 lobSTR(基因组 STR 分型图),能剖析全基因组 STRs。分析"国际千人基因组计划"中个体与群体的 lobSTR,研究个人和群体的 STR 数量变化特征,发掘个体差异 lobSTR 合适数量表述和疾病差异表述,为个体识别和个体医疗开辟了新途径,lobSTR 还可用于研究生物群体进化、重塑生物群体的演绎历史(图 18-1)以及认识人类的健康与疾病。

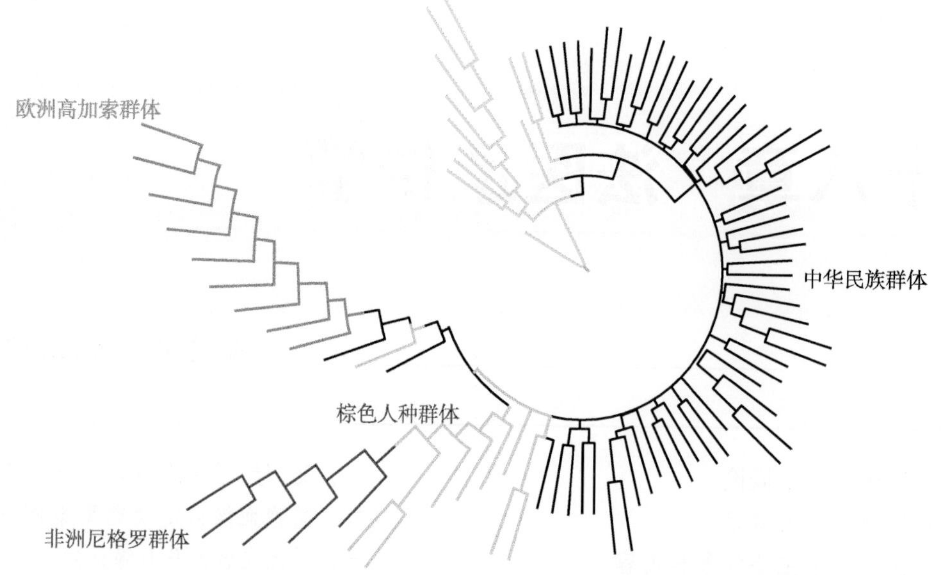

图 18-1 世界四大人种 93 个人群基于 9 个 STR 位点构建的系统发生树

蓝色分支：欧洲高加索群体；红色分支：非洲尼格罗群体；黄色分支：棕色人种群体；黑色和绿色分支：中华民族群体

第一节 法医遗传学概论

只有阐明基因组 DNA 序列的结构差异，才能真正了解基因组多态性和变异的遗传机制，才有可能深入准确地了解个体遗传特征的本质，研究群体起源、进化和迁徙过程中的 DNA 序列变化，为开展各个相关应用研究和实践奠定科学基础。人类基因组非编码序列占了基因组序列的绝大部分，基因密度在第 17、第 19 和第 22 号染色体上最高，在 X 染色体、第 4、第 18 号和 Y 染色体上相对贫瘠。基因组的 35.3% 为 DNA 重复序列。人类基因组有 300 万个“单核苷酸多态性”（single nucleotide polymorphism，SNP）。

在人们认识基因组结构的过程中，也发现多种分析多态性的技术与方法，如限制性片段长度多态性（restriction fragment length polymorphism，RFLP）、短串联重复多态性（simple tandem repeat polymorphism，STRP）、测序分析（sequencing analysis）、点杂交技术（dot blot hybridization）以及 DNA 芯片技术（DNA chips）。这些技术和方法对于研究人类基因组多态性与疾病、人类起源、个体认定等起着重要作用。

一、法医遗传学大事记

在人类遗传标记中，早期应用较多的是红细胞抗原系统和白细胞抗原系统的多态性。人类已知的血型系统至少有 30 种，其中，ABO、Rh、MN、P、Sese、Kell、Duffy、Kidd 等血型系统在人类遗传标记中经常使用。白细胞抗原系统是人类组织相容性抗原，包括 150 多种白细胞抗原，其中 *HLA-A*、*HLA-B* 基因在法医遗传学中经常使用。2001 年发表的人类基因组草图，揭示了在整个人类基因组中重复 DNA 广泛分布，尤其是着丝粒附近。例如，短串联重复（STR）就有 300 万个，目前已研究者仅 3000 多个，数百个 STR 已经应用于法医案件和人类学研究中。已发现的其他遗传标记还有：可变数目串联重复（variable number of tandem repeats，VNTR）、SNP、拷贝数变异（copy number variants，CNV）等。

（法医遗传学大事记详见附录Ⅲ表 18-1）

二、法医遗传学主要任务和内容

法医遗传学有两大任务，即司法个体识别和亲权鉴定。随着国家法制建设的不断完善，遗传学理论和技术在司法领域的应用将日益广泛。未来的法医遗传学将更着眼于为人口安全、食物安全和物种安全提供科学理论依据，其主要内容包括以下几个方面。

1. 群体DNA数据与技术标准　DNA信息数据库基于信息科学与生命科学两大高新技术领域的交叉融合，使DNA的高度个体特异性和网络信息分析实现了有机的结合，实现了证据科学信息的实时共享和异地查询。在打击犯罪领域，可实现现场物证检材与已储存特定人群的对比，以及与其他现场检材的对比，做到直接认定并揭示特定人员的血缘关系。这就极大地拓展了排查范围、节省了人力物力、提高了工作效率。特别在解决大规模调查、流窜作案、窜并案等方面都是现有的技术方法所无法取代的。在DNA数据库或者DNA检索系统中，犯罪嫌疑人数据库、现场数据库是最先建立的，并在随后运用于实际司法案件后获得成功，在很多重大案件和灾害事故中发挥重要作用。例如，在美国辛普森(Simpson)谋杀前妻案，7.12重大凶杀案，6.6空难尸源认定，9.11恐怖袭击尸源认定，东南亚大海啸尸源认定，汶川大地震尸源认定等司法实践中，DNA数据库发挥着决定性作用。今天的法医DNA分析技术正朝着准确、快速、简便、自动化、微量检测的方向发展，并正在成为常规技术。

生物证据分析技术标准化和质量控制是建立DNA数据库的前提、基础和保证。发展微量、快速的对现场检材的提取技术，选择多态性高的遗传标记系统，以及稳定可靠的检测方法如基因扫描、法医DNA芯片技术，都是制定国际技术标准的重要环节。在法医DNA检案中，经常碰到凶杀、碎尸、焚尸、掩埋抛尸至白骨化、客机坠毁、火灾爆炸、道路航海交通事故等，造成众人遇难、尸体毁容、尸表特征或软组织被破坏或者消失，从而使对遗骸的法医学鉴定显得尤为关键，并且对陈旧骨、牙DNA的提取和分型技术尤为重要。

2. 指纹系统与DNA系统关联研究　指纹系统作为识别人身份的手段，不仅在司法界有着“证据之首”的美誉，而且已在全世界的安全、科研、金融、医疗、旅游、教育等行业中广泛应用。但是，在愈来愈多情况中，现场有指纹，没有DNA；或者有DNA，没有指纹。这时，犯罪指纹库和DNA数据库无法联用。所以，研究指纹系统与DNA系统的关联是解决问题的关键和难点。为了解决目前指纹系统与DNA系统识别个体的一致性，主要的科学难点是找到控制指纹遗传表型的基因，或者与其关联的基因型。

指纹技术有着更强的个体识别能力。孪生子的指纹是互不相同的，是可以识别的。但是，DNA技术也存在“盲点”，如不能识别同卵双(多)胞胎中的个体。同卵双(多)胞胎是由同一个受精卵复制和发育而成，他(她)们身体细胞内的DNA分子是相同的，目前的DNA技术不能将某一个体从他(她)们中间识别出来。在这种情况下，指纹技术有着明显而独特的优势，这是由指纹与DNA之间的关系所决定的。一是DNA决定的指纹特异性。DNA分子链上指纹遗传基因和等位基因位点不同，使指纹因种族、地区、性别等因素不同而出现差异。所以说，人类的基因可以被遗传，但指纹图像不遗传，个体的指纹各不相同，具有表观遗传特征。二是DNA与指纹均保持终生稳定不变。

3. 非人类生物材料的DNA分析　非人类生物材料的DNA分析包括家畜、鸟类、昆虫、植物的DNA分析技术。现在人们已确知动物不但有毛色、体态、血型、染色体等的多态性，而且有DNA水平的多态性。分子遗传标记已应用于动物育种。在犯罪现场，这些非人类生物材料的DNA分析方法，对于案件侦破常常具有意想不到的效果。例如，手表链里的植物纤维和犯罪现场植物纤维的DNA分析比对，对非法走私动物、鸟类的司法鉴定，大麻原产地DNA分析，国家肉类、食品安全、物种来源鉴定等，这些都成为司法鉴定面临的重大新课题。发展非人类生物材料的个体标识和DNA分析技术，将成为法医分子遗传学新的热点。同时，建立动物标识系统，可以解决以追溯为目的的动物、鸟类个体识别。例如，建立朱鹮个体识别系统，可以有效保护朱鹮这一珍稀濒危物种和打击非法行为。

法医昆虫学作为新兴学科，通过对嗜血性昆虫、嗜尸性昆虫、嗜骨性昆虫的研究及实验技术等多角度，阐述了从法医相关性昆虫嗉囊中提取人类DNA的可行性及国际研究和应用进展，在刑事案件中逐渐得以应用。法医昆虫学是介于法医学和昆虫学的交叉学科，主要应用在刑事案件中对被害人死亡时间的推断。

三、DNA证据涉及有关法律伦理

数据库中信息的隐私和安全问题是DNA数据库的另一类挑战。血液样本包含有个人的遗传信息，一旦使用不当，会对个人和家庭乃至社会带来负面的影响。数据库选用的STR、SNP等位基因位点等遗传信息，应与疾病无关和遗传体质无关，以确保DNA遗传信息的安全使用。同时尽快立法，明确DNA数据的使用权限。

DNA检验的是人体生物检材，涉及敏感的隐私权，而且DNA包含了人类的全部遗传信息，它所揭示的个体遗传特征可能会导致择业、保险限制甚至基因歧视等社会问题，并且涉及复杂的法律、伦理、人权等方面。诸如强制采集DNA样本是否构成"不合理搜查和扣押"。利用DNA样本进行科学研究是否违反了"知情同意"人体实验伦理原则。如何保证DNA的信息不被滥用，以及保存DNA样本是否会侵犯个人隐私等等。在刑事诉讼中，这种特殊的侦查手段只能用于具有重大犯罪嫌疑的人，同时要经过严格审批程序，决不能滥用。在我国现行立法中，对于在DNA证据应用中涉及的个人生物信息的隐私权、知情权的保护，尚没有专门的法律。2003年最高人民法院《关于确定民事侵权精神损害赔偿责任若干问题的解释》中，将隐私权规定为一项独立的人格利益。但这一规定仅仅是以司法解释的方法确认了隐私权是一种独立的人格权，远远不能满足DNA指纹技术的发展对法律保障体系的需求。而且，我国法律对人体样本收集的主体、对象、条件、强制力的适用等都未作专门规定。因此，立足正义和人道关怀的伦理原则，建立完善的法律监督体系，从而规范DNA数据库的建设，保护公民的合法权利，最大限度地减少技术发展对人类道德观、伦理观的冲击，使司法DNA数据得到理性的应用。

第二节　法医DNA理论与分型

一、DNA多态性基本理论

DNA多态性是法医遗传学现今得以迅速发展的基础。它有应用的广阔空间。这里将对其基本原理和内容复习后，再将其应用的独特性加以介绍。DNA多态性及其在个体识别中的应用，将法医遗传学推向一个"无与伦比"的高度。

DNA多态性（DNA polymorphism）又称遗传多态性（genetic polymorphism），是指在一个生物群体中，同时和经常存在两种或者两种以上连续的等位基因或者基因型。每种类型的比例都较高，不能由重复突变来维持。一般认为，DNA序列中某些特定位点的变异频率低于1%视为突变，超过1%则为多态性。这些DNA序列的不同区域就被称为DNA多态性位点。

DNA多态性的本质，就是在生物进化过程中，各种原因引起染色体DNA中核苷酸排列顺序发生了改变，即产生的DNA片段和DNA序列在个体间的差异。DNA多态性主要有片段长度多态性和序列多态性两大类。前者指等位基因间片段长度差异，后者指等位基因间的碱基序列差异。个体基因组之间多态和变异的本质，从等位基因水平上揭示了群体、个体之间差异的本质。DNA的多态性可以通过分析遗传标记反映群体中和群体间的变异结构以及规律。所以，任何一种多态性遗传标记在应用前，必须获得本地区本民族群体遗传学的有关基本等位基因频率的数据资料，通过调查群体各种基因型，估算等位基因频率，再分析其变化规律。由于同一种遗传标记在不同的种族、民族、地区的人群中的多态性分布情况存在着差异，因此有必要对我国不同民族和地区的群体多态性分布进行调查，以获得详细可靠的群体遗传学资料。国内外许多遗传学家，尤其是法医工作者们，已在这方面做了大量的工作。这些资料是法医分子遗传学个体识别及亲子鉴定概率计算中不可缺少的基础性科学依据。

（一）限制性片段长度多态性

在法医遗传学中，限制性片段长度多态性（RFLP）分析的是基因组小卫星DNA。根据探针的特性分两种类型。一种是多基因位点探针（multi-locus probe，MLP），可以同时与多个小卫星的可变数目串联重复（VNTR）的等位基因杂交，形成多等位基因位点RFLP图谱，称为DNA指纹（DNA fingerprint）。另一种是单基因位点探针（single-locus probe，SLP），仅与一个小卫星等位基因位点的等位基因杂交，形成的RFLP图谱，称为DNA分型图。

（二）扩增片段长度多态性

以聚合酶链式反应（PCR）为基础，选择特异性核苷酸的引物进行PCR扩增特定的片段，扩增产物不同等位基因表现为不同大小的DNA片段，随后把扩增产物在高分辨的测序胶上电泳分离，选用荧光或银染DNA检测分型。

1. STR遗传标记　它是由2～6个碱基组成的特异序列单元的重复排列,称为短串联重复序列(STR)(图18-2)。在人类基因组中,发现二核苷酸、三核苷酸、四核苷酸的多态性重复,人类基因组的STR单核苷酸重复以Poly(A)、Poly(T)多见,二核苷酸以(CA)n,(CT)n,(AA)n,(GG)n常见,三核苷酸重复以(CXG)n常见,还有大量的四核苷酸重复。STR在染色体上的分布情况,大约平均每15kb就分布着一个STR位点。根据GenBank等数据库的资料统计,23对染色体上至少已报道7901个STR位点。随着群体遗传学研究的进展,还会新发现STR多态性位点。常用STR位点在基因组分布如图18-3所示。

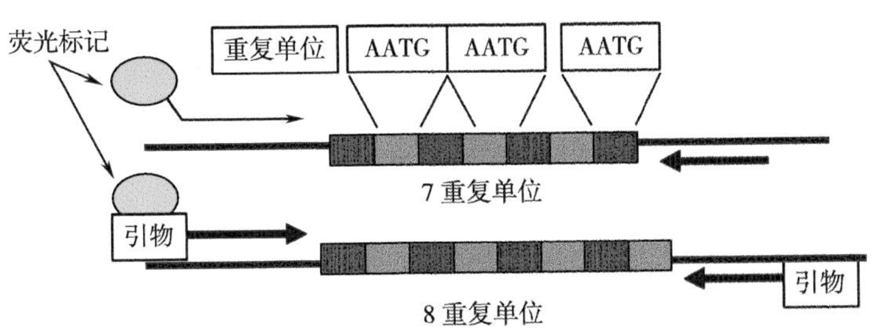

图18-2　STR等位基因分型原理

图中的重复单位表示每个STR等位基因的核心序列由AATG构成,重复单位的多少决定等位基因的大小,例如,7重复单位表示核心序列重复了7次标记引物,通过PCR,电泳检测核心序列重复次数,就可以识别STR等位基因

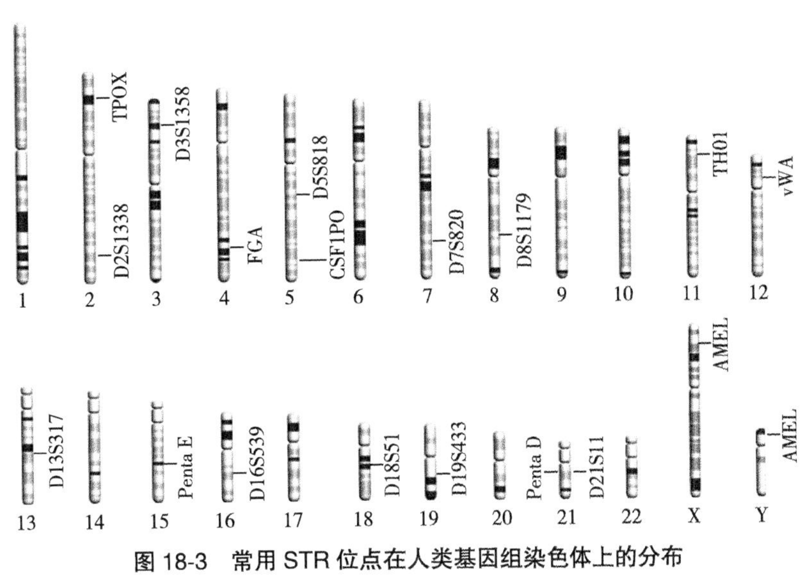

图18-3　常用STR位点在人类基因组染色体上的分布

2. Y-STR遗传标记　迄今为止,已报道约250多个Y-STR位点。常用的Y-STR如图18-4所示,有*DYS19*、*DYS385a,b*、*DYS389* Ⅰ、*DYS389* Ⅱ、*DYS390*、*DYS391*、*DYS392*、*DYS393*、*DYS437*、*DYS438*、*DYS439*等。

Y染色体具有以下独特性:①单倍体,除拟常染色体区域外,其余大部分在减数分裂时不与X染色体发生重组;②呈稳定的父系遗传,父亲的Y染色体毫无变化地传递给儿子。

因此,Y-STR可对混有女性检材的男性检材进行精确检验,而不受女性DNA的影响。有些强奸案中的混合斑中检不出精子,利用Y-STR检验技术则可对混合斑精液中的上皮细胞和白细胞进行分型。另外,在无法获得在逃嫌疑人检材的情况下,只要有其父亲、兄弟、儿子或亲侄儿等的样本,即可利用Y染色体特异的STR等位基因位点,实现与现场检材的对比。基于Y-STR等位基因位点的父系遗传特点,来自同一父亲的所有男性个体的分型一致,故也可应用于只有父亲的父权鉴定,同父异母的兄弟鉴定,无父母情况下的亲缘关系鉴定。

3. X-STR遗传标记　性染色体上基因的传递均表现为性连锁遗传特征,而其中X染色体上的基因传递，表现为交叉传递。在X染色体上的STR位点，正常男性个体只有一个等位基因，电泳分型表现为一条谱带，女性有两个等位基因，当两个等位基因不相同时，分型表现为两条谱带，两个等位基因相同则表现为一条谱带。

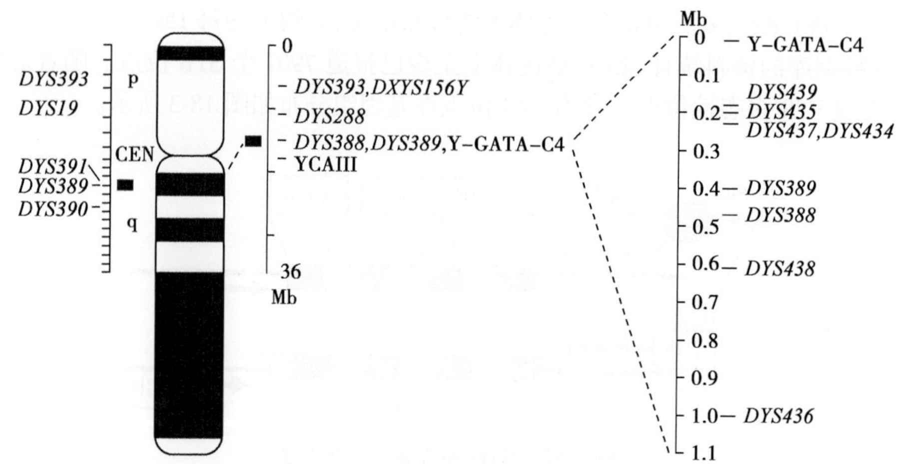

图 18-4 常用 Y-STR 位点在人 Y 染色体上的分布

X染色体的STR，由于其独特的遗传方式，在解决某些特殊的案例中，如在缺乏双亲而需认定姐妹亲缘关系的案件中，具有一些常染色体遗传标记所无法比拟的优点。据此，已经发掘出几十个有法医学应用价值的X-STR位点（图18-5），常用的有*HPRTB*、*DXS6807*、*DXS101*、*DXS6789*、*DXS7424*、*DXS6804*、*DXS6799*、*DXS7132*等。

X-STR为性连锁遗传，以单倍体形式传给子代。因此，X-STR在应用上增加了很多特点，尤其是单亲父女关系的亲权鉴定。X-STR在法医学应用的另一方面是个体识别。除具有与常染色体STR功能外，对于男性除精液（斑）外的体液（斑痕）或组织样品，单一男性样品DNA只有一个X染色体DNA，X-STR位点只有一个等位基因。如果出现两个或两个以上等位基因，则表明被检验样品混有其他个体DNA，为混合样品。即使是同胞个体间DNA混合样品，也有可能被检出。

4. 序列多态性　序列多态性（sequence polymorphism）是指DNA分子中某位置上碱基排列的个体差异。最初在法医中使用的序列多态性是PCR点杂交，HLA等位基因和Poly Marker系统包括低密度脂蛋白受体、血型糖蛋白A、血红蛋白G珠蛋白、种群特异性成分（group specific component，GC），目前最主要的法医遗传标记是线粒体DNA的D环区序列多态性和线粒体基因组、Y染色体SNP以及常染色体SNP分析。

（1）线粒体DNA遗传标记：由于线粒体DNA的高突变率，尤其是控制区，具有高度个体差异性。同一人群不同个体间存在差异，人群与人群间也存在差异。序列分析控制区（control region），排除率可达99.1%，因此线粒体DNA可以用于个体识别，其分型命名见图18-6。

线粒体DNA（mitochondrial DNA，mtDNA）呈母系遗传，在没有突变情况下，母亲直属亲属间mtDNA序列完全一致，适用于单亲的亲子鉴定、身源鉴定及同一认定。尤其是对那些只有母系亲属的案例进行亲缘关系的鉴定。已有实验数据表明，在四代之内，所有母系亲属的mtDNA序列相同，可以进行母系鉴定，身源鉴定。

每一细胞内的mtDNA拷贝数比核DNA拷贝多许多倍，因此，mtDNA分析的灵敏度很高。另外，mtDNA为闭环结构，存在于细胞内的线粒体中，具有较好的抵抗降解的能力。在核DNA已经降解的情况下，大多仍能检测到mtDNA。因此，可以进行陈旧、腐败检材的分析。对于毛发、指甲等富含角化细胞的检材，由于细胞核发生明显的转移，检测不到核DNA，无法对核DNA遗传标记进行分析，而存在于细胞质中的一些线粒体仍然存在，可以检测到mtDNA，因此，可应用mtDNA多态性分析，对这类检材进行个体识别和亲缘鉴定，这也是mtDNA分析的最大优点。因此，mtDNA分析在特定的法医学检验中具有核DNA分析无法比拟的作用和应用价值。但是，由于mtDNA的母系遗传特征、高突变率、异胞质性（heteroplasmy）

等特点，也限制了其在法医遗传学中的应用价值。

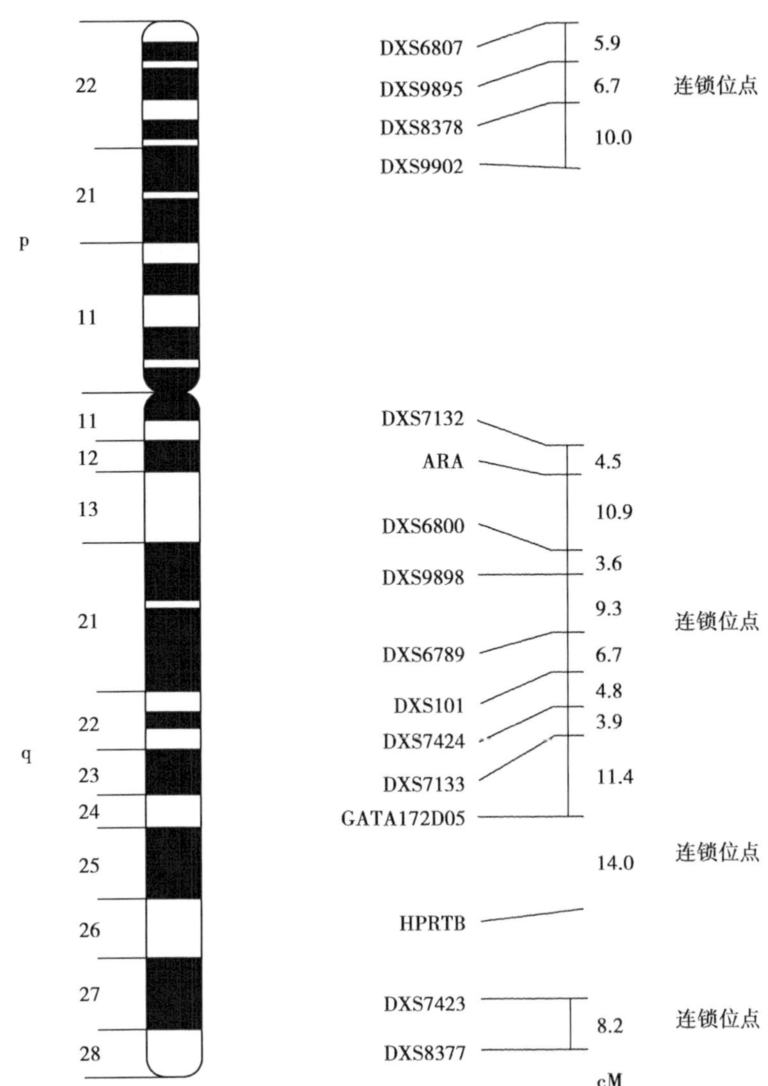

图 18-5　常用 X-STR 位点在人 X 染色体上的分布

连锁位点，表示在染色体这一区段的多个 STR 位点形成连锁群，互相连锁遗传

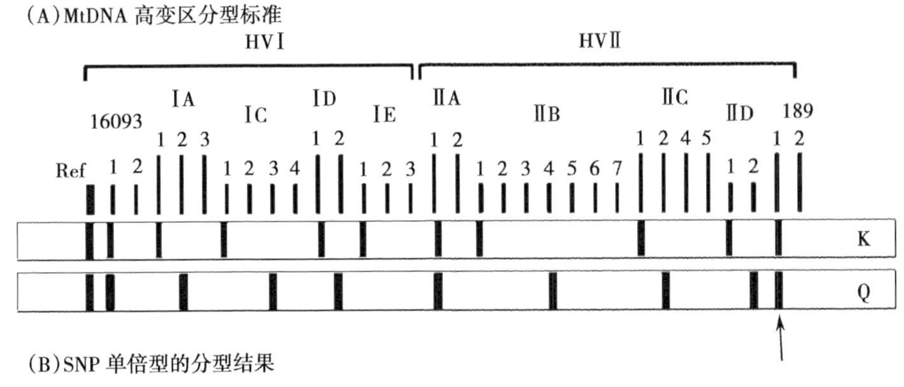

图 18-6　人线粒体 DNA 高变区 SNP 分型标准与 SNP 分型结果

K 表示参考序列的 SNP 分型，Q 表示样本序列的 SNP 结果。HV Ⅰ - 高变区Ⅰ；HV Ⅱ - 高变区Ⅱ

（2）单核苷酸多态性：单核苷酸多态性（SNP）是人类基因组中最常见、分布最广泛的DNA多态性类型。基因组中每1kb就有1个以上的SNPs，因此，整个基因组中共有300万个以上的SNPs。SNP遗传标记分成4种类型：个体识别性SNPs（individual identification SNPs，IISNPs）、连锁信息性SNPs（lineage-informative SNPs，LISNPs）、祖先信息性SNPs（ancestry-informative SNPs，AISNPs）和表型信息性SNPs（phenotype-informative SNPs，PISNPs）。

1）个体识别性SNPs（IISNPs）：目前，法医学SNP研究的主要内容是利用常染色体SNPs遗传标记进行个体识别的工作。筛选可以用于个体识别的SNPs位点，要以大规模多群体SNP分型数据库作为参考，考察单位点的遗传稳定性、基因多态性、不同群体间等位基因频率变异程度和位点彼此之间的遗传独立性。

2）祖先信息性SNPs（AISNPs）：祖先信息性遗传标记是一类能够用于推断DNA样品个体祖先来源或地域来源的遗传标记，在遗传性疾病关联分析和法医学实践中有重要的应用价值。STRs和SNPs均可作为插入突变位点扩增祖先信息标记（ancestry informative markers，AIMs）的遗传标记。推断未知个体的祖先或地域来源，能够为案件的侦破提供指导性线索，缩小搜索嫌疑人的目标范围。常染色体SNPs能够作为筛选AIMs位点最理想的遗传标记，因为它们具备遗传稳定性高、分布密度大、等位基因频率分布变化范围广以及二态性等位基因变化类型的统计学计算优势。基因组常染色体AISNPs，能够进行结构主成分分析，估计个体的基因组成分来源与组成结构，控制表型关联研究中的群体分层现象，增加关联分析的结果的把握度，常用于全基因组关联分析（genome-wide association study，GWAS）的前期样品筛选。

3）连锁信息性SNPs（LISNPs）：一组紧密连锁的SNPs，各个位点的等位基因之间会以单倍体的形式传递。每种单倍型可以作为一种等位基因，因此，LISNPs能比单纯的二等位基因SNP位点提供更多的等位基因信息，具有更高的识别能力。目前，应用最多的是Y染色体和线粒体LISNPs位点，除父系与母系亲缘认定以外，还可以进行生物地理学祖先的推断。

4）表型信息性SNPs（PISNPs）：SNP是影响基因表达和功能的最主要遗传标记类型，能够预测个体表型特征的位点称作PISNPs。通过分析DNA序列的多态性，获取个体的表型特征和生存状态信息，挖掘DNA中的个体表型信息。例如，位于15号染色体上的黑色素含量相关基因*SLC24A5*，其第3外显子上编号rs1426654的位点，影响人体内的色素沉着。因为不同祖先来源的群体存在显著的肤色差异。所以这个SNP位点对祖先来源的估计有重要的作用。皮肤、头发及虹膜颜色是目前法医学中研究和应用较多的人物特征性表型。科学家们研究发现了大量与色素深浅相关的基因，如*MC1R*、*HERC2*和*OCA2*等。最近，又研发了6个SNPs的IrisPlex虹膜颜色分析系统，能够区分蓝色和棕色的眼睛，现正处于有效性验证阶段。身高是一种复杂的人体特征，受遗传因素的影响比较大，目前已有一些相关染色体区域和基因位点的报道，如*HHIP*、*HMGA2*、*ZBTB38*等基因。此外，一些常见疾病相关SNPs位点检测，如心脑血管病、糖尿病等，对于犯罪嫌疑人及其家族成员的生存状况推测也有重要作用。随着基因组信息研究的不断深入，法医学家们希望未来能够仅仅依靠基因分型结果实现对未知个体面部特征的完整预测。

二、DNA遗传标记

DNA标记遍布于整个生物基因组，包括常染色体、性染色体（X、Y）以及线粒体DNA（mt DNA），它们具有不同的遗传特征。这些遗传特征在生物医学领域的科学研究和实践应用中均有着独特的价值。

基因组多态性现象是生物体表型差异的遗传学基础。生物体在繁衍传代的过程中，DNA序列不断产生新的核苷酸突变、片段移位等变异现象，在长时间的自然选择后传递给后代个体，具体表现为存在等位基因差异性，即某一基因位点上存在着两个及以上不同的等位基因。

人类遗传多态性包括染色体多态性、蛋白质多态性、酶多态性、抗原多态性和DNA多态性。DNA水平上的多态现象主要包括两种，即序列多态性和长度多态性，大致可以分为三类：①以分子杂交为核心的分子标记技术，如限制性片段长度多态性标记；②以聚合酶链式反应为核心技术，如短串联重复多态性；③新型的分子标记，如单核苷酸多态以及拷贝数变异。

遗传标记的多态性程度及其应用价值一般可用杂合度（heterozygosity）、多态信息量（polymorphism

information content，PIC）、个体识别力（discrimination power，DP）和非父排除率（probability of paternity exclusion，PPE）来衡量。其中，基因杂合度能客观地反映出群体的遗传变异水平。平均杂合度越大，表明群体内遗传差异也越大。PIC 直接反映出一个遗传标记所包含或所能提供的遗传信息容量。一般认为，PIC > 0.5 时，标记具有高度的可提供信息性；0.5 > PIC > 0.25 时，标记能够较合理地提供信息；而当 PIC < 0.25 时，标记可提供的信息性较差。DP 和 PPE 则反映了该遗传标记在法医学个体识别及亲权鉴定中的能力，一般 DP > 0.8、PPE > 0.5 时，属于高度多态性遗传标记，具有较高的应用价值。

法医分子遗传学检验对遗传标记的选用常常是多个遗传标记的联合应用，特别是 DNA 遗传标记的联合应用，使得在这一联合检验系统中累计个体识别力和非父排除率大大提高，从以往单个遗传标记只能得出排除而不能肯定的结论，如果多个遗传标记联合应用可以得到肯定的结论，从而达到法医学个体识别的目的。

三、DNA 分型

大多数法医 DNA 分型基于 PCR 产物分析，结合测序、杂交、电泳、高效液相层，综合处理案例数据和群体遗传数据比对分析等程序，最后完成 DNA 分型全过程。

（一）STR 扫描

利用荧光标记的引物在 PCR 扩增 STR 位点时，使 PCR 产物的一条链带上荧光标记。通过电泳，电脑上保存所有片段通过扫描窗口的实际时间及其荧光特征，从而获得标准曲线，计算出待测样品的分子量大小，其精确度为 0.5bp。利用基因型分型（genotyper）软件，将测定样品片段大小与同一凝胶的等位基因分型梯度标准品进行比对，从而进行基因型分型。这种分析系统自动化程度很高。电泳图谱按不同颜色荧光标记为黄、蓝、绿、红或橙色（图 18-7）。

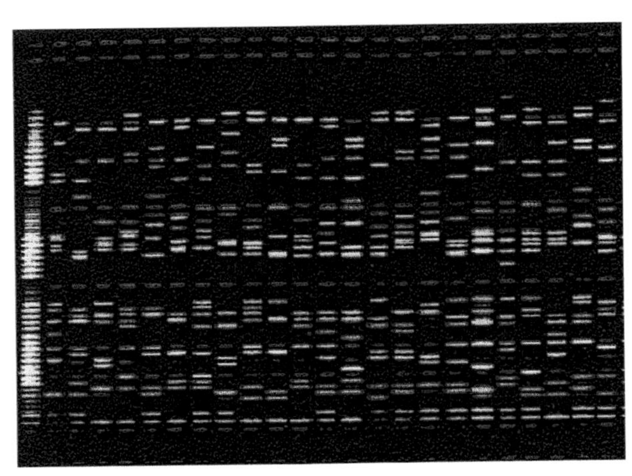

图 18-7　STR 扫描图谱

左起 1 为等位基因标记，其余依次到右为个体样本 STR 在 3730 遗传分析仪电泳结果，通过计算自动识别转换成每个位点的基因型

目前应用于法医学个体识别和亲权鉴定的 STR 位点如下。

1. 五核苷酸 E（pentanucleotide E，Penta E），即 15q26.2 处的（AAAGA）n；*D18S51* 处的（GAAA）n；*D21S11* 处的（TCTA）n，（TCTG）n。

2. 编码酪氨酸羟化酶（tyrosine hydroxylase）的基因 *TH* 第 1 内含子 *TH01* 处的（AATG）n；*D3S1358* 处的（AGAT）n，（TCTA）n。

3. 编码血纤维蛋白原 α 多肽（fibrinogen α polypeptide）的基因 *FGA* 第 3 内含子处的（TTTC）n，（CTTT）n，（TTCC）n。

4. 编码甲状腺过氧化物酶（thyroid peroxidase）的基因 *TPOX* 第 10 内含子处的（AATG）n；*D8S1179* 处的（TATC）n。

5. 编码血管性血友病因子A样结构域(VWA)的DNA序列第40内含子处的(AGAT)n。

X染色体和Y染色体上编码牙釉蛋白(amelogenin)的基因*AMELX*和*MELY*,*AMELX*较*AMELY*的扩增片段略短;Penta D,即21q22.3处的(AAAGA)n;集落刺激因子1受体原癌基因*CSF1PO*第6内含子处的(AGAT)n;*D16S539*处的(GATA)n;*D7S820*处的(GATA)n;*D13S317*处的(GATA)n;*D2S1338*处的(TGCC)n,(TTCC)n;*D19S433*处的(AAGG)n;*D5S818*处的(AGAT)n。

(二)SNP序列分析

高通量复合SNP分型系统,例如Genome Lab™ SNPstream®,用于检测STR分型不理想或无结果的高度降解DNA样品。该方法集中了固相芯片技术、通用标签-探针技术和单碱基引物延伸技术,分为118-plex和48-plex两种可变通量通用标签微阵列芯片。该系统采用384孔杂交板,实现芯片扫描与结果分析自动化。

适用于中、高通量SNP研究的分型检测系统例如SNPstream®,特点是快速、灵活、准确、高效。实验操作流程分为:引物设计、多重PCR、扩增产物纯化,单碱基引物延伸、芯片杂交与荧光扫描(双色CCD成像系统)和自动化数据分析(图18-8)。

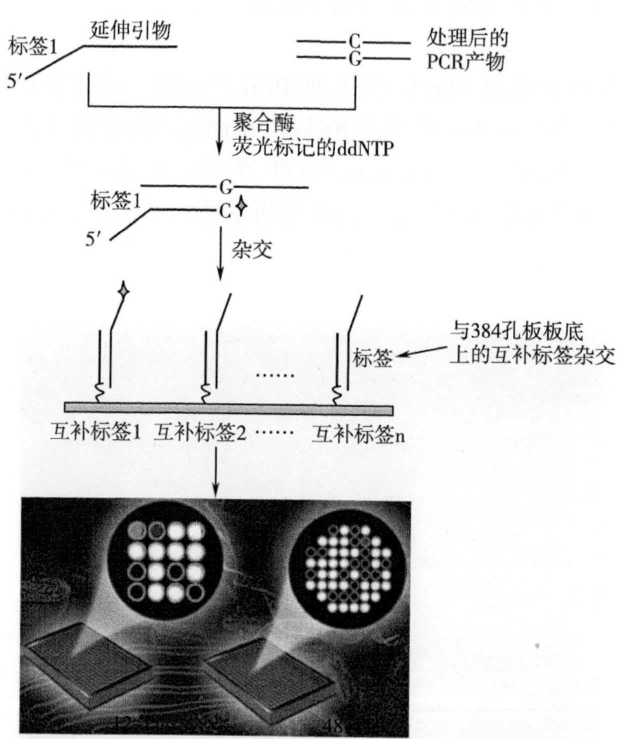

图18-8 常染色体SNP采用SNPstream®的分型原理

李生斌等已选出了47个SNPs位点,包括42个IISNPs、4个ABO位点和1个性别位点,组成个体识别SNP复合分析系统(附录Ⅲ表18-2)。

四、主要遗传多态性参数

(一)Hardy-Weinberg平衡律检验与法医学参数计算

针对通过实地采样和交换样本所获得的新的DNA样本,首先进行STR分型实验,并使用基于Markov链的确切概率法检验其是否吻合Hardy-Weinberg平衡。STR遗传标记的法医学应用价值可由多种参数评价,主要包括以下几种。

1. 杂合度 指杂合个体在群体中的百分比。

$$He=\frac{n}{n-1}\left(1-\sum_{i=1}^{N_A}P_i^2\right) \tag{18-1}$$

式中，He- 杂合度；n- 样本个数；P_i- 等位基因 i 的频率；N_A- 该位点等位基因数。

2. 个体识别力　等于 1 减去基因型频率的平方和。

$$DP=1-\sum_{i=1}^{N_G} G_i^2 \tag{18-2}$$

式中，DP- 个体识别力；G_i- 基因型 i 的频率；N_G- 该位点的基因型数。

3. 多态信息量　其计算通过合计所有能够提供信息的子女概率相乘的交配概率来确定。

$$PIC=1-\sum_{i=1}^{N_A} P_i^2-\left(\sum_{i=1}^{N_A} P_i^2\right)^2+\sum_{i=1}^{N_A} P_i^4 \tag{18-3}$$

式中，PIC- 多态信息量；P_i- 等位基因 i 的频率；N_A- 该位点的等位基因数。

4. 匹配概率（matching probability，MP）　也称随机匹配概率。

$$MP=\sum_{i=1}^{N_G} G_i^2 \tag{18-4}$$

式中，MP- 匹配概率；G_i- 基因型 i 的频率；N_G- 该位点的基因型数。

5. 排除力（power of exclusion，EP）　可通过杂合度计算得到。杂合度越大则排除力越高。

$$EP=He^2\cdot(1-2\cdot(1-He)\cdot He^2) \tag{18-5}$$

式中，EP- 排除力；He- 该位点的杂合度。

（二）人群分化参数估算

Wright 提出的 F 统计量，包括 3 个彼此相关的检验系数，分别为 F_{ST}、F_{IS}、F_{IT}。其中，固定系数 F_{ST}，是衡量某个随机抽取的等位基因在亚群内部和整个群体中的多态性的参数指标，并据此估算亚种及人群间的分化差异。通过对 F_{ST} 的比较，可以探索影响群体遗传变异结构的进化过程，被广泛应用于群体遗传学中的进化研究。其计算公式为：

$$F_{ST}=\frac{\prod_{Between}-\prod_{Within}}{\prod_{Between}} \tag{18-6}$$

公式中，

$\prod_{Between}$- 从不同群体抽样得到的配对差异均值；

$\prod_{Within}$- 从同一群体抽样得到的配对差异均值。

F_{ST} 的取值范围从 0 到 1，其中 0 表示两个人群间存在完全自由的婚配交融，而 1 则表示二者彼此间完全隔离。当群体间等位基因频率存在显著的分布差异时，F_{ST} 值通常较高。在实际应用中，Renolds、Slatkin 等人对计算模型做了轻度的线性转换修正。

1. 遗传距离计算　遗传距离是用来衡量不同物种或者同一物种不同群体之间的遗传差异与结构的参数。通过比较 DNA 之间差异的大小，并根据不同的模型进行计算，得到遗传距离，并用以构建系统发生树，从而推断不同物种之间的进化关系。

遗传距离是建立在一定的基因突变理论模型之上，包括无限突变模型、逐步突变模型和核苷酸序列突变模型等，针对不同资料类型，其测度有很多种。例如，Nei 遗传距离、Cavalli-Sforza 遗传距离、Reynolds 遗传距离、Slatkin 遗传距离。Takezaki 和 Nei 在用不同距离指标重建种群分化拓扑结构（topological structure）的模拟研究中，发现几何距离在重构种群分支的拓扑结构时更加准确。

Nei 遗传距离 D_A 基于无限突变模型的假设。这种模型认为有一种中性突变率，而且每次突变产生完全新的等位基因。也就是说，这个模型假设所有位点的等位基因的突变率是一样的。Nei 遗传距离被认为是在不同进化条件下获得正确系统发生树的最有效的方法，而且受小样本的影响最小，计算公式如下。

$$D_A=-\ln\frac{\sum x_i y_i}{\left(\sum x_i^2\cdot\sum y_i^2\right)^{\frac{1}{2}}} \tag{18-7}$$

式中，D_A-Nei 遗传距离；x_i- 第一个群体的基因频率；y_i- 第二个群体的基因频率。

2. 系统发生树构建　系统发生树，也被称为进化树。一般基于分子钟理论，即分子序列进化按照恒定速率进行，因此积累突变的数量和进化时间成一定比例。基于这个基本假设，可以用树型的分支长度来估算基因分离的时间，常用来描述某些群体的拓扑结构，直观地展现它们之间的进化关系，追溯人类起源、人种分化、交融等遗传现象。

如果群体间存在较为明显的基因交流，用相邻连接法（neighbor-joining）构建系统发生树，比用不加权算术平均组对方法（unweighted pair group method with arithmetic mean，UPGMA）所受的影响要小。例如，基于STR频率数据的特征，根据Nei遗传距离矩阵，采用邻接法构建我国56个民族（67个群体）的系统发生树（图18-1）。

从树形结果可以看出，我国所有民族群体基本可以划分为南北两个部分，且西北、西南、青藏和台湾地区的少数民族群体分别聚集成簇，体现了地理分布对人群演化的影响。其中，相比于大陆地区的汉族群体，台湾地区汉族与高山族各分支亲缘关系更近，说明其间存在大量的通婚等基因交流事件。

为了进一步研究我国人群与世界各大人种之间的关系，从文献数据库中检索纳入26个世界人群作为比较群体，其中包括9个欧洲高加索群体（瑞典，意大利，西班牙，罗马尼亚，俄罗斯，波兰，捷克，斯洛维亚，克罗地亚）、5个非洲尼格罗群体（安哥拉，莫桑比克，乌干达，纳米比亚，几内亚）、10个南亚及东南亚棕色人种群体（印度，孟加拉国，阿富汗，印度尼西亚，马来西亚，澳大利亚，新西兰）和2个东亚人群（日本和朝鲜），计算Nei遗传距离矩阵，构建覆盖四大人种的世界人群系统发生树（图18-1）。

五、STR突变

STR突变表现为丢失，插入和缺失，可以发生在单一碱基，也可以是核心序列（图18-9和附录Ⅲ表18-3）。为了减少DNA突变造成的冤假错案，在法医个体识别和亲权鉴定中，一定要结合案情综合分型，做出合理判定。对于STR和SNP结论做出否定的案件，必须3个以上遗传标记同时排除时，才做出否定的结论，这一点在亲权鉴定的案件中特别重要。也可以采取追加STR和SNP遗传标记的方法解决此类疑难复杂问题。为了查明原因，应对此怀疑的突变位点采用DNA测序和家系分析，找出突变位点的DNA序列加以分析。

DNA证据可以铁证如山，DNA证据也可以出错！

（A）正常复制

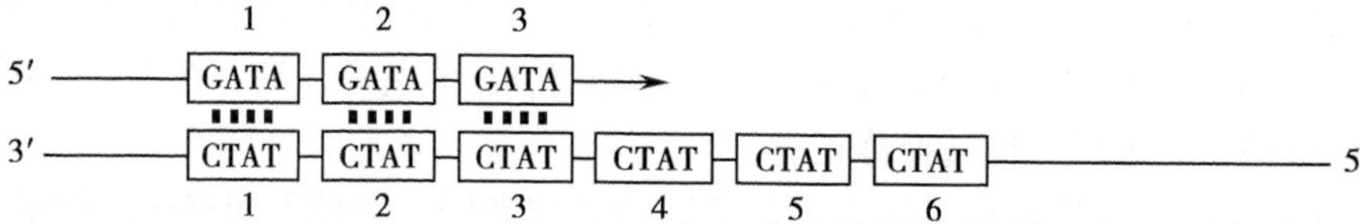

（B）后延造成的插入

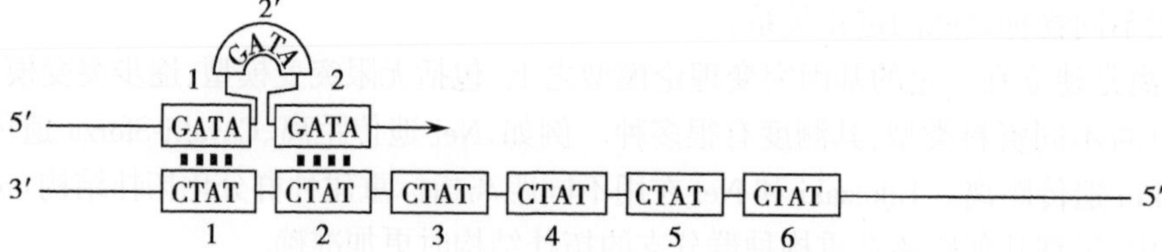

（C）向前造成的缺失

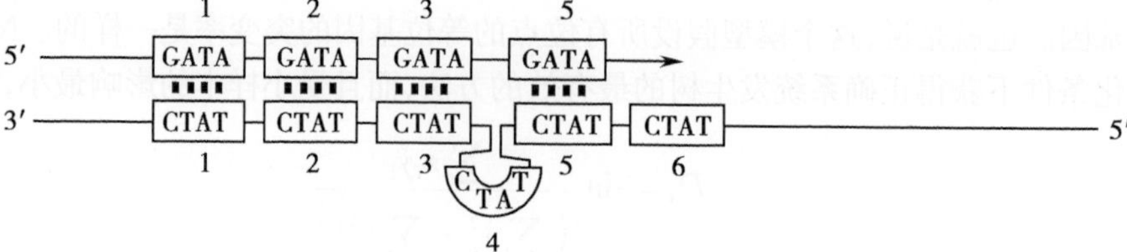

图18-9　STR突变可能的分子机制

A. 显示正常STR复制；B、C. 显示后延插入和向前缺失

第三节　DNA 亲权鉴定

亲权鉴定是指通过遗传学理论与技术来判断亲代与子代、同胞之间是否有生物学亲缘关系，又称父权鉴定、亲子鉴定、亲缘鉴定。亲权鉴定的基本理论依据是，每个人的基因组一半来自父亲，一半来自母亲。只要鉴定了父、母、子每个人的分型结果，就可以根据孟德尔遗传规律，判定他们之间的亲缘关系。符合孟德尔遗传规律，可做出肯定结论，即有生物学亲缘关系；不符合孟德尔遗传规律，可做出否定结论，即无生物学亲缘关系。

常见的亲权鉴定按其司法需要，可分为以下几大类：一是刑事案件的鉴定，如强奸、拐骗、凶杀等案件需要鉴定当事人的同一认定；二是民事案件的鉴定，如医院调错婴儿、非婚生育、计划外生育、领养、移民等要求，确认当事人的亲缘关系；三是意外灾害，如海啸、飞机车船失事、地震、火灾等，需要验证亲缘关系或者进行人体认定；四是恐怖事件，如爆炸、纵火、坠机造成众人遇难，需要进行个体识别，鉴明遇难者的身源。

一、父、母、子亲缘认定与典型案例分析

父、母、子三方参与的、母子关系确立的三联体亲子鉴定是法医遗传学检验最常见的一类亲缘关系认定。其鉴定依据包括遗传标记、妊娠期限、性交能力及生殖能力三个方面。其中。遗传标记是亲子鉴定最主要的依据。

基于遗传学理论，亲子关系的基本原理可以归纳为以下两点。

第一，在肯定孩子的某个等位基因是来自生父，而被控父亲（alleged father，AF）并不带有这个基因的情况下，可以排除他是孩子的生父。显然，检查的遗传标记越多，非生物学父亲被排除的概率就越大。这些遗传标记的排除能力，可以用累积排除概率或母子对排除概率作定量比较。通常在排除基因突变的情况下，若在所检验的 DNA 遗传标记中有 3 个以上的等位基因位点不符合遗传规律就可以排除父权关系的存在。

第二，在肯定孩子的某些等位基因是来自生父，而被控父亲也带有这些基因的情况下，不能排除他是孩子的生父。通过一系列独立遗传的遗传标记的检验，均不能排除他是孩子的生父。这时，需要计算判断他是孩子生父，也就是被控父亲成为孩子生物学父亲的概率在理论上究竟有多大，若到达认定父权概率的标准，则支持被控父亲与孩子之间存在亲子关系，经过累计非父排除率大于 99.99% 的多个等位基因位点的检测，发现等位基因位点均符合遗传规律，计算每一个遗传标记的亲权关系指数（paternity index，PI）。计算公式为 $PI=\frac{X}{Y}$。亲权关系指数是判断亲子关系所需的两个概率的似然比，即具有被控父亲遗传表型的男子是孩子生物学父亲的概率（X）与随机男子是孩子生物学父亲的概率（Y）的比值，也就是说，PI 代表被控父亲具备生父基因成为孩子生父的概率比随机男子具备生父基因成为生父的概率大多少倍。所以，在亲权鉴定时需要所检验的 DNA 遗传标记等位基因频率分布的群体遗传学资料，并选择与被鉴定人相同或相近的群体遗传学资料。所有检验的遗传标记 PI 值的乘积称为累计亲权指数（combined paternity index，CPI），当 CPI≥10 000，则支持亲权关系的存在。对于母子关系、父子关系均不确定的亲权鉴定和反转亲权鉴定的鉴定原理、鉴定方法与母子关系确定的亲子鉴定相同，只是在对于检验结果的分析时，亲权鉴定和反转亲权鉴定要对母子遗传关系、父子遗传关系分别进行分析，看母子、父子关系是否均符合孟德尔遗传规律。若违反，则可判定被鉴定孩子与该夫妇（父母）没有亲缘关系。若均符合遗传规律，则可通过遗传关系概率计算，看是否达到认定父权的概率（参见附录Ⅲ表 18-4 和表 18-5 有关 PI 计算方法）。

亲权鉴定还需要计算父权相对机会（relative chance of paternity，RCP）即被控父亲（AF）像生物学父亲的机会。父权相对机会既是亲子关系概率，也代表了判断被控父亲是孩子生父的把握度大小，可通过累计亲权关系指数（CPI）计算得到。

$$RCP=\frac{CPI}{CPI+1}\times 100\%$$

案例1：一对夫妇由于家庭矛盾，丈夫怀疑女儿非已亲生，要求做亲子鉴定。通过以下15个（加一个性别标记）STR遗传标记的检验。检验结果如表18-6。首先根据母子对，找出母亲传递给孩子的生母基因，另外一个基因必定由生父传递。在该案例检验结果中可以发现，孩子生父基因在被控父亲中都能找到，不能排除其不是孩子的生物学父亲。通过计算累计亲权关系指数，达到认定父权的标准，可以认定他与孩子间存在生物学亲子关系。

表18-6　案例1亲权鉴定报告

身份证号	样本编号		亲缘关系	采样地点	采样时间	采样人
××××××××××	N102		被控父亲	××省××市	2012.02.22	曲正
××××××××××	N103		母亲	××省××市	2012.02.22	曲正
××××××××××	N104		孩子	××省××市	2012.02.22	曲正
遗传标记	被控父亲		母亲		孩子	
	等位基因	等位基因	等位基因	等位基因	等位基因	等位基因
D3S1358	15	16	15	15	15	16
TH01	9	9	9	9	9	9
D21S11	31	33.2	31	33.2	31	31
D18S51	13	22	13	17	17	22
Penta E	10	18	10	14	14	18
D5S818	10	11	10	11	10	11
D13S317	11	12	12	12	11	12
D7S820	8	12	10	12	10	12
D16S539	9	12	9	9	9	9
CSF1PO	11	12	12	12	11	12
Penta D	9	11	9	11	9	9
VWA	16	19	16	19	19	19
D8S1179	10	16	13	16	10	16
TPOX	9	11	8	11	8	11
FGA	19	25	22	25	19	22
AMEL	X	Y	X	X	X	X
累计亲权指数		>10 000				
父权相对机会		99.99999%				

注：按文中父权相对机会（RCP）公式计算

案例2：某对夫妇15年前有一4岁男孩被拐卖，经过多年寻找，发现有一男孩可能为其丢失的孩子。通过该夫妇和孩子遗传标记的检验结果（附录Ⅲ表18-7）发现，母亲与该男孩在*D3S1358*、*Penta E*、*D13S317*、*D16S539*、*VWA*、*D8S1179*、*FGA*等7个位点存在遗传矛盾。根据遗传学原理，母亲与该男孩无生物学亲子关系。父亲与该男孩在*TH01*、*D21S11*、*Penta E*、*D13S317*、*D16S539*、*CSF1PO*、*Penta D*、*D8S1179*等8个位点存在遗传矛盾。根据遗传学原理，父亲与该男孩无生物学亲子关系。因此，可以否定该男孩为该夫妇15年前丢失的孩子。

案例3:某地发生一起伤害致死案,因发生口角,年仅18岁的被害人被同龄的犯罪嫌疑人用水果刀刺死。案发后,犯罪嫌疑人逃之夭夭,10年来音讯全无。通过侦查发现某一犯罪男子(DNA信息已采集并录入DNA数据库)可能为10年前的犯罪嫌疑人,但又难以确定其身份。通过采集其父母的样本与该男子DNA数据进行比对(附录Ⅲ表18-8),确定了其身份就是10年前的犯罪嫌疑人。

二、同胞血缘认定及典型案例分析

同胞间亲缘关系的认定主要包括兄弟、兄妹、姊妹间的亲缘关系鉴定,甚至包括同父异母或同母异父的半同胞鉴定。这种情况往往是由于某种原因(如死亡)的需要。被假设的父亲、母亲不能参加检验,需要鉴定被鉴定的个体间是否是同胞关系,此时情况将变得较为复杂,需要根据不同的同胞类型采用不同的鉴定方法。可以尽可能多地检验已知亲缘关系的同胞,以提供更多的信息来推出父母亲的基因型;检测更多的遗传标记系统,从已知同胞基因型推测父母基因型组合,计算PI值;尽可能地利用性染色体和线粒体多态性DNA遗传标记在同胞鉴定中的作用,尤其是与单个人的同胞鉴定时,只检测常染色体DNA遗传标记,可能得不出明确结论,一定要检测性染色体和线粒体多态性DNA遗传标记作为常染色体遗传标记检验的补充。

在兄弟间同胞关系鉴定时,除了选用常染色体DNA遗传标记,通过遗传关系分析外,选用Y染色体上的遗传标记,可以鉴定出两个被鉴定人间是否为同一父系成员,再选择线粒体多态性DNA遗传标记,可判定是否是同一母系成员,综合所检验的各类遗传标记,就可判定兄弟关系是否存在,也可作为同父异母、同母异父兄弟间的鉴定。

姊妹间的亲缘关系鉴定在选用常染色体DNA遗传标记鉴定外,线粒体遗传标记可认定她们是否为同一母亲所生。此外,还应检验X染色体的遗传标记。由于父亲的X染色体必定传递给女儿,所以姊妹间的X染色体遗传标记必定有一半是相同的。若被鉴定人检验结果中线粒体遗传标记相同,有一半X染色体遗传标记相同,则可认定她们间为姊妹关系。

兄妹间、姐弟间亲缘关系鉴定较兄弟间、姊妹间的亲缘关系鉴定更为复杂,特别是,往往需要鉴定的是他们是否为同一父亲所生。线粒体遗传标记只能解决他们是否同一母系成员,所以,只能通过检验尽可能多的常染色体DNA遗传标记来鉴定。

案例4:某一家庭有一女儿多年前被送给别人家抚养而不知下落,父母去世前告诉儿子该情况,希望能够找到其妹妹。经多方打听后,有线索提示某女性可能是其妹妹。通过常染色体STR、线粒体遗传标记的检验发现,两人的染色体STR遗传标记均为半相同(参见附录Ⅲ表18-9),线粒体多态性突变位点均一致。由此,可推断二人可能为同胞兄妹。

三、隔代或者旁系血缘认定及典型案例分析

由于某种原因(如死亡),被假设的父亲不能参加检验,而由假设父的亲属参加检验。例如,为了认亲、移民、继承财产、入户等,要求进行隔代、同胞或叔侄、姨甥等旁系人员间的亲权鉴定,其目的也是为了间接地证明父权关系的存在。

案例5:某对男女未婚同居生育一女儿,而由于疾病,男子突然去世,男方家庭由于不知情,已将尸体火化,未留下任何可供DNA分析的生物检材。母亲知道后带孩子来认定孩子的父权,与男子的父母一同检验认定孩子是否为该男子所生。通过常染色体、X染色体STR遗传标记(参见附录Ⅲ表18-10)的检验发现,常染色体DNA结果推断出孩子生物学父亲STR位点的等位基因如下:*D3S1358*必有16或17、*TH01*必有9、*D21S11*必有30、*D18S51*必有13或16、*Penta E*必有21、*D5S818*必有11、*D13S317*必有11、*D7S820*必有8、*D16S539*必有9、*CSF1PO*必有10、*Penta D*必有11、*VWA*必有17或19、*D8S1179*必有13或15、*TPOX*必有11、*FGA*必有22、*LPL*必有11或12、*F13B*必有8、*FESFPS*必有12、*F13A*必有4、*SE33*必有25.2。这些等位基因均能在爷爷或奶奶的等位基因中找到。从结果中推断出孩子生物学父亲X染色体STR位点的等位基因如下:*DXS6804*为11、*DXS8378*为10或11、*DXS7132*为14、*DXS6799*为11、*DXS7130*为12或13、*HPRTB*为12、*DXS7133*为9、*DXS101*为24。这些STR位点的等位基因均在奶奶的等位基因中找到。不排除孩子为爷爷奶奶的生物学孙女,因此,间接推测该男子为孩子的生物学父亲。

四、亲权鉴定的结论与引用

亲权鉴定的结论一般可以分为肯定亲权关系，否定亲权关系，以及不能作出结论等几种情况（表18-11）。司法引用这些结论时，一定要结合案情，综合分析，审慎引用亲权鉴定的结论。

表18-11　亲权鉴定的结论

结论类型	孟德尔定律	累计亲权指数	亲权概率	判读
肯定亲权关系	符合遗传定律	>10 000	>99.99%	有亲权关系
否定亲权关系	3个上等位基因位点违反遗传定律			无亲权关系
不能作出结论	符合遗传定律	<10 000	<95%	结合案情，追加实验

国际法医遗传学会（ISFG）亲缘鉴定委员会（PTC）2002年公布了第一个国际亲权鉴定标准建议，即国际ISO 17025:1999标准。它最重要的部分是对从事鉴定的实验室做了基本规定。凡执行这个标准的实验室将有可能被国家认可。PTC同时建议，凡执行这个标准的实验室应验证ISO 17025的条款，但不能改变其基本原则。国际亲缘鉴定标准明确指出，各国要结合本国的具体条件和司法需求，制定一个更为详细本国的地区技术标准。

亲权鉴定的需求与日俱增，已经成为社会关注的热点之一，而这种鉴定又会对社会家庭生活造成巨大的冲击，还涉及诸多法律问题如抚养问题、财产继承问题、赡养老人问题、知情权问题、国籍问题等等。由于亲权鉴定与个体识别涉及法律、伦理、家庭、社会等各方面，从技术层面上应加速制定亲缘鉴定和个体识别技术的国家技术标准和质量控制标准，同时规定我国亲缘鉴定和个体识别程序。

第四节　大灾难受害者身源确认

灾难性事件如地震、海啸、火灾中，由于尸体被毁损或遇到无名尸骨需要进行个体识别，但由于内脏和各种软组织相继发生自溶和腐败，其中DNA也随之分解消失，只有骨骼和牙齿遗骸是相对比较稳定的组织，将会长期保存成为唯一的物证。对于遗骸样本进行DNA鉴定，具有非常大的应用价值。通过对陈旧性骨骼和牙齿DNA的检验，尤其是古代DNA分析，不仅可以进行一些历史案件的法律科学鉴定，而且还能直接回答许多涉及人类起源和进化的重要问题。在一些凶杀案件中，受害人尸体被掩埋或抛尸荒野，历经数月甚至数年才被发现，大多数尸体已经高度腐败或白骨化，骨骼已破碎，丧失了完整性，难以用法医齿科学、颅像重合、貌复原等技术方法进行个体识别。对于遗骸DNA分析的关键在于从遗骸样本中提取到基因组DNA。由于遗骸属于硬组织，从陈旧和降解的生物检材中，尤其是陈旧的遗骸样本中，要最大限度地提取到高质量的核基因组DNA，消除PCR聚合酶抑制物仍是法医遗传学分析的关键。改良的硅粒技术（glass milk）法，是一种效果较好的遗骸DNA提取方法。该方法采用二氧化硅微粒特异捕获有机质溶液中的DNA分子，而得以分离生物检材的DNA。

按照上述的遗骸核基因组DNA提取方法，虽然有可能未能提取到有效的基因组DNA，但可以提取到mtDNA，为法医鉴定是否同一母系成员提供了可用的遗传标记。可是，仅根据mtDNA的多态性不能区分同一母系的个体，限制了个体识别的认定能力。mtDNA测序分析有其他遗传标记所没有的优势，为法医鉴定提供了一种非常实用的手段，应用于特定案件的分析，成为近年来法医遗传学的研究热点。由于mtDNA自身的特点，在进行个体识别和亲权鉴定时应特别慎重，只能作为核基因组DNA遗传标记的补充分析手段。

成功提取到遗骸核基因组DNA后就可以进行以PCR技术为基础的法医遗传学检验分析。例如PCR-ASO、PCR-STR等基因分析。目前主要是采用荧光STR基因扫描、mtDNA、mini-STRs和SNPs等联合分析，提高分型识别的成功率。

一、海啸无名尸的个体识别

印度洋地震带来了2004年东南亚海啸，受害者除了泰国国民，还包括大量来自欧洲、亚洲和世界其他地区的外国游客。此次海啸在泰国南部的死亡人数近5400人，包括外国游客和当地居民。

中国科学家作为国际救援小组成员国代表，参加海啸无名尸个体识别工作。

2004年12月31日，中国科学家抵达泰国布吉岛，并立即加入联合国多国特遣救援部队的国际救援小组，从受害者的遗体收集样品。由于灾难的规模大，气候潮湿，海滩气温非常高，大规模的海啸无名尸体高度腐败，给大多数海啸受害者的个体识别造成巨大困难。国际救援小组在泰国的任务就是尽可能从1062具严重腐烂的尸体中恢复DNA证据，进行泰国海啸遇难者DNA的初步鉴定。

收集样本包括骨骼、牙齿、毛发等人体组织样本。采用mtDNA分析，高变区Ⅰ和Ⅱ的SNP分型，从507个牙齿样本成功地认定了258名尸体，mtDNA高变区Ⅰ和Ⅱ的SNP分型成功率51%（附录Ⅲ表18-12）。采用16个STR基因扫描，进行1062具尸体的STR分型，从骨骼样本成功地认定了834具尸体身源，STR基因扫描认定个体识别成功率79%。

二、9.11遇难者个体识别

2001年9月11日，美国世贸中心被飞机撞毁，接近3000人遇难。法医工作组需要将遇难者残骸逐一进行识别，并返还给其家庭。但是，由于许多样品损毁严重，使最初的标准STR分型结果的成功率相对较低。随后，工作组推荐使用mtDNA检测，因为mtDNA拷贝数远远超过核DNA，但其分型结果不足以达到个体识别的程度，仅限与常规STR分型图谱联合使用；mini-STRs扩增的等位基因位点相同，且扩增片段更短，可以提高对降解DNA分型的成功率；SNP分型方法由于扩增片段最短，被作为严重降解DNA样品最终的分型手段。分析方法改进后，mtDNA与mini-STRs联合使用，成功识别了大量的样品，但仍有部分样品无法完成识别。最后，通过常染色体SNPs分析，完成了10例个体识别。收集不同组织来源的DNA样品18份，包括骨骼、牙齿、指甲、高度腐败的肌肉、脱落上皮细胞、唾液斑等，使用了集个体识别、ABO基因分型和性别鉴定于一体的47个SNP复合检测体系对这些样品逐一进行检测，位点检出率在90%以上（附录Ⅲ表18-13）。SNPs位点组合为：42个IISNPs，4个ABO SNPs，1个性别SNP。

第五节 标准群体数据库与法医DNA数据库

在司法鉴定领域，利用DNA遗传分析帮助破案和打击罪犯，已成为世界各国政府和司法界积极采用的重要手段和方法。尤其是利用DNA分型技术和计算机网络技术建立的罪犯DNA数据库，它能够更加快速、准确、科学地提供即时证据，有效地利用有限的警力和财力打击刑事犯罪，特别是跨国家、跨地区的流动犯罪活动。同时，在现场物证与当事人的同一认定和个体识别中发挥关键作用。随着DNA分型技术的发展及应用，建立DNA数据库已成为法医遗传学最主要的发展方向之一。

一、正常对照标准群体数据

国际DNA委员会规定，任何一种多态性遗传标记在应用前，必须获得本地区本民族群体遗传学的有关资料，调查群体中基因频率及基因型频率及其变化规律。由于同一种遗传标记在不同的种族、民族、地区的人群中的多态性分布情况存在着差异，因此有必要对我国不同民族和地区的群体多态性分布进行调查，以获得详细可靠的群体遗传学资料。

（一）群体全基因组测序

选取核心群体50个样本，参照国际千人基因组计划测序质控标准，利用第二代测序系统，对其进行重测序分析。测序覆盖度达到50×以上，平均测序深度20×以上。通过对重测序数据的拼接、组装和分析注释，将得到完整的基因组SNP数据，并结合现有人类基因组数据库和国际千人基因组数据库相关数据，为建立SNP基因分析提供基础数据。

（二）基因组STR（lob STR）标记分析

基于全基因组测序数据，采用lobSTR分析方法，选取100个具有群体特征性的高度多态性STR遗传标记，通过基因扫描等技术进行基因分型，获得相应群体的STR等位基因频率、基因型频率等群体遗传学基本数据，并据此进行各民族群体聚类分析，找出个体和群体特征性STR型。

（三）个体识别的应用

分析人类基因组里的多态性标记，就可确定某人是否为另一人的后代，或者有无亲缘关系。可用于生物群体进化、重塑生物群体的演绎历史，也可以用于认识人类的健康与疾病。分析个体的祖先或地域来源的祖先信息SNPs（AISNPs）和预测个体表型特征的表型信息SNPs（PISNPs）等民族特征性的遗传标记，进行群体的个体识别，不仅能够为司法实践中案件的侦破提供指导性线索，而且必将为今后遗传性疾病的关联分析，乃至个体化医疗，开辟新的途径。

（四）群体的迁徙与历史沿革

对主体群体、边缘群体、以自然村落或部落为核心的世居群体进行基因分型，进行世居群体迁徙和历史沿革的研究，为世居群体的遗传结构、历史沿革、适应性进化研究提供基础数据。通过系统发生树来了解群体间亲缘关系的远近，以及样本的混杂度，以此来辅助我们推测所研究每个族群的历史沿革和迁徙路线。线粒体和Y染色体遗传标记是研究母系和父系传递的最佳手段。检测已有的精细区分线粒体和Y染色体单倍群（haplogroup）的遗传标记，研究的样本划归到每个单倍群分支，并以此推测世居群体的迁徙路线，然后计算每个单倍群的最近共同祖先（most recent common ancestor，MRCA），以此来推测每个群体的分化时间。

二、法医DNA数据库（犯罪数据库）

法医DNA数据库主要包括在罪犯人群中构建的前科库及由现场检材的DNA分析结果构成的现场库。目的在于有案件发生时，从现场采集罪犯遗留的血痕、精斑或唾液等检材，进行DNA分型，与前科库内数据比较，为侦查提供犯罪嫌疑人可能是何人的线索。两者不吻合时，排除库内人员是犯罪嫌疑人，缩小侦查范围，提高破案效率。同时，现场检材的DNA分析结果还可与现场库中的数据比较，进行串并案，为系列案件及以往未破案件，提供科学证据与侦破线索。此外，还有一些为某种特殊目的而建立的数据库，如失踪人员父母及子女数据库，进而可通过网络查询认定失踪人员，并对一些无名尸体、碎尸、空难、交通事故等受害者进行身源认定。

（一）法医DNA数据库发展历程

英国是世界上最早建库的国家，DNA数据库现已发展为全球规模最大的数据库。根据英国内政部2006年2月公布的最新数据，截至2005年12月底，英国国家DNA数据库现已拥有3 450 000人份及263 923份现场生物检材的DNA数据。英国的DNA数据库在运作方面已形成一套完善的体系，这个体系由三个部分组成：决策机构、管理机构和执行部门。决策机构的成员来自内政部、警务部的高级警官及专家；管理机构隶属于英国内政部，其主要职责是制定实验操作标准及DNA数据的分析标准，确保来自实验室的数据真实有效，符合数据库的要求；执行部门即法庭科学服务中心（FSS），它隶属于英国政府部门的一个商业机构，负责生物检材的DNA检测、数据分析和录入，同时负责具体案件的比对。从2000年4月至2005年3月，英国政府已累计投资2.4亿英磅，用于数据的扩充和运转。由于数据库的规模不断扩大，其在犯罪侦查中的作用也越来越明显。犯罪现场的生物检材经过检测后，DNA数据与数据库匹配的概率达到45%，大大提高了破案率。

自1995年开始，许多欧盟国家也陆续建立了DNA数据库，并且已经应用到犯罪侦查实践中。部分国家如波兰、葡萄牙、西班牙、希腊、爱尔兰的犯罪DNA数据库则处于构建阶段。

美国的DNA数据库始于1994年《DNA鉴定行为规范》颁布之后。美国联邦调查局（FBI）设计和制定了美国DNA数据库的质量控制标准和实验要求，并负责该数据库的管理。该数据库由173个实验室（包括国家、州、军队及波多黎各的实验室）组成。美国自行研发的联合DNA检索系统（CODIS）软件已被其他 18 个国家采用。美国的 DNA 数据库主要由两部分组成:罪犯库和现场库。罪犯库是被判有罪者的 DNA 数据库,又称个人数据库。在美国大多数州均以法律的形式明文规定罪犯将被采集生物检材用于建库,部分州、地方还允许采集被警方拘留者的生物检材用于 DNA 数据库。现场检材 DNA 数据库的信息来源于犯罪现场的物证,如精斑、唾液、毛发、血迹等,特别是未破案件的检材,通过 DNA 检测后,输入数据库,可备用于今后检索和串并案。美国的 DNA 数据库发展迅速,个人数据已突破 190 万份,并且正以每月 10 000 ~ 40 000 份的速度递增。该数据库除了含有 STR 信息外,对一些特殊对象(如失踪人员等)还增加了 mtDNA 或 SNP 等遗传数据。该数据库在打击犯罪中取得了巨大成功,现已通过数据库直接破案 11 000 多起,仅佛罗里达和弗吉尼亚两州就破获强奸案 1000 多起,另外还澄清了 100 多起冤假错案。

相比于欧美国家,中国法医科学 DNA 数据库经历了一个曲折的发展过程。目前仅限于公安机关内部的 DNA 实验室,数据采集及应用也仅限于与公安职能相关的范畴。但根据中国国情,也摸索出一条符合发展规律、适应实际工作需要的路子,建成了初具规模、具有中国特色的 DNA 数据库。

(二)法医 DNA 数据库的应用

× × 市 DNA 数据库在协助罪犯鉴定中起到了非常重要的作用。以下是一些经典的借助 DNA 数据库破案的案例。

案例 1:2003 年 8 月 26 日,在某区发现一女尸体,经检验系被他人扼颈窒息死亡。检出死者阴拭中精斑基因型,并利用 DNA 数据库进行比对,其基因型与同年 3 月 2 日杀人案中两名死者之一的阴拭精斑为同一人所留。同年 9 月 27 日,该地区再次发生强奸杀人案,经 DNA 检验,死者阴拭中精斑亦为该同一人所留。经并案侦查,迅速抓获此案犯吴某,经 DNA 检验,认定其作案事实,并连带破了吴某所作的另一起未破的抢劫强奸杀人案。此“四案五命”特大系列杀人案至此告破。

案例 2:2005 年 3 月 27 日凌晨 2 时,某区某村保安陈某被人用单刃刀捅死。经案情分析认定为抢劫杀人。在作案中,案犯同时受伤,在其逃跑的路线上提取到多处滴落血迹,经 DNA 检验,证实滴落血迹为死者之外的另一男性所留。2006 年 1 月 9 日,工作人员将前科人员易某的 DNA 数据录入数据库时,发现其 DNA 分型与上述滴落血迹一致,技术人员遂进行复核确认,从而使案件成功告破。

案例 3:2005 年 11 月 15 日,某区两名女子被 4 名男子骗至某酒店 815 房间殴打、强奸,并各自索要 4000 元。同年 11 月 23 日,犯罪嫌疑人陈某、谢某被抓获。经 DNA 检验,酒店 815 客房现场提取的 7 支烟头的 DNA 基因型均与陈某一致,而现场卫生间垃圾篓里提取的避孕套、纸巾上精斑 DNA 基因型与谢某相同。将上述两名犯罪嫌疑人 DNA 数据录入数据库时,发现陈某血样的基因型与另一起案件中提取物证 DNA 的数据相同。那起案件发生于同年 11 月 9 日,两名女子被 3 名男子骗至某区某宾馆 719 房内,对两人以同样手段进行殴打、强奸,并勒索钱财。从 719 房提取的 3 支烟头的 DNA 检验结果与陈某相同。此后,参与“11.15”案的另一名犯罪嫌疑人任某被抓获,其血样分型与“11.15”案现场 815 房内垃圾篓内纸巾上血迹一致。通过数据库比对,还与同年 10 月 22 日东莞市发生的一起与上述两案作案手段类似的抢劫强奸案现场床单上血迹的 DNA 基因型一致。综合上述两地 3 案的情况,陈某、谢某、任某为该犯罪团伙中的主要人员,该团伙作案目的、作案手段、侵害对象非常相似。本次串并案件的数据信息也为追查其他在逃犯罪嫌疑人提供了重要线索。

(三)目前法医 DNA 数据库存在的问题

DNA 数据库的建设速度和规模,与打击犯罪对 DNA 信息的采集利用的需要不相适应,严重影响 DNA 数据库发挥应有的作用。主要表现在以下几个方面。

早期 DNA 数据库遗传标记的数据来源为 VNTR 的分型数据。目前,全球法医数据库主要是依托 STR 数据为主的正常对照标准群体数据和罪犯 DNA 数据,附带有 mtDNA 、Y-STR、SNP、X-STR、X-SNP 等分型数据,技术人员和设施都是针对 STR 分型和应用的,已收到巨大社会效益,基本可以解决 95% 以上疑难案件和异地犯罪案件。

但是,要想在世界范围内建立新一代 SNP 数据库,包括比对标准群体数据和罪犯数据,首先是需要耗费巨额资金,同时,还要全球 SNP 分型标准化。目前累计海量 STR 数据的个体要重新分析 SNP 型,因为这两类遗传标记的基础数据、生物计算、信息学比对等方面不能相互通用,是完全不同的两种独立系统。当然，它们都是解决法医个体识别和亲权鉴定等问题的工具。

国外大部分国家均以法律形式给予DNA数据库全方位的保障。目前，我国仅靠院校和科研机构建立比对标准群体数据和公安司法部门建设DNA数据库，实际应用中遇到法律和伦理问题。应尽快立法，以促进对照标准群体数据和罪犯DNA数据标准化、规模化、权威性的建设，体现立法的科学性和普法教育，对于预防犯罪、震慑罪犯以及冤假错案纠正有着巨大作用。

公安部法医遗传学重点实验室在2011年12月13～15日召开的2011法医遗传学新进展国际研讨会。在会上报道了近5年来，该实验室利用DNA技术累计办理各类重大疑难案件2.2万多起，检验成功率达97%以上。目前已建成了世界排名第一的DNA数据库，存储数据1160万条。仅今年以来，全国公安机关通过DNA数据库破获恶性刑事案件8.2万起。如果再加上各高等院校除破案外的亲权鉴定，数量极其可观，基本赶上了世界先进水平。

参考文献

1. 李生斌．人类DNA遗传标记．北京：人民卫生出版社，2000.

2. 李生斌．法医学．北京：人民卫生出版社，2010.

3. Dausset J. Problem of auto-antibodies. Rev Fr Etud Clin Biol, 1958, 3(8): 825-828.

4. Carosella ED. From MAC to HLA: Professor Jean Dausset, the pioneer. Human Immunology Proc, 2009, 70(9): 661-662.

5. Smith H, Owen J. The determination of haptoglobins in normal human serum. Biochem J, 1961, 78(4): 723-728.

6. Owen JA, de Gruchy GC, Smith H. Serum haptoglobins in haemolytic states . Clin Pathol, 1960, 13(6): 478-482.

7. Wyman AR, White R. A highly polymorphic locus in human DNA. Proc Natl Acad Sci USA, 1980, 77(11): 6754-6758.

8. Jeffreys A, Wilson V, Thein S. Individual-specific 'fingerprints' of human DNA. Nature, 1985, 316(6023): 76-79.

9. Jeffreys A, Wilson V, Thein S. Hypervariable 'minisatellite' regions in human DNA. Nature, 1985, 314(6006): 67-73.

10. Hagelberg E, Gray IC, Jeffreys A. Identification of the skeletal remains of a murder victim by DNA analysis. Nature, 1991, 352(6334): 427-429.

11. Clayton TM, Whitaker JP, Maguire CN. Identification of bodies from the scene of a mass disaster using DNA amplification of short tandem repeat (STR) loci. Forensic Sci Int, 1995, 76(1): 7-15.

12. International Human Genome Sequencing Consortium. Initial sequencing and analysis of the human genome. Nature, 2001, 409(6822): 860-921.

13. Stoneking M, Hedgecock D, Higuchi RG, *et al*. Population variation of human mtDNA control region sequences detected by enzymatic amplification and sequence-specific oligonucleotide probes. Am J Hum Genet, 1991, 48(2): 370-382.

14. Oefner PJ. Surface-charge reversed capillary zone electrophoresis of inorganic and organic anions. Electrophoresis, 1995, 16(1): 46-56.

15. Henke J, Henke L. Mutation rate in human microsatellites. Am J Hum Genet, 1999, 64(5): 1473-1474.

16. Brinkmann B, Klintschar M, Neuhuber F, *et al*. Mutation rate in human microsatellites: influence of the structure and length of the tandem repeat. Am J Hum Genet, 1998, 62(6): 1408-1415.

17. Butler JM. Forensic DNA Typing: Biology, Technology, and Genetics of STR Markers. 2nd ed. New York:. Elsevier Academic Press, 2005.

18. Poetsch M, Potersmann A, Woenckhaus C, *et al*. Evaluation of allelic alterations in short tandem repeats in different kinds of solid tumors—possible pitfalls in forensic casework. Forensic Sci Int, 2004, 145(1): 1-6.

19. Jobling MA, Gill P. Encoded evidence: DNA in forensic analysis. Nat Rev Genet, 2004, 5(10): 739-751.

20. 李生斌．刑事科学．北京：人民卫生出版社，2009.

21. Syvanen AC. Toward genome-wide SNP genotyping. Nat Genet, 2005, 37(Suppl)=S5-10.

22. Gymrek M, Golan D, Rosset S, *et al*. lobSTR: A short tandem repeat profiler for personal genomes. Genome Res, 2012, 22(6): 1154-1162.

第十九章　发育遗传学

任兆瑞　周一叶　马晴雯

第一节　发育遗传学概述

一、发育遗传学的历史

发育和遗传是生命体生生不息的循环过程，在人类发育过程中，从单个受精卵细胞到成年人体内上百万亿个细胞，并不只是简单的细胞分裂活动，而是包含了多层次多组织的形态塑成、功能分化与种系传递，牵涉到极其复杂和精确的调控机制，而这又是如何实现的呢？发育遗传学并不是每个医学遗传学工作者都很熟悉的领域，有必要对这个领域的发展史，进行简单的描述。

如果说核苷酸密码的破译是解读生命的密码，那么，发育生物学研究的则是解读生命的程序。个体胚胎在发育中，是如何决定哪一端是头，哪一端是尾，哪一端是背，哪一端是腹，哪一端是左，哪一端是右？鼻子和嘴为何总是在头部，脊柱为何总是在背部，心脏为何总是在左边？何时进行骨骼的发育，何时进行骨骼肌的发育，何时进行神经的发育以控制骨骼和肌肉的运动，它们在结构和功能上又是怎样组合在一起的？不同内脏的大小、形状和功能是由谁决定，又是如何形成的？发育进程中出现的缺陷，例如唇裂和无脑儿又是什么地方出了问题呢？为什么有些发育缺陷是遗传的，而另外一些不会呢？人类怎样能预防、诊断和治疗这些发育缺陷呢？这些都是长期引起人们关注的问题，科学家们在这些领域也做了大量研究工作。随着科学技术的发展，几乎每一次技术上的突破都带来理念上颠覆式的飞跃。

最初人们争论的焦点是先成论和渐成说。先成论认为成体微小雏形在受精卵中预先存在，待发育时逐渐长大展开，而渐成说认为受精卵中不存在胚胎结构，在发育过程中，从简单到复杂，逐渐发育出各种组织和器官。19 世纪中期显微镜技术的发展使人们观察到受精卵中并不具备成体的雏形结构，先成论被推翻；而显微镜下对不同发育阶段胚胎的观察支持了渐成说的观点。

19 世纪中期，His 通过研究神经管细胞分裂，观察到细胞核和染色体以及它们在有丝分裂中的分离过程；Boveri 巧妙地运用改良的显微镜观察透明的海胆胚胎，发现父本和母本分别向合子提供了同样数量的染色体，每个染色体是一个独立的遗传元件；并且，一个胚胎的染色体数目或组合方式异常将导致胚胎发育的异常。

19 世纪末至 20 世纪初是实验胚胎学发展的黄金时期。人们采用显微手术或物理化学方法来进行动物胚胎实验，研究胚胎各部分在发育中的相互作用和因果关系。Roux 是实验胚胎学的创始人，他选择两栖类动物作为研究对象。这类动物胚胎在体外孵化，易于在简单培养基上培养，并且形体较大，便于解剖观察，是研究胚胎发育的良好模型。他用一根消过毒的灼热细针，戳刺蛙胚处于 2 细胞期的 1 个细胞，结果，被戳刺的细胞不能继续发育，而余下的 1 个细胞发育成 1/2 胚胎。他的研究结果揭示了外界环境和细胞间相互作用对胚胎发育程序的重要影响。

Roux 实验设计的缺陷是没有移除死掉的细胞，因此忽视了死细胞的位置信息对活细胞的影响。1891 年，他的同事 Driesch 用海水振摇海胆的卵，使 2 细胞期的 2 个细胞分开，在适宜的环境中，2 个分开的细胞发育成 2 个正常的幼体，只是外形小了一些。因此，Driesch 提出，胚胎是由潜在相等的遗传部分组成的。

实验胚胎学家还尝试用高超的外科手术技巧将胚胎的部分组织切除，移植到培养基或胚胎其他部位上观察发育情况，这些工作促使 Harrison 发明组织培养法，以及 Spemann 发明组织诱导技术，使人们更详尽地了解到某些胚胎发育现象，却忽略了对发育机制的探讨。

在实验胚胎学家管中窥豹的同时，遗传学研究取得了里程碑式的突破。Morgan 最初从事胚胎学研究，由于对 Boveri 的遗传元件理论抱有怀疑态度而涉足遗传学领域；而在他之前，胚胎学和遗传学研究鲜有交集。1910 年，摩尔根利用一只突变的白眼雄果蝇与野生型红眼雌果蝇交配，发现了白眼性状的伴性分离。在此之前，Johannsen 已于 1909 年创造了“基因”（gene）一词。所以，Morgan 的这一工作是第一次把一个特定的基因（白眼基因）与细胞内一条特定的染色体（X 染色体）联系起来，奠定了细胞遗传学的基础。

然而此后很长的时间里，实验胚胎学和遗传学仍然各行其道。胚胎学家试图阐明不同组织器官发育的模式和相互作用；遗传学家则忙于研究基因的遗传性、表达调控以及破译遗传密码。这些科学家没有意识到他们研究的其实是一回事，直到他们最终在基因水平上联合起来。

人们认识到，表型是由基因和环境共同决定的。形成表型的过程，即从受精卵发育为成体的过程，应该也是由基因和环境决定的。因此人们思考，在不同的组织器官中，是否包含着不同的基因来指导不同的发育过程？发育过程中发育潜能的丢失是否伴随着基因的丢失呢？

如果每个器官中的基因不同，那么从受精卵到成体的细胞分裂过程必然伴随着基因的丢失或增加，这是如何实现的？如果每个组织器官都包含着同样的基因，那么又是通过什么调控手段来指导差异化的发育呢？

这些争论持续到 20 世纪中期，直到果蝇的研究证实了“基因组恒定”的推论。果蝇幼虫阶段的特定细胞会经历几轮 DNA 复制，却不进行有丝分裂，这种巨大的染色体称为“多线染色体”，易于观测。在不同种类的细胞中并未观察到多线染色体结构的不同，只是在染色体不同区域出现了膨出部位，代表着 RNA 合成的活跃。这个实验提示人们，在一个生命体的不同细胞中，基因组是相同的，只是 RNA 合成不同。

随后，Giema 染色被用于观察哺乳动物的染色体，人们发现，绝大多数细胞并不存在染色体的丢失。接着，核酸杂交实验在胰岛组织中检测到珠蛋白基因的存在，而胰岛并不表达珠蛋白，这进一步证实了“基因组恒定”的推测，即一个生命体中每一个细胞包含的基因组信息是完全一致的。

既然众多证据显示基因组是恒定的，那么，每个体细胞的基因组与受精卵的基因组是否完全一致呢？体细胞核能不能代替受精卵细胞核来指导个体的发育呢？

早在 1902 年，德国植物学家 Hiberiandt 就指出，植物的体细胞具有母体全部的遗传信息，并具有发育成为完整个体的潜能，因而每个植物细胞都可以像胚胎细胞那样，经离体培养再生成为完整植株，这就是细胞的全能性。

动物的体细胞核是否也具有全能性，并提供足够的遗传信息指导发育为完整的个体呢？

1952 年，Briggs 和 King 将青蛙的囊胚细胞移植到活化的青蛙去核卵母细胞中，可以发育为蝌蚪，然而，如果取的是发育较晚阶段原肠期的细胞进行核移植，则不能发育成为正常蝌蚪。这个实验表明，已分化细胞的细胞核的改变是不可逆的，也就是说，成体细胞不可能重编程（reprogramming）变成为多能细胞。动物细胞不具备植物细胞那样的全能性。

这个结论后来被 Gurdon 的实验推翻。Gurdon 对青蛙核移植技术进行了优化和完善。1975 年，他使用成年青蛙的皮肤细胞核移植到去核卵母细胞中，结果也产生了蝌蚪。这个过程称为体细胞核移植（somatic cell nuclear transfer）或克隆（cloning）；其中，去核卵母细胞只提供发育所需的营养物质，克隆青蛙的全部遗传物质均来源于供核的成体细胞。这个实验揭示了单个动物分化细胞仍具有难以置信的发育潜能，可以被重编程为胚胎细胞，从而恢复全能性；发育中细胞核的改变是可逆的。

1996 年，Wilmut 将羊乳腺细胞核移植到去核卵母细胞中，得到存活的克隆羊多利，将 Gurdon 的体细胞核移植研究由青蛙发展到了哺乳类动物，消除了成体细胞核重编程是否存在物种限制的疑问，有力地证明了“基因组恒定”和“细胞核全能”的理论。那么，接下来的问题就是，既然每个细胞都包含着完全相同的基因组，那么又是通过什么调控手段来指导不同阶段和组织差异化的发育过程呢？这就是现代发育遗传学所要研究和回答的问题。

二、现代发育遗传学的基本概念

（一）什么是发育遗传学？

广义的发育生物学（development biology）是研究从生殖到胚胎发育乃至衰老的全部过程；狭义的发育生物学主要研究胚胎发育阶段的细胞分化与形态发生过程。发育遗传学（development genetics）则要研究这些过程中的分子机制。通俗地说，发育生物学家要回答发育过程出现什么样的“变化”，而遗传学家要回答依据什么发生这种变化，以及这种变化怎样世代“遗传”的问题。

发育遗传学是一门既古老又年轻的学科。人们很早就对发育和遗传的奇妙机制开始探索，但是，胚胎学家和遗传学家一直各自为政，研究局限于简单的无脊椎动物。近年来，随着分子生物学的发展，发育和遗传在基因水平上重新联合起来，真正开启了发育遗传学的大门。随着在无脊椎动物中重要发育调控基因相继被发现，通过同源克隆技术发现了它们在高等动物中的同源基因，并逐一鉴定、分离、测序，在细菌和病毒遗传学研究的基础上，发展了真核基因克隆技术，人们可以构建载体进行表达；在黑腹果蝇（*Drosophila melanogaster*）和秀丽新小杆线虫（*Caenorhabditis elegans*）的遗传学研究中发明和完善了基因诱变和筛选技术。在这些基础上，与现代医学密切相关的现代发育遗传学得以诞生和发展。

（二）发育遗传学的基本问题：相同的基因组如何调控不同的发育过程？

减数分裂（meiosis）后的精子和卵子经过受精后形成受精卵，并开始进行有丝分裂，产生的每个子代细胞的基因组都是完全相同的。它们是如何在不同的时间发育为不同的组织器官呢？这是依靠基因在不同时间不同组织的时空特异性表达（spatiotemporal-specific expression）来调控的。

基因表达调控机制在低等到高等动物中都是高度保守的，并存在于多个水平，包括转录水平、RNA 加工和转运水平、翻译水平以及翻译后水平如差异化的蛋白修饰、蛋白降解和 siRNA 干扰等。有些重要基因，如编码血红蛋白的珠蛋白基因，在以上各个水平均受到调控。但普遍情况下，调控机制主要在转录水平。

以人类基因组为例，人类基因组中进行转录的序列（即基因）仅占总序列的 3%～5%，而只占总序列 3%～5% 的这些基因，也并非在所有细胞中都表达。在每个细胞中，只有一小部分基因被特异性表达。每个特定基因的“打开“（转录）和”关闭“（不转录）状态一般受到各种信号和信号转导通路的指导。这些信号有的来自大环境（神经信号和激素），有的来自细胞微环境（自分泌、旁分泌等）。不同细胞拥有不同的基因表达谱，从而导致了细胞的不同表型。就像一架钢琴，在某一个时间点只有几个键被按下发声，而绝大多数琴键是不发声的，不同时间点的声音连续起来，就构成一首美妙的乐曲。通过这种机制，仅仅八十八个琴键就可以弹出成千上万首各种各样的乐曲。

（三）发育的途径：细胞分化

细胞分化（cell differentiation）是发育的核心事件。一个细胞的受精卵经过分裂和分化后可产生形态和功能完全不同的细胞后代，如表皮细胞、肌细胞、神经细胞、晶体、血细胞、淋巴细胞、脂肪细胞、骨和软骨细胞等，称为细胞分化。

不同类型的细胞在分化之前，它们的形态和功能都已被定向（commitment）。定向分两个阶段：特化（specification）和决定（determination）。

分化的过程是发育潜能不断被限制的过程。分化的本质是重要发育调控基因的打开或关闭，而这些基因可能起到控制阀门的作用，进一步影响发育下游基因的级联表达（cascade expression），从而使后代细胞走向完全不同的发育途径。

（四）开启发育途径的钥匙：转录因子

在发育特定的阶段和组织中，特定的"钥匙"可以"打开"特定靶基因，将其转录激活，从而调控发育过程中基因的时空特异性表达；这种"钥匙"就是转录因子。转录因子（transcription factor）是一类可以与特定DNA序列互相结合的蛋白分子，它们结合的DNA序列通常位于靶基因5'端的启动子或增强子部位，因此能够调控靶基因的转录状态。一个基因的增强子可以与数个转录因子相结合，通过它们之间复杂的相互作用，调控转录状态，甚至精细地定量调控表达水平。每种转录因子也可以结合很多增强子，例如，转录因子MEF2可以结合细胞内多个基因的增强子，导致一系列肌肉特异基因的共表达。

（五）发育的机关：表观遗传修饰

基因在不同发育阶段和部位的"打开"和"关闭"状态的标记和转换，是通过表观遗传修饰（epigenetic modification）的改变来实现的。

表观遗传修饰是指DNA序列不发生变化，但基因表达却发生了可逆并可遗传的改变，这是通过核小体结构中DNA或组蛋白上的基团修饰实现的，最常见的是DNA甲基化（DNA methylation）、组蛋白甲基化（histone methylation）和组蛋白乙酰化（histone acetylation），对基因转录分别起到抑制或促进的作用。表观遗传修饰的改变是通过种类繁多、组织特异的DNA甲基化酶、去甲基化酶、组蛋白乙酰化酶和组蛋白去乙酰化酶等作用实现的。在发育过程中基因的表观遗传修饰是动态变化的（参见第十七章）。

（六）发育的多维创建：形态发生

为了描述方便，发育过程常被总结为线性的途径，而实际上发育是多维的，分化后的细胞并非是随意分布的，而是被有序地立体地组织起来，精确地在多维的空间和时间里构建形态结构，形成各种组织和器官，并且，这些器官按一定的方式编排。例如，在前端的总是手指，而不是脚趾。头、颈、躯干和尾部构成人体的形态，这种有序地创建就叫形态发生（morphogenesis）。

三、发育遗传学的主要研究内容和方法

发育遗传学的核心是研究基因是如何指导发育，以及在个体发育的不同阶段基因与环境是怎样相互作用逐步实现其特定表型的。

目前，发育遗传学在分子水平、细胞组织水平和个体水平等多个水平对"变化"和"遗传"的问题展开了研究。

（一）分子水平的研究手段

研究手段包括DNA分析、RNA分析和生物信息学分析三大方面。

1. DNA分析　包括基因克隆、DNA测序、Southern印迹杂交技术、基因敲除和敲入（knock-out and knock-in）、增强子捕获技术（enhancer catch technique）等，此外，表观遗传学研究，尤其是增强子和启动子的甲基化也是研究热点。

2. RNA分析　着重研究基因的时空特异性表达对发育的关键性作用，研究技术包括Northern印迹杂交技术、RT-PCR、原位杂交和芯片分析技术等。为了进一步验证mRNA的功能，反义RNA和RNA干扰以及Cre-*lox*分析等被广泛应用，染色质免疫沉淀（chromatin immunoprecipitation，ChIP）与基因芯片（chip）相结合而建立的ChIP-on-chip方法也被用于特定反式因子靶基因的高通量筛选。

3. 生物信息学技术　利用计算机科学信息学的技术手段，对生物数据进行获取、存储、计算、分析和模拟、预测等等。例如，可用来进行DNA序列的比对，并调查特定基因调控的基因组背景。计算机技术的运用，使人们可以利用高通量的表达谱芯片，一次比较成千上万的mRNA序列，还可以设计算法预测蛋白与mRNA之间的相互作用，很多科研网站都免费提供此类分析工具。

（二）细胞组织水平

1. 细胞水平　重点是多能干细胞技术，包括干细胞体外培养、多能性维持、定向诱导分化、细胞水平的基因修复和细胞治疗等。

2. 组织水平　包括畸胎瘤和拟胚体诱导的三胚层分化、组织切片和染色观察以及免疫组化等技术。

（三）个体水平

1. 模式生物的研究　科学家选定某种生物作为实验模型进行科学研究，用于揭示某种具有普遍规律的生命现象，这种被选定的物种称为模式生物（model organism）。例如，孟德尔选用豌豆作为实验对象揭示遗传规律，Morgan选用果蝇作为实验对象揭示基因在染色体上呈直线排列等。模式生物的选择要求：对人体和环境无害；容易获得，并易于在实验室内饲养和繁殖；世代短，子代多；遗传背景清楚，并容易进行实验操作，特别是已具有遗传操作的手段和表型分析方法。常用的模式生物包括黑腹果蝇、秀丽新小杆线虫、海胆、非洲爪蟾（*Xenopus laevis*）、斑马鱼（*Danio rerio*）、小鼠等。

2. 动物疾病模型的应用　在脊椎动物模型中选择自发突变体，或者用基因改造技术人为制作特定基因的突变体，并筛选出拥有类似人类疾病症状的突变体，作为动物模型进行发病机制和治疗方法的研究。

以人类珠蛋白（globin）的研究为例。在生物学研究中，遗传学家要回答珠蛋白基因在染色体上的定位、基因序列和结构、mRNA转录和剪接方式等，而发育生物学家则要回答定时定点表达的问题。该基因为何只在红细胞中表达？为何在胚胎期表达编码 ζ 珠蛋白的基因 *HBZ* 和编码 ε 珠蛋白的基因 *HBE*，在胎儿期表达编码 α 珠蛋白的基因 *HBA* 和编码 γ 珠蛋白的基因 *HBG*，在成人期表达编码 α 珠蛋白的基因 *HBA* 和 β 珠蛋白的基因 *HBB*？在发育的特定时间交替表达是怎样实现的？信号传导通路是什么机制？而这关系到不同珠蛋白基因启动子上有多种红系和通用反式作用因子的结合位点，又回到了遗传学的研究领域。在医学领域，发育遗传学家要利用遗传学手段调查珠蛋白基因何种突变会产生血红蛋白何种异常？产生何种症状的血液疾病？突变热点是哪些？在不同种族和人群中的发病率和分布如何？以及患者的家系分析等等；还要从发育的角度调查疾病在不同发育阶段的发作情况，调查相同的突变在不同基因组背景下的发病程度，利用RNA和DNA芯片技术对高危人群进行基因筛查，预测后代发病概率，开创产前基因诊断技术。更进一步，发育遗传学家要尝试利用干细胞技术和基因工程实现突变基因的修复，以及利用基因敲入技术构建含有人类突变的动物模型，并利用RNA干扰技术、干细胞技术以及嵌合体技术等对动物模型进行治疗，最终实现人类疾病的治疗。

在上述相关研究中，不可能将发育与遗传和医学研究割裂开来。由此可见，发育遗传学是一门交叉性的综合学科，整合了分子生物学、细胞生物学、胚胎学、解剖学、免疫学以及进化生物学和肿瘤生物学等基础生物科学，并与临床医学紧密结合，为先天畸形和遗传病以及退行性疾病的治疗带来新的希望，是现代生物学研究最为活跃的领域之一。

第二节　胚胎发育的遗传控制

一、受精和早期胚胎发育

“龙生龙，凤生凤”，反映了遗传和发育的稳定性；“一龙生九子，九子各不同”又反映了遗传和发育的多样性。这一切的物质基础起源于生殖细胞的减数分裂。减数分裂具有下列重要的生物学意义。

第一，减数分裂产生单倍体的配子，受精时，由于精卵结合，使得染色体数目回复至二倍体，维持染色体数目的稳定性。

第二，减数分裂时，男性形成带X染色体或Y染色体的两类精子，为受精时性别决定奠定了遗传基础。

第三，减数分裂过程中，同源染色体非姐妹染色单体间发生局部交换，以及非同源染色体分离时彼此随机自由组合，提高了基因间和基因内重组的频率，增加了群体的遗传多样性，是物种适应环境变化不断进化的机制。

减数分裂后，精、卵在形态上和生理功能上成为两种有显著区别的生殖细胞。大体积的卵子生产和储存了大量蛋白和mRNA，有利于受精卵的发育；精子抛弃了绝大部分细胞质，具有活跃游动能力，有利于受精过程的完成。

受精（fertilization）是有性生殖（sexual reproduction）的基本特征，要经历许多重要步骤。人类的受精过程包括：①卵子和精子间最早的膜接触；②精子进入卵内；③卵子防止多精入卵（polyspermy）；④卵的代谢激活；⑤卵子完成减数分裂；⑥雄性和雌性原核的形成及融合，导致第一次卵裂（cleavage division）。

在哺乳动物胚胎早期卵裂阶段，合子细胞核只进行复制，并不转录，细胞分裂后胚胎总体积不变（图19-1），胚胎依靠卵母细胞的细胞质中储存的母源物质存活和发育，包括母源的mRNA、蛋白质和细胞器等。随着母源物质的逐步消耗，在特定时期，例如人类的4细胞期，合子基因组才开始激活表达，表达产物取代母源物质，开始调控胚胎的发育，这个时期称为母源-合子基因组表达转变期（maternal to zygotic transition，MZT）或合子基因组激活期（zygotic genome activation，ZGA）。

哺乳动物受精卵离体培养普遍存在发育阻断（development blocking-up）现象，而且发生时间与母源-合子基因组表达转变期相吻合。将受精卵置于输卵管的管液中或与输卵管上皮细胞共同培养，均可克服发育阻断现象而继续正常发育。

二、细胞分化和组织构建

（一）细胞分化与细胞谱系

细胞分化是发育过程的核心事件。一般认为，受精卵到4～8细胞之前的细胞拥有全能性，具有分化形成各种组织和细胞、最终发育成完整个体的潜能，称为全能干细胞。

全能干细胞（totipotent stem cells）在发育中分化为多能干细胞（pluripotent stem cells），具有分化出多种细胞组织的潜能，但发育潜能受到一定的限制，失去发育成完整个体的能力；例如，骨髓多能造血干细胞可分化出至少11种血细胞，但不能分化出造血系统以外的细胞。

多能干细胞进一步分化为单能干细胞（unipotent stem cells）、祖细胞（progenitor cells）、前体细胞（precursor cells）等，这类干细胞只能向特定的某种细胞分化，如上皮组织基底层的干细胞或肌肉中的成肌细胞，它们可以继续分化为上皮细胞或肌细胞，而后者不能继续分化，称为终末分化细胞（terminally differentiated cell）或体细胞（somatic cell）。

细胞分化的过程对应着胚胎发育中从全能干细胞（8细胞期前）→多能干细胞（囊胚内细胞团）→单能干细胞/祖细胞/前体细胞（原肠胚后三胚层细胞）→各种终末分化细胞（成体）的发育途径。最终，成体体内除生殖细胞外，其余绝大部分细胞分化为执行各种具体功能的体细胞；此外，极少量细胞仍具有一定的多能性，称为成体干细胞（adult stem cells）。

分化的本质是重要发育调控基因的打开或关闭，而这些基因可能起到控制阀门的作用，进一步影响发育下游基因的级联表达，从而使后代细胞走向完全不同的发育途径。

以小鼠早期胚胎为例，从8细胞到桑葚胚（morula）致密化前，OCT4蛋白在所有细胞中高水平表达。第一次细胞分化发生在桑葚胚到早期囊胚（blastula）之间（图19-1），决定因素是OCT4的表达。维持OCT4高表达的细胞形成内细胞团（inner cell mass，ICM）；而OCT4表达下调的细胞中，原本被OCT4抑制的编码人绒毛膜促性腺素的基因、编码干扰素的基因等众多基因解除抑制，而这些靶基因本身也是多效应的转录激活物，接连启动下游多个滋养外胚层分化基因的表达，诱导细胞分化为滋养外胚层细胞。早期到晚期囊胚之间出现第二次细胞分化，内细胞团中OCT4和NANOG高表达的细胞成为上胚层，其余细胞成为下胚层。上胚层细胞在原肠胚（gastrula）时期继续分化为内胚层（endoderm）、中胚层（mesoderm）、外胚层（ectoderm），并进一步分化为各组织器官（图19-1）。

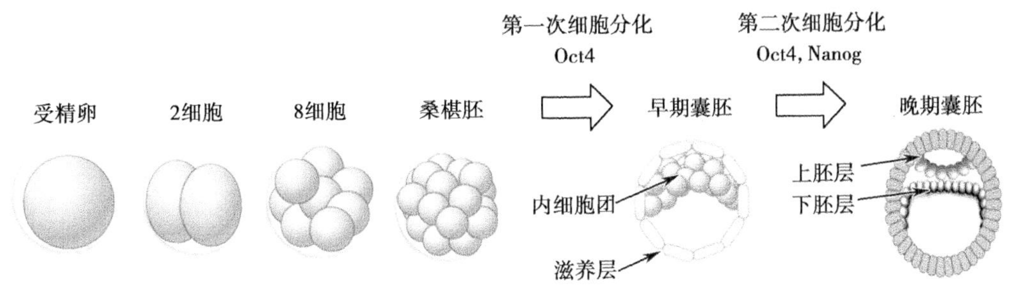

图 19-1　早期胚胎发育中的细胞分化

（二）二胚层的形成

人类胚胎受精后第 2 周，囊胚通过极端滋养层着床于子宫壁内膜，同时内细胞团分化成两层细胞，靠近极端滋养层的称为上胚层，靠近胚泡腔一侧的称为下胚层。第 2 周末形成如下的结构（图 19-2 左）。

1. 胚盘　内胚层与外胚层紧密相贴，形成一个圆盘状结构，称为胚盘（embryonic disc）。它是胎儿的原基。胚盘的上胚层面为背面，下胚层面为腹面。

2. 羊膜腔和卵黄囊　在上下胚层形成的同时，上胚层的背面形成一个腔，称为羊膜腔，下胚层的腹侧出现一个囊，称为卵黄囊。

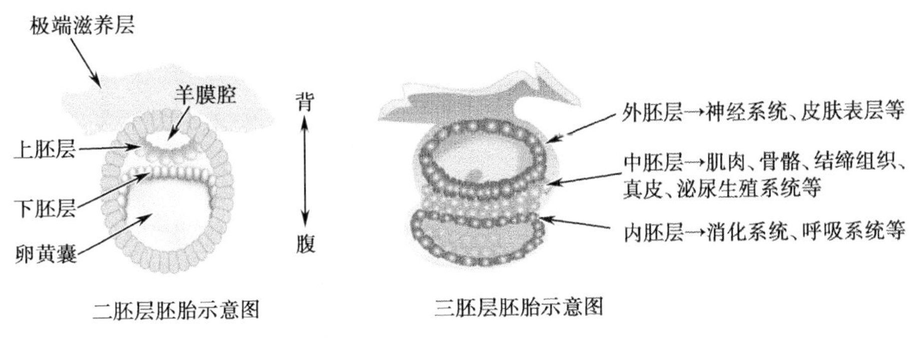

图 19-2　二胚层与三胚层胚盘示意图

（三）三胚层的形成和分化

人类胚胎第 3 周形成三胚层胚盘（图 19-2 右）。上胚层细胞在上下胚层之间呈翼状扩展迁移，部分细胞进入下胚层并逐渐置换全部下胚层细胞，称为内胚层，上胚层迁出的另一部分细胞在上下胚层之间，形成中胚层，而原先的上胚层改称为外胚层。因此，内胚层、中胚层、外胚层均来源于上胚层（图 19-3 左）。

外胚层的细胞向胚盘中轴线的一端迁移，形成一条细胞增厚带，称原条（primitive streak），标志着中胚层的形成。原条起源的一端为胚胎的尾端，另一端则为胚胎的头端。原条的头端细胞增殖较快，形成结节状膨大区，称为原结（Hensen's node）。原条中线浅沟称为原沟（primitive groove），原结中心浅凹称为原凹（primitive pit）（图 19-3）。

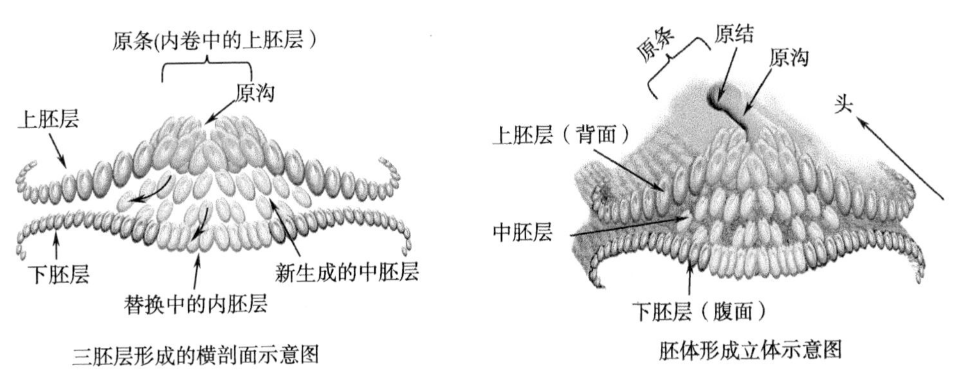

图 19-3　三胚层形成与胚体形成示意图

原结的细胞向胚盘头端延伸为一条细胞索，称脊索（dorsal cord）。它是人体脊柱的原基，从此，胚胎便有了一条纵向的中轴。

随着胚层的分化，扁平形胚盘逐渐变为圆柱形的胚体（图19-3右）。这是通过胚盘边缘向腹侧卷折形成头褶、尾褶和左右侧褶而实现的，也与羊膜腔和卵黄囊的演变有关。胚盘卷折主要是由于各部分生长速度的差异所引起，例如胚盘中部的生长速度快于边缘部，外胚层的生长速度又快于内胚层，致使外胚层包于胚体外表，内胚层卷到胚体内，胚体凸到羊膜腔内，胚盘头尾方向的生长速度快于左右方向的生长，头侧的生长速度又快于尾侧，因而胚盘卷折为头大尾小的圆柱形胚体，胚盘边缘则卷折到胚体腹侧。

（四）三胚层来源的组织器官的发生和形成

第5～8周胚体外形有明显变化，主要器官和系统在此期内形成，称为器官发生期（organogenetic period）。三胚层细胞相互作用，通过细胞运动和组织构建形成各组织器官。

1. 中胚层　脊椎动物中胚层的分化对于器官和系统的发生起着主导和奠基的作用，其中，脊索是这一阶段发育的启动者和组织者。中胚层首先分化为轴旁中胚层（paraxial mesoderm）、侧板中胚层（lateral mesoderm）和间介中胚层（intermediate mesoderm）（图19-4）。

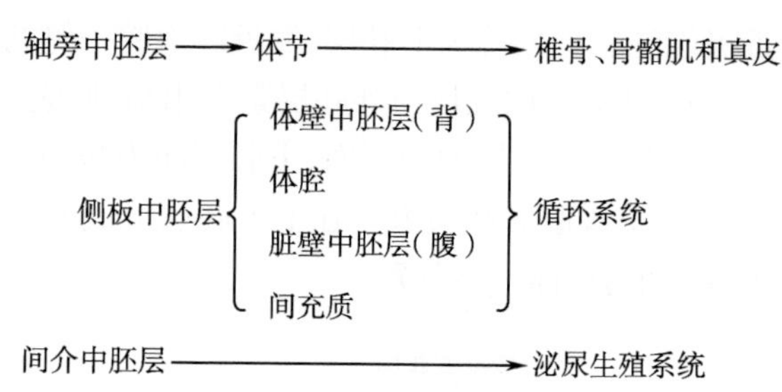

图19-4　中胚层分化

（1）轴旁中胚层：位于脊索和神经管两侧的轴旁中胚层生长加厚后形成42～44段体节（somite）。体节的出现是从胚体的头端部分开始，渐向尾端推进，每天约形成3～4对，第5周末形成42～44对。从胚体表面即能分辨体节，因此是胚胎早期推测胚龄的重要标志之一。体节是形成中轴骨骼、脊柱、骨骼肌及真皮的原基。

（2）侧板中胚层：侧板中胚层包括背部的体壁中胚层和腹部的脏壁中胚层，它们之间形成体腔。侧板中胚层负责形成循环系统；例如，脏壁中胚层形成心脏。侧板中胚层的间充质形成骨骼、肌肉、结缔组织和血管等。

（3）间介中胚层：负责分化成泌尿生殖系统。

2. 外胚层　外胚层主要形成皮肤和神经系统。外胚层与中胚层的形成是同时进行、相互促进的。脊索中胚层引导覆盖在它上面的神经外胚层细胞形成神经板，经过增殖和内陷，神经板的中轴处形成凹陷称神经沟，隆起的外缘称神经褶。神经褶的顶端与周围外胚层交界处称神经嵴（neural crest）。在人类胚胎第4周，内陷的神经板脱离皮肤外胚层，形成中空的神经管。神经管是中枢神经系统的原基，可以进一步分化为前端的脑和后端的脊髓。不同区域的神经管封口时间不同。若第二区封口失败，胚胎的前脑不发育，即致死性的无脑症（anencephaly）；若第五区不封口，则导致脊柱裂（spina bifida）。

在神经管形成的过程中，神经嵴处的神经外胚层细胞不进入神经管壁，而是离开外胚层进入中胚层。神经嵴是脊椎动物胚胎发育中的一种过渡性结构，是位于神经管和表皮之间的一条沿胚胎头尾走向的细胞带，以后分为两条细胞索，列于神经管背外侧。

神经嵴细胞可发生广泛迁移，并转化为间充质（meshechyma），称为外胚间充质，可分化为各种特定的细胞和组织，在颅面和牙齿发育的过程中起重要的作用。这种上皮-间充质的转化是胚胎发生的关键因素。外胚间充质的移动是一个极为敏感的过程，很容易受到有害致畸因子的影响，导致唇裂或腭裂的发生。神经嵴细胞可分化为面部软硬结缔组织，包括牙体牙周组织如牙本质、牙骨质、牙髓、牙周膜；还包括面部的骨、软骨、血管周细胞、血管平滑肌。此外，横纹肌、腺体和皮肤脂肪组织的周围组织，以及喉软骨细胞、角膜内皮和基质、大部分巩膜、睫状肌也来自神经嵴细胞。

神经嵴细胞（neural crest cell）的迁移和分化主要受多种信号分子和基因的调控，信号分子主要有维A酸、成纤维细胞生长因子（FGF）、内皮素和WNT家族；调节基因主要有*HOX*基因、*MSX*基因、*OTX*基因、*PAX*基因和*AP2*基因。

3. 内胚层负责构建消化管和呼吸管以及消化腺（肝脏、胰腺和胆囊）的衬里组织器官构建是在细胞水平、组织水平和解剖水平上同步进行的。以大脑的分化为例。细胞水平上，神经上皮分化为各种类型的神经元和神经胶质细胞；组织水平上，神经管壁细胞经重组后形成脑和脊髓的不同功能区；解剖水平上，神经管及其管腔经膨大和缢缩，形成脑腔和脊髓腔。

器官发生期的主要变化是，由于神经管头端部分生长迅速，胚体头部向腹侧弯曲，呈"C"字形(图19-5)；继而躯干变直，头部逐渐抬起；眼、耳、鼻出现，颜面逐渐形成；肢芽出现，渐生长形成上、下肢；尾突渐不明显，直至消失；形成明显的脐带；心、肝隆起明显；头颈部逐渐分明；外生殖器发生，但不能分辨性别；神经及肌肉已发育，故胚胎能进行轻微运动。

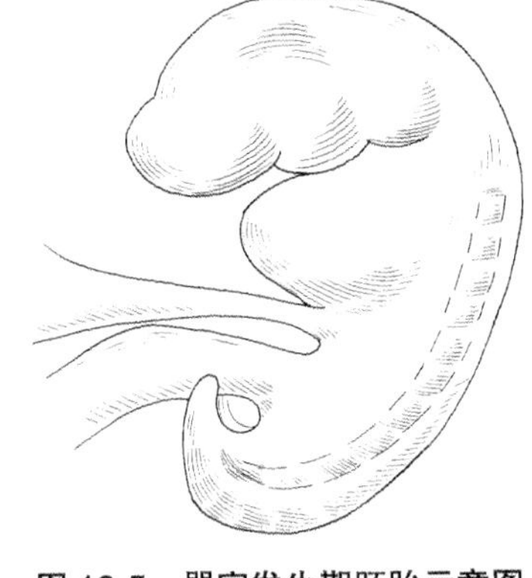

图19-5　器官发生期胚胎示意图

此时期是人体外形及内部许多器官和系统原基发生的重要时期，对致畸因子(如某些药物、病毒、微生物等)的影响极其敏感，因此易发生先天畸形(congenital anomaly)，孕妇在此时期应特别注意避免与致畸因子接触。

至第8周末，胚胎已初具人形。从第9周起到出生，称为胎儿期，此时期胎儿生长迅速，各器官系统逐渐发育完善。

(五) 细胞凋亡与形态构建

细胞凋亡(apoptosis)又称程序性细胞死亡(programmed cell death)，是以局部的、个别的死亡而利于整体或种群的存在。蝌蚪变态为青蛙，其尾部细胞进行程序性死亡使尾部脱落。人胚胎早期手指和脚趾间有组织相连，这些细胞进行程序性死亡，到56天时胎儿手指和脚趾完全分开。

三、发育的分子机制

胚胎发育的分子机制，从最简单的酵母到最高级的人类，都是高度保守的。1995年诺贝尔生理学或医学奖获奖者Lewis，Weischaus，Nüsslein-Volhard发现果蝇体节发育在早期胚胎发育中受基因调控，并指出这种基因调控也存在于哺乳动物和人类的胚胎发育以及先天畸形中。继而，在无脊椎动物中鉴定出一系列重要发育调控分子，它们的同源基因被证明也存在于脊椎动物中。

目前胚胎发育遗传学研究大多来自于模式生物，包括黑腹果蝇、秀丽新小杆线虫、斑马鱼和小鼠等。

(一) 无脊椎动物发育的分子机制-以黑腹果蝇为例

黑腹果蝇体长2mm左右，有四对染色体，基因组大小仅120Mb，冗余程度较低，含大约13 600个基因。其发育过程包括受精卵、幼虫、蛹和成体，生命周期为两周左右，其中胚胎发育时期非常短，受精卵只用一天就孵化出幼虫，是研究发育的良好模型。有3组基因控制胚胎发育，包括41个母源效应基因(maternal effect genes)、12个分节基因(segmentation genes)和9个同源异型基因(homeotic genes)，它们的蛋白产物大多都是转录因子，对于胚胎发育的调控至关重要。

1. 母源效应基因　母源效应基因决定未来胚胎的前后轴和背腹轴，它们共同决定了胚胎三胚层和分节的命运，可分为4类：①前极基因决定群：以*bicoid*(*bcd*)为主。②后极基因群：以*nanos*(*nos*)为主。③末端基因群：以*torso*(*tor*)和*caudal*(*cdl*)为主。④背腹轴决定群：以*dorsal*(*dl*)和*toll*(*tl*)为主。前3类基因首先建立胚胎的前后轴，第4类稍晚建立背腹轴梯度，前后轴沿着幼虫的体长控制位置信息，而腹背轴调节组织的分化。母源效应基因在滋养细胞中转录，然后被输入卵细胞，并呈不均衡分布。卵母细胞中，细胞骨架中微管的生长端为正向，定位于卵的后极，而微管的起始端为负向，定位于卵的前极。细胞骨架的极性对于母源效应基因mRNA在卵母细胞中的定位中十分重要，这些mRNA在卵母细胞大多沿细胞骨架被定向运输，呈精确的不均衡分布，形成卵母细胞和未来胚胎的极性，从而为胚胎发育分化提供指导性的位置信息。例如，负责形成头部的*bicoid* mRNA只分布于卵前极的微管上，负责指导胚胎前端细胞的分化；*oskar*和*nanos* mRNA定位于卵后极的微管上，负责指导胚胎后端细胞的分化。与决定前后轴的母源效应基因的不均衡分布不同，负责形成背腹轴的dorsal蛋白存在于整个胚胎中，但是只进入胚胎腹部区域的细胞核中，这是通过toll和cactus介导细胞间的信号转导机制实现dorsal蛋白被转运入核，并形成dorsal在背腹轴上细胞核中的浓度梯度。最腹面的细胞核中dorsal浓度最高，高浓度的dorsal蛋白诱导细胞分化为中胚层细胞，而低浓度的 dorsal 蛋白诱导细胞分化为外胚层或胶质细胞。

母源效应基因的突变将导致增加或丢失头、尾、背部或腹部结构，例如，*bicoid*（*bcd*）突变的卵母细胞受精后将发育成缺少头和胸的胚胎，原头区被尾区取代而死亡；*dorsal*（*dl*）突变会引起胚胎背部化，胚胎只有背部结构而没有腹部结构，而 *cactus*（*cat*）突变会引起胚胎腹部化。

2. 分节基因　分节基因负责将胚盘分割成线状的体节。它们受母源效应基因指导，按时间顺序依次作用。分节基因包括3类基因：①间隔基因（gap genes）：负责将胚胎划分为大的区域，并启动成对法则基因的表达。其表达区域较宽，相当于3个体节的宽度。例如 kruppel 基因，它的突变使得第1胸节至第5腹节消失，胚胎头部直接连接第6腹节。②成对法则基因（pair-rule genes）：其特点是每隔一个体节交替表达。果蝇胚胎的14个体节中，7个偶数节表达 *evenskipped* 基因，7个奇数节表达 *fushifarazu* 基因。*evenskipped* 基因的突变使得偶数的体节都无法产生，产生的胚胎只有7个奇数体节。③分节极性基因（segmental polarity genes）：负责强化和启动真正的体节，并通过细胞间通信，在体节中决定细胞的命运。例如，*gooseberry* 基因，它的突变造成每一体节的后半节变成反向的前半节。

母源效应基因和分节基因形成调控链，将一个胚胎沿前后轴逐步划分为许多小单元，即体节。例如在卵母细胞前极分布 *bicoid*（*bcd*）mRNA，在后极分布 *nanos*（*nos*）mRNA，它们的分布是相互抑制的。受精后 *bcd* 和 *nanos* mRNA 翻译成蛋白，沿着前后轴扩散并互相抑制，形成浓度梯度，为胚胎的后续分化提供位置信息。bicoid 蛋白作为转录因子，在不同浓度时可以活化不同的基因，因此在受精卵分裂后，前后不同位置的卵裂期胚胎细胞中不同的基因被活化。

间隔基因 *hunchback*（*hb*）mRNA 和同源异型基因 *caudal*（*cad*）mRNA 在卵母细胞中是均匀分布的。受精后，*hunchback* 和 *caudal* mRNA 迅速翻译成蛋白，并在母源效应基因产物 bicoid 蛋白和 nanos 蛋白的调控下分别分布于卵的前部和后部，其蛋白产物 hunchback 和 caudal 的分布也是相互抑制的，呈梯度模式，它们分别负责调控不同的基因在卵的前部和后部进行表达，首先是间隔基因，再是对控基因，最后是体节极性基因和同源异型基因，在这些基因群级联调控作用下，果蝇胚胎的结构愈分愈细，最终分化成各种结构和体节。

3. 同源异型基因　同源异型基因决定某个区域内型的形成。典型的同源异型基因不参与具体躯干的构建，而是作为选择基因，选择一个分化程度，即确定一个体节是变成无翅的前胸还是变成有翅的中胸。该类基因的突变会在胚胎发育过程中导致某一器官异位生长，即正确的结构长在错误的地方，例如，生触角的地方长出了腿。同源异型基因可分为以下3类基因：①同源异型框基因（homeobox genes）：控制胚胎空间构型的发育，决定某一区轴的发育。*Antennapedia*（*Antp*）和 *Bithorax*（*Bx*）是两个重要的同源异型基因簇，前者控制头和前胸节的发育命运，后者控制后胸节和腹节的发育命运。果蝇的 *Antp* 突变导致果蝇的一对触角被两只腿所取代。*Antp* 和 *Bx* 基因拥有一段183bp的高度相似序列，称为同源框，表达的蛋白产物有60个氨基酸，称为同源结构域（homeodomain），其中第42～50位氨基酸序列呈螺旋-转角-螺旋的立体构型，可以与DNA双螺旋的主沟吻合，识别和结合靶基因启动子附近以5'-TAAT-3'为核心的10～12bp的DNA序列，从而在转录水平调控靶基因表达。这个183bp的同源框不仅存在于果蝇的全部9个同源异型基因中，在物种和进化中也是高度保守的。例如，在鼠类及人类分别发现了4簇共39个与 *Antp* 类似的同源异型框序列。有些人和小鼠的同源结构域与果蝇的 *Antp* 只差一个氨基酸。关于同源异型框基因的功能和分子机制的研究还不够透彻，尚无法系统阐述，目前主要通过相应的突变体或异位表达等方式来研究。在果蝇中，该类基因几乎参与了早期胚胎发育过程中的所有事件。②成对框基因（paired box gene，*PAX*）：蛋白产物含约130氨基酸，在人类中已鉴定出9组，它们的突变将导致某些发育过程紊乱而产生畸形。例如，PAX3 突变可导致 Waardenburg 综合征，患者眼距宽、部分白化和蜗性耳聋。③锌指蛋白基因（zinc finger protein，*ZNF*）：在人类中已鉴定出100多个，锌指是由28～30个氨基酸构成的指状突起，可结合DNA；许多DNA结合蛋白都具有锌指结构。人类 ZNF35 在肺和肾的发育中有功能，它的缺失可导致小细胞肺癌和肾癌。

从上述可知，胚胎每一步的演变都由许多基因和信号参与，胚胎发生中分子机制的复杂性和多变性有待于进一步揭示，迄今的工作只是沧海一粟。

（二）脊椎动物发育的分子机制

胚胎发育的分子机制在物种间是高度保守的。在无脊椎动物中，重要的发育调控基因相继被发现，在此基础上进行了脊椎动物发育分子机制研究。脊椎动物中最重要的模式生物是斑马鱼，它属于脊椎动物的真骨鱼类，基因与人类有87%的相似性，早期发育机制与哺乳动物非常相似。斑马鱼长约4cm，胚胎透明，可观察原肠期的细胞运动、脑区形成和心跳等胚胎发育过程。结合嵌合克隆和颜料示踪等分析法，可跟踪细胞的发育命运，进行细胞的谱系分析和组织器官的起源研究。斑马鱼体外受精，体外发育，比小鼠更便于研究。斑马鱼产卵一次可达两三百个，发育时间短，从受精卵到小鱼只需三天，胚胎约1mm大小，易于进行显微操作，因此是研究脊椎动物发育机制的适合模型。

人类基因组计划的完成，使重要的发育调控基因在人类的同源基因都已经鉴定出来。目前已发现很多人类发育异常与同源基因相关。与果蝇和斑马鱼等模式生物相比，人类发育分子机制的研究尚在起步阶段，比较分散，不够系统。

1. 信号通路及调控　在脊椎动物的胚胎发育中，信号通路的作用是极其重要并高度保守的。某种信号从细胞外到细胞内传递信息，并引起细胞内相应的应答反应，称为信号通路（signal path）。信号通路分为两类：当信号分子是胆固醇等脂质时，它们可以轻易穿过细胞膜，在细胞质内与目的受体相结合；更普遍的情况下，信号分子是多肽，它们只能与细胞膜上的受体结合，这些受体大都是跨膜蛋白，通过构象变化，将信号从膜外传到膜内，这个过程称为信号转导，即信号的识别、转移与转换，具体过程包括配体与受体结合、第二信使的产生及其后的胞内级联反应等。

脊椎动物胚胎发育中牵涉到多个信号通路，包括Wnt、Nodal、BMP、Hedgehog和FGF通路等，它们构成一个复杂的调控网络，参与调控胚胎发育过程中的各种生命活动。

Wnt信号通路参与了胚胎发育的几乎全部过程。最初，在黑腹果蝇中发现了无翅基因*wingless*（*wg*）；后来在秀丽新小杆线虫到人类已分离和鉴定了近100个它的同源基因。秀丽新小杆线虫的*wg*同源基因为*wnt*基因；非洲爪蟾和小鼠为*Wnt*基因；人类为*WNT*基因，有*WNT1*、*WNT2*、*WNT3*等，很多*WNT*基因簇是紧密连锁的。WNT是分泌性糖蛋白，氨基酸长度在350～380个左右，其分泌受到多种因子的调控，分泌后既可与自身细胞结合也可以与邻近细胞结合，可作为细胞信号分子参与多个信号通路，其中最经典的是Wnt/β-catenin信号传导通路，最早发现于果蝇和非洲爪蟾，与体轴决定和胚胎发育密切相关。

β-联蛋白（β-catenin）既可以作为细胞膜上的锚定蛋白，又可以作为细胞核的转录因子。在成体细胞中，β-catenin作为细胞骨架蛋白，在细胞膜上与E-钙黏着蛋白（E-cadherin）形成复合体，维持同型细胞附着，防止细胞移动。细胞中存在三个β-catenin的存储库：一个存在于细胞质膜上，介导钙黏着蛋白（cadherin）与微丝骨架的连接；另一个存在于细胞质中，β-catenin以可溶性分子的形式自由存在；第三个在核内，β-catenin与TCF/LEF等转录因子结合并附着于DNA上。

无Wnt信号时，细胞质中自由存在的β-catenin数量非常少，这是由于大量β-catenin通过糖原合酶激酶3β（glycogen synthase kinase-3β，GSK-3β）介导的途径被降解。当Wnt信号出现时，WNT通过其细胞表面受体介导的途径抑制GSK-3β降解途径，使得β-catenin不再被降解，而在细胞质中大量积聚。当β-catenin在胞浆中浓度达到一定水平时就可以向细胞核转移，与TCF/LEF家族的转录因子相结合，激活靶基因*Cyclin-D1*和*Myc*等，促进细胞的增殖。

Wnt/β-catenin通路还促进*Nodal*的表达。NODAL蛋白是一类TGF-β超家族的分泌因子，WNT和NODAL在胚胎发育的左右决定中起作用。此外，Wnt可介导多种其他信号途径，与FGF、Notch、Hedgehog、TGFβ等其他几条重要的信号通路相互协同来控制胚胎发育。例如，Wnt可以抑制Hedgehog的信号。动物体节（somite）中存在来自背部神经管/表皮外胚层的Wnt信号，以及来自腹部脊索的Hedgehog信号；两个相互抑制的信号作用产生背腹轴极性。

WNT蛋白可以抑制Notch信号通路。后者在胚胎发育过程中对控制细胞分化起着关键性的作用，特别是侧抑制以及抑制神经和肌肉前体发育。

FGF通过诱导E-cadherin水平的下调，来调节细胞质中自由存在的β-cadenin的数量，从而影响Wnt信号的转导。

WNT的复杂作用可能由于：① WNT家族众多成员在不同组织细胞中表达具有特异性；② WNT通过结合不同的特异性受体而发挥不同的作用。

2. 体轴形成　迄今人们关于脊椎动物体轴形成机制的认识主要来源于对斑马鱼、文昌鱼、非洲爪蟾和小鼠等模式动物的研究。近来，人们发现Wnt、Nodal、BMP、Hedgehog、FGF、EGF和TGF-β等信号转导路径广泛参与体轴极性的建立和胚轴的发育。

在非洲爪蟾和斑马鱼的体轴形成中，母源效应因子β-catenin是形成背轴的关键，可启动一系列背部化基因的表达。β-catenin可被GSK-3β抑制。整个胚胎中都合成β-catenin，但在腹侧被GSK-3β介导的途径降解。

人为抑制*β-catenin*基因功能导致胚胎背部结构缺损和沿前后轴组织发育受阻，并在幼体形成前死亡。用反义RNA抑制*β-catenin*基因活性造成腹部结构过度发育，甚至双腹部，与此相对应的是，腹部特异调控基因*BMP*的过度表达导致腹部结构的发育扩大至背部；而该基因的抑制或低表达则使得腹部发育停滞，背部发育扩大化。

β-catenin与转录因子TCF3的复合体可以促进几个轴形成关键基因的表达，包括同源异构框基因*saimois*，后者的蛋白产物又将激活同源异型框基因*goosecoid*等。

同源异型框基因*goosecoid*最早在上胚层（epiblast）表达，在蛙、鸡、小鼠以及人体中高度保守。它们与果蝇中的*gooseberry*和*bicoid*有序列同源性。原位杂交研究证明*goosecoid* mRNA表达于原条最先形成的上胚层，当原条形成后，它便特异地定位于原结，表明它在原肠形成中起着重要作用。goosecoid可以促进noggin和chordin两种信号分子的表达，它们负责调控原肠形成的细胞运动。noggin和chordin在体轴形成时诱导背部化，随后在中胚层中诱导神经分化。

头尾轴的形成与背腹轴的形成是密切相关的：背腹轴特化依赖于BMP梯度，而前后轴的分化命运依赖于BMP与Wnt的相互作用。爪蟾胚胎中，内源性的Wnt信号和β-catenin浓度梯度在尾端最高，在前端没有，头部结构是通过类胰岛素生长因子IGFs阻断BMP信号和Wnt信号引起的。将*IGF* mRNA注射到腹部卵裂球中，可以在腹部形成头部结构。躯干结构的诱导可能是通过阻断来自脊索的BMP信号，但允许Wnt信号而引起的。

3. 中胚层诱导　在脊椎动物胚胎发育早期，位于胚胎背部的外胚层形成神经板，卷曲形成神经管，进一步分化形成中枢神经系统。在胚胎发育中，一部分细胞对邻近细胞的形态发生产生影响，并决定其分化方向的作用称为诱导作用。中胚层诱导因子包括FGF家族和转化生长因子β家族等。

转化生长因子β（transforming growth factor，TGF-β）超家族是一类结构上相关并具有激素活性的分泌型多肽，其中包括TGF-β、活化素（activin）、骨形态发生蛋白（BMP）、生长分化因子（GDF）、抑制素（inhibins）等。TGF-β超家族成员通常是从大的前体蛋白经过加工和酶切而来，广泛存在于从果蝇到人类的各种组织中，不同成员各有其特异的时空表达模式，可以在胚胎发育的不同阶段影响细胞的增殖、分化、迁移和细胞外基质的调节，并参与器官形成。在成体中则负责对伤痛和疾病产生应答。

TGF-β超家族有30多种成员，具有不同的生物学效应，但在昆虫到脊椎动物中，其信号转导通路是高度保守的。基本过程是TGF-β家族成员与细胞表面Ⅰ型或Ⅱ型受体形成复合物，后者激活SMAD蛋白，SMAD蛋白负责装配由多个亚基组成的转录复合物，激活靶基因的表达。

转化生长因子TGF-β得名于它能引起培养的上皮细胞表型发生改变。在脊椎动物胚胎的中胚层和内胚层诱导以及神经外胚层的前-后轴线分化中起着重要作用。两栖类实验表明，TGF-β和Wnt有协同作用：TGF-β传达信号使得上胚层形成外胚层、内胚层和中胚层，而Wnt信号指定上胚层启动原肠作用。在哺乳动物中，TGF-β有三种异构体TGF-β1，TGF-β2和TGF-β3，它们对心脏发育至关重要，参与上皮-间充质转化，调节心肌特异性肌球蛋白的表达以及心肌细胞的增生和分化。TGF-β/activin信号转导途径与胚胎干细胞多能性的维持有关，*Oct4*和*Nanog*可能是TGF-β/activin信号通路的下游靶基因。

超家族成员之一Nodal信号通路主要影响中、内胚层诱导和胚胎左右不对称性。Nodal对小鼠原条的形成是必需的，而内胚层和中胚层都来自原条。在小鼠、斑马鱼、爪蟾和鸡胚的研究中都发现Nodal对于胚胎中胚层和内胚层的发育起到关键的作用。在缺少了Nodal信号的斑马鱼胚胎中，内胚层完全缺失，头部和躯干的中胚层包括脊索、肝、肾、血液、心脏等也缺失。不同浓度的Nodal可以诱导不同下游基因的表达。在斑马鱼胚胎中,Nodal信号在原肠胚前就已经决定了中胚层和内胚层前体细胞的发育命运。

此外,脊椎动物存在左右不对称发育的现象,表现为一些器官的位置或大小相对于体轴中线的不对称性。例如,人类的心脏偏向体腔的左侧,肝脏偏向右侧,左肺叶和右肺叶大小不等。*Nodal*基因负责调控胚胎的左右不对称性,表达于左侧侧板中胚层,已知Nodal信号存在于所有脊椎动物胚胎的左侧部分。许多上游信号通过下游的Nodal蛋白控制胚胎发育的左右不对称性,实现对内胚层以及头部和躯干中胚层发育的诱导。当在胚胎的右侧异位表达Nodal信号时,原本在左侧表达的基因也可以在右侧表达。

骨形成蛋白(bone morphogenetic protein,BMP)是TGF-β超家族中最大的家族,其中,BMP4是表皮外胚层和腹中胚层(血细胞和结缔组织)的诱导者,BMP4结合细胞后可激活相关转录因子,诱导表皮外胚层和腹中胚层的分化。BMP4最初在晚期囊胚的外胚层和中胚层表达,在原肠发生中,表达被限定在腹侧边沿,介导表皮的分化,还与中胚层形成因子协同作用,赋予中胚层结构以腹部的特征,例如形成腹中胚层的心脏等。低剂量的BMP4可激活肌肉的形成,中等水平的BMP4引发细胞发育为肾细胞,高剂量时则引发中胚层细胞分化为血细胞——不同的BMP4浓度是通过BMP4与其拮抗物相互作用造成的。BMP4的诱导作用能被nogin和chordin抑制,导致向神经细胞分化;而整个神经管的形成都伴随着对BMPs信号转导的抑制作用。

在中胚层分化中,BMP与Wnt互相对抗。Wnt信号可以促进肌肉生成,抑制软骨生成,而BMP4却可以促进软骨生成,抑制肌肉生成。在动物体节形成过程中,Wnt-1促进旁侧基因的表达,而BMP4抑制旁侧基因的表达。

TGF-β超家族成员的效应既取决于不同因子自身特性,也取决于靶细胞的类型和特性。如TGF-β既是上皮组织增生、造血和免疫功能的重要抑制剂,也是结缔组织增生的强促进剂;活化素(activin)既是垂体功能内分泌调节剂,也是中胚层的诱导剂。

综上所述,在个体发育中,信号通路是极其复杂而且相互交叉的,它们之间精确的交互式调控对定时定点发育是必需的。信号通路的调控方式存在以下几种:①两条信号通路间存在着上下游关系,一条信号通路可以控制另一条信号通路的活化或抑制;②几条信号通路平行地对某一发育过程共同进行调控;③几条信号通路受到某种蛋白的共同调控。

4. 同源异型框基因 在人类胚胎发育中,同源异型框基因(homeobox gene)是研究较多的一类基因,它们在物种和进化中是高度保守的。同源异型框基因最早发现于果蝇,9个同源框基因分2簇分布于果蝇同一个染色体上。在鼠类及人类分别发现了4簇共39个同源异型框序列。同源异型框基因在哺乳类的基因符号为*Hox*基因。

脊椎动物的同源异型框基因分为两个家族,一类是成簇排列在染色体上,并按前后轴(antero-posterior,A-P)方式表达,称之为A-P型,即*Hox*基因或Ⅰ类同源框基因。另一类是非A-P型同源框基因,非成簇排列,而是散布于不同的染色体上,按照它们的同源性和功能的相似性可以分为几个家族,包括*Pax*、*Otx*、*Msx*、*Nlx*、*Cox*和*Emx*。

哺乳动物至少有39个*Hox*基因,分为A、B、C、D等4个簇,排列在不同的染色体上。在人类,分别定位于7p15.3(*HOXA*)、17q21.3(*HOXB*)、12q13.3(*HOXC*)和2q31(*HOXD*)。每簇包含9~11个基因,在染色体上沿3'→5'依次排列,长约120kb,同一簇的*HOX*基因有共同的启动子,进化上高度保守。*Hox*基因的表达没有组织特异性,只在胚胎发育过程中有其各自的时间和空间的特异性,在发育调控中发挥重要作用。

*Hox*基因的特点总结如下。

(1) *Hox*基因表达的时空共线性(time-space multicollinearity):*Hox*基因在哺乳动物胚胎发育早期负责沿身体的主要轴线传递区域信息。在胚胎发育期,*Hox*簇从3'→5'方向排列的各基因以时间先后,从头区沿躯干向尾部依次表达和沉默。也就是说,愈是定位于染色体3'端的基因,其表达时间愈早,表达空间愈靠近胚胎头-尾轴的头部区域,反之,同一簇上愈是定位于染色体5'端的基因,其表达时间愈晚,表达空间愈靠近胚胎头-尾轴的尾部区域。这称为*Hox*基因的时空共线性和前后轴。

（2）后部优势：同一表达区域、同一染色体上，越靠近5′端的基因比其他基因在表达上有功能上的优势，这种特性在果蝇叫做表型抑制，在脊椎动物叫后部优势。

（3）维A酸激活共线性：维A酸（retinoic acid，RA）能够诱导激活*Hox*基因的表达，胚胎中*Hox*基因对RA诱导在时间和浓度上有共线性的敏感性：在3′端的基因最早被激活，且表现出对RA高敏感性；反之，在5′端的基因最晚被激活，且对RA低敏感性；基因沿3′→5′方向陆续被激活，并对RA的敏感性逐渐降低。RA可通过改变*Hox*基因的表达而致畸。与胚胎细胞不同，成熟组织内对维A酸有应答的*Hox*基因似乎不是按照3′→5′顺序诱导的，而是具有组织特异性。

在胚胎发育中，*Hox*基因表达始于原肠胚期的菱脑原节，随神经嵴衍生细胞迁移入全身。*Hox* 3’端基因在胚胎发育早期表达，促进细胞增殖和迁移，主要控制体轴近端的发育如颈椎，5’端基因在胚胎发育晚期表达，促进细胞分化和凋亡，主要控制体轴远端和神经外胚层末端的发育如尾椎。

因表达异常，可导致对应位置的四肢畸形。例如*HoxC8*定点突变导致小鼠第8对肋骨连到胸骨上，基于序列相似性和相对位置，不同簇间单个*Hox*基因可排成一线，表明四个簇可能来自于一个祖先复合体。*Hox 1-4*位点基因主管头颈、上胸部（颈椎、后脑、腮弓、舌咽会厌、甲状腺、乳腺、肺、胸腺-造血系统等）；*Hox 5-8*位点基因主管颈胸部（胸椎、乳腺、肺、胸腺-造血系统等）；*Hox 9-13*位点基因主管下胸部（肺、乳腺、胸腺）、腰骶区（腰椎、骶椎、尾椎、肛肠、泌尿生殖器）、四肢及神经外胚层的末端（皮肤、毛发、黑色素细胞等）。

举例来说，*HoxA8-9*和*D8-9*控制上臂肱骨发育，*HoxA10-11*和*D10-11*控制前臂尺和桡骨发育，*HoxA12*和*D12*控制手掌发育，*HoxA13*和*D13*控制指趾发育。其中某一个位点基造成畸形。*HoxA13*杂合突变体小鼠表现为缺趾，每只爪上只有一个趾。

哺乳动物雌性生殖系统是由副中肾管分化而成的。小鼠出生后两周，*HoxA*轴沿着副中肾管建立起来。*HoxA9*在输卵管表达，代表3′端*HoxA*基因的表达与副中肾管的前端，*HoxA10*与*HoxA11*都在子宫表达，*HoxA11*与*HoxA13*都在子宫颈处表达，*HoxA13*在阴道上部也有表达。

前面提到，*Hox* 3′端位点基因在胚胎发育早期表达，促进细胞增殖和迁移，5′端基因位点在胚胎发育晚期表达，促进细胞分化和凋亡。成体中，如果3′端基因过表达，将启动下游促增殖基因表达；5′端基因位点表达缺失可导致细胞分化成熟和凋亡受阻，都可导致肿瘤的产生。

造血系统是终身不断增殖的组织，因此在正常造血祖细胞和干细胞可检出*Hox 1-13*基因位点依次表达。越近3′端的*Hox*基因表达越原始的造血干细胞，越近5′端的基因表达分化较成熟的原细胞，并随着细胞分化成熟而表达逐渐消失。*Hox 3′*端位点基因过表达或5′端基因表达缺失将导致白血病生成。例如，在人类急性髓性白血病细胞中*HOXA9*持续表达，而*HOXD13*表达下调；在急性淋巴性白血病细胞中*HOXC6*、*HOXA9*和*HOXA10*表达持续上调。

目前已知HOX蛋白的上下游基因，包括编码细胞黏附分子（N-CAM，ICAM，E-cadherin）、转录因子、生长因子、凋亡相关因子和功能蛋白等的基因，例如，*HoxA1*可被生长因子促进表达，*HoxA5*可经p53依赖途径和caspase2、caspase8诱导凋亡，*HoxA10*可直接结合*P21*启动子，导致细胞周期阻滞和细胞分化等。因此，*Hox*基因通过与上游信号分子和下游靶基因形成复杂的正负反馈环形调控网络，来控制细胞增殖、迁移、分化和凋亡的时间表，控制细胞发育和抑制肿瘤生成。

另一类分散的同源异型框基因与组织的正常发育、肿瘤发生和代谢性疾病等有关。利用对同源框基因定点突变或异位表达等手段可以进一步了解其功能。

成对框基因（paired box gene，*Pax*）的产物PAX因子具有螺旋-转角-螺旋蛋白结构，是高度保守的转录因子，参与胚胎发育中的信号传导调控。在脊椎动物中共包含9个成员。人类各个*PAX*基因位于不同的染色体。同一器官或细胞系的正常生长发育，常受到2～3个亚家族成员的协同调控。*Pax1*和*Pax9*基因敲除的小鼠胚胎无脊柱形成；*Pax2*和*Pax8*同时发生突变时，肾发育停滞。用RNAi方法，敲低小鼠胚胎中PAX3和PAX7表达，导致肌肉发育畸形，可能PAX3负责形成肌肉细胞，而PAX7侧重于肌肉的自我修复和再生。小鼠胚胎中*Pax4*和*Pax6*从胰芽发育的初始阶段就开始表达，直到胰腺分化成内、外分泌系统后，表达仅限于胰岛细胞前体。当*Pax4*和*Pax6*同时缺失时，胰腺中胰岛细胞的分化趋向紊乱，甚至会转变为外分泌细胞。*Pax6* 表达于眼泡和未来的晶体中，*Pax3* 和 *Pax6* 突变导致小鼠小眼突变和人类眼无虹膜。

Msx1 突变小鼠出现无牙和牙齿发育不全的表型，证明它在牙发生中非常关键。在牙生成期，Barx1 为磨牙形成标记，Msx1 为切牙形成标记，如果在切牙区异位表达 Barx1，则切牙区牙胚转化为磨牙。Barx2 在颅面发育和成年涎腺高度表达，其突变可能导致颅面异常和迷走副舌下神经麻痹综合征，即 Jacobsen 综合征（Jacobsen syndrome）。

此外，*Nkx2-5* 基因突变是造成心脏发育畸形的重要原因。*Cdx* 基因过表达可能导致胃肠道肿瘤。OTX1 是脊椎动物大脑发育重要的调控因子，*Otx1* 基因突变小鼠有与轻度脑异常相关的自发癫痫行为。

四、发育的基因表达调控

（一）转录水平的调控

1. 转录因子 基因表达在转录水平上的调控高度依赖于转录因子（transcription factor）。转录因子是一类可以与特定 DNA 序列相结合，并调控靶基因转录状态的蛋白分子。转录因子按照结构可以划分为不同的家族，同一个家族的转录因子在结合 DNA 的位点具有相同的骨架结构，仅在结合位点的氨基酸有细微的区别，从而识别不同的 DNA 序列。OCT4 是早期胚胎转录因子中研究最为充分的一个，属于 POU（Pit-Oct-Unc）家族，含有一个保守的 DNA 结合结构域——POU 结合域，可以识别并结合 DNA 上 AGTCAAAT 八核苷酸序列，而这个八核苷酸序列大多位于靶基因的启动子或增强子区域，从而实现对基因表达的调控。例如，OCT4 可结合编码血小板生长因子受体 α（platelet-derived growth factor receptor α）的基因 *Pdgfra* 的增强子，从而激活其转录。

有趣的是，转录因子不仅可以结合靶基因的启动子或增强子，有些转录因子如 OCT4 还可以结合自身的增强子，从而维持自身的表达，通常这类转录因子有一个增强子序列用于开启自身的表达，而表达产物结合于自身的另一个增强子区域，用于维持自身的表达。

转录因子除了具有结合 DNA 序列的位点以外，还具有结合蛋白的位点，从而可以招募能够改变组蛋白修饰的蛋白。例如，在晶状体细胞中，转录因子 PAX6、SOX2 和 L-MAF 可以互相结合，并招募组蛋白乙酰化酶，使该区域的核小体结构松弛，利于转录。

转录因子还可以稳定转录起始复合物，有利于 RNA 聚合酶结合在启动子部位。例如，MYOD 是肌肉细胞发育关键的转录因子，可以通过支持启动子部位的 RNA 聚合酶来稳定 TFⅡ；此外，还可以结合组蛋白乙酰化酶，使核小体结构松弛，以多种方式协同促进靶基因的活化。

有些转录因子对谱系发生至关重要，似乎作为“分子灯塔”起到带头作用。它们可以穿过凝缩的染色质结构，结合在基因增强子部位，将染色质结构打开，以便其他转录因子接近，从而带头打破基因沉默，例如，FOXA1、GATA4 和 PAX7。转录因子 PAX7 可以结合肌肉祖细胞中肌肉特异表达基因的增强子区域，从而激活转录，然后，招募组蛋白甲基转移酶，将 H3K4（组蛋白 H3 第 4 位赖氨酸残基）从抑制转录的二甲基化转变为三甲基化，进一步激活转录；核小体在 DNA 上相对滑动，使得结合转录因子的 DNA 位点暴露出来。另一个例子是与肌肉发育相关的转录因子 PBX，该家族成员在所有细胞都表达，能够在高度凝缩的染色质中结合 DNA，使另一种肌肉决定转录因子 MYOD 得以靠近染色质并结合在相邻 DNA 位点。*MyoD* 是肌肉发育的关键基因，可以激活几百个基因的表达，从而建立肌肉细胞的表型。

某些重要转录因子对基因起到抑制还是激活的作用取决于很多因素，包括靶基因类型、细胞类型、共结合转录因子类型和结合 DNA 序列的基因组背景。例如，OCT4 可直接结合靶基因增强子的八核苷酸基序，激活编码血小板生长因子受体 α 的基因 *PDGFRA*，却又抑制编码人绒毛膜促性腺素（human chorionic gonadotropin，HCG）α 链基因 *CGA* 以及 HCGβ 链基因 *CGB* 的转录。HCG 是母婴识别的初级信号，桑葚胚外层细胞中 OCT4 表达下调，*CGA* 和 *CGB* 解除抑制，促进胎盘形成和胚胎植入，是滋养外胚层分化的关键。OCT4 同样可抑制内胚层转录活化子 *FOXD3*，直到原肠形成期 OCT4 表达普遍下调，*FOXD3* 被解除抑制，才激活下游 *FOXA1* 和 *FOXA2* 内胚层启动子，启动内胚层分化基因的级联表达。

OCT4 的 POU 域不仅可结合 DNA，还可以结合其他转录因子，例如，可与转录因子 ETS2 结合，同时，

OCT4的N端抑制*ETS2*的转录激活作用。囊胚期滋养外胚层中OCT4下调，使*ETS2*及其下游基因即编码干扰素 ε（interferon ε，IFNE）的基因*IFNE*解除抑制，在滋养外胚层特异表达。而IFNE本身也是一个多效应的转录激活物，接连启动下游多个滋养外胚层分化基因的表达。因此OCT4作为分子开关，在特定时空表达下调使细胞实现定时定点分化，对滋养外胚层和内胚层的发育是必要的。

OCT4还可以同时结合DNA和蛋白共同调节基因表达。编码成纤维细胞生长因子4（fibroblast growth factor 4，FGF4）的基因*Fgf4*、编码未分化胚胎细胞转录因子1（undifferentiated embryonic cell transcription factor 1，UTF1）的基因*Utf1*和编码骨桥蛋白（osteopontin，OPN）的基因*Opn*能被OCT4激活转录，同时，OCT4的作用被SOX2协同或拮抗。*FGF4*和*Utf1*都在内细胞团表达，它们的3′增强子可结合OCT4，其相邻序列结合SOX2，协同促进OCT4对靶基因的激活。缺少SOX2时，OCT4无法与DNA结合，说明协同激活依赖于OCT4/SOX2的DNA结合位点之间的蛋白-蛋白作用。相反，SOX2拮抗OCT4对原始内胚层基因*Opn*的激活。骨桥蛋白OPN是一种着床前表达的与细胞黏附和迁移有关的细胞外基质成分，OCT4二聚体结合到*Opn*增强子上激活转录，SOX2结合相邻DNA位点，通过羧基末端干扰OCT4二聚化从而抑制激活，因此，*Opn*在囊胚内细胞团低表达。原肠胚时期，SOX2表达下调早于OCT4，从而解除对OCT4的干扰，因此，*Opn*等原始内胚层谱系基因开始表达。

以上这些例子也反映了基因定时定点调控的一般规律，即基因默认是抑制状态，而在发育中定时定点激活一个基因或再次抑制一个基因通常采取双重否定或三重否定的方式。活化一个基因是通过对抑制物的抑制而实现的，而抑制一个基因是通过再次抑制对抑制物的抑制而实现的。这是一个很有意思的现象。无论基因默认抑制状态的维持，还是被激活或再次抑制状态之间转变，都与表观遗传修饰密切相关。

2. 表观遗传修饰与转录调控　基因的转录活性与它的表观遗传状态密切相关。染色质的基本单位是核小体，其结构是由DNA缠绕在组蛋白八聚体上形成的。DNA或组蛋白的表观遗传修饰可以调控基因的转录活性。通常，启动子部位的DNA胞嘧啶甲基化能稳定核小体结构，在空间构象上阻止转录复合物的结合，从而抑制基因转录；而组蛋白乙酰化的负电荷则可以中和组蛋白赖氨酸的正电荷，松弛组蛋白结构，从而激活基因转录。组蛋白赖氨酸甲基化，依据其甲基化位点的不同，而呈现不同的生物学效应；一般认为，H3K9（组蛋白H3第9位赖氨酸残基）和H3K27甲基化与基因转录抑制相关，而H3K4和H3K36与基因转录激活相关。

转录因子可通过改变靶基因表观遗传状态来实现调控。例如前面提到，转录因子SOX2结合DNA后可以招募组蛋白乙酰化酶，从而促进转录。表观遗传修饰之间还存在着相互影响。例如，甲基化胞嘧啶可以招募蛋白，使组蛋白甲基化或去乙酰化，从而稳定核小体结构，抑制转录。

在发育过程中特定基因的表观遗传修饰是动态变化的，包括普遍甲基化/去甲基化，以及组织特异性和阶段特异性甲基化和去甲基化等。

组蛋白修饰作为基因调控机制，广泛存在于从酵母菌到人类所有的真核生物中，而DNA甲基化似乎只存在于拥有复杂基因组的高等真核生物中。普遍甲基化/去甲基化发生在早期胚胎中。例如，小鼠胚胎从卵裂期开始普遍去甲基化，而在囊胚期内细胞团重新甲基化。脊椎动物中，胞嘧啶甲基化在DNA复制后被加上。

基因甲基化具有组织特异性，与基因的组织特异表达有关。例如，在人类的红细胞中，珠蛋白基因启动子几乎没有甲基化，而在不表达珠蛋白的细胞中，珠蛋白基因启动子高度甲基化。

基因甲基化还存在时间特异性。在人类胚胎表达血红蛋白（hemoglobin）的细胞中，β珠蛋白基因簇最初表达的是编码 ε 珠蛋白的基因*HBE1*，该基因的启动子区域是未甲基化状态；随着发育进行，该启动子被甲基化而不再表达，另一种胚胎特异的、编码 γ 珠蛋白的基因*HBG*被激活；继而，*HBG*基因启动子也被甲基化，编码成人β珠蛋白的基因*HBB*代替*HBG*开始表达。

表观遗传状态还负责维持细胞分化状态的记忆。组蛋白修饰可以招募某些记忆蛋白，并在有丝分裂后，在每个子代细胞仍然保留母细胞表观遗传状态的记忆。这些蛋白就是trithorax和polycomb家族。当trithorax结合在活跃的核小体上，可以在子代细胞中保留基因激活的记忆，而polycomb结合在凝缩的核小体上，则维持这些基因沉默的记忆。

trithorax 可以维持 H3K4 赖氨酸三甲基化，修饰核小体或者改变它们在染色质上的位置，从而暴露出相应的 DNA 序列以结合转录因子。

polycomb 蛋白是在基因调度中，诱导产生基因抑制机制的因子。polycomb 蛋白分成两类，相继发挥作用。第一类具有组蛋白甲基转移酶的活性，可以将 H3K27 和 H3K9 甲基化，从而抑制基因转录。第二类则结合在 H3 甲基化尾巴上，稳定甲基化状态，并且将相邻的核小体甲基化，从而形成紧密凝缩的转录抑制复合体。

（二）转录后水平调控

真核细胞的转录在细胞核中进行，转录后的 mRNA 前体被加工成为成熟的 mRNA，加工过程包括去除内含子、5' 端加帽子结构和 3' 端加 poly（A）尾巴结构，其中 3' 端 poly（A）包含 20～200 个多聚腺苷。加工后的成熟 mRNA 将从细胞核转位到细胞质，在核糖体上被解读、翻译为蛋白。

1. 选择性加工转运　通过某种选择机制，不同的细胞可以选择不同的细胞核转录物进行加工和转运，这意味着被转运到胞质中的成熟 mRNA 种类要少于细胞核中的原始转录物。例如，海马中，*SpecII* 基因和 *CyIIIa* 基因分别编码钙结合蛋白和肌动蛋白，使用内含子探针检测到它们在原肠胚的内、中、外三胚层均被转录，但使用外显子特异探针只在外胚层的胞质中检测到成熟的 mRNA。

2. 选择性剪接　大部分哺乳动物的 mRNA 前体含有多个外显子，mRNA 的不同剪接方式可以使不同外显子组合，从而产生不同的蛋白。例如，一个 mRNA 前体含有 5 个外显子，在某一种细胞中表达产物包含外显子 1、2、4、5，在另一种细胞中表达产物包含外显子 1、2、3，而在第三种细胞中表达产物包含外显子 1、2、3、4、5。这意味着一个基因的某段序列在某种细胞中是外显子，而在另一种细胞中变成了内含子。据报道，92% 的人类基因存在不同的剪接途径，表明这是一种普遍存在的调控机制；相比较而言，秀丽新小杆线虫中很少这种不同的剪接途径。通过该机制，一个基因可以产生一个蛋白家族的产物，而非传统意义上的“一个基因对应一个蛋白”。例如，编码原肌球蛋白 α（tropomyosin α，TPM1）的基因 *TPM1* 含有 11 个外显子，在不同细胞类型中表达不同外显子的组合，因而在脑、肝、骨骼肌、平滑肌和成纤维细胞中表达不同的原肌球蛋白 α，称为不同的剪接亚型。

有时不同剪接亚型蛋白具有相似但有区别的功能。例如 WT1 蛋白的不同亚型在生殖腺和肾发育中具有不同功能。其中一个亚型在肾发育中作为转录因子，而多一个外显子的另一个亚型在睾丸发育中起作用。

BCLX 基因的不同剪接产物具有完全不同的功能。包含某个大片段的大 BCLX 蛋白抑制细胞凋亡，而不包含这个大片段的小 BCLX 蛋白诱导细胞凋亡。很多肿瘤细胞中含有超出正常水平的大 BCLX 蛋白。

有时，不同剪接亚型蛋白具有身份标记的作用。果蝇 *dscam1* 基因编码膜受体蛋白，可阻止来自同一个神经元的树突互相结合。该基因含有 115 个外显子，其中外显子 4 有 12 种不同的相邻序列，外显子 6 和 9 有 30 多种序列。人们已发现了它的很多亚型蛋白，而这个基因理论上能表达的蛋白产物在 38 000 种以上。如此众多的亚型蛋白可能是用来确保每个神经元拥有独特的身份标记，也就是说，在不同的神经元中表达不同的 dscam1 亚型，当来自同一个神经元的树突接触后就迅速分离。

有时，剪接点（splice junction）的突变可导致表型的改变，而这种改变可能是有益的。Schuelke 等（2004）发现一个 4 代人的家系，该家族成员均为职业运动员，都有编码肌肉生成抑制蛋白（myostatin，MSTN）的 *MSTN* 基因剪接点突变。*MSTN* 基因负责编码一种负调节蛋白，阻止肌肉前体细胞的分裂。*MSTN* 基因剪接点突变影响该基因的表达，使得肌肉将在更多轮的细胞分裂后才开始分化，导致肌肉更大更强壮，其分子机制已在小鼠突变模型中得到证实。

（三）翻译水平调控

1. mRNA 寿命　mRNA 寿命越长，翻译出蛋白的量越多。mRNA 的稳定性取决于它那 poly（A）尾巴的长度，而这又在很大程度上取决于 3'非翻译区（3'UTR）序列，某些 3'UTR 序列允许产生更长的 poly（A）尾巴。通过交换两种基因的 3' UTR 序列，产生相应两种 mRNA，半衰期寿命也发生互相转换，原来长寿的变短了，原来短命的变长寿了。在特定细胞的特定时期，某些 mRNA 会被选择性地稳定化，从而翻译大量的特定蛋白。在大鼠乳腺组织中，奶的主要成分酪蛋白 mRNA 的半衰期是 1.1 小时，然而在泌乳期，受到催乳素的影响，半衰期可延长为28.5小时。在神经系统发育中，一群HUD蛋白可以稳定一群mRNA，阻止神经元祖细胞的分裂，并稳定另外一群mRNA，从而向神经元分化。

2. 选择性地抑制翻译　有些翻译水平的调控特异发生在卵母细胞中。卵母细胞生产和储存了大量mRNA，却处于休眠状态，直到受精后受到离子信号的刺激才开始翻译。卵母细胞中翻译水平的调控大部分是抑制性的，mRNA的5'帽子和3'UTR负责调控mRNA与核糖体的结合，如果缺少5'帽子和3'-poly(A)尾巴，mRNA将无法翻译。卵母细胞通常采取这种机制来抑制翻译。

与一般情况不同，卵母细胞中的大部分mRNA可能以环状存在，即5'端与3'端通过真核翻译起始因子4E（eukaryotic translation initiation factor 4E，EIF4E）等相连。在两栖动物卵母细胞中，很多mRNA的5'端和3'端被掩蔽蛋白（maskin）、胞质聚腺苷酸化元件结合蛋白（cytoplasmic polydenylation element-binding protein，CPEB）和EIF4E连接为环状，从而阻止翻译，其中maskin与EIF4E的结合可阻止EIF4E结合EIF4G，而后者对于结合核糖体亚基并开启翻译是必需的。在卵子发生时，孕酮可促使CPEB磷酸化，磷酸化的CPEB蛋白可结合切割和聚腺苷酸化特异性因子（cleavage and polyadenylation specificity factor，CPSF），CPSF可结合在3'UTR的poly（A）加尾信号上，并与负责加尾的聚合酶结合为复合物。在卵母细胞中，具有短poly（A）尾巴的mRNA不会被降解，但也不会被翻译。卵母细胞受精后，poly（A）结合蛋白（poly（A）-binding protein，PABP）将结合在尾巴上，并稳定EIF4G，使其得以去除maskin，并取代maskin结合在5'帽子上的EIF4E蛋白上，从而招募40S核糖体亚基开启翻译。

在果蝇卵母细胞中，bicoid既有转录激活功能又有翻译抑制功能。负责形成头部的bicoid定位于胚胎前端，可以抑制尾部mRNA的翻译，从而阻止它在胚胎的前端表达，而尾部是负责腹部化的蛋白。bicoid可以结合尾部的mRNA 3'UTR区域上的“bicoid识别元件”，并招募D4EHP蛋白，后者可与EIF4E竞争结合5'帽子。没有EIF4E就无法结合EIF4G，尾部的mRNA就无法翻译。通过这种机制，尾部mRNA在胚胎前端被抑制，只在胚胎后端表达。

3. 微小RNA的转录后调控　mRNA的一部分序列可以被互补的微小RNA（microRNA，miRNA）序列结合，这也是转录后调控的一种普遍机制。首先在秀丽新小杆线虫中发现这种天然的反义RNA，*lin-4*基因可以编码一群21～23个核苷酸左右的微小RNA，后者可以结合*lin-14* mRNA 3'UTR区的互补序列。LIN-14蛋白是一种转录因子，在秀丽新小杆线虫的幼虫早期发育中起作用，在以后就不再需要了，可通过这种方式被抑制。

lin-4 RNA编码一群21～23个核苷酸左右的miRNA，是通过较大的前体加工而成的。这些miRNA前体与靶基因在转录上是互相独立的，例如，*lin-4*基因与*lin-14*基因相隔很远。有些miRNA前体是别的基因内含子的一部分，也有很多新发现的miRNA存在于基因间，而过去这些基因间的序列被认为是无用的冗余序列。这些RNA转录后先形成马蹄状的发夹结构，然后经过Drosha和Dicer等一系列RNA酶的处理，形成单链的miRNA，然后和一系列蛋白结合，组装为RNA介导的沉默复合物（RNA induced silencing complex，RISC）。这些miRNA可以结合mRNA3'UTR区的互补序列，并抑制翻译。

miRNA种类丰富，并且在黑腹果蝇、秀丽新小杆线虫、脊椎动物甚至植物中高度保守，意味着这种调控机制非常重要。研究表明miRNA在细胞分化中也有重要作用，例如与哺乳动物心脏和血细胞分化有关。在小鼠心脏发育中，微小RNA miR1可以抑制转录因子HAND2的翻译，而这种转录因子对心肌细胞的增殖非常关键；miR1可能负责平衡心室的生长和分化。miR181在B淋巴前体细胞的分化中起关键作用，过量表达miR181可导致小鼠中B淋巴细胞的优势增长。

miRNA还可以用于清除RNA或调整RNA的水平，例如，在胚胎表达合子基因后，清除母源mRNA。在斑马鱼中，miR430负责执行这个清除任务，它是最早转录的第一批合子基因之一，在基因组中有90个左右的拷贝，因此转录速度很快。miR430有上百个靶RNA，其中40%是母源RNA。它通过结合靶RNA 3'UTR区，使靶RNA丢失poly(A)尾巴，从而被降解。它还可以在稍晚时期调整*Nodal* mRNA的表达水平，从而精确调控一部分细胞分化为内胚层，另一部分分化为中胚层。

miRNA长度为21～23个核苷酸左右，但仅利用自己5'端5个左右的核苷酸（通常在第2～7位）去识别靶RNA的3'UTR区。识别靶基因后，miRNA可通过以下方式调控翻译：①通过阻止靶RNA结合翻译起始因子或核糖体而阻止翻译的起始；②招募内切酶从 poly（A）尾巴处降解靶 RNA；③在翻译起始后招募水解酶将合成的蛋白降解。这几种方式既可以单独使用也可以协同使用。

miRNA 的转录后调控机制已被人们利用，例如，在欧洲 texel 种绵羊中，通过基因工程将肌肉生长负调控因子 *myostatin* mRNA 3' UTR 区的 G 变成 A，可以使 *myostatin* mRNA 被骨骼肌中富含的 miR1 和 miR206 识别和降解，从而降低 myostatin 的表达，增加肌肉含量，改善肉质（参见附录Ⅰ第二部分）。

4. 胞质定位调控 mRNA 的定点表达　大多数情况下，mRNA 翻译为蛋白的位置也是特定的。以果蝇胚胎为例，70% 的 mRNA 定位于细胞的特定区域。胞质定位信息也存在于 mRNA 的 3' UTR 区，可通过以下 3 种机制定位。①扩散和锚定：果蝇 *nanos* mRNA 在胞质中自由扩散，当它们到达卵母细胞后极时，被特定蛋白捕获并固定，随后被激活翻译。②定位保护：果蝇热休克蛋白 *hsp83* mRNA 在胞质中自由扩散，随后被降解，但到达胚胎后极的 *hsp83* mRNA 被特定蛋白保护，从而保留在胚胎后极。③沿着细胞骨架转运：这是 mRNA 定位最普遍的机制。mRNA 的 3' UTR 区可被特定蛋白识别，并将它们结合在细胞骨架的发动蛋白或译马达蛋白（motor protein）上，沿细胞骨架运送到指定位置。这种马达蛋白通常有 ATP 酶活性，例如，动力蛋白（dynein）和驱动蛋白（kinesin），可通过水解 ATP 获得动力。果蝇中负责形成头部的 *bicoid* mRNA 就是通过这种机制定位于卵的前极。卵母细胞中，构成细胞骨架的微管的生长端为正向，而微管的起始端为负向。*bicoid* mRNA 的 3' UTR 区结合于动力蛋白上，该蛋白沿微管负向运行，因此，biciod 被运动并定位于卵前极。相反，*Oskar* mRNA 结合于驱动蛋白，它沿着微管正向运行，因此，定位于卵后极。到达目的地后，mRNA 通常被结合并固定于其他细胞骨架蛋白上，例如微丝的肌动蛋白（actin）。

（四）翻译后水平调控

翻译后的蛋白在成为真正具有活性的蛋白之前，还需要完成几个改造。有些新合成的蛋白在切除抑制性部位之前是没有活性的，例如，从巨大的胰岛素前体中形成胰岛素。有些蛋白必须被准确投放到特定的细胞内定位才能发挥功能。合成后的蛋白将与更多的蛋白互相作用，成为更高级结构一部分，例如，成为细胞骨架的一部分，或成为功能性蛋白复合体中的一个成分。很多蛋白常常被隔绝在细胞的特定区域中，例如，细胞膜、溶酶体、核或线粒体。有些蛋白需要与其他蛋白组装为功能性的复合体，例如，血红蛋白、微管和核糖体都是多种蛋白组合而成的功能单位。有些蛋白与离子（如 Ca^{2+} 等）结合才具有活性。有些蛋白共价连接磷酸基才具有活性。这种调节机制普遍存在于信号转导中。

五、性别决定与分化

生物界各个物种实现性别差异的途径是各种各样的，也是极其复杂的。从整个过程来看包括两个阶段：性别决定（sex determination）和性别分化（sex differentiation）。性别决定在受精的瞬间就确定下来了，它决定着性别分化的方向，而性别分化则是由遗传性别向一系列性别特征演变的个体发育过程。

人类的男女性别是由细胞中的性染色体 X 和 Y 决定的。女性细胞的性染色体组成为 XX，男性细胞的性染色体组成为 XY，在形态和结构上有明显区别，这种性别决定方式称为 XY 型性别决定。在配子发生时，女性只能形成一种含有 X 染色体的卵子，而男性则可产生两种精子，即含有 X 染色体的 X 型精子和含有 Y 染色体的 Y 型精子。这两种精子数目相等，在自然状态下与卵子的结合是随机的。所以，后代是男孩还是女孩取决于卵与 X 型精子受精还是 Y 型精子受精，两者的概率是相等的，因此人类中男女比例大致保持在 1∶1。

尽管 X 染色体和 Y 染色体对性别决定起着重要作用，实际上人类性别决定的关键只在于 Y 染色体。默认途径中未分化的性腺将发育为卵巢，而 Y 染色体的存在，使未分化的性腺分化为睾丸，缺少 Y 染色体则向卵巢发育。临床病例的分析资料表明，性染色体数目异常的患者中，不管 X 染色体数目增加多少，Y 染色体的有无才真正决定该个体有没有睾丸，尽管有些情况下患者的睾丸发育不良，例如先天性睾丸发育不全（Klinefelter syndrome），核型为 47，XXY。

目前已确定人类 Y 染色体短臂上有一个决定性别的基因 SRY（sex-determining region of Y chromosome），定位于 Yp11.31，全长 7 897bp，编码的 SRY 蛋白含 204 个氨基酸，具有高度的保守性和特异性。SRY 蛋白是一个转录因子，是高迁移率族（high-mobility group，HMG）的成员。在 SRY 蛋白的中央有一个由 79 个氨基酸组成的HMG框，在不同种类的哺乳动物中极端保守，可与特异的DNA序列结合，是SRY打开雄性发育通路生化机制的关键。SRY蛋白只在睾丸分化前表达于性嵴的体细胞中，如果它失活，就将导致46,XY个体成为性腺发育不全的女性表型个体。最近的研究表明，SRY可能是睾丸发育的启动者。此外，类固醇受体RNA激活蛋白1（steroid receptor RNA activator 1，SRA1）可激活*SRY*基因；编码SRA1的基因*SRA1*位于5q31.3，提示性别决定是受多个基因影响的。

六、体细胞核移植

（一）体细胞重编程与表观遗传调控

1996年克隆羊Dolly问世，体细胞核移植（somatic cell nuclear transfer，SCNT）技术实现了哺乳动物的无性繁殖。体细胞核移植又称克隆，方法是将供体细胞核移植到去核的卵母细胞中，获得重构胚（reconstructed embryo），在体外培养到着床前囊胚时期，移植到代孕母体后即可得到出生的克隆动物。随后，体细胞克隆牛、小鼠、猪、兔和大鼠等相继出现，为发育生物学研究提供了有力的手段。除线粒体DNA外，克隆动物的全部遗传物质均来源于供核的成体细胞，克隆技术揭示了分化细胞的细胞核在一定条件下可被去分化（重编程），从而恢复全能性，从头驱动胚胎发育的整个进程。重编程的本质就是将体细胞中表达的基因关闭、而将胚胎发育相关基因重新激活的过程，因此，克隆技术是研究体细胞核全能性和重编程机制的重要手段。

与有性繁殖产生的动物相比，克隆动物胚胎发育能力低下，只有约4%的克隆牛胚胎能够发育为存活的后代，而这已是哺乳动物克隆的最高效率。克隆动物大多存在异常表型，例如，发育迟缓、胎儿肥大以及器官发育不正常，存在呼吸系统和心血管系统障碍等，这种现象已被普遍认为是克隆胚胎重编程不完全的结果。Rideout等（2001）认为克隆胚胎重编程有三种可能的结果：①供核基因组完全没有进行重编程，重构胚很快死亡；②部分重编程，重构胚在不同的发育阶段死亡；③完全重编程，产生正常的克隆动物。

在克隆重构胚的发育过程中，供体细胞核必须暴露在卵母细胞质中经历表观遗传状态重编程，从高度分化的体细胞核转变为全能的胚胎细胞核，从而将体细胞表达的基因关闭，并将胚胎发育相关基因重新激活。

关于重编程机制的很多问题至今尚未明确。多个研究表明克隆技术的效率低下可能是由于克隆胚胎中组蛋白和DNA甲基化重编程程度不完全，引起发育相关的基因表达异常，从而导致克隆胚胎发育异常和克隆效率低下。例如，克隆胚胎胚外组织异常高甲基化，引起胎盘中大部分基因表达下调，导致克隆动物各种典型的胎盘异常。

（二）印记基因与胚胎发育

基因印记是一种表观遗传调控方式。根据亲源性的不同，个体只表达来自父本或母本一方的等位基因，并且通过某种基因修饰机制，特异地抑制另一方（母源或父源）等位基因的表达，具有这种表达模式的基因称为印记基因（imprinted genes）。印记基因作为一种重要的非孟德尔遗传形式仅发现于哺乳动物，其表达模式是由表观遗传标记负责调控的，是在长期进化过程中形成的自我调控与监护机制。

大多数印记基因与胚胎发育有关，对哺乳动物早期胚胎、胎儿和胎盘的生长发育起着重要的作用。

基因印记的提出，最初来自20世纪80年代小鼠的单性生殖胚胎学实验。孤雄生殖的胚胎发育差而胎盘发育相对良好，只具有胚外膜无胎儿组织，发育成葡萄胎；孤雌生殖的胚胎生长相对正常而胎盘发育差，形成的胚胎缺少胚外膜，发育成卵巢畸胎瘤，两者都无法存活至分娩。这说明父本和母本遗传物质的互补是胚胎发育所必需的。

印记基因一般具有以下特点：①依据亲本的不同，印记基因选择性单等位基因表达；②富含CpG岛，CpG岛上的C是修饰位点，易被甲基化/去甲基化修饰；③甲基化修饰可以遗传给子代细胞，不涉及DNA序列的改变；④印记基因在机体不同组织、不同发育时期选择性表达；⑤印记控制区（imprinting control region，ICR）不同的表观遗传修饰调控着印记基因的表达；⑥印记基因在染色体上分布较为分散，通常成簇存在，每簇一般包含几个编码蛋白的印记基因。

至今在小鼠和人类中已发现五十多个印记基因，大多编码胚胎生长发育中的关键调控因子，其中，父源表达的印记基因（如 *IGF2* 和 *Peg3*）促进营养的摄取，利于胚胎生长；相反，母源表达的印记基因减少营养的开支，削弱胚胎生长。父系和母系印记基因在胚胎发育过程中存在互相拮抗的作用，对于胚胎发育的平衡是必需的。印记功能的紊乱将导致多种发育异常及死胎。在小鼠和人类中，胎儿过度生长可能由 *H19*、*IGF2* 和 *IGF2R* 等印记基因的表达改变引起。删除父系表达印记基因 *IGF2* 可导致胎盘生长不足并制约胎儿生长，初生 *Igf2* 缺失突变小鼠相体重仅为正常小鼠的 60%。

哺乳动物克隆重编程的最大问题之一是重新建立基因印记。哺乳动物胚胎发育过程中，基因组甲基化状态经历擦除和重新建立的过程。小鼠胚胎从卵裂期开始基因组普遍去甲基化，而在囊胚期内细胞团普遍开始重新甲基化，唯一的例外是印记基因，它们此时既不去甲基化也不重新甲基化，保持在配子成熟期的高甲基化水平；在原肠胚时形成的原生殖细胞（primordial germ cells，PGCs）中，印记基因去甲基化，而直到形成生殖细胞和配子发生的过程中才重新甲基化。由此可见，基因印记的建立与有性生殖是密切相关的，克隆动物是将体细胞核重编程为胚胎细胞核，由于缺乏生殖细胞分化和配子形成的过程，印记基因重编程异常是克隆胚胎过度生长和发育异常的重要原因之一。通过研究刚出生即死亡的克隆牛和存活的克隆牛各器官的印记基因 *IGF2*、*IGF2R* 和 *H19* 表达情况，发现死亡克隆牛的 3 个印记基因表达异常，但存活克隆牛则表达基本正常。

第三节　发育异常与出生缺陷

发育异常导致的出生缺陷是发育遗传学在医学领域的重要研究课题。出生缺陷（birth defect）是指先天性的形态结构、生理功能异常或代谢缺陷所致的异常，但不包括出生时损伤造成的异常。每年全世界有近 800 万儿童出生时患有某种严重的出生缺陷，占出生儿童总数的 6%。常见出生缺陷包括无脑儿、脊柱裂、脑积水、腭裂、唇裂、食管闭锁及狭窄、短上肢畸形、短下肢畸形、先天髋关节脱位和 21 三体征等。严重的出生缺陷可以致死，有资料显示全世界每年至少有 330 万 5 岁以下儿童死于出生缺陷，320 万存活儿童终身残疾。

出生缺陷是世界范围内围产儿和婴儿死亡的主要原因，并导致大量小儿患病或残疾，严重影响人口素质。我国每年大约有 30 万～40 万缺陷儿出生。由于出生时统计的缺陷儿数据往往只是实际缺陷儿数据的 1/3 到 1/4，这意味着我国每年实际发生的出生缺陷儿至少在 100 万以上，约占每年出生人口总数的 4%～6%。

根据我国出生缺陷医院监测的资料，2007 年全国出生缺陷前 5 位的出生缺陷发生率分别为：①先天性心脏病（2.5‰）；②多指（趾）（1.6‰）；③唇裂（1.3‰）；④神经管缺陷（0.72‰）；⑤先天性脑积水（0.68‰）。该数据主要来自我国于 1986 年开始建立的全国出生缺陷医院监测系统，主要在全国部分县级或以上具有接生能力的医院开展，监测对象为孕 28 周至出生 7 天内的围产儿。

导致出生缺陷的因素包括遗传性和非遗传性两大类。在出生缺陷的病因中，遗传因素占 25%，环境因素占 10%，环境与遗传因素共同作用或不明原因占 65%。

一、遗传因素导致的出生缺陷

在出生缺陷中，遗传性疾病占有极其重要的位置。遗传病是指生殖细胞或受精卵的遗传物质发生突变导致的异常生理状态，包括染色体病、单基因遗传病和多基因遗传病等几类，每一类都可导致出生缺陷。

（一）染色体异常导致的出生缺陷

本书第六章已经谈到染色体异常是自然流产的主要原因。无论染色体数量增减或结构畸变都可导致出生缺陷。与染色体异常伴发的出生缺陷往往为多发性，即同一患者发现多种畸形。多数患者除 1～2 项较严重的畸形外，还经常伴随 3～5 处小畸形，小畸形是与大畸形相对应，通常不被注意，而在美容时才重视，如轻度的蹼颈、眼睑下垂、明显的内眦赘皮等（表 19-1）。

表 19-1 常见小畸形

头	Head	颈	Neck
发型迷乱	aberrant scalp hair patterning	轻度蹼颈	mild webbed neck
枕骨扁平	flat occiput	鳃裂	branchial cleft fistula
枕骨刺	bony occipital spur	**手**	**Hands**
第三囟门	third fontanel	不全多指症	rudimentary polydactyly
眼	**Eyes**	双拇指甲	duplication of thumbnail
内眦赘皮	epicanthic folds	通贯掌	simian creases
反内眦赘皮	epicanthus inversus	特殊皮纹	unusual dermatoglyphics
睑裂向上	upward slanting palpebral fissures	5 指弯曲	clinodactyly 5
睑裂向下	downward slanting palpebral fissures	4,5 指短	short fingers4,5
短睑裂	short palpebral fissures	**脚**	**Feet**
眼角异位	dystopia canthorum	2,3 趾并趾症	syndactyly（2-3）
轻微眼距远	minor hypertelorism	1,2 趾间沟宽	gap between toes（1-2）
轻微眼距近	minor hypotelorism	短粗踇趾	short great toe
轻上睑下垂	minor ptosis	4,5 指隐窝	rcessed toes（4,5）
睫毛虹膜缺损	coloboma（eyelid,iris）	指（趾）甲增厚	thickened nails
耳	**Ear**	根骨凸出	prominent calcaneus
原始形状	primitive shape	**皮肤**	**Skin**
缺乏螺旋摺	lack of helical fold	毛细血管瘤	hemangioma
两侧不对称	asymmetric size	色素痣	pigmented nevi
耳后卷型	posterior rotation	蒙古样斑	mongoloid spot
小耳	small ears	失色素斑	depigmented spot
隆突耳	protuberant ears	乳头异常	unusual placement of nipples
无耳屏	absent tragus	附属乳头	accessory nipples
双叶耳	double lobule	牛奶咖啡斑	caf é -au-lait spot
耳附属物	auricular tag	**骨骼**	**Skeleton**
耳窝	auricular pit	肘外翻	cubitus valgus
外耳道狭窄	narrow external auditory meatus	胸骨凸出	prominent sternum
悬雍耳垂	bifid uvula	胸骨凹陷	depressed sternum
口区	**Oral region**	盾状胸	shieldlike chest
不对称哭丧脸	asymmetric crying facies	膝外翻	genua valga
边界线小下颌	borderline small mandible	膝内翻	genua vara
不完全型唇裂	incomplete form of cleft lip	膝反屈	genu recurvatum
系带异常	aberrant frenula	**其他**	**Others**
釉质发育不良	enamel hypoplasia	腹直肌分离	diastasis recti
畸形牙	malformed teeth	脐疝	umbilical hernia
咬合不正	malocclusion	轻微尿道下裂	minor hypospadias
鼻	**Nose**	骶骨小凹	deep sacral dimple
小鼻孔	small nares		
鼻有缺口	notched alas		

从临床的角度看,小畸形未产生严重的功能障碍,但对染色体病的表型定位却有重要意义。单个微小畸形在新生儿出现概率为15%,两个以上微小畸形发生的概率较少,而三个以上仅为1%。具有三个以上微小畸形的新生儿中,90%可出现大畸形,在许多畸形综合征中,如21三体综合征,79%有临床检查出的微小畸形,此外,42%原发性智力低下者都有三个以上微小畸形或大畸形,有小畸形者占80%。畸形表型与染色体畸变的关系见表19-2。

表19-2 几种先天畸形与染色体畸变的关系

畸形表现	染色体征	畸形表现	染色体征
胸腺发育不良	dup 1q	第一掌骨发育不全	del 13
腕、骨盆骨化迟缓	del 4p	第四,五掌骨合并	del 13q
喉软化症,头发早白	del 5p	两眼距增宽	del 13q
缺髌	dup 8	肛门狭窄	dup 22q
前脑缺损	dup 13	鼻孔向上	del 9q
多指畸形	dup 13	缺指、张口畸形	dup 21
拇指发育不全或缺失	del 13q	并指畸形	del 5q

对于染色体异常引起的出生缺陷患者,目前尚无有效治疗方法,甚至会随着生长发育而加重病情,因此完善遗传优生咨询、携带者检出和开展产前诊断工作具有重要的意义,相关的基因治疗研究也在进行中。

(二)单基因异常导致的出生缺陷

人类致病基因最初是由野生型基因突变而来的,所以在群体中频率很低,约为1/100~1/1000。单一的遗传基因异常往往表现出较稳定的多种表型症状,出现多发性先天畸形,甚至成为某些固定性畸形综合征,称为遗传多效性(pleitropy)。例如,马方综合征患者有先天性心脏病、眼和骨骼的畸形。这是由于一个基因发生突变产生初级的遗传效应和缺陷,又引起次级和三级效应,例如,某个多肽链发生改变,影响若干个蛋白的结构,从而形成多种异常表型。大鼠中影响软骨发育的基因突变,可导致胚胎发育中凡是有软骨的地方都出现异常改变,例如,气管狭窄、肋骨变粗、肺出血、胸腔脏器异位等。

单基因病可以发生在人体各个组织和系统中。常见的可引发体表发育异常的单基因病有软骨发育不全、成骨不全、多指(趾)症、短指(趾)症、马方综合征、先天性耳聋、遗传性上眼睑下垂、先天性白内障、神经纤维瘤、大包型表皮松懈症、心手综合征、Ehlers-Danlos综合征、先天性肌强直、结节性硬化症、颅面骨发育不全、全身性多毛症和垂体性侏儒等。

(三)多基因异常导致的出生缺陷

多基因遗传的性状由多个基因相互作用所致。它们作用叠加而发挥作用。多基因异常导致的出生缺陷包括唇裂、腭裂、先天性心脏病、无脑畸形、脊柱裂、脑积水、先天性髋关节脱位等,均与环境因素有一定关联。

二、环境因素导致的出生缺陷

许多药物和化学物质也可通过胎盘进入胎儿体内造成损害。例如,20世纪50~60年代初广泛使用的药物反应停(Thalidomide),主要成分为α-苯酞茂二酰亚胺,能够有效阻止女性怀孕早期的呕吐,但也可引起胎儿发育中的四肢、心脏和肠道损伤,导致大量"海豹畸形婴儿"出生。黄体酮是用来预防流产的常用保胎药物,但孕妇服用后可能引起胎儿的先天性心脏病和女胎男性化。化学品中有许多是诱变剂、致癌剂和致畸剂,在工农业生产、日常饮食和药品中均有可能接触到,如杀虫剂中的杀螨醇、香烟和汽车尾气中的苯并芘、食物中的亚硝酸盐和糖精、花生霉变产生的黄曲霉素B_1、有机磷和有机氯农药等都有致癌和致畸作用(参见第二章)。

物理因素中,电离辐射可以直接破坏DNA的分子结构甚至引起染色体结构改变,增加自然突变的几率。怀孕早期高热可致胎儿神经管缺陷和智力低下,噪声和振动也会导致胎儿的出生缺陷。

此外，母体因素对出生缺陷也有影响，例如，母亲羊水过多易生无脑畸形儿，母亲年龄过高易生21三体综合征患儿，母亲患糖尿病导致婴儿畸形率升高2～3倍，母亲缺乏维生素A和色氨酸可导致胎儿眼发育畸形，缺乏叶酸可导致胎儿神经管缺陷。

三、遗传与环境共同作用导致的出生缺陷

多基因异常导致的出生缺陷是由多个基因相互作用所致，并受到环境因素的影响，包括唇裂、腭裂和先天性心脏病等。

以下介绍几种常见的多基因出生缺陷。

（一）无脑畸形与脊柱裂

无脑畸形（anencephaly）与脊柱裂（spina bifida）都是由于神经管未闭合导致的，又常常同时出现。在胚胎发育早期，外胚层分化发育中不同区域的神经管封口时间不同，第二区封口失败，胚胎的前脑不发育，即致死性的无脑症，第五区不封口导致脊柱裂口症。这两种缺陷患者女多于男，无脑儿是1：0.34，脊柱裂是1：0.89（女：男）。无脑儿通常是大脑两半球不发育，仅残留基底神经节和小脑者称半脑，脑膜、颅骨与头皮出现不同程度的缺失，出生后数小时死亡。脊柱裂是脊椎椎板未愈合所致，常发生在腰部，严重的可呈脊柱开放型。约有半数的无脑儿伴有脊柱裂，美国统计无脑儿出现率为0.33‰，脊柱裂为0.52‰，我国上海无脑儿出现率为0.4‰，脊柱裂为0.3‰。据报道，爱尔兰、威尔士、亚历山大市和孟买市等地发生率较高，两病发生率合计为10‰，而在撒哈拉的黑种人较低，合计为2‰。两病的遗传度均为60%，遗传因素与环境因素均不可忽略。

（二）腭裂和唇裂

腭裂（cleft palate）和唇裂（harelip）这两种常见的颜面先天畸形主要源于怀孕第4周到第10周期间的神经嵴发育缺陷。两者在胚胎发育时是相关联的，是中缝融合缺损的一部分。原始口腔形成后，在两外侧向内伸出两个腭突，合拢形成腭。先形成的是原发腭，后出现的是次发腭。次发腭的合拢较晚，形成牙龈和上唇，其合拢易受遗传和环境因素的影响。唇裂是由于上颌突与同侧的内侧鼻突未愈合所致，腭裂是因两侧的外侧腭突未在正中线愈合或愈合不完全，或外侧腭突未与正中腭突愈合所致。

唇裂发生率约占总人口的1‰，男性是女性的2.3倍，左侧多于右侧。唇裂和腭裂在不同人种间发生率相差很大，东方人较高，为1.7‰新生儿。在我国南方占出生缺陷的首位，四川发生率高达20.4‰，而且常常伴随其他先天异常，成为多发性畸形中一个常见而重要的特征（参见第三十八章）。

唇裂、腭裂不仅严重影响面部美观，还因口、鼻腔相通，直接影响发育，经常导致上呼吸道感染，并发中耳炎。患儿因吮奶困难导致明显营养不良，在儿童和家长的心理上造成严重的创伤。唇裂病因有遗传因素和环境因素等，而以孕期感染或化学药物致畸者较多见。大约有20%左右唇裂、腭裂患儿可查询出有遗传史。

（三）先天性心脏病

先天性心脏病（congenital heart disease，CHD）是由于心脏和血管在胚胎发育过程中异常，导致形态、结构、功能、代谢上的异常，近年已成为出生缺陷发生的第一位原因。先天性心脏病病因尚未完全明确，少数是染色体畸变和单基因突变引起的，例如，21三体征、18三体征、13三体征等多伴有先天性心脏病，这部分先天性心脏病约占先天性心脏病的5%；由单基因突变引起的CHD约占3%，包括常染色体显性遗传病、常染色体隐性遗传病和性连锁遗传病，例如，马方综合征、黏多糖症ⅠH型、进行性肌营养不良、假肥大型肌营养不良（Duchnne型）等，常合并先天性心脏病。

超过90%的CHD属于多基因遗传病，表现为单纯的心血管畸形而不伴有其他畸形，是由遗传因素和环境因素相互作用引起的，遗传度约为55%～65%。心脏发育是一个极其复杂的过程。它涉及胚胎发育不同阶段许多基因的表达，也涉及细胞的迁移、分化、增生及精确的相互作用。这是一个在特定基因调控下的严格的时空变化过程。若该过程出现异常，则造成先天畸形。

室间隔缺损（VSD）、房间隔缺损（ASD）等先天畸形主要表现为房、室分隔缺陷。与房、室分隔相关的结构为心内膜垫，而ES蛋白、TGF-β及细胞黏附因子是影响心内膜垫形成的关键因素。此外，上皮细胞的转化还涉及细胞间或细胞底物间的黏附作用，目前已知与该过程相关的黏附因子包括N细胞黏附分子

(N-cell adhesion molecule, N-CAM)和底物黏附分子(substrate adhesion molecule, SAM)两种。

激活 T 细胞的核因子(nuclear factor of activated T cells, NFATC)是目前已知的第一个在心内膜细胞表达的转录因子,并参与心脏的房室分隔。T 框转录因子 5(T-box transcription factor 5, TBX5)、NK2 同源异型框 5(NK2 homeobox 5, NKX2-5)、GATA 结合蛋白 4(GATA-binding protein 4, GATA4)之间通过协同作用,影响心脏的发育过程,尤其与心脏的房室分隔有关。动脉导管的关闭主要与新内膜(neointima)有关,而新内膜主要是由胞外基质成分沉淀和平滑肌细胞迁移而成。TGF-β 被认为是平滑肌细胞迁移和胞外基质成分沉淀的调节因子,在动脉导管关闭过程中发挥重要作用。

胎儿心脏发育的关键时期是在孕第 3 周到第 8 周,在环境因素中,怀孕早期孕妇病毒感染、孕期用药、孕期吸烟和饮酒、早孕期精神刺激,以及父母在孕前或孕妇在孕早期接触染料、油漆、有机溶剂等均可增加 CHD 发病的危险(参见第三十六章)。

(四)先天性髋关节脱位

本病在不同地区发病悬殊,为 1‰ ~ 15‰,在我国北京新生儿出现率为 3.8‰。遗传因素和环境因素均是重要诱因,遗传度为 70%。患者中 20% ~ 30% 有家族史。环境因素中与胎儿在宫内姿势和出生时受压有关。有报道称此症多有臀位生产史。发病女性是男性的 4 ~ 8 倍,可能是因为女性骨盆易受内分泌作用发生关节松弛。该病发病可在出生前、出生时或出生后各个时期,在出生缺陷监测中易被忽视,如果早期诊断,及时矫正治疗效果良好。

虽然常见的多基因病或者先天畸形有一定的遗传基础,但是遗传决定的不是疾病本身,而是这种疾病的遗传易感性(susceptibility)。有遗传易感性的个体能否发病,取决于各种环境因素和遗传因素的相互作用,环境因素包括饮食、活动、药物等;而不同的遗传背景也可能引起对相同疾病的易感性不同,包括以下几方面。

1. 种族遗传背景　人类可根据血型等位基因的不同分为 6 种种族:高加索种人(即白种人);高加索索巴斯克种人;黑种人;亚洲蒙古种;美洲印第安人;澳大利亚种人。从外部特征看,这些种族在肤色、发色、发型、眼色、颧骨外形、体毛数量、鼻嘴外形和身材等方面均有不同,而血型、HLA 型、血红蛋白类型、结合珠蛋白类型等的等位基因频率也各异,这些显然是由遗传背景决定的,并对疾病易感性有一定影响。例如,美国白种人中,成人乳糖酶缺乏症的发病率为 5%,而美国黑人高达 60% 以上;又如,在美国的华侨鼻咽癌的发病率比当地美国人高 34 倍。

2. 亲代遗传背景　例如糖尿病母亲较正常母亲生下畸形儿的概率高三倍。

3. 父本和母本遗传背景　哺乳动物发育过程中母本和父本的基因组在功能上是不相等的,如印记基因。有些遗传病与亲本的遗传背景有关。例如,进行性舞蹈病(或遗传性舞蹈病)致病基因位于 4p16.3,若患者的致病基因由母亲遗传而来,发病年龄多在 40 ~ 50 岁,若患者的致病基因由父亲遗传来,发病年龄多在 20 岁左右,且病情严重。

第四节　现代发育遗传学研究方法

除了基因诊断、细胞遗传学和影像学技术等可对发育异常导致的遗传性疾病和出生缺陷进行临床诊断外,近年来更是综合应用模式动物、干细胞、各种组学、表观遗传学和生物信息学等方法和技术开展发育遗传学的研究,从而大大推动了发育异常产生的疾病的病因学、发病学以及治疗学的研究。

一、动物模型

人类病理性状遗传规律的研究受到很多条件的限制,例如,不能人为培育纯系,因世代周期长而不易观察,因子代数目少而不利于统计分析,而且,人类疾病只能进行回顾性研究,难以进行研究性干预,难以标准化等,因此,直接研究受到很大的限制。动物模型研究在一定程度上弥补了这些缺点。很多动物的自发疾病拥有和人类相似的症状表型,可以作为人类疾病发病机制研究和治疗研究的重要参考(表 19-3)。

表 19-3　自发产生的遗传病动物模型

动物模型	动物种属	人类相似疾病
心血管疾病		
房间隔缺损	黑猩猩	房间隔缺损
先天性心脏病	犬、牛、猫	先天性心脏病
血液系统疾病		
遗传性贫血	小鼠	铁粒幼细胞性贫血 / 地中海贫血
小细胞性贫血伴黄疸	小鼠	新生儿黄疸
甲型血友病	犬	甲型血友病
红细胞镰变（体外）	小鼠	镰形细胞性贫血
肝胆及消化系统疾病		
遗传性肝炎	大鼠	遗传性肝炎
内分泌和代谢性疾病		
家族性肥胖症	小鼠	肥胖症
自发性自身免疫 1 型糖尿病	小鼠	自发性自身免疫 1 型糖尿病
白化病	小鼠	白化病
氨基酸尿症	小鼠	氨基酸尿症
垂体侏儒	小鼠	垂体侏儒
苯丙氨酸羟化酶缺乏症	小鼠	苯酮尿症
神经系统疾病		
遗传性共济失调	牛犊、小鼠	共济失调
脑积水和脑穿通	羊羔胎	先天畸形
多发性肌病	地鼠	肌营养不良
21- 三体征	黑猩猩	先天愚型
骨和结缔组织疾病		
软骨发育不全	兔、牛、小鼠	侏儒
自身免疫性疾病	小鼠	系统性红斑狼疮
脊柱裂	小鼠、兔	脊柱裂
畸形足	小鼠	畸形足
眼科疾病		
先天性白内障	犬	先天性白内障
遗传性白内障	犬、牛、小鼠	白内障
遗传性青光眼	兔	青光眼
皮肤疾病		
遗传性对称性秃发	牛	遗传性对称性秃发
无毛症	小鼠	秃发
皮肤腺缺乏症	小鼠	角化过度
耳鼻喉疾病		
遗传性聋	貂、犬、猫、小鼠	聋

近年来，基因改造技术使人们可以得到转入外源基因或敲除外源基因的动物，从而人为制作和筛选特定人类疾病的动物模型，极大地拓宽了动物模型的应用。

1980 年，通过将外源 DNA 载体注射到受精卵原核中，获得第一个转基因小鼠，1981 年分离得到小鼠 ES 细胞，1986 年实现了含外源基因的 ES 细胞的生殖传递，为人为制作小鼠动物模型奠定了基础。

通过同源重组进行基因靶点突变，或利用转基因技术对 ES 细胞进行基因改造，并利用 ES 细胞无限传代的特点产生大量的细胞，提供了一个研究处理整体细胞群的实验体系。还可以利用 ES 细胞的多潜能性，将转基因或基因突变的 ES 细胞注射到囊胚（3.5 天小鼠胚胎）中，产生嵌合体，观察小鼠表型。并进一步利用 ES 细胞在嵌合体小鼠中的种系传递，通过嵌合体小鼠的交配得到纯 ES 细胞来源的小鼠模型，作为疾病机制研究和治疗的对象（图 19-6）。

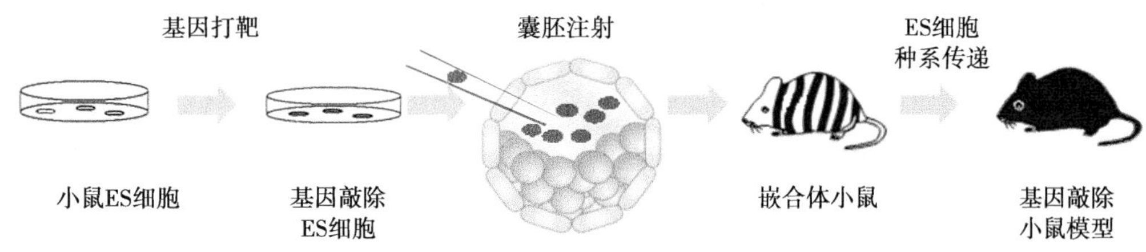

图 19-6　利用同源重组和 ES 细胞技术制作小鼠模型

基因打靶技术产生的基因敲除小鼠模型在医学研究中尤为重要，可以通过基因敲除，研究某一个或几个基因在个体发育中的功能，揭示疾病发生的机制，认识生命现象背后的机制，在此基础上还可以发现新的药靶，找到治疗或诊断疾病的方法，还可以帮助开展药物筛选和药效评价、疾病诊断技术和治疗手段的发展等，因此，疾病动物模型兼具重要的临床意义和很好的商业价值。

许多情况下，小鼠模型与人类疾病患有同样的表型，因此成为极好的人类疾病模型（表 19-4）。

表 19-4　基因技术制作的部分小鼠模型

小鼠基因名称	人类疾病
转基因小鼠模型	
Msx2	颅缝早闭Ⅰ型
Rho	视网膜炎色素沉淀症 -4
Sod1	肌营养不良侧索硬化症
Nfh	肌萎缩性侧索硬化症
MHC-1	1 型糖尿病
TSAb	甲状腺功能亢进
基因敲除小鼠模型	
HoxD13	并指Ⅱ型
Fgfr1	尖头多指并指Ⅱ型
Fgfr3	软骨发育不全
App	早老性痴呆
Hdh	遗传性舞蹈病
ApoE	老年性痴呆
Fmr1	脆性 X 综合征

续表

小鼠基因名称	人类疾病
Brca1	乳腺癌Ⅰ型
Nf1	神经纤维瘤Ⅰ型
Hba	镰状细胞贫血
GK/IRS-1	2型糖尿病

疾病动物模型不仅在研究疾病发病机制等方面具有重要作用，同时也是基因治疗研究的有力工具和手段。

二、干细胞技术

参见第十五章第二节“干细胞治疗—现状及前景”。

三、表观遗传学研究

几乎所有胚胎发育异常和重大疾病的发生都与表观遗传调控的失调有关。因此，当表观遗传调控出现异常时，在胚胎发育阶段可能引起各种先天性的发育缺陷，在成体阶段可能造成各种疾病状态。由于表观遗传调控可以看作是联系基因组编码的遗传信息和外界环境之间的一个界面，因此人类的许多所谓和环境相互作用的多基因遗传病都可能有表观遗传失调的因素。目前，确认、分类和解释人类主要组织中所有基因在基因组水平的DNA甲基化、组蛋白修饰模式，深入了解胚胎发育的时序性调控、胚胎发育缺陷与异常以及导致疾病产生的机制是表观遗传学研究的重要内容之一，也为早期发现、诊断和治疗胚胎发育缺陷等人工干预提供依据（参见第十七章）。

四、发育遗传学组学研究

随着生物信息学不断发展，诞生了系统化的高通量定量分析技术——组学（omics）。这种以海量数据为基础，对样本进行大规模、系统化、工业化的定量分析模式，打破了以往对生命科学研究的限制，极大地提高了研究的效率，使人们能够以更低廉的价格，更全面、多层面、多角度、整合性地来研究生命现象的本质和个体发育的基因表达控制，并为疾病的诊断、预防及治疗提供了更为有效的手段。以转录组学为例，转录组（transcriptome）指某一生理条件下，细胞内所有转录产物的集合。通过高通量转录芯片可全面快速地对某一物种特定细胞或组织在某一状态下的转录谱进行定量分析，并比较不同状态样本的特定基因表达水平差异，进而寻找基因表达调控的网络和规律，已被广泛应用于探寻发育机制和致病机制及疾病治疗等方面。在哺乳动物早期胚胎发育的研究中，由于植入前胚胎的RNA含量微少，成为分析的难点。研究人员通过线性RNA扩增的新技术，建立cDNA文库，利用表达谱芯片技术对植入前小鼠胚胎各阶段（从卵母细胞→受精后1细胞→2细胞→8细胞→囊胚期）的近4万个基因表达谱进行了大规模、高通量的动态定量分析，检测到近15 000个小鼠基因在卵母细胞、1细胞期、2细胞期、8细胞期胚胎和囊胚的表达情况，并发现共有13 378个基因在植入前发育不同阶段存在差异表达，进而对受精后被激活表达的基因类别及可能的信号通路网络和作用机制进行深入的研究。

通过蛋白组学研究，可以发现和筛选不同时期胚胎干细胞和不同分化细胞的表面标记，也是发育生物学的重要研究手段。

近年来，随着生物芯片技术的不断发展和技术更新，极大地加快了各种组学研究的进展，实现了对DNA、RNA、多肽、蛋白质以及其他生物成分的高通量快速检测和分析，并已被广泛应用于发育遗传学、基因诊断、疾病发生机制以及药物筛选等方面的研究。例如，可对遗传病患者和正常人的基因组进行筛查，寻找致病基因，还可以将不同发育阶段、不同物种的样品cDNA利用基因芯片进行分析比较，寻找发育或进化的差异基因，又可以将药物处理前后的样品cDNA进行分析，探寻药物对基因表达的影响。

五、单精子全基因组测序

生殖细胞在减数分裂过程中，当 DNA 双螺旋解旋后，姐妹染色单体上的遗传信息会出现交换或重组，这对于实现遗传物质的分离和重组是至关重要的，也是产生生物基因组多态性的重要机制。然而，一些重组将会产生基因组的重排或突变而导致疾病的发生。精确测定重组频率，对于深入了解个体发育过程中基因组的遗传学事件、生殖细胞形成的机制以及遗传病和肿瘤发生的分子原因等无疑具有重要的意义。以往由于实验技术的限制，解析重组率的精确度一直都比较低；此外，绝大多数的家庭内的孩子数目有限，对于人类染色体重组的研究只能依赖群体的资料来估计染色体重组发生的频率，而无法具体到个人，更不可能找出哪种突变存在于哪种或哪些细胞中。新近发展起来的单细胞全基因组测序的新技术使在个体水平上精确解析同源染色体的重组率以及找出仅在少数细胞中存在的突变成为可能。

在单个细胞水平上来研究人类的染色体重组规律的最佳候选细胞是精子。首先，精子是天然重组产生的单倍体，取材方便，而且从一个人可取的精子数量几乎是无限的，可以很容易地研究个人水平的重组分布规律；其次，全基因组测序技术提供了最高的分子标记密度，能够得到最为精确的交换定位结果。在单个细胞水平进行全基因组测序，首先需利用包括 PCR 在内的技术，生成大量的 DNA 拷贝。最近，美国斯坦福大学的科研人员首次完成了对单个精子的全基因组测序。他们应用微流体装置（microfluidic device），对一名 40 岁男性的 91 个精子进行全基因组扩增，然后测序，并与该男子本人二倍体细胞的全基因组序列进行比对，发现每个精子细胞中鉴定出在二倍体细胞基因组中并不存在的 25 到 36 个新的单核苷酸突变，表明在精子细胞中检测到的这些随机突变是产生遗传变异的另一种方式，如果它们在基因组特定位点发生，就能够产生有害的影响。更令人振奋的是，我国北京大学李瑞强课题组与哈佛大学谢晓亮课题组合作，首次实现高覆盖度的单个精子全基因组测序，构建了迄今为止重组定位精度最高的个人遗传图谱。他们应用一种称作多重退火和成环循环扩增（multiple annealing and looping-based amplification cycles，MALBAC）技术，大大克服了以往扩增大量 DNA 拷贝所存在的扩增偏倚（amplification bias）缺点，从而能够测序单个人类细胞 93% 的基因组，大大提高了对重组的定位的精度。他们应用这项新的扩增技术对一名亚洲男性的 99 个精子进行了单细胞全基因组 DNA 扩增，并且利用 HiSeq 高通量测序技术对每个精子分别进行了一倍深度的测序。数据分析发现，每个精子细胞经历大约 26.6 次重组，与此前人群遗传研究结果基本一致。他们发现个人的重组率的分布在百万碱基尺度范围内与群体的重组率分布也基本相同，基因起始区重组率降低的原因是分子机制而非自然选择的结论。在精子测序的结果中，他们还发现了 5% 的精子基因组是非整倍体的，而非整倍体将造成先天性缺陷。应用同样方法可以进行生殖细胞的染色体重组定位，这些成果将成为不孕不育症及遗传疾病研究的重要理论基础。可以预言，单细胞全基因组测序技术必将极大地推动遗传学乃至整个生命科学的发展，在遗传病和出生缺陷等疾病的防治中发挥积极的作用。

参考文献

1. Moody SA. Principles of developmental genetics. Waltham：Academic Press，2007.

2. Gilbert SF，Developmental biology. 9 ed. Sunderland：Sinauer Associates Inc，2010.

3. Gurdon JB，Laskey RA，Reeves OR. The developmental capacity of nuclei transplanted from keratinized skin cells of adult frogs. J Embryol Exp Morphol，1975，34（1）：93-112.

4. 孙开来 . 人类发育与遗传学 . 北京：科学出版社，2004.

5. Ezashi T，Ghosh D，Roberts RM. Repression of Ets-2-induced transactivation of the tau interferon promoter by Oct-4. Mol Cell Biol，2001，21（23）：7883-7891.

6. 周一叶，曾凡一 . 维持胚胎干细胞多能性和自我更新的转录因子 Oct-4/Nanog 以及相关的调控网络 . 遗传，2008，30（5）：529-536.

7. Cirillo LA，Lin FR，Cuesta I，*et al*. . Opening of compacted chromatin by early developmental transcription factors HNF3(FoxA)

and GATA-4. Mol Cell, 2002, 9(2): 279-289.

8. McKinnell IW, Ishibashi J, Le Grand F, *et al.* Pax7 activates myogenic genes by recruitment of a histone methyltransferase complex. Nat Cell Biol, 2008, 10(1): 77-84.

9. Adkins MW, Howar SR, Tyler JK. Chromatin disassembly mediated by the histone chaperone Asf1 is essential for transcriptional activation of the yeast PHO5 and PHO8 genes. Mol Cell, 2004, 14(5): 657-666.

10. Guo Y, Costa R, Ramsey H, *et al.* The embryonic stem cell transcription factors Oct-4 and FoxD3 interact to regulate endodermal-specific promoter expression. Proc Natl Acad Sci USA, 2002, 99(6): 3663-3667.

11. Kouzarides T. Histone methylation in transcriptional control. Curr Opin Genet Dev, 2002, 12(2): 198-209.

12. Krogan NJ, Kim M, Tong A, *et al.* Methylation of histone H3 by Set2 in Saccharomyces cerevisiae is linked to transcriptional elongation by RNA polymerase II. Mol Cell Biol, 2003, 23(12): 4207-4218.

13. Nishioka K, Chuikov S, Sarma K, *et al.* A novel histone H3 methyltransferase that facilitates transcription by precluding histone tail modifications required for heterochromatin formation. Genes Dev, 2002, 16(4): 479-489.

14. Li E. Chromatin modification and epigenetic reprogramming in mammalian development. Nat Rev Genet, 2002, 3(9): 662-673.

15. Baroux C, Pien S, Grossniklaus U. Chromatin modification and remodeling during early seed development. Curr Opin Genet Dev, 2007, 17(6): 473-479.

16. Margueron R, Justin N, Ohno K, *et al.* Role of the polycomb protein EED in the propagation of repressive histone marks. Nature, 2009, 461(7265): 762-767.

17. Hammes A, Guo JK, Lutsch G, *et al.* Two splice variants of the Wilms' tumor 1 gene have distinct functions during sex determination and nephron formation. Cell, 2001, 106(3): 319-329.

18. Schuelke M, Wagner KR, Stolz LE, *et al.* Myostatin mutation associated with gross muscle hypertrophy in a child. N Engl J Med, 2004, 350(26): 2682-2688.

19. Zhao Y, Samal E, Srivastava D. Serum response factor regulates a muscle-specific microRNA that targets Hand2 during cardiogenesis. Nature, 2005, 436(7048): 214-220.

20. Giraldez AJ, Mishima Y, Rihel J, *et al.* MiR-430 promotes deadenylation and clearance of maternal mRNAs. Science, 2006, 312(5770): 75-79.

21. Mathonnet G, Fabian MR, Svitkin YV, *et al.* MicroRNA inhibition of translation initiation in vitro by targeting the cap-binding complex eIF4F. Science, 2007, 317(5845): 1764-1767.

22. Lecuyer E, Yoshida H, Parthasarathy N, *et al.* Global analysis of mRNA localization reveals a prominent role in organizing cellular architecture and function. Cell, 2007, 131(1): 174-187.

23. Wilmut I, Beaujean N, de Sousa PA, *et al.* Somatic cell nuclear transfer. Nature, 2002, 419(6907): 583-586.

24. Yang L, Chavatte-Palmer P, Kubota C, *et al.* Expression of imprinted genes is aberrant in deceased newborn cloned calves and relatively normal in surviving adult clones. Mol Reprod Dev, 2005, 71(4): 431-438.

25. Rideout WM 3rd, Eggan K, Jaenisch R. Nuclear cloning and epigenetic reprogramming of the genome. Science, 2001, 293(5532): 1093-1098.

26. Santos F, Zakhartchenko V, Stojkovic M, *et al.* Epigenetic marking correlates with developmental potential in cloned bovine preimplantation embryos. Curr Biol, 2003, 13(13): 1116-1121.

27. Dean W, Santos F, Stojkovic M, *et al.* Conservation of methylation reprogramming in mammalian development: aberrant reprogramming in cloned embryos. Proc Natl Acad Sci USA, 2001, 98(24): 13734-13738.

28. Dean W, Santos F, Reik W. Epigenetic reprogramming in early mammalian development and following somatic nuclear transfer. Semin Cell Dev Biol, 2003, 14(1): 93-100.

29. Wang ZQ, Fung MR, Barlow DP, *et al.* Regulation of embryonic growth and lysosomal targeting by the imprinted Igf2/Mpr gene. Nature, 1994, 372(6505): 464-467.

30. Constancia M, Hemberger M, Hughes J, *et al.* Placental-specific IGF-II is a major modulator of placental and fetal growth. Nature, 2002, 417(6892): 945-948.

31. Marden PM, Smith DW, McDonald MJ. Congenital anomalies in the newborn infant, including minor variations. A study of 4 412 babies by surface examination for anomalies and buccal smear for sex chromatin. J Pediatr, 1964, 64: 357-371.

32. Yunis JJ, Chandler ME. The chromosomes of man--clinical and biologic significance. A review. Am J Pathol, 1977, 88 (2): 466-496.

33. Harris DT. Non-haematological uses of cord blood stem cells. Br J Haematol, 2009, 147 (2): 177-184.

34. Takahashi K, Yamanaka S. Induction of pluripotent stem cells from mouse embryonic and adult fibroblast cultures by defined factors. Cell, 2006, 126 (4): 663-676.

35. Okita K, Ichisaka T, Yamanaka S. Generation of germline-competent induced pluripotent stem cells. Nature, 2007, 448(7151): 313-317.

36. Takahashi K, Tanabe K, Ohnuki M, *et al*. Induction of pluripotent stem cells from adult human fibroblasts by defined factors. Cell, 2007, 131 (5): 861-872.

37. Zhao XY, Li W, Lv Z, *et al*. iPS cells produce viable mice through tetraploid complementation. Nature, 2009, 461 (7260): 86-90.

38. Wang J, Fan H, Behr B, *et al*. Genome-wide single-cell analysis of recombination activity and de novo mutation rates in human sperm. Cell, 2012, 150 (2): 402-412.

39. Lu S, Zong C, Fan W, *et al*. Probing meiotic recombination and aneuploidy of single sperm cells by whole genome sequencing. Science, 2012, 338 (6114): 1627-1630.

第二十章　免疫遗传学

吴长有　林　剑

免疫遗传学(immunogenetics)是遗传学的一个分支,是遗传学和免疫学的一门交叉学科。它主要研究免疫现象的遗传本质和免疫应答过程的基因调控。这一学科无论对阐明人体免疫功能的调节、研究免疫性疾病的防治以及对人类遗传学和分子遗传学等基础研究都有重要价值。因此,它既是免疫学的重要理论基础,又是医学遗传学的不可缺少的组成部分。

第一节　白细胞抗原的遗传

一、HLA 基因系统

免疫功能是有机体在进化过程中逐步发展完善起来的识别和排除抗原性异物的重要功能。这种功能受遗传支配。机体对同种异体移植物(allograft)常发生排斥反应,即甲方组织移植给乙方,移植物常遭乙方排斥。这是因为甲方体细胞基因编码一种乙方所没有的抗原,被乙方的免疫系统所识别,引起排斥,这就是所谓组织不相容性(histo-incompatibility)。这种引起排斥的抗原称为移植抗原(transplant antigen)或组织相容性抗原(histocompatibility antigen)。动物和人具有多种组织相容性抗原,但引起排斥的强弱各不相同,其中,在人体的第 6 号染色体、在小鼠的第 17 号染色体分别有一组基因编码组织相容性抗原,这一组基因称为主要组织相容性复合体(major histocompatibility complex,MHC)。"主要"(major)一词既表示这种抗原能引起异体强烈的排斥反应,又表示编码这一组抗原的基因复合体在支配免疫反应过程中所处的重要地位。其重要性在于，这组基因复合体，除编码移植抗原外，还支配免疫识别、免疫应答和调节各免疫细胞亚群在免疫反应中的协同作用。

各种动物都有其各自的 MHC，其基因组成和排列略有不同，命名亦不相同。人、小鼠、恒河猴、狗、黑猩猩和豚鼠的 MHC 分别为 HLA、H-2、RhLA、DLA、ChLA、GPLA。

（一）HLA 基因座

人类的主要组织相容性抗原也称人类白细胞抗原（human leucocyte antigen，HLA）。Dausset（1958）报道从多次受血者身上发现抗白细胞抗体。这种抗体能够识别同种异体抗原（allo-antigen），他把这种抗原命名为 Mac，这是人类发现的第一个白细胞抗原，即现在的 HLA-A2。第六届国际组织相容性专题讨论会（6th International Histocompatibility Workshop，1975）确认了 HLA 系统有 *HLA-A*、*HLA-B*、*HLA-C* 和 *HLA-D*。第七届国际讨论会（1977）又确认了 HLA-DR。由于单克隆抗体（monoclonal antibody）的应用，抗体识别水平大大提高。从而发现 *HLA-D* 是一个复合体。在第九届国际讨论会（1984）后，命名委员会命名了 *HLA-DP*，*HLA-DQ* 和 *HLA-DR* 等。以后的几次国际讨论会又有不断补充。从 2005 年的第十四届国际讨论会起改用新的会议名称——国际 HLA 和免疫遗传学专题讨论会（International HLA and Immunogenetics Workshop，IHIW）。第十六届国际讨论会（2012）对 HLA 又有进一步的描述。

HLA 的基因座位于人 6p21.3。

（二）HLA 基因产物的结构、分布及其功能

HLA 基因产物根据其结构、分布及功能的不同可以分为三类：基因 *HLA-A*、*HLA-B*、*HLA-C* 所编码的抗原为第一类（class Ⅰ）抗原；*HLA-D*、*HLA-DR*、*HLA-DQ* 和 *HLA-DP* 等基因编码的抗原为第二类（class Ⅱ）抗原；补体成分为第三类（class Ⅲ）抗原。

第一类抗原分子包括一条糖蛋白的重链，分子量约为 44 000，以及一条轻链，分子量约为 12 000，在电泳中处在 β_2 球蛋白区，故称为 β_2 微球蛋白（β_2-microglobulin）。重链插入细胞膜，β_2m 游离于细胞膜外，与重链以非共价键结合。成对的半胱氨酸形成双硫桥，把细胞膜外部的重链部分折叠成两个环、共三个区段（α_1、α_2 和 α_3）。多态性主要表现在 α_1 和 α_2 两个区段，氨基酸序列变化较多。α_3 靠近细胞膜，氨基酸序列与 β_2m 颇为相似。重链上的糖基主要有甘露糖、岩藻糖、半乳糖和氨基葡糖。重链的抗原性不因糖基的改变而改变。这一点与 ABO 血型抗原不同，血型抗原特异性取决于糖链分子的组成。近年亦有报道 MHC 肽链上的糖基在免疫识别上亦有一定作用。重链的蛋白质部分约占 90%~95%，糖类约占 5%~10%，整个重链约由 350 个氨基酸组成，分子量约为 39 000。共两组糖基，每组约 3000，故整个分子量约为 44 000。350 个氨基酸中，暴露在细胞膜外面的约有 280~300 个氨基酸，穿膜部分约 25~30 个氨基酸，深入细胞膜内部也有约 25~30 个氨基酸。

第一类分子有很大的同源性。*HLA-A*、*HLA-B* 基因座的产物约有 80%氨基酸序列同源。MHC 重链和轻链是在粗面内质网（RER）合成并传输到高尔基复合体，含有插入膜的 MHC 分子的小囊脱离高尔基复合体而嵌入细胞膜。重链的前体在 N 端有一段信号序列（signal sequence）约由 10~20 个氨基酸组成，信号序列是重链前体插入 RER 所必需的。插入后信号序列被酶切，然后结合在 RER 上的重链才开始糖基化（glycosylation），糖基化的重链才能与 β_2m 结合。

轻链与人类免疫球蛋白（Ig）重链的第三同源区（CH_3）约有 28%~30%氨基酸序列相同，因而设想 β_2m 与 Ig 源于共同基因。并且发现不同种的动物之间，其 β_2m 具有高度的同源性。β_2m 在体细胞合成，其前体亦含有一个由 19 个氨基酸组成的信号序列，它在与重链结合前，信号序列被酶切。前体状态的 β_2m 不能与重链结合。细胞表面的 β_2m 可脱落而进入血浆、初乳、精液等体液成分。在正常情况下血浆中的 β_2m 通过肾小球并在肾小管中分解。编码人的 β_2m 的基因位于人第 15 号染色体，小鼠的 β_2m 基因位于小鼠第 2 号染色体。

第一类抗原分子的分布比较广泛，几乎遍布于所有体细胞。严格说来，没有一种组织不存在 MHC 的第一类抗原，但浓度在各组织间有很大差别。绝大部分组织特别是肌肉、神经和红细胞浓度较低，而免疫系统细胞如 T、B 淋巴细胞（T、B 细胞）、巨噬细胞浓度较高。同位素标记显示每个淋巴细胞表面约有 10^4~10^5 个 HLA 分子，但仅占淋巴细胞表面蛋白质的 1%左右。

第二类抗原分子由两条糖蛋白链组成。重链称 α 链，分子量约为 34 000，轻链称 β 链，分子量约为 29 000。这两条糖蛋白链均为穿膜蛋白（transmembrane proteins）。以 HLA-DR 分子为例，α 链全长为 229 个氨基酸，可以分为四个结构域（domain）：①由 15 个氨基酸组成的插入胞质的亲水端；②由 22 个氨基酸组成的膜内疏水区；③靠近膜的膜外区，在 107 和 163 位上的半胱氨酸形成一个双硫环，118 位上的天冬酰胺连接一组糖基；④ N 端区，在 78 位的天冬酰胺连接另一组糖基。β 链与 α 链相似，全长亦为 229 个氨基酸，分为胞内、膜间、膜外和 N 端四个区。在 15 和 79，117 和 173 位半胱氨酸分别形成两个双硫环，只有一组糖基接在第 19 位的天冬酰胺上。

第二类抗原分子的多态性主要反映在 α_1 和 β_1 区，特别是 DRβ_1、DQα_1 和 DQβ_1。α_2 和 β_2 区在结构上与第一类分子重链的 α_3 区、β_2m 和 Ig 恒定区十分相似。同一基因座位的复等位基因产物其氨基酸序列的同源性可达 80%~90%。

第二类抗原分子主要分布在 B 细胞、巨噬细胞、部分 T 细胞、某些上皮和乳腺细胞，也有可能分布于精子，但不存在于胸导管和脾脏的淋巴细胞、红细胞、大脑、肾、肝、胸腺和肌肉等细胞。

第三类抗原分子主要是指分布于血清中的补体系统。人体编码补体系统的基因至少有四个连锁群：MHC 连锁群、C_6~C_7 连锁群、C_8 连锁群和 C_5 连锁群。与 HLA 基因座连锁的补体基因座位于 *HLA-B* 与 *HLA-D/DR* 基因座之间，主要编码 B 因子、C_2 和 C_4 三个补体成分。有趣的是这三个成分都与活化 C_3 有关，然而，编码 C_3 的基因座却不与 HLA 基因座连锁。

非经典 HLA Ⅰ类基因/分子的功能受到高度重视，特别是对 *HLA-G* 基因/分子的研究和关注尤为瞩目。*HLA-G* 基因由 8 个外显子组成，和经典的 HLA Ⅰ类基因有 86% 相似。不同的是，*HLA-G* 基因外显子 6 的密码子 2 为终止密码子，因此 HLA-G 分子的胞内段比 HLA Ⅰ a 分子短。和经典的 HLA Ⅰ a 分子在有核细胞表面广泛表达不同，HLA-G 分子表达有一定的局限性。对于 HLA-G 与器官移植的研究，Naji 等报道了一种新的由 HLA-G 诱导产生的抑制性 T 细胞亚群，其标志是 CD3(+)CD4(low) 和 CD3(+)CD8(low)，Foxp3(-)。在移植成功的受体外周血中，这类抑制性细胞群的含量明显高于移植失败和健康的个体。目前认为，受体血清 s HLA-G 水平可作为移植排斥反应的一个指标，制备增强 HLA-G 表达的相关制剂可能成为一种新的抗排斥药物。

（三）HLA 分子在免疫应答中的作用

1. 第一类抗原分子　第一类抗原分子主要是作为自身抗原（self-antigen）呈递给细胞毒性 T 细胞（cytoxic T lymphocytes，Tc）。当 Tc 细胞杀灭靶细胞时，必须同时识别外源抗原和自身抗原才能起细胞毒作用，这就是双重识别（dual recognition），将在第三节中详加讨论。由第一类抗原分子激活的淋巴细胞的细胞毒作用在体内表现为同种异体移植物排斥（allograft rejection）；在体外表现为细胞介导的淋巴细胞毒作用（cell mediated-lymphocytotoxicity assay）。但这些都是人为的非自然存在的。在体内自然存在的功能可能起着一种对机体的监视作用，清除被病毒或其他病原体感染的细胞。这种被感染的细胞表面提供了外源抗原和自身抗原，激发淋巴细胞的细胞毒作用。

2. 第二类抗原分子　第二类抗原分子的结构和功能都类似小鼠Ⅰ区所编码的抗原分子即Ⅰ a 抗原（Ⅰ region associate antigen）。Ⅰ a 抗原在免疫反应中起着重要的调控作用。因此，编码Ⅰ a 抗原的基因称为免疫应答基因（immune responses genes）即Ⅰ r 基因。人类的Ⅰ r 基因主要是以 *HLA-D*、*HLA-DR* 基因为代表。这类基因产物所作用的靶细胞主要是调节性 T 细胞（regulatory T cell）即辅助性 T 细胞（helper T cell，Th）和抑制性 T 细胞（suppressive T cell，Ts）。这两群 T 细胞控制和调节人体的免疫反应水平。巨噬细胞的Ⅰ a 抗原作为自身抗原与被巨噬细胞捕捉、消化后的外来抗原结合，激活 Th 细胞。Th 细胞也以其自身的Ⅰ a 抗原激活 B 细胞，从而产生体液性免疫反应。如果 Ts 细胞被活化，则抑制抗体产生水平。在免疫反应中，支配巨噬细胞与 Th 细胞、Th 细胞与 B 细胞的协同作用，HLA-DR 抗原被认为是不可缺少的因素。第二类抗原分子在体外实验表现为支配混合淋巴细胞反应（mixed lymphocytes reaction，MLR）中的细胞增殖反应；在体内表现为“移植物抗宿主反应”（graft-versus-hostreaction，GVHR）和“迟缓超敏反应”（delayed hypersensitivereactioin，DHR）。无论是 MLR、GVHR 还是 DHR，都涉及 Th 细胞的辅助因子（helper factor），Ⅰ a 抗原被认为是辅助因子的重要组分。

HLA-D、*HLA-DR* 和 *HLA-A*、*HLA-B*、*HLA-C* 基因一样，与人类对某些疾病的易感性有关。在本节后面将详加介绍。此外，有报道 HLA 分子有 60 多种功能：如 DNA 合成速率、DNA 修复能力、cAMP 水平、体重等都与 HLA 有相关性等。

（四）HLA 的多态性

HLA 是目前所知人类最大的一个多态性系统。据 2013 年 7 月统计，编码 HLA 第一类抗原分子的基因座有 7353 个等位基因，其中，仅三个主要的第一类基因的等位基因数就分别为：*HLA-A* 有 2365 个、*HLA-B* 有 3005 个、*HLA-C* 有 1848 个。编码 HLA 第二类抗原分子的基因座有 2211 个等位基因，其中，仅六个主要的第二类基因的等位基因数就分别为：*HLA-DRA* 有 7 个、*HLA-DRB* 有 1456 个、*HLA-DQA1* 有 51 个、*HLA-DQB1* 有 415 个、*HLA-DPA1* 有 37 个、*HLA-DPB1* 有 190 个。第一类基因和第二类基因的等位基因数相加，有 9564 个。

多态现象主要是由于存在复等位基因，其特点是同一种群的不同个体，同一基因座的基因产物有不同的表型。正如同在人群中有 A、B、O、AB 四种不同的血型一样。复等位基因数目越多，表型越多，个体间相同表型的机遇越少。连锁于一条染色体上的 MHC 基因构成一个单体型（haplotype），复等位基因数目越多，该群体的单体型类型也越多。换言之，要在无关人群中找到一条单体型完全相同的人的机会是极少极少的。HLA 基因座另一个特点是全部等位基因都是共显性基因，以 *HLA-A* 和 *HLA-B* 两个基因座为例，某一个体的基因型为 *A1B8/A3B7*，由于呈共显性，这个细胞表面就可以检出 A1、A8、B7、B8 四种抗原，这就大大增加了表型的多样性。

正是由于 HLA 的高度多态性，因此器官或骨髓移植要在无关的人群中找到相同配型，即基因型相同的个体是十分困难的。但如果在同胞或近亲家系中去找，机遇将大大增加。

在子代中，单体型最多只有四种组合类型。任何一种组合（同胞中的一个）只是这四种组合的一种。所以在同胞中只有四分之一机会找到相同的 HLA。HLA 相同则其所编码的抗原是同质的，不存在排斥现象。因此在器官移植时应该首先从兄弟姊妹中找相同配型。如果是同卵双生子，在理论上移植的成功率应是 100%。配型完全相同的移植物存活时间最长，配型完全不同的存活时间最短，配型部分相同的介于两者之间。HLA 的高度多态性使得个体间具有高度的特异性。利用这一点可以作为亲子鉴定的工具。

HLA 多态性的生物学意义目前还不甚明了。在脊椎动物中从低等到高等及至哺乳类动物普遍存在 MHC，这表明 MHC 在进化上是一个古老的遗传系统，很可能是高等生物抵抗病原体的一种适应性的表现。

（五）HLA 抗原频率、基因频率及其分布

在 HLA 的群体调查中往往要用 HLA 的抗原频率（AF）或基因频率（GF）来表示该群体的特征。所谓抗原频率是指具有某一抗原（i 抗原或 j 抗原）的个体数占群体的百分率。例如：HLA-A 基因座某一等位基因编码的抗原 i，HLA-B 基因座某一等位基因编码的抗原 j，样本群体的个体数为 N，抗原 i 和抗原 j 在样本中的分布格局按 2×2 联列表列出（表 20-1）。表 20-1 表示具有 N 个体的群体中，有 a 个个体具有 i 和 j 两种抗原；b 个个体具有 i 抗原而无 j 抗原；c 个个体具有 j 抗原而无 i 抗原；d 个个体既不具有 i 也不具有 j 抗原。

抗原频率的计算：

$$AFi=\frac{a+b}{N}=\frac{M_1}{N}$$

$$AFj=\frac{a+c}{N}=\frac{M_3}{N}$$

基因频率的计算：

$$GFi=1-\sqrt{1-\frac{M_1}{N}}=1-\sqrt{1-fi}$$

（fi 为 i 抗原的频率）

$$GFj=1-\sqrt{1-\frac{M_3}{N}}=1-\sqrt{1-fj}$$

（fj 为 j 抗原的频率）

表 20-1　ij 抗原在样本中的分布

		抗原 j +	抗原 j −	
抗原 i	+	a	b	$a+b=M_1$
	−	c	d	$c+d=M_2$
		$a+c=M_3$	$b+d=M_4$	N

如果一个基因座上的全部复等位基因频率之和为 1，则表示这一基因座的复等位基因全部检出。如果基因频率之和＜1 则表示还有些等位基因未被发现，以"空白"表示。"空白"的基因频率 =1-（其他等位基因频率之和），其差异越大则表示未检出的基因越多。

HLA 基因频率具有民族和地区特征。有些基因频率如 *HLA-A2* 在所有人群中频率均高；某些基因频率在某一民族中较高而在另一些民族中较低。例如，*HLA-A1* 和 *HLA-B8* 在欧洲白种人群中频率较高，在亚洲人中较低。又如，*HLA-A28* 在我国海南岛苗族人群频率较高而大陆的汉族人群则较低。同一地区不同民族基因频率分布亦有很大差异。以 *HLA-A10* 为例，东南亚的中国人、马来人和菲律宾人分别为 2.6，7.9 和 18.4。某些基因按地理分布呈规律性变化。例如，*HLA-A11*，在我国北方频率较低，南方较高，从北到南基因频率逐步升高。

由于 HLA 具有民族和地区特征，因此，可以作为研究人类学、民族学等方面的工具。

（六）单体型频率与连锁不平衡

连锁于单体型的各基因座的复等位基因有各自的基因频率，如果各基因频率是独立的，则单体型中各基因频率的乘积就构成单体型频率（haplotype frequency，HF）。设 HLA-A 基因座的某一等位基因频率为 p_1，HLA-B 基因座的某一基因频率为 p_2，$HF=p_1p_2$。如我国北京汉族的 *HLA-A2* 基因频率为 0.3750，*HLA-B7* 基因频率为 0.0333，*HLA-A2—HLA-B7* 的单体型频率在理论上应为：

$$HF=p_1p_2=0.3750\times 0.0333=0.0124$$

但实际上，往往理论计算与观察值不一致，意味着连锁基因不是随机组合。单体型频率的观察值不等于理论值称为连锁不平衡（linkage disequilibrium），不平衡程度用 Δ（delta）值来表示。Δ 值又称为连锁不平衡参数。Δ＝观察值 - 理论值。此时，单体型频率的实际计算公式应为：$HF=p_1p_2+\Delta$。Δ 值可以从上面的 2×2 联列表中从下列公式求得：

$$\Delta=\sqrt{\frac{d}{N}}-\sqrt{\frac{(b+d)\cdot(c+d)}{N^2}}$$

当 Δ=0，则表示连锁的基因按各自频率独立发生。连锁不平衡也具有民族和地区特征，例如，欧洲白种人 *HLA-A1—HLA-B8* 连锁不平衡参数较大（Δ=0.097），而亚洲人较低。我国上海汉族人群 HLA-B13—HLA-Cw6 连锁不平衡参数较高（Δ=0.085）。某种类型的连锁不平衡与某些疾病的易感性亦有一定相关性。

导致这种连锁不平衡现象的原因尚未弄清楚。一种解释是有些基因出现混合人群的形成较晚尚未来得及达到平衡；另一种解释是某些环境因素选择的结果。

（七）HLA 分型的意义

HLA 分型在临床医学、法医学、人类学和民族学等方面有广泛用途。

例如，HLA 分型首先可用于器官移植。受者与供者组织同型完全相配（complete match）较之部分相配（partial match）和完全不相配（complete dismatch）对移植物存活有很大影响。根据近年欧洲肾移植资料，可以看到，*HLA-A* 基因座或 *HLA-B* 基因座抗原完全相配和完全不相配对移植物存活率的效果相差 5%～10%

左右。如 *HLA-A+HLA-B* 两个基因座抗原联合效应完全相配与完全不相配比较相差 10%～15%。法医学中的应用可参见第十八章有关内容。

（八）HLA 与疾病

HLA 与疾病相关问题广泛地引起了国内外学者的注意。近 20 年来积累了不少资料，发现至少有 40～50 种疾病与 HLA 相关。现将与 HLA 相关比较明显的疾病列于表 20-2。各家所报道的抗原特异性和相对危险度（relative risk，RR）不尽相同，但有几个疾病与 HLA 相关性是一致公认的。

当估计某种疾病与 HLA 某一抗原特异性的关系时必须注意：比较一个疾患群体和一个对照（正常）群体的差异须用 χ^2（卡方）测验以判断差异是否显著。如果某抗原与某病有关，则进一步计算它们相关的程度。通常用相对危险度（RR）来表示。RR > 1 表示相关，RR 值越大表示相关程度越大。RR 值按下式计算：

$$RR=\frac{a\cdot d}{b\cdot c}$$

上式中，a 和 b 分别代表患有某种疾病并已检出某种抗原（i）和未检出该种抗原的人数，c 和 d 分别代表已检出和未检出 i 抗原的未患病人数（正常对照）。

表 20-2 HLA 相关的某些疾病

疾病种类	疾病名称	HLA 类型	抗原频率（%）	
			患者	对照
胃肠道疾病	慢性活动性肝炎	A1	41.6	28.4
		B8	44.2	20.3
		Dw3	60.0	21.7
	粥样泻	A1	63.7	29.5
		B8	71.2	23.1
		Dw3	98.0	15.0
	原发性血色病	A3	78.4	27.0
		B14	25.5	3.4
	溃疡性结肠炎	B5	80.0	30.8
	恶性贫血	B7	35.8	22.1
皮肤疾病	银屑病	B13	19.7	4.5
		Bw17	26.2	7.8
		Bw37	7.7	1.4
	唇疱疹	A1	55.6	25.1
		B8	33.3	16.8
	疱疹型皮炎	A1	69.0	30.1
		B8	77.0	24.7
	寻常天疱疮	A10	39.3	12.7
眼疾病	前葡萄膜炎	B27	56.8	7.7
	Vogt-Koyanagi Harada 综合征	B22J	42.9	13.2
恶性疾病	霍奇金病	A1	39.0	31.1
		B5	16.0	10.6
		B8	29.0	23.7
		Bw18	13.0	7.1
	急性淋巴性白血病	A2	60.0	53.6

续表

疾病种类	疾病名称	HLA 类型	抗原频率(%)	
			患者	对照
		B8	29.0	23.7
		Bwl8	29.0	25.2
	鼻咽癌	Sia_2(中)	44.0	21.0
关节疾病	强直性脊椎炎	B27(白)	89.8	8.0
		B27(日)	66.7	0.0
		B27(印)	100.0	50.0
	Reiter 病	B27	78.2	8.4
	Yersinia 关节炎	B27	79.4	9.4
	中央关节病	B27	40.2	8.7
		Bw17	11.6	5.5
		Bw38	22.7	2.9
	外周关节病	B13	9.9	5.5
		B27	15.5	8.7
		Bw17	24.8	5.5
	风湿性关节炎	Dw4	42.2	15.7
		Cw3	30.0	17.0
内分泌疾病	甲状腺功能亢进症	B8	36.7	21.7
		Dw3	50.0	21.7
		Bw35(日)	56.8	20.5
	糖尿病	B8	36.7	21.8
	胰岛素依赖性糖尿病	Bw15	22.8	14.9
		Dw3	46.0	18.8
		Dw4	51.2	17.6

HLA 与疾病相关的机制仍不甚清楚。目前比较重要的假说,如分子拟似假说(molecular mimicry hypothesis)和受体假说(receptor hypothesis)都有待更多证据证明。

二、H-2 基因系统

小鼠的 MHC 系统称为 H-2(histocompatibility-2)。这是因为 Gorer(1936)在研究小鼠血型抗原时,发现抗原Ⅱ为组织相容性抗原,故有此称。对这个系统的研究,无论在基因组成、基因定位、基因产物的功能,特别在基因调节等方面的研究,都比 HLA 深入,揭示了许多重要的现象和规律,而成为研究 HLA 的理想动物模型。

第二节 红细胞抗原的遗传

一、红细胞血型的种类

红细胞血型抗原由位于红细胞膜外层的蛋白质、糖蛋白或糖脂类结构所组成。红细胞抗原有些突出在细胞表面，如 ABO 抗原；有些镶嵌在细胞膜内，如 Rh 抗原。抗原与抗体发生特异反应的部分叫做抗原决定簇。血型抗原决定簇的化学组成有的已经清楚，但大部分不清楚。有些血型在体液中存在可溶性抗原，叫做血型物质。从人体分离出来的 ABO 及 Lewis 血型物质是糖蛋白，即在肽链的骨架上连接着一些糖的侧链，这些糖链便是抗原决定簇。ABO 及 Lewis 血型物质的特异性决定簇很相似，只是在糖链上个别糖的种类或同一种糖由于存在位置不同，就显出不同的抗原特异性。例如，A 与 B 的抗原特异性，只是在糖链上有一个糖不相同，便显示出不同的抗原特异性。A 抗原决定簇在糖链的终末端是一个 N- 乙酰半乳糖胺，而 B 抗原决定簇在糖链的终末端却是一个 D- 半乳糖。

自 Landsteiner（1900）首次报道人类 ABO 血型以来，迄今已报道多个红细胞血型系统。根据国际输血学会（International Society of Blood Transfusion，ISBT）2008 年的认定，共有 30 种主要的红细胞血型系统，比较重要的有：ABO（1900）、MN（1927）、P（1927）、Rh（1940）、Lutheran（1945）、Kell（1946）、Lewis（1946）、Duffy（1950）、Kidd（1951）、Diego（1955）、Yt（1956）、I（1956）、Xg（1962）、Donbrock（1965）、Colton（1967）、Gil（2002）。其中，在输血中最重要的红细胞血型系统是 ABO 血型系统和 Rh 血型系统。

二、ABO 血型遗传

Landsteiner（1900）在研究血液过程中首次报道人类的 ABO 血型系统。

ABO 血型体现了复等位基因的多态现象（参见第五章）。法医上常利用父母的 ABO 血型来推断子女可能有的和不可能有的 ABO 血型。

（一）ABO 血型抗原的化学组成

红细胞 ABO 血型抗原是一种糖蛋白分子，镶嵌于双层脂质膜中，由少量氨基酸组成多肽主干。寡糖侧链通过羟基与主干连接。糖的成分主要是 D 半乳糖（Gal）、N 乙酰基半乳糖胺（GalNac）、N 乙酰基葡糖胺（Gnac）和 L 岩藻糖（Fuc）。末端由半乳糖和乙酰基葡糖胺连结成的寡糖侧链为 ABO 血型抗原的前体物质（precursor）。L 岩藻糖与前体的半乳糖以 $\alpha_1 2$ 位连结，构成 H 物质，这就是 O 型血型抗原。A 型抗原是在 H 物质的基础上，N 乙酰基半乳糖胺与半乳糖以 $\beta_1 3$ 位连结而成。B 型抗原是以半乳糖取代了 N 乙酰基半乳糖胺与 H 物质的半乳糖 $\beta 3$ 位连结（图 20-1）。

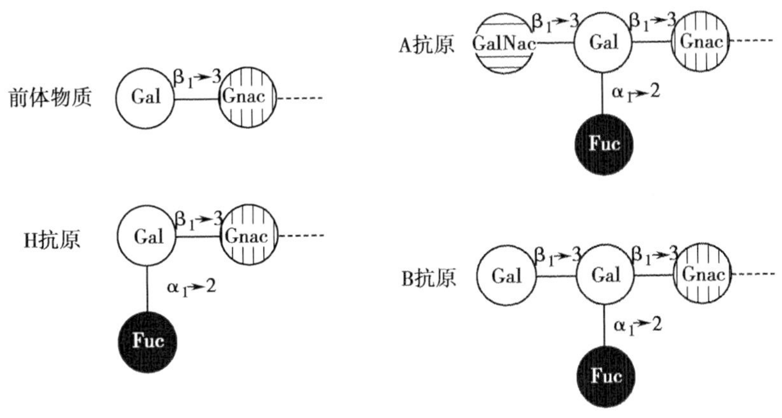

图 20-1 ABO 血型抗原糖链末端的分子组成

Gal：D 半乳糖；GalNac：N 乙酰基半乳糖胺；Gnac：N 乙酰基葡糖胺；Fuc：L 岩藻糖

ABO 血型抗原特异性主要取决于寡糖侧链糖分子的组成。人群中约有 70%～86% 个体，ABO 血型抗原除分布在红细胞膜上之外，还以不同浓度分布在唾液、乳汁、尿液、胃液、泪水、胆汁等体液中，这称为分泌型个体（secretor）。红细胞膜的血型抗原为醇溶性，分布在体液中的为水溶性。只有醇溶性而无水溶性血型抗原的个体在人群中占少数，称为非分泌型（non-secretor）。醇溶性抗原不止分布在细胞膜上，也广泛分布在除中枢神经系统外的各种组织的细胞膜上。

（二）ABO 血型抗原的基因控制

编码 ABO 糖基转移酶（ABO glycosyltransferase，ABO）的基因 *ABO* 位于 9q34.2。这一对等位基因主要是编码 A、B 抗原，可分别称为 I^A 和 I^B 基因。另外还有一对编码岩藻糖基转移酶 1（fucosyltransferase 1，FULT1）的基因 *FULT1* 位于 19p13.3。FULT1 又称 H 抗原（H antigen），因而，*FULT1* 基因也可称为 H 基因。显性等位基因 H 可以指导 H 抗原的合成，隐性等位基因不能指导 H 抗原的合成。

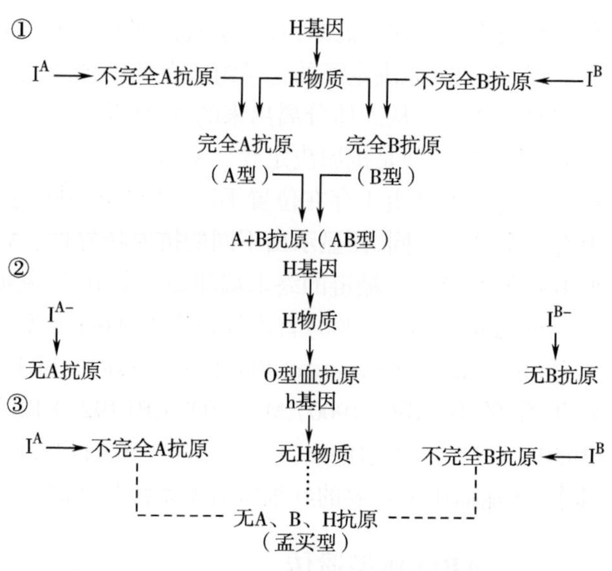

图 20-2 血型抗原的形成与 I^A、I^B、H 基因的关系

I^A、I^B 和 H 基因的直接作用是编码糖基转移酶。H 基因编码岩藻糖基转移酶，使岩藻糖与前体物质的半乳糖连结而形成 H 物质；I^A 基因编码 N 乙酰基半乳糖胺转移酶，使 N 乙酰基半乳糖胺与 H 物质的半乳糖连结形成 A 抗原；I^B 基因编码 D 半乳糖转移酶，使 D 半乳糖与 H 物质的半乳糖连结形成 B 抗原。AB 血型是 I^A 和 I^B 两个基因都表达，使红细胞膜上具有 A、B 两种抗原。O 型由于无 I^A 和 I^B 基因活性，因而在细胞膜上只有 H 物质（图 20-2）。

如果 H 基因发生突变（H → h），不能形成 H 物质，A、B 抗原就失去存在的前提。但不等于 I^A 基因和 I^B 基因失去作用，一旦提供了 H 物质，就可以马上形成 A 抗原或 B 抗原。1952 年在孟买（Bombay）发现一个血型奇特的家系就是属于上述情况。在一个家庭中，三个女儿既无 A 抗原亦无 B 抗原，也没有 H 物质。但其血清中有抗 A 凝集素，这种血型称孟买型（Bombay phenotype）。这个家系中一个孟买型女儿与一位 A 型男子结婚，生有 2 女，一为 AB 型，另一为 O 型。说明这两个女儿从父亲那里得到 H 基因和从母亲那里得到 h 基因，就可以产生足够的 H 物质，使其父亲的 I^A 基因和母亲的 I^B 基因在女儿身上得到表达。

血型基因的表达还受其他基因调节，有一对调节基因 ZZ，若为纯合隐性 zz，可以部分抑制 H 基因的活性。另一对调节 A、B 抗原表达的调节基因 YY，隐性纯合 yy 可以影响 A 和 B 抗原在红细胞膜上的表达，但并不影响它们在体液中的分布。zz 和 yy 个体在人群中非常稀少。前面提到的分泌型和非分泌型是受另一对分泌基因所控制。基因型 SeSe 为分泌型，sese 为非分泌型，其基因也位于 19p13.3，与 H 基因相同。

三、Rh 血型遗传

（一）Rh 血型系统的发现

Landsteiner 和 Wiener（1940）报道恒河猴的红细胞含有某种抗原，称为 Rh 因子，经其免疫的家兔血清中则含有 Rh 抗体。经检查发现，85% 的白种人红细胞具有 Rh 因子，即为 Rh 阳性血型（Rh^+），其余 15% 的为 Rh 阴性血型（Rh-）。Rh 血型的分布也有国家和地区人群差异，中国人 Rh 阳性血型在 98% 以上，Rh 阴性血型仅占 1%。Rh 血型是输血中与 ABO 血型同样重要的血型系统，也是造成新生儿溶血症的重要原因之一。

与 ABO 血型抗原不同，Rh 抗原没有天然抗体，只有通过输血和妊娠时胎儿 Rh^+ 的红细胞进入母体循环中发生免疫作用后，才能产生抗体。因此，当 Rh 阴性的孕妇妊娠 Rh 阳性的胎儿时，可由于接触 Rh 阳性的胎儿红细胞而被致敏，母体所产生的抗体经胎盘进入胎儿体内，导致新生儿溶血症。

（二）Rh 血型系统的遗传机制

编码 Rh 抗原的基因座由两个相关的结构基因组成。其中，一个基因是编码 Rh 血型 D 抗原（rhesus blood group，D antigen，RHD）的基因 *RHD*；另一个基因是编码 Rh 血型 CcEe 抗原（rhesus blood group，CcEe antigen，RHCE）的基因 *RHCE*。*RHD* 基因和 RHCE 基因都位于 1p36.2-p34，都有 10 个外显子，*RHD* 基因全长 46 956bp，基因产物为 417 个氨基酸的多肽，有 D（+）和 D（-）两种表型。造成 Rh^- 的最常见的原因是由于整个 *RHD* 基因缺失，也可因基因突变而不产生 D 抗原。*RHCE* 基因全长 65 624bp，基因产物也为

417 个氨基酸的多肽，通过不同的剪接机制编码了 C/c 和 E/e 蛋白，可形成 cE、ce、Ce 和 CE4 种抗原。

第三节　抗体的遗传

抗体（antibody），即免疫球蛋白（immunoglobulin，Ig），是免疫反应过程中被激活的 B 细胞（浆细胞）的产物。它借着特异的结构，可以精确地特异地识别抗原（可溶性抗原和细胞性抗原）。它的另一个特点是多样性。估计人体可以产生上百亿种不同特异性的 Ig 分子。无论它的特异性或多样性都是受基因控制的。对 Ig 分子生物合成的基因调控的研究已获得十分重要的成果，使免疫学进入了分子免疫学水平。

一、免疫球蛋白的结构及其分类

（一）免疫球蛋白的结构

Porter（1959）用木瓜蛋白酶等各种蛋白酶水解 Ig 分子，得到了各种不同片段。根据这些水解片段的结构和特性，他于 1962 年提出了一个 Ig 分子模型（图 20-3）。这一模型后来被证明是完全正确的。

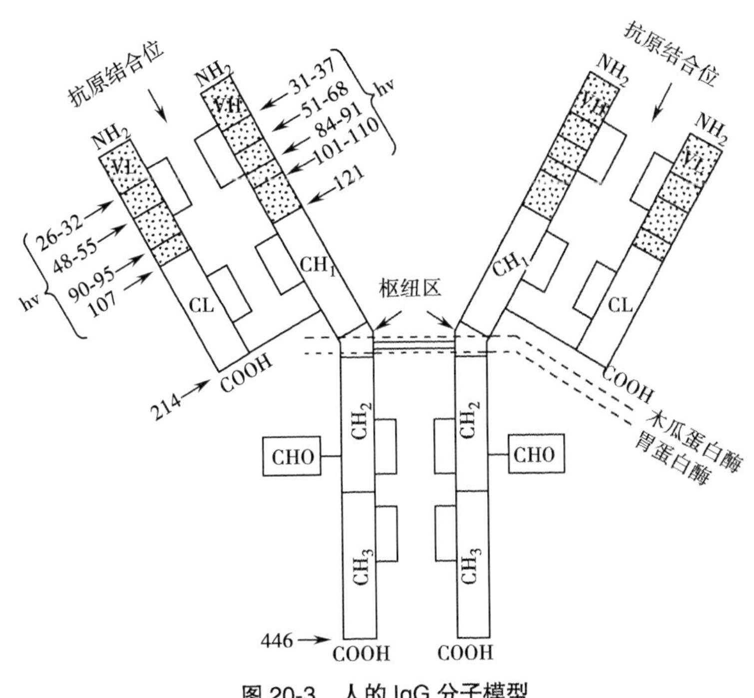

图 20-3　人的 IgG 分子模型

VL：轻链可变区；VH：重链可变区；CL：轻链恒定区；CH：重链恒定区；hv：高变区

Ig 分子的模型是以 IgG 分子作为基本单位。IgG 分子是一个由两条轻链即 L 链（light chain，L chain）和两条重链即 H 链（heavy chain，H chain）组成、链间由二硫链连接的对称体。其他种类的 Ig 分子如 IgM、IgA、IgD 和 IgE 基本上是以 IgG 样结构作为一个单体，以不同数目的单体和不同的方式连接起来。所以 Ig 分子的一般公式是 $(H_2L_2)_n$，n 为单体数，H 和 L 分别表示重链和轻链。IgG 为 $(H_2L_2)_1$；IgM 为 $(H_2L_2)_5$；IgA 为 $(H_2L_2)_2$。

L 链由 213～214 个氨基酸组成，H 链由 446 个氨基酸组成。L 链的长度约为 H 链的 1/2。L 链 N 端的 1/2（从 1～106 个氨基酸残基）和 H 链 N 端的 1/4（从 1～120 氨基酸残基）的氨基酸序列在不同的 Ig 分子上有较大区别，故分别称为轻链可变区（variable region of the light chain，V_L）和重链可变区（variable region of the heavy chain，V_H）。其余部分（轻链的 107～214，重链的 121～446 位残基）在不同 Ig 分子中变化不大，分别称为轻链恒定区（constant region of the light chain，C_L）和重链恒定区（constant region of the heavy chain，C_H）。H链的中部，即C_H1和C_H2之间有一枢纽区（hinge region）又称铰链区。当抗体和抗原结合时，该区可以自由转动，以适应不同距离的抗原决定簇。V_L和V_H中约有3～4个小区段氨基酸序列高度多变，称为高变区（hypervariable region，hv），如V_L中的26～32、48～65、90～95位残基和V_H中31～37、51～68、84～91、101～110位残基都是hv部位。这些hv部位和V_L、V_H之间所形成的抗原结合部位构成了一个抗体分子的特异性，即抗体个体型或称独特型（idiotype）。构成独特型的单个决定簇，称为独特位（idiotope）。高变区氨基酸残基数只占整个V区的20%～25%，其余部分相对不变，或变化不大，称为支架区段（framework segment）。分析整个Ig分子肽链，发现有若干区段氨基酸序列相似（约30%），称为同源区（homology region），估计这些同源区是由一个基因发生重复的结果。由于肽链内的二硫键的作用，使一个同源区折叠成一球状区段，每一球状区段约含110～120氨基酸。每一条轻链有2个同源区V_L和C_L，IgG和IgA的H链除V_H区段外，还有三个同源区：C_H1、C_H2和C_H3。IgM、IgD和IgE的H链恒定区有四个同源区：C_H1、C_H2、C_H3和C_H4。每一个同源区承担着不同的生物学功能，故又称为功能区。V_L和V_H是抗原的结合部位，C_L和C_H1为抗体的遗传标志区域，C_H2具有活化补体的作用，C_H3具有使抗体分子粘连在单核细胞表面的功能。

（二）免疫球蛋白的分类

Ig具有双重性。它既是抗体，又可以作为抗原使异种动物产生抗Ig抗体。由于H链恒定区的结构不同，其抗原特异性就有差异。根据C_H的抗原性，把Ig分子划分为类（class）和亚类（subclass），即根据C_H的抗原特异性把重链分为γ、α、μ、δ和ε五类，其相应的Ig为IgG、IgA、IgM、IgD和IgE。

同一类Ig分子，根据氨基酸序列以及二硫键的数量和位置不同，再分为若干亚类：人的Igγ链分为γ_1、γ_2、γ_3和γ_4四个亚类，其相应的Ig分子分别为IgG_1、IgG_2、IgG_3和IgG_4；α链分为α_1和α_2，其相应Ig为IgA1和IgA2；μ链分为μ_1和μ_2，其相应Ig为IgM_1和IgM_2；δ和ε未发现亚类。不同类之间不产生交叉反应，同一类的各亚类其重链结构相似，它们之间有相当强的交叉反应。

根据C_L的抗原性差异，把L链分为不同的型（type）和亚型（subtype）。L链分为κ和λ两型。κ没有亚型，人的λ链可以分为四个亚型（λ_1～λ_4）。

根据L链和H链氨基酸序列同源程度的差异，可分为若干群（group）和亚群（subgroup）。亚群数目目前很难确定。有人估计V_κ群约有300个基因，根据其关系密切程度可以分为50个亚群，每个亚群约含6个基因。Ig的分类及其依据列于表20-3。

（三）等位排斥与Ig分子的纯质性

以IgG为代表的一个Ig分子有严格的对称性，即由二硫键连接起来的两条H链是同质的，对称的两条L链也是同质的。如果以a代表编码H链的基因，b代表编码L链的基因，a_1a_2、b_4b_5为一对等位基因，没有显隐性关系，那么一个淋巴细胞可以是杂合基因型（例如$a_1a_2b_4b_5$），但它所产生的Ig分子是纯合的（例如$a_1a_1b_4b_4$，$a_2a_2b_4b_4$，$a_1a_1b_5b_5$或$a_2a_2b_5b_5$等）。从未出现过$a_1a_2b_4b_5$。这样的异质性Ig分子（图20-4）。这一现象称为等位排斥（allelic exclusion），即杂合子的一对等位基因似乎只有一个基因有活性，另一个基因失活。仅就一个淋巴细胞而言，等位基因中哪一个基因失活是随机的。因此，一个淋巴细胞所产生的Ig分子只是一对等位基因中的一个基因产物，因而Ig分子是纯合的。

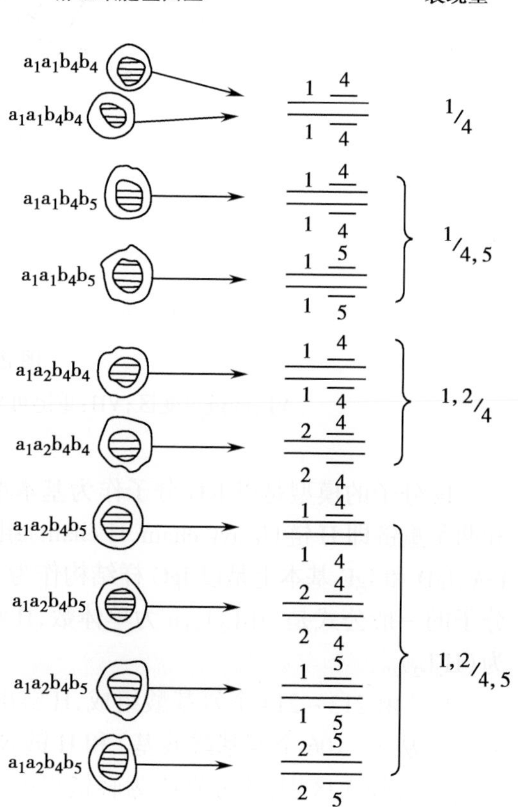

图20-4　淋巴细胞基因型与表现型（Ig分子特异性）的关系

等位基因的关系有几种类型：①显隐性关系；②共显性关系；③不完全显性。通过对免疫球蛋白遗传的研究，发现这种新的类型——等位排斥。

表 20-3 Ig 分类及其依据

类型	Ig 分子	依据
类(class)	IgM、IgG、IgA、IgD、IgE	C_H 抗原性差别,类间无交叉反应
亚类(subclass)	IgG_1、IgG_2、IgG_3、IgG_4 IgA_1、IgA_2、IgM_1、IgM_2	C_H 氨基酸顺序,S—S 的数量和位置,亚类之间有较强交叉反应
型(type)	κ、λ	C_L 抗原性差别
亚型(subtype)	C_κ λ_1、λ_2、λ_3、λ_4	
群(group)	V_κ、V_λ、V_H	依据 κ、λ 和 H 链可变区氨基酸顺序的差别
亚群(subgroup)	$V_{\kappa1}$……$V_{\kappa50}$ $V_{\lambda1}$、$V_{\lambda11}$(小鼠) V_{H1}……V_{H17}	同一群的氨基酸差异

二、免疫球蛋白的遗传变异体

免疫球蛋白是一类复杂的分子群体。有些特异性为同种生物所共有,有些特异性只在某些个体中存在,有些特异性则在不同的 B 细胞克隆中各不相同。因此,Ig 分子存在各种不同的遗传变异体(genetic variants)。

(一)同种型及其基因座位

同一物种所有个体的 Ig 共同具有的抗原特异性,称为同种型(isotype)。同种型的抗原决定簇主要存在于 Ig 的恒定区。所以人类中的各个个体都具有相同的类和相同的型的 Ig 分子。例如,具有 IgG、IgM 等五类 Ig 分子和 κ 型或 λ 型的 L 链分子,即具有种的特异性。编码同种型的全部基因分属三个连锁群(图 20-5)。人类的各类和亚类的基因即 H 链的基因连锁于第 14 号染色体;L 链分子的 κ 链基因座位于第 2 号染色体;λ 链基因座位于第 22 号染色体。

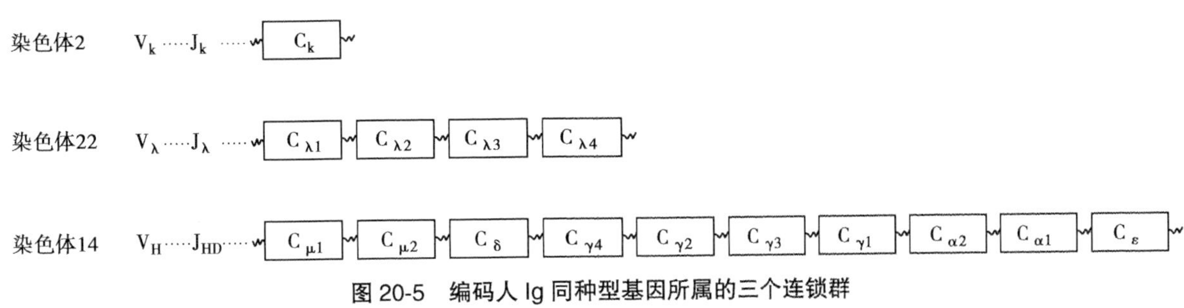

图 20-5 编码人 Ig 同种型基因所属的三个连锁群

(二)同种异型及其基因座

用同一物种某一个体的 Ig 去免疫另一个体,可以产生特异抗体,提示同一类和同一型的 Ig 分子在同种动物(或人)不同个体之间有差异。这种差异通常只有 1~2 个氨基酸的差异,构成了不同的遗传标志。在同一物种中具有不同遗传标志的 Ig 分子称为同种异型变异体(allotypic variants)。

同种异型主要反映了 C_H 和 C_L 氨基酸的变异,同种异型众多的特异性是由多个基因座的共显性复等位基因所决定的。同一亚类的各种遗传标志是同一基因座复等位基因的产物。不同亚类的遗传标志是不同基因座的基因产物。

人类 IgG 各亚类还有多种同种异型,以 Gm(gamma marker)表示;IgA 有 2 种,以 Am(alpha marker)表示;

IgM 只有一种，以 Mm（mu marker）表示；κ 链有 3 种，以 K（kappa markers）表示。

（三）独特型的位置和性质

一个抗体分子或一个淋巴细胞克隆的 Ig 分子在 V_H 和 V_L 的高变区（hv）的立体构型，决定这个抗体分子与某一种抗原决定簇互补结合，即与抗原的特异结合。抗体分子这一特异的结构，构成了它的"个性"特征，或特异性标志。这种标志称为抗体分子的独特型，亦可称为个体独特型（individual idiotype）。它在与抗原互补结构这一点上反映了 Ig 分子的遗传差异。抗体高变区与抗原结合的结构亦可看成是该抗体的抗原决定簇，单个抗原决定簇称为独特位，独特位的总和构成这个抗体分子的独特型。

人体或动物体内淋巴细胞所产生的 Ig 各有"个性"，这是抗体多样性的主要来源。由独特型所构成的多样性估计约为 $10^{7\sim10}$。根据选择学说，机体的淋巴细胞群体几乎可以接受各种各样抗原的选择而产生数以千万计的抗体。这种多样性主要是体细胞 DNA 重排的结果，这将在后面详加论述。

B 淋巴细胞所产生的抗体有两种类型：一种为游离抗体，循环于体液中，另一种固定在细胞膜上起受体作用。后者比前者 H 链 C 端多了一段疏水性肽链，适于固定于脂质双层，但两者的同种型、同种异型、独特型皆相同。

三、免疫球蛋白生物合成的基因重排

（一）体细胞重排

编码 Ig 的基因在表达之前似乎经历了一个"发育"过程。在未分化的淋巴细胞或前 B 淋巴细胞，编码 L 链的 V、J、C 基因区段和编码 H 的 V、D、J、C 基因区段被无编码功能的核苷酸序列所分隔。在 B 细胞分化成熟过程中，被分隔的基因区段发生重排，删除了间隔序列和一些重复单元，彼此靠近成为一个连续的、完整的转录单位，翻译出一个 V 区和 C 区紧密衔接的 Ig 肽链。这一过程称为体细胞基因重排，如图 20-6 所示。

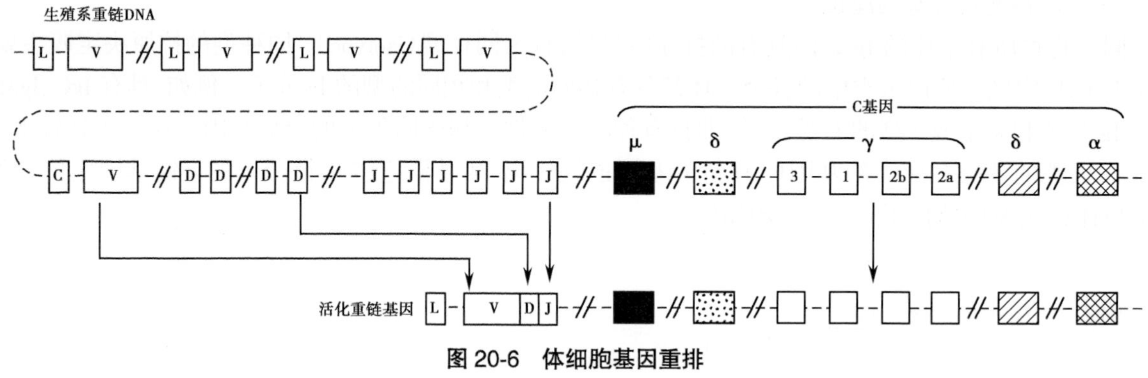

图 20-6　体细胞基因重排

胚胎细胞中的基因结构称为种系（germline）基因结构，它比较稳定，代代相传。Ig 种系基因区段的 5' 端有一段前导序列（leader），编码前导肽，它是 Ig 分子运转至细胞表面所必需的结构。它与 V 基因区段之间有 93bp 间隔。V 和 D 基因区段的 3′ 端有一个七聚体 CACAGTG 核苷酸序列和一个十聚体 GGTTTTTGTA 核苷酸序列。在 D 和 J 区段的 5′ 端也有一个七聚体和一个十聚体。这些多聚体之间各有一个 11bp 或 22bp 的短间隔序列。L 链 V 的 3' 端、J 的 5' 端，H 链 V 的 3' 端、D 的 5' 3' 端、J 的 5' 端这些七聚体和十聚体是一种回文序列（palindrome），彼此可以互补而形成茎状结构（图 20-7）。这种重排可能通过一种连接蛋白（joining proteins）或称重组酶（recombinase）的作用而实现。

基因区段重排的结果使编码 L 链的 VJ 拼接。V 基因区段的核苷酸序列还不是一个完整的 V 基因，因而只能称为"基因区段"。这一基因区段比完整的 V 基因少 13 个密码子（39bp），所缺部分正好是 J 区段的密码子。只有实现了 VJ 拼接，才能成为一个完整的编码可变区的 V 基因。编码 H 链的基因区段重排可能首先发生 DJ 拼接，然后 V 再与 DJ 拼接，形成 VDJ 拼接成的一个完整的 V 基因转录单位。D 区段含 13 个 bp。编码小鼠 κ 链 DNA 片段有数以百计的 V 基因区段，其中一个 V 与 5 个 J 中的任意一个 J 拼接。H 链 4 个 D 和 4 个 J 中，哪一个 D 与哪一个 J 拼接也是随机的。VJ 或 VDJ 拼接后并不立即与 C 基因拼接。在 DNA 水平上 V 基因与 C 基因之间还有一段很长的间隔序列，一起转录成分子量较大的核内不均一 RNA（heterogeneous nuclear RNA，hn RNA）即 DNA 的初级转录物。在形成具有翻译功能的成熟 mRNA 之前，V-C 之间的间隔序列被切除。这一过程由剪接酶所催化。

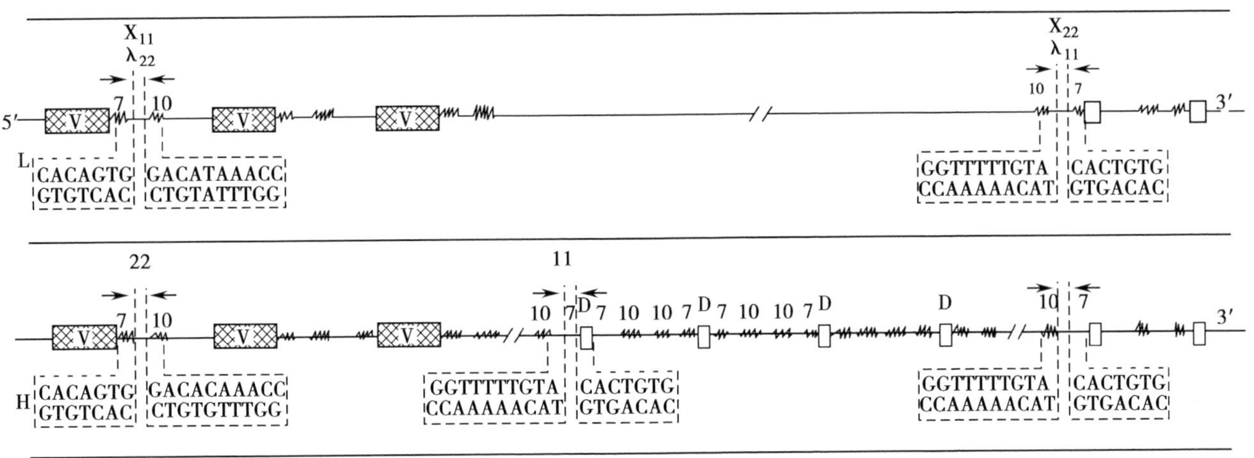

图 20-7　V-J 之间、V-D-J 之间的回文序列

七聚体之间、十聚体之间互补，形成茎状构造，实行基因区段拼接

编码 C 区的基因内部也有若干个插入序列不具翻译功能（内含子）。在 B 细胞分化成熟过程中，内含子被酶切，外显子拼接成为一个完整的编码 C 区的基因。例如，编码小鼠骨髓瘤 MOPC-21 γ_1 链 C 区的 DNA 片段。三个外显子分别编码 C_H1、C_H2 和 C_H3 三个同源区。

上一节所提到的等位排斥，据认为是由于一对同源染色体中的一个单体未能实现这种基因重排，因而不具有转录活性。一个单体一旦被催化实现基因重排，就会抑制另一同源单体重排，出现等位排斥现象。

（二）类别转换

有机体受到抗原刺激首先出现 IgM 或 IgM 和 IgD，随后才出现 IgG 或其他类别的 Ig 分子。但编码各类 Ig 同种型的基因共处于同一连锁群。这种类别的转换是怎样实现的呢？当淋巴细胞被抗原激活后，LVDJ 转录产物最先与 C_μ 基因转录产物拼接，产生膜表面的 IgM 分子，或者，LVDJ 同时分别与 C_μ 和 C_δ 拼接，产生 IgM 和 IgD，固着于膜上起抗原受体作用。当再次受到同种抗原攻击时，该 B 细胞克隆增殖，并产生 IgG、IgA 等其他 Ig 分子。这是因为 LVDJ3′ 与 C_μ5′ 之间、C_δ 与 C_γ 之间以及各亚类基因之间的插入序列都有一段回文序列，起着类别转换信号的作用（图 20-8）。这一过程都发生在 hnRNA 阶段，最终要形成一个 LVDJC（C_μ 或 C_δ 或 C_γ 等）mRNA 翻译单位，翻译出 V 区 C 区的紧密相接的各类 Ig 重链。

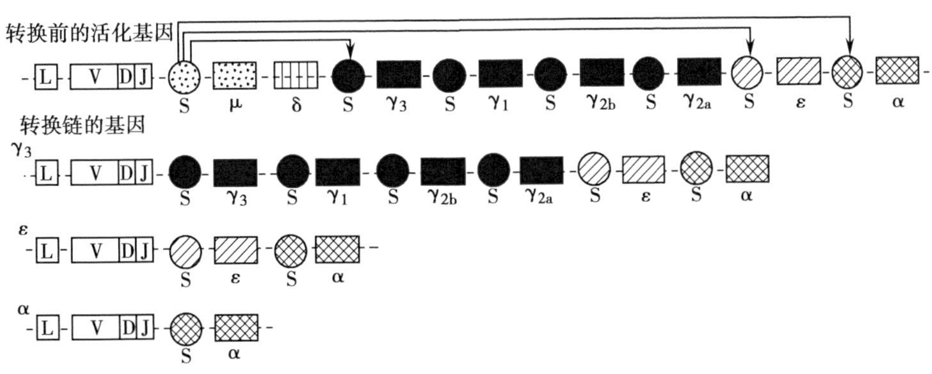

图 20-8　DNA 重排完成 H 链类别的转换

四、抗体多样性与单克隆抗体

（一）抗体多样性的来源

抗体多样性(antibody diversity)从根本上说是基因突变的结果。在进化过程中,编码 Ig 的 DNA 核苷酸序列发生突变,某些突变被选择而保留下来,代代相传而成为稳定的种系基因。种系基因的数量是有限的。另一类突变发生在个体发育的淋巴细胞分化过程中,在编码 Ig V 区特别是 hV 区 DNA 核苷酸序列发生突变。有人估计在人体内每秒钟约有 10^6 新的淋巴细胞产生,每次细胞分裂都伴随 DNA 一定频率的突变,这样就形成 V 基因的多样性。前一种突变构成种系基因,后一种突变构成体细胞突变基因。这两种基因突变构成抗体多样性的基础。在这个基础上,再发生基因区段重排,重排发生在淋巴细胞分化成熟的过程中,其结果使抗体的特异性增加至 10^{10} 的数量级。L 与 H 的随机结合,约可产生 180 亿种抗体分子。各家估算的具体数据有差别。有的认为人体最大限度可产生 10^{12} 抗体分子。因此,超过 $10^{10}\sim10^{12}$ 的抗原几乎都可以激发机体产生抗体。

（二）单克隆抗体

被某一抗原所选择的一个淋巴细胞克隆增殖所产生的抗体,即独特型一致的抗体,称为单克隆抗体(monoclonal antibody,McAb)。许多实验都证明一个淋巴细胞只产生一种抗体。但是在体内,具有多个决定簇的天然抗原或混合抗原,可以同时选择多个淋巴细胞克隆增殖,各克隆所分泌的抗体混合于血清中成为多克隆抗体(polyclonal antibody)。所以,用常规方法无法获得较大量的单克隆抗体。Kohler 和 Milstein(1975)首创了杂交瘤技术。这种杂交瘤细胞具有骨髓瘤细胞迅速分裂的特性,又具有致敏淋巴细胞分泌抗体的能力,并且遵循一个淋巴细胞产生一种抗体的原则。杂交瘤技术广泛应用于抗原纯化,淋巴细胞发育各个阶段表面抗原的变化,淋巴细胞分类及其他膜受体方面的研究。生物学、医学各个学科领域应用的和基础的研究都广泛借助这一技术,各种疾病的诊断(检测抗原或抗体)和治疗都在不断应用这一技术。

第四节　免疫反应的基因调控

免疫反应的本质是自身和非自身的识别。整个免疫学也可以说是自我和非自我识别的科学。由于培育了同类系小鼠和对小鼠 H-2 各个基因产物功能的深入研究及建立对人工抗原细微识别的实验系列,深刻地揭示了免疫识别是受基因支配的。在免疫反应过程中,首先是巨噬细胞捕捉抗原,然后把信息传给辅助性 T 细胞(helper T cell,Th),Th 细胞激发 B 细胞,B 细胞分化为浆细胞克隆,最后产生抗体。这个过程中细胞间相互协同作用,要依赖于各群细胞具有相同的基因型,也就是说,免疫反应具有遗传限制(genetic restriction)的特点。这涉及双重识别、载体效应(carrier effect)等各方面。下面将分别予以介绍。

一、免疫应答的遗传限制

过去对免疫应答的认识比较简单,外来抗原的侵入,引起淋巴细胞反应,产生淋巴因子或抗体分子作用于抗原分子。后来发现,不同遗传品系的小鼠对相同抗原的刺激,具有不同的应答水平。例如,由多聚赖氨酸(-L)组成主干,多聚丙氨酸(-A)组成侧链,酪氨酸(T)和谷氨酸(G)组成侧链末端的抗原,即人工抗原多聚体(T,G)-A-L,用来免疫 $H\text{-}2^b$ 品系的小鼠,可以产生强的免疫应答;以相同的抗原,免疫 $H\text{-}2^K$ 品系小鼠,则不产生免疫应答。这说明,淋巴细胞对外来抗原的应答水平与 MHC 有某种关系,即 MHC 能影响 T 细胞受体对(T、G)-A-L 抗原的识别。

Zinkernagel 和 Doherty(1974)进一步揭示了 MHC 与识别机制的关联。他们用小鼠淋巴细胞性脉络丛脑膜炎(lymphocytic choriomeningitis,LCM)病毒感染的小鼠,从脾中分离淋巴细胞作为效应细胞(T_E),以同种病毒感染小鼠 L 细胞株作为靶细胞,再以 ^{51}Cr 标记靶细胞,作细胞毒实验。以 ^{51}Cr 释放率作为细胞毒作用效应的指标,其结果以简表形式列于表 20-4。

表 20-4 细胞毒作用的 H-2 限制

效应淋巴细胞（被 LCM 病毒致敏的脾细胞）的遗传类型	靶细胞（被 LCM 病毒感染的 L 细胞）的遗传类型		
	$H\text{-}2^k/H\text{-}2^k$	$H\text{-}2^b/H\text{-}2^b$	$H\text{-}2^d/H\text{-}2^d$
$H\text{-}2^k/H\text{-}2^k$	+	-	-
$H\text{-}2^b/H\text{-}2^b$	-	+	-
$H\text{-}2^d/H\text{-}2^d$	-	-	+

+：细胞毒作用阳性；^{51}Cr 释放率 56%～85%

-：细胞毒作用阴性；^{51}Cr 释放率 <25%

实验结果说明，效应淋巴细胞只能杀死被同种病毒感染而 H-2 遗传类型相同的靶细胞，而不能杀死 H-2 不相同的靶细胞。这就是 H-2 遗传限制。显然，效应细胞的细胞毒作用受限于两个条件：①效应细胞要识别非己抗原，如病毒感染细胞后在细胞表面呈现的病毒相关抗原；②效应细胞还要识别自身抗原，即要识别靶细胞膜上与自身相同的 H-2 抗原。这就是所谓双重识别（图 20-9）。

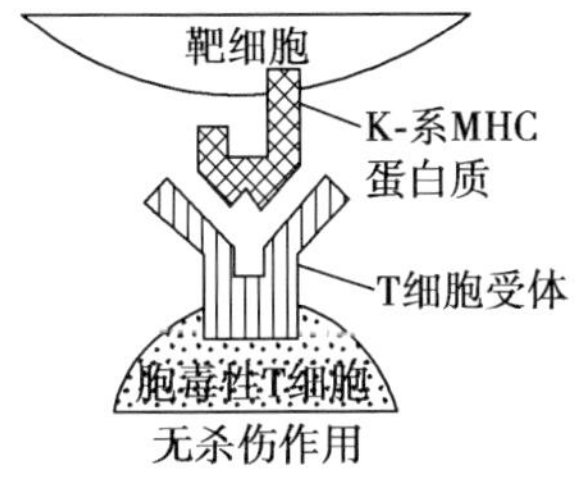

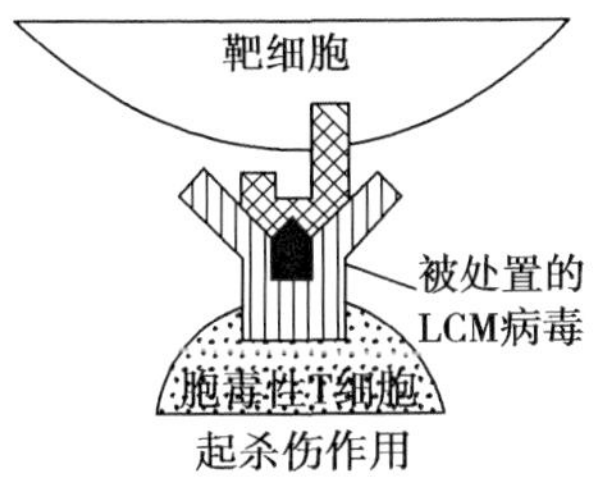

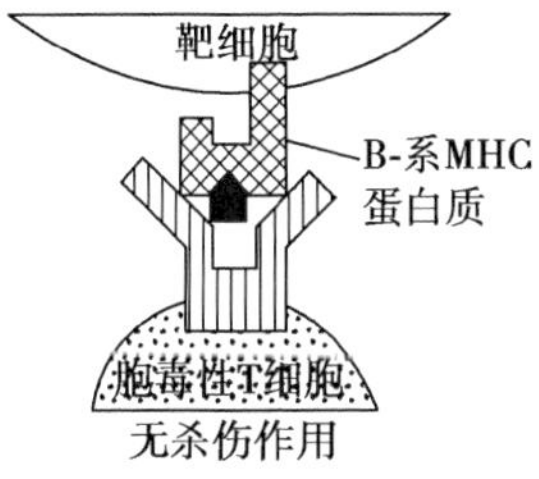

图 20-9 双重识别示意图

实验证明，当效应细胞与靶细胞 K 区和（或）D 区遗传结构不一致时，细胞毒反应为阴性。如果两者 K 区或 D 区相同，即使 I 区和 S 区不相同，细胞毒反应为阳性。这就证明了细胞毒反应受限于 H-2 的 K 区或（和）D 区。以后许多实验都相继证明细胞毒反应受限于 MHC 的第一类抗原分子。这也说明 T 细胞最适于对付和宿主细胞相结合的感染，而不是在宿主内自由传播的感染。

T 细胞要识别自身抗原和成千上万的外来抗原，T 细胞受体研究自然受到免疫学家的关注。已知 T 细胞受体是 α 链和 β 链组成的二肽链结构。小鼠 T 细胞受体 α 和 β 链分子量均为 43 000，人体的 α 链和 β 链分别为 50 000 和 39 000。

α 和 β 链同样具有可变区、恒定区和连接区。每区的氨基酸序列相似但不相同。编码 β 链的 DNA 大约有 20 个可变区、12 个连接区。α 链各区的变异体数目要比 β 链多得多。估计 α 和 β 链能够组合成大约 10^7 不同类型的 T 细胞受体。

T 细胞受体的特性：①对自身的 MHC 抗原分子不起反应，即对自身有耐受性；②当同时接触到外来抗原和自身 MHC 抗原后才能起反应，如果靶细胞所呈递的是外来抗原和非自身的 MHC 抗原，通常不起反应；③在没有外来抗原的情况下，也会对来自另一个体的 MHC 抗原作出反应，因此机体能对同种异体移植物发生排斥反应。

二、免疫细胞间协同作用的基因控制

免疫细胞间的协同作用主要受限于第二类抗原分子。业已证明，$M\varphi$ 要激活 Th 细胞，除必须呈递外来抗原外，还必须呈递与 Th 细胞相同的 I_a 抗原（$M\varphi Ia^+$）。I_a 抗原由 H-2 的 I-A 亚区编码，因此可以说，$M\varphi$ 与 Th 的协同作用是由 I-A 亚区基因控制的。

Th 细胞与 B 细胞相互作用，激发 B 细胞分化为浆细胞，这里有一个“载体 - 抗原桥”的中介作用。无论是人工抗原或是天然的 TD 抗原（血清蛋白、白蛋白、类毒素、绵羊红细胞等），都可以分为载体部分和半抗原部分。前者体现抗原的免疫原性，后者体现抗原的特异性。巨噬细胞向T细胞呈递抗原时，抗原的载体决定簇激活Th前体细胞使之分化为具有活性的Th细胞，释放辅助因子（ThF），作用于B细胞，B细胞才能接受半抗原决定簇的刺激。实验证明，如果用半抗原DNP与载体BGG组成半抗原-载体复合物免疫动物，当再次以相同半抗原载体复合物（DNP-BGG）攻击，能产生高滴度抗体。如果再次攻击时改载体为DNP-OA，则不能产生有效的抗体，这种效应称为载体效应。当载体抗原桥中介Th细胞与B细胞结合，B细胞对抗原识别的同时，Th细胞识别B细胞MHC的第二类抗原分子（即I_a抗原），B细胞才能分化为浆细胞，最终产生针对半抗原决定簇的抗体，并形成记忆细胞。也存在另一种情况：例如非胸腺依赖性抗原（脂多糖、肺炎球菌荚膜多糖、核酸等）直接与B细胞受体结合，经B细胞消化处理后与B细胞自身的I_a抗原结合，成熟的Th细胞受体同时识别抗原分子和I_a分子或抗原-I_a分子复合物。此时，Th细胞分泌辅助因子，驱动B细胞分化为浆细胞，分泌IgM抗体，但不形成免疫记忆细胞。

Woodland等证明Th细胞至少有两个亚群。一个亚群能识别抗原载体部分——AgTh（Th1）；另一亚群能识别B细胞受体的独特型（idiotype）——IdTh（Th2）。B细胞必须接受AgTh和IdTh两种信号才能产生有效的应答。这两群细胞同样受MHC限制。

Th细胞与B细胞能否协同，自始至终受MHC限制，即Th细胞能否认识别B细胞的I_a抗原。如果Th细胞和B细胞具有同源I区（homologous I region），则Th细胞就能识别B细胞的I_a抗原而实现协同作用。Taussig等证明T、B细胞的I_a分子是由I-A亚区所编码。也就是说Th与B协同受I-A亚区所控制。

抑制性T细胞（suppressor T cell，Ts）对Th细胞的抑制作用是通过Ts细胞释放T细胞抑制因子（T cell suppressor factor，TsF）作用于Th细胞而实现的，但同样受MHC限制。TsF的抗原结合链识别外来抗原，MHC（I-J）链识别由I-A编码的Th细胞自身抗原。这种抑制因子以TsF-A表示。还存在另一种抑制因子，抑制由I-E限制的Th细胞增殖，这种抑制因子以TsF-E表示。TsF-E和TsF-A结构大致相同，由一条抗原结合链和一条MHC链组成，TsF-E的MHC链的决定簇不同于TsF-A的决定簇，它只能识别由I-E编码的抗原，而不能识别I-A抗原。这种TsF-E抑制因子对I-E限制的Ts细胞具有反馈作用，即能解除Ts细胞对Th细胞的抑制作用。其作用机制大致是Mφ（I-J$^+$）通过自身I-E抗原和外来抗原，激活I-E限制的转导T抑制细胞（transduced suppressor T cell，Tst），Tst在非特异性的抑制诱导因子参与下，进一步分化成熟为效应T抑制细胞（effector suppressor T cell，Tse），这种细胞能分泌TsF-A和TsF-E两种可溶性抑制因子。前者对I-A限制的Th细胞具有抑制作用，后者对I-E限制的Tst细胞的分化成熟具有抑制作用。当Tst细胞通过表面I-E分子及抗原识别受体与TsF-E分子和抗原分子结合后，便停止分化，不能进一步成熟为Tse细胞，因而不能分泌TsF-A，从而丧失对Th细胞的抑制作用，所以，I-E亚区对Ts细胞有调节作用。Th细胞与Ts细胞间的相互作用正是由于两种因子进行调节，以维持机体的免疫平衡。

第五节　免 疫 缺 陷

由于遗传性或获得性原因，造成免疫系统缺损，致使免疫功能低下和免疫应答异常，临床表现为对感染的易感性，这一类疾病称为免疫缺陷病（immunodeficiency diseases，ID）。

ID可从不同角度进行分类。

根据病因，可分为原发性免疫缺陷病（primary immunodeficiency diseases，PID）和继发性免疫缺陷病（secondary immunodeficiency disease，SID）。前者多为遗传病因，可属常染色体隐性遗传（AR）、常染色体显性遗传（AD）、X连锁遗传（XL）等。后者或因环境因素（包括感染）或因放射线、药物损伤或因手术切除某些免疫器官等引起。

根据受损的免疫系统，可分为：①体液性免疫缺陷，如丙球蛋白缺乏症、选择性IgA缺乏症、选择性IgM缺乏症等属于抗体水平低下的疾病；②细胞性免疫缺陷，如先天性胸腺发育不全（DiGeorge综合征）、嘌呤核苷磷酸化酶综合征等以T细胞缺损为主要特征的疾病；③吞噬系统缺陷病，如慢性肉芽肿、惰性白细胞综合征等以巨噬细胞或其他白细胞吞噬功能障碍为主要特征的疾病；④联合免疫缺陷病，即同时具有体液性免疫缺陷和细胞性免疫缺陷的疾病，如湿疹-血小板过少性免疫缺陷病（Wiskott-Aldrich综合征）等；⑤补体缺陷，如 C_3 缺陷等以补体某一成分缺失或水平低下为特征的疾病。这种分类对临床有一定指导意义。

根据免疫性质，可分为特异性免疫缺陷与非特异性免疫缺陷两大类。涉及T细胞、B细胞者，多归为特异性免疫缺陷，涉及巨噬细胞、中性粒细胞、补体者，归为非特异性免疫缺陷。

现将较典型的免疫缺陷病及其特征列于表20-5。

不言而喻，无论哪一种分类方法，都是根据研究或临床需要的人为划分。实际上细胞性免疫与体液性免疫是不可分割的。例如，巨噬细胞既可作为吞噬病原体或其他异物的非特异免疫因素，但它同时又是处理和传递特异抗原、激活辅助T细胞的特异免疫因素。B细胞作为分泌抗体的体液免疫因素在T细胞依赖性抗原的条件下亦要依赖于T细胞对它的激活。免疫应答是一个连续的复杂的整体过程。所以对各种分类都要作全面的理解。

表20-5　免疫缺陷病及其遗传和免疫特征

分　类	遗传特征	免疫特征
体液性免疫缺陷		
常染色体隐性无丙球蛋白血症1（agammaglobulinemia 1，autosomal recessive，OMIM 601495）	AR	β细胞合成障碍
选择性IgA缺乏症（selective IgA deficiency，OMIM 137100）	AR或AD，偶有18号染色体部分缺失	部分伴有IgA抗体
选择性IgM缺乏症（selective IgM deficiency，OMIM 137100）	AR或未知	淋巴结和非胸腺依赖区发育不良
IgG亚类缺乏症（IgG subclasses deficiency，OMIM 147110）	AR或AD，多有家族史	
κ/λ链缺乏症（Kappa/Lambda chain deficiency，OMIM 614102）	AR	
胞外5′-核苷酸酶缺乏症（ecto-5′-nucleotidase deficiency，OMIM 211800）	AR	B细胞缺乏此酶
次黄嘌呤鸟嘌呤磷酸核糖基转移酶缺乏症（hypoxanthineguanine phosphoribosyl transferase deficiency，OMIM 300322）	XL	各类Ig水平下降B细胞数量下降
细胞性免疫缺陷		
先天性胸腺发育不全（DiGeorge syndrome，OMIM 188400）	未能证明有家族倾向	T细胞下降，胸腺发育不良
嘌呤核苷磷酸化酶缺乏症（purine nucleoside phosphorylase deficiency，OMIM 613179）	AR	T细胞功能受损
遗传性胸腺发育不全综合征（Nezelof syndrome，OMIM 242700）	AR	胸腺发育不全T细胞水平下降
慢性皮肤黏膜念珠菌病（chronic mucocutaneous candidiasis，OMIM 114580）	AD	Ts细胞数量下降
婴儿遗传性粒细胞缺乏症（infantile genetic agranulocytosis，OMIM 610738）	AR	中性粒细胞减少
惰性白细胞综合征（lazy leucocyte syndrome，OMIM 150550）	AD	白细胞趋化性迟钝
慢性肉芽肿病（chronic granulomatous diseases，OMIM 306400）	XL	白细胞内消化异物功能障碍
Chediak-Higashi综合征（Chediak-Higashi syndrome，OMIM 214500）	AR	白细胞内溶酶体不能与吞噬小体融合NK细胞缺陷

续表

分　类	遗传特征	免疫特征
联合免疫缺陷		
湿疹-先天性血小板过少性免疫缺陷症（Wiskott-Aldrich syndrome，OMIM 301000）	XL	T细胞功能缺陷IgM下降，IgA、IgE上升
共济失调-毛细血管扩张免疫缺陷症（immunodeficiency with ataxia-telangiectasia，OMIM 208900）	AR	胸腺发育不良，IgA下降
ADA缺乏致重症联合免疫缺陷病（severe combined immunodeficiency，due to ADA deficiency，OMIM 102700）	AR	胸腺严重发育不良，IgA下降
补体缺陷		
遗传性血管神经水肿（hereditary angioneurotic edema，HANE，OMIM 106100）	AD	补体C_1脂酶抑制物（C_1INH）缺乏
C_2缺乏（OMIM 217000）	AR	阻断补体反应
C_3缺乏（OMIM 613779）	AR	补体溶菌水平下降
C_{4A}缺乏（OMIM 614380）	AR	吞噬细胞趋化作用下降
C_{4B}缺乏（OMIM 614379）	AR	
C_5缺乏（OMIM 609536）	AR	调理作用下降

AR：常染色体隐性遗传；AD：常染色体显性遗传；XL：X连锁遗传

ID是一个复杂的病理过程。免疫系统各个器官各种组织缺损、各群免疫细胞功能障碍（无论是先天的抑或后天的）、淋巴细胞发育过程中核酸代谢障碍等，都可导致ID。免疫应答过程中任何一个环节阻断都可以导致免疫缺陷。例如，胸腺是T淋巴细胞发育分化的场所。胸腺发育不良必然导致胸腺素合成障碍。T细胞的诱导、分化、“培育”都依赖于胸腺素的作用。先天性胸腺发育不全（DiGeorge syndrome；OMIM 188400）和胸腺缺如致免疫缺损（immune defect due to absence of thymus；OMIM 242700）即Nezelof综合征（Nezelof syndrome）都是典型的胸腺发育不全的综合征。表现为胸腺依赖区淋巴细胞减少或胸腺皮质与髓质分化不良，进入胸腺干细胞不能发育分化为T细胞，致使T细胞免疫功能缺乏，间接影响B细胞功能。

另一T细胞功能障碍的疾病为嘌呤核苷磷酸化酶缺乏症（purine nucleoside phosphorylase deficiency，OMIM 613179）即PNP缺乏症。当PNP缺乏时，鸟苷和脱氧鸟苷不能转变为鸟嘌呤而积聚在细胞内，在相应激酶的催化下缩合生成GMP和dGMP。再经磷酸化而生成GTP和dGTP。dGTP在淋巴细胞内含量很高，它能抑制核苷酸还原酶，从而抑制DNA合成，导致T细胞数量减少和功能障碍。此外，积累在细胞内的脱氧鸟苷亦能强烈抑制胸腺细胞增殖。

人体免疫平衡要依赖于辅助性T细胞（Th）和抑制性T细胞（Ts）的调节。这两个T细胞亚群的功能亢进、衰竭、低下都会导致以细胞免疫缺陷为特点的疾病。例如，有些获得性低丙球蛋白血症患者的Th细胞在受到可溶性抗原攻击时，不能表达Ⅰa抗原和不能产生辅助因子，使B细胞进一步分化，有的甚至缺少IL-1受体。来自巨噬细胞的IL-1是激活Th的必要信号。Kawasaki病（Kawasaki disease；OMIM #611775）是一种相反的类型，患者存在激活的$Ⅰa^+$Th细胞（T_4），而Ts（T_8）细胞低下，自发Ig合成率增高合并高球蛋白血症。

一、原发性免疫缺陷病

原发性免疫缺陷病（primary immunodeficiency，PID）可以影响到过继免疫系统的成分，如T淋巴细胞和B淋巴细胞；也可以影响到固有免疫系统的成分，如中性粒细胞、吞噬细胞、补体和自然杀伤细胞。另外，PID可以只影响免疫细胞，也可影响其他组织，甚至也可以影响到免疫系统以外的器官。因此，其临床症状具有高度的异质性。可以单纯表现为对致病微生物的易感性增高，也可以表现为变态反应、淋巴组织增生和自身免疫反应等。下面对几种 PID 进行介绍。

(一) 无丙种球蛋白血症

迄今被 OMIM 收录的无丙种球蛋白血症(agammaglobulinemia)见表 20-6。

表 20-6 无丙种球蛋白血症

OMIM 编号	表型符号	遗传方式	基因定位	致病基因代号
300755	XLA	XL	Xq22.1	*BTK*
601495	AGM1	AR	14q32.33	*IGHM*
300310	AGMX2	XL	Xp22	*AGMX2*
613501	AGM3	AR	19q13.2	*CD79A*
615214	AGM7	AR	5q13.1	*PIK3R1*
613500	AGM2	AR	22q11.23	*IGLL1*
612692	AGM6	AR	17q23.3	*CD79B*
613502	AGM4	AR	10q23.2	*BLNK*
613506	AGM5	AD	9q34.11	*LRRC8A*
610483		AR	未定	未定

AGM:agammaglobinlinemia; OMIM 610483:该病的分子基础未知，病名为无丙种球蛋白血症伴小头和重症皮炎(agammaglobinlinemia, microcephaly, and severe dermatitis)，尚无表型符号。还有些疾病伴无(或低)丙种球蛋白血症未包括进表中

(二) 普通变异型免疫缺陷病

普通变异型免疫缺陷病(common variable immunodeficiency disease, CVID)又称获得性低丙种球蛋白血症(acquired hypogammaglobulinemia)，多数为散发病例，仅有 10%~20% 病例有家族史。有家族史的 CVID 家系表现为常染色体显性遗传、常染色体隐性遗传，还有一些遗传方式未明。研究认为，CVID 是由于遗传和环境等因素使 B 细胞内免疫球蛋白的合成转换缺陷、从而导致患者免疫功能低下的一类 PID。

迄今被 OMIM 收录的 CVID 共有 8 种，以 CVID1~8 命名。在 CVID 中，相对较多见的是 CVID2。

普通变异型免疫缺陷病 2(immunodeficiency, common variable, 2, CVID2; OMIM 240500)是因编码跨膜激活蛋白和 CAML 相互作用蛋白(transmembrane activator and CAML interactor, TACI)的基因发生突变所致。TACI 的正名是肿瘤坏死因子受体超家族成员 13B(tumor necrosis factor receptor superfamily, member 13B, TNFRSF13B)，由基因 *TNFRSF13B* 编码，主要表达于 B 细胞或活化的 T 细胞。

TNFRSF13B 基因位于 17p11.2，全长 40 005bp，有 5 个外显子，mRNA 长 1377bp，编码的 TNFRSF13B 含 293 个氨基酸。迄今为止，CVID 患者中 TNFRSF13B 基因突变的发生率为 8%~10%。基因突变包括：c.204_205 insA，c.310 T>C 导致 p.Cys104 Arg，c.444 C>A 导致 p.Ser144Ter，c.542 C>A 导致 p.Ala181Glu，c.[594C>A;595 C>A]导致 p.Ser194Ter，c.605 G>A 导致 p.Arg202His。最多见的突变是 c.310 T>C(p.Cys104 Arg)，该突变产物富含半胱氨酸结构域中的 CRD2 结构改变，恰恰是 TNFRSF13B(TACI)与配体结合的关键区域，会影响 TNFRSF13B(TACI)与配体的结合，导致抗体的合成和转化障碍。

除 TNFRSF13B 基因突变外，CVID 患者中还发现 *ICOS*、*CD19*、*TNFRSF13C*(*BAFFR*)、*CD20*、*CD81*、*CD21*、*LRBA* 等基因的突变，分别导致 CVID1、CVID3、CVID4、CVID5、CVID6、CVID7、CVID8，但发生率较低。这些基因的突变使 B 细胞在不同时期的成熟、分化和增殖受到干扰。

普通变异型免疫缺陷病还细分为五种不同的临床表型：伴有复发性感染、自身免疫性疾病、多克隆淋巴细胞浸润、肠道病变以及淋巴恶性肿瘤。超过 80% 的普通变异型免疫缺陷病患者仅具有其中一种表型。

（三）重症联合免疫缺陷病

联合免疫缺陷病（combined immunodeficiency）是一组表型特征各异的遗传病，其特征是T、B淋巴细胞功能的严重缺陷。研究表明，重症联合免疫缺陷病（severe combined immunodeficiency，SCID）与初始T淋巴细胞数量的显著降低有关，是由于干细胞发育障碍所致。干细胞是T淋巴细胞和B淋巴细胞的"根"。干细胞发育障碍必然影响T淋巴细胞和B淋巴细胞的成熟，也必然影响胸腺发育。患者T细胞、B细胞和粒细胞数量大大减少，对抗原攻击不产生细胞性应答和抗体应答，丙种球蛋白减少，易患感染性疾病或非感染性并发症。

SCID的病因十分复杂，目前发现能引起SCID的突变基因超过12个，主要有：编码腺苷脱氨酶（adenosine deaminase，ADA）的基因*ADA*，编码白介素2受体γ链（interleukin 2 receptor，γ，IL2RG）的基因*IL2RG*，编码Janus激酶3（Janus kinase 3，JAK3）的基因*JAK3*，编码白介素7受体（interleukin 7 receptor，IL7R）的基因*IL7R*，重组活化基因1（recombination activating gene 1，*RAG1*），*RAG2*，编码DNA交联修复蛋白1C（DNA cross-link repair protein 1C，DCLRE1C）的基因*DCLRE1C*，编码蛋白质酪氨酸磷酸酶受体型C（protein-tyrosine phosphatase，receptor-type，C，PTPRC）的基因*PTPRC*，编码CD3抗原ε亚单位（CD3 antigen，ε subunit，CD3E）的基因*CD3E*，编码CD3抗原δ亚单位（CD3 antigen，δ subunit，CD3D）的基因*CD3D*等。

这些突变基因中有三种基因产物是细胞因子受体组成物（IL2RG、JAK3、IL7R），五种基因产物（RAG1、RAG 2、DCLRE1C、CD3E、CD3D）对抗原受体的发育是必需的，一种基因产物是腺苷脱氨酶（ADA），还有一种是编码*CD45*的基因*PTPRC*。

人类SCID最常见的类型是X连锁的IL2RG缺陷型，其次是ADA缺陷型和IL7R缺陷型。

1. 细胞因子依赖的T细胞和NK细胞前体信号转导缺陷　由该机制导致的SCID约占SCID的52%～60%，其中包括了IL2RG缺陷、JAK3缺陷和IL7R缺陷。IL2RG缺陷可引起X连锁SCID，由IL2、IL4、IL7、IL9、IL15和IL21共有的受体γ链编码基因*IL2RG*的突变所引起。由于IL2在T细胞活化的信号转导过程中起重要作用，故*IL2RG*的基因突变可导致T细胞活化障碍，同时也可影响B细胞和NK细胞功能，临床类型为$T^-B^+NK^-$SCID。*IL2RG*基因突变的类型包括点突变、插入突变或缺失突变以及剪接位点的突变。

酪氨酸激酶JAK3缺陷引起常染色体隐性遗传SCID，是由于编码JAK3的基因*JAK3*突变所致。JAK3是唯一与IL2RG相关的信号分子，IL2RG的胞内段与JAK3在细胞内结合后，可以通过一系列细胞内蛋白磷酸化实施信号转导，以调控淋巴细胞的发育和分化。因此，*JAK3*基因突变引起的SCID在表型和X连锁SCID相同。*JAK3*基因突变并没有特定的突变热点。

在T细胞分化发育过程中，还需要IL7的作用。因此，编码IL7R的基因*IL7R*突变可导致单一的T细胞缺陷。这是因为，尽管T细胞和B细胞的祖细胞有*IL7R*的表达，但是淋巴细胞受体系统对T细胞的发育十分关键，而对B细胞却不十分重要。因此，IL7R缺失，主要抑制了T细胞发育却未抑制B细胞的发育。*IL7R*基因突变有的是同义突变，有的是错义突变。错义突变可使IL7R胞外配体结合处受损，但不影响*IL7R*转录为mRNA或蛋白质的表达。这种突变足以阻碍T细胞的发育并出现SCID。*IL7R*基因突变引起的SCID属常染色体隐性遗传。

2. ADA缺陷导致嘌呤代谢加速引起未成熟细胞死亡　ADA缺陷引起的SCID约占常染色体隐性遗传SCID的40%，占全部SCID的14%。ADA是一种氨基酸水解酶，参与嘌呤代谢过程，催化脱氧腺苷脱氨基变成次黄嘌呤核苷。ADA缺陷导致嘌呤代谢的中间代谢产物脱氧腺苷累积，抑制T细胞、B细胞和NK细胞等淋巴细胞的增殖。此外，在脱氧腺苷激酶的催化下，累积的脱氧腺苷与磷酸缩合成dAMP，经磷酸化而成dADP和dATP。dATP能抑制核苷酸还原酶，最终导致干扰淋巴细胞DNA合成。由于ADA广泛表达于多种细胞，故其缺陷时产生的毒性产物可累及胸腺上皮、肺、肝等组织，造成多系统损害。ADA缺陷引起的SCID其预后比其他类型的SCID预后差。

另外，SCID还包括T细胞抗原受体（TCR）和B细胞抗原受体（BCR）的VDJ基因片段重组缺陷和前TCR或TCR信号转导缺陷等类型。

（四）共济失调毛细血管扩张症

共济失调毛细血管扩张症（ataxia-telangiectasia，AT；OMIM 208900）是一种复杂的常染色体隐性遗传病，主要表现为进行性神经系统损伤、眼睛和皮肤毛细血管扩张和免疫缺陷。该病是由*ATM*基因突变所引起（参见第十四章）。

（五）常染色体显性高IgE复发感染综合征

常染色体显性高IgE复发感染综合征（hyper-IgE recurrent infection syndrome，autosomal dominant；OMIM 147060）又称Job综合征（Job syndrome），其特征为湿疹、脓肿、肺炎、黏膜皮肤念珠菌病、血清IgE和嗜酸性粒细胞计数升高。该病是因编码信号转导及转录活化蛋白3（signal transducer and activator of transcription 3，STAT3）的基因*STAT3*突变所致。*STAT3*基因位于17q21.31，全长82 171bp，有24个外显子，mRNA长4 978bp，编码的STAT3含770个氨基酸。STAT3蛋白是DNA结合蛋白，是一种转录因子，通过JAK-STAT信号转导途径，参与介导IL-6、IL-10、IL-22、IL-23和IL-27的信号转导。*STAT3*基因发生突变，上述信号转导途径中断，主要表现为IL-6、TGF-β和MCP-1分泌减少，而TNF-α、IL-12和IFN-γ的分泌增加。在B细胞，由于IL-6和IL-21缺乏，B细胞向浆细胞转化障碍，使抗体生成减少；由于存在炎性细胞因子生成紊乱，巨噬细胞无法介导正常的炎症反应；另外，STAT3还参与介导造血干细胞向树突状细胞的分化，*STAT3*基因发生突变，使得树突状细胞数量减少。

二、继发性免疫缺陷病

继发性免疫缺陷病（secondary immunodeficiency disease，SID）又称获得性免疫缺陷病（acquired immunodeficiency disease，AID），可由系统性疾病、感染性疾病或理化因素等对免疫系统造成暂时或持续性伤害引起。根据病因，可将引起获得性免疫缺陷病的病因分为感染性和非感染性两类。其中最为严重的是由HIV感染所致的获得性免疫缺陷综合征，而严重的营养不良引起的获得性免疫缺陷综合征则最为常见。

（一）非感染因素

非感染因素如营养不良、恶性肿瘤（淋巴肉芽肿、骨髓瘤、白血病、胸腺瘤等）、免疫抑制药物（糖皮质激素、环磷酰胺、甲氨蝶呤、环孢素、抗惊厥药物，以及抗淋巴细胞表面抗原的单克隆抗体等）、代谢性疾病（糖尿病和尿毒症）、年龄因素、环境因素等。

（二）遗传性疾病

许多染色体异常或遗传性酶病导致细胞的代谢和功能低下或缺陷，而DNA修复机制缺陷和黏附分子表达缺陷往往与抗感染免疫低下有关。例如，21三体征患者中性粒细胞的吞噬和趋化功能缺陷；先天性卵巢发育不全（Turner综合征）患者由于低丙种球蛋白血症对感染的易感性增加。

（三）感染因素

人类免疫缺陷病毒（human immunodeficiency virus，HIV）、麻疹病毒、风疹病毒、巨细胞病毒、EBV、结核杆菌、麻风杆菌和念珠菌等病原体感染，均可不同程度地影响机体免疫系统，导致获得性免疫缺陷。

获得性免疫缺陷综合征（acquired immunodeficiency syndrome，AIDS）即艾滋病，是由人类免疫缺陷病毒（human immunodeficiency virus，HIV）感染所致。HIV是一种嗜T淋巴细胞病毒，可以直接杀伤T细胞，患者体内还可以产生抗精子HLA抗体和抗精子表面脱唾液酸神经节苷脂（asialo Gm1）抗体，这两种抗体亦可破坏T细胞和NK细胞。因为这两种细胞是由相同的HLA和asialo Gm1抗原共同作用下使T细胞严重缺损。Th细胞明显减少，Ts细胞相对增高，使Th/Ts比值倒置。这必然使B细胞受累。据报道，体外实验观察到AIDS患者外周血单核细胞产生一种可溶性因子，能阻碍B细胞向浆细胞转化。因此，患者表现为以CD4+T细胞减少为主的严重细胞免疫缺陷，导致以反复机会感染（包括病毒、真菌、寄生虫等感染）、恶性肿瘤以及中枢神经系统退行性病变为特征的临床综合征。

艾滋病虽然病原体是病毒，但有几种基因影响对艾滋病的遗传易感性和抵抗性，见表20-7。

表 20-7　HIV 和艾滋病表型和基因的关系

OMIM 编号	基因代号	基因定位	有关基因对病毒和疾病的作用
124092	*IL10*	1q32.1	易感 HIV 1 病毒
146929	*CXCR1*	2q35	缓慢促进艾滋病发展
601470	*CX3CR1*	3p22.2	感染 HIV1 后促进病情快速发展
603029	*TLR3*	4q35.1	对 HIV1 具有抵抗性
142840	*HLA-C*	6p21.33	易感病毒血症
600835	*CXCL12*	10q11.21	对艾滋病有抵抗性
147570	*IFNG*	12q15	快速促进艾滋病发展
147781	*IL4R*	16p12.1	缓慢促进艾滋病发展
158105	*CCL2*	17q12	对 HIV1 具有抵抗性
601156	*CCL11*	17q12	对 HIV1 具有抵抗性
182283	*CCL3*	17q12	抵抗艾滋病感染
601393	*CCL3L1*	17q12	对 HIV/ 艾滋病具有易感性
604672	*CD209*	19p13.2	对 HIV- 型具有易感性
604946	*KIR3DL1*	19q13.42	延迟 / 促进 AIDS 快速发展

全部表型均为 OMIM 609423 HIV-1 易感性；摘自：www.ncbi.nlm.nih.gov/omim. update June/2013

三、自身免疫病

自身免疫病（autoimmune disease）是指自身抗原特异性抗体或致敏 T 细胞攻击自身抗原（可溶性自身抗原、细胞和组织），导致自身组织和器官产生病理改变和功能障碍的现象。自身免疫病的总发病率大约占到世界人口的 6%。

自身免疫病的特点：①表现形式复杂多样；②患者血液中可测得高效价自身抗体和（或）自身组织成分起反应的致敏淋巴细胞；③女性较男性发病较多；④老年人中自身免疫病较为普遍，但自身免疫病多初发于育龄阶段；⑤除病因明了的继发性自身免疫性疾病可随原发疾病的治愈消退外，多数病因尚不明确的自身免疫病多呈反复发作和慢性迁延趋势；⑥疾病的发生有一定的遗传倾向；⑦有各种不同的诱发因素；⑧疾病的转归与自身免疫反应强度密切相关。

按照累及的器官和范围，自身免疫病一般分为两类：器官特异性自身免疫病和系统性自身免疫病。前者常见的有：强直性脊柱炎、1 型糖尿病、肠炎、多发性硬化、自身免疫性肝病等；后者常见的有系统性红斑狼疮、硬皮病、干燥综合征等。病理性自身抗体的产生多是 B 细胞针对自身抗原的正性免疫应答的结果。这一过程离不开自身抗原特异性辅助 T 细胞的帮助。病理性自身抗体造成机体组织损伤的机制包括：①抗体介导的细胞毒作用；②抗体刺激靶细胞；③抗体介导的中和作用；④与抗原形成免疫复合物后的损伤作用；⑤致敏宿主细胞或组织、导致补体活化等。自身致敏 T 细胞作为效应细胞，可识别与攻击带有特异自身抗原的靶细胞。

自身免疫病多与一种或数种 HLA 等位基因相关，可以说 HLA 基因是决定自身免疫病易感性的主要基因。类风湿关节炎（RA）是常见的系统性自身免疫病，具有复杂遗传病的特征，如不完全外显率、遗传变异及多基因参与等。单卵双生子同患 RA 的概率是 27%，而异卵双生子同病率是 13%，均高于普通人群。RA 的发病与 HLA Ⅱ类基因 *HLA-DR*、*HLA-DQ* 和 *HLA-DP* 关系密切。

除 HLA 基因外，还有其他基因影响自身免疫病的易感性。如补体的遗传性纯合子缺陷与 SLE 相关。细胞凋亡基因编码蛋白的异常，包括 FAS（CD95）和 FAS 配体（CD95 配体）也与自身免疫病相关。与 TNF 或 IL10 等细胞因子表达水平相关的基因，也可影响自身免疫病的易感性。

几种常见自身免疫病举例如下：

（一）桥本甲状腺炎

桥本甲状腺炎（Hashimoto thyroiditis，OMIM 140300）的常见症状为无痛性甲状腺肿和甲状腺功能减退，好发于中年女性，为多基因遗传，环境因素如感染和高碘饮食可诱发。发病机制为自身甲状腺组织为抗原的自身免疫性慢性甲状腺炎。随着甲状腺组织逐步被破坏，甲状腺可逐步缩小。病变组织发现甲状腺广泛淋巴细胞浸润伴有淋巴滤泡及腺泡细胞的损伤。

（二）1型糖尿病

1型糖尿病（diabetes mellitus，type Ⅰ）即胰岛素依赖性糖尿病（diabetes mellitus，insulin-dependent，IDDM；OMIM 222100）是自身免疫反应损伤胰岛β细胞的结果。自身免疫细胞识别的靶抗原包括胰岛素、谷氨酸脱羧酶和胰岛β细胞膜蛋白等。患者胰岛内有大量淋巴细胞浸润，胰岛β细胞表达HLA Ⅱ类分子。此外，患者体内能测到抗胰岛素和抗胰岛β细胞的自身抗体。IDDM患者的后代患病概率高达25%。已知与IDDM相关的基因共有十余个。患者中大约70%带有*HLA-DQB1*0302/*0301*基因，约95%为HLA-DQ8或（和）HLA-DR3阳性。*HLA-DR3-DQ2*和*DR4-DQ8*单元型在IDDM易感性方面有明显的协同作用。此外，*HLA-DQ6*和*HLA-DR2*基因与IDDM呈负相关，其保护作用以显性方式遗传（参见第三十三章）。

（三）系统性红斑狼疮

系统性红斑狼疮（systemic lupus erythematosus，SLE；OMIM 152700）是自身免疫介导的以慢性免疫性炎症为突出表现的系统性自身免疫病，主要由抗体介导，好发于生育年龄女性。临床表现有：原因不明的反复发热，多发和反复发作的非致畸性关节炎，面部“蝴蝶样”皮疹，持续性或反复发作的胸膜炎、心包炎，雷诺现象，肾脏疾病或持续不明原因的蛋白尿，血小板减少性紫癜或溶血性贫血，不明原因的肝炎，反复自然流产，深静脉血栓等。

SLE的血液学检测主要体现在抗核抗体谱（ANAs）方面以及抗原-抗体复合物。其中抗双链DNA抗体和抗Sm抗体对SLE的诊断特异性最高。免疫病理学检测：皮肤狼疮带试验可见表真皮交界处有免疫球蛋白和补体等的沉积，肾脏荧光检测多呈现多种免疫球蛋白和补体成分沉积，被称为“满堂亮”。

SLE的病因尚不明确。不同种族具有不同的SLE的易感基因，白种人群的发病可能与*HLA-B8*和*HLA-DR3*的连锁不平衡相关，亚洲东南部人群中*HLA-DRB1*1502-DQB1*0501*基因单体型与SLE的易感性明显相关。*HLA-DR2*和*HLA-DR3*通常与SLE的不同的临床表现有关。某些补体等位基因的缺失会导致机体对SLE易感增加。

（四）类风湿关节炎

类风湿关节炎（rheumatoid arthritis，RA；OMIM 180300）是以慢性进行性关节滑膜损伤及关节软骨损伤为特征的炎症性疾病，发病年龄一般在40～50岁，女性的发病率较高。绝大多数患者的血液中有较高水平的类风湿因子（rheumatoid factor）。最典型的关节表现为晨僵、对称性小关节疼痛、肿胀及压痛，在易受到摩擦的骨突起部位可见类风湿结节，最终发展为关节破坏和畸形。

RA患者的血清中可出现多种自身抗体。除类风湿因子外，还有抗核周因子、抗角蛋白抗体等。前已经述及RA与*HLA-DR4*关联。此外，已知多个非HLA基因如*SLC22A4*（OMIM 604190）、*PTPN22*（OMIM 600716）、*MHC2TA*（OMIM 600005）、*IRF5*（OMIM 607218）、*NFKBIL1*（OMIM 601022）等都与RA相关。

（五）多发性硬化症

多发性硬化症（multiple sclerosis，susceptibility to，MS；OMIM 126200）是慢性进行性中枢神经系统脱髓鞘疾病（参见第三十一章）。MS的发生可能与潜伏性病毒（麻疹病毒）感染有关。与MS易感性相关的基因有*HLA-DRB1*（OMIM 142857）、*HLA-DQB1*（OMIM 604305）、*PDCD1*（OMIM 600244）。

不同的自身免疫病其临床表现千差万别，但鉴于其免疫机制的相似性，治疗原则也有一定的共性。目前常用的治疗方案除控制发病诱因（如抗感染、避免日照、劳累等）外，主要采用免疫抑制和调节药物打断病理性自身免疫应答或重建免疫，也可通过调节免疫应答的各个环节阻断疾病进程来达到治疗的目的。如糖皮质激素、免疫抑制剂、免疫净化及生物制剂、免疫球蛋白等的治疗。对自身免疫病动物模型和自身免疫病患者注射外源性耐受性树突状细胞（tolerogenic dendritic cells，tolDCs），都会使疾病得到缓解。自身免疫病是遗传易感性疾病，因而，基因治疗的方法及效果远不同于单基因遗传病。此外，也可采用自体外周血干细胞移植治疗自身免疫病。

第六节　免疫与组织器官移植

根据移植物不同，移植大体可分为器官移植、组织移植和细胞移植等。Murray 等（1954）成功实施同卵孪生兄弟间的同种肾移植，标志着器官移植临床应用的开始。随后，各类器官移植陆续开展。据美国器官获取和移植网络 / 移植接受者登记处（Organ Procurement and Transplantation Network，OPTN/ Scientific Registry of Transplant Recipients，SRTR）的年度报告，美国于 2007 年共实施器官移植 28 344 例，其中肾移植 16 623 例、肝移植 6489 例、心脏移植 2207 例、肺移植 1468 例、胰肾联合移植 862 例、胰腺移植 469 例、小肠移植 197 例和心肺联合移植 29 例。我国自 20 世纪 60 年代初开展肾移植以来，器官移植事业也得到快速发展，迄今已实施 80 000 余例，在临床移植规模上仅次于美国而成为全球第二移植大国。患者和移植物的近期生存率、生存质量等疗效指标亦达到国际先进水平。作为一门新兴学科，器官移植在 21 世纪必将有着更广阔的应用前景（参见本书第十五章）。

一、同种异体移植免疫应答基础

通常所说的同种异体移植是指同种异基因移植，是临床上最常见的移植类型。同种异体间任何形式（器官、组织或细胞）的移植均可能引发免疫应答，表现为宿主对移植物的排斥反应（或排异反应）。这虽然是机体抵抗外来移植物的一种自我保护机制，却对移植物起到破坏作用，影响了移植效果；另一方面，移植物的免疫细胞也会对宿主抗原产生免疫应答，对宿主造成免疫损伤，导致移植物抗宿主病，这种情况多见于骨髓移植、小肠移植等，肝移植中亦有发生。

同种异体移植免疫应答通常是指针对同种异体抗原发生的特异性免疫应答，其过程大致可分为同种异体抗原识别、免疫细胞激活及免疫细胞效应等三个阶段，这与其他获得性免疫应答过程基本相似，但也有不同之处。这三个阶段作为相对独立的时相事件，在发生时间上有一定的先后顺序，而在整个移植免疫应答过程中，三个时相事件同时并存。

移植物植入受体后，宿主与移植物之间即建立了免疫系统的循环通路（血液或淋巴循环），供者细胞与受者免疫细胞便开始接触，两者可在血液、淋巴组织或血管内皮上相互作用。各种同种异体抗原经直接和间接途径被识别为异己，在移植物局部和受者淋巴组织内的免疫细胞被激活，启动复杂的级联反应，引起 T 淋巴细胞、B 淋巴细胞和其他非特异性炎性细胞的活化和增殖，进而通过多种效应机制引起移植物免疫损伤。

（一）同种异体移植抗原识别阶段

1. 同种异体移植抗原　哺乳类动物的基因组中含有大量多态性基因位点，编码体内广泛表达的组织抗原。同种系内的不同个体之间彼此相异的抗原被称为同种异体抗原（allogeneic antigen），包括糖类、蛋白质等。这些“异己”抗原是导致同种异体移植排斥反应的主要原因。最强的同种异体抗原是主要组织相容性复合体（major histocompatibility complex，MHC），其他抗原主要是糖类，如血型抗原和非 MHC 编码的组织相容性抗原。

（1）血型抗原：一般是指 ABO 血型系统中的 H、A、B 抗原。各种血型抗原的特异性取决于细胞膜上的糖蛋白或糖脂上所含的糖链，血型抗原除表达于红细胞膜上外，还存在于淋巴细胞、血小板、大多数上皮细胞和内皮细胞膜上。血型抗体是一种天然抗体（详前）。

（2）主要组织相容性抗原：在人类称为人类白细胞抗原（human leukocyte antigen，HLA），在区分自身与异己中发挥重大作用。HLA 基因复合体位于 6p21.31，全长约 3600kb，共有 224 个基因座，总计等位基因数 9564 个，是目前发现的人体内最具有多态性的基因系统，已于前述。

人体 MHC Ⅰ类基因编码 HLA Ⅰ类分子，包括 HLA-A、HLA-B、HLA-C 和 HLA-E、HLA-F、HLA-G 分子

等。其中，前三者具有高度多态性和免疫原性。HLA Ⅰ类分子是由 α 多肽链和 β 多肽链结合而成的异二聚体，见于大多数有核细胞，并合成于内质网。由 α 多肽链在其远膜端结构域构成抗原结合凹槽的双壁，β 片层组成凹槽底部。凹槽的末端封闭，通过氢键作用结合 8 ~ 9 个氨基酸长度的抗原肽。抗原肽借助特殊的转运蛋白从胞质溶胶转移至内质网并与 HLA Ⅰ类分子结合，两者形成稳定的“肽 -HLA Ⅰ类分子复合物”，移至细胞膜后可被 $CD8^+$T 细胞的 T 细胞表面抗原受体识别和结合。

人体 MHC Ⅱ类基因编码 HLA Ⅱ类分子，包括 HLA-DR、HLA-DP、HLA-DQ、HLA -DM、HLA -DO 分子等。HLA Ⅱ类分子同样是由 α 多肽链和 β 多肽链结合而成的异二聚体，α 链、β 链共同参与构成抗原结合凹槽。与 HLA Ⅰ类分子不同，凹槽的末端更为开放，可通过氢键作用与 10 ~ 25 个氨基酸长度的抗原肽结合。HLA Ⅱ类分子的组织分布相对有限，通常见于单核细胞、巨噬细胞、树突状细胞、内皮细胞、皮肤朗格汉斯细胞、B 细胞和活化 T 细胞表面，多数为抗原递呈细胞（antigen presenting cell，APC）。HLA Ⅱ类分子合成于内质网，其抗原结合凹槽在此不能与抗原肽结合，而是被导向移至内质体中。细胞通过内吞作用获得的异源蛋白或膜结合蛋白被加工处理成抗原肽，在内质体与凹槽结合形成“肽 -HLA Ⅱ类分子复合物”，移至 APC 细胞膜后，可被 $CD4^+$T 细胞识别和结合。

HLA Ⅰ类分子和 HLA Ⅱ类分子具有多态性，是由其抗原肽结合凹槽中氨基酸残基所决定的。一个 HLA 分子可结合含有特定共同基序的抗原肽组，这个抗原肽组可以是异源性蛋白质，也可以是自身抗原。由于自然界一般不发生个体间组织和器官的交换或移植，因此 MHC 的主要生物学功能并非介导移植排斥。在同一个体内，MHC 分子在 T 淋巴细胞的胸腺选择和启动对外来入侵抗原的特异性免疫应答中发挥重要作用。而在同种异体移植中，供者 MHC 分子则是重要的同种异体抗原，参与直接识别和间接识别激活 T 淋巴细胞，启动受者对移植物的特异性免疫应答。由于移植物持续表达同种异体 HLA 抗原，因而可在移植后任何时期诱发排斥反应。

（3）次要组织相容性抗原：次要组织相容性抗原（minor histocompatibility antigens，mHc）由 MHC 之外的基因编码，缺乏与 MHC 抗原类似的结构，在 MHC Ⅰ类分子和 MHC Ⅱ类分子螺旋之间的凹槽内结合短链多态性肽段形成。最早发现于同基因系而 mHc 不同的小鼠皮肤移植实验，根据其引起慢性排斥反应而称为次要组织相容性抗原。现在认为，mHc 被 APC 以 MHC 复合物形式递呈，可激活 T 细胞免疫应答，引起排斥反应和移植物抗宿主病。临床上，骨髓移植对 MHC 配型要求高，更容易发现 mHc 对移植效果的影响。

理论上讲，任何显示多态性的蛋白质，即使是细胞内的蛋白质，都能作为次要组织相容性抗原。通过从 MHC 分子洗脱、提纯和测序以及基因克隆等手段，现已发现多种人的 mHc 抗原，如 HY、HA1、HA2、HA3、HA4、HA5 等。HA-1 ~ HA-5 的免疫识别具有一定的 MHC 限制性。其中 HA3 抗原必须由 HLA-A 1 递呈，HA1、HA2、HA4 和 HA5 抗原必须由 HLA-A2 递呈。表达 HLA-A 1 的人群中，88% 表达 HA3 抗原；表达 HLA-A2 的人群中，表达 HA1、HA2、HA4 和 HA5 抗原的比例分别为 69%、95%、16% 和 7%。

前瞻性临床研究表明，供受体间不同的性别组配中，男性供肾给女性受体时，肾移植术后 1 年、2 年和 10 年时移植肾丢失的风险最大，而最可能的解释是次要组织相容性抗原 HY 导致了这种结果。

（4）组织特异性抗原：人体每种器官或组织均有其独特的细胞组成成分，以行使其特有的生理功能，这些特有的细胞可表达独特蛋白以执行特殊功能。这些蛋白或者被抗体直接识别，或者经胞内处理后与 MHC Ⅰ类分子形成复合物，作为组织特异性抗原递呈。另外，有些蛋白质虽然表达广泛，但在不同组织或器官中表达水平不同。抗原表达量不同，相应的配体密度不同，免疫应答特性也就不同。此类亦可归为组织特异性抗原。某些自身抗原如果被异体 MHC 分子递呈，此时形成的异体 MHC- 自身肽复合物亦可看作组织特异性抗原。

移植免疫耐受研究中发现，给受者胸腺内注射供者脾细胞可诱导受者对脾细胞的免疫耐受，但是却仍对供者皮肤或肾脏产生排斥反应，提示在肾脏或皮肤中存在组织特异性抗原，并且这些抗原可被免疫细胞识别产生免疫应答。临床同种异体移植中已经发现有识别组织特异性抗原的 T 细胞参与。实际上，组织特异性抗原在异体移植中具有重要的作用。通过分离移植肾活检标本中的浸润淋巴细胞发现，仅对供肾细胞（而不是淋巴细胞）有免疫反应的组织特异性 T 细胞在克隆中的频度占分离出的克隆总数的

10%～15%，所占比例可观。临床上还发现，同一受者同时接受同一供者的多种不同器官，有的器官功能较好，有的器官则被排斥，表明受者T细胞对供者组织特异性抗原产生了免疫应答。有些次要组织相容性抗原也是组织特异性抗原，例如前面提及的HA1和HA2在正常和白血病的HSC表面选择性表达，属于组织特异性抗原，激活免疫应答可引起特异性的移植物抗白细胞病，而非广泛的移植物抗宿主病。

2. 同种异体移植抗原的识别　同种异体移植中，受者可通过直接途径和间接途径来识别移植物抗原，分别称为直接识别和间接识别。直接识别是指供者的抗原递呈细胞（APC）直接将移植物的同种异体抗原递呈给受者T细胞识别；间接识别是指受者的APC将移植物的同种异体抗原经加工处理后递呈给受者T细胞识别。一般认为，直接识别与急性排斥反应的早期关系更为密切，而间接识别则在急性排斥反应中、晚期及慢性排斥中起重要作用。

（1）直接识别：直接识别是移植免疫特有的抗原递呈方式。在此过程中，供者APC将结合其自身内源性肽的MHC分子复合物递呈，与受者$CD8^+$ T或$CD4^+$ T细胞表面抗原受体（T cell antigen receptor，TCR）结合。

供者抗原在其体内或细胞内处理过程中产生了大量的内源性肽段，其中约有4%～6%的肽段能以MHC结合基序与自身的MHC分子结合而被递呈给受者T细胞。直接识别途径的特殊性在于：同种异体MHC被TCR识别不需要经过处理，这似乎与T细胞免疫活化的自身MHC限制性相矛盾。一般认为，经过胸腺内阳性选择后，识别自身MHC分子的T细胞才可能在外来抗原刺激时活化。而在同种异体移植免疫中，受者T细胞可不与自身MHC分子结合，而直接识别移植物的肽-MHC复合物，这可能是因为TCR识别的交叉反应性造成的。T细胞通过TCR与自身MHC分子结合，而TCR识别靶分子并非绝对专一。异体MHC分子与外来或自身抗原肽所形成的构象表位（即异体MHC+外源肽、异体MHC+自身肽），以及受者自身MHC分子与外来或自身抗原肽所形成的构象表位（即自身MHC+外源肽、自身MHC+自身肽），二者在构象上具有相似性，均可被受者TCR识别。MHC分子是最重要的同种异体抗原，与异体MHC分子结合的肽段，无论是来自移植物的异体肽，还是来自于受者的自身肽，都将被受者T细胞作为“异己”识别。

虽然同种异体MHC可作为TCR的结合位点，但其与受者自身MHC的差异足以被当作外源性抗原所识别，从而激活T细胞。由于抗原肽结合部位的多态性，供者APC表面的MHC分子可与多种外源肽或自身肽结合，形成众多前述的T细胞表位，被受者不同的T细胞克隆交叉识别，因此产生数目庞大的同种异体反应性T细胞。通过这种识别机制，一个MHC位点不相合可以刺激大量同种异体反应性T细胞克隆。即使供受者的MHC分子间仅存在一个氨基酸的差别，也可导致排斥反应。同种异体APC同时表达MHC Ⅰ类分子和MHC Ⅱ类分子，其表面所有的MHC-肽复合物都具有同种异体抗原性，并且都能被同种异体反应性T细胞所识别，对受者T细胞刺激最强。供者APC递呈的大量MHC抗原复合物可能通过TCR交叉识别机制导致受者体内产生高频率（1/101～1/104）的同种反应性T细胞，比一般抗原特异性T细胞的频率（1/104～1/105）高10～1000倍。

（2）间接识别：移植免疫的间接识别与机体对普通外源性抗原的递呈方式相同。受者APC可摄取并处理从移植物细胞上脱落的异体抗原（主要是MHC分子降解肽段），此时MHC相当于普通的外源性抗原。受者APC将供者MHC抗原经体内途径处理后，以受者MHC Ⅱ类抗原复合物形式递呈给受者$CD4^+$T细胞而被识别为“异己”。其他异体蛋白如次要组织相容性抗原等也能被受者APC处理，通过间接途径递呈给受者$CD4^+$T细胞。此外，少数来自移植物细胞的特定蛋白质也可能进入受者APC胞质溶胶，由MHC Ⅰ类分子递呈给受者的$CD8^+$T细胞。$CD4^+$T细胞被激活后可介导迟发性超敏反应（delayed type hypersensitivity，DTH），或激活特异性细胞毒性T细胞（cytotoxic T cell，CTL）和B细胞，导致移植排斥发生。$CD8^+$T细胞则能发育成CTL，直接攻击靶细胞。移植物细胞的HLA分子是异体蛋白的主要来源。一般认为，供受者之间HLA差异越大，对移植物反应性T细胞克隆越多，同种异体免疫反应就越强烈。

（二）T淋巴细胞的激活和效应阶段

一般认为，同种异体移植排斥反应主要是T淋巴细胞介导的细胞性免疫反应。T淋巴细胞的激活需要双重信号：受者 TCR 通过直接或间接识别 MHC 分子抗原复合物之后，通过 TCR/CD3 复合体传递第一活化信号，即抗原特异性识别信号；第二活化信号通过受者 T 细胞表面辅助分子（主要是 CD28）识别 APC 上相应配体 B7-1/B7-2 产生并传递，具有非抗原特异性，又称共刺激信号或协同刺激信号。T 细胞激活过程包括多种信号的跨膜传递、胞内信号转导、转录因子活化和转位、基因转录激活、细胞因子分泌和细胞因子信号转导以及进入细胞周期增殖分化等一系列事件。了解 T 细胞激活过程有助于理解抗排斥反应的作用靶点和现用免疫抑制剂的作用机制。许多免疫学书籍中已有详尽描述，在此只作简单介绍。

信号转导是免疫细胞激活的重要事件。通过各种酶类、转接蛋白和蛋白质信使分子的磷酸化 / 脱磷酸化引起级联反应得以实现。在 T 细胞信号转导中涉及两类蛋白质激酶和两类蛋白质磷酸酶。蛋白激酶有蛋白质酪氨酸激酶（protein tyrosine kinase，PTK）和丝氨酸 / 苏氨酸激酶。前者包括 SRC 家族（ICK、FYM）、CSK 家族（C 端 SRC 激酶）、SYK 家族（ZAP70）和 JAK 家族；后者主要有蛋白激酶 C（protein kinase C，PKC）、丝裂原激活蛋白激酶（mitogen-activated protein kinase，MAPK）和磷酸肌醇 3 激酶（phosphoinositide-3 kinase，PI 3K）等。蛋白磷酸酶包括蛋白质酪氨酸磷酸酶（protein tyrosine phosphatase，PTP）和丝氨酸 / 苏氨酸磷酸酶。前者主要是 CD45 分子，对 PTK SRC 有去抑制作用；后者主要是钙调磷酸酶（calcineurin），可使活化 T 细胞核因子（nuclear factor of activated T cell，NF-AT）脱磷酸化，从而使其激活进入细胞核。

1. 第一活化信号的跨膜传递和胞内转导　跨膜信号传递和胞内信号转导如下。

（1）跨膜信号传递：T 细胞膜分子与 APC 膜分子识别后，参与信号转导的各种跨膜分子（TCR/CD3、CD4 或 CD8、CD45 等）相互靠拢成簇，发生多聚化。PTP CD45 解除 PTK SRC 分子（LCK、FYN）C 端对激酶活性的抑制作用，胞内 PTK SRC 分子间（(LCK、FYN）因相互磷酸化而被激活。激活的 PTK SRC 使 CD3 ξ 链的胞内段上免疫受体酪氨酸激活基序（immuno-receptor-tyrosine-based activation motifs，IITAM）中的酪氨酸发生磷酸化；磷酸化的 ITAM 继而与 SH2 结合，招募 PTK SYK 家族中的重要成员 ZAP70 至 CD3 ξ 链附近。已活化的 PTK SRC 通过磷酸化 ZAP70 而使其激活，进而引起跨膜转接蛋白 LAT 磷酸化。磷酸化的 LAT 把各种带有 SH2 结构域的信号蛋白招募至 TCR/CD3 附近，其中包括膜内侧的磷脂酶 C（phospholipase C，PLC）和生长因子受体结合蛋白 2（growth factor receptor-binding protein 2，GRB2），引发下游信号转导的级联反应。

（2）胞内信号转导：磷酸化的 PLC 启动磷脂酰肌醇途径（PI 途径），将其底物二磷酸磷脂酰肌醇（PIP2）水解为三磷酸肌醇（IP3）和甘油二酯（DAG）。IP3 可激活钙调素（calmodulin），并最终导致钙调磷酸酶激活。DAG 则直接激活 PKC；钙调磷酸酶和 PKC 分别活化重要的转录因子 NF-AT 和 NF-KB。

另外，第一活化信号尚可通过 MAPK 相关途径进行胞内转导。在跨膜信号传递中被招募聚集的鸟苷酸置换因子 SOS 可激活 RAS 蛋白，激活的 RAS 蛋白可依次激活 MAPKKK、MAPKK 和 MAPK。MAPK 中的 ERK 和 JNK 激活 JUN 和 FOS，构成另一重要的转录因子 AP1，启动多种基因转录和表达。

2. 第二活化信号的跨膜传递和胞内转导　跨膜信号传递和胞内信号转导如下。

受者 T 细胞的 CD28 与 APC 的 B7 分子结合后，在第一信号传递过程中被激活的 PTK SRC 可使 CD28 分子胞内段的 ITAM 发生磷酸化，启动了第二信号传递。磷酸化的 ITAM 激活一种丝氨酸 / 苏氨酸激酶 -PI3K，激活的 PI3K 使其底物磷酸化后，可能通过 PKC 激活一种特定的转录因子 CD28 而参与 *IL2* 基因的转录。

需要指出，T 细胞活化必须同时需要第一信号和第二信号，否则不能进入增殖分化阶段，表现为无能（anergy）或凋亡。一般认为，只有专职 APC（特别是 DC）才能同时提供抗原激活信号（第一信号）和足够强的共刺激信号（第二信号），从而激活 T 细胞。然而在临床上，清除移植物内的专职 APC 并未获得很好的移植效果，这可能与移植物内皮细胞、上皮细胞以及平滑肌细胞、纤维细胞等有关，特别是血管内皮细胞。对此可能的解释是：人血管内皮细胞（EC）虽不能表达 B7 分子，但在 IL1、TNF、IL4、CD40、IFNG 等多种细胞因子的刺激下，细胞表面可以上调表达 CD58、ICAMI、VCAM1 等膜分子；并且，EC 能够加工抗原递呈给组成型表达的 MHC Ⅰ类抗原和 MHC Ⅱ类抗原，形成 MHC- 抗原肽复合物。这样，通过递呈 MHC- 抗原肽复合物和上述各种 CD 分子与 T 细胞表面膜受体的结合传递 T 细胞激活所需的第一信号和第二信号。由于 EC 并非专职 APC，其激活 T 细胞的数量要低于树突状细胞。

3. 信号转导后的后期事件　T细胞激活过程中约有70多种基因参与表达，包括细胞原癌基因、细胞因子/细胞因子受体基因以及其他表面分子基因。在完成活化信号胞内转导后，T细胞即进入基因转录激活和表达阶段。此阶段依赖各种转录因子的活化和转位（从胞浆进入细胞核），这也是通过磷酸化或脱磷酸化作用实现的。IL-2基因的激活和表达在T细胞活化中发挥关键作用，与此相关的几种重要的转录因子包括NF-AT、NF-KB、AP1、CD28以及STAT等。除STAT外，与前面几种转录因子活化和转位相关的信号转导通路已经介绍。下面主要介绍在细胞因子受体启动的信号转导中起重要作用的STAT蛋白。

淋巴细胞或非淋巴细胞分泌的各种细胞因子与T细胞表面的细胞因子受体结合，启动信号转导。虽然各种细胞因子受体结构不同，但往往活化一类特定的蛋白酪氨酸激酶-JAK家族。JAK活化可使细胞因子亚单位上的酪氨酸磷酸化，进而招募并激活转录因子STAT蛋白（信号转导和转录激活蛋白）。IL2与IL2R结合，可激活JAKl、JAK3，进而活化STAT5；活化的STAT5形成二聚体后发生转位入细胞核，与*IL2*基因启动子区域中特定的顺式作用元件gas结合，导致*IL2*基因的转录激活。此外，IL2R还通过PTK信号通路激活mTOR激酶（西罗莫司作用底物）和FK结合蛋白（FKBP，FK506作用底物）等，最终导致周期素依赖性激酶2（CDK2）活化，并激活细胞周期蛋白E（cyclin E），使T淋巴细胞从G1期向S期转化，开始克隆扩增。

静息状态T细胞对同种异体抗原不产生免疫反应。处于静息状态的CD4$^+$T细胞或CD8$^+$T细胞，经抗原激活后需进一步成熟和分化才能行使免疫反应功能。CD4$^+$T细胞被激活后行使辅助性T细胞（Th）功能，而CD8$^+$T细胞被激活后行使杀伤功能，称为细胞毒性T细胞（CTL）。在静息T细胞成熟和分化过程中，各种细胞因子起到重要作用。经抗原致敏的Th0细胞分别在IL12和IL4的刺激下分化为Thl和Th2亚群。在Th0活化前，IL12主要由树突状细胞分泌，IL4则主要由NKT细胞和嗜酸性、嗜碱性粒细胞等分泌。IL12与Th0细胞表面IL-12R结合，通过JAK2-STAT4通路激活STAT4，完成Thl分化；IL4除干扰IL12R的信号转导通路外，还通过JAK1-STAT6通路激活STAT6，完成Th2分化。

成熟的Th1细胞产生大量IL2、IFNG和TNF等细胞因子，通过活化单核巨噬细胞等炎性细胞介导炎症反应，破坏正常组织、细胞结构，并通过释放多种细胞因子上调移植物MHC抗原表达而促进排斥反应。另一方面，Th1细胞分泌的IL2与CD8$^+$T细胞表面IL2R结合，为其分化为CTL提供了第二信号（第一信号由TCR与MHC抗原复合物结合传导）。成熟的CTL可表达和分泌重要的细胞表面分子FAS配体（FASL），诱导靶细胞凋亡；还可分泌直接发挥效应功能的IFNG、TNF、TNFB等细胞因子。CTL可产生大量穿孔素、粒酶等裂解因子，通过分泌型杀伤作用裂解靶细胞。目前认为，CTL在同种异体移植排斥反应中起主要介导作用。因此，Th1细胞可介导移植物炎症损伤，并促进CTL分化和发挥细胞毒作用，诱发同种异体移植物排斥反应；与Th1细胞相反，成熟Th2细胞则通过自分泌产生大量IL4，促使Th0向Th2分化，减少Th1亚群比例，因此可能有利于移植物存活。

（三）B淋巴细胞的激活和效应阶段

与T淋巴细胞相似，B淋巴细胞激活同样需要三种连续信号：第一信号为抗原特异性激活信号，第二信号为活化T细胞提供的共刺激信号，第三信号为各种细胞因子介导的生长信号。B淋巴细胞表面BCR与特异性抗原结合，通过与T细胞类似的胞内信号转导途径启动基因转录和表达；同时，活化T细胞表面CD40配体（CD40L）与B细胞表面CD40分子结合，传递第二信号，这一信号在淋巴滤泡生发中心暗区形成、B细胞克隆性扩增、B细胞分化成生发中心细胞和记忆B细胞生成等过程中都起重要作用。在两种信号刺激下，B细胞开始激活，胞膜表面表达细胞因子受体。活化T细胞分泌的多种细胞因子与B细胞膜表面的相应受体结合，产生第三信号，使B细胞进入增殖分裂期，并向浆细胞分化，产生IgG、IgM等抗体。这些抗体识别靶细胞表面抗原后，一方面激活补体级联反应，通过膜攻击复合物（membrane attack complex，MAC）裂解靶细胞；另一方面，IgG发挥抗体依赖细胞介导的细胞毒性（ADCC）作用，即分别通过其Fab段和Fc段连接靶细胞表面抗原和NK、巨噬细胞等效应细胞，促进NK、巨噬细胞等效应细胞对靶细胞的裂解和杀伤作用。同种异体移植中，T细胞介导的细胞免疫和B细胞介导的体液免疫均参与排斥反应发生。虽然多数研究以细胞免疫为主，体液免疫在排斥反应尤其是慢性排斥反应中的作用越来越受重视。

二、同种异体移植排斥反应

在免疫耐受的基础和临床研究尚未取得突破性进展之前，同种异体移植后均会诱发免疫应答，具有发生排斥反应的风险。排斥反应可分为两大类：一种为移植物抗宿主反应，移植物中的免疫细胞对宿主异体抗原产生免疫应答，最终导致移植物抗宿主病；另一种为宿主抗移植物反应，即通常所说的排斥反应。根据发生时间、发病机制以及临床和病理表现等，排斥反应在临床上大致可分为四种类型：超急性排斥、加速性排斥、急性排斥和慢性排斥；也有人将其分为超急性排斥、急性排斥和慢性排斥三类。细胞免疫和体液免疫参与上述排斥反应，在不同类型中发挥不同的作用和地位。除免疫系统的应答反应之外，其他系统如凝血系统、纤溶系统、激酶系统和补体系统等亦参与其中，导致一系列病理损伤，影响移植物功能。不同的器官或组织移植中，除共有的免疫病理机制和组织学表现外，尚各具其特有的器官或组织学特征。

（一）超急性排斥反应

各种类型的排斥反应中，超急性排斥（hyper acute rejection，HAR）反应最为迅速，反应程度最为剧烈，对移植物的损伤程度最重，常导致移植物急性丧失功能。超急性排斥反应常发生于移植物恢复血液循环后的数分钟至几小时内，也可发生于术后 24～48 小时内，称为“延迟性超急性排斥反应”。HAR 反应属于典型的体液免疫反应，但也有细胞免疫参与。主要是由于受者体内预存抗供者血型抗体或抗供者特异性 HLA 抗原抗体，前者主要是天然性 IgM 抗体，后者则属 IgG 抗体。循环抗体与异体抗原结合诱发免疫应答，激活补体系统及炎症级联反应，造成移植物损伤。血型不合可引起 HAR，而大多数则发生于致敏受者，受者可因多次妊娠、反复输血、某些外源微生物感染或曾接受过器官移植等因素而处于免疫致敏状态。受者体内预存抗体的性质和水平、供者抗原的表达水平可影响超急性排斥反应发生的程度。延迟性超急性排斥反应发生较晚，可能与受者体内预存的抗单核细胞抗体滴度较低或受者免疫反应性较弱有关。

移植物恢复血液循环后，受者体内的预存抗体便进入移植器官，与其内皮细胞表面的膜抗原结合，形成抗原抗体复合物。一方面可介导 NK 细胞、巨噬细胞等通过 ADCC 效应破坏靶细胞；另一方面可通过经典途径或旁路途径激活补体。补体激活后可形成膜攻击复合物攻击靶细胞；也可释放多种炎性介质，诱导内皮细胞产生血小板活化因子（PAF），趋化炎症细胞至移植物引起局部炎症反应，导致血管内皮细胞损伤、血管内皮通透性增加、纤维蛋白沉淀和大量血小板聚集，凝血系统激活导致广泛血栓形成。移植物发生不可逆性缺血、变性和坏死而迅速丧失功能。发生超急性排斥反应的移植物中，免疫荧光病理可见血管基底膜及管腔中有纤维蛋白、补体和免疫球蛋白的堆积。除预存抗体引起的体液性免疫外，$CD45RO^+$ 记忆性 T 细胞在超急性排斥发生中也起到重要作用。在预致敏受者体内，此类记忆 T 细胞被相同的异体抗原再次刺激后迅速活化，促进 B 细胞分化成熟产生大量抗体；也可直接诱导 CTL 活化，介导体液免疫和细胞免疫，导致移植物损伤。

不同组织或器官的超急性排斥反应病理表现不同。同种异体肝移植中极少发生超急性排斥反应，甚至在少数供受体血型不相容的情况下也不发生超急性排斥反应。虽然确切机制尚不清楚，应与其“免疫特惠”的特性有关，也有关于术后超急性排斥反应的个案报道。胰腺移植、肺移植、小肠移植中超急性排斥反应也比较少见；肾移植、心脏移植中血型不合或预致敏的患者可能发生超急排斥反应，近年随着组织配型技术开展及各种免疫抑制治疗措施和新型免疫抑制剂的应用，超急性排斥反应已很少发生。

肾移植中发生超急性排斥反应时，术中可见移植肾体积明显增大，颜色由红润变为暗黑，质软无搏动感。移植肾不可逆性失去功能，多需切除，切开可见皮质成暗红色斑纹。组织学检查可见肾小球和肾间质中性粒细胞浸润、出血；肾小球毛细血管广泛坏死和微血栓形成；入球小动脉内皮肿胀、变性，动脉壁纤维素样坏死。免疫荧光检查可见免疫球蛋白（IgG、IgM 等）和补体（C4d、C3 等）沉积于肾小球、管周毛细血管和小叶动脉等，典型的免疫沉积呈线性围绕单个细胞。

心脏移植的超急性排斥反应多发生于术后 3 天内，肉眼可见心脏呈暗红色，组织学检查可见心肌大片溶解性坏死，间质明显水肿及出血，大量中性粒细胞浸润，小血管内纤维素血栓形成。肝移植发生超急性排斥反应时，组织学检查可见坏死性脉管炎，管腔内血栓形成；肝实质大片出血性坏死；肝实质及汇管区内可见中性粒细胞浸润。

（二）加速性排斥反应

加速性排斥反应（accelerated rejection）性质上也属于抗体介导的免疫反应，其发生时间和剧烈程度介于超急性排斥和急性排斥反应之间。常发生于移植术后 3～5 天内，也可发生于术后 4 周内。此类排斥反应的临床表现与超急性排斥反应相似，病程较超急性排斥反应缓和，但进展也很迅速，常导致移植物功能丧失；而组织病理学表现与超急性排斥反应不同，主要表现为小血管炎和管壁的纤维素样坏死，而无血管内血栓。多数认为加速性排斥反应本质与超急性排斥反应相似，也是由于受者体内预存有针对供者 MHC 抗原、血管内皮细胞抗原等同种异型抗原的 IgG 抗体，通过抗体介导相应的免疫反应和炎症反应导致移植物损伤。这些预存抗体滴度较低，介导的排斥反应相对较轻，移植物内无血管内凝血和血栓形成可能与此有关。

肾移植中加速性排斥反应并不少见，常发生于术后 2～5 天内。临床表现为移植肾功能术后早期逐渐恢复，但突然出现血肌酐升高、发热、移植肾胀痛，处理不及时移植肾很快丧失功能。组织病理学表现为小血管炎和管壁纤维素样坏死，同时伴有炎性细胞浸润；免疫荧光检查可见动脉管壁 IgM、IgG 抗体和 C3 等补体沉积。

（三）急性排斥反应

急性排斥反应（acute rejection）最为常见。移植术后任何时期都可能发生，但术后早期至数月内是好发期。以细胞免疫为主，属于Ⅳ型超敏反应即迟发型超敏反应，$CD4^+T$ 细胞介导的炎症损伤和 CTL 介导的细胞毒作用是其主要致病机制；在稍晚发生的急性排斥，体液免疫也参与其中。急性排斥反应的致病机制和发生过程大致如下：

同种异体抗原通过直接或间接途径被 MHC 分子递呈给受者 T 细胞，激活 $CD4^+T$ 和 $CD8^+T$ 细胞。$CD4^+T$ 细胞分化为 Thl、Th2 细胞，Thl 细胞活化产生 IL2、IFNG、IL3、GM-GSF、MCP1 等多种细胞因子，促进 CTL 活化，增强组织 MHC Ⅰ类抗原和 MHC Ⅱ类抗原表达，并刺激骨髓新生单核细胞及其趋化；活化 CTL 通过细胞表面的 FasL 诱导靶细胞凋亡，并通过释放穿孔素、颗粒酶等介质裂解靶细胞，行使细胞毒作用；活化的单核巨噬细胞被趋化至移植物部位，可直接对靶细胞及周围组织细胞造成损伤，并进一步释放 IL1、IL6、TNF 等前炎症因子，促进炎症反应。Th 细胞活化后，可通过其表面 CD40L 分子以及分泌的各种细胞因子激活 B 细胞，促进 B 细胞增殖分化，产生 IgM、IgG 抗体；通过 CDC 和 ADCC 等途径引发补体系统和 NK 细胞、巨噬细胞等对移植物的损伤。

炎症反应通过以下途径造成移植物损伤：①炎性因子可致血管扩张、血管通透性增加，引起间质水肿、实质细胞缺血；②炎性细胞可通过分泌各种蛋白酶等活性成分直接破坏靶细胞和胞外基质，破坏正常的组织、器官结构；③炎性细胞分泌的细胞因子可导致实质细胞表面 MHC 表达增加，增强移植物免疫原性。炎症反应和免疫反应攻击均可导致移植物血管内皮细胞损伤，基底膜暴露，促进血小板凝集，并激活纤溶系统和激酶系统，加剧移植物损伤。炎症反应和免疫反应在多个水平或层次上相互作用，形成复杂的级联反应网络，相互促进和发展。

从上述发病过程中可以看出，细胞免疫和体液免疫常同时共存促进急性排斥反应发生，在急性排斥反应发生中均发挥重要作用。目前临床常用的新型免疫抑制剂可有效抑制细胞免疫，使得体液免疫在急性排斥特别是晚期急性排斥反应中的作用显现出来并引起重视。根据不同的临床病理学表现，可将急性排斥反应人为分成急性细胞性排斥反应和急性血管性排斥反应两种类型，前者以细胞免疫损伤为主；后者则是细胞与体液免疫损伤共同所致。急性细胞性排斥反应中，间质的炎性细胞浸润最为明显，主要是单核细胞、淋巴细胞和浆细胞等，中性粒细胞也常见。急性血管性排斥反应最显著的组织病理学特点是中、小动脉为主的血管内膜炎，可见内皮细胞空泡变性、管壁纤维素样坏死；同时也合并间质炎性细胞浸润。这两种类型的病理学表现常见于同种异体肾移植。实际上，细胞免疫和体液免疫常同时共存，同一病例中两种病理改变也常同时出现。

肾移植急性排斥反应多数发生于术后 6 个月内，患者发热、尿少、移植肾区胀痛、移植肾体积增大、血肌酐进行性升高，经免疫冲击治疗后多能逆转。组织病理学检查可见间质明显水肿及细胞浸润。肾小管扩张，上皮细胞变性、坏死，肾小管上皮细胞被淋巴细胞浸润后呈小管炎改变。免疫病理学检查可见 CD4、

CD8 染色阳性，并能观察到转化淋巴细胞和浆细胞，淋巴细胞可位于内皮细胞与其基底膜或肾小管上皮细胞与其基底膜之间。发生急性血管性排斥反应时，移植肾体积明显增大，切面可见多个出血、坏死灶，肾实质内可见大面积多发性贫血梗死区。组织病理学检查可见细小动脉炎，以入球动脉和小叶间动脉为主，管壁呈纤维素样坏死，有时形成微血栓。可伴有动脉内膜炎、外膜炎或动脉全层炎症表现，可见动脉内皮细胞变性坏死及单个核细胞浸润，形成泡沫细胞。免疫病理学检查可见 $CD4^{+}CD8^{+}$ 及巨噬细胞染色阳性，血管内皮下及沿肾小管基底膜可见抗体和补体成分沉积。

肝移植术后急性排斥并不少见。组织病理学特征主要是汇管区炎性细胞浸润、胆管损伤及小叶间和中央动脉内皮炎。镜下可见汇管区和中央静脉周围明显深层淋巴细胞浸润，中性粒细胞、嗜酸性粒细胞、浆细胞等亦较常见，有时炎性细胞可浸润至肝实质内。胆管上皮被淋巴细胞、中性粒细胞浸润，上皮细胞变性、坏死脱落，重者胆管消失。排斥程度较重时可见汇管区小叶间动脉和中央动脉周围炎性细胞浸润，动脉内皮层内泡沫细胞形成，有时管腔狭窄、闭塞可致肝细胞坏死。免疫病理学检查可见 $CD4^{+}T$、$CD8^{+}T$ 细胞浸润，以 $CD8^{+}T$ 细胞为主。

（四）慢性排斥反应

慢性排斥反应（chronic rejection）可发生于移植后数月至数年。组织配型技术的进展、各种新型免疫抑制剂的临床应用以及患者处理的经验积累，已使器官移植术后超急性排斥极少发生，急性排斥反应发生率也降至很低，移植物存活时间亦逐渐延长。发生于移植后远期的慢性排斥反应随之逐渐凸现，已成为影响移植物长期存活的主要障碍。慢性排斥反应的组织病理学改变并无明显的特异性，主要表现为移植物小动脉内膜增生、间质纤维化等，导致移植物功能进行性丧失。正因为临床病理学表现缺乏明显的特异性，既往临床上常将慢性排斥反应和慢性移植物病变等同。慢性移植物病变的致病因素除免疫因素外，非免疫因素如缺血再灌注损伤、免疫抑制药物毒性等也起重要作用。近年来随着病理诊断技术的提高及应用于排斥反应的诊断，人们认识到与非免疫性因素所致的慢性移植物病变相比，慢性排斥反应仍有其一定规律性的免疫病理学表现。

慢性排斥反应的确切发病机制尚不清楚，目前认为其根本原因仍在于供受者间免疫遗传基因存在差异，常被看作是受者对移植物同种异体抗原免疫反应的亚临床表现。反复发作的急性排斥是引致慢性排斥的重要危险因素。急性排斥产生的效应细胞和特异性抗体对微血管内皮细胞造成损伤，损伤的内皮细胞基底膜暴露，修复过程中可不断提供抗原供 APC 递呈或被抗体识别；活化的单核巨噬细胞可分泌成纤维细胞生长因子、转化生长因子等多种生长因子，导致移植物血管内膜明显增生、管壁平滑肌细胞和成纤维细胞亦增生致管壁呈同心圆状增厚，典型时呈"洋葱皮样"，致管腔部分狭窄或最终完全阻塞。实质细胞缺血坏死，或逐渐萎缩及纤维化，最终移植物结构广泛破坏和功能丧失。此外，缺血再灌注损伤可通过多种途径损伤血管内膜，同时上调组织 MHC 抗原表达，为抗体长期介导的慢性排斥反应提供了组织损伤条件。Th2 细胞参与抗体产生，并且其分泌的 IL4、IL10、TGFB 等细胞因子可抑制平滑肌和巨噬细胞金属蛋白酶的合成，导致血管内膜细胞基质堆积，促进动脉硬化进展。

肾移植发生慢性排斥时，入球动脉、小叶间动脉等血管内膜呈现不同程度的增生，管壁纤维化增厚，管腔同心圆形缩窄甚至闭塞。部分血管壁内可见巨噬细胞、淋巴细胞及少量泡沫细胞浸润，管壁偶见单个核细胞浸润。肾小球变细，其内可见单核细胞浸润，毛细血管基底膜增厚，系膜基质增多，内皮下区增宽伴系膜细胞和基质错位；后期肾小球出现透明样变和纤维化。肾小管萎缩，部分基底膜增厚，有时可见再生的多核肾小管上皮细胞。间质呈不同程度的结缔组织增生和纤维化改变，主要为基质增生，细胞稀少。免疫病理学检查发现移植肾血管内膜增厚区和血管壁坏死区内有抗内皮细胞抗体、免疫球蛋白及补体存在。补体成分 C4d 在管周毛细血管（peritubular capillaries，PTC）沉积是体液排斥的特异性标志物。C4d 沉积与慢性移植肾小球病变相关，可能是毛细血管内皮细胞表面补体活化所致。激活的补体可以活化内皮细胞，产生纤维母细胞生长因子、血小板源性生长因子等促进内膜增生和纤维化。电镜下可见毛细血管袢内皮与基底膜的间隙明显增宽，电子致密物呈线状或颗粒状沉着，基底膜明显增厚；肾小管基底膜亦有较多线状、颗粒状电子致密物沉积。

肝移植慢性排斥的主要病理学表现为闭塞性动脉内膜炎、胆管损伤以及汇管区纤维化等。移植肝内动脉内膜炎改变与移植肾的增生性动脉内膜炎相似。汇管区早期炎性细胞浸润，小叶间胆管上皮细胞变性坏死；病程晚期胆管上皮细胞逐渐消失，最终由纤维组织取代。中央静脉周围毛细血管淤胆、肝窦淤血，小叶中央周围肝细胞空泡样变性及坏死。心脏移植物慢性排斥的主要组织病理学表现为血管闭合性改变，主要累及心外膜冠状动脉分支，也可累及冠状动脉主干。在较细的动脉分支中，这种改变与其他移植物中的动脉炎改变相似；而在较大的冠状分支中，脂质沉积明显时，病变类似动脉粥样硬化；少数可见大动脉中膜平滑肌细胞和弹力层消失。心肌缺血坏死，晚期心脏间质明显纤维化，并见不同程度的炎性细胞浸润。肺移植慢性排斥时，除有动脉内膜闭塞性增生外，还表现出炎性细胞浸润引起的阻塞性细支气管炎，为移植肺所特有，主要累及终末或呼吸性细支气管。早期单核细胞浸润管周、平滑肌层和黏膜层；随病情进展，巨噬细胞、成纤维细胞增生，纤维结缔组织增多，最终导致管腔狭窄或阻塞。在小肠移植和胰腺移植中，慢性排斥也主要表现为移植物细小动脉的增生性动脉内膜炎，以及动脉管腔狭窄、闭塞所引起的缺血性损伤和晚期的修复性病理学改变。

三、免疫抑制治疗和免疫抑制剂

（一）免疫抑制治疗原则

同种异体移植后不可避免地发生免疫应答，引起排斥反应，有效的免疫抑制治疗是保证移植物良好功能和近远期存活的条件。排斥反应的预防和治疗仍是器官移植的工作重点。目前以免疫抑制药物治疗为主，患者一般终身服用免疫抑制剂以防止排斥发生。在抗原递呈和识别、T淋巴细胞和B淋巴细胞的激活及效应阶段中的多个环节可实施药物主动干预，以抑制移植免疫发生或进展。在移植免疫应答过程中，淋巴细胞、单核巨噬细胞、NK细胞、血管内皮细胞、树突状细胞以及补体系统、血凝系统、激酶系统等参与其中，相互之间通过细胞接触或分泌的细胞因子传递信息，受者体内形成复杂的级联反应网络。此反应网络一旦被异体抗原启动，信号逐渐放大，最终导致临床排斥反应。因此，实施干预治疗的时间和作用靶点都很关键。在此反应信号传递和放大过程中，各种细胞分泌的细胞因子起到重要作用。作为可溶性蛋白质或糖蛋白，它们可在短距离内迅速发挥作用。一旦淋巴细胞识别异己抗原并活化，此时免疫抑制治疗效果往往不佳，因为目前应用的药物不能阻断淋巴细胞活化后所产生的全部细胞因子及其后期反应所涉及的系统。即使已经发生的急性排斥反应经激素或抗胸腺细胞球蛋白等免疫抑制剂冲击治疗后逆转，虽然临床症状消失，但已造成了移植物病理损伤，成为慢性排斥的发生原因之一。

根据前面所述移植免疫应答的过程和特点，可从以下几个方面进行免疫抑制治疗：①移植前抑制或清除能与供者抗原起免疫反应的免疫活性细胞，清除或减少可能起反应的预存抗体；②干预APC对异体抗原的处理和递呈；③抑制受者淋巴细胞活化所需的第一信号，即干扰或抑制淋巴细胞对MHC抗原复合物的识别；④抑制淋巴细胞（尤其是T细胞）活化所需的共刺激信号；⑤抑制淋巴细胞增殖分化所需的生长信号，包括抑制各种细胞因子的产生、细胞因子与其膜受体相互作用或者细胞因子与受体结合后的信号转导过程；⑥抑制淋巴细胞基因转录的活化与表达；⑦诱导T淋巴细胞功能性亚群的分化方向，促进抑制性淋巴细胞的活化和克隆增殖；⑧干预抗体与移植物靶抗原的结合，促进抗原抗体复合物清除，抑制补体系统活化；⑨抑制炎症级联反应，包括抑制白细胞的趋化、与血管内皮细胞的黏附和浸润、各种炎性介质的释放以及抑制多种蛋白质或化合物对组织的损伤；⑩诱导供者特异性免疫耐受。

上述各种途径中，诱导供者特异性免疫耐受是免疫治疗的理想目标，但难以实现。在移植免疫应答的级联反应网络中，各种途径相互联系和作用，仅抑制或阻断一条途径很难取得效果；采用联合免疫抑制治疗方案，努力做到从多个层次和途径干扰免疫应答，才能防止排斥发生，同时又保证受者的安全性。临床上常采用三种免疫抑制药物，从不同途径联合免疫抑制的治疗方案，称之为三联免疫抑制治疗方案。该治疗方案的三条作用途径或作用原理分别是：①淋巴细胞激活抑制剂，抑制异体抗原诱导的T淋巴细胞活化和细胞因子分泌，主要采用环孢菌素A（cyclosporin A，CsA）、他克莫司（FK506）等钙调神经蛋白抑制剂（calcineurin inhibitors，CNI）；②细胞代谢抑制剂，通过干扰嘌呤或嘧啶合成来广泛抑制包括淋巴细胞在内的细胞增殖。常用的包括硫唑嘌呤（Aza）、吗替麦考酚酸（MMF）、来氟米特（leflunomide）、布喹那（brequinar）等；③糖皮质激素，具有广泛抗炎作用，可明显减少血液循环中淋巴细胞数量，并可抑制T淋巴细胞活化及细胞因子分泌。这种三联免疫抑制方案普遍用于器官移植术后的维持性治疗方案。在移植术前和术后数日内常采用高剂量糖皮质激素或联合IL-2R抗体、抗胸腺细胞球蛋白(ATG)等生物制剂,广泛抑制受者淋巴细胞的免疫活性,常称之为免疫抑制诱导治疗。术前免疫抑制诱导、术后三联免疫抑制维持治疗方案显著降低了器官移植术后急性排斥发生率,提高了移植物近期存活率。

应该注意到,使用免疫抑制剂或免疫抑制治疗方案对受者免疫系统进行了广泛的非特异性抑制,固然降低了排斥反应发生率,却干扰了机体对外来入侵的免疫防御和机体自身的免疫监控功能,增加了受者罹患感染、肿瘤等疾病的风险,影响患者和移植物的长期存活。并且,目前使用的免疫抑制剂均有一定的毒副作用。目前,应努力探求高效、低毒并且针对供体抗原特异性和选择性的免疫抑制治疗药物或联合治疗方案,在保证受者对其他外源或内源性抗原发挥正常免疫功能的前提下,选择性抑制受者对供体抗原的特异性免疫应答,或诱导受者对供体抗原长期的特异性无反应状态,实现药物诱导的免疫耐受。当然,移植的最终目的,则是在不服用药物治疗的情况下,受者亦能保持对供者抗原的免疫耐受状态。

(二)免疫抑制剂的作用机制

前面提到,免疫抑制剂的使用是目前保证器官移植成功的前提之一。20世纪50年代到70年代末,环孢菌素A(CsA)的应用使器官移植的临床应用开始了划时代的发展进程,各种器官移植尤其是肾移植效果大大提高;20世纪80年代末到90年代初,他克莫司(FK506)的使用则标志着免疫抑制剂临床开发时代的来临。此后,抗代谢药物霉酚酸醋和来氟米特、mTOR抑制剂西罗莫司及其衍生物等相继开发并在临床普遍使用。另外,已在或曾在临床应用的尚包括人源化IL-2R抑制剂、抗淋巴细胞球蛋白(ALG)、抗胸腺细胞球蛋白(ATG)等生物制剂。虽然各种治疗措施已大大提高了近期存活率,但各种药物仍有各自缺点,远期效果尚不甚理想。为此,以下一些免疫抑制剂引起了关注。

1. 肾上腺皮质激素类　应用最多、最广的免疫抑制剂是激素类药物,包括泼尼松、泼尼松龙、甲泼尼龙等。研究表明,糖皮质激素可与广泛分布的激素受体结合发挥作用。已知淋巴细胞、单核巨噬细胞、中性粒细胞和嗜酸性粒细胞的胞浆中均存在这种受体,不同淋巴细胞亚群的胞质受体密度不同,决定了对激素治疗的反应性。皮质类固醇可自由穿过胞膜进入胞浆,与其受体结合,形成激素-受体复合体。该复合体进入细胞核内,与特异性靶基因启动区-激素受体区域上的特异序列结合发挥作用,可干扰JUN-FOS结合形成转录激活蛋白AP1,影响基因转录激活和表达;也可与已形成的AP1结合,阻止它与T淋巴细胞NF-AT的进一步作用。此外,激素可稳定IKB分子,抑制NF-KB激活,从而抑制基因转录激活。

表现在细胞学水平,糖皮质激素可抑制IL1、TNF、IL6等细胞因子编码基因的转录激活和表达,可抑制IL2编码基因的转录以及IL2与其受体的结合,从而抑制T淋巴细胞增殖活化和炎症反应。它可通过对NF-KB、NF-AT的抑制作用来阻断或降低CD28、CD40L通路的共刺激信号。高剂量糖皮质激素可促进循环中的淋巴细胞归集至淋巴结内,从而减轻移植物内细胞浸润,可干扰抗原直接识别途径和减轻免疫损伤。糖皮质激素还可减少氧自由基产生,稳定组织细胞膜,减轻器官移植后发生的缺血再灌注损伤。

2. 抗代谢类药物　临床使用的主要是霉酚酸酯(mycophenolate mofetil)、咪唑立宾(mizoribine)、来氟米特(leflunomide)和布喹那等。此类药物共同的作用机制是通过抑制嘌呤或嘧啶核苷酸的合成代谢来抑制淋巴细胞的增殖活化,从而起到免疫抑制作用。

硫唑嘌呤和激素是20世纪60年代至80年代使用的主要免疫抑制剂。随后,霉酚酸酯(mycophenolate)已替代硫唑嘌呤广泛用于器官移植。它在体内代谢成霉酚酸(mycophenolic acid,MPA)而发挥作用。MPA可选择性高效抑制鸟嘌呤核苷酸合成的限速酶——次黄嘌呤核苷酸脱氢酶(inosine monophosphate dehydrogenase,IMPDH),从而抑制鸟嘌呤核苷酸的经典合成途径,这种抑制作用具有非竞争性和可逆性。人体内其他细胞可通过补救途径代偿鸟苷合成,而淋巴细胞只能通过经典途径合成鸟苷。因此,MPA表现为选择性抑制淋巴细胞群核酸合成,抑制淋巴细胞增殖。研究发现,MPA还可通过以下途径发挥作用:①抑制P-选择素、E-选择素、ICAM1和VCAM1等黏附分子表达,减轻移植物局部单核细胞、淋巴细胞的浸润;②诱导活化T淋巴细胞凋亡;③减少TNF、IFNG、IL10等细胞因子分泌,减轻早期非特异性炎症反应;④通过干扰鸟苷合成来抑制四氢生物蝶呤产生,从而抑制诱导型氧化氮合酶(inducible nitric oxide synthase,iNOS)活性,减少iNOS合成的NO;⑤体外可抑制动脉平滑肌细胞和系膜细胞的增殖,对慢性排斥可能有一定防治作用。

咪唑立宾的应用不及霉酚酸酯普遍，常用于因白细胞减低或严重胃肠道反应而不能耐受霉酚酸酯的患者。咪唑立宾进入靶细胞后转化为活性代谢物 MZ5P。MZ5P 通过抑制 IMPDH 和鸟嘌呤核苷酸合成酶而抑制嘌呤的经典合成途径，从而抑制靶细胞 DNA 合成和细胞增殖，亦表现为淋巴细胞特异性。此外，咪唑立宾尚可下调 B 细胞内细胞周期蛋白 A（cyclin A）的表达，阻滞 B 细胞从 G1 期向 S 期转化。咪唑立宾还可促进糖皮质激素受体介导的转录过程，增强皮质类固醇激素的免疫抑制作用。

来氟米特是一种人工合成的小分子异噁唑类化合物，体内吸收后在肝脏和肠壁的细胞质和微粒体内分解代谢，转化为活性产物 A771726（丙二酸次氮酰胺）。主要通过以下途径发挥免疫抑制作用：①通过抑制二氢乳酸脱氢酶来抑制核苷酸代谢。二氢乳酸脱氢酶（dihydroorotate dehydrogenase，DHODH）是嘧啶核苷酸从头合成途径的限速酶之一，A771726 可有效抑制线粒体内 DHODH 活性，从而阻断从头合成途径，抑制核苷酸代谢。多数细胞可通过旁路途径补充合成嘧啶核苷酸，从而满足代谢需要。但活化淋巴细胞对嘧啶核苷酸需求大，旁路途径不能满足代谢需要。因此，来氟米特作用亦表现出特异性，主要靶细胞为活化淋巴细胞，可阻断 *IL2* 基因转录，部分抑制 IL2 生成，并阻止细胞由 G1 期向 S 期发展，减少抗体生成，从而抑制免疫应答。②抑制酪氨酸激酶活性。酪氨酸激酶（tyrosine kinase）在信号转导中发挥重要作用。来氟米特通过抑制酪氨酸激酶活性，阻断由其介导的信号转导途径，从而在信号转导早期抑制静息淋巴细胞激活。③抑制转录因子活化。来氟米特可抑制 NF-KB 活化，阻止已活化的 NF-KB 发挥作用，从而抑制由其调控的 IL1、IL2、TNF 等细胞因子编码基因的转录和表达；还可抑制 Thl 效应细胞的活化，调节 Thl 细胞向 Th2 细胞分化。

布喹那是一种人工合成的喹啉羧酸（quinoline carboxylic acid）类衍生物，可通过非竞争性抑制 DHODH，进而抑制嘧啶核苷酸的经典合成途径，干扰淋巴细胞 DNA 合成。由于仅作用于经典合成途径，布喹那作用同样也具有高度选择性。

3. 钙调神经蛋白抑制剂　临床常用的钙调神经蛋白抑制剂（calcineurin inhibitors，CNIs）包括环孢菌素 A（CsA）和他克莫司（FK506），两者虽然结构完全不同，但中间均通过抑制钙调神经蛋白发挥作用，因此将其统一为 CNI 类免疫抑制剂。CsA 和 FK506 是器官移植免疫抑制治疗方案中的主导药物。

CsA 应用于器官移植临床在免疫抑制药物发展史上具有划时代意义。CsA 在胞质溶胶内与其受体亲环蛋白（cyclophilin）结合，所形成的复合体，再与钙调神经蛋白结合，抑制钙调神经蛋白对 NF-ATc 的去磷酸化，从而阻断 NF-ATc 向核内转移引起的 *IL2*、*IFNG* 等基因转录激活和表达。此外，CsA 还可增强 *TGFB1* 基因的转录和表达，TGFB1 可抑制 DNA 合成，抑制细胞周期向 S 期转化。值得一提的是，CsA 对活化淋巴细胞 IL2R 的表达及其对 IL2 的反应性无抑制作用；CsA 对共刺激信号引起的 *IL2* 基因转录和表达无抑制作用；TGFB 不仅可阻滞细胞周期，也可促进基质蛋白生成和积聚，从而促进纤维化进展，可能是引致慢性排斥因素之一。CsA 还可抑制 IL1、IL3、IL4、IL10 等细胞因子分泌。通过抑制各种细胞因子（主要是 IL2 和 IFNG）的生成，CsA 最终可抑制 $CD4^{+}T_{DTH}$ 细胞、CTL 细胞和巨噬细胞等活性从而发挥抗排斥作用。

环孢素 A（FK506）在体外对淋巴细胞活性的抑制能力比 CsA 强 10～100 倍。其作用机制与 CsA 相似。FK506 与 FKBP12 结合形成复合体，然后通过与 CsA- 亲环蛋白复合体相同的作用途径，抑制转录因子 NF-AT 相关的基因转录和表达，主要是 *IL2* 基因，从而抑制 T 细胞活化。与 CsA 相比，FK506 体外可明显抑制 B 细胞活化和产生抗体的能力。此外，FK506 尚可抑制 IL3、IL4、IL6、IL10、TNF、GM-CSF 等细胞因子的产生。通过上述作用途径，FK506 对细胞免疫和体液免疫发挥抑制作用。

4. mTOR 抑制剂　前面已经提到，信号转导是淋巴细胞活化过程中的重要事件。在此过程中，细胞内发生一系列由激酶和磷酸酶介导的级联反应，促进淋巴细胞由 G0 期向 S 期转化。作为一种磷酰酯肌醇激酶，mTOR 在信号转导中起到重要作用。它可调节 PTK SRC 家族受体类型以及多种激酶和磷酸化酶的作用。西罗莫司主要通过抑制 mTOR 而发挥免疫抑制作用。

西罗莫司与 FK506 化学结构相似，均属大环内酯类化合物，亲脂性使其容易穿过细胞膜，在胞浆中也与 FKBP 结合形成复合体。西罗莫司 -FKBP 复合体进而与 mTOR 结合后，在分子水平主要通过以下几个途径发挥免疫抑制作用：①通过抑制 4E-BPI 磷酸化而阻止真核启动因子 eIF-4E 的释放和转录；②通过抑制 p27kip 降解来抑制 p34cdc2- 细胞周期蛋白 D 异二聚体的形成，抑制细胞周期蛋白依赖性激酶 cdk2 的激活和 DNA 合成；③抑制 p70s6 有丝分裂活化蛋白激酶（MAPK）活化，限制核糖体蛋白 S6 磷酸化，减少核糖体 / 转录蛋白的合成，最终抑制 T 细胞 G1 后期向 S 期转化。西罗莫司尚可抑制 CD28-B7 共刺激通路，抑制 B 淋巴细胞活化和免疫球蛋白的产生。

西罗莫司 -FKBP 复合体不与钙调神经蛋白结合，对 T 细胞的细胞因子基因转录无抑制作用，而是通过特有途径阻断细胞因子诱导增生的信号转导通路，抑制 IL2、IL4 启动的 T 细胞增殖，即抑制了 T 细胞在细胞周期中 G1 期向 S 期转化。这与 CsA、FK506 作用特点不同，它们主要是通过抑制编码 IL2 等细胞因子基因转录的激活和表达，抑制 T 细胞活化的早期阶段，即 T 细胞由 G0 期向 G1 期的转化。因此，西罗莫司与 CsA 共同应用具有协同作用，而与 FK506 是否具有协同作用仍待研究确认。

mTOR 分布广泛，除抑制 T 淋巴细胞和 B 淋巴细胞活化增殖外，西罗莫司对血管内皮细胞、成纤维细胞、平滑肌细胞、成胶原细胞等增殖也有抑制作用，这与其近几年显现的防治慢性排斥反应的作用密切相关。西罗莫司可减少巨噬细胞和淋巴细胞浸润以及 ICAM1、层粘连蛋白和纤维连接蛋白的表达；可抑制转化生长因子 B（TGFB）、表皮生长因子（EGF）、肝细胞生长因子（HGF）、血小板衍生生长因子（PDGF）等生长因子编码基因 *TGFB*、*EGF*、*HGF*、*PDGF* 的表达，而这些生长因子对于血管内皮细胞、成纤维细胞、平滑肌细胞、成胶原细胞等增殖分化具有重要作用。体外研究表明西罗莫司具有抗肿瘤作用，临床上也发现西罗莫司可治疗一定类型的肿瘤，如 Kaposi 肉瘤，这与其抑制细胞生长周期有关。此外还可降低血管内皮细胞对血管内皮生长因子（VEGF）的反应性，抑制肿瘤新生血管生成。西罗莫司在急性排斥、慢性排斥以及移植术后肿瘤的防治中显示出的作用特性使其成为具有广阔应用前景的免疫抑制剂。

5. FTY720　FTY720 是根据从我国中草药冬虫夏草中抽提的免疫抑制活性成分 ISP-1 进行结构改造而成。它在体外、动物体内实验中均显示了独特、强有力的免疫抑制作用。自研制成功以来，备受人们关注，曾一度被认为是免疫抑制剂发展史中的新里程碑。临床试验证明，FTY720 应用于器官移植临床具有很好的抗排斥治疗作用，但因发现与其相关的几种不良反应，尚未获得临床应用批文。尽管如此，FTY720 的作用特性和作用机制仍为免疫抑制剂的开发提供了新思路。

参考文献

1. Abstracts for the Joint 16th International HLA and Immunogenetics Workshop, 26th European Federation for Immunogenetics Conference and 23rd British Society of Histocompatibility and Immunogenetics Conference. Tissue Antigen, 2012, 79(6): 399-597.

2. Bochtler W, Maiers M, Bakker JNA, *et al*. An update to the HLA Nomenclature Guidelines of the World Marrow Donor Association, 2012. Bone Marrow Transplant, 2013, 48(11): 1387-1388.

3. Robinson J, Mistry K, McWilliam H, *et al*. The IMGT/HLA database. Nucleic Acids Res, 2011, 39(Suppl 1): D1171-1176.

4. "Table of blood group systems". International Society of Blood Transfusion. October 2008. Retrieved 2008-09-12.

5. Naji A, Le Rond S, Durrbach A, *et al*. $CD3^+$ CD4low and $CD3^+$ CD8low are induced by HLA-G: novel human peripheral blood suppressor T-cell subsets involved in transplant acceptance. Blood, 2007, 110(12): 3936-3948.

6. 孙树汉 . 医学遗传学 . 北京：科学出版社，2009.

7. 李璞 . 医学遗传学 . 北京：中国协和医科大学出版社，2006.

8. Fisher A. Human primary immunodeficiency disease: a perspective. Nat Immunol, 2004, 5(1): 23-30.

9. Buckley R H. The multiple causes of human SCID. J Clin Invest 2004, 114(10): 1409-1411.

10. Miescher P A, Zavota L, Ossandon A, *et al*. Autoimmune disorders: a concept of treatment based on mechanisms of disease. Springer Semin Immunopathol, 2003, 25(Suppl 1): S5-S60.

11. 吴长有，杨安钢 . 临床免疫学 . 北京：人民卫生出版社，2011.

12. 杜传书，刘祖洞 . 医学遗传学 . 第 2 版 . 北京：人民卫生出版社，1983.

第二十一章　药物遗传学

祁　鸣　陈枢青　马　柯

尽管药理学和遗传学各自作为一门独立的学科都有着悠久的历史，但是直到几十年前，分子遗传学和基因组医学才结合在一起，产生了一门研究人体对药物反应的遗传基础的学科——"药物遗传学(pharmacogenetics)"。

广义的药物遗传学研究包括一切决定对药物反应的遗传变异。狭义的药物遗传学仅限于研究对药物反应的遗传变异。

基因组成的差别构成了人与人之间的药理学个性(pharmacologic individuality)。分子遗传学的引入改变了药物遗传学的许多方面，特别是关于患者分类、受体和药物代谢酶的结构区分以及解释广泛分布的不同种族间的药物反应。

2005年，美国食品与药物管理署(FDA)发布了一个药品行业指南，其中提到了在药物研发过程中必须提交药物基因组学类型方面的信息。在新的药物治疗手段中，基因组学的生物标记物日益重要。所谓生物标记物可以是生理的、病理的或解剖学上的一些指标，这些指标与正常或病理的生物学过程相关。在最近的一份关于1200种药物的说明书中，有121种包含了药物基因组学的生物标记物方面的信息。由于基因组学规模大、手段新、系统性强，可以直接加速新药的研发。另外，由于新一代生物标记物的大规模发现，以及将其迅速应用于群体，使遗传流行病学可以大大推进常见病(往往是多基因遗传病)机制的基础研究，其研究成果可以为制药工业提供新的药靶，这又产生了"药物基因组学(pharmacogenomics)"。

第一节　药物遗传学基础

一、药物代谢与遗传

药物在体内吸收、分布、代谢和排泄的过程取决于遗传因素。药物体内代谢过程的各个环节，都与酶和受体的作用有关。酶的合成受基因控制。基因突变可致某些酶缺陷，从而影响药物代谢，用药后可出现罕见的药物不良反应，常规剂量即可因酶缺陷而使药物蓄积而中毒，或加速药物代谢而使药效减弱甚至消失。图 21-1 中假定某药物在体内的代谢过程为 A → B → C → D，每个步骤有对应的酶 X、Y、Z 催化。如果基因 *X* 和 *Y* 都正常，而基因 *Z* 发生突变，那么，由此而转录的 mRNA 及其所产生的相应的酶也就出现异常，C → D 反应不能顺利进行，就会出现 C 物质的积累，积聚过多可产生药物的不良反应。

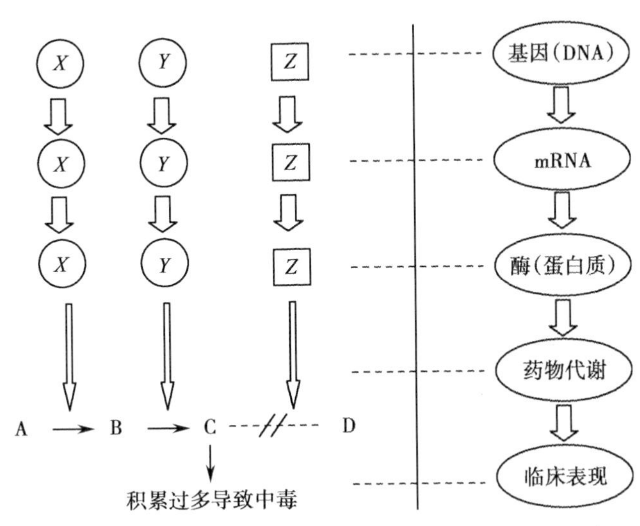

图 21-1　药物与药物代谢的关系

二、氧化药物代谢

药物代谢酶是药物反应多样性的主要因素，这些酶的活性对决定药物代谢所产生的稳定的血浆浓度至关重要。药物代谢酶的遗传变异被认为是导致个体间药物反应差异的主要原因。近年来随着测序等技术的发展，药物代谢多样性的遗传学研究成就显著。

最重要的药物氧化代谢酶是细胞色素 P450（cytochrome P450，CYP）家族和黄素单加氧酶（flavin-containing monooxygenase，FMO）家族。

CYP 酶亚家族是人体中最重要的药物代谢酶体系之一，能够氧化代谢药物在内的许多外源性物质。另外，CYP 酶还能介导许多内源性化合物的代谢，如类固醇、脂溶性维生素和花生四烯酸。个体间 CYP 酶的活性差别非常大，遗传多态性、年龄、性别、疾病状态、吸烟以及暴露在环境化学物质中的环境因素都能够影响 CYP 酶的活性。

至今在生物界已发现 270 个编码 CYP 的 CYP 基因家族，其中有 18 个基因家族（57 个 *CYP* 基因）存在于人类。表 21-1 列出了一些为 CYP 酶底物的重要药物，而表 21-2 则列出了每个 CYP 酶的选择性抑制剂和诱导剂。读者可在下列网站上查询到 CYP 酶的底物、抑制剂和诱导剂的最新信息。http://medicine.iupui.edu/clinpharm/ddis/

CYP 酶是药物氧化代谢中最重要的酶。下列 CYP 系统命名委员会网站载有最新的遗传变异信息 http://www.cypalleles.ki.se/。

有些 CYP 酶基因的变异为基因缺失或单核苷酸改变。这些单核苷酸改变可导致拼接位点改变、移码突变、无义突变、错义突变，上述任何一种情况都将产生丧失功能的等位基因。

另一些重要的多态性是拷贝数的变化，会极大提高药物代谢速率，而导致治疗失败。编码 CYP 酶的基因可以分为两类，一类是相当保守的，很少具临床意义的多态性（例如 *CYP1A2*、*CYP2E1* 和 *CYP3A4*）；另一类高度变异，带有许多可导致重要功能性后果的多态性（例如 *CYP2A6*、*CYP2B6*、*CYP2C9*、*CYP2C19* 和 *CYP2D6*）。

表 21-1 药物代谢酶的选择性底物

酶	选择性底物
CYP1A2	阿洛司琼，阿米替林，咖啡因，氯丙咪嗪，氯氮平，度洛西汀，雌二醇，氟伏沙明，氟哌啶醇，丙咪嗪，美西律，萘普生，奥氮平，昂丹司琼，普萘洛尔，利鲁唑，罗哌卡因，他克林，茶碱，维拉帕米，R-法华令，齐留通，佐米曲普坦
CYP2A6	香豆素，戒酒硫，甲氧基氟氯乙烷，尼古丁，丙戊酸
CYP2B6	青蒿素，安非他酮，环磷酰胺，依法韦仑，异环磷酰胺，奈韦拉平，S-美芬妥英，美沙酮
CYP2C8	胺碘酮，阿莫地喹，氯喹，二氨二苯砜，紫杉醇，瑞格列奈，维A酸，罗格列酮
CYP2C9	双氯高灭酸，氟西汀，氟联苯丙酸，氟伐他汀，格列甲嗪，格列本脲，布洛芬，氯沙坦，萘普生，苯妥英钠，他莫昔芬，甲苯磺丁脲，托塞米，S-法华令
CYP2C19	西酞普兰，环磷酰胺，苯甲二氮䓬，依他普仑，亚胺培南，兰索拉唑，奈非那韦，奥美拉唑，泮托拉唑，扑米酮，孕激素，氯胍，雷贝拉唑，S-美芬妥英，伏立康唑
CYP2D6	阿米替林，阿立哌唑，阿托西汀，卡维地洛，可待因，地昔帕明，右芬氟拉明，右美沙芬，度洛西汀，恩卡尼，氟卡尼，氟西汀，氟伏沙明，氟哌啶醇，美托洛尔，美西律，去甲替林，帕罗西汀，奋乃静，普罗帕酮，利培酮，他莫昔芬，硫利达嗪，托特罗定，曲马多，文拉法辛
CYP2E1	对乙酰氨基酚，氯唑沙宗，恩氟烷，乙醇，氟烷，异氟烷，甲氧基氟氯乙烷，七氟烷
CYP3A4/5	阿芬太尼，阿普唑仑，氨氯地平，阿托伐他汀，丁螺环酮，西沙必利，克拉霉素，皮质醇，环孢素，地尔硫䓬，红霉素，雌二醇，非洛地平，芬太尼，非那雄胺，氟哌啶醇，氢化可的松，伊马替尼，茚地那韦，伊立替康，利多卡因，洛伐他汀，美沙酮，咪达唑仑，尼非那韦，硝苯地平，尼索地平，尼群地平，昂丹司琼，紫杉醇，孕激素，奎尼丁，利托那韦，沙奎那韦，昔多芬，辛找他汀，西罗莫司，他克莫司，他莫昔芬，睾酮，三唑仑，维拉帕米，长春新碱，扎来普隆，唑吡坦
FMO3	安非他明，咖啡因，西咪替丁，氯氮平，脱氧麻黄碱，S-尼古丁，奥氮平，雷尼替丁，舒林酸，硫化物

FMO3：黄素单加氧酶3

表 21-2 药物代谢酶的选择性抑制剂和诱导剂

酶	选择性抑制剂
CYP1A2	胺碘酮，氟喹诺酮，氟伏沙明，噻氯匹定
CYP2B6	氯吡格雷，塞替派，噻氯匹定
CYP2C8	甲氧苄啶，二甲苯氧庚酸
CYP2C9	胺碘酮，氟康唑，氟伐他汀，氟伏沙明，二甲苯氧庚酸，异烟肼，洛伐他汀，帕罗西汀，舍曲林，磺胺甲噁唑，伏立康唑，扎鲁司特
CYP2C19	非尔氨酯，氟西汀，氟伏沙明，酮康唑，兰索拉唑，奥美拉唑，帕罗西汀，噻氯匹定，托吡酯
CYP2D6	安非他酮，度洛西汀，氟西汀，甲氧氯普胺，美沙酮，帕罗西汀，奎尼丁
CYP2E1	戒酒硫
CYP3A4/5	胺碘酮，克拉霉素，地拉韦啶，地尔硫䓬，红霉素，葡萄柚汁成分（如二羟薄荷素），茚地那韦，伊曲康唑，酮康唑，奈法唑酮，奈非那韦，利托那韦，沙奎那韦，维拉帕米，伏立康唑
酶	**选择性诱导剂**
CYP1A2	莫达非尼，奥美拉唑，吸烟
CYP2B6	苯巴比妥，利福平
CYP2C8	利福平
CYP2C9	利福平
CYP2C19	立痛定，泼尼松，利福平
CYP2D6[a]	不可诱导
CYP2E1	乙醇，异烟肼
CYP3A4/5	立痛定，依法韦仑，莫达非尼，奈韦拉平，苯巴比妥，苯妥英钠，利福布汀，利福平，小连翘

[a] 尽管CYP2D6被认为是不可诱导的酶，但是在有地塞米松和利福平存在的情况下，主要由CYP2D6代谢的多种药物的清除率都会提高

表 21-3　药物代谢酶：常见等位基因、突变、功能后果以及发生频率

酶	常见等位基因突变体	突变/替代	酶功能后果	等位基因人群比例（%）		
				白种人	黑种人	亚洲人
CYP1A2	*CYP1A2*1C*	-3860G>A	不清楚	<2	26~34	42
	*CYP1A2*1F*	-163C>A	提高可诱导性	27~34	23~44	25~42
CYP2A6	*CYP2A6*1B*	基因转换	提高	34	13	48~51
	*CYP2A6*1X2*	基因复制	提高	0.8~1.3	1.1	0~1.1
	*CYP2A6*2*	Leu160His	无功能	1.2~3.0	0~1.1	0
	*CYP2A6*4*	基因缺失	无功能	0.3~4.0	1.0~1.9	6~24
	*CYP2A6*9*	-1013A>G,-48T>G	下降	5.1~8.0	7.1~8.8	15~38
CYP2B6	*CYP2B6*4*	Lys262Arg	提高	2~4	0	7
	*CYP2B6*6*	Gln172His Lys262Arg	下降	16~26	33~50	16
	*CYP2B6*9*	Gln172His	下降	13	0	0
	*CYP2B6*18*	Ile328Thr	下降	0	4~7	0
CYP2C8	*CYP2C8*2*	Ile269Phe	下降	0	14~18	0
	*CYP2C8*3*	Arg139Lys Lys399Arg	下降?	8~12	0.5	0
	*CYP2C8*4*	Ile264Met	下降?	5~6	0	0
CYP2C9	*CYP2C9*2*	Arg144Cys	亲和性改变	13~22	3	0
	*CYP2C9*3*	Ile359Leu	下降	4~6	1	4
	*CYP2C9*5*	Asp360Glu	下降	0	2	0
CYP2C19	*CYP2C19*2*	剪接缺陷	无功能	15	17	30
	*CYP2C19*3*	无义突变	无功能	0.04	0.4	3~7
	*CYP2C19*17*		提高	15~25	15~25	4
CYP2D6	*CYP2D6*2XN*	基因重复	提高	1~5	2	0~2
	*CYP2D6*3*	移码突变	无功能	1~2	0	<1
	*CYP2D6*4*	剪接异常	无功能	12~21	2~8	<1
	*CYP2D6*5*	基因缺失	无功能	2~7	6	4~6
	*CYP2D6*6*	移码突变	无功能	1	<1	0
	*CYP2D6*10*	Pro34Ser Ser486Thr	下降	1~2	3~9	38~70
	*CYP2D6*17*	Thr107Ile Arg296Cys,Ser486Thr	下降	<1	20~35	<1
	*CYP2D6*41*	剪接缺陷	下降	8~10	11~14	0~2
CYP2E1	*CYP2E1*1D*	5'-侧翼区 SNV	提高可诱导性	2	13	20
	*CYP2E1*2*	Arg76His	下降	2.5		2.5
CYP3A4	*CYP3A4*1B*	5'-侧翼区 SNV	没变化	2~10	35~67	0
CYP3A5	*CYP3A5*1*	野生型	功能性	5~15	45	23~40

续表

酶	常见等位基因突变体	突变/替代	酶功能后果	等位基因人群比例（%）		
				白种人	黑种人	亚洲人
	*CYP3A5*3*	剪接缺陷	无功能	85~98	27~48	60~75
	*CYP3A5*6*	剪接缺陷	无功能	0	13~17	0
CYP3A7	*CYP3A7*1C*	启动子变异	提高表达	3	6	0
	*CYP3A7*2*	Thr409Arg	提高	7~12	55	31
FMO3	*FMO3*2*	Glu158Lys Glu308Gly	下降	17	3	14
	*FMO3*3*	Glu158Lys	下降	23	37	<1
	*FMO3*4*	Val257Met	下降	7	7	20

表内突变命名均按人类细胞色素P450〔*CYP*〕等位基因命名数据库（The Human Cytochrome P450〔*CYP*〕Allele Nomenclature Database）

三、药物代谢酶

药物代谢是指药物在体内发生的结构变化。该过程可赋予亲脂性药物一定的亲水性，从而更易于从体内被清除。大多数药物主要在肝脏，部分药物也可在其他组织被有关的酶催化而进行化学变化。这些酶称为药物代谢酶。

药物的代谢反应分两相进行，第Ⅰ相为氧化、还原或水解，产生一个极性功能基团，如氨基、羟基、巯基或羧基等，通过提高底物的亲水性而排出体外，或通过产生易于发生结合反应的化合物来进入Ⅱ相代谢；第Ⅱ相为结合，Ⅱ相（结合）酶催化内源性的小分子与很多化合物加成结合以增加其水溶性从而将其从体内清除。

药物代谢可使药理活性改变。Ⅰ相代谢通常会降低化合物的反应性或毒性，但有时亦可能相反，导致代谢物反应性（或毒性）的增加。由活性药物转化为无活性的代谢物称灭活。由无活性或活性较低的药物变为有活性或活性强的药物称活化。主要的Ⅱ相代谢有葡萄糖醛酸化、硫酸化、谷胱甘肽结合、乙酰化、甲基化、氨基酸结合和脂肪酸结合。

（一）尿苷二磷酸葡萄糖醛酸基转移酶

人体最大的Ⅱ相药物代谢酶系统是尿苷二磷酸葡萄糖醛酸基转移酶（uridine diphosphate-glucuronosyltransferases，UGT）家族。UGT酶由一个能催化一系列结构各异的内源和外源化学物质发生葡萄糖醛酸苷化的蛋白超家族构成。

UGT主要分为两大家族，即UGT1和UGT2。

人*UGT1*基因有13个不同的启动子，可产生13种不同的转录产物，即13种不同的mRNA，翻译成尿苷二磷酸葡萄糖醛酸转移酶1~13（UGT1A1~UGT1A1）。这些mRNA的3’端相同，但5’端各不相同；翻译成的13种UGT1A其C端246个氨基酸相同，但其N端各不相同。

人*UGT2*基因家族包含*UGT2A*亚家族的3个成员以及*UGT2B*亚家族的12个成员。这些基因的产物其氨基端序列均不相同，但C端一侧高度保守，也是与UDP葡萄糖醛酸的结合部位。

此外，还有*UGT3*基因家族和*UGT8*基因家族，但是其成员的基因产物不如*UGT1*基因家族成员和*UGT2*基因家族成员利用UDP葡萄糖醛酸作为糖基供体的效率高。

UGT的多态性还影响药物的葡萄糖醛酸化反应。葡萄糖醛酸苷化反应能促进药物的生物转化，是最主要的Ⅱ相药物代谢反应之一，该反应帮助人体抵抗环境毒物、致癌物质和膳食毒素，并参与维持大量内源性分子，如胆红素、类固醇激素、胆汁酸的内稳定状态。哺乳动物的*UGT*基因超家族编码的酶可将糖基（如葡萄糖、葡萄糖醛酸、木糖、半乳糖等）共价结合到亲脂的底物上。

（二）磺基转移酶

磺基转移酶（sulfotransferase，SULT）在许多组织内都有不同程度的表达。细胞质内的 SULT 与多种结构各异的内源性和外源性化学物质的生物转化有关，包括许多治疗药物和内源性的甾体化合物。

人类至少有 9 个基因家族编码各种 SULT，每个家族又有若干成员。在药物遗传学中，研究较深入的是 SULT1A 家族成员 1（sulfotransferase family 1A，member 1，SULT1A1）的编码基因 *SULT1A1*。*SULT1A1* 基因有一个常见的多态性，为 c.638 G > A 导致 p.Arg 213 His，该转变会影响酶的催化活性和热稳定性。另一 *SULT1A1* 基因多态性是 *SULT1A1**3，在非裔美国人群中常见，但 *SULT1A1**3 对基因表型的影响尚未深入研究。另一可能对血小板内 *SULT1A1* 活性显著差异有重大影响的机制是 *SULT1A1* 基因拷贝数多态性。不同的拷贝数与血小板样品内不同的酶活性有关。

（三）甲基转移酶

甲基转移酶（transmethylase）调控小分子化合物、蛋白质和 DNA 的甲基化修饰。甲基转移酶最常见的甲基供体是 *S*- 腺苷甲硫氨酸。*N*-、*O*- 和 *S*- 甲基转移酶在人体内均有表达，比如组胺 N- 甲基转移酶（histamine N-methyltransferase，HNMT）、巯基嘌呤甲基转移酶（hiopurine S-methyltransferase，TPMT）、儿茶酚氧位甲基转移酶（catecholamine O-methyltransferase，COMT）。该药物代谢酶家族可使多种药物分子甲基化。

已发现许多甲基转移酶存在遗传变异，包括 TPMT、COMT 和 HNMT。在用巯基嘌呤药物进行治疗的例子中，TPMT 最能说明药物遗传学对个体化用药的重要意义。

TPMT 的编码基因 *TPMT* 在不同的区域具有多态性，包括外显子区域、外显子 - 内含子剪接点和 5' 端非编码区。这些 DNA 序列的改变各自会对酶活性产生一定的功能影响。有 21 种单核苷酸的改变可引发 *TPMT* 基因产物 TPMT 的酶活性下降和（或）巯基嘌呤导致的毒性下降。其中 18 种为错义突变（*TPMT*2*、*TPMT *3A*、*TPMT *3B*、*TPMT *3C*、*TPMT *5 ~ *14* 和 *TPMT *16 ~ *19*）。

（四）谷胱甘肽 S- 转移酶

谷胱甘肽 S- 转移酶（glutathione S transferase，GST）是谷胱甘肽（glutathione，GSH）结合反应的关键酶，催化谷胱甘肽结合反应的起始步骤。在体内，谷胱甘肽包括三个超家族——胞浆 GSH、线粒体 GSH 和膜结合 GSH，分别由相应的 GST 催化。哺乳动物的胞浆 GST 又分为 7 类：α、μ、ω、π、σ、θ 和 ζ。大多数亚型都具有多态性，并且在药物代谢和患癌风险中起着重要作用。其中，θ 家族 GSTT1 的编码基因 *GSTT1* 以及 μ 家族 GSTM1 的编码基因 *GSTM1*，在白种人、非洲人和中国汉族人群中都有不同频率的无效等位基因（null allele）。*GSTT1* 和 *GSTM1* 的丢失产生“无效”基因，导致酶活性的缺陷。研究显示，*GSTT1* 和 *GSTM1* 的缺失与皮肤基底细胞癌的易感性和疗效结果相关。例如，用于治疗癌症的铂化合物等药物都可被 GST 代谢，因此，在带有 *GSTT1* 和 *GSTM1* 无效等位基因的患者体内药物浓度会更高，可能疗效也会更好，但也可能会导致药物毒性作用上升。该现象在用顺铂治疗非小细胞肺癌的例子中得到了验证。

（五）N- 乙酰转移酶

N- 乙酰转移酶（N-acetyltransferase）对药物活性的影响可以异烟肼为例。异烟肼（isoniazid）是临床上最常用的抗结核药。口服吸收快而完全，1 ~ 2 小时血浆中即达最高浓度，半减期为 6 小时。它在肝内 N- 乙酰转移酶的催化下，乙酰化形成乙酰异烟肼而失去活性（图 21-2）。

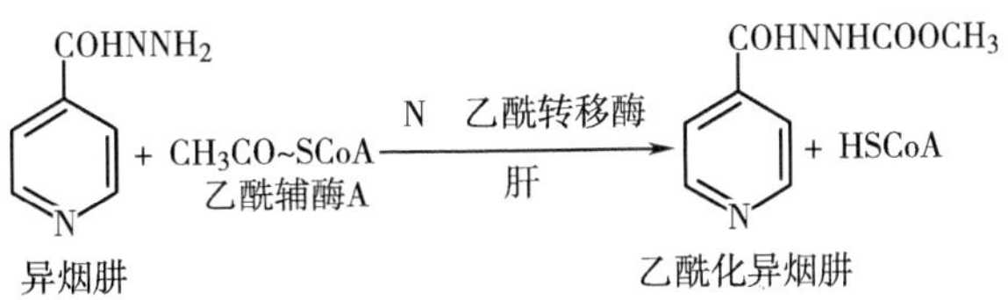

图 21-2 异烟肼的乙酰化

不同个体对异烟肼代谢的速度相差很大。有些人半减期为 45 ~ 80 分钟，此种个体称为快灭活型（rapidinactivator）或称快速乙酰化型；有些人半减期为 140 ~ 200 分钟，称为慢灭活型（slowinactivator）或称缓慢乙酰化型。快灭活型和慢灭活型的差异与肝的N-乙酰转移酶活性有关。快灭活型的个体的N-乙酰转移酶活性比慢灭活型高，故快灭活型个体可迅速地将异烟肼乙酰化排出体外。个体乙酰化能力的差异可能是由于N乙酰转移酶合成或分解速率上的差异。然而，并不能排除酶之间微小的结构或功能的差异。从图21-3的家系可见，异烟肼慢灭活是常染色体隐性遗传。慢灭活型个体是隐性基因的纯合子（ii）；而快灭活型个体则是显性基因的纯合子（II）或杂合子（Ii）。杂合子的药物乙酰化速度介于隐性基因纯合子和显性基因纯合子之间。异烟肼慢灭活型在地理和种族分布上存在很大差异。爱斯基摩人的频率最低，约5%，美国人估计为50%~55%，埃及人高达80%，黄种人约5%~20%。

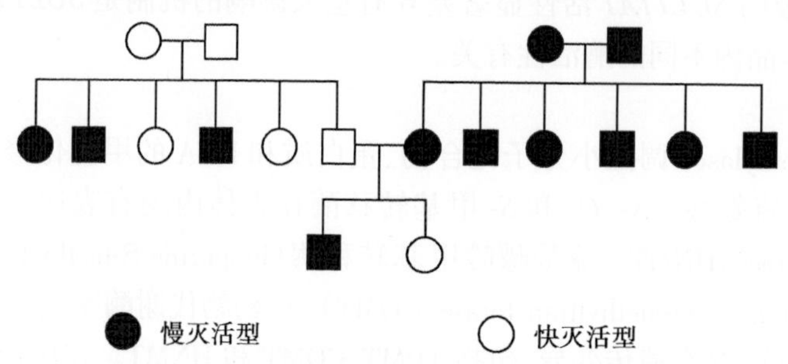

图21-3　异烟肼快灭活和慢灭活个体的家系

四、药物转运体

药物在体内需要经过药物转运体（drug transporter）转运到靶组织才能发挥其功能。药物转运体是表达于不同组织中的一类跨膜蛋白，可分为ATP结合盒型（ATP-binding cassette，ABC）和溶质载体型（solute carrier family proteins，SLC）两个超家族。ABC型转运体主要参与细胞的外排过程，在药物的解毒和多药耐药（multidrug resistance，MDR）方面发挥着十分重要的作用。SLC型转运体主要参与细胞的摄取过程，限制药物进入细胞（可能与限制药物和胞内靶点结合有关）。其他转运体还有平衡型核苷转运体如ENT1~4、SLC29A1~4，以及富集型核苷转运体如CNT1~3、SLC28A1~3。

药物转运体参与药物代谢动力学（因为它们可在代谢和排泄过程表达）、药效学（一些转运体是药物靶点，如5-羟色胺转运体）、组织保护（如血脑屏障中的P-糖蛋白可以防止有害物质进入大脑）和其他生理现象（如胆汁盐外排泵BSEP和ABCB11参与胆汁的分泌）。图21-4展示了在肾脏和肝脏中ABC型转运体和SLC型转运体表达情况。有些转运体相关基因的突变会引起相应的疾病。

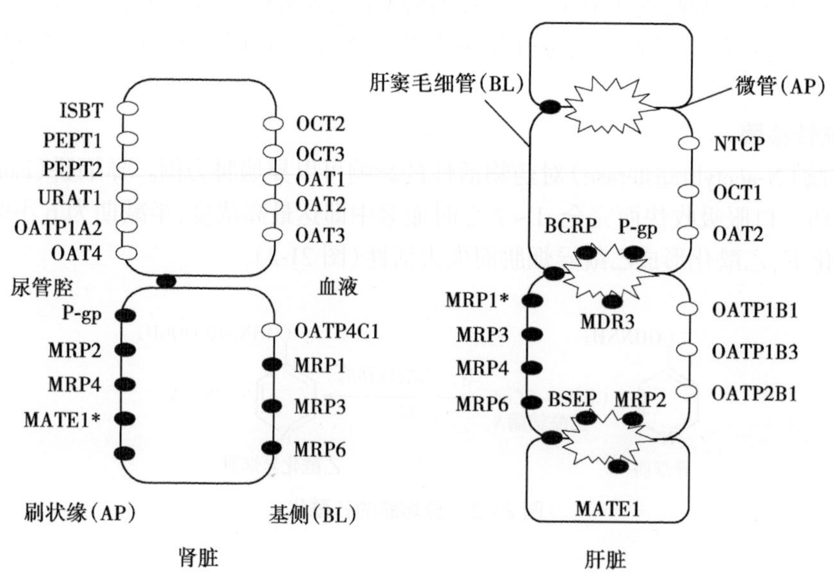

图21-4　主要肝脏和肾脏转运体及它们在膜上的分布

*在肝脏的MRP1和在肾脏的MATE1的重要性仍存在争议

迄今在19个SLC转运体和5个ABC转运体已发现其编码基因的680个基因突变。其中，同义突变的概率是非同义突变的3~4倍，表明编码膜转运体的基因存在选择性压力以防止转运功能的剧烈变化。在ABC转运体的跨膜区域，极少观察到氨基酸的变化。ABC跨膜区域与底物的选择性有关。但是，与ABC转运体相比，SLC转运体在横跨膜区域的氨基酸变异程度很高。

转运体编码基因的非编码区也有不少的多态性。研究得最透彻的是5-羟色胺转运体（serotonin transporter，SERT）编码基因 *SLC6A4* 的非编码区变异。该基因的启动子区，即其转录起始点上游约1kb处，有一段44bp插入/缺失多态，这一段序列的缺失可影响 *SLC6A4* 基因的转录活性。在 *SLC6A4* 基因内含子2上还存在一个可变数目串联重复序列（variable number of tandem repeats，VNTR）多态性，这个内含子调控该基因在特定组织中转录强度。

第二节　药物遗传学的临床应用

药物遗传学在临床上的应用最经典的范例是恶性高热（malignant hyperthermia，MH），一种可由常规麻醉用药引起手术期死亡的遗传病。患者平时并无异常，而在手术全麻过程中接触挥发性吸入麻醉药（如氟烷、恩氟烷、异氟烷等）和去极化松肌药（琥珀酰胆碱）后会出现骨骼肌强直性收缩，体温持续快速增高，如不及时有效治疗，可导致患者死亡。过去一直使用肌肉活检化验来评估患病风险和指导麻醉方案的制订。研究显示该病为编码莱恩素受体1（ryanodine receptor 1，RYR1）的基因 *RYR1* 突变导致，因此现在已可以通过基因检测替代有创活检。

一、心血管疾病

心血管疾病是威胁人类健康、致残致死的主要疾病之一。在美国使用最多的前200种药物中，心血管类的药物占据了极大多数。病症相同但不同个体的患者对这些药物的疗效和不良反应差异极大，药物的治疗往往是凭经验和凭感觉的。例如，对几类典型的抗高血压药物有充分疗效的患者只占40%~60%。大多数患者服用β-羟基-β-甲基戊二酸单酰辅酶A（β-hydroxy-β-methyl glutaryl-coenzyme A，HMG-CoA）不能降低心血管意外的发生。使用华法林的患者中大约有30%的时间，其国际标准化比值都在标准范围之外。越来越多的证据表明，这些药物的不同疗效可能与患者复杂的遗传特征和遗传多样性有关。

临床药物使用时，如能协同地结合临床性状和基因组学的信息，则在获益相同的情况下，用药量可减少；药物量使用的减少，可把不良反应降到最低。由于基因多态性与心血管药物的治疗密切相关，本章节将列举一些在药物疗效中发挥作用的例子。

（一）与肾上腺素能受体阻断药物有关的基因多态性

1. *CYP2D6* 基因多态性　细胞色素P450 2D6负责许多β-肾上腺素能受体阻断药物（β-adrenergic blocking drug）的新陈代谢，比如美托洛尔、卡维地洛。细胞色素P450 2D6的编码基因 *CYP2D6* 有高度的多态性，等位基因 *CYP2D6*3*、*CYP2D6*4*、*CYP2D6*5*、*CYP2D6*10*、*CYP2D6*17* 与降低新陈代谢活动有关，等位基因 *CYP2D6*17* 在非洲裔人群中非常普遍。降低新陈代谢活动的等位基因出现频率达50%。基因重复与等位基因 *CYP2D6*2* 有关，导致小部分人呈超速新陈代谢状态。

2. *ADRB1* 基因多态性　影响β受体阻断剂效应的主要是β1肾上腺素能受体（β1-adrenergic receptor，ADRB1）。β1肾上腺素受体的编码基因 *ADRB1* 包括2个单核苷酸多态性（SNP）：c.145 A>G 导致 p.Ser 49 Gly；c.1165 G>C 导致 p.Arg 389 Gly。这些单核苷酸多态性造成较低的基底及应激受体功能。维拉帕米与阿替洛尔作为基础治疗相比，在带有该突变的基因的患者中表现出较大的保护效应。

3. *GNB3* 基因多态性　G蛋白β3亚基（guanine nucleotide-binding protein，β3，GNB3）、激活型G蛋白α亚基（stimulatory guanine nucleotide-binding protein，α，GNAS）、G蛋白偶联受体激酶（G-protein coupled receptor kinase，GRK）与肾上腺素能受体相互偶联。GNB3的编码基因 *GNB3* 有 c.825 C>T 多态性可造成选择剪

切和加强信号。这个多态性最初发现于观察高血压患者中不同的钠 - 氢离子泵活动。T 等位基因的频率在白种人中为 30%，而非洲人群中约为 70%，这就可以解释一些心脏代谢表型的种族差异，而阿替洛尔在具有 C 等位基因的女性中降低血压的效用最大。

（二）与肾素 - 血管紧张素 - 醛固酮系统拮抗药物有关的基因多态性

肾素 - 血管紧张素 - 醛固酮系统（renin-angiotensin-aldosterone，RAAS）在维持内环境稳态及心血管系统病理生理功能具有重要作用。RAAS 的激活可引起高血压、心室肥厚、心力衰竭、动脉粥样硬化、糖尿病以及房颤等临床疾病。这些作用主要取决于血管紧张素Ⅱ的收缩血管和水钠潴留作用，致炎及其他心血管系统不良作用可能也是部分原因。拮抗 RAAS 的药物治疗能够显著地改善心血管疾病的疗效及预后，在高血压、心衰、糖尿病、肾脏疾病以及其他心血管病的高危患者中，已经成为标准的治疗方法。

拮抗 RAAS 的药物作用于 RAAS 的各个不同环节。β 受体阻滞剂能够抑制肾素释放，肾素受抑制后可在上游阻断血管紧张素原生成血管紧张素Ⅰ。血管紧张素转化酶抑制剂（angiotensin Ⅰ converting enzyme inhibitor，ACEI）可抑制血管紧张素Ⅰ向血管紧张素Ⅱ转化，从而减弱血管紧张素Ⅱ受体的刺激，但 ACEI 的抑制作用并不彻底。另外，ACEI 能够减少血管紧张素转化酶对缓激肽的降解，该类药物的部分作用及不良反应与此有关。血管紧张素Ⅱ受体拮抗剂（angiotensin Ⅱ receptor antagonist）又称血管紧张素受体阻断剂（angiotensin receptor blocker，ARB）能干扰血管紧张素Ⅱ生成的正常反馈抑制，使血管紧张素Ⅱ的浓度升高。ACEI 是目前抑制 RAAS 的常用药物。ARB 是较新的药物，在 ACEI 不能耐受时可替代 ACEI 或与 ACEI 合用。肾素拮抗剂阿利吉仑是新型抗高血压药。总之，与 RAAS 系统有关的基因其任何多态性都可能影响药物疗效。如果基因多态性使一种药物无效，临床医生可使用针对其他环节的药物以避开该环节的影响。

1. *AGT* 基因多态性　所有的 RAAS 配体都由血管紧张素原（angiotensinogen，AGT）衍生，血管紧张素原在肾素作用下转化成血管紧张素Ⅰ。针对 AGT 编码基因 *AGT* 的研究集中于 *AGT* 基因编码区的 2 个多态性：c.620 C > T 导致 Thr 174 Met（HGVS 命名为 p.Thr 207 Met）；c.603 T > C 导致 Met 235 Thr（HGVS 命名为 p.Met 268 Thr）。在 *AGT* 基因启动子区和 3' 非翻译区也存在几个 SNP，如 c.-6 G > A 多态和 c.-217 G > A 多态。235Thr 的等位基因与较高的血管紧张素原浓度有关。研究证实，235 Thr 多态实际上与 -6A 多态有非常紧密的连锁不平衡，可影响启动子活性从而影响转录速度。基因上游的 c.-217 G > A 多态性可能影响基因转录。

2. *REN* 基因多态性　血管紧张素原向血管紧张素Ⅰ的转化是 RAAS 级联反应中的限速步骤。与低等动物相比，人类肾素（renin，REN）的编码基因 *REN* 其启动子活性明显偏低。有趣的是，人类 *REN* 基因一个远离编码区的增强子区域能够显著增强启动子的活性，即在 *REN* 基因转录增强子区域的 c.-5312 C > T 多态性能够增强 50% 的转录活性。

阿利吉仑是美国首个批准的肾素抑制剂。但该药一开始并没有受到很大关注，因为其降压效果与其他抗高血压药物类似，而且临床研究中有 50% 的患者对该药无反应。后来在爱尔兰高血压患者中进行的一项研究，提示其降压反应与 *REN* 基因的 c.-5312 C > T 多态性显著相关，带有两个 C 等位基因的患者应用阿利吉仑治疗比带一个 T 等位基因患者有更好的降压效果，而带 T 等位基因患者却对氯沙坦反应性更好。

3. *ACE* 基因多态性　血管紧张素转化酶（angiotensin Ⅰ converting enzyme，ACE）将血管紧张素Ⅰ转化为血管紧张素Ⅱ。在药物遗传学中研究较多的是编码 ACE 的基因。*ACE* 在内含子 16 中有一段长 287bp 的 *Alu* 重复序列（*Alu* repetitive sequence）的插入（insertion，I）/ 缺失（deletion，D）多态性，即所谓 *ACEI/D* 多态性。对该基因的研究提示，带有 D 等位基因的个体，血浆及组织中血管紧张素转换酶浓度较高。但也有证据提示，*ACEI/D* 多态可能并非真正的原因。带有 *ACE* 基因 I 等位基因的个体用厄贝沙坦治疗的降压和减轻左室肥厚效果更好。

4. *AGTR1* 基因多态性　血管紧张素Ⅱ有 1 型和 2 型两种主要受体。血管紧张素Ⅱ对于血管的大部分作用都通过 1 型受体介导，例如收缩血管、交感激活、醛固酮分泌以及致炎症作用等。2 型受体可拮抗 1

型受体的部分作用。与肾上腺素能受体一样，血管紧张素受体是G蛋白偶联受体，受同样复杂的细胞内的信号调节。之前的研究主要集中于1型血管紧张素Ⅱ受体（angiotensin receptor 1，AGTR1）的编码基因*AGTR1*，在3'非翻译区有一个c.1166A >C多态性，近来发现该多态性与较低的基因表达有关。携带*AGTR1* 1166 C等位基因患者应用氯沙坦有更好的降压效果，而替米沙坦及厄贝沙坦则无以上作用。在SILVHIA研究中，带有*AGTR1* 1166 C等位基因患者应用厄贝沙坦后，左室肥厚降低程度更为明显。

5. *BDKRB*基因多态性　除了血管紧张素Ⅰ之外，血管紧张素转换酶（ACE）又称激肽酶Ⅱ（kininase Ⅱ）能将缓激肽（bradykinin）降解为无活性的小片段，因此，ACE抑制剂类药物应用后可引起缓激肽的积聚。结构型缓激肽受体B2（bradykinin receptor B2，BDKRB2）的激活能够通过释放NO、前列环素、组织纤溶酶原激活物等作用引起血管舒张。因此，应用ACEI可减少缓激肽降解，这可能与该类药物的益处有关，但缓激肽积聚也引起咳嗽及血管性水肿等不良反应等。BDKRB2的编码基因*BDKRB2*有两个常见的多态性：一是在*BDKRB2*基因的启动子区有一个c.-58 C >T多态性；二是在*BDKRB2*基因的外显子1中有一段长9bp的插入/缺失多态性，常称为+9/-9多态性。*BDKRB2*基因+9等位基因的存在与否，可影响厄贝沙坦与阿替洛尔减轻左室肥厚的效果。

6. *CYP11B2*基因多态性　在RAAS的更下游，血管紧张素Ⅱ可引起醛固酮（aldosterone）分泌。醛固酮由肾上腺皮质酮经醛固酮合酶（aldosterone synthase）催化合成，它可激活脑、肾、血管和心脏组织中的盐皮质激素受体，促进钠的重吸收。醛固酮合酶由*CYP11B2*基因编码，其突变引起内皮功能障碍及纤维化。*CYP11B2*基因在启动子区有一个常见的多态性c.-344 C >T，该区域是类固醇生成因子1（steroidogenic factor 1，SF1）的结合位置。*CYP11B2*基因-344 C等位基因可与SF1更紧密的结合，引起尿液中醛固酮分泌水平的增高；-344 T等位基因则破坏了SF1的结合位置。带*CYP11B2*基因-344T等位基因的个体更容易患高血压，但厄贝沙坦治疗的降压和减轻左室肥厚心衰治疗效果更好。

（三）与钠稳态调节药物相关的基因多态性

1. *ADD1*基因多态性　噻嗪类利尿剂在肾远端小管抑制钠和氯的重吸收，引起利尿作用和容量负荷下降。药物遗传学研究较多的是内收蛋白1（adducin 1，ADD1）的编码基因*ADD1*。内收蛋白1是一种参与肌动蛋白聚合和信号转导过程的细胞骨架蛋白。*ADD1*基因的c.1378G >T导致p.Gly 460 Trp，多态性造成肾脏细胞Na^+-K^+ATP酶活性的差异。一些研究提示，带*ADD1*基因Trp460的个体对利尿剂更为敏感，带Trp460的个体与Gly460纯合子个体相比，左心房平均压下降值相差5～10mmHg。

2. *WNK1*基因多态性　Wilson等（2001）先后报道，赖氨酸缺乏型蛋白激酶1（protein kinase，lysine deficiency 1，WNK1）编码基因*WNK1*在内含子1有41kb的缺失和22kb（21 761bp）的缺失可引起Ⅱ型假性低醛固酮综合征。该综合征表现为高血钾与高血压，但对利尿剂效果反应颇佳。*WNK1*基因能够调节噻嗪类药物敏感的Na^+-Cl^+转运蛋白，提示*WNK1*基因的一些外显率较低的常见多态性可能与人群对利尿剂降压效果的异质性有关，是降压反应的重要预测因子。

3. *NPPA*基因多态性　钠尿肽前体A（natriuretic peptide precursor A，NPPA）与许多心血管风险表现相关，包括卒中等。NPPA编码基因*NPPA*的变异等位基因携带者可能从氯噻酮治疗中受益，而应用氨氯地平、赖诺普利及多沙唑嗪则无此效果。

（四）与脂质稳态调节药物相关的基因多态性

1. *APOE*基因多态性　载脂蛋白E（apolipoprotein E，APOE）是一种配体，位于甘油三酯丰富的脂蛋白（如乳糜微粒、超低密度脂蛋白以及高密度脂蛋白）表面，协助脂蛋白代谢。APOE的编码基因*APOE*全长10 612bp。APOE有三个最常见的同种异型，分别称为APOE2、APOE3和APOE4，由三个等位基因编码，分别为ε2、ε3和ε4，其中，ε3为野生型。ε2等位基因较野生型有更高的APOE活性，表现为LDL降低，而ε4等位基因则表现为低APOE活性使LDL升高。动物实验及临床实验研究提示，APOE是抗动脉粥样硬化性载脂蛋白。另外，分子流行病学研究显示，*APOE*基因多态性与不同的心血管风险相关。一般认为，ε2等位基因具有心血管保护作用，而ε4则增加动脉粥样硬化风险。

2. *CETP*基因多态性　血浆胆固醇脂转移蛋白（cholesteryl ester transfer protein，plasma，CETP）在胆固

醇逆向转运和HDL代谢中起重要作用。CETP抑制剂托彻普能大幅提高HDL含量,曾被认为是未来降脂药物之星,但后来由于不良反应而终止临床试验。CETP的编码基因*CETP*位于16q13,全长28 922bp。研究较多的*CETP*基因变异是*Taq* I多态性,该多态性与CETP活性、APOA-I含量及HDL含量相关,还与冠心病及其他心血管表型的严重程度和预后相关。

3. *CYP3A5*基因多态性 细胞色素P450亚家族ⅢA(cytochrome P450,subfamily ⅢA,CYP3A)通常在肝脏和小肠中表达,是许多药物全身剂量及首过效应的决定因素。许多患者因其体内CYP3A表达量的不同而对许多经CYP3A代谢的药物反应不同,其中降胆固醇药物即是经CYP3A代谢的药物之一。

研究较深入的是CYP3A亚家族中的CYP3A4和CYP3A5。CYP3A5在许多CYP3A底物的肝脏代谢中起重要作用。CYP3A5与CYP3A4有大约90%的同源性,并占CYP3A总活性的60%。

CYP3A5编码基因*CYP3A5*中功能最重要也最常见的多态性是内含子3的c.6986A > G(*CYP3A5*3*),导致*CYP3A5* mRNA产生可变剪接,令CYP3A5蛋白合成几乎为零。另外,*CYP3A5*基因外显子7的c.14690G > A多态性(*CYP3A5*6*)导致*CYP3A5*完全不表达。野生型*CYP3A5*等位基因称为*CYP3A5*1*,能够产生正常剪接的*CYP3A5*的mRNA。

4. *HMGCR*基因多态性 β-羟基-β-甲基戊二酸单酰辅酶A还原酶(β-hydroxy-β-methyl glutaryl-CoA reductase,HMGCR)即HMG-CoA还原酶。他汀类药物是HMG-CoA还原酶的抑制剂,因而,HMGCR的编码基因*HMGCR*成为药物遗传学的首选研究对象。同时,鉴于*HMGCR*基因在甲羟戊酸、胆固醇及类异戊二烯生物合成的重要作用,它也是非他汀类降脂药物的重要候选基因。具体来说,HMGCR催化HMG-CoA转化为甲羟戊酸。经过一系列催化反应,甲羟戊酸转化为异戊烯化蛋白,如FPP和GGPP。这些异戊烯化蛋白在NO调节和炎症的信号相关的转导途径中起重要作用,对这些蛋白的抑制可能与他汀类及其他降脂药物的降脂外效应有关。目前已经报道100多个*HMGCR*基因的SNP,大多位于内含子区域。

(五)与降血脂药物有关的基因多态性

1. 基因多态性与他汀类降脂药物 上述HMG-CoA还原酶抑制剂即他汀类药物是全球处方最多的降血脂药物之一。临床研究已确认这类药物能够在人群中减少发病率及死亡率,但该药物对不同的患者疗效差异很大,许多高危患者无法达到临床受益所需的C反应蛋白阈值,约有70%的患者服用他汀的疗效与安慰剂组基本相同。他汀对骨骼肌的不良反应尚难预测,药物遗传学正在试图阐明基因型与他汀引起肌痛及肌病的相关性。

他汀的药物遗传学研究主要集中于药物代谢相关酶和转运蛋白的基因多态性对他汀药物动力学的影响。已研究的基因包括有机阴离子转移蛋白家族(能协助他汀进入肝细胞)的编码基因、*CYP3A4*基因、*CYP3A5*基因,以及P糖蛋白1(P-glycoprotein 1,PGY1)的编码基因*ABCB1*。2004年对普伐他汀进行了回顾性评价,共检测10个候选基因中近150个SNP。候选基因包括*ABCG5/8*(胆固醇吸收)、*APOB*和*APOE*(脂蛋白结合)、*CETP*(胆固醇逆转运)、*CYP3A4/5*(药物代谢)、*FDFT1*和*HMGCR*(胆固醇合成)以及*LDLR*(LDL受体)。该研究入选的1500名患者均接受40mg/d的普伐他汀治疗,共治疗24周。经过基线脂蛋白水平校正及多种统计学分析,在*HMGCR*基因上发现两个SNP与对普伐他汀的药物反应高度相关(r_2=0.90)。这两个SNP的变异携带者与野生型相比较,总胆固醇降低幅度要低22%,LDL降低幅度要低19%。单独分析白种人患者时也有类似结果。

Thompson等对*ABCB1*、*ACE*、*APOA1*、*CYP7A1*、*LIPC*、*LPL*、*OATPC*以及PRINCE研究中所涉及的10个基因进行了检测,未能重复PRINCE试验中所观察到的*HMGCR*多态性与药物反应的关系。变异携带者LDL平均下降38.6mg/dl,而纯合野生型携带者则下降35.8mg/dl。但已经多次报道的*APOE*与降脂反应的关系再次得以证实。如前所述,*APOE*基因有三个常见等位基因:ε2,ε3和ε4。他汀类药物遗传学一致发现ε2携带者对他汀治疗的降脂反应较ε4携带者要强。ε4携带者虽然降脂效果偏弱,但心血管事件风险下降却最为明显。更为重要的是,ε4携带者往往更容易因为降脂效果不好而停药,从而判断与基因之间的相关性更为困难。

由于各种原因,对他汀类药物遗传学研究着重将临床结果作为主要终点,而并非 LDL-C 的变化。例如,经典的 WOSCOPS、CARE 及 PROVE IT-TIMI 22 等临床研究中,他汀的一级与二级预防均有获益,最近两个研究提示,驱动蛋白家族成员 6(kinesin family member 6,KIF6)的编码基因 *KIF6* 与临床获益相关。*KIF6* 基因的 Trp 719 Arg 多态性尤其引人注意:在药物研究中,需设置若干“终点事件(end point event)”作为评价药物疗效的指标。例如降压药的研究可将主要终点(primary end point)设置为心肌梗死、卒中和死亡等复合终点(complex end point)。Iakoubova 等应用候选基因方法发现 KIF6 基因 Arg719 变异携带者较 Trp719 携带者终点事件减少更为明显。而终点事件减少则主要是由于 Arg719 变异携带者本身心血管意外风险较高。Zineh 等证实,趋化因子 CXC 基序配体 5(chemokine,CXC motif,ligand 5,CXCL5)的编码基因 *CXCL5* 在启动子区的多态性与急性冠脉综合征患者中他汀治疗减少 3 年死亡率相关。*CXCL5* 基因产物在体外研究中是他汀类药物的作用靶点之一,更支持 *CXCL5* 基因作为他汀类药物遗传学的合适候选基因。以上三个研究将药物遗传学与临床效果相结合,是一种药物基因组学研究的新思路。

Wilke 等对他汀治疗的患者进行了病例对照研究,分析 *CYP3A* 多态性在他汀引起的肌病中的意义。与对照组相比,发生肌病的患者中 *CYP3A4*1B* 和 *CYP3A5*3* 等位基因频率没有差异。而在肌痛患者中,携带纯合 *CYP3A5*3* 的患者肌酸激酶(肌肉损伤或活动后的标志物)升高的程度更高。其他研究者也发现在他汀治疗的患者中肌病表现与 5 羟色胺和血管平滑肌基因的多态性有关。进一步减少胆固醇和同型半胱氨酸的有效性研究,发现 *SLCO1B1* 基因变异通过 GWAS 途径与他汀引起的肌病相关。全球服用他汀类药物的患者众多,因此针对他汀不良反应的研究仍会继续下去。

2. 基因多态性与非他汀类降脂药物　尽管他汀是目前治疗血脂异常最主要的药物,非他汀类药物的药物遗传学也在研究中。已有学者对过氧化物酶体增殖物激活受体 α(peroxisome proliferator-activated receptor-α,PPARA)拮抗剂即贝特类药物反应与包括 *ACE*、*APOE*、*CETP*、*PPARA* 等基因多态性的关系也在进行研究。

依折麦布是降脂药家族中的一个新成员,可以抑制小肠内胆固醇吸收。一项大型研究提示 NPC1L1 单体型与依折麦布降 LDL 效果提高有关。由于胆固醇吸收的基因调节机制复杂,药物遗传学是判断依折麦布以及核受体拮抗剂(如贝特类)的治疗反应性的重要工具。

(六)与抗凝血药物华法林有关的基因多态性

华法林是对高危患者进行抗凝治疗、预防血栓并发症的主要药物。但许多有华法林应用指征的患者仍无法应用该药物,主要原因是依靠测国际标准化比值(international normalized ratio,INR)方法达到和维持恰当的抗凝强度非常困难。INR 和出血风险的变异性可以用年龄、顺从性、饮食、体重及药物相互作用等因素来解释,但这只能解释一小部分原因。

华法林的药物遗传学研究是心血管药物个性化治疗的经典范例之一。2007 年 8 月,FDA 批示新的华法林药物标签必须强调基因多态性在华法林不同反应性中的作用。研究发现,综合性的评估可以较好地预测达到目标 INR 的华法林最佳剂量,评估的内容包括华法林使用三天后的 INR 水平、第一剂和第二剂的华法林剂量、估测血容量丢失、吸烟、*CYP2C9* 基因多态性和 *VKORC1* 基因多态性。

1. *CYP2C9* 基因多态性　华法林是 R 构象和 S 构象的镜像异构混合物,经由 CYP 系统代谢。S 构象华法林药效更强,主要由 CYP2C9 代谢。CYP2C9 的编码基因 *CYP2C9* 位于 10q24,全长 57 734bp。引起人们关注的是 *CYP2C9* 基因多态性中的 2 个 SNP:c.432 C > T 导致 p.Arg 144 Cys,即 *CYP2C9*2*;c.1075 A > C 导致 p.Ile 359 Leu,即 *CYP2C9*3*。这两个 SNP 都可引起 CYP2C9 活性降低从而减少华法林的清除。大约 35% 的白种人、13% 的美国黑种人及 4% 的亚洲人带有这 2 个 SNP 中的一个。

2. *VKORC1* 基因多态性　2004 年,维生素 K 环氧化物还原酶复合物亚基 1(vitamin K epoxide reductase complex,subunit 1,VKORC1)的编码基因 *VKORC1* 经鉴定并克隆。VKORC1 将环氧化维生素 K 还原成维生素 K,进而还原成还原型维生素 K。该步骤是将凝血因子Ⅱ、Ⅶ、Ⅸ、和Ⅹ转化为活性形式的必要步骤。*VKORC1* 基因全长 11 102bp,有 3 个外显子。*VKORC1* 基因有 149 个 SNP,其中有些涉及华法林耐受性。这些变异可能与华法林药物反应的异质性有关。一般认为 *VKORC1* 基因的变异占华法林用量差异的 35%，*VKORC1* 基因多态性对华法林用量的影响较 *CYP2C9* 基因多态性更为显著。

（七）与高血压药物有关的基因多态性

原发性高血压（essential hypertension）是成年人中最常见的慢性疾病。高血压药物包括 9 大类别总计超过 50 种。然而，只有大约一半的患者会对单药治疗有良好反应。高血压治疗是根据相关指南进行的。利尿剂是非复杂性原发性高血压的一线治疗药物，会加用针对不同作用通路的药物，并根据患者的反应和耐受程度不断调整剂量。这种反复实验法非常低效。

基因型检测可以提供更合理的降压治疗选择并提高早期治疗过程中的成功率。人们正在试验在早期治疗过程中使用多种药物以针对多种作用通路，然后通过检测基因型来剔除无效药物。已有确切数据表明特定基因型的患者对特定种类的药物反应要好于其他类别药物。最好的例子是 *ADRB1* 基因多态性，携带 Arg389 的患者对于 β 受体阻滞剂的反应相对比较好，而携带 Gly389 的患者则反应较差。同样，携带 *ADD1* 基因多态性 Trp460 的患者比携带 Gly460 的患者对利尿剂反应更为敏感。

（八）与心力衰竭药物有关的基因多态性

药物遗传学有助于指导药物的选择。在心力衰竭（cardiac failure）治疗中，*ADRB1* 基因多态性和 β 受体阻断剂反应性密切相关。最有力的证据来自布新洛尔。布新洛尔对于一般的心衰人群无效，但对于具有 *ADRB1* 基因 *Arg389* 等位基因的患者则特别有效。

二、实体瘤

肿瘤药物基因组学方面的进展不仅发现了许多生物靶向抗肿瘤药物及其有效的生物标记物，同时也发现了在治疗方案选择方面的一些新手段。2005 年，美国 FDA 发布了一个药品行业指南，要求在药品申请过程中必须提交药物基因组学分型方面的信息。FDA 将有效的生物标记物定义为：能在完善的科学分析测试系统中测定，并有大量证据表明其测试结果在生理学上、毒理学上、药理学上或临床诊疗中具有重要意义。

（一）乳腺癌及卵巢癌

1. HER2 及其编码基因 *HER2* 变异与乳腺癌及卵巢癌药物　酪氨酸激酶受体 I 家族包括 4 种结构上同源的成员：表皮生长因子受体 1（EGFR，ERBB1）、表皮生长因子受体 2（ERBB2，HER2）、ERBB3（HER3）和 ERBB4（HER4）。这些受体由具有多个结构域的蛋白质组成，包括胞外配体结合结构域、单次跨膜结构域和胞内酪氨酸激酶结构域。EGFR、HER2 和 HER4 是可以被催化激活的；HER3 虽然没有酪氨酸激酶活性，但是仍旧保留有配体结合功能和信号转导功能。多肽配体家族，包括表皮生长因子和转化生长因子 α，参与 ERBB 受体的调控。在与胞外配体结合后（除了 HER2，因其没有已知的胞外配体），各个 ERBB 受体家族成员招募活化的信号蛋白。HER2 发挥共受体作用，并且是 ERBB 家族其他三个成员的首选结合伙伴。然后 ERBB 受体形成同源二聚体或异二聚体，导致酪氨酸自磷酸化（ERBB3 除外）和各种信号转导途径的活化。

在这些活化了的受体下游有许多信号转导途径，包括由丝分裂原激活的蛋白激酶途径、磷脂酶 C γ、磷脂酰肌醇 -3 激酶刺激抗凋亡因子 AKT 激酶的信号通路，最终是 STAT 途径。信号转导途径调节细胞周期、细胞凋亡、血管形成以及细胞黏附。

HER2 过表达可通过免疫组化 IHC 3+ 或 IHC 2+ 以及经过荧光原位杂交 FISH 来确定。大约 30% 左右的乳腺癌及卵巢癌呈 HER2 过表达，导致自发配体形成而引发激酶结构域的不依赖配体的活化。除了 HER2 的自身二聚化，许多表达 HER2 的人类肿瘤还表现出 EGFR 自分泌的激活。这种 EGFR 和 HER2 之间的协作也许可以解释随肿瘤进展而逐渐升高的增殖比例。

乳腺癌患者的 HER2 水平通常能在患者的病理标本中常规检测。大多数观点认为应当先做免疫组化，用抗 HER2 的直接抗体对乳腺癌组织染色，并由病理学家来判断染色的范围。没有细胞膜被染色或者少于 10% 的肿瘤细胞染色定义为 0。多于 10% 的肿瘤细胞的细胞膜有模糊或者几乎不可见的染色定义为 1+。0 和 1+ 染色的患者不是拉帕替尼和曲妥珠单抗治疗的对象，也不需要更进一步的测试。

组织中若有大于 10% 的肿瘤细胞整个细胞膜有弱到中等的染色者定义为 2+。IHC 2+ 的组织被认

为是模棱两可的 *EGFR* 基因扩增，应当进一步做 FISH 来评估。FISH 检测的是 *HER2* 基因的拷贝数。在 FISH 测试结果中，将 20 个肿瘤细胞核中 *HER2* 基因的总数除以内参基因 *CEP17* 的总数。若得出的这个比例大于或等于 2，则意味着 *HER2* 基因数目是内参基因数目的两倍，即可被定义为 FISH 阳性，适合用曲妥珠单抗和拉帕替尼治疗。组织中有多于 10% 的肿瘤细胞整个细胞膜完全强染色者定义为 3+，可以直接用曲妥珠单抗和拉帕替尼治疗，不需要再做 FISH 检测。

曲妥珠单抗是以 HER2 为靶点的人源化的单克隆抗体，结合于细胞外结构域。曲妥珠单抗最主要的作用机制为阻止 HER2 刺激的肿瘤细胞的生长，这有可能是引起了 HER2 的下调，从而减弱了信号转导。另外，有可能是引起了抗体依赖的细胞毒效应。在体外曲妥珠单抗通过对血管内皮生长因子受体的作用而减少了血管生成与分化。在转移性乳腺癌的治疗及辅助治疗中，曲妥珠单抗对 HER2 过表达的乳腺癌均展现出一定的作用。比较曲妥珠单抗在辅助治疗中的疗效发现，所有患者随机分组后治疗，2 年后使用曲妥珠单抗组的无病生存率是 85.5%，而对照组是 77.4%；4 年后无病生存率，使用组是 85%，对照组是 67%。

拉帕替尼是一种的口服靶向药，它强效但可逆地结合于细胞内 EGFR 和 HER2 的酪氨酸激酶结合域，抑制底物磷酸化。在体内和体外，这种抑制均阻止了下游有丝分裂原激活蛋白激酶和磷脂酰肌醇 -3 激酶的增殖和生存的信号转导通路。美国 FDA 批准了拉帕替尼和卡培他滨联合应用，治疗时在使用蒽环类及紫杉醇类药物基础上加用曲妥珠单抗后仍进展的 HER2 阳性乳腺癌。先前临床Ⅱ期试验表明 HER2 阴性的肿瘤患者对于拉帕替尼治疗没有反应，而在发生脑转移的 HER2 阳性乳腺癌患者中单独使用拉帕替尼治疗会产生部分效果，有 15.4% 的患者至少有持续 16 周的病情稳定期。在使用曲妥珠单抗后仍进展的乳腺癌患者的Ⅲ期试验中，研究者比较了拉帕替尼联合卡培他滨用药与卡培他滨单独使用的效果区别，发现联合用药较单独使用卡培他滨延长无疾病进展时间及提高总有效率，但总生存无差异。

应根据基因表达信号强弱来选择乳腺癌治疗方案。对Ⅰ期及Ⅱ期雌激素受体阳性的乳腺癌患者主要治疗手段通常包括外科切除、放疗和辅助内分泌疗法。在高复发风险的患者中应用辅助全身化疗，但是如何确定患者中的高复发高风险者是一个重要的临床问题。这个问题可以通过两种基因表达分析技术解决：21- 基因组合分析（美国加利福尼亚州 Genomic Health 公司的 OncotypeDX 技术）；70- 基因组合分析（荷兰 Agendia 公司的 MammaPrint 技术）。

基因表达谱（Oncotype DX）是在石蜡包埋的肿瘤组织中提取 RNA 来分析 16 个癌症相关基因和 5 个参照基因的表达。由此可以算出一个复发系数，从而评估三苯氧胺治疗的雌激素受体阳性、淋巴结阴性的乳腺癌患者复发可能性。尽管复发系数基本上被认为是持续变化的，但在临床应用中，患者还是可以分为低、中、高复发风险（分别为 < 18 分，≥18 分但 < 31 分，≥31 分）。在回顾性的有效性研究中，低复发风险组患者的 10 年无远处复发率为 93.2%，而高复发风险组为 69.5%。高复发值（ ≥31 分）的肿瘤患者化疗明显获益，而低复发值（ < 18 分）的患者化疗收益甚微。低复发值（ < 18 分）的患者可能不需要全身辅助化疗，因为他们未从三苯氧胺治疗之外的化疗中获益。而高复发值的患者更有可能从辅助化疗中获得显著疗效。目前，中度复发风险患者的最佳治疗方法还在研究中。

Mamma Print 是在新鲜冰冻的肿瘤组织中分析 70 个基因表达的寡核苷酸微阵列技术，已经在年龄小于 61 岁的早期乳腺癌患者中证实有效，并且已经应用于划分高或低远处转移风险患者。高风险患者应当接受更为积极的治疗。Mamma Print 70- 基因组合已在诊断为Ⅰ期、Ⅱ期乳腺癌的 295 名患者中做过评估。与 Oncotype DX 测试一样，诊断结果较差的患者应当考虑接受较为积极的治疗。Mamma Print 需要新鲜组织，其应用受到限制。

2. CYP2D6 及其编码基因 *CYP2D6* 多态性与乳腺癌药物三苯氧胺　三苯氧胺又称他莫昔芬（tamoxifen），广泛应用于乳腺癌的治疗和预防。在初级代谢途径，三苯氧胺经过 CYP3A4/5 催化的氧化反应生成了一种中间代谢产物 N- 去甲基三苯氧胺。N- 去甲基三苯氧胺被 CYP2D6 进一步代谢为它的活化形式 4- 羟基 -N- 去甲基 - 三苯氧胺（endoxifen）。另外，三苯氧胺还可以分别被 CYP2D6、CYP3A、CYP2C9 和 CYP2C19 通过各种微小代谢途径转化成 4- 羟基三苯氧胺（4-OH-tamoxifen）。endoxifen 和 4-OH-tamoxifen 均可以与雌激素受体（estrogen receptor，ER）紧密结合，效果为三苯氧胺原药的 30 ~ 100 倍。

许多研究提示CYP2D6多态性、三苯氧胺代谢物浓度与乳腺癌结局之间的关系。CYP2D6多态性表现为野生型的药物快代谢者（extensive metabolizer，EM）和药物慢代谢者（poor metabolizer，PM）。这种多态性是由其编码基因*CYP2D6*的基因多态性决定的。*CYP2D6*基因的mRNA剪接错误导致了PM表型。不论是因为PM表型，还是因为同时使用了CYP2D6的强效抑制剂，如选择5-羟色胺再摄取抑制剂舍曲林和帕罗西汀，这二者引起4-羟基-N-去甲基-三苯氧胺浓度低，都降低了无复发风险生存率。使用三苯氧胺的患者需要同时治疗热潮红或抑郁，可以应用不抑制CYP2D6的文拉法辛，它对三苯氧胺的代谢没有影响。

美国FDA认为CYP2D6是三苯氧胺治疗的有效生物标记。刚开始接受三苯氧胺治疗的妇女可以考虑测试*CYP2D6*基因型。尽管已有临床试验将三苯氧胺作为乳腺癌患者辅助治疗手段，但对所有接受三苯氧胺治疗的女性来说，CYP2D6在三苯氧胺代谢中的作用受药理学方面影响，与疾病无关。如果一名绝经后妇女的*CYP2D6*基因型决定了她是慢代谢者，她应当接受其他形式的治疗，例如芳香化酶抑制剂。

2005年1月，FDA批准Roche公司的AmpliChip *CYP450*芯片用于分析*CYP2D6*和*CYP2C19*变异体。它可以从全血样本中检测到20个*CYP2D6*的变异体。尽管可以提供基因型检测，但最终结果只以基因的表型信息形式报道（如EM、PM等）。有两个活性变异体的被定义为快代谢者；而且，有一个活性变异体和*CYP2D6*1/*4*基因型的，在其他研究中被定为中间型代谢者，在此芯片中被定义为快代谢者。

3. *ABCB1*基因多态性与乳腺癌及卵巢癌药物紫杉醇　P糖蛋白（PGY1）是一种被广泛研究并具有重要临床意义的转运蛋白，由*ABCB1*基因编码。*ABCB1*基因也被认为是多药耐药基因（*MDR1*）。PGY1在正常组织中表达，如小肠和大肠、肾、肝、脑（作为血脑屏障的一部分）、睾丸、肌肉、胎盘和肾上腺。它的生理功能就是起到排出泵的作用，以保护细胞不受生物化学制剂的影响。PGY1也可以通过将生物化学制剂泵回肠腔中以减少吸收。因此，PGY1过多会降低口服药的利用度和底物复合物的组织间浓度。

*ABCB1*基因多态性可能影响PGY1的底物特异性，最终影响药物代谢效力和毒性。*ABCB1*基因c.1236 C>T、c.2677 G>T/A和c.3435C>T都是有重要功能且作用普遍的多态性。例如，c.3435 C>T多态性，基因型为CC的个体其PGY1的蛋白表达水平高，是基因型TT个体的两倍。因此，基因型CC的个体有两倍以上的药物排出量，最终导致了口服的生物利用度降低以及组织浓度降低。这意味着*ABCB1*基因型可能对药物个体化治疗很重要。

紫杉醇和多西紫杉醇是在乳腺癌、卵巢癌和肺癌治疗中的常用药物，且两者均是PGY1的作用底物。在澳大利亚卵巢癌研究中心所做的309例紫杉醇/卡铂治疗患者的研究中评估了*ABCB1*基因c.1236 C>T、c.2677 G>T/A和c.3435C>T多态性与无进展生存率及总体生存率之间的关系。与2677 GG纯合子相比，有微小T/A变异体的妇女在治疗后复发的可能性显著减小。其他研究者已经证实了GG基因型的患者有着更高的清除率，导致了与T/A变异体相比，减少药物作用时间，最终预后显著变差。携带2677T/A变异体的妇女可能可以提高紫杉醇治疗后卵巢癌患者的无进展生存率和反应性。但是，由于尚未进一步的临床研究，目前不建议常规临床监测。

（二）肠胃道癌及肺癌

1. *ABCB1*基因多态性与结肠癌及肺癌药物伊立替康和伊马替尼　伊立替康是一种拓扑异构酶Ⅰ抑制剂，常常用来治疗结肠癌和肺癌。它也是PGY1的底物。一项小型伊立替康治疗的临床试验中，检测了药代动力学和基因型，证明*ABCB1*基因1236C>T多态性的TT纯合子服用伊立替康及其活性代谢物SN-38的功效明显高于其他基因型的个体。在一项日本结肠直肠癌患者的研究中，*ABCB1*基因单体型1236T-2677T-3435T与伊立替康及其代谢物的肾脏清除率降低有关。相反，在一个伊立替康和顺铂治疗107例非小细胞肺癌患者的研究中，与2677GG-3435CC个体相比，2677TT-3435CC个体在SN-38G曲线下的面积显著减少。目前还没有关于毒副反应增多和最终效果方面的描述，不建议常规检测。

伊马替尼是一种口服抗癌药，用于治疗慢性髓系白血病以及胃肠道间质瘤。它也是PGY1作用的底物。在关于伊马替尼药代动力学的研究中，测定了在给药治疗第一天以及随后稳定期，*ABCB1*基因c.1236 C >T、c.2677 G >T/A和c.3435C >T多态性各种基因型个体的口服清除率（CL/F）。尽管估算中给药第一天 CL/F 值与 *ABCB1* SNPs 没有关系，但是随后的稳定期里却可以观察到两者存在明显的相关性。1236CC、2677TT/AA 和 3435TT 变异型纯合子比野生型基因型的患者有更高的 CL/F 值，而杂合子的 CL/F 值居于二者之间。变异型纯合子基因型可能表达更少的 PGY1，排出更少的药物。因此，这些结果与在卵巢癌中报道的研究结果大体一致，即携带变异体者最终预后更好。

2. EGFR 及其编码基因 *EGFR* 的变异与肠胃道癌及肺癌药物　表皮生长因子受体（epidermal growth factor receptor，EGFR）是很有前途的抗癌治疗的靶向药物。以这种重要分子为靶向的途径主要有两种：可以阻止胞质中 ATP 结合位点的 TK 抑制剂（TKIs），如厄罗替尼和吉非替尼；抗 EGFR 受体的单克隆抗体，如西妥昔单抗和帕尼单抗。

通过免疫组化检测表皮生长因子受体蛋白表达是目前 EGFR 途径中是研究得最透彻的生物标记，被美国 FDA 认为是确定结肠癌患者接受西妥昔单抗治疗的最有效的生物标记。在大多数以西妥昔单抗和帕尼单抗治疗结肠癌的临床试验中，需要免疫组化检测 EGFR 的表达来确定使用该药的合适性。考虑到 DNA 分子比蛋白质分子更加稳定，EGFR 编码基因 *EGFR* 的基因拷贝数可能比免疫组检测到的蛋白表达更能准确地反映 EGFR 的水平。荧光原位免疫杂交比定量 PCR 和免疫印迹（western blotting）在 *EGFR* 基因拷贝数上更加敏感，因此是目前最常选择使用的方法。采用 FISH 的方法，可以按照 *EGFR* 基因在每个细胞中的拷贝数进行以下的分类：①二体，即多于 90% 的细胞中有两倍或以下拷贝数；②低三体，即多于 40% 的细胞中有两倍或以下拷贝数，10%～40% 的细胞中有三倍拷贝数，少于 10% 的细胞中有四倍及以上拷贝数；③高三体，即多于 40% 的细胞中有两倍及以下拷贝数，多于 40% 的细胞中有三倍拷贝数，少于 10% 的细胞中有四倍及以上拷贝数；④低多倍体，即 10%～40% 的细胞中有四倍及以上拷贝数；⑤高多倍体，即多于 40% 的细胞中有四倍及以上拷贝数；⑥基因扩增，即有紧密的 *EGFR* 基因丛出现和 *EGFR* 基因与染色体之比≥2，或被分析的细胞中≥10% 细胞有≥15 个 *EGFR* 拷贝。

EGFR 基因外显子 18～21 编码受体的胞外 ATP 结合域，经体细胞突变获得功能，使 EGFR 酪氨酸激酶抑制剂（EGFR-TKIs）有显著的临床反应。这在患非小细胞肺癌并接受吉非替尼或厄罗替尼治疗的患者中得到证实。最常见的 *EGFR* 基因突变有两种：一种是 c.2239_2256 del，是在外显子 19 中缺失 18bp，属符合读框的缺失（in-frame deletion），即缺失了 6 个密码子，编码的 EGFR 有 p.（747_752 del）即 6 个氨基酸的缺失；另一种是发生在外显子 21 中的 c.2573T＞G 导致 p.Leu 858 Arg 错义突变。已有实验显示，带有激活的 EGFR 突变体的肿瘤细胞增加了对 EGFR-TKIs 的敏感性，并获得 EGFR-TKIs 治疗反应有关的一些临床病理学指征。

3. KRAS 及其编码基因 *KRAS* 的变异与肠胃道癌及肺癌药物　癌蛋白 KRAS 是一种 G 蛋白，与活化的 EGFR 通路下游信号级联反应有关。KRAS 的编码基因 *KRAS* 的常见点突变导致了 KRAS 关键位置 12 位、13 位或 61 位其中之一的氨基酸取代。大约 40% 的结直肠腺癌患者和 25% 的非小细胞肺癌（NSCLC）患者中检测到 *KRAS* 基因突变，并提示与癌症患者较差的预后有关。

在接受帕尼单抗联合最佳支持治疗的患者中，野生型 KRAS 患者的中位无进展生存率比突变型患者显著增高。在携带野生型 KRAS 的患者中，西妥昔单抗提高了总体生存率（中位数分别是 9.5 个月和 4.8 个月）和无进展生存率（中位数分别是 3.7 个月和 1.9 个月）。但在单独应用最佳支持治疗组中，并未看到 KRAS 野生型与突变型在总体生存率（分别是 4.8 个月和 4.6 个月）上有明显差异，这意味着 KRAS 是对西妥昔单抗治疗是否有反应的一项重要的预测指标，但不是疾病预后指标。更新的帕尼单抗和西妥昔单抗的外包装说明上，建议不要在 *KRAS* 基因突变的转移性结肠癌患者中使用 EGFR 抑制剂。美国国立综合癌症网络（NCCN）和美国临床肿瘤学会（ASCO）均推荐进行 *KRAS* 基因测试。

西妥昔单抗和帕尼单抗是直接拮抗 EGFR 受体的单克隆抗体，西妥昔单抗最近已被推荐用于对转移性结肠癌和头颈部肿瘤的治疗，而帕尼单抗仅仅推荐在结肠癌中使用。

4. *UGT1A1* 基因多态性与结肠癌药物伊立替康　伊立替康尽管在治疗包括结肠癌在内的很多恶性肿瘤中是有效的，但是可能引起无法预料的腹泻和中性粒细胞减少症，导致治疗上的限制。伊立替康可以转化为更具活性的代谢物 7- 乙烷基 -10- 羟基喜树碱（SN-38），之后会失活，主要是受到尿苷二磷酸葡萄糖醛酸转移酶 1A1（UDP-glycosyltransferase 1 family，polypeptide A1，UGT1A1）的作用而失活。UGT1A1 的编码

基因 *UGT1A1* 在启动子区有$(TA)_n$ 多态性，在不同的人群中发现有不同数目的 TA 的重复序列。$(TA)_6$ 重复序列的启动子被认为是正常的等位基因，另外还有 5、7、8 个重复单元的变异体。$(TA)_7$ 多态性常见，大约有多达 40% 的白种人和非裔美国人携带有这种变异体。$(TA)_7$ 纯合子（也就是 *UGT1A1*28* 或者 7/7 基因型）与轻度的高血胆红素症即 Gilbert's 综合征有关。与高活性的 UGT1A1 表达相比，*SN-38G/SN38* 的血浆比例更低。因此，为了减少副作用，初始剂量的血浆胆红素浓度常作为指导剂量；很多研究都预测出 7/7 基因型与伊立替康毒性之间的可能相关。

很多研究都证实了 *UGT1A1* 基因的 7/7 基因型与临床上用伊立替康治疗的患者发生明显的中性粒细胞减少症和腹泻有关。有一项评价揭示 *UGT1A1* 基因型可预示伊立替康治疗相关的毒副作用，而毒副作用的风险增加却是剂量依赖性的。在应用中剂量到大剂量伊立替康时，基因型 *UGT1A1*28/*28* 比 *UGT1A1*1/*1* 或 *UGT1A1*1/*28* 毒性反应的风险更大。但是，较低剂量（100～125mg/m^2）时风险相近。

伊立替康包装说明书推荐一个级别的剂量减少，有可能会在 7/7 基因型个体中的疗效与标准剂量在 6/6、6/7 基因型的个体疗效相似，并且可减轻毒副作用。但临床上尚未普遍接受 *UGT1A1* 基因检测和减低剂量。

5. *DPYD* 基因变异与结肠癌药物卡培他滨及 5- 氟尿嘧啶　5- 氟尿嘧啶（5-fluorouracil，5-FU）是结肠癌和乳腺癌等许多恶性肿瘤辅助治疗和转移治疗的主要药物。一项超过 1200 例患者的荟萃分析显示，以 5-FU 治疗的患者中有超过 30% 的人发生严重药物相关的毒副反应。卡培他滨是口服的非活性前体药物，将在体内转化为 5-FU。二氢嘧啶脱氢酶（dihydropyrimidine dehydrogenase，DPYD）是尿嘧啶及胸腺嘧啶代谢途径中的起始酶和限速酶。DPD 在 5-FU 的代谢降解中起着重要作用，它代谢了 80% 以上的 5-FU。剩余的 5-FU 在细胞生长过程中发挥作用，引起了细胞毒作用，主要通过阻止胸苷酸合成酶（thymidylate synthetase，TYMS）。TYMS 是 dTMP 合成的必需酶，在 5-FU 变为 5FdUMP 后，与 TYMS 形成了稳定的复合物，限制了酶活性的进一步发挥以及破坏单链 RNA 和 DNA 的形成及稳定性。

编码 DPYD 的 *DPYD* 基因位于 1p22，全长 950 317bp，有 23 个外显子。已发现 *DPYD* 基因有 67 种基因突变和缺失突变。最常见的有功能意义的突变 *DPYD*2A*，按 HGVS 命名为 c.1905+1 G＞A（以往的命名为 IVS14+1G＞A）。有研究报道称 40%～50% 的人有部分或者完全的 DPYD 缺乏。*DPYD* 基因启动子的异常甲基化导致基因沉默，可以产生 *DPYD* 基因部分缺失的基因型。

DPYD 完全缺乏并不常见，在白种人中发生率小于 5%。但是，由于 5-FU 和卡培他滨的广泛应用，使得极少见的突变型也变得有意义。而且，非裔美国人的 DPYD 平均活性显著较低，相比白种人群 DPYD 部分缺乏的倾向更大。大约有 12% 的非裔美国女性缺乏 DPYD。很多研究表明，DPYD 缺乏的个体药物清除率降低、对 5-FU 暴露增多，导致对 5-FU 药代动力学有显著改变，使用标准剂量的 5-FU 也会发生严重的毒副反应。筛查 DPYD 缺乏最常见的 *DPYD* 基因突变体 *DPYD*2A* 的临床价值有一定局限性，因为这种突变只能解释 40%～50% 的 DPYD 缺乏的原因。突变体检测为阳性的患者应当考虑减小剂量，而检测为阴性的患者仍旧有可能有 DPYD 缺陷。

6. *TYMS* 基因多态性与以 5-FU 为基础的结肠直肠癌辅助化疗　胸苷酸合成酶（TYMS）是多种化疗药物的胞内作用靶点，包括 5-FU、卡培他滨和培美曲塞。TYMS 的过表达与对 TYMS 靶向化疗药物的耐药性有关，*TYMS* 基因 5' 端非翻译区中的 28bp 串联重复多态性影响了 TYMS 的表达。串联重复的拷贝数越多，TYMS 的表达水平越高。3 个拷贝数的串联重复 *TYMS*3* 比 2 个拷贝数的串联重复 *TYMS*2* 在体外要多表达 2.6 倍的 TYMS。大约 67% 的中国人、40% 的西南亚人、30% 的白种人是 *TYMS*3/TYMS*3* 纯合子。人群中还存在 4 个拷贝数（*TYMS*4*）、5 个拷贝数（*TYMS*5*）乃至 9 个拷贝数（*TYMS*9*）串联重复的个体。在将 TYMS 基因检测列入临床决策之前还需要更多的评估。*TYMS*3/TYMS*3* 基因型与Ⅲ期结肠癌中 5-FU 为基础的辅助化疗后生存率低下有关，也与直肠癌或转移性结直肠癌中 5-FU 为基础的新辅助化疗治疗反应较差有关。

前期和临床的数据都表明以 mRNA 表达和蛋白水平检测 TYMS 在肿瘤内的基因表达，可以预测肿瘤细胞对 5-FU 的敏感性。例如，TYMS 的高表达与对 5-FU 为基础的治疗反应低下有关，但仍旧只在研究领域评估。

三、恶性血液病

（一）基因变异

恶性血液病（hematological malignant disease）存在许多基因改变，导致信号转导和转录被修饰。在一半以上急性淋巴细胞性白血病（acute lymphocytic leukemia，ALL，简称急淋）或急性髓性白血病（acute myeloid leukemia，AML）亚型和许多淋巴瘤的诊断和预后中，细胞遗传学具有重要意义。利用多种技术将基因数据整合在一起（例如芯片数据、拷贝数信息、转录后调控、多态性），将能很好地实现这种策略。

癌基因改变对慢性粒细胞白血病（chronic myelogenous leukemia，CML，简称“慢粒”）诊断和治疗的最大影响已被确定（表 21-4）。

表 21-4　与恶性血液病有关的药物基因组学范例

基因组学标靶	范例	分析	对治疗的影响
细胞遗传学和基因组学	肿瘤	表达，突变	疾病分类的完善利于治疗选择
巯嘌呤甲基转移酶	生殖细胞	基因分型	6- 巯嘌呤起始剂量的选择
还原性叶酸载体	生殖细胞	基因分型	潜在的毒性增加和甲氨蝶呤的疗效降低
胸苷酸合成酶	生殖细胞	基因分型	潜在的甲氨蝶呤的疗效降低
聚谷氨酸酯累积	肿瘤	基因分型	可能需要增加甲氨蝶呤的暴露

CML 还显示该病的细胞遗传学异常特征——Ph 染色体。Ph 染色体并非 CML 所特有，ALL 中也能看到。诊断 CML 可考虑采用外周血 RT-PCR，以量化肿瘤负荷。

染色体易位是由非同源染色体之间重排引起的异常，在恶性血液病中常见，可用作诊断和治疗依据。染色体核型分析可检测染色体易位，免疫组化法可检测染色体易位导致的嵌合蛋白。根据大小不同，已经识别了两种 BCR-ABL 嵌合蛋白。P210 变异体与 CML 有相关性，P190 变异体与 Ph 染色体阳性的 ALL 有关。因此，蛋白大小可用于把淋巴急变危机的 CML 患者，从 Ph 染色体阳性的 ALL 患者中鉴别出来。

Ph 染色体可通过细胞遗传学、荧光原位杂交（FISH）或 PCR 等手段检测。这些检测手段的敏感性不同，RT-PCR 可定量检测外周血淋巴细胞的 mRNA。如上所述，当诊断为 CML 时，在开始治疗之前，应进行 RT-PCR，因为可能会利用这种定量检测方法来判断分子学缓解。

（二）治疗药物与个体基因型

1. 急性淋巴性白血病　急性淋巴性白血病（ALL）在所有儿童癌症中约占 30%，而占儿童白血病的 80%。儿童人群药物治疗的高度有效性为这种疾病的药物基因组学研究提供了机会。

（1）6- 巯嘌呤：包括 6- 巯嘌呤（6-mercaptopurine，6-MP）在内的长期的维持治疗是 ALL 治疗的重要组成部分。6-MP 被认为是通过抑制 DNA 合成而起效，从而阻断鸟嘌呤的产生。对于个体患者而言，6-MP 的系统性暴露很大程度上取决于巯基嘌呤甲基转移酶（thiopurine S-methyltransferase，TPMT），因为这种酶对 6-MP 和硫唑嘌呤两种药物的解毒起作用。TPMT 的活性是典型的三峰分布的代表，但它可受到输血的影响。TPMT 活性低的人（白种人中约 1/300）接受 6-MP 标准剂量会出现严重的骨髓抑制，可能致命。另外，10% 的患者为 TPMT 中度活性，因为他们为杂合子，这使标准剂量治疗时发生骨髓抑制的风险增加。而且，TPMT 低活性与治疗相关性 AML 的发展和放疗引起的脑肿瘤有关。

已发现 20 多个 *TPMT* 变异等位基因，95% 低代谢和中度代谢的遗传表型患者有下列变异等位基因之一：*TPMT*2*，（即 c.238 G > C，活性降低 100 倍）；*TPMT*3A*，（即 c.460 G > A 和 c.719A > G，蛋白水平降低 400 倍）；*TPMT*3B*，（即上述 c.460 G > A，蛋白水平降低 4 倍）；*TPMT*3C*，（即上述 c.719A > G）。第三方独立实验室为患者个体化治疗提供美国 FDA 批准的 *TPMT* 基因检测。一些数据提示，变异等位基因的纯合子患者用药只需要标准剂量的 7% ~ 10%，而杂合子则需要减量 35% ~ 50%。变异等位基因患者用药减量已使急性毒副风险大大降低。

（2）甲氨蝶呤：甲氨蝶呤的抗癌作用机制被认为是抑制二氢叶酸还原酶，从而阻止甲基四氢叶酸还原酶（methylenetetrahydrofolate reductase，MTHFR）将5，10-甲基四氢叶酸转化为5-甲基四氢叶酸，抑制了DNA复制所需的胸苷酸合酶（thymidylate synthase，TYMS）。甲氨蝶呤在叶酰多聚谷氨酸合成酶催化下在细胞内转化为多聚谷氨酸，并使其在细胞内停留的时间延长、药效增加。γ-谷氨酸水解酶将多聚谷氨酸转换回甲氨蝶呤，使其更易排出细胞。

甲氨蝶呤主要由还原性叶酸载体转运入细胞。*SLC19A1*基因c.80G＞A变异与胞内转运有关。约29%白种人属于此种变异纯合子。迄今有限的研究显示，该人群的甲氨蝶呤清除减少，而无事件生存较差。无事件生存（event-free survival）是评价肿瘤治疗效果的一项指标，指特定人群经化疗后未发生特定事件（如骨折、脑转移等）的概率。有一年无事件生存，5年无事件生存等评价标准。

*MTHFR*基因多态性可致甲基四氢叶酸还原酶活化。34%白种人发生*MTHFR* 677 C＞T多态（HGVS命名为c.665 C＞T）；30%白种人发生*MTHFR* 1298 A＞C多态（HGVS命名为c.1286 A＞C）。这种多态性被认为可导致TYMS增加并拮抗甲氨蝶呤的疗效。一些临床数据支持这些发现，因为677C＞T变异的ALL患者的疗效降低、毒性反应较少；但是，目前尚未达成进行常规检测的共识。

*TYMS*基因多态性也显示与ALL生存改变有关。5’非翻译区28bp串联重复序列的3个拷贝数TYMS*3导致胸苷合成酶活性增强，而使酶阻断所需的甲氨蝶呤的量增加。与无此变异的患者相比，有此变异的患者显示无事件生存期更短。多态性野生型*TYMS*2*纯合子个体发生甲氨蝶呤相关的股骨头坏死的风险增加。一些数据提示，*MTHFR T677*等位基因和*TYMS*3/TYMS*3*基因型共同作用可导致无事件生存进一步降低。

对ALL患者的药物转运方面的遗传变异也有研究。多数研究是关于ABCB1。这种分子对底物起膜外排泵的作用，底物包括蒽环类、长春碱类和环磷酰胺等。约22%白种人属于*ABCB1*基因c.3435C＞T多态性的3435TT纯合子；与有功能的野生型基因患者相比，该人群有较长的无事件生存期、较长的总生存期和较低的中枢神经系统复发风险。

在白血病母细胞*TEL-AML1*或*E2A-PX1*融合基因患者中，甲氨蝶呤多聚谷氨酸的累积较低。与巩固/强化治疗所用的甲氨蝶呤标准剂量（1～2g）相比，这类患者可从更高的剂量强度获益。

甲氨蝶呤作用靶点（如二氢叶酸还原酶）的转录增加的恶性细胞更易对治疗产生耐药。细胞周期蛋白D1（cyclin D1，CCND1）可能与此有关，可改变甲氨蝶呤的敏感性。CCND1的编码基因*CCND1* c.870G＞A变异修饰mRNA剪接并延长蛋白半衰期。因此，与有此变异的患者相比，野生型基因型870 GG患者的ALL完全缓解的比例较低。一些证据提示，这种基因变异也与*TYMS*多态性相互作用产生叠加效果。

一项最全面的ALL药物遗传学研究对基因进行了单个和作为与研究毒性关系的三种功能路径的集群的评估：①糖皮质激素有关的；②Ⅱ相结合酶；③抗代谢相关基因。用于诱导的药物（如糖皮质激素和CYP3A底物）的毒性（胃肠道和传染病）与维生素D受体和*CYP3A5*变异有关。巩固和持续治疗方案相关毒性（如抗叶酸药物的胃肠道反应）与还原性叶酸载体多态性有关。在甲氨蝶呤系统性清除或高胆汁血症方面的差异与*UGT1A1*多态性有关。

2. 急性骨髓性白血病　约70%新增白血病称为急性骨髓性白血病（AML），只有30%长期生存。另外，AML所需的强化治疗导致相当程度的毒性相关死亡率。有几项研究重点关注了AML中谷胱甘肽硫转移酶（glutathione-S-transferase，GST）的基因组学。在上一节的药物代谢酶一段中已经介绍，人类GSTs的编码基因中，*GSTT1*和*GSTM1*这两种基因在人群常见到无效等位基因（null allele）变异，此类变异型的基因不能产生有活性的GSTT1和GSTM1酶，可能会使携带者对环境和所接触毒性物质的易感性。这些蛋白参与Ⅱ相结合（解毒）反应，因为AML或ALL治疗用的几种药物可产生活性氧（如蒽环类、烷化剂）。多数研究提示。无效等位基因型患者，化疗毒性反应增加。至少一项研究显示*GSTM1*与高风险ALL的血液学复发率增加有关，是治疗失败最常见的模式。

3. 慢性髓性白血病　慢性髓性白血病（CML）的特征是形成*BCR-ABL*融合基因。正常细胞无BCR-ABL蛋白的表达，因此为抗癌治疗提供了最佳靶点。

作为血小板衍化生长因子(platelet-derived growth factor,PDGF)和ABL蛋白激酶抑制剂专门设计的伊马替尼,是靶向药物设计和高通量药物筛选的典范。后来发现伊马替尼也是KIT抑制剂,KIT是胃肠间质瘤的治疗靶点。该药与ATP竞争bcr-abl催化区结合位点而起作用。嵌合蛋白BCR-ABL有开放和封闭两种构象,但是伊马替尼只能与蛋白处于封闭构象状态的催化位点相结合。

已发现*BCR-ABL*融合基因有50多种不同突变,而具有显著临床意义的突变是那些导致蛋白质P环改变的突变,它们是导致氨基酸位置改变和BCR-ABL蛋白构象改变的关键突变,产生的影响包括BCR-ABL蛋白构象变为开放结构,而伊马替尼的作用位点只在蛋白的封闭构象上,这就产生了伊马替尼耐药性。

第二个小分子酪氨酸激酶抑制剂达沙替尼,结合活性位点与蛋白质构象无关,因此克服了除p.Thr 315 Ile之外的任何突变导致的耐药性。p.Thr 315 Ile是*ABL*基因c.944C > T突变所致。对于伊马替尼耐药或无法耐受患者,除了p.Thr 315 Ile突变者,达沙替尼显示有效。临床经验显示达沙替尼耐药患者为p.Thr 315 Ile基因型。同一患者出现混合性突变,为伊马替尼、达沙替尼以及一种p.Thr 315 Ile抑制剂联合治疗的合理性提供了依据。

伊马替尼治疗时,病情仍在进展的患者再行药物治疗是一种挑战。由于出现了耐药,患者不再能达到*BCR-ABL*融合基因的细胞遗传学缓解,可预期的则是血液学复发并进入疾病晚期。早期发现*BCR-ABL*融合基因的细胞遗传学复发,将进行早期干预。*BCR-ABL* mRNA的RT-PCR连续监测将有助于早期发现和干预。

4. 淋巴瘤　最常见并具侵犯性的一种淋巴瘤就是弥漫大B细胞淋巴瘤。环磷酰胺、多柔比星、长春新碱和泼尼松联合治疗被广泛应用并且有效。药物转运相关蛋白和谷胱甘肽结合反应相关因素被认为是这些肿瘤耐药的主要的药理学决定因素。谷胱甘肽相关酶(如谷胱甘肽过氧化酶1)表达和药物载体(如ABCB1)的改变可预测治疗失败。

CD20抗原可见于多数非霍奇金淋巴瘤病例,嵌合免疫球蛋白G1(IG1)单克隆抗体利妥昔单抗(美罗华)与CD20抗原结合,可使循环中的B细胞被快速清除。证据提示,利妥昔单抗的Fc部分很重要,它通过与Fc γ 受体(FCGRs)结合起效;多种细胞可广泛表达FCGRs,该受体分为三种亚型。其中,FCGR2A和FCGR3A两种亚型在人类中具有多态性,并改变对免疫复合物的亲和力。FCGR2A有Arg 131 His多态性。FCGR2A的131 HH变异体比131Arg型对IG2更具亲和力。此外,携带131 HH变异的非霍奇金淋巴瘤患者接受美罗华治疗完全缓解率较高。

药物基因组学在CML患者的诊断和治疗以及随访方面已经取得了一定的进展。然而,其他类型的恶性血液病更具异质性,因而挑战性也更大。重要的是,要对基因数据如何适合其他模型,需要进行风险评估。

四、呼吸系统疾病

哮喘(asthma)是一种呼吸道的慢性炎症性疾病,由遗传和环境因素之间复杂的相互作用引起。研究表明,30% ~ 70%的哮喘病可使用药物治疗。了解导致疾病类型变化的基因序列变异相关知识或许很重要。

很多用于哮喘的药物也用于慢性阻塞性肺疾病(chronic obstructive pulmonary disease,COPD)的治疗;但是相对于哮喘而言,对COPD患者的药物遗传学研究却非常少。未来对于COPD的研究重点应放在揭示病患族群的遗传变异和药物诱导之间的关系上。

(一) 哮喘

哮喘的病因是多个基因的适度作用及环境因素的微妙影响。哮喘的临床表现、遗传学及发病机制参见第二十七章。基因多态性对哮喘药物治疗的影响如下。

1. *ADRB2*基因多态性与β_2-激动剂药物　β2肾上腺素能受体(β2-adrenergic receptor,ADRB2)的编码基因*ADRB2*是第一个被克隆和测序的药物靶向基因。*ADRB2*基因位于5q31-q32,全长9042bp,无内含子。*ADRB2*基因有2个SNP已在体外或临床实验中得到全面的研究:c.46 G > A导致p.Gly16 Arg和c.79

G > C 导致 p.Glu 27 Gln。在体外实验中观察到这 2 个变异导致了受体蛋白的功能性改变。同时，在哮喘高发患者中也有这 2 个变异。此外，c.491 C > T 导致 p.Thr 164 Ile 的改变似乎有功能相关性，但临床相关性的变异发生率太低。

美国白种人与非洲裔族群在次要等位基因频率、SNP 之间连锁不平衡，以及单体型结构上有所不同。例如，Arg16 纯合子分别为 14%、23%，Glu 27 纯合子分别为 19%、4%。在美国白种人和非洲裔美国人中检出了 4 个常见的单体型结构（发生率大于 5%），每个域里有多种亚型。

用于治疗哮喘的 β_2- 激动剂（β_2-agonist）有支气管扩张作用。短效 β_2- 激动剂所产生的支气管扩张作用的一秒用力呼气容积（FEV1）效果不一。FEV1 的定义为：最大深吸气后做最大呼气，最大呼气第一秒呼出的气量容积，即为一秒用力呼气容积。40% 的不同反应可能与 *ADRB2* 基因的 c.46 G > A 导致 p.Gly 16 Arg 和 c.79 G > C 导致 Glu 27 Gln 这两种 SNP 有关。例如，具有 Arg16 纯合子的哮喘个体比那些具有 Gly16 纯合子个体的支气管扩张反应可能更强。

数据提示，*ADRB2* 基因 SNPs 对 β_2- 激动剂引起的支气管扩张反应具有影响。由于 SNPs 处于连锁不平衡（Arg16 等位基因总是和 Gln27 等位基因处于连锁不平衡，Arg16 总是和 Glu27 处于连锁不平衡），单体型可能比 SNP 基因型与支气管扩张反应更有关联性。相同的单体型可能有不同的启动子或者 3' 端非翻译区变异。

对于轻度哮喘，短效 β_2 激动剂沙丁胺醇的常规剂量治疗能有效控制哮喘。与 Gly16 纯合子相比，Arg16 纯合子患者经 16 周沙丁胺醇的常规剂量治疗，顶点呼吸流有所下降。通过常规剂量的常规沙丁胺醇治疗，Gly16 纯合子患者有更好的相关性。但其他研究结果并不都一致。

2. 白三烯途径相关基因的多态性与白三烯调节剂药物　白三烯调节剂（leukotriene modifier）是治疗哮喘的有效药物，包括 5- 脂氧酶抑制剂（齐留通）和 3 种白三烯受体拮抗剂（孟鲁司特、扎鲁司特和普仑司特）。白三烯途径（leukotriene pathway）相关基因的变异影响药效或药代动力学（药物代谢动力学）特征。白三烯调节剂全身血药浓度可受遗传变异的影响，该药代动力学途径主要包括在肠道的转运体的表达或在小肠和肝脏的药物代谢酶的表达。

白三烯途径的相关基因有 8 个：①花生四烯酸 5- 脂氧合酶（arachidonate 5-lipoxygenase，ALOX5）的编码基因 *ALOX5*；②半胱氨酰白三烯受体 1（cysteinyl leukotriene receptor 1，CYSLTR1）的编码基因 *CYSLTR1*；③半胱氨酰白三烯受体 2（CYSLTR2）的编码基因 *CYSLTR2*；④白三烯 A4 水解酶（leukotriene A4 hydrolase LTA4H）的编码基因 *LTA4H*；⑤白三烯 C4 合酶（leukotriene C4 synthase，LTC4S）的编码基因 *LTC4S*；⑥磷脂酶 A2 组ⅣA（phospholipase A2，group ⅣA，PLA2G4A）的编码基因 *PLA2G4A*；⑦ β-2 肾上腺素能受体（β-2-adrenergic receptor，ADRB2）的编码基因 *ADRB2*；⑧糖皮质激素受体（glucocorticoid receptor，GCCR）的编码基因 *GCCR*。在这些基因中，11 个 SNP 中有 4 个 SNP 有显著的连锁不平衡。其中 *ALOX5*、*LTA4H*、*LTC4S*、*CYSLTR2*、*ADRB2* 和 *GCCR* 与气道功能的改善有显著的相关性。*LTC4S* 基因启动子区有 c.-444 A > C 多态性。和 AA 纯合子相比，携带 C 等位基因的个体可将孟鲁司特治疗时哮喘发作的风险降低 70%，对白三烯受体拮抗剂反应更好。

药物代谢酶和药物转运体在影响人体对白三烯调节剂药物的临床效果方面有一定的作用。白三烯调节剂是口服给予的，所以，影响药代动力学途径的基因变异会影响血药浓度和临床效果。例如，溶质载体有机阴离子转运蛋白家族成员 2 B1（solute carrier organic anion transporter family，member 2B1，SLCO2B1）的编码基因 *SLCO2B1* 的 c.1199G > A 多态性，以及 c.935G > A 导致 p.Arg312Gln 多态性与哮喘患者口服孟鲁司特后的血药浓度相关联。

3. 基因多态性与皮质类固醇疗效　皮质类固醇是控制持续性哮喘的首选治疗手段。一旦皮质类固醇经细胞膜扩散，就与细胞质中的糖皮质激素受体结合。两个皮质类固醇与糖皮质激素分子结合形成的二聚体，与皮质类固醇反应基因的启动子区域（糖皮质激素效应元件）结合，导致基因转录或者偶尔导致基因抑制。直接由糖皮质激素调节的基因多达 10 ~ 100 个。由皮质类固醇相关的组蛋白 H4 乙酰化启动基因活化，或者由 cAMP 反应元件结合蛋白和 p300-cAMP 反应元件结合蛋白相关因子相互作用启动，活化过程包括组蛋白乙酰化，导致染色质解除缠绕，使得 DNA 能够转录。如缺失糖皮质激素效应元件结合位点，皮质类固醇可能很大程度上影响染色质结构和组蛋白乙酰化。通过降低 mRNA 的稳定性，皮质类固醇非转录的效应可能会出现，从而导致炎性蛋白表达减少。

以下几种基因的多态性与吸入糖皮质激素的疗效有关。

（1）*CRHR1* 基因多态性：促肾上腺皮质素释放激素受体 1（corticotropin-releasing hormone receptor 1，CRHR1）编码基因 *CRHR1* 的 SNP 与疗效相关，在成人和儿童中，*CRHR1* 基因 rs242941 多态与约 2.5 倍的一秒用力呼气容积（FEV1）改善有关。

（2）*TBX21* 基因多态性：以激发浓度为衡量标准来评价，T 框转录因子 21（T-box transcriotion factor 21，TBX21）编码基因 *TBX21* 的 c.99 C > G 导致 p.His33Gln 变异使其下降 20%。有研究表明，携带变异等位基因的儿童吸入皮质类固醇 4 年多，其气道高反应性降低了近 4 倍。转导 TBX 21 p.His33Gln 的细胞模型支持这些研究结果。

（3）*FCER2* 基因多态性：IgE Fc 片段低亲和力Ⅱ受体（Fc fragment of IgE，low affinity Ⅱ，receptor for，FCER2）下调 IgE 介导的反应。FCER2 的编码基因 *FCER2* 的 c.2206T > C 变异与白种人儿童的严重哮喘发作有关。

（4）*ADCY9* 基因多态性：经转染的细胞株表达腺苷酸环化酶 9（adenylate cyclase 9，ADCY9）编码基因 *ADCY9* 的 c.2316A > G 导致 p.Ile 772 Met 多态性的实验表明，Ile772 和 Met772 的蛋白基础水平量是相似的，而经沙丁胺醇刺激，Met772 的腺苷酸环化酶活性得到了很明显的增加。携带 Met772 并给予吸入性糖皮质激素的儿童经沙丁胺醇治疗的肺功能相对于 Ile772 纯合子儿童有轻微的改善。而未给予糖皮质激素，仅经沙丁胺醇治疗，Ile772 纯合子和携带 Met772 儿童的肺功能改善没有明显的差异。

（二）囊性纤维化

由于囊性纤维化（cystic fibrosis，CF）在西方多见，而在我国典型病例的报道尚未能完全肯定，在海外华人中只报道过 30 多例患者。国内研究初步结果显示，患者多表现为弥漫性支气管扩张。在此从略。

（三）慢性阻塞性肺疾病

慢性阻塞性肺疾病（COPD）是一个可预防和可治疗的疾病，并且具有显著的肺外效应会增加原患疾病的严重性（参见第二十七章）。

COPD 的药物基因组学研究还相对比较少。

1. *TMEM63A* 基因多态性　跨膜蛋白 63A（transmembrane protein 63A，TMEM63A）的编码基因 *TMEM63A* 有 c.1864 G > A 导致 p.Val 622 Met 多态性（rs 1009668）。无论是 COPD 患者还是哮喘患者，这个变异降低了吸入 2 喷（180 微克）沙丁胺醇雾化溶液后的支气管舒张反应。

2. *SERPINE2* 基因多态性　丝抑蛋白 F 支成员 2（serpin peptidase inhibitor，clade F，member 2，SERPINE2）编码基因 *SERPINE2* 的 3 个 SNP（rs6712954、rs7588220 和 rs3795877）与严重气流阻塞和肺气肿患者使用短效 β2- 受体激动剂后的急性肺功能改变有关。

3. *ADRB2* 基因多态性　前面已提到，*ADRB2* 基因 c.46 G > A 导致 p.Gly 16 Arg 和 c.79 G > C 导致 p.Glu 27Gln 这两种常见的多态性被确定可以调节 β2- 受体激动剂反应。COPD 患者中 Glyl6 型基因频率高于健康吸烟者。Arg16 型与吸入沙丁胺醇后支气管舒张剂反应降低有关。研究发现，仅仅 p.Gln27Glu 多态没有任何效果，而 Arg16-Gln27 单体型对支气管舒张剂反应降低有显著效果。使用短效 β2- 受体激动剂，快速治疗 COPD 时，携带 *ADRB2* Glyl6 型的患者疗效更好。

根据患者 *ADRB*2 基因型的不同，COPD 患者无论是对同种支气管舒张剂的反应还是对不同种支气管舒张剂的反应都是不同的。在未来的 COPD 药物遗传学研究中，我们有必要评估基因多态性对不同类型支气管舒张剂联合用药治疗的影响。

炎症反应抑制剂已经开始用于治疗 COPD。基因的多态性可能造成可吸入型皮质激素类和支气管舒张剂治疗哮喘和 COPD 时疗效的差异，也决定了 COPD 患者的症状、体征和治疗反应。所以有必要弄清楚每个人最主要的遗传危险因素，从而预防 COPD 和建立个人 COPD 治疗方案。可以采用快速基因筛选试验方法进行筛选，然后根据筛选结果建立有效的个人 COPD 治疗方案并予以实施。

五、精神情感疾病

大脑是人类最复杂的器官，人们对精神疾病的基因基础及其治疗的知识还相当有限。大脑调节了包括思考、感情、情绪、短期和长期记忆、协调、感觉等众多的精细工作。在人类基因组计划已发现的 20 848 个编码蛋白质的基因中，有数千个基因被发现在脑部有表达或与大脑功能有关。尽管人们了解到精神疾病的药物治疗，但是对治疗反应和不良事件（adverse event，AE）差异性的原因知之甚少。

（一）重度抑郁

在美国，严重抑郁性障碍（major depressive disorder，MDD）的发病率约为 20%。抑郁极大地影响健康，并影响心境、睡眠、体重、能量损失、注意力、自杀心理、无价值的自我感觉、精神运动性激动或抑郁，无法体验快乐。选择性 5- 羟色胺再摄取抑制剂（selective serotonin reuptake inhibitor，SSRI）依他普仑、西酞普兰、氟西汀、氟伏沙明、帕罗西汀、舍曲林等抗抑郁药是治疗抑郁和其他精神疾病的重要选择。尽管 65% 至 70% 的非复杂性抑郁患者对治疗有反应，但是在常规的临床实践中，超过 50% 的患者对 SSRI 治疗无反应，抑郁症状缓解者少于 30%。基因筛选能够使医生在患者初次治疗时即可选择具有最佳风险 - 效益比的抗抑郁药。药物遗传学相关性研究可为药物效果和不良反应预测的筛选工具的开发提供必需的基础知识。

与 SSRI 反应有关的遗传决定因素主要集中在 5- 羟色胺神经传递介质有关的基因多态性。例如，5- 羟色胺转运体（serotonin transporter，SERT）编码基因 *SLC6A4*；5- 羟色胺受体（serotonin 5-HT receptor）编码基因 *HTR*；单胺氧化酶 A（monoamine oxidase A，MAOA）编码基因 *MAOA*；色氨酸羟化酶 1（tryptophan hydroxylase 1，TPH1）编码基因 *TPH1*；色氨酸羟化酶 2 编码基因 *TPH2*；G 蛋白 β-3 亚基（G-protein β 3-subunit，GNB3）编码基因 *GNB3*。

1. *SLC6A4* 基因多态性与 SSRI 药物治疗　*SLC6A4* 基因位于 17q11.2，全长 48 618bp。本章第一节最后提到，*SLC6A4* 基因有两个重要的多态性位点。第一个位于 *SLC6A4* 基因的启动子区，即其转录起始点上游约 1 kb 处，有一段 44bp 插入 / 缺失多态性。这一段序列的缺失可影响 *SLC6A4* 基因的转录活性。体外实验发现“长”等位基因（插入型）的 5- 羟色胺转运体转录水平比“短”等位基因（缺失型）的高，据此推测，短 / 短纯合子的 5- 羟色胺摄取较低。第二个多态性位点是位于 *SCL6A4* 基因内含子 2 的可变数目串联重复序列（VNTR）。这是一段以 17 bp 为重复单位的可变数目串联重复序列，重复拷贝数有 9、10、12 三种，分别称为 STin 2.9、STin 2.10 和 STin2.12。STin2.12 纯合子个体的 5- 羟色胺摄取速率较杂合子低。

至今的人体试验结果提示，*SLC6A4* 基因多态性可能影响 SSRI 治疗的反应。研究发现，短 / 短基因型的患者更难通过 SSRI 治疗达到缓解，且达到 50% 症状改善所需的时间更长。另外，携带一个短型的患者与长 / 长基因型相比，治疗产生反应的时间更长。这种关联在白种人和亚洲人中均存在，但是不同人种之间也有差异，亚洲人群具有最显著的反应多态性。

SLC6A4 基因多态性可能与儿童抑郁的疗效有关。7 ~ 18 岁的儿童服用 20 ~ 40mg/d 西酞普兰之后，短 / 短基因型的活跃反应显著少于短 / 长基因型、长 / 长基因型组。与短 / 短基因型组相比，短 / 长基因型、长 / 长基因型在治疗中出现的激动不安的状况较少，自杀倾向较弱。这是第一个关于 *SLC6A4* 基因多态性与儿童抗抑郁反应的报道。*SLC6A4* 基因多态性可能不是与抗抑郁反应有关的主要变异体。*SLC6A4* 基因多态性可能对抑郁的治疗反应具有统计学显著性、但是关联甚微。

2. *HTR* 基因多态性与 SSRI 药物治疗　5- 羟色胺受体编码基因中的 *HTR2A* 基因和 *HTR1A* 基因，其多态性与 SSRI 药物治疗的关联是在白种人和亚洲人使用 SSRI 时发现的。

（1）*HTR2A* 基因变异对抗抑郁药物疗效的影响：*HTR2A* 基因位于 13q14-q21，由 3 个外显子组成。SSRI 可以下调 *HTR2A* 使得该基因成为药物遗传学研究的焦点。对这种下调的敏感性的遗传差异可影响抗抑郁治疗的效果。尽管 *HTR2A* 有许多常见的变异体，但是，c.102T > C 和 c.-1438A > G 这两个连锁不平衡的位点是受体表达功能差异的标志物。从功能上说，c.-1438A > G 突变可调节内源性表达 *5HT2A* 基因启动子的活性，A 等位基因可增加基因的表达。

有一项关于接受 4 周各种抗抑郁治疗的日耳曼人群的研究，发现与 *HTR2A* 基因的 102T/T 纯合子相比，102C 等位基因与 Hamilton 抑郁等级评分或临床总体印象量表的分值更显著的下降有关。此研究之后紧接着进行了两个关注 *HTR2A* 启动子区 c.-1438A > G 的研究。其中一项研究没有发现任何关联，另一项研究发现 G 等位基因与西酞普兰治疗 4 周的效果相关。

序贯治疗方案以舒缓抑郁研究（sequenced treatment alternatives to relieve depression，STAR*D）的一个药物基因组学研究发现，*HTR2A* 的一个 SNP 具有统计学显著性。*HTR2A* 基因内含子 2 的 g.47411985A > G（rs7997012）多态性的 A 等位基因与更常见的 G 等位基因纯合子相比，治疗无反应的风险降低 18%。此 SNP 与抑郁缓解则无关系。

（2）*HTR1A* 基因变异对抗抑郁药物疗效的影响：*HTR1A* 基因位于 15q11，无内含子。*HTR1A* 基因多态性可直接影响 SSRI 引起的树突状 HTR1A 受体去敏化。*HTR1A* 基因 c.-1018C > G 和 c.-1019C > G 变异体与 p.Gly272Asp 变异连锁不平衡，并与氟伏沙明反应相关。在双相情感障碍患者中，C/C 基因型患者具有独立于其他临床变量的更明显的氟伏沙明反应。

一项在经历 12 周西酞普兰治疗的西班牙人群中进行了这种 *HTR1A* 基因变异体的研究。C.-1018C > G 变异没有独立的效果，但是与 *SLC6A4* 基因多态性联合起来，同时具有 *SLC6A4* 基因短 / 短基因型和 *HTR1A*-1018G/G 基因型的患者具有更高的治疗无效的风险。在经历 4 周氟西汀治疗的中国人群中也进行了这种研究。*HTR1A*-1018C/C 基因型组与 G 等位基因携带者相比，显示出更好的治疗效果，但是只局限于女性患者。当与 *SLC6A4* 基因型相联合时，同时具 *SLC6A4* 基因长 / 长基因型和 *HTR1A*-1019C/C 基因型与更好的氟西汀反应相关。

3. *TPH1* 基因变异对抗抑郁药物疗效的影响　色氨酸羟化酶 1（TPH1）是 5- 羟色胺生物合成必需的限速酶。TPH1 的编码基因 *TPH1* 位于 11p15.3-14，主要的基因变异是 *TPH1* c.218A > C。尽管 218A/A 基因型组患者的氟伏沙明反应略低，但是没有发现氟伏沙明反应和 *TPH1* c.218A > C 变异体之间的关系。

4. *MAOA* 基因变异对抗抑郁药物疗效的影响　单胺氧化酶 A（MAOA）是线粒体中负责 5- 羟色胺分解代谢的酶，是 5- 羟色胺释放与生成的平衡系统的一部分，其变异可能会导致抗抑郁治疗的差异。在包括单相或双相情感障碍患者的研究中，未发现 *MAOA* 基因变异与抗抑郁药物疗效之间的关系。

5. *GNB3* 基因多态性对抗抑郁药物疗效的影响　G 蛋白是与 5- 羟色胺受体胞内第二信使系统的受体（G 蛋白 - 第二信使通路）产生相互作用的必要调节成分。G 蛋白 β3 亚基（GNB3）的编码基因 *GNB3* 位于 12p13.31，由 11 个外显子组成。*GNB3* 基因具有多种多态性，其中，*GNB3* c.825C > T 变异被认为与抗抑郁治疗影响最大。这个变异可导致剪接位点的改变，产生活性更强的第二信使复合物。研究发现，825T/T 基因型有更好的疗效。

6. 其他可能与抗抑郁药物疗效有关的基因多态性　许多其他基因的多态性可能与抗抑郁药物疗效有关。这些基因包括：*CLOCK* 基因 c.3111T > C 变异；儿茶酚 -O- 甲基转移酶（catechol-O-methyl transferase，COMT）编码基因 *COMT* c.472 G > A 导致 p.Val 158 Met 变异；*ADRB1* 基因 1165G > C 变异等。

ABCB1 基因也在抗抑郁药物疗效方面获得关注。*ABCB1* 基因的主要产物是 P 糖蛋白 1(P-glycoprotein 1，PGY1)。PGY1 是位于血脑屏障的活性药物外排转运体。*ABCB1* 基因多态性与 PGY1 底物（西酞普兰、帕罗西汀、阿米替林、文拉法辛）的抗抑郁疗效有关，而与非 PGY1 底物（米氮平）的疗效无关。在 PGY1 底物组中，具有 *ABCB1* 基因 g.187004 T > C 变异（rs2032583）C 等位基因的组具有相对较高的复发风险。通常，具有较高 PGY1 表达个体的中枢神经系统中抗抑郁药浓度较低。然而，不管是 *ABCB1* 基因还是其他基因的变异与抗抑郁治疗的相关性，都需要进一步研究。

7. 抗抑郁疗效和基因芯片检测　细胞色素 P450（cytochrome P450，CYP）系统是最广为人知的多态性酶。在 2004 年 12 月，美国 FDA 批准了 AmpliChip 的药物遗传学检测芯片，使用 DNA 微阵列测定两个 CYP 酶编码基因的多态性，这两个基因是 *CYP2D6* 基因和 *CYP2C19* 基因。但是，并没有实现凭借此芯片进行精神疾病的个体化医疗的目的，尽管 CYP2D6 酶或多或少地与多种抗抑郁药的代谢有关，但是目前仍缺少对临床有益的报道。

8. 基因多态性与抗抑郁药物治疗的不良事件　抗抑郁药的使用常伴随不良反应，致治疗中断。

（1）*SLC6A4* 基因多态性与普通抗抑郁药物治疗不良事件：当患者使用 SSRI 和三环类抗抑郁药治疗时，具有 *SLC6A4* 基因 STin2.10/2.10 基因型的患者与具有 STin2.10/2.12 和 STin2.12/2.12 基因型的患者相比，不良反应发生率显著较高。另外，具有 *SLC6A4* 基因短 / 短基因型的患者发生不良反应的概率较长 / 短和长 / 长基因型患者要高。变异的组合可以分成三个危险性的分组：低风险，中度风险和高风险。高风险组包括同时具有 2.10/2.10 和长 / 短或短 / 短基因型的患者，低风险组包括同时具有长 / 长和 2.10/2.12 或 2.12/2.12 基因型的患者，中度风险组包括其他可能基因型组合的患者。13% 的中等风险组患者和 63% 的高风险组患者发生明显的不良反应，而低风险组无。

（2）治疗中断：斯坦福大学的一个团队发现 *SLC6A4* 基因短等位基因在帕罗西汀治疗中有更高的和更严重的不良反应发生风险，因而与治疗中断率更高有关，而在米氮平的治疗中则相反。

（3）胃肠道不良反应：在帕罗西汀治疗中，具有 *HTR2A* 基因 C/C 基因型的患者与 T/C、/T/T 基因型患者相比，治疗中断率更高（46% 与 16%）。而在米氮平治疗的患者中则无此联系。*HTR2A* 基因 102C/C 基因型和 *SLC6A4* 基因短 / 短基因型组合的患者，较帕罗西汀具有更高的不良反应风险。此研究没有发现治疗效果和不良反应与 *CYP2D6* 多态性之间的关联。

（4）性功能障碍：*HTR2A* 基因 c.-1438A > G 多态性可能与 SSRI 相关的性功能障碍有关。具有 -1438G/G 基因型的患者与 G/A 和 A/A 基因型组相比，发生性功能障碍的可能性要高 3.6 倍。因此，此变异不仅与氟伏沙明所致的胃肠道不良反应有关，也与 SSRI 相关的性功能不良反应也有关。

（二）双相情感障碍

1. *PLCG1* 基因多态性与预防性锂响应　锂是治疗双相情感障碍（bipolar affective disorder）的主要药物。锂可通过抑制肌醇单磷酸脂酶而抑制肌醇单磷酸脂转化为游离的肌醇，导致单磷酸脂酶形式的肌醇生成过量，游离肌醇耗竭。给予锂的结果是由于游离肌醇的缺乏而导致磷脂酶系的紊乱。磷脂酶 C γ-1（phospholipase C, γ-1, PLCG1）的编码基因 *PLCG1* 位于 20q12。由于具有腺嘌呤二核苷酸重复序列多态性而在药物遗传学研究方面获得关注。一项研究发现，与对照组相比，锂响应的患者中，*PLCG1/5* 变异的出现频率更高。另一项研究在双相情感障碍者与对照之间、锂响应者与对照之间、非响应者与对照之间、响应者与非响应者之间均未发现 *PLCG1* 基因多态性频率的差异。在 *PLCG1* 基因编码区内还发现了外显子 9、外显子 26 和外显子 31 等三个外显子的多态性，但未发现此类多态性基因型的分布差异。

2. *GSK3B* 基因多态性与锂治疗疗效　糖原合酶激酶 3-β（glycogen synthase kinase 3-β, GSK3B）的编码基因 *GSK3B* 位于 3q21.1，即位于与双相情感障碍相关的区域内。*GSK3B* 基因启动子区内的 c.-50T > C 变异与双相情感障碍以及对完全睡眠剥夺有较好的抗抑郁疗效有关。通过查看 1 型双相情感障碍患者锂治疗前后两年的记录，发现携带 *GSK3B* 基因 c.-50T > C 变异 C 等位基因的患者在锂治疗过程中有所改善。

3. 其他可能与锂响应有关的基因多态性　由于锂的真正治疗机制和药物基因组学仍然未知，研究点转向其他众多酶编码基因的多态性，如 *COMT* 基因、*MAOA* 基因、*GNB3* 基因、*BDNF* 基因等。在所有这些研究中，仅发现 X 盒结合蛋白（X box-binding protein 1, XBP1）编码基因 *XBP1* c.-116C > G 变异、线粒体 DNA m.10398A 变异与锂响应有关，其余均为阴性结果。

4. 情绪稳定剂的不良事件　大部分双相情感障碍药物不良反应的研究都集中于 5- 羟色胺转运体和与抗抑郁药所致躁狂（antidepressant-induced mania, AIM）的关系。一项研究选择了曾至少经历一次由 5- 羟色胺型抗抑郁药所致的躁狂或轻度躁狂的 1 型或 2 型双相情感障碍患者作为 AIM+ 组，选择无亲缘关系的、相对应的使用 5- 羟色胺型抗抑郁药，但没有经历躁狂或轻度躁狂的患者作为 AIM- 组。把两组患者进行比较，并都进行了 *SLC6A4* 基因长 / 短变异和 STin2 变异的基因型测定和分析。最终发现，AIM+ 组 *SLC6A4* 基因短等位基因的比率（63%）高于 AIM- 组（29%），短 / 短纯合子的出现频率也是 AIM+ 组高于 AIM- 组（37% 对 7%）。而 *SLC6A4* 基因 STin2 变异则没有这种关联。2004 年的另一项研究选择了在抗抑郁治疗期间至少经历一次躁狂或轻度躁狂发作的 1 型或 2 型双相情感障碍患者，以及作为对照的未发生这种"转相"现象的患者，还同时测定了 *TPH*1、*GNB3*、*MAOA*、COMT、*HTR2A*、*DRD2* 和 *DRD4* 等基因的多态性。在"转相"组和"非转相"组间，并未发现任何药物遗传学靶点的分布差异。又一项研究最后发现 *SLC6A4* 基因短 / 短基因型在 AIM+ 组中的比率（60%）要明显高于 AIM- 组（31%）。由于这些回顾性研究的结果有时相互矛盾，不能得出 *SLC6A4* 基因 5 多态性与 AIM 有联系的结论。

（三）精神分裂症

传统上，精神分裂的研究通常以阳性症状（例如幻觉、妄想）评估临床的进展。随着第二代抗精神病药物的使用，这种状况转变为更多地以负性症状（例如冷漠、情感缺失、社交能力低或无）的改善，来作为治疗的目标。对于抗精神病药物作用机制的理解也发生改变，尽管三个神经传递介质（多巴胺、5-羟色胺和谷氨酸）似乎是这个研究永恒的关注点。

1. 抗精神病反应的药物遗传学预测子　药物遗传学预测子（pharmacogenetic predictor）是预测药物功能疗效候选者。氯氮平、奥氮平和利培酮是药物基因组学中研究最多的抗精神病药物，关注点集中于编码神经传递介质受体（主要是多巴胺、5-羟色胺和谷氨酸）和相关代谢酶的基因，并扩展到编码影响神经传递介质处置的酶、第二信使系统和原来并不认为是抗精神病药理主要成分的周围神经传递介质等的基因。

（1）氯氮平：氯氮平是三环二苯并二氮䓬衍生物，是综合抗精神病药，可疏松和短时地与D1、D3、D4、D5、组胺-1、毒蕈碱-1、HTR2A、HTR2C、HTR6和HTR7受体结合。*HTR2A*基因是预测氯氮平疗效的主要药物遗传学预测子。*HTR2A*基因102C等位基因被认为是疗效差的一个潜在的标记物，在不同种族和民族中进行的研究也很大程度上重复了这一结果。其他正性和负性症状反应的标记物有多种5-羟色胺受体的编码基因*HTRs*、多种多巴胺受体的编码基因（*DRD1*、*DRD2*、*DRD3*和*DRD4*）以及*BDNF*基因的常见变异。

*COMT*基因被认为是预测氯氮平认知功能疗效的药物遗传学预测子。多数研究者认为*COMT*基因常见的c.472 G＞A导致p.Val 158 Met变异和认知改善之间有显著的联系。

（2）奥氮平：奥氮平与氯氮平十分相似，具有与氯丙嗪相似的噻吩苯并二氮结构和受体结合能力，但是没有粒细胞缺乏症的显著危险。因此，奥氮平的疗效也与*HTR2A*基因的变异有关。*HTR2A*基因102T/T基因型和-1438A/A基因型与奥氮平的负性症状疗效有关。此外，有多项研究显示，*DRD2*、*DRD3*等基因的变异和奥氮平疗效之间有确实的联系。还发现代谢型谷氨酸受体3（glutamate receptor，metabotropic，3，GRM3）编码基因多态性与奥氮平的疗效有关。另外，*GNB3*、*ABCB1*等基因的变异以及25kDa突触小体相关蛋白（synaptosomal-associated protein，25 kDa，SNAP25）编码基因*SNAP25*的变异对奥氮平疗效似乎也有重要的作用。待进一步探讨。

（3）利培酮：*HTR2A*标记和*DRD2*、*DRD3*基因标记物均与利培酮疗效存在联系。*ABCB1*基因的多态性对该药的疗效有预测效果。另外，*COMT*基因c.472 G＞A导致p.Val 158 Met多态性和*SNAP25*基因的变异与利培酮的疗效有关，而关于*CYP2D6*基因、*SLC6A3*基因和*DRD4*基因的研究则获得了阴性结果。

2. 临床抗精神病药物试验效果的干预研究　在678人中进行G蛋白信号转导调节子4（regulator of G protein signaling 4，RGS4）编码基因*RGS4* 8个SNP的分析中，发现了一个等位基因具有种族差异，携带rs951439C等位基因纯合子的非洲裔个体，与喹硫平和齐拉西酮相比，对奋乃静的反应较大。另两个标志物rs2661319和rs2842030与基础状态更严重的症状有关。

3. 基因多态性与抗精神病药的不良反应

（1）迟发型运动障碍：20世纪80年代就发现了人类白细胞抗原（HLA）系统的编码基因和迟发型运动障碍（tardive dyskinesia，TD）风险增加之间的关系。目前对基因多态性与TD的研究大部分集中于*CYP1A2*基因和*CYP2D6*基因、*DRD3*基因和*DRD2*基因、*HTR2A*基因等基因多态性与TD的关联。

1）*CYP1A2*基因和*CYP2D6*基因多态性：这两种基因的产物CYP1A2和CYP2D6在抗精神病药物的代谢中起重要作用。TD与弱代谢者的*CYP2D6*基因型有关。由于CYP1A2可被吸烟诱导从而改变抗精神病药物的暴露量，提示*CYP1A2*基因外显子1中C＞A的替换（*CYP1A2*F*）与吸烟白种人的TD有联系。

2）*DRD3*基因和*DRD2*基因多态性：*DRD3*基因c.25 G＞A导致的p.Gly 9 Ser多态性与TD有关。总的来说，*DRD3*变异的纯合子个体具有更高的AIMS评分和TD进展较高的OR值（=1.52）。携带*DRD3* Gly9等位基因的个体风险可能增加（OR=1.17）。具有*CYP1A2*基因C/C基因型和*DRD3*基因Gly/Gly基因型的个体具有最大的TD风险和AIMS评分，AIMS评分，即异常不自主运动评分量表（abnormal involuntary movement scale，AIMS），是美国国立精神卫生研究院设计的用于检验受试者有无TD及其严重程度的评分量表，包括12个项目。提示在这两个基因之间存在着显著的遗传上位性。具有一个危险性基因型的个体（C/C或Gly/Gly）显示中间程度的表型，不携带危险性基因型的个体具有最低的AIMS评分。有关*DRD2*基因多态性与TD的关系研究揭示，*DRD2*基因c.939C>T和c.957C>T的多态性均与TD和更高的AIMS评分有关，在白种人和非洲裔美国人中均如此。

3）*HTR2A*基因多态性：研究发现，与无TD患者或正常者相比，发生TD的患者其*HTR2A*基因多为102C/C和-1438G/G基因型，而发生精神分裂和TD的患者多为Ser等位基因。此多态性同样与*DRD3* Gly9等位基因相互作用，并在进行性TD的风险中具有小的作用。

（2）体重增加：抗精神病药相关的体重增加一直是显著的临床问题，特别对如氯氮平、奥氮平、利培酮和喹硫平之类的第二代抗精神病药。研究发现，*HTR2C*基因c.-759C/>T多态性的T等位基因与抗精神病药使用过程中体重增加较少有关。也有研究认为*HTR2C*基因-759C等位基因与HTR2C表达减少有关，而HTR2C在人类和啮齿类动物中都与喂食行为和饱腹感相关。

瘦素系统相关的基因多态性，特别是瘦素（leptin，LEP）编码基因*LEP*的c.-2548A>G多态性已受到了关注。携带-2548A/A基因型的个体具有较高的瘦素水平和瘦素分泌。在中国的精神分裂患者中，此等位基因与抗精神病治疗10周后的体重增加和腹部皮下脂肪增加有关。与之相反，在白种人中，G/G基因型与治疗9个月后的体重增加有关。已发现白种人体重指数增加与奥氮平血药浓度超过20.3ng/ml和瘦素受体（leptin receptor gene，LEPR）编码基因*LEPR*的c.668 A>G导致p.Gln223Arg多态性有关（参见第三十三章）。

（3）粒细胞减少：服用氯氮平的患者中约有1%发生粒细胞减少。研究显示在德裔犹太人中，携带*HLA-B38*、*DR4*和*DQ3*基因标志物的个体具有最高的氯氮平致粒性白细胞减少的风险。然而在非犹太裔患者中，与高风险相关的HLA类型不同，为*HLA-DR2*、*DQ2*。其他研究发现，*HLA-A1*等位基因与低的进行性粒性白细胞减少的风险有关，而HLA-B抗原与风险增加有关。

（4）酒精依赖：精神疾病的一个不幸的现实是酒精依赖所致的并发症，这也是世界范围内首要的致残因素。由于μ受体遗传变异与酒精依赖风险之间的关系，该类药物至今一直是药物遗传学研究的焦点。阿片μ受体（opioid μ-receptor，OPRM1）的编码基因*OPRM1*位于6q24-q25。在外显子1中的c.118 A>G导致p.Asn40Asp变异，但不同学者研究的结果是相互矛盾的。一项大规模研究发现，携带Asp40等位基因的患者与Asn40纯合子患者相比，接收药物治疗后节制天数百分率增加，严重酗酒天数百分率下降。这一研究还发现87.1%的Asp40携带者接收药物治疗后具有好的临床疗效，而Asn/Asn基因型的患者中只有54.8%，OR值为5.75（95%CI，1.88～17.54）。在安慰剂治疗组，48.6%的Asp40携带者和54%的Asn/Asn个体具有较好的临床疗效。

（四）精神病学中的药物遗传检测

美国FDA尚无在抗精神病药物包装上有在药物应用前强制进行药物遗传学检测的要求。但获得药物基因组学检测的知识及其意义是极其重要的。对于精神疾病患者，这也是需要被告知的。精神疾病的治疗是一个非常复杂的过程，不仅包括遗传因素，也包括如环境和药物依从性等非药理学因素。由于抗精神病药物作用机制的复杂和知识的欠缺，以及影响疗效的非药理学因素众多，所以某个特定的基因变异对药物疗效的影响似乎是微小的。然而，深入研究这些遗传因素如何共同影响药物疗效，可帮助我们获得对生理因素的深层次了解，用于为正确的患者选择正确的药物。

六、器官移植

器官移植是一个复杂的临床科学，结合了外科技能和最先进的免疫学和药理学知识。临床药物基因组学最终将用于药物治疗方案的选择，在大量具有不同作用和不良反应的药物基础上进行个体化的给药。

与器官移植患者反应有关的遗传变异的认识包括药物处置标记和药物靶点。对移植患者中药物处置基因多态性研究最多的是*CYP3A5*基因和*ABCB1*基因。分别作用于钙调磷酸酶拮抗剂和硫唑嘌呤的CYP3A5和巯嘌呤甲基转移酶（thiopurine methyltransferase，TPMT），会影响器官移植手术患者的药物剂量需求和不良反应。已知 *ABCB1* 基因多态性与改善类固醇的停用、他克莫司的剂量需求、器官移植后的肾功能以及移植后患者的存活有关。其他膜转运蛋白，如多药耐药相关蛋白 2（multidrug resistance-associated protein 2，MRP2）和尿苷二磷酸葡萄糖醛酸转移酶（UGT），会影响霉酚酸（MPA）处置，其基因多态性会改变药物的处置和不良反应。

免疫抑制剂的多态药物靶点有：MPA 作用靶点肌苷一磷酸脱氢酶（IMP dehydrogenase，IMPDH）、细胞因子如肿瘤坏死因子（tumor necrosis factor，TNF）和白介素 10（IL-10）、趋化因子、黏附分子与生长因子如血管内皮生长因子（vascular endothelial growth factor，VEGF）。每种均已显示与特定患者人群的移植预后相关。用基因表达阵列、蛋白质组学以及代谢组学来预测移植中的事件和监测免疫抑制治疗都将有助于移植患者。不久的将来，将会利用外周血和尿液中 DNA 多态性以及基因表达、蛋白和代谢产物分析为移植患者设计治疗方案。器官移植患者需要长期的免疫抑制治疗。因此，优化器官移植患者药物治疗的能力对移植体的存活和患者的生存有重大的影响。

不良反应是移植中的一个问题。在器官移植患者的发病率中，药物的不良反应占了相当一部分，例如肾毒性，偶尔肾功能衰竭情况会达到透析或肾移植的程度；另外，还有高血压、糖尿病、肝毒性和神经毒性。对 2 型糖尿病易感基因（如 *TCF7L2*、*ENPP1*、*PPARG*）、肾毒性易感基因（如 *ACE*、*AGT*、*TGFB1*）和高血压易感基因（如 *ACE*、*NOS3*）的研究，可能为移植患者风险评估提供有价值的信息。

器官移植中需要药物及剂量个性化。可用于器官移植患者治疗的手段仍然是很有限的，原因之一是用于移植的主要免疫抑制方案的本质仍是基于钙调磷酸酶拮抗剂的环孢菌素和他克莫司。这些药物具有独特的生物药效作用和不良反应特性。过去 20 年间，这些药物血药浓度的测定技术也已发生变化。从免疫学的角度来看，他克莫司和环孢素的血药浓度在两种极端的观察值（非常低或非常高）下可提供最有用的信息。

对器官移植患者进行免疫监测是一门艺术。鉴于对移植后有效监测的多种限制，基于药物基因组学原则，结合术后监测，事先给患者制订给药方案对提高移植物和患者存活率更有保障。

我们目前并不十分清楚移植患者的病理生理过程以及可提供急性和慢性排斥反应信息的基因组标志物，不能完全区别药物肾毒性和排斥反应，并预测不良反应，如移植后糖尿病的发生。当可获得这些信息时，它可提供与基因多态性相关的新信息，从而指导药物选择和监测。

钙调磷酸酶拮抗剂已经成为实体器官移植晚期肾、肝、心、肺疾病治疗的首选。他克莫司和环孢素都有助于理解实体器官移植患者中 T 细胞活化和免疫抑制过程。这些免疫抑制剂的口服治疗指数窄，生物利用率低，其吸收还是高度可变的和不可预知的。

（一）基因多态性对器官移植药物的影响

1. *CYP3A5* 基因多态性　CYP3A 酶系是细胞色素 P450（CYP）超家族中最重要的家族之一。CYP3A 家族包括了人类肝脏中大量表达的 CYP 酶。人类 CYP3A 家族已确定有 4 个成员，即 CYP3A4、CYP3A5、CYP3A7 和 CYP3A43，约占肝脏总 CYP 含量的 30%。这些酶负责代谢目前 50% 以上的药物，这一家族的基因都成簇位于 7q21-q22.1，其特点是具有极高度的结构相似性和蛋白质序列同一性。个体间 CYP3A 活性和表达水平的变化是相当大的，其体内代谢差异大于 10 倍之上。这样的变化可能会导致药物毒性和反应上重要的临床差异，很多变化是可归因于基因变异。已有报道，CYP3A5 蛋白在 10%～97% 个体的肝脏中有表达，水平不一，可达一个数量级的变化。*CYP3A5* 基因的两种功能性 SNP 已见上述，为某些个体 CYP3A5 蛋白缺失提供了分子生物学上的解释。内含子 3 上 *CYP3A5*3*（g.22893A＞G）等位基因产生截断蛋白导致 CYP3A5 的表达部分丢失，而外显子 2 上 *CYP3A5*6*（c.624 G＞A）变异引起异常剪接使外显子 7 缺失，与 CYP3A5 的低催化活性相关。此外，已证实 *CYP3A5* 其他等位基因（**8*、**9*、**10*）与酶功能缺陷有关。具有多态 *CYP3A5*3* 等位基因的患者与至少有一个 *CYP3A5*1* 等位基因的患者相比，肝脏中该基因的表达减少，CYP3A5 肝酶活性降低。

（1）*CYP3A5* 基因多态性与他克莫司：他克莫司血药浓度 / 剂量与 *CYP3A5* 基因型明确相关。*CYP3A5* 基因的高表达型（*CYP3A5*1/*1* 和 *CYP3A5*1/*3* 基因型）在移植术后的第一年期间，需要服用更多的他克莫司，才能达到与低表达型（*CYP3A5*3/*3*）相同的血药浓度。非洲裔美籍群体中大多数（约 80%）为

CYP3A5 高表达型，而白种人的大部分（约 85%）则是低表达型。对于接受肝脏移植手术的患者，供者和受者的 *CYP3A5* 基因型对他克莫司血药浓度 / 剂量比率均有影响。

（2）*CYP3A5* 等基因多态性与环孢素：尽管环孢素经相同的 CYP3A5 酶代谢，但 *CYP3A4* 和 *CYP3A5* 基因多态性对环孢素药代动力学的影响尚不清楚。最近一个报道认为 *CYP3A4*、*CYP3A5* 和 *CYP3A7* 基因多态性与环孢素浓度 / 剂量相关。

（3）*CYP3A5* 基因多态性与西罗莫司：西罗莫司也经 CYP3A5 代谢，西罗莫司给药剂量和 *CYP3A5* 基因型之间存在同样的关联。*CYP3A5* 基因高表达基因型患者或许需要更高剂量西罗莫司才可达到可比的血药浓度。

（4）*CYP3A5* 基因多态性与高血压和皮质激素：高血压与 *CYP3A5* 基因高表达基因型有关，尤其是非洲裔患者。高血压是应用皮质类固醇激素时常见的不良反应，*CYP3A5*1* 等位基因是与盐潴留、高血压相关。器官移植患者的 *CYP3A5* 基因多态性与他克莫司剂量有显著关系。*CYP3A5*1/*1* 和 *CYP3A5*1/*3* 基因型患者表达的代谢酶活性比 *CYP3A5*3/*3* 基因型更高，因此，可能需要更大剂量的 CYP3A5 底物的药物，才能达到相同的血药浓度。非洲裔美国人患者中 CYP3A5 高表达的基因型较普遍，这可能与他们移植预后较差有关。

2. *ABCB1* 基因多态性　膜转运蛋白可影响药物的吸收和分布，特别是关键部位如大脑，通过影响肝脏的肝肠循环而影响肾脏的药物清除。基因多态性可发生在几个主要药物转运蛋白上，从而影响免疫抑制药物的处置。

ABCB1 基因编码的 P- 糖蛋白是一个 170kDa 的膜转运糖蛋白，由 1280 个氨基酸组成，负责抵抗结构和功能均无关的几类临床使用的药物。P- 糖蛋白作为依赖于三磷酸腺苷的泵，将药物排至外面，从而减少在细胞内的聚集。可表达 P- 糖蛋白的组织包括肾小管细胞、作为血脑屏障组成的脑血管内皮细胞、肠上皮细胞和胆管上皮细胞。

（1）*ABCB1* 基因多态性与药物吸收：P- 糖蛋白在当药物成为泵的底物时，对其吸收、分布和消除起重要作用。用于器官移植中的主要免疫抑制剂，包括环孢素、他克莫司、西罗莫司和糖皮质激素，就是 P- 糖蛋白的底物。活体肝移植中，肠 P- 糖蛋白的表达可预测他克莫司药代动力学和患者的生存。研究表明，*ABCB1* 基因多态性可导致 P- 糖蛋白表达的功能改变和表型变异，至少有 16 种 *ABCB1* 基因的多态性已经确定。*ABCB1* 基因 c.3435 C＞T 多态性与 *ABCB1* 基因 c. 2677 G＞T 变异存在完全连锁不平衡。有一份报道证实，*ABCB1* 基因 c.3435 C＞T 多态性可单独影响药物的处置。

环孢素是 P- 糖蛋白的底物和有效的抑制剂。一项肾移植患者的研究发现，环孢素血药浓度在 *ABCB1* c.3435C＞T 各基因型间并无差异。另一项研究发现，在小儿心脏移植手术的患者中，按剂量 / 公斤 / 天给药时，他克莫司的血药浓度与 *ABCB1* 基因 c.2677G＞T 和 c.3435C＞T 基因型显著相关。移植后 3 个月、6 个月和 12 个月时，*ABCB1* 2677G/G 基因型患者需要较大剂量的他克莫司，才能够达到与 G/T、T/T 基因型的患者相类似的血药浓度。*ABCB1* 3435C/C 野生型基因型患者与 C/T、T/T 基因型患者相比较，也得到同样的结果。与小儿心脏移植患者的研究结果相反，成人移植患者中并没有发现他克莫司剂量和 *ABCB1* 基因型之间的关系。

口服环孢素的生物利用度与 *ABCB1* 基因型和单体型有关，呈现与年龄相关的方式。*ABCB1* 基因型可能对他克莫司的吸收有一定作用，但在成人器官移植患者中，这种关系被其他因素或 *CYP3A5* 基因多态性对这些药物吸收的重要性掩盖了。

（2）*ABCB1* 基因多态性与肾功能：肾小管细胞在管腔侧细胞膜表达 P- 糖蛋白，P- 糖蛋白的药物转运功能是单向地将药物排至尿中。地高辛的肾消除在以前的文献中一直被用作肾 P- 糖蛋白功能的标记，然而，P- 糖蛋白对药物消除的作用一直未达成共识。一项研究发现，他克莫司的肾毒性部分是通过 P- 糖蛋白相关的肾脏过程介导的。更重要的是，供体 *ABCB1* 基因型与环孢素肾毒性之间存在关联。肾供体为低泵型基因型 *ABCB1* 3435 T/T 时，与环孢素产生肾毒性高度相关。*ABCB1* 基因型可以在个体化治疗的药物选择方面发挥一定作用。

（3）*ABCB1* 基因多态性与血脑屏障：神经毒性是与环孢素和他克莫司治疗相关的不良反应之一。一般认为，他克莫司高血药浓度与神经毒性反应不相关，因为即使他克莫司血药浓度在治疗范围内，这些事件仍会发生。他克莫司脂溶性比较高，是 P- 糖蛋白的底物，会被泵出大脑以防止积蓄，这个过程可以减少神经毒性。*ABCB1* 基因多态性在其他中枢神经系统疾病（如耐药性癫痫）中的重要性表明，P- 糖蛋白应该对中枢神经系统药物不良反应有影响。

（4）*ABCB1* 基因多态性与类固醇效应：虽然大多数移植患者需终身服用免疫抑制剂，皮质类固醇激素常会从类固醇不良反应高危患者的药物治疗方案中撤出。*ABCB1* 3435C/C 基因型小儿心脏移植患者与 C/T、T/T 基因型患者相比较，移植术后 1 年仍有大量患者服用类固醇。与糖皮质激素受体有关的基因多态性研究表明，在评估皮质类固醇疗效时需进行额外的药物基因组学考虑。

（5）*ABCB1* 基因多态性与排斥 / 移植体存活：越来越多的证据表明，*ABCB1* 基因型可能影响整体移植体存活率。首要的指标之一是活体肝移植的研究。在手术过程中，通过上空肠黏膜细胞获得 *ABCB1* 基因和 *CYP3A4* 基因的 mRNA。ABCB1，而不是 CYP3A4 的高表达与肝移植术后患者成活率的降低呈高度相关。虽然肠道的 ABCB1 表达与他克莫司浓度 / 剂量呈负相关，但结果表明，其他因素将 ABCB1 与患者的存活联系起来。一项成人肺移植患者的研究发现，只有 *ABCB1* c.3435 C＞T 独立地与持续的急性排斥反应相关。基因型为 C/C 的野生型组患者中 67% 出现持续的急性排斥反应，而基因型为 T/T 的患者组中只有 42%。2008 年一个肾移植患者的研究发现，*ABCB1* 单体型是独立于血药浓度的发生急性排斥反应的主要预测因素。*ABCB1* 基因多态性的发生频率在各个族群间有较大的变化。非洲裔美国人中 *ABCB1* 3435 C/C 基因型的频率是 68%～83%，而白种人中为 21%～25%。白种人和非洲裔美国人之间肾移植预后的族群差异已被广泛认可。同种异体活体肾移植的注册肾移植患者中，非洲裔美国人患者失败的比例是白种人的 1.8 倍。非洲裔美国人患者肾移植结果差的原因不归因于人类白细胞抗原匹配性差。非洲裔美国人不仅肾移植结果差，而且在儿童与成人肝移植、小儿心脏移植中亦是如此。非洲裔美国人具有非常高的 *CYP3A5*1* 的频率，使他们每剂量他克莫司浓度较低。非洲裔美国人中肾移植急性排斥反应及移植体存活的差异，可能可归因于基因多态性，包括与药物吸收差和激素抵抗有关的 *CYP3A5*1* 和 *ABCB1* 基因型的高频出现。此外，免疫基因多态性中也发现存在族群差异性。

3. *ABCC2* 基因多态性　多药耐药相关蛋白 2（MRP2）即 ATP 结合盒蛋白 C 亚家族成员 2（ATP-binding cassette，subfamily C，member 2，ABCC2）由 *ABCC2* 基因编码。MRP2 转运蛋白对 MPA 的葡萄糖醛酸代谢物（即葡萄糖醛酸 MPA 或 MPAG）转运至胆汁尤其重要。MPA 研究中 *ABCC2* 基因最突出的多态性是 c.-24C＞T 多态性，与腹泻和胃肠不耐受有关，从而导致停药。另一种在 MPA 肝肠循环涉及的转运蛋白是一种存在于肝脏中的有机阴离子转运多肽，由 *SLCOIB3* 基因编码。*SLCOIB3* 基因的 c.334T＞G 多态性结合 *ABCC2* 基因的 c.-24C＞T 多态性，导致肾移植患者口服 MPA 后产生两组清除率完全不同的群体。膜转运蛋白在 MPA 暴露和胃肠道不良反应方面可能比尿苷二磷酸葡糖醛酸转移酶有更大的作用。

4. *TPMT* 基因多态性　巯嘌呤甲基转移酶（TPMT）编码基因 *TPMT* 的基因多态性对 6- 巯基嘌呤（6-MP）和硫唑嘌呤等嘌呤类的代谢有很大的影响。已确定有 17 种不同的 *TPMT* 等位基因，其中 3 个等位基因（*TPMT*2*、*TPMT*3A* 和 *TPMT*3C*）占了酶活性或低酶活性的 80%～95%。小儿心脏移植中，大约有 1/4 的患者接受硫唑嘌呤作为抗增殖剂。成人肝移植中，荟萃分析结果表明，麦考酚酸临床效果不优于硫唑嘌呤。硫唑嘌呤用于器官移植已有 25 年。TPMT 活性缺失的移植患者易于继发严重白细胞减少症，由于野生型 *TPMT* 基因纯合子的发生率低（约 0.3%），可能不会考虑进行检测。如果给予 *TPMT* 突变基因纯合子患者全剂量的硫唑嘌呤，那么该患者就可能发生严重中性粒细胞减少症。移植患者 TPMT 基因型的筛选应是个体化治疗时考虑的关键信息。在 FDA 批准的药物标签中，也建议将前瞻性基因分型用于辨别移植患者在硫唑嘌呤全剂量用药后是否具有严重粒细胞缺乏症和感染的风险。

5. *UGT* 基因多态性　霉酚酸通常以霉酚酸酯的酯质前体形式给药，经由尿苷二磷酸葡萄糖醛酸转移酶（UGT）代谢成葡萄糖苷酸代谢物或 MPAG。很多 UGT 可代谢 MPA。*UGT* 基因极具多态性。在接受肾移植的患者和正常人中，通过血药浓度的测定，发现 *UGTlA9* 的两种 SNP 与 MPA 总体暴露较低有关，也有 *UGT* 基因多态性与 MPA 药物不良反应相关的报道。

6. 药物靶点的基因多态性　药物靶点的基因多态性在移植患者对免疫抑制剂治疗反应的变化中发

挥重要作用。这些药物靶点的基因多态性对药物疗效的影响将是新药发明研究的一部分。

7. *IMPDH1* 基因和 *IMPDH2* 基因多态性　肌苷磷酸脱氢酶 IMPDH1 和 IMPDH2 是嘌呤合成的脱氮途径中至关重要的酶，由两个单独的基因编码，即 *IMPDH1* 基因和 *IMPDH2* 基因。*IMPDH1* 基因更具多态性，其改变与色素性视网膜炎有关。最近的报道表明一种 *IMPDH2* 基因的 SNP 可将酶活性降低至正常的 10%。另一种 *IMPDH2* 多态性与中性粒细胞减少有关，需要停止 MPA 用药。肾移植患者中经活检证明的排斥反应，也与两种 *IMPDH1* 基因的 SNP 有关。

8. 细胞因子编码基因的多态性　细胞因子（cytokines）在介导免疫反应与急性排斥反应中起到了关键性的作用。细胞因子的产生是有遗传倾向的，会引起免疫反应方面重大的个体差异。细胞因子编码基因启动子序列多态性可以影响转录因子的结合，继而增加或减少 mRNA 的产生，从而调节细胞因子的产生。细胞因子基因调节区域内的几种多态性与细胞因子的产生相关。某些细胞因子的编码基因有多个多态性，但并不是所有都与细胞因子产生中的实际变化相关。之前很多研究也表明细胞因子编码基因多态性与疾病发病机制包括感染、过敏和自身免疫性疾病之间具有相关性。这些研究支持细胞因子基因多态性与移植排斥反应频度和严重程度或诱导耐受性能力之间的潜在关系。细胞因子功能往往是多重的，没有任一单个细胞因子编码基因多态性对免疫抑制能够有足够关键性的影响。

小儿心脏移植中，肿瘤坏死因子 α（TNF-α）低表达型结合白介素 10（IL-10）高 / 中表达型与排斥反应发生率最低相关。研究者也发现诸如 IL-6 高表达型、血管内皮生长因子（VEGF）高表达型和 IL-10 低表达型联合的基因型与重复发作和迟发性急性排斥反应明显相关，而且独立于受者的种族和移植时年龄。同样，成功地保持无免疫抑制的儿童更可能同时具有 TNF-α 低表达型和 IL-10 高 / 中表达型。以前关于转化生长因子 β（TGF-β）的研究表明了肺纤维化进展和肺移植者死亡间的相关性。另一项研究发现，IL-10 高表达的 *IL10* 基因型与中 / 低表达表型相比，在肺移植患者中可预防产生急性持续性药物难治性排斥反应。IL-10 中表达型肺移植患者有不同的单体型，GCC/ACC 基因型患者与 GCC/ATA 基因型患者相比，急性持续性排斥反应更严重。

IL-6 的免疫调节作用在 *IL6* 基因 -174 G/C 和 -174 G/G 基因型之间是有差异的，虽然两者均与 IL-6 高表达有关。单核细胞和 T 细胞也产生 IL-6，可促进类似于 IL-10 的 B 细胞分化。IL-6 产生的增加依赖于 G 等位基因，C 等位基因与 IL-6 血浆浓度显著降低有关。在肺移植的患者中，*IL-6* 基因 G/C 基因型联合 *IL10* 基因 GCC/ACC 单体型，比 *IL-6* 基因 G/G 基因型更易产生急性持续性排斥反应。*IL10* 基因多态性的影响依据移植器官不同而存在差异。高浓度的 IL-10 和 IL-6 与肾移植后排斥反应有关，而在肺移植中，IL-10 和 IL-6 高表达型的存在似乎赋予了保护作用。肺移植手术患者的一项研究发现，*IL-6* 基因与编码 γ 干扰素（interferon，γ，IFNG）的 *IFNG* 基因高表达多态性的存在可大大增加肺移植术后发生毛细支气管炎闭塞综合征的风险。

9. *CCR5* 基因和 *CCR2* 基因多态性　白种人有 1% 是 CC 趋化因子受体 5（chemokine，CC motif，receptor 5，CCR5）编码基因 *CCR5* 的缺失纯合子，导致了 CCR5 的失活。*CCR5* 基因 c.554_585 del32 纯合子患者肾脏移植体的存活明显比其他基因型的患者长。虽然此基因型是不常见的，但它还是表明在器官移植中靶向这种趋化因子受体的潜力。研究还表明，*CCR2* 基因 c.190 G > A 导致 p.Val 64 Ile 多态性的 Ile 64 等位基因与肾移植排斥反应发生率降低相关。

10. 黏附分子编码基因的多态性　黏附分子（adhesion molecule）参与了白细胞自血液进入组织中的运动过程。好几种类型的黏附分子参与这一过程，包括 T 细胞的整合素（如 LFA-1）、免疫球蛋白超家族（如 ICAM-1）以及选择素。这些分子已经证明是免疫抑制药物治疗非常有效的靶点，因此，改变了这些分子有效性的基因多态性就使其具有免疫调节作用。肾移植、心脏移植有关的慢性血管病变，以及骨髓移植后移植物抗宿主病（GVHD）等已经证明这种效果。

一项研究发现 *ICAM1* 基因 Arg241 变异等位基因在慢性同种异体移植失败者中更常见。同种异体移植失败的时间也与 *ICAM 1* 基因 Glu469 变异有关，患者表现出更快的移植失败。另一项研究发现，*ICAM1* 基因 Glu469 等位基因更常见于受者移植后最初 2 年未发生 CAD 的供者。*ICAM1* 基因 Glu469 等位基因也与急性排斥发病率降低相关。

在一项46例骨髓移植患者*CD31*基因分型的研究中，发现供-受CD31不匹配与患者发生GVHD高(71%)有关。而供-受CD31匹配时，只有22%的受者发生了GVHD。这说明考虑供-受者的基因多态性的重要性。

11. *VEGF*基因多态性　巨噬细胞和淋巴细胞产生的生长因子血管内皮生长因子(vascular endothelial growth factor，VEGF)有效地刺激血管生成。血管内皮生长因子可以激活转录因子核因子κB，继而促进炎性细胞因子和趋化因子的产生。VEGF编码基因*VEGF*的启动子区有5个多态性，*VEGF*基因c.-1154*G和c.-2578*C变异可产生更多的VEGF，从而与急性排斥反应的风险增加紧密相关。*VEGF*与其他细胞生长因子编码基因多态性还可能在移植排斥反应和治疗反应中发挥作用。

(二)药物基因组学在器官移植中的应用

1. DNA阵列和药物的选择　基因多态性检测有助于患者器官移植的预后。任何一个单独的基因多态性可能没有很大的影响，然而它们共同一起可解释器官移植患者对免疫抑制药反应中所观察到的大量显著性差异。因此，与药物处置和药物靶点有关的DNA多态性阵列可能成为开发治疗方案的基础。

2. 开发治疗方案　器官移植治疗最常涉及的是所有器官移植患者的药物方案，而不是个体化的方案。一个非常简单的个体化方案范例是，如何应用*ABCB1*基因多态性联合*TNF*基因和*IL10*基因多态性来确定哪些患者更可能需要类固醇戒断，哪些使用不含或最少P-糖蛋白底物的方案可能会更好。对于特定的药物，如MPA，应考虑另一组基因多态性来进行个体化治疗。同样，当一组基因多态性显示患者很可能会发生器官移植后糖尿病时，应该考虑类固醇最少化和他克莫司治疗的替代方案。

3. 药物基因组学在未来器官移植患者中的应用　基因多态性深深影响着患者对药物治疗的反应，最有意义的影响在于药物代谢酶或药物靶点。在分子分型上，人类白细胞抗原不十分匹配，就应开发一个统计模型来评估器官移植术后的不良反应事件发生的风险。如果将所有基因多态性考虑进去的话，那就更有必要开发一个计算机模型，指导临床医师根据观察到的治疗效果或不良反应的相对比来做出决策。这一模型的发展需要大量患者观察的数据和大型对照试验，以证实拟定的治疗方案的有效性。

七、传染病

药物基因组学在传染病领域的应用仍然处于初期。基因组学对我们了解宿主-病原体-药物三者之间的相互影响等方面作出了巨大贡献。它拓展了抗感染药物和疫苗研究领域的潜能，改变了我们考虑药物配置的方法，并揭示提高抗感染药物治疗安全性和有效性的机会。

在大多数疾病过程中，临床医生必须同时考虑宿主和病原微生物的基因组信息。近年来，科学界有关基因组序列的可用信息呈指数增长。除了人类基因组，还包含了致病的细菌、真菌和病毒基因组的信息，同时还有用以进行传染病和抗传染病研究的模式生物(如小鼠、酵母等)的基因组信息。

(一)宿主基因多态性对于感染的易感倾向

个体间的感染过程存在着很大差异，遗传因素显然占据重要的地位。单基因缺陷可能会造成毁灭性的影响。γ干扰素、IL-12 p40亚单位和IL-12受体β1链上的遗传缺陷，与严重的分枝杆菌和沙门氏菌感染有关。很多基因多态性的作用也是显著的，尤其是对于特异且特效的免疫反应介导。在对严重败血症的天然免疫反应基因中检测到的多态性可以证实这个观点。

对败血症易感体质中，研究最多的是促炎症反应细胞因子细胞活素TNF-α的编码基因*TNF*。TNF-α是感染刺激下最先产生的介质之一，并且是炎症反应和自然免疫反应的重要因子。尽管已经证实需要TNF-α清除许多病原体引起的感染，严重败血症以及多器官功能衰竭都与TNF-α有关。健康的个体对不同刺激产生反应时，TNF-α的产生存在相当程度的个体差异，并且这些差别中大约60%与*TNF*基因相关。

*TNF*基因多态性与传染病的易感性有关联。*TNF*基因启动子区SNP c.-308 A>G造成TNF-α的体外表表达增加6至9倍，并在体内增加TNF-α的细胞质浓度。另一个*TNF*基因启动子区SNP是c.-376 A>G。两个SNP都被视作脑型疟疾的危险因素，并可影响败血性休克的易感性和恢复。

在宿主免疫反应基因里识别到更多的SNP，并确定其与某些特定的传染病关联。了解某个患者存在对于某些传染病的特定风险，可以采取更主动的、更具预防性的措施以减小这种风险。

（二）病原微生物基因组学

基因组学可以有效地应用于研究微生物的基因序列及其新陈代谢功能，提供更多关于抗感染药物作用机制的有用信息。例如，异烟肼对结核分枝杆菌有抑菌效果，以脂肪酸合酶Ⅱ为靶点而影响分枝菌酸的合成功能。

（三）抗药性

抗药性是目前传染病学最重要的问题之一。抗药性的分子作用机制由不同的基因变化引起。病原真菌白念珠菌（*Candida albicans*）能产生对吡咯抗真菌药物的抵抗性。吡咯抗药性会因为白念珠菌 *Erg11* 基因上的变异造成。ERG11 的超表达与吡咯抵抗有联系，可能导致羊毛甾醇去甲基化酶的增加。基因组研究可以解释 MDR1 和 ERG11 的超表达以及其分子基础。

（四）先天免疫反应

宿主对传染病的免疫是一个复杂的遗传现象。参与先天免疫反应的细胞是通过细胞表面 Toll- 样受体识别病原体，从而对不同病原体进行区分，这种识别模式导致了对病原体的特异反应。人们正努力试图描绘先天免疫反应中接触各种病原体的细胞的基因表达谱。一个特定的基因亚型在对病原体和刺激反应时得到表达，而每个病原体都有与其相对应的特异基因亚型，这为基因表达谱用于感染病原体的早期检验和鉴定奠定了基础。

（五）病原体的宿主反应

在遇到病原体时，巨噬细胞通过内吞作用形成一个吞噬体，和微生物一起最终与溶酶体融合，形成吞噬溶酶体。病原体如结核分枝杆菌和白色念珠菌可以存活下来并且引发疾病。基因组学和蛋白质组学研究都已经表明乙醛酸循环有助于解决这个难题。当酵母被巨噬细胞吞噬后，参与乙醛酸循环的基因产物表达上调。在白色念珠菌感染小鼠模型中，乙醛酸循环中的关键基因的缺失可以导致念珠菌毒性减小。

（六）感染性疾病的药物基因组学

CYP 亚型变种和药代动力学之间的关联的最好例子是依非韦伦与 *CYP2B6* 基因 c.516 G > T 多态性的关联。这种多态性在非洲裔美国人中比欧洲裔美国人中更为常见。在具有 *CYP2B6*6/*6* 和 *CYP2B6*6/*26* 基因型的个体中已观察到依非韦伦血药浓度增加，这与这种药物相关的中枢神经系统的症状有关。

1. 药物靶标　基因分型对于抗药性变异的检测已经成为控制感染的标准。HIV 的逆转录酶缺少校对机制，病毒的变异率非常高，在抗逆转录病毒治疗的选择压力下，抗药的变异在病毒群体中逐步增加，最终出现对于某些药剂的高抗药性。一些变异一出现就可能直接降低药物和其靶酶之间的相互作用。这些被认为是主要变异。那些增强抗逆转录病毒药剂影响抗性表型的变异称为次要变异。表型测定通过监测抗逆转录病毒药物在减少活性过程中浓度变化并与野生型病毒对比来监测 HIV 抗药性。而基因型测定可能在抗药性表现型出现之前就能检测到变异。测定 HIV-1 的基因型在临床指导和选择持续抗逆转录病毒治疗有显著的作用。

基因分型可用来控制其他病毒感染。已经鉴定了乙肝病毒（HBV）、丙肝病毒（HCV）、巨细胞病毒以及 HIV-1 型病毒产生抗药性的变异，并且已经可应用于临床。基因组筛选法可不经过培养就能获得药物敏感性信息，所以在病毒病原体上更能引起人们的兴趣。

在较长的抗病毒治疗过程中，HBV 病毒通常会出现抗药性。核苷类似物（如拉米夫定）治疗 HBV 感染是利用其抑制 HBV DNA 聚合酶的原理。HBV DNA 聚合酶的逆转录酶区域中出现的几种变异与抗药性相关，尤其是 YMDD 基序中出现的变异会导致对拉米夫定的抗药性。对于变异的基因分型在控制 HBV 感染过程中可以帮助选择药物，发挥最大的治疗效果。

2. 疫苗和基因组学　疫苗的反应有个体的差异，部分基于遗传因素。麻疹疫苗的反应与 HLA Ⅰ类和Ⅱ类等位基因变异相关。*HLA-B7*、*HLA-B51*、*HLA-DRB1 *13* 和 *HLA-DQA1 *01* 等位基因与疫苗的反应相关，而 *HLA-B*，*HLA-DR* 和 *HLA-DQA1* 纯合子则缺乏反应。

3. 反向疫苗学　筛选疫苗成分历来依靠生化、血清学及微生物的方法，费时费力。随着微生物全基因组序列的解读，可以使用生物信息学的方法筛选最有前途的候选疫苗。这种方法称为反向疫苗，已应用到一些病原体包括脑膜炎奈瑟菌、疟原虫、结核分枝杆菌、肺炎链球菌和丙型肝炎病毒。

反向疫苗学应用最好的例子是脑膜炎双球菌疫苗的发现。脑膜炎双球菌基因组的生物信息学分析注释了 600 个基因，其中 350 个被成功表达并用于筛选疫苗，为针对病菌的有效疫苗发展提供了一个框架。

第三节　药物研发中的基因组学

一、药物靶点

在药物遗传学上，发现和寻找重要药物遗传学变异的方法主要有候选基因法和全基因组关联研究。候选基因法是根据药物现有的药理学和药代动力学知识选择研究目的基因。一项研究分析了源于 10 个与普伐他汀的药物作用相关的候选基因中的 143 个 SNP 位点之间的关联，另一个研究分析了 16 个与阿托伐他汀药物作用相关的候选基因中的 43 个 SNP 位点之间的关联。人们发现，只需要确定一小部分 SNP 的基因型，就可以获取一个基因内的大量普遍的遗传差异信息。这个方法已经被国际人类基因组单体型图计划（International HapMap Project）推广（参见 *www.hapmap.org*）。

全基因组关联研究 GWAS）减少人们对相关疾病和药物预先了解的依赖。最成功的例子是发现他汀类药物治疗过程中产生肌病的遗传风险标记。该标记基因是一个转运蛋白基因 *SLCO1B1*，编码有机阴离子转运蛋白 OATP1B1，同时影响着他汀类药物的药代动力学过程。

在传染病和肿瘤的治疗中，药物作用靶标的药物遗传学与其他疾病有所不同。在传染性疾病中，药物靶标往往不是人体蛋白，而是致病病菌的蛋白，例如对人体免疫缺陷病毒（human immunodeficiency virus，HIV）的研究。对肿瘤治疗而言，分析体细胞突变或癌细胞中 mRNA 和蛋白质的表达，可了解抗肿瘤药物与其他药物作用的差异性。最典范的例子就是用于转移性乳腺癌治疗的曲妥珠单抗。该药物只有在过度表达人表皮生长因子受体 2 蛋白的患者中才显示出良好的疗效。因此，在患者服用该药物之前，应该先检测人表皮生长因子受体 2 蛋白是否过度表达。

传统的以细胞为单位的筛选体系，由于抗感染药物发现，不会变得过时。而分子单位目标的发现策略依赖基因组学的应用，以某个特定的基因或者基因产物为目标在高通量的形式下筛选大量的化合物。

1 型人类免疫缺陷病毒（HIV-1）利用 CD4 受体进入细胞，但同时也要 CXCR4 或 CCR5 趋化因子受体作为共同受体。专门利用 CXCR4 受体的 HIV-1 类型被认定为 X4- 趋型，专门利用 CCR5 受体的被认定为 R5- 趋型。可以同时利用两种受体的类型被认定为 R5X4- 或者混合趋型。在感染过程中所利用的受体类型可能会发生改变。

二、目标患者群体

败血症是一种复杂的疾病，包含促炎和消炎的反应通路异常调节，导致组织破坏和器官衰竭。TNF-α 作为与败血症关联的最关键的因子，在败血症的病理学和感染性休克中起到关键作用。

*HLA-B*5701* 可用于鉴别哪些 HIV 感染者可能会对阿巴卡韦产生过敏。这种核苷反转录酶抑制剂会被一种免疫介导的过敏反应阻碍，在治疗的前 6 周内影响 5%～8% 的患者。这种反应和 *HLA-B*5701* 等位基因有关，避免给携带这种等位基因的患者使用阿巴卡韦可以减少这种损害。

可以预期，由于基因组学和分子生物学、遗传学、生物信息学、微生物学、免疫学、生物化学和药理学等基础科学的进步，针对各种疾病的治疗模式将发生巨大的变化。以基因组学为基础的技术将改进疾病的诊断和代谢过程以及病原体的确定，有利于开发新型药物、免疫调节剂和疫苗。此外，为提高疗效和安全性，治疗方案的设计将更个体化。对这些领域知识的了解和运用这些工具优化治疗方案，对药剂师而言是至关重要的。

（潘　敏　魏天颖　周忠位　协助编写）

参考文献

1. Ermak G. Modern Science & Future Medicine. 2nd ed. Seattle:CreateSpace,2013.

2. "Guidance for Industry Pharmacogenomic Data Submissions"(PDF). U. S. Food and Drug Administration. March 2005. Retrieved 2008-08-27.

3. 陈枢青,祁鸣,马柯主译.药物基因组学-在患者中的应用.杭州:浙江大学出版社,2013.

4. Brown CM,Reisfeld B,Mayeno AN. Cytochromes P450: a structure-based summary of biotransformations using representative substrates. Drug Metab Rev,2008,40:1-100.

5. Hines RN,Koukouritaki SB,Poch MT,*et al*. Regulatory polymorphisms and their contribution to interindividual differences in the expression of enzymes influencing drug and toxicant disposition. Drug Metab Rev,2008,40:263-301.

6. Nelson DR,Zeldin DC,Hoffman SM,*et al*. Comparison of cytochrome P450(CYP)genes from the mouse and human genomes,including nomenclature recommendations for genes,pseudogenes and alternative-splice variants. Pharmacogenetics,2004,14(1):1-18.

7. Zanger UM,Turpeinen M,Klein K,*et al*. Functional pharmacogenetics/genomics of human cytochromes P450 involved in drug biotransformation. Anal Bioanal Chem,2008,392(6):1093-1108.

8. Ingelman-Sundberg M,Sim SC,Gomez A,*et al*. Influence of cytochrome P450 polymorphisms on drug therapies: pharmacogenetic,pharmacoepigenetic and clinical aspects. Pharmacol Ther,2007,116(3):496-526.

9. Burchell B. Genetic variation of human UDP-glucuronosyltransferase: implications in disease and drug glucuronidation. Am J Pharmacogenomics,2003,3(1):37-52.

10. Blanchard RL,Freimuth RR,Buck J,*et al*. A proposed nomenclature system for the cytosolic sulfotransferase(SULT) superfamily. Pharmacogenetics,2004,14(3):199-211.

11. Salavaggione OE,Wang L,Wiepert M,*et al*. Thiopurine S-methyltransferase pharmacogenetics: variant allele functional and comparative genomics. Pharmacogenet Genomics,2005,15(11):801-815.

12. King AE,Ackley MA,Cass CE,*et al*. Nucleoside transporters: from scavengers to novel therapeutic targets. Trends Pharmacol Sci,2006,27(8):416-425.

13. Binder EB,Holsboer F. Pharmacogenomics and antidepressant drugs. Ann Med,2006,38(2):82-94.

14. International HapMap Consortium. A haplotype map of the human genome. Nature,2005,437(7063):1299-1320.

15. Link E,Parish S,Armitage J,*et al*. SLCO1B1 variants and statin-induced myopathy—a genomewide study. N Engl J Med,2008,359(8):789-799.

16. Demeter L,Haubrich R. International perspectives on antiretroviral resistance. Phenotypic and genotypic resistance assays: methodology,reliability,and interpretations. J Acquir Immune Defic Syndr,2001,26(Suppl 1):S3-S9.

17. Ingelman-Sundberg M. Genetic polymorphisms of cytochrome P450 2D6(CYP2D6): clinical consequences,evolutionary aspects and functional diversity. Pharmacogenomics J,2005,5(1):6-13.

18. Sandilands AJ,O'Shaughnessy KM. The functional significance of genetic variation within the beta-adrenoceptor. Br J Clin Pharmacol,2005,60(3):235-243.

19. Siffert W. G protein polymorphisms in hypertension,atherosclerosis,and diabetes. Annu Rev Med,2005,56:17-28.

20. Schmieder RE,Hilgers KF,Schlaich MP,*et al*. Renin-angiotensin system and cardiovascular risk. Lancet,2007,369(9568):1208-1219.

21. Bianchi G. Genetic variations of tubular sodium reabsorption leading to "primary" hypertension: from gene polymorphism to clinical symptoms. Am J Physiol Regul Integr Comp Physiol,2005,289(6):R1536-1549.

22. Brisson D,Ledoux K,Bosse Y,*et al*. Effect of apolipoprotein E,peroxisome proliferator-activated receptor alpha and lipoprotein lipase gene mutations on the ability of fenofibrate to improve lipid profiles and reach clinical guideline targets among hypertriglyceridemic patients. Pharmacogenetics,2002,12(4):313-320.

23. Schwarz UI, Stein CM. Genetic determinants of dose and clinical outcomes in patients receiving oral anti-coagulants. Clin Pharmacol Ther, 2006, 80(1):7-12.

24. Dobbe E, Gurney K, Kiekow S, *et al*. Gene-expression assays: new tools to individualize treatment of early-stage breast cancer. Am J Health Syst Pharm, 2008, 65(1):23-28.

25. Zhang J, Pare PD, Sandford AJ. Recent advances in asthma genetics. Respir Res, 2008, 9:4.

26. Kim WJ, Hersh CP, DeMeo DL, *et al*. Genetic association analysis of COPD candidate genes with bronchodilator responsiveness. Respir Med, 2009, 103(4):552-557.

27. Murphy GM Jr., Kremer C, Rodrigues HE, *et al*. Pharmacogenetics of antidepressant medication intolerance. Am J Psychiatry, 2003, 160(10):1830-1835.

28. Burckart GJ. Pharmacogenomics: the key to improved drug therapy in transplant patients. Clin Lab Med, 2008, 28(3):411-422.

29. Alksne LE. Virulence as a target for antimicrobial chemotherapy. Expert Opin Investig Drugs, 2002, 11(8):1149-1159.

第二十二章　行为遗传学

禹顺英

第一节　行为遗传学的发展和主要研究方法

一、行为遗传学的发展

行为遗传学(behavioral genetics)是在遗传学、心理学、行为学和医学等学科发展的基础上形成的一门交叉学科。它以解释复杂的行为现象的遗传机制为其研究的根本目标,探讨行为的起源、基因对行为发展的影响以及遗传和环境在行为形成过程中的交互作用。

在行为遗传学发展史上,一个重要里程碑是Galton(1869)出版的《天才和性格的遗传》。在书中,他通过对来自于300个家族的1000名"天才"男性的调查,用他自己发明的定量性状统计方法统计分析,发现"天才"具有家族聚集性,而且随着亲缘关系越远,"天才"出现的可能性也越来越小。他提出,智力是可遗传的能力,这种能力决定一个人的社会地位。虽然Galton否定了教养的作用而引发了一场将遗传与教养对立起来的争论,尽管他所提出的"优生学"(eugenics)概念曾经被一些学者发展成为希望通过优化人种来解决社会和经济问题的学科,从而被纳粹主义利用而成为种族大清洗的借口,但不可否认,Galton是第一个用科学调查数据说明行为变异存在遗传基础的学者,是当之无愧的"行为遗传学之父"。

20世纪初期,一些遗传学者注意到了行为与遗传的关系,有一些对认知、人格等的双生子研究和寄养子研究,也有对动物的某些行为性状的研究,例如果蝇的趋光性等。

Fuller和Thompson(1960)出版了《行为遗传》一书,这是行为遗传学作为一门系统的科学被提出来的标志。

一个多世纪以来,行为遗传学家通过数量遗传学、实验动物以及近年的分子遗传学技术,对人类和动物的复杂的心理行为进行了研究,取得了不小的成绩。

二、行为遗传学的主要研究方法

人类行为分为获得性行为和遗传性的行为，它们都是在发育和生长过程中遗传和环境因素相互作用的结果。在发育的不同阶段，遗传因素和环境因素的作用存在差异，如婴幼儿不同阶段的认知行为，以及老年的认知能力等。行为遗传可以是染色体异常导致的，也可以是单基因遗传或多基因遗传。

行为遗传学的主要研究方法如下。

（一）数量遗传学

数量遗传学（quantitative genetics）在行为遗传学的发展中起着重要的作用，其目标是将一种性状特质的变异分解成可由遗传因素和环境因素分别解释的成分。它评估遗传对行为的作用的主要方法是选择性繁殖和家族研究。选择性繁殖是通过某种行为特质的选择性配对来确定遗传对这种特质的影响。显然，人类不可能进行选择性繁殖的实验，只能采用家族研究（family study）。

在家族研究中，双生子研究（twin study）和寄养子研究（adoption study）是最为常用的两种方法。遗传度（heritability）和一致性比率（concordance rate）是研究中两个重要概念。遗传度是指在一定时间和一定群体内某种特质的全部变异中可以归因于遗传差异的比率。一致性比率是指在一对双生子中的两个人身上出现相同特质的比率，它可以从 0 到 1，1 表示当双生子中的一个人出现某种特质时，另一个人也肯定出现该特质。如果同卵双生子的一致性比率大于异卵双生子，则遗传起重要作用。

1. 共享环境因素和非共享环境因素　在早期的行为遗传学研究中，个体表型差异的来源被简单划分为遗传和环境两个因素，运用方差分析的方法来表示表型、遗传、环境因素的关系的公式如下。

$$S^2\text{表型} = S^2\text{遗传} + S^2\text{环境}$$

随着研究的深入，人们发现对环境因素划分太过于笼统和简单。因为，即使在同一个家庭中生活，兄弟姐妹所处的环境也不是完全相同的。著名的行为遗传学家 Plomin 提出了共享环境（shared environment）和非共享环境（nonshared environment）两个概念。共享环境是指生活在同一家庭的子女所共享的相同环境，包括家庭社会经济地位、父母的职业及受教养程度、家庭的宗教信仰、学校的状况、共同伙伴以及邻里情况等。非共享环境是指子女在家庭内外获得的独特环境经验，又分为系统非共享环境和非系统非共享环境。系统非共享环境包括不同的出生顺序、父母对不同子女的独特教养行为、性别差异等家庭内的经验，以及独特的同伴、教师、职业经历等家庭外的经验。非系统非共享环境则指一些无法预期的特殊经验，如意外事故、疾病等。上面的方差公式也就分解如下。

$$S^2\text{表型} = S^2\text{遗传} + S^2\text{共享环境} + S^2\text{非共享环境}$$

共享环境因素和非共享环境因素在个体的行为发生中可能都起着一定的作用，但在不同的行为中，它们的作用可能是不同的。在同一行为的不同发展阶段，两种环境因素的贡献也可能是不同的。例如，寄养子的一项研究发现，在儿童期时，在没有亲缘关系的寄养家庭内，“同胞”的一般认知能力的相关为 0.25，而在青春期这种相关降为 0；由于这些同胞之间是没有亲缘关系的，儿童期的相关就可以看成是共享环境因素的作用。到了青春期，这种共享环境因素的作用就可以忽略不计了。所以，寄养家庭中亲属的相似性是较理想的共享环境因素的直接测量。

对非共享环境因素的测量可以通过生活在一起的同卵双生子的一致性来测量。由于他们的遗传完全相同，其差异只能归因于非共享环境。例如，人格评估显示，同卵双生子的典型相关达到了 0.45，也就意味着有 55% 的变异是非共享环境因素引起的。

2. 遗传与环境的相关作用　大量的研究已经发现，在行为的发生发展中，遗传与环境的作用并不是彼此独立的；它们之间既存在着不同形式的相关，又具有多样的交互作用。

遗传和环境的相关作用，反映的是不同的基因型在环境中的非随机性分配。携带好的基因型的个体可能获得高于平均水平的好的环境。反之，不良基因型携带者可能获得低于平均水平的环境条件。相关作用主要有三种类型：被动型、唤起型和主动型。被动型指的是当父母和子女拥有相同的遗传倾向时，父母提供的环境会强化该遗传倾向。例如，具有音乐天赋、从事音乐职业的父母，可能为他们具有音乐天赋的儿童提供引导音乐能力发展的环境，从而促使儿童的音乐能力基因得以表达。唤起型指的是个体在遗传的作用下做出某种行为反应，这些反应又反过来强化了该遗传特征。例如，拥有音乐天赋的儿童在学校或其他场合被挑选出来，并得到一些特别的机会而让音乐天赋得以表达出来。主动型是指个体有能力选择自己的环境时，具有某种遗传的个体寻求、改变和创造适合自己遗传特征的环境。例如，有音乐天赋的儿童通过选择音乐同伴或其他的方式让天赋得以表达。这反映了一旦个体能够积极作用于环境，遗传因素就影响着对环境的选择和创造。

目前主要有三种方法识别遗传和环境的相关作用。第一种方法是对寄养和非寄养家庭的环境因素和个体某种心理特质之间的相关性进行比较，反映的是被动型相关。因为，非寄养家庭中的儿童从他们的父母那里被动地继承了与其特质有关的遗传和环境，如果非寄养家庭的相关性比寄养家庭高，说明遗传对家庭环境与儿童这一特质之间的共变有贡献。第二种方法是比较寄养儿童的亲生父母的特质与寄养家庭环境测量的相关，如果存在相关性，则表明寄养儿童的寄养环境受遗传影响的特征，也就是说，寄养儿童的遗传倾向激发了寄养父母的反应，所以这一方法适用于反应型或主动型相关。但目前遗传和环境之间存在反应型和主动型相关的研究极少。第三种方法是对环境和心理特质之间的相关性进行多变量遗传分析，适用于三种类型的相关。多变量遗传分析（multivariate genetic analysis）是为了评估某一测量中的遗传效应在多大程度上与另一测量中的遗传效应重叠。如果环境测量中的遗传效应与心理特质测量中的遗传效应重叠，那么，就可以提示遗传与环境之间的相互关系。

3. 遗传与环境的交互作用　遗传与环境的交互作用反映的是有不同遗传背景的个体对相同的环境有着不同的反应，即个体在环境敏感性上存在的遗传差异。苯丙酮尿症就是一个典型的例子。苯丙酮尿症患者不能代谢苯丙氨酸，其产物的堆积会损害发育中的大脑，引起智力低下，所以，患者必须使用低苯丙氨酸的饮食；正常儿童由于能代谢苯丙氨酸，低苯丙氨酸饮食对他无害也无益。当然，对大多数受多基因控制的复杂性状而言，遗传与环境的交互作用的识别要困难得多。Plomin 提出了三种可能的交互作用：①环境和遗传都具有显著的作用，这两种主效应可以用相加的形式合并起来，此时环境和遗传不存在交互作用；②除了环境和遗传的主效应，二者还存在交互作用，基因型的差异只在一种环境里表现，在另一环境中则表现不出来；③环境和遗传的交互作用非常强，基因型的作用完全依赖于环境的影响。

在遗传与环境交互作用的识别上，寄养子研究仍然是一种主要的方法。一般将亲生父母的一些行为特质作为寄养儿童遗传方面的指标，寄养父母的一些特质作为寄养儿童环境方面的指标，以此来揭示遗传与环境的主效应及两者的交互作用。已有研究利用这种方法发现在犯罪行为方面。具有遗传风险的寄养子对寄养家庭的高压力的环境影响更为敏感，而遗传风险低的寄养子不受寄养家庭的压力影响。分开抚养的同卵双生子研究也是识别遗传与环境的交互作用的一种有效的方法。在这类研究中，通常将双生子之一的表现型作为另一个双生子的遗传风险指标。

实验动物研究在遗传与环境的交互作用的识别上有很大的优势，因为实验动物的基因型和环境都是可以操纵的。第二节描述的"聪明鼠"和"迟钝鼠"的实验就是遗传-环境交互作用的经典实验。

（二）分子遗传学

近30年来，随着分子遗传学的发展，连锁分析和关联研究（包括候选基因研究和全基因组关联研究）以及实验动物，也广泛应用到了行为遗传学的研究领域，试图从分子水平上鉴定与行为和心理特征相联系的基因，进而揭示基因作用于心理和行为特征的机制。但由于人类行为和心理特质的复杂性以及基因作用的复杂性，目前这一领域还有待突破。

虽然在动物中存在着单基因控制的行为，如小鼠跳"华尔兹舞"的行为，但人类大多数行为和心理特质并不是简单地遵循孟德尔单基因遗传方式，而是受多基因影响。多基因的微效应可能是个体行为差异的遗传原因，集中体现这一观点的是数量性状基因座（quantitative trait loci，QTL）。这种多基因的作用方式类似于概率性风险因素的影响方式，可以相互消长和叠加。受多基因影响的行为和心理特质，就相当于是一个数量变化的维度（demensionality）或范围，可以称为数量性状。因而，某一数量性状的正常和失调表现对应的遗传基因很可能是相同的，只不过前者属于正常变异范围，而后者则是数量性状变化的极端表现。

本章主要讨论与认知能力、人格、成瘾行为、性取向等相关生理性行为和行为障碍的遗传学内容。包括精神分裂症等常见病理性行为的精神疾病遗传学将在随后的第三十二章中重点介绍。

第二节　认知能力与认知障碍

一、认知能力

人类进行高级心理过程的能力被称作认知能力，是人脑加工、储存和提取信息的能力，是对事物的构成、性能与他物的关系、发展的动力、发展方向以及基本规律的把握能力。具体包括推理、记忆、理解和问题解决能力等。它们的共同核心成分被称为一般认知能力。

对认知能力的评价都是以心理测量为基础的。目前有数百种测量工具从不同层面测量不同的认知能力，如言语能力、空间能力、记忆以及加工速度等。各种认知能力之间存在中等程度的相关，也就是说，如果一个人的言语能力测量分数高，那么空间能力测验分数也会高。

绝大多数人熟悉的智力测量，被称为智商（intelligence quotient，IQ）测验，通常评估总体认知能力并且得出可作为一般认知能力的合理指标的总分。韦氏智力量表（Wechsler Intelligence Scale）是目前全世界范围使用最为广泛的一个智力评估工具。它是由美国学者 Wechsler（1955）主持编制的系列智力测验量表，分为成人、儿童、幼儿三种版本。中国版是由著名心理学家龚耀先（1981）主持修订的。韦氏智力量表由言语智商分量表和操作智商分量表组成，每个分量表又由 5～6 个分测验组成，每个分测验测量一类能力。总人口的平均 IQ 为 100，标准差为 15，也就意味着，总人口中 95% 的人的 IQ 分数在 70～130 之间。

（一）认知能力的家族研究

认知能力是行为遗传学研究中最为成熟的领域之一，一个多世纪来进行了大量的双生子研究和寄养子研究，比较重要的研究包括有 Leahy（1935）的寄养子研究，Burt（1966）的同卵双生子分开抚养研究，以及始于 20 世纪 60 年代早期的在美国路易斯维尔市进行的大型纵向双生子研究等。

Bouhcard（1981）总结了之前的数十项家系研究、双生子研究、寄养子研究的结果，发现一般认知能力的总体方差中有一半可以用遗传因素解释。家系研究发现，生活在一起的一级亲属的一般认知能力有着中等程度的相关（约为 0.45），当然，这种相似性可能归于遗传因素也可能归于环境因素。在寄养子研究中发现寄养儿童和亲生父母的一般认知能力相关约为 0.24，而分开抚养的同胞相关也在 0.24，因为一级亲属在遗传上有 50% 的相似性，所以可以粗略地估计遗传度为 48%。双生子研究也证实了这一结论，同卵双生子的相关平均为 0.86，异卵双生子为 0.6，遗传度粗略估计为 52%。

分开抚养的同卵双生子研究更是一个巧妙有效的区分遗传因素和环境因素作用的研究设计，但往往样本量小。Bouchard（1981）总结了之前发表的几项小样本研究，发现分开抚养的同卵双生子的一般认知能力的平均相关为 0.72，遗传度估算为 72%，这一结果甚至高于其他的研究设计。Thomas（1990）在美国和 Pederden（1992）在瑞典进行的分开抚养双生子研究的结果也类似，两项研究中同卵双生子的相关均为 0.78。

在环境因素对一般认知能力的影响方面，目前认为共享环境因素和非共享环境因素的影响约各占一半。

对认知能力的数量遗传学研究中还有一个非常有趣的发现，回答了遗传度在认知发展过程的变化。在一生发展过程中，遗传的影响是越来越重要还是越来越不重要？可能多数人会回答“越来越不重要”。这些人认为，随着人生中各种生活事件的发生，这些事件的累加对表型的作用会越来越大，遗传的作用似乎会越来越小。还有人可能认为人一生下来遗传的影响就不改变了。但多项研究却发现，在人的一生中，遗传因素对认知能力而言，越来越重要。

在美国科罗拉多进行的寄养子研究中，他们在儿童的 3 岁、4 岁、7 岁、9 岁、12 岁、14 岁、16 岁分别进行了认知能力的测试，发现非寄养家庭中父母认知能力与儿童认知能力的相关是逐渐升高的（婴儿期小于 0.2，儿童中期大约为 0.2，青少年期大约为 0.3），寄养儿童和亲生父母的相关也与此相似，但寄养儿童和他们的寄养父母的相关性接近 0。双生子研究中也有类似的发现，从儿童早期到儿童中期，同卵双生子和异卵双生子间的认知能力的相关性略有增加，到了成年期则大幅增加。在60岁以上的双生子中，认知能力的遗传度甚至接近80%。

为什么遗传度在人生发展过程中会越来越大？一种可能的解释是，在发展过程中，人生早期的遗传效应会通过遗传-环境的交互作用和相关作用像滚雪球样地产生越来越大的效应，如一个在遗传上有高认知能力的人更可能通过后天的学习强化他的遗传倾向性。另一个可能的解释就是共享环境的影响越来越弱了。

（二）认知能力的分子遗传学研究

从分子水平寻找作用于一般认知能力的基因是近年来研究者们关注的重点，已经进行了大量的候选基因研究和部分全基因组的关联研究。

候选基因的研究结果不尽如人意，Payton（2009）总结了过去十余年里发表的200多篇涉及近50个基因的有关智力的候选基因的研究结果，除了编码载脂蛋白E（apolipoprotein E，APOE）的基因*APOE*以外，发现大多数基因的研究结果都不能很好地解释正常人群中的认知能力的变异。Wisdom等（2011）对77项*APOE*E4*等位基因与认知能力的关联研究进行了荟萃分析，分析对象包括了41 000例健康个体，结果发现拥有*APOE*E4*等位基因的个体其认知功能低于平均值，基因的效应值为–0.05，而且这种效应主要发生在中年后甚至老年期。其他还有部分基因的变异可能对认知能力只有很少的效应，如编码儿茶酚-*O*-甲基转移酶（catechol-*O*-methyl transferase，COMT）的基因*COMT*因G＞A导致其蛋白产物p.Val 156 Met变异，脑衍生生长因子（brain-derived growth factor，BDGF）的基因*BDGF*因G＞A导致其蛋白产物p.Val 66 Met变异等。

Davies等（2011）应用全基因组单核苷酸多态性（single nucleotide polymorphism，SNP）芯片，对3511例中老年人的一般认知能力进行了全基因组的关联研究。他们应用的认知功能测验将智力分为流体智力（fluid intelligence）与晶体智力（crystallized intelligence）。流体智力是学习和解决问题的能力，它依赖于先天的禀赋，随神经系统的成熟而提高，如知觉速度、机械记忆、识别图形关系等不受教育与文化影响的能力。晶体智力主要指学会的技能、语言文字能力、判断力、联想力等。他们并没有发现有任何一个SNP与认知能力显著相关，但应用一种新的生物信息技术去计算50余万个SNP的“相关性”（relatedness），他们发现晶体智力的遗传度是40%，流体智力的遗传度是51%，研究结果也更支持了智力的变异是与多基因的微小效应作用有关的，与QTL的思想是一致的。

（三）认知能力研究中的动物实验

在认知能力的研究中，实验动物由于它的可选择性繁殖，也占了重要的一席之地，再次论证了遗传在认知能力的发展中具有重要的作用。其中，一个经典的动物实验就是“聪明鼠和迟钝鼠”。这项实验是Tolman（1924）开始的，后来由Tryon继续完成。他们根据老鼠学习走迷宫寻找食物的行为，将老鼠分为“聪明鼠”和“迟钝鼠”，再进行选择性繁殖，即聪明鼠与聪明鼠繁殖，迟钝鼠与迟钝鼠繁殖，在仅仅经过几代之后就获得了大量的选择反应，聪明鼠和迟钝鼠两家系之间几乎没有重叠，也就是说，所有的聪明鼠在学习走迷宫的过程中所犯的错误要少于迟钝鼠中的任何一只。在6代后的家系中，家系间的差异不再增加，可能与繁殖总在同胞间进行配对，这种同系交配大大地降低了选择家系内部的遗传变异性。

认知能力研究中，著名的遗传-环境交互作用实验也以走迷宫“聪明鼠”和“迟钝鼠”为对象。分别给予三种不同的环境喂养这两种老鼠。第一种环境是“丰富型”，老鼠居住在宽敞明亮的笼子里，里面放着许多的玩具。第二种环境是“限制型”，老鼠居住的笼子狭小灰暗而且没有可动的物体。第三种环境是“标准型”，老鼠在标准的实验室条件下喂养。经过一段时间的喂养和繁殖，意料之中的是在“标准型”环境中喂养的“聪明鼠”家系和“迟钝鼠”家系之间走迷宫的表现存在很大的差异。但在“丰富型”和“限制型”环境中喂养的老鼠则显现明显的遗传-环境交互作用。“丰富型”环境对“聪明鼠”的表现并没有什么影响，但大大提高了“迟钝鼠”走迷宫的表现。而在“限制型”环境对“聪明鼠”产生了非常不利的影响，但对“迟钝鼠”没有什么影响。

二、认知障碍

常见的认知障碍有精神发育迟滞、痴呆和学习技能障碍。精神发育迟滞和痴呆在第三十二章有详细的介绍，本节主要解释学习技能障碍。

阅读障碍（dyslexia，DYX）是学习技能障碍中最常见的一种，约占了学习技能障碍的 80%，在学龄期儿童中的发生率约为 5%～10%。它是指智力正常的儿童在正常的社会背景和教育机会的情况下，在学习阅读过程中出现了严重困难，表现为字词认知不准确、不流利以及拼写与解码能力低下。

在阅读障碍的定量遗传学研究中有两个重要的研究。最大的一个家系研究是 Defries 等（1986）对 125 个有阅读障碍儿童的家庭和 125 个对照家庭（无阅读障碍儿童）进行的涉及 1044 名对象的研究。他们发现，阅读障碍儿童的同胞和父母在阅读测验上的表现明显落后于对照组儿童的同胞和父母，说明阅读障碍存在家族聚集性。第二个研究是 Defries 等（1999）进行的双生子研究。他们研究了 250 对双生子，每对双生子中至少有一例阅读障碍患者。他们发现，同卵双生子的一致率为 66%，而异卵双生子的为 36%，说明了阅读障碍存在中等程度的遗传效应。

在遗传 - 环境交互作用分析中发现，与低教育水平父母的儿童相比，高教育水平父母的儿童中遗传的影响更大，而环境因素的影响更小。

连锁分析发现了多个染色体区域与阅读障碍存在可能的连锁，包括了 1、2、3、6、11、15、18 和 X 染色体，其中，6p21-p23 和 15q21 是报道最多的区域。目前，至少有 9 个可能的易感区域以阅读障碍（DYX）命名，分别为：15q21 区的 *DYX1*；6p22.3-p21.3 的 *DYX2*；2p16-p15 的 *DYX3*；6q11.2-q12 的 *DYX4*；3p12-q13 的 *DYX5*；18p11.2 的 *DYX6*；11p15.5 的 *DYX7*；1p36-p34 的 *DYX8*；Xq27.2-q28 的 *DYX9*。随后对这些区域进行的易感基因的关联研究也有不少发现。

15 号染色体与阅读障碍的连锁最早是 Smith 等（1983）在 9 个阅读障碍的家庭中发现的。他们发现，着丝粒处与阅读障碍存在显著连锁。1991 年，他们又报道在更多的家系中发现了 15q15.1-q21.3 区域与阅读障碍的连锁，这一结果得到了其他研究报道的支持。还有一个更有力的支持是 Nopola-Hemmi 等（2000）在一个芬兰的阅读障碍家系中发现了 15q21-q22 区域的平衡易位 t（2；15）（q11；q21），断裂点正好位于连锁分析所报道的 DNA 标记之间。目前，这一断裂点所破坏的基因已被命名为阅读障碍易感性 1 候选基因 1（dyslexia susceptibility 1 candidate 1，*DYX1C1*），断裂点位于基因的外显子 8 和外显子 9 之间。

第三节　人格与人格障碍

一、人格

人格（personality）是心理学中很难定义的概念之一，歧义较多。目前较普遍接受的定义为：个体在社会与生活环境中一贯表现出的行为模式，即个体在一般情况下表现出来的稳定而且可以预测的心理特征；是一个人在社会化过程中形成和发展的思想、情感及行为的特有统合模式，这个模式包括个体独有的、有别于他人的、稳定而统一的各种特质或特点的总体，是相对持久不变的，不随时间和情境的变化而变化。

关于人格特质的分类也争论很多。有很多学者提出过很多不同的模型，并在此基础上编制了各种人格特质评估问卷。例如，Eysenck 的三因素模型（three factor model），将人格特质分为外向性 / 内向性（extraversion/introversion）、神经过敏性 / 情绪稳定性（neuroticism/emotional stability）、孤僻性 / 社交性（psychoticism/socialisation）。他们夫妇（1975）据此编制了 Eysenck 人格问卷（eysenck personality questionnaire，EPQ）；Cattell（1946）通过因素分析法，提出人格特质的 16 因素模型（16 personality factor model），包括乐群性、敏锐性、稳定性、影响性、活泼性、规范性、交际性、情感性、怀疑性、想象性、隐秘性、自虐性、变革性、独立性、自律性、紧张性，并编制了 Cattell 16 因素人格问卷（Cattell 16PF Questionnaire）；Zuckerman 和 Kuhlman 等（1991）根据人格的生理基础提出了五个因素，即冲动的非社会化的感觉寻求、攻击 - 敌意、活动、社交性和神经质 - 焦虑，编制了 Zuckerman-Kuhlman 人格问卷（Zuckerman-Kuhlman personality questionnaire，ZKPQ）；McCrae 和 Costa（1985）根据对 16PF 的分析和自己的理论，将人格特质分为神经过敏性、外向性、开放性、顺从性和尽责心，并编制修订了 NEO 人格问卷（NEO Personality

Inventory）。在众多研究成果的基础上，1992年建立的人格特质五因素模型（five-factor model，FFM），把人格特征分为开放性（openness to experience）、尽责性（conscientiousness）、外向性（extraversion）、顺从性（agreeableness）、神经过敏性（neuroticism），合称OCEAN（人格五因素模型）。目前，FFM理论得到大多数学者的认可，是人格特质研究中使用得最多的理论基础。

人格特征的评估基本上都是通过心理测量工具完成，具体的人格测量工具也多达数百种。由于所依据的人格理论不同，所采用的方法也不同。总体来讲，分为结构明确的量表类和结构不甚明确的投射技术类。由于投射技术的实施和分析过于复杂，难以定量，所以在行为遗传学研究中使用的基本上都是问卷量表，这些问卷包括数十个条自到数百个条目不等。绝大多数人格的遗传学研究都采用的是自陈问卷，还有少数研究使用同伴评定或父母评定，不同的评定方式所得出的结果略有差异。

外向性和神经过敏性是人格特征的遗传学研究中研究得最多的人格特质。在一项通过自陈问卷对24 000对涉及5个国家的儿童双生子研究中，一起抚养的同卵双生子与异卵双生子在外向性上的平均相关分别为0.51和0.18，在神经过敏性上的平均相关分别为0.46和0.20。在分开抚养的双生子设计中，虽然与一起抚养的同卵双生子相比，分开抚养的同卵双生子的相关性明显下降（外向性和神经过敏性都为0.38），异卵双生子也是如此（外向性和神经过敏性分别为0.05和0.20），但分开抚养的双生子中仍显示了同卵双生子的相关性高于异卵双生子。寄养子研究的结果显示，亲生父母和寄养子女的相关性也高于寄养父母与寄养子女的相关性，寄养子女与其亲生同胞的相关性也高于寄养子女与寄养家庭兄弟姊妹的相关性。这些结果均说明，遗传因素在外向性和神经过敏性的人格特征中起着一定的作用。通过模型拟合分析，Loehlin（1992）计算出外向性的遗传度约为50%，神经过敏性约为40%，环境的影响几乎完全归于非共享环境效应。

在自陈问卷研究中，对其他人格特质如寻求新奇、避免伤害、奖赏依赖、坚持性等的双生子研究也得到了类似的结果，遗传因素起着中等程度的作用。

Riemann等（1997）在德国和波兰对近1000名成年双生子通过自陈问卷和同伴评定进行了FFM人格特质的研究。在自评的基础上，每个双生子还有两个同伴评定其人格。自评的结果与其他双生子的研究结果相似，五种人格特质的遗传度在40%~60%之间。同伴之间的评定的相关性为0.61，自评与同伴评定的相关性为0.55，说明在人格的评定中，同伴评定和自评是有一定的一致性的。虽然在同伴评定的结果中遗传度（0.2~0.5）要弱于自评，但还是说明了遗传因素在人格特质中有重要的影响。在环境因素的评价中，无论是自评还是同伴评定，在五种人格特质中都发现非共享环境的作用远大于共享环境的作用。

在人格特质的理论假说中，神经递质假说一直占有重要的位置，所以，早期的人格特质的候选基因研究主要围绕5-羟色胺相关基因和多巴胺能神经相关基因。

编码5-羟色胺转运蛋白（5-hydroxytryptamine transporter，5HTT）的基因*5HTT*，人类基因组组织基因命名委员会（HGNC）核准的基因名称是溶质载体家族6成员4基因（solute carrier family 6，member 4 gene），基因符号为*SLC6A4*。该基因5'端调节区有一段43bp的插入/缺失多态性区域，被称为5-羟色胺转运蛋白基因连锁多态性区域（*5HTT* linked polymorphism region，*5HTT* LPR）。该区域被发现可能与神经过敏性相关。

编码多巴胺受体D4（dopamine receptor D4，DRD4）的基因*DRD4*，在外显子3中有一段（48bp）n的可变数目串联重复（VNTR），重复的范围为n=2-11，称为*2R-11R*。其中，*DRD4*7R*可能与追求新奇性（novelty seeking）的人格特质有关。*DRD4*7R*的频率在亚洲人群中很低，而在美国人群中很高。此外，编码儿茶酚-*O*-甲基转移酶（catechol-*O*-methyl transferase，COMT）的基因*COMT*有一处G＞A单核苷酸多态，导致蛋白产物p.Val158 Met多态，同样可能与追求新奇性的人格特质有关。

近年进行的全基因组关联分析也发现了一些与人格特质有关的基因，如Terracciano等（2010）对近4 000人的全基因组关联研究发现，编码突触小体相关蛋白，25kDa（synaptosomal-associated protein，25kDa，SNAP25）的基因*SNAP25*与神经过敏性有关；编码脑衍生生长因子（brain-derived growth factor，BDGF）的基因*BDGF*、编码钙黏附蛋白13（cadherin 13，CDH13）和编码钙黏附蛋白23（cadherin 23，CDH23）的基因*CDH13*和*CDH23*与外向性有关；编码接触蛋白相关蛋白样2（contactin-associated protein-like 2，CNTNAP2）

的基因 *CNTNAP2* 与开放性有关；昼夜节律活动输出周期故障基因即时钟基因（circadian locomotor output cycles kaput gene，*CLOCK*）与顺从性有关；编码双重特异性酪氨酸磷酸化调节激酶 1A（dual-specificity tyrosine phosphorylation-regulated kinase 1A，DYRK1A）的基因 *DYRK1A* 与尽责性有关。

二、人格障碍

人格障碍是一种精神病理现象，指个体具有明显偏离正常且根深蒂固的行为模式，存在社会适应不良，自身遭受痛苦和（或）使他人遭受痛苦，或者给个人或社会带来不良影响，始于童年和青少年期，通常一直持续至成年乃至终生。人格障碍与多种精神疾病的发生有关。例如，部分精神分裂症患者在起病前有分裂样人格障碍；偏执型人格障碍容易发展成偏执性精神病。另外，反社会型人格障碍还经常与犯罪的发生相关。

人群中人格障碍的患病率资料较少，且不同地区的不同研究得出的结果差异很大，国外的调查结果显示患病率一般约为 2%～10%，我国缺乏全国范围内的流行病学调查数据，在 1981 年和 1993 年进行的部分地区的流行病学调查显示患病率仅为 0.1%。患病率在不同地区出现如此大的差异，可能与文化差异以及研究过程中所采用的诊断工具的不一致有关。

人格障碍的分类比较复杂，在精神病学中常用的国际疾病分类标准（第 10 版）（ICD-10）、美国《精神障碍诊断与统计手册》（第 4 版）（DSM-IV）以及中国的《中国精神疾病分类及诊断系统》（第 3 版）（CCMD-3）三种诊断系统中都略有不同。近年国际上对人格障碍的遗传学研究多采用的是 DSM-IV 诊断系统。在 DSM-IV 系统中依据临床表现的描述，将人格障碍分为三大类群，共 11 种类型，A 类群的主要特点是行为怪异，包括偏执型、分裂样和分裂型人格障碍；B 类群的主要特点是情感不稳定，包括表演型、自恋型、反社会型和边缘型人格障碍；C 类群的主要特点是焦虑，包括回避型、依赖型、强迫型和被动攻击型人格障碍。

由于人格障碍是一种精神病理状态，双生子样本中难以找到足够多的人格障碍患者，所以有部分研究是在合并其他精神疾病的病例中进行的。Torgersen 等（2000）通过 DSM-IV 的人格障碍定式访谈工具对合并有其他精神障碍的 92 对同卵双生子和 129 对异卵双生子进行研究，发现各种人格障碍的遗传度集中在 30%～60% 之间，其中，A 类群中最低的为偏执型人格障碍（28%），最高的为分裂型人格障碍（61%），B 类群的三种人格障碍的遗传度都大于 60%，以自恋型为最高（77%），C 类群障碍中回避型人格障碍的遗传度最低（28%），强迫型人格障碍最高（77%）。

也有在人群中通过人格障碍问卷调查和定式访谈工具进行的较大样本量的双生子研究。这类研究得出的人格障碍的遗传度普遍较临床样本双生子研究得出的结果低，如 Kendler 等在挪威对约 3300 对双生子进行了人格障碍的系列研究，发现 A 类群人格障碍的遗传度在 21%～28% 之间，B 类群人格障碍的遗传度在 24%～35% 之间，C 类群的遗传力在 27%～35% 之间。

程辉等（2010）在北京对近 10 000 例高三学生及其父母通过自评人格障碍问卷进行筛查，筛查阳性者再经过精神科专业人员的诊断访谈确定诊断。最后发现总体人格障碍的遗传度大于 70%。父母对子女的遗传影响有差异。其中，A 类群人格障碍中父亲遗传度为 81%，母亲为 45%，B 类群人格障碍中父亲遗传度为 96%，母亲为 78%，C 类群人格障碍中父亲遗传度为 67%，母亲为 65%，都是父亲对子女的影响更大。

不同人群的研究结果差异如此大，与研究样本量以及采用的评估诊断工具有关。但两类研究都发现环境因素的影响主要来自于非共享环境，共享环境的作用基本没有。

人格障碍的分子遗传学研究还比较少，多为一些小样本的研究。A 类群人格障碍中，编码小肌萎缩蛋白结合蛋白 1（dystrobrevin-binding protein 1，DTNBP1）的基因 *DTNBP1*、编码 D- 氨基酸氧化酶（D-amino acid oxidase，DAO）的基因 *DAO* 以及 *COMT* 基因等被发现可能与分裂型人格障碍有关。B 类群人格障碍中，边缘型人格障碍是研究得较多的一类，编码单胺氧化酶 A（monoamine oxidase A，MAOA）的基因 *MAOA*、编码 5- 羟色胺受体 2A（5-hydroxytryptamine receptor 2A，HTR2A）的基因 *HTR2A* 以及 *5HTT* LPR 等可能与边缘型性人格障碍有关。C 类群人格障碍中，编码多巴胺受体 D3（dopamine receptor D3，DRD3）的基因 *DRD3* 在 5’端部分有一处 G > A 单核苷酸多态，导致蛋白产物 p.Ser 9 Gly 多态，可能与强迫型人格障碍相关。

第四节 成瘾行为

一、成瘾行为和物质依赖的基本概念

成瘾（addiction）是指人们对做某事或使用某种物质失去了自主控制，造成身体的伤害或（和）社会功能的损伤。最常见的成瘾行为，包括了对某种物质的成瘾如对酒精、烟草及药物等精神活性物质的成瘾，也包括了对某种行为某种事物的成瘾如对赌博、上网、购物的成瘾。成瘾行为的主要特点是行为失控，日常生活依赖于这些成瘾的物质或事物。成瘾可来源于习惯，但当因为经常使用某种物质而导致了心理和躯体的损害时，习惯行为可能就变成成瘾行为了。

依赖（dependence）多用于精神活性物质的成瘾中，这时候"成瘾"和"依赖"这两个术语往往是同一个含义。在ICD-10、DSM-IV、CCMD-II三大诊断系统中仍然使用的是依赖。

传统上将依赖分为躯体依赖和精神依赖。

躯体依赖也称生理依赖，指成瘾物质作用于人体，使躯体产生适应性改变，形成病理性平衡状态，一旦停止使用成瘾物质，生理功能就会发生紊乱，出现一系列反应，称为戒断综合征（withdrawal syndrome），也就是俗称的"发瘾"。为了避免"发瘾"，就必须定时用药。

精神依赖又称心理依赖或心瘾，指成瘾物质进入人体后作用于中枢神经系统，产生了舒适、兴奋、放松等心理效应，成瘾者在精神上依赖它，出现渴望用药的强烈欲望，驱使成瘾者不顾一切地寻求和使用成瘾物质。一旦出现精神依赖，成瘾者的生活就变成以成瘾物质为中心，这种依赖性很难消除，非常顽固，这也是成瘾者在戒断后发生复吸的重要原因。

在讨论成瘾行为和物质依赖时，还有一个常用的术语就是"滥用"（abuse），它是指由于反复使用药物导致了明显的不良后果。如不能完成学业、工作，或损害了躯体、心理健康。滥用强调的是不良后果，它没有明显的耐受性增加或戒断症状，否则就是依赖状态。

数量遗传学和分子遗传学研究结果都显示遗传因素在成瘾行为的各个阶段都有一定的作用。本节主要讨论酒精依赖、烟草依赖和精神活性药物依赖。

二、酒精依赖

饮酒行为在日常社会生活中是一种普遍行为。据统计，成年人中一生滴酒不沾者仅占5%，80%的人是社交性饮酒，即在特定场合（如节日和聚会）饮酒。酒精滥用（问题饮酒）者约10%，酒精依赖者约5%。酒精滥用和酒精依赖的发生率在不同文化背景的地区差异很大，性别之间的差异也很大，如在西方国家男性是女性的3倍，而在亚洲国家男性是女性的10倍。

（一）酒精依赖的家族研究

Crothers（1909）就提出了酒精依赖有家族聚集性的观点，随后的家系研究也证实了这一点，酒精依赖患者的子女发展成酒精依赖的风险是无家族史个体的3~5倍。

双生子研究显示酒精依赖的遗传度为50%~64%。在男性双生子研究中，也发现同卵双生子的酒精滥用（依赖）的一致率显著高于异卵双生子。如Kendle等（1997）以1902—1949年出生的2516对瑞典籍男性双生子进行了酒精依赖的研究，发现同卵双生子的一致率为47.9%，明显高于异卵双生子的32.9%，遗传度为54%，而共享的家庭环境因素在酒精依赖的发生中的变异仅占14%。其他的男性双生子中也有类似的结果。在女性双生子的研究中，同卵双生子的酒精滥用（依赖）的一致率虽然有高于异卵双生子的一致率的趋势，但差异都没有达到统计学意义。是不是在女性发生酒精依赖的风险中，遗传因素的影响很小？Heath等（1997）巧妙地利用了不同性别的异卵双生子进行分析，他们发现，当双生子中女性一方为酒精依赖时，男性一方亦为酒精依赖的一致率为59.5%，明显高于同性别的异卵双生子的一致率（男性双生子和女性双生子分别为31.5%和18.3%），这一结果说明，在同样的遗传风险下，女性可能较男性较少发生酒精依赖，而在发展成酒精依赖的女性，可能较酒精依赖的男性有更多的遗传负荷。

宁锋等(2007)在我国青岛对503对双生子(同卵双生子310对，异卵双生子193对)进行了吸烟和饮酒相关问题的研究，发现在饮酒行为上同卵双生子的一致率为51.8%，异卵双生子为16%，遗传度为60.8%，与国外的研究结果基本一致。

由于酒精依赖是一种异质性疾病，它在起病年龄，饮酒史，合并症以及戒断症状的开始方面都存在表型特征的差异，这种异质性可能导致酒精依赖的不同表型存在不同的遗传度。Cloninger(1987)就将酒精依赖分为Ⅰ和Ⅱ型，Ⅰ型酒精依赖者饮酒相关问题出现年龄较晚，有神经过敏性人格特征，仅具有中等程度的遗传性(遗传度低于40%)，而Ⅱ型酒精依赖者饮酒相关问题出现年龄较早，为早发型，并有反社会行为等特征，这类型酒精依赖具有很强的遗传性，遗传度高达90%。

研究也发现有酒精依赖家族史的酒精依赖患者往往酒精依赖的程度也更重，如出现问题饮酒的年龄更早，从开始饮酒到发展成酒精依赖的进展很快。

(二)酒精依赖的分子遗传学研究

乙醇代谢酶相关基因一直是酒精依赖候选基因研究中关注的重点。乙醇代谢的主要途径为首先在肝脏内由乙醇脱氢酶(alcohol dehydrogenase，ADH)氧化成乙醛，乙醛继而由乙醛脱氢酶(aldehyde dehydrogenase，ALDH)氧化成乙酸，最后分解为二氧化碳和水排出。

已知ADH有20余种同工酶，其中ADH1B和ADH1C有明显的遗传多态性，其酶活性有很大的差异，如编码ADH1B的基因*ADH1B*的**1*，**2*和**3*三个多态所编码的酶活性差异很大，ADH1B*2和ADH1B*3之间的差别就超过30倍。这些多态在不同种族的人群中分布频率很不一致，如*ADH1B*2*在亚洲人群中非常多见，60%~80%的人携带该等位基因，在中国汉族人群中的频率为57.14%，但在其他人群中却很罕见。在非洲人群中*ADH1B*3*的频率超过15%。研究发现，ADH1B*1可能是酒精依赖的危险因子，而ADH1B*2是保护因子，如在一项台湾进行的长达4年的纵向研究中发现，低活性的*ADH1B*1*等位基因较其他等位基因的风险比值比是5.87。

ADH1C多态也存在明显的种族差异，如*ADH1C*1*多态见于90%以上的中国汉族人群，而在欧洲人群中约为55%~60%。*ADH1C*基因变异与酒精依赖的相关性在不同人群中的研究结果不尽一致，在美国进行的连锁和关联研究提示：*ADH1C*基因是酒精依赖的风险因子，但在台湾人群中的研究却发现这种关联是由于*ADH1C*与*ADH1B*2*等位基因处于连锁不平衡所致。

编码ALDH的基因有十余种，常见的有*ALDH1-ALDH4*四种，其中，肝脏内60%以上的乙醛代谢与ALDH2有关。ALDH酶活性的差异在不同人群也有高度遗传多态性，如亚洲人群低ALDH酶活性的比例就远高于其他人群。1982年在日本酒精依赖者中发现ALDH酶活性缺乏的比例非常低，所以推测酒精依赖中ALDH活性缺乏可能是保护因子。此后在亚洲其他国家人群的研究，在酒精依赖者中编码酶活性丧失的*ALDH2*2*等位基因的频率明显低于健康对照。并且*ALDH2*2*等位基因对酒精消耗和酒精依赖发生的影响是与这一等位基因的拷贝数有关，也就是说，纯合子更容易发生酒精依赖，这可能与ALDH活性完全缺乏导致乙醇清除困难，血液乙醛浓度的峰值高，饮酒后很快出现面红反应而不能饮酒，从而抑制了酒精依赖的发生有关。

三、烟草依赖

烟草是全球最为广泛滥用的物质之一。由于烟草中的尼古丁有一定的神经毒性，长期和大量使用烟草后会引起耐受性增加，从而产生一系列躯体和心理问题，形成依赖。

双生子研究已经显示在抽烟行为中，同卵双生子中的一致率都大于异卵双生子的一致率，而且发现无论是在抽烟的起始、持续还是吸烟量中，遗传因素都起着一定的作用。但作用大小有所不同。Koopmans等(1999)在荷兰的双生子研究中发现，遗传因素在吸烟起始中的作用为39%，对于已养成吸烟习惯的对象而言，遗传因素对吸烟量的大小的作用为86%。荟萃分析(Meta-analysis)显示男性烟草依赖的遗传度为59%，女性略低，为46%，平均56%。对共享环境和非共享环境因素的分析显示两者的作用基本相当，在 20%～30% 之间。

在烟草依赖的分子遗传学研究中研究得比较多的是细胞色素 P450 酶系（cytochrome P450 enzymes，CYP450），这一类酶因其还原态的吸收峰在 450 nm 而得名。70%～80% 以上的尼古丁是由细胞色素 P450 酶亚家族Ⅱ A 多肽 6（cytochrome P450 subfamily Ⅱ A polypeptide 6，CYP2A6）在肝脏中代谢为无活性的可替宁（cotinine），然后由尿液中排出。另外参与代谢的还有 CYP2D6、CYP2B6、CYP2E1。

有学者发现，携带活性丧失的 *CYP2A6*2* 等位基因的个体，出现规律吸烟的年龄较非携带者晚 3 年，并且，其戒烟的可能性是非携带者的 1.75 倍。在日本人群进行的几项研究中，都发现非吸烟者携带低活性或活性丧失的 *CYP2A6*2* 等位基因的比例显著高于吸烟者。而且在吸烟量上，携带低活性或活性丧失突变等位基因的纯合子个体，较野生型纯合子和突变型－野生型杂合子的个体，吸烟量明显减少，说明存在基因剂量效应。

吸烟者与非吸烟者相比，CYP2D6 弱代谢型个体的比率显著降低，严重吸烟者中在超快代谢型的比例远高于从不吸烟者（4 倍），提示弱代谢型可能是吸烟的保护因子，而超快代谢型是烟草依赖的风险因子。

*CYP2B6*5* 等位基因被发现与烟草戒断后的复吸增加有关，而 *CYP2B6*6* 与成功戒断有关。

四、药物依赖

药物依赖是指对精神活性药物的依赖。可以根据药理作用分为麻醉镇痛药（吗啡、哌替啶、美沙酮）、中枢兴奋剂（可卡因、苯丙胺类兴奋剂）、大麻类、中枢神经抑制剂（巴比妥类、苯二氮䓬类）等药物的依赖。这些药物有些是可以在医院或药店凭医生处方买到的，有些则属非法药物，也称毒品。主要有鸦片、海洛因、甲基苯丙胺（冰毒）、吗啡、大麻、可卡因等。这里主要介绍非法药物依赖的遗传学研究。

在物质依赖的形成中，首先要有与成瘾物质接触的机会，然后开始尝试使用，再逐渐发展到滥用和依赖。尼古丁和酒精对大多数人而言，是比较容易获取的，而大麻、海洛因等非法物质的获取往往存在一定的困难。这些物质的滥用和依赖的发生率也就远远低于酒精依赖和尼古丁依赖的发生率。而且在不同的时代，这些非合法药物获取的难度也是不一样的，其发生率也就不同。例如，我国 1949 年前鸦片的获取比较容易，鸦片依赖的发生率也就比较高，1949 年后鸦片的获取非常困难，鸦片依赖的发生率就非常低了。这种获取的困难和难度的不一致性，导致了在非法药物的滥用和依赖的遗传流行病学研究时，获取父母和同胞都有物质滥用和依赖史的家系比较困难，所以，非法物质滥用的遗传流行病学研究相对尼古丁和酒精滥用成瘾的研究少很多，样本量也往往较小，结果不一致的情况也比较多。

无论是大麻、海洛因以及其他的非法物质的使用和依赖，目前的家系研究都发现存在家族聚集性。双生子研究显示同卵双生子的一致率高于异卵双生子的一致率。遗传度在 30%～50% 之间，非共享环境因素的作用略高于共享环境因素的作用。

在人的发展过程中，遗传因素对成瘾行为的影响会有改变吗？是否随着年龄的增长，遗传因素的作用更大？最近的一项研究得出的结论与认知能力的结果正好相反。Verize 等（2012）对近 3800 对双生子长达近 20 年（11 岁到 29 岁）的随访研究发现，随着年龄的增长，遗传因素对大麻、酒精、烟草三种物质的滥用 / 依赖症状的作用越来越弱，而非共享环境的影响则是随着年龄的增长而逐渐增大。

在分子遗传学研究中，编码阿片样物质受体（opioid receptors）的基因是关注得最多的基因。

编码阿片样物质受体 μ1（opioid receptor μ-1，OPRM1）的基因 *OPRM1* 在其是编码区有一处 c.118 A > G 多态，导致其蛋白产物的 p.Asn 40 Asp 多态。这一变异使该受体与内啡肽的结合性相差三倍。c.118 A > G 多态在不同种族人群中的分布有很大差异。例如，在非洲裔美国人中，c.118 G 的频率大约是 1%～3%，白种人群中是 10%～15%，亚洲人群中的频率则高达 35%～50%。研究发现，c.118 G 变异与多种药物依赖有关，可能是药物依赖的风险等位基因。

第五节　生物节律与睡眠

一、生物节律

生物的很多行为和生理现象都会按一定的时间顺序、周而复始地发生周期性波动，这就是生物节律。各种生物节律的周期长短不一致。有周期小于一天的超日节律（ultradian rhythm），如以分钟为单位的心动、呼吸节律；也有周期大于一天的亚日节律（infradian rhythm），如月经节律；还有最常见的以日为单位的近日节律（又称昼夜节律，circadian rhythm），如睡眠与觉醒。

近日节律也就是人们常说的生物钟，是最重要的生物节律。它是生物体在进化过程中为适应自然环境，如阳光、温度等的周期变化的影响，而逐渐形成机体内在的生物节律，并表现出与自然环境的周期性变化一致。人体的许多生命活动，如睡眠与觉醒、饥饿与口渴、血压、心脏收缩次数、体温、激素水平、免疫系统的活动等，都随着白天和黑夜的交替而发生着变化，呈现出固有的近日节律现象。某些疾病的发作也与近日节律有关，如大多数哮喘患者易在傍晚或夜间时发作，这与患者体内的免疫球蛋 IgE 水平在下午达到高峰有关；不少心血管疾病的发生在午夜，这可能与深夜动眼睡眠时间增加，血压和心率的不稳定有关。近日节律的破坏也会导致机体功能紊乱及疾病发生，如紊乱的近日节律会增加抑郁症、女性乳腺癌等疾病的发生。

哺乳动物调控近日节律的核心结构是自律地产生振荡信号的振荡器，它们通过特定的感受器和感觉传入通路，接受环境因子的引导作用而与环境节律同步；同时，它发出振荡信号（周期性变化的神经信号或体液信号）影响其他各生理功能系统，使机体的各项生理活动按一定的节律进行。中枢振荡器位于下丘脑的视交叉上核（suprachiasmatic nucleus，SCN），通过其神经元中被称为生物钟基因的一组基因的转录 - 翻译反馈回路而不断的自激振荡下去，然后，再通过传出途径，将这种自激振荡产生的周期约 24 小时的节律传导出去，形成近日节律。肝、肾、淋巴结等外周器官也可表达一种或多种生物钟基因，形成外周振荡器，它通常受中枢近日节律的调控而与中枢同步。环境中的各种授时因子需要通过它的偶联作用才能产生致同步作用。光信号和某些化学物质（如褪黑素等）可引导 SCN 的节律性活动。

松果体细胞合成和分泌的褪黑素，广泛参与了近日节律调控，所以松果体被认为是近日节律的神经内分泌转换器。通过 SCN- 室旁核 - 松果体的纤维通路，褪黑素的合成是在 SCN 的调控下呈现明显的昼低夜高节律性。褪黑素经循环到达身体各个部位，与褪黑素受体结合后，有效调节 24 小时相节律。由于褪黑素可分布于包括 SCN 在内的广大范围的中枢神经系统和外周器官，它不仅参与调节这些器官系统的功能，同时将外界光照周期信号更为有效地以近日节律的形式输送到体内各个组织和器官。而褪黑素又可通过 SCN 中褪黑素受体反过来作用于 SCN，从而调节机体的近日节律。

生物钟基因的转录 - 翻译反馈环，是由具有正调节和负调节作用的两组生物钟基因以 24 小时节律表达而实现的。正调节基因包括了时钟基因 *CLOCK* 和编码芳烃受体核转运蛋白样蛋白（aryl hydrocarbon receptor nuclear translocator-like protein，ARNTL）的基因 *ARNTL*，也就是编码脑和肌肉 ARNT 样蛋白 1（brain and muscle ARNT-like protein 1，BMAL1）的基因 *BMAL1*，负调节基因包括果蝇 *period* 基因同源基因 *PER1*（*period*，Drosophila homolog of，*PER1*）、*PER2*、*PER3*、编码隐色素 1（cryptochrome1，CRY1）的基因 *CRY1*、编码隐色素 2（cryptochrome 2，CRY2）的基因 *CRY2* 等。*CLOCK* 基因和 *BMAL1* 基因的蛋白产物是转录因子 CLOCK 和 BMAL1，它们具有碱性螺旋 - 环 - 螺旋 /Per-Arnt-Sim（basic helix-loop-helix/Per-Arnt-Sim，BHLH-PAS）DNA 结合结构域，形成异源二聚体转运至细胞核，与 *PER1*、*PER2*、*PER3*、*CRY1* 和 *CRY2* 等基因启动子区的 E-box（CACGTG）结合，以启动这些基因的转录。经翻译得到的 PER1、PER2、PER3、CRY1 和 CRY2 等蛋白又形成异源二聚体或多聚体转运至细胞核，抑制 *CLOCK/BMAL1* 异源二聚体介导的转录正调节，直到它们降解。这样一个循环约为 24 小时。

已有不少动物实验证明生物钟基因的突变会引起生物节律的改变。目前在果蝇的 *period* 基因（*per*）

中至少已发现短、长、无等3个突变等位基因:per^S、per^L、per^0。它们分别使果蝇的生物节律周期长度变为19小时、28小时或无节律。此外,隐色素基因缺失的小鼠在持续黑暗中会完全丧失近日节律。

哺乳动物体内 *Tau* 基因编码的酪蛋白激酶(casein kinase)可掩蔽PER蛋白细胞核内的定位信号和降解,有利于PER磷酸化、细胞核内迁移以及PER蛋白转录抑制活动,研究发现,*Tau* 基因突变仓鼠的睡眠-觉醒周期由24小时缩短到20小时。

二、睡眠和睡眠障碍

睡眠是生物中最为神奇的行为之一。人类睡眠时间约占生命的三分之一。在睡眠状态,机体的运动活动和有意识活动减弱并逐渐消失,新陈代谢下降,机体的基本生命活动在能量消耗最小的条件下进行,能量得以储存。睡眠时间的长短和质量的好坏,涉及觉醒状态时各项功能活动的正常进行以及个人才能的发挥,所以,睡眠障碍影响生活质量、降低工作效率。随着现代生活节奏的加快以及生活方式的改变,各种睡眠障碍性疾患日益成为一个突出的医疗及公共卫生问题而受到人们关注。据流行病学研究显示,将近30%~40%成年人出现失眠现象。

目前关于睡眠的分期通用的方法是,根据脑电图的变化、眼球运动情况和肌肉张力的改变,将睡眠分为两种不同的时相:快速眼球运动(rapid eye movement,REM)睡眠和非快速眼球运动(non rapid eye movement,NREM)睡眠。在整个睡眠过程中,NREM睡眠和REM睡眠交替出现,反复循环3~5次。平均每90分钟出现一次REM睡眠。越接近睡眠后期,REM睡眠持续时间越长。REM睡眠约占总睡眠时间的20%~25%。

睡眠是一个复杂的表型,家族研究已显示遗传因素在睡眠的不同特征方面都具有一定的影响。20世纪30年代的双生子研究就发现,在睡眠时间和入睡时间方面,同卵双生子比异卵双生子具有更相似的模式。Health等(1990)在澳大利亚进行的双生子研究显示,睡眠质量的遗传度为33%,睡眠模式的遗传度为40%。最近的一项关于失眠的双生子研究也显示,同卵双生子和异卵双生子的一致率分别为0.47和0.15,遗传度为57%。

在睡眠研究引入脑电图后,研究者们发现,虽然个体之间的脑电图相差很大,但同卵双生子有更相似的脑电图模式。近年的睡眠脑电图研究发现,NREM睡眠中的8~16Hz的频率的遗传度高达96%。

由于睡眠是生物节律的典型代表,所以很多对睡眠的分子水平的研究都围绕生物钟相关的基因进行。

动物研究已发现,*Bmal1*、*Clock*、*Per* 和 *Cry* 等生物钟的核心基因中,任何一个基因突变体小鼠,或者是几个基因突变的结合体小鼠,都显示了异常的休息-活动模式。例如,*Clock* 基因突变导致小鼠比野生型小鼠平均少2小时睡眠;*Bmal1* 敲除小鼠和 *Cry1/Cry2* 双敲除小鼠的总睡眠时间增加;与视交叉上核(SCN)信号传出有关的、编码前动力蛋白2(prokineticin 2,PROK2)的 *Prok2* 基因敲除小鼠的总睡眠时间减少,而且在睡眠剥夺后的睡眠恢复能力减弱。果蝇的生物钟基因研究也有类似发现。

家族性睡眠时相提前综合征(familial advanced sleep-phase syndrome,FASPS)是一种特殊的常染色体显性遗传的睡眠障碍。其特点是患者的入睡和觉醒时间均显著提前,其总睡眠时间没有改变;褪黑素和体温的节律可以较正常人提前4~6小时。已在不同的家系中发现了 *PER2* 基因突变和编码酪蛋白激酶1δ(casein kinase 1δ,CSNK1D)的 *CSNK1D* 基因突变。这两个基因最早是在果蝇中发现的生物钟基因,在多个物种中高度保守。小鼠 *Per2* 基因突变或 *Csnk1d* 基因突变也能产生同样的表型。但在果蝇的研究中,*Csnk1d* 基因突变导致的是时相延迟的表型。虽然调控的作用不同,但也说明 *Csnk1d* 基因对果蝇也是很重要的。

大多数发生在生物钟基因上的多态不会导致像FASPS样的极端表型,但也能影响睡眠的一些特质,如 *PER1* 基因有c.2434 T>C多态,C等位基因与“早起”(morningness)的破坏有关。

除了生物钟核心基因以外,还有一些与生物钟有关的基因也可能调节睡眠的长度。例如,软骨细胞差别表达蛋白2(differentially expressed in chondrocytes 2,DEC2)是CLOCK/BMAL1的抑制因子,有研究在一个短睡眠家系中发现其编码基因 *DEC2* 的点突变,这些家庭成员入睡时间是正常的,但平均睡眠时间只有6小时。*Dec2* 敲除小鼠没有显示睡眠时间的改变,但有这个点突变的小鼠的睡眠时间减少了,生物节律没有改变。果蝇也有这一基因,研究发现,携带小鼠 *Dec2* 基因突变导致蛋白产物 p.Pro 385 Arg 突变的果蝇,其睡眠表型与哺乳动物中看到的相似。

发作性睡病(narcolepsy)是一种慢性非进行性睡眠障碍,以白天难以控制的过度嗜睡、发作性猝倒、睡眠瘫痪、入睡前幻觉及夜间睡眠紊乱为主要临床表现。人群中的患病率约为 0.03%~0.16%。虽然同卵双生子的一致率只有 35%,但研究也发现在患者一级亲属患病的风险增加了 20~40 倍,说明遗传因素在疾病的发生中有重要作用。目前,在发作性睡病的分子遗传学研究中,一个比较肯定的结果就是与 HLA 基因的关系,目前发现与易感性有关的等位基因包括 *HLA-DQA1*0102*、*HLA-DQB1*0602* 和 *HLA-DQB1*0301*,而 *HLA-DQB1*0601*、*HLA-DQB1*0501* 和 *HLA-DQA1*01* 等基因的产物可能是保护因子。

此外,近年的全基因组关联研究也发现一些易感基因,如编码嘌呤能受体 P2Y,G 蛋白偶联 11 (purinergic receptor P2Y, G protein-coupled, 11, P2RY11)的基因 *P2RY11*、编码肉碱棕榈酰转移酶 1B(carnitine palmitoyltransferase 1B, CPT1B)的基因 *CPT1B*、编码胆碱激酶(choline kinase β, CHKB)的基因 *CHKB* 等。

第六节 性 取 向

性取向(sexual orientation)亦称性倾向、性指向,是指一个人在情感、爱情与性方面长期稳定地感受到来自男性或女性的吸引。通常,性倾向被归为三类:异性恋(heterosexuality),是指对异性产生浪漫的情感与性的吸引;同性恋(homosexuality),是指对同性产生浪漫的情感与性的吸引;双性恋(bisexuality),是指对两性均能产生浪漫的情感与性的吸引。近年,无性恋(asexual),即对两性均无浪漫的情感或性的吸引被提出来,是为第四类。性倾向的多样性,在人类历史上是一直存在的。

一个人性倾向的确定并不依赖于性行为的发生对象,而是更多地依赖并表现于一个人在性和浪漫情感上的耐久吸引,这包括一个人在爱、依附感、亲密行为等非性行为方面的内在深刻需求。一个禁欲或从未发生过性行为的人,并不一定是无性恋;一个跟同性发生过性行为的人,但缺乏浪漫或情感上的耐久吸引,并不是同性恋;同样,一个跟异性发生过性行为的人,但缺乏浪漫或情感上的耐久吸引,也不是异性恋。

人类性倾向是一个复杂的表型,强调的是感觉,目前的评估主要还是依赖量表评定。Kinsey 量表(Kinsey Scale)是一个被广泛应用的量表。在该量表中,性倾向是一个连续变量,从绝对的异性恋(Kinsey 0),不同程度的双性恋,到绝对的同性恋(Kinsey 6)。研究发现,大多数男性报道自己主要为异性所吸引,但也约有 2%~6% 的男性主要为同性所吸引。大多数男性的性幻想、性吸引和性行为对象是双模式的,即非同性即异性,但也有少部分男性显示对男性和女性都被吸引(即双性恋)。在女性中这一情况比较复杂,绝对地被同性吸引的比例只有 1%~3%,低于男性,但更多的女性报道在性幻想时的对象男女性都有。

研究表明,性倾向形成于童年或青少年早期。没有科学研究足以证明"改变性倾向"的治疗是安全或有效的;事实上,对于同性恋者或双性恋者,这些治疗通常带来负面影响或心理阴影。现今的社会已对同性恋越来越宽容,同性恋已不再被认为是病态。

不少行为遗传学数据显示,性倾向是与遗传相关的。例如,家族研究的数据显示,假如一个男孩是同性恋,那么,他的兄弟是同性恋的可能性是 20%~25%,而普通人群是 4%~6%;同样,女同性恋的姊妹,也很有可能发展成同性恋。

双生子研究也指出,性取向更多来源于遗传因素,而不是后天环境因素。一些研究已经指出,性取向的一致性在同卵双生子中要高于异卵双生子。假如一对异卵双生兄弟的一方是同性恋,那另一方是同性恋的可能性是 15%,而如果是同卵双生兄弟,一方是同性恋,另一方的可能性就上升到 65%。所以说,性取向的变异有 50%~60% 来源于遗传。

有研究发现,男性的性取向与母亲的家庭更有关。一位男性同性恋者,母亲家庭中同性恋的成员,较父亲家庭成员中的同性恋更多。所以有学者推测,同性恋的遗传相关基因可能位于 X 染色体。Hamer 等(1993)在有母系遗传倾向的家系内发现了 Xq28 区与同性恋连锁,此后也有两项研究支持了这一连锁区域,对这三项研究的荟萃分析也肯定了这一连锁。但过了 20 年,这一区域内具体与性取向有关的基因还是没有能成功鉴定。另外，在 Mustanski 等（2005）对男性性取向的一个全基因组关联研究中，并没有重复得到与 Xq28 的连锁，却发现了与 7q36 区的连锁。

Bocklandt 等（2006）在比较了有同性恋儿子的母亲和无同性恋儿子的母亲的 X 染色体失活状态后发现，有 13% 的同性恋儿子的母亲有 X 染色体失活的极端偏离，而在有两个同性恋儿子的母亲中，这一比例上升到 23%，而无同性恋儿子的母亲只有 4%。另外，这种母系遗传的方式可能是在一些染色体区域内基因的表观遗传学调控的结果。

参考文献

1. 白云静，郑希耕，葛小佳，等．行为遗传学：从宏观到微观的生命研究．心理科学进展，2005，13（3）：305-313.
2. Bocklandt S，Horvath S，Vilain E，*et al.* Extreme skewing of X chromosome inactivation in mothers of homosexual men. Hum Genet，2006，118（6）：691-694.
3. Bocklandt S，Vilain E. Sex differences in brain and behavior: hormones versus genes. Adv Genet，2007，59：245-266.
4. Bouchard TJ，Loehlin JC. Genes，evolution，and personality. Behavior Genet，2001，31（3）：243-273.
5. Davies G，Tenesa A，Payton A，*et al.* Genome-wide association studies establish that human intelligence is highly heritable and polygenic. Mol Psychiatry，2011，16（10）：996-1005.
6. Deary IJ，Whiteman MC，Pattie A，*et al.* Cognitive change and the APOE e4 allele. Nature，2002，418（6901）：932.
7. Dickson N，Paul C，Herbison P. Same-sex attraction in a birth cohort: prevalence and persistence in early adulthood. Soc Sci Med，2003，56（8）：1607-1615.
8. Hamer D，Hu S，Magnuson V，*et al.* A linkage between DNA markers on the X chromosome and male sexual orientation. Science，1993，261（5119）：321-327.
9. Jang KL，McCrae RR，Angleitner A，*et al.* Heritability of facet-level traits in a cross-cultural twin sample: Support for a hierarchical model of personality. Journal of Personality and Social Psychology，1998，74（6）：1556-1565.
10. 刘晓陵，金瑜．行为遗传学研究之新进展．心理学探新，2005，25（2）：17-21.
11. Lowrey PL，Takahashi JS. Genetics of circadian rhythms in Mammalian model organisms. Adv Genet，2011，74：175-230.
12. McCrae RR，Costa PT Jr. Personality in adulthood: A Five-Factor Theory perspective. 2nd ed．New York: Guilford Press，2003.
13. Munaf ò MR，Flint J. Dissecting the genetic architecture of human personality. Trends Cogn Sci，2011，15（9）：395-400.
14. Raizen DM，Wu MN. Genome-wide association studies of sleep disorders. Chest，2011，139（2）：446-452.
15. Plomin R，DeFries JC，McClearn GE. Behavioral Genetics.4th ed.New York: Worth Publishers，2001.
16. Scerri TS，Schulte-Körne G. Genetics of developmental dyslexia. Eur Child Adolesc Psychiatry，2010，19（3）：179-197.
17. Sehgal A，Mignot E. Genetics of sleep and sleep disorders. Cell，2011，22；146（2）：194-207.
18. Terracciano A，Sanna S，Uda M，*et al.* Genome-wide association scan for five major dimensions of personality. Mol Psychiatry，2010，15（6）：647-656.
19. Toh KL，Jones CR，He Y，*et al.* An *hPer2* phosphorylation site mutation in familial advanced sleep phase syndrome. Science，2001，291（5506）：1040-1043.
20. Xu Y，Padiath QS，Shapiro RE，*et al.* Functional consequences of a CKIdelta mutation causing familial advanced sleep phase syndrome. Nature，2005，434（7033）：640-644.

第二十三章 遗传流行病学

顾东风 鲁向锋

第一节 遗传流行病学基本概念

流行病学是研究人群中疾病与健康状况的分布、影响因素及其防控措施的科学。遗传流行病学是医学遗传学、流行病学与数理统计学相互结合而形成的交叉学科，主要研究人群和家族中遗传因素与环境因素在疾病发生中的作用及其相互关系。按 Morton 的定义，遗传流行病学是一门研究亲属中疾病的病因、分布和控制以及研究人群中疾病的遗传致病因素的学科。

遗传流行病学的分析方法主要有家族聚集性分析、通径分析、分离分析、连锁分析和关联分析等。

家族聚集性分析（familial aggregation analysis）主要研究的问题是疾病的发生是否与遗传因素有关，以及遗传因素和环境因素的相互关系如何，其主要研究设计包括：病例对照研究、双胞胎分析、家系调查与群体调查相结合、半同胞与养子分析。

通径分析（path analysis）通过分析变量对间的相关结构来定量地研究或解释变量对间的相互关系。

分离分析（segregation analysis）研究疾病的遗传模式（比如显性或隐性）。

连锁分析（linkage analysis）可以定位疾病基因的染色体位置。

关联分析（association analysis）可以确定与疾病相关联的等位基因。

这些传统的方法已经成功定位了许多单基因病（monogenic disorders）的致病基因。现在，遗传流行病学研究的范围已经扩大到常见疾病，包括多基因疾病（multigenic disorders）即复杂（性）疾病（complex disease），如冠心病、高血压、糖尿病等。21 世纪初期，常见疾病遗传流行病学研究得到了快速的发展。随着人类基因组计划（Human Genome Project，HGP）和国际人类单体型图计划（International HapMap project）完成，医学遗传学和遗传流行病学研究正在进入一个新的时期。与此同时，经济高效的高通量基因分型技术得到了迅猛发展。这些进步使在全基因组范围筛检与疾病关联的序列变异的方法成为可能。

遗传流行病学不同于流行病学，因为它考虑了疾病发生的遗传因素和家族相似性；遗传流行病学也不同于群体遗传学，后者主要研究群体中的基因频率、基因型频率和影响基因频率的因素，而遗传流行病学关注的核心是疾病或健康状态；遗传流行病学又不同于遗传医学，因为它强调疾病在人群中传递的原因。

本节将首先回顾遗传流行病学研究中的基本概念。

一、流行病学相关概念

流行病学是研究人群中疾病与健康状况的分布及其影响因素，并研究防治疾病及促进健康的策略和措施的科学。流行病学研究采用观察法、实验法和数理法作为对比，是流行病学研究方法的核心。流行病学研究按设计类型可分为描述流行病学（如横断面调查、生态学研究等）、分析流行病学（如病例对照研究、队列研究等）、实验流行病学（如临床试验、社区试验等），在遗传流行病学研究中常采用队列研究和病例对照研究。

队列研究，是测量和比较一组或多组具有不同暴露状态的研究人群，随访观察一定时间，比较几组研究对象的某种疾病结局（一般为发病或死亡），从而判断暴露因素与发病或死亡有无关联以及关联大小的一种观察性研究方法。这里所说的暴露（exposure）既可以是人群所接触的化学物质、进食的食品饮料或药物，也可以是性别、年龄或生化指标等机体特征，还可以是先天的遗传标记等等。

病例对照研究，是以确诊的患有某种特定疾病的患者作为病例，以不患有该病但具有可比性的个体作为对照，通过询问、实验室检查等，搜集研究对象既往可能的危险因素暴露史，测量并比较病例组和对照组中各因素的暴露比例，评价暴露因素与疾病之间的统计学关联。

二、遗传学相关概念

（一）基因座或位点、基因型和单体型

基因座或位点（locus）是指染色体特定区域的基因或DNA序列。在同一基因座上不同形式的DNA序列称为等位基因（allele）。通常在一个基因座上，每个人有两个等位基因分别位于一对同源染色体上，如图23-1a。同源染色体在同一个基因座上的两个等位基因作为一个整体称为基因型（genotype），图23-1a中的基因型为Aa。在遗传流行病学研究中，两个等位基因的顺序对研究没有影响，也就是说，Aa和aA被认为是同一基因型。单体型（haplotype）是指一条染色体上含有连锁信息的基因序列。例如，假设U和V位于同一条染色体的两个基因座，某个体一条同源染色体这两个基因座上的基因分别为U1和V2，另一条同源染色体上则分别为U2和V2，则此两条同源染色体的单体型分别为U1V2和U2V2，如图23-1b。

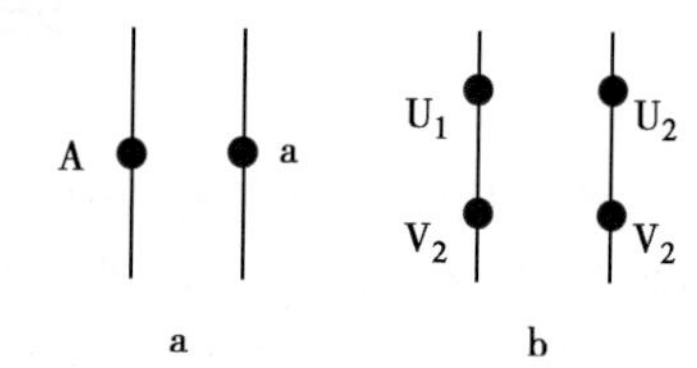

图23-1　等位基因和单体型示意图

（二）表型

环境因素和基因型相互作用而使个体呈现的性状（trait）称为表型（phenotype），表型和性状通常可以互换使用。表型可以用二分类变量表示，如冠心病的发生或不发生；也可以用连续变量表示，如身高、血压、血清胆固醇水平等。

（三）遗传多态性和遗传标记

通常群体中频率大于1%的遗传变异称为多态性（polymorphism），而小于1%的称为罕见变异（rare variant）。定位于染色体已知位置、用于区分不同个体的遗传变异，称为遗传标记（genetic marker）。遗传标记可以是1个碱基对的改变，也可以是一段DNA序列的改变。最早应用的遗传标记是限制性片段长度多态性（restriction fragment length polymorphism，RFLP）；20世纪80～90年代，第二代遗传标记短串联重复（short tandem repeat，STR）又称微卫星（microsatellite）被广泛应用；目前，单核苷酸多态性（single nucleotide polymorphism，SNP）作为第三代多态性标记更加普遍大量使用。

（四）遗传度

遗传度（heritability）用于描述遗传因素对家族聚集性的贡献大小。遗传度是指个体间的遗传差异对群体总变异（包括遗传和非遗传因素导致的变异）所起作用的大小程度。狭义的遗传度是指一个或多个基因座等位基因的加性遗传方差与总的表型方差的比值；广义的遗传度是指包括加性、显性和上位效应（epistatic effect）在内所有的遗传方差与总的表型方差的比值。

无论从狭义还是广义讲，遗传度为遗传方差与总方差的比值，其取值应介于 0 到 1 之间。遗传度接近 1，说明表型变异中基本上归因于遗传因素；相反，遗传度接近 0 时，提示观察到的表型变异很少归因于遗传因素。遗传度影响遗传因素研究的把握度，选择遗传度较高的人群进行遗传流行病学研究，分析效率可以提高，有利于遗传因素的研究。

（五）重组率

基因重组是遗传的基本现象，也是连锁分析的理论基础。在染色体上，如果两个遗传标记非常靠近，即相互连锁。如果这两个位置之间发生交换（crossover），就导致重组的发生。发生重组的概率称为重组率（recombination rate）。重组率一般用 θ 表示，θ 取值为 [0-0.5]。如果两个遗传标记完全连锁，则重组的概率低，θ =0；如果标记位点在不同染色体上，则重组概率较高，θ =0.5。

两个基因间的距离越远，发生重组的可能性会越高。基因重组指数（减数分裂中重组所占比例）是两个基因间距离的标志。这个指数可以用数学的方法转换成重组事件发生的次数。染色体上的距离可以用厘摩（centimorgan，cM）来表示，1cM 相应于在 100 个减数分裂中发生一次交换的区域。这意味着在这个区域上一次减数分裂发生一次交换的概率为 1%。此外，由于减数分裂时染色体的两个标记发生两次交换（double crossover）的概率非常低（约 0.01%），所以这也意味着一次减数分裂发生一次重组的概率约为 1%。因此，1% 的重组率称为 1cM。如果以碱基对和厘摩来测量 DNA 的长度的话，1 厘摩约等于 100 万碱基对（1Mb）。

（编者按：有关遗传学的相关概念，虽然在第五章和第十六章已经提到，但应用到流行病学时，还是需要再次复习或加深对这些基本概念认识，并从流行病学视角来理解，才容易理顺本章的基本内容）

第二节 遗传流行病学的研究方法

目前，寻找人类疾病致病基因的方法主要包括连锁分析和关联分析两类。遗传连锁分析可以用来定位疾病易感基因所在的染色体区域，主要用于单基因病致病基因的研究。对复杂疾病的基因定位而言，遗传关联研究更为有效。关联研究可以检验一个或多个遗传多态是否与某类遗传特性相关联。

一、连锁分析

（一）优势对数法

Morton（1955）首先提出优势对数（logarithm of odds，LOD），用 LOD 值法（LOD score）来衡量连锁强度。LOD 值是重组率 θ 的函数，θ 值的最好（或最大可能性）估计是使 LOD 值达到最大的 θ 值（最大似然估计）。LOD 值越大，则连锁（或共分离）的证据越强，负值则表示不存在连锁。

LOD 值法是一种参数连锁分析方法，它与似然比检验（likelihood ratio test）本质上是一致的。连锁分析中，主要参数是位置已知的标记位点与疾病位点之间的重组率（θ）。零假设为标记位点和疾病位点间不存在连锁（θ=0.5），备择假设为存在连锁（θ < 0.5）。LOD 值的计算公式为：

$$LOD(\theta)=\log_{10}\left[\frac{Like(\theta)}{Like\left(\theta=\frac{1}{2}\right)}\right]$$

使用 LOD 值法进行参数连锁分析方法需要假设疾病的遗传模型。疾病模型的参数包括疾病等位基因的频率、遗传模式（例如，显性、隐性）、标记等位基因的频率和每条染色体的整个遗传标记图谱。连锁分析的最终目的是估计个体标记位点和疾病位点间的重组率（两点分析），或者是了解疾病位点和多个标记位点间的相对位置关系（多点分析）。

传统意义上讲，LOD 值大于 3 被认为存在显著连锁，这意味着 p=0.0001。之所以使用如此严格的统计学显著性水平，主要是因为疾病位点与标记位点间存在连锁的先验概率较低，并且考虑到 Morton 提到的多重检验的问题。Morton 曾建议研究小组在更多的家系鉴定相同的标记，直到在某一个确定的 θ 的条件下LOD值达到3（认为存在连锁）或-2（不存在连锁）。然而，现在通行的做法是在一定的重组率下对LOD值进行最大似然估计，这可以提高连锁分析的效能，而且不论θ值为多少，当LOD值小于-2时则认为可以排除连锁。最近的研究结果显示，LOD值等于3大致相当于p=0.09的全基因组显著性水平，而至少3.3的域值才能保证全基因组Ⅰ型错误率不超过0.05。

（二）血缘一致性和状态一致性

如果两个同胞有相同的等位基因，就存在状态一致性（identical by state，IBS），而血缘一致性（identical by descent，IBD）则是指同胞间相同的等位基因来源于同一个亲代。

图23-2显示这个受累同胞对中，第一个同胞从她的父亲那获得了1等位基因，从她的母亲那获得了3等位基因。如果标记位点与疾病位点不存在连锁关系，则第二个同胞有相同的概率获得（1，1），（1，3），（2，1），或（2，3），其中第一个数字表示父源等位基因，第二个数字表示母源等位基因。如表23-1所示，该同胞对共享IBD的数目分别为1、2、0和1。IBD共享必须和IBS共享等位基因数目区分开来。当第二个同胞的基因型为（2，1）时，两个同胞都有1等位基因，这个等位基因为IBS而不是IBD，因为同胞1的1等位基因来自于父亲，而同胞2的1来自于母亲。

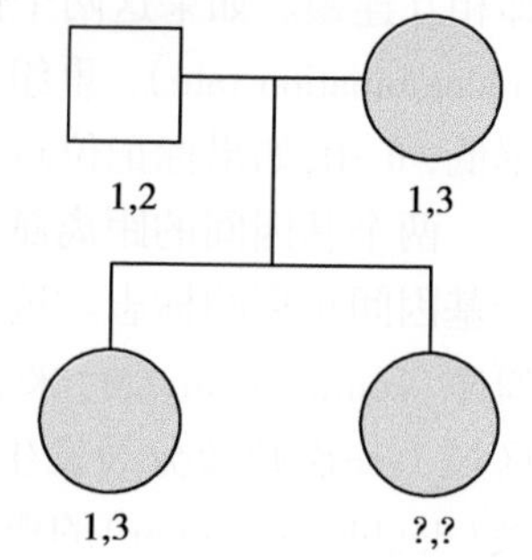

图23-2 同胞对等位基因共享

表23-1 同胞对等位基因共享

基因型		共享等位基因数	
同胞1	同胞2	IBD	IBS
1，3	1，1	1	1
	1，3	2	2
	2，1	0	1
	2，3	1	1

（三）参数连锁分析

参数（或模型依赖）连锁分析即经典连锁分析，其目的是分析一个或多个遗传标记与疾病或性状易感基因位点之间是否连锁，以及在连锁状态下重组率的大小。参数连锁分析主要用于遗传方式、基因频率和外显率已知的以孟德尔传递方式遗传的单基因疾病的基因定位。主要分析方法包括直接计数法和LOD值法等，其中以LOD值法最为常用。

对任一种疾病进行参数连锁分析，必须先确定该病的遗传模型。对一种简单的孟德尔式疾病而言，遗传模型中的参数包括遗传方式、疾病等位基因的频率。这些参数的估计最好来自以人群为基础的疾病研究。分离分析和家族相对危险度的估计，可以用来确定连锁分析中合适的模型。

参数连锁分析研究遗传位点在家系中（父母及子女）的共分离情况。在同一条染色体上靠得足够近的位点比不在同一条染色体上的位点，更倾向于共分离（cosegregation）。而不同染色体上的位点共分离只会偶然地出现。每个遗传标记的基因型由分别来自父亲和母亲的两个等位基因组成。如果特异的等位基因共遗传自同一个父亲或母亲，则称它们处于一定的连锁相，也就是说它们一起出现在父亲或者母亲传递的配子中。参数连锁分析中最重要的值是重组率θ，两个位点离得越远，减数分裂时发生重组的概率越高，共遗传越容易受到影响。通过对遗传标记进行基因分型，并且分析它们在家系中的分离状况，可以了解标记位点在基因组间的相对位置关系，也可以用来定位疾病或某种性状的基因。

随着统计分析方法的发展，对于某些遗传模型不明的疾病（如复杂疾病），通过使用不同的策略，也可以用参数连锁分析方法进行分析。

（四）非参数连锁分析

在遗传模式已知的条件下，参数连锁分析的统计效能最大。但在实际工作中，某些因素会导致参数连锁分析的不可行性，如在研究迟发性疾病时，很难收集到患者父母的资料。在这种情况下，非参数连锁分析也称非模式依赖连锁分析则成为首选。另外，对多基因疾病而言，往往有多个基因和环境因素与疾病的发病风险有关，并且没有明显的遗传模式。因此，研究多基因疾病需要应用不依赖于特定疾病遗传模式的方法，这些方法即为非参数连锁分析（non-parametric linkage）。非参数连锁分析的基本原理是不管疾病遵循哪种遗传模式，受累的亲戚之间共享疾病易感基因区域的亲缘一致性（IBD）的单体型的数目较多，它检验的是共享某一位点 IBD 的数目是否比无效假设（不存在连锁）时的数目多。非参数连锁分析需要的资料已不仅仅局限于核心家系，受累同胞对以及亲属对资料也可以应用于非参数连锁分析。

非参数连锁分析最简单的方法是受累同胞对分析。对任一位点，在假设不存在连锁的情况下，共享 0 个 IBD 的概率为 0.25；共享 1 个 IBD 的概率为 0.5；共享 2 个 IBD 的概率为 0.25。如果已知某家系 IBD 的共享情况，同胞对共享 0、1、2 个候选位点 IBD 的概率可以和期望值对比。如果受累同胞对共享 IBD 的数目明显比期望的值高，则认为存在连锁。最好的检测连锁的方法是依赖真正的遗传模式，但是在很多情况之下，效能最高的检测方法是所谓的均数检验。均数检验是将共享 IBD 的数目与期望值 1 相比。实际上，同胞之间共享 IBD 的数目很少能完全得以确定，因为父母的基因型有时不能获得或者标记的多态性可能不够多，以致不能很好地区别是 IBD 还是 IBS。这种情况下，只能估计共享 IBD 的数目。一个常用的估计 IBD 共享数目的算法是，考虑所有与数据相符的父母可能出现的基因型。最大似然估计方法也可以应用于估计共享 IBD 的数目。

受累同胞对间的两两对比很容易改为同胞对之外的其他类型。同胞对研究中往往也收集另外的受累亲属。随机选择一对亲属，或者仅仅使用独立的同胞对，意味着丢失信息，所以最好的办法是使用所有可能的亲属对。多种方法可用于将两两对比扩展为大于两个的其他的亲属。然而在实际操作中，确定远亲的 IBD 关系比确定同胞对的 IBD 关系要困难得多，因此，更普遍的做法是使用 IBS 的方法，即只考虑家系成员的遗传标记或等位基因的相似性，而不考虑其是否来自于共同的祖先。受累亲属成员资料易于收集，可以解决受累同胞对分析时家系资料不全的问题。但是，受累亲属成员分析的有效性比受累同胞对分析低，因此，受累亲属成员分析一般只应用于同胞对收集比较困难的迟发性多基因疾病的遗传分析。

另外，其他一些方法可用于分析包含较多受累亲属和亲缘关系较为复杂的家系。这些方法也基于 IBD 的共享水平。每个家系可以根据 IBD 共享水平估算一个分数（score），将家系间的分数综合起来，与无效假设下的期望值进行比较，从而对连锁情况进行检测。该分数的效能随着受累亲属 IBD 共享水平升高而增加。当缺乏完整的信息时，这个分数以估计值代替。

连锁分析时，通常检测一整套相关标记的基因型（有时覆盖整个基因组）。这时，通过应用染色体上所有标记的信息，IBD 共享情况在多点分析时可以得到更准确的估计。在染色体上的任一位点，一个家系的遗传模式可以用遗传向量来形容。对家系中的每个非奠基成员而言，这个向量记录他们是否从他们的父母那里遗传了祖父或祖母的等位基因。全部的遗传向量并不是只由标记数据决定，但是根据标记的数据可以计算相关的条件概率分布。许多算法可以分析的标记数目或家系的复杂度都有一定的限度。基于马尔可夫链蒙特卡罗估计的算法可用于解决这些问题。连锁研究可以使用几千个 SNP 进行全基因组的扫描。Merlin 程序是一种基于基因流树（gene flow trees）的方法，可以用于处理这些数据。

至今，多种复杂疾病已经进行了大量的全基因组连锁分析，其中既包括数量性状也包括质量性状。一个较早的例子是 1 型糖尿病的受累同胞对分析，成功地将 1 型糖尿病定位至 *HLA* 基因所在区域，其 LOD 值大于 7。许多与心血管疾病有关的性状的易感区域也已经定位。例如，对高密度脂蛋白胆固醇（HDL-C）进行的全基因组扫描，在 9 号染色体的短臂发现了一个明显连锁的位点。最近发表的中国人群血压盐敏感性研究的全基因组扫描，也发现一些与血压盐敏感性和补钾敏感性连锁的区域。

二、关联研究

（一）关联研究基本概念

1. 连锁不平衡　连锁与连锁不平衡（linkage disequilibrium，LD）是两个重要的遗传流行病学概念。如果同一条染色体上两个位点的位置比较近，则这两个位点上的等位基因倾向于一起传递给下一代，这一现象在遗传学中称为连锁。连锁不平衡与连锁有关，但两者不同。连锁只与位点有关，描述的是位点的位置关系，可以通过重组率来衡量，它是连锁分析的理论基础。而连锁不平衡与位点上的等位基因的概率有关，即如果不同位点上的等位基因不是独立出现的，则称它们处于连锁不平衡状态，它描述的是群体在不同位点上的等位基因的关联性，是关联分析的理论基础。

基因组中的遗传多态位点不是独立存在的，往往与周边的多态位点密切关联，即存在连锁不平衡，表现为非随机组合。假定两个紧密连锁不平衡的位点，等位基因分别为A、a和B、b，那么在同一条染色体上将有四种可能的组合方式：A-B，A-b，a-B和a-b。假定等位基因A的频率为P_A，B的频率为P_B，那么，如果不存在连锁不平衡（随机组合），单体型A-B的频率P_{AB}就应为P_AP_B。而如果A与B是相关联的，单体型A-B的频率P_{AB}则应为P_AP_B+D，D是表示两位点间连锁不平衡程度的值。D′和r^2是两种最重要的连锁不平衡衡量方法，$D'=D/Dmax$，$D=P_{AB}-P_AP_B$，当$D>0$时$Dmax=min(P_AP_b, P_aP_B)$，当$D<0$时$Dmax=min(P_AP_B, P_aP_b)$。$r^2=(P_{AB}-P_AP_B)^2/P_AP_aP_BP_b$。|D′|和$r^2$的取值范围都是从0（无连锁不平衡）到1（完全连锁不平衡），但是它们也有一定差别。|D′|等于1时，只会有两个或三个单体型出现，而当四个单体型全都出现时，|D′|<1。相比之下，r^2是衡量两个位点之间的统计相关性，当只有两个单体型出现时它的值才等于1。通过D′来确定无或少重组发生的区域，有助于通过间接关联来定位疾病位点，然而这种测量方法不能直接确定间接关联的把握度。间接关联的把握度检验极大地依赖于r^2。如果B是疾病位点，A与B之间r^2为0.8，那么，检测与A的间接关联所需样本量是检测B关联所需样本量的1.25倍（1/0.8）。

当一个多态位点首次在人群出现时，这个多态与周围的多态存在完全连锁不平衡关系，重组将逐步破坏这种连锁不平衡关系。随着两点之间的距离变长，发生重组的概率也增加，连锁不平衡的强度也随着距离而减弱。此外遗传漂移、群体混合、人群分层、自然选择等也会影响连锁不平衡。在不同的人群中连锁不平衡有很大的差别，比如，在亚洲人和欧洲人中连锁不平衡区域较长，而在非洲人中连锁不平衡区域一般较短。利用在不同的种族中连锁不平衡的差异，可以对疾病相关基因区域进行精细基因定位，找到真正的致病位点。

2. 直接关联和间接关联　产生关联这一现象的可能解释为：①多态位点的直接生物学作用，即直接关联；②由于研究位点与邻近其他多态位点间存在连锁不平衡，即间接关联。

直接关联基于的假设是，所研究位点是起到功能作用的位点，如导致氨基酸的改变。然而，大多数遗传多态不在基因内部，缺乏改变基因结构和功能的证据，因此，测定间接关联是寻找易感基因的主要模式。

间接关联假设所研究的多态位点是真正功能位点的标记位点，可以通过间接的方法来寻找致病基因。如果致病功能位点与遗传标记存在强的连锁不平衡，那么就可以通过比较遗传标记在患者与正常人间的差异，最终得到该致病位点在疾病发生中的相对危险度。一般认为，影响关联分析效力的因素包括：所研究位点的危险度、致病位点的等位基因频率、标记位点的等位基因频率、两者间的连锁不平衡强度。检测间接关联的检验效能要比直接关联低，通常需要检测多个周边的标记以提高发现间接关联的可能性。

3. 单体型和单体型估计　单体型是同一染色体紧密联系的等位基因之间的线性排列。在世代传递过程中，连锁不平衡位点的等位基因倾向于一起传递给后代。同一条染色体上一起传递的等位基因构成一个单体型。新生突变或染色体重组都可以产生新的单体型。一个个体在若干位点上有两种单体型，它们包含了这些位点之间的连锁信息。在一个人群中，单体型的频率可以代表它所涵盖的区域内所有遗传标记的信息。

对于双等位基因的位点，n个位点可能有2^n个单体型。假设四个个体的三个位点基因型数据已知（表23-2）。个体1和个体2的单体型是显而易见的，个体1单体型为AbC（两个拷贝），个体2的单体型为ABc和aBc。个体3可能的单体型为：aBC/abc或者aBc/abC。个体的杂合位点越多则可能的单体型越多，并且呈指数增长。个体4的可能单体型为：ABC/abc，ABc/abC，aBc/AbC或aBC/Abc。

根据基因型数据推断单体型主要有以下几种方法。

第一种方法是根据父母的基因型数据推断子女的单体型。如果父母的基因型已知，则有可能推断出子女的单体型。假如个体3的父亲和母亲的基因型为Aa BB Cc和Aa Bb cc，则他的单体型可以确定为aBC/abc。然而，如果个体3的父亲和母亲的基因型为Aa Bb Cc和Aa Bb cc，则他的单体型仍然不能确定。

表 23-2　四个个体在三个位点上的基因型数据

个体	位点		
	A	B	C
1	AA	bb	CC
2	Aa	BB	cc
3	aa	Bb	Cc
4	Aa	Bb	Cc

第二种方法为直接检测。这种方法通过分别扩增两条染色体以直接确定单体型。这种方法虽然存在，但是速度很慢并且成本高（在全基因组水平的研究中尤为明显），因此实际应用相对较少。

第三种也是最常用的方法是统计方法。人群为基础的关联研究是以无关个体为基础的，杂合子个体的每个等位基因父母来源未知，统计学方法和软件可以用人群无关个体或家系中获得的基因型数据估计单体型，其基本理念是，所有位点都是纯合或者只有一个位点不是纯合的个体可以提供一些单体型频率信息，用于推断其他个体的单体型。主要的统计学方法有极大似然法（maximum likelihood），节约原则模型（parsimony），组合理论（combinatorial theory）和由溯祖理论（coalescent theory）产生一个先验分布。比如 Haploview 软件应用极大似然估计法估计单体型，而 PHASE 软件则是用最后一种算法。

4. 人群分层　人群分层（population stratification）是指由于不同的人群有着各自的遗传背景和社会发展历史。在此基础上发生的人群迁移、婚配情况、人口繁衍以及基因随机突变等都会造成不同人群中等位基因频率存在着差异的现象。如果某一等位基因在不同种族人群中的频率不同，而且种族因素或者与种族相关的因素是独立于该等位基因的疾病危险因素，那么，即使该等位基因与疾病无关，如果不能有效地控制种族的影响，就会造成错误的关联。这种现象被遗传学家称为人群分层，而被流行病学家称为混杂。由于人群分层或人群混杂可能导致假阳性关联结果（假阳性），也可能掩盖真正的病因关联的发现（假阴性）。

关联研究在设计时，可以有效控制来自人群分层的混杂。一是使病例和对照在种族上尽量进行配比。病例和对照可以来自于一个同质的并且随机婚配的人群，这样病例和对照在理论上种族是匹配的。第二种方法是采用患病者的亲属作为对照，如采用患者未患病同胞作为对照，或者选择患者双亲作为对照。这种设计实施起来有很大难度，如对于迟发的疾病，患者双亲的 DNA 样本可能难以获得。

（二）关联研究设计

目前关联研究主要分为两大类设计：基于家系的关联研究和基于一般人群的关联研究。这两大类设计各有优缺点，它们不是相互对立而是互相补充，共同在复杂疾病的研究中起到重要作用。

1. 基于一般人群的关联研究　基于一般人群为基础的关联研究，包括病例对照研究或队列研究设计。这两种设计经常用于传统的流行病学研究。在遗传关联研究中，吸烟或肥胖等传统危险因素被特定的遗传多态性所替代。危险因素可以被认为是等位基因或基因型。

选择恰当的病例和对照是病例对照研究首要考虑的问题。按照病例的来源可以分为医院为基础的病例对照研究和社区人群为基础的病例对照研究。由于从社区人群中选择的病例代表性好，所以优先考虑选择社区人群为基础的病例样本。一般来说，病例应该选择那些诊断不久的新发病例。因为，如果选入的病例发病时间较长，就有可能造成研究目的变为遗传因素与疾病的进展和严重程度是否关联，而不是与发病危险的关联。此外，符合入选标准的病例尽量全部纳入，保证较高的应答率，否则有可能会出现选择性偏倚。尽可能选择遗传背景相同的病例，这样才能最小化遗传异质性和环境异质性所带来的效应。如选择同一临床亚型的病例，他们具有共同的遗传病因。最好选择有家族史或者发病年龄早的病例作为研究对象，由于他们富集的遗传信息较多，从而使疾病易感位点在病例和对照组之间的差异增加，关联分析的检验效能就显著提高。对照人群应该在种族和遗传背景方面与病例人群一致，年龄性别等特征也应相互匹配。为了有效地避免混杂偏倚和人群分层，可以通过前瞻性研究获得更加准确可靠的病例对照，采用多组不同对照人群进行分析。不同种族和遗传背景的人群单体型的变异和连锁不平衡模式有很大差异。因此，遗传背景的不同可能会造成人群分层。

与队列研究相比，病例对照研究不需要随访，既经济又易于实施，而且特别适用于罕见疾病的研究。然而，病例对照研究中的环境因素来自于被调查者的自诉，所以研究基因和环境因素的交互作用的能力有限。前瞻性队列研究可以弥补病例对照研究的不足，常见复杂疾病是由许多微效基因和环境因素共同作用的结果，队列研究可以在疾病发生之前获得这些环境暴露数据，避免病例对照研究当中出现的偏倚。但是队列研究需要长期随访，时间长，花费大。

2. 基于家系的关联研究　相对于一般人群为基础的关联研究，家系为基础的研究设计可以很好地控制人群中的分层，也可以研究疾病的遗传模式，并且，家系为基础的关联研究在检验关联的同时，可以依据等位基因共享原理检验连锁。这种双重假设检验可以避免病例对照研究中由于人群分层引起的假阳性。

（1）同胞对照的设计：这种设计是为每个病例选择其没有患病的同胞作为对照。但是需要同胞对照已经达到病例的发病年龄，并且未患病。如果选择的病例为新发病例，那么，对照需要选择较年长的同胞。如果即使对照年龄比病例年龄小，但已经达到研究疾病的诊断年龄，也可以选为对照。选择未达到病例的发病年龄的对照，有可能会导致趋于无效的假设估计。同胞对照可以控制人群分层，能够直接分析连锁情况，但是有可能引起匹配过度，导致检验效能降低。

（2）同辈亲属对照的设计：对照不仅可以从同胞中选择，也可以从同辈的其他亲属中选择，如表兄妹和堂兄妹。与同胞对照相比，同辈亲属对照可能会更容易获得年龄相匹配的对照，同时检验效能也比同胞对照设计高，但是同辈对照不能够完全控制人群分层的发生，因为，病例和对照之间只是通过父亲或母亲一方相互联系，不能保证病例和对照的双方父母的遗传背景完全相同。所以，为了更好地控制人群分层，可以同时选择两个同辈的对照，一个对照为表兄妹对照，另外一个对照为堂兄妹对照。

3. 传递不平衡检验　传递不平衡检验（transmission disequilibrium test，TDT）是最简单的家系为基础的关联设计。由一个三联体组成，包括受累个体和一对父母亲。这种设计不是选择真实的对照人群，而是把传递给患者的等位基因作为“病例”，未传递给患者的等位基因作为“对照”。因此，这种设计又被称为伪同胞对照设计（peseudo-sib-control）。TDT 检验父母传递给受累个体的实际等位基因数目与在孟德尔遗传模式下传递的期望等位基因数目的差异。如果受累个体中的某一等位基因数目显著偏离了理论值，就意味着一个疾病易感位点与这一等位基因相互连锁和相互关联。与同胞对照设计相比，TDT 由于要收集父母亲的信息，不利于研究迟发疾病，在这种情况下父母的基因型往往缺失。一种弥补父母基因型缺失的设计是同胞 TDT（sib-TDT），就是比较受累同胞的基因型和未受累同胞的基因型，与以同胞为对照的设计相似。所以，可以把 TDT 和 sib-TDT 结合起来。如果父母的基因型可以获得，就采用父母的基因型，如果缺失，就用同胞的基因型做比较。

（三）关联研究中需要注意的问题

1. 候选基因的选择　候选基因关联研究的设计需要事先提出特定基因与疾病相关联的假设，从成千上万的基因中选择恰当的候选基因。选择候选基因主要可以从以下几点考虑。首先，家系研究和双生子研究可以帮助确定疾病的遗传度、遗传模式和外显率。通过连锁分析可以找出疾病相关的可能染色体区段，从而确定候选基因。其次，也可以通过既往的研究结果确定候选基因。这些研究可以针对其他疾病的研究，一些基因变异可能已经进行了功能研究并获得其作用机制，这为候选基因选择提供了直接的证据。再次，也可以通过疾病相关的生物学或病理机制确定候选基因。如通过疾病发生的生化代谢通路，可以找到在整个过程中涉及的相关蛋白和基因。最后，疾病发生相关的动物模型同样可以提供可能的候选基因的重要信息。

2. 遗传标记的选择　理论上应该选择影响蛋白功能和表达的多态位点，因为这些位点更有可能影响到疾病的发生。然而，在大多数情况下多态位点功能的证据很难获得。目前可以根据基因变异的位置和类型来选择最优的多态位点。错义突变可以改变蛋白质的氨基酸序列，无义突变可以引起蛋白质合成的终止，这些类型的突变可以作为基因分型的首选。启动子区的多态位点有可能影响基因的表达，也十分重要。然而，仅仅依靠 DNA 序列的位置，很难预测到一个启动子区多态位点的真实功能。如果多态位点出现在一段基因启动子区高度保守的序列，那么，这个多态位点很有可能影响到基因的功能，因此，这一类型的变异也应作为研究的重点。一般来说,对错义突变和启动子突变而言,同义突变与疾病关联的可能性较小,不作为优先考虑的对象。但是,同义突变可能会影响到 mRNA 的稳定性,所以比内含子 SNP 相对重要一些。还有一种类型的突变,位于 mRNA 剪接点,这些剪接点一般位于内含子和外显子交界处大约 10bp,这一区域的序列相对保守,如果有多态位点,那么应作为研究的重点。

除了考虑多态位点的功能以外,多态位点在人群中的频率也是考虑的重要因素。多态位点的频率影响到关联研究的检验效能。频率非常低的 SNP 需要有较大的效应才能够检验出显著性的关联。因此,考虑到研究样本量的大小,一般选择频率大于 5%的多态位点进行研究。

基因组中 SNP 不是相互独立的,所以,另外一种选择 SNP 的策略是根据多态位点在研究人群中的连锁不平衡状态来选择标签 SNP。选择恰当的标签 SNP 可以保留全部或者大部分 SNP 的信息,同时在关联分析中节省基因分型的费用。

3. 样本量和多重检验　样本量是关联研究质量的决定因素之一。关联分析的把握度(power)主要与样本大小、易感基因位点效应大小、连锁不平衡强度的大小以及等位基因的频率有关。常见基因变异的效应往往是微小的,一般假设其效应比值比(odds ratio,OR)小于 1.3,因此,在设计阶段需要确定适当的样本量来保证具有足够的检验效能。

在关联分析时,经常会出现同时检验一个或多个基因的多个遗传标志。如多个 SNP 位点与疾病的关系,或进行“亚组、分层”分析时,就会遇到多次检验的问题。如果同时检验 10 个相互独立的 SNP,显著性水平 α 仍设为 0.05,那么,检验的假阳性率将会达到 40%,这显然是不能接受的。因此,在统计分析中需要采用多重检验校正来控制研究结果的假阳性率,提高研究的质量。最简单的方法就是 Bonferroni 校正,用最初设定的显著性水平 α 除以检验的次数;例如,进行了 10 次检验,那么显著性水平就为 0.005。此外,还有错误发现率(false discovery rate,FDR)和替代(permutation)等校正方法,但是本质上都是设置一个较低显著性水平,其结果才可信。

第三节　全基因组关联研究

随着人类基因组计划和人类基因组单体型图计划(HapMap)的完成,以及高通量 SNP 检测芯片的问世,全基因组关联研究(genome-wide association study,GWAS)被广泛应用于多种复杂疾病和性状的遗传学研究中。全基因组关联研究是利用关联研究的方法在人类全基因组范围内发现疾病的易感基因。该方法不需要假设与疾病相关的基因,也不需要假设致病基因的基因组位置,因此,是一种客观有效的方法。近年来,世界范围内对肿瘤、心血管病、糖尿病等疾病的全基因组关联研究发展迅速,发现了一系列疾病的相关基因或变异,将复杂疾病遗传学研究推向一个新的阶段。我国学者在多种复杂疾病的全基因组关联研究方面取得显著进展,一项亚洲最大的冠心病全基因组关联研究发现 8 个冠心病相关的遗传易感区域,其中 4 个区域为国际上首次报道。

一、全基因组关联研究设计策略

尽管基因分型技术的发展和价格逐步降低,费用仍是制约全基因组关联研究的一个重要因素。因此,全基因组关联研究多采用两阶段或多阶段的设计,在保持统计效能不变的情况下,节省基因分型费用。第一阶段在相对小规模的人群对整个基因组上的 SNP 位点进行扫描,获取基因组 SNP 基因型信息,设定比较宽松的 p 值来挑选一部分显著的 SNP(如 $p<10^{-5}$)。第二阶段对筛选的 SNP 位点在更大样本的独立人群进行重复验证,也可在不同种族人群或家系人群进行验证。采用这样的研究设计,可以减少第一阶段基因分型的工作量和费用,同时,又通过第二阶段重复验证减少了研究的假阳性率。

二、全基因组 SNP 芯片

目前,应用于全基因组关联研究基因分型的主流技术平台来自 Illumina 公司和 Affymetrix 公司。每张基因分型芯片上包含了成千上万的SNP检测探针，并且，随着检测技术的不断完善，芯片的分型通量还在不断增加，从最初1万SNP探针到目前几十万甚至几百万探针。这些全基因组关联SNP芯片，选择SNP的方法主要有以下几种：①类随机方法（quasi-random）的SNP集群，近似平均分布在全基因组；②基于连锁不平衡选择的标签SNP，按预先界定的连锁不平衡阈值水平，在基因组范围内特异选择SNP，能有效地代表基因组中未被检测的SNP；③以基因为中心选择SNP。这几种方法的基因组覆盖程度和检测效能是不同的。类随机方法制造的芯片基因组遗传变异覆盖率较低；基于连锁不平衡的芯片覆盖率最高；以基因为基础的方法选择的标志只限于基因内，覆盖率最低。基因为中心设计需要样本量小，多重检验的影响也较小。

三、基因组数据质控和全基因组关联分析

通过高通量的SNP芯片获得的原始数据，首先要进行质控，然后才能进行分析。数据质控主要对以下几个影响关联结果的因素进行核查和控制。性别检查是通过对芯片的X染色体基因型数据来判断检测个体的性别。如检测到的性别与表型库中性别不一致，则需要核查表型数据库录入是否有误。如果不能确定错误的原因，则须删除性别不一致的样本。排除有亲缘关系的个体，是基于一般人群或病例对照样本设计的研究对象之间，无亲缘关系的假设。可以利用全基因组关联研究的基因型数据判断个体之间的亲缘关系。如果两个个体是一级或二级亲属，通常去除两者中缺失比例较高的个体。缺失比例质控包括两个方面：SNP位点的缺失比例和个体基因型的缺失比例。SNP位点的缺失比例是某一SNP位点未成功分型的个体数在检测总样本量中占的比例。个体的缺失比例指的是该个体未成功分型的SNP位点数在总检测SNP位点数中占的比例。SNP位点的缺失比例过高，表明该位点的分型质量可能不好；个体的缺失比例过高，则表明该样本的DNA质量不好，或者该个体的分型实验不成功。少见等位基因频率过低的位点，产生假阳性和假阴性结果的可能性都较高，全基因组关联研究数据分析中，通常会删除少见等位基因频率小于0.01的位点。Hardy-Weinberg定律严重不平衡的位点，往往反映基因分型有误，因此，也需要删除。

根据研究设计不同和研究表型的不同，全基因组关联分析采用的统计分析方法亦不同。如病例对照研究设计（质量性状），关联分析为比较每个SNP的等位基因频率在病例和对照组中的差别，计算相对危险度（Odds Ratio，OR值）及其95%的可信限。如需调整主要的混杂因素，如年龄、性别等，则采用logistic回归分析，以研究对象患病状态为因变量（dependent variable），以基因型和混杂因素作为自变量进行分析。当研究设计是基于一般人群时（数量性状），如研究SNP与某一数量表型的关联，像血压水平，比较该位点3种基因型个体血压水平是否有差别（单因素方差分析），当需要调整混杂因素时，采用协方差分析或者线性回归方程。Plink等软件是常用的全基因组关联分析工具。

由于全基因组关联分析同时要对数十万甚至百万个SNP进行分析，因此多重假设检验导致的Ⅰ类错误扩大和假阳性关联，是全基因组关联研究面临的重要问题。若设定显著性水平 α 为0.05，在仅仅涉及100个位点的关联研究中，将会有超过99%的可能性观察到不少于一个位点与疾病显著关联。因此，在统计分析中必须进行多重检验校正。校正的方法有多种。当校正宽松时，导致假阳性上升；当校正严格时，降低了发现真实致病位点的能力。最常采用的校正方法是Bonferroni校正。目前大多数研究采用 $p<5\times10^{-8}$ 作为达到全基因组关联显著性的标准。

四、人群分层检测和校正

除了在设计阶段通过严格的选择对照、或通过家系为基础的设计控制人群分层以外，在全基因组关联分析中还可以检测和校正人群分层。目前，主要通过三种方法来检测和校正人群分层。

第一种方法是基因组控制（genomic control，GC）。基因组控制是选择与所研究疾病无关的其他基因作为对照，同时比较这些基因多态位点和所研究基因多态位点与疾病的关联，然后调整统计检验来控制人群分层。基因组控制是估计膨胀因子（inflation factor）λ 的过程。膨胀因子是从近似 χ^2 分布得到的观测统计量分位数与期望统计量的比值。分位数图（quantile-quantile plot，QQ plot）和膨胀因子通常被同时用于说明系统误差（图23-3）。图中圆点代表每一个SNP的统计量，虚线为均等线。圆点和均等线的偏离提示系统误差的存在，也说明人群分层的存在。从膨胀因子可知观测统计量中位数比期望统计量大33%。当 $\lambda>1$ 时，检

测关联统计量需要除以 λ 用于校正人群分层。

分层关联(structured association,SA)是另外一种校正人群分层的方法。这种方法假设研究人群虽然存在异质性,却是由几个同质的亚人群组成,选择能够特异的代表亚人群的 SNP 进行分析,进而控制人群异质性。SA 与 GC 相比,较为复杂,但是检验效能更高,尤其是对于分析混杂人群、或者关联结果在不同亚人群中有差异的情况,更加适用。

目前全基因组关联研究中,也常用主成分分析方法来调整人群分层,通过对大量遗传标记进行主成分分析,对研究数据进行调整。EIGENSTRAT 软件可用于主成分分析。如图 23-4 所示:图 23-4a-c 分别为对三个不同的数据库进行主成分分析的结果。图 23-4a 对应的人群不存在人群分层,关联分析时直接进行检验即可;图 23-4b 显示对应的人群由 3 个亚人群构成,该数据库的分析需要通过聚类进行分层,再通过 Mantel-Haenszel 方法进行合并;图 23-4c 对应的人群中存在实质性的混杂,分析时需要在回归模型中加入主成分作为协变量进行校正。

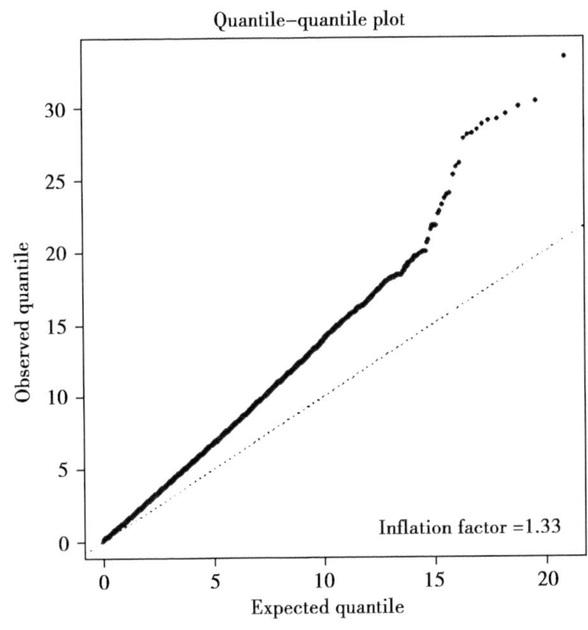

图 23-3　分位数图(QQ-plot)

quantile-quantile:分位数-分位数图;inflation factor:方差扩大因子;Observed quantile:观察到的分位数;Expected quantile:预计的分位数

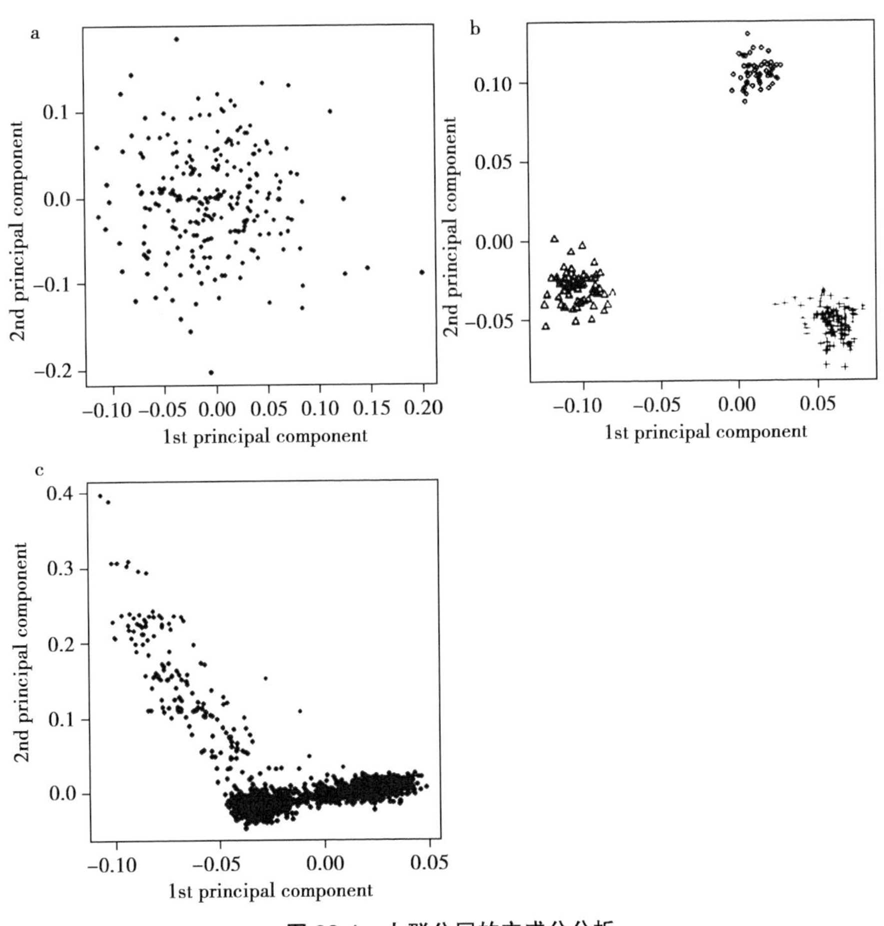

图 23-4　人群分层的主成分分析

1st principle component:第一主成分;2nd principle component:第二主成分

五、基因型填补

目前，全基因组关联研究采用的基因分型芯片只覆盖了人类基因组变异的一部分位点，一些真正与疾病相关的位点可能会被遗漏。基因型填补（genotype imputation）可以依据已检测位点基因型信息和标准参照面板，对未分型位点的基因型进行预测。也可以对一些分型失败位点的基因型进行推测和校正。在全基因组关联研究中，对非基因芯片位点进行基因型填补，可以提高全基因组遗传标记的覆盖率，因而增加了研究效力，极大地提高了筛查到阳性关联位点的成功率。更重要的是，不同的基因分型芯片，在设计时挑选的位点不尽相同，来自不同公司的芯片（如 Affymetrix 和 Illumina）所设计的位点差异很大。同一公司的不同产品之间也存在差异。所以不能直接合并不同平台产生的数据，因此，基因型填补成为合并数据过程的关键步骤。目前常用的方法是利用 HapMap 的单体型信息作为参照面板（reference panel）填补不同研究的数据，填补的位点可达到两百多万个。

图 23-5 为不同全基因组关联研究的数据之间的比较和填补的示意图。图中基因型数据的填补是以 HapMap 数据作为参照面板，分别对来自 Affymetrix 和 Illumina 两个公司的分型平台产生的数据进行填补。灰色向上箭头表示已分型位点，如图所示，实际工作中来自不同平台的数据集中 SNP 位点存在差异。图中虚线方框表示对数据进行单体型分析后确定的匹配单体型，单体型内的 SNP 位点间存在连锁不平衡。因而，可以用 HapMap 中的 SNP 信息来填补研究样本中未分型的位点。虚线向下箭头表示填补的位点。

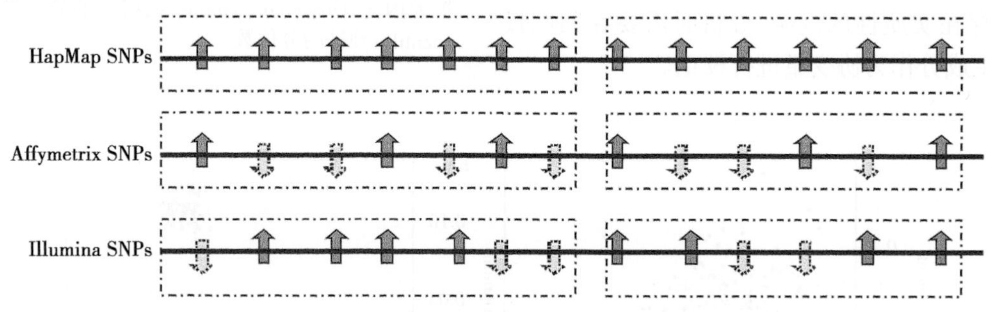

图 23-5 不同分型平台产生的数据间的比较与填补示意图

HapMap SNPs 表示人类基因组中常见 SNPs；Affymetrix 公司和 Illumina 公司平台产品数据对 HapMap 的 SNPs 进行了基因填补

基因型填补所用的参数估计方法有期望最大化算法（expectation maximization algorithm，EM）和 Markov 链 Monte Carlo 算法（Markov chain monte carlo，MCMC）。现在已有 IMPUTE、MACH 和 BEAGLE 等多种软件可以完成基因型填补。

基因型填补不可避免地存在一定的错误率，填补错误的基因型反过来会影响全基因组关联研究分析的结果。所以，填补质量不好的位点都要去掉。影响填补准确度的因素主要包括连锁不平衡的强度、未分型位点的最小等位基因频率、遗传标记的密度和参照面板的大小等。常用的填补方法都有相应的指标用于衡量填补质量，如 MACH 的 Rsq，现有的研究中一般选择 Rsq 大于或等于 0.3 的位点用于关联分析。

六、重复验证和荟萃分析

对于全基因组关联研究而言，无论是优化的研究设计还是各种遗传统计方法，都无法从根本上解决由于多重比较、人群混杂等带来的假阳性问题。全基因组关联研究芯片检测筛查出的位点，还需要在一个或多个阶段的独立人群中进行重复验证，最后将各个阶段多个研究人群联合起来进行分析，通过增大样本量来提高研究的检验效能，排除假阳性的关联，甄别出真实的关联。关联未能得到重复，理论上有三种可能：①假阳性关联没有被重复；②一个真实关联没有被重复，主要可能是由于重复验证样本量小等导致检测效能较低；③一个真实关联在一个人群里存在，由于遗传异质性而导致关联在另一个人群里不能重复，这种情况多见于不同种族。

鉴于全基因组关联研究两阶段和多阶段的设计，需要一个或多个独立样本的重复验证。因此，在合并各个阶段的研究结果时需要采用荟萃分析（meta-analysis，简称 meta 分析）。同时，由于全基因组关联研究芯片筛查阶段昂贵的费用，单独的一项研究往往只有数百例到数千例的芯片样本数据，大多数遗传位点特别是效应值低的遗传位点很难被筛查出来，因此，目前全基因组关联研究的一个发展趋势是建立协作组，将几项甚至几十项研究芯片数据进行 meta 分析合并，增加样本量，提高统计把握度，发掘新的易感位点。多中心协作进行 meta 分析，是鉴定更多疾病易感基因的一种经济和高效的方法。

meta 分析需要对多个研究的样本量、效应值、标准误和 p 值进行合并，由于所涉及的研究设计、人群、表型界定多不一致，因此，多项研究间的异质性是影响分析结果准确性的主要因素。根据异质性的程度，meta 分析采用不同的分析模型：当异质性来自随机误差，可采用固定效应模型，用固定效应模型进行 meta 分析的把握度较高；反之，当异质性来自人群分层，则采用随机效应模型。目前常用的统计分析工具，如 METAL、Stata 等，均可实现全基因组关联研究的 meta 分析。

全基因组关联研究已经发现了许多新的疾病相关基因和染色体区域，为了解人类复杂疾病的发病机制提供了更多的线索。由于全基因组关联研究是基于“常见疾病，常见变异”的理论假说，因此，发现疾病相关的变异多为常见变异，而对于影响复杂疾病 / 性状的罕见变异和基因组结构变异不敏感。目前，全基因组关联研究发现的关联变异多数位于基因组的非编码区，可能与真正疾病变异呈现连锁不平衡。因此，还需要通过精细定位研究确定真正的致病位点并明确其遗传机制。此外，全基因组关联研究产生了海量的数据，目前仍然还主要关注单个 SNP 与疾病的关联，今后将深入开展基于通路的关联分析，基因 - 基因、基因 - 环境交互作用的分析，探索新的疾病相关基因和作用机制。

参考文献

1. Khoury MJ, Beaty TH, Cohen BH.Fundamentals of Genetic Epidemiology, New York: Oxford University Press, 1993.

2. Burton PR, Tobin MD, Hopper JL.Key concepts in genetic epidemiology.Lancet, 2005, 366(9489):941-951.

3. Sham P.Statistics in Human Genetics.London: Arnold, 1998.

4. Dawn Teare M, Barrett JH.Genetic linkage studies.Lancet, 2005, 366(9490):1036-1044.

5. Gudbjartsson DF, Jonasson K, Frigge ML, *et al.* Allegro, a new computer program for multipoint linkage analysis.Nat Genet, 2000, 25(1):12-13.

6. John S, Shephard N, Liu G, *et al.* Whole-genome scan, in a complex disease, using 11, 245 single-nucleotide polymorphisms: comparison with microsatellites.Am J Hum Genet, 2004, 75(1):54-64.

7. Abecasis GR, Cherny SS, Cookson WO, *et al.* Merlin--rapid analysis of dense genetic maps using sparse gene flow trees.Nat Genet, 2002, 30(1):97-101.

8. Davies JL, Kawaguchi Y, Bennett ST, *et al.* A genome-wide search for human type 1 diabetes susceptibility genes.Nature, 1994, 371(6493):130-136.

9. Arya R, Duggirala R, Almasy L, *et al.* Linkage of high-density lipoprotein-cholesterol concentrations to a locus on chromosome 9p in Mexican Americans.Nat Genet, 2002, 30(1):102-105.

10. Kelly TN, Hixson JE, Rao DC, *et al.* Genome-wide linkage and positional candidate gene study of blood pressure response to dietary potassium intervention: the genetic epidemiology network of salt sensitivity study.Circ Cardiovasc Genet, 2010, 3(6):539-547.

11. Mei H, Gu D, Hixson JE, *et al.* Genome-wide Linkage and Positional Association Study of Blood Pressure Response to Dietary Sodium Intervention: The GenSalt Study.Am J Epidemiol, 2012, 176(Suppl 7):S81-S90.

12. Teare MD.Genetic Epidemiology.New York: Humana Press, 2011.

13. Cardon LR, Palmer LJ.Population stratification and spurious allelic association. Lancet, 2003, 361(9357):598-604.

14. Evangelou E, Trikalinos TA, Salanti G, *et al.* Family-based versus unrelated case-control designs for genetic associations. PLoS Genet, 2006, 2:e123.

15. Cardon LR, Bell JI.Association study designs for complex diseases.Nat Rev Genet, 2001, 2(1):91-99.

16. Manolio TA, Bailey-Wilson JE, Collins FS.Genes, environment and the value of prospective cohort studies.Nat Rev Genet, 2006, 7(10):812-820.

17. Tabor HK, Risch NJ, Myers RM.Candidate-gene approaches for studying complex genetic traits: practical considerations.Nat Rev Genet, 2002, 3(5):391-397.

18. Lu X, Wang L, Chen S, *et al.* Genome-wide association study in Han Chinese identifies four new susceptibility loci for coronary artery disease.Nat Genet, 2012, 44(8):890-894.

19. Li Y, Willer C, Sanna S, *et al.* Genotype imputation.Annu Rev Genomics Hum Genet, 2009, 10:387-406.

20. McCarthy MI, Abecasis GR, Cardon LR, *et al.* Genome-wide association studies for complex traits: consensus, uncertainty and challenges.Nat Rev Genet, 2008, 9(5):356-369.

第二十四章　肿瘤遗传学

王明荣　张　钰　茅　矛　贾卫华

肿瘤(tumor)泛指由一群生长失去正常调控的细胞形成的赘生物(neoplasm),可分为良性肿瘤(benign tumor)和恶性肿瘤(malignant tumor)。良性肿瘤生长缓慢且无转移性,而恶性肿瘤生长迅速并可发生局部浸润和远处转移。恶性肿瘤是临床最常见、最严重的疾病之一,占总死亡原因的20%以上。肿瘤发生后先在原位生长,如不加以控制,则可转移至其他组织器官,从而形成转移癌。转移癌常继续进展,以至最终导致器官衰竭,引起患者死亡。恶性肿瘤按照其组织来源可分为三类:来源于上皮组织(如肠、支气管和乳腺导管的细胞)的称为癌(cancer),来源于间叶组织(如骨髓、肌肉、结缔组织和神经系统组织的细胞)的称为肉瘤(sarcoma),来源于淋巴造血组织的称为淋巴瘤和白血病。

正常情况下,机体中的细胞通过有丝分裂进行传代,通过程序性死亡,即细胞凋亡,清除待废弃的细胞。当细胞增殖和细胞凋亡之间的平衡被打破,细胞出现增殖失控、凋亡受阻,由此导致肿瘤的形成。肿瘤发生涉及调控细胞生长和程序性死亡的一组或多组基因突变。致癌突变可分为两种:一种是种系突变(germline mutation),直接由双亲传给子女,出现在后代所有细胞中并向下传递,大约5%~10%的肿瘤由种系突变引起,称为遗传型肿瘤;另一种是体细胞突变(somatic mutation),是后天发生的,存在于个别体细胞中。体细胞突变引起的肿瘤称为散发型肿瘤,比遗传型肿瘤更为常见。但是,无论是在遗传型、还是在散发型中,肿瘤的始动和发展均需要多次体细胞突变。

肿瘤遗传学(cancer genetics)是遗传学与肿瘤学的交叉学科,是应用遗传学的基本原理和方法,从遗传方式、遗传流行病学、细胞遗传学和分子遗传学等不同的角度,探讨肿瘤发生与遗传关系的学科。其主要研究内容包括:①恶性肿瘤易患性的遗传背景;②遗传物质的变化或遗传信息表达的异常与恶性肿瘤发生发展的关系;③以遗传学的方法分析环境中导致恶性肿瘤发生的因素。肿瘤遗传学的研究不仅可以为肿瘤的发生发展提供理论基础，也可以为恶性肿瘤的诊断、治疗乃至预防提供新的技术和方法。

第一节　遗传性肿瘤和遗传性肿瘤综合征

肿瘤的发生一般被认为是体细胞突变累积所致的结果，但有少部分肿瘤是由高外显的种系突变引起的。目前，已经发现了超过200种由高外显率种系突变导致的遗传性肿瘤和遗传性肿瘤综合征，其中大多数遵循常染色体显性遗传。虽然遗传性肿瘤和遗传性肿瘤综合征在所有癌症中的比例很小，但它们涉及的肿瘤易感基因也常常被散发性肿瘤所累及。因此，遗传性肿瘤和遗传性肿瘤综合征为揭示一般散发性肿瘤发生的分子基础提供了线索，具有重要的研究意义。

一、遗传性肿瘤

遗传性肿瘤（hereditary tumors）指符合孟德尔遗传方式的一类肿瘤。这类肿瘤一般比较少见，与同一部位肿瘤的散发型相比，发病年龄较早，并常为双侧性或多发性（散发型则多是单侧性）。遗传性肿瘤一般按常染色体显性遗传方式传递。相对常见的一些遗传性肿瘤如下。

（一）视网膜母细胞瘤

视网膜母细胞瘤（retinoblastoma，RB1；OMIM 180200）是一种常染色体显性遗传的恶性肿瘤，常常伴随有骨肉瘤、软组织肉瘤和黑色素瘤等。估计视网膜母细胞瘤的发生率为1：（15 000～20 000）新生儿，其中遗传型约占35%～45%。

RB1最主要的症状是白瞳症，同时可能伴有斜视。约有60%的患者是单侧型，诊断年龄平均为22个月；其余40%为双侧型，诊断年龄平均为11个月。双侧视网膜母细胞瘤经常有多个病灶，而单侧型中则较为少见。在双侧型患者中，偶尔可以发生松果体或其他脑部原位癌。患者经放射治疗后发生眼部以外的其他原位癌的概率大大增加。遗传性视网膜母细胞瘤由肿瘤抑制基因*RB1*种系突变所引起（参见下文有关*RB1*基因的介绍以及“两次打击”学说）。5%的单侧患者和7.5%的双侧患者可以观察到13q缺失，缺失片段均包括13q14。除了造成*RB1*基因缺失外，此段染色体缺失还有可能累及13号染色体上其他基因，引起发育迟缓、先天畸形等症状（参见第三十五章）。

（二）肾母细胞瘤

肾母细胞瘤（Wilms tumor，WT1；OMIM 194070）是儿童中最常见的肾母细胞恶性肿瘤，发病率约为1：10 000新生儿，其中10%～15%是遗传型。

肾母细胞瘤常表现为腹部肿块，25%～35%的患儿出现腹痛、发热、贫血、血尿或高血压等症状。大约5%～10%患有双侧或多病灶肿瘤，其发病年龄为30～33个月，比单侧患者早12～14个月。患有遗传性癌综合征的患者比只患有肾母细胞瘤的患者发生双侧病灶的概率高。

研究发现，位于11p13上的*WT1*基因种系突变可引起多种包括Wilms瘤的遗传性综合征和单独存在的Wilms瘤；11p15变异引发的Beckwith-Wiedemann综合征偶尔也会引起Wilms瘤；另外两个肾母细胞瘤易感基因分别是位于17q的*FWT1*基因和位于19q的*FWT2*基因。另有一些家系中并没有发现该病与*WT1*、*FWT1*、*FWT2*或11p15相关，因此，有可能存在其他肾母细胞瘤易感基因。

（三）神经母细胞瘤

神经母细胞瘤（neuroblastoma；OMIM 256700）是婴儿中最常见的颅外实体肿瘤，发病率约为1：10 000新生儿，其中大约50%的患者年龄小于两周岁，这部分患者预后较好，常常有自发消退者，是罕见的几种已知的可以自发消退的恶性肿瘤之一。神经母细胞瘤是一种神经内分泌肿瘤，起源于神经脊。临床上可见肿瘤位于肾上腺髓质，或在颈、胸、腹和盆腔的交感神经节链上。大约1%～2%患有家族史，发病年龄比没有家族史的患者早约9个月，同时患有多发性原位癌的概率大大增加。

在只患有神经母细胞瘤的家系中，编码间变性淋巴瘤激酶（anaplastic lymphoma kinase，ALK）的基因*ALK*种系突变是最主要的原因。一系列研究显示，75%患病家系具有杂合的*ALK*种系突变，其余25%具有杂合的编码成对样同源框 2B（paired-like homeobox 2B，PHOX2B）的基因 *PHOX2B* 种系突变。

（四）嗜铬细胞瘤

嗜铬细胞瘤（pheochromocytoma；OMIM 171300）顾名思义，该病起源于嗜铬细胞，每百万人中大约 2～8 人发病，肿瘤多位于肾上腺髓质，少数位于髓外嗜铬组织如副神经节。由于肿瘤细胞可以分解铬盐，故呈棕黄色。右侧较左侧多见，约 10% 为双侧性。主要症状有发作性头痛、视力模糊、多汗、糖尿、高血压、基础代谢过高等。

遗传性嗜铬细胞瘤按常染色体显性方式遗传，外显率较高，占总数的比例约为 25%，常为双侧性或多发性，且发病年龄较早。现已证实，至少有 6 种遗传性癌综合征与遗传型嗜铬细胞瘤有关，涉及的基因有位于 10q11.21 的转染时重排的原癌基因 *RET*（rearranged during transfection proto-oncogene，*RET*）、位于 3p26-p25 处 von Hippel-Lindau 综合征（von Hippel-Lindau syndrome，VHL）的致病基因 *VHL*、位于 17q11.2 处编码神经纤维瘤蛋白 1（neurofibromin 1。NF1）的基因 *NF1*、位于 11q23 处编码琥珀酸脱氢酶复合物 D（succinate dehydrogenase complex D，SDHD）的基因 *SDHD*、位于 1q23.3 的 *SDHC*、位于 1p36.1-p35 的 *SDHB* 等。

二、遗传性肿瘤综合征

遗传性肿瘤综合征不同于遗传性肿瘤之处在于，肿瘤只是遗传性肿瘤综合征的症状之一。患有遗传性肿瘤综合征的个体往往具有明显的癌前病变，且往往伴有其他一些病变和症状。按遗传方式的不同，可将遗传性肿瘤综合征分为显性遗传和隐性遗传两种。目前已发现的遗传性肿瘤综合征数量非常多，本节仅列举一部分较为典型的例子。

（一）显性遗传性肿瘤综合征

1. 家族性腺瘤型息肉病　家族性腺瘤型息肉病（familial adenomatous polyposis，FAP；OMIM 175100）是迄今了解最清楚的肠癌易感综合征。最明显的特征是结肠内长出数百乃至数千腺瘤样息肉，并伴有多种其他症状。例如，胃和十二指肠息肉、牙齿异常、先天性视网膜细胞肥大等。患者发病年龄平均为 16 岁。FAP 所引起的遗传性肠癌约占结肠癌总数的 1%，但由于越来越多的患病家庭的成员及时发现息肉并切除了结肠，这个比例正逐渐减小。FAP 患者如果不进行结肠切除手术，将会引发结肠癌。FAP 患者发生癌变的平均年龄为 39 岁，93% 的患者癌变年龄在 50 岁之前。除了结肠癌，FAP 的患者经常会患其他部位肿瘤，这些部位包括骨、脑、肝、胃、胰腺、甲状腺、胆管等。

FAP 呈常染色体显性遗传，外显率几乎为 100%，但在家系内或不同家系患病个体之间表型有明显可变性。FAP 发生的分子基础参见下文有关 *APC* 基因的介绍。

2. 神经纤维瘤Ⅰ型　神经纤维瘤Ⅰ型（neurofibromatosis，type Ⅰ，NF1；OMIM 162200）是一种典型的单基因遗传综合征，属常染色体显性遗传，发病率约为 1∶3500 新生儿。其特点是多系统、多器官受累，而以中枢神经系统最为明显。主要症状为皮肤出现牛奶咖啡斑以及神经纤维瘤样的皮肤肿瘤，常伴有脊柱侧凸、胫骨假关节、智力障碍、脑膜瘤、神经纤维瘤和眼虹膜结节。该病是因位于 17q11.2 的 *NF1* 基因为突变基因所引起。*NF1* 是 RAS 信号通路的负性调控基因，能启动 RAS 的 GTPase 活性。值得注意的是，尽管 NF1 被认为是一种典型的遗传综合征，有近 50% 的患者的肿瘤细胞属体细胞突变（参见第三十一章）。

3. 肾母细胞瘤、无虹膜、泌尿生殖器异常、智力低下综合征　肾母细胞瘤、无虹膜、泌尿生殖器异常、智力低下综合征（Wilms tumor，aniridia，genitourinary anomalies，and mental retardation syndrome，WAGR；OMIM #194072）本病现在知道可以简称为 11p13 缺失综合征（WAGR 综合征）。本综合征的特征是患者常同时患有肾母细胞瘤、无虹膜、生殖器畸形和中度或重度的智力低下，有 50% 的患者表现为发育缺陷和小头畸形。患者脸部畸形包括耳发育不全、小颌畸形、嘴唇突出等。许多患者因肾衰竭而死亡。部分患者患有肥胖症，个别患有多发性外生骨疣、急性髓细胞性白血病或性腺母细胞瘤。WAGR 现知是由 11p13 缺失而引起（参见第七章）。涉及的基因至少有 *WT1* 和成对框基因 6（paired box gene 6，*PAX6*）。研究发现，所有 *WT1* 没有缺失的 WAGR 患者都没有肾母细胞瘤症状。在有肾母细胞瘤症状的 WAGR 患者中，有 17% 是多发性的，明显高于一般肾母细胞瘤患者。

4. 多发性内分泌肿瘤Ⅰ型　多发性内分泌肿瘤Ⅰ型（multiple endocrine neoplasia，type Ⅰ，MEN1；OMIM 131100）是一种内分泌系统的遗传性肿瘤综合征。MEN1患者至少患有两处内分泌腺肿瘤。肿瘤可能是良性，也可能是恶性。另一种多发性内分泌肿瘤为MEN2A（OMIM 171400）。MEN1和MEN2A大致的发病率均为1∶30 000，没有种族之间的差异。MEN1的致病基因为*MEN1*，定位于11q13，易发肿瘤的腺体有甲状旁腺、垂体和胰腺。这些腺体的肿瘤会引起激素的过量产生。MEN1最明显的特征是甲状旁腺功能亢进。MEN2A的致病基因就是在前面嗜铬细胞瘤曾提到的原癌基因*RET*，最明显的标志是甲状腺髓样癌。部分MEN2A患者同时患有嗜铬细胞瘤。*RET*基因突变还可导致MEN2B（OMIM 162300）和家族性甲状腺髓样癌（thyroid carcinoma，famial medullary，MTC；OMIM 155240）等多种肿瘤综合征（参见第三十三章）。

5. 多发性错构瘤综合征1　又称Cowden综合征1（Cowden syndrome 1，CWS1；OMIM 158350）。这是一种主要由编码磷酸酶和张力蛋白同源体（phosphatase and tensin homolog，PTEN）的基因*PTEN*为突变基因引起的疾病。大约80%的患者可以检测到*PTEN*突变。本综合征特征是引起一处以上的错构瘤，患病器官包括皮肤、黏膜、胃肠道、骨、中枢神经系统、眼、泌尿生殖器等。其中，90%~100%的患者患有皮肤错构瘤，66%的患者患有甲状腺错构瘤。几乎所有的患者在30岁之前发生错构瘤症状，患恶性肿瘤的风险也大大增加，如乳腺癌、甲状腺癌、子宫内膜癌等。除此综合征外，还有一些由于*PTEN*突变引起的错构瘤综合征，如Bannayan-Riley-Ruvulcaba综合征。大约18%的CWS1患者不含*PTEN*种系突变，这些患者发病的具体原因还不确定。*PTEN*突变阴性患者中有一小部分可能是由于*SDHB*和*SDHD*突变所致。

6. von Hippel-Lindau综合征　von Hippel-Lindau综合征（von Hippel-Lindau syndrome，VHL；OMIM 193300）即中枢神经系统血管母细胞瘤合并肾脏或胰腺囊肿、嗜铬细胞瘤、肾癌以及外皮囊腺瘤等疾病的综合征，是由*VHL*基因突变引起。*VHL*基因定位于3p25.3，参与合成一个可以使缺氧诱导因子（HIF）泛素化并降解的蛋白复合体，HIF可以作为转录因子调控基因表达。如果*VHL*两份基因都是突变基因，则该蛋白复合体功能丧失，失去对转录因子的负性调控作用，造成低氧诱导的蛋白如血管内皮生长因子（vascular endothelial growth factor，VEGF）过量表达，促进血管生成，从而为肿瘤发生和发展提供了条件。

（二）隐性遗传性肿瘤综合征

1. 共济失调-毛细血管扩张症　共济失调-毛细血管扩张（ataxia-telangiectasia，AT；OMIM 208900）是一种罕见的常染色体隐性遗传综合征，累及神经系统、免疫系统等。主要临床表现是婴幼儿期发病的小脑性共济失调，眼球和面部皮肤的毛细血管扩张，反复发作的鼻旁窦炎和肺部感染。患者对放射线极其敏感，易患淋巴瘤。AT的发生是因为位于11q22.3处的共济失调-毛细血管扩张突变基因*ATM*（ataxia-telangiectasia mutated gene，*ATM*），大部分*ATM*突变为隐性遗传的无义突变，少数为显性遗传的错义突变。参见后面"罕见并具有中度外显率的遗传变异"中有关的*ATM*基因的介绍。

2. Bloom综合征　Bloom综合征（Bloom syndrome，BLM；OMIM 210900）患者的特点是身材矮小、皮肤对光敏感、免疫缺陷、不孕不育等。该综合征患者皮肤上可见蝴蝶状红色斑点。患者往往具有奇异的脸部特征，部分患者有智力障碍。BLM可以显著提高肿瘤、糖尿病以及慢性阻塞性肺病的发病风险。男性患者通常不能产生精子，女性患者生育能力下降且更年期提前。研究发现，其致病基因*BLM*的突变会导致姐妹染色单体交叉互换频率大大提高，是造成BLM症状以及高癌易感性的原因。参见"过度重组与Bloom综合征"。

3. 着色性干皮病　着色性干皮病（xeroderma pigmentosum，XP）的患者有核酸切除修复障碍，对紫外线照射高度敏感。主要表现为暴露部位发生色素变化、萎缩、角化及癌变，属常染色体隐性遗传。XP患者最容易患基底细胞癌和鳞状细胞癌，也很容易患黑色素瘤。XP引发的皮肤癌患者发病年龄平均在8岁左右，20岁之前患皮肤癌的风险比正常人高1000倍。XP患者也一定程度上易患其他肿瘤，例如脑癌。已经发现了7种XP相关的切除修复基因，分别对应7种互补群（complementation group），它们在发病率、发病严重程度和临床表现上有所不同。通常所说的着色性干皮病是互补群A，即XPA（OMIM 278700）。参见"核苷酸切除修复缺陷与着色性干皮病"（参见第九，三十六章）。

4. Fanconi贫血　Fanconi贫血（Fanconi anemia，FAN）的发病率为1∶350 000，在德系犹太人和南非

白种人中发病率较高。患者临床表现为身材矮小、器官畸形、早发性骨髓衰竭、高癌易感性等。患者细胞对DNA交联剂高度敏感，并且染色体畸变的频率很高。患者平均死亡年龄为30岁。现已发现，至少有15种基因与FAN相关，分别对应15种互补群，其中，除FANCB是X连锁隐性遗传外，其余都是常染色体隐性遗传。通常所说的Fanconi贫血是互补群A，即FANCA（OMIM 227650）（参见第二十八章）。

5. 成人早老症　又称Werner综合征（Werner Syndrome，WS；OMIM 277700）是青春期或刚成年时发病的一种早老症。主要临床表现为四肢硬皮病样皮肤改变、动脉硬化、毛发灰白、声音嘶哑、糖尿病、白内障、癌症等。患者多死于心肌梗死或癌症。死亡年龄平均为53岁。唯一与WRN相关的基因是位于8p12-p11.2处的*WRN*，它编码一种解旋酶，与DNA修复及复制有关。在WRN患者中观察到基因组不稳定和端粒缩短现象，可能与该病的发生相关。目前还不清楚*WRN*突变与端粒不稳定的确切关系及其机制（参见第三十、三十六章）。

第二节　肿瘤的遗传易感性

所谓肿瘤遗传易感性，是指由于遗传物质存在差异，不同的个体在相同生活条件和受相同致癌因素暴露下，有些个体具有更易发生肿瘤的倾向。利用遗传流行病学方法对肿瘤遗传易感性的研究，一直以来在肿瘤研究中具有重要地位。这些研究逐渐定位和鉴定了一系列的肿瘤遗传易感基因，为人们理解肿瘤的发生机制提供了重要信息。遗传性肿瘤和遗传性肿瘤综合征是由高外显率的种系突变决定。而一些家系中，患病个体较少的家族聚集性癌和散发性癌，则是由具有中低肿瘤易感性的多态性基因与环境相互作用所引起。随着个体的肿瘤遗传易感性降低，肿瘤发生受环境因素的作用逐渐增强。

一、高外显率肿瘤遗传易感基因

（一）肿瘤抑制基因种系突变

大部分家族聚集性癌与肿瘤抑制基因种系突变有关，而且大多数肿瘤抑制基因突变往往仅使特定组织具有癌变倾向。

下面介绍几个最常见的肿瘤抑制基因种系突变。

1. *RB1*　视网膜母细胞瘤（RB）的致病基因*RB1*，是第一个被发现和鉴定的肿瘤抑制基因。Knudson（1971）提出著名的“两次打击”假说（详见第五节），用以解释视网膜母细胞瘤发生的遗传学机制。遗传性视网膜母细胞瘤患者含有一个通过遗传获得的*RB1*基因的种系突变，但形成肿瘤尚需视网膜母细胞发生第二次突变，即体细胞突变。散发性视网膜母细胞瘤没有*RB1*种系突变，需要两次体细胞突变才能发病。

2. *APC*　腺瘤性结肠息肉（adenomatous polyposis coli）基因即*APC*基因的种系突变是家族性腺瘤样息肉（FAP1）的突出分子特征。大多数遗传性或非遗传性FAP1，都有5号染色体长臂一个片段的杂合性丢失（loss of heterozygosity，LOH）。更为重要的是，不管在小的腺瘤还是在大的癌中，都发现了这种LOH，这说明位于5号染色体长臂的一个肿瘤抑制基因的失活是癌形成的早期事件，而且很可能是一个起始步骤。随后的研究发现，这段染色体片段的肿瘤抑制基因是位于5q21-q22的*APC*基因。现在知道，大约80%的FAP1患者发生*APC*种系突变，20%的FAP1患者含有新生突变（*de novo* mutations），后者没有患病家族史，且存在体细胞嵌合现象（somatic mosaicism）。尽管不能像*RB1*基因那样直接引起恶性表型，但由于FAP1患者结肠中腺瘤样息肉多达数百乃至数千个，所以其中一个发生癌变的概率几乎是100%。与大多数视网膜母细胞瘤中发生*RB1*基因缺失不同，*APC*突变的结果大多为肽链的截短。不同方式的*APC*种系突变，决定了FAP1患者不同的临床特征：截短发生在密码子463～1387，会引起视网膜病变，即先天性视网膜色素细胞肥大（congenital hypertrophy of the retinal pigment epithelium，CHRPE）；截短发生在密码子1403～1578，则会引起家族性腺瘤型息肉病（Gardner综合征）。*APC*突变还可引起肠道多发息肉合并脑部肿瘤（Turcot综合征）和衰减的家族性腺瘤样息肉病（attenuated FAP1）等。此外，特定形式的*APC*种系突变还与肿瘤数量的多少相关。因此，FAP1向人们展示了一种肿瘤抑制基因突变与表型之间高度确定的关系。但是，一些带有完全相同的*APC*突变的个体却可以有不同的临床表现，这可能与修饰基因的作用相关。遗传性APC蛋白功能丧失使肠黏膜细胞（而不是其他细胞）具有选择优势，从而过量生长形成腺瘤。据认为，这种特异性可能与结肠隐窝独特的细胞结构、细胞外基质以及隐窝的形成机制有关，使其依赖APC蛋白以维持内环境的稳态。

3. *TP53* 在以多种肿瘤高发为特征的Li Fraumeni综合征1（Li Fraumeni syndrome 1，LFS1；OMIM 151623）患者中，发现了*TP53*基因的种系突变。通过对引起LFS1的各种*TP53*突变的鉴定，使人们第一次实现了通过检测基因型预测个体的癌症易感性。通过比较LFS1患者和散发性肿瘤患者的*TP53*突变，人们发现了它们之间的一些共性，如约3/4的突变是无义突变，而且突变多致使TP53蛋白DNA结合位点失活；但是，在LFS1中常见的密码子337突变却没有在散发性肿瘤中检测到。在LFS1中，*TP53*突变形式决定了肿瘤的部分特征：TP53蛋白DNA结合域外显子突变会导致高外显的脑癌、早发性的乳腺癌，而外显子以外的突变，则多会导致肾上腺肿瘤风险提高。

4. *BRCA1*和*BRCA2* 大约超过一半的遗传性乳腺癌是由*BRCA1*和（或）*BRCA2*这两种基因的种系突变引起的。流行病学研究显示，大约5%的乳腺癌是遗传性的。King等（1990）通过连锁分析确立了乳腺癌与17号染色体长臂上一段区域的关系。4年后，Skolnick等在几个家系中同时鉴定到该染色体区内一个截短突变的基因，命名为*BRCA1*，编码乳腺癌易感蛋白1型（breast cancer type 1 susceptibility protein，BRCA1）。随后，在相当数量的家族性乳腺癌或卵巢癌患者中也发现了*BRCA1*种系突变。通过检测不携带*BRCA1*种系突变的患病家系，人们发现了13号染色体上的另一种乳腺癌易感位点，并于1995年克隆了*BRCA2*基因。*BRCA1*和*BRCA2*都是高外显率的显性遗传癌相关基因。它们确切的外显率以及因此导致的癌症风险很难确定。不同的突变形式引起的风险不同。发生同一种突变的不同家系，癌的种类和发病的平均年龄各不相同。一些家系仅仅有患乳腺癌的高风险，而其他一些含有相同突变的家系还对卵巢癌易感。*BRCA1*和*BRCA2*种系突变携带者一生中患乳腺癌和卵巢癌的风险均接近正常人的7倍。对于高外显率的基因来说，这个相对危险度数值显得很小，因为散发性乳腺癌发病率很高。但如果仅考虑40岁前的早发性乳腺癌，相对风险大概可达150。*BRCA1*或*BRCA2*基因的种系突变与大约80%的乳腺癌发生相关。*BRCA2*种系突变男性携带者也具有较高的癌易感性，主要易患乳腺癌和前列腺癌。男性乳腺癌患者较为少见，大约只占所有乳腺癌患者的1%。大约30%的男性患者有男性或女性患乳腺癌的亲属，提示男性乳腺癌中有很大比例是由遗传因素引起。

（二）原癌基因种系突变

1. *RET* *RET*是rearranged during transfection protooncogene的缩写。是迄今检测到的所有原癌基因突变几乎都是体细胞突变，但是有一个例外是上一节提到的、转染时重排的原癌基因*RET*。*RET*的种系突变发现于内分泌系统的遗传性癌综合征，即上一节也提到的MEN2A和MEN2B。它们都是常染色体显性遗传的癌综合征。*RET*原癌基因定位于染色体10q11.21，含有21个外显子，编码一个膜结合的酪氨酸激酶。在MEN2A和MEN2B患者中发现的*RET*突变多为单核苷酸替换。这种点突变可以改变*RET*编码的受体酪氨酸激酶细胞外结构域，导致酪氨酸激酶组成性启动，进而持续性启动下游有丝分裂相关的信号通路。突变大多发生在外显子8及外显子10～16，突变的精确位置不同会导致不同的疾病表型。

2. *MET* 原癌基因种系突变另一个特例是*MET*，能引起遗传性乳头状肾细胞瘤（hereditary papillary renal cell carcinoma，HPRC）。HPRC与上述MEN2A和MEN2B都很罕见，但是这些综合征的存在展示了原癌基因种系突变在遗传性肿瘤中所起的作用。很显然，原癌基因具有很高的外显率，因为，不管环境和遗传背景如何，原癌基因总能对表型有很大影响。现在还不清楚是否存在低外显率的原癌基因对癌的发生起作用。原癌基因不经常在胚细胞中被发现，因此可能不是导致癌症易感的一个主要因素。

（三）DNA修复缺陷与基因组不稳定

基因组的稳定性是一种可遗传的表型。癌症是由一系列相继的基因突变引起的，基因组的不稳定意味着细胞突变的概率大大增加，导致各种突变发生，促使肿瘤形成的进程加快。部分肿瘤抑制基因是通过维持基因组稳定性而抑制癌细胞的形成，它们直接参与各种DNA修复的过程。当DNA修复基因编码的蛋白失活，整个基因组基因突变的概率都会增加，分裂产生的子代细胞更易出现肿瘤抑制基因失活或者原癌基因激活，肿瘤因此而加速形成。这部分保持基因组稳定性的基因常被称为“看管基因”（caretaker gene），常见的例子是 *BRCA1* 和 *BRCA2*。遗传性非息肉结肠直肠癌（HNPCC）的重要标志也是存在一个看管基因缺陷。看管基因作用于受损伤的 DNA，是细胞对环境中致癌物做出应答的固有组成部分。因此，环境因素对看管基因突变的外显率有较大影响，致使看管基因突变常常显示可变的外显率。

1. 错配修复与遗传性非息肉结肠直肠癌　遗传性非息肉结肠直肠癌（hereditary non-polyposis colorectal cancer，HNPCC）是已知的最为常见的一种癌易感综合征，是由错配修复（mismatch repair，MMR）基因种系突变引起。Perucho 等在寻找与原癌基因和肿瘤抑制基因相关的基因组重复和缺失时，发现在肿瘤细胞基因组微卫星序列存在异常。Thibodeau 等发现微卫星异常较多见于近端结肠癌，提示微卫星异常可能与 HNPCC 相关。同时，de la Chapelle 和 Vogelstein 在定位克隆 HNPCC 杂合性丢失位点时，也发现了微卫星序列的改变。微卫星序列是广泛分布于基因组的 DNA 串联重复序列，包含 10 至超过 100 个重复单元，每个单元含有 1～4 个碱基。高度的重复性使微卫星序列容易在复制过程发生 DNA 链滑动错配。A 或 G 的单核苷酸重复以及二核苷酸重复 $(CA/GT)_n$ 最容易发生滑动。滑动的结果是重复序列的延长或缩短。大多数的错配碱基由 DNA 聚合酶的校正机制进行修复。在正常细胞中，复制过程中没有矫正的错配碱基大多通过 MMR 系统进行处理。微卫星相对较高的易变性使它们具有很高的多态性。MMR 缺陷直接阻碍错配碱基无法矫正，导致突变率上升，对微卫星序列尤其如此，因而呈现出微卫星不稳定（microsatellite instability，MSI）。在 HNPCC 患者肿瘤 DNA 中，观察到显著的微卫星不稳定，说明存在一种相关的肿瘤发生机制。

微卫星不稳定的遗传学基础是通过对模式生物的研究而发现的。在人类细胞中发现的微卫星不稳定与之前在细菌和酵母菌中发现的 MMR 缺陷的情况非常相近。在大肠埃希菌中，MMR 系统被称为 MutHLS 通路，作用是发现 DNA 复制过程中出现的错配碱基、切除错配碱基及其邻近的片段，并且促进重新合成正确的互补链。MutHLS 通路涉及多个基因，包括 *MutS* 和 *MutL* 等。生物化学研究证实 MutS 蛋白二聚体具有监测错配碱基，并招募 MutL 二聚体到修复位点的作用。真核生物中 MutS 的同源蛋白是 MSH，在酵母菌和人类细胞中均有发现。*MSH* 基因突变能引起酵母菌基因组中二核苷酸重复序列发生变化的概率增加 100～700 倍。微卫星不稳定与 MMR 关系的确立为 HNPCC 致病基因的发现提供了线索。在发现 HNPCC 肿瘤细胞中存在微卫星不稳定之后，很快在人类 2 号染色体上发现了一个 *MutS* 同源基因 *MSH2*，同时，在大量的 HNPCC 家系中检测出 *MSH2* 种系突变，其他 MMR 相关的基因也在人类基因组中陆续被发现。

MMR 在进化上是保守的，人细胞中发现了至少 5 种 *MutS* 和 4 种 *MutL* 的同源基因。其中 5 种基因在 MMR 中起作用，当它们突变时则引起 HNPCC。MSH2 在识别和结合错配碱基方面起重要作用，而 MLH3 和 MLH6 可能与识别的特异性有关。MLH1 被招募到修复位点，起“分子媒介”（molecular matchmaker）作用。由 PMS2 和 MLH1 组成的异源二聚体，在后者的作用下，识别并结合错配位点，在 MMR 的下游步骤发挥作用。对于 PMS1 的作用目前尚不确定。

对 HNPCC 患者 MMR 基因的检测的结果表明，*MSH2* 和 *MLH1* 基因种系突变可以解释大部分 HNPCC。同其他遗传性癌一样，不同的突变往往导致有区别的病征。与 *MLH1* 相比，*MSH2* 突变患者更容易患肠外肿瘤。*MSH6* 与一些非典型的 HNPCC 相关，患者癌症诊断时年龄较大，而且患有子宫内膜癌的风险比 *MSH2* 和 *MLH1* 大。小部分种系突变发生在 *PMS2*，能引起与 HNPCC 相关的 Turcot 综合征，特点是较高的患脑癌和结直肠癌风险。然而，为什么会存在这种基因型和表型间的精确关系还有待研究。

有研究显示，大约 13% 的结肠直肠癌患者是 MSI 阳性，其中大部分患者 MMR 突变是体细胞突变，MMR 种系突变患者仅约占结肠直肠癌患者总数的 3%。

2. 核苷酸切除修复缺陷与着色性干皮病　核苷酸切除修复（nucleotide excision repair，NER）能修复由致癌物引起的多种 DNA 损伤，包括补骨脂素派生物、化疗药物铂化合物、多环芳烃等引起的嘧啶 / 嘌呤加合物，均可通过切除修复机制进行修复。

正常个体的成纤维细胞体外培养过程中如果进行紫外线照射，受损伤的 DNA 会引发与损伤修复相关的 DNA 合成，被称作非常规 DNA 合成（unscheduled DNA synthesis，UDS）。因此 NER 是否启动可以通过测量放射性标记的DNA前体物^{3}H-脱氧胸苷摄入量来判断。切除修复缺陷患者对紫外线等致癌物敏感，紫外线作用产生的嘧啶二聚体和光产物无法通过切除修复而去除。大多数着色性干皮病（XP）患者存在NER缺陷，不发生UDS。少部分的XP患者能检测到UDS，称为变异型着色性干皮病（xeroderma pigmentosum，variant type，XPV），但是这种XP变异形式在紫外线作用下也具有较高的突变率。研究发现，XPV患者细胞只有在复制时才出现DNA修复缺陷。XPV患者临床特征具有相当大的异质性。利用细胞融合实验，XP患者被分成了7个互补群，分别记为A群～G群，每个互补群分别由各自的基因突变所致。XPV没有UDS缺陷，因而无法通过细胞融合进行分类。在XPV患者体细胞中发现了*POLH*基因突变。*POLH*基因编码DNA聚合酶η，其作用是在S期进行跨DNA损伤的合成。

与同样是DNA修复基因缺陷引起的HNPCC不同，杂合型的XP突变基因并不能引起明显的癌症风险，即突变以隐性方式遗传。同样是由DNA修复缺陷所引起，为什么HNPCC是显性遗传而XP却以隐性方式遗传呢？原因在于MMR修复的缺陷是DNA正常复制时发生的，而NER缺陷的细胞的基因组不稳定不仅取决于XP相关基因的杂合性丢失，也取决于紫外线造成的损伤。XP的发病机制体现了肿瘤形成过程中的基因与环境之间的相互作用。

3. 过度重组与Bloom综合征　Bloom综合征（BLM）患者中基因组不稳定与癌症之间的关系比以上两种更为明显。患者表现出容易观察到的染色体紊乱，而且患常见肿瘤的概率极高。其中约30%患白血病或淋巴瘤，30%患各种上皮来源的恶性肿瘤，10%患两处以上原位肿瘤。患癌症的年龄平均为25岁左右，通常白血病发生于年轻患者，而实体肿瘤则发病较晚。

体外培养BLM患者细胞呈现出明显的染色体异常。在没有任何环境刺激和染色体断裂剂作用下，从患者血浆中分离出的淋巴细胞的染色体发生了大量断裂、缺口和结构重排。发生这种现象的原因在于过高频率的同源重组。同源重组可能在S期染色体复制时进行，可以发生在同源染色体之间，也可以发生在姐妹染色单体之间。在DNA合成时用5-溴脱氧尿苷（5-bromodeoxyuridine，BrdU）标记新合成的姐妹染色单体，从而在中期可以直观地显示发生在姐妹染色单体之间的交换（sister chromatid exchanges，SCE）。正常个体的细胞在中期SCE数量少于10个，而来自于BLM患者的细胞则多达60～90个。除此之外，BLM细胞还表现出较高的亚微观水平突变，包括点突变和重复序列突变。通过实验，确定*BLM*基因定位于15q26.1。*BLM*基因全长104 997 bp，含22个外显子，编码一个DNA/RNA解旋酶家族成员。解旋酶作用于DNA复制、修复、RNA转录和蛋白质翻译等过程。*BLM*基因编码的蛋白与一类解旋酶RECQ非常相似。通过对模式生物大肠埃希菌（*E. coli*）中的同源蛋白进行研究，发现RECQ蛋白参与接合（conjugation）和UV损伤修复过程中的DNA重组。在酿酒酵母（*S. cerevisiae*）中，RECQ同源蛋白SGS1发生突变后，细胞生长变慢、染色体分离错误、染色体重排和双链断裂修复。黑腹果蝇（*D. melanogaster*）中RECQ相关基因的种系突变则表现出与人类BLM相似的对致癌物敏感和不育症等现象。破坏鼠和鸡细胞中的*BLM*基因，也像人类BLM患者细胞一样呈现出高度SCE表型。克隆*BLM*基因和对其同源蛋白的研究说明，RECQ解旋酶在同源重组过程以及保持基因组稳定性中起重要作用，再一次证明基因组稳定性丧失对癌症发生具有重要意义。

除了以上列举的几个例子，还有其他一些与DNA修复缺陷或基因组不稳定有关的遗传性综合征，例如，DNA交联修复缺陷引起的先天性全血细胞减少症（Fanconi贫血）、双链断裂修复缺陷引起的共济失调-毛细血管扩张症等。总的来说，除了像HNPCC这样的综合征之外，大多数引起基因组不稳定的基因突变是极为少见的，对人类常见肿瘤的发生影响较小，但对于存在这类基因突变的患者及其家庭却是灾难性的。另一方面，对于一些隐性遗传的综合征如先天性全血细胞减少症和共济失调-毛细血管扩张症，虽然隐性综合征个体极为罕见，但杂合性个体却较为常见，它们是否会增加发病风险需要引起重视。

二、中低外显率肿瘤遗传易感基因

高外显率的突变可以解释大多数含有三个以上患病个体的家系，但在同样体现出肿瘤遗传易感性的、含有两个患病个体的家系中，却很少发现这些种系突变。在过去的十几年间，人们为寻找其他高外显率的癌易感基因付出了巨大努力，但是并没有特别大的收获。这充分说明，如果存在其他的易感基因，它们中的任何一个都不能单独引起肿瘤的家族聚集性。排除高外显率基因引起的案例之后，统计分析表明，很多常见癌症的遗传易感性可能是由共同遗传的、单独作用有限的、多个等位基因共同作用所致。最近的研究发现，除了高外显种系突变之外，还存在两大类遗传性癌易感因素：罕见并具有中度外显率的基因和普遍存在的低外显率基因（如此分为两类仅仅基于现有的研究方法，并没有生物学功能上或进化上的原因）。前者包括一些罕见种系突变和低频率的多态性基因，最小等位基因频率（minor allele frequency，MAF）小于2%，概率比（odds ratio，OR）大于 2.0，大多只在特定人群中发现，可能是一种遗传漂变引起的奠基者效应。例如，Swift 等（1987）发现在一些具有特殊症状的共济失调 - 毛细血管扩张症患者中，女性患有乳腺癌的风险为正常人的 3 倍。Renwick 等（2006）报道，出现这一现象的原因是 *ATM* 基因中含有一些无义突变和错义突变。关于这一部分易感基因的认识大多是基于对各个已知的癌变通路上基因的直接研究，即候选基因研究。相对来说，对于人群中普遍存在的基因多态性导致癌症易感的猜测由来已久，但是直到最近才逐渐证实这些低外显率（MAF > 10%，OR < 1.5）的基因在癌症易感中的意义。表 24-1 对几种不同的遗传易感因素特征和研究方法进行了比较。

表 24-1　几类遗传易感因素比较

易感基因种类	基因示例	基因频率	危险度	研究策略
罕见高外显突变	乳腺癌：*BRCA1*，*BRCA2* 结肠直肠癌：*APC*，*MLH1*，*MSH2*，*STK11*，*SMAD4*	大部分≤ 0.1%	≥ 10.0	连锁分析和定位克隆、候选基因测序
中度外显变异	乳腺癌：*ATM*，*BRIP1*，*CHEK2*，*PALB2* 结肠直肠癌：*MUTYH*，*APC*I1307K*	MAF 一般≤ 2%	≥ 2.0	候选基因测序、利用基因丰富的个案
常见易感基因	乳腺癌：6q25（*ESR1*），10q26.13（*FGFR2*）， 结肠直肠癌：16q22.1（*CDH1*）	MAF 一般 > 10%	1. 1～1.6	全基因组关联分析（GWAS）

APC：结肠腺瘤性息肉病；*ATM*：共济失调性毛细血管扩张症突变；*BIK*：BCL-2 相互作用杀伤蛋白基因；*BRIP1*：BRCA1 相互作用解旋酶 1；*CDH1*：钙黏着蛋白 1；*ESR1*：雌激素受体 1；*FGFR*：成纤维细胞生长因子受体；MAF：次要等位基因频率；*PALB2*：BRCA2 伙伴蛋白和定位蛋白；*STK11*：丝氨酸 / 苏氨酸激酶 11

人类基因组计划的研究结果显示，正常个体的基因都是一样的，但在序列上有极小差异，即单核苷酸多态性（single nucleotide polymorphism，SNP）。所谓单核苷酸多态，是指特定的核苷酸变异在人群中出现的频率大于 1%，其与种系突变在概念上的区别在于后者在人群中出现的频率远小于 1%。人类基因组中至少存在 1000 万个 SNPs，平均每 300 个核苷酸内就有一个 SNP，是造成正常表型个体间差异的主要原因。

DNA 片段存在大小范围从 kb 至 Mb 的亚微观突变，主要包括缺失、插入、重复和复合多位点变异，统称为拷贝数变异（copy number variations，CNVs）或拷贝数多态（copy number polymorphisms，CNPs）。研究显示，CNVs 可能也与一些癌症的遗传易感性相关。

乳腺癌是发病率最高的癌症之一，关于乳腺癌的研究代表了癌症遗传易感性研究的领先水平。因此，本节主要以乳腺癌为例，继续介绍癌症遗传风险的组成。*BRCA1* 和 *BRCA2* 基因的高外显率，种系突变大概能引起 20% 左右的乳腺癌家族聚集性。另外，在约 1% 的乳腺癌家族中发现了 *TP53*、*PTEN*、*STK11* 等其他基因高外显突变。剩余的大部分家族聚集性乳腺癌很可能是由各种中低外显遗传易感基因和环境共同作用引起。各种常见癌症的易感基因组成与乳腺癌完全不同，不过它们各自外显率水平的遗传易感性风险组成规律与乳腺癌类似。

（一）罕见并具有中度外显率的遗传变异

通过对候选基因变异筛选，一共发现了至少 5 个乳腺癌罕见的中度外显易感基因：*CHEK2*、*ATM*、*BRIP1*、*PALB2* 和 *NBS1*。这些基因的相对风险（relative risk，RR）在 2 和 4 之间。由于它们在人群中出现的频率很低，并且具有较低的外显率，因此，它们引起乳腺癌的风险比例较小，大约只占家族聚集性乳腺癌风险的 5%。

1. *CHEK2* *CHEK2*编码关卡激酶2裂殖酵母同源体（checkpoint kinase 2，*S. pombe* homolog of，CHEK2），是一种重要的与DNA损伤相关的蛋白激酶，可使TP53和BRCA1等蛋白磷酸化，从而控制DNA双链断裂损伤的修复。通过对Li-Fraumeni综合征2（Li-Fraumeni syndrome 2，LFS2；OMIM 609265）家系的候选基因进行突变筛查，发现*CHEK2*基因存在c.1100delC变异。这个变异在人群中的频率为1%（18/1620），证明*CHEK2*不是一个高风险的LFS2致病基因。在乳腺癌家系中，*CHEK2*基因c.1 100delC的频率为4.2%（30/718），相对风险（RR）为1.70（95%CI=1.32～2.20）。综合10个以人群为基础的病例对照研究的资料，*CHEK2*基因c.1100delC在病例组的频率为1.9%（201/10860），在对照组中的频率为0.7%（64/9065）（$P=1\times10^{-7}$），概率比（OR）等于2.34（95%CI=1.72～3.20）。曾经有人猜测*CHEK2*基因c.1100delC可能会引起前列腺或者其他位置的癌，但是大量研究表明，这个变异的患者没有明显的患其他癌的风险。人们还发现在有的结肠直肠癌、肺癌、多发型癌（兼患乳腺癌、黑素瘤和肺癌3种原发性癌）等癌症患者中有*CHEK2*错义突变c.470T＞C，导致p. Ile 157 Thr，但其意义还有待进一步研究。

2. *ATM* *ATM*与肿瘤相关的最早证据来自1976年对乳腺癌的一项流行病学研究。该研究报道了在共济失调-毛细血管扩张症（AT）患者的女性亲属发生乳腺癌的风险有所增加。这个敏锐的发现比定位*ATM*基因早了许多年。后来的许多流行病学研究进一步验证了这个结果。随着*ATM*基因的鉴定和其编码的蛋白功能的揭示，人们更加确定*ATM*是一个候选的乳腺癌易感基因。*ATM*基因定位于11q22.3，编码的ATM蛋白是一种苏氨酸蛋白激酶，在细胞周期调节、DNA损伤修复中起重要作用。ATM蛋白在细胞对DNA双链断裂损伤做出反应的过程中非常重要。它能启动一个包含TP53、BRCA1和CHK2等多种蛋白的级联放大信号通路。通过突变筛查，在12/443例*BRCA1*和*BRCA2*突变阴性的家族聚集性乳腺癌患者中发现了多种*ATM*突变，对照组中突变数为2/521（P=0.0047）。这些突变包括截短突变、错义突变和剪接点异常等，都能影响蛋白结构，并引起共济失调-毛细血管扩张症。估计*ATM*突变的RR为2.37（95%CI=1.51～3.78，P=0.0003），与大规模的流行病学研究结果非常接近。几项后续研究也证实了*ATM*是一种肿瘤易感基因。有流行病学证据表明*ATM*也可以引起其他癌的易感性。

3. *BRIP1* *BRIP1*编码BRCA1相互作用蛋白1（BRCA1-interacting protein 1，BRIP1），是一种DEAH解旋酶，其活性依赖BRCA1，可以参与DNA修复和细胞周期检验点控制。一项较大样本的研究显示，*BRIP1*截短突变在*BRCA1*和*BRCA2*突变阴性患者中的频率为9/1212，在对照组中的频率仅为2/2081，RR为2.0（95%CI=1.2～3.2）（P=0.0030）。在已报道的*BRIP1*突变中，大约一半是无义突变c.2392 C＞T，导致Arg798Ter，其他的突变包括各种小片段的插入和缺失。

4. *PALB2* Xia等（2006）用HeLa细胞提取物进行质谱法分析，鉴定出一种与BRCA2蛋白一起免疫沉淀的新蛋白，命名为BRCA2的伙伴蛋白和定位蛋白（partner and localizer of BRCA2，PALB2），由*PALB2*基因编码。PALB2蛋白可以促进BRCA2的定位和维持结构稳定，进而促进BRCA2介导的DNA修复。进一步的研究显示，基因敲除*Palb2*能引起细胞对丝裂霉素C的敏感度增强，这与先天性全血细胞减少症患者细胞类似。随后在一些这类贫血患者细胞中发现了*PALB2*双等位基因突变，对应的是互补群N，即FANCN。FANCN和由*BRCA2*突变引起的互补群FANCD1十分相似，它们与经典的先天性全血细胞减少症最明显的区别是FANCN患者儿童时期容易患肾母细胞瘤和成神经管细胞瘤等实体肿瘤。基因测序显示，在*BRCA1*和*BRCA2*突变阴性的家族聚集性乳腺癌患者中，发生*PALB2*截短突变的频率为10/923，对照组频率为0/1084（P=0.0004）。估计*PALB2*突变的RR为2.3（95%CI=1.4～3.9，P=0.0025）。在这项研究中发现的五种截短突变中有两种是在Fanconi贫血中以纯合或复合杂合子形式出现的。对芬兰人的突变筛查发现了一个截短突变c.1592delT，在家族聚集性患者中的频率是3/113（2.7%），在未选择的患者中的频率为18/1918（0.9%），在对照组中的频率为6/2501（0.2%），直接得到的OR等于3.94（95%CI=1.5～12.1）。后续研究又发现了一些其他的突变，例如，在2011年的一项研究中，在非洲裔美国人中发现了新的截短突变c.758 dup T和c.1479delC，而在262个对照中，没有发现这3种突变。

5. *NBS1*和*RAD50* DER11/RAD50双链断裂修复复合物由5种蛋白组成，除DER11和RAD50外，另外3种蛋白分别是p95、p200和p400，它们都在DNA修复过程中起重要作用。

编码p95蛋白的基因发生纯合突变或复合杂合种系突变，将导致个体发生Nijmegen断裂综合征

(Nijmegen breakage syndrome，NBS；OMIM 251260)，因而，p95 蛋白又名断蛋白(nibrin)，其编码基因为 *NBN* 即 *NBS1*。患有 NBS 的个体有较高的风险发生多种癌症(包含乳腺癌)。*NBS1* 突变可以有多种形式，其中较普遍的一个致病突变是 c.657_661delACAAA。携带杂合的 *NBS1* 基因 c.657_661delACAAA 突变的妇女在 50 岁前发生乳腺癌的风险是正常人的三倍。

RAD50 也可能是一个中度外显变异。芬兰人中，*RAD50* 的截短突变 c.657delT 在连续确诊的乳腺癌患者中的频率为 8/317，而在对照组中为 6/1000(P=0.008，OR=4.3，95%CI=1.5 ~ 12.5)。另有报道，发现了其他罕见的 *RAD50* 截短突变，但 RAD50 突变是否影响芬兰人之外的种族的乳腺癌易感性尚不明确。

由此可见，与 *BRCA1* 和 *BRCA2* 一样，这些中度外显的乳腺癌易感基因也存在多种截短突变。由于奠基者效应的存在，它们在不同群体中的频率各不相同。这些基因的单等位基因突变大约能引起两倍于正常人的乳腺癌风险。没有足够数据表明这些基因的单等位基因突变在表型上有除癌症易感性之外的其他表现。而 *ATM*、*BRIP1* 和 *PALB2* 双等位基因突变，分别能引起共济失调 - 毛细血管扩张以及 FANCJ 型和 FANCN 型 Fanconi 贫血。这些已发现的中度外显基因和 *BRCA1*、*BRCA2* 位于同一条通路上，现在仍然不清楚为什么它们丧失功能后只造成较低的乳腺癌易感性。这种外显率的不同意味着必定存在与 *BRCA1* 和 *BRCA2* 突变不同的致病机制。

其他癌的候选基因变异筛查中，也发现了一些中度外显的易感基因。例如结肠直肠癌易感基因 *APC* 是另一个中度外显的例子。*APC* 基因编码区的一段八核苷酸序列(AAATAAAA)中发生了 T > A 转换，导致 p.Ile1307Lys。流行病学研究显示，导致 p.Ile1307Lys 的 *APC* 基因突变主要存在于德籍犹太人。携带 p.Ile1307Lys 的个体患肠癌的风险大约是正常人的两倍。

(二)常见低外显率肿瘤易感基因

在关联研究中，通过比较病例组和对照组中的基因频率，可以判断该基因的遗传变异是否与某种肿瘤相关。早期的关联研究基于有限数量的候选基因的基因多态性。例如，一项包含 17 109 个患者和 16 423 个对照的研究，发现了一个低外显率乳腺癌相关 SNP 位点，是在 *CASP8* 基因中的一个单核苷酸多态导致 p.Asp302His。*CASP8* 编码细胞凋亡相关的半胱天冬酶 8(caspase-8)，导致 p.Asp302His 的 *CASP8* 多态可能是一种保护性变异，但是，该多态标记的连锁不平衡区域大约有 290 kb，包含很多基因：3 个早发型肌萎缩性侧索硬化症(juvenile amyotrophic lateral sclerosis，ALS2)的候选基因 ALS2 染色体区 1(ALS2 chromosome region 1，*ALS2CR1*)、*ALS2CR2* 和 *ALS2CR3*，两个假设基因 *LOC389286* 和 *LOC729191*。现在还不清楚 p.Asp302His 是起作用的变异，还是仅仅作为一个遗传标记。

Frank 等(2007)通过一个包含 600 个家族性乳腺癌患者和 700 个对照的病例对照研究，发现线粒体肿瘤抑制基因(mitochondrial tumor suppressor gene 1，*MTUS1*)中的一个缺失了 1128 bp 的 CNV 与乳腺癌家族聚集性风险的降低相关。

随着全基因组关联研究(genome-wide association study，GWAS)的应用，已经在全基因组范围内发现了若干个以前未知与乳腺癌相关的多态性位点。多项研究报道了数十个具有潜在癌风险的独立区域，这些位点大约能解释 5% 的家族聚集性乳腺癌。

在几个不同人群中的 GWAS 发现，10q26 区域与乳腺癌尤其是雌激素受体阳性乳腺癌相关性较强。该区域内的一个 SNP rs2981582 位于 *FGFR2*，其 OR 为 1.26。尽管乳腺癌中 *FGFR2* 异常的机制还不了解，但是，通过测序发现了 *FGFR2* 基因内含子 2 存在变异。通过蛋白质 -DNA 相互作用分析，发现了两个起顺式调控作用的 SNPs。其他位于基因编码区域的易感位点在 GWAS 应用之前并没有发现与乳腺癌相关。例如，易感区域 16q12 含有与小鼠 *Tox3* 基因同源的 *TOX3* 基因，该基因编码一个 HMG-box 蛋白，可能与 DNA 弯曲、解旋以及染色体结构改变有关。

在结肠直肠癌等其他癌的 GWAS 中也发现了一些单核苷酸多态性位点。有意思的是，将近一半的结肠直肠癌易感 SNP 位点所标记的连锁不平衡区域包含 TGF β 信号转导途径相关的基因，或者位于它们附近。这个现象表明 TGF β 途径在常见结肠直肠癌的发病机制中可能具有重要作用。

根据美国国家人类基因组研究所——“全基因组关联研究结果目录”(http://www.genome.gov/gwastudies/)统计，截止到 2012 年 3 月 31 日，已经有至少 1223 项与疾病相关的 GWAS 研究发表，获得的易感 SNP

位点至少有6137个,包括我国学者林东昕等在食管癌、沈洪兵等在肺癌、贝锦新等在鼻咽癌的发现(表24-2)。

表24-2 GWAS发现的几种常见癌症的易感基因

癌症	通过GWAS发现的易感基因
乳腺癌	1p11.2,2q35,3p24.1(*SLC4A7*),5q11.2(*MAP3K1*),5p12,5p15.2(*ROPN1L*),5p15.33(*TERT*),6q22.33(*ECHDC1*,*RNF146*),6q25.1(*ECR1*,*C6orf97*,*TAB2*),8q24.21,9q21.3(*CDKN2A*,*CDKN2B*),9q31.2(*KLF4*,*RAD23B*,*ACTL7A*),10q26.13(*FGFR2*),10q21.2(*ZNF365*),10q22.3(*ZMIZ1*),10p15.1(*ANKRD16*,*FBXO18*),11p15.5(*LSP1*),11q24.3(*BARX2*,*TMEM45B*), 11q13.3(*MYEOV*,*CCND1*,*OROV1*,*FGF19*,*FGF4*,*FGF3*),14q24.1(*RAD51L1*),16q12.1(*TNRC9*(*TOX3*),*LOC643714*),17q23(*STXBP4*),19q13.41(*ZNF577*),19p13.11(*ABHD8*,*ANKLE1*,*C19orf62*)
肺癌	3q28(*TP63*),5p15.33(*TERT*,*CLPTM1L*),6p21.33(*BAT3*,*MSH5*),13q12.12(*MIPEP*),15q25.1(*CHRNA3*,*CHRNA5*,*CHRNB4*,*PSMA4*),22q12.2(*MTMR3*)
肠癌	1q41(*DUSP10*),3q26.2(*MYNN*),6q25.3(*SLC22A3*),8q23.3(*EIF3H*),8q24.21,10p14,11q23.1(*LOC120376*),12q13.12(*DIP2B*,*ATF1*),14q22.2(*BMP4*),15q13.3(*SCG15*,*GREM1*),16q22.1(*CDH1*),18q21.1(*SMAD7*),19q13.11(*RHPN2*),20p12.3,20q13.33(*LAMA5*)
鼻咽癌	3p22.2(*ITGA9*),3q26.2(*MDS1*,*EVI1*),6p21.32(*HLA-DQ*,*HLA-DR*),6p21.33(*HLA-B*,*HLA-C*),6p22.1(*HLA-B*,*GABBR1*,*HLA-F*),9p21.3(*CDKN2A*,*CDKN2B*),13q12.12(*TNFRSF19*)
食管癌	1q22,3q21.1(*SEMA5B*),3q26.31(*TBL1XR1*),4q23(*ADH6*,*ADH1B*),5q32(*CSNK1A1*),6p21.1(*UNC5CL*),10q23.33(*PLCE1*,*NOC3L*),12q24.12(*BRAP*,*ALDH2*,*ACAD10*),12q24.13(*C12orf51*,*PRL6*),15q23(*ANP32A*),21q22.12(*RUNX1*),22q12.1(*CHEK2*,*HSCB*)

需要指出的是,GWAS的前提是标记SNP的连锁不平衡区域中含有影响癌症遗传易感性的变异,因此,被检测的SNP一般不是直接影响肿瘤发病的功能性位点,而在紧密连锁的多个SNP中,确定真正的易感位点具有相当大的难度。研究发现,很多致病位点很可能位于基因组的非编码区域,间接调节基因表达。最引人注目的一个例子是8q24.21,该区域不编码蛋白质,但是和前列腺癌、乳腺癌、结肠直肠癌等多种癌症相关。据报道,8q24上的SNP rs6983267的两种变异类型对转录因子TCF4结合程度不同,从而影响该变异所在的增强子远距离调节*MYC*的表达。再如,18q21.1上一个内含子中的变异可以调节*SMAD7*基因表达,从而引起结肠直肠癌患病风险。另一方面,GWAS结果显示的很多等位基因的OR较低,这表明癌症遗传易感性很可能在一定程度上是取决于多重的低风险等位基因协同作用。

总之,随着研究的不断深入,发现了各种不同外显率和具有不同基因频率的癌易感基因,拓展了人类对癌症遗传易感性的认识。虽然判定这些易感基因的致病机制有相当大的难度,但是越来越多的易感基因被发现可以为癌症的风险预测积累数据,并为最终实现癌症的预防和治疗提供潜在的靶点。

第三节 肿瘤细胞遗传学

肿瘤的发生、发展过程经历了众多细胞遗传学和分子遗传学的改变,染色体畸变是恶性肿瘤的典型特征。绝大多数人类恶性肿瘤存在染色体的异常,包括染色体数目异常和结构异常,使肿瘤细胞具有特异的染色体畸变,从而赋予其独特的异常表型。

尽管目前认为大多数肿瘤起源于一个细胞,然而肿瘤发生过程中,肿瘤细胞因受内外环境的影响,其遗传不稳定性显著增加,可在一个细胞世代中产生大量的遗传学改变,因此后代细胞会发生各种变异,从而导致高度的遗传异质性(genetic heterogeneity)。在多克隆性的肿瘤细胞群体中,最基本的克隆称之为干系(stem line),含有原发性染色体畸变(primary chromosome aberration),即在肿瘤早期出现、并且与肿瘤发生相关的畸变;由干系衍生的所有其他亚克隆,称为旁系(side line),含有继发性染色体畸变(secondary chromosome aberration)，即在肿瘤进展过程中出现的畸变；最大的克隆称为主系(main line，ml)；最多见核型的染色体数目称为众数(modal number)。值得注意的是，最大的克隆不一定是肿瘤进展中的最基本的克隆，即主系不一定是干系。众数可以是一个范围，例如一个众数为 63 ~ 75 的肿瘤属于近三倍体。不同核型细胞的生存和增殖能力不同，有的细胞在选择过程中逐渐被淘汰，有的则因为具有增殖优势而形成优势克隆，这种现象称为肿瘤细胞的克隆演化(clone evolution)。克隆演化过程中常常伴随继发性染色体畸变的发生。

一、肿瘤染色体数目畸变

染色体数目畸变是肿瘤细胞重要的遗传学特征之一，大多数恶性肿瘤、尤其是晚期恶性肿瘤常为非整倍体。异倍体肿瘤细胞染色体数目的范围见表 24-3。其中，染色体的增益(gain)，特别是近三倍体，在肿瘤细胞中最为常见(http://cgap.nci.nih.gov/Chromosomes/Mitelman)。

表 24-3　肿瘤细胞异倍体染色体数目的范围

异倍体变化类型	染色体数
二倍体范围	
亚二倍体(hypodiploidy)	35 ~ 45
假二倍体(pseudodiploidy)	46
超二倍体(hyperdiploidy)	47 ~ 57
三倍体范围	
亚三倍体(hypotriploidy)	58 ~ 68
假三倍体(pseudotriploidy)	69
超三倍体(hypertriploidy)	70 ~ 80
四倍体范围	
亚四倍体(hypotetraploidy)	81 ~ 91
假四倍体(pseudotetraploidy)	92
超四倍体(hypertetraploidy)	93 ~ 103
余类推	

二、肿瘤染色体结构畸变

恶性肿瘤常可见到染色体结构异常。在肿瘤细胞中发现的染色体结构改变，可大致分为两类，即平衡性的和非平衡性的染色体结构畸变。平衡染色体畸变(balanced chromosomal aberration)是指染色体畸变后遗传物质没有增多或减少，而仅仅是染色体片段在染色体内或染色体间的排列发生了改变。非平衡染色体畸变(non-balanced chromosomal aberration)是指染色体畸变后遗传物质发生了增多或减少的改变。肿瘤细胞大多有非平衡染色体易位，以及均染区(homogeneously staining region，HSR)和双微体(double minute，dmin)等基因扩增结构。这些染色体的结构改变可能进一步导致染色体不稳定及基因表达失衡。

(一) 平衡染色体畸变

某些染色体易位与特定的恶性肿瘤有密切的关系，在恶性血液病以及一些实体肿瘤中可检测到染色体重排。在一些情况下，同一个原癌基因可参与形成几种不同的易位，如 *MYC*、*EWS* 和 *RET*。肿瘤染色体异常 Mitelman 数据库(http://cgap.nci.nih.gov/Chromosomes/Mitelman)完整地收集了已发表的、在各种肿瘤中检测到的染色体易位。对染色体易位进行鉴定已帮助人们发现了大量与肿瘤发生发展密切相关的癌基因。随着人类基因组计划的实施以及高通量测序技术及生物信息学的发展，大量肿瘤中染色体断裂点及附近的原癌基因已得以鉴定。

非随机的染色体重排通常会导致两种类型的异常，即形成具有新的、或活性发生改变的融合基因，或造成正常的结构基因表达失调。以下列举几个肿瘤中融合基因的实例，说明不同的染色体重排所形成的融合蛋白对基因功能的影响：①在CML和ALL中，t(9;22)(q34.1;q11.23)导致了一个在没有生理启动信号存在时具有组成型酪氨酸激酶活性的嵌合蛋白 *BCR-ABL1* 的表达。②t(11;22)(q24.1-q24.3;q12.2)导致了一个与Ewing肉瘤(Ewing sarcoma)有关、具有异常增高的转录活性的融合蛋白FLI1-EWSR1的表达。③与APL有关的t(15;17)(q22;q21)重排，导致表达融合蛋白PML-RARA，该融合蛋白通过与染色质修饰蛋白相互作用而介导异常的转录抑制。④在Burkitt淋巴瘤中，t(8;14)(q24.21;q32.33)导致了位于14q32.33的 *IGHG1* 基因的增强子异常地与位于8q24.21的 *MYC* 基因的编码序列相邻，转录因子MYC因而在淋巴组织中过量表达。⑤在前列腺癌中，一个小的涉及21q22.3的中间缺失或隐匿的插入，使前列腺特异的 *TMPRSS2* 基因启动子中，雄激素调节的序列与 *ERG* 基因的编码区融合，导致在前列腺组织中转录因子ERG的异常表达。

（二）非平衡染色体畸变

非平衡性的染色体畸变，即遗传物质的增益或丢失，其范围可从整条染色体的改变到基因内的重复或丢失。染色体重排可导致基因表达失调，通过对断点区的鉴定，可以分析重排对基因功能的影响。大多数非平衡性畸变涉及较大的基因组区域，常包含多个基因。而且许多肿瘤中存在大量的非平衡性染色体畸变。尽管这种遗传复杂性阻碍了人们对肿瘤中个别染色体增益或丢失的作用进行解读，但目前的研究提示，整合基因组范围的基因剂量分析、整体水平的基因表达谱分析以及功能基因组分析，可以鉴定出非平衡性染色体畸变受累基因组区域中的相关功能基因。

三、肿瘤非随机与随机染色体畸变

在一个肿瘤样本中，如有两个或两个以上细胞中期分裂相的染色体数目与结构变化均一致，可认为它们是同一突变细胞经分裂而形成的克隆，这种染色体改变称为克隆性染色体畸变(clonal chromosomal aberrations，CCAs)，也称非随机染色体畸变(non-random chromosomal aberrations)。与此同时，肿瘤中存在大量随机性的染色体畸变，即非克隆性染色体畸变(non-clonal chromosomal aberrations，NCCAs)，又称随机染色体畸变(random chromosomal aberrations)。CCAs和NCCAs与肿瘤的基因组不稳定及核型演化相关。

（一）肿瘤非随机染色体畸变

自显带技术建立以来，人们发现在相同组织类型的肿瘤细胞中可以重复检出同样的异常染色体，即非随机染色体畸变(CCAs)。在所有主要的肿瘤类型中均可观察到非随机染色体畸变(http://cgap.nci.nih.gov/Chromosomes/Mitelman)，而且许多非随机染色体重排与特定的肿瘤类型密切相关，因此在分子水平上鉴定细胞遗传学异常，可为阐明肿瘤发生的分子机制提供线索。

迄今为止，已在多种肿瘤中鉴定出一些肿瘤类型特异性的非随机染色体畸变，特别是恶性血液病和儿童型肉瘤。其中，非随机的染色体畸变，在白血病和淋巴瘤中研究得最多。白血病和淋巴瘤细胞的核型通常十分简单，多为单一的平衡易位。儿童型肉瘤和生殖细胞肿瘤与白血病和淋巴瘤相似，通常有简单的核型，含有单一的染色体畸变。例如与Ewing肉瘤有关的t(11;22)(q24;q12)，或与滑膜细胞肉瘤有关的t(X;18(p11;q11)。

然而，大多数常见的人类实体肿瘤，如肺癌、结肠直肠癌和乳腺癌等来源于上皮组织。与白血病和淋巴瘤(多为单一的平衡易位)相比，这些实体肿瘤中通常存在复杂的染色体数目和结构畸变，特别是很少观察到非随机的平衡易位。表24-4～6列示了恶性血液病和实体肿瘤中常见的非随机染色体易位。

表24-4　白血病中的非随机染色体畸变及其受累基因

癌症	细胞遗传学畸变	受累基因
髓系白血病(Myeloid)		
CML	t(9;22)(q34;q11)	*BCR/ABL1*
AML-M2	t(8;21)(q22;q22)	*AML1/ETO*
AML-M3	t(15;17)(q22;q21)	*PML/RARA*

续表

癌症	细胞遗传学畸变	受累基因
	t(5;17)(q35;q21)	*NPM/RARA*
	t(11;17)(q23;q21)	*PLZF/RARA*
AML-M4Eo	inv(16)(p13q22) or t(16;16)	*CBFB/MYH11*
AML-M5	t(9;11)p22;q23)	*AF10/MLL*
AML-M7 children	t(1;22)(p13;q13)	*RBM15/MKL1*
AML	t(6;9)(p23;q34)	*DEK/NUP214*
	t(3;3)(q21;q26)或 inv(3)(q21q26)	*EVI1*
	+8,-7,-5,del(5q),del(20q),12p	
	t(11q23;var)	*MLL/variable partners*
AML-therapy	-7,del(7q),-5,del(5q)	
	t(11q23)	*MLL*
	t(9;11)(q34;p15)	*NUP98/PRRX2*
LMMC	t(5;12)(q33;p13)	*PDGFRB/TEL*(*ETV6*)
SMD	-7,del(7q),-5,del(5q),	
	+8,del(11q),del(20q),del(11q),del(12p)	
淋巴系统白血病(Lymphoid)		
ALL preB	t(1;19)(q23;p13)	*PBX1/E2A*
	t(5;14)(q31;q32)	*IL3/IGH*
	t(12;21)(p13;q22)	*TEL/AML1*
ALL B(Sig+)	t(8;14)(q24;q32)	*MYC/IGH*
	t(2;8)(p12;q24)	*IGK/MYC*
	t(8;22)(q24;q11)	*MYC/IGL*
ALL B 或 B-myeloid	t(9;22)(q34;q11)	*ABL1/BCR*
	t(4;11)(q21;q23)	*AF4/MLL*
ALL T	t(1;14)(p32;q11)	*TAL1/SCL/TCRA*
	t(1;7)(p34;q34)	*LCK/TCRB*
	t(8;14)(q24;q11)	*MYC/TCRA*
	t(7;9)(q35;q34)	*TCRB/TAL2*
	t(7;9)(q34;q34.3)	*TCRB/TAN1*
	t(7;10)(q35;q24)	*TCRB/HOX11*
	t(10;14)(q24;q11)	*HOX11/TCRA*
	t(11;14)(p13;q11)	*RBTN2/TTG2/TCRA/D*
	t(7;11)(q35;p13)	*TCRB/RBTN2/TTG2*
	t(11;14)(p15;q11)	*RBTN1/TTG1/TCRA/D*
	del(9p),t(9p)	
CLL-B	t(14;18)(q32;q21)	*IGH/BCL2*
	t(11;14)(q13;q32)	*BCL1/IGH*

续表

癌症	细胞遗传学畸变	受累基因
	t(14;19)(q32;q13)	*IGH/BCL3*
	t(2;14)(p13;q32)	*BCL11A/IGH*
	+12,del(13q)	
	del(11)(q21q23)	
CLL-T	t(8;14)(q24;q11)	*MYC/TCRA*
	t(14;14)(q11q32)	*TCRA/TCL1*
	inv(14)(q11q32)	*TCRA/TCL1*
MM	t(11;14)(q13;q32)	*BCL1(CyclinD1)/IGH*
	t(4;14)(p16;q32)	*FGFR/MMSET3/IGH*
	t(14;16)(q32;q23)	*IGH/CMAF*
	t(6;14)(p25;q32)	*MUM1(IRF4)/IGH*
	t(1;14)(q21;q32)	*MUM2-3/IGH*

AML：急性粒细胞白血病；M 是 FAB 分型；ANLL：急性非淋巴细胞白血病；ALL：急性淋巴细胞白血病；ATL：急性 T 细胞白血病；BL：Burkitt 淋巴瘤；CML：慢性粒细胞性白血病；CLL：慢性淋巴细胞白血病；B：B 细胞；T：T 细胞；CLL-B，B-cell chronic lymphocytic leukaemia；CLL-T，T-cell chronic lymphocytic leukaemia；CMML：慢性粒细胞单核细胞白血病；EO：嗜酸细胞增多症；HCL：毛细胞白血病；ML：恶性淋巴瘤；MM：多发性骨髓瘤；pre BALL：前 B 细胞淋巴细胞白血病；PCL：浆细胞白血病；PLL：前淋巴细胞白血病（完整的列表参见 http://www.ncbi.nlm.gov/CCAP）

表 24-5　非 Hodgkin 淋巴瘤（NHL）中的非随机染色体畸变及其受累基因

肿瘤	细胞遗传学畸变	受累基因
B-NHL		
Burkitt	t(8;14)(q24;q32)	*MYC/IGH*
	t(2;8)(p11;q24)	*IGK/MYC*
	t(8;22)(q24;q11)	*MYC/IGL*
滤泡细胞	t(14;18)(q32;q21)	*IGH/BCL2*
	t(2;18)(p12;q21)	*IGK/BCL2*
	t(18;22)(q21;q11)	*BCL2/IGL*
弥漫性大细胞	t(3;22)(q27;q32)	*BCL6/IGL*
	t(3;14)(q27;q32)	*BCL6/IGH*
	t(2;3)(p12;q27)	*IGK/BCL6*
	t(3;var)(q27;var)	*BCL6*/可与多种基因融合
	t(14;18)(q32;q21)	*IGH/BCL2*
	t(14;15)(q32;q11-q13)	*IGH/BCL8*
	t(10;14)(q24;q32)	*NFKB2(LYT10)/IGH*
	t(6;14)(p21;q32)	*CyclinD3-IGH*
	t(1;14)(q21;q32)	*MUC1-IGH*
套细胞	t(11;14)(q13;q32)	*BCL1(CyclinD1)-IGH*
淋巴浆细胞	t(9;14)(p13;q32)	*PAX5/IGH*
结外黏膜相关	t(11;18)(q21;q21)	*API2/MALT1*

续表

肿瘤	细胞遗传学畸变	受累基因
	t(1;18)(q32;q21)	*IGH/MALT1*
	t(1;14)(p22;q32)	*BCL10/IGH*
	t(3;14)(p14;q32)	*FOXP1/IGH*
小淋巴细胞	t(14;19)(q32;q13)	*IGH/BCL3*
毛细胞	t(7;14)(q21;q32)	*CDK6/IGH*
	t(2;7)(p12;q21)	*IGK/CDK6*
其他 B 细胞	t(11;14)(q23;q32)	*PAFAH2/IGH*
	t(11;14)(q23;q32)	*RCK/IGH*
	t(12;14)(q24;q32)	*BCL7A/IGH*
	t(12;22)(q24;q32)	*CyclinD2/IGL*
T-NHL		
未分化的大细胞	t(2;5)(p23;q35)	*ALK/NPM1*
	t(1;2)(q25;p23)	*TPM3/ALK*
	t(2;var)(p23;var)	*ALK/variable partners*
其他 T 细胞	t(10q24)	*NFKB2(LYT10)*
	t(7;14)(q35;q11)	*TRCB/TRCA/D*
	t(7;14)(p15;q11)	*TCRG/TCRA/D*
	t(7;7)(p15;q11)	*TCRG*
	t(11;14)(p13;q11)	*RBTN2/TRCD*
	inv(14))(q11q32)	*TCRA/TCL1*
	t(14;14)((q11;q32)	*TCRA/IGH*

完整的列表参见 http://www.ncbi.nlm.gov/CCAP

表 24-6　实体瘤中的非随机染色体易位

肿瘤	细胞遗传学畸变	受累基因
肉瘤		
腺泡状横纹肌肉瘤	t(2;2)(q35;p23)	*PAX3-NCOA1*
	t(2;13)(q35;q14)	*PAX3-FKHR*
	t(1;13)(p36;q14)	*PAX7-FKHR*
肺泡软组织肉瘤	t(X;17)(p11;q25)	*TFE3/ASPL*
管瘤样纤维组织肉瘤	t(12;16)(q13;p11)	*FUS/ATF1*
透明细胞肉瘤	t(12;22)(q13;q12)	*EWSR1/ATF1*
隆突性皮肤纤维肉瘤	t(17;22)(q22;q13)	*COL1A1/PDFGB*
多小圆细胞肿瘤	t(11;22)(p13;q12)	*EWSR1/WT1*
子宫内膜间质肉瘤	t(7;17)(p15;q11)	*JAZF1/JJAZ1*
Ewing 肉瘤	t(11;22)(q24;q12)	*EWSR1/FLI1*
	t(21;22)(q24;q12)	*EWSR1/ERG*

续表

肿瘤	细胞遗传学畸变	受累基因
	t(7;22)(p22;q12)	*EWSR1/ETV1*
	t(2;22)(q33;q12)	*EWSR1/E1AF*
	t(17;22)(q12;q12)	*EWSR1/FEV*
	t(16;21)(p11;q22)	*FUS/ERG*
骨外黏液样软骨肉瘤	t(9;22)(q22;q12)	*EWSR1/TEC*
	t(9;17)(q22;q11)	*TAF2N/TEC*
	t(9;15)(q22;q21)	*TCF12/TEC*
青少年纤维肉瘤	t(12;15)(p13;q25)	*ETV6/NTRK3*
低级别纤维黏液样肉瘤	t(7;16)(q33;p11)	*FUS/CREB3L2*
黏液样脂肪肉瘤	t(12;16)(q13;p11)	*FUS/CHOP*
	t(12;22)(q13;q12)	*EWSR1/CHOP*
滑膜肉瘤	t(X;18)(p11;q11)	*SYT/SX1*
		SYT/SX2
		SYT/SX4
上皮细胞癌		
甲状腺滤泡癌	t(2;3)(q13;p25)	*PAX8/PPARG*
儿童和年轻人的纵隔癌	t(15;19)(q14;p13)	*BRD4/NUT*
非小细胞肺癌	inv(2)(p21p23)	*EML4-ALK*
乳头状甲状腺癌	inv(10)(q11.2q21.2)	*H4/RET*
	t(10;17)(q11.2;q23)	*AKAP10/RET*
肾细胞癌	t(X;1)(p11;q21)	*PRCC/TFE3*
	t(X;1)(p11;p34)	*PSF/TFE3*
	t(X;17)(p11;q25)	*ASPSCR1/TFE3*
分泌性乳腺癌	t(12;15)(p13;q25)	*ETV6/NTKR3*
前列腺癌	t(21;21)(q22;q22)	*TMPRSS2/ERG*
	t(7;21)(p21;q22)	*TMPRSS2/ETV1*
	t(17;21)(q21;q22)	*TMPRSS2/ETV4*

参见 http://www.ncbi.nlm.gov/CCAP 及 http://www.helsinki.fi/~lgl_www/CMG.html

（二）肿瘤标记染色体

在肿瘤细胞中，由于染色体断裂和重排形成一些结构异常的、可以反映某种肿瘤特征的畸变染色体，称为标记染色体(marker chromosome)。标记染色体是恶性肿瘤的特点之一。有的标记染色体是特异的，即存在于某一肿瘤的大部分细胞中，可以作为该种肿瘤染色体的特征，如慢性粒细胞白血病的Ph染色体、视网膜细胞瘤的13q-染色体、Burkitt淋巴瘤的14q+染色体和肾母细胞瘤的11q-染色体等。另外一些标记染色体是非特异的，即只见于某一肿瘤的少数细胞，这种结构异常的染色体可能在肿瘤生存过程中起着一部分作用。

1. Ph染色体　Nowell和Hungerford(1960)在慢性粒细胞白血病(chronic myelogenous leukemia, CML)中发现了一条比G组染色体还小的异常染色体，因为是在美国费城(Philadelphia)发现而被命名为Ph染色体(Ph chromosome)。后来，经显带技术证明，Ph染色体是由9号染色体和22号染色体相互易位形成的，即 t(9;22)(q34;q11)易位的结果导致 9q+ 和 22q- 两条衍生染色体,后者即 Ph 染色体。在大约 95% 的 CML 患者中可检出 Ph 染色体,因此是其特异的标记染色体,可作为 CML 的诊断依据。Ph 染色体的发现首次证明了一种染色体畸变与一种特异性肿瘤之间存在确定的关系,被认为是肿瘤细胞遗传学研究的里程碑。

2. Burkitt 淋巴瘤的染色体易位 Burkitt 淋巴瘤是在中非流行的一种恶性肿瘤,75% 的患者肿瘤细胞中存在染色体易位 t(8;14)(q24;q32)。8 号染色体长臂在 q24 处断裂,断片易位到 14 号染色体长臂 q32 处;14 号染色体的断片易位到 8 号染色体的长臂,结果形成 8q- 和 14q+ 两条衍生染色体,后者就成为该病的特异性标记染色体。后来的研究揭示,t(8;14)(q24;q32)易位使得 *MYC* 基因与 IgG 重链基因相邻,这一发现增进了人们对于染色体易位和基因融合在人类肿瘤发病中致病机制的认识。

(三)肿瘤随机染色体畸变

大量研究显示,肿瘤具有高度的遗传异质性及显著不同的核型。肿瘤细胞中染色体畸变的形式极为多样,提示肿瘤中的许多染色体改变是随机发生的,这与经典的、认为肿瘤是以高度多样化的方式演化的观点相一致。而在癌症细胞遗传学发展的历史进程中,长期以来,研究者大多关注的是非随机的克隆性染色体畸变(CCA),随机非克隆性染色体畸变(NCCA)近几年才引起人们的重视。事实上,NCCAs 是实体肿瘤基因组变异的主要形式,并且可能是肿瘤演化所需的始动性改变。

近年来,分子水平的研究表明,高度随机的基因组改变与基因组不稳定及肿瘤的异质性有关。例如,对 Barrett 食管腺癌中克隆多样性及其随后的临床转归进行前瞻性研究的结果表明,与克隆多样性累积相关的基因组不稳定,可驱动体细胞演化并导致肿瘤发生及其演进。Ye 等(2009 年)利用 5 个已建立的、代表不同肿瘤类型的肿瘤演进的体外模型,探讨了核型异质性与致瘤性之间的关系。其中,每个模型的致瘤性均与不同的分子通路有关,并且彼此之间没有共同的分子机制。研究者对这些细胞模型的不同亚系的核型异质性程度进行了评估,并对其致瘤性进行了比较。结果显示,在所分析的模型中,最高水平的 NCCAs 与最强的致瘤性吻合。在良性的增生性病变以及癌前病变组织中观察到的核型异质性进一步支持这个结论。NCCAs 水平升高与致瘤性增强之间具有普遍性的关联,提示基因组水平的异质性对肿瘤演化至关重要。基于上述观察结果,他们提出基因组不稳定产生的 NCCAs 在肿瘤演进中是一种关键的驱动力量,并且,NCCAs 可能作为一个监测肿瘤演进的潜在生物学标志。

对随机染色体畸变的再认识,与肿瘤是一种染色体疾病的观点也是一致的。肿瘤细胞内随机出现的非整倍体是继发性染色体畸变的稳定来源,在选择压力下可以导致核型的演化,由此产生的致癌性核型可导致肿瘤的发生发展。例如,用 SV40 大 T 抗原转化产生的永生细胞中存在广泛的染色体不稳定性(chromosomal instability,CIN)现象。但是,SV40 大 T 抗原本身并不直接促使细胞转化,而是先导致 CIN 后才使细胞发生转化。这提示非整倍体诱导的基因组不稳定性,促进了那些可以驱动肿瘤恶性增殖的染色体畸变的发生。大量证据表明,染色体异常不仅广泛存在于中晚期肿瘤,也是肿瘤发生中的早期事件。例如,在口腔黏膜白斑病、早期子宫颈瘤、结肠良性瘤和乳腺癌的癌前病变组织中均检测到 CIN 现象。

总体上,实体肿瘤的细胞分裂相少,染色体形态差,显带效果不佳。而且,实体肿瘤的核型往往比较复杂,继发性染色体变化多。因此,多年来由于技术的限制,对实体肿瘤的染色体进行分析较为困难。最近,高通量测序技术的快速发展,将会大大推动实体肿瘤染色体畸变的发现和鉴定。

(四)染色体脆性位点与肿瘤

染色体脆性位点(fragile site,fra)是指染色体上的某一位点,在一定的复制压力下容易发生变化,形成在中期染色体上可见的裂隙(gap)或断裂(break)。脆性位点只在 DNA 复制受到部分抑制的条件下才可以观察到。染色体脆性位点与肿瘤中的许多染色体畸变密切相关。

1. 脆性位点的分类 目前,已鉴定出的脆性位点有 100 多个。脆性位点在培养细胞中通常是稳定的,但在特定的培养条件或用特定的化学试剂处理后,可在中期染色体上表现为可见的裂隙或断裂。根据在群体中的频率、遗传模式及诱导方法,脆性位点可大致分为罕见型和普通型两类。

2. 罕见型脆性位点 罕见型脆性位点(rare fragile sites)又称遗传型脆性位点,呈孟德尔式遗传。一些罕见型脆性位点,例如 FRAXA,与人类的遗传疾病相关,对它的研究发现了三核苷酸重复扩展突变是人类常见的突变机制。目前已知的罕见型脆性位点有31个。

叶酸敏感(folate sensitive,FS)的脆性位点是主要的罕见型脆性位点,与CCG/CGG重复序列的扩展有关,在培养基中缺少叶酸时可以观察到,甲氨蝶呤(MTX)或5-氟脱氧尿苷(FrdU)处理也可促其显现。这类脆性位点包括*FMR1*基因中的FRAXA和*FMR2*基因中的FRAXE,前者的断裂是导致脆性X综合征的原因,后者与非特异性智力低下相关。此外,一个常染色体上的叶酸敏感的脆性位点,即位于*DIP2B*基因中的FRA12A,也与智力低下有关。另一类非叶酸敏感的脆性位点,特征是含有扩展的富含AT的小卫星重复序列,可被5-溴脱氧尿苷(BrdU)或远霉素A(DA)诱导出现,如FRA16B(16q22.1)和FRA10B(10q25.2)等。

所有罕见型脆性位点在分子水平上,均表现为重复DNA序列的重复单元的显著扩展。例如,位于*FMR1*基因5′非编码区的叶酸敏感的脆性位点FRAXA(Xq27.3),是由于CGG三核苷酸重复的扩展造成的。正常个体有1~50个CGG重复,而疾病状态下重复次数可显著增加至200~2000个。此类基因组DNA上重复序列发生拷贝数不稳定地、异常扩展的现象称为动态突变。

3. 普通型脆性位点　普通型脆性位点(common fragile sites,CFSs)是一大类脆性位点,存在于所有个体中,被认为是人类染色体结构中的正常组分。与罕见型脆性位点不同,CFSs不是由三核苷酸重复序列重复单元的增多所致。用叶酸或DNA聚合酶抑制剂阿非迪霉素(aphidicolin,APH)处理细胞,使DNA合成受到部分抑制时,CFSs在中期染色体上呈现裂隙或断裂。此外,CFSs的DNA具有不稳定的特征,是缺失、姐妹染色单体交换、染色体易位、转染的或病毒DNA序列整合的热点部位。目前,在人类基因组中已报道的APH诱导的CFSs有76个(http://www.ncbi.nlm.nih.gov/entrez/query.fcgi?db=gene)。然而,这些CFSs断裂频率并不完全相同。在APH处理的淋巴细胞中,超过80%的裂隙或断裂发生于其中的20个CFSs,尤其最多见于FRA3B(3p14.2)和FRA16D(16q23)。CFS跨越数百kb至1个Mb,可完整地包含一些大基因,如3p14的肿瘤抑制基因*FHIT*和16q23的*WWOX*。

普通型脆性位点断裂的分子基础目前还所知甚少。在细胞遗传学水平,普通型脆性位点的外观与罕见型脆性位点相似,但它们不是由于三核苷酸或其他简单的重复序列的扩展造成的。所有的普通型脆性位点均富含AT、并且含有大量重复序列元件,如长散在元件(long interspersed elements,LINES)、短散在元件(short interspersed elements,SINES)及其他长片段的重复序列。而且,普通型脆性位点包含成簇的、使DNA具有高度柔韧性的序列,可形成能阻止DNA复制的特殊结构。而且,这些位点位于基因组中最后复制的部位,延迟或不完全的DNA复制可能导致了它们的脆性。

有研究显示,CFSs处染色体的断裂和重排是肿瘤发生过程中的早期事件,并且是复制应激的标志。而且,CFSs的缺失出现于肿瘤发生的早期,早于其他整体水平(global)的基因组缺失,并在有DNA损伤关卡基因(如*ATR*和*ATM*)表达的细胞中发生LOH。因此,CFSs可能在肿瘤形成的早期阶段发挥重要作用。由于CFSs在肿瘤发生的早期阶段缺失的频率较高,这些位点的缺失可以作为复制压力增高或早期肿瘤发生的标志。此外,在肿瘤发生的晚期阶段,CFSs处经常出现大片段的位点内缺失(intralocus deletion)或其他类型的重排。

FRA3B和FRA16D是最常断裂并且研究最清楚的两个CFSs,它们分别位于两个大的肿瘤抑制基因中。其中,FRA3B(3p14.2)位于*FHIT*基因外显子5的中部,在一些与*FHIT*基因缺失及其他形式畸变相关的实体肿瘤中发现有FRA3B(3p14.2)序列的缺失。*FHIT*基因缺失或其他形式的畸变经常出现于食管腺癌、胃癌、结肠癌、肺癌及其他类型的肿瘤中。FRA16D(16q23)位于*WWOX*基因外显子6、7、8的中部。该基因在细胞凋亡和肿瘤抑制中发挥作用。FRA16D/*WWOX*位点中微卫星标记的缺失多发生在乳腺癌、前列腺癌、食管癌、肺癌、胃癌及胰腺癌等肿瘤中。此外,FRA16D位点在多发性骨髓瘤中经常发生易位。大约25%的多发性骨髓瘤中存在16q23和14q32之间的非随机易位,导致这些肿瘤细胞中*WWOX*的等位基因至少有一个是截短的。*FHIT*或*WWOX*基因的低水平表达或缺失可以增加个体对特定肿瘤的易感性。其他CSFs的易位也有报道,包括在急性淋巴细胞性白血病(ALL)和急性粒细胞性白血病中的FRA6E和FRA6F,以及在多灶起源的透明肾细胞癌中的FRA2G。

(五)染色体畸变的临床应用

世界卫生组织的肿瘤分类标准中逐渐增加了遗传学改变的指标,并将其用于特定疾病的诊断。特定的染色体重排，例如 *BCR-ABL1* 融合基因，是评估肿瘤治疗疗效的十分敏感的指标。并且，许多染色体的异常改变已成为恶性血液病及一些实体肿瘤预后的标志。

大量证据表明，染色体异常发生于肿瘤发生的早期，甚至可能是始动时期。例如，与儿童白血病相关的特定易位，在有明显的疾病表型之前数年即已出现，甚至发生于胎儿期（宫内）。而且，大多数染色体重排与特定的肿瘤类型密切相关。同时，染色体易位、融合基因及基因扩增也可用于肿瘤的诊断、治疗及预测预后。例如，在恶性血液病中，特定的染色体易位已用于疾病的诊断。常规的核型分析（G-显带）、FISH 和基于 PCR 的技术是最常用到的检测方法。由于一些特定的染色体易位是疾病发生的原因，因此易位的检测对于肿瘤的早期检测、评估患者对治疗的反应，以及预测治疗后复发的可能性等非常重要。基于这一原因，世界卫生组织建议将特定的染色体易位纳入恶性肿瘤的国际分类系统，因为它提供了一个监测肿瘤克隆演化并确定（或排除）微小残留病存在的方法。

同时，染色体畸变也可作为肿瘤靶向治疗的靶点。大多数染色体重排导致的融合基因是由两个基因嵌合形成的，而且参与形成融合基因的主要是编码酪氨酸激酶或转录因子的基因。特定的染色体改变可以用于区分患者中的一个亚群或鉴定受累的基因，并可为研发针对这部分患者的新的治疗方法提供分子靶点，正如 CML 及 AML 中的情况一样。此外，对一些肿瘤而言，对染色体易位的鉴定有助于研发新的药物或有效的治疗方法，例如伊马替尼（Imatinib）即格列卫（Gleevec），可用于治疗 CML 及其他涉及酪氨酸激酶基因易位的恶性肿瘤。由于某些类型肿瘤的发生是由于酪氨酸激酶活性失调的结果，相关的特异性抑制剂可使患者对于药物的反应性及生存率显著提高（表 24-7）。与此相似，拓扑异构酶Ⅱ的抑制剂可用于治疗平衡性染色体畸变，其中最为常见的是涉及 11q23.1 上 *MLL* 基因的易位。

表 24-7　肿瘤中染色体重排导致的基因异常

遗传学改变	基因融合	疾病	靶向药物‡
形成嵌合性融合基因			
酪氨酸激酶			
inv(2)(p21p23)§	*EML4-ALK*	非小细胞肺癌	
t(2;5)(p23;q35)	*ALK-NPM1*	间变性大细胞型淋巴瘤	
t(4;14)(p16.3;q32.33)§	*WHSC1-IGHG1*	多发性骨髓瘤	
del(4)(q12q12)§	*FIP1L1-PDGFRA*	伴嗜酸细胞增多有关髓系肿瘤	伊马替尼
t(5;12)(q33;p13)	*PDGFRB-ETV6*	与嗜酸粒细胞增多有关的髓系肿瘤	伊马替尼
t(9;22)(q34.1;q11.23)	*BCR-ABL1*	CML、ALL、AML	伊马替尼、沙替尼、尼罗替尼
episome(9q34.1)§	*NUP214-ABL1*	ALL	
inv(10)(q11.2q11.2)§	*RET-NCOA4*	乳头状甲状腺癌	
inv(10)(q11.2q21)	*RET-CCDC6*	乳头状甲状腺癌	
t(12;15)(p13;q25)	*ETV6-NTRK3*	各种肿瘤	
转录因子			
t(1;22)(p13;q13)	*RBM15-MKL1*	急性巨核细胞白血病	
t(2;3)(q13;p25)	*PAX8-PPARG*	滤泡性甲状腺癌	
t(7;11)(p15;p15)	*NUP98-HOXA9*	骨髓增生异常综合征、AML	
t(8;21)(q22;q22.3)	*RUNX1-RUNX1T1*	AML	
t(9;11)(p22;q23)	*MLL-MLLT3*	AML	
t(11;22)(q24;q12)	*FLI1-EWSR1*	Ewing 肉瘤	

续表

遗传学改变	基因融合	疾病	靶向药物‡
t(12;21)(p13;q22.3)§	*ETV6-RUNX1*	ALL	
t(15;17)(q22;q21)	*PML-RARA*	ALL	全反式维A酸、三氧化二砷
inv(16)(p13.11q22.1)	*CBFB-MYH11*	AML	
t(21;22)(q22.3;q12.2)	*ERG-EWSR1*	Ewing肉瘤	
重排导致基因表达失调			
t(8;14)(q24.21;q32.33)	*MYC-IGHG1*	Burkitt淋巴瘤	
t(11;14)(q13;q32.33)	*CCND1-IGHG1*	套细胞淋巴瘤	
t(12;13)(p13;q12.3)	*ETV6-CDX2*	AML	
t(14;18)(q32.33;q21.3)	*IGHG1-BCL2*	滤泡型淋巴瘤	
del(21)(q22.2-q22.3)§	*TMPRSS2-ERG*	前列腺癌	

‡伊马替尼尚未被批准用于与嗜酸粒细胞增多有关的髓系肿瘤及NUP214-ABL1-阳性的ALL，其治疗效果的预测是基于临床前研究的结果。其他表中所列药物已被批准用于相应肿瘤的治疗。§细胞遗传学无法分辨此类隐匿的改变

此外，大多数非随机的基因组增益(gain)，可能是通过增强受累染色体区域中特定基因的活性促进肿瘤的发生。其中一些基因编码的蛋白可以作为新的抗肿瘤药物作用的特异性靶点。例如，在30%患乳腺癌的妇女中，位于17q21.1的*ERBB2*基因发生扩增，从而导致ERBB2过度表达，可以作为曲妥珠单抗(Trastuzumab)即赫赛汀(Herceptin)的治疗靶点。在辅助治疗和转移性癌的治疗中，曲妥珠单抗联合常规化疗均可降低乳腺癌的死亡率。

时至今日，尚有一些重要的理论问题未完全得到解决，例如，在肿瘤发生过程中染色体畸变产生的原因、时间及机制；基因融合是否足以导致肿瘤的发生？如果不是，这些肿瘤细胞中鉴定出来的基因重排，以及其他遗传学及表观遗传学改变在肿瘤发生中的关系如何等等。

（六）常用分子细胞遗传学技术简介

肿瘤相关遗传学改变的检测，得益于分析技术的迅速发展。目前常用的分子细胞遗传学技术大多是在原位杂交(*in situ* hybridization，ISH)技术的基础上开发的，包括FISH、多色FISH(M-FISH)、SKY和CGH。近年来，芯片技术，如array-CGH技术的建立，更是极大地促进了基因组研究的开展。下面我们对相关技术进行简要介绍：

1. FISH和SKY　Pinkel等(1986)在放射性原位杂交的基础上建立了荧光原位杂交(fluorescence *in situ* hybridization，FISH)技术。该技术应用非放射性荧光物质，依靠核酸探针杂交原理，在核中或染色体上显示特定DNA序列的位置。FISH技术采用荧光标记与检测系统，同时应用了染色体“原位抑制”(chromosome *in situ* suppression，CISS)杂交策略，克服了探针中重复序列造成的杂交背景，提高了杂交的特异性，从而使大片段基因组DNA可直接作为探针，扩大了可应用探针的范围。

FISH的检测对象可以是中期染色体，也可以是间期细胞核。常用的FISH探针包括：①位点特异性探针：包括染色体上的特定基因或区段，其克隆片段小至几百bp(质粒)，大到1 Mb(YAC)不等。此类探针主要含有单一的DNA序列，因此可以用于检测经典细胞遗传学不能发现的染色体微小重复或微小缺失，鉴定染色体易位断裂点等。②简单重复序列探针：包括α和β卫星DNA探针、经典卫星III DNA探针及端粒探针等。这些序列不含任何基因，位于染色体着丝粒和端粒等部位，重复数百至数千次。此类探针可用于识别标记染色体来源，在中期及间期核中检测染色体数目异常、微小易位及缺失等。③染色体涂染探针：包括染色体特异性和区带特异性探针，可用于细胞遗传学研究及相应的临床诊断，如鉴定标记染色体的来源、染色体易位、染色体数目异常，白血病及其他肿瘤的染色体改变。

FISH技术的优点在于探针稳定、操作安全、敏感度高和特异性强。FISH技术架起了细胞遗传学和分

子遗传学之间的桥梁,已广泛应用于遗传病诊断、肿瘤细胞遗传学分析、基因定位、感染性疾病的诊断和研究、生物进化等领域,显示出重要的理论研究和临床应用价值。由于 FISH 技术只能检测所用探针涉及的染色体改变,因此并不适用于寻找新的染色体畸变。该技术在分析复杂核型时较受局限,而通常大多数实体肿瘤细胞的核型是极为复杂的,因此需要新的技术对复杂核型的特征进行更为全面地描述。

在 FISH 技术的基础上,1996 年几乎同时建立起两种杂交原理相似的染色体涂染技术,即多色 FISH (multicolor-FISH,M-FISH)或多重 FISH(multiplex-FISH)以及光谱核型分析(spectral karyotype,SKY)。其特点是选用多个不同激发波长的荧光素对不同的探针进行标记。其中,M-FISH 是在常规 FISH 检测的基础上,在杂交过程中同时使用多种荧光素进行探针标记,因而可同时对多个探针、不同颜色的杂交信号进行检测成像。M-FISH 不仅能够鉴定隐匿易位和复杂的重排,而且可以分析与肿瘤发生相关的重要标记染色体及其基因。SKY 技术使用不同配比的荧光标记的 24 条染色体涂染探针与中期分裂相进行杂交,可以在一次实验中用不同的颜色同时显示人类所有的染色体。使用 SKY 技术可以清楚地确定每个重排染色体片段的来源,可用于鉴定标记染色体和新的非随机染色体易位,从而更为准确地揭示复杂的核型变化。利用 SKY 和 M-FISH 技术能够很容易地鉴定出多种染色体的结构和数目异常,最小分辨率可以达到 2~3 Mb。但是,这两种方法难以检测出染色体的内部易位,而且不能直接获得染色体易位断点的序列信息,还需要分辨率更高的技术才能鉴定出精确的断点乃至融合基因。

用常规方法得到的分裂中期的染色体基本上浓缩程度较高,从而限制了 FISH 检测的分辨率。在染色体浓缩程度比较低的前中期,FISH 分辨率可以提高至 2 Mb,而且间期核 FISH 的分辨率最多也只有 1~2 Mb。纤维荧光原位杂交(Fiber-FISH)技术使用强变性剂对染色质丝进行处理,使 DNA 分子完全从蛋白质中分离出来,形成伸展的 DNA 纤维,可使 FISH 分辨率达到几 kb 甚至更低。DNA 纤维一旦从间期核中释放出来,就很容易与探针和抗体等结合,从而大大提高了杂交的效率。Fiber-FISH 技术可以快速地估算染色体上两个片段之间的间隔或重叠片段的大小。将该方法与 M-FISH 或 SKY 相结合,能够快速估算出断点的大体位置,可大大提高识别易位断点的分辨率。而且,用 Fiber-FISH 技术可直接观察扩增序列,确定扩增基因间的距离和排列方式、扩增子内部的重排和基因融合等。

2. CGH 和 array CGH　Kallioniemi 等(1992)在 FISH 技术的基础上建立了比较基因组杂交(comparative genomic hybridization,CGH)技术,其基本原理是以两种颜色的荧光素分别标记肿瘤基因组 DNA(待测 DNA)和正常基因组 DNA(参照 DNA),两者以相等量混合后制成探针,同时与正常人外周血中期染色体分裂相进行原位竞争性抑制杂交,然后根据两种 DNA 探针的荧光信号强度的差异来判断肿瘤基因组中 DNA 增加或缺失的区域。肿瘤和参照 DNA 在染色体位点上的相对结合量取决于两种 DNA 中同源序列的相对拷贝数,因此可根据测定两种荧光强度的比值进行定量分析。

CGH 是 FISH 技术的延伸和重大飞跃,其优点在于:①不需特殊探针或预先确定畸变发生部位,只需一次杂交即可对整个基因组进行快速、全面的检测,提供染色体扩增或丢失的信息并对其进行定位;②不受肿瘤染色体制备的限制,不需进行肿瘤细胞的培养,因而材料来源不受限制,大大拓展了肿瘤细胞遗传学研究的范围并提高了临床应用价值;③可用于实体肿瘤的核型分析。CGH 技术简便易行,可应用于肿瘤遗传学分析,研究染色体片段的丢失、增益及染色体的拷贝数变化;也可应用于对相关种属之间和同一属内不同个体间区别的研究。此外,CGH 技术可快速提供有关三体、单体或染色体较大亚区拷贝数变化的信息,从而对先天畸形、自然流产等遗传缺陷性疾病进行快速诊断。在染色体综合征中,对于小的染色体非平衡片段及染色体重排的识别,也具有很大的应用潜力。其不足之处在于:①不能直接鉴定非平衡易位的组成,也不能检出平衡易位及其他基因拷贝数不发生变化的异常,例如点突变、倒位等畸变;②不能检出扩增水平太低或受累区域太小的扩增与缺失区域;③多克隆肿瘤若某一基因组 DNA 区段在不同克隆的拷贝数变化不一,则会因相互平衡导致假性检测结果。

传统的 CGH 技术无法对相关染色体畸变进行精细定位。随着基因芯片技术的发展,人们将肿瘤组织 DNA 和正常组织 DNA 分别用不同的荧光标记后与 DNA 芯片杂交,这种基于芯片的 CGH 被称为阵列法比较基因组杂交(array CGH)。Array CGH 技术可以克服染色体 -CGH 分辨率不足的局限,可以大大提高分析的精度。制备芯片所用的 DNA 根据片段大小可以大致分为三类:较大的 BAC/PAC 克隆的插入片段平均为150kb；cDNA克隆约为数百bp；寡核苷酸约为40～70bp。

Array CGH在伴随有拷贝数改变的染色体易位断点的鉴定中显示出极大的优越性，而单独使用array CGH芯片则很难鉴定出真正的平衡易位。近年来发展的阵列法涂染（array painting）将array CGH与染色体涂染和反向染色体涂染相结合，能够快速准确地鉴定出平衡易位断点。阵列法涂染是反向染色体涂染的延伸。二者都是利用流式分选法或显微切割将单个染色体分离出来并进行简并寡核苷酸引物PCR（degenerate oligonucleotide primed PCR，DOP-PCR）扩增，不同的是后者将扩增产物为探针与正常中期染色体杂交，而前者是与正常基因组DNA芯片杂交，其分辨率取决于所用芯片上探针分布的密度，使用高密度寡核苷酸芯片可以快速鉴定出断点。

目前另一种很有应用前景的技术，是基于SNP的array CGH技术。该技术是将高密度全基因组SNP芯片应用于LOH分析，其原理和array CGH相同，但分析的精度被提升到了一个更高的水平。以Affymetrix公司开发的10 K SNP的芯片为例，SNP位点间平均物理间距仅250 kb，探针间距离的中位数不足113 kb。将SNPs制成微阵列，可用于同时研究基因组中存在LOH的区域及其DNA拷贝数的变化情况。由于高密度SNP芯片覆盖全基因组、密度高、检测方便、经济、所需DNA样品较少，已在肿瘤等多基因疾病易感基因定位克隆，以及通过LOH分析进行肿瘤抑制基因定位克隆，筛选肿瘤相关分子标志等方面初步显示出其强大的作用。特别是，array SNP可检测DNA含量无变化的基因组畸变。例如，在肿瘤中经常出现的不涉及拷贝数变化的LOH，即二倍体LOH（diploid LOH）又称单亲二体（uniparental disomy），因此，该技术的建立可进一步推动癌症基因组研究。

3. 多色显带技术　近年出现的几种不同的多色显带技术可用于区分特定的染色体区段，在一定程度上能够代替传统的显带技术，如多色荧光显带（multicolor banding，MCB），染色体条形码技术（chromosome bar code technique）和多色光谱显带（spectral color banding，SCAN）等。这三种技术都是将染色体区段通过显微切割法分离出来，用不同的荧光素进行标记。为了保证分离的区段能够覆盖整条染色体，所以在切割时使每一段都能与相邻区段发生重叠，因此，各部分探针也能够与相邻探针发生重叠。根据这一特性，染色体不同区域荧光强度出现比例的差别，当不同比例的荧光强度被赋予不同的颜色时，就能够将不同区段区分开，其分辨率能够达到若干Mb。多色显带技术的优越性体现在：①能够检测SKY/M-FISH无法检测到的内部重排；②在染色体重排不是很复杂时，能够很容易定位发生断裂的染色体区段。

4. 引物原位标记　单独使用FISH技术无法鉴定精确的染色体易位断点，引物原位标记（primed *in situ* labeling，PRINS）技术是一种将原位杂交和PCR相结合发展而来的技术。该技术以中期染色体、间期细胞核或组织上的靶DNA作为延伸的模板，使用未经标记的特异性寡核苷酸在原位与变性的靶DNA进行碱基互补配对，然后以寡核苷酸为引物，在特定条件下由*Taq*酶催化进行引物原位延伸反应。反应过程中，一种核苷酸被标记的核苷酸所取代，从而可对靶DNA进行标记。因此，只要已知某段DNA的序列，就可设计出相应的寡核苷酸引物，从而可将该序列直接定位于染色体上。PRINS技术可用于染色体结构畸变的研究，如染色体易位和标志染色体，并已成功应用于染色体易位断点的鉴定。其中，循环PRINS（cycling PRINS，CPRINS）可使断点检测的分辨率提高到300～500bp。与FISH技术相比，PRINS技术特异性更高，速度更快，分辨率和准确性更高，因而是传统的细胞和分子遗传学的有效补充。（编者按：本节第（六）小节提到的技术，本书在第七，十一，十二章都有所介绍。而本文着重将这些技术应用于肿瘤研究方面，更加具体和贴近实际。相信会使读者对这些新技术有进一步的体会和帮助。）

第四节　肿瘤分子遗传学

一、癌基因

癌基因（oncogene）是指能引起细胞恶性转化的基因，因此也称转化基因。癌基因首先发现于病毒的基因组，之后又发现其普遍存在于动物和人的基因组中。

（一）原癌基因的发现和鉴定

Rous（1910）将鸡肉瘤的无细胞抽提液接种到健康鸡的身上，发现可以引起肉瘤，并由此提出病毒致癌理论。这种病毒命名为Rous肉瘤病毒（Rous sarcoma virus，RSV）。现已明确RSV是一种致癌病毒，属于急性转化逆转录病毒，其遗传信息储存于RNA内。逆转录病毒在感染的动物细胞中，可逆转录为DNA并插入宿主细胞的染色体中，随宿主细胞的DNA一起复制。Rous因发现RSV而获得了1966年的诺贝尔生理学或医学奖，这一发现为病毒可以诱发肿瘤提供了有力证据。

对RSV基因组的研究揭示，RSV含有对转化必需的序列，但它们不是野生型病毒基因组的成分，对病毒自身的生长、增殖并非必需。对RSV中转化序列的克隆和鉴定表明，RSV中含有一个负责在鸟类中诱导形成肿瘤并在培养时可转化成纤维细胞的基因，该基因被命名为*src*，是第一个被鉴定的病毒癌基因。之后，其他致癌病毒中的转化基因也陆续报道。这些病毒携带的转化基因被称为病毒癌基因（viral oncogene，v-onc），如*fps*、*yes*、*ras*、*sis*、*mos*、*raf*等。

令人吃惊的是，分子杂交的实验结果显示，正常细胞的基因组中也含有病毒癌基因的同源序列。这些基因是人或动物细胞中固有的正常基因，具有调控细胞增殖、分化、凋亡及胚胎发育等重要的生物学功能，是维持细胞正常生命活动所必需的基因。正常情况下，这类基因多处于静止或低表达状态，并且没有致癌活性。当它们异常表达或活化时，才会导致细胞发生恶性转化。因此，正常细胞中病毒癌基因的同源序列被称为细胞癌基因（cellular oncogene，c-onc）或原癌基因（proto-oncogene）。当原癌基因的结构、表达或功能发生变异，并具有使细胞发生恶性转化能力的时候，称为癌基因。癌基因通常以显性的方式对细胞生长起促进作用。

那么，病毒癌基因与细胞癌基因之间又是什么关系呢？随后的研究表明，各种病毒癌基因均来源于正常细胞的细胞癌基因，是病毒在宿主细胞内复制时，由于DNA重组而将宿主细胞中的原癌基因整合于自身的基因组内，因此，病毒癌基因是原癌基因的一个“拷贝”。与原癌基因不同的是，病毒癌基因是经过拼接、截短和（或）重排后形成的变异拷贝（病毒癌基因一般无内含子）。由于其结构和（或）表达水平发生了改变，启动了原癌基因的表达，使其获得了转化能力。

人类肿瘤中存在活化的原癌基因最初是通过DNA介导的转化实验证实的。该技术也称为基因转移（gene transfer）或基因转染（gene transfection）。利用该技术将人类肿瘤组织或肿瘤细胞的供体DNA导入永生化小鼠成纤维细胞系NIH 3T3中，可以证实来自肿瘤的供体DNA是否具有转化NIH 3T3细胞系的能力。该技术非常灵敏，可以检测到肿瘤样本中单拷贝的癌基因，而且通过分子克隆技术，还可以分离癌基因。目前，已经分离并鉴定的癌基因已超过100种，多数已经明确了在人类染色体上的定位（表24-8）。

表24-8　常见癌基因及相关人类肿瘤

癌基因	染色体定位	肿瘤	编码蛋白功能	启动方式
生长因子				
SIS	22q12.3-q13.1	神经胶质瘤、纤维肉瘤	PDGF β 链	过表达
INT2	11q13	乳腺癌	FGF3	过表达
KS3	11q13.3	Kaposl肉瘤	FGF家族成员	过表达
HST	11q13.3	胃癌	FGF4	过表达
生长因子受体				
膜整合蛋白酪氨酸激酶				
EGFR/ERBB	7p1.1-p1.3	鳞癌、非小细胞肺癌	EGF受体	基因扩增、点突变、蛋白过表达
FMS	5q33-q34	肉瘤	CSF1受体	组成型活化
KIT	4q11-q21	肉瘤/GIST	SCF受体	组成型活化、点突变

续表

癌基因	染色体定位	肿瘤	编码蛋白功能	启动方式
ROS	6q22	肉瘤	RAS 启动？	组成型活化。
MET	7p31	MNNG 处理的人软骨细胞系	HSF/SF 受体	DNA 重排、不依赖配体的组成型活化
TRK	1q32-q41	结肠癌、甲状腺癌	NGF 受体	DNA 重排、不依赖配体的组成型活化（融合蛋白）
NEU	17q11.2-q12	神经母细胞瘤、乳腺癌、非小细胞肺癌（NSCLC）	酪氨酸激酶受体？	基因扩增、点突变
RET	10q11.2	甲状腺癌、MEN2A、MEN2B	GDNF/NTT/ART/PSP 受体	DNA 重排、点突变（不依赖配体的组成型活化、融合蛋白）
无蛋白激酶活性的受体				
MAS	6q24-q27	表皮样癌	血管紧张素受体	5’非编码区重排
信号转导分子				
胞浆酪氨酸激酶				
SRC	20p12-q13	结肠癌	酪氨酸蛋白激酶	组成型活化
YES	18q11.3	肉瘤	酪氨酸蛋白激酶	组成型活化
FGR	1p36.1-p36.2	肉瘤	酪氨酸蛋白激酶	组成型活化
FES	15q25-q26	肉瘤	酪氨酸蛋白激酶	组成型活化
ABL	9q34.1	CML	酪氨酸蛋白激酶	DNA 重排（组成型活化/融合蛋白）
膜结合的 G 蛋白				
HRAS	11p15.5	结直肠癌、肺癌、胰腺癌	GTP 酶	点突变
KRAS	12p11.1-p12.1	AML、甲状腺癌、黑色素瘤、结肠癌、肺癌	GTP 酶	点突变
NRAS	1p11-p13	黑色素瘤	GTP 酶	点突变
BRAF	6	黑色素瘤、甲状腺癌、结肠癌、卵巢癌	丝/苏氨酸激酶	点突变
GSP	20	甲状腺腺瘤	Gs 的 α 亚基	点突变
GIP	3	卵巢癌、肾上腺癌	Gs 的 α 亚基	点突变
GTP 酶交换因子（GNEF）				
DBL	Xq27	弥漫性 B 细胞淋巴瘤	Rho 和 Cdc42Hs 的 GNEF	DNA 重排
VAV	19p13.2	造血细胞	RAS 的 GNEF	DNA 重排
胞浆丝/苏氨酸激酶				
MOS	8q11	肉瘤	丝/苏氨酸蛋白激酶	组成型活化
RAF-1	3p25	肉瘤	丝/苏氨酸蛋白激酶	组成型活化
PIM-1	6p21	T-细胞淋巴瘤	丝/苏氨酸蛋白激酶	组成型活化
细胞质调节因子				
CRK	17p13		SH-2/SH-3 接头	细胞底物组成型酪氨酸磷酸化

续表

癌基因	染色体定位	肿瘤	编码蛋白功能	启动方式
转录因子				
MYC	8q24.1	髓细胞癌	转录因子	表达失调
N-MYC	2p24	神经母细胞瘤、肺癌	转录因子	扩增;表达失调
L-MYC	1p32	肺癌	转录因子	表达失调
MYB	6q22-p24	成髓细胞血症	转录因子	表达失调
FOS	14q21-q22	骨肉瘤	转录因子 AP1	表达失调
JUN	1p31-p32	肉瘤	转录因子 AP1	表达失调
SKI	1q22-q24	癌	转录因子	表达失调
REL	2p12-p14	淋巴细胞性白血病	突变型 NF-κB	表达失调
ETS-1	11p23-q24	骨髓成红血细胞增多症	转录因子	表达失调
ETS-2	21q24.3	骨髓成红血细胞增多症	转录因子	表达失调
ERBA1	17p11-p21	骨髓成红血细胞增多症	T3 转录因子	表达失调
ERBA2	3p22-p24.1	骨髓成红血细胞增多症	T3 转录因子	表达失调
其他				
BCL2	18q21.3	B-细胞淋巴瘤	抗凋亡蛋白	易位、组成型活化
MDM2	12q14	肉瘤	与 TP53 结合形成复合物	基因扩增、蛋白表达上调

EGF:表皮生长因子;CSF1:集落刺激因子 1;SCF:干细胞生长因子;HGF:肝细胞生长因子;SF:离散因子(scatter factor);NGF:神经生长因子;GDNF/NTT/ART/PSP:GNEF:鸟苷酸交换因子;MEN:多发性内分泌腺瘤;GTPase:鸟苷三磷酸酶

(二)癌基因的分类

根据癌基因在细胞内相应的正常同源物—原癌基因蛋白产物的生物学功能和生化特性,可将癌基因分为五类:生长因子、生长因子受体、信号转导分子、转录因子、其他(包括细胞周期及凋亡的调节因子等,见表 24-8)。

(三)癌基因的激活机制

原癌基因在机体生长发育过程完成之后,多处于封闭状态或仅有低度表达。当原癌基因的结构发生异常或表达失控时,就会使原癌基因激活成为有恶性转化能力的癌基因。原癌基因可由以下几种方式被激活:

1. 点突变　点突变是导致原癌基因活化的主要方式,可导致蛋白内单个氨基酸的改变。点突变经常在 *RAS* 基因家族(*KRAS*、*HRAS* 和 *NRAS*)中检测到。例如 *HRAS* 基因第 12 位密码子 GGC 突变为 GTC,从而使编码的甘氨酸变为缬氨酸,使其产物 P21 蛋白的结构发生改变,导致 *HRAS* 基因的活化。研究发现,在部分肺腺癌、结肠癌以及约 90% 的胰腺癌中有 *KRAS* 的突变。*RAS* 突变的结果,使 RAS 蛋白的信号传导功能持续活化。除点突变外,缺失和插入等形式的基因突变也可能导致原癌基因的激活。例如,*EGFR*、*KIT*、*ROS1*、*MET* 及 *TRK* 等原癌基因的活化。

2. 基因扩增　基因扩增是指细胞内个别基因的拷贝数额外增加的现象,是原癌基因活化的另一种主要方式。染色体均染区(HSRs)和双微体(DMs)是基因扩增的两种常见的细胞遗传学结构。均染区位于染色体上的 DNA 扩增区,通常 G 显带后缺乏典型的带纹,为着色均一的染色体片段;双微体是染色体之外成对、环状、可自主复制的染色小体,经常出现于多种类型的肿瘤细胞系及原发瘤中。基因拷贝数增多往往会导致表达水平增加,为肿瘤细胞提供选择优势,导致细胞无限生长。在人类肿瘤中,特异性的原癌基因的扩增普遍存在,多种原癌基因的过度表达与肿瘤的演进有关。原癌基因扩增是具有侵袭能力的肿瘤的特征之一,在晚期病例中特别常见,可作为预测肿瘤进展及预后的临床指征。例如 *MYC* 和 *ERBB* 在许多肿瘤中均显示扩增,在约 20%~30% 的乳腺癌、卵巢癌及一些鳞状细胞癌中有 *MYC* 的扩增;在约 50%

的胶质母细胞瘤和20%～30%的头颈鳞癌中有*ERBB*的扩增。

3. 染色体重排　非随机的染色体重排在恶性血液病和一些实体肿瘤中经常被检测到。其中多数为染色体易位，少数为染色体倒位。染色体重排通过不同的机制导致原癌基因的启动及融合基因的产生等。例如，在淋巴瘤和淋巴细胞白血病中常存在免疫球蛋白（Ig）或T细胞受体（TCR）基因与一个未知基因的染色体易位。染色体重排可使某个原癌基因转移到*Ig*或*TCR*基因附近，此时*Ig*或*TCR*基因位点上的调节因子可启动该原癌基因的转录，最终引起细胞的恶性转化。白血病和淋巴瘤中有许多原癌基因通过染色体易位被激活，如85%的Buriktt淋巴瘤中发现有t(8;14)(q24;q32)易位，使*MYC*受到IgG重链启动子的调控而过量表达；约90%的慢性粒细胞白血病（CML）中存在t(9;22)(q34;q11)易位，形成费城染色体，使*ABL*和*BCR*融合，编码具有较高酪氨酸激酶活性的融合蛋白。此外，基因融合有时能导致嵌合转录因子的形成。

4. 病毒癌基因的插入激活　一些逆转录病毒可通过插入突变诱导形成肿瘤。在感染细胞时，DNA前病毒整合到宿主基因组内，在极少数细胞中前病毒插入原癌基因附近，位于前病毒长末端重复序列（long terminal repeat，LTR）内的转录调节因子可激活原癌基因的表达，并导致细胞的恶性转化。由于绝大多数的病毒癌基因是细胞癌基因的变异形式，因而赋予了细胞癌基因不具有的致癌活性。如病毒ALV插入到*MYC*的上游，其LTR激活并增强了*MYC*的转录，从而诱导了淋巴瘤的发生。

另一方面，细胞原癌基因均为单拷贝，正常情况下处于低水平表达或不表达状态。而携带有病毒癌基因的病毒感染细胞后可大量繁殖，其病毒癌基因的拷贝数随之猛增，加之病毒基因含有强有力的启动子，导致病毒癌基因过量表达，干扰了宿主癌细胞的正常代谢过程，进而引起宿主细胞发生癌变。

5. 基因甲基化改变　正常哺乳动物基因组DNA具有特异的DNA甲基化谱。DNA甲基化状态的改变可导致基因结构和功能的异常，是细胞癌变过程中重要的一步。在真核生物中最重要的甲基化碱基是胞嘧啶，通常发生在CpG二核苷酸区域。低甲基化导致一些在正常情况下受到抑制的癌基因或相关因子得到大量表达。某些癌基因（*HRAS*、*MYC*）低甲基化和肿瘤抑制基因（*RB1*、*CDKN2A*）的高甲基化改变是细胞癌变的一个重要特征。有研究显示，癌基因甲基化水平与肿瘤的生物学特性密切相关，其DNA甲基化水平越低，肿瘤浸润能力越强，临床分期也越晚。

一对细胞癌基因中只要有一个被激活，就能以显性的方式发挥作用，使细胞趋于恶性转化。此外，不同癌基因在癌变过程中具有协同作用。

（四）重要癌基因的生物学功能

1. 生长因子　生长因子是指在体内外对细胞生长和增殖具有刺激作用的多肽、蛋白质或糖蛋白。生长因子通常由细胞合成并分泌到胞外，通过与靶细胞膜上特异的受体相互作用，对特定类型的生长因子产生应答，进而调节细胞的生长、分化等活动。研究表明，一些原癌基因的产物是生长因子，例如，*SIS*基因编码血小板生长因子（platelet-derived growth factor，PDGF）的β链，人类基因组组织基因命名委员会（HUGO Gene Nomenclature Committee，HGNC）核准的基因符号是*PDGFB*。PDGF是一种由两条多肽链组成的约30kDa的蛋白，在凝血过程中由血小板释放，刺激成纤维细胞增殖，因而在损伤修复中发挥重要作用。实验表明，*PDGFB*基因持续表达PDGFB，足以引发成纤维细胞的致癌性转化，但在PDGF受体（PDGFR）缺失的细胞中则不起作用。因此，*PDGFB*基因的转化作用需要其基因产物与PDGFR的相互作用。生长因子作用于分泌细胞本身，这种机制称为自分泌刺激。*PDGFB*基因的持续性表达产物能通过自分泌刺激机制引起致癌性转化，导致细胞持续的异常增殖。这一由实验动物模型所观察到的现象，在人类肿瘤中也得到了证实。

2. 生长因子受体　一些原癌基因的产物是具有酪氨酸激酶活性的生长因子受体，称为酪氨酸激酶受体（receptor tyrosine kinases，RTKs）。RTKs是最大的一类酶联受体，它们既是受体，能够同配体结合，又具有酪氨酸激酶（TK）活性，可使靶蛋白的酪氨酸残基磷酸化。所有的RTKs都由三个部分组成：含有配体结合位点的细胞外结构域、单次跨膜的疏水α螺旋区以及含有酪氨酸蛋白激酶活性的细胞内结构域。生长因子与受体的细胞外配体结合结构域结合，可导致细胞内酪氨酸激酶催化结构域的活化。活化的受体，可进一步磷酸化下游效应蛋白，引发细胞内的一系列生物化学反应，最终引起细胞的分裂、增殖。

由于生长因子受体对正常细胞的生长具有调控作用，它们的突变及异常表达可使其转变为癌基因，如*ERBB1*、*ERBB2*、*FMS*、*KIT*、*MET*、*RET*、*ROS*和*TRK*等。其中，*ERBB1*的产物为表皮生长因子受体（epidermal growth factor receptor，EGFR），又称ERBB1或HER1，HGNC核准的基因符号为*EGFR*；*FMS*的产物为集落刺激因子受体（colony stimulating factor receptor，CSFR），HGNC核准的基因符号为*CSFR*；*KIT*的产物为干细胞因子受体（stem cell factor receptor）。

*EGFR*配体结合结构域的缺失可导致其在无配体结合的情况下持续性激活，TK结构域或细胞外结构域的点突变以及细胞内调控结构域的缺失，同样能导致RTK的持续性活化。例如，在一组非小细胞肺癌患者中发现有*EGFR*基因TK区域的突变，但这种突变在结肠癌中则非常罕见。*EGFR*突变在日本的非小细胞肺癌患者比美国的患者中多见，因此提示*EGFR*突变的发生可能存在种族差异性。而且，*EGFR*突变在不吸烟的女性肺癌患者、特别是肺腺癌中更为常见。

原癌基因*KIT*编码跨膜酪氨酸激酶糖蛋白，与其配体干细胞因子（stem cell factor，SCF）结合后，可形成受体同源二聚体，从而导致KIT酪氨酸激酶活化，进而引起包括PI3K-AKT、JAK-STAT3和RAS-ERK在内的多条下游信号通路的活化。SCF/KIT信号转导通路的异常活化与各类细胞的异常增殖密切相关。*KIT*基因突变（包括点突变、缺失和插入等）导致的功能性激活与黑素瘤、乳腺癌、AML和胃肠道间质瘤等人类肿瘤的发生密切相关。

3. 信号转导分子　有丝分裂信号与细胞表面的生长因子受体相互作用，经过一系列复杂的信号传导通路传递到细胞核内，统称为信号转导级联（signal transduction cascade conduction）。这种信号的传递是通过相互作用的蛋白质在胞质中顺序磷酸化实现的。信号转导还涉及鸟嘌呤核苷酸结合蛋白和第二信使，如腺苷酸环化酶系统。最早被发现的逆转录病毒癌基因src就参与信号转导。

很多原癌基因的蛋白产物是信号转导通路中的成员，主要包括两类，即非受体蛋白激酶和三磷酸鸟苷（GTP）结合蛋白。其中，*SRC*、*ABL*、*ROS*等细胞癌基因编码膜结合型的蛋白质酪氨酸激酶；*RAF1*、*MOS*和*PIM1*等基因编码丝氨酸/苏氨酸激酶，位于胞质中。本身具有鸟苷三磷酸酶（GTPase）活性的GTP结合蛋白又分为单体和异源三聚体两种。原癌基因中重要的*RAS*家族的成员，其产物HRAS、KRAS和NRAS，为单体GTP结合蛋白。作为原癌基因的异源三聚体GTP结合蛋白（G蛋白）包括GSP和GIP。这些信号转导分子的基因活化后发挥癌基因的作用，可导致细胞的无限增殖。

*RAS*是第一个被鉴定出的人类癌基因，编码小G蛋白，是RTK信号通路中的一个关键点。正常的RAS蛋白位于细胞膜内侧，具有鸟苷酸结合活力，对GTP和GDP具有高度的亲和力，并且自身具有弱GTP酶活性。RAS蛋白通过与GTP或GDP结合，并通过水解GTP完成其对正常细胞生长信号的传递和调节功能。通常情况下，细胞内的RAS蛋白处于非活化状态，并与GDP结合。当接收到外界信号刺激时，在鸟苷酸交换因子（GNEF）的作用下，无活性的RAS-GDP可转变为有活性的RAS-GTP。活化的RAS与其效应分子相互作用，实现生长信号的传递。而RAS蛋白自身的GTP酶活性可以催化GTP水解，使活化的RAS蛋白转变为与GDP结合的非活化状态。由于RAS的GTP酶活性很低，需要名为GAP的蛋白促进GTP的水解。RAS在体内外可以和多种蛋白以GTP依赖的方式直接结合，包括RAF、PI3K、MEKK1、AF6和PKC ζ 等。RAS通过不同的下游效应分子参与调节细胞增殖、分化、生存等多种细胞表型。

*RAS*基因的异常活化与绝大多数恶性肿瘤相关，其活化的主要方式有点突变和插入。在超过15%的人类肿瘤中都有*RAS*的致癌性突变。在胰腺癌等癌症中，其突变频率可高达90%。*RAS*基因的突变通常发生于密码子12、13、59和61，其中以密码子12和61的突变最为常见。这些突变通常能减少RAS水解GTP的效率，并且造成RAS对GAP的刺激敏感性下降，从而导致RAS与大量GTP结合而被持续性活化。

活化的*RAS*可使小鼠NIH 3T3细胞发生恶性转化。*RAS*转化的细胞在非黏附状态（非锚定依赖性）或低血清浓度下仍然可以增殖。但是，*RAS*不能独立转化原代小鼠或人的成纤维细胞。若将*RAS*用逆转录病毒转入这些细胞，会使细胞陷入永久性的生长停滞状态，即衰老。衰老反应依赖于某些基因的功能，如肿瘤抑制基因*CDKN2A*和*TP53*。而*CDKN2A*或*TP53*的失活使*RAS*能够完成细胞转化，从而有助于解释为何在含有*RAS*基因致癌性突变的肿瘤中，肿瘤抑制基因常发生缺失。

4. 转录因子　转录因子通常为核蛋白，通过与靶基因上游的特异性DNA序列结合而调节其转录。

很多原癌基因的蛋白产物具有转录因子活性，例如*ERBA*、*ETS*、*FOS*、*JUN*、*MYB*和*MYC*等。其中，由FOS和JUN共同组成的AP1转录因子，可正向调控一系列能促进细胞分裂的靶基因。

*MYC*基因定位于8q24.1，是目前研究最为广泛的一个癌基因。MYC蛋白属于螺旋-环状-螺旋(helix-loop-helix，HLH)转录因子家族成员。MYC在胞质中合成后，可与HLH家族其他成员（如MAX、MAD等蛋白）形成寡聚体，再转移入细胞核内，并结合到特异的DNA序列上，调节许多下游靶基因的转录。MYC可以参与细胞增殖、分化与凋亡的调节，其表达异常与多种肿瘤的发生、发展相关。几乎所有的Burkitt淋巴瘤中都存在*MYC*的易位，常见的易位有t(8;14)、t(2;8)和t(8;22)，分别将*MYC*与位于14、2、22号染色体的免疫球蛋白的μ重链和κ、λ轻链的调控元件相连接。此外，B细胞淋巴瘤、多发性骨髓瘤中也存在*MYC*的易位。肿瘤细胞中突变及过表达也可导致*MYC*的活化。同时，*MYC*也是在人类肿瘤中扩增程度最高的癌基因之一。

此外，其他一些编码转录因子的原癌基因，在恶性血液病和实体肿瘤细胞中也可通过染色体易位而活化。在某些类型的肉瘤中，染色体易位导致融合蛋白的形成，包括多种基因与*EWS*基因的融合，从而导致其转录活性异常升高。在正常人成纤维细胞中，腺病毒*E1A*基因能促进FLI1/EWS融合转录本的形成。

5. 其他　细胞增殖和凋亡机制的失控均能引起肿瘤发生，并可导致肿瘤治疗的失败。编码细胞周期蛋白(cyclin)、细胞周期依赖性激酶(cyclin-dependent kinase，CDK)等与细胞周期调节相关蛋白的基因，以及编码参与细胞凋亡调控的BCL2蛋白、存活蛋白(survivin)等基因的异常表达，均可发挥癌基因作用。

编码细胞周期蛋白D1(cyclin D1，CCND1)和细胞周期蛋白D2(cyclin D2，CCND2)的基因*CCND1*和*CCND2*被认为是原癌基因。在培养细胞中，*CCND1*基因与缺陷的腺病毒*E1A*协同，有助于细胞的转化，但*CCND1*单独表达却不足以使细胞发生转化。目前，在许多肿瘤中都发现了*CCND1*基因的扩增、易位或mRNA稳定性的增高及CCND1蛋白的异常积累。在多种人类肿瘤中也观察到了*CCNB1*的过表达。在人乳腺上皮细胞和永生化的NIH 3T3细胞中，*CCNE*的过表达可导致染色体不稳定。在一些乳腺癌中，CCNE蛋白表达有明显变化，而且这些病例的恶性程度高，进展快。

与此同时，细胞凋亡(apoptosis)机制的缺陷在肿瘤的发展、演进及治疗的反应性中发挥重要的作用。*BCL2*基因家族是凋亡调控的重要基因家族，迄今已鉴定出了*BCL2*等25个成员。其中，*BCL2*基因编码的26kDa线粒体膜蛋白，是一种重要的抗凋亡分子，能抑制多种因素引起的凋亡。最初在白血病和B细胞非Hodgkin's淋巴瘤中发现有*BCL2*基因的过表达，并证实多由t(14;18)易位造成。点突变和基因扩增也可激活*BCL2*的表达。在乳腺癌、前列腺癌、结肠直肠癌及黑素瘤等多种肿瘤中均可检测到*BCL2*基因的过表达。*BCL2*家族成员在肿瘤中的异常表达，可使肿瘤细胞具有凋亡抗性，并保持持续的增殖能力。有研究显示*BCL2*家族成员的异常表达还可参与肿瘤的转移过程。

二、肿瘤抑制基因

肿瘤抑制基因(tumor suppressor gene)泛指由于其存在和表达，使机体不能形成肿瘤的一类基因。肿瘤抑制基因大多属于对细胞增殖发挥负调节作用的基因，当两个等位基因都失去正常功能时，可导致细胞增殖失控和肿瘤生长。

（一）肿瘤抑制基因的发现

癌基因的发现是人们认识肿瘤发生分子机制的一个关键事件。随着研究的不断深入，科学家很快发现还存在一些可以抑制细胞发生恶性转化的基因。Harris等(1969)观察到，小鼠肿瘤细胞与非恶性细胞融合后可失去致瘤性。但这种杂交细胞在体外培养一段时间后，其致瘤性常常可以恢复，这种恶性能力的重新获得被发现与特定染色体的丢失相关。这一研究成果说明细胞形成肿瘤的能力，在细胞水平上表现为一种隐性性状，并且提示体细胞杂交可以抑制细胞的致瘤性。Stanbridge等(1982)将人的肿瘤细胞与正常人的二倍体成纤维细胞融合，结果显示，保留有全套亲本染色体的杂交细胞其致瘤性被抑制。但当某些特定染色体丢失后，杂交细胞可重新获得致瘤性。特定染色体的丢失可使恶性表现回复提示：单一的染色体（甚至有可能是单一的基因）即可抑制细胞的致瘤性。为验证这一假设，科学家们发明了微细胞介导的染色体转染技术。利用此技术，将单一的11号染色体转入人宫颈癌细胞系HeLa细胞及肾母细胞瘤细胞中，能够抑制细胞的致瘤性，而转染其他染色体却无此功能。许多实验证实，即使转入一小段染色体片段，也能抑制某些肿瘤细胞的致瘤性。这些体细胞遗传学方法提供了早期的、有说服力的证据，表明正常细胞中存在着关键的生长调控基因，可以抑制永生化、甚至是致癌转化等表型特征。

肿瘤抑制基因是一类在正常细胞表达的基因，其编码蛋白可抑制细胞的生长和分裂。这类基因的丢失或突变失活，均可导致细胞无限制地生长和分裂。许多肿瘤中存在肿瘤抑制基因两份拷贝的缺失或失活，这说明，肿瘤抑制基因的突变具有隐性的特征。

由于肿瘤抑制基因的促癌作用一般是在基因的两个拷贝都丢失或失活后才显示出来，因而，肿瘤抑制基因的发现和分离都比较困难。确定一种肿瘤抑制基因在理论上需符合以下三个基本条件：①肿瘤相应的正常组织中此基因表达正常；②肿瘤中此基因功能失活或结构改变，或表达缺陷；③将此基因的野生型导入此基因异常的肿瘤细胞内，可部分或全部逆转恶性表型。

（二）肿瘤抑制基因的分类

自 1986 年在人类恶性肿瘤中首次发现肿瘤抑制基因 *RB1* 以来，目前已鉴定的肿瘤抑制基因已超过 100 种。与原癌基因的情况类似，肿瘤抑制基因的细胞学功能也是多种多样的。根据其特性不同，肿瘤抑制基因可分为看门基因（gatekeeper gene）、看管基因（caretaker gene）和 landscaper 基因（landscaper gene）。

看门基因可以通过调控细胞周期转换，或促进细胞凋亡，从而控制细胞的分裂和存活，并可阻止肿瘤的发生。由于看门基因可以控制细胞的生长，其失活突变可导致细胞增殖失控。看门基因有三个特征：①其功能丧失是多阶段肿瘤发生中某一阶段的限速步骤；②能直接抑制肿瘤生长；③在肿瘤细胞中恢复看门基因的功能，可抑制肿瘤的发生。看门基因主要编码各种细胞周期关卡的调控蛋白，以及细胞凋亡的中介蛋白，这类基因包括 *APC*、*TP53*、*DCC*、*VHL*、*RB1*、*NF*1 和 *PTEN* 等。

看管基因与 DNA 的损伤修复及维持基因组的完整性有关，可以间接抑制恶性增殖。看管基因功能的缺失将增加 DNA 突变率，从而增加看门基因功能丧失的几率。此外，如果看门基因已经发生突变，即使恢复看管基因的功能也不能阻止肿瘤的增长。看管基因包括 DNA 修复基因 *BRCA1*、*BRCA2*、*MLH1*、*MSH1* 和 *MSH2*，*DNA* 损伤感应基因 *ATM* 和 *ATR*，以及有丝分裂关卡基因 *Bub1* 和 *Bub2* 基因等。

Landscaper 基因的产物能够通过直接或间接地作用于细胞外基质蛋白、细胞表面标志蛋白、黏附蛋白或分泌的生长因子等，对肿瘤细胞生长的微环境进行调节。此类基因功能缺失将导致微环境功能异常，从而促进邻近表皮的恶性转化。*SMAD4* 等基因产物被认为可参与微环境的调节。

（三）肿瘤抑制基因失活的机制

对大多数人类肿瘤而言，肿瘤抑制基因的失活是一个重要的决定因素。肿瘤抑制基因在控制细胞生长、增殖及分化过程中起着十分重要的负调节作用，并能潜在地抑制肿瘤的生长。点突变、缺失、启动子区 CpG 岛甲基化，以及 miRNAs 等介导的基因沉默作用等，均可使其功能丧失，导致细胞恶性转化而发生肿瘤。

上面提到，肿瘤抑制基因的变异通常是隐性的，即只要存在一个正常的等位基因，就能抑制肿瘤的发生。另一方面，突变的肿瘤抑制基因能被传给下一代，使这些个体具有相应肿瘤的易感性。

目前已发现了大量可诱发肿瘤的肿瘤抑制基因种系突变，而且其中许多基因在相同组织类型的散发肿瘤中也普遍存在突变（表 24-9）。

表 24-9　已鉴定的人类肿瘤中主要的肿瘤抑制基因

肿瘤抑制基因	染色体定位	基因功能	相关的肿瘤综合征	肿瘤类型
RB1	13q14	细胞周期转录调节	家族性视网膜母细胞瘤	视网膜母细胞瘤、骨肉瘤
TP53	17q11	转录调节因子、生长抑制、凋亡	Li-Fraumeni 综合征	肉瘤、乳腺和脑肿瘤
APC	5q21	与 β 联蛋白结合并调节其活性	FAP	结肠癌、胃 / 肠肿瘤
BRCA1	17q21	转录调节因子 /DNA 修复	家族性乳腺癌	乳腺癌和卵巢癌
BRCA2	13q12	转录调节因子 /DNA 修复	家族性乳腺癌	乳腺癌和卵巢癌

续表

肿瘤抑制基因	染色体定位	基因功能	相关的肿瘤综合征	肿瘤类型
PTEN	10q23	双特异性磷酸酶	Cowden、BZS、LDD 综合征	胶质母细胞瘤、子宫内膜癌、前列腺癌和乳腺癌等
TSC1	9p34	编码错构瘤蛋白	结节性硬化症	肾、脑、皮肤、心脏的良性肿瘤
TSC2	16p13	编码结节蛋白	结节性硬化症	肾、脑、皮肤、心脏的良性肿瘤
CDKN2A	9p21	*CDKN2A* 为 CDK4/6 的抑制剂；*CDKN2A* 与 MDM2 结合，稳定 TP53	遗传性黑素瘤	黑素瘤、胰腺癌
VHL	3p25	调节蛋白水解	Von Hippel- Lindau 综合征	成血管细胞瘤、肾癌和嗜铬细胞瘤
FHIT	3p14.2	核苷水解酶	家族性肾细胞癌	肺胃肾和宫颈癌
WTI	11p13	转录调节	Wilms 瘤	肾母细胞瘤
NF1	17q11	RAS-GAP 活性	多发性神经纤维瘤病	神经纤维瘤、肉瘤、神经胶质瘤
NF2	22q12	ERM 蛋白、细胞骨架调节	Ⅱ型神经纤维瘤	神经梢瘤、脑膜瘤
SMAD4	18q21.1	TGF-β 信号传导	幼年性息肉病	胰腺、结肠癌、错构瘤
PTC	9q22.3	SHH 蛋白受体	Gorlin 综合征	基底细胞癌、髓母细胞瘤
CDH1	16q22.1	细胞黏附因子	家族型胃癌	乳腺、结肠、皮肤和肺癌
LKB1	19p13	丝 / 苏氨酸激酶	Peutz-Jeghers 综合征	错构瘤、结肠癌、乳腺癌
NKX3.1	8p21	同源异型盒蛋白	家族性前列腺癌	前列腺癌
ATM	11q23	P13K 类蛋白激酶	共济失调 - 毛细血管扩张症	白血病、淋巴瘤
MSH2	2p22	细菌 Mut S 同源基因、错配修复	HNPCC	结肠癌
MLH1	3p21	细菌 Mut L 同源基因、错配修复	HNPCC	结肠癌
PMS1	2q31	错配修复	HNPCC	结肠癌
PMS2	7p22	错配修复	HNPCC	结肠癌
MSH6	2p16	错配修复	HNPCC	结肠癌
BLM	15q26.1	DNA 解旋酶	Bloom 综合征	多种肿瘤
NBS1	8q21	DNA 双链断裂修复	Nijmegen 断裂综合征	淋巴瘤
XPA	9q34.1	与损伤的 DNA 结合		皮肤癌
XPB	2q21	解旋酶		
XPC	3p			
XPD	19q12.3	解旋酶	着色性干皮病（7 个互补群）	
XPE	?11	与损伤的 DNA 结合		
XPF	16p13	结构特异性的内切酶		
XPG	13q23-q33	结构特异性内切酶		

ERM 蛋白（ezrin/radixin/moesin，膜突蛋白）；FAP：家族性腺瘤状息肉病；HNPCC：遗传性非息肉结肠癌

（四）重要肿瘤抑制基因的生物学功能

1. *RB1* 视网膜母细胞瘤基因（*RB1*）是第一个被克隆的肿瘤抑制基因，最初发现于儿童的视网膜母

细胞瘤(RB),因此被称为 *RB1* 基因。*RB1* 基因位于 13q14.1,编码分子量为 110kDa 的核磷酸蛋白。RB1 蛋白的主要作用是调节细胞周期。在细胞周期的不同阶段,RB1 的磷酸化状态不同。低磷酸化的 RB 为其活性形式。*RB1* 基因对肿瘤的抑制作用与转录因子 E2F 有关。E2F 是一类转录激活因子,可激活从 G1 期进入 S 期所需基因的转录。在 G_0/G_1 期,RB1 处于低磷酸化状态,可与 E2F 结合形成复合物,使 E2F 处于非活化状态,阻断细胞进入 S 期,抑制细胞增殖。在 G_1/S 期的交界处,RB1 被磷酸化而与 E2F 解离,E2F 激活下游基因的转录,细胞进入 S 期。因此,RB1 与 E2F 的结合起着抑制细胞增殖的作用。与此同时,RB1 可促进细胞分化及衰老;RB1 失活还可破坏有丝分裂的忠实性,导致基因组不稳定性及非整倍体的形成。当 *RB1* 基因发生缺失突变而失活时,可导致细胞持续增殖并可引起细胞恶变。此外,腺病毒 E1A、SV40 大 T 抗原、HPV E7 蛋白均可与 RB1 蛋白结合,并且使之失活。*RB1* 的异常改变,除在视网膜母细胞瘤高发外,还可见于许多其他肿瘤,如骨肉瘤、小细胞肺癌、非小细胞肺癌、膀胱癌、乳腺癌和肝癌等。

2. *TP53*　*TP53* 基因定位于 17p13.1,编码由 393 个氨基酸组成的分子量为 53kDa 的核转录调节因子。*TP53* 基因突变常发生于结肠癌、乳腺癌、肝癌和肺癌等多种肿瘤中。最初,人们认为 *TP53* 是癌基因,后来发现某些肿瘤中的 TP53 蛋白与正常 *TP53* 基因编码的蛋白不同,并确认其为肿瘤抑制基因。TP53 蛋白常被称为“基因组卫士”。细胞中存在很多负责监控细胞系统完整及功能的传感器,TP53 可持续地接受多种监控系统发出的信号。当这些传感器监测到损伤或者异常时,它们将信号传递给 TP53 及其调节器,导致细胞中 TP53 水平快速升高。TP53 可阻止非正常细胞的出现,尤其是那些有可能癌变的细胞,因此在防止肿瘤的发生发展中起着非常重要的作用。

作为肿瘤抑制基因,*TP53* 参与调节细胞周期演进、DNA 损伤修复、细胞分化、凋亡、自噬、衰老以及基因组稳定性的维持,从而忠实地保护细胞。野生型 TP53 蛋白在正常情况下不稳定,半衰期约 20 分钟,合成后不久即被降解,因此细胞中其浓度极低。肿瘤发生过程中,多种应激信号如致癌性 DNA 损伤、异常增殖、乏氧等均能激活 TP53,增加其稳定性,并使其浓度升高。TP53 可激活或抑制一大批基因的转录,包括调节细胞周期的 *CDKN1A*、*GADD45* 和 *SFN* 等,参与 DNA 损伤修复的 *XPC* 和 *POLK* 等,参与细胞凋亡的 *BAX*、*BBC3*、*PMAIP1*、*BCL2* 和 *IGFBP3* 等,参与血管新生的 *CRISP2* 等,参与自噬的 *DRAM1* 等,以及参与代谢调节的 *TIGAR*、SCO2 和 *PGM1* 等。例如,当 DNA 发生损伤时,TP53 可激活 *CDKN1A* 等下游基因,使细胞周期阻滞于 G_1 期和 G_2 期,抑制 DNA 合成,直至 DNA 损伤得以修复;若损伤严重,无法修复,则 TP53 可激活 *BAX* 等细胞凋亡基因的转录,促使细胞发生凋亡,以清除受损细胞。由于在多种逆境条件下,TP53 对于细胞命运起着重要的决定作用,因此其功能失调可以引起细胞增殖异常,并最终促进恶性肿瘤的发生。

在人体肿瘤中,*TP53* 基因的突变和缺失频率可达 50%~60%。在不同肿瘤中,*TP53* 基因的突变和缺失的位点可以不同。86% 的 *TP53* 突变簇集于其 DNA 结合结构域(即密码子 125~300 之间),此区域中的大多数突变为错义突变(87.9%),而其他区域中的突变多为无义或移码突变。*TP53* 基因突变后不仅失去野生型 TP53 抑制肿瘤增殖的作用,而且突变本身又使其具有癌基因的功能。正常情况下,TP53 蛋白通过 C 末端的寡聚区形成同源四聚体,而突变的 TP53 蛋白能与野生型蛋白形成异源四聚体,使 TP53 丧失正常功能(即发挥显性负作用),并可导致细胞恶性转化。在 *TP53* 基因突变率较低的肿瘤中,TP53 的功能常因其他机制被灭活。例如,宫颈癌中 HPV16 E6 与 TP53 结合以及肉瘤中过表达的 HDM2,均可介导 TP53 的降解。目前,在人类肿瘤发现的所有 *TP53* 突变,以及突变对 TP53 蛋白的结构和功能、肿瘤表型、患者特征的影响及预后相关的数据已被收录入国际癌症研究署(International Agency for Research on Cancer)TP53 的数据库(http://www-p53.iarc.fr/)。

3. *CDKN2A*　*CDKN2A* 基因定位于 9p21,又称多重肿瘤抑制基因(mutiple tumor suppressor,*MTS1*)。该基因编码 16kDa 的细胞周期依赖性激酶 4 的抑制因子(*CDK4I*),由于其编码的蛋白产物分子量为 16kDa,也被称为 P16。Kamb 等和 Nobori 等在研究与细胞周期依赖性激酶 4(CDK4)相互作用的蛋白时,几乎同时发现了 *CDKN2A* 基因。

CDKN2A 基因在调节细胞周期进程、细胞衰老及防止肿瘤发生中起重要作用。P16 是 pRB-E2F 通路的负调节因子。在晚 G_1 期(即 G_1/S 关卡),CDK4 和 CDK6 可促使 RB1 磷酸化,释放转录因子 E2F,促进细

胞进入 S 期；而 P16 可特异性地抑制 CDK4 和 CDK6 介导的 RB1 磷酸化，RB1 与 E2F 形成复合物，使 E2F 失活，从而阻止细胞周期的演进。如果 P16 功能失活，可导致 G_1/S 关卡功能异常，使细胞获得无限增殖能力。而且，P16 还可通过其他一些分子和信号通路调节细胞周期的演进，如通过与 TFIIH 结合抑制 CTD 的磷酸化，与 JNK1 和 JNK3 作用抑制它们的激酶活性等。此外，癌基因、DNA 损伤反应或老化诱导的 P16 表达水平升高，可以触发及加速细胞的衰老。

CDKN2A 是重要的肿瘤抑制基因，也是人类肿瘤中突变频率最高的基因之一，仅次于 *TP53*。其缺失和突变可见于黑素瘤、胶质瘤、肺癌和白血病等各种恶性肿瘤。P16 功能丧失与该基因的缺失（纯合缺失及 LOH）、点突变、启动子区 CpG 岛的甲基化等变异有关。另一方面，有研究报道，*CDKN2A* mRNA 和蛋白水平的过表达与神经母细胞瘤、宫颈癌、卵巢癌、乳腺癌、前列腺癌及口腔癌等恶性肿瘤的不良预后相关，但 P16 过表达与人类肿瘤的关系目前并未阐明。可能的原因是，逆境及致癌性的环境因素可通过未知的反馈环诱导 P16 过表达，但是其抑制细胞增殖的功能可被其他分子改变绕过（bypass）或抵消，如 SEI1 的异常表达或病毒 Tax 蛋白的表达等。

4. *APC*　*APC* 基因（结肠腺瘤息肉基因）定位于 5q21，编码 2844 个氨基酸的蛋白，分子量为 312kDa，是一个穿梭于细胞质和细胞核的重要信号蛋白。APC 蛋白可与联蛋白 β1（catenin β1，CTNNB1）、糖原合酶激酶 3β（glycogen synthase kinase 3β，GSK3B）、核纤层蛋白 B2（lamin B2，LMNB2）、含异亮氨酸谷氨酰胺基序的 GTPase 激活蛋白 1（IQ motif-containing GTPase-activating protein 1，IQGAP1）、轴蛋白 1（AXIN1）、EB1 及 DLG 等多种蛋白质相互作用，除直接参与 Wnt 信号传导途径调节细胞增殖、分化和凋亡外，还参与调节黏附、迁移、细胞骨架的组装（organization）、纺锤体形成、染色体分离等多种重要的细胞活动，并可维持基因组的稳定性。APC 在发育及自稳平衡中发挥重要作用，其失活可促进肿瘤的发生。

APC 基因的缺陷在结直肠癌的发生中起到主要的启动和促进作用，并且与结直肠癌的遗传易感性直接相关。多数结直肠癌起源于腺瘤性癌前病变。如前所述，家族性结肠息肉病（FAP）是一种息肉型的遗传型结直肠癌综合征。具有典型家族性结肠息肉的个体发生结直肠癌的风险极高，如不接受治疗，到 40 岁时几乎 100% 发生恶变。约 80% 的 FAP 患者中存在 *APC* 基因的杂合性种系突变，多位于 *APC* 基因 5′ 端编码区，集中于密码子 1286 ~ 1513，被称为突变簇集区（mutation cluster region，MCR）。同时，在超过 60% 散发的结直肠癌和腺瘤中也存在 *APC* 基因的突变。大多数 *APC* 突变多为移码突变或无义突变，产生 C 末端截短的蛋白产物，可改变 APC 的细胞定位，使其不能与联蛋白 β1 结合，联蛋白 β1 降解障碍，在细胞质内蓄积，并进入细胞核，激活靶基因异常转录，导致肿瘤细胞的过度增殖。此外，蛋白截短还可破坏 APC 对细胞骨架的完整性及有丝分裂的控制。APC 失活以及由此激活的 Wnt 信号通路可诱导染色体不稳定，从而加速从腺瘤到癌的进程。

5. *PTEN*　*PTEN* 是位于 10q23.31 的肿瘤抑制基因，属于蛋白质酪氨酸磷酸酶基因超家族。*PTEN* 基因编码磷酸酶和张力蛋白同源体（phosphatase and tensin homolog，PTEN），具有蛋白磷酸酶及脂磷酸酶双重活性，既能作用于蛋白质，也可作用于磷脂分子。PTEN 的主要生理底物是第二信使磷脂酰肌醇三磷酸（phosphatidylinositol triphosphate，PIP_3）。PTEN 可催化 PIP_3 去磷酸化产生 PIP_2；与此同时，PIP_3 是磷脂酰肌醇 3- 激酶（phosphatidylinositol 3-kinase，PI3K）的主要产物。PI3K 及其相关信号网络在细胞的凋亡、存活、增殖以及细胞骨架的变化等活动中发挥重要的生物学功能，是促进细胞增殖和决定细胞存活的重要信号传导途径和关键调节者。*PTEN* 作为肿瘤抑制基因，是 PI3K-AKT 信号通路中最重要的负调节子，可通过下调细胞中 PIP_3 的水平实现对 PI3K-AKT 通路的负调节作用。PTEN 磷酸酶活性的丧失可能导致肿瘤的发生、发展及侵袭转移。在细胞质中，PTEN 抑制肿瘤的作用主要依赖其脂磷酸酶活性。功能研究的结果显示，PTEN 不仅在诱导细胞周期阻滞及细胞凋亡中起重要作用，同时还在调节细胞黏附、迁移和分化中发挥重要作用。近年的研究揭示，PTEN 还可转位入核，发挥抑制肿瘤的功能，包括调控细胞增殖及维持基因组的稳定性等。

PTEN 基因突变与某些遗传性疾病有关，包括 Cowden 综合征 1（Cowden syndrome 1，CWS1；OMIM 158350）、Bannayan-Riley-Ruvalcaba 综合征（Bannayan-Riley-Ruvalcaba syndrome，BRRS；OMIM 153480）及幼年性息肉综合征（juvenile polyposis syndrome，JPS；OMIM 174900）等。在 CMS1、BRRS 和 BRRS/WCS1 家族

中，*PTEN* 基因突变都预示肿瘤的发生。其中，BRRS 中的 *PTEN* 突变倾向于发生良性肿瘤，而 CWS1 或 BRRS/CWS1 家族中的 *PTEN* 突变更倾向于发生恶性肿瘤。并且，在胶质瘤、前列腺癌、乳腺癌、子宫内膜癌及恶性血液病中均可检测到 *PTEN* 的突变。在子宫内膜癌中，*PTEN* 是最常见的突变基因，35%～50% 的子宫内膜癌中存在有 *PTEN* 的突变。而且，*PTEN* 突变不仅是子宫内膜癌发生的早期事件，也可见于晚期且具有高度侵袭性的肿瘤中。胶质母细胞瘤中 *PTEN* 基因的突变频率也较高。此外，肿瘤组织中 *PTEN* 基因小片段的插入、缺失、启动子区的甲基化、以及 miRNAs 介导的沉默作用均可导致其功能丧失。

6. *BRCA1* 和 *BRCA2*　*BRCA1*（乳腺癌易感基因 1）基因定位于 17q21，编码 1863 个氨基酸组成的蛋白质。*BRCA2*（乳腺癌易感基因 2）定位于 13q12-q13，编码 3418 个氨基酸组成的蛋白质。BRCA1 和 BRCA2 在 S 和 G_2 期表达并定位于细胞核中。BRCA1 和 BRCA2 蛋白广泛表达于各种组织，但二者在结构上无相似性。*BRCA1* 最初是作为乳腺癌易感基因被发现的，其突变与乳腺癌及卵巢癌的发生密切相关。携带 *BRCA1* 或 *BRCA2* 突变基因的受累个体无明显的表型异常，但其一生中患乳腺癌的风险分别为 70% 和 60%。大多数携带 *BRCA1* 突变的女性乳腺癌患者发病年龄较低，通常在 30～50 岁之间。对于卵巢癌而言，由 *BRCA1* 或 *BRCA2* 基因突变所致的发病风险分别为 40% 和 20%。此外，*BRCA2* 基因的突变不仅与遗传性乳腺癌有关，还可增加胰腺癌、胃肠癌和前列腺癌的发生几率。有趣的是，一些 BRCA1 结合蛋白与 Fanconi 贫血有关，而且在一些严重的 Fanconi 贫血中存在 *BRCA2* 双等位基因的突变。

BRCA1 是第一个在哺乳动物细胞中发现的、与 DNA 损伤修复功能有关的 E3 连接酶有关。BRCA1 和 BRCA2 可通过同源重组机制完成对 DNA 双链断裂的精确修复，从而在 DNA 损伤反应中发挥重要功能。BRCA1 在维持基因组完整性方面发挥重要作用，可调节有丝分裂纺锤体的组装、中心体的复制、细胞周期演进以及双链断裂部位的染色质重塑。BRCA2 则主要调控在同源重组（homologous recombination）过程中的一个关键步骤——RAD51 纤维的形成。在缺乏 BRCA1 或 BRCA2 蛋白的细胞中，双链断裂可被具有错误倾向的机制修复，如非同源末端连接（non-homologous end joining，NHEJ）。这些细胞在随后的细胞周期中可能会发生突变、染色体不稳定和染色体重排，并可能由此导致细胞癌变。BRCA1 可与 BARD1 形成异源二聚体，并且作为一个核心组分存在于所有的 BRCA1 复合物中。BRCA1 与 BARD1 之间的相互作用对于 BRCA1 蛋白的稳定性、核定位及其 E3 连接酶活性是必需的。此外，BRCA1 还可与 RAD51、RAP80、RBBP8、BACH1 等蛋白形成多种复合物，包括形成 BRCA1/PALB2/BRCA2 复合物，从而介导 DNA 的损伤修复反应。DNA 损伤后，S 和 G_2/M 期的阻滞也需要 BRCA1 的活化。此外，BRCA1 还可与 RBBP8、STAT1、MYC、ZNF350、EP300、TP53、RB 和 CCND1 等多种分子结合，参与转录调控及促进细胞增殖。近来研究发现，BRCA1 可对 H2A 进行泛素化修饰，由此在异染色质的转录沉默中发挥作用，有助于维持基因组的完整性。

合成致死（synthetic lethality）是指两个因子同时缺陷会导致细胞死亡，而只存在其中一个缺陷不会导致细胞死亡的情况。利用聚 ADP 核糖聚合酶（poly-（ADP-ribose）polymerase 1，PARP1）的抑制剂治疗 BRCA 缺陷的乳腺癌及卵巢癌，是在肿瘤中利用合成致死策略进行靶向治疗的一个典型例子。PARP1 是一个介导 DNA 单链断裂（single-strand break，SSB）修复的蛋白。当 PARP1 被抑制时，SSB 导致复制叉停滞，需要 BRCA 介导的同源重组对其进行修复。当 BRCA 功能缺陷时，停滞的复制叉持续地产生 DSB，细胞继而采用 NHEJ 机制进行修复，最终导致基因组不稳定及细胞死亡。因此，当肿瘤细胞存在 BRCA 缺陷时，如果同时抑制 PARP1 的功能可导致细胞死亡，但 PARP 抑制剂对 BRCA 功能正常的细胞则无明显致死作用。

7. DNA 错配修复基因　对遗传性非息肉型结肠癌（HNPCC）而言，几种 DNA 错配修复基因也是肿瘤抑制基因，如定位于 2p22-p21 的 *MSH2* 和定位于 3p21.3 的 *MLH1*，大约 2/3 的 HNPCC 病例中存在以上两种基因的突变。*MSH2* 和 *MLH1* 的蛋白产物在 DNA 错配修复的识别和修复中发挥重要作用。

三、肿瘤转移相关基因

肿瘤侵袭和转移是恶性肿瘤的重要特征，是肿瘤患者死亡的主要原因。肿瘤侵袭是指癌细胞侵犯和破坏周围正常组织、进入循环系统的过程。同时，癌细胞在继发器官组织中定位生长也包含侵袭。肿瘤转移是指肿瘤细胞脱离原发部位、通过多种转移途径，到达继发器官组织得以继续增殖生长，形成与原发肿瘤相同性质的继发肿瘤的全过程。事实上，多种人类肿瘤当发现原发肿瘤病灶时，肿瘤细胞可能已经发生了全身性散播。

肿瘤转移是一个多步骤、多因素参与的复杂过程，主要包括以下几个步骤：起始阶段，局部侵袭使原位癌细胞突破基底膜；随后，癌细胞进入毛细淋巴管或毛细血管，被转运到机体远程部位；癌细胞滞留并穿出毛细淋巴管或毛细血管管壁；癌细胞在转移部位形成隐匿的微小转移灶；一些微小转移灶在转移部位获得形成微小克隆的能力，最终形成转移癌。成功完成全部步骤的可能性很小，因此，单个肿瘤细胞离开原发灶后很难成功地在远处器官形成肉眼可见的转移灶。

在正常组织细胞转变为侵袭性的肿瘤细胞的过程中，发生着显著的表型和生化改变，涉及生长因子信号转导、细胞间黏附、基因表达、运动性或细胞形态等各个方面。在局部侵袭阶段，获得运动和侵袭能力的肿瘤细胞失去上皮细胞的形态及其基因表达特性，而呈现成纤维状的间充质细胞形态，并且表达间充质细胞的标志，这一过程称为上皮 - 间叶转换（epithelial- mesenchymal transition，EMT）。一旦肿瘤细胞完成了多步骤的侵袭转移过程，它们通常还要经过间叶 - 上皮转换（mesenchymal-epithelial transition，MET）而恢复上皮样细胞表型。

肿瘤细胞的侵袭及转移潜能受到多种癌基因、肿瘤抑制基因及肿瘤转移抑制基因的影响。肿瘤转移过程中不仅有肿瘤转移基因的激活，也伴有肿瘤转移抑制基因的失活。与肿瘤转移相关的基因包括：①肿瘤转移始动基因（tumor metastatic initiation gene）：*RHOC*、*LOX*、*VEGF*、*CSF1*、*ID1*、*TWIST1*、*MET*、*FGFR*、*MMP9* 及 *NEDD9* 等；②肿瘤转移进展基因（tumor metastatic progression gene）：*PTGS2*、*EREG*、*LOX*、*COX2*、*MMP1*、*CCL5* 及 *ANGPTL4* 等；③肿瘤转移毒力基因（tumor metastasis virulence gene）：这类基因的表达能展现转移肿瘤细胞的器官偏爱性，包括：*CXCR4*、*RANKL*、*CTGF*、*IL6*、*IL11*、*PTHRP*、*TNF*、*GMCSF* 及 *EDN1* 等。

肿瘤转移抑制基因（tumor metastasis suppressor gene）是指在体内可以抑制肿瘤侵袭和转移的负调控因子，它们通常在阻断肿瘤恶性进展晚期事件中发挥着重要的作用。目前，已知的转移抑制基因及候选基因有：*NME1*、*KISS1*、*CD82*、*BRSM1*、*MKK4*、*TIMPS*、*CD44*、*RECK*、编码钙黏着蛋白（cadherins）的基因、*GDI2*、*AKAP12*、*DLC1*、*NDRG1*、*PEBP1*、*CRSP3*、*TXNIP*、*CTGF* 及 *BMP4* 等。

四、表观遗传学变化与肿瘤

表观遗传学（epigenetics）机制异常可以导致基因功能的改变以及细胞的恶性转化。研究表明，肿瘤是一种遗传学和表观遗传学异常共同作用所致的疾病。

表观遗传学修饰整体水平的异常是肿瘤的标志之一。Feinberg 和 Vogelstein（1983）首先发现肿瘤中存在表观遗传学异常。他们观察到，与正常结肠组织相比，结肠癌细胞的中整体甲基化水平降低，而且这一发现很快被 Gama-Sosa 等研究证实。目前，人们已逐渐认识到，病理性的表观遗传学异常，例如整体水平的 DNA 低甲基化、肿瘤抑制基因启动子区 CpG 岛的高甲基化、染色质修饰的改变、以及基因组印记丢失（loss of imprinting，LOI），与突变和染色体畸变一样，可以破坏基因的功能，并在肿瘤形成中发挥重要作用。近年的研究显示，miRNAs 的表达也受表观遗传学机制的调控，而且某些特定的 miRNAs 可参与表观遗传学的调控过程。甚至有研究者认为，肿瘤中由于表观遗传学改变导致基因功能异常的情况可能要多于遗传学改变（参见第十七章）。

（一）染色质组蛋白修饰与肿瘤

核小体（nucleosome）是构成真核生物染色质的基本结构单位，由核小体核心和接头（linker）构成。核小体核心是由 4 种组蛋白 H2A、H2B、H3 和 H4 各两个分子形成八聚体，大约 200bp DNA 缠绕其上。接头由组蛋白 H1 和接头 DNA 组成，位于相邻核小体核心之间（参见第三章）。组蛋白的氨基端从核小体核心伸出，其赖氨酸残基（lysine，Lys，K）可在多种酶系的催化下发生修饰。细胞中与组蛋白修饰相关的酶系主要包括：在赖氨酸残基上添加乙酰基基团的组蛋白乙酰基转移酶（histone acetyltransferase，HAT），将这些乙酰基基团去除的组蛋白脱乙酰基酶(histone deacetylase,HDAC),以及组蛋白甲基转移酶(histone methyltransferase,HMT)等(表 24-10)。

表 24-10　肿瘤中的组蛋白修饰及其代表性的酶系统

肿瘤类型	酶
组蛋白乙酰化	
卵巢癌、结直肠癌	PCAF
结直肠癌、胃癌和白血病	P300
肺癌、AML	CBP
AML	MOZ/ MYST3
胃癌、前列腺癌、乳腺癌	HDAC1
胃癌	HDAC2
乳腺癌	HDAC6
肺癌	HDAC10
甲状腺癌	SIRT7
APL	PML-RARa
AML	AML1-ETO
Poly-ADP- 核糖基化	
乳腺癌、肺癌、喉癌、子宫内膜癌、结直肠癌、肝癌	PARP-1
组蛋白甲基化	
H3K4me	
肾细胞癌	MLL2
实体肿瘤	ING1-5
ML	PHF23
乳腺癌	PYGO2
成神经细胞瘤、乳腺癌、前列腺癌、膀胱癌	LSD1
ML	JARID1A
乳腺癌、前列腺癌	JARID1B/PLU-1
胃癌、肾细胞癌	JARID1C
H3K36me	
乳腺癌、白血病	JHDM1B/NDY1
H3K27me	
淋巴瘤、乳腺癌、前列腺癌、肺癌、皮肤癌、结肠癌	EZH2
肺癌、肝癌	JMJD3
MM、食管鳞癌、肾细胞癌	UTX
H3K9me	
前列腺癌	JMJD2A
前列腺癌	JMJD2B
食管鳞癌、多纤维性髓母细胞瘤、转移性肺肉瘤样癌,乳腺癌、前列腺癌	JMJD2C

组蛋白修饰（histone modification）可通过改变染色体的可接近性，或者通过募集和（或）封闭（阻止）非组蛋白效应蛋白发挥作用。其中，赖氨酸残基的乙酰化可改变电荷，从而改变核小体的堆积（bulk）静电特性，而甲基化可为染色质相关蛋白，如a、b和c亚型的异染色质相关蛋白1（heterochromatin protein 1，HP1），提供特异性的结合平台。染色质组蛋白修饰的改变是肿瘤的重要表观遗传学标志。在肿瘤形成过程中，组蛋白赖氨酸的乙酰化及甲基化修饰，可能是染色质重塑过程的特征性改变。

1. 组蛋白乙酰化与肿瘤　染色质组蛋白的修饰在染色质组装、DNA复制、转录和修复等细胞生命活动过程中发挥重要作用。目前，转化细胞中整体水平的组蛋白修饰谱及其在基因组（DNA）上的定位图谱已测定完成并公布。研究发现，在人类和小鼠的肿瘤中，组蛋白H4的第16位和第20位赖氨酸（K16和K20）分别发生了单乙酰化的丢失和三甲基化。更为重要的是，在转化细胞中，这些改变存在于发生低甲基化的DNA重复序列中。这些改变看起来在肿瘤发生的早期出现并逐渐累积，在乳腺癌和肝癌中也发现了这些改变。整体水平的乙酰化修饰模式也可用于预测前列腺癌的复发。

特别是，单乙酰化H4K16及三乙酰化H4K20整体水平的降低已经证明是肿瘤细胞的普遍性特征，出现于细胞癌变的早期阶段，并且随着肿瘤的演进而积累。组蛋白H3K4的二甲基化和K18的乙酰化也有报道。其他组蛋白整体性改变参与癌变的证据来自于对高度保守的多梳基因族（*Polycomb* group，PcG）的研究。例如，PcG中的*BMI1*，它在多种肿瘤中过表达，可能引起肿瘤细胞中基因沉默的整体水平的变化。

研究发现，特异性地破坏HAT或HDAC相关蛋白与细胞癌变相关。例如，Rubinstein-Taybi综合征患者存在编码HAT相关蛋白CBP的基因*CBP*的种系突变，其肿瘤发生风险与正常个体相比高300倍，肿瘤组织中*CBP*另一个等位基因的体细胞突变可以导致HAT活性的丧失。在胃癌和结直肠癌中已发现有编码HAT相关蛋白EP300的基因*EP300*的无义突变和错义突变。在多数情况下，另一个等位基因丢失，导致*EP300*双等位基因失活。HAT及其相关蛋白CBP、EP300、MOZ和MORF，偶尔也会参与到白血病中染色体易位形成的融合蛋白中。在这些情况下，融合蛋白代表了获能突变（gain-of-function mutation），导致HAT靶向错误，干扰组蛋白乙酰化，从而激活了基因的表达。在微卫星不稳定的结肠直肠癌中也发现有HDAC2的截短突变，导致其对HDAC抑制剂的抗性。

HDACs促进细胞癌变的一个更为普遍的机制，是它们可以通过其他转录因子特异性地作用于其靶染色体区域。许多HDACs作为多个蛋白复合物的成分，通过甲基结合蛋白被募集到肿瘤抑制基因的高甲基化CpG岛处，作为转录共抑制因子发挥作用。肿瘤细胞中HDACs也可以不依赖于肿瘤抑制基因启动子区的甲基化而发挥作用。例如，与野生型AML蛋白相比，易位形成的融合蛋白AML-ETO通过异常招募含HDACs的共抑制因子活跃地抑制转录。融合蛋白PML-RARa的作用机制与之类似。

2. 组蛋白甲基化与肿瘤　多种模式系统的研究结果显示，组蛋白赖氨酸的甲基化与基因的转录活性相关，然而赖氨酸的甲基化导致转录激活或抑制依赖于被修饰的残基所在的位置及其甲基化程度。例如，组蛋白H3的第4位赖氨酸的三甲基化（H3K4me3）修饰与基因启动子的活化有关，H3K9和H3K27的三甲基化修饰（H3K9me3和H3K27me3）则抑制基因启动子的活性。后面这两种修饰是哺乳动物细胞中主要的基因沉默机制。H3K9me3与DNA甲基化的作用一致，而且H3K27me3的作用在很大程度上与DNA甲基化是互斥的。至于组蛋白H4，其第16位和第20位赖氨酸的修饰在决定染色质结构和功能方面具有重要作用。K16的去乙酰化和K20的三甲基化是哺乳动物细胞中异染色质结构域的标志。整体而言，组蛋白的低乙酰化和高甲基化状态是正常细胞中甲基化的和被抑制的DNA序列所特有的，如女性中失活的X染色体、印迹基因及组织特异性基因。

低乙酰化和高甲基化的组蛋白H3和H4的存在，可使特定的、具有肿瘤抑制功能的基因表达沉默，例如*CDKN1A*，即使CpG岛未发生高甲基化。这一观察结果，加上HMTs可募集DNMTs至基因的启动子，使人们提出假设：肿瘤中组蛋白的甲基化发生在基因沉默的初始阶段，而随着时间推移DNA甲基化逐渐出现于启动子区。在肿瘤细胞中顺序出现的基因沉默事件的这一假设，得到了其他模型的支持。而且有一些研究结果表明，DNA甲基化即使发生在组蛋白乙酰化之后，仍然是维持基因沉默状态的主导因素。

组蛋白修饰，如H3K4me3和H3K27me3，可以在有丝分裂过程中保留下来，被认为在细胞中以“组蛋白密码”的形式贮存表观遗传学信息。然而并非所有的组蛋白修饰都能储存可遗传的信息，例如，大多数乙酰化促进基因表达是对某些调控信号的应答反应。由于组蛋白修饰具有时间和空间上的动态性，组蛋白密码不太可能是普遍和通用的。不同类型细胞中的组蛋白密码是不同的，因此它们被认为在细胞特性的决定中发挥重要作用。

在肿瘤演进过程中，启动子的表观遗传学沉默水平逐渐升高，这可导致肿瘤细胞及其后代中永久性的基因沉默。肿瘤细胞中抑癌基因的沉默与特定的组蛋白标志组合相关，如H3和H4组蛋白的去乙酰化、H3K4三甲基化的丢失、H3K9甲基化的获得（gain），以及H3K27的三甲基化。

Fahrner等（2002）提出一个关于DNA甲基化和组蛋白修饰的模型，用来解释肿瘤细胞基因沉默的机制。即在正常细胞中，表达基因转录位点周围的CpG岛不发生DNA甲基化。相反，与此区域周围相邻的CpG岛发生甲基化，并与关键的沉默标记（H3K9甲基化）有关。在非甲基化区域中，关键的组蛋白尾部氨基酸（如H3K9）处于乙酰化状态，转录因子可以接近转录起始区域。在肿瘤细胞中，当相同的基因出现异常沉默时，围绕转录起始位点的CpG岛是高度甲基化的，这种甲基化状态可通过DNMTs、HDACs和HMTs组成的复合物加以维持。结果是，转录起始位点的DNA高甲基化，伴随关键组蛋白残基的去乙酰化（由HDACs催化），并且组蛋白残基上存在抑制性的组蛋白甲基化标记，例如H3K9（由HMTs催化）。这些表观遗传学改变的最终结果是，使可启动转录的复合物不能接近转录起始位点。

（二）DNA甲基化异常与肿瘤

DNA甲基化（DNA methylation）是基因组的一种重要的表观遗传学修饰，参与胚胎发育、转录、染色质结构维持、X染色体失活、基因组印迹，以及染色体稳定性等多种细胞生命活动过程的调控。目前，已经在越来越多的包括肿瘤在内的人类疾病中发现有DNA甲基化的异常改变。肿瘤中DNA甲基化模式的改变，包括整体水平的去甲基化及启动子局部的高甲基化。这些变化从根本上参与了DNA结构和功能的改变，可能导致不需要的重复组件的转录、个别基因的异常启动，通过破坏对染色体复制的控制造成基因组的不稳定性。特别是，DNA甲基化模式的改变，可以导致许多在肿瘤始动和演进过程中发挥重要作用的基因的功能出现异常，包括肿瘤抑制基因、发育相关的转录因子、组织重塑基因、DNA修复基因、细胞周期调控基因、抗凋亡基因以及阻止肿瘤中发育信号通路异常启动的基因。

1. 整体水平的去甲基化　DNA低甲基化对肿瘤发生的促进作用，可能涉及以下三方面的机制。

首先，DNA低甲基化可能增加基因组的不稳定性。正常情况下，散在于人类基因组中的重复序列是高度甲基化的，而肿瘤细胞中整体水平上DNA的低甲基化存在于重复序列、逆转录转座子、缺乏CpG的启动子、内含子和基因荒漠区（deserts）等各种基因组序列中。重复序列中DNA的低甲基化可能有利于重组，导致缺失或易位。许多人类肿瘤，如卵巢癌、乳腺癌及肾母细胞瘤中经常含有非平衡的染色体易位，其特点是着丝粒周围的卫星序列甲基化程度非常低。这些非平衡的染色体易位可导致16号染色体上微卫星标记发生LOH，并与肿瘤间变密切相关。微卫星序列的去甲基化可能使其易于发生断裂及重组。而且，肿瘤细胞中着丝粒序列广泛的去甲基化可能在非整倍体的形成中起一定的作用。例如，通过破坏DNMTs降低DNA的甲基化可以诱导形成非整倍体，而携带*DNMT3B*种系突变的患者存在各种染色体畸变。逆转录转座子的低甲基化可以导致其活化并易位到其他基因组区域，由此进一步扰乱基因组。再如，L1逆转录转座子的低甲基化是结肠癌的特征，有可能促进染色体的重排。在已经研究过的多种肿瘤，包括良性和恶性肿瘤中都存在甲基化降低的现象。而且，癌前的腺瘤也普遍存在DNA甲基化水平的改变。

其次，DNA低甲基化可以导致基因活化。一些基因的表达在正常细胞中因为启动子区CpG岛甲基化而被抑制，而在一些肿瘤细胞中由于去甲基化而活化表达，其中最早被鉴定的是CpG二核苷酸的去甲基化。受低甲基化影响其表达的这类基因，包括胃癌中的*HRAS*、*CCND2*和*PI5*，黑素瘤中的黑素瘤抗原基因，结肠癌中的*S100A4*，以及胰腺癌中的多种基因。此外，编码let7a-3 miRNA的基因在子宫内膜癌和结肠癌中的活化也被认为与低甲基化机制有关。

最后，DNA分子中甲基基团的丢失可以破坏基因组印迹。例如，自分泌生长因子IGF2印迹的丢失，导致结肠直肠癌患病风险升高，并可促进肾母细胞瘤的发生。

2. 基因启动子区的高甲基化　正常组织中，大多数基因启动子区的CpG岛是非甲基化的，如果存在相应的转录因子，而且组蛋白的修饰处于许可状态，则特定的基因可进行转录。与正常细胞相反，肿瘤细胞的特征是在大规模的、整体水平低甲基化的环境下，肿瘤抑制基因启动子区CpG岛发生高甲基化。与低甲基化可增加基因组不稳定性及激活原癌基因不同，这种位点特异性的高甲基化可通过沉默肿瘤抑制基因而促进肿瘤的发生。第一个鉴定出的、由于高甲基化而失活的肿瘤抑制基因是*RB1*，也是第一个被鉴定的肿瘤抑制基因。大量研究显示，在肿瘤细胞系及原位癌中，*CDKN2A*、*APC*、*RASSF1*、编码雌激素受体的基因、编码维A酸受体的基因等关键的肿瘤抑制基因，均存在甲基化导致的表达沉默。

对肿瘤抑制基因CpG岛甲基化数据进行分析的结果，提示每种类型的肿瘤都可能具有特征性的DNA高甲基化组。CpG岛高甲基化图谱的绘制，显示在一个特定的肿瘤中，启动子区可以存在100～400个高甲基化的CpG岛。这些表观遗传学信息，加上遗传学和细胞遗传学标志，在根据肿瘤的侵袭性或对化疗的敏感性区分肿瘤亚型中非常有用。

除了直接灭活肿瘤抑制基因，DNA高甲基化还可以通过使转录因子基因或DNA修复基因沉默而间接灭活其他类型的基因。启动子高甲基化诱导的转录因子沉默，如食管癌中的RUNX3，结肠直肠癌和胃癌中的GATA4和GATA5，导致其下游靶基因的失活。DNA修复基因，如*BRCA1*的表达沉默，阻碍遗传错误的修复，使细胞积累更多的遗传损伤，可导致细胞发生恶性转化。

（三）基因组印记与肿瘤

基因组印记（genomic imprinting）作为一种表观遗传学现象，不遵循经典的孟德尔遗传规律，而是依靠单亲传递某些遗传学性状。基因组印记参与机体许多生理和病理过程。印记功能的紊乱以及印记基因的异常，可导致包括肿瘤在内的多种人类疾病的发生。目前，已发现多种人类肿瘤与基因组印记的异常有关，因此，对其调控规律进行深入研究具有重要的理论意义和临床应用价值。

印记基因在同源染色体上一般以基因簇的形式出现，这些印记基因簇所对应的染色体区域被称作印记区。印记基因的表达或沉默是由印记控制区（imprinting control regions，ICRs，又称印记中心（imprinting centers，ICs）通过顺式作用进行调控的，其本质是一段差异甲基化区域（differentially methylated regions，DMRs）。目前已知的印记基因的调控机制，涉及启动子的修饰、边界元件的作用，以及非编码RNA（non-coding RNA，ncRNA）的调控作用等。其中，印记基因中的启动子区发生甲基化、使得转录因子不能与之结合；或者，组蛋白H4发生去乙酰化修饰，导致染色体结构紧缩，均可抑制相关基因的转录。同时，大多数印记基因DMR的甲基化具有顺式阻遏效应，可以导致自身等位基因失活，这种DMR诱导作用的发挥依赖于隔离蛋白和边界元件的相互作用。此外，有研究发现，ncRNAs可以调控一些印记基因的表达。每个基因组印记区中至少含有1个ncRNA基因。

一些研究显示，基因组印记异常与肿瘤的遗传易感性有关。例如，当肿瘤抑制基因的一个等位基因发生印记时，那么，只要一个有活性的等位基因失活即可使其失去抑制肿瘤的功能，从而增加患癌风险。同时，印记异常在肿瘤的发生发展中也发挥重要作用。目前，已知基因组印记主要通过以下三种方式参与肿瘤发生：①印记的肿瘤抑制基因发生杂合性丢失（loss of heterozygosity，LOH）和单亲二体（uniparental disomy，UPD），导致肿瘤抑制基因的抑癌功能丧失；②印记的癌基因发生印记丢失（loss of imprinting，LOI）或单亲二体染色体（UPD），导致癌基因的异常表达；③印迹的染色体区域同时发生印记的肿瘤抑制基因突变失活和印记的癌基因突变活化或异常表达，从而导致肿瘤的发生。

与基因组印记相关的疾病多与LOI有关。LOI可引起印记基因中表达沉默的等位基因被激活，导致两个等位基因同时表达，或使有活性的等位基因失活。在肿瘤中研究得最清楚的例子是IGF2-H19位点的LOI。染色体11p15.5位点包含母源表达的非编码的*H19*基因和父源表达的编码胰岛素样生长因子II（insulin-like growth factor II，IGF2）的基因*IGF2*。*IGF2*基因是最早发现的印记基因之一，在个体的生长发育中起着重要的作用。IGF2蛋白是重要的促胚胎生长因子，可通过自分泌或旁分泌方式作用于细胞表面的IGF2受体，调节胚胎及滋养层的生长发育，其母源等位基因发生印记而其父源等位基因表达。印记丢失导致*IGF2*双等位基因表达，使其编码的生长因子过量表达。

由于突变、表观遗传学改变、或单亲遗传引起的*IGF2-H19*位点先天性的LOI，会导致Silver-Russell综合征（Silver-Russell syndrome，SRS；OMIM 180860）或Beckwith-Wiedemann综合征（Beckwith-Wiedemann syndrome，BWS；OMIM 130650）。患有BWS及*IGF2*双等位基因表达的儿童，患儿童肿瘤的风险要比正常

儿童高 600 倍。BWS 个体易患肾母细胞瘤和肝母细胞癌，并且有发生肾上腺皮质癌、神经母细胞瘤和横纹肌肉瘤的风险。大约一半的儿童肾母细胞瘤中存在 *IGF2* 的 LOI。*IGF2* 的 LOI 在成人中也是一种常见的表观遗传学变异，可使结直肠患肿瘤的风险升高 5 倍。*IGF2* 的 LOI 可通过在结直肠癌患者的胃肠道及肾母细胞瘤患者的肾中，增加始祖细胞群的数量而引发肿瘤。近年研究发现，肝癌、肺癌、胃癌、卵巢癌、肉瘤等都存在由于 LOI 所致的 *IGF2* 基因高表达，提示其表达异常与多种肿瘤的发生相关。在结直肠癌患者表观正常的结肠上皮中，可检测到 *IGF2* 的 LOI，可能与结直肠癌患病风险的增高有关，特别是当循环的白细胞中也可检测到 *IGF2* 的 LOI 的时候。LOI 的机制很复杂。*H19* 基因启动子区的甲基化水平异常升高，伴随其转录沉默，这种增强的基因调控作用可传递到同一染色体的远侧，导致 *IGF2* 双等位基因的表达。其他在肿瘤中显示 LOI 的基因还包括：肺癌中的 *PEG1/MEST*、胰腺癌中的 *CDKN1C*，以及胃癌中的 *TP73* 等。

动物模型的研究进一步支持 LOI 可能在肿瘤始动中起作用。*Igf2* 双等位基因表达的小鼠肠上皮中可分化的始祖细胞的比例较高，可能与携带有组成型 *IGF2* 双等位基因表达的人类细胞的情况类似。另一个相关的例子是，在肾母细胞瘤的一个亚型的形成过程中，没有相关的遗传学改变，但 *IGF2* 的 LOI 似乎可导致正常始祖细胞的扩增。在此背景下，双等位基因的表达似乎促进了肾始祖细胞库的异常扩增，为其后的肿瘤演进事件奠定了基础。

Holm 等（2005）建立的小鼠模型进一步支持基因组印记异常是肿瘤的始动事件。在该模型中，研究者用可调控的方式破坏 DNA 甲基转移酶 DNMT1，引起瞬时的生殖细胞 DNA 的去甲基化，导致大量基因组印记的丢失。从这些小鼠分离出的胚胎成纤维细胞可在免疫缺陷的小鼠身上形成肿瘤，并表现出可在体外永生化生长的特性。而且，只要在这些细胞中导入癌基因 *HRAS*，即可将细胞完全转化。最后，来源于工程小鼠的胚胎干细胞形成的嵌合体动物可发生多种肿瘤，提示 LOI 单独作用即可使促使细胞癌变（参见第十七章）。

五、癌症基因组研究进展

癌基因和肿瘤抑制基因的发现，为认识癌症形成的机制和发现潜在的治疗靶点提供了主要的依据。在过去的三十多年来，癌症研究大多以癌细胞株或动物模型为对象来鉴定单个癌基因或单个肿瘤抑制基因的突变，虽然取得了重大进展，但总体说来，应用传统分子生物学和细胞生物学的方法筛选癌症相关基因缓慢而低效。

加快癌症成因及如何控制方面的研究，在人类基因组计划尚处于作图和测序阶段时，科学家们已开始探索用基因组学的方法研究癌症。最初得以广泛应用的技术是 DNA 芯片。随着全基因组表达谱技术的成熟，美国国立癌症研究所（NCI）启动了癌症基因组解剖计划（Cancer Genome Anatomy Project，CGAP）。近年来，英国开始了癌症基因组计划（Cancer Genome Project），美国开始了癌症基因组图谱计划（The Cancer Genome Atlas，TCGA）。2007 年，多国科学家开始探讨组建一个国际性肿瘤基因组研究协作组织，即国际癌症基因组协作组（The International Cancer Genome Consortium，ICGC），2008 年 4 月，该协作组正式宣告成立，并公布了各成员的任务和目标。

癌症基因组学是在基因组水平上研究癌症基因组的结构和功能的学科，包括结构基因组学和功能基因组学。

（一）癌症基因组计划

1. 癌症基因组解剖计划（CGAP） 癌症基因组解剖计划（http://cgap.nci.nih.gov/）是一项由美国国立卫生研究院（NIH）的国家癌症研究所（NCI）于 1997 年启动的世界上第一个癌症基因组研究计划。该计划起始于应用当时诞生的高通量基因表达谱技术 cDNA 文库测序和基因表达的系列分析（serial analysis of gene expression，SAGE），将正常、癌前病变和癌组织的基因表达图谱进行比较。与此同时，还收集和汇总了哺乳动物全长 cDNA、单核苷酸多态性（SNPs）和癌症染色体重排的信息。CGAP 是一个综合多种基因组资料的网站，为癌症研究人员提供研究资源和生物信息学分析工具。

2. 美国癌症基因组图谱计划（TCGA） 美国癌症基因组图谱计划（http://cancergenome.nih.gov/）是由

美国国立卫生研究院（NIH）的国家癌症研究所（NCI）和国家人类基因组研究所（NHGRI）共同支持和管理的癌症基因组学计划。TCGA在2006年开始在三个肿瘤上作为试点，即多形性胶质母细胞瘤、卵巢浆液性囊腺癌和肺鳞癌。最近已扩大到20个癌症，包括恶性血液病、脑癌、乳腺癌、大肠癌、肾癌、肺癌、胃癌和子宫癌。美国和加拿大的10多个研究机构（Broad研究所、华盛顿大学和Baylor医学院等）参与TCGA，共同承担样本收集、测序、数据分析和数据管理。

3. 国际癌症基因组协作组（ICGC） 继英国和美国全面推出了各自的癌症基因组计划之后，世界各国癌症基因组学研究的科学家和资助机构于2007年10月汇聚于加拿大多伦多市，讨论发起一个国际性的癌症基因组协作组。创建国际协作组的关键原因是：①癌症基因组研究的范围巨大；②各自独立的癌症基因组计划可能会导致工作重复或研究不完整；③各独立性研究缺乏标准化，会给整合和比较数据带来困难；④世界各地的癌症类型和发生机制不同；⑤一个国际协作组将加速传播数据和分析方法。2008年4月，成立了国际癌症基因组协作组（ICGC，http://www.icgc.org/），以协调世界上大规模的癌症基因组研究，并容纳了英国癌症基因组计划和美国癌症基因组图谱计划（TCGA）。ICGC的首要目标是完成50种重要类型（或亚型）的癌症基因组研究，在基因组学、表观基因组学和转录组学水平上，系统地研究25 000个癌症基因组，发现致癌突变基因，揭示突变的成因，确定与临床相关的分子亚型，为预后和治疗管理及开发新的癌症治疗提供手段。该计划由10多个国家的不同研究机构参与并分工合作。中国所承担的肿瘤类型是胃癌。

（二）高通量癌症基因组学研究技术

多种高通量基因组学研究技术，诸如基因表达谱、微小RNA表达谱、非编码RNA表达谱、拷贝数变异分析、SNP基因型分析、DNA甲基化谱、基因组测序（包括全外显子测序、全基因组测序和转录组测序）、全基因组关联分析（GWAS）以及RNA干扰（RNAi）文库和cDNA表达文库，都已在肿瘤基因组学研究中得到广泛的应用（参见第十章、第二十一章及附录）。

（三）癌症基因组学在临床和抗肿瘤药物研发中的应用

在过去的十多年来，随着以DNA芯片为基础的基因表达谱分析技术的飞速发展，分析肿瘤样本中的所有基因的表达水平成为现实，这些技术被人们誉为是癌症生物学和肿瘤学实践的新曙光。

与其他肿瘤相比，乳腺癌的基因表达谱研究位于最前列。美国斯坦福大学Brown小组在该领域的开创性研究无疑有助于人们重新认识乳腺癌的异质性和复杂性。研究表明，乳腺癌绝不是一个单一的疾病，至少可以分为五种分子亚型：管腔A型、管腔B型、类正常乳腺型、HER2型和基底细胞样乳腺癌。不同分子亚型可以表现出类似的临床和病理组织学特征。MammaPrint和Oncotype DX则是基因表达谱在乳腺癌预后预测方面的重大突破（参见生物标志物章节）。

癌症基因组学研究也给肿瘤药物的研制和开发带来了重大突破。英国Sanger中心在癌症基因组学尚处早期阶段时，就于2002年应用PCR和Sanger测序方法筛选了蛋白激酶中可能的基因突变，发现在60%黑素瘤中有*BRAF*基因的c.1799 T>A点突变，导致p.Val 600 Glu，后续的研究发现，大肠癌、甲状腺癌、胆囊癌和其他一些癌症也都有这种p.Val600Glu的突变（http://www.sanger.ac.uk/genetics/CGP/cosmic/）。BRAF是一种细胞质的丝氨酸-苏氨酸激酶，位于MAPK信号传导通路的中心，它与RAS蛋白耦合，通过磷酸化其下游的MEK传递生长因子信号。*BRAF*在黑素瘤中的高频率、启动性突变，使其很快成为一个非常有吸引力的抗肿瘤药物靶点。美国FDA于2011年批准了选择性的BRAF抑制剂维罗非尼（vemurafenib）用于*BRAF*基因p.Val600Glu突变阳性黑素瘤患者的治疗，其根据是该药在黑素瘤患者中有显著的抗肿瘤活性。*BRAF*从一个新的癌症基因的鉴定到针对特定基因突变进行靶向治疗，已成为癌症基因组学在癌症治疗中应用的典范。

日本Mano研究小组于2007年应用筛选肺癌患者的cDNA表达文库的方法，发现约4%~5%的非小细胞肺癌患者具有*EML4-ALK*融合基因，而且该融合基因在小鼠模型中具有高度转化能力。当时美国辉瑞公司正在用它的MET/ALK的双重抑制剂克里唑替尼（crizotinib）在临床实验中寻找抗*MET*癌基因的适应证。在证实该抑制剂对有*ALK*易位的肺癌细胞株具有高度的敏感性后，辉瑞公司即刻启动了对有*ALK*易位的肺癌患者中进行临床实验。在应用*ALK*融合基因的FISH分子诊断测试筛选肺癌患者之后，60%~80%的有易位的患者治疗后表现出显著的反应率。克里唑替尼于2011年被美国FDA批准用于有

ALK 易位的肺癌患者的治疗。从药物靶点的发现,到药物被批准用于临床治疗仅用了 4 年时间。

应用全基因组关联分析已在 20 多种癌症中发现了百余个与癌症发生相关的遗传多态性位点。现已发现有几个癌症易患性位点被数种癌症所共享,这为共同的致癌机制提供了新的依据。现有的结果也表明一种癌症的遗传倾向往往由多个位点所控制,但是单一位点对癌症的发生作用较弱,这对应用这些 SNP 进行癌症风险的评估带来了困难,所以这些研究结果尚未在癌症的预防和诊断中得以应用。

第五节　肿瘤发生的遗传学机制

肿瘤的发病机制目前仍处于探索阶段,癌基因和肿瘤抑制基因的发现在相当大程度上增加了对肿瘤发生机制的认识,本节介绍近年来较被公认的几种肿瘤发生的假说。

一、肿瘤发生的染色体畸变理论

Boveri(1902)在研究海胆受精卵的染色体分离时发现,当一个卵由两个精子细胞同时受精时,会产生海胆胚胎细胞不均等分裂,染色体分裂严重不平衡,并导致胚胎发育异常。他于 1914 年指出肿瘤细胞内的染色体数目异常可能是肿瘤细胞生长和分裂异常的根本原因,并且称这种现象为染色体非整倍体(aneuploidy)。由于动物染色体制备和分析手段的限制,Boveri 的假说直至 40 年后才被证实。1960 年在慢性粒细胞白血病中所发现的费城染色体是第一个被证实的肿瘤特有的染色体异常。Boveri 根据他的观察,还提出了细胞周期关卡、癌基因和肿瘤抑制基因、肿瘤易感性以及遗传不稳定性与癌症相关的可能性,在一百年后的今天看来,这些预测的准确性实在是令人惊叹。

Boveri 的染色体理论可适用于解释大多数的肿瘤。事实上,几乎所有的肿瘤细胞都存在染色体数目或结构异常,被称为染色体不稳定性(chromosomal instability,CIN)。一些为数不多的肿瘤并无明显的染色体异常,如以 DNA 修复异常为主要机制的结肠癌和胃癌,相对于染色体不稳定性,这一现象称为微卫星不稳定性(microsatellite instability,MIN)。

二、两次打击学说

Knudson(1971)根据视网膜母细胞瘤的流行病学特点,提出两次打击假说(two-hit hypothesis),认为肿瘤必须经过两次或两次以上的细胞突变才能形成。在遗传性肿瘤病例中,第一次突变发生于生殖细胞或由父母遗传而来,所以该个体的所有体细胞都是潜在的前癌细胞。任何体细胞如果发生第二次突变就会转化为肿瘤细胞。因此,遗传性肿瘤的发生具有家族性、多发性、双侧性和早发性的特点。非遗传性肿瘤则是由于第一次突变发生在某个成体的体细胞中,只影响到来自这个体细胞增殖的细胞克隆,成为前癌细胞。如果在这个体细胞及其克隆发生第二次突变,则可形成肿瘤。因此,非遗传性肿瘤发病迟,并且具有散发性、单发性和单侧性等特点。相比之下,非遗传视网膜母细胞瘤必须是同一体细胞发生两次独立的突变,因而在双侧视网膜都发生两次突变的可能性较小。Knudson 之后又先后报道了肾母细胞瘤、神经母细胞瘤和嗜铬细胞瘤均符合这一假说。

目前,Knudson 的两次打击假说已被广泛接受,而且应用到一些常见癌症,如乳腺癌、皮肤癌、结肠癌、子宫内膜癌、淋巴瘤和白血病等,并认为这些肿瘤亦有遗传型与散发型。Knudson 认为突变可以有多种形式,包括点突变、移码突变、基因缺失、重复、重排和病毒基因插入等各种形式。最近,Knudson 进一步指出,一些有肿瘤倾向性的综合征(包括染色体不稳定性综合征和免疫缺陷病等)和动物化学诱癌的发病过程等均符合两次打击学说。

三、肿瘤发生的多步骤学说

大量的研究已证明,肿瘤发生是多步骤的,提出了多步骤致癌学说(multistep carcinogenesis)。认为一个正常细胞要经过多次遗传损伤打击后,才能转变成肿瘤细胞。这种打击可以是癌基因的启动,或是肿瘤抑制基因的失活，以及环境因素（如紫外线、吸烟、黄曲霉素和乙肝病毒等）所诱发的遗传损伤等。一种肿瘤会有多种基因的变化，每一个基因的改变只完成其中的一个步骤，细胞癌变往往需要多个肿瘤相关基因的协同作用，肿瘤表型则是这些被启动的癌基因与失活的肿瘤抑制基因共同作用的结果。由于各种癌基因和肿瘤抑制基因发生了量变和质变，导致细胞的分裂与分化失控，通过多阶段演变而转化为肿瘤细胞，这就是多步骤致癌学说的基本观点。

近年来，相当多的研究已证明只活化一个癌基因是不能转化细胞的。目前认为，原代细胞转化至少需要两个独立过程：①细胞永生化（cellular immortality），即细胞克服机体的控制而发展其生长能力；②转化（transformation），即细胞的恶性表型充分表达，细胞迅速增生，形态与功能都发生变化，最后在免疫抑制动物体内成瘤。

Land（1983）用 *MYC* 加入大鼠胚成纤维细胞，未能使之转化。若将 *HRAS* 与 *MYC* 同时加入，则 8 天可见 80%细胞发生形态转化，接种到动物体内，两周成瘤。Land 认为，肿瘤的发生是多次打击的、多阶段的。至少有两个基因参与的细胞转化，后一个基因的作用是前一个基因活化的结果，这说明致癌过程是一个多阶段过程。最近的研究证明，癌变的多基因、多步骤过程包括癌基因的启动和肿瘤抑制基因的失活。Vogelstein（1989）提出的结肠癌形成模式，则是这一假说的充分体现。该模型指出，结肠癌发生经历以下步骤：正常结肠细胞两个 *APC* 等位基因突变→腺瘤性息肉→息肉细胞内一个 *RAS* 等位基因发生突变→腺瘤→腺瘤细胞内两个 *TP53* 等位基因突变→结肠癌→癌细胞内发生其他事件，包括染色体畸变→肿瘤转移。

根据英国 Sanger 中心的癌症基因汇总，现知 76 个基因涉及种系突变，447 个基因与体细胞突变有关，326 个基因与癌症相关的染色体易位有关。（Cancer Gene Census，http://www.sanger.ac.uk/genetics/CGP/Census/，2012 年 3 月 15 日版本）。

总之，肿瘤的发生涉及遗传因素和环境因素，通过一个有多个基因参与、多个步骤遗传损伤的复杂过程，使正常细胞逐渐恶变成肿瘤细胞，经增殖优势形成肿瘤实体，并进一步向体内其他部位播散。正常细胞的生长和分裂，受诸多因素的控制。例如，在有生长因子刺激时，它们才会增殖；如果细胞有损伤，则会停止分裂，直到损伤被修复后才会重新开始分裂；如果损伤不能被修复，这些细胞将会走向凋亡。正常细胞所能分裂的次数是有限的，而且它们只能在一个特定组织结构中生长和存活，它们也依赖于正常的血管结构提供增长所需的血液供应。一个正常细胞发展成为肿瘤细胞，必须克服所有这些阻碍细胞恶变的机制，而每个机制都被多种关键蛋白质所控制。基因突变是这些关键蛋白质发生改变的最常见因素。

Hanahan 和 Weinberg 提出，肿瘤发生和发展是复杂而多步骤的过程，所有癌症共享 6 种从正常细胞转化为肿瘤细胞的共同特点，即肿瘤的标志性特征（cancer hallmarks）：①生长信号的自给自足；②对生长抑制信号不敏感；③抗拒凋亡；④无限的增殖潜力；⑤持续的血管生成；⑥组织侵袭和转移。

2011 年，他们根据十年来肿瘤机制研究的新成果，又提出了肿瘤发生和发展的 4 个新特征：①细胞能量代谢失调；②逃避免疫系统；③染色体异常和基因组不稳定；④炎症。

这两位科学家提出的肿瘤的十大标志特征，不仅高度概括了几十年来肿瘤发生和发展机制的研究成果，而且对肿瘤的靶向治疗和联合用药具有重大指导意义。

第六节　肿瘤遗传标志及其临床应用

一、肿瘤的遗传标志

经典的遗传标记是指在染色体上的一个特定的基因或 DNA 序列，可用于研究人口迁移，进化及个体鉴定。单核苷酸多态性和微卫星序列是两个最常用的遗传标记。检测与某些疾病相关的遗传标记，可以用来估计一个人患遗传性疾病的风险。肿瘤细胞内的突变，绝大多数都是体细胞突变，而非生殖细胞突变。肿瘤的标志物不仅有基因标志，还包括肿瘤所特有的标志染色体、基因表达谱、表观遗传学标志和用于肿瘤筛查和诊断的蛋白质标志。

（一）标志染色体

肿瘤细胞遗传学中已经介绍，恶性血液病和实体肿瘤中发现了众多的肿瘤所特有的染色体断裂和重排，例如，95% 的慢粒（CML）患者的白血病细胞中有 Ph 染色体。这些肿瘤所特有的标志染色体可用于肿瘤的诊断、病程及疗效的监测。

（二）蛋白质标志

有一些肿瘤会表达并分泌一些特异的蛋白质到血液中，如肝癌的甲胎蛋白（alpha fetal protein，AFP）、前列腺癌的前列腺特异抗原（prostate specific antigen，PSA）、结肠癌的癌胚抗原（carcinoembryonic antigen，CEA）和卵巢癌的黏蛋白 16（mucin 16，MUC16），这些分泌到血液中的蛋白质标志物可在临床上用于筛查和诊断肿瘤。

（三）基因标志

肿瘤中发现了众多肿瘤所特有的癌基因和肿瘤抑制基因的突变，例如，大多数肿瘤都有 *TP53* 的突变，约 80%～90% 的胰腺癌有 *KRAS* 的突变，约 10% 的乳腺癌有 *BRCA1* 或 *BRCA2* 突变。这些肿瘤所特异的标志染色体可用于肿瘤的诊断、病程及疗效的监测。

（四）基因表达谱

各种肿瘤通常有不同的发生机制，也受不同信号传导通路所调控，所以它们往往有其特异的基因表达谱，这些特异的表达谱可用于肿瘤的分子分型。

（五）表观遗传学标志

DNA 甲基化在癌变过程中起重要的作用，调节与肿瘤相关的 DNA 甲基化是一种新的治疗癌症手段。例如，伏立诺他（vorinostat）是一种组蛋白脱乙酰化酶抑制剂，现已用于治疗 T 细胞淋巴瘤。但目前所发现的与肿瘤相关的表观遗传学标志尚需在大规模的临床试验中得到验证，所以它们还没有用于肿瘤的诊断及病程的监测。

二、肿瘤遗传标志的临床应用

（一）癌症筛查及诊断

1. 癌症筛查及风险评估　有数种蛋白质标志物已在临床上用于肿瘤的筛查和诊断，如前面已提到的肝癌的甲胎蛋白（AFP）、前列腺癌的前列腺特异抗原（PSA）、结肠癌的癌胚蛋白（CEA）和卵巢癌的黏蛋白 16（MUC16）。尽管这些蛋白质标志物的特异性和灵敏度并不高，但因为无创伤性、检测方法简单易行而且费用较低，所以，它们还是在临床上得到了广泛的应用。

BRCA1 和 *BRCA2* 突变所导致的乳腺癌是人类最常见的遗传性肿瘤，约 10% 的乳腺癌与 *BRCA1* 和 *BRCA2* 突变相关。美国的女性一生中约有 12% 的可能性患乳腺癌，而有 *BRCA1* 或 *BRCA2* 基因突变的妇女其一生中患乳腺癌的概率增高到 80%。与 *BRCA1* 或 *BRCA2* 基因突变有关的乳腺癌往往发生在年轻女性而且有可能涉及双侧乳房。有 *BRCA1* 或 *BRCA2* 基因突变的妇女患卵巢癌、结肠癌、胰腺癌、甲状腺癌以及黑素瘤的风险也增加。

乳腺癌患者如有下属情况提示有 *BRCA1* 或 *BRCA2* 基因突变的可能性：①有血缘关系的女性亲属（即外祖母、母亲、姨和姐妹）中有 50 岁前被确诊为乳腺癌者；②家族史中既有乳腺癌也有卵巢癌，特别是有血缘关系的亲属同时患有这两种癌症；③家族史中有亲属患其他相关腺体的癌症，如胰腺癌、结肠癌和甲状腺癌；④有女性亲属患双侧乳腺癌；⑤ 35 岁或以下女性被确诊患有乳腺癌；⑥男性亲属患乳腺癌。在上述有 *BRCA1* 或 *BRCA2* 基因突变可能性的乳腺癌患者中应检测这两个基因的突变，DNA 测序是最常用的检测方法。

美国癌症协会（American Cancer Society）和国家综合癌症网络（National Comprehensive Cancer Network，NCCN）建议患乳腺癌高风险的妇女（包括 *BRCA1* 或 *BRCA2* 突变携带者以及有直系亲属为 *BRCA1* 或 *BRCA2* 突变的携带者）采用以下乳腺癌筛查方法：① 25 岁前，每年一次临床乳房检查；②满 25 岁后，每年两次临床乳房检查，每年一次乳房 X 光检查和一次乳房磁共振（MRI）检查。中国抗癌协会乳腺癌诊治指南与规范（2011版）也提出了乳腺癌高危人群筛查的指导性意见，即对高危人群建议筛查起始年龄可提前到20周岁，筛查间期推荐每半年1次，筛查手段除了应用一般人群常用的临床体检、B超、乳房X线检查之外，可以应用MRI等新的影像学手段。

对于*BRCA1*或*BRCA2*突变女性携带者下列治疗方法可降低患乳腺癌和卵巢癌的机会：①服用抗雌激素受体的药物，如他莫昔芬（tamoxifen）或雷洛昔芬（raloxifene）；②预防性乳房切除术；③预防性卵巢切除术。

2. 癌症诊断及分型　肿瘤所特有的基因标志已成为临床上癌症分子诊断及分型的依据。如前所述，大多数的白血病亚型都有其特异的染色体断裂和重排，如慢粒（CML）的t(9;22)(q34;q11.2)易位，导致*BCR-ABL*融合基因；急性早幼粒（APL）的t(15;17)(q24;q21)易位，导致*PML-RARA*融合基因以及急粒分化型（AML-M2）的t(8;21)(q22;q22)易位，导致*AML1-ETO*融合基因。这些白血病亚型所特有的染色体断裂和重排已在临床用于白血病的分子诊断和治疗。例如，有*BCR-ABL*融合基因的CML是伊马替尼（imatinib）的适应证；有*PML-RARA*融合基因的APL则需用全反式维A酸（RARA）治疗。临床上常用的染色体易位的测试方法是RT-PCR和荧光原位杂交（FISH）。

这些年来的癌症基因组学研究也发现了一些实体肿瘤中所特有的染色体断裂和重排，如40%～80%膀胱癌有*TMPRSS2-ERG*融合基因，约4%～5%的非小细胞肺癌（NSCLC）的患者携有*EML4-ALK*融合基因。前已述及，*ALK*易位已成为克里唑替尼（crizotinib）的用药指征，FISH是目前最常用的*ALK*易位测试手段。

约30%的乳腺癌及20%的胃癌有*HER2*基因扩增，*HER2* FISH或免疫组化（IHC）阳性是采用抗Her2单抗曲妥单抗（trastuzumab）治疗的指征。

约15%～30%非小细胞肺癌（NSCLC）有*EGFR*基因的突变，60%的黑素瘤有*BRAF* p.Val600Glu突变，几乎所有的胃肠道间质瘤（GIST）都有*KIT*或*PDGFRA*基因的突变。这些基因突变不仅是实体肿瘤的分子分型的依据，而且也是靶向治疗药物如吉非替尼（gefitinib）、埃罗替尼（erlotinib）、伊马替尼（imatinib）、舒尼替尼（sunitinib）和维罗非尼（vemurafenib）的用药指征。目前最常用的检测点突变的方法是Sanger测序，新二代测序给同时检测数十个甚至数百个与治疗相关的肿瘤基因带来了可能性。

前面提到乳腺癌的基因表达谱研究结果已将乳腺癌分为五种分子亚型：管腔A型、管腔B型、类正常乳腺型、HER2型和基底细胞样乳腺癌。正是基于这5种分子亚型具有不同的临床特征和治疗方式，应用定量RT-PCR检测50个与乳腺癌分子分型相关基因的表达的PAM50方法已在临床上被用于诊断这5种不同的分子亚型。

第12届圣加仑（St Gallen）国际乳腺癌会议（2011年）的专家小组建议采纳上述乳腺癌分子分型方法用于乳腺癌患者个体化治疗。为了临床实践中的简易性和实用性，这些分子亚型可根据患者的临床病理指标（即雌激素受体、孕激素受体、HER2以及MKI67）进行分类，而系统性的治疗建议则按照亚型分类为依据。例如，管腔A型通常只需要内分泌治疗，管腔B型需考虑联合化疗，*HER2*阳性是采用单抗曲妥单抗（trastuzumab）的指征。化疗则是三阴性（triple negative，即基底细胞样乳腺癌）患者的唯一治疗手段。

（二）癌症个体化治疗

1. 个体化治疗　近十多年来所研制出的肿瘤靶向疗法，大多都是针对肿瘤中所特有的癌基因的启动或高度表达，如肺癌中*EGFR*的突变和*ALK*易位、乳腺癌中*HER2*的基因扩增和慢粒的*ABL*易位。这些靶向疗法的靶点现已在临床上用作疗效预测指标（predictive markers）来筛选适用于该疗法的患者（表24-11）。

临床实验发现HER2在乳腺癌和胃癌中的过度表达和扩增，可以预测曲妥单抗治疗的反应，所以美国FDA批准的单抗曲妥单抗（trastuzumab）仅用于治疗有*HER2*扩增的乳腺癌和胃癌。大样本回顾性和前瞻性的临床研究已经证明，约70%的有*EGFR*基因突变的非小细胞肺癌患者，对EGFR抑制剂吉飞替尼（gefitinib）和埃罗替尼（erlotinib）的治疗有反应，而对同样的治疗，仅有1%的*EGFR*基因野生型的患者有反应，这就使得临床上已将*EGFR*基因突变检测作为应用吉飞替尼（gefitinib）和埃罗替尼（erlotinib）治疗前的常规诊断测试手段。

表 24-11　靶向疗法药物和疗效预测指标

基因	遗传突变	癌症类型	治疗药物
EGFR	突变	肺癌	吉非替尼(gefitinib),埃罗替尼(erlotinib)
HER2	扩增	乳腺癌,胃癌	单抗曲妥单抗(trastuzumab)拉帕替尼(lapatinib)
PDGFRA	突变	胃肠道间质瘤	舒尼替尼(sunitinib),伊马替尼(imatinib)
ALK	易位(EML4 - ALK)	肺癌	克里唑替尼(crizotinib)
KIT	突变	胃肠道间质瘤	舒尼替尼(sunitinib),伊马替尼(imatinib)
ABL	易位(BCR - ABL)	慢性髓性白血病	伊马替尼(imatinib)
JAK2	突变(p.Val617Phe)	骨髓增生障碍	酪氨酸蛋白激酶抑制剂(ruxolitinib)
BRAF	突变(p.Val600Glu)	黑素瘤	维罗非尼(vemurafenib)
CD20	过度表达	淋巴瘤	利妥昔单抗(rituximab
RARA	易位(PML - RARA)	急性早幼粒细胞白血病	全反式维 A 酸 A1(ATRA)
KRAS	野生型	大肠癌	西妥昔单抗(cetuximab),帕尼单抗(panitumumab)

临床研究也已经证明有 *KRAS* 突变的结肠癌对 EGFR 抗体无效,所以 EGFR 抗体如西妥昔单抗(cetuximab)和帕尼单抗(panitumumab)仅用于 KRAS 野生型的结肠癌患者,这是因为,突变的 KRAS 可持续性地启动 EGFR 下游的信号传导通路,导致肿瘤的生长和扩散,此时,仅阻断上游的 EGFR 对肿瘤不起作用。

2. 疗效监测　在白血病的化疗和靶向治疗中,杀伤白血病细胞的效果可以采用定量 PCR(Q-PCR)对染色体易位所导致的融合基因进行疗效的监测。许多完全缓解后的白血病最终会复发,原因是患者体内仍然存在不能用常规方法检测出来的低水平的白血病细胞,称为微小残留病变(minimal residual disease, MRD)。例如,对于 CML 患者,用定量检测 *BCR-ABL* 融合基因的拷贝数变化,可了解残留的 *BCR-ABL* 阳性白血病细胞数量的变化趋势,以监测治疗的效果,这种方法对 CML 患者的治疗和随访具有重要指导意义。急粒相关的融合基因 *PML-RARA*、*AML1-ETO* 和 *CBFB-MYH11* 等都有常规 Q-PCR 检测的方法。定量 PCR 检测 MRD 的灵敏度可达到 $1/10^5 \sim 1/10^6$ 个细胞的水平。

前列腺癌患者血浆中的 PSA 和卵巢癌患者血浆中的 MUC16 的水平也可用作评估该两种肿瘤的治疗效果和随访。

最近的两项研究显示,超灵敏的突变检测方法可以在实体肿瘤患者的血液循环中检测到肿瘤 DNA 的突变。这两篇论文还显示了大肠癌患者的肿瘤在两个抗 EGFR 的单抗治疗前是 *KRAS* 野生型,但在治疗过程中,当采用标准的肿瘤成像技术观察到耐药性之前,在患者血清中的循环肿瘤 DNA 可以检测到与耐药性相关的 *KRAS* 基因突变。这些临床研究结果表明,可以应用血液样本(即液体活检,liquid biopsy)进行癌症的早期诊断、耐药性和手术后复发监测,以减少侵入性的肿瘤活检。

3. 预后判断　近十多年来世界各国的科学家们花费了大量的人力和物力,采用基因组学的方法筛选与肿瘤的复发和患者的预后相关的基因标志物,在这个领域里发表了数以百计的研究论文,但目前仅有极少数的研究结果得以验证并用于临床实践。目前被广泛用于临床的是两项在乳腺癌方面的研究成果。

乳腺癌是一种异质性很高的癌症,不同亚型具有独特的临床、组织病理及分子生物学特征。旨在消除潜在的微转移病灶的全身辅助化疗,在临床实践中主要是根据患者的临床和组织病理特征。包括年龄、肿瘤的大小、组织学分级、淋巴结转移、淋巴血管侵犯、雌激素受体、孕激素受体和人表皮生长因子受体 2(HER2)的状态,选择治疗方案。目前,大约有 60% 的早期乳腺癌患者接受某种形式的全身辅助化疗,尽管所有的接受治疗的患者都将承受化疗药物的毒性,但是只有少数患者会从中受益。因此临床上需要更可靠的预后预测指标,以指导选择最合适的每个乳腺癌患者的全身辅助化疗方案。

van't Veer 等(2001)用全基因组表达芯片回顾性地分析了 78 个乳腺癌肿瘤,从而发现了 70 个基因可用于预测乳腺癌的复发和患者的预后。该研究结果随后在近300个乳腺癌患者中得到了验证。荷兰Agendia公司随后将此70个基因制作成一个小的DNA芯片用于预测乳腺癌患者预后，此芯片试剂盒（商品名为MammaPrint）在2007年被美国FDA批准用于临床检测。这是历史上第一个被FDA所批准多标点体外诊断试剂盒（*in vitro* diagnostic multivariate index assay，IVDMIA）。MammaPrint的适应证是淋巴结阴性、肿瘤直径小于5cm的乳腺癌患者。MammaPrint的测试结果报道为低风险或高风险复发。一个低风险的积分，意味着在手术后不做任何额外治疗，未来十年内肿瘤复发的可能性仅为10%。如果是一个高风险的积分，肿瘤复发的可能性为29%。

Paik等（2004）采用RT-PCR筛选了250个可能与乳腺癌相关的基因，发现了16个基因可用于预测乳腺癌复发和患者的预后。Genomic Health公司现用RT-PCR来检测这16个基因以及5个内参照基因的表达（这一检测称为Oncotype DX），来预测乳腺癌患者的预后。Oncotype DX测试结果为肿瘤复发的风险报道。复发分值低于18时，表明肿瘤复发的低风险较低，该患者如果接受术后化疗，化疗的不良反应有可能会超过化疗的获益。如果复发分值介于18和31之间，表明肿瘤是“中度”的复发风险，目前还不清楚化疗的益处是否会大于化疗的不良反应。当复发分值大于31时，肿瘤的复发是高风险，化疗的益处有可能会大于不良反应。

综上所述，MammaPrint和Oncotype DX不仅可用于预测早期乳腺癌患者的预后，还可用来指导是否需要采用术后化疗。回顾性分析研究结果表明被MammaPrint或Oncotype DX预测为低风险的雌激素受体阳性的乳腺癌患者，只需采用低毒性的抗雌激素受体药物治疗，化疗在这些患者中并不加强疗效，而且仅有高风险的患者才能从化疗中有所获益。

恶性肿瘤的治疗问题，是世界范围内人们梦寐以求希望解决的问题。医学界曾经对基因治疗寄予很大的期望，但至今没有取得突破性进展。本世纪人类基因组计划的完成为我们开辟了一条新的途径。希望通过几代人不懈的努力，人类能够达到癌症研究的高峰。

参考文献

1. Fletcher O，Houlston RS. Architecture of inherited susceptibility to common cancer. Nat Rev Cancer，2010，10（5）：353-361.

2. Easton D，McGuffog L，Thompson D，*et al.* CHEK2*1100delC and susceptibility to breast cancer: a collaborative analysis involving 10，860 breast cancer cases and 9，065 controls from 10 studies. Am J Hum Genet，2004，74（6）：1175-1182.

3. Calasanz MJ，Cigudosa JC. Molecular cytogenetics in translational oncology: when chromosomes meet genomics. Clin Transl Oncol，2008，10（1）：20-29.

4. Maley CC，Galipeau PC，Finley JC，*et al.* Genetic clonal diversity predicts progression to esophageal adenocarcinoma. Nat Genet，2006，38（4）：468-473.

5. Tsao SW，Wang X，Liu Y，*et al.* Establishment of two immortalized nasopharyngeal epithelial cell lines using SV40 large T and HPV16E6/E7 viral oncogenes. Biochim Biophys Acta，2002，1590（1-3）：150-158.

6. Smith D I，McAvoy S，Zhu Y，*et al.* Large common fragile site genes and cancer. Semin Cancer Biol，2007，17（1）：31-41.

7. Frohling S. Dohner H. Chromosomal abnormalities in cancer. N Engl J Med，2008，359（7）：722-734.

8. Schrock E，du Manoir S，Veldman T，*et al.* Multicolor spectral karyotyping of human chromosomes. Science，1996，273（5274）：494-497.

9. Speicher M R，Petersen S，Uhrig S，*et al.*. Analysis of chromosomal alterations in non-small cell lung cancer by multiplex-FISH，comparative genomic hybridization，and multicolor bar coding. Lab Invest，2000，80（7）：1031-1041.

10. Kallioniemi A，Kallioniemi OP，Sudar D，*et al.* Comparative genomic hybridization for molecular cytogenetic analysis of solid rumors. Science，1992，258（5083）：818-821.

11. Hong WK，Bast RC，Hait WN，*et al.* Cancer Medicine .8th ed. New York：PMPH Publishing House，2010.

12. Olivier M.，Hollstein M. TP53 mutations in human cancers: origins，consequences，and clinical use. Cold Spring Harb Perspect Biol，2010，2（1）：a001008.

13. Ozaki T, Nakagawara A.p53: the attractive tumor suppressor in the cancer research field. J Biomed Biotechnol, 2011, 2011: 603925.

14. Li J, Poi MJ, Tsai MD. Regulatory mechanisms of tumor suppressor P16(INK4A) and their relevance to cancer. Biochemistry, 2011, 50(25): 5566-5582.

15. Li J, Li H, Tsai MD. Direct binding of the N-terminus of HTLV-1 tax oncoprotein to cyclin-dependent kinase 4 is a dominant path to stimulate the kinase activity. Biochemistry, 2003, 42(22): 6921-6928.

16. Li J, Melvin WS, Tsai MD, *et al.* . The nuclear protein p34SEI-1 regulates the kinase activity of cyclin-dependent kinase 4 in a concentration-dependent manner. Biochemistry, 2004, 43(33): 4394-4399.

17. Minde DP, Anvarian Z. Messing up disorder: how do missense mutations in the tumor suppressor protein APC lead to cancer? Mol Cancer, 2011, 10: 101.

18. Song M S, Salmena L.The functions and regulation of the PTEN tumour suppressor. Nat Rev Mol Cell Biol, 2012, 13(5): 283-296.

19. Li ML, Greenberg RA. Links between genome integrity and BRCA1 tumor suppression. Cell, 2012, 37(10): 418-424.

20. Zhu Q, Pao GM, Huynh AM, *et al.* BRCA1 tumour suppression occurs via heterochromatin-mediated silencing. Nature, 2011, 477(7363): 179-184.

21. Wilusz JE, Sunwoo H, Spector DL Long noncoding RNAs: functional surprises from the RNA world. Genes Dev, 2009, 23(13): 1494-1504.

22. Watanabe Y, Maekawa M. Methylation of DNA in cancer. Adv Clin Chem, 2010, 52: 145-167.

23. Hatziapostolou M, Iliopoulos D. Epigenetic aberrations during oncogenesis. Cell Mol Life Sci, 2011, 68(10): 1681-1702.

24. Iacobuzio-Donahue CA. Epigenetic changes in cancer. Annu Rev Pathol, 2009, 4: 229-249.

25. Edwards CA, Ferguson-Smith AC. Mechanisms regulating imprinted genes in clusters. Curr Opin Cell Biol, 2007, 19(3): 281-289.

26. Sorlie T, Perou CM, Tibshirani R, *et al.* Gene expression patterns of breast carcinomas distinguish tumor subclasses with clinical implications. Proc Natl Acad Sci USA, 2001, 98(19): 10869-10874.

27. Kwak EL, Bang YJ, Camidge DR, *et al.* Anaplastic lymphoma kinase inhibition in non-small-cell lung cancer. N Engl J Med, 2010, 363(18): 1693-1703.

28. Knudson AG Jr. Mutation and cancer: statistical study of retinoblastoma. Proc Natl Acad Sci USA, 1971, 68(4): 820-823.

29. Marx J. Many gene changes found in cancer. Science, 1989, 246(4936): 1386-1388.

30. Hanahan D, Weinberg RA. The hallmarks of cancer. Cell, 2000, 100(1): 57-70.

31. Hanahan D, Weinberg RA. Hallmarks of cancer: the next generation. Cell, 2011, 144(5): 646-674.

32. Nielsen TO, Parker JS, Leung S, *et al.* A comparison of PAM50 intrinsic subtyping with immunohistochemistry and clinical prognostic factors in tamoxifen-treated estrogen receptor-positive breast cancer. Clin Cancer Res, 2010, 16(21): 5222-5232.

33. Goldhirsch A. Strategies for subtypes-dealing with the diversity of breast cancer: highlights of the St. Gallen International Expert Consensus on the Primary Therapy of Early Breast Cancer 2011.Ann Oncol, 2011, 22(8): 1736-1747.

34. McDermott U, Downing JR, Stratton MR. Genomics and the continuum of cancer care. N Engl J Med, 2011, 364(4): 340-350.

35. Mass RD, Press MF, Anderson S, *et al.* Evaluation of clinical outcomes according HER2 detection by fluorescence in situ hybridization in women with metastatic breast cancer treated with trastuzumab. Clin Breast Cancer, 2005, 6(3): 240-246.

36. Mok TS, Wu YL, Thongprasert S, *et al.* Gefitinib or carboplatin-paclitaxel in pulmonary adenocarcinoma. N Engl J Med, 2009, 361(10): 947-957.

37. Ciardiello F, Tortora G. EGFR antagonists in cancer treatment. N Engl J Med, 2008, 358(11): 1160-1174.

38. Diaz LA Jr, Williams R, Wu J, *et al.* The molecular evolution of acquired resistance to targeted EGFR blockade in colorectal cancers. Nature, 2012, 486(7404): 537-540.

39. Misale S, Yaeger R, Hobor S, *et al.* Emergence of KRAS mutations and acquired resistance to anti-EGFR therapy in colorectal cancer. Nature, 2012, 486(7404): 532-536.

40. van de Vijver MJ, He YD, van't Veer LJ, *et al*. A gene-expression signature as a predictor of survival in breast cancer. N Engl J Med, 2002, 347(25): 1999-2009.

41. van't Veer LJ, Dai H, van de Vijver MJ, *et al*. Gene expression profiling predicts clinical outcome of breast cancer. Nature, 2002, 415(6871): 530-536

42. Paik S, Shak S, Tang G, *et al*. A multigene assay to predict recurrence of tamoxifen-treated, node-negative breast cancer. N Engl J Med, 2004, 351(27): 2817-2826.

第二十五章　遗传与代谢性疾病

顾学范　叶　军　韩连书

遗传性代谢病（inherited metabolic diseases，IMD）或遗传性代谢缺陷（inborn errors of metabolism，IEM）是由于基因突变，使合成的酶、受体、载体等蛋白功能缺陷，体内生化物质在合成、代谢、转运和储存等方面出现各种异常，产生一系列临床症状的一大类疾病。

遗传性代谢病绝大多数属常染色体隐性遗传，少数为常染色体显性遗传、X连锁伴性遗传或线粒体遗传。遗传代谢病种类繁多，目前已达数千种，常见有400～500种，单一病种患病率较低，但是总体发病率较高、危害严重，是临床的疑难杂症。

基因突变导致酶蛋白活性下降。酶的生理功能是催化底物转变为产物，因此几乎所有因酶代谢缺陷所引起的病理改变都直接或间接地与底物的堆积、产物的缺乏有关；在病理情况下，堆积的底物还可循旁路代谢途径产生大量旁路代谢产物，也可造成病理性损害。遗传性代谢病的发病机制见示意图25-1。

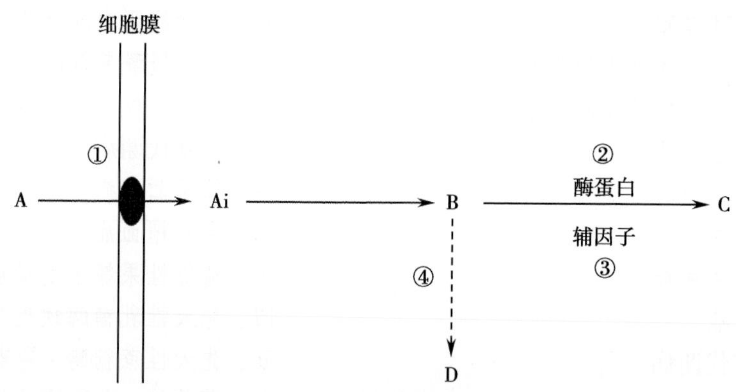

图25-1　遗传性代谢病的发病机制

1. 膜转运异常　2. 酶蛋白缺陷　3. 辅因子缺乏　4. 旁路代谢途径异常

遗传性代谢病可根据先天性缺陷所累及的生化物质进行分类，例如氨基酸代谢病、尿素循环障碍及高氨血症、糖代谢病、脂肪酸氧化障碍、有机酸代谢病、溶酶体病、线粒体病、核酸代谢异常、金属元素代谢异常、内分泌代谢病等。

遗传性代谢病的诊断必须依赖实验室，常规实验室检查可提供诊断的线索，但确定诊断需要特异性的检测方法，包括特异性的生化检测、酶学测定、分子诊断以及影像学检查等。

近年开展的遗传代谢病串联质谱检测技术（tandem mass spectrometry，MS/MS）、气相色谱-质谱技术（gas chromatography mass spectrometry，GC/MS）已成为遗传代谢病的常规检测工具，特别是串联质谱技术能对微量血一次进行数十种氨基酸、有机酸、脂肪酸代谢性疾病以及尿素循环障碍疾病的检测，在实验室诊断中发挥着重要作用（表 25-1）。气相色谱 - 质谱技术可诊断的疾病包括多种有机酸血症，还可包括氨基酸、单糖、双糖、嘧啶、嘌呤、卟啉、核酸等多种物质，对一些疾病的诊断有重要意义。常见检测疾病谱见表 25-2。

表 25-1　串联质谱干血滤纸片技术可检测的部分遗传代谢病

1. 氨基酸代谢病	高苯丙氨酸血症（苯丙酮尿症和四氢生物蝶呤缺乏症）、枫糖尿病、氨甲酰磷酸合成酶缺乏症、鸟氨酸氨甲酰转移酶缺乏症、瓜氨酸血症、精氨琥珀酸尿症、精氨酸血症、高鸟氨酸血症、同型半胱氨酸尿症、高甲硫氨酸血症、酪氨酸血症、非酮性高甘氨酸血症等
2. 有机酸血症	甲基丙二酸血症、丙酸血症、异戊酸血症、戊二酸血症Ⅰ、3- 甲基巴豆酰辅酶 A 羧化酶缺乏症、生物素酶缺乏症、全羧化酶合成酶缺乏症、β - 酮硫解酶缺乏症、丙二酸血症、2- 甲基丁酰辅酶 A 脱氢酶缺乏症等
3. 脂肪酸氧化障碍疾病	原发性肉碱摄取障碍、肉碱棕榈油酰转移酶缺乏症Ⅰ型、肉碱棕榈油酰转移酶缺乏症Ⅱ型、短链酰基辅酶 A 脱氢酶缺乏症、中链酰基辅酶 A 脱氢酶缺乏症、极长链酰基辅酶 A 脱氢酶缺乏症、多种酰基辅酶 A 脱氢酶缺乏症、2,4- 二烯酰辅酶 A 脱氢酶缺乏症等

表 25-2　气相色谱 - 质谱尿液检测技术可检测的部分疾病及代谢异常

疾病或代谢异常	疾病或代谢异常
苯丙酮尿症	3- 羟基 - 二羧酸尿症
甲基丙二酸尿症	甘油酸尿症
丙酸血症	2- 酮己二酸尿症
β - 酮硫解酶缺乏症	尿黑酸尿症
异戊酸尿症	鸟氨酸氨甲酰转移酶缺乏症
3- 甲基巴豆酰辅酶 A 羧化酶缺乏症	枫糖尿病
多种辅酶 A 羧化酶缺乏症	酪氨酸血症 - Ⅰ型
3- 羟基 -3- 甲基戊二酸尿症	海绵状脑白质变性（卡纳万病）
3- 甲基戊烯二酸尿症	脑 - 肝 - 肾综合征
戊二酸血症Ⅰ型	乳酸尿症
戊二酸血症Ⅱ型	乳清酸尿症
3- 羟 - 异丁酸尿症	酮症
5- 羟脯氨酸尿症	二羧酸尿症
2- 羟基戊二酸尿症	草酸尿症
4- 羟 - 丁酸尿症	尿嘧啶尿
甲羟戊酸尿症	丙戊酸代谢物

酶学检查通过测定特定酶的酶活性，诊断某些遗传代谢病，是诊断溶酶体病以及分型的重要依据（参见第十一、十二章）。

影像学的诊断发展很快，通过 X 线片、CT、MRI 或 MRS 的特征性变化有助于多种代谢病的诊断（参见第十一、十二章）。

遗传代谢病的治疗也有很多新的突破，特别是干细胞治疗和基因治疗有了新进展和途径（参见第十六章）。

遗传代谢病的预防及新生儿筛查（参见第十四章）。

第一节　氨基酸代谢病

一、苯丙酮尿症

苯丙酮尿症(phenylketonuria,PKU;OMIM 261600)是因编码苯丙氨酸羟化酶(phenylalanine hydroxylase,PAH)的*PAH*基因突变导致的一种可造成儿童智力损害的常染色体隐性遗传病。PKU的发病率有种族和地区的差异。根据我国1796万各地新生儿疾病筛查数据,平均发病率为1/11 760。

(一)临床表现

患儿出生时正常,通常在3~6个月时始出现症状,1岁时症状明显,表现如下。①神经系统:智力发育落后最为突出,智商低于正常,有行为异常,如兴奋不安、忧郁、多动、孤僻等。可有癫痫小发作,少数呈现肌张力增高和腱反射亢进。②皮肤:患儿在出生数月后因黑色素合成不足,头发由黑变黄,皮肤白皙。皮肤湿疹较常见。③体味:由于尿和汗液中排出较多苯乙酸,可有明显鼠尿臭味。

实验室检查可见:①苯丙氨酸浓度测定:正常浓度小于120μmol/L(2mg/dl),经典型PKU>1200μmol/L,轻度PKU 360~1200μmol/L,轻度HPA 120~360μmol/L。②尿蝶呤谱分析和DHPR活性测定,主要用于BH4缺乏症的鉴别诊断。

(二)遗传学和发病机制

本病呈常染色体隐性遗传。PKU的致病基因*PAH*位于12q23.2,基因全长86 277bp,有13个外显子,mRNA长2680bp,编码的PAH含452个氨基酸,4个单体聚合形成具有功能的PAH。迄今已报道500余种*PAH*基因突变方式,我国报道了100多种,包括氨基酸置换、翻译提早终止、mRNA剪切异常、阅读框架移位等。

PKU因*PAH*基因突变导致PAH活性降低或丧失,苯丙氨酸(phenylalanine,Phe)在肝脏组织中代谢紊乱,血Phe含量在体内积聚增加,旁路代谢途径增强,生成苯丙酮酸、苯乙酸和苯乳酸等,导致脑损伤,影响中枢神经系统发育。苯丙氨酸代谢途径见图25-2。

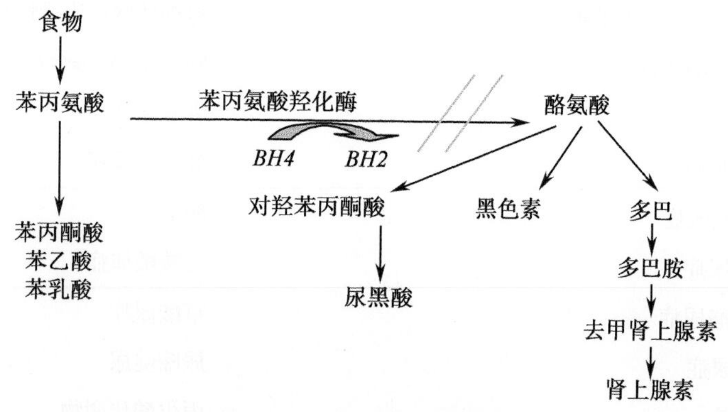

图25-2　苯丙氨酸代谢途径

苯丙氨酸的代谢,除了需要有苯丙氨酸羟化酶的作用外,还必须要有辅酶四氢生物蝶呤(tetrabiopterin,BH4)参与,人体内的BH4来源于三磷酸鸟苷(guanosine triphosphate,GTP),在其合成和再生途径中必须经过三磷酸鸟苷环化水解酶(guanosine triphosphate cyclohydrolase,GTPCH)、6-丙酮酰四氢蝶呤合酶(6-pyruvoyl tetrahydropterin synthase,PTS)和二氢生物蝶啶还原酶(dihydropteridine reductase,DHPR)的催化。PAH、GTPCH、PTS、DHPR等酶的编码基因缺陷都可造成相关酶的活性降低,导致血苯丙氨酸升高。根据统计,我国的高苯丙氨酸血症,大多数为PKU,10%~15%为BH4缺乏症,后者以PTS缺乏症最为常见。

（三）防治

PKU 的防治要点有：①无论国外或国内，都早已把 PKU 列为“新生儿筛查”必检项目，是预防本病的主要方法；②疾病一旦确诊，应立即治疗，开始治疗的年龄越小，预后越好；③患儿主要采用低苯丙氨酸配方奶治疗，待血浓度降至理想浓度时（表 25-3），可逐渐少量添加天然饮食，其中首选母乳，因母乳中血苯丙氨酸含量仅为牛奶的 1/3，较大婴儿及儿童可加入牛奶、粥、面、蛋等，添加食品应以低蛋白、低苯丙氨酸食物为原则，其量和次数随血苯丙氨酸浓度而定，Phe 浓度过高或者过低都将影响生长发育；④由于每个患儿对苯丙氨酸的耐受量不同，故在饮食治疗中，仍需定期测定血苯丙氨酸浓度，根据患儿具体情况调整食谱，避免苯丙氨酸增高或者缺乏，低苯丙氨酸饮食治疗至少持续到青春期，终生治疗对患者更有益；⑤成年女性患者在怀孕前应重新开始饮食控制，血苯丙氨酸应控制在 120～360μmol/L，直至分娩，避免高苯丙氨酸血症影响胎儿；⑥有家族史的夫妇及先证者可进行 DNA 分析，再生育时进行产前基因诊断（参见第十二章）。

表 25-3　不同年龄血苯丙氨酸理想控制范围

年龄	血苯丙氨酸浓度
0～3 岁	120～240μmol/L
3～9 岁	180～360μmol/L
9～12 岁	180～480μmol/L
12～16 岁	180～600μmol/L
>16 岁	180～900μmol/L

二、四氢生物蝶呤缺乏症

四氢生物蝶呤缺乏症（tetrahydrobiopterin deficiency，BH4D）属于常染色体隐性遗传病，由于苯丙氨酸等芳香族氨基酸羟化酶辅助因子——四氢生物蝶呤（BH4）的合成或代谢途径中某种酶的先天性缺陷，影响芳香族氨基酸代谢，导致脑内神经递质合成障碍和神经系统损害。较常见的 BH4D 是 6- 丙酮酰四氢蝶呤合成酶缺乏症，少见为二氢蝶啶还原酶缺乏症、鸟苷三磷酸环水解酶缺乏症、蝶呤 -4a- 二甲醇胺脱水酶缺乏症及墨蝶呤还原酶缺乏症。至今我国已累积 BH4D 近 300 余例，BH4D 在高苯丙氨酸血症中发生率南方高于北方，北方约占 6%～7%，中部占 14%，南部较高占 29%。

（一）6- 丙酮酰四氢蝶呤合酶缺乏症

6- 丙酮酰四氢蝶呤合酶缺乏症即 PTS 缺乏症（PTS deficiency），其正名为 BH4 缺乏高苯丙氨酸血症 A（hyperphenylalaninemia，BH4-deficient，A，HPABH4A；OMIM 261640），是四氢生物蝶呤缺乏症中最常见的一种类型。据全球统计，PTS 缺乏症约占 BH4 缺乏症的 56%。中国 PTS 缺乏症约占 BH4 缺乏症的 96%。

1. 临床表现　PTS 缺乏症在临床上分为三型：典型型即严重型；轻型即外周型；暂时型。新生儿期除了血 Phe 增高外，无任何临床表现，严重型者多在出生 3 个月后出现类似 PKU 的临床症状外，主要表现躯干肌张力低下、眼睑下垂、面无表情、反应迟钝、运动障碍、嗜睡、顽固性抽搐、智能发育障碍等。轻型者仅表现为苯丙氨酸增高，无神经系统症状。实验室检查：①苯丙氨酸（Phe）、酪氨酸（Tyr）测定。②尿蝶呤谱分析是诊断 PTPS 缺乏症的可靠方法。采用高效液相层析仪（HPLC）进行尿新蝶呤（neopterin，N），生物蝶呤（biopterin，B）定量分析，计算生物蝶呤百分率 [B/（B+N）×100%]。PTS 缺乏时，尿新蝶呤（N）明显增加，生物蝶呤（B）极低，B%<10%（多<5%）。③ PTS 缺乏时，DHPR 活性正常。④ BH4 负荷试验。⑤ *PTS* 基因突变分析，可进一步明确诊断，并提供产前诊断可能。

2. 遗传学和发病机制　本病为常染色体隐性遗传。人类 *PTS* 基因位于 11q22.3，全长 14 609bp，有 6 个外显子，mRNA 长 948bp。编码的 PTS 含 145 个氨基酸。根据最新 BIOMBD 数据库（http//www.biopku.org）显示，约有 50 余种 *PTS* 突变类型。中国 BH4 缺乏症患者的 *PTS* 基因已发现 32 种突变方式，其中，

p. Asn 52 Ser、p. Pro 87 Ser、p. Asp 96 Asn、c. 84 -291A > G 为突变热点（占 76.9%）。PTS 是 BH4 合成途径中第二个合酶（图 25-3），该酶缺乏导致三磷酸二氢新蝶呤不能代谢成 6- 丙酮酰四氢蝶呤，导致 BH4 合成障碍，影响苯丙氨酸、酪氨酸、色氨酸羟化酶活性，导致血 Phe 增高，神经递质前质左旋多巴胺（L-DOPA）和 5-羟色氨酸（5-hydroxytryptophan，5-HTP）生成受阻，从而影响了脑内神经递质（多巴胺、5- 羟色胺）的合成，患者出现严重的神经系统损害的症状和体征。酶阻断前体新蝶呤增加，而生物蝶呤合成障碍。

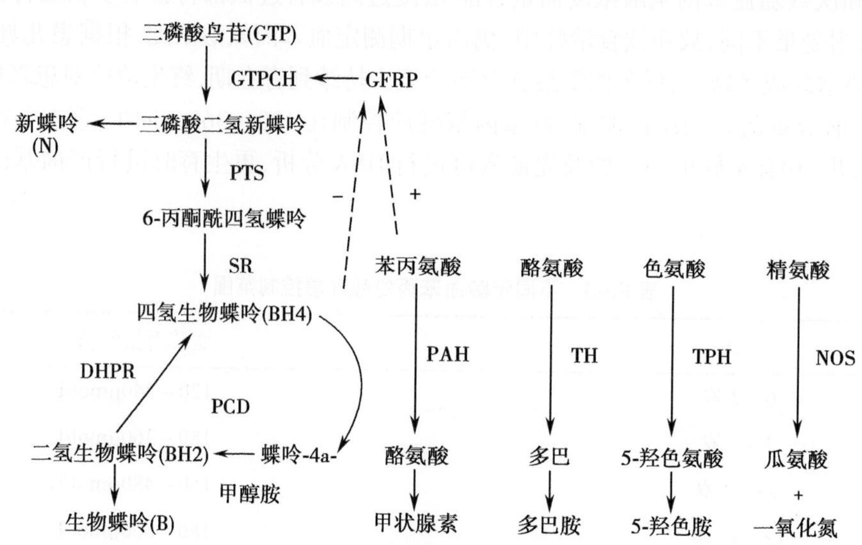

图 25-3　四氢生物蝶呤合成代谢示意图

GFRP：GTP 环化水解酶 I 反馈调节蛋白；GTPCH：GTP 环水解酶；PTS：6- 丙酮酰四氢蝶呤合成酶；SR：墨蝶呤还原酶；PCD：蝶呤 -4a- 甲醇胺脱水酶；DHPR：二氢蝶啶还原酶；PAH：苯丙氨酸羟化酶；TH：酪氨酸羟化酶；TPH：色氨酸羟化酶；NOS：一氧化氮合成酶

3. 防治　PTS 缺乏症的防治要点是：①疾病一旦确诊，应立即治疗，开始治疗的年龄越小，预后越好；②补充 BH4，使 Phe 浓度维持正常水平；③典型患者需要补充神经递质前质多巴（L-DOPA/Cabidopa）及 5-羟色氨酸治疗，不同年龄需调节剂量。

（二）二氢蝶啶还原酶缺乏症

二氢蝶啶还原酶缺乏症即 DHPR 缺乏症（DHPR deficiency），其正名为 BH4 缺乏高苯丙氨酸血症 C（hyperphenylalaninemia，BH4-deficient，C，HPABH4C；OMIM 261630），是四氢生物蝶呤缺乏症中第二位较常见的类型，全球统计约占 32%。我国 DHPR 缺乏症少见，迄今仅报道了 8 例。

1. 临床表现　DHPR 缺乏症患者除了与 PTS 缺乏症患者相似的表现外，因存在免疫功能低下而较易反复感染，由于叶酸代谢受抑制，伴有基底神经节、脑白质和灰质血管周围钙化灶及脑萎缩导致明显小头畸形、抽搐等症状。

实验室检查：①血 Phe 及 Phe/Tyr 比值多增高；②尿新蝶呤（N）增高或正常；③红细胞二氢蝶啶还原酶（DHPR）活性极低；④ BH4 负荷试验时，血 Phe 多在服用 BH4 后 8 ~ 24 小时缓慢下降；⑤基因分析提供今后产前诊断依据。

2. 遗传学和发病机制　本病亦属常染色体隐性遗传。DHPR 缺乏症的致病基因是编码醌式二氢蝶啶还原酶（quinoid dihydropteridine reductase，QDPR）的基因 *QDPR*，位于 4p15.3，长 32 842bp，含 7 个外显子，mRNA 长 1660bp，编码的 QDPR 含 244 个氨基酸，迄今已报道 35 种 *QDPR* 基因突变型。

DHPR 是 BH4 还原途径中重要的酶（图 25-3），该酶缺乏导致二氢生物蝶呤还原为四氢生物蝶呤受阻，尿生物蝶呤增高，与 PTS 缺乏症相同，也可导致血 Phe 增高，脑神经递质合成障碍。

3. 防治　DHPR 缺乏症的防治要点是：①补充 BH4，开始治疗的年龄越小，预后越好；②采用低或无 Phe 特殊奶粉或蛋白粉等饮食以控制血 Phe 浓度接近正常水平（120 ~ 240）μmol/L；③神经递质前体治疗；④补充四氢叶酸（亚叶酸钙）。

（三）GTP 环水解酶缺乏症

GTP 环水解酶缺乏症（GTP cyclohydrolase deficiency），其正名为 BH4 缺乏高苯丙氨酸血症 B（hyper-phenylalaninemia，BH4-deficient，B，HPABH4B；OMIM 233910），是一种较少见的 BH4 缺乏症。全球统计约占 BH4 缺乏症的 4.6%。

临床表现与 PTS 缺乏症相似。实验室检测可见血 Phe 及 Phe/Tyr 比值增高。尿新蝶呤（N）及生物蝶呤（B）极低，B% 正常。尿蝶呤谱分析有助诊断。基因分析有助确诊。

编码 GTP 环水解酶Ⅰ（GTP cyclohydrolase Ⅰ，GCH1）的基因 *GCH1* 位于 14q22.1-q22.2，长 67820bp，有 6 个外显子，编码的 GCH1 含 222 个氨基酸。GCH1 是 BH4 途径中第一步合成酶（图 25-3），该酶缺乏导致三磷酸鸟苷转变成三磷酸二氢新蝶呤受阻，导致 BH4 合成障碍，尿新蝶呤及尿生物蝶呤均降低。

治疗方法与 PTS 缺乏症相同。

三、枫糖尿症

枫糖尿症（maple syrup urine disease，MSUD；OMIM 248600）是常染色体隐性遗传的支链氨基酸代谢病，是由于支链酮酸脱氢酶复合体（branched chain keto acid dehydrogenase complex，BCKDC）的缺陷所致。美国的发病率约 1/185 000，日本发病率约 1/500 000，中国台湾 10 年筛查资料得出发病率 1/100 000。

（一）临床表现

枫糖尿症根据临床表现分为五型。

1. 经典型　最常见，占 75%，酶活性仅为正常人 0～2%。发病早、多于生后 4～7 天出现哺乳困难、阵发性呕吐、厌食、嗜睡、昏迷、惊厥发作、肌张力增高、酮症酸中毒、低血糖等症状，出生 12～24 小时尿液或汗液有特殊气味（枫糖浆味）。

2. 轻型（中间型）　酶活性约为正常人 3%～30%，任何年龄均可发病，表现生长、智能发育落后。应激情况下也可表现为严重的代谢紊乱和脑损伤。

3. 间歇型　酶活性约为正常人 5%～20%，呈间歇发作，生长发育正常；多在感染、手术时诱发。

4. 维生素 B1 有效型　与轻型类似，酶活性 2%～40%，无明显神经系统症状。

5. 二氢硫辛酰胺脱氢酶缺乏型　MSUD 的二氢硫辛酰胺脱氢酶缺乏型（dihydrolipoamide dehydrogenase deficiency）很罕见，类似轻型，酶活性为正常人的 0～25%，但往往伴有严重的乳酸中毒。

实验室检查：①血亮氨酸、异亮氨酸、别异亮氨酸及缬氨酸浓度增高；②采用气相色谱 - 质谱测定尿中支链氨基酸的酮酸衍生物排出增多；③三氯化铁及 2，4 二硝基苯肼（DNPH）试验可为阳性；④ BCKDC 复合体的酶活性及基因突变分析；⑤负荷试验，服用大剂量维生素 B1 200～300mg，同时低蛋白饮食治疗至少 3 周，血亮氨酸及缬氨酸水平下降大于 30%，可判断为维生素 B1 有效型。

（二）遗传学和发病机制

BCKDC 复合体有 3 个催化组分：支链 α- 酮酸脱羧酶（E1）；二氢硫辛酰胺支链转酰基酶（E2）；二氢硫辛酰胺脱氢酶（E3）。E1 又由 α 链和 β 链两条肽链组成。此外，还有支链酮酸脱氢酶激酶（branched chain keto acid dehydrogenase kinase，BCKDK）和支链酮酸脱氢酶磷酸酶（branched chain keto acid dehydrogenase phosphatase，BDP）两个特异性调节蛋白。以上任何一种酶和蛋白的异常，都可使 BCKDC 复合体功能障碍，导致 MSUD。但绝大多数 MSUD 是由于 E1α、E1β 和 E2 的异常，使亮氨酸、异亮氨酸、缬氨酸等支链氨基酸的代谢受阻，其相应酮酸衍生物在体内蓄积（图 25-4），导致严重的脑发育障碍等一系列神经系统损害。

支链酮酸脱氢酶复合体（BCKDC）的 E1α、E1β 和 E2 分别由三个基因编码。编码 BCKD E1α 多肽链的基因 *BCKDHA* 位于 19q13.2，全长 34 217bp，有 9 个外显子，mRNA 长 1791bp，编码的 BCKDHA 含 445 个氨基酸。*BCKDHA* 基因缺陷导致 MSUD Ⅰa 型，占 MSUD 的 45%。编码 BCKD E1β 多肽链的基因 *BCKDHB* 位于 6q14.1，全长 246 644bp，有 11 个外显子，编码的 BCKDHB 前体含 392 个氨基酸，包括 50 个氨基酸的转运肽和 342 个氨基酸的成熟 BCKDHB。*BCKDHB* 基因缺陷导致 MSUD Ⅰb 型，占 MSUD 的 35%。编码 BCKD E2 即二氢硫辛酰胺支链转酰基酶（dihydrolipoamide branched-chain transacylase，DBT）的

基因*DBT*位于1p31，全长69 932bp，有11个外显子，mRNA长10 831bp，编码的DBT前体含482个氨基酸，包括61个氨基酸的转运肽和421个氨基酸的成熟DBT。*DBT*基因缺陷导致MSUD Ⅱ型，占MSUD的20%。编码BCKD E3即二氢硫辛酰胺脱氢酶（dihydrolipoamide dehydrogenase，DLD）的基因*DLD*位于7q31-q32，全长37 058bp，有14个外显子，mRNA长3579bp，编码的DLD前体含509个氨基酸，包括35个氨基酸的信号肽和474个氨基酸的成熟DLD。*DLD*基因缺陷导致DLD缺乏症（DLD deficiency，DLDD；OMIM #246900），有时也称MSUD Ⅲ型，就是前述很罕见的MSUD二氢硫辛酰胺脱氢酶缺乏型。上海新华医院对16例MSUD患者进行基因分析，共检出20种突变。

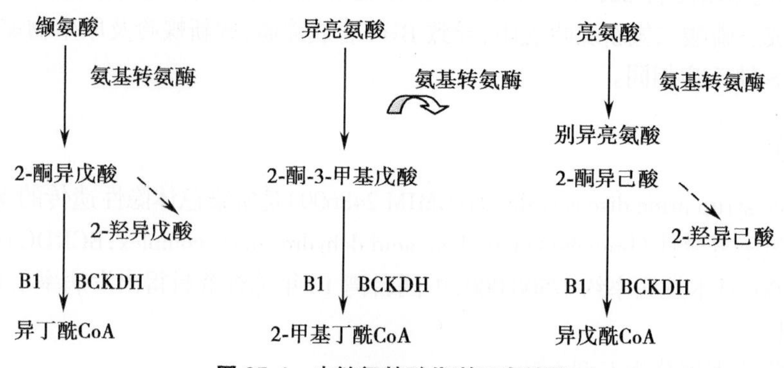

图25-4 支链氨基酸代谢示意简图

（三）防治

国外已经将此病列入“新生儿筛查”项目。治疗要点：①去除诱发因素如感染、发热，提供足够能量；②服用不含亮氨酸、异亮氨酸、缬氨酸的特殊奶粉；③急性期腹膜透析；④预防和治疗脑水肿。

四、酪氨酸血症

酪氨酸血症分为三型。

（一）酪氨酸血症Ⅰ型

酪氨酸血症Ⅰ型（tyrosinemia type Ⅰ，OMIM 276700）是由于延胡索酰乙酰乙酸水解酶（fumarylacetoacetate hydrolase，FAH）的缺陷、体内酪氨酸及其代谢产物蓄积而导致的遗传性氨基酸代谢病，患病率约为1/100 000～1/120 000，在加拿大魁北克省的某些地区可高达1/2000，我国患病率尚不清楚。

1. 临床表现　酪氨酸血症Ⅰ型分为急性型和慢性型。急性型多于出生后6个月内发病，出生后即可出现呕吐、腹泻，体重不增，肝大、黄疸和腹水等症状，出血、低血糖及水肿也较常见。如不及时治疗，病情可迅速进展为肝衰竭、严重的凝血功能异常，患者多于生后6～8个月内因肝衰竭死亡；幸存者进入慢性期，最终发展为慢性肝功能不全、肝硬化或肝细胞癌。慢性型病情相对稳定，临床表现也较轻，症状多于出生6个月以后出现，主要表现为慢性肝功能和肾功能损害，结节性肝硬化及肾小管性肾功能障碍也常见，可伴有低磷性佝偻病及类卟啉症性神经危象表现。

实验室检查：①血浆转氨酶及胆红素水平升高，低蛋白血症，凝血功能异常，蛋白尿，氨基酸尿，高磷尿，血磷降低，贫血，血浆甲胎蛋白水平显著升高；②血氨基酸谱及酰基肉碱谱检测；③气相色谱-质谱技术检测，尿液中4-羟基苯乳酸、4-羟基苯乙酸、4-羟基苯丙酮酸及琥珀酰丙酮水平增高；④基因突变分析有助于诊断及产前诊断。

2. 遗传学和发病机制　本病为常染色体隐性遗传。酪氨酸血症Ⅰ型的致病基因*FAH*位于15q23-q25，全长40 342bp，有14个外显子，mRNA长1810bp，编码的FAH含419个氨基酸。迄今已检测到40余种基因突变型。其中，最常见的是c. 1065+5 G＞A，在加拿大魁北克省某些地区的患者中可占90%；在欧洲南部、摩洛哥及土耳其等地区患者中发现另一种常见突变c. 554-1 G＞T，约占60%。

酪氨酸血症Ⅰ型是因延胡索酰乙酰乙酸水解酶活性降低，酪氨酸分解代谢发生障碍，中间代谢产物如马来酰乙酰乙酸、延胡索酰乙酰乙酸、琥珀酰乙酰乙酸、琥珀酰丙酮、4-羟基苯乳酸及4-羟基苯丙酮酸等在体内蓄积(图 25-5),造成机体损伤。由于延胡索酰乙酰乙酸水解酶主要在肝脏及肾小管细胞中表达,因此,该病主要累积肝脏及肾脏。酪氨酸血症Ⅰ型患者最终发生肝细胞癌的风险较高,发病机制目前尚未明确。

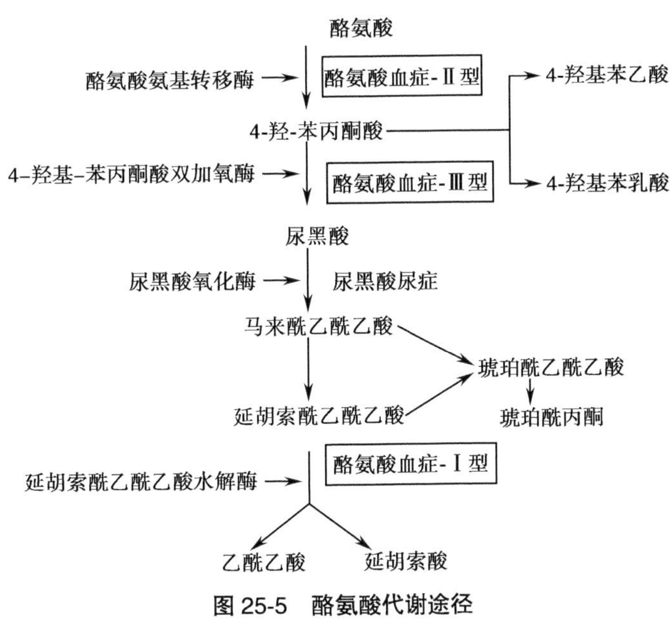

图 25-5　酪氨酸代谢途径

实验室检查:①常规实验室检查;②血氨基酸谱及酰基肉碱谱检,血酪氨酸及琥珀酰丙酮增高,部分患者伴有血苯丙氨酸及长链酰基肉碱增高;③气相色谱 - 质谱技术检测,尿液中 4- 羟基苯乳酸、4- 羟基苯乙酸、4- 羟基苯丙酮酸及琥珀酰丙酮水平增高;④基因突变分析有助于诊断及产前诊断。

3. 防治　治疗目的是降低血酪氨酸及其代谢产物水平,减轻代谢产物对机体的损伤。治疗要点有:①尼替西农药物治疗,减少下游一系列毒性代谢产物;②复方磷酸盐合剂;③饮食疗法,需结合低酪氨酸及苯丙氨酸的饮食治疗;④肝移植,仅限于对尼替西农治疗无效的急性肝衰竭患者及疑有肝细胞癌患者;⑤国外已经将此病列入"新生儿筛查"的范围。

(二)酪氨酸血症Ⅱ型

酪氨酸血症Ⅱ型(tyrosinemia type Ⅱ;OMIM 276600)主要引起眼睛、皮肤损伤,又称为眼皮肤性酪氨酸血症(Richner-Hanhart 综合征),发病率不详。

1. 临床表现　通常于婴幼儿时期发病,表现为眼部病变(约占 75%),皮肤病变(约占 80%),神经系统病变(约占 60%),或同时出现两个或更多以上症状。眼部症状较为突出,常于出生的第一个月即可出现畏光、流泪及剧烈的烧灼痛,可有结膜炎,裂隙灯检查可发现角膜类疱疹性溃疡。如若不经治疗,将造成严重损害,如角膜瘢痕性改变、不可恢复性视力损伤、眼球震颤及青光眼。皮肤损害主要发生在受压部位,尤其是手掌和足底皮肤,起初表现为水疱或结痂,进而发展为疼痛性非瘙痒性上皮过度角化斑,直径从 2mm ~ 3cm 大小不等,边缘发红。部分患儿可能出现不同程度的进行性神经系统发育迟缓,或者小头畸形,癫痫发作,自残行为以及其他行为障碍。实验室检查:①血酪氨酸显著增高,琥珀酰丙酮正常,部分患者伴有血苯丙氨酸及长链酰基肉碱增高;②尿液中 4- 羟基苯乳酸、4- 羟基苯乙酸及 4- 羟基苯丙酮酸增高;③基因突变分析有助于诊断及产前诊断。

2. 遗传学和发病机制　本病为常染色体隐性遗传,致病基因是位于 16q22.1-q22.3 处编码酪氨酸转氨酶(tyrosine aminotransferase,TAT)的基因 *TAT*。*TAT* 基因全长 17 245bp,有 12 个外显子,mRNA 长 2757bp,编码的 TAT 含 454 个氨基酸。迄今已报道 12 种不同的基因突变型。

3. 防治　主要采用低苯丙氨酸和酪氨酸饮食治疗,给予不含苯丙氨酸及酪氨酸的营养粉混合饮食,限制天然蛋白质摄入。定期监测患儿的生长发育和营养状况。

（三）酪氨酸血症Ⅲ型

酪氨酸血症Ⅲ型（tyrosinemia type Ⅲ；OMIM 276710）因4-羟基苯丙酮酸双加氧酶（4-hydroxyphenylpyruvate dioxygenase，HPD）的缺陷而导致的代谢病，发病率不详。

1. 临床表现　酪氨酸血症Ⅲ型患者主要表现为神经系统症状，包括智力低下、共济失调、腱反射亢进、震颤、小头畸形及癫痫。一般不伴有肝脏、眼睛及皮肤损伤。实验室检查：①酪氨酸显著增高，部分患者伴有苯丙氨酸增高；②尿液中4-羟基苯乳酸、4-羟基苯乙酸及4-羟基苯丙酮酸增高；③基因检测。

2. 遗传学和发病机制　本病属常染色体隐性遗传，致病基因是位于12q24.31的*HPD*基因，全长56 085bp，含14个外显子，迄今已发现十几种突变型。由于4-羟基苯丙酮酸双加氧酶（HPD）的遗传性缺陷，导致4-羟基苯丙酮酸至尿黑酸代谢途径受阻，引起血酪氨酸浓度升高，尿中4-羟基苯丙酮酸及其衍生物4-羟基苯乳酸、4-羟基苯乙酸增加。神经系统损伤与酪氨酸增高相关。

3. 防治　治疗主要是低苯丙氨酸和酪氨酸饮食，限制天然蛋白质摄入，给予不含苯丙氨酸及酪氨酸的营养粉混合饮食。

五、同型半胱氨酸血症

同型胱氨酸血症（homocysteinemia；OMIM 603174）是甲硫氨酸代谢过程中由于某种酶缺乏导致的一组常染色体隐性遗传病。临床表现多种多样，主要集中在4个器官系统：晶体脱位、血管病变、骨骼异常和智力低下。实际上，同型半胱氨酸血症是若干种遗传性代谢病的症状，这些代谢病包括：因胱硫醚β合酶缺乏导致的同型胱氨酸尿症；钴胺素即维生素B_{12}代谢缺陷；因亚甲基四氢叶酸还原酶（MTHFR）缺乏导致的同型胱氨酸尿症。前两者较多见。

（一）胱硫醚β合酶缺乏致同型胱氨酸尿症

胱硫醚β合酶缺乏致同型胱氨酸尿症（homocystinuria due to cystathionine β-synthase deficiency；OMIM 236200）是同型半胱氨酸血症的主要病因。其中，40%患者对大剂量维生素B_6有效，因而分为维生素B_6有效型与维生素B_6无效型。发病率为1/60 000～1/100 000，在近亲婚配地区和爱尔兰人中有较高的发病率。新生儿筛查本病发生率为1/200 000～1/350 000。

1. 临床表现　婴儿期无特异症状，生长发育迟滞。主要特点包括严重的血管、眼睛、神经系统及骨骼异常。①心血管系统异常，表现为血管栓塞及动脉粥样硬化，在大、小血管，包括脑、肺、肾、皮肤等血管出现栓塞，出现瘫痪，肺心病及高血压等；②眼部异常，多在3岁以后出现，有晶体脱位，继发性青光眼，白内障，视网膜脱落，视力下降甚至失明；③神经系统损害，运动神经发育迟滞、智能低下、癫痫、步态不稳等，严重导致脑卒中、帕金森等神经变性疾病；④骨骼异常骨质疏松，脊柱侧凸、膝外翻、蜘蛛样指趾等。

实验室检查：①血浆同型胱氨酸明显增高，伴甲硫氨酸增高。胱氨酸降低或测不出；②血浆氨基酸分析；③同型胱氨酸升高；④酶活性测定和基因突变检测是确诊依据。

2. 遗传学和发病机制　编码胱硫醚β合酶（cystathionine β-synthase，CBS）的基因*CBS*位于21q22.3，全长29 740bp，含23个外显子，mRNA长2609bp，编码的CBS含551个氨基酸，主要表达在肝脏和胰腺，在脑、肾、心、肺中也有少量表达。目前已发现150余种基因突变型，最常见的是c. 833 T > C导致p. Ile 278 Thr，以及c. 919 G > A导致p. Gly 307 Ser，前者常见于维生素B_6有效型患者中，后者常见于维生素B_6无效型患者中。

胱硫醚β合酶（CBS）需要辅酶维生素B_6发挥生理作用。CBS缺乏或辅酶维生素B_6缺乏时，同型半胱氨酸转变成胱硫醚受阻（图25-6），导致血同型半胱氨酸增高，同型半胱氨酸从尿排出增多。

3. 防治　治疗目的是使血同型半胱氨酸降低。治疗要点有：①大剂量维生素B_6试验性治疗，治疗数周无效则为维生素B_6无效型；②对维生素B_6无效型患者控制甲硫氨酸的摄入，并同时补充胱氨酸；③补充甜菜碱，使同型半胱氨酸甲基化形成甲硫氨酸，从而降低血同型半胱氨酸的水平，可口服维生素B_{12}和维生素C。

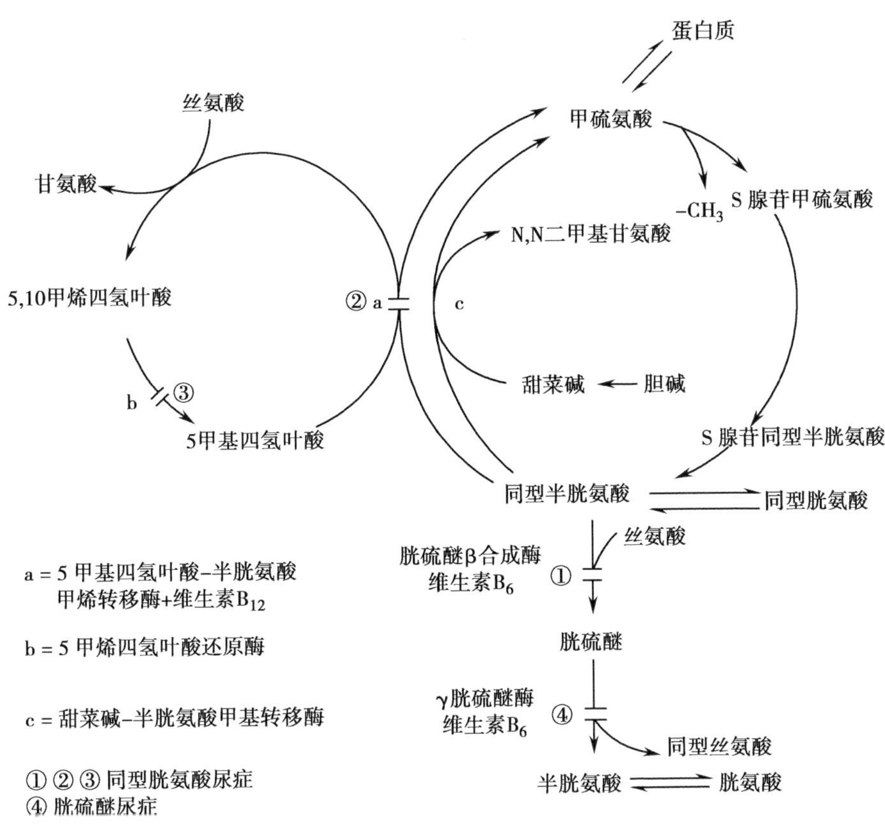

图 25-6　同型半胱氨酸代谢途径

（二）钴胺素即维生素 B12 代谢缺陷

此组同型半胱氨酸血症是指由于钴胺素（cobalamin，cbl）即维生素 B12 的代谢缺陷而导致的一组同型胱氨酸尿症。至少有 5 种钴胺素代谢缺陷即 cblC（OMIM 277400），cblD（OMIM 277410），cblE（OMIM 236270），cblF（OMIM 277280）及 cblG（OMIM 250940）可干扰钴胺素的合成。

cblC 型是最常见的类型，其全称是甲基丙二酸尿症合并同型胱氨酸尿症 cblC 型（methylmalonic aciduria and homocystinuria，cblC type，MMACHC）。cblG 型是由于甲基四氢叶酸半胱氨酸甲基转移酶（5-methyltetrahydrofolate-homocysteine S-methyltransferase，MTR）即甲硫氨酸合酶（methionine synthase，MS）的缺陷。

cblE 型是由于甲硫氨酸合酶还原酶（methionine synthase reductase，MTRR）的缺陷。cblG 型与 cblE 型的症状非常相似，都表现为同型胱氨酸尿症 - 巨幼红细胞贫血（homocystinuria-megaloblastic anemia）。前者的致病基因为 *MTR*，后者为 *MTRR*。

1. 临床表现　出生后数月即可出现呕吐，喂食困难，嗜睡，肌张力低下和发育延迟。实验室检查：cblE 型和 cblG 型缺陷患者可有巨幼红细胞贫血（megablastic anemia），血同型胱氨酸增高。

2. 遗传学和发病机制　*MTR* 基因位于 1q43，全长 115 701bp，含 33 个外显子，mRNA 长 10 558bp，编码的 MTR 含 1 265 个氨基酸。*MTRR* 基因位于 5p15.31-p15.32，全长 39 021bp，含 15 个外显子，mRNA 长 3317bp，编码的 MTRR 含 698 个氨基酸。已有上述两个基因的突变报道。cblC 型、cblD 型和 cblF 型基因缺陷详见本章有关内容。

3. 防治　补充维生素 B12 和甲硫氨酸。

（三）MTHFR 缺乏致同型胱氨酸尿症

MTHFR 缺乏致同型胱氨酸尿症（homocystinuria due to MTHFR deficiency；OMIM 236250）是由于亚甲基四氢叶酸还原酶（methylenetetrahydrofolate reductase，MTHFR）的缺陷。其致病基因 *MTHFR* 位于 1p36.3。临床症状以神经系统为主，新生儿呼吸暂停发作和阵挛性痉挛导致死亡；可有小头畸形、智能障碍、抽搐、精神紊乱等，也有早发性血管疾病和周围性神经疾病的表现。中度同型胱氨酸血症，甲硫氨酸水平低于正常或正常低限，叶酸降低，不伴有巨幼红细胞贫血。一般采用叶酸、维生素 B_6、维生素 B_{12}、补充甲硫氨酸和甜菜碱联合治疗。

六、高甲硫氨酸血症

高甲硫氨酸血症(isolated hypermethioninemia)，其正名为甲硫氨酸腺苷基转移酶缺乏症(methionine adenosyltransferase deficiency；OMIM 250850)，是由于体内甲硫氨酸降解过程受阻，导致血甲硫氨酸过多引起的疾病。肝脏疾病、酪氨酸血症Ⅰ型和胱硫醚β合酶缺乏致同型胱氨酸尿症都可引起继发性高甲硫氨酸血症。原发性高甲硫氨酸血症主要由于甲硫氨酸腺苷基转移酶Ⅰα(methionine adenosyltransferase Ⅰα，MAT1A)的缺乏所致，甘氨酸甲基转移酶及腺苷高半胱氨酸水解酶缺乏也可导致高甲硫氨酸血症。多数患者无临床表现，发病率很低，国内外报道极少。

（一）临床表现

大多数患儿无明显症状，少数患儿出现神经系统异常表现，脑内脱髓鞘病变（精神发育迟缓，肌张力低下，运动障碍）、烂卷心菜味、呼吸有恶臭味和特征性生化异常如血浆高浓度甲硫氨酸，尿4-甲硫基-2-氧代丁酸增高，呼吸气体中含有2-甲基硫醚。

实验室检查：血液中甲硫氨酸浓度增高，尿4-甲硫基-2-氧代丁酸增高，有的患者尿有机酸（β-丙氨酸、3-氨基异丁酸）增高。肝脏活检 MAT1A 活性和（或）基因检测明确诊断。

（二）遗传学和发病机制

多数患者呈常染色体隐性遗传，少数为常染色体显性遗传。*MAT1A* 基因位于10q23.1，全长24 859bp，包含9个外显子，mRNA长3419bp，编码的MAT1A含395个氨基酸。*MAT1A* 基因编码2种同种异型体，分别称为MATⅠ（MAT1A四聚体）和MATⅢ（MAT1A二聚体），两者都在肝脏表达。基因缺陷导致MATⅠ/Ⅲ酶活性低下甚至缺乏，导致甲硫氨酸不能转变为细胞代谢中重要的甲基化供体S-腺苷甲硫氨酸，影响甲基化反应，血中甲硫氨酸水平增高。迄今已报道10余种基因突变类型。

（三）防治

有症状者可用限制甲硫氨酸的饮食治疗，和（或）S-腺苷甲硫氨酸治疗。

七、非酮性高甘氨酸血症

非酮性高甘氨酸血症(non-ketotic hyperglycinemia，NKH)，其正名为甘氨酸脑病(glycine encephalopathy，GCE；OMIM 605899)，是因甘氨酸裂解系统(glycine cleavage system，GCS)中若干基因的突变，导致甘氨酸降解障碍，使其在体内各器官组织，尤其是脑脊液中异常蓄积而引起脑病症状。芬兰的发病率为1/55 000，英属哥伦比亚和加拿大的发病率为1/63 000。

（一）临床表现

临床上分两型：新生儿型和迟发型。

1. 新生儿型甘氨酸脑病　甘氨酸脑病中最常见的是新生儿型。患儿在出生后不久出现神经系统症状：喂养困难、肌张力减低、肌阵挛、嗜睡和昏迷。大多数患儿在几周内就死亡，幸存者病情进展为严重的精神运动发育迟缓、难治性癫痫。

2. 迟发型甘氨酸脑病　出生6月后出现生长迟缓和癫痫，进而发展为智障、运动障碍和行为问题。也可在童年和成人期出现一系列神经系统症状。

实验室检查：①血浆及脑脊液甘氨酸增高，脑脊液甘氨酸与血浆甘氨酸之比 >0.08（正常 <0.02），要注意丙戊酸钠治疗可能引起甘氨酸轻微增高，一些变异酶缺陷也可导致脑脊液甘氨酸与血浆甘氨酸之比达到0.02～0.08；②尿有机酸阴性，尿酮体阴性；③肝脏活检或淋巴母细胞GCS相关酶活性测定，^{13}C-甘氨酸呼气检查也是快速非侵袭性酶活性检查方法；④基因突变检测。

（二）遗传学和发病机制

在正常生理条件下，丝氨酸经羟甲基转移酶催化产生甘氨酸，甘氨酸及四氢叶酸在甘氨酸裂解系统(GCS)的作用下裂解生成5，10-亚甲基四氢叶酸。

GCS 包括 4 种蛋白：P 蛋白即甘氨酸脱羧酶（glycine decarboxylase，GLDC）；T 蛋白即氨基甲基转移酶（aminomethyltransferase，AMT）；H 蛋白（glycine cleavage system H protein，GCSH）；L 蛋白即二氢硫辛酰胺脱氢酶（dihydrolipoamide dehydrogenase，DLD）。上述任何一种蛋白的缺陷均可引起甘氨酸裂解障碍而堆积，四氢叶酸减少，导致脑病。

甘氨酸脑病为常染色体隐性遗传病。

编码 P 蛋白的 *GLDC* 基因位于 9p24.1，全长 120 229bp，有 25 个外显子，mRNA 长 3820bp，编码的 GLDC 前体含 1020 个氨基酸，包括 35 个氨基酸的转运肽和 985 个氨基酸的成熟 GLDC。*GLDC* 基因突变占甘氨酸脑病的 80%，迄今已发现有 40 多种突变型。编码 T 蛋白的 *AMT* 基因位于 3p21.31，全长 12 901bp，有 5 个外显子，编码的 AMT 含 386 个氨基酸。*AMT* 基因突变占甘氨酸脑病的 10%～15%。

GCSH 基因的报道极少。

（三）防治

甘氨酸脑病的防治要点有：① 控制蛋白质饮食，但效果欠佳；②药物治疗，吗啡类镇静类药如右美沙芬和苯甲酸钠可使血浆甘氨酸浓度降低，叶酸可使脑脊液中甘氨酸浓度降低；③ 避免用丙戊酸钠止痉，会引起甘氨酸增高及抑制 GCS 活性。

八、组氨酸血症

组氨酸血症（histidinemia，OMIM 235800）是组织中的组氨酸脱氨酶缺陷，导致尿中排泄的组氨酸及组氨酸的转氨产物增加。该病的发病率约为 1/15 000，日本的发病率最高，达 1/8400。

（一）临床表现

组氨酸血症患者大多无临床症状，部分患者存在智力低下、生长发育落后、语言障碍、认知困难、反复呼吸道感染、异位性皮炎、行为异常（如撞头、咬手和破坏性行为）、孤独症等。实验室检查：血、尿、脑脊液中组氨酸浓度升高，尿三氯化铁试验及 2，4- 二硝基苯肼（DNPH）试验可阳性（咪唑丙酮酸增高），无特异性。测定皮肤、肝脏的组氨酸酶活性可进一步确诊。

（二）遗传学和发病机制

组氨酸血症是常染色体隐性遗传病，属良性疾病。编码组氨酸脱氨酶（histidine ammonia-lyase，HAL）的基因 *HAL* 定位于 12q23.1，全长 29 930bp，含 21 个外显子，mRNA 长 3927bp，编码的 HAL 含 657 个氨基酸。由于肝脏和皮肤组织中的组氨酸脱氨酶缺陷，引起高组氨酸血症，尿组氨酸排量增多。

（三）防治

尚无治疗措施。

九、高脯氨酸血症

高脯氨酸血症有 Ⅰ 型和 Ⅱ 型。高脯氨酸血症 Ⅰ 型（hyperprolinemia，type Ⅰ；OMIM 239500）是由于脯氨酸脱氢酶（proline dehydrogenase，PRODH）的缺乏所致。高脯氨酸血症 Ⅱ 型（hyperprolinemia，type Ⅱ；OMIM 239510）是由于醛脱氢酶家族 4 亚家族 A 成员 1（aldehyde dehydrogenase，family 4，subfamily A，member 1，ALDH4A1）的缺乏所致。

（一）临床表现

高脯氨酸血症 Ⅰ 型患者大多无临床表现，也可表现为肾病，兼有其他神经系统症状（惊厥、智能障碍等）。高脯氨酸血症 Ⅱ 型患者可无症状，或出现惊厥和智能障碍，但无肾损害。

实验室检查：Ⅰ 型患者有血脯氨酸增高，尿脯氨酸、羟脯氨酸及甘氨酸增多；Ⅱ 型患者的血脯氨酸浓度较 Ⅰ 型更高，血、尿中二氢吡咯 -5- 羧酸增高。

（二）遗传学和发病机制

高脯氨酸血症为常染色体隐性遗传病。高脯氨酸血症 Ⅰ 型的致病基因 *PRODH* 位于 22q11.21，全长 30 772bp，有 15 个外显子，mRNA 长 2423bp，编码的 PRODH 含 600 个氨基酸。高脯氨酸血症 Ⅱ 型的致病基因 *ALDH4A1* 位于 1p36.13，全长 38 370bp，有 16 个外显子，mRNA 长 2386bp，编码的 ALDH4A1 前体含

563个氨基酸，包括24个氨基酸的转运肽和539个氨基酸的成熟ALDH4A1。基因突变或缺失导致其所编码的酶活性下降。

高脯氨酸血症Ⅰ型患者由于脯氨酸脱氢酶即脯氨酸氧化酶缺乏，使脯氨酸不能氧化成二氢吡咯-5-羧酸，导致脯氨酸增高。高脯氨酸血症Ⅱ型患者由于醛脱氢酶家族4亚家族A成员1即二氢吡咯-5-羧酸脱氢酶缺乏，二氢吡咯-5-羧酸不能生成谷氨酸，导致二氢吡咯-5-羧酸堆积，经其还原酶作用，导致脯氨酸增高。

（三）防治

饮食限制脯氨酸治疗较困难。维生素B6对癫痫者有效。

十、羟脯氨酸血症

羟脯氨酸血症（hydroxyprolinemia；OMIM 237000）是由于羟脯氨酸氧化酶（4-hydroxy-L-proline oxidase）的缺乏所致。该病很罕见。酶缺乏导致羟脯氨酸不能被氧化成二氢吡咯-3-羟-5-羧酸，血羟脯氨酸增高，临床无症状，被认为是"非疾病"，不需治疗。

十一、白化病

白化病（albinism）是较常见的皮肤及其附属器官黑色素缺乏所引起的疾病。由于本病的突出表现为皮肤色素的变化。本病在第三十六章有详细描述。

十二、尿黑酸尿症

尿黑酸尿症（alcaptonuria，OMIM 203500）因尿黑酸双加氧酶的缺乏所致，患病率在1/250 000到1/1 000 000之间，斯洛伐克人群中患病率较高，约为1/19 000。

（一）临床表现

婴儿时期即可因尿液呈黑色而诊断，但临床症状多在成年时期出现。临床症状有：①尿中含有尿黑酸，尿液暴露于空气后变黑；②褐黄病，通常在30岁以后发生，表现为巩膜及耳软骨等组织的浅灰色样变；③关节炎，多于30～40岁间出现，主要累及脊柱和大关节。临床过程以发作性急性加重及进行性关节功能障碍为特征。其他症状包括色素沉积、主动脉瓣或二尖瓣钙化、反流，亦见肾及前列腺结石。

实验室检查：①患者的尿液经碱化后立即变成深褐色，因尿液中过量的尿黑酸盐，还原物质实验阳性；②气相色谱质谱联用技术可特异性识别并量化尿黑酸；③X线检查可发现脊柱椎间隙狭窄，椎体钙化及融合，髋、膝、踝等承重关节表现为关节间隙狭窄，关节破坏及钙化；④基因突变分析。

（二）遗传学和发病机制

本病为常染色体隐性遗传。编码尿黑酸双加氧酶（homogentisate 1，2-dioxygenase，HGD）的基因*HGD*位于3q13.33，全长61 314bp，有14个外显子，mRNA长2012bp，编码的HGD含445个氨基酸，迄今至少发现67种基因突变型。尿黑酸双加氧酶活性缺乏导致酪氨酸降解途径中的尿黑酸转化降解受阻，尿黑酸及其氧化衍生物苯醌乙酸在体内蓄积，沉积在体内不同组织，造成机体损伤。

（三）防治

预后好。目前尝试多种方法给予治疗，如控制蛋白质摄入、给予低苯丙氨酸和低酪氨酸食物的饮食治疗，以及服用抗坏血酸等。

十三、眼脑肾综合征

眼脑肾综合征又名Lowe眼脑肾综合征（Lowe oculocerebrorenal syndrome，OCRL；OMIM 309000）的患病率约为1/100 000。

（一）临床表现

患儿绝大多数为男性，出生后数月或儿童期出现症状，眼、脑、肾的表现可先后出现。主要表现为：①脑症状：严重智力发育迟缓，肌张力低下，腱反射减弱或消失，但无麻痹。②眼症状：先天性双侧白内障，伴有先天性青光眼。严重视力障碍，只有光感或全盲。常有大幅度的眼球震颤及畏光。③肾小管功能障碍：常有肾小管型蛋白尿，尿中可见红细胞、白细胞颗粒管型，氨基酸尿（赖氨酸、酪氨酸为多）、尿磷增多、血磷低。高血氯性肾小管酸中毒，后期可发生慢性肾功能不全。其他表现有头颅畸形、隐睾症、脐疝、佝偻病等。④智力发育迟缓。

实验室检查：①尿液检查有红细胞，白细胞颗粒管型，有肾小管性蛋白尿、尿糖、氨基酸尿，尿磷尿钙排量增高；②血磷降低，碱性磷酸酶增高，代谢性酸中毒、肌酐增高等；③肾活检见肾小球和肾小管基膜加厚，足突融合，间质纤维化等；④头部可见脑室周围白质密度减低，脑积水，脑穿通畸形，小脑发育不良等；⑤酶活性测定及基因突变检测。

（二）遗传学和发病机制

本病为 X 连锁隐性遗传病，男性多见。致病基因 *OCRL* 位于 Xq25，全长 59 282bp，有 24 个外显子，mRNA 长 5165bp，编码的 OCRL 含 901 个氨基酸。迄今已发现多种基因突变型。由于 *OCRL* 基因突变导致磷酸酰肌醇多聚磷酸 -5- 磷酸酶的活性异常。磷酸酰肌醇多聚磷酸 -5- 磷酸酶存在于高尔基体和许多类型细胞的胞内，调节磷酸酰肌醇（4，5）磷酸 -5- 磷酸盐的浓度。磷酸酰肌醇（4，5）磷酸 -5- 磷酸盐是重要的膜磷脂。磷酸酰肌醇多聚磷酸 -5- 磷酸酶活性降低或缺失影响高尔基体复合物的功能，最终导致眼晶体、肾及神经系统发育上的缺陷（参见第三十章）。

（三）防治

预后差。治疗上以对症治疗、支持治疗为主，如补液、补充维生素 D、眼部手术、控制感染等。

第二节　尿素循环障碍

尿素循环是机体各种代谢途径中（主要是蛋白质）产生的氨合成尿素，由尿液排出的主要代谢途径。尿素循环障碍是指尿素循环过程中所需的酶活性降低或缺乏，导致氨的代谢受阻、血氨增高而引起的疾病。尿素循环障碍共涉及 6 种酶，引起 6 种相应疾病，其中，除鸟氨酸氨甲酰转移酶缺乏症属于 X 连锁遗传外，其他 5 种疾病均为常染色体隐性遗传。尿素循环代谢及酶缺陷见图 25-7。不同国家不同疾病的患病率不同，但都以鸟氨酸氨甲酰转移酶缺乏症最常见。

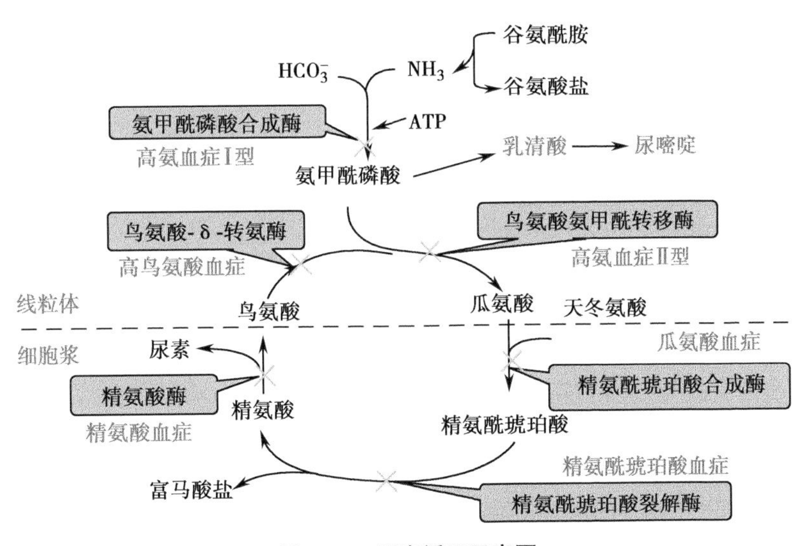

图 25-7　尿素循环示意图

一、氨甲酰磷酸合成酶Ⅰ缺乏症

本病全称为氨甲酰磷酸合成酶Ⅰ缺乏致高氨血症（carbamoyl phosphate synthetase I deficiency， hyperammonemia due to;OMIM 237300)，是由于氨甲酰磷酸合成酶Ⅰ的活性缺乏，导致体内氨的代谢异常，引起高氨血症。氨甲酰磷酸合成酶Ⅰ缺乏症患病率约为1/100 000～1/800 000，美国约为1/62 000，日本约为1/800 000万，我国的发病率尚不明确。

（一）临床表现

新生儿期发病的患儿病情危急，可从喂养困难、呕吐、昏睡、烦躁易怒和呼吸急促，迅速发展为痉挛、昏迷和呼吸衰竭，甚至死亡，幸存者多遗留严重的智力损害。婴儿期发病的患儿症状相对较轻，表现为生长发育障碍、行为异常、肝大和胃肠道症状。儿童和成人期发病者通常有慢性神经系统损伤，以各种行为异常、精神错乱、烦躁易怒和发作性呕吐为特征，常因高蛋白饮食、感染等诱发急性发作。

实验室检查：①肝功能异常，血氨增高；②瓜氨酸降低，谷氨酸可增高；③尿乳清酸及尿嘧啶浓度可正常或降低；④致病基因检测有助于诊断及鉴别诊断。

（二）遗传学和发病机制

本病为常染色体隐性遗传。编码氨甲酰磷酸合成酶Ⅰ（carbamoyl phosphate synthetase Ⅰ, CPS1）的基因*CPS1*位于2q35，全长208 423bp，有38个外显子，mRNA长5773bp，编码CPS1前体含1500个氨基酸，包括38个氨基酸的转运肽和1462个氨基酸的成熟CPS1。迄今已报道200余种突变型，多数为单个碱基置换的错义突变，其他还有无义突变、剪接点突变和读框移位突变等，亦有小片段及大片段缺失的相关报道。

氨甲酰磷酸合成酶Ⅰ（CPS1）缺乏导致体内氨转化为氨甲酰磷酸受阻，不能进一步通过尿素循环形成尿素，导致高氨血症。氨对神经系统有很大的毒性，干扰脑细胞的能量代谢，使脑细胞ATP生成减少，引起脑内兴奋性神经递质减少，抑制性神经递质增多，同时还可增强血-脑脊液屏障对色氨酸的通透性，使色胺生成和释放增加，抑制中枢神经系统，导致脑损伤。

（三）防治

以低蛋白饮食治疗为主，并保证热量供给，减少氨的生成。急性发作时可给予降氨药物静脉应用，必要时进行血液透析或腹膜透析治疗。①饮食治疗：低蛋白质、高热量饮食，减少氨的产生。具体的蛋白质摄入量主要依据患者年龄和疾病严重程度而定。急性期则需禁食蛋白质48小时。②药物降氨：包括苯甲酸钠、苯乙酸钠或苯丁酸钠，急性发病时可分别加量；精氨酸静滴或口服；瓜氨酸；左旋肉碱静滴或口服。③血液透析或腹膜透析，若药物不能有效控制患者血氨浓度，则应考虑尽快进行透析治疗。

二、鸟氨酸氨甲酰转移酶缺乏症

本病全称为鸟氨酸氨甲酰转移酶缺乏致高氨血症（ornithine transcarbamylase deficiency, hyperammonemia due to;OMIM 311250)，是因鸟氨酸氨甲酰转移酶活性降低或缺乏导致的高氨血症。鸟氨酸氨甲酰转移酶缺乏症是尿素循环障碍中最常见的类型，美国患病率约为5.9/10万，日本约为1.3/10万，芬兰约为1.6/10万，意大利约为1.4/10万。我国的患病率不详。

（一）临床表现

患者可于任何年龄发病，主要表现为高氨血症的一系列症状，主要分为两型：新生儿期急性起病型和新生儿后起病型，后者亦即迟发型。大部分男性患者常于新生儿期发病，出生时可无异常，数天内开始出现易激惹、喂养困难、呼吸急促和昏睡等表现，并迅速发展为痉挛、昏迷和呼吸衰竭，若不及时治疗，常在新生儿期死亡，幸存者多遗留严重的智力损害。部分患儿表现为迟发型，多于婴幼儿期起病，症状相对较轻，临床表现更为多变，如肝大、反复发作的癫痫、生长发育障碍及行为异常等。儿童和成人期发病者常表现为慢性神经系统损伤，以各种行为异常、精神错乱、烦躁易怒和发作性呕吐为特征。杂合子女性携带者多数终身无症状，少数有发病，其发病年龄及临床表现的个体差异性明显，既可表现为严重的新生儿期急性起病型，又可表现为成年期发病型。

实验室检查：①肝酶增高，血氨增高，尿素降低；②瓜氨酸降低，谷氨酸增高；③尿乳清酸及尿嘧啶浓度增高，注意尿气相质谱检测可出现假阴性；④致病基因检测有助于诊断及鉴别诊断。

（二）遗传学和发病机制

鸟氨酸氨甲酰转移酶缺乏症属X连锁不完全显性遗传，编码鸟氨酸氨甲酰转移酶（ornithine

transcarbamylase，OTC）的基因 *OTC* 位于 Xp21.1，全长 75 968bp，有 10 个外显子，编码的 OTC 含 354 个氨基酸。迄今已报道了 340 多种突变型，其中，80% 为点突变，其他包括插入和缺失等。

因 *OTC* 基因发生突变，鸟氨酸氨甲酰转移酶活性丧失或低下，氨甲酰磷酸与鸟氨酸合成瓜氨酸受阻，导致血氨甲酰磷酸及血氨增高、瓜氨酸降低。氨甲酰磷酸增高导致其旁路代谢产物乳清酸及尿嘧啶增多。血氨增高干扰脑细胞的能量代谢，可引起脑内兴奋性神经递质减少，抑制性神经递质增多，引起脑损伤。

（三）防治

以低蛋白饮食治疗为主，并保证热量供给，减少氨的生成。急性发作时可给予降氨药物静脉应用，必要时进行血液透析或腹膜透析治疗。①饮食治疗：低蛋白质、高热量饮食，减少氨的产生，具体的蛋白质摄入量主要依据患者年龄和疾病严重程度而定；②药物降氨：苯甲酸钠、苯乙酸钠或苯丁酸钠，急性发病时可分别加量；③精氨酸静滴或口服；④瓜氨酸、左旋肉碱静滴或口服；⑤若药物不能有效控制血氨浓度，则应考虑尽快进行透析治疗；⑥肝移植治疗是治疗本病最有效的方法。

三、瓜氨酸血症经典型

瓜氨酸血症经典型（citrullinemia，classic；OMIM #215700），又名瓜氨酸血症Ⅰ型（citrullinemia，type Ⅰ，CTLN1），是尿素循环中第三步的精氨琥珀酸合成酶 1（argininosuccinate synthetase 1，ASS1）的缺陷所致遗传性代谢病，以瓜氨酸血症及高氨血症为主要特征。新生儿筛查统计资料表明，该病发病有地区差异，发病率约为 1/44 300～1/200 000。

（一）临床表现

本病临床表现差异较大，新生儿起病者临床症状较重，预后差。患儿有高氨血症的表现，嗜睡、惊厥、呕吐、拒食、呼吸性碱中毒等，同时有脑水肿、颅压增高表现，肌张力增高、踝阵挛、昏迷、甚至死亡。若未及时治疗者多数死亡，即使缓解仍会遗留严重的神经系统后遗症。迟发型患者发病较晚，临床表现较新生儿起病轻，可为慢性高氨血症或急性高氨血症发作症状，周期性呕吐、嗜睡、惊厥。部分有肝大和肝酶升高、急性肝衰和肝纤维化。另外还可表现为智力、运动发育落后，轻者可仅表现为偏头痛、口齿不清、共济失调、嗜睡等。迟发型多有嗜豆倾向。还有部分患者无血氨升高或仅表现为成人在孕期或产后有急性高氨血症发作的类型。

实验室检查：①瓜氨酸水平显著增高，精氨酸、鸟氨酸水平降低，赖氨酸、谷氨酸、丙氨酸水平也升高；②血氨升高，急性发作时可达正常上限的数十倍，少数血氨正常；③乳清酸升高；④血中 ASS 酶活性检测；⑤ *ASS1* 基因分析。

（二）遗传学和发病机制

本病为常染色体隐性遗传，经典型瓜氨酸血症的致病基因 *ASS1* 位于 9q34.11，全长 63 568bp，有 16 个外显子，编码的 ASS1 含 412 个氨基酸，分子量为 46kDa。迄今已报道 90 余种基因突变型，其中以错义突变为主。

精氨琥珀酸合成酶 1（ASS1）催化瓜氨酸与天冬氨酸生成精氨琥珀酸。该酶缺陷使尿素循环中止，导致高氨血症。另一方面，ASS1 的底物瓜氨酸在体内堆积，使血中瓜氨酸水平显著增高。ASS1 的代谢产物精氨琥珀酸生成减少，从而进一步导致精氨酸生成减少，造成体内精氨酸缺乏。

（三）防治

瓜氨酸血症经典型已经列入新生儿筛查项目。急性高氨血症发作时应立即停止蛋白质的摄入、进行肠外营养支持、静脉补充精氨酸、尽快降低血氨等处理。缓解期则应限制蛋白质摄入、补充精氨酸、检测血氨水平等。该病预后较差，大多数患者均有不同程度的智力、运动能力损伤表现。

四、柠檬素缺乏症

柠檬素缺乏症（citrin deficiency）包括两种疾病：成人发病的Ⅱ型瓜氨酸血症（citrullinemia，type Ⅱ，adult-onset，CTLN2；OMIM 603471）和新生儿发病的Ⅱ型瓜氨酸血症（citrullinemia，type Ⅱ，neonatal-onset；OMIM 605814），后者又名柠檬素缺乏致新生儿肝内胆汁淤积症（neonatal intrahepatic cholestasis caused by citrin deficiency，NICCD）。柠檬素缺乏症最初发现于日本，现已证明全球都有患者。研究表明，日本人群中NICCD发病率为1/17 000～1/34 000，男女发病率无明显差异，而CTLN2发病率仅为1/100 000～1/230 000，男女发病率比为7∶3。

（一）临床表现

1. NICCD　多于生后数月内发病，最常见表现为黄疸、胖圆脸、肝大、易饥，需要频繁喂养，体重增加缓慢，常有便次增多和大便颜色淡等表现。B超可发现脂肪肝，有血半乳糖升高、低蛋白血症、出血倾向、低血糖以及甲胎蛋白明显升高、瓜氨酸酸等多种氨基酸升高。患儿症状多在1岁内消失，各项生化指标亦随之趋于正常。早期发现瓜氨酸在内的多种氨基酸的升高可以成为NICCD早期诊断的关键指标。部分NICCD患儿症状缓解后仍留有易疲劳等非特异性症状，少数有胰腺炎、高脂血症和癫痫样发作，2岁起饮食有明显嗜食豆类、花生等，厌食甜食及谷类的饮食倾向。以往研究显示，CTLN2患者也有类似的饮食嗜好，CTLN2患者在婴儿期存在NICCD典型症状，虽然至今对哪些因素可促使NICCD发展为CTLN2尚不明确，但是已有报道指出，约1/5患儿在十几年后发展为CTLN2。

2. CTLN2　起病年龄11～79岁，临床主要有突发意识障碍、精神错乱等肝性脑病表现，实验室检查有肝功能损害及高氨血症，肝脏特异性精氨酸琥珀酸合成酶活性下降。发病前多有应激、感染、乙醇或大量蛋白摄入等诱因，病情进展迅速，半数以上初次发作后存活不超过17个月，最终多死于脑水肿。患者多有嗜食豆类、花生等，厌食糖类饮食倾向。

实验室检查：①阴离子呈间隙升高的代谢性酸中毒、高氨血症、低或高血糖及低钙血症；② C5升高，C5代表异戊酰肉碱、2-甲基丁酰肉碱和特戊酰肉碱等同分异构体的混合物，因此还需进一步鉴别，异戊酰辅酶A的中间代谢物也可见于电子传递黄素蛋白及脱氢酶缺陷；③异戊酰甘氨酸升高；④基因突变分析。

（二）遗传学和发病机制

柠檬素缺乏症的CTLN2和NICCD都是常染色体隐性遗传病，具有同一致病基因。柠檬素（citrin）的正名为溶质载体蛋白家族25成员13（solute carrier family 25，member 13，SLC25A13），由*SLC25A13*基因编码。*SLC25A13*基因位于7q21.3，全长208 928bp，有18个外显子。*SLC25A13*基因编码的柠檬素（citrin）又名维生素P，含675个氨基酸，分子量约为74kDa，在肝脏、肾脏及心脏中均有表达，位于线粒体内膜。柠檬素的N端有4个EF手型结构域，可结合钙离子，C端作为线粒体载体活性部位有6个跨膜结构。

柠檬素在尿素合成以及NADH的转运中发挥重要作用。柠檬素作为肝内主要的天冬氨酸/谷氨酸载体蛋白，其功能有三方面：①将线粒体中天冬氨酸转运至细胞质中，参与尿素、蛋白和核酸的合成；②将天冬氨酸转运至细胞质，作为苹果酸/天冬氨酸穿梭的一个环节，将细胞质中糖酵解生成的NADH还原当量运至线粒体内，参与能量、氨基酸、糖和脂代谢；③在NADH形成及利用的同时促进乳糖糖异生。柠檬素缺乏时，一方面可使尿素循环受阻，导致瓜氨酸积聚及高氨血症。另一方面天冬氨酸减少将使草酰乙酸生成减少，造成$NADH/NAD^+$升高，引发各种代谢紊乱，抑制了糖酵解、糖异生、UDP半乳糖差向异构酶，扰乱了蛋白质及核酸合成，同时，抑制脂肪酸氧化，促进脂肪合成。

（三）防治

对于柠檬素缺乏症的婴儿，饮食方面给予高蛋白、高脂低碳水合物饮食，不应限制或纠正其嗜食富含高脂、高蛋白而厌食谷类的饮食倾向，其碳水化合物、蛋白质和类脂类所占每日供能比分别约为35%、20%和45%。由于存在血半乳糖及短链、长链酰基肉碱增高，无乳糖奶粉、富含中链脂酰肉碱的配方奶被广泛应用于改善症状，苯巴比妥和熊脱氧胆酸用于黄疸对症处理，适当给予补充维生素E可改善氧化应激，有出血倾向患儿给予维生素K治疗。少数病情严重患儿需进行肝移植。

对于CTLN2患者，为减轻高血氨的神经毒性作用，应长期坚持低糖饮食，可给予苯甲酸钠、苯乙酸钠等降低血氨。精氨酸可用于降低血氨，但有报道认为精氨酸的使用与CTLN2患者的脊髓病变发生相关，使用量需慎重。对于伴有肝性脑病的患者，使用甘油果糖会加重高血氨，应选用甘露醇减轻脑水肿。目前对柠檬素缺乏症唯一有效的治疗方法仍为肝移植。

五、精氨酸血症

精氨酸血症（argininemia；OMIM 207800）是因肝脏精氨酸酶 1（arginase，liver，ARG1）的缺陷所致，该病在日本活产儿的发病率为 1/2 000 000～1/350 000，是尿素循环障碍中最为少见的类型之一。与其余尿素循环障碍相比，精氨酸血症发病年龄相对较晚，临床表现相对较轻，急性高氨血症少见。

（一）临床表现

主要为认知和运动能力的退化，进行性痉挛性瘫痪，身材矮小，高氨血症较为少见，偶见高氨血症昏迷。一般很少在新生儿时期发生高精氨酸血症，多在 3 月至 4 岁以精神运动能力退化为首发症状，表现为易激惹、喂养困难、呕吐、嗜睡等慢性高氨血症的症状，多涎、吞咽困难也较为常见。幼儿则主要表现为食欲下降、呕吐、动眼、笨拙、易跌倒等。如未经及时诊断和治疗，症状则进行性加重，出现痉挛性瘫痪、精神发育迟滞、昏迷、惊厥和生长发育停滞等。体格检查可见小头畸形、身材矮小、肌张力亢进、足尖步态等。

实验室检查：①肝功能损害，转氨酶增高以及凝血时间延长，血氨轻到中度升高，一般急性高氨血症较为少见；②血精氨酸可升高至正常的 5～10 倍甚至更高；③尿乳清酸水平升高；④红细胞内精氨酸酶活性明显降低；⑤致病基因分析。

（二）遗传学和发病机制

本病是常染色体隐性遗传病，致病基因为编码 ARG1 的基因 *ARG1*，位于 6q23.2，全长 18 104bp，共有 8 个外显子，编码的 ARG1 含 322 个氨基酸，分子量约为 34.7kDa。迄今已报道 *ARG1* 基因的突变型有 30 余种，以错义突变为主。

ARG1 在尿素循环的最后一步发挥水解酶作用。ARG1 缺乏，导致精氨酸不能水解为鸟氨酸和尿素，精氨酸以及精氨酸的代谢产物在体内堆积，产生神经毒性作用。与其余尿素循环障碍相比，精氨酸血症患者中高氨血症程度相对较轻，原因可能与 ARG1 的同工酶 ARG2 的代偿作用有关，高氨血症可能不是精氨酸血症神经系统症状的主要原因。

（三）防治

国外已经列为新生儿筛查项目之一。治疗要点有：①限制蛋白摄入；②必需氨基酸的补充；③促进氮的旁路代谢。治疗效果与开始治疗的时间、患者的依从性、神经系统症状轻重，以及突变类型有关。

六、精氨琥珀酸尿症

精氨琥珀酸尿症（argininosuccinic aciduria；OMIM 207900）是由于尿素循环中精氨琥珀酸裂合酶（argininosuccinate lyase，ASL）缺乏导致的遗传性代谢病。活产儿中的发病率约为 1/70 000，在尿素循环障碍中算是较为常见的。

（一）临床表现

精氨琥珀酸尿症的临床表现分为两种类型：新生儿型及迟发型。

新生儿型在出生后数天内起病，临床表现较重。主要以急性高氨血症表现为主，包括昏睡、拒食、呕吐、低体温、惊厥、呼吸急促、呼吸性碱中毒等，严重者导致死亡。可伴有肝大、肝功损害表现。

迟发型的临床表现差异性大，可表现为发作性高氨血症，也可仅表现为运动发育迟缓、学习障碍等。可有多动症，智力发育不全，惊厥，学习障碍等神经系统症状，也可有肝大、肝硬化等肝脏损害表现。还可以有结节性脆发症，这是该病的特征性表现，因正常人发干中含有 10.5% 的精氨酸，而该病患者缺乏精氨酸造成头发易断裂。其他表现还有高血压、低血钾等，其机制尚不清楚。

实验室检查：①血氨水平增高，急性期可达到 1000μmol/L 以上，在迟发型患者中，血氨也可在正常水平；②肝功能异常表现为 AST、ALT 升高；③血精氨酸水平降低，甘氨酸、谷氨酸、丙氨酸、瓜氨酸水平轻度升高；④尿精氨琥珀酸及乳清酸增高；⑤肝细胞、红细胞、成纤维细胞中 ASL 酶活性降低，一般不列为诊断的必要条件；⑥ *ASL* 基因分析。

（二）遗传学和发病机制

本病呈常染色体隐性遗传，*ASL* 基因位于 7q11.21，全长 24 555bp，有 17 个外显子，编码的 ASL 含 462

个氨基酸，分子量为52kDa。迄今已报道*ASL*基因的突变类型共60余种，以错义突变为主，无明显突变热点区域。

ASL是尿素循环中第四步的催化酶，存在于细胞质内，催化精氨琥珀酸分解为精氨酸和延胡索酸。ASL缺乏使尿素循环中止，从而引起高氨血症、精氨琥珀酸尿症、精氨酸缺乏，导致一系列症状的发生。

（三）防治

主要包括限制蛋白质的摄入、补充精氨酸、监测并控制血氨水平等。急性高氨血症的处理同其他尿素循环障碍，包括停止蛋白质摄入、静脉补充所需能量、静脉补充大剂量精氨酸、利用药物或血液透析降低血氨水平等。

七、鸟氨酸血症

鸟氨酸血症（ornithinemia）包括两种疾病：回旋状脉络膜视网膜萎缩（gyrate atrophy of choroid and retina，GACR；OMIM 258870）和高鸟氨酸血症-高氨血症-同型瓜氨酸尿症综合征（hyperornithinemia-hyperammonemia-homocitrullinuria syndrome；OMIM #238970）。

（一）回旋状脉络膜视网膜萎缩

本病是由于鸟氨酸转氨酶（ornithine aminotransferase，OAT）缺乏所致。

1. 临床表现　儿童期最早症状为近视和夜间视力减退，视野缩小，至6～10岁出现白内障，大多数患者40～50岁失明。实验室检查：血、脑脊液、眼房水鸟氨酸浓度增高（为正常人的10～20倍），赖氨酸、谷氨酸和谷氨酰胺浓度降低；尿中有大量鸟氨酸、赖氨酸，精氨酸浓度略增高，眼底检查示回旋状脉络膜和视网膜萎缩。

2. 遗传学和发病机制　本病为常染色体隐性遗传病。编码OAT的基因*OAT*位于10q26，全长28 648bp，有11个外显子，编码的OAT含301个氨基酸。

由于OAT缺乏，导致高鸟氨酸血症，血谷氨酸浓度降低，抑制Δ′二氢吡咯5羧酸合成酶，使二氢吡咯5羧酸生成减少（图25-8）；高鸟氨酸抑制甘氨酸转脒酶（transamidinase），肌酸与磷酸肌酸减少，产生回旋状脉络膜视网膜萎缩。主要特点为脉络膜视网膜的退行性病变、早期白内障、失明、Ⅱ型肌纤维萎缩等。

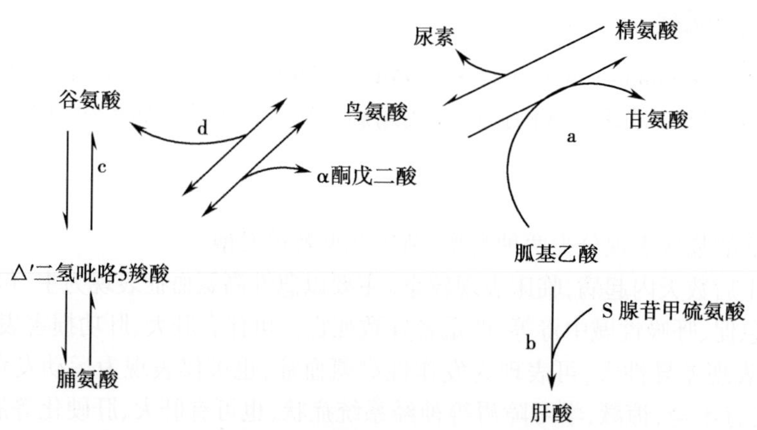

图25-8　回旋状脉络膜视网膜萎缩发病机制假设示意图

a：甘氨酸转脒基酶；b：S腺苷甲硫氨酸胍基乙酸N甲基转移酶；c：Δ′二氢吡咯5羧酸合成酶；d：鸟氨酸转氨酶（OAT）

3. 防治　①口服维生素B_6以激活鸟氨酸转氨酶活性，可降低血鸟氨酸浓度；②饮食适当限制精氨酸摄入，辅以必需氨基酸，矿物质和多种维生素；③可试用口服磷酸肌酸（creatine monophosphate）以改善眼症状。

（二）高鸟氨酸血症-高氨血症-同型瓜氨酸尿症综合征

高鸟氨酸血症-高氨血症-同型瓜氨酸尿症综合征（hyperornithinemia-hyperammonemia-homocitrullinuria syndrome;OMIM 238970)又名鸟氨酸转运酶缺乏症(ornithinetranslocase deficiency)。在法裔加拿大人群中发病率较高。

1. 临床表现　患儿出生不久即出现高氨血症的症状,呕吐、喂食困难、嗜睡、惊厥、昏迷、生长发育落后、智能发育障碍或接近正常,肝大、肝功能异常、肌张力低下等。实验室检查:血、尿鸟氨酸增高,血氨增高,血赖氨酸和谷氨酰胺浓度通常降低,精氨酸浓度正常,并有同型瓜氨酸尿。眼底正常。

2. 遗传学和发病机制　本病为常染色体隐性遗传病。鸟氨酸转运酶的正名为溶质载体蛋白家族25成员15(solute carrier family 25,member 15,SLC25A15),由*SLC25A15*基因编码。*SLC25A15*基因位于13q14.11,全长30 050bp,有7个外显子,编码的SLC25A15含301个氨基酸。迄今已报道有20余种基因突变型。在法裔加拿大人群中主要的突变型为p.Phe 118 del。

本病为线粒体鸟氨酸转运障碍,使鸟氨酸转运至线粒体量减少,贮积在细胞质内,致清除氨甲酰磷酸和氨的能力降低,导致血鸟氨酸、氨甲酰磷酸、血氨增高,氨甲酰磷酸堆积,使赖氨酸转变成同型瓜氨酸。

3. 防治　用低蛋白饮食,维持血氨在90~100μmol/L以下;加服盐酸鸟氨酸或精氨酸可降低血氨及尿同型瓜氨酸。

第三节　有机酸代谢病

有机酸是氨基酸、脂肪、糖中间代谢过程中所产生的羧基酸。有机酸代谢障碍是氨基酸、脂肪、糖中间代谢过程中由于某种酶的缺乏,导致相关代谢途径受阻,引起相关有机酸及其代谢产物的蓄积,对机体不同的组织及器官造成损伤,又称"有机酸血症"或"有机酸尿症",均属于常染色体隐性遗传病。随着气相色谱质谱及串联质谱技术在临床检验中的广泛应用及基因检测技术的开展,有机酸血症的诊断更加快速、特异,越来越多的有机酸血症患者得到诊断。我国以甲基丙二酸血症最常见。

一、甲基丙二酸血症

甲基丙二酸血症(methylmalonic acidemia,MMA)是由于甲基丙二酸和钴胺素代谢缺陷引起的疾病,有两种类型:一类是甲基丙二酰辅酶A变位酶缺乏致甲基丙二酸尿症(methylmalonic aciduria due to methylmalonyl-CoA mutase deficiency;OMIM 251000),顾名思义,是由于甲基丙二酰辅酶A变位酶(methylmalonyl-CoA mutase,MUT)的缺乏;另一类是由MUT的辅酶即腺苷钴胺素(adenosylcobalamin,AdoCbl)的合成缺陷所引起,分为甲基丙二酸尿症cblA型(methylmalonic aciduria,cblA type;OMIM 251100)和甲基丙二酸尿症cblB型(methylmalonic aciduria,cblB type;OMIM 251110)。钴胺素代谢障碍的其他类型,即cblC、cblD、cblE、cblF、cblG,已在同型半胱氨酸血症中介绍过;cblH型已经鉴定为cblD型的变异型1。

MUT缺陷以及cblA、cblB、cblH缺陷仅表现为MMA,故称为单纯MMA。

cblC、cblD、cblF缺陷表现为MMA伴同型半胱氨酸血症,故称为MMA合并同型半胱氨酸血症。

甲基丙二酸血症的患病率在不同国家有很大差异。美国患病率为1/75 000;德国为1/250 000;日本为1/51 100。上海新华医院筛查48万例新生儿,患病率为1/33 000。以MMA伴同型半胱氨酸血症多见。

(一)临床表现

甲基丙二酸血症患者临床表现差异较大。早发型患者多于1岁内起病,尤其是新生儿期多见,以神经系统症状最为严重,常见的症状和体征是喂食困难、嗜睡、呕吐、惊厥及肌力、肌张力低下及贫血,后期表现为反复呕吐、抽搐、运动、语言及智力落后,部分患者出现肝肾损伤。迟发型患者多在1岁后出现症状,甚至有成年期起病,常合并脊髓、外周神经、肝、肾、眼、血管及皮肤等多系统损害。儿童或青少年时期表现为急性神经系统症状,如认知能力下降、意识模糊及智力落后等,甚至出现亚急性脊髓退行性变,也有以精神症状或肾病为主要首发症状者。此外,部分经新生儿筛查确诊的MMA患者有代谢异常,但发育良好、无症状,称为"良性"甲基丙二酸血症患者,其长期预后有待进一步研究。

实验室检查：①血尿常规、肝功能、肾功能、血气分析、血糖、血氨、血乳酸等，可出现贫血、全血细胞减少、酸中毒、血氨升高及乳酸升高；②可见 MMA 患者血丙酰肉碱（C3）及 C3/C2（乙酰肉碱）比值增高，部分 MMA 伴同型半胱氨酸血症患者血蛋氨酸降低；③尿甲基丙二酸及甲基枸橼酸增高，可伴 3- 羟基丙酸显著增高；④单纯 MMA 患者血同型半胱氨酸正常，MMA 合并同型半胱氨酸血症患者血同型半胱氨酸水平增高；⑤维生素 B_{12} 负荷试验；⑥头颅磁共振（MRI）可见患者脑对称性基底节损害，MRI 显示双侧苍白球信号异常，可表现为脑白质脱髓鞘变性、软化、坏死、脑萎缩及脑积水等；⑦基因突变检测。

（二）遗传学和发病机制

甲基丙二酸血症为常染色体隐性遗传。

编码 MUT 的基因 *MUT* 位于 6q12.3，全长 38 859bp，有 13 个外显子，编码的 MUT 含 750 个氨基酸，迄今已发现 190 余种基因突变型。

MMA cblA 型的致病基因 *MMAA* 位于 4q31.21，全长 47 738bp，有 7 个外显子，编码的 MMAA 含 418 个氨基酸，已报道 20 余种基因突变型。

MMA cblB 型的致病基因 *MMAB* 位于 12q24，全长 25 048bp，有 9 个外显子，编码的 MMAB 含 250 个氨基酸，基因突变的报道较少。

cblC 型是钴胺素代谢障碍中最常见的类型，其致病基因 *MMACHC* 位于 1p34.1，全长 17 884bp，有 5 个外显子，编码的 MMACHC 含 282 个氨基酸，已发现 50 余种 *MMACHC* 的基因突变型。

cblD 型的致病基因 *MMADHC* 位于 2q23.2，全长 25 184bp，有 8 个外显子，编码的 MMADHC 含 296 个氨基酸，基因突变的报道较少。

cblF 型的致病基因 *LMBRD1* 位于 6q13，全长 128 409bp，有 16 个外显子，编码一种溶酶体膜蛋白 LMBRD1，基因突变的报道较少。

甲基丙二酸是异亮氨酸、缬氨酸、甲硫氨酸、苏氨酸、胆固醇和奇数链脂肪酸分解代谢途径中甲基丙二酰辅酶 A 的代谢产物，正常情况下，在甲基丙二酰辅酶 A 变位酶及甲基钴胺素的的作用下转化成琥珀酰辅酶 A，参与三羧酸循环。由于基因突变，使甲基丙二酰辅酶 A 变位酶或甲基钴胺素活性下降，导致甲基丙二酰辅酶 A 代谢受阻，其旁路代谢产物甲基丙二酸、丙酸、甲基枸橼酸等代谢物异常蓄积，引起脑、肝、肾、骨髓及心脏等多脏器损伤，其发病机制如图 25-9 所示。

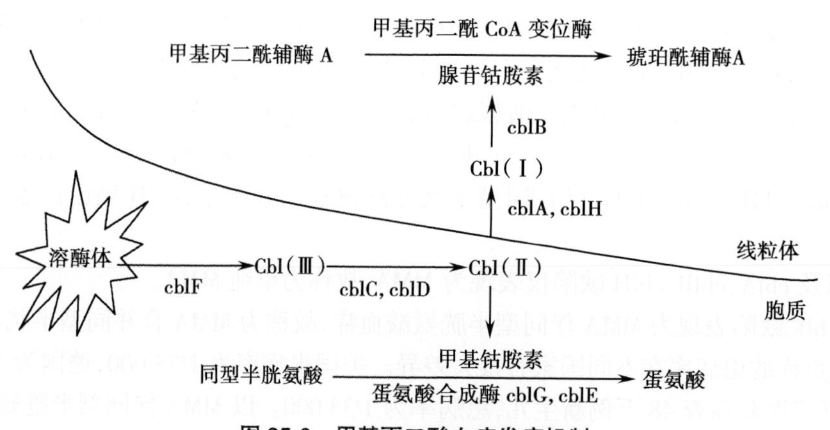

图 25-9　甲基丙二酸血症发病机制

（三）防治

甲基丙二酸血症的治疗原则是减少甲基丙二酸及其旁路代谢产物的生成和加速其清除。①急性期治疗应以补液、纠正酸中毒及电解质紊乱为主，同时应限制蛋白质摄入，供给充足的热量，避免静滴氨基酸。静滴或口服左旋肉碱，肌注维生素 B_{12} 等；② MMA 的长期治疗主要是饮食治疗，维生素 B_{12} 无效或部分有效的单纯型 MMA 患者以饮食治疗为主，给予不含异亮氨酸、缬氨酸、苏氨酸和甲硫氨酸的特殊配方奶粉或蛋白粉，大部分 MMA 合并同型半胱氨酸血症患者不需要严格控制天然蛋白质摄入，应定期检测血异亮氨酸、缬氨酸和甲硫氨酸水平，以免缺乏；③药物治疗是将维生素 B12 用于维生素 B12 有效型的长期维持治疗，维生素 B12 剂型中羟钴胺效果优于氰钴胺，将左旋肉碱甜菜碱用于 MMA 合并同型半胱氨酸血症患者。

二、丙酸血症

丙酸血症（propionic acidemia；OMIM #606054）是支链氨基酸和奇数链脂肪酸代谢异常的一种有机酸血症，患病率有种族和地区差异性，美国的患病率为活产婴儿的 1/100 000，日本为 1/174 000，沙特阿拉伯为 1/5000～1/2000，上海新华医院筛查 48 万例新生儿，患病率为 1/165 000。

（一）临床表现

丙酸血症在急性期主要为酸中毒表现，稳定期主要为脑损伤表现。新生儿期起病的患者主要表现为吸吮无力、拒食、呕吐、肌无力，嗜睡和惊厥。如不及时和适当治疗，可出现呼吸窘迫、昏迷及低体温，可在几天内死亡或出现永久性脑损伤。迟发患者临床表现多样：①慢性进展型，表现为发育迟缓、慢性呕吐、蛋白质不耐受，运动障碍，肌张力障碍等；②间断发作型，有类似于新生儿发病类型的一个急性失代偿期，常由代谢应激，如感染、损伤或手术等诱发，发作时常常表现为急性或反复间歇发作的脑病，伴有代谢性酸中毒、酮尿、高氨血症、血液学异常。稳定期表现包括生长障碍、运动、语言及智力发育落后、癫痫发作等。

实验室检查：①可出现贫血、全血细胞减少、酸中毒、血氨升高及乳酸升高；② C3 及 C3/C2 比值增高。部分患者血甘氨酸增高；③尿 3- 羟基丙酸、丙酰甘氨酸及甲基枸橼酸增高；④磁共振可见脑萎缩（伴脑室扩大，蛛网膜下间隙增宽）、髓鞘化延迟以及不同程度的基底节改变；⑤基因突变检测。

（二）遗传学和发病机制

丙酸血症为常染色体隐性遗传，是因丙酰辅酶 A 羧化酶（propionyl-CoA carboxylase，PCC）的缺乏所致。丙酰辅酶 A 羧化酶由 α 和 β 两个亚基组成 $\alpha_6\beta_6$ 多聚体，α 和 β 两个亚基分别由 *PCCA* 基因和 *PCCB* 基因编码，它们的突变都导致丙酸血症。*PCCA* 基因位于 13q32，全长 448 353bp，有 24 个外显子，编码的 PCCA 含 703 个氨基酸，迄今已发现 60 余种基因突变方式，突变位点主要集中在外显子 13、12、19、18。*PCCB* 基因位于 3q21-q22，全长 86 845bp，有 15 个外显子，编码的 PCCB 含 539 个氨基酸，迄今已有 60 种基因突变型的报道，突变位点多发生于外显子 12、15、11、6。

丙酸血症是一种由于丙酰 CoA 羧化酶活性缺陷导致丙酰 CoA 转化为甲基丙二酰 CoA 受阻，进而引起丙酰 CoA、丙酰肉碱、丙酸、3- 羟基丙酸、甲基枸橼酸和丙酰甘氨酸等代谢产物异常增高，引起机体功能障碍。丙酰 CoA 是某些支链氨基酸（异亮氨酸、缬氨酸、苏氨酸、甲硫氨酸）、奇数链脂肪酸和胆固醇的中间产物。

（三）防治

预防措施是新生儿筛查。已确诊者应尽快治疗。治疗应以补液、纠正酸中毒及电解质紊乱为主，同时避免天然蛋白质的摄入，使用不产生丙酸前体的肠外氨基酸。积极补充热量，阻止分解代谢。静滴或口服左旋肉碱。血氨增高者降血氨。长期治疗以控制蛋白质饮食为主，给予不含异亮氨酸、缬氨酸、甲硫氨酸和苏氨酸的配方奶粉或蛋白粉，补充左旋肉碱利于丙酰辅酶 A 的代谢和排除。药物治疗可用左旋肉碱、新霉素或甲硝唑。不建议长期使用。

三、戊二酸血症Ⅰ型

戊二酸血症Ⅰ型（glutaric acidemia Ⅰ；OMIM #231670）是一种由于戊二酰辅酶 A 脱氢酶（glutaryl-CoA dehydrogenase，GCDH）的活性缺乏导致赖氨酸、羟赖氨酸及色氨酸代谢异常所致的疾病，发病率具有种族和地区差异，美国的发病率约为 1/50 000，瑞典约为 1/30 000，德国约为 1/100 000。上海新华医院筛查 48 万例新生儿，仅确诊 1 例。

（一）临床表现

多数在婴幼儿期发病，临床表现多种多样。多数患儿出生时即有巨颅，或生后不久头围迅速增大，可伴轻微的非特异性神经系统损伤症状，如喂食困难、呕吐及易激惹等。头围的异常增大可为早期诊断提供线索。患儿易发生急性脑病危象，大多以发热、感染、腹泻、常规免疫接种或轻微颅脑外伤等为诱因，出现急性肌张力减退、意识丧失和类似癫痫发作表现，随后可有进行性肌张力障碍，并有明显的发育倒退现象，如独坐及扶站能力、语言能力、吸吮、咀嚼和吞咽反射等急性丧失。认知能力最初正常，随病情进展急性脑病危象反复发生，神经系统进行性损伤，最终可出现认知功能障碍。少数患者于青春期甚至成年时期发病，首次发病之前可无症状或仅有轻微锥体外系体征或不同程度头痛。

实验室检查：①血尿常规、肝功能、肾功能、血气分析、血糖、血氨、血乳酸及肌酸激酶等，可出现酸中毒及肌酸激酶增高；②血戊二酰肉碱（C5DC）及C5DC/C3比值增高；③尿戊二酸、3-羟基戊二酸增高；④磁共振可见基底神经节尤其是尾状核和壳核在T2W呈高信号，额颞叶脑实质萎缩，双侧大脑侧裂和颞前极蛛网膜下腔增宽，脑室扩张，交通性脑积水等。硬膜下积液或出血亦常见；⑤基因突变检测。

（二）遗传学和发病机制

本病为常染色体隐性遗传。致病基因为编码GCDH的基因*GCDH*位于染色体19p13.2，全长15 810bp，有12个外显子，mRNA长1897bp，编码的GCDH含438个氨基酸。迄今已报道约200种基因突变型，其中大部分属于错义突变。*GCDH*基因突变具有遗传异质性，在不同种族和地区可能存在不同的突变热点，最常见的突变是c.1024 C > T导致p.Arg 402 Trp，在白种人患患者群中可达10%～20%。

戊二酰辅酶A脱氢酶（GCDH）位于线粒体基质中，参与赖氨酸、羟赖氨酸和色氨酸的分解代谢，可催化戊二酰辅酶A氧化脱羧生成3-甲基巴豆酰辅酶A。编码戊二酰辅酶A脱氢酶的*GCDH*基因发生突变，导致戊二酰辅酶A脱氢酶活性降低或丧失，赖氨酸、羟赖氨酸及色氨酸分解代谢阻滞，致使大量异常代谢产物如戊二酸、3-羟基戊二酸等在组织及血液中蓄积，可与大量肉碱结合形成戊二酰肉碱。体内较多有机酸引起机体损伤。脑组织中积聚的过量戊二酸及3-羟基戊二酸与兴奋性神经递质谷氨酸结构相似，通过假神经递质机制导致谷氨酸受体过度激活，还可抑制 γ-氨基丁酸的合成，使抑制性神经递质减少，从而对神经元造成兴奋毒性损伤；另外，戊二酸及3-羟基戊二酸可抑制脑细胞线粒体内三羧酸循环过程的限速酶α-酮戊二酸脱氢酶复合体的活性，使脑细胞能量供应发生障碍，导致神经元损伤。

（三）防治

戊二酸血症Ⅰ型已经有新生儿筛查作为预防措施。治疗要点有：限制饮食中色氨酸及赖氨酸的摄入，6周岁以后可依据个体情况适当放宽；给予不含色氨酸及赖氨酸的配方营养粉喂养；药物治疗可用左旋肉碱和维生素B2。

四、异戊酸血症

异戊酸血症（isovaleric acidemia，IVA；OMIM 243500）是因异戊酰辅酶A脱氢酶（isovaleryl-CoA dehydrogenase，IVD）的活性缺乏导致的遗传性代谢病，为最早明确诊断的一种罕见有机酸血症，德国的发病率约为1/62 500，美国约为1/250 000，我国台湾地区约为1/365 000。近年来，新生儿串联质谱筛查也检出一些无症状患者。

（一）临床表现

异戊酸血症主要分为两种类型。

第一种为急性型，新生儿2周内急性发病，表现非特异性喂食困难，呕吐，嗜睡和惊厥等。患者可出现低体温和脱水。在急性发作期有特殊的“汗脚”气味，这种特殊气味是由于未结合异戊酸所致，患者汗液和耳耵聍中最易闻到。实验室检查可有阴离子间隙增高所致酸中毒、高氨血症、低或高血糖及低钙血症。由于骨髓抑制可有全血细胞、中性粒细胞和血小板减少。不及时处理可因脑水肿和出血导致昏迷或死亡。

第二种为慢性型，仅表现为非特异性不能耐受空腹或发育落后。新生儿急性型患者在渡过早期急性期后临床表现与慢性型类似，即容易在患其他疾病时诱发代谢失代偿，导致疾病急性发作。近年来随着串联质谱技术在新生儿筛查领域的应用，发现了越来越多的无症状患者，这种类型仅有生化指标异常而无临床症状，不同于典型的IVA。故目前IVA患者被分类为“代谢严重型”和“代谢轻型”。

实验室检查：①阴离子间隙升高的代谢性酸中毒、高氨血症、低或高血糖及低钙血症；②异戊酰肉碱（C5）升高，C5代表异戊酰肉碱、2-甲基丁酰肉碱和特戊酰肉碱等同分异构体的混合物，因此还需进一步鉴别,异戊酰辅酶A的中间代谢物也可见于电子传递黄素蛋白及脱氢酶缺陷;③异戊酰甘氨酸升高;④ IVD 基因突变分析。

(二)遗传学和发病机制

本病为常染色体隐性遗传。编码IVD的基因*IVD*位于15q14-q15,全长22 827bp,有12个外显子,编码的最终产物IVD含394个氨基酸。IVD通过末端信号肽转入线粒体,在线粒体基质中完成剪切、单体折叠,并组合成有活性的四聚体。

IVD是一种线粒体内的四聚体黄素酶蛋白,在亮氨酸代谢的第三步异戊酰辅酶A代谢为3-甲基巴豆酰辅酶A步骤中发挥关键作用,催化异戊酰辅酶A代谢为3-甲基巴豆酰辅酶A并将脱氢产生的还原当量传递给电子传递黄素蛋白。IVD活性缺乏导致对中枢神经系统有毒性的异戊酸的累积。串联质谱检查可发现C5酰基肉碱明显升高。

(三)防治

异戊酸血症已可进行新生儿筛查。确诊后应注意:①避免长时间空腹,发病时口服或静脉给予糖类以保证热卡供应;②通过饮食控制限制亮氨酸摄入以减少异戊酰肉碱的产生,同时提供足够的蛋白和热卡以保证正常生长发育,给予无亮氨酸的特殊配方奶粉或氨基酸粉;③促进毒性代谢物排出,服用左旋肉碱和甘氨酸。

五、生物素酶缺乏症

生物素酶缺乏症(biotinidase deficiency;OMIM 253260)是由于编码生物素酶(biotinidase,BTD)的基因*BTD*突变,使生物素酶活性下降,导致生物素减少,使依赖生物素的多种羧化酶的活性下降,导致线粒体能量合成障碍、代谢性酸中毒、有机酸尿症及一系列神经与皮肤系统损害。该病发病率约为1/60 000,以巴西最高,为1/9000。

(一)临床表现

生物素酶缺乏症的临床表现复杂多样,无特异性,涉及神经系统、皮肤、呼吸系统、消化系统和免疫系统等。①新生儿、婴儿早期发病较危重,喂食困难、呼吸困难、喘鸣、呕吐、腹泻、在头面部、颈部、躯干、臀部等部位皮肤红疹或红斑、溃烂或水疱、糠状或片状鳞屑,或皮肤干糙、脱皮等,肌张力低下、惊厥、意识障碍等;②迟发型患者可在幼儿到成人各年龄段都发病,因发热、疲劳、饮食不当等诱发,可表现为皮疹或蜕皮肌萎缩、肌病或肌无力、外周神经病变,部分患者出现视力、听力障碍。

实验室检查:①筛查可见血3-羟基异戊酰肉碱(C5-OH)增高,可伴或不伴有丙酰肉碱(C3)、或C3与乙酰肉碱(C2)比值增高;②尿液中3-甲基巴豆酰甘氨酸、3-羟基异戊酸、3-羟基丙酸、甲基枸橼酸、甲基巴豆酰甘氨酸可增高;③完全型生物素酶缺乏症患者其生物素酶活性低至正常人10%,严重者酶活性低至正常人1%,部分缺乏型患者酶活性为正常人10%~30%;④乳酸、血氨增高,代谢性酸中毒等;⑤基因诊断。

(二)遗传学和发病机制

本病为常染色体隐性遗传,*BTD*基因位于3p25,全长51 071bp,有4个外显子,编码的BTD含543个氨基酸。迄今已报道的*BTD*基因突变型约140种。基因型与临床表型(包括发病年龄、症状严重度等)无明确相关性,同一个生物素酶缺乏症家庭患者虽然携带相同基因突变,但临床表型差异较大。

发病是由于生物素酶活性下降,使生物胞素及食物中蛋白结合生物素裂解成生物素减少,生物胞素堆积,影响生物素的体内再循环及肠道吸收,导致内源性生物素不足,影响生物素依赖的丙酰辅酶A羧化酶、丙酮酸羧化酶、乙酰辅酶A羧化酶和甲基巴豆酰辅酶A羧化酶的辅酶的活性,使支链氨基酸的分解代谢、脂肪酸合成、糖原异生障碍,乳酸、3-羟基异戊酸、3-甲基巴豆酰甘氨酸、甲基枸橼酸及3-羟基丙酸等异常代谢产物在血、尿中蓄积,导致一系列临床症状。生物素代谢途径见图25-10。

(三)防治

生物素治疗疗效显著。①完全型BTD缺乏症患者可用大剂量生物素,部分BTD缺乏症可用小剂量生物素;②重症期合并代谢性酸中毒或高氨血症,限制蛋白质,大量葡萄糖供能,使用左旋肉碱。

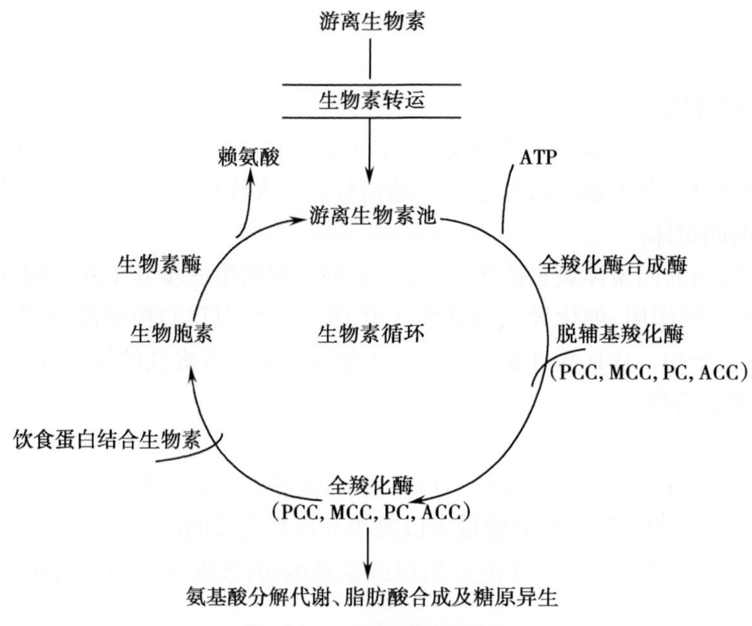

图 25-10　生物素代谢途径

ATP：腺苷三磷酸；PCC：丙酰辅酶 A 羧化酶；MCC：甲基巴豆酰辅酶 A 羧化酶；PC：丙酮酸羧化酶；ACC：乙酰辅酶 A 羧化酶

六、全羧化酶合成酶缺乏症

全羧化酶合成酶缺乏症（holocarboxylase synthetase deficiency；OMIM 253270）是由于编码全羧化酶合成酶（holocarboxylase synthetase，HLCS）的基因 *HLCS* 突变导致的疾病，日本曾报道该病的发病率约为 1/100 000，在我国该病较生物素酶缺乏症多见。全羧化酶合成酶缺乏症和上述生物素酶缺乏症都属多种羧化酶缺乏症（multiple carboxylase deficiency）。

（一）临床表现

全羧化酶合成酶缺乏症患儿多在新生儿、婴儿早期发病，临床表现与生物素酶缺乏症相似，但少数患者仅在口周、眼周、肛周局部出现皮疹，一般不伴视力、听力障碍。

实验室检查：同生物素酶缺乏症，本病患者生物素酶活性正常，是与生物素缺乏症鉴别的主要依据。有条件可做全羧化酶合成酶活性测定。

（二）遗传学和发病机制

本病为常染色体隐性遗传，致病基因 *HLCS* 位于 21q22.1，全长 246 348bp，有 14 个外显子，其中 9 个外显子，即外显子 6～14，编码 726 个氨基酸的 HLCS。迄今已报道 *HLCS* 基因突变型 35 种。日本报道较常见的突变为 c.780 delG 及 c.997 C > T 导致 p.Leu 237 Pro；而 c.1522 C > T 导致 p.Arg 508 Trp 和 c.1088 T > A 导致 p.Val 363 Asp 可能是中国患者的基因突变热点。

由于 *HLCS* 基因突变导 HLCS 活性下降，不能催化生物素与生物素依赖的多种羧化酶结合，从而影响多种羧化酶的活性，使脂肪酸合成、糖原异生及氨基酸的分解代谢发生障碍。与生物素酶缺乏相同，导致异常代谢产物在体内蓄积，出现不同程度的临床症状。

（三）防治

本病已列入新生儿筛查项目。治疗与生物素酶缺乏症同。生物素剂量应偏大。

七、3- 甲基巴豆酰辅酶 A 羧化酶缺乏症

3- 甲基巴豆酰辅酶 A 羧化酶由 α 和 β 两个亚基组成。α 亚基即 3- 甲基巴豆酰辅酶 A 羧化酶 1（3-methylcrotonyl-CoA carboxylase 1，MCCC1），由 *MCCC1* 基因编码；β 亚基即 MCCC2，由 *MCCC2* 基因编码。*MCCC1* 基因突变导致 3- 甲基巴豆酰辅酶 A 羧化酶 1 缺乏症（3-methylcrotonyl-CoA carboxylase 1 deficiency；OMIM 210200）；*MCCC2* 基因突变导致 3- 甲基巴豆酰辅酶 A 羧化酶 2 缺乏症（3-methylcrotonyl-

CoA carboxylase 2 deficiency;OMIM 210210)。它们都属于亮氨酸降解代谢障碍的有机酸代谢病,也是新生儿筛查中较多见的有机酸尿症,总发生率约为 1/36 000,大多数为无症状型,少数为母源性,有症状型表现为严重代谢紊乱。

(一)临床表现

临床表现变异大,主要分为有症状、无症状和母源性三种类型:①无症状型;②母源性,新生儿为杂合子,出生筛查时血 3- 羟基异戊酰肉碱(C5-OH)增高;③有症状型类似 Reye 综合征,喂食困难、生长发育迟缓,呕吐、腹泻、脑水肿、抽搐、反射亢进、肌张力增高或低下、嗜睡、昏迷等,可有"雄猫尿"气味,脱发,皮肤损害。感染、高蛋白饮食等应激时可出现低血糖及酮症酸中毒。

实验室检查:① 3- 羟基异戊酸肉碱(C5-OH)增高;②尿 3- 羟基异戊酸(3-HIVA)和 3- 甲基巴豆酰甘氨酸(3-MCG)排出增多,也可无 3-MCG 代谢产物排出;③代谢危象时可有低血糖、代谢性酮症酸中毒、高血氨症、乳酸增高及肝转氨酶增高等;④基因突变分析。

(二)遗传学和发病机制

MCC1 缺乏症和 MCC2 缺乏症都属常染色体隐性遗传。*MCCC1* 基因位于 3q27.1,全长 91 360bp,有 19 个外显子,mRNA 长 2551bp,编码含 725 个氨基酸的 MCCC1。*MCCC2* 基因位于 5q13.1,全长 78 417bp,有 17 个外显子,mRNA 长 3696bp,编码含 563 个氨基酸的 MCCC2。迄今已报道 *MCCC1* 和 *MCCC2* 的基因突变型分别为 60 种左右,其中,*MCCC1* 的基因突变 c.1155 A > C,导致 p.Arg 385 Ser 为较常见的突变热点。

3- 甲基巴豆酰辅酶 A 羧化酶是生物素依赖羧化酶之一,3- 甲基巴豆酰辅酶 A 羧化酶缺乏使 3- 甲基巴豆酰辅酶 A 不能生成 3- 甲基戊烯二酰辅酶 A,导致 3- 甲基巴豆酰辅酶 A 堆积,并与甘氨酸结合生成 3- 甲基巴豆酰甘氨酸(3-methylcrotonylglycine,3-MCG),与左旋肉碱结合生成 3- 羟基异戊酸(3-hydroxyisovaleric,3-HIVA),以尿中这些有机酸代谢产物增多为特点,伴继发性肉碱缺乏,其代谢途径见图 25-11。

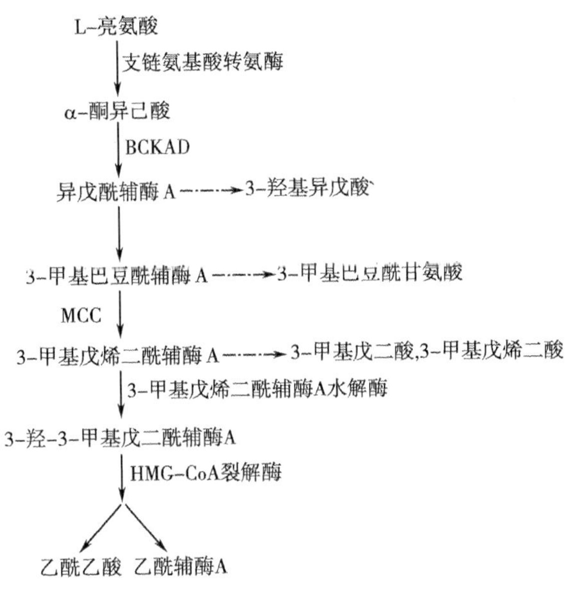

图 25-11　亮氨酸代谢途径

(三)防治

已列入新生儿筛查项目。通常无需治疗。如有严重继发性肉碱缺乏,可给予口服 L- 肉碱;有症状者可适当限制蛋白质或限制亮氨酸饮食,保证热量及各种营养素供应;生物素治疗通常无效。

八、3- 羟 -3- 甲基戊二酰辅酶 A 裂解酶缺乏症

3- 羟基 -3- 甲基 - 戊二酰辅酶 A 裂解酶缺乏症(3-hydroxy-3-methylglutaryl-CoA lyase deficiency, HMGCLD;OMIM 246450),以代谢性酸中毒、非酮症性低血糖、尿特异性代谢产物如 3- 羟基 -3- 甲基戊二酸(3-hydroxy-3-methylglutaric acids,HMG)排出增多为特点。HMGCLD 是葡萄牙最常见的有机酸病。本病在活产新生儿中发生率低于 1/100 000。

(一)临床表现

出生时即发病者往往有代谢性酸中毒、非酮症低血糖、脑病、高血氨等类似 Reye 综合征表现。急性危象表现包括呕吐、腹泻、脱水、低体温、昏睡、青紫和窒息甚至昏迷等。

实验室检查:①非酮型低血糖、代谢性酸中毒、高血氨症、高乳酸及肝转氨酶增高等;② 3- 羟基异戊酸肉碱(C5-OH)增高;③ 3- 羟 -3- 甲基戊二酸(HMG)(特异性)、3- 甲基戊烯二酸、3- 甲基戊二酸和 3- 羟基异戊酸等代谢产物排出增多;④致病基因诊断。

（二）遗传学和发病机制

本病为常染色体隐性遗传，致病基因 *HMGCL* 位于1p36.11，全长30 583bp，有9个外显子，转录的mRNA长1617bp，编码的HMGCL含298个氨基酸。迄今已报道40种基因突变型，其中，错义突变c.122G>A导致p. Arg 41 Gln，以及无义突变c.109G>T导致p.Glu 37 Ter，在沙特阿拉伯地区发病率较高；c.835G>A导致p.Glu 276 Lys可能是日本人中较常见的突变。

3-羟基-3-甲基戊二酰辅酶A裂解酶（HMG-CoA lyase）是酮体产生和亮氨酸代谢途径最后一步中催化HMG-CoA到乙酰辅酶A和乙酰乙酸的一种线粒体和过氧化物酶体酶，该酶缺乏导致3-羟-3-甲基戊二酰辅酶A堆积，酮体生成障碍，代谢途径见图25-11。

（三）防治

急性期补充左旋肉碱，静脉输注葡萄糖，碳酸氢钠纠正酸中毒，低脂（25%总热量）、低蛋白和低亮氨酸饮食。维持治疗主要低蛋白质和低脂肪摄入，补充左旋肉碱。

九、3-甲基戊烯二酸尿I型

3-甲基戊烯二酸尿症（3-methylglutaconic acidurias，MGAs）包含一组以尿中3-甲基戊二酸（3-methylglutaric acid，3-MG）排出为特征产物的遗传代谢病，包括五种不同的类型，其中，3-甲基戊烯二酸尿Ⅰ型（3-methylglutaconic aciduria，type Ⅰ，MGA1；OMIM #250950）是亮氨酸代谢缺陷的有机酸代谢疾病。

（一）临床表现

MGA1的临床表型差异较大。通常表现为小头畸形、痉挛性四肢麻痹性的神经病学损害、精神运动迟缓、癫痫、肌张力障碍、语言发育迟缓、低血糖和代谢性酸中毒等。成人发病者呈缓慢进展的脑白质病变。

实验室检查：①血3-羟基异戊酸肉碱（C5-OH）可增高；②尿3-甲基戊二酸、3-甲基戊烯二酸和3-羟基异戊酸等代谢产物排出增多；③ 3-MGH酶活性测定及致病基因分析。

（二）遗传学和发病机制

本病为常染色体隐性遗传。致病基因是编码AU RNA结合蛋白/烯酰-水合酶（AU RNA binding protein/enoyl-hydratase，AUH）的基因 *AUH*，位于9q22.31，全长155 110bp，有10个外显子，mRNA长1548bp，编码的AUH含339个氨基酸。迄今已报道10种不同的基因突变型，其中，5种错义突变，3种剪接突变，1种缺失突变和1种单核苷酸重复突变。

AUH缺乏使3-甲基戊烯二酰辅酶A不能代谢为3-羟-3-甲基戊二酰辅酶A，导致前体的有机酸代谢产物3-甲基戊二酸等排出增多（图25-11），引起一系列临床症状。

（三）防治

适当限制蛋白质或亮氨酸饮食，有效性不确定。

十、α-甲基乙酰乙酸尿症

α-甲基乙酰乙酸尿症（α-methylacetoacetic aciduria；OMIM 203750）又称β-酮硫解酶缺乏症（β-ketothiolase deficiercy），或线粒体乙酰乙酰辅酶A硫解酶缺乏症（mitochondrial acetoacetyl-CoA thiolase deficiency），是因编码乙酰辅酶A乙酰基转移酶1（acetyl-CoA acetyltransferase 1，ACAT1）的基因 *ACAT1* 突变导致的一种罕见疾病，表现为反复严重代谢性酸中毒，患病率不详。

（一）临床表现

α-甲基乙酰乙酸尿症的临床表现个体差异性大，常表现为急性发作的酮症酸中毒，常以禁食、发热、胃肠道及上呼吸道感染及应激等为诱因，呼吸深长，可有酮臭味，多伴呕吐、脱水、昏睡甚至昏迷；少数患者还伴有其他代谢异常，如血糖升高或降低、高氨血症及高甘氨酸血症等。患儿首次发作时的年龄多为6～24月龄，首次发作之前生长发育及智能发育多正常。少数患者症状较轻甚至可无症状。

实验室检查：①患者尿常规检测显示酮体阳性，血气分析pH<7.0多见，部分患者可有血糖明显升高或降低，血氨浓度升高；②血3羟基丁酰肉碱（3-hydroxyisovlerylcarnitine，C5OH）、3-羟基丁酰肉碱（3-hydroxybutyrylcarnitine，C4OH）及异戊烯酰肉碱（tiglylcarnitine）浓度升高；③尿2-甲基-3-羟基丁酸、甲

基巴豆酰甘氨酸及 3- 羟基丁酸明显升高；④致病基因检测。

（二）遗传学和发病机制

本病为常染色体隐性遗传，致病基因 *ACAT1* 位于 11q22.3-q23.1，全长 33 638bp，有 12 个外显子，mRNA 长 2149bp，编码的 ACAT1 含 427 个氨基酸，迄今已报道 70 余种基因突变型，其中多数为剪切异常突变。

β 酮硫解酶是异亮氨酸分解代谢及肝外酮体利用过程中重要的酶，它催化 2- 甲基乙酰乙酰辅酶 A 裂解为丙酰辅酶 A 和乙酰辅酶 A；在酮体利用过程中催化乙酰乙酰辅酶 A 生成 2 分子乙酰辅酶 A。*ACAT1* 基因突变致使 β 酮硫解酶活性降低或丧失，异亮氨酸分解代谢阻滞，大量酸性中间代谢产物如 2- 甲基乙酰乙酸、2- 甲基 -3- 羟基丁酸、甲基巴豆酰甘氨酸等在组织和血液中大量蓄积，同时，因肝外酮体利用受阻，大量酮体在组织细胞中积聚。患者常反复发生严重代谢性酸中毒及多脏器功能异常，严重者可导致死亡。

（三）防治

主要的治疗措施是急性期及时给予补液、纠酸等对症处理，静脉输注足量葡萄糖以减少蛋白质分解，静脉补充左旋肉碱，促使体内蓄积的酸性代谢产物排出。缓解期应限制蛋白质摄入，给予高热量、低脂肪饮食，口服补充左旋肉碱。

十一、3- 羟异丁酸尿症

3- 羟异丁酸尿症（3-hydroxyisobutyric aciduria；OMIM 236795）是缬氨酸代谢过程中的一种遗传性缺陷。此病罕见。

临床最重要的一个特点是酮症酸中毒，表现为呕吐、大汗、低血糖、酸中毒。另外可有嗜睡、肌张力低、白内障、畸形和发育障碍，也有患者表现为癫痫大发作和惊厥。实验室检查：①可表现为乳酸血症、酮症酸中毒、高甲硫氨酸血症等；② 3- 羟异丁酸和 2- 乙基 3- 羟基丙酸显著增高。

本病的致病基因尚未完全确定，遗传方式尚不清楚。确诊病例都是男性的事实，提示本病可能属 X- 连锁隐性遗传，但也不能排除常染色体隐性遗传方式。

本病发病机制尚不清楚，现认为基础缺陷在于 3- 羟基异丁酸脱氢酶，此酶在缬氨酸代谢过程中催化 3- 羟基异丁酸转化为甲基丙二酸半醛或者催化甲基丙二酸半醛转化为丙酰 CoA。酶的缺陷导致 3- 羟基异丁酸浓度增高随尿排出。

防治：限制蛋白质的摄入；静滴或口服左旋肉碱。

十二、D-2- 羟基戊二酸尿症 1

D-2- 羟基戊二酸尿症（D-2-hydroxyglutaric aciduria 1，OMIM 600721）是编码 D-2- 羟基戊二酸脱氢酶（D-2-hydroxyglutarate dehydrogenase，D2HGDH）的基因 *D2HGDH* 发生突变导致的神经代谢性疾病，临床罕见。

D-2- 羟基戊二酸尿症 1 的临床表现差异较大。患儿可表现为轻微的神经系统症状，如轻微的发育迟缓、语言及会话功能发育迟滞，以及热性惊厥等。重症患者常可表现为顽固性癫痫，严重的肌张力低下，意识状态从敏感、易怒到昏迷、木僵等程度不等，并有大脑视觉障碍，约有 1/3 的重症患儿并存心肌病。实验室检查：①患者尿中 D-2- 羟基戊二酸明显增高；②影像检查：可见髓鞘形成障碍、脑室扩大、尾状核头部囊肿等；③基因突变分析。

本病为常染色体隐性遗传。*D2HGDH* 基因位于 2q37.3，全长 41 202bp，有 10 个外显子，mRNA 长 2604bp，编码的 D2HGDH 含 522 个氨基酸。D-2- 羟基戊二酸脱氢酶活性缺乏可催化 D-2- 羟基戊二酸转化为 2- 氧戊二酸受阻，体内 D-2- 羟基戊二酸增多，引起脑损伤。

至今尚无针对 D-2- 羟基戊二酸尿症的有效治疗方法。可试用核黄素及 L- 肉毒碱治疗。

十三、L-2- 羟基戊二酸尿症

L-2- 羟基戊二酸尿症（L-2-hydroxyglutaric aciduria；OMIM 236792）是编码 L-2- 羟基戊二酸脱氢酶（L-2-hydroxyglutarate dehydrogense，L2HGDH）的基因 *L2HGDH* 发生突变，导致 L-2- 羟基戊二酸代谢障碍引起的遗传代谢病。

（一）临床表现

大部分患者在婴儿期和幼儿早期智能和精神运动发育正常或仅有轻微的发育迟缓，随后出现癫痫、锥体征及锥体外系征，共济失调和智能发育迟滞为最明显的临床表现。半数患儿表现有进行性巨颅。

实验室检查：可出现贫血、酸中毒及乳酸增高；患者尿中 L-2- 羟基戊二酸显著增高；基因突变检测确诊。

（二）遗传学和发病机制

本病属常染色体隐性遗传。*L2HGDH* 基因位于 14q21.3，全长 76 796bp，有 10 个外显子，编码的 L2HGDH 含 463 个氨基酸。

L-2- 羟基戊二酸脱氢酶缺陷导致 L-2- 羟基戊二酸转化为 2- 氧戊二酸受阻，患者血液及脑脊液中 L-2- 羟基戊二酸水平增高。其他相关有机酸如羟乙酸、甘油酸、2，4- 二羟基丁酸、柠檬酸、异柠檬酸仅在脑脊液中增高，引起脑损伤。

（三）防治

至今尚无有效治疗方法。患儿癫痫发作时可予对症处理。

十四、丙二酰辅酶 A 脱羧酶缺乏症

丙二酰辅酶 A 脱羧酶缺乏症（malonyl-CoA decarboxylase deficiency；OMIM 248360）是编码丙二酰辅酶 A 脱羧酶（malonyl-CoA decarboxylase，MLYCD）的基因 *MLYCD* 突变，导致丙二酰辅酶 A 脱羧酶缺乏引起的代谢病，临床罕见。

（一）临床表现

喂食困难，呕吐，严重发育迟缓，轻度智力低下等。实验室检查：①包括血尿常规、肝功能、肾功能、血气分析、血糖、血氨、血乳酸等。可出现贫血、全血细胞减少、酸中毒、血氨升高及乳酸升高；②串联质谱技术检测干血滤纸片中酰基肉碱谱，血丙二酰肉碱（malonylcarnitine，C3DC）及 C3 DC /C3（丙酰肉碱）比值增高；③尿丙二酸、甲基丙二酸增高；④基因突变检测。

（二）遗传学和发病机制

本病为常染色体隐性遗传。*MLYCD* 基因位于 16q23.3，全长 24 058bp，有 5 个外显子，编码的 MLYCD 含 454 个氨基酸，迄今已报道 20 多种基因突变型。

丙二酰辅酶 A 脱羧酶催化丙二酰辅酶 A 转化为乙酰辅酶 A 和 CO_2，在调节脂肪酸氧化中有重要作用。该酶活性降低或缺乏导致丙二酸、甲基丙二酸及 3- 羟 -3- 甲基戊二酸等有机酸在体内蓄积。丙二酸是许多代谢途径的抑制剂，它的堆积可干扰许多化合物的代谢。

（三）防治

防治要点有：①急性期输液纠正酸中毒、电解质紊乱及低血糖。限制蛋白质饮食及避免静滴氨基酸，给予低脂肪、高糖饮食；②左旋肉碱静滴或口服。

第四节　线粒体脂肪酸氧化障碍

脂肪酸氧化代谢障碍（fatty acid oxidation disorders，FOAD）是由于脂肪酸进入线粒体后进行氧化代谢途径中的酶或转运蛋白功能缺陷，导致脂肪酸氧化代谢发生障碍所引起的一组疾病，共涉及 16 种酶或转运蛋白，14 种疾病，均属于常染色体隐性遗传病。脂肪酸进入线粒体进行代谢的途径见图 25-12。

血液中的游离肉碱经过细胞膜上的肉碱转运蛋白转运进入细胞质中。细胞质中的中、长链脂肪酸在线粒体外膜上生成酰基 CoA，酰基 CoA 与肉碱在肉碱棕榈酰转移酶 - Ⅰ作用下生成酰基肉碱，酰基肉碱在肉碱 / 酰基肉碱转移酶作用下进入线粒体内，肉碱转移到细胞质中。线粒体内的酰基肉碱在肉碱棕榈酰基转移酶 -I 作用下，生成酰基 CoA 及肉碱。酰基 CoA 在不同长度的酰基 CoA 脱氢酶作用下，生成乙酰 CoA，进入三羧酸循环，提供 ATP。此途径中任何一步发生障碍，即导致脂肪酸代谢受阻，乙酰 CoA 生成减少，ATP 相应减少，从而引起疾病。

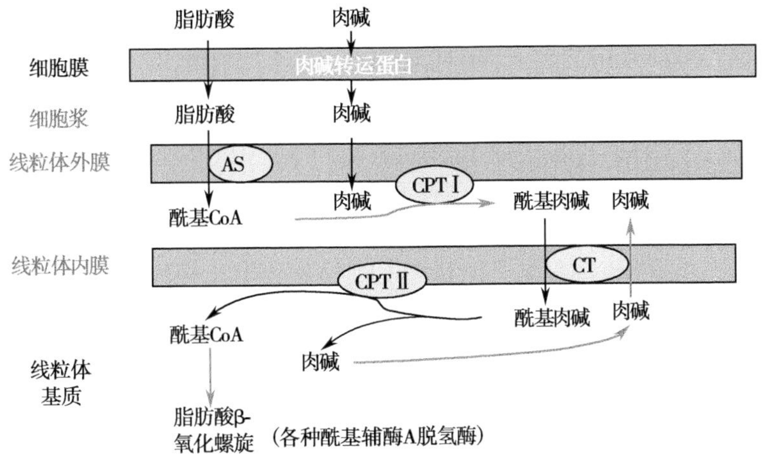

图 25-12　线粒体脂肪酸 β- 氧化代谢途径

AS:酰基辅酶合成酶;CPT Ⅰ:肉碱棕榈酰转移酶 - Ⅰ;CT:肉碱 / 酰基肉碱转移酶;CPT Ⅱ:肉碱棕榈酰转移酶 - Ⅱ

一、系统性原发性肉碱缺乏症

系统性原发性肉碱缺乏症(carnitine deficiency,systemic primary,CDSP;OMIM 212140),又称肉碱转运障碍或肉碱摄取障碍,是由于细胞膜上高亲和力的有机阳离子 / 肉碱转运蛋白 2(organic cation/ carnitine transporter 2,OCTN2)的缺陷所导致的一种脂肪酸 β 氧化代谢病,表现为血浆肉碱水平明显降低及组织细胞内肉碱缺乏,引起心脏、骨骼肌、肝脏等多系统损害。CDSP 的患病率在美国约为 1/200 000,葡萄牙约为 1/100 000,我国患病率约为 1/30 000。

(一) 临床表现

CDSP 可于任何年龄发病,多数患儿于 1 月 ~ 7 岁发病,平均年龄在 2 岁左右。临床表现有较大差异,主要有:①急性能量代谢障碍危象,表现为低酮型低血糖、高血氨及代谢性酸中毒等;②心肌病,表现为心室肥厚、心功能不全、心律失常及肌酸激酶升高等;③肌病,表现为肌无力、肌张力减退、肌痛、运动耐力差、肌肉型肌酸激酶升高、肌纤维内脂质沉积等;④肝脏损害,表现为肝肿大、脂肪肝、肝功能异常等,一些肝损患儿急性起病,表现为抽搐、进行性意识障碍等,常被误诊为 Reye 综合征发作。此外,可有反复腹痛、呕吐、胃食管反流等消化道症状,反复感染、喘息等呼吸道表现,以及贫血等。CDSP 被认为是一种潜在的致死性疾病,患儿可因急性能量代谢障碍危象或急性心衰而猝死。

实验室检查:低酮性低血糖、肌酸激酶增高、高血氨、代谢性酸中毒、转氨酶升高、游离脂肪酸可增高。游离肉碱及多种酰基肉碱降低;二羧酸增高或正常;心电图可示各种心律失常、QT 间期延长、T 波增高等电生理改变;心脏彩超可见心腔扩张、心室壁或室间隔肥厚、射血分数降低、心肌收缩力减弱、继发性二尖瓣关闭不全等心脏结构及功能异常;基因突变检测确诊。

(二) 遗传学和发病机制

本病为常染色体隐性遗传。OCTN2 的全名为溶质载体蛋白家族 22 成员 5(solute carrier family 22, member 5,SLC22A5),由 *SLC22A5* 基因编码。*SLC22A5* 基因位于 5q23.3,全长 32 906bp,有 10 个外显子,mRNA 长 3295bp,编码的 SLC22A5 含 557 个氨基酸。迄今已报道 90 余种基因突变型,多为错义突变,无义突变,移码突变次之,剪接突变最少见。在某些种族和地区人群中存在突变热点,如白种人群中常见 p.Arg 282 Ter,西非人群常见 p.Tyr 211 Cys,东亚人群常见 p.Trp 132 Ter 和 p.Trp 283 Cys。我国台湾患者中 p.Arg 254 Ter 最常见,上海市儿科医学研究所也发现 p.Arg 254 Ter 的频率最高。

肉碱的主要功能是在细胞内与中、长链酰基 CoA 在线粒体外膜的肉碱棕榈酰转移酶的催化下结合生成酰基肉碱,协助中、长链脂肪酸进入线粒体内进行 β 氧化代谢。食入的肉碱在细胞膜上的肉碱转运蛋白的作用下进入细胞内。肉碱转运蛋白功能缺乏,导致肉碱由肠道内转入到血液,以及由血液转入到细胞内的量减少,血液及细胞内肉碱缺乏,脂肪酸 β 氧化代谢受阻,患者表现为心肌病、心功能降低、出现肌无力、肌张力减退及肝功能异常等。

（三）防治

本病的防治要点有：避免饥饿及长时间高强度运动。需终身应用肉碱替代治疗；服用左旋肉碱。

二、肉碱棕榈酰转移酶Ⅰ缺乏症

肉碱棕榈酰转移酶Ⅰ缺乏症（carnitine palmitoyltransferase I deficiency；OMIM 255120）是由于肝肉碱棕榈酰转移酶Ⅰ（carnitine palmitoyltransferase Ⅰ，liver，CPT1A）的缺乏，导致中、长链酰基CoA转运进入线粒体进行氧化受阻引起的疾病。临床主要表现为低酮型低血糖、肝肿大等，而骨骼肌和心脏一般不受累。本病患病率极低。

（一）临床表现

首次出现症状多在出生后数小时～30个月之间。饥饿或感染是常见诱因。起病急骤，类似脑病伴内脏脂肪变性（Reye综合征）发作，常可复发，死亡率较高。典型表现有低酮型低血糖或肝性脑病所致的呕吐、意识改变、惊厥、昏迷，肝肿大伴转氨酶升高、凝血功能异常，以及血氨、血脂增高等。可能伴有酸中毒、碱性尿、磷酸盐排泄增多，提示肾小管性酸中毒。脑部远期损害主要取决于低血糖的严重程度。

实验室检查：①低酮性低血糖、肌酸激酶增高、高血氨、转氨酶升高、血脂增高；②血游离肉碱水平显著增高，多种酰基肉碱水平降低；③二羧酸增高或正常；④基因突变检测。

（二）遗传学和发病机制

本病为常染色体隐性遗传。目前报道的病例均为编码CPT1A的基因*CPT1A*突变所致。*CPT1A*基因位于11q13.2，全长94 312bp，有19个外显子，编码的CPT1A含773个氨基酸。迄今已报道34种基因突变型，多为单个碱基置换。其中，c.2129 G>A导致p.Gly 710 Glu在德裔美国人的哈特教派信徒中常见，p.Pro 479 Leu在美国阿拉斯加州原居民因纽特人群中常见。

CPT 1A的主要功能是催化中、长链酰基CoA与肉碱合成酰基肉碱，是进入线粒体参与β氧化的主要限速酶。CPT1A活性降低或缺乏时，肉碱与中、长链酰基CoA合成酰基肉碱减少，中、长链脂肪酸不能进入线粒体进行氧化代谢，导致乙酰CoA生成减少，影响肝脏的生酮作用，且长链酰基CoA等有毒物质大量堆积，尤其当葡萄糖摄入不足或其他疾病导致能量需求增高时，肝脏损害严重，并出现大脑功能障碍。

（三）防治

肉碱棕榈酰转移酶乏症的防治要点是避免饥饿，以减少低血糖的发生。长期低脂高糖饮食。多餐，尤其<3个月的婴儿，最好每4小时喂食一次，睡前进食生玉米淀粉。饮食中增加富含中链甘油酸的食物。

三、肉碱棕榈酰转移酶Ⅱ缺乏症

肉碱棕榈酰转移酶Ⅱ缺乏症是由于肉碱棕榈酰转移酶Ⅱ（carnitine palmitoyltransferase 2，CPT2）的缺乏，导致中、长链酰基CoA转运进入线粒体进行氧化受阻引起的疾病。本病有几种亚型。迟发型肉碱棕榈酰转移酶Ⅱ缺乏症（carnitine palmitoyltransferase 2 deficiency，late-onset；OMIM 255110）、婴儿型肉碱棕榈酰转移酶Ⅱ缺乏症（carnitine palmitoyltransferase 2 deficiency，infantile；OMIM 600649）和致死性新生儿型肉碱棕榈酰转移酶Ⅱ缺乏症（carnitine palmitoyltransferase 2 deficiency，lethal neonatal；OMIM 608836）。本病患病率约1/100 000。

（一）临床表现

患者临床表现多样，分为迟发型、婴儿型、致死性新生儿型及感染诱发性急性脑病型四型。

1. 迟发型　首次发作常出现在儿童期，男性多见。长时间体育锻炼、禁食和感染是常见的诱发因素，寒冷、睡眠不足及全身麻醉及也可诱发。发作期表现包括肌痛、肌红蛋白尿、肌无力、肌强直及横纹肌溶解，严重者可引起肾衰竭、甚至死亡。

2. 婴儿型　男女比例相当。通常由感染、发热或禁食诱发。典型表现包括低酮型低血糖、嗜睡、昏迷、抽搐、肝肿大、肝功能衰竭等。一些患者有心脏损害，出现扩张型或肥厚型心肌病。

3. 致死性新生儿型　患儿在胎儿期即有发育异常，导致先天性畸形如多囊肾、神经元移行异常及面部畸形等。出生数小时至数天内即出现症状，表现为低体温、呼吸窘迫、抽搐、昏迷、肝肿大、肝功能衰竭、心脏肥大、心律失常、张力减退、反射亢进等，比婴儿型更为危重，大部分患儿迅速死亡。

4. 感染诱发性急性脑病型　感染源包括流感病毒、腺病毒、人类疱疹病毒、轮状病毒、支原体等，尤以流感病毒多见。以持续高热伴 12～48 小时内惊厥为特征，通常导致昏迷、多器官衰竭、脑水肿等，死亡率高。

实验室检查：①低酮性低血糖、肌酸激酶及肝酶升高，尿肌红蛋白升高，严重者出现肾功能异常；②长链酰基肉碱水平升高，游离肉碱水平降低或正常；③二羧酸增高或正常；④心电图提示心律失常，超声心动图发现心肌病，腹部超声发现脂肪肝等；⑤基因突变检测。

（二）遗传学和发病机制

本病为常染色体隐性遗传。编码 CPT2 的基因 *CPT2* 位于 1p32.3，全长 24 769bp，有 5 个外显子，mRNA 长 3110bp，编码的 CPT2 含 658 个氨基酸。迄今已报道 80 余种突变型，大部分为错义突变。P.Ser 113 Leu、p.Pro 50 His 是欧洲人群中常见的突变类型，其中最常见的 p.Ser 113 Leu 的检出率约 60%；日本人群中以 p.Phe 383 Tyr 最为常见。

CPT2 存在于细胞线粒体内膜上，其活性降低，导致酰基肉碱不能分解为脂酰辅酶 A 及肉碱，中、长链脂肪酸不能进入线粒体进行氧化，大量酰基肉碱蓄积在线粒体基质不能被氧化利用，能量缺乏和代谢产物的毒性作用最终导致一系列生化异常和脏器损害。

（三）防治

本病防治原则是避免饥饿和长时间运动，高糖和低脂饮食。多餐饮食，给予富含中链甘油酸的食物，夜间给予生玉米淀粉减少低血糖的发生。可用左旋肉碱治疗。

四、肉碱酰基肉碱转运酶缺乏症

肉碱酰基肉碱转运酶缺乏症（carnitine-acylcarnitine translocase deficiency；OMIM 212138）是由于肉碱酰基肉碱转运酶（carnitine-acylcarnitine translocase，CACT）的功能缺陷，使长链酰基肉碱不能进入线粒体内膜参与 β 氧化所导致的疾病。沙特阿拉伯的发病率约 1/55 600，澳大利亚约 1/500 000；我国香港约 1/43 500。

（一）临床表现

患儿通常在较长时间饥饿或感染之后发病，新生儿期出现症状者致残致死率高，较迟发病者预后较好。大脑损害表现为神经功能障碍，包括抽搐、嗜睡、昏迷等，若诊治不及时，可导致严重后遗症。心脏损害表现包括心肌病、心律失常、心功能降低不全等；肝脏损害表现有肝肿大、肝功能异常、急性肝衰等；肌肉损害主要表现为肌无力、肌张力减退。

实验室检查：①低酮性低血糖、肌酸激酶及肝酶升高、高血氨等；②血酰基肉碱谱检测：长链酰基肉碱水平升高，游离肉碱水平降低或正常；③二羧酸增高或正常；④基因突变检测。

（二）遗传学和发病机制

本病为常染色体隐性遗传。CACT 的正名为溶质载体蛋白家族 25 成员 20（solute carrier family 25，member 20，SLC25A20），由 *SLC25A20* 基因编码。*SLC22A5* 基因位于 3p21.31，全长 48 966bp，有 9 个外显子，mRNA 长 1909bp，编码的 SLC22A5 含 301 个氨基酸。迄今已报道 30 余种基因突变型，以错义突变、缺失突变居多。

肉碱酰基肉碱转运酶功能缺陷，使酰基肉碱与游离肉碱的跨线粒体内膜转运功能障碍，酰基肉碱不能进入线粒体，游离肉碱不能转运出线粒体，导致中、长链酰基肉碱不能进入线粒体内进行 β 氧化，致供能不足，以及蓄积的长链酰基肉碱的毒性作用，引起一系列生化异常及器官损害，影响重要器官包括大脑、心脏、骨骼肌以及肝脏的功能。

（三）防治

避免饥饿和长时间运动，高糖和低脂饮食。多餐饮食，给予富含中链甘油酸的食物，夜间给予生玉米淀粉减少低血糖的发生。用左旋肉碱补充。

五、短链酰基辅酶A脱氢酶缺乏症

短链酰基辅酶A脱氢酶缺乏症（acyl-CoA dehydrogenase, short-chain, deficiency of, ACADSD, OMIM 201470）是由于短链酰基辅酶A脱氢酶（acyl-CoA dehydrogenase, short-chain, ACADS）的缺陷造成的一种脂肪酸氧化代谢障碍遗传性代谢疾病。新生儿筛查资料显示，其发病率约为1/33 000 ~ 1/50 000。

（一）临床表现

可于新生儿至成人起病，多5岁前起病。部分患者可无症状，见于新生儿筛查发现的患者。本病不同于其他酰基辅酶A脱氢酶缺乏所致的低酮性低血糖、肝脏和心脏受累，主要表现为神经系统受累。发育迟缓是最常见表现，其他常见的有语言发育落后和肌张力低下，也有惊厥、肌病、不耐饥和喂养困难、嗜睡和行为异常。少数患者可有畸形、心肌病和宫内生长迟缓或呼吸抑制。少有急性发作报道。目前对患者临床表型研究发现，20%存在生长发育迟缓、喂食困难及肌张力减退，22%表现为抽搐，30%表现为肌张力减退但无抽搐症状。大部分无临床症状缺陷婴幼儿，都是通过新生儿筛查诊断。

实验室检查：血中丁酰基肉碱（C4）升高，其升高应该与异丁酰肉碱（可见于正常人）和乙基丙二酸脑病以及异丁酰辅酶A脱氢酶缺乏症相鉴别；尿中发现乙基丙二酸、丁酰甘氨酸升高；成纤维细胞测定SCAD酶活性和脂肪酸氧化流量分析；基因突变分析确诊。

（二）遗传学和发病机制

本病为常染色体隐性遗传。编码ACADS的基因*ACADS*，位于12q24.31，全长21 241bp，有10个外显子，mRNA长1934bp，编码的ACADS含412个氨基酸（包括一个前导肽24个氨基酸）。ACADS是一个四聚体的线粒体黄素酶蛋白，由细胞核编码蛋白的四个亚基，在细胞质中形成蛋白前体，转运入线粒体基质中，经过修饰折叠形成活性蛋白。ACADS单体中包含一个黄素腺嘌呤二核苷酸（flavin adenine dinucleotide, FAD），FAD与ACADS的结合，对ACADS蛋白活性、折叠修饰及稳定性具有重要作用。迄今已报道43种*ACADS*基因突变型。

短链酰基辅酶A脱氢酶为线粒体β氧化代谢通路酰基辅酶A脱氢酶家族中一个重要酶，催化4个碳到6个碳的脂酰肉碱脱氢，并将产生的电子转移给电子传递黄素蛋白（electron transport flavoprotein, ETF）。由于ACADS缺陷，造成了体内其酶活性下降，底物丁酰基辅酶A（C4-CoA）累积，丁酰基辅酶A在体内可转化为丁酰肉碱、丁酰基甘氨酸，或通过丙酰基羧化酶作用生成乙基丙二酸。患者尿中可有乙基丙二酸升高。

（三）防治

新生儿筛查可行。目前尚无有效治疗方法，主要措施是低脂饮食，可适当补充肉碱或维生素B2（核黄素），避免长时间空腹及应激。

六、3-羟酰基辅酶A脱氢酶缺乏症

3-羟酰基辅酶A脱氢酶缺乏症（3-hydroxyacyl-CoA dehydrogenase deficiency; OMIM 231530），即短链3-羟酰基辅酶A脱氢酶缺乏症（short-chain 3-hydroxyacyl-CoA dehydrogenase deficiency, SCHAD deficiency），为线粒体脂肪酸β氧化过程中3-羟酰基辅酶A脱氢酶（3-hydroxyacyl-CoA dehydrogenase, HADH）的缺陷所致。目前对此病报道较少，发病率不详。

（一）临床表现

多数患者出现临床症状为生后3岁以内，常常为婴儿期低酮性低血糖和高胰岛素血症，可表现为低血糖惊厥、肌张力低下和昏睡。高胰岛素血症的机制在于本病对谷氨酸脱氢酶的抑制作用去除，导致胰岛素的释放增加。也有患者表现为肝损害、横纹肌溶解。

实验室检查：C4-OH酰基肉碱升高，尿有机酸检测可有中链二羧酸尿和3羟基二羧酸尿，但也可正常；低血糖，高胰岛素血症；淋巴或成纤维细胞以及肌肉的3-羟酰基辅酶A脱氢酶活性测定；基因突变分析确诊。

（二）遗传学和发病机制

本病为常染色体隐性遗传。编码HADH的基因*HADH*位于4q22-q26，全长52 392bp，有8个外显子，编码的 HADH 前体含 314 个氨基酸，包括 12 个氨基酸的线粒体输入信号肽和 302 个氨基酸的成熟 HADH。

3- 羟酰基辅酶 A 脱氢酶位于线粒体基质中，由 302 个氨基酸构成同型二聚体蛋白，是脂肪酸氧化过程倒数第二步的关键酶，催化 4 个碳到 16 个碳的 3- 羟酰基辅酶 A 转化为 3- 酮酰基辅酶 A，但对 10 个碳的羟酰基辅酶 A 活性最强，随着碳链延长活性减弱。HADH 的缺陷造成对 C4-C16 酯类的代谢障碍。

（三）防治

二氮嗪治疗效果良好，适量给予生玉米淀粉可有效改善症状。

七、中链酰基辅酶 A 脱氢酶缺乏症

中链酰基辅酶 A 脱氢酶缺乏症（acyl-CoA dehydrogenase，medium-chain，deficiency of，ACADMD，OMIM 201450）是由于中链酰基辅酶 A 脱氢酶（acyl-CoA dehydrogenase，medium-chain，ACADM）的功能缺陷，中链脂肪酸 β 氧化受阻，导致能量生成减少和毒性代谢中间产物累积而引起的疾病。本病在白种人中患病率较高，英国约 1/12 500，德国约 1/15 600，美国约 1/18 000；亚洲患病率较低，上海新生儿筛查结果为 1/124 000。

（一）临床表现

患者大多在出生后 3 个月至 3 岁之间发病，少部分在新生儿期或成人期发病，也有患者无症状。患者可一次或多次发病，通常都有诱发因素，以长时间饥饿最为常见，感染也是常见的诱因。早期发病的患儿，其首发症状以嗜睡和呕吐常见，也可表现为抽搐、窒息等，常迅速进展为昏迷或死亡。50% 的患儿伴有肝脏肿大，心脏损害表现较为罕见。成人期发病者，临床表现多样，其中呕吐是最常见的症状，肝脏肿大相对少见，妊娠期出现症状的患者表现为急性脂肪肝。多数患者有急性非炎症性脑病。心脏损害表现较早期发病的患儿多见。肌酸激酶显著增高，并伴有肌红蛋白尿，可能与剧烈运动或大量饮酒有关。患者死亡率较高，发病的患儿中约 25% 死亡，成人期急性发病的患者死亡率更高，可达到 50%。约 1/3 的急性发病后存活的患者出现后遗症，包括生长发育迟滞、运动发育迟缓、智力障碍、语言发育缺陷、心理行为问题、癫痫、脑瘫、偏瘫、慢性肌无力等。

实验室检查：低酮型低血糖、转氨酶升高、血氨升高、肌酸激酶升高、代谢性酸中毒等；辛酰肉碱及辛酰肉碱与癸酰肉碱比值增高；尿有机酸检测：二羧酸增高或正常；基因突变检测确诊。

（二）遗传学和发病机制

本病为常染色体隐性遗传。编码 ACADM 的基因 *ACADM* 位于 1p31.1，长 46 313bp，有 12 个外显子，mRNA 长 2615bp，编码的 ACADM 含 421 个氨基酸，迄今已报道 95 种基因突变型，以错义突变为主，约占总突变型的 60%。白种人群中最常见的突变是 c.985 A > G 导致 p.Lys 304 Glu。在日本人中，c.449_452 del4 缺失突变最为常见。

本病是由于中链酰基辅酶 A 脱氢酶活性降低或缺乏，使中链脂肪酸代谢受阻，乙酰 CoA 生成减少，继而 ATP 及酮体生成减少，机体能量供应不足。中链酰基 CoA 在线粒体内累积，导致酰基 CoA/ 游离 CoA 比值增大，抑制了丙酮酸脱氢酶复合体和 α- 酮戊二酸脱氢酶复合体活性，累及糖有氧氧化及三羧酸循环，进一步导致 ATP 释放减少。在长时间饥饿、疾病应激等状态下，患者脑组织及肌肉等得不到足够能量而出现功能障碍。

（三）防治

本病已经列入新生儿筛查项目，作为预防主要措施。治疗原则是避免饥饿、急性发作期积极对症处理。婴儿期患儿需频繁喂养；幼儿期患儿可在睡前给予生玉米淀粉。左旋肉碱治疗。

八、长链 3- 羟酰基辅酶 A 脱氢酶缺乏症

长链 3- 羟酰基辅酶 A 脱氢酶缺乏症（long chain 3-hydroxyacyl-CoA dehydrogenase deficiency；OMIM 609016）简称 LCHAD 缺乏症（LCHAD deficiency），顾名思义，是因长链 3- 羟酰基辅酶 A 脱氢酶的活性缺乏所致。

长链3-羟酰基辅酶A脱氢酶是线粒体内膜的多酶复合体即线粒体三功能蛋白（mitochondrial trifunctional protein）的成分之一。线粒体三功能蛋白由4个α亚基和4个β亚基组成，具有羟酰辅酶A脱氢酶、3-酮酰辅酶A硫解酶和烯酰辅酶A水合酶等三种酶的活性。长链3-羟酰基辅酶A脱氢酶和烯酰辅酶A水合酶位于α亚基的C端和N端，α亚基的全称是羟酰辅酶A脱氢酶/3-酮酰辅酶A硫解酶/烯酰辅酶A水合酶，α亚基（hydroxyacyl-CoA dehydrogenase/3-ketoacyl-CoA thiolase/enoyl-CoA hydratase，α subunit，HADHA），由*HADHA*基因编码；3-酮酰辅酶A硫解酶位于β亚基，由*HADHB*基因编码。

*HADHA*基因的突变有不同的后果。例如其突变热点c.1528G > C导致p.Glu 474 Gln，使该多酶复合体的羟酰辅酶A脱氢酶活性缺乏，但烯酰辅酶A水合酶的活性正常、3-酮酰辅酶A硫解酶的活性也只有轻度降低，形成单纯性LCHAD缺乏症。单纯性LCHAD缺乏症常表现为婴幼儿低血糖昏迷，心肌病，横纹肌溶解，外周神经病变及视网膜病变，临床罕见。

*HADHA*基因的另一些突变，以及*HADHB*基因的突变，使该多酶复合体的三种酶活性全部缺乏，导致三功能蛋白缺乏症（trifunctional protein deficiency；OMIM 609015），见后。

（一）临床表现

单纯性LCHAD缺乏症患者的外周神经病变发病率低，而视网膜病变发病率高。根据起病年龄和轻重又可分为三类。①早发严重型：发病年龄早，出生即可发病，多器官受累，死亡率高。表现为低酮性低血糖、心包积液、心律失常、肌酸激酶升高、严重宫内心肌病，肝性脑病，急性呼吸窘迫综合征等。新生儿筛查极大降低了其死亡率。②肝型：幼儿后期或儿童发病，低酮性低血糖，脂肪肝，运动耐力差，视网膜色素性沉着。③肌型：青少年或成年发病，肌无力或肌痛，横纹肌溶解伴CK明显升高。视网膜病变可发生于70%的患者。

本病不同于其他脂肪酸氧化障碍的另一特点为外周神经病变，尤其是青少年，视网膜病变和外周神经病变常为临床的主要病变，且为渐进性和不可逆性。杂合子母亲在怀有LCHAD缺乏症胎儿时，孕期可发生急性溶血（hemolysis）、肝酶增高（elevated liver enzymes）、低血小板（low platelets）的综合征，简称HELLP综合征。

实验室检查：乳酸升高、低酮性低血糖、肌酸激酶、肝酶和血氨升高。肌病型可有肌红蛋白尿或肾功能异常；长链3-羟基肉碱（C14-OH，C16-OH，C18-OH，C18:1-OH）升高；尿可检测到C6～C14的3-羟基二羧酸；基因突变分析确诊。

（二）遗传学和发病机制

本病为常染色体隐性遗传。

*HADHA*基因位于2p23，长60 981bp，有20个外显子，mRNA长3048bp，编码的HADHA前体含763个氨基酸，包括36个氨基酸的转运肽和727个氨基酸的成熟HADHA。基因的突变热点已见上述，为c.1528G > C导致p.Glu 474 Gln。

（三）防治

进行新生儿筛查是主要预防手段。饮食治疗，避免空腹，低长链脂肪酸、高糖饮食。可补充中链三酰甘油（MCT）、维生素B2及生玉米淀粉。但饮食治疗无法阻止视网膜和外周神经病变进程。由于肉碱可能会导致心律失常，补充肉碱需有明显低肉碱血症和持续补充肉碱减轻症状的情况下才可应用。

九、三功能蛋白缺乏症

三功能蛋白缺乏症（trifunctional protein deficiency；OMIM 609015）是由*HADHA*基因突变或*HADHB*基因突变导致酶活性缺陷的代谢病。发病率较低。

（一）临床表现

三功能蛋白缺乏症包括三种典型的临床表型。①重型，常在新生儿期发病，表现为急性低酮性低血糖等，常为致死性。②中间型，婴幼儿期发病，为类似于Reye综合征的肝功能障碍，绝大多数患者出现肝肿大。可有急性胆汁阻塞性黄疸，有的婴儿期即发生大片肝坏死。③轻型，多为青春期后发病的神经肌病表现，常由腿痛引发。肌无力，横纹肌溶解症，心肌病等。其他表现有末梢神经病、色素视网膜变性等。

实验室检查：低酮性低血糖，肌酸激酶增高，游离脂肪酸可增高；血多种酰基肉碱增高，尤其是长链酰基肉碱及3-羟基长链酰基肉碱增高显著，可伴有游离肉碱降低；尿二羧酸增高；基因突变检测确诊。

（二）遗传学和发病机制

本病为常染色体隐性遗传。*HADHA* 基因已见上述。

HADHB 基因位于2p23，长52 513bp，有16个外显子，mRNA长2196bp，编码的HADHB前体含474个氨基酸，包括34个氨基酸的转运肽和440个氨基酸的成熟HADHB。迄今已报道多种基因突变型，都导致三功能蛋白缺乏症。

（三）防治

本病也已列入新生儿筛查项目。①预防须避免低血糖，包括避免饥饿、长时间运动等；②在手术、感染等能量需求增大时，补充葡萄糖、左旋肉碱、生玉米淀粉。

十、极长链酰基辅酶A脱氢酶缺乏症

极长链酰基辅酶A脱氢酶缺乏症（acyl-CoA dehydrogenase，very long chain，deficiency of，ACADVLD，OMIM 201475）是由于细胞线粒体内脂肪酸β氧化中的关键酶极长链酰基辅酶A脱氢酶（acyl-CoA dehydrogenase，very long chain，ACADVL）的缺陷所致的疾病。以肉豆蔻烯酰基肉碱（C14：1）作为新生儿ACADVLD的串联质谱新生儿疾病筛查，估计其发生率约为1/85 000。

（一）临床表现

根据起病年龄和临床表现可分为三个类型，最常见的主要类型在新生儿和婴儿早期发病，常有心肌受累，又称心肌病型，患儿死亡率高，表现为低血糖、Reye综合征、新生儿猝死、肥厚型和扩张型心肌病、心包积液、心律失常、肌酸激酶水平升高；另外两种类型为轻型，包括婴儿后期或儿童发病的肝型和青少年或成年发病的肌病型。肝型患儿常表现为反复发作的低酮性低血糖，肝功能异常，很少伴有心肌损害，但未经及时诊断和治疗也会有生命危险。肌病型主要在青少年至成年期发病，为迟发型，症状轻，一般不伴有心肌疾病和低血糖，主要表现为运动、感染或饥饿后的横纹肌溶解和肌红蛋白尿，甚至可发生肾衰竭，可伴有肌无力，肌肉痛性痉挛或肌痛。

实验室检查：急性发作时可有代谢性酸中毒，低酮性低血糖，肌酸激酶（CK）、肌酸激酶同工酶（CK-MB）及乳酸脱氢酶（LDH）水平升高，天冬氨酸氨基转移酶（AST）、丙氨酸氨基转移酶（ALT）水平升高。肌病型患者可有肌红蛋白尿，尿常规异常或伴有肾功能异常；多种长链酰基肉碱谱水平升高，其中以肉豆蔻烯酰基肉碱（C14：1）升高最为明显；尿可发现二羧酸尿症，可有己二酸、辛二酸、癸二酸、十二烷二酸等水平升高。轻症患者或伴有横纹肌溶解患者可无二羧酸尿症；致病基因分析确诊。

（二）遗传学和发病机制

本病为常染色体隐性遗传。极长链酰基辅酶A脱氢酶（ACADVL）由 *ACADVL* 基因编码，*ACADVL* 基因位于17p13.1，全长12 433bp，有20个外显子，编码655个氨基酸的ACADVL前体，其中，前40个氨基酸为前导肽，后615个氨基酸为成熟的ACADVL多肽，分子量约为67kDa，位于线粒体的内膜，ACADVL为同源二聚体的线粒体膜蛋白。

ACADVL作为线粒体脂肪酸β氧化过程第一步的关键酶，催化含14个碳至18个碳的不同长度碳链的脂酰基辅酶A脱氢，其辅酶为黄素腺嘌呤二核苷酸（FAD），由FAD接受脱氢产生的氢原子进入线粒体呼吸链进行氧化磷酸化产生ATP供能。ACADVL的缺陷，使体内长链脂肪酸代谢障碍不能氧化供能，长链酰基肉碱累积在细胞内，对心肌、骨骼肌、肝脏等产生毒性作用，导致ACADVLD一系列的临床症状和体征。

（三）防治

本病唯一预防方法是进行新生儿筛查。患儿避免空腹，频繁喂养，随岁月增加，逐渐延长喂养间隔。而成人一般间隔8小时。可在夜间或紧张活动时给予生玉米淀粉以加强对空腹的耐受。饮食结构应以糖类为主，减少脂肪尤其是长链脂肪酸摄入，但必须保证必需脂肪酸，补充中链三酰甘油（MCT）。MCT的代谢不依赖于ACADVL的催化，能入线粒体进行氧化。心肌病型患儿，MCT比例应占总脂肪摄入的90%。对于肉碱补充治疗脂肪酸β氧化障碍疾病一直存有争议。

十一、多种酰基辅酶A脱氢酶缺乏症

多种酰基辅酶A脱氢酶缺乏症（multiple acyl-CoA dehydrogenase deficiency，MADD；OMIM 231680）是由于编码线粒体电子转运黄素蛋白α亚单位（electron transfer flavoprotein，α polypeptide，ETFA）的基因*ETFA*，或编码电子转运黄素蛋白β亚单位（electron transfer flavoprotein，β polypeptide，ETFB）的基因*ETFB*，或编码电子转运黄素蛋白脱氢酶（electron transfer flavoprotein dehydrogenase，ETFDH）的基因*ETFDH*发生突变所致的疾病。发病率不明。

（一）临床表现

根据发病年龄可分为两大类：新生儿发作型及迟发型。

新生儿发作型根据其伴或不伴先天发育异常，又可分为Ⅰ型和Ⅱ型，先天发育异常以多囊肾最常见，其他还有扩张型心肌病及面部畸形等；迟发型又称Ⅲ型。新生儿发病的患者表型较为严重，常有低血糖脑病，肌张力低下，呼吸困难，脂肪酸及氨基酸的中间代谢物大量排泄，并有特殊的汗脚气味，多于生后数日因低酮性低血糖、代谢性酸中毒和脑病等死亡，也可出现类似迟发型患者肌病的表现。

迟发型患者在生后数月至成人均可发病，临床表现多样且无特异性，多隐匿起病，临床表现相对较轻，主要表现为间歇性肌无力，可累及躯干及四肢近端骨骼肌，也可有心肌、肝脏受累。部分迟发型患者在疲劳或腹泻等应激下可急性发作，表现为嗜睡、呕吐、低血糖、代谢性酸中毒、肝大、软弱，严重时危及生命。迟发型MADD患者尿中代谢物水平在疾病间歇期可正常。部分患者仅使用核黄素（维生素B_2）治疗可完全纠正临床症状和生化紊乱，故根据对核黄素治疗反应性，这部分患者被称为核黄素反应性MADD，以迟发型多见。

实验室检查：血转氨酶和心肌酶谱升高，可伴低酮性低血糖，急性发作期可有代谢性酸中毒；可有短、中和长链酰基肉碱升高；尿戊二酸、乙基丙二酸、异戊酸以及多种二羧酸等和多种有机酸升高；基因突变分析确诊。

（二）遗传学和发病机制

本病为常染色体隐性遗传。*ETFA*基因位于15q23-q25，全长102 183bp，有12个外显子，mRNA长1369bp，编码的ETFA含333个氨基酸。*ETFB*基因位于19q13.3，全长28 264bp，有6个外显子，mRNA长933bp，编码的ETFB含255个氨基酸。*ETFA*基因编码的电子转运黄素蛋白α亚基，与*ETFB*基因编码的电子转运黄素蛋白β亚基，共同组成电子转运黄素蛋白二聚体。*ETFDH*基因位于4q32-q35，全长43 326bp，有13个外显子，mRNA长2349bp，编码的ETFDH含671个氨基酸，是位于线粒体内膜的单体蛋白，有3个功能结构域：黄素腺嘌呤二核苷酸结构域、4Fe-4S簇及泛醌结构域以及线粒体的内膜结合区。核黄素反应性MADD患者多携带*ETFDH*基因的突变。

电子转运黄素蛋白二聚体和电子转运黄素蛋白脱氢酶是脂肪酸β氧化电子传递过程中关键的转运体，电子转运黄素蛋白二聚体为至少12种线粒体脱氢酶的电子受体，位于线粒体基质内，接受来自于脂肪酸β氧化过程中多种脱氢酶脱氢产生的电子，再转运至位于线粒体内膜的ETFDH，并经由ETFDH所结合的泛醌运至呼吸链复合体Ⅲ，产生ATP，为机体供能。ETFA、ETFB或ETFDH缺陷，均可引起线粒体呼吸链多种脱氢酶功能受阻，使其脱氢产生的电子不能下传，导致脂肪酸、支链氨基酸、维生素B及能量代谢障碍。

（三）防治

大剂量核黄素治疗，可完全纠正核黄素反应性患者的临床症状及生化紊乱，早期治疗预后好，可明显改善患者生活和生存质量。可同时服用辅酶Q10辅助治疗。也有部分患者左旋肉碱治疗有效。MADD患者应避免空腹，饮食结构上与其他类型的脂肪酸氧化障碍类似，应进食低脂、低蛋白及高糖的饮食。MADD患者急性发作期的处理上，首先限制脂肪和蛋白摄入的同时，还应给予高热卡饮食或静脉输注葡萄糖，抑制分解代谢，促进合成代谢，减少酸性代谢物的产生，同时可给予左旋肉碱和甘氨酸，促进有毒酸性代谢物的排出，尽快纠正代谢性酸中毒。

第五节　糖代谢病

一、糖原贮积症

糖原贮积症(glycogen storage disease,GSD)是一组由于遗传性酶缺陷所造成的疾病。其共同生化特征是糖原代谢异常,多数疾病可见到糖原在肝脏、肌肉、肾脏等组织中储积量增加。根据临床表现和受累器官分为肝和肌糖原贮积症。已经证实糖原合成和分解代谢中至少需要 12 种酶。GSD 依其所缺陷的酶可分为 12 型,多数属分解代谢上的缺陷,使糖原异常堆积。其中,Ⅰ、Ⅲ、Ⅳ、Ⅵ、Ⅸ型以肝脏病变为主,Ⅰ、Ⅲ、Ⅳ型的肝脏受损严重;Ⅱ、Ⅴ、Ⅶ型以肌肉组织受损为主。

(一) 糖原贮积症Ⅰ型

糖原贮积症Ⅰ型(glycogen storage disease type 1)是由于肝、肾和小肠的葡萄糖 6 磷酸酶缺陷所致,是最常见类型,又可分为Ⅰa 和Ⅰb 两型,糖原贮积症Ⅰa 型(glycogen storage disease Ⅰa,GSD Ⅰa;OMIM 232200)约占 80%,因葡萄糖 6 磷酸酶催化亚单位(glucose-6-phosphatase,catalytic,G6PC)的缺陷所致;糖原贮积症Ⅰb 型(GSD Ⅰb;OMIM 232220)约 20%,因葡萄糖 6 磷酸酶转运体(glucose-6-phosphatase transporter)的缺陷所致。糖原贮积症Ⅰ型的活产儿发病率约为 1/100 000。

1. 临床表现　GSD Ⅰ型可表现为新生儿低血糖和乳酸酸中毒,但更多表现为婴儿期肝大,生长滞后,鼻出血,大便次数多,少数可出现低血糖惊厥。智能发育多正常。一些患儿尽管血糖很低,但无明显低血糖症状,往往因肝大就诊。多有娃娃脸表现,四肢相对瘦弱,特异性生化改变有低血糖、乳酸酸中毒、高尿酸和高血脂及肝酶升高,Ⅰb 型除上述特征外,由于中性粒细胞减少和功能障碍所致的复发性细菌感染,口腔溃疡和感染性肠炎常见。

GSD Ⅰ型的主要并发症是肝脏腺瘤和进行性肾功能不全,代谢水平控制情况与肝腺瘤生长密切相关,肝腺瘤有恶变倾向,故建议定期随访肝脏 B 超。肾脏病变是晚期并发症。肾功能变化的早期改变为肾小球滤过率升高,以后出现微量蛋白尿以及肾小球滤过率下降和蛋白尿。随着病变进展,局灶性节段性肾小球硬化和间质纤维增生逐渐明显。

实验室检查:低血糖、酸中毒,血乳酸、血脂及尿酸升高,肝功能异常;空腹测定血糖和血乳酸,给予葡萄糖口服,测血糖和血乳酸耐量,正常时血乳酸升高不超过 20%。血乳酸明显下降提示 GSD Ⅰ型;空腹和餐后肌注胰高血糖素,于注射后不同时间测定血糖。空腹刺激试验,正常时 45 分钟内血糖可升高超过 1.4mmol/L,而患者血糖无明显升高。餐后刺激试验,正常时可诱导餐后血糖进一步升高,而患者无此反应;基因诊断确诊。

2. 遗传学和发病机制　本病为常染色体隐性遗传。

GSD Ⅰa 型的致病基因为编码 G6PC 的基因 *G6PC*,位于 17q21.31,基因全长 19 572bp,有 5 个外显子,编码的 G6PC 含 357 个氨基酸,分子量约为 36kDa。

GSD Ⅰb 型的缺陷蛋白葡萄糖 6 磷酸酶转运体(G6PT),其原名为溶质载体蛋白家族 37 成员 4(solute carrier family 37,member 4,SLC37A4),由 *SLC37A4* 基因编码。*SLC37A4* 基因位于 11q23.3,全长 13 555bp,有 10 个外显子,编码的 SLC37A4 含 429 个氨基酸,分子量约为 37kDa。

葡萄糖 6 磷酸酶转运体可将 6 磷酸葡萄糖(G6P)从细胞质转运到内质网腔,并被 G6PC 分解成葡萄糖和磷酸。G6PC 是糖异生和糖原降解的限速酶,葡萄糖 6 磷酸酶转运体仅在 G6PC 存在下转运 G6P 的功能才明显,故两者对维持血糖稳定均发挥重要作用,G6PC 或 G6PT 的缺陷均可导致低血糖。血糖降低使升糖激素分泌增多,G6P 转化为丙酮酸的旁路亢进,丙酮酸继续酵解产生大量乳酸。同时低血糖使脂肪大量动员,导致高脂血症、脂肪肝等。G6PC 的底物 G6P 堆积,使戊糖代谢旁路活跃,产生过量嘌呤,嘌呤分解产生大量尿酸,导致高尿酸血症。

3. 防治　治疗目标是维持血糖正常,抑制低血糖所继发的代谢紊乱,延并发症的出现。饮食治疗是治疗 GSD Ⅰ型的重要手段，主要通过增加进餐次数或生玉米淀粉维持血糖水平正常。糖需占总能量的60%～65%，蛋白质占10%～15%，脂肪摄入占20%～30%。应限制乳糖、果糖和蔗糖摄入，添加维生素和钙。GSD Ⅰb型患者用粒细胞集落刺激因子。有研究认为肝移植是有效的治疗方法。

（二）糖原贮积症Ⅱ型

糖原贮积症Ⅱ型（glycogen storage disease Ⅱ；OMIM 232300）即 GSD Ⅱ型，又称 Pompe 病，是由于溶酶体内的酸性 α- 葡糖苷酶（acid alpha-1 4-glucosidase，GAA）的缺陷所引起，总发病率约 1/40 000，但存在种族及地区差异，如中国台湾地区婴儿型发病率较高。

1. 临床表现　根据发病年龄、受累器官和疾病进展速度，临床上分为婴儿型和晚发型两大类。

（1）婴儿型：患儿于1岁内起病，心脏、肌肉和肝脏等多种器官可受累，GAA 活性严重缺乏，小于正常的1%。常见喂养困难，肌无力、运动发育迟缓、松软儿、呼吸困难和巨舌等。体检发现心脏扩大、心肌肥厚、肝大、舌大，肌张力低下，病情进展迅速，常于1岁左右死于心、肺功能衰竭。少数不典型的婴儿型患儿，起病稍晚，病情进展较慢，心脏受累较轻，又称非经典婴儿型。

（2）晚发型：于1岁后～60岁发病，主要累及骨骼肌及呼吸肌。表现为运动能力及呼吸功能受损，常死于呼吸衰竭。残留部分 GAA 活性。根据起病年龄不同，又可分儿童型、成年型（20岁后起病）。首发症状主要为疲劳、无力，少数患者以膈肌无力、呼吸困难起病。临床表现以缓慢进展的近端肢体肌无力，下肢较上肢受累明显。常伴有不同程度的膈肌、肋间肌、腹肌无力，咳嗽无力、呼吸困难，严重时需要辅助机械通气。因躯干肌及脊柱旁肌无力，常合并脊柱前后凸或侧弯，脊柱强直、腰背痛。常有受累肌肉萎缩、低体重。心脏通常不受累，少数患者伴有基底动脉瘤及脑动脉粥样硬化性血管病等心脑血管病变。亦可见胃肠梗阻、吞咽困难、眼部异常。

实验室检查：肌酸激酶（CK）常升高到正常人4～10倍升高，伴有 AST、ALT、LDH 增高；培养的成纤维细胞、肌肉、淋巴细胞 GAA 酶活性缺乏为现阶段诊断 GSD Ⅱ的重要依据。外周血白细胞及干血滤纸片进行 GAA 酶测定同样可靠；婴儿型患者，胸片及心电图可作为初步筛查，X 线提示巨大心脏，心电图提示 PR 间期缩短，QRS 波电压增高及 T 波倒置、ST 段压低等。超声心动图检查提示心肌肥厚、左室肥大，早期伴或不伴左室流出道梗阻，晚期表现心功能衰竭、扩张型心肌病。迟发型患者心脏无明显受累；GAA 基因突变分析确诊。

2. 遗传学和发病机制　本病为常染色体隐性遗传。编码 GAA 的 *GAA* 基因位于 17q25.2-q25.3，全长 25 325bp，有20个外显子，编码一条不含糖基的952个氨基酸多肽，通过糖基化等修饰，最后生成 70kDa 和 76kDa 的成熟蛋白质。迄今已报道近300种致病基因突变。基因突变具有种族差异。

GSD Ⅱ是唯一属于溶酶体贮积症的糖原贮积症（所以有时不将此型放在糖原贮积症中论述）。由于 *GAA* 基因突变，溶酶体内 GAA 缺失或含量显著降低，糖原不能被降解而沉积在骨骼肌、心肌及平滑肌等细胞的溶酶体内，导致溶酶体肿胀、细胞破坏及脏器功能损害，并引起一系列的临床表现。

3. 防治　针对本病的特异性治疗为酶替代治疗，补充患者体内缺乏的人重组 α- 葡萄糖苷酶，对婴儿型和迟发型患者均有效。改善患者的症状，阻止病情的进展。

（三）糖原贮积症Ⅲ型

糖原贮积症Ⅲ型（glycogen storage disease type 3；OMIM 232400）即 GSD Ⅲ，又称 Cori 病或 Forbes 病，是由于糖原脱支酶（glycogen debrancher enzyme，GDE）的缺陷引起。可分成Ⅲa型和Ⅲb型。Ⅲa型约占85%，肝脏和肌肉均受累；Ⅲb型约占15%，仅肝脏受累。发病率罕见。

1. 临床表现　婴儿期和儿童期发病者和 GSD Ⅰ临床表现类似，均表现为肝大、低血糖、高脂血症、矮小。低血糖和高脂血症常见，与 GSD Ⅰ不同的是，肝酶升高和酮症明显，但血乳酸和尿酸水平正常或轻度升高。血清肌酸激酶水平用来判断肌肉是否受累，但肌酸激酶水平正常不能完全排除肌肉该酶缺陷。大部分 GSD Ⅲ患者肝大和肝损害，随着年龄增大逐渐改善，青春期后症状可消失，但长期并发症如肝硬化、肝功衰竭、肝腺瘤、肝细胞癌均有报道。肌病和肥厚性心肌病在 GSD Ⅲa型患者比较多见，在儿童期肌无力症状较轻，到30～40岁表现为进行性肌无力，30岁后患者心脏受累的症状会变得更为突出，并随年龄的增长而恶化。

实验室检查：低血糖、血脂升高，肝功能异常，血清肌酸激酶升高，血乳酸和尿酸水平多正常或轻度升高；口服糖耐量试验，测定血糖和血乳酸，血乳酸可轻度升高；胰高血糖素刺激试验，肌注胰高血糖素后，测定血糖。空腹刺激试验，正常时45分钟内血糖可升高超过1.4mmol/L，而患者血糖无明显升高。餐后刺激试验可诱导餐后血糖进一步升高；基因诊断确诊。

2. 遗传学和发病机制　本病为常染色体隐性遗传。糖原脱支酶（GDE）的本名为淀粉-1，6-葡糖苷酶，4-α葡聚糖转移酶（amylo-1，6-glucosidase，4-α-glucanotransferase，AGL），由基因*AGL*编码。*AGL*基因位于1p21.2，基因全长80 940bp，有34个外显子，编码的AGL含1532个氨基酸，分子量约160kDa。迄今已报道140余种基因突变型，以错义突变为主。

GSD Ⅲ型患者糖原分解过程中由于脱枝酶活性的缺乏，糖原链除去分支过程受阻断，磷酸化酶无法继续发挥作用，支链糖原大量堆积于肝脏、肌肉组织，而出现相应组织受累表现如肝大、肌肉酸痛、肌萎缩、肌无力、心肌肥厚。过去认为，由于磷酸化酶能分解α-1，4糖苷键，糖原分解仍能生成少量的游离葡萄糖，并且GSD Ⅲ型患者仍能通过糖异生途径获得葡萄糖，所以GSD Ⅲ型患者临床症状较GSD Ⅰ型患者为轻。但目前有学者认为，GSD Ⅲ型患者的低血糖发作甚至可能比GSD Ⅰ型患者更严重，可导致昏迷甚至脑损伤及死亡。由于不能充分动员肝糖原维持血糖供能，促进了脂肪的β氧化，出现高脂血症、高胆固醇血症。当酮体生成超过肝外组织利用的能力，引起血中酮体升高，导致酮症酸中毒，并随尿排出，引起酮尿。

3. 防治　在婴儿和儿童GSD Ⅲ型的饮食治疗不如GSD Ⅰ型严格。无需限制果糖和乳糖。由于GSD Ⅲ型蛋白质经糖异生产生葡萄糖的通路是正常的，高蛋白饮食可预防低血糖发生，晚期肝硬化患者可以进行肝移植。对进行性肌病尚无满意疗法，也有报道高蛋白饮食或口服丙氨酸可改善肌肉症状。

（四）糖原贮积症Ⅳ型

糖原贮积症Ⅳ型（glycogen storage disease Ⅳ；OMIM 232500）即GSD Ⅳ，又称Anderson病，是由于糖原分支酶（glycogen branching enzyme，GBE1）的缺陷所致，本病较为罕见。

1. 临床表现　由于受累组织不同，本病表现多种多样，典型患者表现为婴儿期易饥、肝脾肿大，患儿18个月内可出现肝脾大，生长迟滞，肝硬化发展为肝衰竭，一般3～5岁左右死亡。也有少数患者肝病程为非进展型或缓慢进展型。糖原贮积症Ⅳ型可同时存在神经肌肉受累的表现。根据起病年龄分为四组：①围产期，表现为胎儿不动、畸形和围产期死亡；②先天性，表现为胎儿水肿、婴儿早期神经系统受累和死亡；③儿童期，表现为肌病和心肌病；④成人，表现为肌病，同时伴有上运动或下运动神经元受累。

实验室检查：本病常无低血糖表现，血清胆固醇轻度升高，血清转氨酶明显升高。肝脏组织学特征为小结节型肝硬化和肝细胞内无色或淡染的包涵体沉积。肝脏、肌肉组织或者红细胞、白细胞进行分枝酶活性测定或者基因诊断确诊。

2. 遗传学和发病机制　本病为常染色体隐性遗传。编码GBE1的基因*GBE1*位于3p12.3，全长279 102bp，有16个外显子，mRNA长3118bp，编码的GBE1含702个氨基酸，分子量约为80kDa。迄今已报道约40种基因突变型，包括错义突变、剪切突变、插入突变、缺失突变等，以错义突变为主。

糖原分支酶又称淀粉-（1，4-1，6）转糖基酶[amylo-（1，4-1，6）transglucosidase]，可以在糖原分子上通过α-1，6糖苷键增加短的葡萄糖支链形成分支的糖原多聚体，增加糖原的可溶性和活性。糖原分支酶缺陷导致这种难溶性的异常糖原（支链淀粉样物质）贮积在肝、心、肌、皮肤、肠、脑和外周神经。这种结构异常的糖原分子导致肝脏严重受损，其机制尚不清楚。约半数患者同时有心肌、骨骼肌、神经系统受累。

3. 防治　本病除一般的支持治疗外，尚无有效治疗方法。对于有进行性肝病的患者可以肝移植，肝移植对肝病和肌病均有改善。

（五）糖原贮积症Ⅴ型

糖原贮积症Ⅴ型（glycogen storage disease Ⅴ；OMIM 232600）即GSD Ⅴ，又称McArdle病，是肌糖原磷酸化酶（glycogen phosphorylase，muscle，PYGM）缺陷所致的糖原贮积症。发病率约1/100 000。肌糖原磷酸化酶为糖原磷酸化酶的肌肉同工酶。

1. 临床表现　多数患儿在学龄期或青少年期发病。临床表现为较剧烈的运动后出现的肌肉痛性痉挛和运动不耐受，休息或活动速度减慢后会缓解。部分患者在剧烈运动痛性痉挛后出现红葡萄酒样尿，为横纹肌痉挛坏死溶解造成的肌红蛋白尿，严重者可引起进行肾衰竭。患者的运动不耐受也可以表现为轻度运动后就出现呼气困难和心动过速。进一步做前臂缺血运动试验，发现血乳酸水平不升高，而血氨明显升高。肌活检组织学检查和组化染色提示磷酸化酶活性降低或消失，肌组织匀浆磷酸化酶含量减少等能予以确诊。本病尚需与酒精中毒性肌病、神经性肌强直及僵人综合征等进行鉴别。

实验室检查：血清肌酸激酶正常或升高。可有血及尿肌红蛋白升高。肌电图可见电静息，即使在痛性痉挛的肌肉收缩时，肌电图也可无电活动。发作间歇期的肌电图可以正常，也可显示为纤颤电位、多相的MUP或是肌源性损害。运动、感觉传导速度正常。重复神经刺激可见肌肉动作电位波幅下降。前臂缺血运动试验检测血乳酸水平，正常人在运动后血乳酸增加3～5倍，但本病运动后血乳酸不增加而血氨升高。对活检的肌肉组织进行酶学或组织学检测以及基因诊断可提供确诊依据。

2. 遗传学和发病机制　本病为常染色体隐性遗传。编码PYGM的基因*PYGM*位于11q12-q13.2，全长21 327bp，有20个外显子，编码的PYGM含842个氨基酸，迄今报道的基因突变型有140余种。

糖原磷酸化酶作用于糖原的还原端和主链，分解α-1，4-糖苷键，生成葡萄糖分子。它是糖原分解过程中的第一步骤。磷酸化酶分布于骨骼肌、肝脏、肾脏等其他组织。本病仅为骨骼肌内糖原磷酸化酶的缺乏，以致造成糖原在肌纤维内沉积而发病。糖原磷酸化酶的缺陷导致肌细胞内糖原分解不足、ATP生成不足和功能障碍。

3. 防治　目前无特殊治疗，需预防发作，生活中应提高自我管理能力，明确运动耐受的限度，避免痛性痉挛和横纹肌溶解发作。鼓励运动耐受限度内规律运动以提高患者的心肺功能。也可以通过饮食调整改变运动时能量来源来提高运动耐受性，比如在运动前服用少量葡萄糖和果糖，或给予高蛋白饮食等。

（六）糖原贮积症Ⅵ型

糖原贮积症Ⅵ型（glycogen storage disease type 6；OMIM 232700）即GSD Ⅵ，又称Hers病，是由于肝糖原磷酸化酶（glycogen phosphorylase，PYGL）缺陷所致的一种糖原贮积症，发病率约1/60 000～1/85 000。

1. 临床表现　该型病程进展良性，患儿多种婴幼儿期出现肝大和生长迟缓，多无低血糖的症状，无心肌和骨骼肌受累。肝大和生长迟缓随年龄增长而改善，青春期症状消失。

实验室检查：可有轻度低血糖、酮症、高脂血症以及生长迟缓、明显肝大和肝转氨酶升高。乳酸和尿酸水平正常。肝脏组织酶活性测定和基因分析可明确诊断。

2. 遗传学和发病机制　本病为常染色体隐性遗传。编码PYGL的基因*PYGL*位于14q21-q22，全长46 314bp，有20个外显子，编码的PYGL含847个氨基酸。

肝糖原磷酸化酶为糖原磷酸化酶的肝脏同工酶，糖原磷酸化酶作用于糖原的还原端和主链，分解α-1，4-糖苷键，生成葡萄糖分子。肝糖原磷酸化酶缺陷导致肝细胞内糖原分解不足、ATP生成不足和功能障碍。

3. 防治　高糖饮食和少食多餐能预防低血糖。大部分患者无需特殊治疗。

（七）糖原贮积症Ⅶ型

糖原贮积症Ⅶ型（glycogen storage disease Ⅶ；OMIM 232800）即GSD Ⅶ又称Tarui病，是由肌型磷酸果糖激酶（phosphofructokinase，PFKM）的缺陷所致常染色体隐性遗传病，较罕见。

1. 临床表现　本病的临床表现与GSD Ⅴ型类似，主要表现为运动不耐受、肌痛和肌痉挛、肌红蛋白尿、代偿性溶血性贫血、网织红细胞升高和高尿酸血症。临床分为四种类型：经典型、迟发型、婴儿型和溶血型。经典型表现为运动不耐受，横纹肌溶解和肌红蛋白尿；迟发型表现为近端肌无力，常在50岁后发病，婴儿型表现为肌无力、心肌病和呼吸功能不全，儿童早期死亡；溶血型表现为非球形红细胞性溶血性贫血，而无肌病症状。本型临床表现轻至无症状，迟发型患者重至严重致死，临床表现具有高度的异质性，一般不太容易诊断。

实验室检查：可有CK升高，血尿酸升高，血胆红素升高和网织红细胞升高。对活检的肌肉组织进行酶学或组织学检测以及基因诊断可提供确诊依据。

2. 遗传学和发病机制　本病为常染色体隐性遗传。编码PFKM的基因*PFKM*位于12q13.11，全长47 532bp，有25个外显子，编码的PFKM含851个氨基酸。

磷酸果糖激酶是糖酵解途径中的限速酶，其作用为催化6-磷酸果糖转换成1，6-二磷酸果糖。哺乳类的磷酸果糖激酶是一个四聚体，由三种不同基因编码的同工酶亚单位组成，这三种亚单位分别为肌型磷酸果糖激酶（PFKM）、肝型磷酸果糖激酶（PFKL）和血小板型磷酸果糖激酶（PFKP）。不同的同工酶亚单位在不同的组织中表达。骨骼肌中的磷酸果糖激酶是肌型磷酸果糖激酶的同源四聚体。也就是说，肌肉组织中仅有肌型磷酸果糖激酶表达。编码肌型磷酸果糖激酶的基因 *PFKM* 发生突变，造成肌肉中磷酸果糖激酶活性明显降低和红细胞酶活性部分降低。

3. 防治　GSD Ⅶ尚无特殊的治疗方法，运动前口服葡萄糖可能会加重症状。

（八）糖原贮积型Ⅸ型

糖原贮积症Ⅸ型是由于磷酸化激酶（phosphorylase kinase）的缺陷而引起。磷酸化激酶可激活糖原磷酸化酶，是糖原分解的限速酶。磷酸化酶激酶由4个亚基组成。α和β亚基为调节亚基，γ 亚基为催化亚基，而 δ 亚基属于钙调蛋白。每个亚基由不同的基因编码，在不同的组织中表达。α 亚基包括两种亚型，肝型和肌肉型，分别由位于 X 染色体上的不同基因编码，并分别在肝脏和肌肉中表达。肝型 α 亚基缺陷导致 GSD Ⅸ al 型，肌肉型 α 亚基缺陷导致 GSD Ⅸ d 型，均为 X 连锁隐性遗传。编码 β 和 γ 亚基的基因位于常染色体上，因此，它们的缺陷所导致 GSD Ⅸ b 型和 GSD Ⅶ c 型为常染色体隐性遗传。

1. 糖原贮积症Ⅸ a1 型　糖原贮积症Ⅸ a1 型（glycogen storage disease Ⅸ a1，GSD9A1；OMIM 306000）即过去称为 GSD Ⅷ型，是肝磷酸化酶激酶 α-2 亚单位（phosphorylase kinase，liver，α-2 subunit，PHKA2）的缺陷引起的疾病，GSD9A1 是最常见的一种 GSD Ⅸ，约占 GSD Ⅸ型的 75%。

（1）临床表现：GSD9A1 的临床表现最轻，与 GSD Ⅵ的表现很相似。常见的临床表现为 1～5 岁儿童低血糖、肝大、生长迟缓、运动发育落后而就诊。肝大和生化指标，随着年龄增大逐渐正常。多数患者成年身高正常。

实验室检查：低血糖一般较轻。胆固醇、三酰甘油和肝酶轻度增高，饥饿后可能发生酮症。乳酸和尿酸水平正常。

（2）遗传学和发病机制：本病为 X 连锁隐性遗传。编码 PHKA2 的基因 *PHKA2* 位于 Xp22.2-p22.1，基因全长 99 065bp，有 33 个外显子，编码含 1235 个氨基酸的 PHKA2。肝磷酸化酶激酶 α-2 亚单位的缺陷，引起肝磷酸化激酶缺陷，不能激活糖原磷酸化酶，导致糖原分解障碍。

（3）防治：主要为对症处理，包括夜间补充生玉米淀粉。

2. 糖原贮积症Ⅸ b 型　糖原贮积症Ⅸ b 型（glycogen storage disease Ⅸ b，GSD9B；OMIM 261750）是磷酸化酶激酶 β 亚单位（phosphorylase kinase，β subunit，PHKB）的缺陷引起肝和肌肉磷酸化酶激酶缺陷所致。临床罕见。

GSD9B 的临床表现类似 GSD9A1，儿童早期的肝脏增大和生长迟缓是最明显症状，有患者伴有肌无力和肌张力低下。少数患者显示肌肉酶活性降低。实验室检查：低血糖一般较轻。胆固醇、三酰甘油和肝酶轻度增高，饥饿后可能发生酮症。乳酸和尿酸水平正常。

本病为常染色体隐性遗传病。编码 PHKB 的基因 *PHKB* 位于 16q12-q13，全长 247 225bp，有 31 个外显子，编码含 1093 个氨基酸的 PHKB。磷酸化酶激酶 β 亚单位缺陷引起肝和肌肉磷酸化激酶缺陷，不能激活糖原磷酸化酶，导致糖原分解障碍。

主要为对症处理，包括高糖饮食和频繁喂养，以及夜间补充生玉米淀粉。

3. 糖原贮积症Ⅸ c 型　糖原贮积症Ⅸ c 型（glycogen storage disease Ⅸ c，GSD9C；OMIM 613027）是睾丸 / 肝磷酸化酶激酶 γ-2 亚单位（phosphorylase kinase，testis/liver，γ-2，PHKG2）的缺陷引起的疾病。

患儿可有明显肝大、低血糖，可有肝硬化和肝脏腺瘤，肾小管酸中毒和神经性病变也可见到。GSD9C 临床症状较严重，肝病有可能会呈进展性。实验室检查：低血糖一般较轻。胆固醇、三酰甘油和肝酶轻度增高，饥饿后可能发生酮症。乳酸和尿酸水平正常。

本病为常染色体隐性遗传。编码 PHKG2 的基因 *PHKG2* 位于 16p11.2，全长 19 871bp，有 10 个外显子，编码的 PHKG2 含 406 个氨基酸。PHKG2 的缺陷引起肝磷酸化激酶缺陷，不能激活糖原磷酸化酶，导致糖原分解障碍。

主要为对症处理，包括高糖饮食和频繁喂养，以及夜间补充生玉米淀粉。

（九）糖原贮积症Ⅺ型

糖原贮积症Ⅺ型（glycogen storage disease Ⅺ），也称为Fanconi-Bickel综合征（Fanconi-Bickel syndrome，FBS；OMIM 227810）是由于葡萄糖转运体2（glucose transportor 2，GLUT2）的缺陷引起的遗传病，罕见。

1. 临床表现　患儿1岁内出现症状，表现为容易饥饿、佝偻病、生长迟缓、肝大和腹部膨隆、佝偻病。可有满月脸和腹部和肩部的脂肪沉积。常有低磷性佝偻病和骨质疏松。实验室检查：空腹酮性低血糖、高脂血症。口服半乳糖或葡萄糖耐量试验显示不耐受。糖尿、磷酸盐尿、氨基酸尿，低磷血症、血清碱性磷酸酶水平升高。基因分析可明确诊断。

2. 遗传学和发病机制　本病为常染色体隐性遗传。GLUT2的原名为溶质载体蛋白家族2成员2(solute carrier family 2，member2，SLC2A2)，由*SLC2A2*基因编码。*SLC2A2*基因位于3q26.1-q26.2，全长37 632bp，有11个外显子，mRNA长3439bp，编码的SLC2A2含524个氨基酸。

GLUT 2在肝脏、胰腺β细胞、肠道基底膜以及肾脏的上皮细胞上表达，可将葡萄糖转入或转出肝、胰、肠基底膜和肾小管上皮细胞。该病的特征为近端肾小管功能障碍、葡萄糖和半乳糖利用障碍、肝肾糖原贮积。

3. 防治　该病无特异治疗，对症治疗包括补充电解质和维生素D，限制半乳糖摄入，少食多餐和足量糖类摄入等，但常常治疗也不能改变其生长迟缓。

（十）糖原贮积症0型

糖原贮积症0型（glycogen storage disease 0，liver；OMIM 240600）是由肝糖原合成酶（liver glycogen synthase）的缺陷所致的疾病，罕见。

患儿肝脏无过多糖原贮积，表现为婴儿早期的黎明酮性低血糖，而进食后表现为血糖和血乳酸升高。患儿无肝大和高脂血症。偶有肌痉挛的发生，提示肝脏和肌肉受累。患儿多无认知障碍，但常有矮小发生。实验室检查：空腹酮性低血糖，肝功能多正常，血脂和乳酸正常。基因分析可明确诊断。

本病为常染色体隐性遗传。编码肝糖原合成酶即糖原合成酶2（glycogen synthase 2，GYS2）的基因*GYS2*位于12p12.2，基因全长75 659bp，有16个外显子，mRNA长3132bp，编码的GYS2含703个氨基酸，分子量约80kDa。迄今已报道基因突变型10余种，大多数为错义突变。肝糖原合酶可催化肝脏中糖原分子链的延长而不参与其分解。肝糖原合成酶2缺乏，导致肝糖原的合成和储备减少。

主要为对症处理，包括频繁的高蛋白喂养和夜间补充生玉米淀粉。

二、半乳糖血症

半乳糖代谢途径中，半乳糖-1-磷酸尿苷转移酶（galactose-1-phosphate uridylytransferase，GALT）或半乳糖激酶1（galactokinase 1，GALK1）的缺陷、亦即尿苷二磷酸半乳糖-4-差向异构酶（UDP-galactose-4-epimerase，GALE）的缺陷，都能导致半乳糖在体内累积，引起半乳糖血症。半乳糖血症中最常见的是GALT缺乏症，通常所说的半乳糖血症就是指GALT缺乏症。半乳糖血症在白种人群中的发病率约为1/60 000～1/100 000，在中国人中罕见。

（一）临床表现

半乳糖血症按所缺陷的酶可分为三型。

1. 半乳糖血症　半乳糖血症（galactosemia，OMIM 230400），即GALT缺乏症（GALT deficiency），又称典型性半乳糖血症（classic galactosemia），约占半乳糖血症的95%。编码GALT的基因*GALT*全长10 940bp，有11个外显子，编码的GALT含379个氨基酸，迄今已报道多种突变型。患儿出生后数日即出现呕吐、腹泻、拒食，随之发生脱水、体重下降、嗜睡等症状，继而呈现黄疸和肝脏肿大，腹水，营养不良，1～2个月后出现白内障。有时可出现低糖血症，惊厥，酸中毒，蛋白尿，氨基酸尿。如不及时进行饮食控制，数月后可出现智力障碍，症状进行性加重，最终因肝功能衰竭或感染而死亡。

2. 半乳糖激酶缺乏症　半乳糖激酶缺乏症（galactokinase dificiency；OMIM 230200，又称半乳糖血症Ⅱ型（galactosemia Ⅱ），较罕见。病情比典型性半乳糖血症轻，白内障常见，智力发育正常或迟缓，血中半乳糖浓度增高，尿中出现半乳糖或半乳糖醇，但无氨基酸尿和蛋白尿。

3. 半乳糖差向异构酶缺乏症　半乳糖差向异构酶缺乏症(galactose epimerase deficiency;OMIM 230350),又称半乳糖血症Ⅲ型(galactosemia Ⅲ),罕见。临床表现不一,可无症状或类似于半乳糖-1-磷酸尿苷酰转移酶缺乏症型半乳糖血症。

实验室检查:外周血红细胞、白细胞、皮肤成纤维细胞或肝活检组织等均可供测定酶活性测定材料,以红细胞最为方便。本病纯合子患儿的酶活性缺如或甚低;对酶致病基因进行检测。

(二) 遗传学和发病机制

本病呈常染色体隐性遗传。不同地区和不同民族有不同的基因突变谱和突变热点。半乳糖血症的主要酶缺陷、致病基因及其定位见表 25-4。

表 25-4　半乳糖血症的主要酶缺陷及致病基因

OMIM	缺陷的酶	致病基因	定位
230400	半乳糖-1-磷酸尿苷酰转移酶(galactose-1-phosphate uridylyl transferase)	*GALT*	9p13.3
230200	半乳糖激酶(galactokinase)	*GALK1*	17q25.1
230350	尿苷二磷酸半乳糖-4-差向异构酶(UDP-galactose-4-epimerase)	*GALE*	1p36.11

乳类食品中含有大量乳糖,乳糖进入肠道后,在乳糖酶的作用下被水解为半乳糖和葡萄糖,两者均经小肠吸收进入血液循环。在肝脏中,半乳糖先后在半乳糖-1-磷酸尿苷酰转移酶、半乳糖激酶和尿苷二磷酸半乳糖-4-表异构酶的作用下,转变为半乳糖-1-磷酸、二磷酸尿苷半乳糖、二磷酸尿苷葡萄糖,最终代谢为 1-磷酸葡萄糖,进入葡萄糖代谢途径,转变为葡萄糖和能量被组织利用。正常情况下,半乳糖不生成半乳糖醇和半乳糖酸。半乳糖代谢过程酶缺陷,使半乳糖不能生成半乳糖-1-磷酸或二磷酸尿苷半乳糖,半乳糖在体内异常堆积,在醛糖还原酶和脱氢酶的作用下生成半乳糖醇和半乳糖酸。体内半乳糖及其异常代谢产物升高导致半乳糖血症的发生。上述 3 种酶缺陷中的任何一种酶缺陷均可导致半乳糖血症。半乳糖代谢途径及半乳糖血症发病机制见图 25-13。

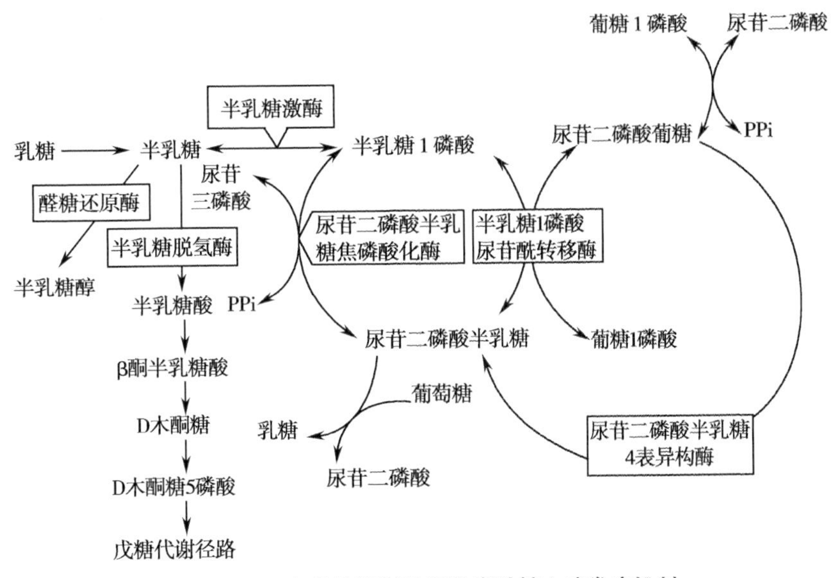

图 25-13　半乳糖代谢途径及半乳糖血症发病机制

半乳糖-1-磷酸尿苷酰转移酶缺乏症为典型性半乳糖血症,在西方国家比较常见。由于酶缺陷导致半乳糖-1-磷酸在肝脏积聚而引起肿大,肝功能受损。代谢产物在脑中积聚,引起运动和智力障碍。在肾和肠组织积聚导致氨基酸吸收障碍,呈蛋白尿和氨基酸尿。血中半乳糖升高会抑制糖原分解成葡萄糖,出现低血糖症;另外,晶状体内半乳糖增多,激活醛糖还原酶,产生半乳糖醇,可使晶状体渗透压改变,使水分进入晶状体，影响晶状体代谢而致白内障。

（三）防治

欧美国家普遍将半乳糖血症列入新生儿常规筛查项目，通过早治疗预防患儿发病。我国有些地区已经列入新生儿筛查项目，但南方比较少见。①一旦确诊，应立即停用乳类食品，改用豆浆、米粉等，辅以维生素、脂肪等营养必需物质，避免一切含有乳糖的水果、蔬菜，如西瓜、西红柿等。患者需终身进行饮食控制。不能坚持饮食控制者，可发生不同程度的智力低下、生长障碍及白内障；②静脉输注葡萄糖、新鲜血浆，注意补充电解质。获得早期确诊的患儿生长发育大多正常，但在成年后多数可有学习障碍、语言困难或行为异常等问题。

三、遗传性果糖不耐受症

遗传性果糖不耐受症（fructose intolerance，hereditary；OMIM 229600）又称果糖血症（fructosemia），因果糖-二磷酸醛缩酶B（aldolase B，fructose-bisphosphate，ALDOB）的缺乏所致，发病率不详。

（一）临床表现

临床表现与摄食、年龄有关，且年龄越小，症状越严重。出生后即给予人工喂养的新生患儿常在2～3天内出现呕吐、腹泻、脱水、休克、出血倾向和急性肝衰竭症状。母乳喂养儿在给予含蔗糖或果糖的辅食后30分钟内即发生呕吐、腹痛、出汗直至惊厥等低血糖症状。若不及时终止这类食物，患儿出现食欲缺乏、腹泻、体重不增、肝大、黄疸、水肿和腹水以及代谢性酸中毒等临床表现。大部分患儿可因屡次发生的不适症状而自动拒食，未及时诊疗者可因进行性肝功能衰竭死亡。

实验室检查：①急性期患儿呈一过性低血糖，同时血磷、血钾降低。血清果糖、乳酸、丙酮酸、尿酸、游离脂肪酸明显增高。可伴有转氨酶、胆红素增高，凝血功能障碍等肝功能异常；②当血中果糖浓度超过2mmol/L时，尿液分析中出现果糖。多数患者有蛋白尿、非特异性氨基酸尿、肾小管酸中毒等肾小管功能损伤；③静脉果糖耐量试验：一次给予果糖200～250mg/kg，静脉快速注射后患者表现为血糖及血磷急速下降，同时果糖、脂肪酸及乳酸上升。本试验易引起低血糖发作，故宜慎用，操作过程中应密切监测患者反应；④醛缩酶B基因突变检测。

（二）遗传学和发病机制

本病呈常染色体隐性遗传。ALDOB是一个四聚体结构，每个亚基由364个氨基酸残基组成。编码ALDOB的基因*ALDOB*位于9q31.1，全长22 221bp，有9个外显子，编码的ALDOB含364个氨基酸，迄今已鉴定出*ALDOB*的基因突变型有50余种，包括错义突变、无义突变、缺失等。

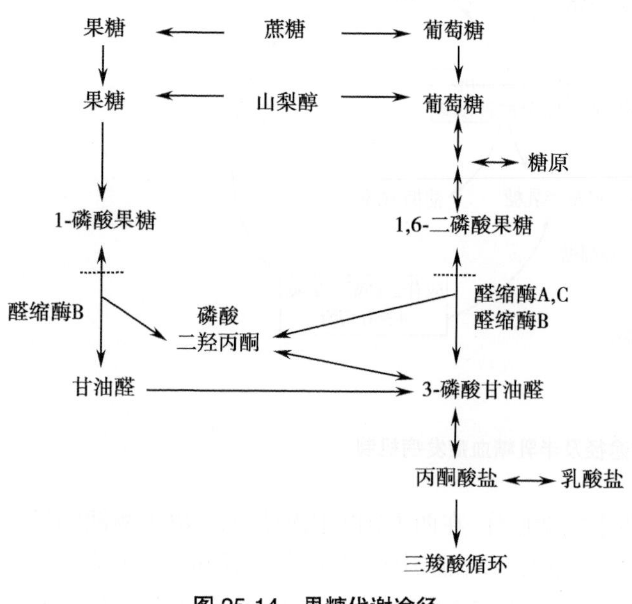

图25-14 果糖代谢途径

虚线表示醛缩酶B缺陷导致的代谢环节发生障碍

正常情况下，外源性果糖通过空肠黏膜吸收后，在醛缩酶B的作用下形成甘油醛和磷酸二羟丙酮，进一步形成3-磷酸甘油醛，最终代谢为用于糖异生或糖酵解的1,6-二磷酸果糖，或者进入糖酵解途径，转化成丙酮酸盐，进入三羧酸循环。果糖代谢示意途径见图25-14。

*ALDOB*的基因突变使ALDOB醛缩酶B结构和活性发生改变，患者摄入或输注含果糖成分的物质后，1-磷酸果糖在肝中堆积，消耗细胞内库存的无机磷酸盐（Pi），Pi大量消耗，肝线粒体氧化磷酸化减少，造成腺苷三磷酸（ATP）缺乏，使肝细胞ATP依赖性离子泵功能障碍，膜内外离子梯度不能维持，细胞肿胀，细胞内容物外溢，引起组织如肝脏、肾小管功能障碍，导致代谢平衡紊乱，阻碍糖原分解和糖异生，产生低血糖。持久的含果糖饮食会造成患儿肝细胞坏死、脂肪

浸润、胆小管增生和纤维化甚至肝硬化。

（三）防治

一旦确定诊断，立即终止一切含果糖、蔗糖或山梨醇的食物和药物，以防止低血糖发生；当出现低血糖时，静脉内注射葡萄糖即可缓解。纠正电解质紊乱，有出血倾向者可给予成分输血。对急性肝功能衰竭患儿应予支持治疗。

四、先天性乳糖酶缺乏症

先天性乳糖酶缺乏症（lactase deficiency，congenetal；OMIM 223000）是因乳糖酶（lactase，LCT）的缺乏，不能消化和代谢母乳或牛乳中的乳糖，导致发生非感染性腹泻。先天性乳糖酶缺乏症罕见。

（一）临床表现

生后喂给奶类，数小时至数日后即可发生严重水泻和脱水，伴腹胀、肠鸣音亢进。大便有酸味。本病需与继发性乳糖酶缺乏鉴别。有些新生儿和早产儿由于肠黏膜发育不够成熟或乳糖酶活性暂时低下，对乳糖暂时不耐受，大便次数多，待活性正常后大便次数即减少。实验室检查：①大便还原糖测定，还原糖为阳性，同时粪便 pH < 5.5；②测定小肠黏膜酶活性。结果可靠，但可行性差，不宜在婴儿中进行；③基因诊断确诊。

（二）遗传学和发病机制

先天性乳糖酶缺乏症属于常染色体隐性遗传。致病基因为编码 LCT 的基因 *LCT*。*LCT* 基因位于 2q21.3，全长 74 325bp，有 9 个外显子，mRNA 长 6 274bp，编码的 LCT 含 1 927 个氨基酸，基因检测发现有 20 余种不同的基因突变型。

婴儿饮食以母乳或牛乳为主，其中的糖类主要是乳糖，小肠黏膜表面绒毛的顶端是分泌乳糖酶的地方，乳糖酶缺乏使乳品中的乳糖不能降解，被肠道菌群酵解成乳酸等有机酸，并在肠道生成大量氮气、甲烷和二氧化碳，引起腹胀，刺激肠壁造成水样便腹泻，大便含有糖分并呈酸性。

（三）防治

婴儿采用无乳糖的婴儿配方奶粉或者食品替代。满 3 个月以后的患儿提早加谷类或麦类食品。急性期伴脱水时首先静脉或口服补充液体，然后采用无乳糖奶粉饮食。

五、先天性蔗糖酶 - 异麦芽糖酶缺乏症

先天性蔗糖酶 - 异麦芽糖酶缺乏症（sucrase-isomaltase deficiency，congenital，CSID；OMIM 222900）发病率低，临床上罕见。

（一）临床表现

婴儿哺乳期正常，添加米糊和粥开始出现腹泻。患儿一般以迁延性、慢性腹泻就诊，粪便有酸味，呈黄色稀水样或稀糊状，每天数次至 10 余次。严重者出现胃肠痉挛、腹胀、产气过多，以及水泻、脱水，生长曲线落后于同年龄儿童。在食物中去除蔗糖和淀粉后，症状在数日内好转。实验室检查：①粪便有酸味，呈黄色稀水样或稀糊状；②口服蔗糖水后，每 30 分钟测血糖。葡萄糖激发试验方法同蔗糖激发试验。服蔗糖后血糖水平升高 < 1.1mmol/L 为蔗糖吸收不良，服葡萄糖后血糖水平升高 > 1.4mmol/L 为葡萄糖吸收正常；③确诊需行肠黏膜蔗糖酶和异麦芽糖酶的活性检测；④蔗糖酶—异麦芽糖酶基因诊断。

（二）遗传学和发病机制

本病为常染色体隐性遗传，蔗糖酶 - 异麦芽糖酶（sucrase-isomaltase，SI）由基因 *SI* 编码。*SI* 基因位于 3q25.2-q26.2，全长 106 598bp，有 48 个外显子，mRNA 长 6023bp，编码的 SI 含 1827 个氨基酸，迄今已发现多种基因突变型。

小肠黏膜刷状缘先天性蔗糖酶 - 异麦芽糖酶缺乏，导致患者食用的蔗糖或麦芽糖无法吸收，肠道细菌将这些双糖发酵，产生乳酸等有机酸及二氧化碳和氮气，未吸收的双糖还使肠腔内渗透压增高，肠道水分吸收减少，引起腹胀肠鸣及腹泻。婴儿可有剧泻，成年人可仅有胃部不适。

（三）防治

①禁食蔗糖，限制支链淀粉的摄入；②服用蔗糖酶，可减轻患儿的腹泻和肠痉挛。患者通常在停奶粉、

米糊和粥等含蔗糖和淀粉类食物后，改为黄豆、猪肉糊喂养后，粪便性状和次数可恢复正常。患儿还可选择其他食物，如不含糖的牛奶、动物或植物蛋白。随着年龄增大，患者对米、面的耐受性可能会有所提高。③基因诊断确诊。

六、葡萄糖-半乳糖吸收障碍症

葡萄糖-半乳糖吸收障碍症（glucose/galactose malabsorption，GGM；OMIM 606824）是由于小肠黏膜上皮细胞膜上表达的钠-葡糖转运蛋白1（sodium-glucose transporter 1，SGLT1）的缺陷所造成的疾病，临床罕见。

（一）临床表现

多在出生后一周内发病，表现为严重腹泻、腹胀和脱水，大便为水样、酸性，含糖类。可伴有尿糖阳性。严重腹泻和脱水常可致命，但若给予果糖类饮食，腹泻可迅速好转。实验室检查：①葡萄糖、半乳糖或乳糖口服耐量试验；②基因突变检测。

（二）遗传学和发病机制

本病为常染色体隐性遗传。SGLT1的正名为溶质载体蛋白家族5成员1（solute carrier family 5 member 1，SLC5A1），由基因*SLC5A1*编码。*SLC5A1*基因位于22q12.3，全长76 998bp，有15个外显子，mRNA长5061bp，编码的SLC5A1含664个氨基酸，分子量约73kDa。迄今已发现50多种基因突变型。

食物中的糖在小肠双糖酶的作用下，生成葡萄糖和半乳糖，这两种单糖的吸收必须通过刷状缘上皮细胞膜上的钠-葡糖转运蛋白，将葡萄糖和半乳糖吸收进入肠上皮细胞，然后再将其转运进入血液循环。该转运蛋白的缺陷可导致葡萄糖-半乳糖吸收障碍症。也有报道可引起部分性肾性糖尿病。

（三）防治

本病的防治要点有：①立即纠正脱水、酸中毒；②停止喂给含有葡萄糖和半乳糖的食物，使用无葡萄糖，无半乳糖专用的配方奶，可添加酪蛋白、果糖、玉米油等，随年龄增加添加蛋、鱼等辅助食物。患儿可能随着年龄增长逐渐适应奶类制品和土豆、面食等淀粉制品。

七、果糖-1，6-二磷酸酶缺乏症

果糖-1，6-二磷酸酶缺乏症（fructose-1，6-bisphosphatase deficiency；OMIM 229700）罕见，发病率不清楚。

50%患者在新生儿期起病，绝大多数在6个月内，极个别报道1岁后发病。初发临床症状是低血糖和代谢性酸中毒，严重者出现惊厥和昏迷，逐渐出现肝肿大，饥饿、疾病、含果糖食物可为诱发因素，临床表现与糖原贮积症Ⅰ型较相似。实验室检查：主要参考依据为低血糖，高乳酸血症、酮体升高，尿酸和丙氨酸升高。饥饿、给予果糖、甘油、丙氨酸可诱发低血糖。基因突变检测。

本病为常染色体隐性遗传病。编码FBP1的基因*FBP1*位于9q22.32，全长44 117bp，有8个外显子，编码的FBP1含338个氨基酸，迄今已发现20多种基因突变型，包括错义突变和剪接异常。果糖-1，6-二磷酸酶是糖原异生途径中的催化酶，催化果糖-1，6-二磷酸不可逆性转变成果糖-6-磷酸，该酶在肝肾表达活跃。果糖-1，6-二磷酸酶缺乏，使葡萄糖来源不足，导致低血糖、高乳酸、酮体升高，代谢性酸中毒而发病。

严重低血糖口服葡萄糖或静脉注射葡萄糖可缓解症状。伴有代谢性酸中毒时，输入碳酸氢钠纠正酸中毒。平时采用除去果糖和蔗糖的饮食，避免饥饿。因本病对甘油有不耐受表现，应考虑适当限制高脂肪饮食。随着年龄的增长，患者对饥饿的耐受性有所提高。

八、丙酮酸羧化酶缺乏症

丙酮酸羧化酶缺乏症（Pyruvate carboxylase deficiency；OMIM 266150）是一种罕见的遗传代谢性疾病。

（一）临床表现

根据临床表现可分为2型：A型为严重型，酶活力严重缺乏，在新生儿期即发病，开始精神抑制，全身肌张力减退或亢进，肌肉强直，呼吸急促，伴有肝大，继而出现惊厥、昏迷等神经系统症状。B型为轻型，在婴幼儿期或儿童期发病，酸中毒程度较轻，以生长发育迟缓和神经系统症状为主。实验室检查：①低血糖，乳酸、丙酮酸、丙氨酸增高，代谢性酸中毒；重症患儿的血氨、血浆瓜氨酸、缬氨酸、脯氨酸等含量亦增高；②脑部磁共振成像最常见囊性脑室周围白质软化，部分患者脑干和基底结的变化，类似 Leigh 病；③肝组织或成纤维细胞的酶活性检测；④基因突变检测。

（二）遗传学和发病机制

本病为常染色体隐性遗传病。编码丙酮酸羧化酶（pyruvate carboxylase，PC）的基因 *PC*，位于 11q13.4-q13.5，全长 116 851bp，有 23 个外显子，编码的 PC 含 1178 个氨基酸，迄今已发现 20 多种基因突变型，包括错义突变和剪接异常等。丙酮酸羧化酶为分子量约为 500kDa 的四聚体，多在肝肾组织表达，是含生物素的线粒体酶，通过羧化作用，将生物素上的羧基转移到丙酮酸上，使丙酮酸转化为草酰乙酸，这是糖异生的第一步，然后进一步使草酰乙酸生成磷酸烯醇丙酮酸，参与糖代谢。丙酮酸羧化酶活性下降使机体能量供应不足，导致血中丙酮酸、乳酸和丙氨酸增加，酸中毒和神经系统功能障碍。

（三）防治

无满意治疗方法，预后不良。

第六节　溶 酶 体 病

溶酶体是细胞内酸性最强的细胞器，内含数十种酸性水解酶。溶酶体贮积症（lysosomal storage disorders，LSDs）大多数是由于溶酶体内酸性水解酶缺乏所致，少数是由其激活蛋白，或者其定位蛋白，或者膜转运蛋白发生缺陷，溶酶体内相应底物不能降解，贮积在溶酶体，故称之为溶酶体病。目前，溶酶体贮积症大概包括 50 余种疾病。溶酶体病作为一个整体，发病率约为 1/7000 ~ 1/8000。

按照缺陷的酶及继发贮积的底物不同，可分为 8 类，分别是黏多糖病，鞘脂代谢障碍，寡糖贮积症，多肽降解障碍（组织蛋白酶 K 缺陷导致的致密性成骨不全），神经元蜡样脂褐质病（Ⅰ、Ⅱ、Ⅲ、Ⅳ型），糖原贮积症Ⅱ型，溶酶体酶多发缺陷（半乳糖酸唾液酸贮积症，黏脂贮积症Ⅱ和Ⅲ型），以及溶酶体膜蛋白转运功能缺陷（包括尼曼匹克病 C 型）。

一、黏多糖病

（一）黏多糖病Ⅰ型

黏多糖病Ⅰ型（mucopolysaccharidosis type Ⅰ），简称黏多糖病Ⅰ型（下同），是由于编码 α-L- 艾杜糖苷酸酶（α-L-iduronidase，IDUA）的基因 *IDUA* 发生突变所致的遗传性代谢病。根据病情的严重程度，该病在传统上分为三个亚型。

最严重的称为 Hurler 综合征（Hurler syndrome；OMIM 607014），又称黏多糖病Ⅰ H 型（mucopolysaccharidosis type Ⅰ H，MPS1H）。

最轻的称为 Scheie 综合征（Scheie syndrome；OMIM 607016），又称黏多糖病Ⅰ S 型（mucopolysacchari-dosis type Ⅰ S，MPS1S）。

临床严重程度居中的称为 Hurler-Scheie 综合征（Hurler-Scheie syndrome；OMIM 607015）又称黏多糖病Ⅰ H/S 型（mucopolysaccharidosis type Ⅰ H/S，MPS1H-S）。

实验室生化检查不能区分这三个亚型。

目前更倾向于根据治疗方法的不同，将黏多糖病Ⅰ型分为严重型和轻型两型，严重型即指 MPS1H，轻型包括 MPS1H-S 和 MPS1S。严重型患者首选骨髓移植，而轻型患者首选酶替代治疗。

黏多糖病Ⅰ型的发病率约为 1/100 000，无明显的国家和地区差异。我国还没有较确切的该病发病率的报道。

1. 临床表现　典型性的患者出生时一般无明显颜面特征，可能有脐疝和腹股沟疝，婴儿期有反复发作的呼吸道感染，半岁以后可见脊柱后凸，1 岁左右逐渐出现粗陋面容，角膜浑浊，关节僵硬，肝脾增大等。

1岁半左右智力发育落后明显，2～3岁左右线性生长停止，智力障碍逐步严重。该型患者一般在10岁以内死于心脏呼吸衰竭。

轻型患者一般在3岁至10岁发病。如果确诊为患者，在2岁时仍保持正常智力，并且躯体的贮积症状比较轻，则归为轻型患者。

实验室检查：①尿液黏多糖定量和电泳：标本最好用晨尿，定量可以发现黏多糖量排量增加，电泳显示硫酸皮肤素和硫酸类肝素条带；②影像学：正位胸片可发现肋骨似“飘带样”；侧位脊柱片显示胸腰椎椎体发育不良，有“鸟嘴样”突起；左手正位片显示掌骨近端变尖，各指骨似“子弹头”样改变；③α-L-艾杜糖苷酶活性，患者该酶活性明显降低，据此可确诊；④基因突变检测用于产前诊断。

2. 遗传学和发病机制　本病为常染色体隐性遗传，其致病基因*IDUA*位于4p16.3，全长24 533bp，有14个外显子，mRNA长2203bp，编码的IDUA前体含653个氨基酸，包括26个氨基酸的信号肽和627个氨基酸的成熟IDUA。欧洲患者常见的基因突变是c.1293 G＞A导致p.Trp 402 Ter和c.296 C＞T导致p.Gln 70 Ter，这两种突变约占突变基因的一半，中国人无明显突变热点。

因α-L-艾杜糖苷酸酶基因突变导致α-L-艾杜糖苷酸酶活性缺乏，其底物糖胺多糖降解不完全，贮积在机体多种组织及器官导致发病，并可以从尿液中检出大量硫酸皮肤素及硫酸肝素。

3. 防治　①造血干细胞移植：对于重型患者，若能在2岁前进行造血干细胞移植，能改变疾病的自然进程，促进身高的线性增加，改善多脏器的贮积症状，特别是神经系统的受益大，但对已经发生病变的心脏瓣膜改善不明显；②酶替代治疗：酶替代治疗的优点在于安全性好，对于轻型的患者首选酶替代治疗。重型患者进行造血干细胞移植的手术期间，也应该进行酶替代治疗；③对症支持治疗：如康复治疗，心瓣膜置换，疝气修补术，人工耳蜗，角膜移植等改善患者的生活质量。

（二）黏多糖病Ⅱ型

黏多糖病Ⅱ型（mucopolysacharidosis type Ⅱ；OMIM 309900）又称Hunter综合征（Hunter syndrome）。本病患者绝大多数是男性，目前全世界范围内仅报道了10余例女性患者。该病的发病率在不同国家和地区有差异，是黏多糖病较常见的亚型，白种人发病率约为1/166 000。在亚洲国家中，该亚型的发病率较其他亚型高，但目前无明确的数据统计。

1. 临床表现　根据智力是否受累，黏多糖病Ⅱ型可分为两组，一组为智力受累的严重型，另一组为智力正常的轻型，约30%的患者属于轻型。

严重型的患者临床表现类似黏多糖病Ⅰ型的患者，如粗陋面容，关节僵硬，爪形手，肝脾增大，矮小，复发性疝气等。

但与黏多糖病Ⅰ型患者不同的是，黏多糖病Ⅱ型型患者的角膜没有明显浑浊，病情进展稍慢，有多动及攻击性行为。还有一个特征性变化是皮肤结节状或者说是鹅卵石样改变，以肩胛部，上臂及大腿两侧明显。

实验室检查：①患者尿液中会出现大量硫酸皮肤素和硫酸肝素；②血白细胞和血浆中艾杜糖-2-硫酸酯酶活性明显降低；③影像学改变类似黏多糖病Ⅰ型；④基因诊断确诊。

2. 遗传学和发病机制　本病为X连锁隐性遗传病，是由于艾杜糖醛酸2-硫酸酯酶（iduronate 2-sulfatase，IDS）的缺陷所致。编码IDS的基因*IDS*位于Xq28，基因全长33 568bp，有9个外显子，编码的IDS前体含550个氨基酸，包括25个氨基酸的信号肽和525个氨基酸的成熟IDS。在*IDS*基因所在位置朝向端粒方向的90kb区域内，有1个假基因*IDS2*，与*IDS*基因外显子2、3和内含子2、3、7的碱基组成有高度同源性，能与*IDS*基因重组。至今已报道的*IDS*基因突变方式共有340多种。上海地区发现最常见的是c.1402 C＞T导致p.Arg 468 Ter突变，与该病的重型相关联。大的基因结构变化，包括基因大片段缺失和真假基因重组，占全部突变的30%左右，也常与疾病的重型有关。广州中山医学院郭奕斌等发现几种新突变c.1344delA；c.1219 delTT；c.1446 insTT；c.938del 16；c.1016T＞C；c.876-877 delTC。

艾杜糖醛酸2-硫酸酯酶的功能是去掉硫酸皮肤素和硫酸肝素的艾杜糖醛酸2号位置上的硫酸基团，该酶的缺陷导致未能完全降解的硫酸皮肤素及硫酸肝素贮积在溶酶体内，累及全身多种器官，并影响器官的功能，部分硫酸皮肤素及硫酸肝素可以从尿液排出。

3. 防治　①产前基因诊断是预防患儿出生的有效手段。国内开展产前诊断，获得成功。酶替代治疗是该病轻型的标准治疗方法；②骨髓移植：目前骨髓移植应用于治疗黏多糖病Ⅱ型存在争议；③对症治疗：如心脏瓣膜置换，人工耳蜗等。

（三）黏多糖病Ⅲ型

黏多糖病Ⅲ型（mucopolysacharidosis type Ⅲ）即 MSP Ⅲ，又称 Sanfilippo 综合征（Sanfilippo syndrome），特征是尿液含大量硫酸类肝素。根据致病基因不同，分为黏多糖病Ⅲ A 型（mucopolysacharidosis type Ⅲ A，MSP3A；OMIM 252900）、黏多糖病Ⅲ B 型（mucopolysacharidosis type Ⅲ B，MSP3B；OMIM 252920、黏多糖病Ⅲ C 型（mucopolysacharidosis type Ⅲ C，MSP3C；OMIM 252930）、黏多糖病Ⅲ D 型（mucopolysacharidosis type Ⅲ D，MSP3D；OMIM 252940）等四个亚型。临床较罕见。相对而言，MSP3A 和 MSP3B 稍多一些，但仅凭临床特征不能区分四种。

患者临床表现为严重智力低下，相对较轻的多发性骨发育不良，部分患者有肝脾增大。

1. 临床表现　刚出生时患者一般正常，可能在 2～3 岁左右因发育迟缓就诊，逐渐表现为发育滞后，智力低下，丧失以前获得的语言运动能力。一般患者能存活到 10 岁以上。大部分患者无明显的粗陋面容，但有明显多毛，部分患者有肝脾增大。

实验室检查：①尿液黏多糖定性及电泳：可发现较多硫酸皮肤素；②外周血白细胞酶活性检查：可从较常见的缺陷酶开始检测；③影像学改变类似 MPS Ⅰ型，但一般较轻；④基因诊断确诊。

2. 遗传学和发病机制　MPS Ⅲ的各类亚型均属常染色体隐性遗传。

MSP3A 的致病基因是位于 17q25.3 处编码 N- 硫酸氨基葡糖硫酸水解酶（N-sulfoglucosamine sulfohydrolase，SGSH）的基因 *SGSH*。*SGSH* 基因全长 18 121bp，有 8 个外显子，mRNA 长 2770bp，编码的 SGSH 前体含 502 个氨基酸，包括 20 个氨基酸的信号肽和 482 个氨基酸的成熟 SGSH。

MSP3B 的致病基因是位于 17q21 处编码 α-N- 乙酰基氨基葡糖苷酶（N-acetylglucosaminidase，α，NAGLU）的基因 *NAGLU*。*NAGLU* 基因全长 15 517bp，有 6 个外显子，mRNA 长 2798bp，编码的 NAGLU 前体含 743 个氨基酸，包括 23 个氨基酸的信号肽和 720 个氨基酸的成熟 NAGLU。

MSP3C 的致病基因是位于 8p11.1 处编码乙酰肝素 -α- 氨基葡糖苷 N- 乙酰基转移酶（heparan-α-glucosaminide N-acetyltransferase，HGSNAT）的基因 *HGSNAT*。*HGSNAT* 基因全长 69 379bp，有 18 个外显子，mRNA 长 5228bp，编码的 HGSNAT 前体含 635 个氨基酸，包括 19 个氨基酸的信号肽和 616 个氨基酸的成熟 HGSNAT。

MSP3D 的致病基因是位于 12q14 处编码 N- 乙酰基氨基葡糖 -6- 硫酸酯酶（N-acetylglucosamine-6-sulfatase，GNS）的基因 *GNS*。*GNS* 基因全长 53 005bp，有 14 个外显子，mRNA 长 5144bp，编码的 GNS 前体含 552 个氨基酸，包括 36 个氨基酸的信号肽和 516 个氨基酸的成熟 GNS。

MPS Ⅲ的发病机制与其他类型相似，SGSH、NAGLU、HGSNAT 和 GNS 这四种酶分别参与了硫酸类肝素的级联降解。四种酶中任何一种酶的活性缺陷，造成不能完全降解的硫酸类肝素聚集在全身组织，导致了患者的各种表现。

3. 防治　目前尚无有效的治疗方法。

（四）黏多糖病Ⅳ型

黏多糖病Ⅳ型（mucopolysacharidosis type Ⅳ，MPS Ⅳ），又称 Morquio 综合征（Morquio syndrome）。根据致病基因的不同，本病分为黏多糖病Ⅳ A 型（mucopolysacharidosis type Ⅳ A，MPS4A；OMIM 253000）和黏多糖病Ⅳ B 型（mucopolysacharidosis type Ⅳ B，MPS4B；OMIM 253010）。MPS4A 是由于氨基葡糖 -6- 硫酸硫酸酯酶（galactosamine-6-sulfate sulfatase，GALNS）的缺乏所致；MPS4B 是由于 β- 半乳糖苷酶 1（galactosidase，β-，GLB1）的缺乏所致，较罕见。Ⅳ型发病率较低，但在中国的 MPS Ⅳ型却较多，仅次于 Hunter 综合征。

1. 临床表现　MPS4A 和 MPS4B 在临床特征无明显区别，MPS4B 相对较轻。患儿刚出生时可能无明显症状，2 到 4 岁左右患儿开始明显身高增长缓慢，伴有明显胸骨突出（鸡胸），肋骨外翻，脖子短。比较特征性的变化是腕关节松弛。随着肌病进展，膝关节外翻（X 形腿）逐渐明显。患者智力一般正常，随着年龄增大，患者会出现角膜混浊。

实验室检查：①脊柱侧位片及正位胸片，可发现与其他 MPS 类似的骨骼变化；②尿液黏多糖定性及电泳；③外周血氨基葡糖 -6- 硫酸硫酸酯酶和 β- 半乳糖苷酶 1 的活性测定；④基因突变检测确诊。

2. 遗传学和发病机制　本病呈常染色体隐性遗传。MPS4A 是由于 GALNS 缺乏。编码 GALNS 的基因 *GALNS* 位于 16q24.3，全长 50 233bp，有 14 个外显子，mRNA 长 2380bp，编码的 GALNS 前体含 522 个氨基酸，包括 26 个氨基酸的信号肽和 496 个氨基酸的成熟 GALNS。MPS4B 是由于 GLB1 缺乏。编码 GLB1 的基因 *GLB1* 位于 3p21.33，全长 107 595bp，有 16 个外显子，mRNA 长 3 470bp，编码的 GLB1 前体含 677 个氨基酸，包括 23 个氨基酸的信号肽和 654 个氨基酸的成熟 GLB1。

氨基葡糖 -6- 硫酸硫酸酯酶的作用是去掉硫酸角质素的半乳糖 -6- 硫酸残基以及硫酸软骨素的 N- 乙酰半乳糖胺 -6- 硫酸残基。该酶的缺陷，造成不完全降解的硫酸角质素和硫酸软骨素聚集在骨骼及角膜和其他脏器，导致代谢异常。

3. 防治　产前基因诊断是预防的关键步骤，国内已经成功进行。目前针对 MPS4A 的酶替代治疗正在进行国际性多中心合作，进入药物临床试验阶段，对症治疗如矫形、角膜移植等也有必要。

（五）黏多糖病Ⅵ型

黏多糖病Ⅵ型（mucopolysacharidosis type Ⅵ，MPS Ⅵ；OMIM 253200），又称 Maroteaux-Lamy 综合征（Maroteaux-Lamy syndrome），是由于编码芳基硫酸酯酶 B（arylsulfatase B，ARSB）的基因 *ARSB* 突变导致的遗传病。发病率在不同人群差别较大。德国的发病率约为 1/433 000，但德国的土耳其移民的发病率为 1/43 000，澳大利亚的发病率为 1/320 000，我国较罕见。

1. 临床表现　根据病情的进展速度，一般将该病分为典型型和缓慢进展型。

典型型患者出生时或者出生后的较短时间内，出现粗陋面容，矮小，骨骼畸形，关节僵硬，肝脾增大，心脏瓣膜改变等。该型的特点，患者早期即有角膜浑浊，绝大部分患者智力是正常的。缓慢进展型患者在较大年龄才出现症状，黏多糖贮积症的体格特征，例如颜面粗陋，骨骼畸形，矮小等相对于典型型不明显或者较轻，预期寿命也较经典型明显延长。缓慢进展型有自身的特点，如髋关节发育不良，走路为鸭步，伴疼痛。

实验室检查，当尿液糖胺多糖浓度定量大于 200μg/mg 肌酐时，一般为典型的快速进展型，而浓度低于 100μg/mg 肌酐时，一般为缓慢进展型。其他如：①脊柱侧位片及正位胸片；②外周血芳基硫酸酯酶 B 活性测定；③基因突变监测确诊。

2. 遗传学和发病机制　本病为常染色体隐性遗传。致病基因 *ARSB* 位于 5q14.1，全长 216 326bp，有 8 个外显子，mRNA 长 6076bp，编码的 ARSB 前体含 533 个氨基酸，包括 36 个氨基酸的信号肽和 497 个氨基酸的成熟 ARSB。*ARSB* 基因突变绝大部分为点突变，导致芳基硫酸酯酶 B 活性缺乏。

芳基硫酸酯酶 B 的功能是水解硫酸皮肤素 N- 乙酰半乳糖胺 -4- 硫酸的硫酸基团，该酶的缺陷导致了硫酸肝素降解不完全，积聚在骨骼，角膜，心脏瓣膜，肝脾等引起致病。

3. 防治　①酶替代治疗是该病的标准治疗方法；②骨髓移植对缓解病情有一定的治疗效果；③对症治疗如角膜移植，心脏瓣膜移植等。

（六）黏多糖病Ⅶ型

黏多糖病Ⅶ型（mucopolysacharidosis type Ⅶ；OMIM 253220）即 MPS Ⅶ，又称 Sly 综合征（Sly syndrome）是由于编码 β- 葡糖醛酸酶（β-glucuronidase，GUSB）的基因 *GUSB* 突变所致。患者临床表现多样，典型的婴儿型患者表现类似黏多糖症Ⅰ H 患者，更严重的患者表现为胎儿水肿，也有部分患者症状较轻。

1. 临床表现　根据病情严重程度，可分为典型类型、病情稍轻些的中间型、新生儿期发病的严重型。根据文献报道的病例判断，可能此综合征最常见的表现为新生儿期水肿。典型型患者表现为矮小、粗陋面容、肝脾增大、脊柱后凸、智力低下等。中间型患者病情进展及疾病的严重程度相对较轻。

实验室检查：①脊柱侧位片及胸片正位，可发现与其他型类似的骨骼变化；②尿黏多糖分析；③外周血白细胞 β- 葡萄糖醛酸酶活性测定；④ β- 葡萄糖醛酸酶基因突变监测。

2. 遗传学和发病机制　本病为常染色体隐性遗传。编码 GUSB 的基因 *GUSB* 位于 7q21.11，全长 28 631bp，有 12 个外显子，编码的 GUSB 前体含 651 个氨基酸，包括 22 个氨基酸的信号肽和 629 个氨基酸的成熟 GUSB。

β- 葡糖醛酸酶的作用是水解硫酸皮肤素及硫酸类肝素的糖醛酸残基。当 β- 葡糖醛酸酶基因突变导致其酶活性缺乏时，硫酸皮肤素及硫酸类肝素在机体贮积，主要影响肝脾，骨骼及神经系统。

3. 防治　针对该病的特异性酶替代治疗正在进行药物临床试验。

二、葡糖鞘氨醇病（Gaucher 病）

葡糖鞘氨醇病（glucosylceramidelipoidosis）即 Gaucher 病（Gaucher disease）又名脑苷脂贮积病（cerebrosidosis）。是由于溶酶体内酸性 β- 葡糖苷酶（glucosidase，β，acid，GBA）又称酸性 β- 葡糖脑苷脂酶（acid β-glucocerebrosidase）的缺陷，导致葡糖脑苷脂在体内贮积引起的疾病。根据发病年龄及是否累及中枢神经系统，可分为三型。Gaucher 病Ⅰ型（Gaucher disease，type Ⅰ，GD Ⅰ；OMIM 230800），也称非神经疾病型或肝脾型。Gaucher 病Ⅱ型（Gaucher disease，type Ⅱ，GD Ⅱ；OMIM 230900），也称急性神经疾病型。Gaucher 病Ⅲ型（Gaucher disease，type Ⅲ，GD Ⅲ；OMIM 231000），也称亚急性神经疾病型。德裔犹太人（Ashkenazi Jews）该病发病率高，达 1/450，主要为 GD Ⅰ。普通人群中该病发病率约为 1/40 000，以 GD Ⅰ为主。中国及亚洲一些国家，GD Ⅲ的发病率相对较高。

（一）临床表现

1. GD Ⅰ（肝脾型）　无论发病早晚，患者无明显神经系统症状，肝脾肿大明显，一般脾脏较肝脏肿大明显，有巨脾，脾亢发生时首先出现血小板减少。肝脏肿大一般无或可能发生转氨酶升高，后期有肝硬化、肝坏死及肝功能衰竭。部分患者甚至只有骨病症状。大多数患者生长落后，较同龄儿矮小。

2. GD Ⅱ（急性神经疾病型）　患者早期易激惹，逐渐肌无力，动眼不能，或者为固定性斜视。患儿出生 6 个月后神经系统症状快速进展，出现痉挛性强直状态，牙关紧闭，颈强直，角弓反张，腱反射亢进。视觉诱发电位异常。

3. GD Ⅲ（亚急性神经疾病型）　青少年期发病，除肝脾增大外，神经系统表现为水平性核上性凝视麻痹，肌阵挛，癫痫大发作等，后期出现共济失调，痉挛性强直，智力下降。脑电图有棘波出现。

实验室检查：①可有血小板、Hb 降低；②骨髓涂片，可见葡糖鞘氨醇病细胞；③长骨 X 线片，普遍性骨质疏松，股骨远端膨大呈烧瓶样改变；④ β- 葡萄糖脑苷脂酶活性下降；⑤血浆标志物，如壳三糖酶活性和 CCL18 检测；⑥酸性 β- 葡糖苷酶基因突变检测。

（二）遗传学和发病机制

本病为常染色体隐性遗传。致病基因为编码 GBA 的基因 *GBA*。*GBA* 基因位于 1q21，全长 17 246bp，有 11 个外显子，mRNA 长 2583bp，编码的 GBA 前体含 536 个氨基酸，包括 39 个氨基酸的信号肽和 497 个氨基酸的成熟 GBA。在该基因下游约 16kb 处存在一个与 *GBA* 基因同源性达 96% 的假基因。大概 10% 左右的突变等位基因来源于真假基因重组。目前已发现 *GBA* 的基因突变有 250 多种，大部分为错义突变，少数是无义突变、插入、缺失及剪接突变，有些复杂的等位基因含有 2 个或者多个突变。

酸性葡萄糖脑苷脂酶缺陷导致葡萄糖脑苷脂贮积在网状内皮系统，使肝脾增大。发生脾功能亢进时，会导致血小板减少、贫血和白细胞减少；葡糖鞘氨醇病细胞贮积在骨内，影响骨髓的造血功能，使骨髓腔扩大，骨皮质变薄，患者表现为骨痛，严重时发生骨危象。

（三）防治

①酶替代治疗；②底物减少疗法：对于不能进行酶替代治疗的患者，可用米格鲁特口服治疗。目前正在进行另外一种口服药物的全球多中心Ⅲ期药物临床试验；③骨髓移植。

三、神经鞘磷脂病（Niemann-Pick 病）

（一）神经鞘磷脂病（Niemann-Pick disease）

可分 A 型和 B 型。Niemann-Pick 病 A 型（Niemann-Pick disease，type A；OMIM 257200）和 Niemann-Pick 病 B 型（Niemann-Pick disease，type B；OMIM 607616）都是因编码溶酶体酸性鞘磷脂磷酸二酯酶 1（sphingomyelin phosphodiesterase 1，SMPD1）的基因 *SMPD1* 发生突变，导致 SMPD1 活性缺乏所致。A 型较

早有神经系统症状；B 型基本无神经系统症状。除德裔犹太人以 A 型较常见外，其他人群以 B 型常见。

1. 临床表现　本病 B 型患者发病可在儿童期，也可在成年期，患者有肝脾增大，肝功能异常，三酰甘油轻度升高，脾脏肿大伴随脾功能亢进，如血细胞三系下降，部分患者早期有腹泻。而 A 型患者除内脏贮积的症状外，还有明显的神经系统受累症状，早期患者表现为肌无力，随后患者智力运动发育迟缓或者倒退，一般智力运动发育不超过 1 岁正常小孩的水平。实验室检查：①外周血酸性鞘磷脂酶活性测定；②酸性鞘磷脂基因突变检测。

2. 遗传学和发病机制　本病为常染色体隐性遗传。编码 SMPD1 的基因 *SMPD1* 位于 11p15.4-p15.1，全长 11 572bp，有 6 个外显子，mRNA 长 2482bp，编码的 SMPD1 前体含 631 个氨基酸，包括 48 个氨基酸的信号肽和 583 个氨基酸的成熟 SMPD1。不同种族人群的基因突变热点不一致。

酸性水解酶主要水解鞘磷脂，当酸性水解酶活性降低时，鞘磷脂代谢障碍，聚集在单核巨噬细胞系统以及神经系统，骨髓穿刺术可见泡沫样神经鞘磷脂病细胞。除肝脏脾脏及骨骼，这种泡沫样细胞可积聚在肺脏、胃肠道、淋巴结等，引起器官功能障碍。

3. 防治　①对症治疗：如抗感染，脾切除，成分输血等；②干细胞移植：对于 B 型患者可考虑干细胞移植；③酶替代治疗：目前该方法处于药物临床试验Ⅱ期阶段。

（二）神经鞘磷脂病 C1 型

神经鞘磷脂病 C1 型（（Niemann-Pick disease，type C1；OMIM 257220）是外源性胆固醇转运障碍导致的胆固醇贮积症。约 95% 患者是由 *NPC1* 基因突变导致，约 5% 为 *NPC2* 基因突变所致（OMIM 607625）。两个基因突变导致的症状无明显差别。发病率不明，罕见。

1. 临床表现　典型型患者一般出生后，前几年生长发育正常，部分患者可能在新生儿期有黄疸，肝脾增大，肝功能不良。在神经系统症状出现前，患者仅发现不明原因的脾大。神经系统的症状一般在 3～13 岁出现，逐渐进展，可表现为震颤，步行笨拙，进行性共济失调，肌张力障碍，学习下降，语言口齿不清，抽搐等。特征性的体征是垂直性视上核性凝视麻痹。成人期发病的患者首发症状为精神症状。实验室检查：① Filipin 染色是该病的特异性诊断方法，需要对可疑患者的皮肤成纤维细胞进行培养；② *NPC1* 和 *NPC2* 基因突变检测现在已可以代替前者。

2. 遗传学和发病机制　该病为常染色体隐性遗传。*NPC1* 基因位于 18q11.2，全长 62 119bp，有 25 个外显子，mRNA 长 4 827bp，编码的 NPC1 前体含 1278 个氨基酸，包括 22 个氨基酸的信号肽。*NPC2* 基因位于 14q24.3，全长 20 442bp，有 5 个外显子，mRNA 长 921bp，编码的 NPC2 含 151 个氨基酸，包括 19 个氨基酸的信号肽。

胆固醇以酯化的形式被内吞到溶酶体。溶酶体内，酯化的胆固醇被溶酶体脂酶消化脱酯，然后被转运出溶酶体被利用。NPC1 蛋白位于溶酶体膜，主要功能是与 NPC2 协同作用，将溶酶体内非酯化的胆固醇转运出溶酶体，供给高尔基体、内质网和细胞膜。当 *NPC1* 或 *NPC2* 基因突变后，溶酶体内非酯化的胆固醇含量增加，内质网、细胞膜需要的酯化胆固醇减少，这些使神经元轴突髓鞘化、树突生成等发生异常。

3. 防治　①对症治疗：如抗胆碱能药物控制肌张力障碍及震颤。抗癫痫药物控制抽；②减少底物：小分子米氮平片（miglustat）能抑制葡萄糖神经酰胺合成酶，从而减少大多数糖鞘脂的合成，2009 年已经在欧洲等国开始使用，对延长患者寿命有一定帮助。

四、三己糖神经酰胺症（Fabry 病）

三己糖神经酰胺病（triosyl ceramide lipidosis）又称 Fabry disease；OMIM 301500），是由于溶酶体内 α 半乳糖苷酶（galactosidase，α，GLA）也称神经酰胺三己糖苷酶（ceramide trihexosidase）的缺乏导致的遗传性代谢病。患者多为男性，部分女性携带者发病。

（一）临床表现

患者大概在 10 岁左右出现四肢末端，如手指、趾、手或脚的剧烈疼痛，遇过冷、过热、疲劳或精神刺激后出现。腹股沟、臀部及阴囊的皮肤出现血管角质瘤，患者少汗或无汗。一般 20 岁以后患者出现心脏、肾功能下降，50 岁左右出现肾衰竭。实验室检查：①外周血神经酰胺三己糖苷酶的活性降低；②神经酰胺三己糖苷酶基因突变监测。

（二）遗传学和发病机制

该病为 X 连锁隐性遗传。编码 GLA 的基因 *GLA* 位于 Xq22.1，全长 17 155bp，有 7 个外显子，mRNA 长 1418bp，编码的 GLA 前体含 429 个氨基酸，包括 31 个氨基酸的信号肽和 398 个氨基酸的成熟 GLA。目前已发现 300 余种导致本病的 *GLA* 基因突变型。

神经酰胺三己糖苷酶的作用是将神经酰胺三己糖末端的半乳糖水解，形成神经酰胺二己糖。当神经酰胺三己糖苷酶由于基因突变活性降低后，神经酰胺三己糖大量贮积在细胞溶酶体，主要累积肾脏、皮肤、神经等组织导致疾病。

（三）防治

酶替代治疗；口服小分子药物对本病的治疗效果目前正在进行药物临床试验；对症治疗：如苯妥英钠、卡马西平等止痛；肾衰期透析治疗。

五、异染性脑白质营养不良

异染性脑白质营养不良（metachromatic leukodystrophy；OMIM 250100）大部分是由于编码芳基硫酸酯酶 A（arylsulfatase A，ARSA）的基因 *ARSA* 突变导致的酶活性缺乏所致，较少部分是由于该酶的热稳定因子鞘脂活化蛋白 B（saposin B）的异常所致。发病率不详。

（一）临床表现

婴儿型多在 3 岁内发病，早期表现为获得的运动功能丧失，如已经能正常走路的孩子变的步态不稳，逐渐智力运动倒退更明显，一般在 7 岁内死亡。青少年型一般在 4 岁至 16 岁发病，早期表现为学习下降，可能有精神症状，与婴儿型类似，患者也可出现步态不稳。成年型患者一般在青春期以后发病，发病年龄可从 15 岁跨越到 62 岁，患者多表现为精神症状，如丧失记忆、幻听、幻想、精神分裂症状，伴智力下降。

实验室检查：①头颅 MRI 侧脑室周围脑白质呈豹纹样改变；②尿液硫酸脑苷脂浓度测定；③外周血芳基硫酸酯酶 A 活性测定；④芳基硫酸酯酶 A 基因及鞘脂活化蛋白 B（saposin B）的基因突变检测。

（二）遗传学和发病机制

本病为常染色体隐性遗传。*ARSA* 基因位于 22q13.33，全长 12 426bp，有 8 个外显子，mRNA 长 4325bp，编码的 ARSA 前体含 509 个氨基酸，包括 20 个氨基酸的信号肽和 489 个氨基酸的成熟 ARSA。

编码芳基硫酸酯酶 A 的基因突变使芳基硫酸酯酶 A 活性减弱；鞘脂酶激活蛋白 B（sposin B）基因突变导致其结构改变，使其稳定性降低、功能丧失。芳基硫酸酯酶 A 活性的缺乏，导致其底物硫酸脑苷脂贮积在大脑白质，损伤少突胶质细胞和神经膜细胞（Schwann 细胞），髓鞘发生脱髓鞘化。体内大量的硫酸脑苷脂可从尿液排除部分，一般患者尿液硫酸脑苷脂较正常增多 100 到 200 倍。

（三）防治

①对症治疗；②青少年及成人型在疾病早期骨髓移植有一定效果。

六、球形细胞脑白质营养不良（Krabbe 病）

球形细胞脑白质营养不良（globoid cell leukodystrophy）又称 Krabbe 病（Krabbe disease；OMIM #245200），是由于编码半乳糖苷脑胺酶（galactosylceramidase，GALC）的基因 *GALC* 发生突变，半乳糖苷脑胺贮积在神经系统所致的疾病。发病率不详。

（一）临床表现

根据发病年龄，该病可分为婴儿型和青少年型。婴儿型患者出生后数月发育正常，一般在 3～6 月左右，患者出现易激惹、哭闹和尖叫。此后神经系统快速恶化，表现为肌肉僵硬、握拳、腿伸直，患儿对声音、光等非常敏感，这些刺激能引起尖叫及身体僵硬。随后，精神运动发育倒退明显，可伴抽搐。到疾病末期，患者出现去大脑状态的失明，耳聋及肌张力低下。经典晚期婴儿型患者，表现为起病早的快速进展的神经系统恶化，特征为痉挛性截瘫、失明、耳聋和假性延髓麻痹。

实验室检查：①头颅磁共振示脑白质弥漫性对称性脱髓鞘病变；②外周血半乳糖苷脑胺酶活性检测；

③ *GALC* 基因检测。

（二）遗传学和发病机制

该病为常染色体隐性遗传。*GALC* 基因位于 14q31.3，全长 67 500bp，有 17 个外显子，mRNA 长 3897bp，编码的 GALC 前体含 685 个氨基酸，包括 42 个氨基酸的信号肽和 643 个氨基酸的成熟 GALC。

半乳糖神经酰胺是髓鞘及中枢神经系统的特异性脑苷脂。半乳糖苷脑胺酶的作用是水解半乳糖神经酰胺为半乳糖和神经酰胺。*GALC* 基因突变导致半乳糖苷脑胺酶活性缺乏，半乳糖神经酰胺贮积在神经系统，脑白质可见特征性的多核的球性细胞。同时，脑组织鞘鞍醇半乳糖苷增加，特异性损伤少突胶质细胞。

（三）防治

对症治疗。非典型型患者骨髓移植可能减慢肌病进展。

七、GM1 神经节苷脂病

GM1 神经节苷脂病（GM1-gangliosidosis）。是由于编码 β-1 半乳糖苷酶（galactosidase，β-1，GLB1）的基因 *GLB1* 发生突变导致的 GM1 神经节苷脂代谢障碍，患者表现为退行性脑病症状及黏多糖病的特征。根据发病年龄分为三型：GM1 神经节苷脂病Ⅰ型（GM1-gangliosidosis type Ⅰ；OMIM 230500）即婴幼儿型；GM1 神经节苷脂病Ⅱ型（GM1-gangliosidosis type Ⅱ；OMIM 230600）即青少年型；GM1 神经节苷脂病Ⅲ型（GM1-gangliosidosis type Ⅲ；OMIM 230650）即成人型。国外统计该病发病率为 1/100 000 ~ 1/200 000。

（一）临床表现

典型婴幼儿型患者可能出生就出现异常，如颜面水肿，吸奶差，生长缓慢。颜面粗糙，肝脾增大，肌张力低下，明显的多发性骨发育不良。出生后 1 年内患儿有较缓慢的智力运动发育，但 1 岁后，智力运动发育倒退明显。在疾病终末期，患者失明失聪，呈现去大脑强直状态，对外界刺激无反应。一般在 2 岁内死于呼吸道感染。实验室检查：①外周血涂片可见空泡样淋巴细胞；② β1 半乳糖苷酶活性降低；③ β1 半乳糖苷酶基因突变监测。

（二）遗传学和发病机制

本病为常染色体隐性遗传，致病基因 *GLB1* 位于 3p21.33，全长 107 595bp，有 16 个外显子，mRNA 长 3470bp，编码的 GLB1 前体含 677 个氨基酸，包括 23 个氨基酸的信号肽和 654 个氨基酸的成熟 GLB1。该致病基因同时是黏多糖病Ⅳ B 型的致病基因。

β 半乳糖苷酶的作用是将 GM1 末端的半乳糖剪切掉，生成 GM2；同时能水解黏多糖的半乳糖残基。当 β 半乳糖苷酶活性缺乏，GM1 和黏多糖同时贮积在机体。

（三）防治

本病目前无特异性治疗，只能对症支持治疗。

八、GM2 神经节苷脂病 I 型（Tay-Sachs 病）

GM2 神经节苷脂病Ⅰ型（GM2-gangliosidosis type Ⅰ）又称为 Tay-Sachs 病（Tay-Sachs disease，TSD；OMIM 272800），是由于编码氨基己糖苷酶 α 肽链的基因 *HEXA* 发生突变，导致溶酶体 β- 氨基己糖苷酶 A（HexA）缺乏，造成 GM2 神经节苷脂降解障碍。西亚和东欧的犹太人发病率最高，比其他民族高约 100 倍。

（一）临床表现

患儿出生时可表现正常，常于 3 ~ 6 个月发病，病情进展快。运动行为发育倒退。初期患者对声异常敏感，易惊跳激惹。出生后 6 个月出现肌张力降低，抬头无力，运动发育倒退。眼底检查可见樱桃红斑。出生后 8 ~ 10 个月病情进展迅速，视力迅速减退，不协调眼球震颤，常在 1 岁左右发展为全盲或皮质盲。1 岁后可出现各型癫痫发作，频度和强度随年龄逐渐增加，且抗癫痫药物疗效不佳。头围在 18 个月后常增大，此时可出现去大脑强直，伴吞咽功能障碍。肝脾不大。易继发感染，往往 4 岁前夭折。

实验室检查：①眼底可见视网膜黄斑区樱桃红斑；②外周血白细胞或血浆溶酶体氨基己糖苷酶 A 活性低于正常；③ *HEXA* 基因突变分析确诊。

（二）遗传学和发病机制

本病呈常染色体隐性遗传。*HEXA* 基因位于 15q24.1，全长 39 743bp，有 14 个外显子，mRNA 长 2437bp，编码的 HEXA 前体含 529 个氨基酸，包括 22 个氨基酸的信号肽和 507 个氨基酸的成熟 HEXA。至今已发现多种基因突变型。

溶酶体内的氨基已糖苷酶 A 主要水解糖蛋白和糖脂，当氨基已糖苷酶 A 缺乏，使 GM2 分子结合的 N-乙酰半乳糖不能被水解脱离，导致 GM2 沉积在细胞溶酶体，以中枢神经系统损伤最为显著。大量的 GM2 沉积在神经元中导致神经元肿胀变性，广泛脱髓鞘。

（三）防治

本病预后差，尚无特效治疗方法。以对症支持治疗为主，如合理营养，控制感染，保护呼吸道，控制癫痫发作等。

九、GM2 神经节苷脂病Ⅱ型（Sandhoff 病）

GM2 神经节苷脂病Ⅱ型（GM2-gangliosidosis type Ⅱ，OMIM 268800）又称 Sandhoff 病。是由于编码氨基已糖苷酶 β 肽链的基因 *HEXB* 突变，导致溶酶体 β- 氨基已糖苷酶 A（HexA）和 β- 氨基已糖苷酶 B（HexB）缺乏，造成 GM2 神经节苷脂降解障碍。

（一）临床表现

临床表现类似 GM2 神经节苷脂病Ⅰ型，但不一致的是，患者有内脏受累，出现肝脾肿大。实验室检查：①溶酶体氨基已糖苷酶 A、氨基已糖苷酶 B 活性降低；② *HEXB* 基因突变分析确诊。

（二）遗传学和发病机制

本病呈常染色体隐性遗传。*HEXB* 基因位于 5q13，全长 43 145bp，有 14 个外显子，mRNA 长 1919bp，编码的 HEXB 含 556 个氨基酸，迄今已发现多种基因突变型。

溶酶体 β- 氨基已糖苷酶有两种同工酶，即 HexA 和 HexB，两者均由两条多肽链组成：HexA 为 α 和 β 肽链的聚合物，HexB 则为 2 条 β 肽链的聚合物。当编码 β 肽链的基因 *HEXB* 突变时，HexA 和 HexB 的活性均降低。HexA 和 HexB 均能水解糖蛋白和糖脂，但 GM2 只能被 HexA 水解，且需依赖 GM2 激活蛋白参与；红细胞和肾脏细胞膜共有的中性糖脂红细胞糖苷酯的降解和 GM2 的无唾液酸衍生物进一步降解则需在 HexB 的参与下进行。该病患者缺乏 HexA 和 HexB，使 GM2 神经节苷脂及其他 β- 氨基已糖修饰的糖脂、糖蛋白及低聚糖等在脑与内脏中沉积。其中脑中以 GM2 神经节苷脂沉积为主，肝脏、肾脏则以红细胞糖苷酯沉积为主。

（三）防治

本病尚无特殊治疗方法，主要对症治疗，预后不良。

十、黏脂贮积症Ⅱ型

黏脂贮积症（mucolipidosis）分为黏脂贮积症Ⅱ α/β（mucolipidosis Ⅱ α/β，ML Ⅱ；OMIM 252500）、黏脂贮积症 Ⅲ α/β（mucolipidosis Ⅲ α/β，ML Ⅲ；OMIM 252600）以及较轻的黏脂贮积症Ⅲ γ（mucolipidosis Ⅲ γ，ML Ⅲ γ；OMIM 252605），是由于顺面高尔基体 N- 乙酰葡萄糖胺 -1- 磷酸转移酶（N-acetylglucosamine-1-phosphotransferase）的活性完全缺乏所引起，临床表现与黏多糖病Ⅰ型相似，发病率不详。

（一）临床表现

患者的临床表现与黏多糖病Ⅰ型的重型类似，如粗陋面容，明显矮小，骨骼畸形，关节僵硬等。智力和运动发育明显落后于同龄儿。患者一般不会独走，不会讲话，通常有明显的牙龈增生，角膜无明显混浊。大多数患者在 2 到 8 岁左右死于肺炎和充血性心衰。

ML Ⅱ患者 N- 乙酰葡萄糖胺 -1- 磷酸转移酶的活性完全缺乏。ML Ⅲ患者残留了少部分酶活性。患者有相对较轻的粗陋面容、关节僵硬、关节痛等症状。

实验室检查：①骨骼 X 线片可见病变；②血浆溶酶体酶活性测定；③白细胞 N- 乙酰葡萄糖胺 -1- 磷酸

转移酶活性测定；④致病基因突变检测确诊。

（二）遗传学和发病机制

本病为常染色体隐性遗传。N-乙酰葡萄糖胺-1-磷酸转移酶含有α、β和γ三个亚单位。N-乙酰葡萄糖胺-1-磷酸转移酶α/β亚单位（N-acetylglucosamine-1-phosphotransferase，α/β subunit，GNPTAB）由同一基因*GNPTAB*编码，*GNPTAB*基因位于12p23.2，全长92 371bp，有21个外显子，mRNA长5644bp，编码的GNPTAB前体含1 256个氨基酸，其中，氨基酸1-928为α亚单位，氨基酸929-1256为β亚单位。N-乙酰葡萄糖胺-1-磷酸转移酶γ亚单位（N-acetylglucosamine-1-phosphotransferase，γ subunit，GNPTG）由另一个定位于16p13.3的基因*GNPTG*编码，*GNPTG*基因全长18 453bp，有7个外显子，mRNA长1255bp，编码的GNPTG含305个氨基酸，包括24个氨基酸的信号肽。

一般来说，*GNPTAB*基因的突变，如终止突变、插入突变、缺失突变等，能导致ML Ⅱ。

溶酶体内多种水解酶活性的缺乏导致复杂的脂类和黏多糖等不能被降解，聚集在细胞核周围的溶酶体内，形成包涵体，因此该病也称之为包涵体细胞病。本病由于顺面高尔基体N-乙酰葡萄糖胺-1-磷酸转移酶活性完全缺乏，粗面内质网合成的溶酶体水解酶不能被进一步被磷酸化，之后，不能正确地被识别和转运到溶酶体，而以外分泌的形式分泌到细胞外。在患者血浆中可以检测到大量溶酶体水解酶。由于缺乏的酶既有导致黏多糖病的酶，也有导致黏脂贮积症的酶，因此该病患者兼有两种疾病的临床表现。

（三）防治

目前该病无特异性治疗，只能对症支持治疗。

十一、岩藻糖症

岩藻糖症（fucosidosis；OMIM 230000）是由于编码α-L-岩藻糖苷酶1（fucosidase，α-L，1，FUCA1）的基因*FUCA1*发生突变导致的含有岩藻糖的糖蛋白和糖脂水解障碍。该病发病率较低。

（一）临床表现

临床表现有轻有重，典型的重型患者出生时一般正常，逐渐出现粗糙面容，线性生长障碍，认知障碍，肝脾增大，角膜混浊，X片显示典型的多发性骨发育不良。患者一般在10岁以内出现去大脑强直状态，死亡。

实验室检查：①外周血涂片可见空泡样淋巴细胞，骨髓涂片可见泡沫样细胞；②α-L-岩藻糖苷酶1活性降低；③*FUCA1*基因突变检测确诊。

（二）遗传学和发病机制

本病为常染色体隐性遗传。*FUCA1*基因位于1p34，全长30 293bp，有8个外显子，mRNA长2133bp，编码的FUCA1前体含466个氨基酸，包括27个氨基酸的信号肽和439个氨基酸的成熟FUCA1。基因突变型报道较少。

有岩藻糖修饰的糖蛋白和糖脂在溶酶体内经过一系列的水解酶逐步降解。*FUCA1*基因突变，导致α-L-岩藻糖苷酶1活性降低，含有岩藻糖的糖蛋白和糖脂水解障碍，从而贮积在机体各种组织的溶酶体内，如肝脏、脾脏、骨骼、神经系统等，导致器官功能受损。

（三）防治

目前无特异性治疗。骨髓移植可能延缓病情进展。

十二、溶酶体α-B甘露糖苷病

溶酶体α-B甘露糖苷病（mannosidosis，αB，lysosomal，MANSA；OMIM 248500）是由于编码α-2B甘露糖苷酶1（mannosidase，α，class 2B，member 1，MAN2B1）的基因*MAN2B1*发生突变导致的甘露糖修饰的糖蛋白降解障碍。该病发病率低。

（一）临床表现

典型型婴儿型表现与黏多糖病Ⅰ型类似，发病早，早期有脐疝，颜面粗糙，皮肤厚，明显的肝脾增大，呼吸粗，反复发作的呼吸道感染，由于听力障碍，语言发育严重受累，智力发育也严重受累，X线片示典型多发性骨发育不良。病情可能迅速恶化，一般 3～10 岁内死于肺炎。

实验室检查：①外周血涂片可见空泡样淋巴细胞，骨髓涂片可见泡沫样细胞；② α-2B 岩藻糖苷酶 1 活性降低；③ *MAN2B1* 基因突变检测确诊。

（二）遗传学和发病机制

该病为常染色体隐性遗传。*MAN2B1* 基因位于 19cen-q13.1，全长 27 270bp，有 24 个外显子，mRNA 长 3231bp，编码的 MAN2B1 前体含 1011 个氨基酸，包括 49 个氨基酸的信号肽和 962 个氨基酸的成熟 MAN2B1。

甘露糖修饰的糖蛋白在溶酶体内经过一系列的水解酶降解。当 *MAN2B1* 基因突变导致 MAN2B1 酶活性降低时，甘露糖修饰的糖蛋白发生降解障碍，贮积在机体各种组织的溶酶体内，尿液中有寡糖排出。

（三）防治

目前无特异性治疗。骨髓移植可能延缓病情进展。

十三、溶酶体酸性脂肪酶缺乏症

溶酶体酸性脂肪酶缺乏症（lysosomal acid lipase deficiency；OMIM 278000）是由于编码溶酶体酸性脂肪酶 A（lipase A，lysosomal acid，LIPA）的基因 *LIPA* 发生突变，导致溶酶体酸性脂肪酶 A 缺乏，使细胞内胆固醇酯及三酰甘油降解障碍。该病发病率低于 1/100 000，以犹太人多见，亦可见于其他种族，国内已有个别报道。

（一）临床表现

溶酶体酸性脂肪酶缺乏症分两种临床表型：①重型，即 Wolman 病（Wolman disease），常在生后 2 个月内起病，进展快，主要表现为呕吐、腹泻、喂食困难、生长迟缓、腹胀及肝脾肿大，多在 1 岁内死亡。②轻型，即胆固醇酯沉积病（cholesteryl ester storage disease），起病较晚，进展缓慢，临床表现变异较大，常表现为混合性高脂血症，可伴有肝肿大、肝纤维化及肝功能衰竭。

实验室检查：①有不同程度的肝功能异常、黄疸、凝血功能异常、贫血、血小板减少。血清胆固醇降低，三酰甘油正常；②腹部平片、超声检查均可见肾上腺条状或点状的钙化灶，双侧肾上腺明显增大；③溶酶体酸性酯酶活性低于正常；④ *LIPA* 基因突变分析确诊。

（二）遗传学和发病机制

本病呈常染色体隐性遗传。*LIPA* 基因位于 10q23.2-q23.3，全长 45 335bp，有 10 个外显子，编码的 LIPA 前体含 399 个氨基酸，包括 21 个氨基酸的信号肽和 378 个氨基酸的成熟 LIPA。迄今已发现 *LIPA* 基因的多种突变型。

溶酶体内的酸性脂肪酶主要水解进入细胞内的低密度脂蛋白 - 三酰甘油、三酰甘油及胆固醇酯。患者溶酶体酸性脂肪酶缺乏，导致大量的胆固醇酯及三酰甘油沉积在细胞内，以网状内皮系统、小肠黏膜及肾上腺皮质改变最为显著，大量的脂肪沉积在肾上腺皮质导致皮质坏死和钙化。

（三）防治

预后差，无特效治疗方法。以对症支持治疗为主，如停止母乳喂养，降低脂肪或无脂肪配方奶喂养，静脉营养补充脂溶性维生素、糖皮质激素替代等。如果能早期诊断，可考虑造血干细胞移植。

第七节　类固醇代谢病

一、21- 羟化酶缺乏症致先天性肾上腺皮质增生症

21- 羟化酶缺乏（21-hydroxylase deficiency）导致先天性肾上腺皮质增生症（congenital adrenal hyperplasia，CAH OMIM 201910）是一组常染色体隐性遗传病，由于类固醇激素合成过程中某种酶的遗传性缺乏，导致肾上腺皮质合成皮质醇受阻，经负反馈作用，促使垂体分泌促肾上腺皮质激素（adrenocorticotropic hormone，

ACTH）增加，导致肾上腺皮质增生，并使一些酶阻断前质及中间代谢产物增多。根据类固醇激素合成途径中缺陷的酶不同，可出现肾上腺盐皮质激素（醛固酮）合成缺乏或增多、肾上腺雄激素产生过多或不足，导致临床出现电解质紊乱、女性男性化或性幼稚、男性女性化或假性性早熟等症状。CAH常见的酶缺乏有：21-羟化酶缺乏、11β-羟化酶缺乏、17-羟化酶缺乏、类脂性肾上腺皮质增生症，3β-羟类固醇脱氢酶缺乏及18-羟化酶缺乏（参见第三十三章）。

21-羟化酶缺乏致先天性肾上腺皮质增生症（adrenal hyperplasia，congenital，due to 21-hydroxylase deficiency；）是CAH中最常见的类型，占CAH的90%～95%。该病的全球发生率为1/13 000，美国约为1/15 981，日本为1/19 111，欧洲约为1/14 970，美国阿拉斯加州因纽特人发生率高达1/300～1/700；上海新华医院对32万新生儿筛查资料统计，发生率为1/12 200。

（一）临床表现

临床分为典型型（包括失盐型、单纯男性化型）及非典型型。

1. 失盐型　占该病患者总数约75%。在生后1～4周出现失盐症状：呕吐、腹泻、脱水、难以纠正的低血钠、高血钾及代谢性酸中毒。皮肤、乳晕、阴囊等色素沉着。严重者出现休克，循环功能衰竭。此外，表现为雄激素增高的症状和体征（女性男性化，男性假性性早熟）。

2. 单纯男性化型　占该病患者总数约25%。临床无失盐症状，主要表现为雄激素增高的症状和体征。女性外生殖器男性化，阴蒂肥大，伴或不伴阴唇融合；男性阴茎增大，阴囊色素沉着，睾丸正常。

3. 非典型型　少见。生后无临床症状，随着年龄增大，多在儿童期或成年期，渐渐出现雄激素增高的体征。多毛，阴毛早现，女性月经初潮延迟、继发性月经过少或闭经等。

4. 其他雄激素增高表现　4～7岁可出现阴毛、腋毛、体臭、痤疮等。生长加速，骨龄提前，最终矮小症，性腺发育及生育功能障碍。

实验室检查：①17-羟孕酮（17-hydroxyprogesterone，17-OHP）是21羟化酶缺乏症的新生儿筛查及临床诊断的主要指标。新生儿筛查是通过测定出生3～5天新生儿干血滤纸片中17-羟孕酮浓度进行筛查。典型型患者17-羟孕酮可增高达正常的几十倍；②血ACTH不同程度升高，皮质醇降低或正常；③硫酸脱氢表雄酮、雄烯二酮及睾酮测定。典型型患者这些激素水平增高。但小于5个月和青春发育期后不能用作参考指标；④失盐型者肾素活性增高，醛固酮可增高（早期代偿期）、正常或降低；⑤基因突变检测；⑥其他：肾上腺CT或MRI检查可发现肾上腺皮质增生；外生殖器两性畸形者需要染色体检查。

（二）遗传学和发病机制

21-羟化酶的正名为细胞色素P450，家族21，亚家族A，多肽2（cytochrome P450，family 21，subfamily A，polypeptide 2，CYP21A2），由基因*CYP21A2*编码。*CYP21A2*基因位于6p21.3，全长10 335bp，与不具活性的假基因*CYP21A1P*相邻，间隔约30kb。*CYP21A1P*与*CYP21A2*均有10个外显子，98%的序列相同。*CYP21A2*基因突变分为三种：真假基因微小片段转换；大片段基因缺失和转换，基因重组；点突变。复合杂合突变占65%～75%。

21羟化酶缺乏时，孕酮不能转变成11-脱氧皮质酮，导致醛固酮合成受阻，出现失盐症状、低血钠、高血钾及代谢性酸中毒，反馈导致肾素-血管紧张素增高；17OHP不能转变为11-脱氧皮质醇，导致血皮质醇合成障碍，出现肾上腺皮质功能减退，反馈性垂体ACTH增加，17OHP积聚经旁路代谢产生肾上腺雄激素（雄烯二酮）增高，转变为雄激素（如睾酮）增高，而出现相应临床表现（图25-15）。

（三）防治

一经诊断应立即给予治疗，越早治疗越好，终身治疗。①选用氢化可的松片剂，儿童及青少年不宜用长效的，或对生长抑制明显的糖皮质激素。根据生长速率及骨龄、17OHP、雄烯二酮、睾酮等调节HC剂量，避免治疗过度。②典型型（失盐型及单纯男性化型），尤其在新生儿期及婴儿早期，给予盐皮质激素素如9α-氟氢化可的松。婴儿期对失盐耐受性差，另需要加入氯化钠。根据情况调节剂量。③急性肾上腺皮质功能衰竭时，应纠正脱水；纠正低血钠、高血钾。酸中毒时尽快纠正酸中毒，同时补充9α-FHC。静脉给予较大剂量HC，代谢控制后逐步减量。④阴蒂肥大明显者，应尽早做阴蒂矫形手术。⑤其他治疗：伴发真性性早熟者采用促性腺激素释放激素类似物（GnRHa）治疗，不常规推荐肾上腺切除治疗。

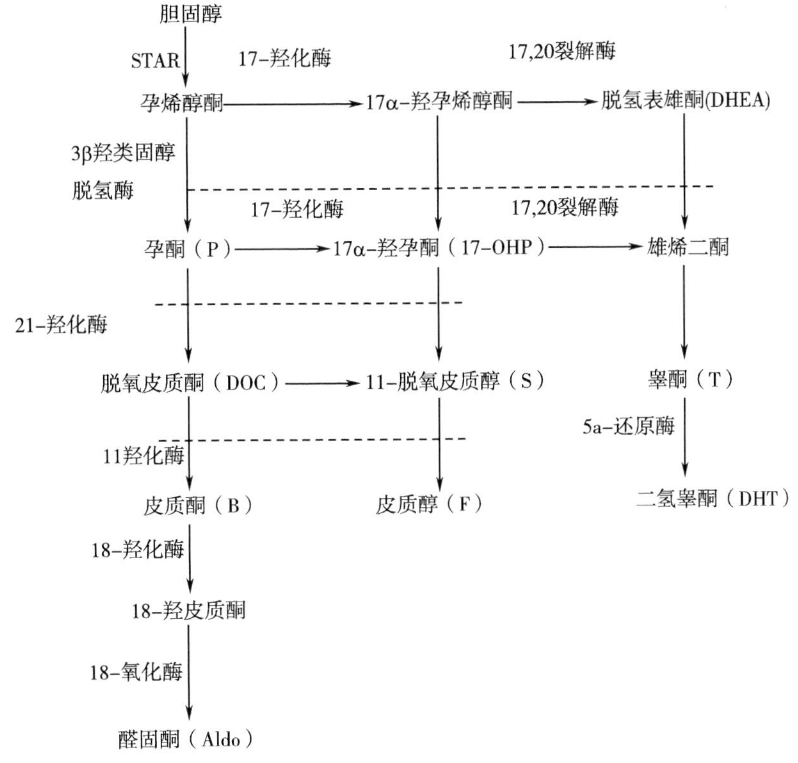

图 25-15　肾上腺皮质类固醇激素的合成代谢途径

二、类固醇 11β- 羟化酶缺乏致先天性肾上腺皮质增生症

类固醇 11β- 羟化酶缺乏（steroid 11β hydroxylase deficiency）是导致先天性肾上腺皮质增生症（congenital adrenal hyperplasia，CAH，OMIM 202010）是 CAH 第二位常见的类型，仅占 CAH 的 5%～8%。该病发病率为 1/250 000～100 000。

（一）临床表现

可分为典型型（多见）与非典型型，与 21 羟化酶缺乏症相似的雄激素过多的症状和体征，2/3 患者可出现高血压。婴儿可见一过性盐皮质激素缺乏症状。

实验室检查：与 21 羟化酶缺乏症相似，不同处在于患者可有高血钠，低血钾，代谢性碱中毒、肾素活性降低。

（二）遗传学和发病机制

11β- 羟化酶的正名为细胞色素 P450，亚家族Ⅺ B，多肽 1（cytochrome P450，subfamily Ⅺ B，polypeptide 1，CYP11B1），由基因 *CYP11B1* 编码。*CYP21A2* 基因位于 8q24.3，全长 14 464bp，有 9 个外显子，mRNA 长 3551bp，编码的 CYP11B1 前体含 503 个氨基酸，包括 24 个氨基酸的转运肽和 479 个氨基酸的成熟 CYP11B1。*CYP11B1* 基因突变类型报道较少。

11β- 羟化酶缺陷时，肾上腺 11- 脱氧皮质醇（S）不能转变为皮质醇（F），脱氧皮质酮（DOC）不能转变为皮质酮（B），较强的潴钠激素 DOC 增高，引起高血压，通过反馈作用，肾素抑制、ACTH 分泌增加，旁路代谢雄激素水平增高（图 25-15）。

（三）防治

糖皮质激素治疗同 21 羟化酶缺乏症，可改善患者的高血压，如不能有效降压，可使用钙离子通道阻滞剂。盐皮质激素仅在婴儿期需要短期补充。

三、17α- 羟化酶缺乏致先天性肾上腺皮质增生症

17α- 羟化酶缺乏（17α-hydroxylase deficiency），是导致先天性肾上腺皮质增生症（adrenal hyperplasia， congenital，CAH OMIM 202110）的一种罕见的CAH类型，约占CAH的1%。

（一）临床表现

由于脱氧皮质酮（deoxycorticosterone，DOC）及皮质酮增高，无严重肾上腺皮质功能不足症状，主要以高血压、男性外生殖器女性化、女性性幼稚及青春期缺乏第二性征，原发性闭经等为特点。

实验室检查：与11β-羟化酶缺乏症相似，血DOC增高，高血钠，低血钾，代谢性碱中毒、肾素活性降低；不同是血睾酮降低。

（二）遗传学和发病机制

17α-羟化酶的正名为细胞色素P450，家族17，亚家族A，多肽1（cytochrome P450，family 17，subfamily A，polypeptide 1，CYP17A1），由基因*CYP17A1*编码。*CYP17A1*基因位于10q24.32，全长14 003bp，有8个外显子，mRNA长1895bp，编码的CYP17A1前体含508个氨基酸，包括18个氨基酸的信号肽。*CYP17A1*基因突变，导致17α-羟化酶及17，20裂解酶活性降低。

17α-羟化酶另具有17，20裂解酶作用，酶缺乏导致孕烯醇酮、孕酮不能转变为17羟孕烯醇酮和17α-羟孕酮，脱氢表雄酮及雄烯二酮合成受阻，肾上腺皮质醇和雄激素合成障碍，导致男性假两性畸形、女性性幼稚；ACTH分泌增加，导致DOC、皮质酮、醛固酮增高（图25-15）。

（三）防治

与11β-羟化酶缺乏症的防治方法类似；女性患者至青春发育年龄，可补充雌激素；男性女性化者，一般作为女性抚养，需手术切除发育不良的睾丸，以防恶变，然后再用雌激素替代治疗。

四、皮质酮甲基氧化酶Ⅰ型缺乏症

皮质酮甲基氧化酶Ⅰ型缺乏症（corticosterone methyl oxidase type Ⅰ deficiency；OMIM 203400），又称18-羟化酶缺乏症（18-hydroxylase deficiency），为一罕见的常染色体隐性遗传病。在伊朗犹太人中发生率高达1/4000。

（一）临床表现

醛固酮合成障碍可出现一系列失盐症状：低血钠、高血钾、酸中毒，严重者可因循环衰竭而致命。随着年龄增大，失盐症状有所改善，儿童早期表现生长障碍。无肾上腺皮质功能减退症状，无性发育异常。

实验室检查：18-羟化酶缺乏，皮质酮增高，18-羟皮质酮减低，两者比值增高，醛固酮极低，肾素活性升高；18-氧化酶缺乏，则醛固酮减低，18-羟皮质酮增高，两者比值降低。

（二）遗传学和发病机制

18羟化酶的正名为细胞色素P450，亚家族ⅪB，多肽2（cytochrome P450，subfamily ⅪB，polypeptide 2，CYP11B2），由基因*CYP11B2*编码。*CYP11B2*基因位于8q24.3，全长14 285bp，有9个外显子，mRNA长2936bp，编码的CYP11B2前体含503个氨基酸，包括24个氨基酸的转运肽和479个氨基酸的成熟CYP11B2。*CYP11B2*基因突变已有一些报道。

18-羟化酶归类于醛固酮合成酶或皮质酮甲基氧化酶。肾上腺球状带合成的皮质酮经18羟化酶（即皮质酮甲基氧化酶Ⅰ）作用后生成18-羟皮质酮，再经18氧化酶（即皮质酮甲基氧化酶Ⅱ）最终合成醛固酮，任何一种酶缺乏均影响盐皮质激素合成，而皮质醇及性激素合成正常（图25-15）。

（三）防治

本症主要用盐皮质激素替代治疗，如9α-FHC。随着年龄的增大，失盐可自发改善，此时可停止盐激素治疗。

五、类脂性先天性肾上腺增生症

类脂性先天性肾上腺增生症（lipoid congenital adrenal hyperplasia，LCAH，OMIM 201710）是由于编码类固醇生成急性调节蛋白（steroidogenic acute regulatory protein，STAR）的基因*STAR*发生突变所致，是CAH中最罕见和最严重的一种类型。至今仅报道100例左右，患者大多来自日本和朝鲜，我国已有报道。

（一）临床表现

患者在出生后 2 周左右出现严重的失盐和肾上腺皮质功能不全的症状，重症者血容量下降，低血压休克；全身皮肤黑色素沉着；男性假两性畸形，外生殖器均为女性表型，女性性幼稚。

实验室检查：低血钠、高血钾、代谢性酸中毒；孕烯醇酮、17 羟孕烯醇酮、脱氧表雄酮极低，血醛固酮、性激素水平也极低，甚至测不出，ACTH，血浆肾素活性增高。

（二）遗传学和发病机制

本病为常染色体隐性遗传。*STAR* 基因位于 8p11.23，全长 15 383bp，有 7 个外显子，mRNA 长 2695bp，编码的 STAR 含 285 个氨基酸。*STAR* 基因突变包括点突变和缺失、插入导致的氨基酸置换、移码突变及终止密码提早出现等。大多数突变发生在外显子 5，6，7。可以认为这三个外显子区域为突变热点。

类固醇生成急性调节蛋白在肾上腺和性腺大量表达，在类固醇转运体的作用下，胆固醇由线粒体外膜进入内膜，转变为孕烯醇酮。*STAR* 基因突变导致胆固醇不能转变为孕烯醇酮，在线粒体内大量堆积，产生类脂性肾上腺增生，导致肾上腺皮质醛固酮、皮质醇及性激素合成障碍（图 25-15），肾上腺皮质功能不足、失盐，产生肾上腺皮质功能不足危象；肾上腺雄激素合成障碍，男性患者由于胚胎时期睾酮不能产生，但睾丸仍然可产生抗 Müllerian 管激素，故体内不存在有子宫，输卵管，阴道呈盲端，睾丸位于腹股沟或腹腔，外生殖器均为女性表型。

（三）防治

本症主要用糖、盐皮质激素替代治疗。女性患者在青春发育年龄补充雌激素。男性患者一般作为女性扶养。外科手术切除位于腹腔或腹股沟的睾丸，青春期需要补充雌激素。

六、Ⅱ型 3β- 羟类固醇脱氢酶缺乏症

Ⅱ型 3β- 羟类固醇脱氢酶缺乏症（3-β-hydroxysteroid dehydrogenase deficiency，type Ⅱ OMIM 201810）甚为少见，占先天性肾上腺皮质增生（CAH）不足 2%。

（一）临床表现

与类脂性先天性肾上腺增生症相同，患者出生后约 2 周可出现失盐和肾上腺皮质功能不足症状。男性可有外生殖器发育不良，如小阴茎，尿道下裂，重者外生殖器女性化；女性则出现不同程度男性化，如阴蒂肥大伴或不伴阴唇融合，青春期和成年期可出现多毛症、月经紊乱和多囊性卵巢病。

实验室检查：Δ5 类固醇（17- 羟孕烯醇酮，DHEA）水平升高；17-OHP 水平降低，甚至达到 21- 羟化酶缺乏时的水平；17- 羟孕烯醇酮与 17-OHP 比值升高，故需与 21- 羟化酶缺乏症鉴别，后者该比值下降。

（二）遗传学和发病机制

该病为常染色体隐性遗传。致病基因为编码 3β- 羟类固醇脱氢酶 2（3-β-hydroxysteroid dehydrogenase 2，HSD3B2）的基因 *HSD3B2*。*HSD3B2* 基因位于 1p13.1，全长 15 109bp，有 4 个外显子，mRNA 长 1807bp，编码的 HSD3B2 含 372 氨基酸。已有 30 多种 *HSD3B2* 基因突变的报道。

3β- 羟类固醇脱氢酶是肾上腺皮质类固醇合成途径中第二个酶，该酶有 2 种异构酶，Ⅰ型 3β- 羟类固醇脱氢酶或称皮肤 - 胎盘型，Ⅱ型 3β- 羟类固醇脱氢酶或称肾上腺 - 性腺型，*HSD3B2* 基因在肾上腺、卵巢和睾丸内表达，本症为Ⅱ型。Ⅱ型 3β- 羟类固醇脱氢酶缺乏时，5 类固醇激素（孕烯醇酮，17- 羟孕烯醇酮及脱氢表雄酮）不能转化为△4类固醇激素（孕酮，17OHP 和雄烯二酮），使 17 羟孕烯醇酮 17OHP 比例增高，为本症特点（图 25-15）。由于醛固酮和皮质醇合成障碍，同样出现失盐和肾上腺皮质功能不足现象。脱氢表雄酮增高也有一些雄激素作用，此外，当Ⅱ型 3β- 羟类固醇脱氢酶缺乏时，虽然肾上腺、性腺合成的雄激素缺陷，但由于Ⅰ型 3β- 羟类固醇脱氢酶在外周组织（如肝脏）仍存在一定活性，可将 17 羟孕烯醇酮转化为 17-OHP，仍可产生部分雄激素。

（三）防治

治疗原则类似 21- 羟化酶缺乏症，而对于男性轻度的外生殖器女性化，如小阴茎或尿道下裂，可通过外科手术纠正，在青春发育年龄可适当用雄激素替代治疗；如果男性外生殖器完全呈女性外表，处理原则同类脂性肾上腺皮质增生症。

七、先天性肾上腺发育不全

先天性肾上腺发育不全（adrenal hypoplasia, congenital, AHC; OMIM 300200）或称先天性肾上腺发育不全伴低促性腺激素性腺功能减退（adrenal hypoplasia, congenital, with hypogonadotropic hypogonadism, AHCH）。本病发病率约 1/40 000 ~ 1/1 200 000，活产儿发生率 1/12 500。以先天性肾上腺功能减退及低促性腺激素性腺功能减退为主要临床特点。

（一）临床表现

男孩在新生儿早期或出生 1 周左右出现肾上腺皮质功能减退、失盐症状，较严重的皮肤色素沉着，严重的肾上腺危象可致死；但也有儿童期或成人期隐匿起病者，男性患者由于下丘脑垂体促性腺激素缺乏导致性腺功能减退，青春期无性发育，成年精子生成受损；也可出现暂时性性早熟，睾丸、阴茎增大，睾酮水平升高。

实验室检查：新生儿期可出现低血钠、高血钾、代谢性酸中毒；血 ACTH 明显增高，皮质醇降低。

（二）遗传学和发病机制

本病为 X 连锁隐性遗传。致病基因为编码核内受体亚家族 0 组 B 成员 1（nuclear receptor subfamily 0, group B, member 1, NR0B1）的基因 *NR0B1*。*NR0B1* 基因位于 Xp21.3，全长 11 957bp，有 2 个外显子，mRNA 长 1591bp，编码的 NR0B1 含 470 个氨基酸，已有 100 余种基因突变报道，多数为无义突变和框移突变。在不明原因的原发性肾上腺皮质功能减退中，*NR0B1* 基因突变占 58%。

NR0B1 基因在下丘脑、垂体、肾上腺和性腺等组织中均有表达。由于 *NR0B1* 基因缺陷所致的 AHC 多男孩发病。肾上腺皮质发育不良导致肾上腺皮质醛固酮、皮质醇、雄激素合成障碍；*NR0B1* 基因突变降低垂体 GnRH 表达而导致低促性腺激素性腺功能减退。有的患者出现暂时性性早熟，可能是 ACTH 增高刺激睾丸类固醇激素合成及睾丸间质细胞（Leydig 细胞）的功能。

（三）防治

糖、盐皮质激素替代治疗；青春期无性腺发育者给予性激素治疗。

八、46，XY 性逆转 3

46，XY 性逆转 3（46，XY sex reversal 3，SRXY3；OMIM 612965）是由于编码类固醇生成因子 1（steroidogenic factor 1，SF-1）的基因发生突变所致。

（一）临床表现

除先天性肾上腺皮质功能减退症状外，其临床表型轻重不一，从完全性性逆转（永存 Müllerian 管结构、完全女性外生殖器或阴蒂肥大、原发性闭经等）到男性化不全（睾丸发育不全，甚至无睾症、尿道下裂、小阴茎等）；女性患者可有卵巢功能不全表现。目前已陆续报道不少患者临床仅表现性腺发育不全，但肾上腺皮质功能正常。

实验室检查：与 NR0B1 缺陷所致先天性肾上腺发育不良相似。

（二）遗传学和发病机制

SF-1 的正名为核内受体亚家族 5 组 A 成员 1（nuclear receptor subfamily 5, group A, member 1, NR5A1），由基因 *NR5A1* 编码。*NR5A1* 基因位于 9q33，全长 33 185bp，有 7 个外显子及 1 个非编码外显子 1，mRNA 长 3095bp，编码的 NR5A1 含 461 个氨基酸，在下丘脑、垂体、肾上腺、性腺等均有表达。迄今已发现 25 种 *NR0B1* 基因突变型，包括点突变、缺失、插入等，使 *NR0B1* 基因的转录活性发生改变从而出现临床症状。

SF-1 是核受体超家族的成员之一，广泛参与诸如细胞色素 P450 类固醇羟化酶、黄体生成素和芳香化酶等众多基因的表达与调控。SF-1 参与肾上腺组织发育和类固醇激素合成，调节一系列类固醇激素合成酶（如 STAR 等）的基因转录活性，从而影响类固醇激素的合成。SF-1 还参与性别分化和代谢、调控性腺组织发育与生殖功能相关基因转录活性，和其他基因如 *WT1* 等一起促进 *SRY* 基因表达，上调 SOX9 的活性，从而促使睾丸发育，并进一步通过调控抗 Müllerian 管激素和睾酮的合成，使 Müllerian 管退化和男性内外生殖器发育。*NR5A1* 基因突变导致肾上腺及性腺发育不良、男性雄性化不全、下丘脑垂体促性腺激素分泌异常等。

（三）防治

糖、盐皮质激素替代治疗肾上腺皮质功能减退，性腺发育不良参照相关章节治疗。

九、肾上腺脑白质营养不良

肾上腺脑白质营养不良包括 X- 连锁的肾上腺脑白质营养不良（adrenoleukodystrophy，ALD；OMIM 300100）和新生儿肾上腺脑白质不良，后者极为罕见，故通常指前者。ALD 是遗传性脂类代谢病，是由于细胞中过氧化物酶体对极长链脂肪酸（very long chain fatty acids，VLCFA）的 β- 氧化障碍所致，以进行性脑功能障碍伴肾上腺皮质功能不全为特点，主要见于男性患者。ALD 的发病率约为 1/20 000 ~ 100 000。

（一）临床表现

ALD 起病时间分布于各年龄段，以 5 ~ 6 岁发病为常见，也可以早至婴儿期或迟至成人期开始发病。

儿童和青少年发病者以大脑损害为主，成年发病者以脊髓损害为多见，临床表现多样化，主要是神经系统受损及肾上腺皮质功能减退的表现，可归类四种临床表型：脑炎性病变、肾上腺脊髓神经病变、单纯性原发性肾上腺皮质功能减退（Addison 病型）、无症状型；以前两者多见，分别占 35% 和 46%。儿童发病者出现进行性智力减退，生长发育迟缓、行为及认知异常，视力、听力下降，构音及吞咽困难，肌力增高，步态不稳，反复抽风，大部分病情进展迅速，2 ~ 4 年内发展至植物人状态或死亡。肾上腺脊髓神经病型多起病成年期，进行性双下肢痉挛性瘫，括约肌功能障碍。

60% 左右的女性携带者在 40 岁以后逐渐出现轻度肾上腺皮质功能减退和脊髓神经病变症状。肾上腺皮质功能减退的表现是皮肤色素沉着及失盐症状。

实验室检查：①血浆极长链脂肪酸（VLCFA）测定：C22∶0、C26∶0、C24∶0 测定，患者 C26∶0/C22∶0、C24∶0/C22∶0 增高；②头颅 MRI 有特征性脑白质对称性脱髓鞘性病变，主要为两侧脑室后角周围、顶、枕叶白质区呈对称性蝶翼状长 T1 及 T2 信号，胼胝体受累，使左右两侧病变连成一片，病变是由后向前发展，逐步累及枕、顶、颞、额叶，向下可累及脑干；③生化可有低血钠、高血钾、代谢性酸中毒；血 ACTH 明显增高，皮质醇降低；④致病基因突变分析。

（二）遗传学和发病机制

本病为 X- 连锁的隐性遗传，但与一般 X 隐性遗传病不同，其杂合子也可出现轻微的神经系统症状。

肾上腺脑白质营养不良（adrenoleukodystrophy，ALD）是由于 ALD 蛋白（adrenoleukodystrophy protein，ALDP）的缺陷所致。ALDP 的正名为 ATP 结合序列亚家族 D 成员 1（ATP-binding cassette，subfamily D，member 1，ABCD1），由基因 *ABCD1* 编码。*ABCD1* 基因位于 Xq28，全长 26 894bp，有 10 个外显子，mRNA 长 3697bp，编码的 ABCD1 含 745 个氨基酸。ABCD1 蛋白属于 ABC 蛋白（ATP-binding cassette protein）家族成员。至今已报道 *ABCD1* 基因突变型 1300 余种，其中错义突变最多，约占 61.2%。

ALD 是因为细胞内过氧化酶体内氧化过程的先天性缺陷而引起的极长链脂肪酸在组织内堆集，主要累及脑白质和肾上腺，引起脑白质广泛的脱髓鞘炎性反应、神经髓鞘形成不良及肾上腺皮质功能不全。

（三）防治

缺乏有效的治疗手段。①肾上腺皮质功能减退者用糖、盐皮质激素替代治疗；②饮食治疗：油酸饮食，Lorenzo's 油（三油酸甘油酯和三芥酸甘油酯的 4∶1 混合物），以及限制 VLCFA 摄入，可以降低血浆 VLCFA 水平，但不能阻止或逆转神经异常，国外也有试用深海鱼油治疗；③骨髓移植（对极早期脑型患儿），国外报道 50% 有稳定病情作用，干细胞移植在研究中；④试用免疫抑制剂或其他药物；⑤对无症状 ALD 患儿进行观察。

（邱文娟　张惠文　琳　娜　协助编写）

第八节　痛风及高尿酸血症

高尿酸血症（hyperuricemia）指血清尿酸浓度大于 7.0mg/dl 引起的以急、慢性关节炎症改变为主的疾病。由含高浓度的尿酸体液在关节内及其周围组织析出，形成针状尿酸盐而引发的关节及其周围组织的炎症及损伤。

尿酸是嘌呤代谢的终产物。正常人的血尿酸盐浓度为 2.5 ~ 7.0mg/dl 或 90 ~ 420μm/L。血清中尿酸盐的浓度受多种因素影响，包括种族、性别、体重、体表面积、肾功能、血压、饮酒或某些药物等。在正常情况下，尿酸的合成和排泄是平衡的。2/3 的尿酸通过肾脏排泄，其他的通过肠道细菌分解。血清中尿酸盐的浓度在男女不同年龄段有所不同。儿童期血尿酸的浓度一般在 3mg/dl 至 4mg/dl 之间。男性在青春期间尿酸浓度增加至成人水平，成年时维持稳定或者有轻微的上升。相反，女性的尿酸盐浓度波动不大，直到更年期才上升至正常男性水平。但女性由于肾小管尿酸盐分泌后重吸收较低，故痛风发病率低于男性。

高尿酸血症和痛风在我国人群的发病率尚无相应的数据。痛风在北美和欧洲的发病率是 1/500 ~ 1/330。随着年龄的增加而增加。例如，法国男性，35 ~ 39 岁发病率是 1/100，40 ~ 44 岁为 1/50。新西兰毛里人，随着血清尿酸盐平均值的增加，男性发病率可增加 1/10，女性可增加为 1/25。男性患痛风性关节炎的高峰期是在 40 岁到 60 岁之间，而女性则是在 60 岁到 80 岁之间。在尿酸盐浓度超过 9mg/dl 的人群中，痛风的发病率是 1/20，尿酸盐浓度在 7 ~ 8.9mg/dl 的人群中，发病率为 1/200。

一、临床表现

（一）无症状高尿酸血症

无症状高尿酸血症（asymptomatic hyperuricemia）它普遍存在于成年男性以及老年妇女中。美国约 5% ~ 8% 的男性都有无症状高尿酸血症。

（二）急性痛风性关节炎

急性痛风性关节炎（acute gouty arthritis）的典型症状为突发性关节疼痛，伴发冷，发热，逐渐加剧。常是自限性的。单关节炎的痛风患者，80% ~ 90% 症状在几个小时或者几周之后就可完全缓解。约半数的患者关节疼痛始发于第一跖趾关节。还可出现于肘关节、膝关节、足及其周围软组织。实验室检查可见白细胞增多，血沉升高。症状在再发时往往更明显。

（三）间歇发作性痛风

间歇发作性痛风（intermittent paroxysmal gout）大多数没有经过治疗者，急性关节炎的症状有可能反复发作。大约半数可能在一年以内。在发作间歇期，痛风的诊断比较困难，此时关节腔穿刺和关节影像学的检查（X 线，CT，MRI）常能帮助确诊。

（四）慢性痛风和痛风石

没有经过治疗患者在数年后往往发生更严重，更长时间的多关节疼痛及炎症。这种慢性的多关节痛风还可伴有急性痛风的发作，尿酸盐在关节及其附近的组织沉积可形成痛风石（uratoma）。痛风石常出现于耳轮，跖趾，指间和掌指关节。部分患者还可伴有肾脏病变，尿酸性肾结石。

二、遗传学和发病机制

高尿酸血症是痛风的直接原因。任何原因引起的尿酸产生过多或排出过少均可导致高尿酸血症并进而引起痛风。高尿酸血症及其所致的痛风可以是原发性的，也可以是继发性的。肾囊肿，各种原发性肾病导致的肾衰竭均可因排出尿酸减少而引起本病；而糖尿病、甲状腺功能减退、甲状旁腺功能亢进和肾上腺皮质功能减退也可因内分泌紊乱所致的代谢紊乱而引起高尿酸血症。就病因而言，高尿酸血症和痛风可由环境因素引起，如慢性铅中毒引起的"铅中毒性痛风"，也可由遗传因素引起，或由双方共同引起。就遗传因素而言，痛风的传递模式可以是单基因的，也可以是多基因的。本节中，只讨论先天性嘌呤代谢过程中酶缺陷而引起的痛风(表 25-5)。

表 25-5 人类基因突变数据库(HGMD)相关基因突变

基因	OMIM	染色体位置	遗传方式	已报道突变	突变类型
ALDOB	229600	9q31.1	AR	60	错义/无义/剪接/小缺失/小插入/小indel/大的缺失
G6PC	232200	17q21.31	AR	91	错义/无义/剪接/小缺失/小插入/小indel/调控突变
PFKM	232800	12q13.11	AR	17	错义/无义/剪接/小缺失
PRPS1	300661	Xq22.3	XD	22	错义/无义
HPRT1	300323	Xq26.2-q26.3	XR	347	错义/无义/剪接/小缺失/小插入/小indel/大的缺失/大片段重复/复杂性重排

HGMD:http://www.hgmd.cf.ac.uk/ac/all.php 本表数据截至 2013-4-3

(一)遗传性果糖不耐受症

遗传性果糖不耐受症(fructose intolerance, hereditary; OMIM 229600)因果糖-二磷酸醛缩酶 B(aldolase B, fructose- bisphosphate, ALDOB)的缺乏所致,已见本章第 5 节。而 IMP 是尿酸的前体。*ALDOB* 杂合性突变的个体在果糖的诱导下也可使血液尿酸盐升高。

(二)糖原贮积症Ⅰa 型和糖原贮积症Ⅶ型

糖原贮积症Ⅰa 型因葡萄糖 6 磷酸酶催化亚单位(glucose-6-phosphatase, catalytic, G6PC)的缺陷所致,见本章第五节。*G6PC* 基因的纯合突变尚可引起明显的高乳酸血症、高脂血症和空腹低血糖。高尿酸血症的原因据认为是高乳酸血症对肾脏排泄尿酸的干扰及嘌呤合成速度上升,以及 ATP 消耗和嘌呤核苷酸分解加速所致。糖原贮积症Ⅶ型因肌型磷酸果糖激酶(phosphofructokinase, muscle type, PFKM)的缺陷所致,见本章第五节。PFKM 由位于 12q13.11 的 *PFKM* 基因编码,该基因的纯合突变可伴发痛风症状。

(三)磷酸核糖焦磷酸合成酶活性过高症

磷酸核糖焦磷酸合成酶活性过高症(phosphoribosyl pyrophosphate synthetase superactivity; OMIM 300661)是因磷酸核糖焦磷酸合成酶 1(phosphoribosyl pyrophosphate synthetase 1, PRPS1)的缺陷所致。*PRPS1* 基因突变可引起痛风。磷酸核糖焦磷酸合成酶 1 催化磷酸核糖的焦磷酸化,使其形成 5-磷酸核糖-1-焦磷酸盐,是嘌呤代谢和核苷酸的生物合成所必需的酶。功能学研究表明这一基因的某些突变可导致其获得异常活跃的催化功能,从而导致嘌呤合成过多。

(四)Kelley-Seegmiller 综合征

Kelley-Seegmiller 综合征(Kelley-Seegmiller syndrome; OMIM 300323)是因次黄嘌呤鸟嘌呤磷酸核糖转移酶 1(hypoxanthine guanine phosphoribosyl transferase 1, HPRT1)的活性降低所致的疾病。HPRT1 的缺陷也可引起 Lesch-Nyhan 综合征(Lesch-Nyhan syndrome, LNS; OMIM 300322),即自毁容貌综合征。当 HPRT1 的酶活性完全缺乏时,导致 Lesch-Nyhan 综合征;当 HPRT1 的酶活性部分缺乏时,则导致 Kelley-Seegmiller 综合征。HPRT1 的酶活性部分缺乏,引起嘌呤的累积,可引起痛风。因此,Kelley-Seegmiller 综合征又称 HPRT 相关痛风(HPRT-related gout)。编码 HPRT1 的基因 *HPRT1* 位于 Xq26.2-q26.3,长 47 524bp,有 9 个外显子,mRNA 长 1435bp,编码的 HPRT1 含 218 个氨基酸。迄今已报道 347 种 *HPRT1* 基因突变型。

三、防治

1. 一般性治疗 急性痛风的一般治疗包括休息,鼓励患者饮水,每天至少应喝 2~3L 水,增加碱性饮料(或每天服碳酸氢钠 3~4g)以保持尿液偏碱性,加快排出尿酸,并防止肾结石。对于正常饮食习惯的患者,嘌呤饮食限制并不经常有切实的效果(严格的饮食控制可能降低每日尿中尿酸排泄 200~400mg,意味着血清尿酸盐浓度只下降 1mg/dl)。然而,对有不同寻常的饮食习惯的患者,如常摄取含大量动物内脏的食物（肝脏、胰脏）、饮用啤酒或蒸馏酒的患者，应该加以饮食控制。由于已有有效的抗高尿酸血症的药物，饮食限制一般仅限于具有严重肾功能不全或不能用药物治疗的高尿酸血症患者。

2. 急性炎症期的治疗 ①秋水仙碱（colchicine）为首选及特效药物。一般为口服给药。但有恶心、呕吐、腹泻、白细胞减少和血小板减少的副作用。静脉给药须非常谨慎，一般只用于不能使用口服药物的患者，且应该限制为住院患者。这种给药途径应该受到有经验的医师监督，因其有骨髓抑制、肝肾衰及弥漫性血管内溶血等严重副作用。②非甾体消炎药。急性痛风性关节炎通常对任何一种广谱的抗炎治疗都敏感，几乎任何非甾体消炎药物（如吲哚美辛、双氯苯酸、布洛芬）都可用。③糖皮质激素对痛风炎症有明显的作用，但复发时效果会消退。其还可用于急性痛风关节炎术后的局部治疗，特别是如果只涉及一个关节或关节囊。

3. 促尿酸排泄或抑制尿酸生成药物 主张用苯溴马隆（benzbromarone），别嘌醇（allopurinol）。苯溴马隆的作用在于抑制肾小管对尿酸的重吸收，加强尿酸的排除，而别嘌呤醇可以减少尿酸的合成。

4. 血清尿酸检查 急性痛风患者在症状消除后3～4个月里每月应检查血清尿酸浓度一次，将其维持在正常范围。此后每年随访一次。

（王一鸣 编写）

参考文献

1. Alonso-Fernández JR, Fidalgo J, Col ó n C. Neonatal screening for mucopolysaccharidoses by determination of glycosaminoglycans in the eluate of urine-impregnated paper: preliminary results of an improved DMB-based procedure. J Clin Lab Anal, 2010, 4(3): 149-153.

2. Amat di San Filippo C, Pasquali M, Longo N. Pharmacological rescue of carnitine transport in primary carnitine deficiency. Hum Mutat, 2006, 27(6): 513-523.

3. Anichini A, Fanin M, Vianey-Saban C, *et al*. Genotype-phenotype correlations in a large series of patients with muscle type CPT II deficiency. Neurol Res, 2011, 33(1): 24-32.

4. Nyhan WL, Barshop BA, Al-Aqueel AI. Atlas of Inherited Metabolic Diseases. 3rd ed. London: Hodder Arnold, 2012

5. Beesley CE, Meaney CA, Greenland G, *et al*. Mutational analysis of 85 mucopelysaccharidosis type I families: frequency of known mutations, identification of 17 novel mutations and in vitro expression of missense mutations. Hum Genet, 200l, 109(5): 503-511.

6. Blau N, Burton BK, Thony B, *et al*. Phenylketonuria and BH4 Deficiencies. 1st ed. Bremen: UNI-MED, 2010

7. Blau N. Lessons from 30 years of selective screening for tetrahydrobiopterin deficiency. J Inherit Metab Dis, 2010, 33(Suppl 2): S219-S223

8. Bonnefont JP, Bastin J, Lafor ê t P, *et al*. Long-term follow-up of bezafibrate treatment in patients with the myopathic form of carnitine palmitoyltransferase 2 deficiency. Clin Pharmacol Ther, 2010, 88(1): 101-108.

9. Campeau E, Desviat LR, Leclerc D, *et al*. Structure of the PCCA gene and distribution of mutations causing propionic acidemia. Mol Genet Metab, 2001, 74(1-2): 238-247

10. Carrillo-Carrasco N, Chandler RJ, Venditti CP. Combined methylmalonic acidemia and homocystinuria, cblC type. Clinical presentations, diagnosis and management. J Inherit Metab Dis, 2012, 35(1): 91-114.

11. Couce ML, Castiñeiras DE, B ó veda MD, *et al*. Evaluation and long-term follow-up of infants with inborn errors of metabolism identified in an expanded screening programme. Mol Genet Metab, 2011, 104(4): 470-475.

12. Dantas MF, Suormala T, Randolph A, *et al*. 3-Methylcrotonyl-CoA carboxylase deficiency: mutation analysis in 28 probands, 9 symptomatic and 19 detected by newborn screening. Human Mutat, 2005, 26(2): 164

13. McHugh DMS, Cameron CA, Abdenur JE, *et al*. Clinical validation of cutoff target ranges in newborn screening of metabolic disorders by tandem mass spectrometry: A worldwide collaborative project. Genet Med, 2011, 13(3): 230-250.

14. Derks TG, Boer TS, van Assen A, *et al.* Neonatal screening for medium-chain acyl-CoA dehydrogenase (MCAD) deficiency in the Netherlands: the importance of enzyme analysis to ascertain true MCAD deficiency. J Inherit Metab Dis, 2008, 31 (1): 88-96.

15. Derks TG, Reijngoud DJ, Waterham HR, *et al.* The natural history of medium-chain acyl CoA dehydrogenase deficiency in the Netherlands: clinical presentation and outcome. J Pediatr, 2006, 148 (5): 665-670.

16. Dykema DM. Carnitine palmitoyltransferase-1A deficiency: a look at classic and arctic variants. Adv Neonatal Care, 2012, 12 (1): 23-27.

17. Filipowicz HR, Ernst SL, Ashurst CL. Metabolic changes associated with hyperammonemia in patients with propionic acidemia. Mol Genet Metab, 2006, 88 (2): 123-30.

18. Fukao T, Nakamura H, Nakamura K, *et al.* Characterization of six mutations in five Spanish patients with mitochondrial acetoacetyl-CoA thiolase deficiency: effects of amino acid substitutions on tertiary structure. Mol Genet Metab, 2002, 75 (3): 235-243.

19. Han LS, Ye J, Qiu WJ, *et al.* Selective screening for inborn errors of metabolism on clinical patients using tandem mass spectrometry in China: A four-year report. J Inherit Metab Dis, 2007, 30 (4): 507-514.

20. Heringer J, Boy SP, Ensenauer R, *et al.* Use of guidelines improves the neurological outcome in glutaric aciduria type I. Ann Neurol, 2010, 68 (5): 743-752.

21. Johannes Z, Hoffmann GF. Vademecum Metabolicum: Diagnosis and Treatment of Inborn Errors of Metabolism. 3rd ed. Friedrichsdorf: Milupa Metabolics GmbH and Co.KG, 2011.

22. Ye J, Yan Y, Yu W, *et al.* Demographics, diagnosis and treatment of 256 patients with tetrahydrobiopterin deficiency in mainland China: results of a retrospective, multicentre study. J Inherit Metab Dis, 2013, 36 (5): 893-901.

23. Tang J, Pan J, Guo Y, *et al.* Mucopolysaccharidosis type III B mutations In Chinese patients: Identification of two novel MAGLA mutations and analysis of Two case involving prenatal diagnosis. Clin Chim Acta, 2013, 419: 33-38.

24. Kasper DC, Ratschmann R, Metz TF, *et al.* The national Austrian newborn screening program - eight years experience with mass spectrometry. past, present and future goals. Wien Klin Wochenschr, 2010, 122 (21-22): 607-613.

25. Kure S. Two novel laboratory tests facilitating diagnosis of glycine encephalopathy (nonketotic hyperglycinemia). J Brain Development, 2011, 33 (9): 753-757.

26. Kurokawa K, Yorifuji T, Kawai M, *et al.* Molecular and clinical analyses of Japanese patients with carbamoylphosphate synthetase 1 (CPS1) deficiency. J Hum Genet, 2007, 52 (4): 349-54.

27. Lerner-Ellis JP, Tirone JC, Pawelek PD, *et al.* Identification of the gene responsible for methylmalonic aciduria and homocystinuria, cblC type. Nat Genet, 2006, 38 (1): 93-100.

28. Li FY, El-Hattab AW, Bawle EV, *et al.* Molecular spectrum of SLC22A5 (OCTN2) gene mutations detected in 143 subjects evaluated for systemic carnitine deficiency. Hum Mutat, 2010, 31 (8): E1632-1651.

29. Li N, Liu RY, Zhang HJ, *et al.* Seven Novel DAX1 Mutations with Loss of Function Identified in Chinese Patients with Congenital Adrenal Hypoplasia. J Clin Endocrinol Metab, 2010, 95 (9): E104-E111

30. Lindner M, Gramer G, Haege G, *et al.* Efficacy and outcome of expanded newborn screening for metabolic diseases - report of 10 years from South-West Germany. Orphanet J Rare Dis, 2011, 6: 44.

31. Martínez AL, Pérez-Arellano L, Pekkala S, *et al.* Genetic, structural and biochemical basis of carbamoyl phosphate synthetase 1 deficiency. Mol Genet Metab, 2010, 101 (4): 311-23.

32. Muroi J, Yorifuji T, Uematsu A, *et al.* Molecular and clinical analysis of Japanese patients with 3-hydroxy-3-methylglutaryl CoA lyase (HL) deficiency. Hum Genet 2000, 107 (4): 320-326

33. Mushimoto Y, Fukuda S, Hasegawa Y, *et al.* Clinical and molecular investigation of 19 Japanese cases of glutaric acidemia type 1. Mol Genet Metab, 2011, 102 (3): 343-348.

34. Behrman RE, Kliegman RM, Jenson HB. Nelson Textbook of Pediatric. 17th ed. Philadelphia: Saunders, 2004

35. Niu DM, Chien YH, Chiang CC, *et al.* Nationwide survey of extended newborn screening by tandem mass spectrometry in Taiwan. J Inherit Metab Dis, 2010, 33 (Suppl 2): S295-305.

36. Saheki T, Kobayashi K, Iijima M, *et al.* Pathogenesis and pathophysiology of citrin (a mitochondrial aspartate glutamate

carrier) deficiency. Metab Brain Dis, 2002, 17(4): 335-346.

37. Scarpa M, Almássy Z, Beck M, *et al.* Mucopolysaccharidosis type II: European recommendations for the diagnosis and multidisciplinary management of a rare disease. Orphanet J Rare Dis, 2011, 6: 72.

38. Suzuki Y, Yang X, Aoki Y, *et al.* Mutations in the holocarboxylase synthetase gene HLCS. Hum Mutat, 2005, 26: 285-290.

39. Scriver C R, Beaudet AL, Sly WS, *et al.*The Metabolic and Molecular Bases of Inherited Disease. 8th ed.New York: McGraw-Hill, 2001.

40. Wang F, Han L, Yang Y, *et al.* Clinical, biochemical, and molecular analysis of combined methylmalonic acidemia and hyperhomocysteinemia (cblC type) in China. J Inherit Metab Dis, 2010, 33 (Suppl 3): S435-S442.

41. Wang GL, Wang J, Douglas G, *et al.* Expanded molecular features of carnitine acyl-carnitine translocase (CACT) deficiency by comprehensive molecular analysis. Mol Genet Metab, 2011, 103 (4): 349-357.

42. Weisfeld-Adams JD, Morrissey MA, Kirmse BM, *et al.* Newborn screening and early biochemical follow-up in combined methylmalonic aciduria and homocystinuria, cblC type, and utility of methionine as a secondary screening analyte. Mol Genet Metab, 2010, 99 (2): 116-23.

43. Wolf B. Clinical issues and frequent questions about biotinidase deficiency. Mol Genet Metab, 2010, 100 (1): 6-13.

44. Wolfe LA, Finegold DN, Vockley J, *et al.* Potential misdiagnosis of 3-methylcrotonyl-coenzyme A carboxylase deficiency associated with absent or trace urinary 3-methylcrotonylglycine. Pediatrics, 2007, 120 (5): 1335-1340.

45. Yang N, Han LS, Gu X, *et al.* Analysis of gene mutations in Chinese patients with maple syrup urine disease. Mol Genet Metab, 2012, 106 (4): 412-418.

46. Ye J, Wang T, Han LS, *et al.* Diagnosis, treatment, follow-up and gene mutation analysis in four Chinese children with biotinidase deficiency. J Inherit Metab Dis, 2009, 32 (Suppl 1): S295-S302.

47. Chiu YH, Chang YC, Chang YH, *et al.* Mutation spectrum of and founder effects affecting the *PTS* gene in East Asian populations. J Hum Genet, 2012, 57 (2): 145-152.

48. 顾学范，王治国．中国 5 8 0 万新生儿苯丙酮尿症和先天性甲状腺功能减低症的筛查．中华预防医学杂志，2004，38：99-102.

49. 顾学范，韩连书，高晓岚，等，串联质谱技术在遗传性代谢病高危儿童筛查中的初步应用．中华儿科杂志，2004，42：401-404.

50. 韩连书，叶军，邱文娟，等．原发性肉碱缺乏症 17 例诊治与随访．中华儿科杂志，2012，50(6)：405-409.

51. 胡宇慧，韩连书，叶军，等．丙酸血症 11 例基因突变分析．中华儿科杂志，2008，46(6)：416-420.

52. 沈晓明．临床儿科学．北京：人民卫生出版社，2005

53. 邱文娟，王霞，王瑜，等．干血滤纸片和白细胞酸性a一葡萄糖苷酶活性测定平台的建立及临床应用．中华儿科杂志，2010，48(1)：55-59.

54. 邱文娟，叶军，韩连书，等．Citrin 缺陷导致的新生肝内胆汁淤积症 12 例临床和实验室研究．临床儿科杂志，2007，25 (12)：983-987.

55. 宋元宗，牛伺美晴，盛建胜，等．Citrin 缺陷导致的新生儿肝内胆汁淤积症家系 SLC25 A13 基因突变研究．中华儿科杂志，2007，45(6)：408-412.

56. 王斐，韩连书，叶军，等．甲基丙二酸血症患儿 MUT 基因突变分析．中华医学遗传学杂志，2009，26(5)：485-489.

57. 桂永浩．小儿内科学高级教程．北京：人民军医出版社，2011

58. 顾梅青，叶军，邱文娟，等．55 例 6- 丙酮酰四氢蝶呤合成酶缺乏症基因突变分析．中华医学遗传学杂志，2009，26：183-186.

59. 王彤，叶军，韩连书，等．羧化全酶合成酶缺陷病的临床诊治及基因突变分析．中国当代儿科杂志，2009，11：609-612

60. 张惠文，王瑜，叶军，等，黏多糖贮积症 47 例的常见酶学分型．中华儿科杂志，2009，47：276-280.

61. 张尧，宋金青，刘平，等．甲基丙二酸尿症合并同型半胱氨酸血症 57 例临床分析．中华儿科杂志，2007，45：513-517.

62. 胡亚美．诸福堂实用儿科学．第 7 版．北京：人民卫生出版社，2002

63. 郭奕斌，艾阳，赵燕，等．一例 Morquio A 综合征高危胎儿的快速产前诊断．中华医学遗传学杂志，2012；29(2)

126-130.

64. Campion EW, Glynn RJ, DeLabry LO. Asymptomatic hyperuricemia: Risks and consequences in the normative aging study. Am J Med, 1987, 82(3): 421-426.

65. Oberhaensli RD., Rajagopalan B, Taylor DJ, *et al*. Study of hereditary fructose intolerance by use of 31P magnetic resonance spectroscopy. Lancet, 1987, 330(8565): 931-934.

66. Sever S, Weinstein DA, Wolfsdorf JI, *et al*. Glycogen storage disease type Ia: linkage of glucose, glycogen, lactic acid, triglyceride, and uric acid metabolism. J Clin Lipidol, 2012, 6(6): 596-600.

67. Musumeci O, Bruno C, Mongini T, *et al*. Clinical features and new molecular findings in muscle phosphofructokinase deficiency (GSD type VII). Neuromuscul Disord, 2012, 22(4): 325-230.

68. Moran R, Kuilenburg AB, Duley J, *et al*.Phosphoribosylpyrophosphate synthetase superactivity and recurrent infections is caused by a p.Val142Leu mutation in PRS-I. Am J Med Genet A, 2012, 158A(2): 455-460.

69. García-Pavía P, Torres RJ, Rivero M, *et al*. Phosphoribosylpyrophosphate synthetase overactivity as a cause of uric acid overproduction in a young woman. Arthritis Rheum, 2003, 48(7): 2036-2041.

70. Yamada Y, Yamada K, Nomura N, *et al*. Molecular analysis of X-linked inborn errors of purine metabolism: HPRT1 and PRPS1 mutations. Nucleosides Nucleotides Nucleic Acids, 2012, 30(12): 1272-1275.

71. Jinnah HA, Sabina RL, Van Den Berghe G. Metabolic disorders of purine metabolism affecting the nervous system. Handb Clin Neurol, 2013, 113: 1827-1836.

72. www.ncbi.nlm.nih.gov/omim

73. http://www.ncbi.nlm.nih.gov/sites/GeneTests/review?db=GeneTests

74. http://www.ncbi.nlm.nih.gov/sites/entrez?db=pubmed

75. http://genome.ucsc.edu/

76. www.genetests.org

77. www.hgmd.cf.ac.uk

第二十六章　遗传与心血管疾病

顾东风　陈忠凤

心血管疾病是全球面临的主要疾病负担之一，世界范围内每年约有 1800 万人死于心血管疾病。随着社会经济的发展、人口老龄化进程的加速、人群生活方式的改变，我国心血管疾病负担日益加重。据估计，我国每年死于心血管疾病的人数约 350 万，居各种疾病之首；全国心血管病患者达 2.9 亿，且患病人数在今后 10 年仍将持续增长。加强心血管疾病的基础研究工作，对阐明心血管疾病病因、预防和控制心血管病的发生发展具有重要意义。

心血管疾病，又称为循环系统疾病，包括心脏和血管（动脉、静脉、微血管）疾病。常见疾病包括动脉粥样硬化性心脏病、心肌病、心脏传导性疾病以及先天性心脏病，其中大部分都具有遗传倾向。

本文将与遗传因素有关的心血管疾病分述如下。

第一节　先天性心脏病

先天性心脏病（congenital heart disease）是指婴儿在出生时就已经存在的心脏和大血管（大动脉、大静脉）结构或者功能上的异常，是一组多因素的心脏疾病。心脏起源于中胚层的生心区（cardiogenic area）。研究发现，还存在第二生心区，位于以前发现的生心区的背部，发育成心脏的大部分，包括流出道、右心室和心房的大部。先天性心脏病是由于各种原因引起的心脏、血管组织胚胎发育异常，或是胚胎早期停止发育引起的。

在新生儿中病死率大幅度下降的同时，先天性心脏病及先天畸形的死因顺位上升至第一位。美国心脏病协会调查显示，至少8‰的活产新生儿患有先天性心脏病。中国出生缺陷监测协作组资料显示，在活产儿中先天性心脏病总发生率为8‰。先天性心脏病最常见的是心脏间隔缺损，包括房间隔缺损、室间隔缺损和房室间隔缺损，共占先天性心脏病的大约50%。

先天性心脏病的病因是在遗传缺陷的基础上受到环境因素的影响而形成的。该病的遗传机制相当复杂，单基因突变、多基因突变和染色体畸变都有可能导致先天性心脏畸形。在已知的染色体畸变导致的疾病中，大部分伴发心血管畸形（参见第六章和第七章）。其中，13三体征和18三体征患儿心血管受累者达90%左右；其次为22q11.2缺失患儿将近75%；21三体征患儿为40%～50%；45，X患儿约30%。

先天性心脏病的遗传规律不明显，外显率变化很大。此类病患者后代患病的风险约为3%～5%。可以遗传因素为主（包括单基因病、多基因病及染色体畸变），也可以环境因素为主，包括风疹病毒、巨细胞病毒、镇静剂、抗代谢药物、氯化锂、放射线以及孕妇的健康情况（红斑狼疮、糖尿病、苯丙酮尿症及维生素缺乏）。胎儿期与血管紧张素转化酶抑制剂接触，可以增加先天畸形的风险，包括先天性心脏病。Tremblay等报道了一个18名成员的家系中，有2名患房间隔缺损，3名患间隔瘤，4名患室间隔缺损，另1名患法洛四联症，显著连锁的区域为染色体10p15.3-p15.2。可见先天性心脏病有显著的遗传异质性。

已经发现许多基因突变导致了遗传性的和散发的先天性心脏病（表26-1）。这些基因大部分编码转录因子，调节心脏发育的特定阶段。首先被确定的是*TBX5*基因，引起Holt-Oram综合征（Holt-Oram syndrome），该综合征包括房间隔缺损、室间隔缺损和传导系统缺陷。接着，在遗传性房间隔缺损和房室阻滞家系中发现了*NKX2-5*基因，该基因突变可导致多种先天性心脏病，包括室间隔缺损、Ebstein畸形和法洛四联症。*CFC1*和*MED13L*与右室双出口、*ELN*与瓣上主动脉缩窄有关。还有一些伴有其他器官受累的心脏畸形也可以由单基因突变所致，如*FBN1*与马凡综合征。发现的致病基因还包括*GATA4*、*SALL4*、*TBX20*、*TFAP2B*和*THRAP2*等。而一些心脏畸形是由多个基因突变所致，如法洛四联症。

表26-1　与先天性心脏病相关的基因及其编码蛋白

基因名称	基因位置	基因编码的蛋白	相关疾病
NOTCH2	1p13-p11	果蝇Notch同源物2	TOF，PS
SOS1	2p21	果蝇Sos同源物1	AVSD
RAF1	3p25	RAF1	AVSD
CRELD1	3p25.3	富半胱氨酸EGF结构域蛋白1	AVSD
NKX2-5	5q34	NK2同源框5	ASD，VSD，Ebstein畸形，TA，DORV，TGA，TOF
TFAP2B	6p12	转录因子AP-2β	PDA
TBX20	7p14.3	T框20	ASD，VSD
GATA4	8p23.1-p22	GATA结合蛋白4	ASD，VSD
NOTCH1	9q34.3	果蝇Notch同源物1	TOF，AS，AC，BAV，HLHS，
HRAS	11p15.5	P21（HRAS）	Costello综合征
KRAS	12p12.1	P21（KRA）	AVSD
PTPN11	12q24	非受体型蛋白酪氨酸磷酸化酶11	Noonan综合征，LEOPARD综合征，AVSD，AS，AC，PS
TBX5	12q24.1	T框5	ASD，VSD
MED13L	12q24.21	中介蛋白复合体13样亚单位	DORV，TGA
MYH6	14q12	心肌肌球蛋白α重链亚单位6	ASD，肥厚型心肌病

续表

基因名称	基因位置	基因编码的蛋白	相关疾病
GATA6	18q11.1-q11.2	GATA 结合蛋白 6	TOF，ASD，AVSD
JAG1	20p12.1-p11.23	Jagged 1	TOF，PS
TBX1	22q11.21	T 框 1	VSD，PTA，TOF

AC，主动脉缩窄；AS，主动脉瓣狭窄；ASD，房间隔缺损；AVSD，房室间隔缺损；BAV，主动脉瓣二叶畸形；DORV，右室双出口；HLHS，左心发育不良综合征；PDA，动脉导管未闭；PS，肺动脉狭窄；PTA，永存动脉干；TA，三尖瓣闭锁；TGA，大动脉转位；TOF，法洛四联症；VSD，室间隔缺损

一、房间隔缺损

房间隔缺损（atrial septal defect，OMIM 108800）较常见，约占先天性心脏病的 15%（10%～21.4%），发病率为 0.7%～0.9%。该病通常为散发，但也有家族性报道。女性多于男性（男女比例约为 1∶2）。房间隔缺损有四种类型：原发孔型、继发孔型、静脉窦缺损和冠状窦缺损。最常见的为继发孔缺损，指胚胎期第二房间隔发育不全形成的缺损，约占 75%。原发孔缺损指胚胎期第一房间隔发育不全形成的缺损，该型并不多见。原发孔缺损常伴房室间隔缺损。多达 30% 的病例可伴随其他先天性心脏缺损。

（一）临床表现

患者临床症状与缺损大小有密切关系。大多数无症状，但可能存在运动耐力降低和频繁的呼吸道感染。小缺损在出生一年内会自发性闭合。若缺损较大可引起充血性心力衰竭和儿童成长障碍。若症状严重在婴儿期就必须封堵。房间隔缺损的症状通常在 30～40 岁出现，主要是劳力性呼吸困难、心悸、运动耐力下降，可出现房性心律失常、发绀和杵状指。体格检查最典型的体征为肺动脉瓣区第二心音亢进，呈固定性分裂，并可闻及Ⅱ～Ⅲ级收缩期杂音。超声心动图可查出缺损部位、大小、分流情况等。

（二）遗传学和发病机制

本病有多种遗传方式，包括常染色体显性遗传、常染色体隐性遗传和染色体畸变。家系调查发现，尽管32%的患者有阳性家族史，但是仅有7%的个体双亲有病，受累同胞仅有9%，故认为主要是多基因遗传。

（三）防治

儿童房间隔缺损可自行关闭，闭合年龄常在 2～4 岁之间。而青少年和成人一经确诊应尽早施行闭合手术。对于继发孔缺损可以选择器械封堵术。在 25 岁之前成功手术的个体长期的死亡率和年龄性别相匹配的对照人群相似。

二、室间隔缺损

室间隔缺损（ventricular septal defect，OMIM 606215）为最常见的先天性心脏病，占先天性心脏病的 25%～30%，通常单独存在，亦可合并其他畸形。据 OMIM 收集类型有 340 种（包括单纯及合并）。主要有下列几种类型：OMIM 606215（AVSD1）；OMIM 614429（AVSD1）；OMIM 617941（AVSD2）；OMIM 614431（AVSD2）；OMIM 600309（AVSD3）；OMIM 611363（AVSD4）；OMIM 614474（AVSD5）；OMIM 108900（AVSD7）等。男女比例约为 1∶1。室间隔缺损的形成往往是由于动脉球的间隔不能完全关闭心室间隔孔所致。

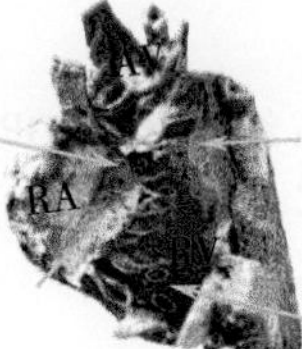
Ⅱ型：（膜部、膜周型、嵴下型）
Ⅲ型：（瓣下型、心内膜垫缺损型）
RA
Ⅰ型：（嵴内型、干下型、漏斗部）
Ⅳ型：（肌部）

图 26-1　室间隔缺损国际分型与其他命名的对照

AV：主动脉瓣；RA：右心房；RV：右心室

2000 年欧洲胸心外科协会先天性心脏病命名委员会将室间隔缺损分为四型（图 26-1）：Ⅰ型，动脉下型；Ⅱ型，膜周型；Ⅲ型，房室通道型或入口型；Ⅳ型，肌部型。我国命名和分型尚不统一，阜外心血管病医院常用命名见表 26-2，漏斗部、膜部、膜周部和肌部。其中，膜部室间隔缺损最常见，约占 75%～80%。

表 26-2　阜外心血管病医院室间隔缺损的命名和分型

命名	类型	定义
漏斗部	干下型	缺损上缘无肌肉组织，由部分肺动脉瓣环和主动脉瓣环构成
	嵴内型	缺损四周均为肌性组织，在漏斗部与三尖瓣环之间有肌肉相隔
膜部	单独膜部	仅限于膜部室间隔的小缺损，四周为纤维组织
膜周部	嵴下型	缺损累及膜部和一部分室上嵴，位于圆锥乳头肌之前
	隔瓣下型	缺损累及膜部和一部分窦部，位于圆锥乳头肌之后
	心内膜垫型	室间隔窦部巨大缺损
肌部		包括窦部和小梁部之缺损，缺损四周均为肌性组织

室间隔缺损可分为限制性缺损和非限制性缺损，前者右心室压力不超过体循环的 50%，后者左右心室压力相等。缺损大小一般为 0.2～0.3cm。近一半的个体缺损很小，其中 75% 可自行闭合。通常在 10 岁前闭合。小型缺损是指缺损面积小于主动脉根部面积的 1/3。

（一）临床表现

取决于缺损的大小和具体位置。由于缺损大小不同和有无肺血管改变，临床表现相差甚大。缺损小分流量少者几无症状且生长发育正常，心脏异常仅于体检时才发现。缺损大者，左至右的分流量也大，肺循环血流量可为体循环的 4～5 倍，婴儿期可出现反复肺部感染，以及充血性心力衰竭。心电图检查无特异性。听诊可在胸骨左缘第 3～4 肋间闻及全收缩期杂音伴震颤。体格检查、心导管检查等有助于诊断。超声心动图常可显示缺损情况。

（二）遗传学和发病机制

本病遗传方式可有多种。但由于约 35% 的室间隔缺损可以在任何年龄发生自发性关闭，所以常影响其遗传方式的确定。单纯的室间隔缺损绝大多数属多基因遗传，遗传率约为 43%，一般若一家中仅有一名患者，则其同胞患病的风险为 4.5%，子女则为 3.7%（参见第五章）。

（三）治疗

早期手术封闭缺损者远期预后良好。修补术后的并发症包括：心内膜炎（若术后仍有残余分流），手术所致的主动脉瓣或者肺动脉瓣反流、三尖瓣反流，以及心律失常和传导障碍。若术后无并发症，一般不需要长期随访。

三、动脉导管未闭

动脉导管起源于左侧第六原始主动脉弓并连接近端左肺动脉至降主动脉，位于左锁骨下动脉远端。动脉导管未闭（patent ductus arteriosus，OMIM 607411；604381；243145；122430）是指在胎儿循环中被视为正常的动脉导管结构在出生后一直未闭合。较常见，约占先天性心脏病的 12% 左右。足月产活婴中发生率约为 0.6‰，早产儿中更加常见，并且随着周龄和出生体重的减低而增高，25 周产的婴儿，发生率可高达 70%。

（一）临床表现

一般出生后 6 个月内可自发关闭。临床表现与室间隔缺损相似。症状与导管的大小有关。小型导管通常无症状。中等至大量分流者可表现为呼吸困难、房性心律失常所致的心悸。艾森曼格综合征（Eisenmenger syndrome）患者可表现为差异性发绀，即足部发绀与杵状指，但上肢表现正常。由于左锁骨下动脉邻近动脉导管，左手可能有杵状指和发绀现象。听诊可闻及连续性杂音。彩色多普勒超声心动图可显示自主动脉到肺动脉的连续血流。

（二）遗传学和发病机制

动脉导管未闭可伴发于 100 多种疾病，常见综合征如表 26-3。本病男女之比为 1∶2～3。目前认为动脉导管未闭是一种复杂性疾病，环境因素包括母亲高血压、产前激素及止痛药的使用、宫内发育迟缓等起重要作用。

表 26-3 伴有动脉导管未闭的常见遗传综合征及其致病基因

病名	致病基因	基因位置	基因编码的蛋白
Mowat-Wilson 综合征 OMIM 235730	*ZEB2*	2q22	锌指 E 框结合同源框
Loeys-Dietz 综合征 OMIM 610380;610168	*TGFBR2*	3p22	转化生长因子 β 受体Ⅱ型
Char 综合征 OMIM 169100	*TFAP2B*	6p21-p12	转录因子 AP-2β
Loeys-Dietz 综合征 OMIM 609192	*TGFBR1*	9q22	转化生长因子 β 受体Ⅰ型
Noonan 综合征 OMIM 163950	*PTPN11*	12q24	非受体型蛋白酪氨酸磷酸化酶 11
心房-指(趾)发育异常综合征(Holt-Oram 综合征) OMIM 142900	*TBX5*	12q24.1	T 框 5
巨指(趾)综合征(Rubinstein-Taybi 综合征)OMIM 180849	*CREBBP*	16p13.3	CREB 结合蛋白
22q11.2 缺失综合征	*TBX1*	22q11.21	T 框 1
室周异位移植综合征(periventricular heterotopia 综合征)OMIM 300049	*FLNA*	Xq28	细丝蛋白 A

Dagle 等发现，*TFAP2B*、*TRAF1*、*PTGIS* 基因突变与早产儿的动脉导管未闭关联。上海儿童医学中心在两个单纯动脉导管未闭的家系中发现了 2 个 *TFAP2B* 基因的单核苷酸多态性位点。

(三)防治

除早产儿可以采用吲哚美辛闭合动脉导管外，通常采用经皮封闭方式。Amplatzer 封堵器有极好的早期闭合效果，6 个月闭合率为 98%。封堵术后至少 6 个月内需要预防细菌性心内膜炎。未闭动脉导管过大不宜置放封堵器以及动脉导管解剖异常者宜外科手术处理。

四、主动脉缩窄

主动脉缩窄(coarctation of aorta，OMIM 120000)是指主动脉弓变窄或阻塞。亦较常见，约占 6%~8%。缩窄通常发生在动脉韧带水平，由于内膜的增厚以及中层组织的增殖所致。主动脉弓梗阻可分为：①靠近一个未闭动脉导管或韧带的局限性缩窄；②主动脉弓系统的某一部分管状发育不良；③主动脉弓中断。主动脉缩窄可单独发生，但是常常伴发其他类型先天性心脏病。发生率约为 0.37‰~0.44‰活婴。在男性更常见，男女之比约为 2∶1。

(一)临床表现

临床表现取决于阻塞的部位和严重程度。患者可无症状。半数以上的患者在第一年即出现症状，表现为循环休克和差异性发绀。年龄较大的儿童或成人则表现为上下肢血压差值增大，上肢高血压，而股动脉搏动减弱、甚至消失。①由于缩窄段上方(头和上肢)血压升高而产生头痛、耳鸣、失眠、鼻出血等，严重者可出现心力衰竭及脑血管意外；②缩窄下方(下肢等)供血不足，出现下肢无力、发冷、酸痛、麻木或间歇性跛行；③由于侧支循环而增粗的动脉压迫脊髓引起下肢瘫痪，压迫臂丛神经引起上肢麻木或瘫痪等。

(二)遗传学和发病机制

本病常散发，但也有家族聚集性报道。有多种遗传方式。多基因遗传者，一级亲属发病风险率为 1%~1.8%。

(三)防治

未治疗个体远期预后差。治疗包括外科手术和经皮导管血管成形术。外科手术可将缩窄段切除，必要时作血管移植。经皮导管血管成形术直接球囊扩张或者伴支架置入，近期或远期预后与外科手术类似。

在病变修复部位可能有动脉瘤形成、主动脉夹层和破裂的危险。对主动脉进行终身的影像学随访十分必要。

五、法洛四联症

法洛四联症(tetralogy of Fallot)是发绀型先天性心脏病中最常见的一种,约占全部发绀型心脏病的30%和先天性心脏病的9.7%。男性略多于女性。其主要缺陷包括右室流出道梗阻、室间隔缺损、主动脉骑跨和右心室肥厚。法洛四联症的发育遗传学基础是圆锥动脉干发育异常,出口部间隔向前和头侧移位。

(一) 临床表现

多数患儿在婴幼儿期即出现发绀和呼吸困难、阵发性晕厥,甚至有癫痫样抽搐,易疲劳而喜蹲踞、杵状指和红细胞增多。超声多普勒常可获得完整诊断,心导管术和心血管造影术可显示双肺血液供应、侧支动脉和中央肺动脉的走行和供应节段。

(二) 遗传学和发病机制

本症可有多种遗传方式,包括染色体畸变、常染色体显性遗传和常染色体隐性遗传。55%的患儿有22q11的缺失。Goodship等发现,*PTPN11*基因多态rs11066320与本症关联。还有报道13q13.1-q13.2区域缺失、19p区域缺失1Mb以及*GATA6*基因p.Leu 198 Val突变。我国陈义汉等发现*GATA6*基因p.Ser 184 Asn突变。O'Brien等发现多个微小RNA和小核仁RNA在本症中表达异常。

(三) 防治

需行手术治疗,解除右室流出道与肺动脉狭窄,并修补室间隔缺损。仅有10%未经手术患儿生存到10岁。术后10年平均生存率为90%~95%,但有可能发生并发症。

第二节　心　肌　病

心肌病(cardiomyopathy)分为两大类:第一类是病因已明或是全身性疾病的一部分,称为特异性心肌病(亦称为继发性心肌病);第二类是病因未明的原发性心肌病(简称心肌病)。原发性心肌病又分为扩张型心肌病、肥厚型心肌病和限制型心肌病。近年来发现的致心律失常性右室心肌病病因不明,属于原发性心肌病。

一、肥厚型心肌病

肥厚型心肌病(hypertrophic cardiomyopathy)其主要特点是心室壁不对称性增厚,并常累及室间隔,心室腔变小。按左室流出道有否梗阻,又分为梗阻型与非梗阻型。同一家族的不同成员可有不同的表型。成年人群患病率大约为0.2%。阜外心血管病医院的调查,成年人标化患病率为0.8‰。

(一) 临床表现

本病临床表现变异大,大多数患者无症状或症状轻微,但均可呈现舒张功能异常。无症状的个体首次表现可能就是猝死。因此在童年尽早确诊具有重要意义。常见症状:①劳累时呼吸困难,常在活动后明显,乃因左室舒张末期压力增高,肺静脉压升高,肺淤血所致;②心绞痛;③晕厥,表明患者发生猝死的危险性增高;④疲乏感、心悸;⑤心律失常,房颤最常见,室性心律失常也较常见;⑥心力衰竭,多为舒张性心功能不全,而收缩功能正常。少数患者可出现心脏收缩明显下降,称为肥厚型心肌病终末期。

(二) 遗传学和发病机制

肥厚型心肌病是一种有明显遗传和临床异质性的心肌肌小节病变,存在粗细肌丝缺陷。该病存在基因表达的延时,即随着年龄的增长,突变的基因型才逐渐表达,尤其是编码心型肌球蛋白结合蛋白C(myosin-binding protein C,cardiac,MYBPC3)的基因*MYBPC3*突变个体发病高峰年龄在30~50岁之间。60%~70%的肥厚型心肌病患者呈现家族聚集性,系谱分析为常染色体显性遗传。超声心动图检查发现先证者的48%双亲、55%同胞、30%子女均为无症状的心肌肥厚者。

该病具有显著的遗传异质性和表型异质性。1989年首次鉴定了位于14q11.2处编码心肌β肌球蛋白重链（myosin heavy chain 7，cardiac muscle，β，MYH7）的基因*MYH7*为肥厚型心肌病的致病基因。随后鉴定的其他致病基因有*CMH2*、*CMH3*、*CMH4*等。迄今已鉴定的致病基因在20个以上（表26-4）。这些基因大部分编码肌纤维蛋白。*MYH7*是最重要的致病基因，大约35%的肥厚型心肌病患者是由于该基因突变所致。大约20%～30%的患者是由*MYBPC3*基因突变所致。还有5%的患者分别由编码心型肌原蛋白T2（troponin T2，cardiac，TNNT2）的基因*TNNT2*和编码心型肌原蛋白I（troponin I，cardiac，TNNI3）的基因*TNNI3*的突变所致。仍有30%～40%的患者致病基因未确定。

表26-4 肥厚型心肌病的致病基因及其编码蛋白

致病基因	基因位置	基因编码的蛋白	患病率
编码粗肌丝结构蛋白的基因			
MYH7	14q11.2	β肌球蛋白重链	25%～35%
MYBPC3	11p11.2	心型肌球蛋白结合蛋白C	20%～30%
MYL2	12q24.1	肌球蛋白调节轻链	2%
MYL3	3p21.3	肌球蛋白必需轻链	1%
MYH6	14q11.2	α肌球蛋白重链	<1%
编码细肌丝结构蛋白的基因			
TNNT2	1q32.1	心型肌原蛋白T	5%～7%
TNNI3	11p15.5	心型肌原蛋白I	5%
TNNC1	3p21.1	慢肌原蛋白C	<1%
TPM1	15q22.2	原肌球蛋白1	2.5%
ACTC1	15q14	心肌肌动蛋白1	1%
编码Z盘蛋白的基因			
NEXN	1p31.1	大鼠F肌动蛋白结合蛋白同源物	<1%
ACTN2	1q43	α-2辅肌动蛋白	<1%
TTN	2q31.2	肌联蛋白	<1%
MYOZ2	4q26	myozenin 2	<1%
VCL	10q22.2	黏着斑蛋白	<1%
LDB3	10q23.2	LIM域结合蛋白3	<1%
ANKRD1	10q23.3	心肌锚蛋白重复序列蛋白1	<1%
CSRP3	11p15.1	富半胱氨酸甘氨酸蛋白3	<1%
TCAP	17q12	肌联蛋白帽	<1%
编码钙调蛋白的基因			
CASQ2	1p13.1	肌集钙蛋白2	<1%
PLN	6q22.3	受磷蛋白	<1%
CALR3	19p13.1	肌钙网蛋白3	<1%
JPH2	20q13.12	连接蛋白2	<1%
其他			
CAV3	3p25.3	窖蛋白3	<1%

肥厚型心肌病的发病机制仍不明确。有几种学说：①"毒肽"学说，认为突变基因合成功能异常的蛋白，这些蛋白作为毒肽，掺入到肌小节蛋白内，改变了蛋白的结构和功能，影响了肌小节、肌丝的正常装配与合成；②单倍体不足学说，认为基因突变后蛋白不能表达，导致某一成分蛋白缺乏，从而引起肌小节结构功能改变，不能发挥正常作用；③心肌能量缺乏学说，认为基因突变改变了钙离子的敏感性以及 ATP 酶活性，最终导致能量缺乏和钙触发改变，通过共同的信号传导通路，导致心肌结构和功能改变；④也有人认为，肥厚的心肌收缩力下降，刺激心脏变力性因子高表达，从而导致了心肌肥厚和纤维化等，而不同变力性因子的表达，引起不同的表型。

（三）防治

预后因人而异，可从无症状到心力衰竭、猝死等不同结果。成人死亡原因最多见是猝死，而儿童最多见是心力衰竭，其次是猝死。治疗原则为缓解症状，防止并发症发生和减少死亡风险。应避免剧烈运动。一般可用内科治疗，通常应该避免使用强心剂，首选 β 肾上腺素受体阻滞剂，治疗无效可换用钙离子拮抗剂维拉帕米，两者可联合使用。植入双腔 DDD 起搏器对某些有流出道压力阶差且有严重症状的患者可能有用。对于高危患者或者心搏骤停后幸存者可安置埋藏式心脏复律除颤器。还可以采用外科手术切除一部分肥厚的室间隔。经内外科治疗无效且已经进入心脏扩张期或者有难治性充血性心力衰竭的个体或可选择心脏移植。

二、扩张型心肌病

扩张型心肌病（dilated cardiomyopathy）的发病率大约为每年 5～8/10 万，男性多于女性。阜外心血管病医院统计，本病患病率大约为 19/10 万。

（一）临床表现

本病呈渐进性发展，很多患者症状轻微或无症状，但呈现左室扩张。有症状的患者病程进行性恶化。心脏的 4 个心腔均增大并扩张，而且心室的扩张甚于心房。突出症状为左心室衰竭的症状，表现为疲劳、乏力，约 1/3 的患者有胸痛症状。晚期可出现右心衰竭的症状，与预后差有关。

超声心动图可用于评价心脏功能受损的程度、心腔的大小和心室壁的厚度，并可除外伴发的瓣膜病和心包疾患。怀疑有缺血性疾病者可进行心导管检查以及心血管造影术。

（二）遗传学和发病机制

通常认为扩张型心肌病的发病与病毒感染导致的心肌炎、自身免疫以及遗传因素有关。扩张型心肌病也可因编码心肌结构蛋白的基因发生突变所致。有 20% 的患者其一级亲属也有本病。估计有 30%～50% 的患者是因基因突变所致。90% 的家族其遗传方式为常染色体显性遗传，但是 X 连锁、常染色体隐性和线粒体互补遗传模式均存在。扩张型心肌病是一种高度遗传异质性的心肌疾病，不同基因产生的突变以及同一基因的不同突变都可能引起扩张型心肌病，且常伴随不同的临床表型。目前已经发现了一些致病基因（表 26-5）。

表 26-5　扩张型心肌病致病基因及其编码蛋白

致病基因	基因位置	基因编码的蛋白
LMNA	1q21.2-3	核纤层蛋白 A/C
TNNT2	1q32	肌原蛋白 T2
ACTN2	1q42-q43	α- 辅肌动蛋白
TTN	2q31	肌联蛋白
DES	2q35	结蛋白
TNNC1	3p21.3-p14.3	慢肌原蛋白 C
SGCD	5q33-q34	δ 肌膜蛋白聚糖
PLN	6q22.1	受磷蛋白

续表

致病基因	基因位置	基因编码的蛋白
EYA4	6q23	果蝇缺眼同源物 4
VCL	10q22.2	黏着斑蛋白
LBD3	10q22.2-q23.3	LIM 域结合蛋白 3
MYBPC3	11p11.2	心型肌球蛋白结合蛋白 C
CSRP3	11p15.1	富半胱氨酸甘氨酸蛋白 3
ABCC9	12p12.1	ATP 结合盒亚家族 C 成员 9
MYH6	14q12	α 肌球蛋白重链
MYH7	14q12	β 肌球蛋白重链
ACTC1	15q14	心肌肌动蛋白 1
TPM1	15q22.1	原肌球蛋白 1
TCAP	17q12	肌联蛋白帽
TNNI3	19q13.4	心型肌原蛋白 I
DMD	Xp21.2	肌营养蛋白
TAZ	Xq28	tafazzin

虽然很多患者病因不明，但多呈现扩张型心肌病的临床表现。可能有三种损伤机制：遗传因素、病毒性心肌炎以及其他细胞毒损害、免疫异常。

（三）防治

因病因未明，故无特异性治疗，主要针对心力衰竭进行治疗。但只有心脏移植术和改善心肌重构的药物治疗（肾素-血管紧张素-醛固酮受体拮抗剂，如ACEI、ARB和螺内酯等药物，以及β肾上腺素受体阻断剂）可延长寿命。国外已经有人尝试在动物模型中采用转基因的方法来治疗扩张型心肌病，并取得了部分成功。

三、致心律失常性右室心肌病

致心律失常性右室心肌病（arrhythmogenic right ventricular cardiomyopathy，ARVC）是一种以心律失常或心脏传导异常为主的心律失常性右室发育不良症，表现为顽固性室性心动过速、右心室扩大。该病是年轻个体尤其是运动员猝死的重要原因。一般人群发病率为 0.2‰～1‰。

（一）临床表现

本病的临床表现可以分为 4 期：①无症状的亚临床期，首次临床表现甚至为猝死；②明显的右心室电活动异常、心悸、晕厥、左束支阻滞型室性心律失常；③右室心力衰竭；④全心衰竭。本病心电图表现为特征性 ε 波、右束支阻滞、室性心律失常。有一半的病例左心室也有累及，病变通常仅限于后外侧心包下。心电图、24 小时动态心电图、超声心动图有助于诊断。

（二）遗传学和发病机制

本病至少有 50% 的患者表现家族聚集性，为常染色体显性遗传。外显率变异大。Rampazzo 等（1994）对两个大家系进行连锁分析，首次将本病的一个致病基因定位于 14q23-q24。这一基因后来被鉴定为编码转化生长因子 β3（transforming growth factor β3，TGFB3）的基因 *TGFB3*。在这以后，陆续报道了一些与本病有关的编码细胞连接蛋白的基因突变。这些基因包括编码黏着连接桥粒斑珠蛋白（junction plakoglobin，JUP）的基因 *JUP*、编码桥粒斑蛋白（desmoplakin，DSP）的基因 *DSP*、编码桥粒亲斑蛋白 2（plakophilin 2，PKP2）的基因 *PKP2*、编码桥粒芯糖蛋白 2（desmoglein 2，DSG2）的基因 *DSG2*、编码桥粒芯胶黏蛋白 2（desmocollin 2，DSC2）的基因 *DSC2*。另外，还发现了一些其编码蛋白与细胞连接无关的基因突变。例如：编码莱恩素受体 2（ryanodine receptor 2，RYR2）的基因 *RYR2*、编码跨膜蛋白 43（transmembrane protein 43，

TMEM43）的基因 *TMEM43*、编码结蛋白（desmin，DES）的基因 *DES*、编码肌联蛋白（titin，TTN）的基因 *TTN*。上述 *TGFB3* 基因也属于后一类。

（三）防治

体育锻炼可增加猝死的风险，应限制体力活动。血流动力学稳定的心律失常个体可以应用抗心律失常药物，例如，β 肾上腺素受体阻断剂，或Ⅲ类抗心律失常药物，如索他洛尔和胺碘酮。有晕厥、血流动力学异常的室性心动过速以及心搏骤停的幸存者可以使用植入型心律转复除颤器。对于室性心动过速可以进行射频消融（radiofrequency ablation），早期成功率可达 60%～90%，然而随着本病的自然进展，3 年随访的复发率高达 90%。有心力衰竭症状的患者可以给予利尿剂、血管紧张素转化酶抑制剂、强心剂、抗凝剂。难治性心力衰竭和室性心律失常者可以进行心脏移植。

第三节　心脏瓣膜病

心脏瓣膜病（valvular heart disease）是由于炎症、黏液样变性、退行性变、先天性畸形、缺血性坏死等原因引起的瓣膜（包括瓣叶、瓣环、腱索或乳头肌）的结构或功能异常，导致瓣口狭窄和（或）关闭不全。由于对心脏瓣膜病患者的评估和治疗得到了显著改变，从而改善了患者的预后。这里介绍以心脏瓣膜病变为主的遗传性疾患。

一、风湿性心脏病

风湿热（rheumatic fever）是咽扁桃体 A 组 β- 溶血性链球菌（GABHS）感染所致的炎症反应，侵犯多个脏器，主要是心脏、关节和中枢神经系统。风湿性心脏病（rheumatic heart disease）是风湿性炎症过程引起瓣膜损害所致。尽管风湿热的发病在发达国家急剧降低，但是在发展中国家仍然是常见病，是全球儿童以及年轻人后天性心脏病的最常见原因。

（一）临床表现

风湿热急性期特征：结缔组织渗出性和增殖性炎性反应，主要影响心脏、关节、脑以及皮肤和皮下组织。风湿性心脏炎为全心炎，可见于至少 50% 的急性风湿热患者，不同程度地累及心内膜、心肌和心包。瓣膜炎主要累及二尖瓣和主动脉瓣，是风湿性心脏炎的特征表现。肺动脉瓣与三尖瓣则极少累及。

（二）遗传学和发病机制

遗传易感性在风湿病发生中有重要作用。人类白细胞抗原（HLA）与风湿热的易感性关联。有研究表明，肿瘤坏死因子 -α（TNF-α）、转化生长因子 -β1（TGF-β1）、白介素 1 受体拮抗剂（IL-1Ra）、白介素 10（IL-10）、Fcγ 受体Ⅱa（FcγRIIA）和 Toll 样受体（TLR）等编码基因的多态性与风湿热或风湿性心脏病关联。

未经治疗的咽扁桃体 A 组 β- 溶血性链球菌感染是引起风湿热初发和复发的动因。约 1/3 的急性风湿热发生在轻度或几乎无症状的咽炎之后。一般认为本病是遗传易感者对 A 组溶血性链球菌感染后所发生的一种异常免疫反应所致。免疫学实验证实 A 组溶血性链球菌表面存在与心脏肌凝蛋白以及瓣膜、皮肤、关节和脑组织中的抗原相类似的抗原，因此，A 组溶血性链球菌使机体产生与这些组织蛋白呈交叉反应的抗体，抗体既可作用于链球菌，也能作用于组织器官而引起风湿性病变。

（三）防治

由风湿热引起的炎症反应尚无特殊治疗方法。给予适当的抗生素消除咽部溶血性链球菌感染可有效预防风湿热。急性期主要采用内科疗法，包括卧床、抗菌和给予水杨酸、激素等抗风湿治疗。慢性风湿性心瓣膜病除内科对症治疗外，对瓣膜严重畸形、血流动力学改变明显者可考虑经皮或外科瓣膜切开成形术或者行瓣膜置换术。

二、二尖瓣脱垂综合征

二尖瓣脱垂综合征（mitral valve prolapse）是由于二尖瓣结构的一个或多个部分（包括瓣叶、瓣环、腱索和乳头肌）的多种病变所引起。本病是最常见的心脏瓣膜病之一。根据超声心动图诊断标准，发现二尖瓣脱垂患病率为2.4%，其中60%为女性。

二尖瓣脱垂综合征主要病变为二尖瓣黏液样变性，腱索细长，周围结缔组织松弛，使二尖瓣易于脱入左心房内。黏液样增生最常影响二尖瓣，还可影响三尖瓣、主动脉瓣和肺动脉瓣。

（一）临床表现

临床表现多样，大多数患者多无明显症状，而且可持续终身。可出现收缩中晚期喀喇音和收缩期杂音。进行性二尖瓣关闭不全是最常见的并发症。可并发心律失常，如室上性心动过速或室性心动过速。有猝死风险，尤其是伴有腱索断裂和瓣膜融合的严重二尖瓣反流患者猝死的风险增高。瓣膜上的血小板纤维蛋白血栓脱落可导致脑栓塞。本病是细菌性心内膜炎的重要"危险因子"。诊断二尖瓣脱垂超声心动图起关键作用，可见二尖瓣瓣叶在收缩期显著向左心房内移位。

（二）遗传学和发病机制

本病表现为常染色体显性遗传，伴有不同的外显率。大多数二尖瓣脱垂为原发性，不伴其他疾病。可散发也可呈现家族聚集性。多见于年轻女性，预后较好。而严重的黏液样变多见于老年男性，容易出现并发症。本病也可伴有多种遗传性结缔组织病，如90%的马凡综合征患者的超声心动图可发现二尖瓣脱垂。

Disse等（1999）首次将二尖瓣脱垂的致病基因定位于16p12.1-p11.2，并将该致病基因称为黏液瘤二尖瓣脱垂1（mitral valve prolapse，myxomatous 1），基因代号为*MMVP1*（OMIM 157700）。随后，其他研究小组又发现了另外两个致病基因，分别是位于11p15.4处的*MMVP2*（OMIM 607829）和位于13q31.3-q32.1处的*MMVP3*（OMIM 6108840）。Monteleone和Fagan（1969）报道了一种罕见的X连锁心瓣膜发育不良，Vadlamudi等（2002）鉴定其致病基因是位于Xq28处的*FLNA*（OMIM 314400）。

（三）防治

无反流或轻度反流者大多预后良好，一般不需治疗，但应密切预防细菌性心内膜炎。约10%～15%的患者病情逐渐加重。严重二尖瓣反流患者需外科进行二尖瓣修补术，严重病变不能实施修补术时，可实施二尖瓣置换术。

第四节　心律失常

心律失常（cardiac arrhythmia）的本质是心电活动的异常，包括冲动形成的异常、冲动传导的异常或者两者兼而有之。不少心律失常是可遗传的，某些心律失常在一个家庭中的发生频率可以相当高。心律失常也可以是其他遗传性疾病的组成部分。例如，某些染色体畸变、遗传性代谢病（如黏多糖病Ⅰ型和Ⅱ型、淀粉样变性、GM2神经节苷脂病Ⅰ型）、神经系统疾病（如遗传性共济失调）以及先天性心脏病等。本节主要介绍长QT综合征和心房颤动。

一、长QT综合征

长QT综合征（long-QT syndrome，LQTS）是一组常染色体遗传性疾病，表现为QT间期延长和T波异常，并发生以尖端扭转性室性心动过速为特征的恶性心律失常，甚至合并晕厥、心搏骤停甚至猝死等意外事件。LQTS是心脏性猝死的重要原因。LQTS可分为先天性与获得性两种形式。大多数先天性LQTS有家族聚集性，极少数是由新生突变引起。

LQTS分为两型：听力正常者称为Romano-Ward综合征（Romano-Ward syndrome，RWS）；伴有先天性耳聋者，称为Jervell和Lange-Nielsen综合征（Jervell and Lange-Nielsensyndrome，JLNS1），又称心耳综合征（cardiac auditory syndrome）或聋心综合征（surdo-cardiac syndrome），后者不常见。LQTS的发病率大约是0.1‰，没有明显的种族或地理倾向。但两型死亡率都很高，是小儿猝死重要原因之一。

（一）临床表现

LQTS 的临床症状为尖端扭转性室性心动过速所致，遗传性 LQTS 患者往往在 40 岁之前出现症状，主要在儿童和青少年期。主要有：①反复出现的头晕、晕厥甚至猝死，出现猝死常见诱因有体育锻炼、游泳、失眠、听力刺激、突然的精神刺激等。症状发作时常被误诊为癫痫；②心电图改变，主要是 Q-T 时间延长，QTc 男性≥ 0.47 秒，女性≥ 0.48 秒，T 波形态复杂多变，出现 U 波或 TU 融合等，但有 6%～12% 的患者 QTc 间期在正常范围内，T 波出现切迹、高耸、双向或倒置，有时各次心动周期的 T 波形态可以不同，当 QTc 间期在正常范围内或正常高限时，T 波和 U 波异常意义很大，RWS 比 JLNS 寿命长，出现症状较迟，听力正常。除此之外，两种类型临床表现基本相似。有猝死家族史的患者症状要比无家族史的患者严重，晕厥发作的次数更频繁。不同型的 LQTS 之间临床上有很大不同，即使在有相同遗传变异的家族中外显率和表达也有很大不同。

（二）遗传学和发病机制

20 世纪中叶首次出现了 LQTS 家系的报道。因突变基因具有多效性，故患者可出现多种临床症状。LQTS 的外显率比较低。41% 的突变携带者的静息心电图 QTc 值在正常值和延长型 QTc 临界值之间（390～460 毫秒）。杂合子在临床上可以正常，也可以有轻度的 Q-T 时间延长。RWS 为常染色体显性遗传，在 LQTS 中较多见，后代患病的概率为 50 %。JLNS1 为常染色体隐性遗传，伴发先天性耳聋，较罕见，是一种比较严重的 LQTS。RWS 患者携带单一突变，而 JLN1 带有两个突变的等位基因，是内耳缺少功能性 I_{Ks} 的结果。JLNS1 对心律失常有高度易感性，似乎依赖于“基因剂量”。

20 世纪 90 年代首次鉴定了 LQTS 的一个致病基因，迄今已经鉴定了 13 种 LQTS 的致病基因（表 26-6）。LQT1、LQT2 和 LQT3 最为常见，占总发病率的 90% 以上。LQT1 是 RWS 中最常见的类型，由 *KCNQ1* 基因突变导致。仅有 60%～70% 的 LQTS 找到了致病基因突变，仍有 30%～40% 的个体无法找到致病基因。

表 26-6　长 QT 综合征的分型

亚型	致病基因	基因位置	基因编码的蛋白
LQT1	*KCNQ1*	11p15.5	Kv7.1（I_{Ks} a 亚单位）
LQT2	*KCNH2*	7q36.1	Kv11.1（I_{Kr} a 亚单位）
LQT3	*SCN5A*	3p21	Nav1.5（I_{Na} a 亚单位）
LQT4	*ANK2*	4q25-27	锚蛋白 2
LQT5	*KCNE1*	21q22.12	minK（I_{Ks} b 亚单位）
LQT6	*KCNE2*	21q22.12	MiRP1（I_{Kr} b 亚单位）
LQT7	*KCNJ2*	17q24.3	Kir2.1（I_{k1} a 亚单位）
LQT8	*CACNA1C*	12p13.3	Cav1.2（$I_{Ca,L}$ a 亚单位）
LQT9	*CAV3*	3p25	窖蛋白 3
LQT10	*SCN4B*	11q23.3	NavB4（I_{Na} b4 亚单位）
LQT11	*AKAP9*	7q21-22	A 激酶锚蛋白 9
LQT12	*SNTA1*	20q11.2	a-1 肌养蛋白结合蛋白
LQT13	*KCNJ5*	11q24	Kir3.4（$I_{K,Ach}$ 亚单位）

由于全基因组关联研究（GWAS）的发展，发现了一系列与 QT 间期关联的区域和基因（表 26-7）。Arking 等（2006）年报道了编码一氧化氮合酶 1 衔接子蛋白（nitric oxide synthase 1 adaptor protein，NOS1AP）的基因 *NOS1AP* 与 QT 间期关联。Pfeufer 等（2009）在 5 个基于人群的队列共包括约 1.6 万例欧洲裔个体中，确认了 *NOS1AP* 和另外 9 个区域与 QT 间期关联，达到了全基因组关联水平，其中，*RNF207*、*LITAF* 和

NDRG4-GINS3-SETD6-CNOT1 等3个是首例报道。Newton-Cheh 等（2009）发现了5个染色体区域，即位于16q21的 *NDRG4* 和 *GINS3*、位于6q22的 *PLN*、位于1p36的 *RNF207*、位于16p13的 *LITAF*、位于17q12的 *LIG3* 和 *RFFL*。

表26-7 全基因组关联研究发现的长QT综合征的关联区域和基因

染色体	相关基因	基因编码的蛋白
1p36.31	*RNF207*	环指蛋白207
1q23.3	*NOS1AP*	一氧化氮合酶1衔接子蛋白
1q24	*ATP1B1*	钠钾ATP酶通道蛋白β1
3p21	*SCN5A*	心脏钠通道α-亚基Nav 1.5
6q22.1	*PLN*	受磷蛋白
7q36.1	*KCNH2*	Kv11.1（I_{Kr} a亚单位）快激活电压控制钾离子通道（I_{Kr} 通道）
11p15.5	*KCNQ1*	Kv7.1（I_{Ks} a亚单位）慢激活电压控制钾离子通道（I_{Ks} 通道）
16p13.13	*LITAF*	脂多糖诱导的肿瘤坏死因子α
16q21	*NDRG4*	NMYC下游调节因子4
17q24.3	*KCNJ2*	Kir2.1（I_{K1} a亚单位）经典内向整流钾离子通道（I_{K1} 通道）
17q12	*LIG3*	DNA连接酶3

LQTS是一种离子通道病，离子通道的亚基蛋白或调控蛋白功能异常，导致异常的离子流动，延缓心室复极，表现为QT间期延长。长QT综合征的发病原理曾提出过三种假说：①复极离散假说，认为Q-T间期延长尖端扭转室性心动过速的发生系由于心肌不同部位的复极不一致所致；②心脏交感神经支配不平衡学说；③后除极假说，认为LQTS的病因是钾电流复极异常所致。

（三）防治

未经治疗的长QT综合征患者平均年死亡率为1%～2%。由于LQTS在青少年健康的个体经常发生，而且在很多病例中第一次发生就导致猝死，因此LQTS的病前诊断显得很重要。LQTS的临床诊断主要是根据心电图上的QTc来判断。对大多数LQTS患者，使用β肾上腺素受体阻滞剂是治疗的首选。β肾上腺素受体阻滞剂对LQT1和LQT2患者都有很好的疗效。其他治疗方法包括对反复发生晕厥的患者使用植入型心律转复除颤器（ICD）治疗或结合使用ICD和β肾上腺素受体阻滞剂的治疗方法。对β肾上腺素受体阻滞剂治疗效果不好的患者可进行左心交感神经切除术治疗。

尖端扭转性室速发作持续时间一般很短，即使时间稍长，往往具有自限性，因电击复律的压力会引起尖端扭转性室速的再次发作，因此仅用于室颤或已昏迷的患者。紧急治疗目的在于防止扭转性室速再次发作，包括去除诱因、提高基础心律等。具体措施包括给予镁、钾制剂，安装临时经静脉心脏起搏器。先天性长QT综合征者长期治疗目的在于通过缩短QT间期，防止扭转性室速再发，常用方法为：口服β肾上腺素受体阻滞剂，安装永久性心脏起搏器或心律转复除颤器，教育患者避免引起扭转性室速的危险行为。基因特异性治疗仍是当今心血管疾病领域的研究热点和难点。

二、心房颤动

心房颤动（atrial fibrillation），简称房颤，是临床上十分常见的一种快速性心律失常，可发生于有或无器质性心脏病患者。房颤的患病率随着年龄的增长而增加，尤其是在60岁以上的老年人中发病率更高。男性略高于女性。Framingham研究显示，排除风湿性心脏病患者，随访2年房颤的发病率在年龄30～39岁的男性和女性中分别为0.04%和0.00%，在80～89岁的男性和女性分别为4.6%和3.6%。在中国内地的10个地区（包括4个城市地区，5个农村和一个渔区）35岁以上近2万例个体中进行横断面调查，显示中国成年男性和女性年龄调整的患病率分别为 0.74% 和 0.72%，在 60 岁以上人群中分别为 1.83% 和 1.92%。

多种病理情况可以发生房颤，例如高血压、冠状动脉疾病、心脏瓣膜病和甲状腺功能亢进等。有些房颤患者无明确病因，超声心动图缺乏心室功能障碍的证据，这种房颤称之为特发性或孤立性房颤。特发性房颤发病年龄相对较轻，无明确病因，其中有家族遗传史者称为家族性房颤。

（一）临床表现

房颤症状的轻重取决于心室率的快慢。由于房颤时常伴有不规则的快速心室率，患者感到心悸、头晕、晕厥、乏力和呼吸困难等，严重影响生活质量。同时也加重心脏病患者原有的心功能和血流动力学障碍。房颤发生时，心脏听诊第一心音强弱不一，心律不规则，脉搏短绌。心电图表现为 P 波消失，心室率不规则。房颤是临床上常见且危害严重的心律失常，可以诱发心力衰竭、导致心动过速性心肌病、增加血栓栓塞的风险。

（二）遗传学和发病机制

过去一直认为，房颤以散发病例为主。然而，流行病学研究表明房颤是可遗传的，散发房颤也有家族聚集倾向。Framingham 研究发现，父母一方患有房颤，其子女发生房颤的风险是父母不患病个体的 1.85 倍。如果父母是在 75 岁以前患心房颤动，子女的发病风险更高。其他研究也发现了相似的结果。

早期的研究发现单基因遗传房颤的致病基因多为离子通道基因，包括钾离子通道、钠离子通道、缝隙链接蛋白和信号分子。Brugada 等（1997）首次将房颤相关基因定位在 10q22-q24。陈义汉等（2003）鉴定了一个房颤家系的基因突变为 *KCNQ1* 基因的 c.418A >G 导致 p.Ser 140 Gly 突变。该基因位于 11p15.5，编码电压控制的钾离子通道 α 亚基。在房颤个体中还发现了编码电压控制的钠离子通道 α 亚基和 β 亚基的基因突变。与其他单基因遗传的心血管病（如肥厚型心肌病和长 QT 综合征）相比，房颤有更明显的遗传异质性。

与单基因房颤相比，常见的房颤通常认为是由多个常见变异与各种环境因素相互作用所致。已发现了多个增加房颤患病风险的常见遗传变异及新的生物学通路。Gudbjartsson 等对冰岛人群的 30 万个 SNPs 进行检测，发现 4q25 与房颤或心房扑动（房扑）显著关联，并在多个人群中得到验证。另有研究分析了 4q25 区域的 3 个 SNPs，携带 6 个危险等位基因个体的心房颤动风险 OR 值达到 6.02。4q25 区域的 rs2200733 位于一个基因荒漠中，距离最近的基因是编码匹配样同源域转录因子 2（paired-like homeodomain transcription factor 2，PITX2）的基因 *PITX2*，该基因编码的转录因子在心脏发育过程中具有关键作用。

传统认为窦房结和心房纤维化是房颤的病因。现在认为自律性增高和折返在房颤的发生中具有重要作用。Scherf 等认为有自律性的异位病灶是房颤的起源。Moe 等人提出了多发子波折返学说。当然，在多数病例中，房颤的启动机制并不一致，可能是多种因素共同作用的结果。随着时间的推移，房颤的持续性发作可以导致电及组织学重构，从而促进房颤的持续，在房颤的维持中起决定性作用。

（三）防治

房颤患者有 3 个治疗目标：恢复和维持窦性心律；房颤发作时控制心室率；预防血栓栓塞。对于初发房颤，应该努力寻找原发疾病和诱发因素，积极治疗基础疾病，纠正潜在病因或诱因。若患者出现血流动力学不稳定的症状和体征，应该首选电击复律。心功能尚好者可用药物复律。未复律的患者应该控制心室率以缓解或消除症状，预防心动过速性心肌病。对于栓塞高危患者应该长期抗凝治疗，但应防止出血的危险。对于发作频繁、心室率很快、药物治疗无效者，可施行导管射频消融（radiofrequency ablation）治疗。射频消融已经取得非常成功的疗效，成为治疗的重要手段。日本对此法具有非常丰富的经验。2011 年美国认为，对于无显著心房扩大，无左室功能显著降低，无严重肺脏疾病，抗心律失常药物无效，症状明显的阵发性房颤患者，射频消融被推荐为首选（IA）。伴有心动过缓的患者可使用心脏起搏器。还有迷宫手术、左心房隔离术等外科手术，但不是首要治疗方法。

第五节　高　血　压

高血压是最常见的心血管疾病之一，也是我国心脑血管病的主要危险因素。根据《中国高血压防治指南（2010）》，高血压是指在未使用降压药物的情况下，非同日3次测量血压，收缩压≥140mmHg和（或）舒张压≥90mmHg。2002年全国调查发现成人高血压患病率为18.8%，据估计全国高血压患病人数近2亿。临床上将高血压分为原发性高血压和继发性高血压两大类。

一、原发性高血压

绝大多数高血压患者原因不明，称为原发性高血压（essential hypertension），简称高血压。

（一）临床表现

常见的早期症状有头痛、头晕、心悸、失眠、紧张、烦躁等。随病程进展可出现左室肥厚、微量白蛋白尿等靶器官损害表现。如果高血压长期得不到有效控制，则可以发生脑卒中、急性心肌梗死、肾衰竭等严重心脑肾血管事件。

（二）遗传学和发病机制

双生子研究、家系研究和流行病学研究显示，遗传因素可以解释群体中30%～60%的血压变异。通过连锁分析以及候选基因关联研究，发现了部分血压变异相关的易感基因，涉及肾素－血管紧张素－醛固酮系统、交感神经系统、激肽释放酶－激肽系统、信号传导系统、血管内皮与血管平滑肌等多个系统或组织的生理功能。

高血压属多基因病，其遗传易感性与大量微效基因相关。随着全基因组关联研究（GWAS）的发展，高血压遗传学研究有了很大进展。2009年，Global BPgen协作组和CHARGE协作组公布了欧洲人群中GWAS研究结果。两个协作组在各自近3万人样本中进行检测，又相互交叉验证，共同确定了与收缩压、舒张压相关的13个易感基因区域（表26-7）。其中5个区域邻近蛋白激酶或细胞色素氧化酶相关基因（*MTHFR*、*ULK4*、*CYP17A1*、*CSK-CYP1A2*、*PLCD3*），2个为离子通道基因（*CACNB2*、*ATP2B1*），其余区域涉及生长因子（*FGF5*）、转录因子（*TBX3*）、信号转导（*SH2B3*）以及其他功能（*ZNF652*、*PLEKHA7*、*C10orf107*）的基因。

2011年，ICBPGWAS协作组又联合29项独立的GWAS研究进行荟萃分析，总计发现了29个达到全基因组水平显著性的基因座（$P<5\times10^{-8}$），其中新发现17个易感区域与血压相关（表26-8）。运用风险计分方法评价这些易感区域或基因座的累积效应，发现它们不仅增加高血压发病风险，同时还与左心室质量、左心室室壁厚度、脑卒中、冠心病等相关。但是该研究同时指出，所确定的29个基因座仅解释了群体血压变异的0.9%，即使纳入与血压潜在相关（$10^{-5}<P<10^{-2}$）的近百个基因座也只能解释2.2%的血压变异，说明血压相关的遗传机制相当复杂，尚未阐明。

东亚人群中进行的血压水平GWAS研究，收集了中、日、韩等国家近5万人的样本，独立发现与血压相关的6个基因座，同时验证既往欧洲人群中报道的部分基因（*CASZ1*、*FGF5*、*ATP2B1*和*CYP17A1*），提示了影响血压的遗传因素存在种族差异（表26-8）。尤其是位于12q24.13的易感基因*ALDH2*与血压水平的关联，在东亚人群中存在特异性和基因多效性。

表26-8　血压相关GWAS研究中达到GWAS显著性的43个基因座（35个区域）

序号	SNP	染色体	物理位置	相关基因
1	rs880315	1	10719453	*CASZ1*
2	**rs17367504**	**1**	**11785365**	***MTHFR***
3	rs17030613	1	112971190	*ST7L*
4	rs2932538	1	113018066	*MOV10*
5	rs16849225	2	164615066	*FIGN*
6	rs13082711	3	27512913	*SLC4A7*
7	**rs9815354**	**3**	**41887655**	***ULK4***

续表

序号	SNP	染色体	物理位置	相关基因
8	rs419076	3	170583580	*MECOM*
9	**rs16998073**	**4**	**81403365**	***FGF5***
10	rs16998073	4	81541520	*FGF5*
11	rs13107325	4	103407732	*SLC39A8*
12	rs6825911	4	111601087	*ENPEP*
13	rs13139571	4	156864963	*GUCY1A3*
14	rs1173766	5	32840285	*NPR3*
15	rs1173771	5	32850785	*NPR3*
16	rs11953630	5	157777980	*EBF1*
17	rs1799945	6	26199158	*HFE*
18	rs805303	6	31724345	*BAT2-BAT5*
19	rs4373814	10	18459978	*CACNB2*
20	**rs11014166**	**10**	**18748804**	***CACNB2***
21	**rs1530440**	**10**	**63194597**	***C10orf107***
22	rs932764	10	95885930	*PLCE1*
23	**rs1004467**	**10**	**104584497**	***CYP17A1***
24	**rs11191548**	**10**	**104836168**	***CYP17A1***
25	rs7129220	11	10307114	*ADM*
26	**rs381815**	**11**	**16858844**	***PLEKHA7***
27	rs633185	11	100098748	*FLJ32810*
28	**rs2681472**	**12**	**88533090**	***ATP2B1***
29	**rs2681492**	**12**	**88537220**	***ATP2B1***
30	rs17249754	12	88584717	*ATP2B1*
31	**rs3184504**	**12**	**110368991**	***SH2B3***
32	**rs653178**	**12**	**110492139**	***SH2B3***
33	rs11066280	12	111302166	*ALDH2*
34	**rs2384550**	**12**	**113837114**	***TBX3-TBX5***
35	rs35444	12	114036820	*TBX3*
36	**rs1378942**	**15**	**72864420**	***CSK -CYP1A2***
37	**rs6495122**	**15**	**72912698**	***CSK- CYP1A2***
38	rs2521501	15	89238392	*FURIN*
39	**rs12946454**	**17**	**40563647**	***PLCD3***
40	rs17608766	17	42368270	*GOSR2*
41	**rs16948048**	**17**	**44795465**	***ZNF652***
42	rs1327235	20	10917030	*JAG1*
43	rs6015450	20	57184512	*GNAS-EDN3*

注:粗体表示 Global BPgen 和 CHARGE 协作组的研究

研究显示，血压对钠、钾盐敏感性也具有明显的遗传异质性。GenSalt研究利用中国北方汉族人群进行膳食低盐（氯化钠）、高盐和高盐补钾干预实验，选择了肾素-血管紧张素-醛固酮系统、内皮素、离子通道、激肽系统等通路的30多个基因进行遗传机制研究，发现了大量的关联基因（表26-9），包括11-β-羟基类固醇脱氢酶1、1型血管紧张素Ⅱ受体、α-内收蛋白、盐皮质激素受体、内皮素1、Apelin受体、G蛋白β_3亚单位、上皮细胞钠离子通道γ亚基、11-β-羟基类固醇脱氢酶2、血管紧张素转化酶2、Apelin和肾素结合蛋白等的编码基因与盐敏感和（或）钾敏感关联。

表26-9 GenSalt研究中与盐敏感和钾敏感关联的基因

基因名称	基因位置	基因编码的蛋白质	表型
HSD11B1	1q32-q41	11-β-羟基类固醇脱氢酶1	钾敏感
AGTR1	3q24	1型血管紧张素Ⅱ受体	盐敏感、钾敏感
ADD1	4p16.3	α-内收蛋白	盐敏感、钾敏感
NR3C2	4q31.1	盐皮质激素受体	钾敏感
EDN1	6p24.1	内皮素1	钾敏感
APLNR	11q12	apelin受体	盐敏感
GNB3	12p13	G蛋白β3亚单位	盐敏感
SCNN1G	16p12	上皮细胞钠离子通道γ亚基	盐敏感
HSD11B2	16q22	11β-羟基类固醇脱氢酶2	盐敏感、钾敏感
ACE2	Xp22	血管紧张素转化酶2	盐敏感、钾敏感
APLN	Xq25	apelin	钾敏感
RENBP	Xq28	肾素结合蛋白	盐敏感

高血压的病因尚未完全阐明，目前认为是一定遗传背景下由于多种环境因素共同作用，使血压的调节机制失代偿所致。主要的环境因素包括饮食中钠、钾的摄入。研究证明，膳食中钠盐的摄入和血压水平之间存在线性关系，正常血压个体中大约有25%的个体表现为盐敏感性，而高血压个体中多于50%的个体表现为盐敏感性。钾摄入量与血压呈负相关。

正常情况下，机体通过调节心排血量和总外周阻力来调节动脉血压。外周血管阻力升高是高血压的主导发病环节，神经-体液因素、肾脏因素和血管壁的结构及功能改变均可以影响小动脉的口径使其阻力增加。

（三）防治

高血压患者的防治，包括生活方式干预和药物治疗。生活方式干预可采取的措施包括降低体重、限盐、戒烟限酒、减少膳食脂肪摄入和保持适当的体力活动等。抗高血压药物发展迅速，根据不同患者的特点可单用或联合应用降压药。根据患者发生心血管疾病的危险性、靶器官损害、药物间相互作用等信息综合分析，选择有效控制血压并适宜长期应用的降压药，一般不主张中途停药。

二、继发性高血压

据估计，约有10%的高血压患者可以找到血压升高的明确病因，从而获得有效的治疗，此类称为继发性高血压（secondary hypertension）。继发性高血压的病因多样，包括肾实质疾病、肾动脉狭窄、原发性醛固酮增多症、嗜铬细胞瘤、库欣（Cushing's）综合征等（表26-10）。继发性高血压理生理机制复杂、临床表现各异，其中，原发性醛固酮增多症、嗜铬细胞瘤相关的遗传变异研究进展较快，下面作以简要介绍。

表 26-10 继发性高血压病因分类

系统	病因名称
肾脏	肾实质疾病
	肾动脉狭窄
内分泌	原发性醛固酮增多症
	嗜铬细胞瘤
	Cushing's 综合征
	肢端肥大症
	甲状腺功能亢进 / 减退
	甲状旁腺功能亢进
	其他盐皮质激素类高血压(如 Liddle 综合征)
心血管	主动脉缩窄
其他	阻塞性睡眠呼吸暂停综合征
	外源性药物使用(如:类固醇、口服避孕药等)

(一)原发性醛固酮增多症

原发性醛固酮增多症(primary aldosteronism,PA)是以高血清醛固酮水平和低血浆肾素活性为主要特征,以高血压伴或不伴低血钾、碱血症、肌无力为主要临床表现的综合征,是继发性高血压的常见病因。PA 在高血压人群中所占比例约为 1% ~ 10%,在难治性高血压患者中的比例可高达 20%。

1. 临床表现　该病早期表现为血钾正常而血压升高,晚期可有低血钾症。目前尚无统一的诊断标准。患者如果存在以下情况,如低血钾症、难治性高血压、血压超过 180/110mmHg 或肾上腺肿物,通常需要进行原发性醛固酮增多症的筛查。临床上最常用的筛查试验是血浆醛固酮 / 血浆肾素比值(ARR)方法,但是 ARR 筛查试验假阳性率较高,因此病例必须通过醛固酮抑制试验才能确诊。

2. 遗传学和发病机制　最常由双侧肾上腺结节性增生引起。肾上腺皮质球状带合成醛固酮,与盐皮质激素受体结合,以增加远端肾单位对钠(Na^+)重吸收和钾(K^+)分泌。一般认为,PA 是由于肾上腺皮质球状带分泌过量的醛固酮、导致肾素 - 血管紧张素系统受到抑制、从而产生的一组临床综合征。双侧特发性醛固酮增多症(IHA)和醛固酮瘤(APA)是最常见的临床亚型,较为少见的亚型有糖皮质激素可治性醛固酮增多症(GRA)等。

糖皮质激素可治性醛固酮增多症(GRA),也称家族性原发性醛固酮增多症 - Ⅰ型(简称"原醛症Ⅰ型"),是位于 8q21 的两个基因之间重组失衡所致。一个基因是编码细胞色素 P450 亚族Ⅺ B 多肽 1(cytochrome P450,subfamily Ⅺ B,polypeptide 1,CYP11B1)的基因 *CYP11B1*,另一个基因是 *CYP11B2*。两者之间的重组失衡,形成了由 5′ 端 *CYP11B1* 序列(包括启动子区域)和 3′ 端的 *CYP11B2* 序列构成的 *CYP11B* 嵌合基因。通过遗传学筛查嵌合基因诊断 GRA 的敏感性和特异性是 100%,对于影像学检查没有发现肿瘤的 PA 患者、血浆肾素活性减低的年轻高血压患者以及有 GRA 家族史的个体,建议行此项遗传学筛查。另外,Ye 等报道,APA 患者体内编码 5- 羟色胺受体 4(5-hydrotryptamine receptor 4,HTR4)的基因 *HTR4*、编码促性腺素释放激素受体(gonadotropin-releasing hormone,GNRHR)的基因 *GNRHR* 等的表达水平增高最显著,提示醛固酮生成过多可能与上述受体兴奋有关,PA 的发病机制与此类基因的关系尚待验证。

3. 防治　APA 患者可以选择肾上腺切除术。对于特发性 PA、双侧腺瘤或者不考虑肾上腺切除术的患者,应当采用螺内酯等盐皮质激素拮抗药和其他药物控制血压。

(二)嗜铬细胞瘤

嗜铬细胞瘤(pheochromocytoma,PC)是来源于肾上腺髓质和肾上腺外嗜铬组织,产生、储存、代谢和分泌儿茶酚胺的神经内分泌肿瘤。其中，85% 位于肾上腺髓质，15% 位于肾上腺外的嗜铬组织。嗜铬细胞瘤在高血压患者中的比例约为 0.01% ~ 0.1%。大多数为散发病例，20% ~ 30% 的患者呈家族聚集性。

1. 临床表现　嗜铬细胞瘤的症状能够持续 10 ~ 60 分钟，临床体征包括高血压、体位性低血压、面色苍白、震颤和发热，血浆儿茶酚胺增多还可导致突发搏动性头痛、全身出汗、心悸、心跳有力、焦虑、胸痛和腹痛等。

2. 遗传学和发病机制　对嗜铬细胞瘤的发病机制尚不十分清楚。一般认为家族性嗜铬细胞瘤是多种基因突变的结果。在散发病例中，内皮素、肾上腺髓质素、血管内皮细胞生长因子（VEGF）等多种血管活性物质和细胞因子在嗜铬细胞瘤发病中发挥作用。

大部分家族性嗜铬细胞瘤患者具有遗传倾向，散发病例中很多为未发现的家族聚集。与本病相关的肿瘤综合征包括：多发性内分泌腺瘤 2 型（multiple endocrine neoplasia type2，MEN 2）、VHL 综合征（Von Hippel-Lindau syndrome）和神经纤维瘤病 1 型（neurofibromatosis type1，NF1）等。其中，MEN 2 是一种常染色体显性遗传病，大约 95% 的 MEN 2 患者由原癌基因 *RET* 突变所致。该基因位于 10q11.2，约 60kb，编码属于酪氨酸激酶受体超家族的 RET 蛋白，在神经系统成熟、肾脏形成中发挥重要作用。另外，*VHL*、*SDHB*、*SDHD* 基因失活也是公认的嗜铬细胞瘤发生发展的重要因素。随后又发现 DNA 甲基化异常、微小 RNA（microRNA）中的 miR-15a、miR-16 等表观遗传学标记与嗜铬细胞瘤的发生、诊断及预后相关。

3. 防治　手术切除分泌儿茶酚胺的肿瘤。术后血压仍然持续升高的患者，需继续服药治疗。

第六节　动脉粥样硬化和冠状动脉粥样硬化性心脏病

动脉粥样硬化（atherosclerosis）是目前危害人类健康的最常见病之一，其主要特点为动脉管壁增厚变硬、失去弹性和管腔缩小。冠状动脉粥样硬化性心脏病（coronary atherosclerosis heart disease），简称冠心病。本病临床上多见于 40 岁以上的中老年人，近些年发病年龄有年轻化趋势。女性患病率比男性低。

（一）临床表现

主要是动脉管腔狭窄导致有关器官和组织缺血缺氧后的表现。冠状动脉粥样硬化主要表现为心绞痛和心肌梗死。心绞痛是冠状动脉供血不足，心肌急剧的、暂时的缺血与缺氧所致。其发作特点为阵发性胸骨后压榨性疼痛，持续数分钟，常发生于劳动或情绪激动时，休息或含化硝酸酯类药物（如硝酸甘油）后症状消失。心肌梗死时疼痛部位和性质与心绞痛相同，但程度更重，持续时间更长，且休息和含化硝酸甘油片多不能缓解。动脉粥样硬化累及主动脉时，常有其他合并症，如主动脉瘤、主动脉瓣关闭不全（病变使升主动脉扩张所致）、主动脉末端血栓形成或粥样斑块脱落栓塞等产生相应的症状。主动脉瘤以发生在肾动脉开口以下的腹主动脉最为常见。下肢动脉受累则可引起间歇性跛行及肌肉萎缩，甚至引起坏疽。其他如脑动脉、肾动脉、肺动脉及腹腔其他器官动脉均可受累而分别出现相应症状。

（二）遗传学和发病机制

1. 家族史　双生子和家系研究都证实冠心病具有家族聚集性，遗传度为 30% ~ 60%。家族史是冠心病的独立危险因素。具有早发冠心病家族史的个体（男性一级亲属发病时 < 55 岁，女性一级亲属发病时 < 65 岁）发生冠心病的风险是无家族史个体的 1.5 ~ 1.7 倍。而且，家庭中冠心病患病时间越早，患者比例越高；与患者亲缘关系越近，患冠心病的危险性也越高。

动脉粥样硬化性心血管疾病亚临床表型也存在着明显的家族聚集性，如颈动脉内膜中膜厚度（intima-media thickness，IMT）、冠状动脉及主动脉钙化。Framingham 研究发现，颈动脉内膜中膜厚度变异的遗传度是 38%，冠状动脉钙化的遗传度是 41.8%，而腹主动脉钙化的遗传度是 49%。而且，还发现颈动脉内膜中膜厚度与父母是否患早发冠心病相关，父母有早发冠心病史可以增加粥样硬化的负荷。

2. 遗传因素　通过家系的全基因组连锁分析确定了一些与冠心病和心肌梗死有关的染色体区域，但是大多数研究结果不能得到重复验证。一项在欧洲家系中开展的研究将冠心病的基因定位于 15q26 区域编码肌细胞增强因子 2A（myocyte enhancer factor 2，polypeptide A，MEF2A）的基因 *MEF2A* 基因。另一项对早发冠心病的4代家系的研究发现，位于12p13区域编码低密度脂蛋白受体相关蛋白6（low density lipoprotein receptor-related protein 6，LRP6）的基因*LRP6*其变异与冠心病相关。对冰岛296个心肌梗死家系进行连锁分析，发现位于13q12-13区域编码花生四烯酸5-脂加氧酶激活蛋白（arachidonate 5-lipoxygenase-activating protein，ALOX5AP）的基因*ALOX5AP*其变异与心肌梗死和脑卒中显著相关。ALOX5AP又称5-脂加氧酶激活蛋白（five -lipoxygenase-activating protein，FLAP），其编码基因在单核细胞、巨噬细胞等表达，通过刺激白三烯等炎性物质分泌，促进血管壁动脉粥样硬化的发生发展。随后发现，位于12q22区域编码白三烯A4水解酶（leukotriene A4 hydrolase，LTA4H）的基因*LTA4H*也与心肌梗死相关。这提示白三烯可能参与心肌梗死的发病机制。对动脉粥样硬化亚临床表型的全基因组连锁研究，包括冠状动脉钙化水平、颈动脉内膜中膜厚度及踝臂指数等，也有相关报道。尽管发现一些LOD值大于3的连锁区域，但是造成这种连锁信号的特定的基因还没有确定。

随着全基因组关联研究的巨大进展。2007年，WTCCC协作组（The Welcome Trust Case Control Consortium）应用全基因组关联研究方法，在2000例冠心病病例和3000例对照中首次发现了位于9p21区域的多态位点与欧洲人群冠心病显著关联。随后，MIGen协作组等进一步发现了数十个有关的基因座。2011年，CARDIoGRAM和C4D两大协作组分别在14.4万和7万人的病例对照中通过全基因组的荟萃分析，分别发现13个和5个冠心病相关基因座。顾东风等（2012）在3.3万例冠心病病例对照样本中开展了中国人群冠心病全基因组关联研究，发现2号染色体*WDR35*、4号染色体*GUCY1A3*、6号染色体*BTNL2*和12号染色体*ATP2B1*基因与我国汉族人群冠心病和心肌梗死相关，同时证实了国外报道的6号染色体*PHACTR1*和*TCF21*、9号染色体*CDKN2A/CDKN2B*以及12号染色体的*C12orf51*基因也与我国人群冠心病心肌梗死发病风险相关。到目前为止已经发现了冠心病相关的35个易感基因和区域，大多数常见变异增加了冠心病发病风险约6%~29%，这些遗传变异可以解释冠心病遗传因素中超过10%的作用，见表26-11。

表26-11　全基因组关联研究发现的冠心病易感区域和基因

SNPs	易感区域	相关基因	等位基因（危险/参照）	危险等位基因频率	OR	P值	生物学功能
rs11206510	1p32.3	*PCSK9*	T/C	0.81	1.15	9.6E-09	LDL代谢
rs17114036	1p32.2	*PPAP2B*	A/G	0.91	1.17	3.81E-19	
rs599839	1p13.3	*SORT1*	A/G	0.77	1.29	4.05E-09	脂蛋白和胆固醇代谢
rs17465637	1q41	*MIA3*	C/A	0.72	1.14	1.4E-09	
rs6725887	2q33.1	*WDR12*	C/T	0.14	1.17	1.3E-08	
rs2123536	2p24.1	*WDR35*	T/C	0.39	1.12	6.83E-11	
rs9818870	3q22.3	*MRAS*	T/C	0.15	1.15	7.4E-13	
rs1842896	4q32.1	*GUCY1A3*	T/G	0.76	1.14	1.26E-11	NO-cGMP通路的关键酶
rs6903956	6p24.1	*ADTRP*	A/G	0.07	1.51	4.87E-12	
rs12526453	6p24.1	*PHACTR1*	C/G	0.65	1.12	1.3E-09	
rs17609940	6p21.31	*ANKS1A*	G/C	0.75	1.07	1.36E-08	
rs9268402	6p21.32	*BTNL2*	G/A	0.59	1.16	2.77E-15	免疫和炎症相关
rs12190287	6q23.2	*TCF21*	C/G	0.62	1.08	1.07E-12	
rs3798220	6q26	*LPA*	C/T	0.02	1.92	9E-15	脂蛋白a
rs10953541	7q22	*BCAP29*	C/T	0.80	1.08	3.12E-08	
rs11556924	7q32.2	*ZC3HC1*	C/T	0.62	1.09	9.18E-18	

续表

SNPs	易感区域	相关基因	等位基因（危险/参照）	危险等位基因频率	OR	P值	生物学功能
rs4977574	9p21.3	*CDKN2A/B*	G/A	0.56	1.29	2.7E-44	平滑肌细胞增殖
rs579459	9q34.2	*ABO*	C/T	0.21	1.10	4.08E-14	血栓形成
rs2505083	10p11.23	*KIAA1462*	C/T	0.38	1.07	3.87E-08	
rs1746048	10q11.21	*CXCL12*	C/T	0.84	1.17	7.4E-09	新内膜形成和血小板活化
rs1412444	10q23.31	*LIPA*	T/C	0.42	1.09	2.76E-13	脂蛋白代谢
rs12413409	10q24.32	*CYP17A1*	G/A	0.89	1.12	1.03E-09	
rs974819	11q22.3	*PDGFD*	T/C	0.32	1.07	2.41E-09	
rs964184	11q23.3	*APOA5-A4-C3-A1*	G/C	0.13	1.13	1.02E-17	脂蛋白代谢
rs7136259	12q21.33	*ATP2B1*	T/C	0.39	1.11	5.68E-10	
rs3184504	12q24.12	*SH2B3*	T/C	0.38	1.13	8.6E-08	
rs11066280	12q24.13	*SCARB1*	A/T	0.17	1.19	1.69E-11	
rs4773144	13q34	*COL4A1-A2*	G/A	0.44	1.07	3.84E-09	
rs2895811	14q32.2	*HHIPL1*	C/T	0.43	1.07	1.14E-10	
rs4380028	15q25.1	*ADAMTS7*	C/T	0.65	1.07	3.71E-09	新内膜形成和血管重塑
rs216172	17p13.3	*SMG6-SRR*	C/G	0.37	1.07	1.15E-09	
rs12936587	17p11.2	*RASD1-PEMT*	G/A	0.56	1.07	4.45E-10	
rs46522	17q21.32	*UBE2Z*	T/C	0.53	1.06	1.18E-08	
rs1122608	19p13.2	*LDLR*	G/T	0.75	1.15	1.9E-09	脂蛋白代谢
rs9982601	21q22.11	*MRPS6*	T/C	0.13	1.20	6.4E-11	

在这些定位的冠心病易感基因中，有一些基因参与血脂代谢，如 *SORT1*（1p13.3）、*PCSK9*（1p32.3）、*LPA*（6q26）、*LIPA*（10q23.31）、*APOA5-A4-C3-A1*（11q23.3）、*LDLR*（19p13.2）等基因，这进一步证实了脂质代谢特别是 LDL 在动脉粥样硬化中起重要作用。另有一些基因座同时也是血压水平和高血压的易感基因座，如 *GUCY1A3*（4q32.1）、*ATP2B1*（12q21.33）、*SH2B3*（12q24.12）、*SCARB1*（12q24.13）。因此，血压可能是这些基因导致冠心病的中间环节。还有一些易感基因则直接参与冠心病的生理和病理机制。4q32.1 区域的 *GUCY1A3* 基因编码可溶性鸟苷酸环化酶（sGC）α3 亚基。sGC 是一氧化氮（NO）的主要受体，它启动 NO 信号转导通路，是 NO-cGMP 通路中的关键酶，参与血管舒缩、抑制血小板凝集及细胞增殖和凋亡，是冠心病和动脉粥样硬化的重要机制。研究发现，sGC 激活剂可以抑制动脉粥样硬化和再狭窄。现已研发 sGC 激活剂相关的药物。6p21.32 区域的 *BTNL2* 基因编码嗜乳脂蛋白样蛋白 2，与免疫和炎症相关，而免疫和炎症都参与动脉粥样硬化的发生机制。*BTNL2* 是 B7 家族样分子，其 mRNA 广泛表达于淋巴组织及非淋巴组织上。*BTNL2* 的受体可诱导性表达于活化的 T 细胞和 B 细胞。*BTNL2* 与其受体结合后可抑制 T 细胞的活化及细胞因子的产生，造成免疫应答失调。已经发现 *BTNL2* 基因与川崎病相关。川崎病的主要病理表现之一是脉管炎，累及冠状动脉。研究发现，患有川崎病的儿童将来发生冠心病的风险显著增加。15q25.1 区域 *ADAMTS7* 是金属蛋白酶 *ADAMTS* 家族成员之一，可以降解血管平滑肌细胞外基质，在血管重塑中发挥重要作用。研究显示其可能作为血管再狭窄和动脉粥样硬化形成的药物靶点。9q34.2 区域 ABO 基因的遗传变异特异性地影响心肌梗死的发生，而与心绞痛无关联。ABO 基因编码糖基转移酶，O 型血个体该基因发生移码突变导致糖基转移酶失去活性，循环中血管性血友病因子和凝血因子Ⅷ减

少，从而降低静脉血栓栓塞和发生心肌梗死的危险。此外，其他大部分全基因组关联研究定位的冠心病易感基因尚缺乏病理生理学证据的支持，还需要深入探索冠心病新的遗传致病机制。例如，9p21 区域是最先发现的冠心病易感区域，相邻最近基因为 11kb 以外的 *CDKN2A*、*CDKN2B* 和 *CDKN2B-AS1*（*ANRIL*）。*CDKN2A* 和 *CDKN2B* 为肿瘤抑制基因，与细胞周期相关。深入研究发现，9p21 区域遗传变异影响 *ANRIL* 表达，而 *ANRIL* 可能调节 *CDKN2A/2B* 基因转录，增强血管平滑肌细胞增殖进而发生动脉粥样硬化。

曾有多种学说从不同角度来阐述其发病机制，包括脂肪浸润学说、血栓形成学说、平滑肌细胞克隆学说等。近年来多支持“内皮损伤反应学说”。该学说认为本病是动脉对内膜损伤做出的炎症 - 纤维增生性反应的结果。

动脉粥样硬化始于内皮损伤，血液中的脂质以脂蛋白的形式从内膜受损处进入动脉壁，沉积到内膜下层，平滑肌细胞从血管壁的中膜迁移到内膜并进一步发生增生。平滑肌细胞和来自血液的单核细胞吞噬大量的脂质成为泡沫细胞，最终凋亡释放出组织因子等活性物质。内皮细胞的损伤、脂质的沉积可激活内皮细胞和平滑肌细胞，使之大量合成并分泌多种生长因子和炎症介质，使自身和周围细胞大量增殖，并促进炎症反应。增殖的平滑肌细胞还可合成胶原等细胞外基质。通过以上多种因素及其复杂的相互作用，最终形成动脉粥样硬化。成熟的动脉粥样斑块含有大量的脂质、泡沫细胞、增殖的平滑肌细胞和基质成分（胶原和弹力蛋白等）。覆盖斑块的纤维帽发生破裂导致血栓形成，是动脉粥样硬化出现急性临床症状的主要原因。

（三）防治

冠心病的一、二级预防，已经成为重要的公共卫生问题，应针对危险因素采取积极的预防措施，包括减少总热量以及饱和脂肪酸、胆固醇的摄入，戒烟、限酒、减重、增加体育锻炼。有高血压、血脂异常和糖尿病者，应积极降低血压和血糖、调脂。用 cAMP、磷酸二酯酶抑制剂（内皮细胞松弛剂）EG467、EG626、PDA 和某些鱼肝油等可明显防止动脉粥样硬化发展。对冠心病患者应进行抗血栓和抗缺血治疗，预防血栓形成，减轻心肌血液的供需矛盾。急性心肌梗死患者应尽快给予溶栓或者介入治疗。

第七节　血管疾病

一、肺动脉高压

肺动脉高压（pulmonary arterial hypertension，PAH OMIM 178600）是指各种原因导致的肺血管结构和（或）功能改变、以肺动脉压力和肺血管阻力进行性升高为特点的一组综合征。欧洲心脏病学会制定的《肺动脉高压诊断和治疗指南》中指出，静息状态下右心导管所测肺动脉平均压力≥ 25mmHg。

多种临床疾病都可以引起肺动脉高压。目前肺动脉高压主要分为：特发性（散发性）肺动脉高压、遗传性肺动脉高压、伴其他情况的相关肺动脉高压。特发性肺动脉高压的患病率大约是 1～4/100 万人，女性与男性之比为 2∶1。

（一）临床表现

肺动脉高压的临床表现通常没有特异性，早期可出现乏力，病情进展后可出现呼吸困难、胸痛、咯血、晕厥等。艾森曼格综合征（Eisenmenger syndrome）患者伴有发绀、杵状指。肺动脉瓣区听诊可闻及收缩期杂音，第二心音亢进。由于肺动脉压升高可出现右房、右室肥厚的体征，如三尖瓣反流造成的全收缩期杂音，肺动脉瓣闭锁不全造成的舒张期杂音和右室第三心音。右心衰竭时可见颈静脉怒张、肝肿大和下肢水肿。除以上表现外，肺动脉高压可能有与病因相关的体征，如毛细血管扩张可见于遗传性毛细血管扩张症，指状溃疡及指端硬化常见于硬皮病患者，吸气相湿啰音提示间质性肺病。

（二）遗传学和发病机制

本病 6%～10% 的患者具有家族聚集性，为常染色体显性遗传病，呈不完全外显，有疾病早现现象，即在连续几代人中本病的发病年龄一代比一代早。与肺动脉高压相关的基因有编码骨形成蛋白Ⅱ型受体

（bone morphogenetic protein receptor，type Ⅱ，BMPR2）的基因 *BMPR2*，以及编码溶质载体蛋白家族 6 成员 4（solute carrier family 6，member 4，SLC6A4）的基因 *SLC6A4*。*BMPR2* 是转化生长因子 β（TGF-β）受体超家族成员，除参与调节骨和软骨生长外，还可以抑制血管平滑肌细胞增殖并诱导其凋亡。*BMPR2* 基因位于 2q33，基因突变后表达无功能或不成熟的 BMPR2 蛋白，从而阻断下游信号通路。这将导致细胞过度增殖，表现为肺血管内皮和平滑肌细胞增生，血管阻力升高而导致损伤，激活内皮细胞发生丛状单克隆增殖，进一步增加了血管阻力。*SLC6A4* 基因位于 17q11.1-q12，其基因产物主要介导促增殖作用，与肺动脉高压的发病直接相关。

肺微小动脉内皮损伤是肺动脉高压的始动环节。内皮受损功能失调，血管活性物质及细胞因子产生异常，直接作用于血管平滑肌，早期肺血管收缩，后期肺血管壁发生病理改变，导致肺动脉高压的发生。肺动脉高压主要累及肺动脉和右心，表现为右心室肥厚、右心房扩张。

（三）防治

一般性基础治疗非常重要，必须避免过度劳累。根据病情选用氧疗、利尿剂、地高辛和抗凝剂等。血管扩张试验阳性应答的患者，可以使用钙离子拮抗剂，如硝苯地平和地尔硫䓬。目前在中国市场直接针对肺动脉高压的药物，有以下几种：前列环素类（伊洛前列素）、内皮素受体拮抗剂（波生坦和安立生坦）和 5 型磷酸二酯酶抑制剂（西地那非和伐地那非）。研究表明，选用直接针对肺动脉高压的药物能够有效改善特发性肺动脉高压的预后。对于其他原因导致的肺动脉高压，还需要积极处理原发疾病。

二、多发性大动脉炎

多发性大动脉炎（takayasu arteritis，TA，OMIM 207600）是一种病因不明的非特异性炎性病变，主要累及主动脉及其分支，导致病变动脉的阻塞与扩张，相应脏器出现缺血，严重者可危及生命。本病在东南亚和拉丁美洲地区发病率高于其他地区，女性多见。

（一）临床表现

根据受累部位不同，多发性大动脉炎可分为头臂动脉型、腹主动脉型、广泛型和肺动脉型。它是早发冠状动脉疾病以及肾血管性高血压的重要原因。本病的临床表现与受累血管部位密切相关，可表现为跛行、动脉搏动减弱、颈动脉痛、视力下降、上下肢血压不一致，也可出现脑卒中、主动脉反流、高血压及充血性心力衰竭等。

（二）遗传学和发病机制

本病有一定的遗传倾向。首先发现多发性大动脉炎与 HLA-B5 抗原密切相关，随后不断有研究报道 HLA 基因还与多发性大动脉炎的病变程度、预后情况和并发症情况密切相关。我国汉族多发性大动脉炎患者与 *HLA-DR4*、*HLA-DR7* 等位基因明显相关。

本病的病因尚不明确，一般认为与感染、血管炎症和免疫性疾病有关。是 T 细胞介导、单核 / 巨噬细胞激活的抗原引起的反应。病理改变为病变动脉全层慢性炎症及中内膜弹力纤维和平滑肌的广泛破坏。动脉以中层受累为主，继而出现外膜广泛纤维增生。随着病程进展，外弹力层增厚，内、中、外膜纤维化导致动脉管腔狭窄或闭塞。

（三）防治

无特效手段。对于发病早期上呼吸道、肺部或其他脏器感染的患者，应控制感染，可对预防病情发展有一定意义。常用治疗药物为皮质激素和免疫抑制剂。药物治疗主要目的是控制血管炎症、扩血管、促进病变周围侧支循环建立来改善远端供血，从而控制病情发展。当大动脉出现明显局限性缩窄引起相应脏器缺血时，介入治疗有很好的疗效。药物和介入治疗无效并有外科手术指征者可考虑手术治疗。

三、主动脉夹层

主动脉夹层（aortic dissection，AD）指主动脉内膜撕裂，血液进入主动脉壁中层，导致内膜与主动脉壁剥离，是一种具有致命危险的主动脉疾病。该病年发病率为 10～20/ 百万人，男性高于女性，最常发生于 50～70 岁人群。根据解剖部位可将主动脉夹层分为 A 型和 B 型，A 型为无论起源部位，所有累及升主动脉的夹层分离；B 型为所有不累及升主动脉的夹层分离。

（一）临床表现

主动脉夹层临床表现复杂多样，疾病进展迅速，死亡率较高。主要取决于病变范围、累及主动脉分支程度以及是否合并主动脉瓣关闭不全和其他疾病。主动脉夹层起病突然，多数患者在发病后有明确的发病过程，主要表现为剧烈疼痛和休克，少数患者出现心脏压塞、大量出血及严重主动脉反流而导致迅速死亡。疼痛是该病最常见的症状，96% 以上的患者急性期可出现典型的胸骨后突发剧烈疼痛。疼痛具有扩展性，可随夹层波及范围不同而延至腹部和下肢等部位。部分患者会出现休克症状，但血压下降并不明显，甚至不降反升。在主动脉夹层病变部位出现搏动性肿块，或有血管杂音伴有震颤。经食管超声心动图、CT、磁共振有助于诊断。

（二）遗传学和发病机制

已知 4 种遗传性结缔组织疾病影响主动脉壁，包括马方综合征、遗传性皮肤 - 关节异常综合征Ⅳ型（Ehlers-Danlos 综合征Ⅳ型）、主动脉瓣二叶畸形和家族性无症状主动脉夹层分离。典型的马方综合征以常染色体显性方式遗传，且具有可变的外显率，系编码原纤维蛋白 1（fibrillin 1，FBN1）的基因 *FBN1* 发生突变所致。遗传性皮肤 - 关节异常综合征Ⅳ型是一种罕见的常染色体显性遗传病，是由于编码Ⅲ型胶原 α1（collagen，type Ⅲ，α-1，COL3A1）的基因 *COL3A1* 发生突变所致。约有 40% 的患者会在 40 岁之前出现主动脉夹层破裂。主动脉瓣二叶畸形和家族性无症状主动脉夹层分离尚未确定明确的候选基因。

本病的发病机制不明。基础病理变化是遗传或代谢异常导致主动脉中层囊样退行性变，主动脉内膜出现裂口时，动脉内血液流入主动脉中层，从而导致主动脉夹层的发生。部分患者为伴有结缔组织异常的遗传性先天性心血管病，但大多数患者病因不明。本病主要促发因素包括高血压、动脉粥样硬化、创伤和内分泌紊乱等。

（三）防治

本病为危重急症，死亡率高，应当及早诊断及早治疗。累及升主动脉的 A 型患者预后比 B 型要差。急性期患者无论介入或手术治疗均应首先给予强化的内科药物治疗。介入治疗效果明显优于传统内科药物治疗，已成为治疗大多数主动脉夹层的优选方案。外科手术风险较高，仅适用于升主动脉夹层及少数降主动脉夹层有严重并发症者。

四、遗传性出血性毛细血管扩张症

遗传性出血性毛细血管扩张症（hereditary hemorrhagic telangiectasia，HHT）又称 Osler-Rendo-Weber 病（Osler-Rendo-Weber disease），是一种多系统血管发育异常所致的疾病。

（一）临床表现

由于 HHT 病变累及部位不同，临床表现具有多样性，主要表现为出血和血管扩张。特征性表现是反复发作的鼻出血和胃肠道出血，尤以鼻出血常见。

HHT 有几种类型：HHT1（OMIM 187300）；HHT2（OMIM 600375）；HHT3（OMIM 601101）；HHT4（OMIM 610655）。还有一种青少年息肉 / 遗传性出血性毛细血管扩张综合征（juvenile polyposis/hereditary hemorrhagic telangiectasia syndrome，JPHT；OMIM 175050）。其中，以 HHT1 的症状最严重。实验室检查可见束臂试验阳性（76.3%）、甲皱毛细血管异常（50%）、出血时间延长（30%）等。

（二）遗传学和发病机制

本病是一种常染色体显性遗传病。已鉴定位于 9q34.1 处编码内皮糖蛋白（endoglin，ENG）的基因 *ENG* 突变导致 HHT1；位于 12q13 处编码活化素受体样激酶 1（activin receptor-like kinase 1，ALK1）的基因 *ACVRL1* 突变导致 HHT2。JPHT 的致病基因是位于 18q21 处编码 SMA- 和 MAD- 相关蛋白 4（SMA- and MAD-related protein 4，SMAD4）的基因 *SMAD4*。*ENG* 基因、*ACVRL1* 基因和 *SMAD4* 基因均编码转化生长因子 β（TGF-β）家族的受体蛋白。TGF-β 家族在胚胎发育、造血、血管生成、细胞间质形成、免疫调节等过程中起着重要调节作用。这三个基因的突变导致了 TGF-β 受体蛋白的突变，影响了 TGF-β 介导的信号通路的正常传导，从而导致血管结构和功能异常而出现 HHT。

主要病变为受累血管壁由于缺乏肌层和弹力纤维而仅有单层内皮细胞而致管壁菲薄。尸解可见主要器官呈现普遍性毛细血管扩张。造成血管病变的原发机制至今未明（参见第24章）。

（三）防治

针对HHT的治疗多为对症和支持治疗。目前尚无特效的治疗措施。一般可用支持疗法，如局部止血，全身用止血药，并纠正贫血。避免过劳、外伤、感冒及与干燥空气接触等是有效的预防措施。对于有症状的或者直径较大的动静脉畸形应给予相应的治疗，如经导管血管栓塞术等。本病一般预后良好，有肺、脑及肝内动静脉畸形并出现相应并发症者预后欠佳。

第八节 异常脂蛋白血症

正常血液中脂质与各种载脂蛋白（apoprotein，apo）结合，形成脂蛋白。根据密度和电泳迁移率的不同脂蛋白主要分为四大类：即乳糜微粒（CM）、极低密度脂蛋白（VLDL），低密度脂蛋白（LDL）和高密度脂蛋白（HDL）。载脂蛋白的主要功能有：①完成血脂在血浆中的运输；②构成并稳定脂蛋白结构；③作为辅酶、激活剂或抑制剂、受体识别标记而参与脂蛋白的合成与分解。

载脂蛋白的主要类型包括apoA、apoB、apoC、apoD和apoE。异常脂蛋白血症或称血脂异常（dyslipidemia）是指血液中脂质的质或量异常的一组疾病，是动脉粥样硬化的重要病因。

（一）临床表现

异常脂蛋白血症的临床表现主要包括两大方面：一是脂质在真皮内沉积所引起的黄色瘤，包括肌腱黄色瘤、掌皱纹黄色瘤、结节性黄色瘤、疹性黄色瘤、扁平黄色瘤等；另一方面是脂质在血管内沉积所引起的动脉粥样硬化，引起冠心病和周围血管疾病。除各种黄色瘤外，还有两个重要体征有助于诊断，即角膜弓和脂血症眼底改变。实验室检查可以发现血脂水平异常。

1970年世界卫生组织（WHO）制定了高脂蛋白血症分型，共分为6型，如Ⅰ、Ⅱa、Ⅱb、Ⅲ、Ⅳ和Ⅴ型。常用临床分型为：高胆固醇血症、高三酰甘油血症、混合型高脂血症和低高密度脂蛋白血症（表26-12）。常见家族性异常脂蛋白血症的特征见表26-13。

表26-12 异常脂蛋白血症的临床分型

分型	胆固醇	三酰甘油	高密度脂蛋白胆固醇	WHO分型
高胆固醇血症	升高			Ⅱa
高三酰甘油血症		升高		Ⅳ、Ⅰ
混合型高脂血症	升高	升高		Ⅱb、Ⅲ、Ⅳ、Ⅴ
低高密度脂蛋白血症			降低	

表26-13 家族性异常脂蛋白血症的特征

疾病名称	临床特征	WHO分型	基因缺陷
家族性高胆固醇血症	胆固醇中至重度升高，三酰甘油正常或轻度升高，LDL明显增加，有黄色瘤和早发冠状动脉粥样硬化性心脏病。LDLR基因突变存在量效关系，纯合子症状比杂合子更加严重。杂合子患病率为1/500，纯合子患病率为$1/10^6$	Ⅱa或者Ⅱb	LDLR、载脂蛋白B、枯草溶菌素转化酶9（PCSK9）
家族性载脂蛋白ApoB100缺陷症	胆固醇中至重度升高，三酰甘油正常或轻度升高，LDL明显增加，有黄色瘤和冠状动脉粥样硬化性心脏病家族史	Ⅱa或者Ⅱb	APOB

续表

疾病名称	临床特征	WHO 分型	基因缺陷
家族性混合性高脂血症	胆固醇和三酰甘油都中度升高,LDL 和 VLDL 都明显增加。患病率为 1/100～200	Ⅱb	不清楚
家族性异常 β 脂蛋白血症	不合并其他导致血脂异常疾病时常不表现症状。胆固醇和三酰甘油升高,乳糜微粒、VLDL 残粒增加。患病率为 1/5000	Ⅲ	APOE
家族性高三酰甘油血症	以三酰甘油升高为主,VLDL 明显增加。患病率为 $1/10^6$	Ⅳ/Ⅰ	LPL、APOCⅡ、APOCⅢ、APOA5
家族性 LCAT 缺陷症	HDL 降低。患病率为 $1/10^6$		LCAT
异常 α 蛋白血症(Tangier 病)	HDL 降低。患病率为 $1/10^6$		ABC1

(二)遗传学和发病机制

异常脂蛋白血症可因在脂蛋白代谢过程中起关键作用的单个基因突变所致,也可由多个基因共同作用所致。除家族性异常脂蛋白血症外(表 26-13),大多数普通异常脂蛋白血症目前认为是遗传和环境因素相互作用所致的复杂性状疾病。全基因组关联研究有力地推动了血脂异常遗传机制研究进展。目前为止,全基因组关联研究已发现上百个与三酰甘油、总胆固醇、高密度脂蛋白和低密度脂蛋白等血脂表型相关联的基因和位点(表 26-14)。这些基因和位点绝大多数位于新的脂质代谢通路。经后续研究证明可能的功能基因包括 N- 乙酰氨基半乳糖转移酶 2(GALNT2)、tribbles 同源物 1(TRIB1)和 sortilin 1(SORT1)。从而为血脂遗传机制研究和新药物靶点研发提供了新思路。

表 26-14 全基因组关联研究发现的血脂易感区域和基因

SNP	染色体	相关基因	等位基因	少见等位基因频率	表型
rs12027135	1	*LDLRAP1*	T/A	0.45	TC
rs4660293	1	*PABPC4*	A/G	0.23	HDL
rs2479409	1	*PCSK9*	A/G	0.30	LDL
rs2131925	1	*ANGPTL3*	T/G	0.32	TG
rs7515577	1	*EVI5*	A/C	0.21	TC
rs629301	1	*SORT1*	T/G	0.22	LDL
rs1689800	1	*ZNF648*	A/G	0.35	HDL
rs2642442	1	*MOSC1*	T/C	0.32	TC
rs4846914	1	*GALNT2*	A/G	0.40	HDL
rs514230	1	*IRF2BP2*	T/A	0.48	TC
rs1367117	2	*APOB*	G/A	0.30	LDL
rs1260326	2	*GCKR*	C/T	0.41	TG
rs4299376	2	*ABCG5/8*	T/G	0.30	LDL
rs7570971	2	*RAB3GAP1*	C/A	0.34	TC
rs10195252	2	*COBLL1*	T/C	0.40	TG
rs2972146	2	*IRS1*	T/G	0.37	HDL
rs309180	2	*MCM6*	A/G	0.22	TC

续表

SNP	染色体	相关基因	等位基因	少见等位基因频率	表型
rs2290159	3	*RAF1*	G/C	0.22	TC
rs645040	3	*MSL2L1*	T/G	0.22	TG
rs3856637	3	*PCCB-STAG1*	C/T	0.30	HDL
rs442177	4	*KLHL8*	T/G	0.41	TG
rs13107325	4	*SLC39A8*	C/T	0.07	HDL
rs6450176	5	*ARL15*	G/A	0.26	HDL
rs9686661	5	*MAP3K1*	C/T	0.20	TG
rs12916	5	*HMGCR*	T/C	0.39	TC
rs6882076	5	*TIMD4*	C/T	0.35	TC
rs3757354	6	*MYLIP*	C/T	0.22	LDL
rs1800562	6	*HFE*	G/A	0.06	LDL
rs3177928	6	*HLA*	G/A	0.16	TC
rs2814944	6	*C6orf106*	G/A	0.16	HDL
rs9488822	6	*FRK*	A/T	0.35	TC
rs605066	6	*CITED2*	T/C	0.42	HDL
rs1564348	6	*LPA*	T/C	0.17	LDL
rs12670798	7	*DNAH11*	T/C	0.23	TC
rs2072183	7	*NPC1L1*	G/C	0.25	TC
rs13238203	7	*TYW1B*	C/T	0.04	TG
rs17145738	7	*MLXIPL*	C/T	0.12	TG
rs4731702	7	*KLF14*	C/T	0.48	HDL
rs7801190	7	*SLC12A9*	C/G	0.27	HDL
rs9987289	8	*PPP1R3B*	G/A	0.09	HDL
rs11776767	8	*PINX1*	G/C	0.37	TG
rs1495741	8	*NAT2*	A/G	0.22	TG
rs12678919	8	*LPL*	A/G	0.12	TG
rs2081687	8	*CYP7A1*	C/T	0.35	TC
rs2293889	8	*TRPS1*	G/T	0.41	HDL
rs2954029	8	*TRIB1*	A/T	0.47	TG
rs11136341	8	*PLEC1*	A/G	0.40	LDL
rs7819412	8	*ABCG8*	A/G	0.32	LDL
rs6586891	8	*LPL*	A/C	0.34	HDL
rs581080	9	*TTC39B*	C/G	0.18	HDL
rs1883025	9	*ABCA1*	C/T	0.25	HDL
rs9411489	9	*ABO*	C/T	0.20	LDL
rs1323432	9	*GRIN3A*	C/T	0.12	HDL
rs10761731	10	*JMJD1C*	A/T	0.43	TG

续表

SNP	染色体	相关基因	等位基因	少见等位基因频率	表型
rs2068888	10	*CYP26A1*	G/A	0.46	TG
rs2255141	10	*GPAM*	G/A	0.30	TC
rs2923084	11	*AMPD3*	A/G	0.17	HDL
rs10128711	11	*SPTY2D1*	C/T	0.28	TC
rs3136441	11	*LRP4*	T/C	0.15	HDL
rs174546	11	*FADS1-2-3*	C/T	0.34	TG
rs964184	11	*APOA1*	C/G	0.13	TG
rs7941030	11	*UBASH3B*	T/C	0.38	TC
rs11220462	11	*ST3GAL4*	G/A	0.14	LDL
rs7120118	11	*NR1H3*	C/T	0.30	HDL
rs7395662	11	*MADD-FOLH1*	A/G	0.36	HDL
rs7134375	12	*PDE3A*	C/A	0.42	HDL
rs11613352	12	*LRP1*	C/T	0.23	TG
rs7134594	12	*MVK*	T/C	0.47	HDL
rs11065987	12	*BRAP*	A/G	0.42	TC
rs1169288	12	*HNF1A*	A/C	0.33	TC
rs4759375	12	*SBNO1*	C/T	0.06	HDL
rs4765127	12	*ZNF664*	G/T	0.34	HDL
rs838880	12	*SCARB1*	T/C	0.31	HDL
rs7307277	12	*ZNF664*	A/G	0.39	TG
rs8017377	14	*NYNRIN*	G/A	0.47	LDL
rs2412710	15	*CAPN3*	G/A	0.02	TG
rs2929282	15	*FRMD5*	A/T	0.05	TG
rs1532085	15	*LIPC*	G/A	0.39	HDL
rs2652834	15	*LACTB*	G/A	0.20	HDL
rs11649653	16	*CTF1*	C/G	0.40	TG
rs3764261	16	*CETP*	C/A	0.32	HDL
rs16942887	16	*LCAT*	G/A	0.12	HDL
rs2000999	16	*HPR*	G/A	0.20	TC
rs2925979	16	*CMIP*	C/T	0.30	HDL
rs11869286	17	*STARD3*	C/G	0.34	HDL
rs7206971	17	*OSBPL7*	G/A	0.49	LDL
rs4148008	17	*ABCA8*	C/G	0.32	HDL
rs4129767	17	*PGS1*	A/G	0.49	HDL
rs2909207	17	*PRKAR1A-WIPI1*	C/T	0.21	HDL
rs7241918	18	*LIPG*	T/G	0.17	HDL
rs12967135	18	*MC4R*	G/A	0.23	HDL

续表

SNP	染色体	相关基因	等位基因	少见等位基因频率	表型
rs7255436	19	*ANGPTL4*	A/C	0.47	HDL
rs6511720	19	*LDLR*	G/T	0.11	LDL
rs737337	19	*LOC55908*	T/C	0.08	HDL
rs10401969	19	*CILP2*	T/C	0.07	TC
rs4420638	19	*APOE*	A/G	0.17	LDL
rs492602	19	*FLJ36070*	A/G	0.49	TC
rs386000	19	*LILRA3*	G/C	0.20	HDL
rs17216525	19	*NCAN*	C/T	0.07	TG
rs2277862	20	*ERGIC3*	C/T	0.15	TC
rs2902940	20	*MAFB*	A/G	0.29	TC
rs6029526	20	*TOP1*	T/A	0.47	LDL
rs1800961	20	*HNF4A*	C/T	0.03	HDL
rs6065906	20	*PLTP*	T/C	0.18	HDL
rs181362	22	*UBE2L3*	C/T	0.20	HDL
rs5756931	22	*PLA2G6*	T/C	0.40	TG

HDL：高密度脂蛋白；LDL：低密度脂蛋白；TC：总胆固醇；TG：三酰甘油

异常脂蛋白血症的发病机制是由于脂质代谢过程的关键步骤异常导致的代谢紊乱，包括脂质代谢的关键酶、载脂蛋白等功能异常，引起脂质生成、转运和清除异常导致脂质的质和量异常。脂质随血流在血管壁以及组织器官中沉积引起各种临床表现，如黄色瘤和脂质在血管内沉积所引起动脉粥样硬化的表现。

（三）防治

应该采取综合措施，包括饮食治疗、改变生活方式、服用降脂药物、血浆净化和基因治疗等。饮食应控制总热量，减少饱和脂肪酸和胆固醇摄入。改变生活方式包括戒烟、限酒、减重、体育锻炼等。药物包括HMG-CoA还原酶抑制剂（他汀类）、贝特类、烟酸及其衍生物、胆汁酸螯合剂以及鱼油等。严重患者可采用血浆置换选择性去除LDL。严重的单基因纯合子个体可能最终需要基因治疗。

第九节　心力衰竭

心力衰竭（heart failure）是由任何结构性或功能性的心脏异常所引起的影响心室灌注或泵血能力的临床综合征，是各种心脏疾病的终末阶段。伴随老龄化加速和高血压、冠心病发病率的增加，心力衰竭的患病率逐渐升高，给社会带来了沉重的经济负担。2000—2001年进行的亚洲心血管病合作研究（InterASIA）的资料显示，我国35～74岁人群中，心力衰竭的患病率为0.9%，并且随着年龄增高，心力衰竭患病率显著上升。

（一）临床表现

按照发病方式可分为急性和慢性心力衰竭。按照症状和体征可分为左心衰竭、右心衰竭和全心衰竭。按照发病机制可分为收缩性和舒张性心力衰竭。由于心脏泵血功能下降导致全身组织器官血流灌注不足，可出现肺循环和（或）体循环淤血的表现。

（二）遗传学和发病机制

1. 临床遗传学调查　心力衰竭的临床遗传学调查显示的种族分布和家族性倾向如下。

（1）种族分布：许多研究显示，心力衰竭的发病率具有显著的种族差异。中青年人冠状动脉风险发展研究（CARDIA）随访20年后发现，50岁以下的人群中，黑人的心力衰竭发生率比白人高20倍。在老年人中，黑人也更易患上心力衰竭，由于人群中吸烟、心率增快、冠心病、左室肥厚、血压升高与肾小球滤过率降低导致的心力衰竭的比例（人群归因危险度）为67.8%，而白人仅为48.9%。

（2）家族性倾向：Framingham研究显示，父母之一患心力衰竭，其子女发生心力衰竭的相对危险增加约70%，若父母双方患有心力衰竭，相对危险则增加至90%以上。该队列研究显示，子女发生心力衰竭风险变异的18%可归因于父母有心力衰竭病史。

2. 遗传标记　早期研究发现了很多参与心力衰竭生物学通路的基因变异，如β-肾上腺素系统，但只有其中一小部分变异得到了独立验证。例如，多项研究表明，β1-肾上腺素受体（β1-adrenoceptor）的p.Arg 389 Gly多态性与心力衰竭患者的活动能力显著关联，携带精氨酸（Arg）的β1-肾上腺素受体显示出更强的信号传导，心力衰竭患者具有更好的活动能力和临床预后，但是，该多态性对β-受体阻滞剂的反应在不同研究中结果并不一致，这可能与药物作用机制的复杂性有关。

2007年，Framingham研究首次对心力衰竭进行GWAS研究，分析了10万个SNP，遗憾的是，并未发现达到全基因组水平显著性的SNP，只有一个SNP（rs740363）的*P*值达到8.8×10^{-6}，但此后并未进行验证，亦缺乏功能学证据。2010年，CHARGE（Cohorts for Heart and Aging Research in Genomic Epidemiology）联合发表了一项多队列研究的结果，纳入了大约2.4万例研究对象，涵盖了接近250万个SNP，发现两个位点（rs10519210和rs11172782）与心力衰竭相关联。同时，还发现位于3p22.3处的*CMTM7*基因（编码趋化因子样因子超家族成员7）一个内含子的SNP与心力衰竭的死亡率显著关联。Cappola等（2010）在约5000个白种人中进行了心力衰竭的GWAS研究，发现*HSPB7*基因（编码27kDa热激蛋白7）和*FRMD4B*基因（编码含FERM结构域蛋白4B）所在区域与晚期心力衰竭关联。随后，Matkovich等人对*HSPB7*基因进行了重新测序，发现了12个常见SNP（含GWAS报道的位点）与心力衰竭相关。不过，致病SNP的确定及其功能还有待后续功能学研究进一步明确。

3. 表观遗传学　表观遗传学在心力衰竭的发生和发展过程中扮演了重要的角色。在DNA甲基化、组蛋白修饰和miRNA方面都有新的发现，为心力衰竭的防治提供了新的理论基础和策略。

（1）DNA甲基化：Movassagh等（2011）报道，不论心力衰竭的原因如何，在终末阶段的心脏组织中，基因启动子区大量的CpG岛出现明显低甲基化，并且，与心肌细胞凋亡、纤维化、收缩性改变相关基因的甲基化状态趋于一致。

（2）组蛋白修饰：不同类型的组蛋白脱乙酰酶（histone deacetylase，HDAC）分别参与调控心肌肥厚的信号通路，如Ⅱ类HDAC阻碍促心肌肥厚基因的表达，而属于Ⅰ类的HDAC2的抑制剂则参与阻碍抗心肌肥厚基因的表达。

（3）miRNA：多项研究表明，miRNA在心力衰竭的心脏中差异表达，其表达谱芯片显示，心力衰竭的心脏与胎儿心脏的miRNA表达谱的相似度达85.5%，根据表达谱特征，将心力衰竭病因区分开的准确度达70%。此外，Matkovich等比较了心力衰竭患者植入左心室辅助装置（LVAD）前后的心肌miRNA表达谱，发现71.4%的心力衰竭差异表达miRNA在植入LVAD后转为正常，提示miRNA表达谱可作为心力衰竭患者心肌恢复的标志。

在心肌重构过程中，多个miRNA参与其中，通过靶向调控参与心肌肥厚、心脏纤维化、心肌细胞凋亡、兴奋-收缩耦联等心肌重构的多种基因的表达，进而在心力衰竭进展过程中发挥重要作用（表26-15）（参见第十七章）。

心力衰竭的发病机制较为复杂，至今尚未完全阐明。一般认为心力衰竭是从最初的始动因素造成心肌损伤、心肌细胞数量减少、收缩力下降，以及心脏泵血功能下降，由适应性代偿逐渐发展到失代偿的过程。这一过程非常复杂，发病机制主要涉及交感-肾上腺素能系统、肾素-血管紧张素-醛固酮系统（RAS）及其他神经内分泌系统的激活和心肌重构（myocardial remodeling）。

心力衰竭时，持续的交感肾上腺素能系统激活，RAS系统的激活，多种内源性的神经内分泌和细胞因子被激活，可加速心力衰竭的恶化。此外，组织局部的自分泌和旁分泌对心力衰竭的进展具有重要的作用。心力衰竭时,交感神经兴奋,释放大量去甲肾上腺素,不仅引起心率加快、外周阻力增加使心肌能量消耗和后负荷加重,还上调肿瘤坏死因子-α(TNF-α)、白介素-1(IL-1)和白介素-6(IL-6)等炎症因子的表达,导致心肌细胞凋亡、钙超载,最终走向心肌重构;心肌和血管组织分泌的血管紧张素Ⅱ(AngⅡ)水平上升,其较强的缩血管效应使心脏后负荷增加,引起心肌肥厚、细胞凋亡、细胞外基质分泌过量,并促进醛固酮、NE、血管加压素的释放;醛固酮引起水钠潴留使前负荷增加,并促进心脏间质纤维化,引起心肌重构。

表26-15 参与心肌重构的miRNAs

表型	促进作用	抑制作用
心肌细胞肥大	miR-23a/b,miR-24,miR-195,miR-199a,miR-208,miR-214	miR-1,miR-9,miR-133,miR-150,miR-181b
心脏纤维化	miR-21,miR-208	miR-29a/b,miR-133
细胞凋亡	miR-1,miR-320	miR-21,miR-133,miR-199a
兴奋-收缩耦联	miR-208	miR-1,miR-133
进行性扩张	miR-195,miR-208	

心肌重构是指心肌结构、功能和表型的变化,包括心肌细胞肥大伴胚胎型基因再表达、心肌细胞的凋亡和坏死、细胞外基质的量和组成成分的改变及微血管密度的增加。当适当的心肌肥厚足以克服室壁应力时,心室功能得以维持,即心力衰竭的代偿性适应阶段;当心肌肥厚难以克服室壁应力时,即进入失代偿阶段,左室进行性扩大伴有功能减退,最终进入不可逆性心肌损害的终末阶段。

(三)防治

急性心力衰竭的治疗关键药物是利尿剂和血管扩张剂,并在病情稳定后,尽早开始使用ACEI/ARB、β肾上腺素受体阻滞剂等药物。伴有其他心脏疾病时需积极治疗。

治疗慢性心力衰竭的主要目的在于缓解症状和体征、减少住院及改善预后,三大类的神经激素拮抗剂——ACEI(或ARB)、β肾上腺素受体阻滞剂、盐皮质激素受体拮抗剂对改善收缩性心力衰竭的预后至关重要。常与一种利尿剂联用缓解充血症状。目前还出现了一系列防治心力衰竭的新药物如重组人BNP(奈西立肽)及心钠素受体激动剂、内皮素受体拮抗剂(ERAs)、血管加压素受体拮抗剂(托伐普坦)、炎性细胞因子的拮抗剂、心肌代谢和PPAR受体调节剂、免疫调节剂和促血管和细胞生成因子等,部分已经批准用于治疗心力衰竭。除内科药物,左心室辅助装置的植入、瓣膜手术及心脏移植也已经用于临床治疗心力衰竭。

(杨学礼 郝永臣 刘雪会 协助编写)

参考文献

1. Tremblay N, Yang SW, Hitz MP, *et al.* Familial ventricular aneurysms and septal defects map to chromosome 10p15. Eur Heart J, 2011, 32(5):568-573.

2. Bruneau BG. The developmental genetics of congenital heart disease. Nature, 2008, 451(7181):943-948.

3. Kodo K, Nishizawa T, Furutani M, *et al.* GATA6 mutations cause human cardiac outflow tract defects by disrupting semaphorin-plexin signaling. Proc Natl Acad Sci USA, 2009, 106(33):13933-13938.

4. Kontaridis MI, Swanson KD, David FS, *et al.* PTPN11(Shp2) mutations in LEOPARD syndrome have dominant negative, not activating, effects. J Biol Chem, 2006, 281(10):6785-6792.

5. Lin X, Huo Z, Liu X, *et al.* A novel GATA6 mutation in patients with tetralogy of Fallot or atrial septal defect. J Hum Genet, 2010, 55(10):662-667.

6. Maitra M, Koenig SN, Srivastava D, *et al*. Identification of GATA6 sequence variants in patients with congenital heart defects. Pediatr Res, 2010, 68(4): 281-285.

7. Satoda M, Zhao F, Diaz GA, *et al*. Mutations in TFAP2B cause Char syndrome, a familial form of patent ductus arteriosus. Nat Genet, 2000, 25(1): 42-46.

8. Jacobs JP, Burke RP, Quintessenza JA, *et al*. Congenital Heart Surgery Nomenclature and Database Project: Ventricular septal defect. Ann Thorac Surg, 2000, 69(Suppl 4): S25-S35.

9. 朱晓东. 心脏外科解剖学:临床标本剖析. 北京:人民卫生出版社,2011.

10. Hajj H, Dagle JM. Genetics of patent ductus arteriosus susceptibility and treatment. Semin Perinatol, 2012, 36(1): 98-104.

11. Dagle JM, Lepp NT, Cooper ME, *et al*. Determination of genetic predisposition to patent ductus arteriosus in preterm infants. Pediatrics, 2009, 123(4): 1116-1123.

12. Chen YW, Zhao W, Zhang ZF, *et al*. Familial nonsyndromic patent ductus arteriosus caused by mutations in TFAP2B. Pediatr Cardiol, 2011, 32(7): 958-965.

13. Goodship JA, Hall D, Topf A, *et al*. A common variant in the PTPN11 gene contributes to the risk of tetralogy of Fallot. Circ Cardiovasc Genet, 2012, 5(3): 287-292.

14. Costain G, Silversides CK, Marshall CR, *et al*. 13q13.1-q13.2 deletion in tetralogy of Fallot: clinical report and a literature review. Int J Cardiol, 2011, 146(2): 134-139.

15. Aten E, den Hollander N, Ruivenkamp C, *et al*. Split hand-foot malformation, tetralogy of Fallot, mental retardation and a 1 Mb 19p deletion-evidence for further heterogeneity? Am J Med Genet A, 2009, 149A(5): 975-981.

16. O'Brien JE, Jr., Kibiryeva N, Zhou XG, *et al*. Noncoding RNA expression in myocardium from infants with tetralogy of Fallot. Circ Cardiovasc Genet, 2012, 5(3): 279-286.

17. Jarcho JA, McKenna W, Pare JA, *et al*. Mapping a gene for familial hypertrophic cardiomyopathy to chromosome 14q1. N Engl J Med, 1989, 321(20): 1372-1378.

18. Frey N, Luedde M, Katus HA. Mechanisms of disease: hypertrophic cardiomyopathy. Nat Rev Cardiol, 2011, 9(1): 91-100.

19. 乔树宾. 肥厚型心脏病:基础与临床. 北京:人民卫生出版社,2012.

20. 王虎,惠汝太. 基因突变与扩张型心肌病. 中华心血管病杂志,2006,34:193-195.

21. Rampazzo A, Nava A, Danieli GA, *et al*. The gene for arrhythmogenic right ventricular cardiomyopathy maps to chromosome 14q23-q24. Hum Mol Genet, 1994, 3(6): 959-962.

22. Basso C, Bauce B, Corrado D, *et al*. Pathophysiology of arrhythmogenic cardiomyopathy. Nat Rev Cardiol, 2011, 9(4): 223-233.

23. Bonow RO, Mann DL, Zipes DP, *et al*. BRAUNWALD'S Heart Disease: A Textbook of Cardiovascular Medicine. 9th ed. Philadelphia: Saunders, 2012.

24. Bryant PA, Robins-Browne R, Carapetis JR, *et al*. Some of the people, some of the time: susceptibility to acute rheumatic fever. Circulation, 2009, 119(5): 742-753.

25. Guilherme L, Kalil J. Rheumatic fever: from innate to acquired immune response. Ann N Y Acad Sci, 2007, 1107: 426-433

26. Freed LA, Levy D, Levine RA, *et al*. Prevalence and clinical outcome of mitral-valve prolapse. N Engl J Med, 1999, 341(1): 1-7.

27. Disse S, Abergel E, Berrebi A, *et al*. Mapping of a first locus for autosomal dominant myxomatous mitral-valve prolapse to chromosome 16p11.2-p12.1. Am J Hum Genet, 1999, 65(5): 1242-1251.

28. Freed LA, Acierno JS, Jr., Dai D, *et al*. A locus for autosomal dominant mitral valve prolapse on chromosome 11p15.4. Am J Hum Genet, 2003, 72(6): 1551-1559.

29. Nesta F, Leyne M, Yosefy C, *et al*. New locus for autosomal dominant mitral valve prolapse on chromosome 13: clinical insights from genetic studies. Circulation, 2005, 112(13): 2022-2030.

30. Topol EJ, Califf RM. Topol 心血管病学. 3rd ed. 胡大一,周玉杰译. 北京:人民卫生出版社,2009.

31. 胡丹,阮磊,张存泰,等. 先天性长 QT 综合征的新进展. 中国心脏起搏与心电生理杂志,2011,25:377-381.

32. Arking DE, Pfeufer A, Post W, *et al.* A common genetic variant in the NOS1 regulator NOS1AP modulates cardiac repolarization. Nat Genet, 2006, 38(6): 644-651.

33. Pfeufer A, Sanna S, Arking DE, *et al.* Common variants at ten loci modulate the QT interval duration in the QTSCD Study. Nat Genet, 2009, 41(4): 407-414.

34. Newton-Cheh C, Eijgelsheim M, Rice KM, *et al.* Common variants at ten loci influence QT interval duration in the QTGEN Study. Nat Genet, 2009, 41(4): 399-406.

35. Zhang S. Atrial fibrillation in mainland China: epidemiology and current management. Heart, 2009, 95(13): 1052-1055.

36. Wijffels MC, Kirchhof CJ, Dorland R, *et al.* Atrial fibrillation begets atrial fibrillation. A study in awake chronically instrumented goats. Circulation, 1995, 92(7): 1954-1968.

37. Fox CS, Parise H, D'Agostino RB, Sr., *et al.* Parental atrial fibrillation as a risk factor for atrial fibrillation in offspring. JAMA, 2004, 291(23): 2851-2855.

38. Brugada R, Tapscott T, Czernuszewicz GZ, *et al.* Identification of a genetic locus for familial atrial fibrillation. N Engl J Med, 1997, 336(13): 905-911.

39. Chen YH, Xu SJ, Bendahhou S, *et al.* KCNQ1 gain-of-function mutation in familial atrial fibrillation. Science, 2003, 299(5604): 251-254.

40. Gudbjartsson DF, Arnar DO, Helgadottir A, *et al.* Variants conferring risk of atrial fibrillation on chromosome 4q25. Nature, 2007, 448(7151): 353-357.

41. Lubitz SA, Sinner MF, Lunetta KL, *et al.* Independent susceptibility markers for atrial fibrillation on chromosome 4q25. Circulation, 2010, 122(10): 976-984.

42. Wann LS, Curtis AB, January CT, *et al.* 2011 ACCF/AHA/HRS focused update on the management of patients with atrial fibrillation (Updating the 2006 Guideline): a report of the American College of Cardiology Foundation/American Heart Association Task Force on Practice Guidelines. J Am Coll Cardiol, 2011, 57(2): 223-242.

43. Newton-Cheh C, Johnson T, Gateva V, *et al.* Genome-wide association study identifies eight loci associated with blood pressure. Nat Genet, 2009, 41(6): 666-676.

44. Levy D, Ehret GB, Rice K, *et al.* Genome-wide association study of blood pressure and hypertension. Nat Genet, 2009, 41(6): 677-687.

45. Ehret GB, Munroe PB, Rice KM, *et al.* Genetic variants in novel pathways influence blood pressure and cardiovascular disease risk. Nature, 2011, 478(7367): 103-109.

46. Kato N, Takeuchi F, Tabara Y, *et al.* Meta-analysis of genome-wide association studies identifies common variants associated with blood pressure variation in east Asians. Nat Genet, 2011, 43(6): 531-538.

47. GenSalt: rationale, design, methods and baseline characteristics of study participants. J Hum Hypertens, 2007, 21(8): 639-646.

48. He J, Gu D, Kelly TN, *et al.* Genetic variants in the renin-angiotensin-aldosterone system and blood pressure responses to potassium intake. J Hypertens, 2011, 29(9): 1719-1730.

49. Gu D, Kelly TN, Hixson JE, *et al.* Genetic variants in the renin-angiotensin-aldosterone system and salt sensitivity of blood pressure. J Hypertens, 2010, 28(6): 1210-1220.

50. Kelly TN, Rice TK, Gu D, *et al.* Novel genetic variants in the alpha-adducin and guanine nucleotide binding protein beta-polypeptide 3 genes and salt sensitivity of blood pressure. Am J Hypertens, 2009, 22(9): 985-992.

51. Yu D-H, Liu D-P, Wang L-Y, *et al.* Genetic variants in the ADD1 and GNB3 genes and blood pressure response to potassium supplementation. Front Med China, 2010, 4(1): 59-66.

52. Montasser ME, Shimmin LC, Gu D, *et al.* Blood pressure response to potassium supplementation is associated with genetic variation in endothelin 1 and interactions with E selectin in rural Chinese. J Hypertens, 2010, 28(4): 748-755.

53. Montasser ME, Gu D, Chen J, *et al.* Interactions of genetic variants with physical activity are associated with blood pressure in Chinese: the GenSalt study. Am J Hypertens, 2011, 24(9): 1035-1040.

54. Zhao Q, Hixson JE, Rao DC, *et al.* Genetic variants in the apelin system and blood pressure responses to dietary sodium interventions: a family-based association study. J Hypertens, 2010, 28(4): 756-763.

55. Zhao Q, Gu D, Hixson JE, *et al.* Common variants in epithelial sodium channel genes contribute to salt sensitivity of blood pressure: The GenSalt study. Circ Cardiovasc Genet, 2011, 4(4): 375-380.

56. Zhao Q, Gu D, Kelly TN, *et al.* Association of genetic variants in the apelin-APJ system and ACE2 with blood pressure responses to potassium supplementation: the GenSalt study. Am J Hypertens, 2010, 23(6): 606-613.

57. Ye P, Mariniello B, Mantero F, *et al.* G-protein-coupled receptors in aldosterone-producing adenomas: a potential cause of hyperaldosteronism. J Endocrinol, 2007, 195(1): 39-48.

58. Kathiresan S, Voight BF, Purcell S, *et al.* Genome-wide association of early-onset myocardial infarction with single nucleotide polymorphisms and copy number variants. Nat Genet, 2009, 41(3): 334-341.

59. Schunkert H, Konig IR, Kathiresan S, *et al.* Large-scale association analysis identifies 13 new susceptibility loci for coronary artery disease. Nat Genet, 2011, 43(4): 333-338.

60. Samani NJ, Erdmann J, Hall AS, *et al.* Genomewide association analysis of coronary artery disease. N Engl J Med, 2007, 357(5): 443-453.

61. Lu X, Wang L, Chen S, *et al.* Genome-wide association study in Han Chinese identifies four new susceptibility loci for coronary artery disease. Nat Genet, 2012, 44(8): 890-894.

62. Erdmann J, Grosshennig A, Braund PS, *et al.* New susceptibility locus for coronary artery disease on chromosome 3q22.3. Nat Genet, 2009, 41(3): 280-282.

63. Wang F, Xu CQ, He Q, *et al.* Genome-wide association identifies a susceptibility locus for coronary artery disease in the Chinese Han population. Nat Genet, 2011, 43(4): 345-349.

64. Clarke R, Peden JF, Hopewell JC, *et al.* Genetic variants associated with Lp(a) lipoprotein level and coronary disease. N Engl J Med, 2009, 361(26): 2518-2528.

65. Coronary Artery Disease(C4D) Genetics Consortium. A genome-wide association study in Europeans and South Asians identifies five new loci for coronary artery disease. Nat Genet, 2011, 43(4): 339-344.

66. Gudbjartsson DF, Bjornsdottir US, Halapi E, *et al.* Sequence variants affecting eosinophil numbers associate with asthma and myocardial infarction. Nat Genet, 2009, 41(3): 342-347.

67. Galie N, Hoeper MM, Humbert M, *et al.* Guidelines for the diagnosis and treatment of pulmonary hypertension. Eur Respir J, 2009, 34(6): 1219-1263.

68. Austin ED, Loyd JE. Genetics and mediators in pulmonary arterial hypertension. Clin Chest Med, 2007, 28(1): 43-57, vii-viii.

69. Lane KB, Machado RD, Pauciulo MW, *et al.* Heterozygous germline mutations in BMPR2, encoding a TGF-beta receptor, cause familial primary pulmonary hypertension. Nat Genet, 2000, 26(1): 81-84.

70. Eddahibi S, Fabre V, Boni C, *et al.* Induction of serotonin transporter by hypoxia in pulmonary vascular smooth muscle cells. Relationship with the mitogenic action of serotonin. Circ Res, 1999, 84(3): 329-336.

71. 中华医学会风湿病学分会. 大动脉炎诊治指南(草案). 中华风湿病学杂志, 2004, 8: 502-504.

72. Kobayashi Y, Numano F. Takayasu arteritis. Intern Med, 2002, 41(1): 44-46.

73. Golledge J, Eagle KA. Acute aortic dissection. Lancet, 2008, 372(9632): 55-66.

74. Gallione CJ, Repetto GM, Legius E, *et al.* A combined syndrome of juvenile polyposis and hereditary haemorrhagic telangiectasia associated with mutations in MADH4(SMAD4). Lancet, 2004, 363(9412): 852-859.

75. Willer CJ, Mohlke KL. Finding genes and variants for lipid levels after genome-wide association analysis. Curr Opin Lipidol, 2012, 23(1): 98-103.

76. Bibbins-Domingo K, Pletcher MJ, Lin F, *et al.* Racial differences in incident heart failure among young adults. N Engl J Med, 2009, 360(12): 1179-1190.

77. Kalogeropoulos A, Georgiopoulou V, Kritchevsky SB, et al. Epidemiology of incident heart failure in a contemporary elderly cohort: the health, aging, and body composition study. Arch Intern Med, 2009, 169(7): 708-715.

78. Lee DS, Pencina MJ, Benjamin EJ, *et al.* Association of parental heart failure with risk of heart failure in offspring. N Engl J Med, 2006, 355(2): 138-147.

79. Sandilands AJ, Parameshwar J, Large S, *et al.* Confirmation of a role for the 389R > G beta-1 adrenoceptor polymorphism on exercise capacity in heart failure. Heart, 2005, 91(12): 1613-1614.

80. Wagoner LE, Craft LL, Zengel P, *et al.* Polymorphisms of the beta1-adrenergic receptor predict exercise capacity in heart failure. Am Heart J, 2002, 144(5): 840-846.

81. Larson MG, Atwood LD, Benjamin EJ, *et al.* Framingham Heart Study 100K project: genome-wide associations for cardiovascular disease outcomes. BMC Med Genet, 2007, 8(Suppl 1): S5.

82. Smith NL, Felix JF, Morrison AC, *et al.* Association of genome-wide variation with the risk of incident heart failure in adults of European and African ancestry: a prospective meta-analysis from the cohorts for heart and aging research in genomic epidemiology (CHARGE) consortium. Circ Cardiovasc Genet, 2010, 3(3): 256-266.

83. Morrison AC, Felix JF, Cupples LA, *et al.* Genomic variation associated with mortality among adults of European and African ancestry with heart failure: the cohorts for heart and aging research in genomic epidemiology consortium. Circ Cardiovasc Genet, 2010, 3(3): 248-255.

84. Cappola TP, Li M, He J, *et al.* Common variants in HSPB7 and FRMD4B associated with advanced heart failure. Circ Cardiovasc Genet, 2010, 3(2): 147-154.

85. Movassagh M, Vujic A, Foo R. Genome-wide DNA methylation in human heart failure. Epigenomics, 2011, 3(1): 103-109.

86. Thum T, Galuppo P, Wolf C, *et al.* MicroRNAs in the human heart: a clue to fetal gene reprogramming in heart failure. Circulation, 2007, 116(3): 258-267.

87. Matkovich SJ, Van Booven DJ, Youker KA, *et al.* Reciprocal regulation of myocardial microRNAs and messenger RNA in human cardiomyopathy and reversal of the microRNA signature by biomechanical support. Circulation, 2009, 119(9): 1263-1271.

第二十七章　遗传与呼吸系统疾病

谢灿茂　黄鑫炎

呼吸系统与体外环境相通，受环境致病因素影响较多，但研究发现，在相同环境因素的影响下，不同人群发病却有所不同。例如，吸烟是慢性阻塞性肺疾病发生、发展的主要危险因素，但仅有 10%～20% 的慢性重度吸烟者发展成为有症状的慢性阻塞性肺疾病，提示该疾病有遗传易感性。个体间遗传变异决定着个体的易感性。

与遗传有关的呼吸系统疾病已知有 40 余种，本章介绍与遗传因素有关的呼吸疾病，包括单基因病和多基因疾病。

第一节　气管和支气管病

一、气管软化症

气管软化症（tracheomalacia，TM）是指气管软弱易于塌陷，常常由于气管膜部纵向弹性纤维减少和（或）萎缩，或软骨环损伤所致。如果涉及主支气管，称为气管支气管软化症（tracheobronchomalacia，TBM）；仅发生主支气管软化而气管未发生病变时称为支气管软化症（bronchomalacia）。软化可能发生于局部气管软骨或影响所有气管软骨。

（一）临床表现

本病在成人和儿童中皆可发生，分为先天性和获得性。先天性气管软化症在儿童多见。可出现慢性咳嗽、哮鸣、呼吸困难及肺气肿的症状。纤维支气管镜目前仍是诊断气管软化症的“金标准”。镜下常表现为气管膜部增宽，皱襞，嘱患者用力呼气时可见气道狭窄，甚至气道膜部与软骨环紧贴致气管的管腔完全闭塞。肺功能检查表现为阻塞性通气功能障碍。

（二）遗传学和发病机制

本病有家族性，同一家族同胞兄弟三人中有两人同患此病。Landing 认为本病与 Gresham-Elkinton 综合征可能相同，属 X 连锁隐性遗传病。而 McKusick 及 Elias 则将其列入常染色体隐性遗传病。本病与许多疾病相关，如黏多糖病、9- 三体征、21 三体征、骨发育不全症Ⅰ型、Antley-Bixler 综合征、11p13 缺失、22q11 缺失、12q 缺失、t（18；22）、Hallermann-Streiff 综合征、Pfeiffer 综合征、Blackfan-Diamond 综合征、Williams-Campbell 综合征、Kniest 发育不全（Kniest dysplasia）、先天性胸腺发育不全等二十多种疾病。

正常情况下，吸气时胸内支气管扩张，呼气时则稍有缩窄。本病因气管支气管软骨发育不全或不发育，并由于支气管膜部和软骨支持组织软弱，使气道不能维持原来的正常形态，因此呼气时胸腔内压升高时引起气道狭窄甚或闭塞。

（三）防治

本病治疗以保持气道通畅为原则。预防为主，减少气道感染的机会。本病有自限性，部分患儿 5 岁内症状有所改善，有时需行气管内支架术，主动脉或气管固定术等。

二、原发性纤毛运动障碍

原发性纤毛运动障碍（primary ciliary dyskinesia，PCD OMIM 244400；ciliary dyskinesia，primary，CILD）是由于纤毛结构和（或）功能缺陷引起多发性异常的遗传性疾病。Kartagener（1933）首先较系统地描述了该病，并认为它是一种常染色体隐性遗传病，因此，该病曾被命名为 Kartagener 综合征（Kartagener syndrome，KS）。随着研究的深入，Sleigh（1981）提出了原发性纤毛运动障碍和继发性纤毛运动障碍的概念。前者是遗传因素导致。KS 只是本病的一个亚型，特指那些具有内脏反位的原发性纤毛运动障碍患者，约占 50%，其中无慢性鼻 - 鼻窦炎表现的为不完全 KS。

（一）临床表现

本病男女发病率无明显差异，新生儿发病率为 1/15 000 ~ 1/60 000，多发生于近亲婚配的后代中。其临床表现复杂，包括支气管扩张、内脏反位、慢性鼻 - 鼻窦炎及中耳炎、男性不育等。也可以表现为新生儿呼吸窘迫、脑积水、头痛和多囊肾等。

（二）遗传学及发病机制

原发性纤毛运动障碍具有遗传异质性，已确定的 CILD 至少有 21 种，分别称为 CILD1 ~ CILD21，均为常染色体隐性遗传，各由不同的基因突变引起。此外，X 染色体上也有基因其突变与 PCD 有关。原发性纤毛运动障碍常见突变基因见表 27-1。

PCD 产生的纤毛结构异常可以在电子显微镜下看到。缺陷存在于内外动力臂、辐轴与微管集合处以及中央轴细胞骨架蛋白。在纤毛结构中估计存在 200 多种多肽，PCD 可能与纤毛发生或结构中涉及的一种或多种蛋白的编码基因突变有关。纤毛结构缺陷导致纤毛结构异常，从而使纤毛运动异常，黏膜上纤毛清除功能障碍，以致反复感染。精子尾部也是一种特殊的纤毛，其结构异常时，精子失去运动能力，造成不育。胚胎发育过程中若纤毛结构异常，由于缺乏正常纤毛摆动，将随机地发生内脏旋转；妊娠 10 ~ 15 天时，内脏若发生左旋代替了正常的右旋转，将引起脏器转位。

表 27-1　原发性纤毛运动障碍常见突变基因

基因符号	基因位置	缺陷结构	表型
DNAH5	5p15	外侧动力蛋白臂	PCD+ KS
DNAI1	9p13	外侧动力蛋白臂	PCD+ KS
DNAH11	7p21	外侧动力蛋白臂	PCD+ KS

续表

基因符号	基因位置	缺陷结构	表型
TNXDC3	7p14	外侧动力蛋白臂	KS
DNAI2	17q25	外侧动力蛋白臂	PCD+ KS
KTU	14q21.3	外侧动力蛋白臂 + 内侧动力蛋白臂	PCD+ KS
RPGR	Xp21.1	未知	PCD 伴视网膜色素变性
OFD1	Xp22	未知	PCD 伴精神发育迟滞
RSPH4A	6q22	中央微管	PCD
RSPH9	6q21	中央微管	PCD

突变基因导致的疾病分别是:*DNAH5*-CILD3(OMIM 608644);*DNAI1*-CILD1(OMIM 244400);*DNAH11*-CILD7(OMIM 611884);*TNXDC3*-CILD6(OMIM 610852);*DNAI2*-CILD9(OMIM 612444);*KTU*-CILD10(OMIM 612518);*RSPH4A*-CILD11(OMIM 612649);*RSPH9*-CILD12(OMIM 612650)

(三)防治

类似于其他病因的支气管扩张治疗,即抗感染治疗,胸部理疗和接种疫苗来预防肺部感染。一旦支气管扩张合并感染,则应根据细菌培养和药敏试验的结果来选择抗生素治疗。晚期病例可考虑肺移植。

三、哮喘

哮喘(asthma,susceptibility to;OMIM 600807)是由多种细胞(如嗜酸性粒细胞、肥大细胞、T 淋巴细胞、中性粒细胞、气道上皮细胞等)和细胞组分参与的气道慢性炎症性疾病。这种慢性炎症与气道高反应性相关,通常出现广泛多变的可逆性气流受限。全球约有 3 亿患者,患病率为 1%～18%,我国五大城市儿童的哮喘患病率为 3%～5%。儿童患病率高于成年人,但目前老年人群的患病率有增高的趋势。发达国家高于发展中国家,城市高于农村。约 40% 的患者有家族史。

(一)临床表现

本病表现为发作性伴有哮鸣音的呼气性呼吸困难或发作性胸闷和咳嗽。严重者被迫采取坐位或呈端坐呼吸,干咳或咳大量白色泡沫痰,甚至出现发绀等。症状可在数分钟内发作,经数小时至数天,可自行缓解或用支气管舒张药后缓解。夜间及凌晨发作和加重常是哮喘的特征之一。发作时胸部呈过度充气状态,有广泛的哮鸣音,呼气音延长。哮喘患者大多数伴有过敏体质如过敏性鼻炎,特异性变应原的检测有助于对患者的病因诊断和脱离致敏因素的接触。

本病诊断标准如下:①反复发作喘息、气急、胸闷或咳嗽,多与接触变应原、冷空气、物理、化学性刺激、病毒性上呼吸道感染、运动等有关;②发作时在双肺可闻及散在或弥漫性,以呼气相为主的哮鸣音,呼气相延长;③上述症状可经治疗缓解或自行缓解;④除外其他疾病所引起的喘息、气急、胸闷和咳嗽;⑤临床表现不典型者(如无明显喘息或体征)应有下列三项中至少一项阳性:支气管激发试验或运动试验阳性;支气管舒张试验阳性;昼夜 PEF 变异率≥ 20%。符合 1～4 条或 4、5 条者,可以诊断为支气管哮喘。

支气管哮喘根据病程可分为急性发作期、非急性发作期。急性发作时严重程度可分为轻度、中度、重度和危重 4 级。非急性发作期哮喘可根据控制水平可分为控制、部分控制和未控制 3 个等级。

(二)遗传学和发病机制

哮喘的病因还不十分清楚,哮喘是多基因疾病,同时受遗传因素和环境因素的双重影响,其遗传度估计为 35%～95%。哮喘的遗传学证据主要有:①哮喘的发生具有家族聚集性特点,许多调查资料表明,哮喘患者亲属患病率高于群体患病率,并且亲缘关系越近,患病率越高,患者病情越严重,其亲属患病率也越高;②同卵双生的同病率高于异卵双生的双胞胎,双生子研究普遍显示无论如何抚养(分开或一起抚养长大),同卵双生儿的哮喘发病一致率明显要高于异卵双生儿。此外,哮喘相关的特应性反应、IgE 调节和气道高反应性也具有遗传性。血清总IgE水平有约35%～84%的遗传度。气道高反应性有约30%～66%遗传度；嗜酸性粒细胞计数同样存在一个高家族聚集倾向，其遗传度约24%～41%。随着复杂疾病遗传研究手段的提高和分析方法的进步，已经可以进行全基因组关联分析，哮喘遗传学的研究进展很快，目前发现100多个哮喘候选基因，可分为免疫识别基因、转录因子基因、受体基因、细胞因子基因和调节物基因五大类，主要涉及染色体5q31-q32、6p21、11q12-q13、16p12-p11和20p13(表27-2)。但由于基因-基因、基因-环境相互作用的复杂性，许多研究找出的易感基因与哮喘之间缺乏重复性。研究比较明确的是：*IL-4*、*IL-13*、*CD14*、*ADRB2*、*HLA-DRB1*、*HLA-DQB1*、*TNF*、*FCER1B*、*IL-4RA*及*ADAM 33*等，以及通过全基因组关联分析确定与哮喘关联最密切的易感基因*ORMDL3*（编码血清类黏蛋白1样蛋白3)。

表27-2 哮喘相关基因及其位置

基因代号及其产物	基因位置	相关表型
ADAM33（解联蛋白和金属蛋白酶结33）	20p13	哮喘，气道高反应性
DPP10（二肽基肽酶10）	2q14	哮喘
PHF11（PHD指蛋白11）	13q14	哮喘，IgE
NPSR1（神经肽S受体1）	7q14	哮喘，IgE
HLA-G（人类白细胞抗原G）	6p21	哮喘，气道高反应性，过敏体质
CYFIP2（细胞质脆性X智力低下蛋白相互作用蛋白2）	5q33	过敏性哮喘
IRAK3（白介素1受体关联激酶3）	12q14	早发、持续性哮喘
COL6A5（6型胶原蛋白α5）	3q21	过敏性皮炎
OPN3/CHML（视蛋白3/无脉络膜样）	1qter	过敏性哮喘

在过去20年里，哮喘的发生率呈现迅速上升趋势，提示环境因素发挥重要作用。环境因素中主要包括某些激发因素，各种特异和非特异性吸入物，如尘螨、花粉、真菌、动物毛屑、二氧化硫、氨气等；各种微生物，如细菌、病毒、原虫、寄生虫等；各类食物，如鱼、虾、蟹、蛋类、牛奶等；各类药物，如普萘洛尔（心得安)、阿司匹林等；其他因素如气候变化、运动、妊娠等都可能是哮喘的激发因素。哮喘易感基因者暴露于环境因素下，能直接影响哮喘基因表达。

除环境与基因的影响外，表观遗传学通过对DNA和组蛋白的修饰也可导致基因表达可遗传改变。机体受孕后在环境因素作用下，通过DNA甲基化、组蛋白修饰等机制破坏表观遗传，从而改变基因表达来控制哮喘风险。哮喘发生的表观遗传学调控包括DNA甲基化、组蛋白修饰、染色质重塑、非编码RNA调控等，各种表观遗传修饰相互影响、调控，构成一个完整的复杂的表观遗传调控网络。诸多表观遗传学机制与哮喘发病机制相关，但其直接机制仍然有待确定。复杂的基因与环境之间相互作用可能导致哮喘，表观遗传调控也许介导复杂的基因与环境之间的相互作用。

（三）防治

1. 药物治疗　大多数哮喘患者按全球哮喘防治倡议（Global Initiative for Asthma，GINA）推荐的治疗方案进行规范治疗都可以获得良好的临床控制。控制哮喘发作的药物包括吸入性与全身用糖皮质激素、白三烯调节剂、长效吸入β_2激动剂、吸入性糖皮质激素、缓释茶碱、色苷酸类、IgE抗体，这些药物需要长期每天使用，其中吸入性糖皮质激素是目前最有效的控制剂。缓解哮喘发作症状的药物包括速效吸入性β_2激动剂、吸入性抗胆碱能药、短效茶碱和短效口服β_2激动剂。哮喘非急性发作期的治疗是基于哮喘控制水平评估进行的阶段治疗，医生必须对患者的发作状态进行评价，根据哮喘的控制水平选择合适的长期治疗方案，直至哮喘得到有效控制。

2. 药物遗传学与哮喘治疗　个体的遗传组成不同一定程度上导致了其对药物反应的不同。药物靶基因的遗传变异能预测个体对治疗的临床反应。Malmstrom等最早研究了哮喘患者对吸入性糖皮质激素倍氯米松或白三烯调节剂孟鲁司特的反应，结果发现个体间差异极大。通过分析发现白三烯合成基因和糖皮质激素受体基因上存在多态性，在一定程度上导致了个体对药物反应的不同。此外，随着易感基因研究的深入，有可能准确地界定高危人群，对其采取早期措施，防止慢性严重哮喘和伴随的气道重建。哮喘相关基因的产物将为治疗提供新的靶点，而且基因治疗也成为可能（参见第 21 章）。

四、慢性阻塞性肺疾病

慢性阻塞性肺疾病（chronic obstructive pulmonary disease，COPD；OMIM 606963）是一种可以预防和治疗的常见病，其特征是持续存在的气流受限。气流受限呈进行性发展，伴有气道和肺对有害颗粒或气体所致慢性炎症反应的增加。急性加重和合并症影响患者疾病的严重程度。COPD 患病率和病死率均居高不下，我国 40 岁以上人群 COPD 患病率为的 8.2%。

（一）临床表现

本病起病缓慢、病程较长。主要症状为慢性咳嗽、咳痰、气短或呼吸困难。晚期患者有体重下降，食欲减退等。患者可出现以下体征：桶状胸，肺部过清音，心浊音界缩小，两肺呼吸音减弱，呼气延长，部分患者可闻及湿性啰音和（或）干性啰音。合并肺心病者可有下肢凹陷性水肿。

有相关临床表现的患者，且有暴露于危险因素的病史，需要考虑 COPD 的诊断，而诊断需要肺功能检查以明确，吸入支气管扩张剂之后 $FEV_1/FVC < 70\%$ 表明存在气流受限，可诊断 COPD。根据 2013 版 COPD 全球倡议（Global Initiative for Chronic Obstructive Lung Disease，GOLD）指南，诊断后应对患者进行综合评估以指导治疗。

1. 症状评估　采用改良英国 MRC 呼吸困难指数（mMRC）（表 27-3）或 COPD 评估测试（CAT）。

表 27-3　改良英国 MRC 呼吸困难指数

mMRC 分级	mMRC 评估呼吸困难严重程度
mMRC 分级 0	仅在费力运动时出现呼吸困难
mMRC 分级 1	平地快步行走或步行爬小坡时出现气短
mMRC 分级 2	由于气短，平地行走时比同龄人慢或者需要停下来休息
mMRC 分级 3	在平地行走 100 米左右或数分钟后需要停下来喘气
mMRC 分级 4	因严重呼吸困难以至于不能离开家，或在穿衣服、脱衣服时出现呼吸困难

2. 肺功能评估　气流受限程度仍采用肺功能严重度分级（表 27-4）。

表 27-4　COPD 气流受限分级（吸入支气管扩张剂后的 FEV_1）

GOLD 分级	$FEV_1\%Pred$
GOLD 1：轻度	$FEV_1\%Pred=80\%$
GOLD 2：中度	$50\%=FEV_1\%Pred < 80\%$
GOLD 3：重度	$30\%=FEV_1\%Pred < 50\%$
GOLD 4：非常重度	$FEV_1\%Pred < 30\%$

3. 急性加重风险评估　采用急性加重病史和肺功能评估急性加重的风险，上一年发生 2 次或以上的急性加重或 $FEV_1\%\ Pred < 50\%$ 提示风险增加，需要正确评估合并症并给予恰当的治疗。

4. 合并症评估　COPD 患者常常伴有合并症，包括心血管疾病、骨质疏松、焦虑和抑郁、肺癌、感染、代谢综合征和糖尿病等。最常见的合并症是心血管疾病、抑郁和骨质疏松。这些合并症可发生在轻度、中度、重度和严重气流受限的患者中，并且分别影响患者的住院和死亡，应该努力发现患者的合并症并给予适当的治疗。

5. COPD 的综合评估　见图 27-1 及表 27-5。

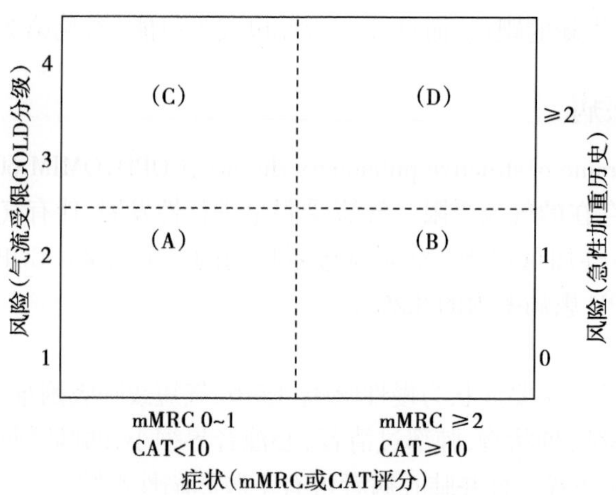

图 27-1　COPD 症状、肺功能分级及风险相关性分组

表 27-5　COPD 综合评估

患者	特征	肺功能分级	每年急性加重次数	mMRC	CAT
A 组	低风险，症状少	GOLD 1～2	=1	0～1	< 10
B 组	低风险，症状多	GOLD 1～2	=1	=2	=10
C 组	高风险，症状少	GOLD 3～4	=2	0～1	< 10
D 组	高风险，症状多	GOLD 3～4	=2	=2	=10

（二）遗传学和发病机制

确切的病因不清楚，有害气体和颗粒、职业粉尘和化学物质、空气污染、呼吸道感染都是 COPD 发病的因素。其中吸烟是引起本病发生、发展的主要环境危险因素。吸烟者慢性支气管炎的患病率比不吸烟者高 2～8 倍。烟龄越长，吸烟量越大，COPD 患病率越高，但仅有 10%～20% 的慢性重度吸烟者发展成为有症状的 COPD，这表明肯定存在不同个体对香烟损伤易感性的差异，且与机体的遗传因素有关。COPD 的遗传易感性表现在以下几个方面：

1. 种族差异　COPD 在不同的种族人群有着不同的发病率，而且很难单用生活方式不同加以解释。有研究报道，中国人群 COPD 发病率较西方低。在美国的日本裔美国人吸烟每天超过 20 支者，COPD 发病率为 7.9%，而白种美国人则为 16.7%。不同种族人群 COPD 发病率的不同可能是由于某些基因频率的不同所致。

2. 家族聚集　早在 20 世纪 70 年代就有研究发现在家族内 COPD 发病有增高的现象。Framingham 研究中，通过对 1000 多个家庭的 5000 多人的分离分析显示，在排除吸烟因素后，多基因效应及其他环境因素决定着第一秒用力呼气容积。

3. COPD 相关基因及多态性　已确定和尚未完全确定的 COPD 相关基因及其多态性如下。

（1）蛋白酶和抗蛋白酶的基因多态性：抗胰蛋白酶的主要功能是抑制中性粒细胞弹性蛋白酶的活性，防止肺部纤维结缔组织被破坏。编码 α1- 抗胰蛋白酶（α 1-antitrypsin，AAT）的基因，人基因组学会命名委员会（HGNC）核准的基因符号为 *SERPINA1*，是首先被发现也是目前唯一确定的 COPD 相关基因，该基因位于 14q32.1，全长 20 946bp，有 7 个外显子，mRNA 长 3536bp，编码的 AAT 含 418 个氨基酸，包括 24 个氨基酸的信号肽和 394 个氨基酸的成熟 AAT。其基因变异主要分为 F、M、S 和 Z 型，其中，M 为野生型，普遍存在于约 90% 的人群中，北欧人群中突变型 Z 较为普遍，而欧洲西南部人群中突变型 S 较为普遍。不同基因型 ZZ、SZ、MZ、SS、MS 所引起的平均 AAT 血浆浓度分别减少到野生型 MM 基因型的 16%、51%、83%、93% 和 97% 的水平。其中 ZZ 纯合子所导致的 AAT 缺乏最为严重，该基因型个体(尤其是吸烟者)可严重缺乏 α1- 抗胰蛋白酶，早期即发展为 COPD，称为 α 1- 抗胰蛋白酶缺乏症(α 1-antitrypsin deficiency;OMIM 613490)。根据研究，人群中 ZZ 基因型的频率为 0.3%～4.5%，主要发生于白种人，仅占 COPD 患者的 1%～2%。

此外，有报道称编码基质金属蛋白酶 9(matrix metalloproteinase，MMP9)的基因 *MMP9* 其启动子多态性 c.-1562 C > T 与日本人的肺气肿发生有关，与俄罗斯人 COPD 的严重程度相关。而编码组织金属蛋白酶抑制物 2(tissue inhibitor of metalloproteinase 2，TIMP2)的基因 *TIMP2* 其启动子区域的 c，-418G > C 多态性和位于编码区的 c.853G > A 多态性可能与 COPD 的发展有关。

(2) 与氧化和抗氧化失衡相关的基因多态性：COPD 患者的氧化应激不仅与外源性氧化剂如烟雾有关，还与内源性氧化物的产生有关。多种氧化酶参与产生内源性氧化物。这些酶和蛋白的基因多态性影响 COPD 和吸烟者的氧化应激程度。研究发现，谷胱甘肽 S 转移酶、微粒体环氧化物水解酶、细胞外超氧化物歧化酶、细胞色素 P450 以及血红素氧合酶等编码基因多态性与 COPD 易感性有关。

(3) 与细胞因子相关的基因多态性：COPD 的发病是一种慢性炎症过程，其中有多种炎症细胞、细胞因子、黏附分子参与。这些炎症介质和细胞因子的编码基因已成为在 COPD 易感性分子基础研究中比较受重视的候选基因。例如，*TNFA*(编码肿瘤坏死因子 α)、*TGFB1*(编码转化生长因子 β1)、*IL-8*、*IL-10*、*IL-13* 等。

COPD 是一个复杂的多基因疾病，受多种因素影响包括遗传、环境及遗传与环境的共同作用。全基因组关联分析发现了三个与 COPD 易感性相关的基因区域：位于 4q31.21 处距 *HHIP* 基因 51kb 的区域；位于 4q22.1 处的 *FAM13A* 基因；位于 15q25.1 处一段包含了 *CHRNA3* 基因和 *IREB2* 基因在内的区域。此外，自主神经功能失调、营养不良、气温变化等因素都有可能参与 COPD 的发生和发展。

(三) 防治

1. 稳定期治疗　根据 GOLD 指南，COPD 稳定期治疗包括非药物治疗和药物治疗两方面。非药物治疗包括戒烟、康复治疗、氧疗、通气支持和外科治疗等，可根据患者的症状评估和急性加重评估推荐应用(表 27-6)。开始药物治疗之前也应根据评估结果选择适当的药物治疗(表 27-7)。

表 27-6　COPD 稳定期的非药物治疗

患者	基本措施	推荐	根据当地指南决定
A 组	戒烟	体育活动	流感疫苗 肺炎疫苗
B、C、D 组	戒烟，肺康复	体育活动	流感疫苗 肺炎疫苗

表 27-7　COPD 稳定期的药物治疗

患者	首选	第二选择	备选
A 组	SAMA 必要时或 SABA 必要时	LAMA 或 LABA 或 SAMA 和 SABA	茶碱
B 组	LAMA 或 LABA	LAMA 和 LABA	SABA 和(或)SAMA；茶碱
C 组	ICS/LABA 或 LAMA	LAMA 和 LABA	PDE-4 抑制剂；SABA 和(或)SAMA；茶碱
D 组	ICS/LABA 或 LAMA	ICS 和 LAMA；或 ICS/LABA 和 LAMA；或 ICS/LABA 和 PDE-4 抑制剂；或 LAMA 和 LABA；或 LAMA 和 PDE-4 抑制剂	羧甲司坦；SABA 和 / 或 SAMA；茶碱

注 1：SABA：短效 β_2 激动剂；SAMA：短效抗胆碱能药物；LABA：长效 β_2 激动剂；LAMA：长效抗胆碱能药物；ICS：吸入糖皮质激素；PDE-4 抑制剂：磷酸二酯酶抑制剂

注 2：备选药物可单用，或与首选和第二选择药物联合应用

2. α1-抗胰蛋白酶强化治疗　对于α1-抗胰蛋白酶缺乏的COPD患者，美国主张用α1-AT制剂替代治疗，包括内源性替代治疗，使用能刺激肝细胞合成和分泌α1-AT的药物，如达那唑、他莫昔芬等；以及外源性替代治疗，每周静脉注射治疗纯化的α1-AT蛋白，其可以减缓肺功能下降的速度、减少急性加重、改善患者生存率。

3. 药物遗传学与COPD　大多数研究集中于编码β2肾上腺素能受体（β-2 adrenergic receptor，ADRB2）的基因*ADRB2*与支气管舒张反应性，但是结论并不一致，*ADRB2*基因的变异p.Arg 16 Gly及p.Gln 27 Glu与短效β_2肾上腺素受体激动剂及其他COPD治疗的关系仍不明确。COPD易感基因或COPD相关表型也是遗传药理研究的目标。有多个研究证实吸烟及戒烟与遗传的相关性，在不久的将来，遗传药理研究可能有助于指导戒烟治疗。

第二节　肺疾病

一、先天性肺发育不全

先天性肺发育不全（congenital aplasia of lung）系胚胎期肺发育障碍，原因不明。临床可分为三型：Ⅰ型，肺缺如（lung agenesis，OMIM 265430），一侧肺或双侧肺完全缺失，没有支气管、血管和肺实质；Ⅱ型，肺发育不全（pulmonary aplasia），只有残留的支气管形成的盲端，没有供应的血管和肺实质；Ⅲ型，肺发育不良（pulmonary hypoplasia），支气管、血管和肺泡存在，但其大小和数量均减少。

（一）临床表现

本病临床表现随肺部病变类型、程度而有所不同。肺缺如、肺发育不全、严重的肺发育不良患者症状明显，生后即可出现呼吸急促、发绀、反复呼吸道感染、喂养困难等，绝大多数在婴幼儿期即可确诊并死亡。轻度发育不良大多无症状，或仅表现为易患呼吸道感染，而不易被发现，于胸片检查时偶然发现。体检可见患侧胸廓略扁平，叩诊浊音，呼吸音减低，呼气相延长，气管向患侧移位。

CT检查是诊断肺发育不全的重要检查方法，能显示主支气管及其分支的闭塞或狭窄的部位。而纤维支气管镜检查可直接观察支气管内的阻塞或狭窄的部位，同时能进行活检得到病理诊断。多数病例经影像学及支气管镜检查可确诊。

（二）遗传学和发病机制

本病常合并其他系统畸形。大多数患者在1岁以内死亡。病变较轻者可存活至成年。一般认为肺发育不全多由于先天性横膈疝、特发性心脏肥大或严重羊水过多，使胎儿胸腔的容积减少，肺的发育受限所致。也有认为由于胚胎发育早期胚芽原生质或胚质先天性缺陷引起的肺血管或呼吸器官的发育障碍。家族性肺发育不良（familial hypoplasia of lungs）与遗传有关，Frey认为可能为常染色体隐性遗传病。而Ackerman等发现*ZFPM2*基因突变可能与此病有关。

（三）防治

本病无症状者无需治疗，并发呼吸道感染时给予抗感染治疗即可，反复一侧肺感染、肺不张或严重的支气管扩张者可手术切除病变肺叶或肺段。

二、肺泡微石症

肺泡微石症（pulmonary alveolar microlithiasis；OMIM 265100）是一种进展缓慢的罕见疾病，以肺泡内广泛的磷酸钙盐沉积为特征。本病多见于欧洲、亚洲，土耳其患病率最高，我国亦为多发区。患者分为散发病例和家族聚集性病例两类，散发病例中男性患病率高于女性，而家族聚集性患者中，男女患病率相同。

（一）临床表现

本病患者确诊时年龄多为30～50岁。起病隐袭，病程长，常见临床表现为活动后气急，但超过半数患者即使双肺病变广泛仍可没有明显的临床症状。本病也可出现咯血，咳出结石，但较少见。可伴有周围性发绀、杵状指及双下肺爆裂音等体征。早期X线胸片可无异常，后期的典型表现为“暴风雪”或“沙暴”征：病变为双肺对称、弥漫性或沙粒样小结节浸润，直径<1mm，主要累及双下肺和心包周围。由于临床症状和影像学表现不符合，患者常于体检或其他原因行X线胸片检查时发现本病。胸部CT特征与X线胸片基本相同，表现为微小结节、毛玻璃影、胸膜下间质增厚、纵隔旁肺气肿及小叶中心性肺气肿等间质性病变的常见征象。肺功能检查可在很长的时间内保持在正常范围，后期表现为限制性通气功能障碍和弥散功能下降。

血浆表面活性物质A及表面活性物质D可升高，是随访PAM的良好指标。

（二）遗传学和发病机制

本病的家族性病例报道中通常表（堂）兄妹共同患病，父母和子女却较少发病。不少家庭是近亲结婚，超过1/3的患者有家族史，提示本病可能为常染色体隐性遗传。研究证实，基因突变导致的常染色体隐性遗传病。*SLC34A2*编码溶质载体蛋白家族34成员2（solute carrier family 34，member 2，SLC34A2），主要作用是维持机体无机磷平衡，在肺脏中高表达，且特异性表达于肺泡Ⅱ型上皮细胞。肺泡Ⅱ型上皮细胞产生的表面活性物质主要成分是二棕榈酰卵磷脂，可降低肺泡表面张力，通常可被肺泡Ⅱ型上皮细胞和巨噬细胞降解，降解过程中产生的磷被SLC34A2蛋白清除。当*SLC34A2*基因发生突变时，蛋白失去正常的磷转运功能，磷盐及其钙螯合物沉积形成微石，最终导致肺泡微石症。其病理学特征是肺泡内的钙球体形成，镜下典型特点是磷酸钙盐的层状沉积，对本病最具诊断价值。对散发病例的研究结果显示，肺泡微石症发病可能和患者接触油印墨盒及含钙盐的烟草等有害物质有关，环境因素在肺泡微石症发生发展中的作用有待进一步研究。

（三）防治

本病目前暂无有效的治疗方法，只能防治并发症。全身应用糖皮质激素和肺泡灌洗通常无效。羟乙磷酸钠可抑制羟磷灰石形成微晶体，从而抑制异位骨化，但有学者认为用于肺泡微石症治疗时效果不佳。肺移植术是肺泡微石症发展至终末期的较为有效的治疗方法。对于肺功能不全、右心衰竭、继发感染等进行对症治疗，可延长病程。

三、囊性纤维化

囊性纤维化（cystic fibrosis，CF，OMIM 219700）是一种由编码囊性纤维化跨膜传导调节蛋白（cystic fibrosis transmembrane conductance regulator，CFTR）的基因*CFTR*发生突变引起的遗传性疾病。文献报道的发病率不一，白种人居多，外籍华人中有个例报道。我国未见报道。

（一）临床表现

本病病变累及多个外分泌腺体和器官。呼吸系统受累的表现为反复的呼吸道感染，病程后期患者出现上叶为主的支气管扩张和呼吸衰竭。消化系统受累的患者表现为新生儿胎粪性肠梗阻、胰腺纤维化、营养不良、胆汁性肝硬化。多数男性患者可伴先天性输精管缺如，因无精症而不育。

（二）遗传学和发病机制

多数CF为常染色体隐性遗传疾病，其发病机制*CFTR*基因突变，导致CFTR功能障碍，引起多系统病变。已发现超过1600种突变。本病国内未见，不多赘述（参见第二十九、三十章）。

（三）防治

参见有关章节的对症处理方法，不再详述。

四、特发性肺纤维化

特发性间质性肺炎（idiopathic interstitial pneumonia，IIP）是一组原因不明的弥漫性实质性肺疾病，以肺实质受到不同形式和程度的炎症和纤维化损害为特点。特发性肺纤维化（pulmonary fibrosis，idiopathic，IPF，OMIM 178500）是IIP中病理表现为普通型间质性肺炎（usual interstitial pneumonia，UIP）的一种类型，在IIP中最常见。该病进展快，诊断后中位生存期约2.5～3.5年。美国每年新发病例超过3万例，而且流行病学研究提示其发病率、死亡率均在增加，估计美国总人口的患病率和年发患者数分别是14～42.7/10

万人口和6.8万～16.3万。该病多于50岁以后发病，患病率随着年龄增长而增加，75%有吸烟史。

（一）临床表现

本病起病隐袭，主要症状是干咳和呼吸困难。随着肺纤维化的发展，发作性干咳和气促逐渐加重。进展的速度有明显的个体差异，经过数月至数年发展为呼吸衰竭和肺心病。通常没有肺外表现，但可有一些伴随症状，如食欲减退、体重减轻、消瘦、无力等。体检可发现呼吸浅快，80%以上的病例其双肺底闻及吸气末期Velcro啰音，20%～50%有杵状指（趾）。晚期出现发绀等呼吸衰竭和肺心病的表现。

辅助检查主要是影像学和肺功能。胸片显示双肺弥漫的网格状或网格小结节状浸润影，以双下肺和外周（胸膜下）明显。高分辨CT（high resolution computed tomography，HRCT）是IPF诊断流程中的重要组成部分（表27-8）。HRCT上UIP的特征为胸膜下和肺基底部的网格状阴影和蜂窝影，常伴有牵张性支气管扩张，尤其是蜂窝影对IPF的诊断有很重要的意义。肺功能表现为限制性通气功能障碍和弥散量减少。实验室检查为非特异性变化，可以有血沉加快、血乳酸脱氢酶增高和免疫球蛋白增高；有10%～26%的患者类风湿因子和抗核抗体阳性。

表27-8　UIP的HRCT标准

UIP型（所有4个特征）	可能UIP型（所有3个特征）	不符合UIP型（7个特征中任意1个）
病变主要位于胸膜下和肺基底部 异常的网格影 蜂窝样改变，伴或不伴牵张性支气管扩张 无不符合UIP型的任何1条	病变主要位于胸膜下和肺基底部 异常的网格影 无不符合UIP型的任何1条	病变主要分布于上、中肺 病变主要沿支气管血管束分布 广泛磨玻璃样影（范围超过网格影） 大量微结节（双侧，上肺分布为主） 散在的囊泡影（多发，双侧，远离蜂窝肺区域） 弥漫性马赛克征/气体陷闭（双侧，三叶或多肺叶受累） 支气管肺段/肺叶实变

通过有丰富ILD诊断经验的呼吸内科、影像科和病理科医生之间的多学科讨论，仔细排除其他可能的病因，是获得准确诊断最为重要的环节（参见其他呼吸系统疾病专科书籍）。

（二）遗传学和发病机制

本病可分为家族性IPF和散发性IPF，其中，2%～20%的患者有家族史。Marshell等总结67例家族性IPF，他们估计家族性IPF占所有病例的0.5%～2.2%。其特点是起病年龄较小。一系列的研究表明遗传因素（如编码转化生长因子β、肿瘤坏死因子α、主要组织相容性复合体、血管紧张素转换酶等蛋白的基因）参与了肺纤维化的发生。如在作业环境和暴露水平相似的情况下，表现为少部分人更容易患病。这表明一定有某种遗传机制在起作用，使其对某些有害环境因素更加易感（图27-2）。某些动物品系对致纤维化因子所表现出的不同易感性，以及对转基因或基因敲除动物肺纤维化模型的研究等，均提示了遗传易感性的存在。其遗传方式是不完全外显的常染色体显性遗传，但遗传基础尚不清楚。研究发现，编码肺表面活性蛋白C（surfactant，pulmonary-associated protein C，SFTPC）的基因*SFTPC*和编码肺表面活性蛋白A2的基因*SFTPA2*的突变会导致肺泡Ⅱ型细胞内质网应激增加。编码端粒酶逆转录酶（telomerase reverse transcriptase，TERT）的基因*TERT*和端粒酶RNA组分的基因*TERC*的突变会使IPF端粒缩短，*TERT*突变是IPF中最常见的基因异常。在平均年龄51岁的个体中，*TERT*突变携带者的外显率是40%，其外显率随年龄增加而升高，男性高于女性。此外，端粒缩短在无基因突变的家族性IPF和散发性IPF中也有见到，提示端粒酶功能障碍或可以解释年龄相关的IPF的发病率差异。

（三）防治

尚无治疗的有效药物。既往采用糖皮质激素或联合细胞毒药物治疗，其使用剂量和疗程视患者的具体病情而定。其他治疗药物包括N-乙酰半胱氨酸、γ干扰素和吡非尼酮（pirfenidone）、秋水仙碱等。这些药物的临床疗效尚有待进一步论证，循证医学研究认为缺乏足够证据支持应该常规使用这些药物治疗。当肺功能严重不全、低氧血症迅速恶化，但不伴有严重的心、肝、肾病变、年龄小于 60 岁者，可考虑进行肺移植。有静息低氧血症的 IPF 患者应接受长期氧疗，多数 IPF 患者应该接受肺康复治疗，但对于少数患者肺康复治疗可能是不合理的选择。

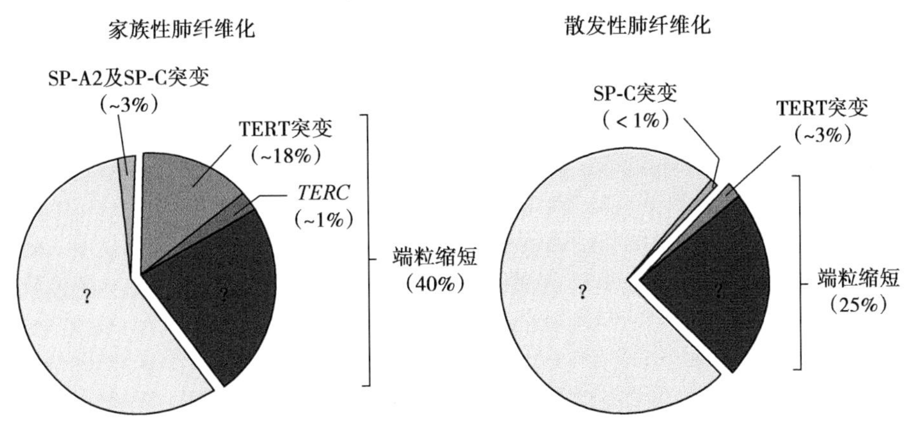

图 27-2　家族性及散发性肺纤维化基因突变占比

五、肺泡蛋白沉积症

肺泡蛋白沉积症（pulmonary alveolar proteinosis，OMIM 610910）是一组以肺泡及终末呼吸性细支气管内富含过碘酸雪夫（PAS）染色阳性磷脂和蛋白质样物质沉积为特征的少见疾病。国外报道该病年发病率约为 0.36/10 万，男女之比约 2.5∶1，各年龄组均可发病，30～50 岁为发病高峰。

（一）临床表现

起病隐袭，临床表现差异很大，多表现为渐进性劳力性呼吸困难和咳嗽。体格检查可闻及吸气性爆裂音，杵状指少见。

本病支气管肺泡灌洗液（BALF）外观呈灰黄色牛奶状或泥浆样为其特征性表现。细胞分类以巨噬细胞为主，呈泡沫样改变，细胞质内可见 PAS 阳性包涵体，生化检查如肺泡表面活性物质 -A、肺泡表面活性物质 -D 可明显升高。血清乳酸脱氢酶可作为衡量疾病严重程度指标。血清癌胚抗原（CEA）升高也是反映疾病活动的指标。

胸部影像学主要表现为双肺斑片状阴影，可为对称或不对称性，致密影中可见支气管充气征，边缘清晰、锐利。可呈现特征性的“地图样”改变或“铺路石”征。

本病诊断主要依据胸部影像学检查和支气管肺泡灌洗或经支气管镜肺活检。患者相对轻微症状与严重影像学表现或肺功能障碍的不平衡是本病特征之一。BALF 和经支气管镜肺活检是目前诊断本病的主要手段。

（二）遗传学和发病机制

肺泡蛋白沉积症可根据病因分为先天性及获得性两种类型。

获得性肺泡蛋白沉积症（pulmonary alveolar proteinosis，acquired；OMIM 610910）又分为继发性及特发性。继发性肺泡蛋白沉积症与肺泡巨噬细胞功能或数量下降有关。特发性肺泡蛋白沉积症是指各种继发因素以外的、病因不明的病例。90% 病例属于特发性肺泡蛋白沉积症。

先天性肺泡蛋白沉积症包括五种疾病，即肺表面活性蛋白代谢功能障碍 1～5（SMDP 1～5）。

肺表面活性蛋白代谢功能障碍 1（surfactant metabolism dysfunction，pulmonary，1，SMDP1；OMIM 178640）是由位于 2p12-p11.2 处编码肺表面活性蛋白 B（surfactant，pulmonary-associated protein B，SFTPB）的基因 *SFTPB* 的突变所致，为常染色体隐性遗传。SMDP1 于新生儿发病，往往 1 岁内死亡。已鉴定 30 多种 *SFTPB* 基因突变。

SMDP2（OMIM 610913）是由位于8p21处的*SFTPC*基因突变所致，呈常染色体隐性遗传。

SMDP3（OMIM 610921）是由位于16p13.3处编码ATP结合盒蛋白亚家族A成员3（ATP-binding cassette，subfamily A，member 3，ABCA3）的基因*ABCA3*发生突变，导致ABCA3缺乏所致，呈常染色体隐性遗传。

SMDP4（OMIM 300770）是由位于Xp22.32处编码集落刺激因子2受体α（colony stimulating factor 2 receptor，α，CSF2RA）的基因*CSF2RA*发生突变，导致CSF2RA缺乏所致，呈X连锁隐性遗传。

SMDP5（OMIM 614370）是由位于22q12.3处编码粒细胞-巨噬细胞集落刺激因子受体β（granulocyte-macrophage colony stimulating factor receeotor，β，CSF2RB）的基因*CSF2RB*发生突变，导致CSF2RB缺乏所致，呈常染色体隐性遗传。

本病发病机制尚未明确。多数学者认为：①肺泡表面活性物质的过多分泌或清除障碍所致；②肺泡巨噬细胞功能异常，使肺泡表面活性物质利用障碍；③编码集落刺激因子受体的基因变异，或机体产生抗体。近年来的研究显示，粒细胞-巨噬细胞集落刺激因子（GM-CSF）抗体在特发性PAP的发病机制中起重要作用。

（三）防治

肺泡蛋白沉积症大约有8%患者可自行缓解，只有当呼吸道症状影响生活质量或出现低氧血症、肺功能恶化才需要治疗。

1. 全肺灌洗　可将沉积在肺泡表面的活性物质排除，从而改善肺通气和换气功能。目前大容量全肺灌洗是肺泡蛋白沉积症的主要治疗方法。对于症状较轻者，可用支气管镜分侧分段灌洗。

2. GM-CSF治疗　由于GM-CSF在特发性肺泡蛋白沉积症发病机制中起着重要作用，因此，可考虑外源性重组人GM-CSF替代全肺灌洗治疗特发性肺泡蛋白沉积症，或作为全肺灌洗的补充治疗。GM-CSF皮下注射尚处于临床试验阶段。

3. 血浆置换　是去除循环中各种免疫球蛋白、自身抗体和冷球蛋白的一项技术。可治疗特发性肺泡蛋白沉积症，但尚仅见个案报道。

六、肺癌

肺癌（lung cancer；OMIM 211980）又称原发性支气管肺癌（primary bronchogenic carcinoma），是起源于支气管黏膜或腺体的恶性肿瘤。肺癌是世界上发病率和死亡率最高的恶性肿瘤之一，居各类恶性肿瘤之首，且仍呈持续上升趋势。2011年全球癌症统计数据显示，全球新发肿瘤患者中肺癌占12.7%，约160万人，死亡患者中肺癌占18.7%，约140万人。在我国肺癌的发病率和病死率均呈显著升高趋势，病死率已居肿瘤死亡率首位。肺癌分小细胞肺癌（small cell lung carcinoma，SCLC）和非小细胞肺癌（non-small cell lung carcinoma，NSCLC），NSCLC包括鳞癌、腺癌、腺鳞癌、大细胞癌、类癌等，占所有肺癌病例的80%～90%。

（一）临床表现

1. 临床症状　肺癌的临床症状与肿瘤大小、类型、发展阶段、所在部位、有无并发症或转移有密切关系。有5%～15%的患者无症状，仅在常规体检、胸部影像学检查时发现。其余的患者可表现或多或少与肺癌有关的症状与体征，包括由于原发肿瘤引起的症状如咳嗽、血痰或咯血、气短或喘鸣、发热及消瘦，以及肿瘤局部浸润引起的症状和体征如胸痛、声音嘶哑、咽下困难、胸腔积液、上腔静脉阻塞综合征及Horner综合征。部分有远处转移的患者还可出现转移部位的症状及体征，以疼痛最为多见。此外，部分患者可出现非转移性胸外表现或称为副癌综合征（paraneoplastic syndrome），常见的有：肥大性肺性骨关节病、神经肌肉综合征、高钙血症、类癌综合征以及分泌异位促性腺激素、促肾上腺皮质激素样物、抗利尿激素等所致相应临床表现等。

2. 胸部影像学检查　胸部影像学检查是发现肿瘤最重要的方法之一。临床或影像学检查疑诊为肺癌的患者应进行积极的检查以取得病理组织学确诊，常用的检查手段包括：纤维支气管镜、针吸细胞学检查、胸腔镜、纵隔镜、开胸肺活检等。肿瘤标志物如癌胚抗原（CEA）及可溶性膜抗原如CA-50、CA-125、CA-199，某些酶如神经特异性烯醇酶（NSE）、CYFRA21-1等虽然对肺癌的诊断有一定帮助，但缺乏特异性。对某些肺癌的病情监测有一定参考价值。

3. 基因突变检查　目前已经有多个基因突变标志物被证实或被发现可能可用于预测药物有效性或预后。其中，编码表皮生长因子受体（epidermal growth factor receptor，EGFR）的基因 *EGFR* 突变检测能预测 EGFR 酪氨酸激酶抑制剂的疗效。*EGFR* 基因 c.2369 C ＞T 导致 p.Thr 790 Met 的突变、*MET* 基因的扩增、IGF1R 通路的活化等，都能预测 EGFR 酪氨酸激酶抑制剂发生的耐药性。*EGFR* 基因突变的检测方法多种多样，包括 PCR 直接测序法、PCR-TaqMan 法、变性高效液相色谱法、蝎形探针扩增阻滞突变系统法、聚合酶链式反应 - 单链构象多态性法、酶切富集 PCR 法、聚合酶链式反应连接的限制性片段长度多态性分析法以及扩增突变受阻系统（ARMS）法，直接测序法是目前检测的"金标准"。*KRAS* 基因突变是肺腺癌患者生存不良的预后因子，也是早期辅助化疗不能获益的预测因子。在抗血管药物的研究中，提示细胞因子及血管生成因子 ICAM、VEGF 序列多态性、WNK1 等可能是抗血管生成药物的预测标志物，但均需要验证。在化疗研究中，基因表达的预测因子有：DNA 修复标志物切除修复交叉互补酶基因（*ERCC1*）的表达水平以及核糖核苷酸还原酶（RRM1）、乳腺癌易感基因（*BRCA1*）等预测铂类及健择（一种抗癌药物）的疗效，胸苷合成酶表达水平能够预测培美曲塞的反应，β 微管蛋白预测泰素疗效。而 *EML4-ALK* 融合基因的检测有助于预测 ALK 抑制剂的疗效。

（二）遗传学和发病机制

虽然病因和发病机制尚未明确，但通常认为与下列因素有关：吸烟、职业致癌因子（石棉、砷、铬、镍、铍、煤焦油、芥子气、三氯甲醚、氯甲甲醚、烟草的加热产物以及铀、镭等放射性物质衰变时产生的氡和氡子气，电离辐射和微波辐射等）、空气污染、电离辐射、饮食与营养以及遗传和基因改变。

越来越多的证据表明，在肺癌的发生、发展、转移等过程中，各种分子间的相互作用，多种易感因素、基因的高度甲基化、基因表达谱、EGFR 途径等都与肿瘤息息相关。各型肺癌不仅具有独特的组织学差异，而且具有类似而又不同的遗传特点。

1. 家族聚集现象　Tokuhata 和 Lilienfeld（1963）首先报道有肺癌家族史的一级亲属发病率较高。而 Ooi 等的研究发现在调整了年龄、性别、吸烟及职业暴露等因素之后，一级亲属发生肺癌的风险是其他亲属风险的 2.4 倍。在大于 40 岁的人群中，女性亲属的风险高于男性亲属，其相对风险分别是 7.2 和 2.1。肺癌的家族倾向不依赖吸烟影响而独立存在，但当两者都存在时，肺癌发生的风险便成倍增长。

2. 遗传易感性　有 80%～90% 的肺癌病例与吸烟相关，然而只有 10%～15% 的吸烟者会发生肺癌。这种个体间的显著差异是由不同的遗传易感性造成的。研究证明，人群中基因型的差异在很大程度上影响了发病风险。高外显率低频率的肺癌相关基因非常罕见（偶尔会出现同一家族中肺癌的高发），而在那些低外显率高频率的基因中，尤其是与致癌物代谢和 DNA 修复相关的基因，经常作为一种潜在的易感因子并表现出多态性。

3. 基因突变　肺癌与许多染色体区、基因及通路有关，在分子水平，肺癌中最常见的基因或表观遗传改变包括 *TP53* 突变（在肺癌所有病理类型中均常见）、*KRAS* 或 *EGFR* 突变（主要在腺癌）以及 *CDKN2A/ARF/RB1* 通路的改变。有研究报道，*TP53* 突变至少在 50% 的Ⅰ～Ⅲ期肺癌患者中发生，多数突变为错义突变；*KRAS* 密码子 12 和 13 的突变在肺腺癌中的突变率为 20%～25%，在其他 NSCLC 中突变率较低；*EGFR* 在 40%～80% 的 NSCLC 中过表达，尤其在非吸烟女性肺腺癌中高发。尽管许多研究已经报道了其他多个基因位点与肺癌发生相关，但目前在大型研究或 Meta 分析中未得到证实。已明确与肺癌发生相关的基因变异包括：编码谷胱甘肽 -S- 转移酶 μ1（glutathione S-transferase，μ-1，GSTM1）的基因 *GSTM1* 多态性；编码关卡激酶 2 裂殖酵母同源物（checkpoint kinase 2，*S.pombe*，homolog of，CHEK2）的基因 *CHEK2* 发生 c.470 T ＞C 导致 p.Ile 157 Thr 的突变。前者使机体解毒能力下降，后者在细胞周期调控中发挥了重要作用。此外，全基因组关联分析已确定 5p15、6p21 及 15q25 三个区域与肺癌相关。

4. 表观遗传学改变　肺癌的发生不仅与遗传学改变有关，表观遗传学修饰引起的基因表达失活也是肺癌发生的一个重要途径。癌症高甲基化或低甲基化均能对遗传调控产生影响，如细胞的增殖和凋亡。研究表明，在 SCLC 和 NSCLC 中，许多具有多种功能的基因，如与细胞周期、DNA 损伤修复、凋亡、RAS 通路等有关的基因均发生高甲基化。已在 NSCLC 中检测到多种基因发生甲基化，包括编码药物代谢酶的基因（如 *CYP1A1* 和 *GSTP1*），肿瘤抑制基因（如 *p14*、*p15*、*p16*、*p73*、*APC*、*BRCA1*、*ECAD*），DNA 修复基因（如 *MLH1*、*MSH2*、*ERCC1*、*MGMT*）和分化基因（如 *GATA1*、*RARB*），都有一定的参与。且发现其与环境暴露及 NSCLC 患者临床特征等因素有关。此外，烟草中的致癌物质能引起原癌基因或抑癌基因表观遗传学改变，从而影响基因的表达。

（三）防治

尽可能不与外源性致癌物质接触，如前面提到的吸烟等物质，在有害环境接触时也需要各人防护措施。这些都是非常重要的预防手段。治疗方案主要根据肿瘤的组织学决定。通常 SCLC 发现时已转移，难以通过外科手术根治，主要依赖化疗或放化疗综合治疗。NSCLC 的治疗包括手术、化疗、放疗、分子靶向治疗及生物免疫治疗等多种方法。手术治疗是 NSCLC 最佳治疗方法，但当 NSCLC 发现时，仅 20%～30% 的病例有手术指征。且术后复发和转移率仍高达 50% 以上。

此外，随着研究的深入，目前强调肺癌的个体化治疗，其要求从病理学、免疫表型、遗传学特点、药物基因组学改变等方面来筛选相关治疗的获益人群，指导肺癌的个体化治疗，*EGFR* 基因突变检查已广泛应用于临床，对于基因突变阳性的患者，一线选择酪氨酸激酶抑制剂治疗效果优于无基因突变的患者，而 *ALK* 和 *MET* 基因或其变异体的双重阻断剂克唑替尼也已被美国 FDA 批准用于局部晚期或转移性 *EML4-ALK* 阳性 NSCLC 的一线治疗。此外，与基因突变等遗传学改变不同，DNA 甲基化是可以逆转的过程。因此，在理论上，对癌前病变或肿瘤进行去甲基化处理可以恢复某些关键性抑癌基因的功能，但目前仍在动物试验阶段。

七、结节病

结节病（sarcoidosis，susceptibility to，1，SS1；OMIM 181000）是一种原因不明的以非干酪性肉芽肿为病理特征的系统性疾病。可侵犯全身多个器官，以肺和淋巴结最常见，部分病例可自愈或呈慢性进展，缓解和复发相交替。发病率以女性较高；不同地区、种族发病率差异较大，欧、美国家发病率较高，年发病率可达 50/10 万，我国被认为是结节病发病率较低的地区。

（一）临床表现

本病多见于 40 岁以下的成人，20～29 岁为高发年龄段，其次为 50 岁以上的妇女。临床表现和自然病程均有较大的个体差异，因起病的缓急和累及器官的多少而不同。多数结节病呈亚急性或慢性过程，约 50% 的病例无症状，90% 以上的病例累及肺和胸内淋巴结。早期结节病的特点是临床症状较轻而胸部 X 线异常明显，后期主要是肺纤维化导致的呼吸困难。肺部体征不明显，如结节病累及其他器官，可发生相应的症状和体征。

本病活动期血液检查可有淋巴细胞中度减少、血钙增高、血清尿酸增加、血清碱性磷酸酶增高、血清血管紧张素转换酶（ACE）活性增加、血清中白介素 -2 受体（IL-2R）和可溶性白介素 -2 受体（sIL-2R）增高，对诊断和判断活动性有参考意义。胸部 X 线表现常是结节病的首要发现，约有 90% 以上的患者伴有胸片改变。肺门、支气管旁、纵隔淋巴结肿大和肺部浸润影是主要的表现。典型的改变是双侧对称性肺门淋巴结明显肿大，呈土豆状，边界清晰，密度均匀。根据 X 线胸片结节病可分为 5 期，以Ⅰ期和Ⅱ期为常见。肺功能检查随病变发展可出现限制性通气功能障碍和弥散功能障碍。

本病诊断是基于临床、影像和组织学基础上的排他性诊断，应符合三个条件：①患者的临床表现和 X 线表现与结节病相符合；②活检证实有非干酪样坏死性类上皮结节；③除外其他原因引起的肉芽肿性病变。

（二）遗传学和发病机制

1. 环境因素　结节病的病因目前还不清楚，但结节病的发病有明显的地区差异、职业性高危因素以及该病的空间与时间聚集性，都提示结节病有可能由共同的环境或传染性因素引起。研究发现，在护士、救火员、军事人员、铝、锆工人中存在发生结节病的危险因素。此外，许多有机、无机污染物质、很多传染性因素包括病毒、分枝杆菌和支原体都曾被怀疑可以引起结节病的肉芽肿反应，其中分枝杆菌是最受重视的因素，但更倾向于认为两者之间无关联性，也没有其他病原体感染与结节病相关的依据。

2. 遗传因素　结节病发病具有种族及家族聚集性特征，疾病的临床表现及严重程度亦存在种族差异，且单卵双生子较双卵双生子容易受累，这一切均提示结节病有一定的遗传倾向。许多研究表明，结节病可能为一种多基因遗传病，其发病是由于具有一定遗传易感性的个体接触到一定的抗原后，引起较强的细胞免疫反应和肉芽肿形成。研究较多的结节病候选基因包括抗原呈递、细胞因子、细胞信号等相关基因。例如，编码人类白细胞抗原（HLA）中 HLA-B8、HLA-B35 的基因 *HLA-B8*、*HLA-B35*；编码细胞因子的基因如编码肿瘤坏死因子（TNF）的基因 *TNF*、编码白介素 1α（interleukin 1α，IL1A）的基因 *IL1A*；编码受体的基因如编码趋化因子受体（chemokine receptor，CCR）的基因 *CCR*、编码 Toll 样受体（Toll like receptor，TLR）的基因 *TLR*，以及编码血管紧张素转换酶（angiotensin converting enzyme，ACE）的基因 *ACE* 等。这些基因的多态性与结节病有关。

（三）防治

60%～70% 的患者可自然缓解，对于胸内型结节病，病情稳定、无症状且肺功能正常的Ⅰ期、Ⅱ期和Ⅲ期患者无需立即治疗。当累及心脏、肾脏、神经系统，眼部（局部用药无效时）以及高钙血症、有症状的Ⅱ期和Ⅲ期肺部结节病时，可使用全身糖皮质激素治疗。当糖皮质激素治疗无效或患者不能耐受其不良反应时，可考虑使用其他免疫抑制剂和细胞毒药物如甲氨蝶呤、硫唑嘌呤等。

第三节　肺血管和淋巴管病

一、遗传性肺动脉高压

原发性肺高压 1（pulmonary hypertension，primary，1，PPH1；OMIM 178600）又称肺动脉高压（pulmonary arterial hypertension，PAH），是一种以肺小动脉丛样病变为特点的常染色体显性遗传病，可导致肺动脉压进行性升高、右心衰竭，甚至死亡。本病于 2003 年前曾称家族性肺动脉高压（familial pulmonary arterial hypertension，FPAH），被划分在原发性肺动脉高压（primary pulmonary arterial hypertension，PPAH）的范畴。在 2008 年第四次肺循环高压专家工作组会议上，“家族性肺动脉高压”这一名称被取消，代之以遗传性肺动脉高压（heritable pulmonary arterial hypertension，HPAH）。这是由于该病特异的基因在散发的无家族史的种系突变病例中已经发现。遗传性肺动脉高压包括散发的、伴有种系突变的特发性肺动脉高压和有家族史的、伴或不伴种系突变的肺动脉高压。20 世纪 90 年代初，全美 PPH1 注册登记表明，PPH1 的发病率为 0.1～0.2/10 万人口，其中 6% 为 FPAH 患者。21 世纪 10 年代法国的注册登记表明，39.2% 患者为特发性肺动脉高压，3.9% 患者为有家族史的肺动脉高压。

（一）临床表现

肺动脉高压临床表现缺乏特异性，包括呼吸困难、乏力、心绞痛、晕厥和腹胀。体征多与右心衰竭有关，常见体征是颈静脉充盈或怒张，肺动脉瓣听诊区第 2 心音亢进、分裂，三尖瓣区反流性杂音，右室抬举性搏动，肝大、腹水等。右心导管检查可确诊肺动脉高压，在排除已知的引起肺动脉压升高的疾病后，若在一个家系中发现 2 个和 2 个以上的肺动脉高压患者，应考虑遗传性肺动脉高压。

（二）遗传学和发病机制

本病是常染色体不完全显性遗传病，具有外显率不完全、女性发病率高和发病年龄变异等特点。同时它还具有遗传早现现象（genetic anticipation），即在世代传递过程中有发病年龄逐代超前和病情症状逐代加剧的现象。因为外显率不完全，大多数基因突变携带者并不发病，所以经常有隔代遗传现象。对于某一携带致病基因的个体是否会发病、发病年龄的早晚以及病变的严重程度和进展速度，都无法根据其基因型来预测。

超过 70% 的有家族史的肺动脉高压患者有编码骨形成蛋白Ⅱ型受体（bone morphogenetic protein receptor，type Ⅱ，BMPR2）的基因 *BMPR2* 的突变。此外，11%～40% 的散发病例也有该基因突变，而在 25% 的特发性肺动脉高压患者和 15% 右芬氟拉明关联原发性肺动脉高压（pulmonary hypertension，primary， dexfenfluramine-associated；OMIM 178600）患者中，也可检测到*BMPR2*基因的突变。*BMPR2*基因位于2q33-q34，全长198 425bp，有16个外显子，mRNA长12 086bp，编码的BMPR2含1 038个氨基酸，包括26个氨基酸的信号肽和1 012个氨基酸的成熟BMPR2。BMPR2的细胞外部分由*BMPR2*基因外显子1～3编码，跨膜区由外显子4编码，外显子6～11编码激酶区，外显子12编码位于细胞内蛋白的长C末端。迄今在欧洲、美国和日本的PAH患者中已发现*BMPR2*基因的140多种突变。突变方式包括无义突变、错义突变和碱基插入及缺失引起的移码突变。另外，还在外显子2、3、6、8、12中发现一些*BMPR2*基因较常见的多态性。BMPR2是转化生长因子-β超家族成员，在血管形成、细胞增殖及细胞凋亡中发挥重要作用。但*BMPR2*基因突变与肺血管病变之间的关系尚未完全明确。目前认为，BMPR2与其配体结合后，可以通过激活血管平滑肌细胞内SMAD信号通路，对MAPK14依赖的信号转导通路产生阻抑作用，从而发挥抗增生效应；当*BMPR2*基因杂合突变后，因突变杂合子的蛋白产物减少，不足以行使正常功能，SMAD信号通路被部分阻断，其抗增生效应减弱。从而出现肺血管平滑肌细胞增生和凋亡的失衡，最终导致肺血管病变。此外，由于该病的外显率较低，提示其他一些遗传因素或环境因素也可能参与了该病的发生。

除了*BMPR2*以外，编码五羟色胺转运蛋白（serotonin transporter，SERT）也就是溶质载体蛋白家族6成员4（solute carrier family 6，member 4，SLC6A4）的基因*SLC6A4*其启动子区域的多态性也参与了PAH的发病。SERT主要介导促增殖作用，与PAH的发病直接相关。此外，编码Ⅱ型样1活化素A受体（activin A receptor，type Ⅱ-like 1，ACVRL1）的基因*ACVRL1*突变，能使患有典型的遗传性毛细血管扩张症的患者易于患上PAH。

（三）防治

肺动脉高压的治疗已获得了长足的进展，治疗PAH的药物能明显改善患者症状，减慢临床恶化速度。但肺动脉高压仍然是一种无法治愈的慢性疾病。除药物治疗外，还包括支持治疗和全身治疗、血管反应性评估、有效性评估以及不同药物联合治疗等。常用药物有一氧化氮及其供体、前列环素类似物、内皮素-1受体拮抗剂、5型磷酸二酯酶抑制剂等。此外，由于癌蛋白、肿瘤抑制因子、miRNA等在肺动脉高压的机制研究的深入，这些蛋白和寡核苷酸用于治疗并逆转肺动脉高压也在研究之中。

二、肺动静脉畸形

肺动静脉畸形（pulmonary arteriovenous malformation，PAVM）是肺动脉（个别包括支气管动脉）与肺静脉短路和类似血管瘤形成，又称为肺动静脉瘘、肺血管瘤、肺动静脉血管瘤、肺动静脉瘤、肺血管错构瘤等。它是罕见的肺部疾病，Churton（1897）在尸检中首次发现。

（一）临床表现

症状一般出现在30岁左右，症状的严重程度与病变大小密切相关。临床最常见的且早期出现的症状是鼻出血，其次是呼吸困难、咯血，再次是皮肤、胃肠道的毛细血管扩张出血等。常见的体征有皮肤黏膜的毛细血管扩张、发绀、杵状指（趾）及病变部位的杂音。影像学检查，胸部X线典型的PAVM表现为圆形或椭圆形均匀团块影，通常位于叶间，直径约1～5cm的较多见，2/3分布于下叶，邻近有条状阴影与肺门相连。肺动脉造影是诊断PAVM的"金标准"。

（二）遗传学和发病机制

本病大多数为先天性畸形，最初可能是分开肺动静脉之间的隔膜存在缺陷，继而发生破裂，或者肺动静脉之间的交通支发生膨大，因而形成了肺动静脉解剖上的分流。该病与遗传性出血性毛细血管扩张症（hereditary hemorrhagic telangiectasia，HHT）的关系密切，约有50%～60%的肺动静脉畸形合并有该病；HHT是一种常染色体显性遗传病。已知HHT有四种，分别为HHT1～4。其中，HHT1（OMIM 187300）是由位于9q34.1处的*ENG*基因突变所致，*ENG*基因编码内皮糖蛋白（endoglin，ENG）；HHT2（OMIM 600376）是由位于12q11-q14处的*ACVRL1*基因突变所致，*ACVRL1*基因编码活化素受体样激酶1（activin receptor-like kinase 1，ALK1）。同时发现，15%～35%的HHT伴发PAVM，因此，有学者推测PAVM也是一种基因突变所致的遗传性疾病。但该病也可由后天性病变引起。

（三）防治

传统认为不是所有的PAVM都需要治疗。但后来的研究发现很多无症状的或病变很小的患者也可发生严重的神经系统并发症（如中风、脑脓肿等）。因此，White等主张所有供血动脉直径≥3mm的患者，不论有无症状都应治疗以改善缺氧症状，预防中风、脑脓肿、咯血等严重并发症的出现。治疗的方法有外科手术、导管栓塞、药物治疗等。

三、全肺静脉回流异常

全肺静脉回流异常（total anomalous pulmonary venous return 1，TAPVR1；OMIM 106700）也称弯刀综合征（scimitar syndrome）是一种先天性多发性心肺畸形，其特点是右肺静脉开口于下腔静脉，全肺静脉回流异常而导致的疾病。Neil等（1960）首先报道。该病多发病于10～20岁，男女发病率1∶2。

（一）临床表现

本病患者可有不同程度的呼吸困难，可反复发作右肺感染。也有部分患者终身无症状。部分病例有发育异常。本病典型的X线征象为：①右胸廓小，右肺发育差；②心脏右旋；③右心缘“弯刀”状弧形影；④右下肺团块影。CTA检查可清晰显示右肺动脉缺失或发育差；肺静脉畸形引流至下腔静脉、肝静脉、奇静脉或右心房；异常体循环供血。支气管造影或支气管镜检查可发现右肺发育不全和支气管分支异常。血管造影可见右肺动脉变细，体循环系统的动脉进入右肺。

（二）遗传学和发病机制

多数认为本病系胚胎期一度存在然后又逐渐消退的肺静脉和大静脉系统，以及脐卵黄静脉系统之间的连结发生了永久性的残留所致。本病基本的病理变化是：①右肺发育不全。常伴有肺叶不发育、支气管缺失及肺裂异常。②体循环供应右肺血流的途径异常。大多自主动脉分出许多细小分支，经肺、支气管或其他动脉流入右肺下叶基底部。③右肺静脉引流异常。肺血流经单独一支静脉，沿右心缘向下，分成小支，在肝静脉附近进入下腔静脉。这是本病最常见的改变。④先天性心脏畸形。如右位心、房间隔缺损及法洛四联症等。其他还可伴有横膈分叶异常等变化。

本病具有家族性，常见于连续二代及同胞或堂（表）兄弟姐妹患病，而且男女均可罹患，故认为遗传方式属于常染色体显性遗传。

（三）防治

症状轻微者可不予治疗。外科治疗并不适应于所有的病例。对诊断明确、症状明显且已成年者，可做右肺切除术、右肺静脉向左房转移术、右肺静脉向右房转移术或异常静脉结扎术。

四、先天性肺淋巴管扩张

先天性肺淋巴管扩张（lymphangiectasis，pulmonary，congenital，CPL；OMIM 265300）是一种罕见的先天畸形，以肺内淋巴管数目增多、管腔增大为主要病变，属先天性肺囊性病。Virchow（1856）报道了第一例。常见于新生儿或婴儿，男多于女。

（一）临床表现

主要表现为患儿出生后即出现进行性的呼吸困难、三凹征和发绀。X线胸片表现为肺部充气不良，呈磨砂玻璃样改变，双肺布满小点状、细网格或条状影。多死于呼吸衰竭和心力衰竭。本病的确诊需要病理组织学活检，胸膜下、肺小叶间隔内、支气管周围和血管周围淋巴管增多、扩张为其特征。

（二）遗传学及发病机制

本病病因不明，多认为与胚胎期淋巴管发育或肺静脉引流异常有关。多为散发性；也有同一家系患病的报道，其风险约25%。Landing（1979）认为本病常随无脾伴心血管畸形（asplenia with cardiovascular anomalies；OMIM 208530）出现，后者属于常染色体隐性遗传病。Scott-Emuakpor（1981）也认为不能排除遗传病可能。其后的各种报道均提示该病为常染色体隐性遗传病。有些基因可能与该病有关，包括位于16q24.3的*FOXC2*基因等。

第四节 胸 膜 疾 病

原发性自发性气胸

原发性自发性气胸（pneumothorax，primary spontaneous；OMIM 173600）是一种少见的遗传病，可见家族中有 2 人或 2 人以上患有自发性气胸，有的反复发作。Faber（1921）首先报道一个家族同胞两人均患自发性气胸，提出家族性自发性气胸之后，国内外均有散发报道。有文献报道，在原发性自发性气胸的患者中有 11.5% 有家族史。

（一）临床表现

家族性自发性气胸与非家族性自发性气胸相比，其特点有：①女性发病率明显升高，男女之比为 1.34∶1，而非家族性自发性气胸男女之比为 5∶1；②患者的体型无特殊，不同于非家族性自发性气胸患者多见于瘦高体型；③初次发病年龄以中青年为主，同家族不同代间患者的发病年龄并非总是下一代较上一代提前，似乎存在代间交替；④气胸发作时肺压缩程度多为中重度；⑤在治疗方法与气胸复发率关系中，复发率最高的为胸穿排气，而非家族性自发性气胸中复发率最高的为卧床吸氧保守治疗。

（二）遗传学和发病机制

原发性自发性气胸可能伴发于几种单基因遗传病（表 27-9）。Abolnik 等提出，家族性自发性气胸有两种可能的遗传模式：常染色体不完全显性遗传及 X- 连锁隐性遗传。

表 27-9 可伴发气胸的单基因遗传病

疾病	致病基因符号	基因位置
马凡综合征	*FBN1*	15q21.1
高胱氨酸尿症	*CBS*	21q22.3
遗传性皮肤 - 关节异常综合征（Ehlers-Danlos 综合征）	多种突变基因分别参与	
α1- 抗胰蛋白酶缺乏症	*SERPINA1*	14q32.1
Birt-Hogg-Dube 综合征	*FLCN*	17p11.2

原发性自发性气胸已确定的致病基因是编码雌酮（folliculin，FLCN）的基因 *FLCN*，*FLCN* 基因在肺组织的表达谱（在基质中表达，特别是在巨噬细胞和成纤维细胞中高表达，在 Ⅰ 型肺泡上皮细胞内也有一定的表达）提示，*FLCN* 及其产物可能参与肺泡发育过程中基质的降解和重塑，其突变或表达可以通过巨噬细胞和成纤维细胞分泌大量的炎性因子，诱发局部的炎症反应，最终造成肺内弹性纤维的破坏而导致气胸。*FLCN* 基因位于 17p11.2，全长 41 540bp，有 14 个外显子，其中外显子 4～14 可翻译，除外显子 8、外显子 10 外，都发现了突变，尤以外显子 11 突变最多。Painter 等（2005）通过对一个家族性自发性气胸患者的 *FLCN* 基因检测，发现其外显子 4 有 4 个碱基的杂合缺失，按编码序列核苷酸编序，为 c.235_238 del TCGG。这一缺失导致了移码突变和雌酮合成的提早终止；带该突变的个体 100% 有肺大疱表型，其中 40% 有气胸的表型。而该基因突变引起的 Bin-Hogg-Dube 综合征中 85% 患者有肺大疱，32% 发生气胸，其发病率是正常人的 50 倍。此外，也有研究发现 HLA 单体型与家族性自发性气胸相关，一般认为 *HLA-A2B40*、*HLA-A2B16*、*HLA-A2B70* 可能与气胸有关。

（三）防治

本病处理与无合并症的气胸相同。但考虑到本病复发率高，即使患者为初次发作，也应考虑手术干预或胸膜粘连固定。

第五节 其 他

一、睡眠呼吸暂停综合征

睡眠呼吸暂停综合征(sleep apnea syndrome, SAS)是指各种原因导致睡眠状态下反复出现呼吸暂停和(或)低通气,引起低氧血症、高碳酸血症、睡眠中断,从而使机体发生一系列病理生理改变的临床综合征。根据睡眠过程中呼吸暂停时胸腹呼吸运动的情况,临床上将睡眠呼吸暂停综合征分为中枢型(CSAS),阻塞型(OSAS, OMIM 107650),混合型(MSAS)。三种类型中以阻塞型最常见。目前把阻塞型和混合型两种类型统称为阻塞型睡眠呼吸暂停综合征(obstructive sleep apnea syndrome, OSAHS)。普通人群中 OSAHS 的发病率为 2%~4%,其中男性约为女性 2 倍。我国内地流行病学调查资料表明,伴有嗜睡症状的 OSAHS 在成年人中的患病率为 3%~5%。发病率随年龄的增长而有升高趋势。

(一)临床表现

本病主要表现是夜间睡眠过程中打鼾且鼾声不规律,呼吸及睡眠节律紊乱,反复出现呼吸暂停及觉醒,或患者自觉憋气,夜尿增多,晨起头痛,白天嗜睡明显,记忆力下降;并可能合并高血压、冠心病、肺心病、卒中等心脑血管病变,并可有进行性体重增加,严重者可出现心理、智能、行为异常。多导睡眠图(polysomnography, PSG)监测是确诊 SAHS 的"金标准",并能确定其类型及病情轻重,一般需要夜间不少于 7 小时的睡眠。经 PSG 监测提示每夜 7 小时睡眠中,呼吸暂停及低通气反复发作在 30 次以上,或呼吸暂停低通气指数≥ 5 次可诊断该病。

(二)遗传学和发病机制

OSAHS 病因复杂,如鼻、咽部疾病、颌面部发育异常、遗传因素、内分泌疾病、肥胖等均可导致,其发生机制的中心环节是睡眠时上气道塌陷或阻塞而导致低通气和(或)呼吸暂停。

有多个研究证实本病有家族聚集现象。Gislason 等的研究表明,该病患者的亲属患有 OSAHS 的危险比率较正常人高。一般情况下,病情越重(尤其是需要接受持续性气道正压通气治疗的中重度患者),其亲属患病危险比率越高。此外,性别差异、肥胖、颌面形态结构、心血管疾病相关因素也与 OSAHS 的发病有关,这些因素均有相关的遗传易感因素。因此,一般认为 OSAHS 是多个基因与环境因素交互作用引起的多基因遗传病。已发现可能与 OSAHS 发生相关的基因有:编码瘦蛋白(leptin)的基因 *LEP* 和编码瘦蛋白受体的基因 *LEPR*、编码肿瘤坏死因子 α 的基因 *TNF*、编码食欲肽(orexin)的基因 *HCRT* 和编码食欲肽受体的基因 *HCRTR2*、编码 5- 羟色胺转运蛋白的基因 *SLC6A4*、编码载脂蛋白 E 的基因 *APOE*、编码组织纤溶酶原激活物抑制物 1(PAI1)的基因 *SERPINE1*、编码血管紧张素 Ⅰ 转化酶的基因 *ACE*、编码胰岛素受体底物 1 的基因 *IRS1*。

与遗传相关的 OSAHS 发生的可能机制主要与以下几方面有关:①基因型决定了颅面部、咽部的形态,如小颌畸形、颌后缩、咽部软组织的低垂、咽旁间隙变小均可影响上气道的开放,从而对睡眠时上气道塌陷起着重要的作用;②基因的异常导致体内局部脂肪分布的异常和肥胖的发生;③与上呼吸道的神经支配异常导致低氧性反应迟钝有关,以致最终产生 OSAHS 表型。

(三)防治

本病的防治方法在于去除病因,减肥、侧卧位睡眠、适当抬高床头、白天避免过度劳累、戒烟酒、避免服用镇静剂等。其最基本的治疗原则是解决睡眠时的气道阻塞。常用的手段主要是持续气道正压通气(continuous positive airway pressure, CPAP)和各种以扩大气道口径为目的的器械或手术治疗。药物治疗疗效不肯定。

二、其他遗传病的呼吸系统表现

见表27-10。

表27-10　全身或其他系统遗传病在呼吸系统的表现

病名	呼吸系统的表现
婴儿型无丙球蛋白血症（Bruton 型）	肺炎、支气管炎、支气管扩张
淋巴细胞减少性无丙球蛋白血症（Swiss 型复合免疫缺陷症）	肺炎、肺孢子菌病
慢性肉芽肿病	肺化脓性肉芽肿、肺炎、肺脓肿、肺气肿、肺不张、胸积液
21 三体征	肺或肺叶不发育
组织细胞增生症 X	网状细胞增生伴肉芽肿——黄色瘤形成、囊样变、间质纤维化
特发性含铁血黄素沉着症	肺泡上皮变性、增生、肺毛细血管扩张、吞噬细胞内含铁血黄素沉着、肺出血、弥漫性间质纤维化
囊性纤维化（黏稠物阻塞症）	黏液分泌阻塞支气管、支气管扩张、肺不张
原发性淀粉样变	淀粉样蛋白在肺泡、支气管、动脉壁内沉着
遗传性出血性毛细血管扩张症	弥漫性动静脉瘘、毛细血管瘤形成
马凡综合征	囊状肺、肺气肿、自发性气胸
遗传性皮肤关节异常综合征（Ehlers-Danlos 综合征）	支气管扩张、自发性气胸
黏多糖病 IH 型（Hurler 综合征）	胸廓畸形（限制性缺陷、支气管软骨改变），类脂、多糖在肺内沉着
结节性硬化	肺的肿瘤样形成、蜂窝肺、支气管扩张，平滑肌增生、纤维性变、含铁血黄素沉着
神经纤维瘤病	肺性纤维瘤症、蜂窝状肺
骨软骨发育不良	气管扁平、软骨缺陷或异常、膜部增宽、支气管分支异常
屈曲指、多发性关节强硬、面部畸形及肺发育不全综合征	肺发育不全、胸部畸形
喉狭窄	喉蹼引起声门水平狭窄
Hermansky-Pudlak 综合征	弥漫性肺间质纤维化、PAS 阳性的肺泡吞噬细胞
神经鞘磷脂病（Niemann-Pick 病）	肺间质可见神经鞘磷脂及纤维化
葡糖鞘氨醇病（Gauchers 病）	肺间质、肺泡腔及肺毛细血管可见 Gauchers 细胞，肺炎
Noonan 综合征	肺动脉狭窄，胸骨畸形，乳糜胸
Potter 综合征	肺发育不全，间质性或纵隔肺气肿，呼吸困难
先天性神经肌肉喉功能障碍	肺发育不全
横膈疝	肺发育不全
Caplan 综合征	肺内多发纤维结节和大片纤维化
VACTERL 综合征	气管食管瘘
黄甲综合征	胸腔积液

参考文献

1. Silverman EK, Shapiro SD, Lomas DA, *et al.* Respiratory Genetics. London: Edward Arnold, 2005.

2. Carden KA, Boiselle PM, Waltz DA, *et al.* Tracheomalacia and tracheobronchomalacia in children and adults: an in-depth review. Chest, 2005, 127(3): 984-1005.

3. 夏宇,黄英. 小儿气管支气管软化症研究现状. 国际儿科学杂志, 2007, 3: 211-213.

4. Barbato A, Frischer T, Kuehni CE, *et al.* Primary ciliary dyskinesia: a consensus statement on diagnostic and treatment approaches in children. Eur Respir J, 2009, 34(6): 1264-1276.

5. 魏永祥,韩德民. 原发性纤毛运动障碍的研究进展. 中华耳鼻咽喉头颈外科杂志, 2007, 42: 312-314.

6. Stillwell PC, Wartchow EP, Sagel SD. Primary ciliary dyskinesia in children: A review for pediatricians, allergists, and pediatric pulmonologists. Pediatr Allergy Immunol Pulmonol, 2011, 24(4): 191-196.

7. Ober C, Yao TC. The genetics of asthma and allergic disease: a 21st century perspective. Immunological reviews., 2011, 242(1): 10-30.

8. 李成业,郭雪君,甘丽杏. 支气管哮喘的表观遗传学. 中华结核和呼吸杂志, 2009, 32: 759-761.

9. Ugenskiene R, Sanak M, Sakalauskas R, *et al.* Genetic polymorphisms in chronic obstructive pulmonary disease. Medicina (Kaunas), 2005, 41(1): 17-22.

10. 郭锋,胡国平,况九龙. 慢性阻塞性肺疾病的遗传易感性研究进展. 中华结核和呼吸杂志, 2010, 33: 303-306.

11. Ackerman KG, Herron BJ, Vargas SO, *et al.*Fog2 is required for normal diaphragm and lung development in mice and humans.PLoS Genet, 2005, 1(1): e10

12. Mariotta S, Ricci A, Papale M, *et al.* Pulmonary alveolar microlithiasis: report on 576 c88e8 published in the literature. Sarcoidesis Vase Diffuse Lung Dis, 2004, 21(3): 173-181.

13. 鲁沈源,白春学. 肺泡微石症的诊治进展. 中华结核和呼吸杂志, 2010, 33: 616-618.

14. Salvatore D, Buzzetti R, Baldo E, *et al.* An overview of international literature from cystic fibrosis registries. Part 3. Disease incidence, genotype/phenotype correlation, microbiology, pregnancy, clinical complications, lung transplantation, and miscellanea. J Cyst Fibros, 2011, 10(2): 71-85.

15. Garcia CK. Idiopathic pulmonary fibrosis: update on genetic discoveries. Proc Am Thorac Soc, 2011, 8(2): 158-162.

16. Raghu G, Collard HR, Egan JJ, *et al.* An official ATS/ERS/JRS/ALAT statement: idiopathic pulmonary fibrosis: evidence-based guidelines for diagnosis and management. Am J Respir Crit Care Med, 2011, 183(6): 788-824.

17. Suzuki T, Sakagami T, Young LR, *et al.* Hereditary pulmonary alveolar proteinosis: pathogenesis, presentation, diagnosis, and therapy. Am J Respir Crit Care Med, 2010, 182(10): 1292-1304.

18. Brennan P, Hainaut P, Boffetta P. Genetics of lung-cancer susceptibility. Lancet Oncol, 2011, 12(4): 399-408.

19. Risch A, Plass C. Lung cancer epigenetics and genetics. Int J Cancer, 2008, 123(1): 1-7.

20. Iannuzzi MC. Advances in the genetics of sarcoidosis. Proc Am Thorac Soc, 2007, 4(5): 457-460.

21. Task Force for Diagnosis and Treatment of Pulmonary Hypertension of European Society of Cardiology (ESC); European Respiratory Society (ERS); International Society of Heart and Lung Transplantation (ISHLT), *et al.* Guidelines for the diagnosis and treatment of pulmonary hypertension. Eur Respir J, 2009, 34(6): 1219-1263.

22. Fessel JP, Loyd JE, Austin ED. The genetics of pulmonary arterial hypertension in the post-BMPR2 era. Pulm Circ, 2011, 1(3): 305-319.

23. Korkmaz AA, Yildiz CE, Onan B, *et al.* Scimitar syndrome: a complex form of anomalous pulmonary venous return. J Card Surg, 2011, 26(5): 529-534.

24. Bellini C, Boccardo F, Campisi C, *et al.* Congenital pulmonary lymphangiectasia. Orphanet J Rare Dis, 2006, 1: 43.

25. Chiu HT, Garcia CK. Familial spontaneous pneμmothorax. Curr Opin Pulm Med, 2006, 12(4): 268-272.

26. 韩德民. 阻塞性睡眠呼吸暂停低通气综合征遗传易感性. 中国医学文摘耳鼻咽喉科学, 2009, 24: 176-178.

27. 贾静,刘运秋. 阻塞性睡眠呼吸暂停低通气综合征易感基因的研究进展. 国际呼吸杂志, 2011, 31: 540-543.

第二十八章　遗传与血液系统疾病

杜传书　蒋玮莹　徐湘民

血液系统疾病与遗传关系极为密切。这个系统的遗传病占有很大比重。例如，在溶血性疾病中，遗传性酶缺乏、血红蛋白异常、膜缺陷是多见的原因；原发性凝血功能障碍几乎都是遗传性的。从发病率来看，中国南方某些地区各种血红蛋白疾病，例如地中海贫血、G6PD缺乏症等占单基因遗传病的首位。

遗传性血液病的表现极为复杂，可以涉及每个系统的症状和体征。比较有特征性的是：苍白、黄疸、紫癜、肝脾和淋巴结肿大、骨痛、多部位出血（消化道、脑、泌尿道、关节等）、发绀等；血象及骨髓象以及其他血液形态、生化、免疫学及遗传学检查常能显示疾病的特点，提供诊断线索。

按照红细胞系统、白细胞系统、血小板及凝血系统，将与血液系统有关的遗传病分类，并择重要者予以介绍。血液系统非有形成分有关遗传病将分散在其他章节提到。

在众多的血液病中，作者也发现有些血液病，因其非常罕见，近30年来，已经从文献中“销声匿迹”，再也没有新的发展和报道。也有个别过去将它看作一个独立的疾病，其实它可以只是另外一个疾病的一种表现或症状。例如，白细胞的 Alder-Reilly 异常，其实它只是黏多糖病Ⅵ型的一种表现，已经很少作为一个独立的疾病报道，所以本章未列“白细胞形态异常”一节。白血病原该是本章的重点疾病，鉴于本书第二十四章肿瘤遗传学和第二十一章药物遗传学有较多论述，故本章不再单独介绍。

第一节　红细胞系统疾病

一、地中海贫血

（一）概述

地中海贫血是一组严重威胁人类健康的常见遗传性人类血红蛋白疾病（hemoglobin disorders）。血红蛋白疾病包括珠蛋白合成障碍导致的地中海贫血（如 α- 和 β- 地中海贫血）和结构异常导致的异常血红蛋白（如 HbS、HbC、HbE 等病），它们是世界上最先被鉴定的分子病。由于异常血红蛋白较罕见，除 HbS（镰形细胞贫血）是致死性疾病外，某些结构异常的 Hb 可导致高铁血红蛋白血症、氧释放障碍或不稳定 Hb 病，故有血红蛋白病（hemoglobinopathy）之称，但大多数对机体影响不大。而 HbS 在我国极为罕见，其他 Hb 病或无症状表现，或仅轻度溶血（如不稳定 Hb 病，高铁血红蛋白病等），故本章不做重点讨论。早期报道的一些遗传性贫血病例有许多是来自于地中海地区的移民，该组疾病遂被命名为地中海贫血（thalassemia），简称地贫。但 thalassemia 一词的原意是“海洋性贫血”，按约定俗成的原则，我国仍然采用地中海贫血命名，外文中则通用 thalassemia 一词。其实，地贫广泛分布于全球热带和亚热带地区。而其发病基础主要是由于基因缺陷使组成血红蛋白的珠蛋白链合成障碍（减少或缺如），即合成量不足。部分异常血红蛋白在发生结构变异的同时，还引起珠蛋白链合成减少。因此，本文重点阐述地中海贫血。

人体血红蛋白是一组在不同发育时期分别由 α- 和 β- 类珠蛋白基因簇上不同基因所表达的产物组成的四聚体，根据减少的珠蛋白链类型的不同，将地中海贫血分为 α- 地贫、β- 地贫、γ- 地贫、δ- 地贫和 δβ- 地贫等，其中，人群中常见且导致严重贫血的主要是 α- 地贫和 β- 地贫。20 世纪后半叶分子生物学技术的兴起，使 α- 地贫和 β- 地贫成为世界上最早被阐明分子基础的人类单基因病之一。

就 α- 地贫和 β- 地贫这两大类主要的地中海贫血而言，α- 地贫中的 Hb H 病主要见于东南亚和中国南方、中东和地中海地区，而 Hb Bart’s 胎儿水肿综合征主要见于东南亚和中国南方；β- 地贫则主要高发于地中海地区，其次为中东、印度、巴基斯坦、东南亚、中国南方和北非一些地区。北美、大洋洲和北欧一些国家因移民使亚裔逐渐增多，也成为地贫的流行地区。全球估计约 2.76 亿人是 α- 地贫的携带者，8000 万 ~ 9000 万人是 β- 地贫的携带者。中国南方高发区 α- 地贫基因携带者检出率约为 1% ~ 20%，β- 地贫约为 1% ~ 7%，主要分布于长江以南广大地域，尤以广西、广东和海南等地区为甚，其次为贵州、四川、重庆、福建、香港、台湾、江西、湖南等地区。估计高发区涉及的 α- 和 β- 地贫基因携带者总人口数可达 4000 万人。广西和广东地区 α- 和 β- 地贫的合计发生率（包括患者和杂合子）分别为 23.98% 和 11.07%。

广西地区可引起 α- 地贫（Hb CS、Hb QS 和 Hb WS）和 β- 地贫（包括 HbE）的总检出率为 3.33%。两广地区的 α- 和 β- 地贫突变谱，可代表我国南方该病的基本流行特征（表 28-1）。由于同类型地贫基因携带者夫妻的下一代有 1/4 的机会罹患中间型或重型地贫，因此会对该病高发区的人口产生很大的遗传负荷。根据现有的资料估计，我国南方 11 个地贫高发省区的重型地贫患儿年出生总人口数可达 2.9 万，中间型、重型 α- 地贫和中间型、重型 β- 地贫各占约 1/2。

（二）红细胞与血红蛋白

1. 红细胞的正常发育　人的一生中可产生胚胎红细胞、胎儿红细胞和成人红细胞，这三类红细胞的主要结构蛋白——血红蛋白，在不同发育期的组成有所不同。胚胎红细胞是人体最早期的红细胞，起源于卵黄囊的血岛。胚胎红细胞经短暂发育，大约在妊娠 60 天左右，即逐渐被由定向造血干细胞（definitive hemapoietic stem cells，HSCs）分化出的胎儿红细胞所替代。HSCs 是人体发育从胚胎至成人期始终存在的、具有自我更新潜能的一小群原始造血细胞，最先出现于背主动脉腹侧壁，随后迁移至胎肝，并在此开始分化产生胎儿红细胞。大约在妊娠4个半月左右，又有由来源于胎脾HSCs分化产生的胎儿红细胞加入并逐渐增多。胎儿红细胞是人体胎儿期的主要红细胞，一直维持到出生前。大约在妊娠5个月左右，逐渐有由迁移至骨髓的HSCs分化产生的成人红细胞加入，且其数量不断增加，至出生时完全由成人红细胞代替并维持终身（图28-1A）。人体胎儿期和成人期的红细胞均来源于HSCs的增殖分化，这是由于成熟血细胞生命期有限，须不断由HSCs分化产生的细胞来补充和更新。HSCs在不同发育期分别存在于人体胎肝、胎脾和骨髓这些造血器官中。HSCs具有向所有系列造血祖细胞和成熟血细胞分化的能力，在红细胞发育中，通过分化增殖生成胎儿红细胞（胎肝和胎脾造血）或成人红细胞（骨髓造血）。就正常个体而言，其外周血中红细胞的生成和破坏速率基本保持平衡，HSCs的造血功能是维持这一平衡的动力所在。

表28-1　广东、广西地区α-和β-地中海贫血基因突变谱和携带率

突变种类	例数	携带率（%）
α-地中海贫血	478	8.53
（--^{SEA}/）缺失	232	4.14
（-α$^{3.7}$/）缺失	174	3.10
（-α$^{4.2}$/）缺失	53	0.95
（α^{CS}α/）突变	10	0.18
（α^{QS}α/）突变	2	0.04
（--^{THAI}/）缺失	2	0.04
（--$^{11.1}$/）缺失	1	0.02
CD118（-GAG）	1	0.02
ζ-α基因缺失	1	0.02
未确定型	2	0.04
β-地中海贫血	198	2.54
CD41-42（-CTTT）	72	0.92
IVS-II-654（C>T）	49	0.63
-28（A>G）	33	0.42
CD26（GAG>AAG）	10	0.13
CD17（AAG>TAG）	8	0.10
CD71-72（+A）	7	0.09
CD43（GAG>TAG）	7	0.09
-29（A>G）	4	0.05
CD27/28（+C）	4	0.05
β基因缺失	1	0.01
未确定型	3	0.04

本表数据为检测5605例新生儿（α-地中海贫血）和7792例成人（β-地中海贫血）的结果。

携带率包括患者和杂合子，一般称为"检出率"或"发生率"

本文提到广西为23.98%和广东为11.07%，与中山医学院的数据基本吻合

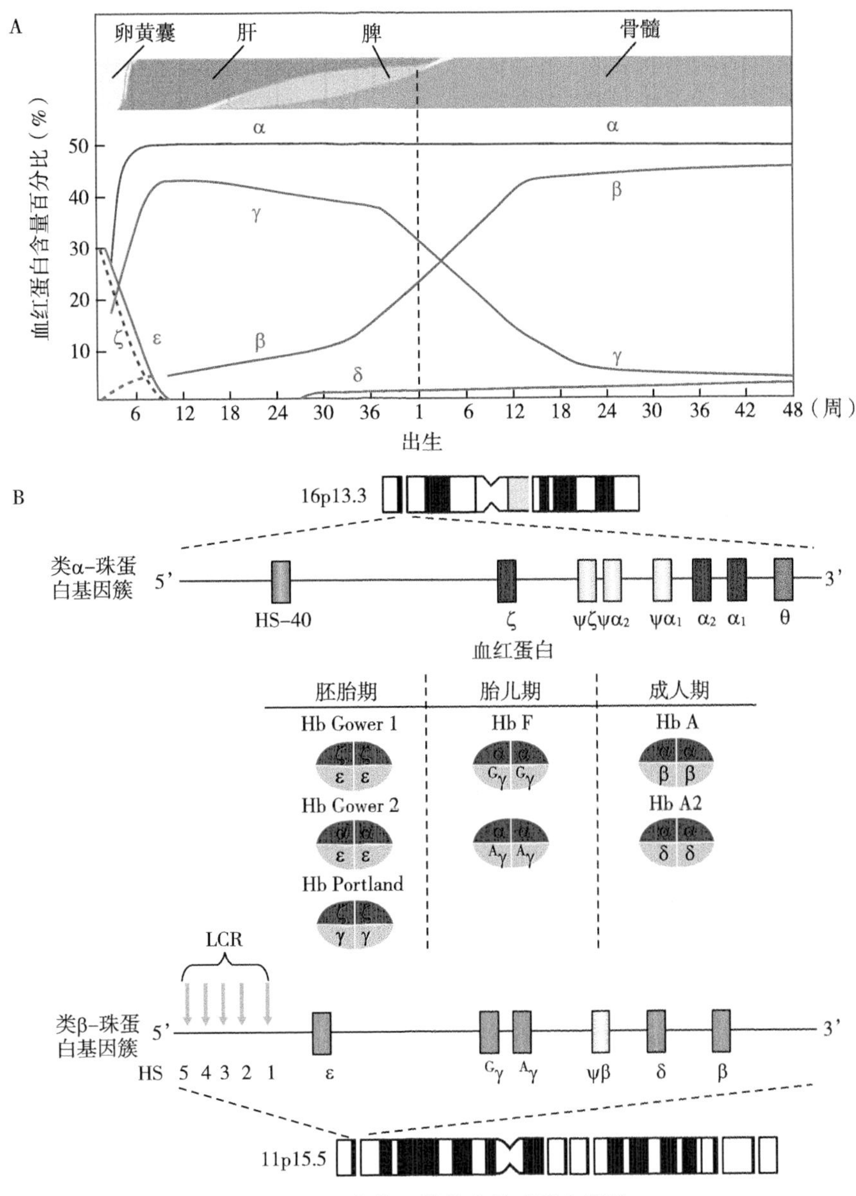

图 28-1　人体正常发育的珠蛋白表达

A. 人体发育过程中珠蛋白肽链合成的演变；B. α 类珠蛋白基因簇和 β 类珠蛋白基因及正常发育的珠蛋白表达

LCR（locus control region，座位控制区）是 ε 珠蛋白基因上游 6～23kb 区域内红系特异性 DNase Ⅰ高敏位点，该位点通过环化结构选择性与基因簇上的各个珠蛋白基因相互作用，促进其基因表达；HS-40 是 α 珠蛋白基因簇上游 40kb 处的红系特异性 DNase Ⅰ高敏位点，其功能与 LCR 相似。α 和 β 基因簇上的红色或粉色基因表示功能基因，银色基因表示非功能同源基因。θ 基因功能不详。

2. 红系分化发育的调节　在红细胞生成过程中，各种珠蛋白基因的活化和正常表达是红系分化发育的重要代谢基础。其代谢调节十分复杂。其中，通过甲基化或去甲基化以及转录激活蛋白复合物或抑制蛋白复合物与启动子及其上游远端座位调控区（如位于距 β- 基因上游 64.3kb 的 β-locus control region，LCR）序列的结合等，可以使染色质活化或抑制，从而使相关基因适时开放或关闭，并完成特定珠蛋白基因的开关转换，满足不同发育期红细胞生成的需要。胎儿期 γ - 链向成人期 β- 链转换的分子调节机制已得到阐明。一般而言，多潜能干细胞和随后分化成的早期定向祖细胞，如红系爆发集落形成单位（erythroid burst-forming unit，BFUe），其胎儿（ γ - 链）和成人（β- 链）珠蛋白基因均处于甲基化状态，基因处于关闭状态。只有到红细胞增殖分化成中幼红细胞阶段时，通过上述甲基化变化和蛋白复合物结合机制，可选择性调节特定基因，并使其开放或关闭，从而实现开关转换效应。现已揭示了参与这一开关转换调节的主要途

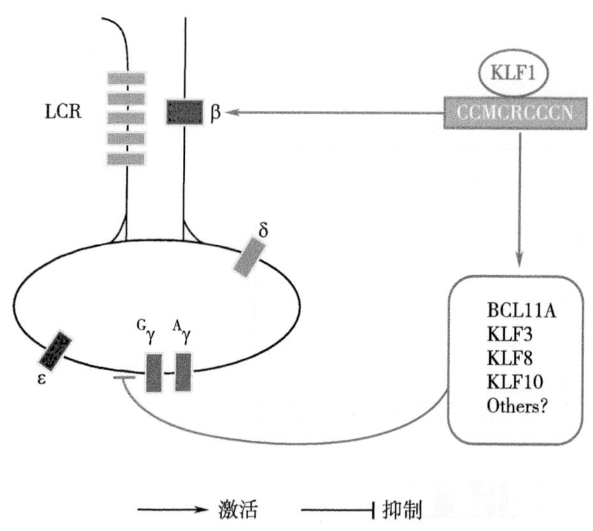

图 28-2　人体内 γ- 珠蛋白向 β- 珠蛋白转换调控机制

径。这一机制由位于19号染色体上的*KLF1*基因和位于2号染色体上的*BCL11A*基因所主导，*KLF1*基因编码的红系转录因子KLF1（Kruppel样转录因子1）通过与所调节的下游基因*BCL11A*的启动子上特异序列CAC框的结合，影响其表达。在胎儿期成红细胞中，KLF1处于低表达状态，*BCL11A*基因编码的BCL11A也处于低表达水平或不表达，其结果是γ-基因开放，β-基因关闭；而在成人期成红细胞中，KLF1高表达，激活BCL11A蛋白表达，BCL11A和一组其他红系相关蛋白因子（如KLF3，KLF8，KLF10和SOX6等）与位于γ-与β-基因之间的顺式调节位点相结合，共同作用抑制γ-基因表达，使γ-基因关闭，同时通过KLF1直接作用于β-基因启动子区CAC框，使β-基因开放，位于β-基因上游远端的LCR是参与调节的结构基础（图28-2）。这一开关转换机制的阐明，为人们理解HbF对β-地贫表型的遗传修饰作用奠定了基础。

胎儿期和胚胎期转录因子KLF1低表达，使*BCL11A*基因处于低表达状态，β-基因关闭，γ-基因开放；成人期转录因子KLF1高表达，直接激活β-基因开放，并且通过激活*BCL11A*等基因表达而抑制γ-基因。图28-2示意成人期LCR与β-基因相互作用，KLF1高表达促进β-基因开放，γ-基因关闭。

3. 正常珠蛋白基因的表达　人体在不同发育时期的血红蛋白及其组成的成分不同。与上述三类红细胞发育相对应，人体血红蛋白在一生中共可分为三个发育时期，即胚胎期、胎儿期和成人期。在这三个时期正常表达的血红蛋白共有7种，其中胚胎血红蛋白3种（Hb Gower1、Hb Gower 2和Hb Portland）、胎儿血红蛋白2种（HbF^A、HbF^G）、成人血红蛋白有2种（HbA和Hb A_2）（图28-1B）。这些血红蛋白都是α类与β类两两配对的四聚体，分别由位于16号染色体短臂的α-类珠蛋白基因簇和位于11号染色体短臂的β-类珠蛋白基因簇上不同基因的表达产物所组成。三个发育期的基因表达分别位于卵黄囊、胎肝、胎脾和骨髓这4个造血器官产生的中幼红细胞。其血红蛋白组成和表达规律见图28-1B。人体三个发育期珠蛋白基因的表达与红系分化发育密切相关，受细胞和器官发育的精细调节。在任何发育期，α-类珠蛋白基因和β-类珠蛋白基因都处于表达平衡状态。即对于人体二倍体细胞而言，每种珠蛋白肽链的表达水平均由2个等位基因来执行，且均由α-类珠蛋白基因簇和β-类珠蛋白基因簇上“选择”各自某一特定基因表达，其产物则组成不同四聚体配对，以二组等量的珠蛋白肽链表达完成人体三个发育期的血红蛋白合成。α-地贫和β-地贫的发生的共性特征即是α-基因或β-基因的表达缺位破坏了这一表达平衡状态。

α-类珠蛋白肽链和β-类珠蛋白肽链的天然结构是两两配对合成人体血红蛋白四聚体的生化基础。其珠蛋白肽链的一级结构（氨基酸序列）决定了不同血红蛋白四聚体的高级结构。以成人血红蛋白（adult hemoglobin，Hb A）为例，它是由人体2个α-珠蛋白肽链和2个β-珠蛋白肽链所组成。α-珠蛋白肽链和β-珠蛋白肽链虽然长度有别（α-链含141个氨基酸，β-链含146个氨基酸），但两者的一级结构有很高的同源性（图28-3）。两种珠蛋白肽的链氨基酸序列所决定的螺旋区、转折结构及其两个螺旋区之间形成的血红素结合“口袋”，构成了Hb A（$\alpha_2\beta_2$）这一血红蛋白四聚体的天然高级结构（图28-4）。这是保证血红蛋白四聚体具有正常携带和释放O_2/CO_2功能的结构基础。不同时期血红蛋白四聚体的基本结构大致与此类似。一些异常血红蛋白或非正常结构的血红蛋白四聚体，如α-地贫中出现的Hb Bart's（γ_4）和Hb H（β_4），以及导致β-地贫的Hb E，均破坏了正常血红蛋白四聚体结构，是导致溶血发生的原因。

人体血红蛋白为四聚体，其中，成人血红蛋白（Hb A）由两条α-珠蛋白链和两条β-珠蛋白链组成，每条肽链均与一个结合了铁元素的血红素结合。不同发育期其他血红蛋白结构与此相似。

	NA	A螺旋	AB	B螺旋	C螺旋
α	V L	S P A D K T N V K A A W G K V G	A	H A G E Y G A E A L E R M F L S	F P T T K T Y
β	V H L	T P E E K S A V T A L W G K V		N V D E V G G E A L G R L L V V	Y P W T Q R F

	CD	D螺旋	E螺旋	EF
α	F P H F D L S	H G	S A Q V K G H G K K V A D A L T N A V A	H V D D M P N A
β	F E S F G D L S	T P D A V M G	N P K V K A H G K K V L G A F S D G L A	H L D N L K G T

血红素

	F螺旋	FG	G螺旋	GH
α	L S A L S D L H A	H K L R V	D P V N F K L L S H C L L V T L A A H	H V D D M
β	F A T L S E L H C	D K L H V	D P E N F R L L G N V L V C V L A H H	F G K E F

	H螺旋	HC
α	T P A V H A S L D K F L A S V S T V L T S	K Y R
β	T P P V Q A A Y Q K V V A G V A N A L A H	K Y R

图 28-3　人类珠蛋白 α- 和 β- 链的氨基酸顺序

螺旋以 A-H 为标记，AB、CD 等代表螺旋之间的区域。NA 和 HC 分别代表肽链的氨基端和羧基端

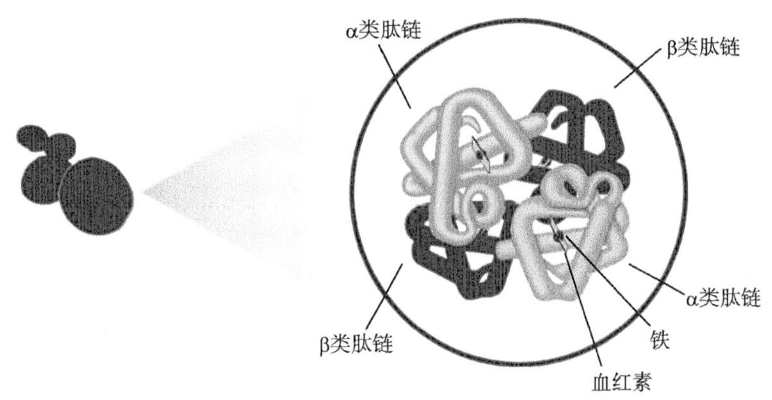

图 28-4　血红蛋白四聚体

按照人基因组变异学会（Human Genome Variation Society，HGVS）关于序列变异描述的命名，HbE 是 β-基因的密码子 27 由 GAG 变为 AAG 所导致的 p.Glu 27 Lys 突变。该突变以往的命名则为 Glu 26 Lys。由于 HGVS 命名中规定：以起始密码子 ATG 中的 A 为编码序列核苷酸序号 1；以起始密码子 ATG 为密码子序号 1。因而，HbE 出现变异的密码子序号为 27 而非 26。在突变描述中，应注意以往的命名与 HGVS 命名中核苷酸序号和氨基酸序号可能出现的不一致。如果新合成的蛋白前体在 N 端有信号肽等肽段，密码子序号在不同的命名中可相差 15～30（见本章第五节）。

（三）临床表现及分类

1. 本病的定义和分类　地中海贫血是一组由于先天性基因缺陷使珠蛋白肽链合成不足而导致的溶血性贫血病，α- 地中海贫血（α-thalassemia；OMIM 604131）和 β- 地中海贫血（β-thalassemia；OMIM 613985）分别是以 α- 珠蛋白肽链和 β- 珠蛋白肽链合成减少为特征的遗传性溶血性疾病。如前所述，根据减少的珠蛋白肽链类型，还可分为其他类型的地贫（如 γ- 地贫、和 δ- 地贫等）。这组疾病属常染色体隐性遗传。基因携带者为无症状个体，但其红细胞参数呈现小细胞低色素特征，只有两个同类型缺陷基因的携带者（如双亲均为 α- 地贫携带者）婚配后才有可能产生有贫血表型的患病个体，其发生概率为 1/4。对于 α- 地贫和 β- 地贫而言，由于人群中存在不同基因缺陷类型及其相互之间组合的基因型差异，各种基因型所产生的基因剂量减少的效应会不同。因此，临床上 α- 地贫和 β- 地贫的表型有很大的变化。由于这组疾病的发生总是表现为正常血红蛋白四聚体部分组分的减少或缺如，而另一部分组分相对过剩，其基本特征是 α/ 非 α 珠蛋白肽链比例失平衡（图 28-5）。

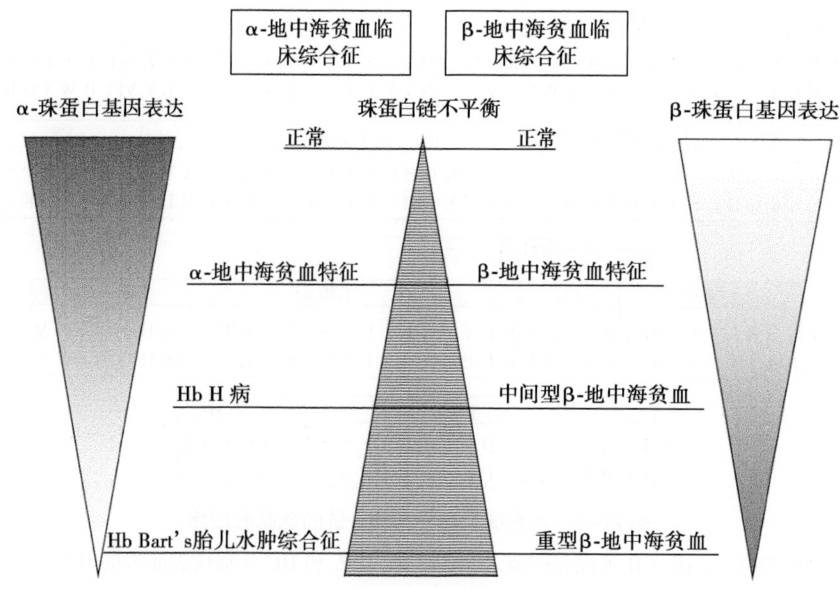

图 28-5　α- 地贫和 β- 地贫的病理学机制和临床分类

两侧向下的三角分别表示 α- 珠蛋白基因和 β- 珠蛋白基因表达水平从上至下逐渐减少，中间向上的三角分别表示 α/ 非 α 珠蛋白肽链比值从上至下逐渐增大，珠蛋白肽链不平衡状态底部最严重

根据 α-/ 非 α- 珠蛋白肽链比例失平衡的程度和临床表型特征（图 28-5），可将 α- 地贫和 β- 地贫分为三个临床类型，其临床表型也反映出由轻（无症状携带者）到重（致死性贫血）的变化。α- 地贫分为 α- 地贫特征（α-thalassemia trait）也称轻型 α- 地贫、Hb H 病（Hb H 病属中间型地贫）和 Hb Bart's 胎儿水肿综合征（Hb Bart's hydrops fetalis）也称 Hb Bart's 水肿胎。β- 地贫分为 β- 地贫特征（也称轻型 β- 地贫）、中间型 β- 地贫和重型 β- 地贫。上述 α- 地贫特征或 β- 地贫特征即通常意义的 α- 地贫携带者或 β- 地贫携带者。事实上，α- 地贫携带者和 β- 地贫携带者中又可根据突变产生的基因剂量效应进一步分为静止型（血液学检测几乎无阳性发现）和标准型（小细胞低色素表型，即地贫特征）。在 α- 地贫和 β- 地贫中，无论是静止型还是地贫特征，均为临床上的无症状非病个体，可有或无血液学表型改变（见以下诊断标准）。而 Hb H 病、中间型 β- 地贫、Hb Bart's 水肿胎和重型 β- 地贫（Cooley's anemia）是在临床上有疾病表型的贫血症，其中 Hb Bart's 水肿胎和重型 β- 地贫是致死性疾病。

2. 临床表现和诊断标准　地中海贫血为遗传性溶血性贫血，血液学特征表现为小细胞低色素性贫血（中、重度贫血），临床上呈现为慢性进行性贫血，α- 地贫和 β- 地贫的中、重度患者都有以下溶血性贫血的共性临床表型：黄疸、肝脾肿大、骨髓增生、发育不良，以及合并感染等。Hb Bart's 水肿胎是胎儿期致死性疾病，不属临床就诊的病例。临床上，中、重度地贫患者主要表现为疾病严重程度的差异，以及因此而引起的一些特征性病理性改变。

Hb H 病属中间型地贫的类型之一，因患者外周血或脐带血中可鉴定出由 β 四聚体构成的 Hb H 而得名。与中间型 β- 地贫一样，这类 α- 地贫的临床表型的变化范围很宽，疾病的严重程度差异很大，从较轻的没有明显的临床表现到严重贫血（Hb 水平 20 ~ 110g/L，Hb H 水平占 0.8% ~ 40%，脐血样品中可检测到 5% ~ 30% 的 Hb Bart's），服用氧化性药物等可诱发急性溶血而加重贫血，甚至发生溶血危象。极少数需常规输血治疗才能维持生命，多数不需要输血或偶然需要输血治疗。对于中间型 β- 地贫，发病的严重程度与 β- 链合成量密切相关（Hb 水平在 60 ~ 100g/L），一般伴有胎儿血红蛋白（fetal hemoglobin，Hb F）增高（含量 40% ~ 80%，Hb A_2 含量正常或增高）。

重型地贫包括重型 α- 地贫和重型 β- 地贫。

重型 α- 地贫的血液学表型特征是可检测大量 Hb Bart's（γ_4），少量的 Hb H，和痕量的其他 Hb。受累胎儿由于严重缺氧，常于妊娠 30 ~ 40 周时在宫内或分娩前后数小时内死亡。胎儿呈黄疸、全身水肿、肝脾肿大、发育不良、四肢短小，出现胎儿大小甚至比胎儿还大的巨大胎盘。

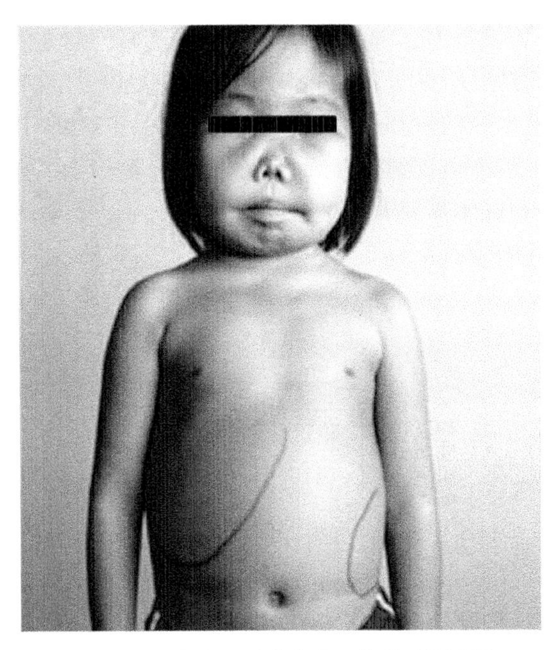

图 28-6　重型 β- 地中海贫血的特殊面容及腹部隆起体形

重型 β- 地贫患儿出生时无临床症状表现，通常在 3～6 个月开始出现症状，发病年龄范围为 2 个月至 2 岁。一般发病年龄越早，病情越严重。如不加以治疗，患儿多于 5 岁前死亡。除上述典型溶血性贫血临床表征外，久病患者具有典型的地贫特殊面容（图 28-6），常并发胆石症、下肢溃疡和呼吸道感染。当并发有含铁血黄素沉着时，因过多的铁沉积引起心脏、肝、胰腺、脑垂体等脏器的损害，其中最严重的是心肌损害而导致心力衰竭，此是导致患儿死亡的重要原因之一。

地中海贫血的诊断标准，据作者等的经验和检测数据，主要有如下三个方面。

（1）血液学表型分析：呈小细胞低色素性细胞学改变（数据见表 28-2，下同），呈现红细胞着色不足、异形红细胞、网织红细胞常增高和成红血细胞增多症血象和骨髓象；血红蛋白分析 Hb A_2 含量减少或正常（α- 地贫）或升高（β- 地贫），血红蛋白下降；红细胞 α- 链和 β- 链生物合成试验有 α/β 比例失衡；脐带血分析含大量 Hb Bart's；外周血 Hb F 含量明显增高。表 28-2 列出了主要血液学指标（RBC 指标和血红蛋白分析），作者小结了临床上常见的 5 大类不同 α- 地贫和 β- 地贫基因携带者的血液学表型分析并制定了标准，这些血液学指标的不同参数及其组合，可用于指导和选择下一步所需检测的 α- 珠蛋白基因或（和）β- 珠蛋白基因靶位点。

表 28-2　各类血红蛋白病基因携带者血液学表型分析标准及其基因诊断

血液学表型分析诊断标准		基因携带者的类型				
		Hb 变异体	α- 地贫	β- 地贫	α/β- 地贫	δβ- 地贫
RBC 指标	MCV（pg）	正常或 =80.0	< 80.0	< 80.0	正常或 =80.0	80.0
	MCH（fL）	正常或 =27.0	< 27.0	< 27.0	正常或 =27.0	=27.0
血红蛋白分析	Hb 变异体	+	– 或 Hb H 和 /Hb CS、Hb QS、Hb WS	– 或 Hb E	–	–
	HbA_2（%）	正常或 > 10%*	正常或 < 2.5	> 3.5	> 3.5	< 3.0
	Hb Portland	–	+/–	–	+	–
	Hb F（%）	–	< 2.0	=3（孕妇 =5）	=3	5～30
DNA 诊断目标基因		α/β- 珠蛋白基因	α- 珠蛋白基因	β- 珠蛋白基因	α/β- 珠蛋白基因	β- 珠蛋白基因

* 引起 Hb A_2 显著升高的 Hb 变异体有 C、E、O-Arab 等（碱性电泳法）或 E、Lepore 和 Hb D-Iran 及 Hb Q-Thailand 等（HPLC 法）

（2）年龄：符合上述地贫的临床表现特征，中间型 β- 地贫的发病年龄在 2 岁以后或在成年期发病，不依赖规则输血治疗；重型 β- 地贫多在 2 岁内发病，依赖定期输血和应用铁螯合剂治疗。

（3）基因型分析：遗传检测发现 α- 珠蛋白基因或 β- 珠蛋白基因相应的致病突变，并被家系分析所证实；基于 DNA 检测基因型分析是临床病例确诊和产前诊断的重要手段，对于 α- 地贫和 β- 地贫而言，只有通过 α- 珠蛋白基因和 β- 珠蛋白基因（以及一些 β- 地贫相关修饰基因）的基因分型才能确定受检者的诊断，并据此预测临床表型的严重程度和预后。基因携带者为基因突变的杂合子，Hb H 病、中间型 β- 地贫以及重型α-地贫和β-地贫一般为基因突变的双重杂合子或纯合子。一些遗传修饰基因（如*BCL11A*基因、*HBS1L–MYB*基因间区和*KLF1*基因等的碱基序列变异）是预测中间型β-地贫表型变化的重要根据。

在进行α-地贫和β-地贫实验室诊断时，血液学表型分析的检测结果是指导后续各种分子诊断检测的路标，同时，在样品分析中不可避免地会涉及包括异常血红蛋白在内的各种血红蛋白病。因此，相关分析技术需要有一个整体的基本指南。作者等对血红蛋白病的表型筛查和分子诊断流程，设计了一个流程（图28-7）。

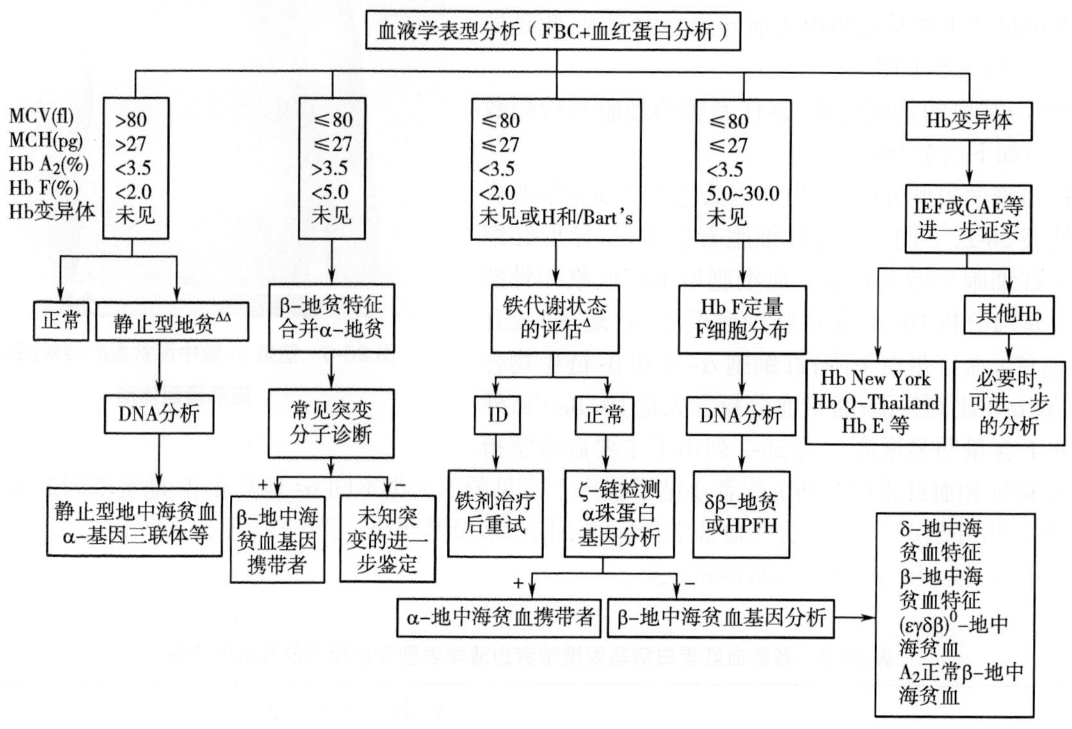

图28-7 血红蛋白疾病表型筛查和分子诊断流程

FBC表示全血细胞计数，IEF表示等电聚焦，CAE表示醋酸纤维膜电泳，ID表示缺铁性贫血，Hb New York、Hb Q-Thailand和Hb E分别表示异常血红蛋白。Δ因重型地贫高风险胎儿涉及产前诊断，时间不允许，可省略此步，直接进行下一步检查。ΔΔ育龄夫妇一方经DNA诊断为$--^{SEA}$基因携带者时，才有必要进行下一步的检查

（四）遗传学和发病机制

1. α-地中海贫血　α珠蛋白肽链参与人体胚胎（$\alpha_2\varepsilon_2$）、胎儿（$\alpha_2\gamma_2$）和成人（$\alpha_2\beta_2$和$\alpha_2\delta_2$）四种血红蛋白四聚体的组成，其编码基因是位于16p13.3的2个串联排列的人α珠蛋白基因：*HBA1*（OMIM 141800）和*HBA2*（OMIM 141850）。为简便起见，以下分别以α1基因和α2基因表示。α1基因和α2基因表达完全相同的α珠蛋白肽链。α-地贫是由于α-基因的缺失（少数为发生于α2基因或α1基因的点突变）所引起的α-珠蛋白肽链合成减少或缺如的遗传缺陷症。α-基因的缺失主要是由于α-珠蛋白基因簇同源序列不等交换的结果（图28-8）。α-地贫突变导致的α/β珠蛋白链比例失衡，在胎儿期主要产生血红蛋白Bart's（γ_4），在成人期表现为β链过剩，产生HbH（β_4），并使HbA2（$\alpha_2\delta_2$）水平下降。已在世界上不同种族中鉴定了至少32种α-珠蛋白基因缺失和68种α-珠蛋白基因点突变（http://globin.bx.psu.edu/hbvar/），其中，中国人有25种，包括13种大片段缺失和12种α-珠蛋白基因点突变（图28-9）。根据突变类型的不同，将α-地贫分为缺失型和非缺失型两种类型。根据涉及的基因数目和突变细节，α-地贫可分为三类缺陷：①α^+地贫，缺失一个α基因（-α/）；②α^0-地贫，两个α基因都缺失（--/，称为东南亚型，表示为$--^{SEA}$）；③非缺失型，α基因发生点突变或少数几个碱基的缺失（$\alpha^T\alpha$或$\alpha\alpha^T$）。表28-3和28-4分别列举了中国南方人群中上述13种大片段缺失和12种α-珠蛋白基因突变，表28-5小结了中国南方人群不同基因型Hb H病的分布情况。其中由前4种基因型的构成比占94.3%。一般认为，正常情况下，α2基因的表达量是

$\alpha1$ 基因的 2 倍,$\alpha2$ 基因约占表达量的 2/3,$\alpha1$ 基因占 1/3,因此,$\alpha2$ 基因缺陷较 $\alpha1$ 基因缺陷产生的表型更重。导致非缺失型 α- 地贫的 α- 珠蛋白基因点突变主要影响 mRNA 加工、翻译以及翻译后的加工(图 28-10);或者为错义突变,如中国人较常见的 Hb QS 突变,其结构改变产生易于降解的高度不稳定 Hb,从而使血红蛋白含量降低。值得注意的是,虽然非缺失型突变只发生于 1 个 α- 基因上,多数属 α^+- 地贫,但也可导致与 α^0类似的典型 α- 地贫特征(如 Hb CS 和 Hb QS),原因是这类非缺失型突变位于功能较强的 $\alpha2$ 基因,且不稳定血红蛋白易造成红细胞损伤,故其功能损害要比 α^0- 地贫严重。

表 28-3 中国人群 13 种 α- 珠蛋白基因的缺失突变

名称	缺失范围	表型
$--^{SEA}$	19.301kb	α^0
$--^{THAI}$	33.501kb	α^0
$--^{FIL}$	31.851kb	α^0
$--^{HW}$	>300kb	α^0
$--^{27.6}$	27.64kb	α^+
$--^{11.1}$	11.1kb	α^0
$-\alpha^{6.4}$	~6.4kb	α^+
$-\alpha^{4.2}$	~4.2kb	α^+
$-\alpha^{3.7}$	~3.7kb	α^+
$-\alpha^{2.7}$	2.701kb	α^+
$-\alpha^{2.4}$	2.392kb	α^+
$--^{BS}$	未确定	α^0
$--^{GZ}$	未确定	α^0

表 28-4 中国南方人群所见 12 种非缺失型 α- 地贫基因突变

编号	HGVS 命名	碱基改变	所在基因	表型
1	*HBA1* c.223 G>C(p. Asp 75 His)	CD74(GAC>CAC)	$\alpha1$	Hb Q-Thailand
2	*HBA1* c.237 del C	CD78(-C)	$\alpha1$	α^+
3	*HBA1* c.357_358 dup TCA	CD118(+TCA)	$\alpha1$	α^+
4	*HBA2* c.40 G>T(p. Ala 14 Ser)	CD13(GCC>TCC)	$\alpha2$	Hb Binyang
5	*HBA2* c.91_93delGAG	CD30(-GAG)	$\alpha2$	α^+
6	*HBA2* c.95G>A(p. Arg 32 Lys)	CD31(AGG>AAG)	$\alpha2$	α^+
7	*HBA2* c.133delC	CD43/44(-C)	$\alpha2$	α^+
8	*HBA2* c.149_150delGC	CD49(-GC)	$\alpha2$	α^+
9	*HBA2* c.179G>A(p. Gly 60 Asp)	CD59(GGC>GAC)	$\alpha2$	Hb Adana
10	*HBA2* c.369C>G(His 123 Gln)	CD122(CAC>CAG)	$\alpha2$	Hb Westmead
11	*HBA2* c.377T>C(p. Leu 126 Pro)	CD125(CTG>CCG)	$\alpha2$	Hb QS
12	*HBA2* c.427T>C(p. Ter 143 Gln)	CD142(TAA>CAA)	$\alpha2$	Hb CS

GenBank ID: *HBA1*: NM_000558; *HBA2*: NM_000517

表 28-5　中国南方人群不同基因型 Hb H 病的分布

HB H 基因型	分布频率(%)
$-\alpha^{3.7}$/－－^{SEA}	49.29
$-\alpha^{4.2}$/－－^{SEA}	16.54
$\alpha^{WS}\alpha$/－－^{SEA}	16.01
$\alpha^{CS}\alpha$/－－^{SEA}	12.46
$\alpha^{QS}\alpha$/－－^{SEA}	3.74
其他	1.96

表中数据来源为中国南方主要 α- 地贫发病区，共统计了 1016 条染色体

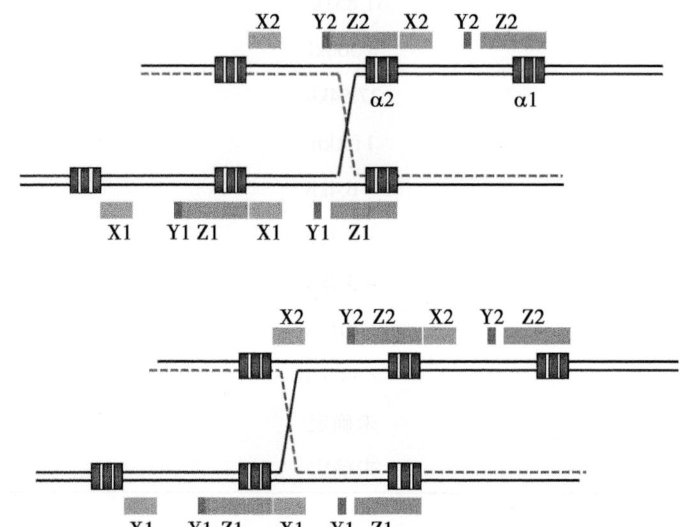

图 28-8　α- 地中海贫血右缺失（－α 3.7/）与左缺失（－α 4.2/）不等交换原理

X、Y、Z 盒为 α- 基因的同源区段。如果 Z 区段发生相互重组，对应产生 $-\alpha^{3.7}$ 和 $\alpha\alpha\alpha^{anti3.7}$ 等位基因。由于这种重组可以发生在 Z 区段的任何位置，所以可以产生多种 $-\alpha^{3.7}$。同样的，如果 X 区段发生重组，对应产生 $-\alpha^{4.2}$ 和 $\alpha\alpha\alpha^{anti4.2}$ 等位基因

基因型与表型的关系：正常人二倍体细胞含 4 个 α- 珠蛋白基因，根据上述三类 α 地贫等位基因，α 地贫基因型有多种组合，因此，临床上 α- 地贫病例的表现也相应有很大的差异。1 个 α- 基因缺失或发生点突变，其基因型为 $-\alpha/\alpha\alpha$、$\alpha\alpha^T/\alpha\alpha$ 或 $\alpha^T\alpha/\alpha\alpha$，临床上表现为静止型 α- 地贫；2 个 α- 基因缺失或复合 α- 基因点突变，其基因型为 $--/\alpha\alpha$、$-\alpha/-\alpha$、$-\alpha/\alpha\alpha^T$ 或 $\alpha^T\alpha/\alpha\alpha$，临床上表现为 α- 地贫特征，也称轻型 α- 地贫；3 个 α- 基因缺失或复合 α 基因点突变，其基因型为 $--/-\alpha$、$--/\alpha^T\alpha$ 或 $\alpha^T\alpha/\alpha^T\alpha$，临床上表现为 Hb H 病。某些基因型为 $\alpha^T\alpha/\alpha^T\alpha$ 的病例（如 $\alpha^{CS}\alpha/\alpha^{CS}\alpha$、$\alpha^{QS}\alpha/\alpha^{QS}\alpha$ 和 $\alpha^{CS}\alpha/\alpha^{QS}\alpha$）可表现为缺 3 个 α 基因的效应，产生 Hb H 病，这与不稳定血红蛋白直接损伤红细胞密切相关。以此类似，基因型为 $--/\alpha^T\alpha$ 的 Hb H 病较单纯缺失 Hb H 病（$--/-\alpha$）的临床表现更为严重。4 个 α- 基因缺失，其基因型为 $--/--$，临床上表现为 Hb Bart's 胎儿水肿综合征。目前发现的中国人 α- 地贫缺失突变中，有几种大片段突变除涉及 2 个 α- 珠蛋白基因缺失外，还同时丢失了胚胎期表达的 ζ 基因，如（$--^{THAI}$/）和（$--^{FIL}$/），因此，这类缺失的纯合子或复合杂合子的发病会更早，临床表现会更严重。基于 α- 基因缺陷数目反映了 α- 基因表达的剂量效应，也决定了 α- 地贫的临床表型（图 28-11），总体看，根据 α- 珠蛋白基因型可以预测 α- 地贫的临床表型，根据调查结果总结出了国人主要 α- 珠蛋白基因型与血液学表型的关系（图 28-12）。

α- 地贫的表型有轻重差别，有的在出生后（或成人期）引起的中间型地贫——Hb H 病，溶血和无效造血是其主要的发病机制；有的在胎儿期就导致致死性 Hb Bart’s 胎儿水肿综合征，Hb Bart’s 的功能缺陷是

造成胎儿严重缺氧、窒息的主要原因。正常情况下胎儿期的血红蛋白主要成分是 Hb F，当人体细胞中 4 个 α- 珠蛋白基因全部缺损时，α- 基因完全不表达，此时 α/γ 珠蛋白比例严重失衡，体内合成的 γ 链，由于缺乏 α 链而聚合成 γ 四聚体（$γ_4$，即 Hb Bart's）。后者对 O_2 的亲和力极高，即使在低氧的组织中也不能释放 O_2，造成胎儿宫内严重缺氧。同时，Hb Bart's 不稳定，易解离成游离 γ 链，其氧化物直接损伤红细胞膜，使红细胞寿命缩短、加速溶血，使胎儿组织缺氧加重。组织缺氧会导致髓外造血，引发肝脾肿大，心功能不全，进一步加重水肿，孕中期胎儿发育受到严重影响并逐步累及全身重要脏器，最终致死。水肿胎

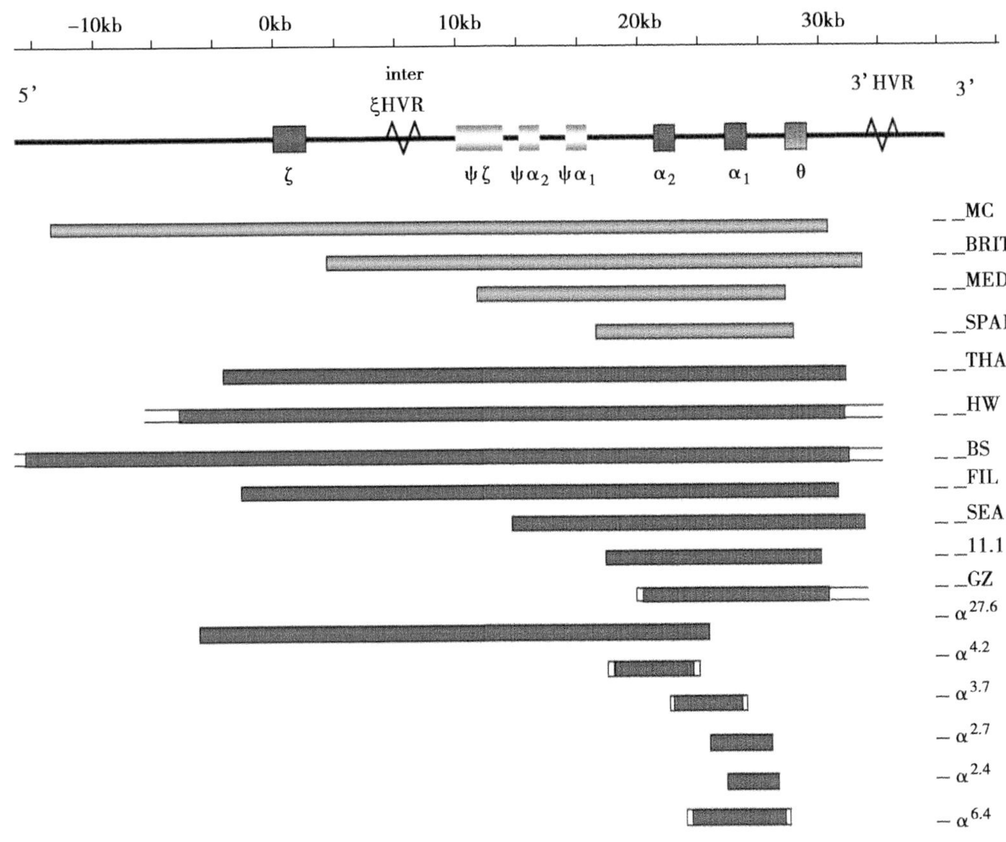

图 28-9　引起 α- 珠蛋白表达降低的 13 种缺失突变

黑色区表示缺失区域，百色框表示缺失断裂点未确定区，缺失片段长度以 kb 为单位，深黑区代表发生在中国人群的缺失突变。$--^{SEA}$、$-α^{3.7}$ 和 $-α^{4.2}$ 为中国人最常见的三种缺失。α 基因簇上的黑色基因表示功能基因，银色基因表示非功能同源基因。θ 基因功能不详

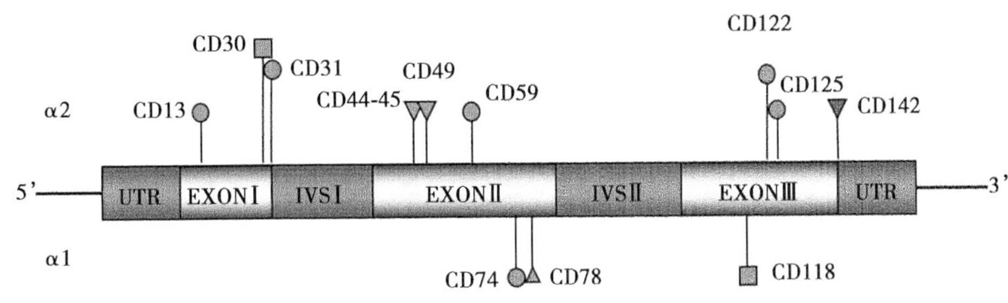

图 28-10　12 种见于中国人群的导致 α2、α1 珠蛋白基因表达降低的突变

UTR：非翻译区；EXON：外显子；IVS Ⅰ和 IVS Ⅱ：插入序列 1 和插入序列 2

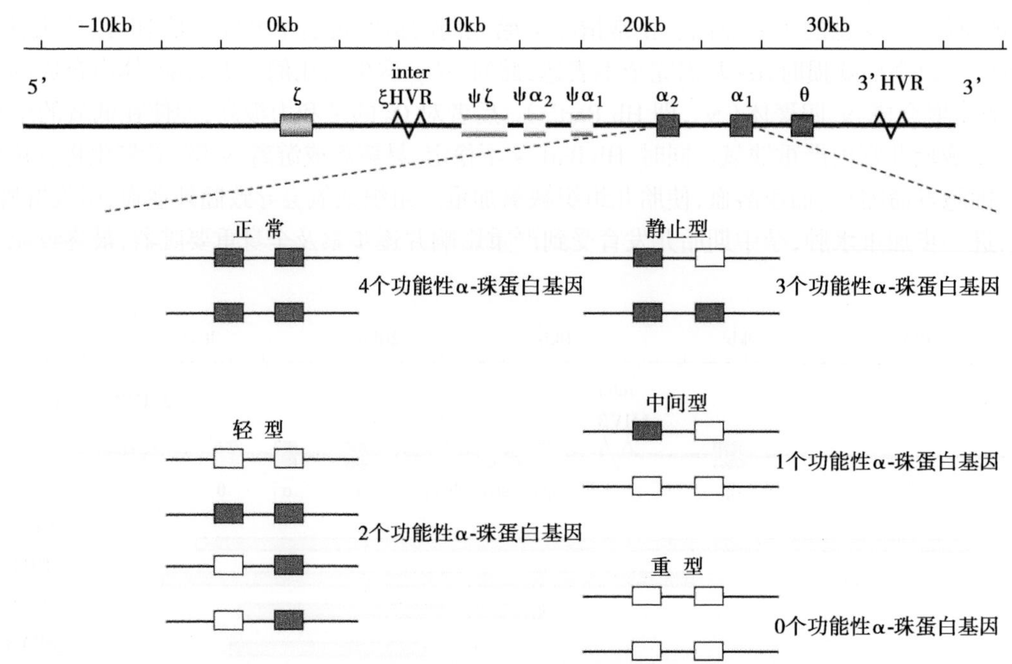

图 28-11 α-珠蛋白基因簇及其不同缺失基因型与表型的关系

中间型α-地中海贫血又称Hb H病，重型α-地中海贫血又称Hb Bart's胎儿水肿综合征。α基因簇上的黑色或灰色基因表示功能基因，银白色基因表示非功能同源基因。θ基因功能不详。HVR：高变区

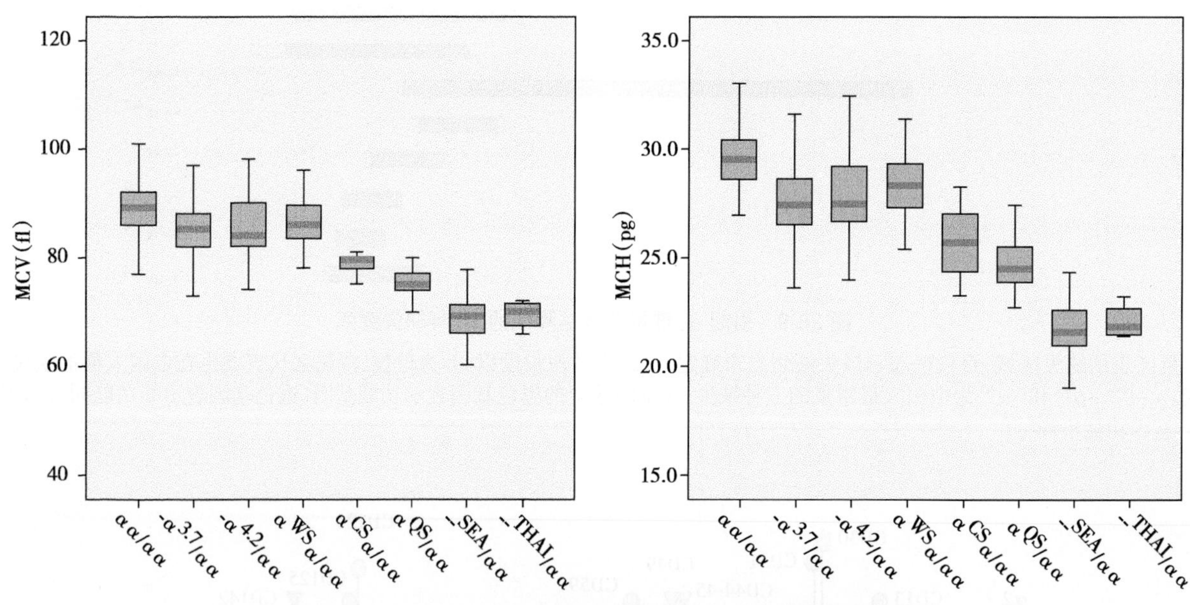

图 28-12 中国人主要α-珠蛋白基因型与血液学表型的关系

纵坐标分别表示MCV（fl，左）和MCH（pg，右），横坐标表示α-珠蛋白基因型。图中黑粗线水平表示平均数，方框上下水平表示标准差，垂直线上下端表示最大值和最小值

儿平均分娩时间为妊娠31周（24周～38周），部分案例在孕早期即可发生自然流产。胎儿体腔积液，胎盘巨大而水肿。正常情况在出生前后1个月内，合成胎儿血红蛋白的γ链逐步转换为合成成人血红蛋白（Hb A）的β链。当人体细胞中3个α-珠蛋白基因缺损时，一般仅有低于30% α-珠蛋白链表达，β链表达过剩，聚合成β四聚体（β_4，即Hb H），β四聚体易分解为游离的β链并沉积聚集形成H包涵体，使红细胞受损导致慢性溶血性贫血。也有部分为非缺失Hb H病，此类病例除β四聚体作用外，还附加基因点突变同时产

生异常肽链，直接破坏红细胞而导致慢性溶血性贫血，引起 Hb H 病。对于 Hb H 病，由于还保留了小部分正常功能的 Hb A，因此，Hb H 病的临床表型的严重性与 Hb A 水平直接相关。且不同突变基因型对 Hb A 水平的影响存在很大的差异，Hb A 水平越高的患者，临床表型更轻。因此，这类中间型地贫病例的临床表现有很大的个体差异。

2. β- 地中海贫血　β- 珠蛋白肽链是成人血红蛋白四聚体（HbA，$\alpha_2\beta_2$）的基本组分，其编码基因是位于 11p15.3 的人 β- 珠蛋白基因 *HBB*（OMIM 141900）。β- 地贫是由该基因的点突变（仅少数为基因缺失）所引起的 β 珠蛋白肽链合成减少或缺如的遗传缺陷症。在人 α- 珠蛋白基因 *HBA1* 和 *HBA2* 正常表达的情况下，β- 珠蛋白基因突变导致 α/β 珠蛋白链比例失衡，使 HbA 生成障碍，进而引发无效造血和溶血。β- 珠蛋白基因点突变（或少数几个碱基的缺失和插入）具有高度等位基因异质性，目前在世界上不同种族中已鉴定了近 300 种此类突变（http://globin.bx.psu.edu/hbvar/），其中中国人有 50 种以上（图 28-13）。按 β- 珠蛋白基因突变的类型，可分为转录突变、RNA 加工突变、RNA 剪接突变、起始密码突变、无义突变、移码突变和小缺失 7 类，另外还有少数罕见的双重突变（在一个基因上存在 2 种已知的致病突变）。表 28-6 列举了中国南方人群中常见的 8 种基因突变及其频率分布情况。这 8 种突变约占突变基因的 93% 以上。它们在南方各省区的频率分布有一些小的差异。从基因突变的生物学效应来看，β- 珠蛋白基因突变可大致分为 β^0- 地贫和 β^+- 地贫两种主要类型。β^0 无 β 珠蛋白产生，β^+ 有低于正常水平的 β 珠蛋白产生。Hb E 是一种很特殊的 β- 珠蛋白基因突变，该突变发生于外显子 1 密码子 27 第 1 位核苷酸的 G > A 替代，密码子 27 的改变为 GAG > AAG，导致 p.Glu 27 Lys 变异，产生不稳定血红蛋白 Hb E；同时，该突变使外显子 1 的序列中新产生一个剪接供体位点。这样，在此位点的异常剪接可以产生失去一段外显子的无功能 mRNA。研究证实，Hb E 突变的正常和异常剪接的比例约为 6∶4（图 28-14）。这是基因突变引起临床表型变异性（variability）的一个典型例子。变异性即相同基因的突变可以产生不同的临床表现，该突变既可导致不稳定的异常血红蛋白 Hb E，同时它也是 β- 地贫的病因。这是因为，该突变产生的无功能 mRNA 减少了 β 珠蛋白肽链的合成。导致 β- 地贫的突变和导致产生 Hb S 镰形细胞贫血的突变均为发生在 β- 珠蛋白基因上的遗传变异，但这两种疾病的临床表现迥异，故变异性是我们理解人类单基因病表型和基因型关系的重要概念。

表 28-6　中国南方人群中常见的 8 种 β- 珠蛋白基因突变及其频率分布

HGVS 命名	碱基改变	分布频率（%）	表型	对功能的影响
HBB c.126-129delCTTT	CD41-42（-CTTT）	43.29	β^0	RNA 翻译
HBB c.52A > T（p.Lys 18 Ter）	CD17（AAG > TAG）	25.21	β^0	RNA 翻译
HBB c.316-197C > T	IVS-II-654（C > T）	9.04	β^+	RNA 加工
HBB c.-78A > G	-28（A > G）	8.26	β^+	转录突变
HBB c.217dupA	CD71-72（+A）	6.30	β^0	RNA 翻译
HBB c.79G > A（p. Glu 27 Lys）	CD26（GAG > AAG）	3.29	Hb E	RNA 加工
HBB c.92+1G > T	IVS-I-1（G > T）	2.47	β^0	RNA 加工
HBB c.-79A > G	-29（A > G）	1.64	β^+	转录突变

GenBank ID：*HBB*：NM_000518.4

注：表中数据来源为中国南方主要 β- 地贫发病区，共统计了 372 条染色体

β- 地贫的临床表型主要是上述致病基因突变的结果，此外，其表型变异还受到人体其他基因位点或调节 γ- 和 β- 基因的遗传修饰作用的影响。目前已阐明的这类遗传修饰因素主要包括：① α- 地贫突变，导致 α- 珠蛋白合成减少，合并 α- 地贫突变可以使 β- 地贫患者的 α/ 非 α 珠蛋白肽链比例趋于平衡，从而减轻贫血表型。β- 地贫杂合子合并 α- 珠蛋白基因三联体或四联体，则会加剧 α/ 非 α 珠蛋白肽链比例失衡，使患者由临床无症状变为中间型地贫表型。α- 和 β- 地贫复合型病例的血液学表型特征见表 28-7，从

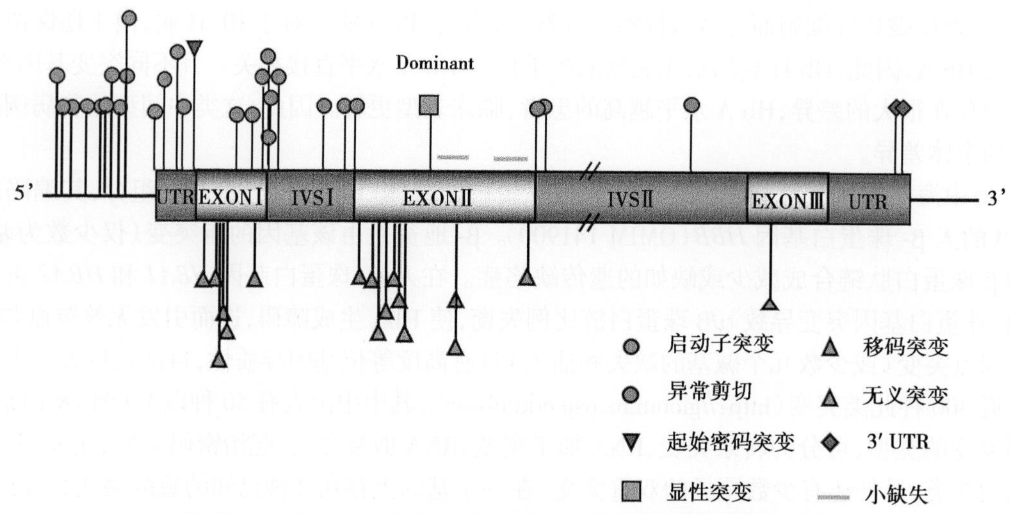

图 28-13　50 种见于中国南方的导致 β- 珠蛋白基因表达降低的突变

UTR：非翻译区；EXON：外显子；IVS Ⅰ和 IVS Ⅱ：插入序列 1 和插入序列 2

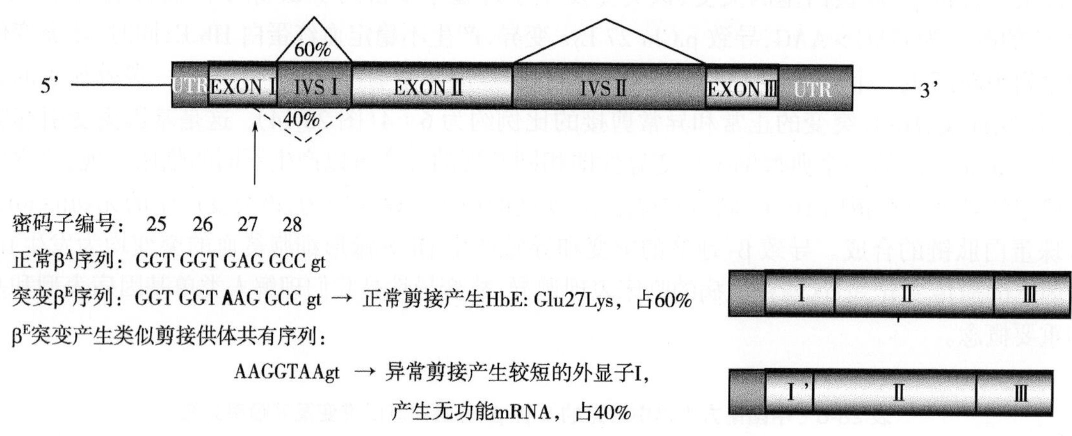

图 28-14　Hb E 突变体的正常和异常剪切机制

上方实折线表示正常剪接，下方虚折线表示异常剪切。HbE 突变产生一个类似剪接供体的序列，导致异常剪接。UTR，非编码区；EXON，外显子，IVS，内含子插入序列

中可以看出，α- 地贫合并 $β^+$- 地贫所引起的表型变化，与单纯的 $β^+$- 地贫杂合子所引起的表型变化并无大的差异。但是 α- 地贫复合 $β^0$- 地贫，比单纯的 $β^0$- 地贫杂合子的血液学表型变化要稍轻一些。②增强 γ- 基因表达的因素。包含一些少见类型的增强 γ- 基因表达的遗传性持续性胎儿血红蛋白综合征（hereditary persistence of fetal hemoglobin，HPFH）和 δβ- 地贫，以及调节 γ- 基因表达的调节红系发育的转录因子和其他染色质相关因子（图 28-2）。前者是与 11 号染色体 β- 珠蛋白基因簇连锁的事件，后者是不与 β- 基因座位连锁的其他基因座位（数量性状位点）的变异。发生于 γ- 基因启动子的点突变以及 β- 基因簇的大片段缺失可导致 HPFH，后者还可以导致 δβ- 地贫。已鉴定出 20 余种这类 β- 基因簇的大片段缺失和 14 种 γ- 基因启动子区点突变。其中见于中国人群的大片段缺失有 6 种（图 28-15），γ- 基因启动子区点突变有 1 种（*HBG1*-196C＞T）。HPFH 的分子机制较复杂，可以理解为大片段缺失产生的顺式距离效应，和（或）大片段缺失使抑制 *γ- 基因表达的一些顺式作用组件丢失，从而促进了 γ- 基因表达。HPFH 是一种良性血红蛋白病，该病是上述基因缺陷使胎儿期 *γ- 珠蛋白基因在成人期持续表达的结果，其表型特征是 Hb F 明显升高。因此可替代减少的 Hb A 而成为减轻贫血表型的遗传因素。为便于描述，我们将该类疾病划归为 β- 地贫类疾病。目前发现的参与红系发育中 *γ- 基因与 β- 基因转换的二种调节途径

中的主要基因已经被证实为 * γ - 地贫临床表型的重要遗传修饰因素（图 28-2），其中，*BCL11A*、*KLF1* 和 *HBS1L-MYB* 是关键基因。几个修饰中国人群 * γ - 地贫表型的重要基因位点的 SNP 见表 28-8。上述二类遗传因素在中间型 β- 地贫表型修饰中的作用已基本阐明（图 28-2），即在相同 * γ - 基因型的 β- 地贫病例中，携带有使 Hb F 增高的遗传变异的患者，其临床表型较轻。因此，根据基因型检测结果预测复杂基因缺陷的中间型 β 地贫表型目前已成为可能。

表 28-7　α- 和 β- 地中海贫血复合的临床表型特征

β⁺- 地中海贫血合并 α- 地中海贫血的情况						
	αα/αα		– α/αα		– –/αα	
例数	男（n=32）	女（n=38）	男（n=2）	女（n=5）	男（n=4）	女（n=2）
Hb（g/L）	125.00 ± 11.92	119.00 ± 10.18	138.00 ± 5.37	116.20 ± 6.72	127.25 ± 1.50	118.00 ± 5.66
RBC（^10¹²）	5.65 ± 0.55	5.40 ± 0.57	6.54 ± 0.21	4.99 ± 0.35	5.54 ± 0.23	5.53 ± 0.28
MCV（fl）	70.06 ± 6.53	70.92 ± 6.04	62.00 ± 0.38	73.80 ± 6.13	74.50 ± 4.65	69.50 ± 0.50
MCH（pg）	22.19 ± 2.16	22.09 ± 1.81	21.10 ± 0.49	23.35 ± 1.67	22.93 ± 0.80	21.30 ± 0.00
Hb A_2（%）	5.57 ± 1.03	5.52 ± 1.07	6.07 ± 1.28	5.19 ± 1.89	5.16 ± 1.27	–
β⁰- 地中海贫血合并 α- 地中海贫血的情况						
例数	男（n=100）	女（n=115）	男（n=20）	女（n=18）	男（n=16）	女（n=11）
Hb（g/L）	118.00 ± 9.21	110.97 ± 10.35	122.21 ± 9.43	116.83 ± 7.11	124.13 ± 9.61	122.55 ± 11.58
RBC（^10¹²）	5.78 ± 0.53	5.46 ± 0.50	5.71 ± 0.33	5.47 ± 0.45	5.55 ± 0.56	5.31 ± 0.50
MCV（fl）	64.91 ± 4.63	65.34 ± 4.16	66.37 ± 4.87	68.17 ± 3.07	69.69 ± 4.38	73.82 ± 3.31
MCH（pg）	20.38 ± 1.36	20.31 ± 1.37	21.38 ± 1.75	21.39 ± 1.39	22.16 ± 1.66	23.05 ± 0.87
Hb A2（%）	5.47 ± 0.99	5.48 ± 0.91	5.50 ± 1.02	5.29 ± 1.04	6.17 ± 0.62	5.97 ± 0.99

注：β⁺- 地贫复合 α- 地贫的表型与 β⁺- 地贫杂合子的血液学各项参数差别无显著性差异。β⁰- 地贫复合 α- 地贫与单纯 β⁰- 地贫杂合子之间的 MCV、MCH、Hb 及 HbA_2 水平差异有显著性差异

表 28-8　修饰中国人群 β- 地贫表型的重要基因位点 Hb F 相关 SNPs

座位	染色体	SNP	遗传贡献度（%）
BCL11A（Intron2）	2p15	rs766432	6.4
HBS1L–MYB 基因间区	6q23	rs9399137 rs6929404	13.5
		rs9483788 rs6934903	未知
Xmn1-HBG2	11p16	rs782144	9 ~ 13

注：表中数据为对 619 例中国人 β- 地中海贫血患者 SNPs 与 Hb F 表型关联分析

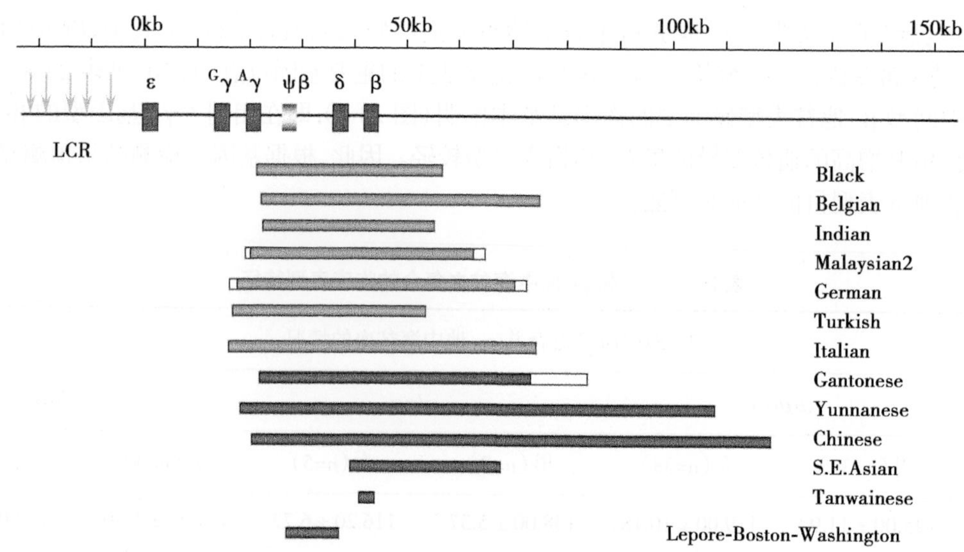

图 28-15　引起 β- 地中海贫血常见的基因缺失突变

黑色框和灰色框表示缺失区域，无色框表示缺失断裂点未确定区，缺失片段长度以 kb 为单位，深黑色框代表发生于中国人群的 6 种缺失突变。β 基因簇上的黑色基因表示功能基因，银色基因表示非功能同源基因

溶血和无效造血是 β- 地贫主要发病机制。溶血是由于红细胞构成成分的物理化学变化所致。由于 α/β 珠蛋白链比例失衡，过多的 α- 珠蛋白链降解后血红素氧化形成高铁（Fe^{3+}）血红素，聚集成包涵体（inclusion body）沉积在细胞膜上，引发血红蛋白分解和游离 Fe^{3+} 释放，后者可催化活性氧反应并降低还原型谷胱甘肽，导致膜蛋白氧化，加上包涵体沉积所引发的自体免疫清除机制，促使成熟红细胞形成脆性增加和可塑性降低的"地贫样红细胞"，此类细胞易于在微循环中破裂而产生溶血，故高铁血红素的形成是溶血的决定因素。高铁血红素的形成也是无效造血的重要环节之一，即含高铁血红素的红细胞易于诱导细胞损伤，从而减少红细胞的数量。上述贫血机制所引起的 β- 地贫临床表现为：① β- 地贫有小细胞低色素性贫血的细胞学表型，无临床症状和体征；②中、重度 β- 地贫一般较 β 地贫有更明显的表现，如黄疸、发育迟缓、易于合并感染等；③在缺乏有效治疗的情况下，无效造血会伴随骨髓腔扩张和髓外造血，并引起一系列并发症：肝脾肿大、特殊面容（上颌前突，颧骨隆起、眼距增宽、鼻梁塌陷（图 28-6）、骨质疏松、关节病变和身材矮小。此外，输血未配合去铁治疗会导致铁沉积在心、肝和多个内分泌器官，引起这些脏器损伤及相应的临床并发症。④ β- 地贫患儿在新生儿期和出生后短时间一般表现为正常，重型 β- 地贫患儿多数在出生头一年发病，平均发病年龄为 13.1 个月（±8.1 个月）。中间型 β- 地贫患儿一般在 2 岁后起病，平均发病年龄为 17.4±11.8 个月。β- 地贫纯合子的发病是由于出生后胎儿期表达的 γ 链自动关闭，而基因缺陷使 β 链合成障碍导致成人 HbA 缺乏的后果。

（五）防治

1. 产前诊断与群体预防　α- 地贫和 β- 地贫的群体预防包括高发区群众的宣传教育、杂合子筛查（heterozygote screening）和产前诊断三个主要环节。宣传教育是发动广大群众知晓和参与，同时通过教育培养能满足大规模筛查的各类专业人员；杂合子筛查是在高发区实施大规模人群筛查，发现双方均为同型地贫（α- 地贫或 β- 地贫）的高风险携带者夫妇（或拟婚青年），并对这些高风险对象进行遗传咨询和基因分析确诊；产前诊断则是对高风险夫妇的胎儿样品进行 α- 或 β- 地贫的基因型分析。若诊断为受累胎儿，由当事人知情选择实施受累胎儿流产。以地贫为代表的重大出生缺陷的产前诊断和预防计划，是涉及我国南方人口健康领域的重大公共卫生问题，技术只是其中的一个重要环节，要实现降低患儿出生率的预防控制目标，关键取决于政府的组织领导作用和经费投入。我国广东省已经对高风险妊妇实行免费产检。围绕出生缺陷防控的高发区基础网络建设和运行、宣传教育、专业人才培训、实验室质量控制以及高风险家庭的咨询和随访是我国面临的更大的挑战。这些计划的一些具体操作方案（图 28-16）参见第十四章"遗传病的预防"的相关内容。

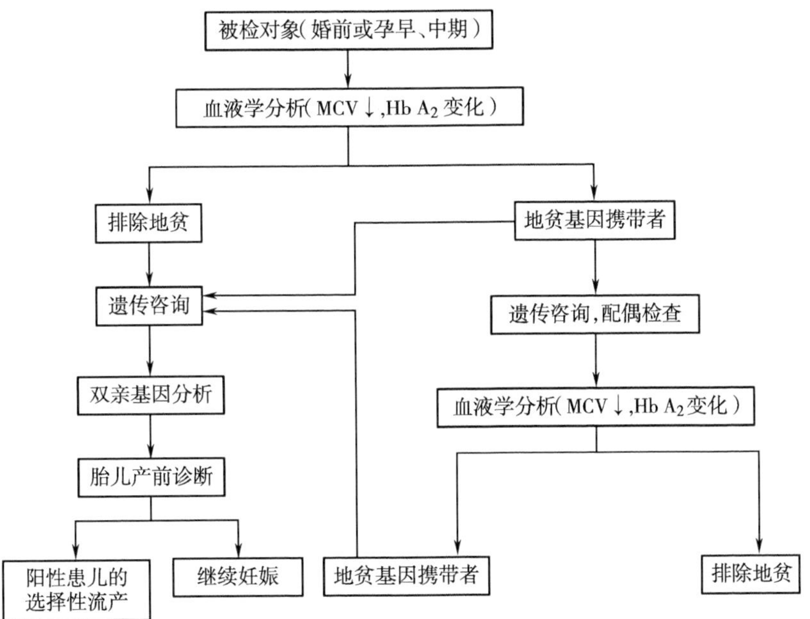

图 28-16 地贫携带者筛查及产前诊断流程

2. 治疗 临床治疗的对象主要为重型 β- 地贫患者,这类患者需要进行常规的输血和铁螯合剂去铁治疗。因此,临床上将不需常规输血治疗的中间型地贫称为非输血依赖地中海贫血(non-transfusion dependent thalassemia,NTDT),需要输血治疗的包括中间型 β- 地贫、HbE/β- 地贫和 Hb H 病。NTDT 临床一般治疗的要点是控制体内铁状态,需考虑去祛铁治疗。其次,根据临床指征对一些患者采用脾切除术进行治疗,缓解溶血进程。地贫正规的标准治疗方案中值得推荐的是采用口服除铁剂,即采用奥贝安可(Deferiprone,L1,去铁酮片)或去铁斯若(Deferasirox,Exjade,恩瑞格,地拉罗司分散片)进行去铁治疗,用于替代注射除铁剂得斯芬(Desferrioxamine,去铁胺甲磺酸盐注射剂)。对于重型 β- 地贫和 NTDT 的控铁治疗而言,口服用药会带来很大的方便。

在重型 β- 地贫的治疗中,过去 30 多年以来,该领域的研究和应用主要致力于以下三个方面:①新药物研发:以提高 Hb F 水平为目标的 Hb F 诱导剂研发,主要包括羟基脲(hydroxyurea)、5- 氮杂胞苷(5-azacytidine)和短链脂肪酸类药物(如丁酸盐,Sodium butyrate)。这些小分子化合物的作用机制是通过特定基因位点的去甲基化作用,使 γ- 基因开放或延迟 γ- 基因向 β- 基因的转换的时间。这一尝试,仅取得有限的成功,比较公认的是羟基脲。它在镰形细胞贫血的治疗中可缓解病情。近年来,针对相关调节基因(如 *BCL11A*、*KLF1* 和 *MYB*)药物新靶点治疗的研究正在兴起;②基因治疗:针对 β- 地贫的基因治疗是世界上最早的同类研究项目,寻求建立稳定表达大量正常珠蛋白的体系和提高造血干细胞转染效率是技术聚焦点,多年的努力尚未取得成功。近年来,采用诱导多能干细胞(induced pluripotent stem,iPS)将是该领域值得期待的研究方向;③干细胞移植治疗:人体骨髓或外周血造血干细胞移植是目前治愈重型 β- 地贫的捷径。我国广州南方医院儿科团队提出的病例新危险分级标准和新移植预处理方案(NF-08-TM),采用同胞或无亲缘关系供体治疗 82 例重型 β- 地贫患儿,平均跟踪 24 个月后评价效果,3 年异基因外周血干细胞移植病例组总生存率和无病生存率分别为 92.3% 和 90.4%,同胞骨髓造血干细胞移植病例组总的生存率和无病生存率分别为 90.0% 和 83.3%。此方案已经得到国际干细胞移植学界的积极推荐,正在进行更大范围内的临床试用。

二、葡萄糖 6 磷酸脱氢酶缺乏症

红细胞葡萄糖 6 磷酸脱氢酶(glucose-6-phosphate dehydrogenase,G6PD OMIM 305900)是红细胞磷酸己糖途径中的第一个酶。葡萄糖 6 磷酸脱氢酶缺乏症(G6PD deficiency)是红细胞酶缺乏引起的溶血性贫血中最常见的一组 X 连锁遗传病。杜顺德(1952)首次报道了我国川西平原的蚕豆病病例。Crosby 等(1956)

对撒丁岛蚕豆病患者的临床及流行病学资料进行分析后，发现蚕豆病引起的溶血与伯氨喹啉类药物性溶血极其相似，推论蚕豆病的病因也是葡萄糖6磷酸脱氢酶的缺陷。我国在粤西1955年的蚕豆病大“流行”中对此病做了广泛和深入研究，阐明了我国发现的蚕豆病是遗传性红细胞G6PD缺乏所引起，这在国外也有类似报道证实，如意大利的Sansone及以色列的Szeinberg等。

（一）临床表现

本病的临床表现为急性溶血性贫血，而这种情况只在部分人身上见到。简言之，在某些“敏感者”在服用几类药物后（详后）可以引起急性溶血。患者有头晕、头痛、倦怠、食欲不佳、发热、恶心、呕吐、腹痛、黄疸、血红蛋白尿、肝脾肿大等表现。严重者可发生脱水、酸中毒、休克、少尿、无尿、肾衰竭。抢救不及时可造成死亡。

按临床表现和酶缺乏的程度，G6PD缺乏症分为三类（以正常人酶活性100%推算）：第Ⅰ类为酶活性极严重缺乏（<1%），红细胞寿命显著缩短伴有慢性非球形细胞溶血性贫血，即在没有任何诱因情况下均呈慢性溶血；第Ⅱ类为酶活性严重缺乏，相当于正常的0～10%，一般不伴有慢性溶血，在诱因作用下可产生急性溶血；第Ⅲ类为酶活性中度或轻度缺乏，相当于正常的10%～60%，通常仅在某些强烈的诱因作用下才发生溶血，临床上表现为轻度至中度贫血、黄疸、肝脾可肿大，网织红细胞增多。第Ⅱ型即在有诱因（药物、蚕豆、感染等）存在时才产生溶血，中国人多见此种类型，表现为急性溶血。G6PD缺乏症有下列几种临床表现类型。

1. 非球形细胞性溶血（non-spherocytic hemolytic anemia） 这是一种无诱因的情况下发生的慢性溶血。

2. 药物性溶血 药物（或其在体内的衍生物）作用于红细胞，产生少量H_2O_2，在谷胱甘肽过氧化酶（glutathione peroxidase，GSHPX）催化下，GSH被氧化为GSSG，或将血红蛋白分子上的SH基氧化为Hb-SSG。首先是处于Hb表面位置的β链93位半胱氨酸被氧化，Hb的4条肽链将被拆开。生成的H_2O_2将进一步氧化Hb内部的-SH，终于使Hb变性、沉淀，形成变性珠蛋白小体（Heinz bodies），这是一种附着于红细胞膜的颗粒状成分，利用活体染色（如晶紫）在显微镜下可观察到。变性珠蛋白小体生成后，红细胞的表面电荷、形态和变形性都发生了改变，在流经脾窦（或肝窦）时不易变形通过小孔，而被阻留破坏。研究还表明，氧化剂还可使红细胞膜蛋白上的-SH基氧化，激活氧自由基，膜脂氧化，丙二醛及过氧化脂质堆积。由此引起膜脂质成分改变、膜的不对称性及流动性发生改变，促进红细胞的破坏。这一破坏过程的显著特点是具有自限性（self-limited），即在溶血高潮后继续服用药物，不再引起溶血加剧，反而日趋恢复，这是因为新生的网织红细胞G6PD活性较高，因而对药物有较强的“抵抗性”。

3. 蚕豆病（favism） 发病机制似更复杂。首先，在蚕豆中虽曾提出过一些“毒性”物质（如多巴、多巴胺、异脲脒、蚕豆嘧啶类），但这些物质与发病的必然联系未证实。胡修原等在温育的蚕豆抽提液中分离出一种耐热的、能强烈破坏红细胞GSH的小分子水溶性物质，而在其他7种相似豆类中均无，极可能与蚕豆溶血有关。此外，虽然国外认为蚕豆花粉可以致病，但杜传书等的多次和专程现场调查，都没有发现花粉可以致病的病例，因而不支持此说。目前“花粉致病”一说在国外文献中也已销声匿迹。

4. 感染性溶血 已有许多病例证明感染性溶血是在G6PD缺乏基础上发生的。其中包括急性和慢性病毒性肝炎、流感、伤寒、肺炎、腮腺炎、传染性单核细胞增多症等。这些病毒和细菌引起溶血的机制尚未阐明。

5. 新生儿黄疸（neonatal jaundice） 在G6PD缺乏症高发区，G6PD缺乏是引起新生儿黄疸的重要原因。G6PD缺乏的新生儿在失去母源的抗氧化保护作用后，由于新生儿某些处理H_2O_2的酶（GSHPX、过氧化氢酶等）不成熟，加上G6PD缺乏导致GSH生成减少而引起溶血。溶血后产生了大量的间接胆红素，新生儿肝脏的葡萄糖醛酸转移酶、Y、Z蛋白系统发育不完善，不能及时将间接胆红素转变为直接胆红素排出体外，血中间接胆红素浓度升高，当其达到20mg/100ml（342μmol/L）时便可透过血-脑脊液屏障进入大脑，损伤脑细胞引起核黄疸，造成智力低下。20世纪80年代下半叶，作者团队进行了“G6PD缺乏致儿童智力低下防治”的合作研究。实践证明及时的诊断和正确的预防和治疗，可以有效地防止该病的发生和进展。

全世界G6PD缺乏者估计在4亿人以上。各地区、各民族间发生率差异很大。最高为土耳其南部犹太人（Kurdish Jews），为58.2%，而美洲白种人中仅有散发病例（<0.1%）。该病在中国南方的广东、广西、

云南、海南、四川等地高发。主要分布在长江流域及长江以南各省、自治区。现将已进行有限的地区和民族进行了基因频率的调查，报道综合于表 28-9。

表 28-9　我国 16 个民族、地区 G6PD 缺乏症的基因频率

民族	地区	调查人数（男）	基因频率	民族	地区	调查人数（男）	基因频率
回	河南开封	521	0.0000		湖南	3137	0.0143
	驻马店	588	0.0051	苗	贵州罗甸	452	0.0667
	江苏六合	261	0.0115		贵阳	1112	0.0432
	甘肃	471	0.0000		海南白沙	88	0.2046
汉	河南驻马店	593	0.0000	壮	广西钦州	767	0.0860
	广东	5501	0.047		广东连山	1856	0.1410
	江苏（包括南京）	1325	0.0000		那坡	1327	0.0520
	六合	544	0.0018	傣	云南龙陵	344	0.0697
					西双版纳	362	0.1740
				哈尼	云南	298	0.0770
				彝	云南	293	0.0610
	广西钦州	373	0.0402	瑶	广西平南	1025	0.0624
	广东汕头	1342	0.0306		广东	651	0.0031
	海南白沙	815	0.0638	布依	贵州罗甸	1572	0.0604
	广东从化	1286	0.1019	京	广西防城	384	0.0469
	兴宁	1545	0.0563	黎	海南陵水	607	0.1730
	贵州罗甸	1271	0.0220		白沙	832	0.0938
	四川新都	1596	0.0689	朝鲜	黑龙江	825	0.0000
	黑龙江佳木斯	1376	0.0007	藏	甘肃	321	0.0001
	山西	511	0.0020	侗	贵州	860	0.0651
	甘肃	452	0.0000	土家	贵州	227	0.0485
	上海	1075	0.0000	白	云南大理	3792	0.011

编者注：一般基因频率需要大样本统计，此表中男性检测人数不足 1000 人者不代表基因频率，仅作参考

为何 G6PD 缺乏症多见于热带或亚热带地区？目前认为 G6PD 缺乏者有“选择优势”（参见第 16 章）。

（二）遗传学和发病机制

早期，在分子遗传学还没有广泛进入遗传病的研究时，为了鉴定 G6PD 的不同类型，使用的方法是，经化学方法处理部分纯化的酶，用生化动力学的指标，即：①酶活性；②电泳速率；③ G6P Km 值；④ NADP Km；⑤热稳定性等。将其分为若干生化变异型（biochemical variants），以地名为标准命名。我国当时已报道的生化变异性见表 28-10。

全世界发现的生化变异型在 400 种以上。

1991 年编码 G6PD 的基因 *G6PD* 克隆后，重点转入基因突变类型的探讨。迄今人类基因突变数据库（HGMD）中已收集了 187 种 *G6PD* 基因突变。并有基因突变型与生化变异性关系的报道。G6PD 缺乏症具遗传异质性，其中等位基因异质性较明显。在中国人群中已发现 29 种致病性突变（表 28-11）。这些基因突变的种类不具有民族特异性，但其分布的频率具有民族特异性：即作者等在汉族、壮族、瑶族、黎族、傣

表 28-10 中国人中发现的 G6PD 生化变异型

溶血类别	变异型名称	溶血类别	变异型名称
Ⅰ类	Hongkong（香港）		Petrich-like
	Chinese（中国）		Gifu-like
	Hongkong Pokfulam（香港）		Gaohe（高鹤）*
			Bodia-like
Ⅱ类	Taiwan-Hakka（台湾客家）		Wewak-like
	Hualien（花莲）		Angoram-like
	Taiwan "Ami 5"（台湾）		Salata-like
	Taiwan "Ami 6"（台湾）		Intanon
	Hualien-chi（花莲溪）		Luoyuan（罗源）（福建）
	Haad-Yai		
	Dhon	Ⅲ	Taipei-Hakka（台北客家）
	Fukuoka-like		A-（或 Ube）
	Huazhou（化州）*		Lizu-Baisha（黎族白沙）
	Boluo（博罗）*		Huizu-Sanya（回族三亚）
	Huiyang（惠阳）*		Guangzhou（广州）
	Nanhai（南海）*		Anant
	Gaomin（高明）*		Tahta
	Sapporo-like		Qing-Baijiang（青白江）（四川）
	Mahidol-like		Gaozhou（高州）*
	Qingyuan（清远）*		
	Miaozu-Baisha（苗族白沙）		
	Kaiping（开平）*		

*广东发现的 G6PD 生化变异型

族、回族、景颇族、哈尼族、基诺族、纳西族、彝族、侗族、苗族、水族、布依族、仫佬族、土家族、畲族 18 个民族中，都发现有共同的 *G6PD* c.1388G > A、c.1376G > T 和 c.95A > G 三种主流突变。而这三种突变在其他国家则未见报道（华人除外）。作者推测，可能在远古以前，中华民族可能源于同一祖先，后来因为天灾人祸，战乱等原因迁徙到边缘地区，因为自然环境的隔离，甚少往来，形成现在的"少数民族"。迁移的人中，有个别这三种突变型携带者，时至今日已形成这三种突变的高突变率。至于"南高北低"的现象，可能与地域性或疟疾的自然选择有关。环境与基因的相互作用可导致 G6PD 缺乏症的分布集中在气候炎热的南方（参见第十六章）。

蒋玮莹等通过人工定点诱变，对中国人常见的 G6PD 变异酶进行生物学功能研究。初步证实：G6PD Canton（*G6PD* c.1376G > T 导致 G6PD p.Arg459 Leu）及 G6PD Kaiping（*G6PD* c.1388G > A 导致 G6PD p.Arg463His）可降低酶活性并引起酶动力学改变。这可能与取代氨基酸的化学结构、所带电荷性质及极性有关。这两个部位的精氨酸在酶与 $NADP^+$ 的结合过程中起重要作用。引入无义突变，证实 G6PD 第 459 位以后的氨基酸决定了 G6PD 的酶活性。

表 28-11 是我国发现的 29 种突变型，突变热点在第 6、11 和 12 外显子，均为点突变，偶见个别两种点突变合并一起出现者。

表 28-11　中国人中发现的 29 种 *G6PD* 基因突变的位置及性质

突变名称	突变所在外显子	突变的碱基替换	氨基酸替换
Gaohe	2	c.95A > G	p. His32Arg
*Songklanagarind	4	c.196T > A	p. Phe66Ile
*Asahi	4	c.202G > A	p.Val68Met
*Hechi	4 和 9	c.[202G > A;871G > A]	p.[Val68Met;Val291Met]
*Guangzhou	5	c.274C > T	p.Pro92Ser
Chinese-4	5	c.392G > T	p.Gly131Val
*Liuzhou	5	c.442G > A	p.Glu148Lys
N/A	5	c.473G > A	p.Cys158Tyr
Mahidol	6	c.487G > A	p.Gly163Ser
Chinese-3	6	c.493A > G	p.Asn165Asp
Nankang	6	c.517C > T	p.Phe173Leu
Miaoli	6	c.519C > T	p.Phe173Leu
Mediterranean	6	c.563C > T	p.Ser188Phe
Shunde	6	c.592C > T	p.Arg198Cys
*Henan	7	c.682G > A	p.Asp228Asn
*Nanning	7	c.703C > T	p.Leu235Phe
Haikou	7	c.835A > G	p.Thr279Ala
Chinese-1	7	c.835A > T	p.Thr279Ser
Viangchan	9	c.871G > A	p.Val291Met
Chatham	9	c.1003G > A	p.Ala335Thr
Fushan	9	c.1004C > T	p.Ala335Asp
Chinese-5	9	c.1024C > T	p.Leu342Phe
Jiangxi	11	c.1340G > T	p.Gly447Val
Chinese-2	11	c.1360C > T	p.Arg454Cys
Ganton	12	c.1376G > T	p.Arg459Leu
Yunnan	12	c.1381G > A	p. Ala 461Thr
Kamiube	12	c.1387C > T	p.Arg463Cys
Kaiping	12	c.1388G > A	p.Arg463His
*Laibin	12	c.1414A > C	p.Ile472Leu

GenBank ID *G6PD*:NM_001042351

本症为 X 连锁遗传。*G6PD* 基因位于 Xq28。此基因由 Chen 等(1991)克隆，并由几个实验室证实。*G6PD* 基因全长 23 182bp，由 13 个外显子组成，内含子 2 长 9858bp。G6PD 由 545 个氨基酸组成，有活性的 G6PD 为结合有辅酶Ⅱ的二聚体。按 Lyon 学说，G6PD 缺乏女性杂合子应为正常红细胞与 G6PD 缺乏红细胞的嵌合体(mosaic)。她是否具有 G6PD 的缺乏，取决于其体内 G6PD 正常细胞与 G6PD 缺乏细胞的比例，部分女性杂合子可表现为接近正常 G6PD 活性。本症的遗传方式，多数学者认为，可以用 X 连锁不完全显性遗传来表述，且具有表现度的差异(variable expressivity)。

成熟红细胞内的糖代谢以无氧酵解为主，但也有少量的是通过磷酸戊糖旁路。G6PD 是磷酸戊糖旁路代谢途径中的第一个酶，也是第一个限速酶。它催化葡萄糖 -6- 磷酸葡萄糖酸内酯，同时生成还原型烟酰胺腺嘌呤二核苷酸磷酸（$NADPH^+H^+$）。$NADPH^+H^+$ 作为供氢体，参与体内的多种代谢反应，其作用之一是维持谷胱甘肽的还原状态（GSH）。GSH 可以将机体在生物氧化过程中产生的 H_2O_2 还原为 H_2O，避免了组织、细胞的氧化性损伤（图 28-17）。

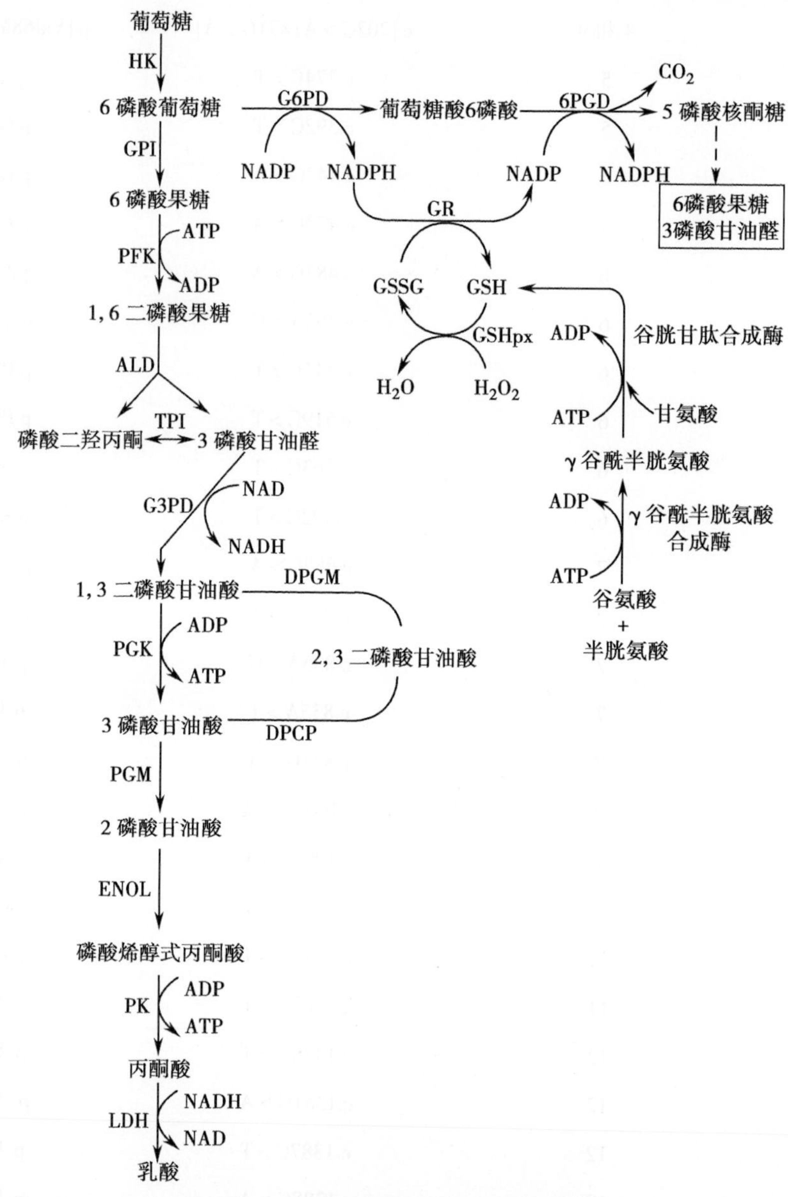

图 28-17　红细胞糖酵解和戊糖代谢旁路

HK：己糖激酶；G6PD：葡萄糖 -6- 磷酸脱氢酶；6PGD：葡萄糖酸 -6- 磷酸脱氢酶；GR：谷胱甘肽还原酶；GSHpx：谷胱甘肽过氧化物酶；GPI：葡糖磷酸异构酶；PFK：磷酸果糖激酶；ALD：醛缩酶；TPI：磷酸丙糖异构酶；G3PD：3 磷酸甘油醛脱氢酶；DPGM：二磷酸甘油酸变位酶；DPCP：二磷酸甘油酸磷酸酶；PGK：磷酸甘油酸激酶；PGM：磷酸甘油酸变位酶；ENOL：烯醇化酶；PK：丙酮酸激酶；LDH：乳酸脱氢酶

G6PD 缺乏患者由于 G6PD 的活性降低，红细胞内葡萄糖通过磷酸戊糖旁路的代谢障碍，不能产生足够的 NADPH，影响 GSH 的生成，导致 H_2O_2 浓度升高，从而引起氧化性损伤。

（三）防治

1. 防止服用或接触的药物、食物和化学制品　伯氨喹啉类药物是首先发现对 G6PD 缺乏者会引起急性溶血的药物。G6PD 缺乏者对几十种药物都有药物溶血性反应。但有些只是个例报道，可能有不实之处，

表 28-12 列出明确需要防止使用的药物。

表 28-12 G6PD 缺乏者禁用或慎用的药物、食物或化学制品

药物种类	药物名称
抗疟药	伯氨喹啉，扑疟母星，氯喹
磺胺药	磺胺，乙酰磺胺，磺胺吡啶，复方新诺明
止痛药	非拉西汀，陈斯匹林
砜类药	氯苯砜，普洛明
抗菌药	硝基呋喃类，氯霉素，对氨水杨酸
杀虫药	β萘酚，锑波芬，硝基哒唑
其他	蚕豆，臭丸，丙磺舒，BAL，大量维生素 K 等

2. 婚前及产前检查 由于父母双方或一方可以将本病的遗传基因传递给儿女，所以婚前检查做好思想准备是必要的，产前更加需要。广东省已经实行免费对地贫和 G6PD 缺乏症进行婚前检查，对妊娠夫妇有阳性者，及时进行脐血检查，是预防受累胎儿出生后患病的第一道防线。按本病为 X 连锁遗传，如果男方有病，女方正常，则生育的男孩正常，而女孩将均是本病的携带者（即杂合子）；如果男方正常，女方有病（多数为携带者）则出生的男婴有 50% 的可能为本病患者；如果女方是致病基因纯合子，即两个 X 染色体上都有致病基因，则出生的男婴均为 G6PD 缺乏者，而女儿都仅携带此基因，但将再传给下代。所以，从本病的预防着想，主张凡检查出携带本病的受检者，都应该扩大筛查范围到他（或她）们的亲属。这将使他（她）的亲属家庭受益。因为本病是可以控制的，不会致死、致残、致畸，可以过正常人生活，所以不应堕胎，而是接受遗传咨询，照顾好待育母亲，给予必要的指导。胎儿出生后需要采集足跟血进行 G6PD 筛查或定量检查，决定婴儿是否患有或带有 *G6PD* 突变基因。以便进行及时必要的处理。这些处理即针对预防或治疗“新生儿黄疸”，避免对脑部的损害，避免智力低下，甚至致死的严重后果。

3. 新生儿筛查 我国南方发病率最高、最常见的两种遗传病是地中海贫血和 G6PD 缺乏症。因为在出生时，地贫在胎儿的 Hb 处于发育和发展的各阶段，不能进行筛查（重型地贫的水肿胎，出生前或出生后即已死亡）。所以，仅有 G6PD 的新生儿筛查具有重要意义。世界卫生组织和我国规定的其他新生儿筛查项目尽管已经做了几十年，但在我国南方有特殊意义的还是 G6PD 缺乏的筛查。广东省已经将 G6PD 列为免费必筛项目。作者为此建立了若干个可供选择的方法。在基层实验室设备较差的单位可以用四唑氮蓝纸片法或荧光斑点法定性，用四氮唑蓝比值法定量。设备好的县级以上医院可以用自动生化分析仪检测（参见第 14 章）。

4. 普查普防和治疗 在 G6PD 缺陷症高发地区，对普通人群进行普查普防，已取得一定效果。G6PD 活性降低者，应携带保健卡，卡中应列出避免接触氧化性食物或氧化性药物（表 28-12）。在疟疾高发地区，对需要服抗疟药的对象应先进行本症的筛查，对外派到高疟区而需要服用抗疟药物的各类人员，都需要进行 G6PD 检查，以防止药物性溶血的发生。

治疗方法仍以输血为首选。轻、中型病例单纯补液和采用中药治疗均可奏效。危重病例除输血外，还应注意补碱以纠正酸中毒。由于我国在抢救危重病例方面积累了不少经验。在疫区，蚕豆病的病死率已从 8% 降至 1% 以下。新生儿黄疸除传统换血疗法外，现多采用蓝光疗法和药物诱导疗法（苯巴比妥等），防止发生核黄疸。

三、红细胞其他酶缺陷引起的溶血性贫血

遗传性红细胞酶缺陷引起的溶血性贫血的共同特征是：①无球形红细胞；②新鲜血渗透脆性正常，保温后自溶加速；③无血红蛋白异常，抗人球蛋白试验阴性；④切脾效果不明显；⑤一般都有无诱因的慢性溶血性贫血症状，如第Ⅰ类 G6PD 缺乏症。已经发现的有 16 种红细胞酶缺陷可引起这类溶血。现简

述如下：

（一）丙酮酸激酶缺乏症

丙酮酸激酶缺乏症（pyruvate kinase deficiency；OMIM 266200）是遗传性非球形细胞性溶血性贫血最常见的疾病之一。多见于北欧和日本。我国亦有个例报道。

1. 临床表现　慢性溶血经过，但溶血程度可有较大差异，重者婴儿期开始发病，轻者可无症状。一般有贫血（血红蛋白 6～12g/dl 不等）、黄疸、脾大、阵发性血红蛋白尿。感染可诱发急性溶血。实验室可检出红细胞丙酮酸激酶活性显著降低（只有正常的 5%～25%）。自溶试验（autohemolysis）为Ⅱ型。

丙酮酸激酶缺乏的网织红细胞主要依靠线粒体磷酸化生成 ATP，而脾中 pH、氧分压、葡萄糖含量均较低，使氧化磷酸化减弱，生成 ATP 减少，红细胞失 K^+ 失水而变形性降低，导致在肝脾中易于阻留破坏。缺乏丙酮酸激酶的红细胞其质膜也有异常，膜糖蛋白易自溶，且易被巨噬细胞吞噬。

本症可通过红细胞 PK 活性测定进行诊断。但应注意：①白细胞为 M_2 型酶，活性高于红细胞 200～300 倍，故测定时要严格除去白细胞，这不仅对丙酮酸激酶缺乏症而言，所有本节所提到的各种酶在测定红细胞酶活性前，都需要严格去除白细胞；②某些变异型要测定底物使用率或做耐热性试验才能检出变异酶。本病的基因诊断及产前基因诊断对临床具有重要指导意义。

2. 遗传学和发病机制　本症属常染色体隐性遗传，致病基因为位于 1q21 处编码肝和红细胞丙酮酸激酶（pyruvate kinase，liver and red blood cell，PKLR）的基因 *PKLR*。丙酮酸激酶有三种同工酶：M_1 型见于骨骼肌、心及脑；LR 型主要见于肝和红细胞，以及肾皮质和小肠有少量；M_2 型主要见于肾、白细胞与血小板，及其他组织。M_1 型和 M_2 型由位于 15q23 的 *PKM2* 基因编码。

3. 防治　本症无特效疗法。某些病例需要输血。脾切除术对伴有严重溶血的婴儿及儿童有短暂效果。某些病例随着年龄增长，病情有所减轻，以致可减少输血或不需再输血。因此，本症患者虽可 3～4 岁以前死亡，但也有不少可活到成年者。

（二）己糖激酶缺乏症

己糖激酶缺乏致非球形红细胞溶血性贫血症（hemolytic anemia，nonspherocytic，due to hexokinase deficiency；OMIM 235700）简称己糖激酶缺乏症（hexokinase deficiency），因位于 10q22.1 处编码己糖激酶 1（hexokinase 1，HK1）的基因 *HK1* 发生突变所致。自 Valentine 等（1967）报道以来，已发现 5 种基因突变。

患儿一般在新生儿期或 10 岁前就出现贫血、高胆红素血症症状。个别可伴有多发畸形及潜隐糖尿病。大多数为常染色体隐性遗传。个别病例似常染色体显性遗传。HK1 分子量为 100 000 的单体，有四型同工酶（HK Ⅰ、HK Ⅱ、HK Ⅲ和 HK Ⅳ），红细胞中主要为Ⅰ型。Ⅰ型又以Ⅰ a、Ⅰ b 及Ⅰ c 形式存在。随红细胞成熟，HK 逐渐由 HK Ⅰ b 变为 HK Ⅲ，活性下降，仅为网织红细胞的 2%～3%。由于本症常有网织红细胞增多，故活性测定可正常或偏高。Valentine 等建议用 HK1/G6PD、HK/PK 比值来诊断 HK1 缺乏，也可用其他反映衰老红细胞活性的方法。

（三）葡萄糖磷酸异构酶缺乏症

葡萄糖磷酸异构酶缺乏致非球形红细胞溶血性贫血症（hemolytic anemia，nonspherocytic，due to glucose phosphate isomerase deficiency；OMIM 613470）简称葡糖磷酸异构酶缺乏症（glucose phosphate isomerase deficiency），因位于 19q13.1 处编码葡萄糖 -6- 磷酸异构酶（glucose-6-phosphate isomerase，GPI）的基因 *GPI* 发生突变所致。临床自新生儿或童年即表现典型非球形细胞溶血性贫血，程度不一。仅 2 例伴智能发育不全，1 例伴肝大和糖原贮积。

本病属常染色体隐性遗传。其结构基因编码 GPI 单体，无同工酶。GPI 为二聚体。结构基因突变导致患者的该酶活性仅为正常的 25% 左右。溶血机制未明。缺 GPI 的红细胞表现僵硬，血红蛋白牢固地黏附红细胞膜内层。这可能是红细胞在脾脏特有环境易于破坏阻留的原因。迄今已发现 *GPI* 的 31 种基因突变。

（四）磷酸果糖激酶缺乏症

磷酸果糖激酶缺乏症（phosphofructokinase deficiency），即糖原贮积症Ⅶ型（glycogen storage disease Ⅶ；OMIM 232800）（见第二十五章）。

（五）二磷酸甘油酸变位酶缺乏症

二磷酸甘油酸变位酶缺乏症（diphosphoglycerate mutase deficiency；OMIM 222800）因位于7q31-q34处编码二磷酸甘油酸变位酶（bisphosphoglyceromutase，BPGM）的基因*BPGM*发生突变所致。本病是由Schroter等（1965）报道的一例严重溶血症小孩而引起注意。父母双方的BPGM均为中度缺乏，似为常染色体隐性遗传。1970-1982年连续报道数例。但Rosa等（1978）报道一例酶完全缺如病例，伴有发绀而无溶血，血红蛋白达190g/L，估计为变异酶亲氧力增加。迄今已发现*BPGM*的3种基因突变。

（六）磷酸丙糖异构酶缺乏症

磷酸丙糖异构酶缺乏症（triosephosphate isomerase deficiency；OMIM 190450）因位于12p13.31处编码磷酸丙糖异构酶1（triosephosphate isomerase 1，TPI1）的基因*TPI1*发生突变所致。本病患者多数表现严重慢性溶血及进行性神经损害（如轻度截瘫、肌无力），个别伴有猫叫综合征和全血细胞减少，早逝。TPI1是二聚体，分三型：A（$\alpha\alpha$）、B（$\alpha\beta$）及C（$\beta\beta$）型。迄今已发现*TPI1*的18种基因突变。

（七）磷酸甘油酸激酶缺乏症

磷酸甘油酸激酶缺乏症（phosphoglycerate kinase 1 deficiency；OMIM 300653）因位于Xq13处编码磷酸甘油酸激酶1（phosphoglycerate kinase 1，PGK1）的基因*PGK1*发生突变所致，为X连锁隐性遗传病。本病除表现为慢性溶血外，常有智能发育不全、行为异常、神经症状或复发感染。切脾治疗有效。PGK1的一级结构为417个氨基酸，突变型多为单个氨基酸置换。PGK1 Uppsala为p.Arg206Pro，PGK1 München为p.Asp258Asn。这些置换很可能导致ATP和ADP结合部位错位而致发病。迄今已发现*PGK1*的21种基因突变。

（八）谷胱甘肽还原酶缺乏症

谷胱甘肽还原酶缺乏致溶血性贫血症（hemolytic anemia due to glutathione reductase deficiency；OMIM 138300）简称谷胱甘肽还原酶缺乏症（glutathione reductase deficiency）因位于8p12处编码谷胱甘肽还原酶（glutathione reductase，GSR）的基因*GSR*发生突变所致。本病由Loos等（1976）报道，患者因食用蚕豆引起溶血。遗传性谷胱甘肽还原酶缺乏症与获得性谷胱甘肽还原酶缺乏症的区别是后者由于缺乏核黄素引起，用核黄素可矫正。迄今已发现*GSR*有3种基因突变。

（九）谷胱甘肽过氧化酶缺乏症

谷胱甘肽过氧化酶缺乏症（glutathione peroxidase deficiency，GPXD；OMIM 614164）因位于3p21.3处编码谷胱甘肽过氧化酶（glutathione peroxidase，GPX1）的基因*GPX1*发生突变所致。本病患者可表现新生儿黄疸和轻度贫血，3个月后可恢复。锶有激活GPX1的作用，孕妇锶摄入及吸收不足可导致婴儿红细胞GPX1活性低，应引起诊断本症的重视。本病遗传方式尚难判断。迄今已发现*GPX1*的4种基因突变。

（十）谷胱甘肽合成有关酶缺陷

γ谷胺酰半胱氨酸合成酶缺乏致溶血性贫血症（γ-glutamylcysteine synthetase deficiency，hemolytic anemia due to；OMIM 230450）简称γ谷胺酰半胱氨酸合成酶缺乏症（（γ-glutamylcysteine synthetase deficiency），因位于6p12处编码谷氨酸半胱氨酸连接酶催化亚基（glutamate-cysteine ligase，catalytic subunit，GCLC）的基因*GCLC*发生突变所致。

红细胞谷胱甘肽合成酶缺乏致溶血性贫血症（glutathione synthetase deficiency of erythrocytes，hemolytic anemia due to，GSSDE；OMIM 231900）简称谷胱甘肽合成酶缺乏症（glutathione synthetase deficiency），因位于20q11.2处编码谷胱甘肽合成酶（glutathione synthetase，GSS）的基因*GSS*发生突变所致。迄今已发现*GSS*的8种基因突变。

GCLC和GSS缺乏都可引起中度溶血伴红细胞中谷胱甘肽减少。GCLC缺乏还伴有小脑脊髓变性及氨基酸尿；GSS缺乏还可伴有焦谷氨酸尿。

（十一）腺苷酸激酶缺乏症

腺苷酸激酶缺乏致溶血性贫血症（adenylate kinase deficiency，hemolytic anemia due to；OMIM 612631）简称腺苷酸激酶缺乏症（adenylate kinase deficiency），因位于9q34.1处编码腺苷酸激酶1（adenylate kinase 1，AK1）的基因*AK1*发生突变所致。本病是第一个核苷酸代谢酶缺陷引起溶血的例证。自Szeinberg等（1969）

报道第一例伴有G6PD缺乏症的病例后，已陆续有单纯腺苷酸激酶缺乏症的病例报道。患者从新生儿起即有慢性溶血、肝脾大和精神运动发育迟滞。本病似呈常染色体隐性遗传。AK1缺乏引起溶血原理未明。Valentine等认为腺苷酸激酶介导的一种核苷酸补充代谢途径，当糖酵解减弱时，此途径显得很重要（图28-18）。迄今已发现*AK1*的8种基因突变。

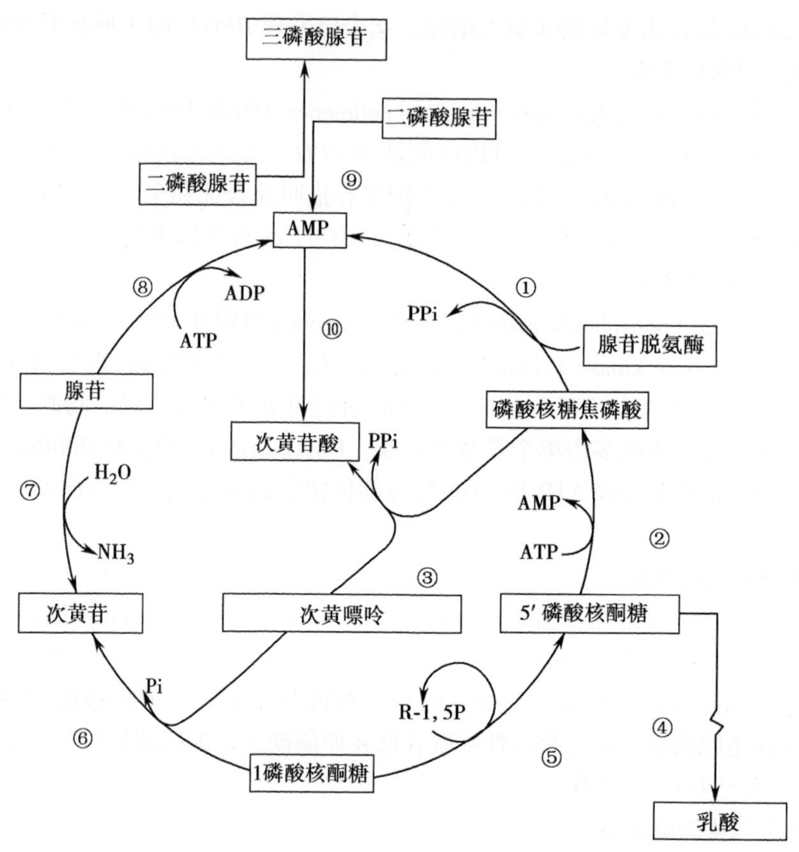

图28-18 红细胞中核苷酸代谢的补救途径

①腺嘌呤转磷酸核糖基酶；②磷酸核糖焦磷酸激酶；③次黄嘌呤鸟嘌呤磷酸核糖基转移酶；④戊糖代谢旁路及无氧糖酵解酶类；⑤磷酸核糖变位酶；⑥嘌呤核苷磷酸化酶；⑦腺苷脱氨酶；⑧腺苷激酶；⑨腺苷酸激酶；⑩ AMP脱氨酶

（十二）嘧啶核苷酸酶缺乏症

尿苷5’-磷酸水解酶缺乏致溶血性贫血症（uridine 5’ monophosphate hydrolase deficiency, hemolytic anemia due to; OMIM 266120）又称嘧啶核苷酸酶缺乏症（pyrimidine 5’-nucleotidase deficiency），因位于7p14.3处编码胞质5’核苷酸酶Ⅲ（5’-nucleotidase, cytosolic Ⅲ, NT5C3）的基因*NT5C3*发生突变所致。*NT5C3*基因又称*UMPH1*基因（编码NT5C3的同义词尿苷5’一磷酸水解酶1即UMPH1）或*P5N1*基因（编码NT5C3的另一同义词嘧啶5’核苷酸酶1即P5N1），因而本病又称UMPH1缺乏症或P5N1缺乏症。本病为较常见的一种红细胞酶缺陷。患者有慢性溶血表现，红细胞中可见嗜碱性点彩，类似铅中毒。可以作为提示P5'N1缺乏的标记。红细胞中谷胱甘肽及嘧啶类核苷酸增多。溶血机制未明。Valentine认为嘧啶类核苷酸可以占据HK、PGK、PK的ADP和ATP结合部位而影响糖酵解。嗜碱性颗粒的形成是由于核糖体降解产物在红细胞中堆积。正常时，核糖体RNA降解生成的嘧啶核苷酸，通过P5'N去磷酸化后弥散出红细胞。而P5'N缺乏导致红细胞核糖体降解产物堆积。铅能抑制P5'N，故形成类同的嗜碱性点彩。本症为常染色体隐性遗传。迄今已发现*NT5C3*有26种基因突变。

（十三）腺苷脱氨酶过剩症

腺苷脱氨酶过剩致溶血性贫血症（adenosine deaminase, elevated, hemolytic anemia due to; OMIM 102730）简称腺苷脱氨酶过剩症（elevated adenosine deaminase），其特征是红细胞内腺苷脱氨酶（adenosine deaminase，ADA）的活性明显增高而导致溶血性贫血，是酶活性增高所致溶血的例证。Valentine 等（1977）报道了首例腺苷脱氨酶过剩症病例。本病患者轻度溶血、高胆红素血症、网织红细胞增多，间或有口形细胞增多。ADA 活性较正常高 45～70 倍，伴有 ATP 减少。ADA 活性增高是腺苷脱氨酶合成过多的结果。编码 ADA 的基因 *ADA* 位于 20q13.12。由于未发现结构基因有改变，故推测此种突变发生在调控基因。溶血可能是由于过多的 ADA 消耗了腺苷，从而使 ATP 生成减少所致。脾切除术经证明有效。

限于篇幅，其他病例数很少的红细胞酶缺陷不再赘述。

中山医学院遗传室在建立了 23 种红细胞酶测定法的基础上，对 120 例原因不明的溶血性贫血病例进行了酶学测定。除 26 例为 G6PD 缺乏外，发现 PK 缺乏 2 例，GPI 缺乏 1 例，P5N 缺乏 1 例，PFK 缺乏 1 例。说明我国南方红细胞酶除 G6PD 外，其他酶缺乏者罕见。

四、红细胞膜缺陷引起的溶血性贫血

（一）遗传性球形红细胞增多症

遗传性球形红细胞胞增多症（hereditary spherocytosis，SPH）以球形红细胞增多为特征。北欧各国较多见。美国发病率为 22/10 万人。我国已有不少病例报道。

1. 临床表现　本病患者呈中度长期黄疸，贫血、脾大。有些患者有全血细胞减少。外伤、感染和妊娠可使贫血加重。实验室检查红细胞中度减少，呈高色素性小细胞性，涂片可见球形红细胞、网织红细胞增多，骨髓增生活跃。红细胞渗透脆性显著增高，自身溶血试验加速，可用葡萄糖纠正。

本病从出生后 36 小时即可发病。但有不少病例较轻，以致到成年才发现。有时甚至在追踪家属时才发现。男女发病数均等。本病除球形细胞增多外，有些类型伴有椭圆形红细胞增多。

2. 遗传学和发病机制　本病有明显遗传异质性，按突变基因不同，至少可分为五型。

（1）球形红细胞增多症 1 型：球形红细胞增多症 1 型（spherocytosis，type 1，SPH1；OMIM 182900）呈常染色体显性遗传，为位于 8p11.21 处编码锚蛋白 1（ankyrin 1，ANK1）的 *ANK1* 基因突变所致，此型有 8p11.1-p21.1 的中间缺失。

（2）球形红细胞增多症 2 型：球形红细胞增多症 2 型（SPH2；OMIM 182870）呈常染色体显性遗传，为位于 14q23.3 处编码红细胞血影蛋白 β 亚基（spectrin，β，erythrocytic，SPTB）的 *SPTB* 基因突变所致。除贫血、新生儿黄疸（可致死）外，还有椭圆形红细胞增多（elliptocytosis）。

（3）球形红细胞增多症 3 型：球形红细胞增多症 3 型（SPH3；OMIM 270970）呈常染色体隐性遗传，为位于 1q23.1 处编码红细胞血影蛋白 α1 亚基膜收缩蛋白（spectrin，α，erythrocytic 1，SPTA1）的 *SPTA1* 基因突变所致。在 SPTA1 的 α Ⅱ结构域（α- Ⅱ domain）检测到错义突变。

（4）球形红细胞增多症 4 型：球形红细胞增多症 4 型（SPH4；OMIM 612653）呈常染色体显性遗传，为位于 17q21.31 处 *SLC4A1* 基因突变所致，导致红细胞膜带 3 蛋白缺乏。

（5）球形红细胞增多症 5 型：球形红细胞增多症 5 型（SPH5；OMIM 612691）呈常染色体隐性遗传，为位于 15q15.2 处编码红细胞膜蛋白带 4.2（protein 4.2，erythrocytic，EPB42）的 *EPB42* 基因突变所致，日本人多见，为膜骨架蛋白 4.2 缺乏。

以上五型还可伴有其他病变。

红细胞膜由两层脂质组成：外层主要为胆碱磷脂，内层主要为氨基磷脂。在双脂层中及内层下有多种蛋白质。横跨两层脂质的蛋白称整合膜蛋白（integral membrane proteins）（图 28-19）。其功能为：①作为抗原或受体，例如血型糖蛋白 A、B、C（glycophorin，GP-A、B、C）；②作为运输渠道，例如带 3（蛋白 3）为主要的阴离子转运蛋白。脂质内层与胞质接触部分的蛋白质称为外周膜蛋白（peripheral membrane proteins）。这类蛋白包括：①血影蛋白（spectrin）由 α 亚基即蛋白 1 和 β 亚基即蛋白 2 形成二聚体；②膜动蛋白（actin）即蛋白 5，呈短丝状，将血影蛋白连接；③蛋白 4.1；④蛋白 4.9。血影蛋白 - 膜动蛋白 - 蛋白 4.1- 蛋白 4.9 结合构成红细胞膜骨架（membrane cytoskeleton）的主体。⑤锚蛋白（ankyrin）即蛋白 2.1，其作用是连接血影蛋白 β 与蛋白 3。此种连接使骨架蛋白固定在脂质内层。其他还有第 6 带（磷酸甘油醛脱氢酶，GAPD）、4.5 带、8 带等。膜骨架的形成是红细胞维持双凹构形、膜的可变形性和完整性的基础。当血液流经脾脏时，红细胞才能通过变形的方式穿越比它直径小得多的脾微循环结构。编码红细胞膜蛋白的基因突变可造成多种膜蛋白(主要是膜骨架蛋白)结构或功能的异常。例如:①血影蛋白部分缺乏;②血影蛋白功能缺陷,不能与蛋白4.1结合;③血影蛋白与红细胞膜呈异常牢固结合;④ 血影蛋白不能形成四聚体;⑤蛋白4.1缺乏;⑥红细胞膜脂质明显降低,产生小球形红细胞。由于这些原因使得红细胞变成球形,红细胞表面积减少,变形能力减弱,脆性增加,穿越脾脏毛细血管时受到阻碍,容易被破坏,引起溶血。红细胞破坏后的大量血红蛋白分解生成"胆红素",可引起皮肤、巩膜黄染,这种临床表现叫做"黄疸"。脾脏也由于红细胞在此破坏、刺激增生,引起脾肿大,然后继发肝脏肿大。

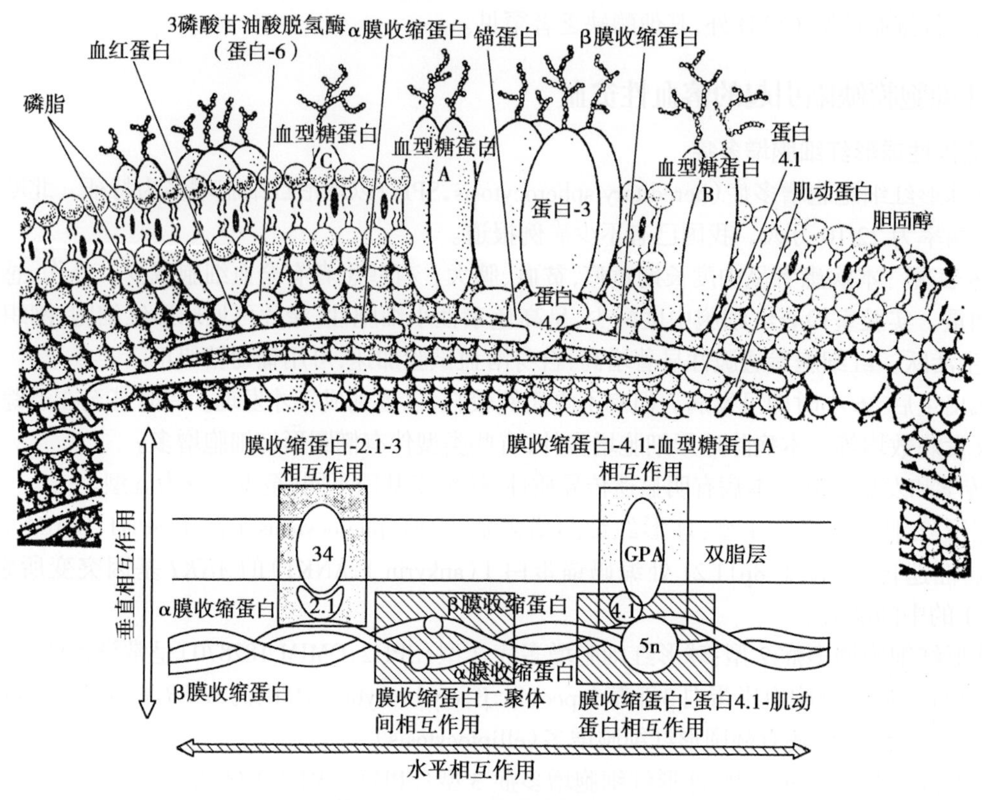

图28-19　红细胞膜结构模式图

3. 防治　脾切除效果好。红细胞形态异常虽仍存在,但红细胞寿命可能接近正常。

(二)遗传性椭圆形细胞增多症

遗传性椭圆形细胞增多症(hereditary elliptocytosis,EL)又称遗传性卵圆形细胞增多症(hereditary ovalocytosis),是以外周血中椭圆形红细胞增多为特征的一种遗传病。此病在各人种中均有报道,美国人中的发病率为40/10万。

1. 临床表现　根据我国资料,正常人外周血中有0.9%~13.4%为椭圆形红细胞,超过15%时即可判断为椭圆形红细胞增多,见于镰状细胞贫血、地中海贫血及多种红细胞酶缺乏症。而遗传性椭圆形红细胞增多症则椭圆形红细胞可增加至50%~90%。临床上只有约12%的病例出现溶血征象。溶血与椭圆形红细胞多少无明显关系。患者可有贫血、黄疸、脾肿大、网织红细胞增多,还有大量异形和少量球形红细胞。红细胞温育后渗透脆性和自体溶血均增加,可用ATP或葡萄糖纠正。

2. 遗传学和发病机制　EL是一组有高度遗传异质性的膜疾病,30%~40%病例已明确遗传基础。EL有EL1~EL4四种类型,均呈常染色体显性遗传除EL1外,其他三种类型的致病基因在上述球形红细胞增多症一段都曾提到。EL的四种类型是:① EL1(OMIM 611804),因位于1p35.3处编码红细胞膜蛋白带4.1(erythrocyte membrane protein band 4.1,EPB41)的基因*EPB41*突变所致;② EL2(OMIM 130600)的致病基因为*SPTA1*;③ EL3(OMIM 182870)的致病基因为*SPTB*;④ EL4(OMIM 109270)的致病基因

为 *SLC4A1*。

在以上四种类型中，较常见的是 *SPTA1* 基因突变导致的 EL2。*SPTA1* 基因编码血影蛋白(spectrin)α 亚单位，基因突变致使血影蛋白 $\alpha\beta$ 二聚体(SpD)不能形成四聚体(SpT)。血影蛋白 α 亚单位和 β 亚单位分别有 5 个和 4 个结构域。其中，α Ⅰ结构域和 β Ⅰ结构域互相面对，参与二聚体的自身联结。α Ⅰ结构域或 β Ⅰ结构域的变异都能削弱二聚体的自身联结，导致椭圆形细胞增多症。*SPTA1* 基因的大多数突变影响血影蛋白 α 亚单位 α Ⅰ结构域，即相当于 SpD-SpD 自身联结部位。也有部分病例是由于血影蛋白 β 亚单位的变异导致 SpD-SpD 形成障碍。少数病例是由于血影蛋白变异致不能与锚蛋白结合、蛋白 3 功能失常不能与锚蛋白结合以及蛋白 4.1 缺乏等。由于这些膜骨架蛋白异常，导致红细胞构形不稳定。

椭圆形细胞增多症根据形态学可分为三型：①普通型，红细胞呈双凹形，杂合子可无症状或有轻、中度溶血，纯合子有严重溶血，伴有小形异型、椭圆形及球形红细胞增多；②球形细胞型，球形及椭圆形细胞兼有，杂合子轻度溶血，纯合子重度溶血；③口形细胞型，有口形及椭圆形细胞增多，一般无溶血或仅轻度溶血。

3. 防治 隐匿型和代偿型均无需治疗。溶血明显者，脾切除可收到一定效果，但不能使血象恢复。

（三）遗传性棘红细胞增多症

遗传性棘红细胞增多症(hereditary acanthocytosis)系外周血中出现不规则的角状突起的红细胞。本病可不引起贫血或轻度溶血。可伴发生长发育迟缓、脂肪痢、进行性共济失调、色素性视网膜炎等。常伴无 β 脂蛋白血症。

本病有一种类型系由位于 17q21.31 处编码红细胞膜蛋白带 3 的 *SLC4A1* 基因突变所致。带 3 蛋白是红细胞膜主要的糖蛋白，介导氯离子和碳酸盐在双层脂膜的交换，是 CO_2 呼吸重要通道所需。有两个结构域：一个负责阴离子运送，一个负责膜骨架功能。

（四）遗传性口形红细胞增多症

水化遗传性口形红细胞增多症(overhydrated hereditary stomatocytosis，OHS；OMIM 185000)是以干血片红细胞中央出现口状裂隙为特征的遗传病。Lock 等(1961)报道首例患者，红细胞寿命缩短，渗透脆性增加。后来类似病例报道增加。本病因位于 9q33.2 处编码口形蛋白(stomatin，STOM)的基因 *STOM* 发生突变所致。STOM 又名红细胞表面蛋白带 7.2(erythrocyte surface protein band 7.2，EPB72)，所以，*STOM* 基因又名 *EPB72* 基因。本病无脂质丧失和球形红细胞形成。可以产生轻度或严重溶血。遗传方式符合常染色体显性遗传。口形细胞增多也见于其他疾病。

五、阵发性夜间血红蛋白尿症

阵发性夜间血红蛋白尿(paroxysmal nocturnal hemoglobinuria，PNH；OMIM 300818)是一种比较罕见的疾病。我国 1983 年《临床血液学》已有记载，当时估计我国已报道 200 余例。北方所见较多。

（一）临床表现

主要表现为血红蛋白尿症，腹痛，平滑肌张力失常，疲劳和血栓形成，甚至骨髓衰竭。典型的 PNH 以睡眠后血红蛋白尿即黑尿为特征，这也是夜间血管内溶血的明证。静脉血栓的形成，变异的细胞引发的白血病发生率增高，以及与再生障碍性贫血联发的趋势，也成为此病的特点，后者又称 PNH/AA 亚型。

（二）遗传学和发病机制

一般认为，本病是一种获得性遗传紊乱，它以补体介导的溶血为特征，涉及不同造血细胞族的克隆性增殖，这些不同造血细胞族起源于一个或多个异常多能性造血干细胞。因而，它是属于体细胞突变(somatic mutation)一类的遗传病。后来发现，致病基因位于 Xp22.2 处，编码磷脂酰肌醇聚糖 A 类(phosphatidylinositol glycan class A，PIGA)的基因 *PIGA* 在造血干细胞内的体细胞突变有关。PIGA 是糖基磷脂酰肌醇锚(glycosylphosphatidylinositol anchor，GPI anchor)生物合成所需的蛋白之一。GPI 是一种糖脂，它把几十种蛋白连接到细胞表面。GPI 锚的生物合成至少涉及 10 个生化反应和 20 种以上的蛋白，第一步需要 7 种蛋白，PIGA 就是其中之一。由于 *PIGA* 基因的体细胞突变，PNH 细胞缺乏细胞表面 GPI 锚蛋白如 CD55、CD59 等。CD55、CD59 等的正常功能是作为补体调节剂，保护红细胞免受补体的作用。由于 PNH 细胞表面缺失了这些GPI锚蛋白，导致了补体介导的血管内溶血。

（三）防治

主要是避免诱发血红蛋白尿的因素，如上呼吸道感染、过分劳累或精神紧张、滥用药物等。治疗一般都是对症治疗，控制溶血发作。输血或输血小板以及长期抗凝治疗等辅助性治疗也应考虑，以减少血栓形成。自发性缓解也可能发生，当采取危险性较高的治疗措施如骨髓移植时应考虑此点。国际上用得较多、疗效较显著的是依库丽单抗（Eculizumab），作为第一个补体抑制剂，是一种抗补体C5单克隆抗体，可减少补体介导的血管内溶血，降低血栓形成。较新的药物治疗策略是以补体C3为靶标，可望成为第二代补体抑制剂，既可控制血管内溶血，也可控制血管外溶血。

此病的自然病程变异范围大，可由隐匿轻型到危及生命，有静脉血栓等合并症者死亡率增高。好发于中年，儿童罕见。一般存活率10～15年。

（谢江新　编写）

第二节　造血过程障碍所致贫血

一、恶性贫血

恶性贫血（pernicious anemia）又称内因子缺乏症（intrinsic factor deficiency，IFD；OMIM 261000），是一种因胃黏膜壁细胞分泌的胃内因子缺乏导致维生素B_{12}吸收不足为特征的、罕见的幼巨红细胞性贫血。

（一）临床表现

本病患者有食欲减退、舌炎、苍白、轻度黄疸、双足持久性对称性麻木刺痛感等症状。血象可见典型的幼巨红细胞，骨髓象可见幼巨红细胞增多。通常还伴有一定程度全血细胞减少和中性粒细胞分叶过多。

临床分先天型与成年型。先天型罕见，多在2岁内发病，胃黏膜的结构和功能正常，胃内因子缺乏或异常，异常内因子可与B_{12}结合，但与肠受体亲和力只有正常的1/60。成年型占多数，平均发病年龄为60.5岁。发病前常伴有浅表性胃炎，后发展为萎缩性胃炎至胃黏膜萎缩。胃炎产生原因很多，但免疫因素最为重要。特别是抗内因子抗体能阻断内因子与维生素B_{12}结合，阻止B_{12}吸收。故有人认为本病是一种自身免疫性疾病。

（二）遗传学和发病机制

本病由于胃内因子缺乏引起。先天型主要由遗传因素决定，按常染色体隐性方式遗传。成年型也有一定遗传因素，证据是：①有明显种族倾向，北欧白种人高发，南非、东方民族少见，我国仅有数例报道；②一级亲属发病率为2.5%，高于一般人群发病率20倍，同胞中可有48%、子女中有32%为B_{12}吸收异常。也有不支持的证据，如单卵双生子发病一致率不比双卵双生子高。先天型是由于异常内因子分泌，少年型有自身免疫障碍，两型均属常染色体隐性遗传。成年型多为散发，属常染色体显性外显不全。编码胃内因子（gastric intrinsic factor，GIF）的基因 *GIF* 位于11q12.1，迄今已发现 *GIF* 的10种致病性突变。在德国和西班牙人群中GIF c.68A＞G的等位基因频率是0.067和0.038。此外，获得性恶性贫血可由GIF抗体缺陷所致。

（三）防治

长期注射维生素B_{12}有效。

二、选择性维生素B_{12}吸收不良

选择性维生素B_{12}吸收不良（selective vitamin B_{12} malabsorption），也称幼巨红细胞性贫血1（megaloblastic anemia 1；OMIM #261100），又称Imerslund-Grasbeck综合征（Imerslund-Grasbec syndrome，IGS）。患者在儿童期发病，表现为幼巨红细胞性贫血，常伴有蛋白尿，也可并发其他先天畸形如双肾盂或输尿管畸形。主要

障碍是不论维生素 B_{12} 是否与内因子结合，都不能吸收。一般认为该缺陷可能是微绒毛受体转运内因子维生素 B_{12} 复合物障碍。

本病为常染色体隐性遗传。致病基因分别为位于 10p13 的 *CUBN* 基因和位于 14q32.32 的 *AMN* 基因。*CUBN* 基因编码吞饮受体（cubilin，CUBN）；*AMN* 基因是小鼠无羊膜基因同源物（amnionless，mouse，homolog of）。*CUBN* 和 *AMN* 的基因产物形成一复合物，担任维生素 B_{12} 和胃内因子（GIF）的受体。*CUBN* 基因突变能导致 IGS 芬兰 Finnish 型（IGS Finnish），迄今已报道 *CUBN* 基因的致病性突变有 12 种；*AMN* 基因突变能导致 IGS 挪威型（IGS Norwegian），迄今已报道 *AMN* 基因的致病性突变有 10 种。

注射维生素 B_{12} 后贫血可好转，但蛋白尿仍持续。产生蛋白尿的机制不明。

三、钴胺传递蛋白Ⅱ缺乏症

钴胺传递蛋白Ⅱ缺乏症（transcobalamin Ⅱ deficiency，OMIM 275350）的症状为出生 1～5 周后发生幼巨红细胞性贫血，伴生长发育障碍。血清中钴胺传递蛋白Ⅱ（transcobalamin Ⅱ，TCN Ⅱ）缺乏或缺如，以致不能将维生素 B_{12} 运送至造血组织。个别患者主要障碍在于骨髓摄取维生素 B_{12} 不足。由于患者父母及亲属中也发现 TCN Ⅱ低下，故认为本病为常染色体隐性遗传。致病基因 *TCN2* 位于 22q12.2，迄今已报道的 *TCN2* 基因致病性突变有 24 种，包括点突变、移码突变、小的缺失 / 插入等。

常染色体隐性遗传的钴胺传递蛋白Ⅰ缺乏症也有报道，但不产生贫血及其他症状。

每周注射叶酸和维生素 B_{12} 1～2 次治疗 TCN Ⅱ缺乏症有较好效果。

四、遗传性叶酸吸收不良

遗传性叶酸吸收不良（folate malabsorption，hereditary；OMIM 229050）的患儿 3 个月时出现幼巨红细胞性贫血、智力发育不全、抽搐、共济失调、手足徐动。脑脊液中叶酸含量低和颅内钙化。主要缺陷为肠吸收叶酸及转运入脑脊液中障碍。

本病为常染色体隐性遗传。致病基因 *SLC46A1* 位于 17q11.1。迄今已报道 *SLC46A1* 的致病基因突变 15 种。

叶酸注射可纠正贫血，注入脑脊液似能延缓智能发育不全。

五、二氢叶酸还原酶缺乏致幼巨红细胞性贫血症

Tauro 等（1976）报道两例二氢叶酸还原酶缺乏致幼巨红细胞性贫血症（megaloblastic anemia due to dihydrofolate reductase deficiency，OMIM 613839）的婴儿。出生至 4 周发病，巨幼红细胞性贫血。该病呈常染色体隐性遗传，是由位于 5q14.1 处编码二氢叶酸还原酶（dihydrofolate reductase，DHFR）的基因 *DHFR* 发生突变所致，迄今已报道 *DHFR* 基因的 4 种突变。

给予大剂量叶酸或小剂量 N^5 甲酰四氢叶酸可获一定疗效。

六、X 连锁铁粒幼红细胞性贫血

X 连锁铁粒幼红细胞性贫血（anemia，sideroblastic，X-linked；OMIM 300751）系由于血红素合成障碍、铁利用不良所致的一种低色素性贫血。

（一）临床表现

患者皮肤苍白、衰弱、呼吸困难、食欲减退等贫血表现。部分病例有出血倾向，肝或脾肿大。血象呈低色素性。铁染色时，有核红细胞中可见大量环形铁粒幼红细胞（铁贮积于线粒体内）。与原发性铁粒幼红细胞性贫血不同之处是，发病年龄较小（出生至 34 岁），仅见于男性，有家族史，贫血呈低色素性（原发性铁粒幼红细胞性贫血与继发性铁粒幼红细胞性贫血常有正色素性并存）。

（二）遗传学和发病机制

大多数系男性发病，女性一般无贫血，但可见红细胞系形态异常，少数可有中度贫血及脾大。在一家系女性发现 X 连锁的 X^a_g 血型基因仅见于异常红细胞，而正常红细胞无 X^a_g 基因，证明本病为 X 连锁隐性遗传，女性为杂合子。观察表明，有的病例伴有肌病、酸中毒及胰腺损害者可能属常染色体隐性遗传类型。

Pagon等（1985）报道两个家系，男孩患儿伴有脊髓小脑共济失调的表现，红细胞中原卟啉增多。此类病例可发展为急性非淋巴细胞性白血病。

本病是因编码δ氨基乙酰丙酸合酶2（δ-aminolevulinate synthase 2，ALAS2）的基因*ALAS2*发生突变所致。*ALAS2*基因位于Xp11.21。由于合成血红素的酶缺乏，使铁不能利用，过多的铁在网状内皮细胞和各器官（肝、胰、心脏等）沉积。铁在中幼红细胞质线粒体沉积，围绕核形成环状体，用普鲁士蓝染色时，则呈现典型的铁粒幼红细胞。迄今已报道*ALAS2*的致病基因突变66种。

（三）防治

维生素B_6可使血象部分缓解，症状减轻。静脉放血可减轻铁蓄积。螯合剂可加速铁排出。间断输血可改善贫血但有增加铁蓄积副作用。

七、卟啉症

卟啉症（porphyria）为一组涉及血红素合成的多种酶缺陷的遗传性疾病。主要表现为尿和粪中卟啉和卟啉前体物质排泄增多。由于血红素合成代谢受阻环节不同，临床表现、发病机制、遗传方式、实验室所见都各异。除各种药物（如镇静剂、二乙眠砜等）能产生获得性卟啉症外，由遗传性酶缺乏引起的卟啉症可分七型，现择其要者分述如下：

（一）先天性红细胞生成性卟啉症

先天性红细胞生成性卟啉症（porphyria，congenital erythropoietic；OMIM 263700）主要表现为皮肤对光敏感，暴露日光后易出现含大量卟啉的水泡，很难愈合，并遗留色素瘢痕。有时可溃烂感染，长期不愈，甚至使鼻、耳、手指部分烂掉。其次为多毛以及溶血性贫血的各种表现。尿中则有大量尿卟啉Ⅰ（uroporphyrin Ⅰ）排出。粪中卟啉（特别是卟啉Ⅰ）排出增加。血浆及红细胞中尿卟啉Ⅰ也显著增加。Deybach等（1981）报道一种成年发病的轻型。

本型已证明为血红素合成代谢中的尿卟啉原Ⅲ合酶（uroporphyrinogen Ⅲ synthase，UROS）的遗传性缺乏（图28-20）。致病基因为位于10q26.1-q26.2的*UROS*基因。

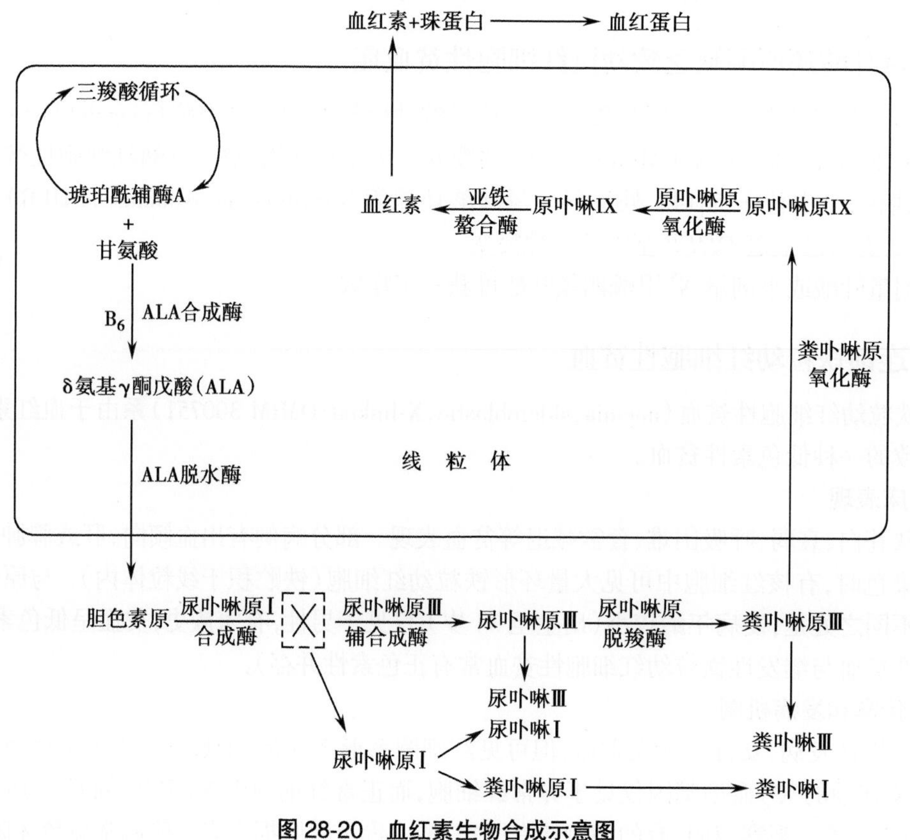

图28-20 血红素生物合成示意图

本型卟啉症为常染色体隐性遗传。男女发病数接近1∶1,双亲中30%为近亲结婚,未见垂直传递的病例。杂合子红细胞中尿卟啉轻度增加。UROS活性为中间值。由于羊水细胞中此酶可表达,故有可能用于产前诊断。

(二)急性间歇性卟啉症

急性间歇性卟啉症(porphyria,acute intermittent;OMIM 176000)的发作时持续数日至数月,间以无症状期。磺胺、巴比妥类等药物可诱发。进食过少、感染、饮酒、固醇类激素均可促其发作。发作时常有腹绞痛、便秘、呕吐、外周神经运动性障碍。其他尚有自主神经症状及精神症状(幻觉、精神错乱、急性焦虑状态等)。少数有贫血。尿中大量胆色素原(porphobilinogen,PBG)和δ氨基乙酰丙酸(δ-aminolevulinic acid,ALA)排出。尿在日光下(特别在碱性时)可变为暗棕色(胆色素原胆色素),是检查本病的简易方法。

本型系由肝和红细胞中羟甲基胆色烷合酶(hydroxymethylbilane synthase,HMBS)又称胆色素原脱氨酶(porphobilinogen deaminase,PBGD)的遗传性缺乏引起。药物等诱发因素可能是通过促进ALA生成而起作用。有证据表明,ALA与PBG的堆积对神经系统有毒性作用。

本型男女比为3∶2,青年多见。为常染色体显性遗传。Mustajoki和Desnick(1985)应用生化技术和交叉免疫反应证明胆色素原脱氨酶(PBGD)至少有四种突变型。大多数(80%)为交叉免疫反应物质(cross-reactive immunologic material,CRM)阴性型,CRM阴性型又可分两个亚型:PBGD减半量和PBGD正常量。CRM阳性也可分两型。这些分型可能是诱发因素是否能导致发作的遗传背景。

本型是因位于11q23.3处编码HMBS的基因*HMBS*发生突变所致。杂合子可通过酶活性测出。纯合子似不能存活。羊水细胞中此酶可表达,故有可能进行产前诊断。本病发病率可高达1/1000,一般为1/5000~1.5/100 000。我国曾报道若干例。

(三)遗传性粪卟啉症

遗传性粪卟啉症(coproporphyria,hereditary,HCP;OMIM 121300)的临床表现与急性间歇性卟啉症相似,不同点是粪及尿中排出大量粪卟啉Ⅲ(coproporphyrin Ⅲ)。发作时,尿中粪卟啉、ALA、PBG均增多,症状缓解后恢复正常。有许多潜隐病例。Andrew等(1984)在一患者家族中用测粪卟啉法筛查了135名成员,发现27例(有发作史者仅7例),男女比为13∶14。

本型为粪卟啉原氧化酶(coproporphyrinogen oxidase,CPOX)缺乏。此酶的编码基因*CPOX*位于3q11.2-q12.1。遗传方式为常染色体显性遗传。

(四)变异型卟啉症

变异型卟啉症(porphyria variegata;OMIM 176200)又称南非遗传性卟啉症。本型的临床表现兼有急性间歇性卟啉症与先天性红细胞生成性卟啉症的特点,即患者有对光敏感,易受机械损伤,有发作性腹痛、呕吐、便秘,四肢及背痛,心动过速,高血压以及神经精神症状。药物(巴比妥类、磺胺)及固醇类激素可诱发。粪中可大量排出原卟啉(protoporphyrin)和粪卟啉。急性发作时,尿中ALA、PBG、卟啉排出均增多。

本型原发缺陷为原卟啉原氧化酶(protoporphyrinogen oxidase,PPOX)缺乏,这已在皮肤成纤维细胞中得到证实。致病基因*PPOX*位于1q23.3,患者酶活性相当于正常的50%,ALA合成酶亦有代偿性增高。

本型首先发现于南非好望角荷兰籍殖民者的家族中,后来在世界其他地区(包括我国台湾)也有报道。Dean(1972)曾汇集118个家族1 400个病例,追溯到10~12代,发现均来自荷兰。本病为常染色体显性遗传。在南非白人中,发病率达0.3%,患者均为杂合子,推测纯合子不能生存。

(五)迟发型皮肤卟啉症

迟发型皮肤卟啉症(porphyria cutanea tarda;OMIM 176100)系主要以皮肤损害为特征的一种肝性卟啉症。表现为面部色素沉着,间或排泄红棕色尿,面、耳、背、手等曝光部位可出现小泡和溃疡;继后形成瘢痕。皮肤多毛易脆。肝铁质沉着,特别是酒精中毒性肝损害较普遍。但没有急性腹痛及神经精神症状,尿中排出大量尿卟啉。

本型为肝和红细胞中尿卟啉原脱羧酶(uroporphyrinogen decarboxylase,UROD)缺乏,酶活性降至正常的50%左右。但大多数散发病例酶活性正常(可能表现为肝中此酶缺乏)。UROD的编码基因为位于1p34.1处的*UROD*基因。

本症呈世界性分布，尤其多见于在南非。家族性病例呈常染色体显性遗传，患者大多为 *UROD* 突变基因杂合子。*UROD* 突变基因纯合子即表现为肝性红细胞生成性卟啉症（hepatoerythropoietic porphyria，HEP；OMIM #176100）。也见到过 CRM 阳性和 CRM 阴性的纯合子。环境因素如铁负荷过量可促使其发作。

八、血色病

血色病（hemochromatosis，HFE；OMIM 235200）为一种遗传性铁代谢障碍。其特征为含铁血黄素在组织中大量沉积，造成多器官（肝、脾、垂体、肾上腺、胰、心等）损害。

（一）临床表现

症状发生较迟，80% 病例在 40 岁以后（由于铁蓄积要达到 15～50g 才产生症状）。典型症状是：皮肤渐进性色素沉着、肝硬化、糖尿病三联征。65% 病例以糖尿症状为首发。可有心律失常、心力衰竭、垂体功能障碍及进行性多关节炎等表现。实验室检查可见血浆铁增多，运铁蛋白减少，且均被铁所饱和，尿含铁血黄素增加。运铁蛋白饱和度（TS）是鉴定基因型的简便方法，纯合子检测有 92% 准确性。Muir（1984）根据临床表现分四型，认为代表不同病变：第一型（经典型），TS 增高，铁蛋白增加，肝铁增多；第二型，铁严重超负荷，早年发病，进展迅速；第三型，全身铁贮量增加，但 TS 正常，铁蛋白正常；第四型，铁蛋白和 TS 均增加，但全身铁贮量仅轻度增加。

（二）遗传学和发病机制

本病呈世界性分布，但某些地区并非罕见。据几组白种人调查，发生率为 1/200～1/500（纯合子），杂合子达 10%～13%。有报道用 HLA 定型方法，证明本病多数系常染色体隐性遗传，少数呈常染色体显性遗传。致病基因为位于 6p21.3 的 *HFE* 基因，迄今发现其突变 48 种。Ritter 等（1984）发现本病与 HLA-A_3B_{14} 有高度相关，相对危险率 23.4。据此可以应用 HLA 的单体型来鉴定患者亲属的基因型。应用于症状前诊断或可有较大价值。本病在一些人群中发生率较高，据认为铁缺乏为其选择因素。男性多于女性 10～20 倍，且女性发病较迟，表明本病具有限性遗传或从性遗传的特点。因为女性通过月经、妊娠和哺乳，一生中可丧失铁 10～35g，故难以表现铁质沉着症状。

（三）防治

每周放血 500～1000ml，至出现轻度缺铁贫血为止。Niederan 等指出，在肝硬化前静脉放血，寿命可望正常。肝硬化后则寿命缩短，且易伴发肝癌。

九、先天红细胞增生不良性贫血

先天性红细胞增生不良性贫血（congenital dyserythropoietic anemia，CDAN）是一种骨髓红细胞系增生异常伴有难治性贫血的遗传病。临床表现为不同程度贫血，血象颇似地中海贫血。骨髓红细胞生成障碍，白细胞和巨核细胞正常。红细胞虽有增生，但网织红细胞不高。骨髓幼红细胞中可见形态异常的核，如双核、多核、核破裂等。分四型，共同特点是红细胞无效生成伴多核幼红细胞。

CDAN1（OMIM 224120）：贫血类似巨幼细胞性贫血，较罕见。骨髓幼红细胞可见双核及核内染色质桥形成。本型为常染色体隐性遗传，致病基因为位于 15q15.2 的 *CDAN1* 基因，迄今发现突变型 29 种。偶见疾病与手或脚的异常伴发。

CDAN2（OMIM 224100）：本型较多见，为正色素性细胞性贫血，伴有大量多核幼红细胞。患者有黄疸和肝脾肿大。红细胞呈酸溶血试验阳性而糖水试验不溶血，提示膜有某种缺陷。本型为常染色体隐性遗传，致病基因为位于 20p11.23 的 *SEC23B* 基因，迄今发现突变 61 种。

CDAN3（OMIM 105600）：该型为一罕见的、非进展性的、轻度至中度的正细胞性溶血，但可见少量大红细胞，骨髓多核红细胞可达 12 个核。细胞直径也可达 50～60μm，称巨幼红细胞（gigantoblast）。本型为常染色体显性遗传。致病基因与 15q21 上的遗传标记连锁。

CDAN4（OMIM 613673）：本型的特征是红细胞生成失效与溶血导致贫血。本型为常染色体显性遗传，致病基因为位于 19p13.2 的 *KLF1* 基因，迄今发现突变型 35 种。*KLF1* 基因编码 Kruppel 样因子 1（Kruppel-like factor 1，KLF1）。

十、先天性全血细胞减少症

先天性全血细胞减少症(congenital pancytopenia),又称 Fanconi 贫血互补群 A(Fanconi anemia,complementation group A,FANCA;OMIM 227650)。Fanconi(1927)发现一家兄弟三人同患一种综合征,表现为贫血、先天性畸形及骨髓脂肪化。本病无种族或地区差异,一家中可见多人发病(参见第 24 章)。

(一)临床表现

贫血多发现在 5~10 岁,除有典型再障表现外,多数病例伴有先天性畸形,特别是骨骼系统,如拇指短小或缺如、指、桡骨缩短、体格矮小、头、眼裂小、斜视、耳聋、肾畸形及心血管畸形、精子减少等,皮肤色素沉着也很常见。恶性肿瘤,特别是白血病的发生率显著增高。根据下列几点可以考虑本病:多于儿童期发病;约 10% 父母为近亲结婚;血象有典型的全血细胞减少;贫血可呈大细胞性;网织红细胞减少;粒细胞可见中毒颗粒;半数患儿出现氨基酸尿;胎儿血红蛋白增多(5%~15%);染色体断裂、单体交换、环形染色体等畸变;姐妹染色单体交换减少更具诊断意义。

(二)遗传学和发病机制

本病系常染色体隐性遗传病,患儿双亲为近亲婚配可使发病率增高。患者基因组 DNA 的稳定性下降,对作用于 DNA 双链交联的化学物质的敏感性增高。致病基因为位于 16q23.3 的 *FANCA* 基因。Walter Johannes 等人应用蛙卵提取物作为一个 DNA 修复系统的模型。他们发现,本病基因所编码的数个蛋白质直接参与 DNA 缺陷的修复工作。而一旦这些基因发生变异,则编码的蛋白存在缺陷,破坏对 DNA 的修复功能,DNA 的不稳定性增加、染色体自发断裂,这可能是导致本病的发生的机制,同时增加了发生肿瘤的易感性。在本病发生的过程中,FANCI-FANCD2 复合物的泛素化起到重要作用。它在细胞 S 期 DNA 双链交联的修复中必不可少。先天性全血细胞减少症的发生与细胞 S 期多步 DNA 双链交联修复的失败有关。

(三)防治

①一般支持疗法,贫血重时应予输血。②给予雄激素及皮质激素对多数病例有效。常用羟甲烯龙,加较小量泼尼松,一般于用药后 2~4 个月即有明显生血反应,用至血红蛋白达正常水平后逐渐减量,以维持量维持血红蛋白于正常低限水平。治疗期间应注意肝功损害等毒副作用问题。③有条件者可做干细胞移植。

第三节　白细胞系统疾病

一、周期性中性粒细胞减少症

周期性中性粒细胞减少症(cyclic neutropenia,162800,)是以中性粒细胞呈周期性减少为特征的一种遗传病。多数从婴儿期发病。发作周期为 21 天(12~35 天)。患者有发热、皮肤感染、口腔溃疡、颈淋巴结肿大。中性粒细胞明显减少。白细胞总数大致可接近正常。发作一般持续 4~10 天。非发作期无临床表现,但分叶核细胞比例仍低下,甚至达 70% 以下。

本病系一种遗传性干细胞缺陷,其周期性可能与机体的反馈机制有关。本病为常染色体显性遗传,外显率高,具有各种表现度。致病基因为 *ELANE*,位于 19p13.3,编码中性粒细胞弹性蛋白酶(elastase,neutrophil-expressed,ELANE),迄今已发现 *ELANE* 的致病性基因突变有 104 种。

抗生素可以减轻感染,减少病灶播散和死亡。脾切除术对老年患者和脾大者可缓解症状,但不能改变周期。皮质激素与雄激素对某些病例有一定效果。随年龄增长,病情可以改善,此时白细胞仍然减少,甚至更为显著。有的在 5~10 年内不出现周期性反复。

二、婴儿型粒细胞缺乏症

婴儿型粒细胞缺乏症(agranulocytosis,infantile)又称常染色体隐性遗传先天性严重粒细胞缺乏症 3

（neutropenia，severe congenital，3，autosomal recessive，SCN3；OMIM 610738）由 Kostmann（1956）首先报道 9 个家族 19 例小孩。患儿在出生后 1～3 周时出现粒细胞数显著降低，白细胞总数有时尚可维持正常。患者常伴有反复发作的疖、痈和其他感染，有时可有中度贫血，常在一岁内死亡。由于单核细胞和血中丙种球蛋白代偿性增高，有些病例可活到 10 岁以上。

骨髓检查表明，患者中性粒细胞成熟减慢或不能成熟，障碍发生在髓细胞后的某阶段，为骨髓衰竭性疾病。有人认为是由于不能利用含硫氨基酸所致。

本病为常染色体隐性遗传，Kostmann 的 9 个家族来源于同一瑞典祖先。致病基因为 *HAX1*，位于 1q21.3，编码 HCLS1 关联蛋白 X1（HCLS1-associated protein X1，HAX1）。迄今已发现 *HAX1* 的致病性基因突变型有 17 种。

使用皮质激素或切脾治疗无效，积极地抗感染措施有短暂效果，需持续治疗。

三、家族性良性中性粒细胞减少症

家族性良性中性粒细胞减少症（familial benign neutropenia）又称家族性慢性中性粒细胞减少症（neutropenia，chronic familial；OMIM 162700），首先由 Glnsslen（1941）详细描述。大多数病例中性粒细胞中度持续降低，单核及淋巴细胞相对增多。白细胞总数正常或减少。骨髓中成熟超过髓细胞阶段者很少。本病与婴儿型中性粒细胞缺乏症的区别是：本病为常染色体显性遗传，发病较迟，病情较轻而预后好，红细胞系统未受累。一个位于 1q、并影响到 Duffy 血型抗原表达的遗传标记与本病相关。Hitzig 还报道过一型伴高丙球蛋白血症者，亦为常染色体显性遗传，但病情较重，有多次感染史（特别是口腔感染），单核细胞增多，但预后良好，可活至青年。编码基因位置未定。

四、慢性肉芽肿病

X 连锁慢性肉芽肿病（granulomatous disease，chronic ，X-linked，CGD，OMIM 306400）系见于儿童的一种致死性白细胞功能遗传性缺陷。

（一）临床表现

自儿童期开始有反复发作的细菌感染，往往由致病力低的细菌引起。淋巴结炎、肝炎、腹腔脓肿、脓皮病、骨髓炎多见，痊愈迟缓。逐渐形成肉芽肿。淋巴结、肝、脾可肿大，穿刺多为坏死性肉芽肿伴化脓性改变。大多数患者死于儿童期，个别可能活到成年。血液检查可见粒细胞、单核细胞、骨髓浆细胞增多以及丙球蛋白增多。四氮唑蓝还原试验（NBT 试验）反映吞噬细胞产生 H_2O_2 的能力降低，有助于本病诊断。

（二）遗传学和发病机制

一般认为慢性肉芽肿病为一组高度遗传异质性的疾病。吞噬细胞 NADPH 氧化酶复合物的五个编码基因中任何一个发生突变都能导致慢性肉芽肿病。因此，慢性肉芽肿病可分为五型，有不同的致病基因。X 连锁慢性肉芽肿病是其中的一种，致病基因为位于 Xp11.4 的 *CYBB* 基因。*CYBB* 基因编码细胞色素 b（-245）β 亚基（cytochrome b（-245）β subunit，CYBB）。

本病的女性杂合子一般无症状，但血液检查大多数可见白细胞杀菌力中度低下。用 NBT 试验可证实杂合子为嵌合体，即一部分细胞 NBT 试验阴性，另一部分细胞 NBT 试验阳性。

慢性肉芽肿病的其他四型均呈常染色体隐性遗传。

中性粒细胞吞噬细菌后，在细胞质中形成吞噬体。吞噬体与溶酶体融合，然后溶酶体酶类释放入吞噬体，随后爆发一系列酶促反应，细菌被杀死而消化。在酶促反应中产生 H_2O_2 是杀菌的重要机制（图 28-21）。本病患者有产生 H_2O_2 的某种酶缺乏（例如 NADH- 氧化酶、NADPH- 氧化酶、髓过氧化物酶），因而吞噬后杀菌力减低。

（三）防治

抗生素控制感染仍为目前主要方法。磺胺异氧噻唑能促进吞噬细胞的杀菌作用，效果尚好。本病病程一般为 5～7 年。女性患者预后较好。

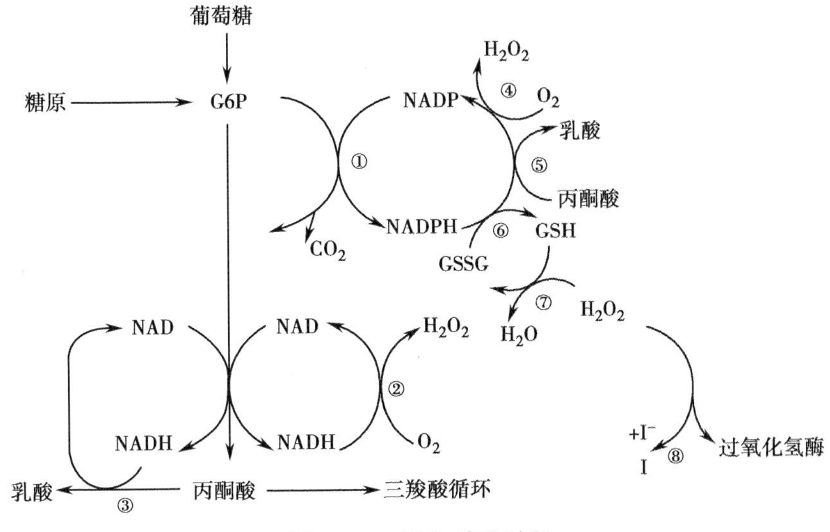

图 28-21　H_2O_2 产生过程

① G6PD；② NADH- 氧化酶；③ NADH- 乳酸脱氢酶；④ NADPH- 氧化酶；
⑤ NADPH- 乳酸脱氢酶；⑥ GR；⑦ GSHpx；⑧髓过氧化物酶(MPO)

五、髓过氧化酶缺乏症

髓过氧化酶缺乏症(myeloperoxidase deficiency，MPOD；OMIM 254600)患者中性粒细胞和单核细胞中缺乏髓过氧化酶，因而杀灭念珠菌、金黄色链球菌和灵杆菌能力降低。但由于其他杀菌系统仍保存，故临床表现不如慢性肉芽肿病严重。一般无反复感染的表现。此病并不罕见，发病率为数千分之一。

本病为常染色体隐性遗传。致病基因为位于 17q22 的 *MPO* 基因，迄今已发现致病性基因突变 13 种。*MPO* 基因编码髓过氧化酶(myeloperoxidase，MPO)。Nauseef 等发现一种部分缺乏病例，并证明酶只有正常的半量，有别于完全缺乏酶活性类型。

MPO 基因还与老年性痴呆和肺癌发生有关(参见 OMIM 606989)。

六、白细胞黏附缺陷

白细胞黏附缺陷Ⅰ型(leucocyte adhesion deficiency，type Ⅰ，LAD；OMIM 116920)表现为皮肤、黏膜及肠道坏死性迁延性感染。开始为皮肤小块红斑非脓疱性皮损，渐扩大为界限清晰的溃疡或脓皮性坏疽。常见复发性中耳炎，累及乳突，甚至出现面神经瘫痪。有时可见呼吸道感染、急性牙龈炎、口腔炎及创伤愈合缓慢。中性粒细胞持续增多。

本症为常染色体隐性遗传病。致病基因为 *ITGB2* 基因，定位在 21q22.3。迄今已发现致病基因突变 91 种。*ITGB2* 基因编码整联蛋白 β-2(integrin，β-2，ITGB2)，即白细胞黏附分子 CD18(leucocyte cell adhesion molecule CD18)。

白细胞表面存在三种与黏附功能有关的、属于整联蛋白(integrins)的糖蛋白，均由 α 亚单位与 β 亚单位组成。三种糖蛋白的 β 亚单位相同(分子量 95 000)，称为 CD18；三种糖蛋白的 α 亚单位则各不相同(分子量 150 000 ~ 180 000)分别称为 CD11A、CD11B 和 CD11C。因此，这三种糖蛋白分别称为 CD18/CD11A、CD18/CD11B 和 CD18/CD11C。由于编码 β 亚单位的基因 *ITGB2* 发生突变，影响三种糖蛋白功能，致出现粒细胞浸润不足，趋化性减弱，吞噬减弱，而且不易廓清。

治疗可用骨髓移植，有成功病例。不治疗多死亡。由于已克隆出了 β 亚单位的 cDNA，人们设想，将正常的 βcDNA 转移入骨髓干细胞可望达到基因治疗的目的。

第四节　血小板异常所致出血性疾病

正常血小板功能及遗传性血小板缺陷部位见图28-22。遗传性血小板疾病可按功能分类。如表28-13。

表28-13　遗传性血小板疾病分类

1. 血小板黏附功能障碍
血管性血友病（Bernard-Soulier综合征）
2. 血小板聚集障碍
血小板无力症
无血纤蛋白原血症
3. 血小板分泌功能障碍
贮存池病（血小板释放反应缺陷）
花生四烯酸代谢障碍
花生四烯酸释放反应缺陷
环氧化酶（cycloxygenase）缺乏
凝血噁烷合成酶（thromboxane synthetase）缺乏
对凝血噁烷A_2（ThA_2）反应缺陷
原发性分泌缺陷
钙移动缺陷
肌浆球蛋白磷酸化缺陷
4. 血小板凝血前活性障碍
5. 其他：对肾上腺素反应选择性损害等

一、血小板黏附功能障碍

血小板黏附功能障碍，又称Bernard-Soulier综合征（Bernard-Soulier syndrome，BSS；OMIM 231200），特征是：巨大血小板、血小板数减少、严重出血倾向，出血时间延长。ADP、肾上腺素及胶原诱导血小板聚集正常，而瑞斯托霉素诱导聚集减弱。已确定原发缺陷是血小板膜上的糖蛋白Ib（GPIb）以及GpⅤ、GpⅨ缺乏。GPIb是血小板膜von Willebrand因子（von Willebrand factor，vWF）受体复合物，由四个亚基组成，分别为*GP1BA*、*GP1BB*、*GP9*和*GP5*四个基因的产物GP1BA、GP1BB、GP9和GP5。当这些基因发生突变时，患者vWF不能与血小板结合，而这种结合是血小板黏附于血管内皮细胞的基础（图28-22），因此引起Bernard-Soulier综合征。

本病为常染色体隐性遗传，按不同的突变基因，分为四型（表28-14）：

二、血小板聚集障碍

（一）血小板无力症

血小板无力症（thrombasthenia）又名Glanzmann血小板无力症（Glanzmann thrombasthenia，GT；OMIM 273800）或Glanzmann病。据统计已有100余例报道。我国也有个例报道。本病临床表现主要是慢性出血倾向。皮肤、黏膜、鼻、齿龈、呼吸道、消化道、泌尿道等自发性出血。血小板数一般正常，但出血时间延长，血块收缩不良。致病基因有两个，一是位于17q21.31的*ITGA2B*基因，编码整联蛋白-2B（integrin-2B，ITGA2B），又称血小板糖蛋白Ⅱb（platelet glycoprotein Ⅱb，GPⅡb）；另一是位于17q21.32的*ITGB3*基因，编码整联蛋白β3（integrin，β-3，ITGB3），又称血小板糖蛋白Ⅲa（platelet glycoprotein Ⅲa，GPⅢa）。

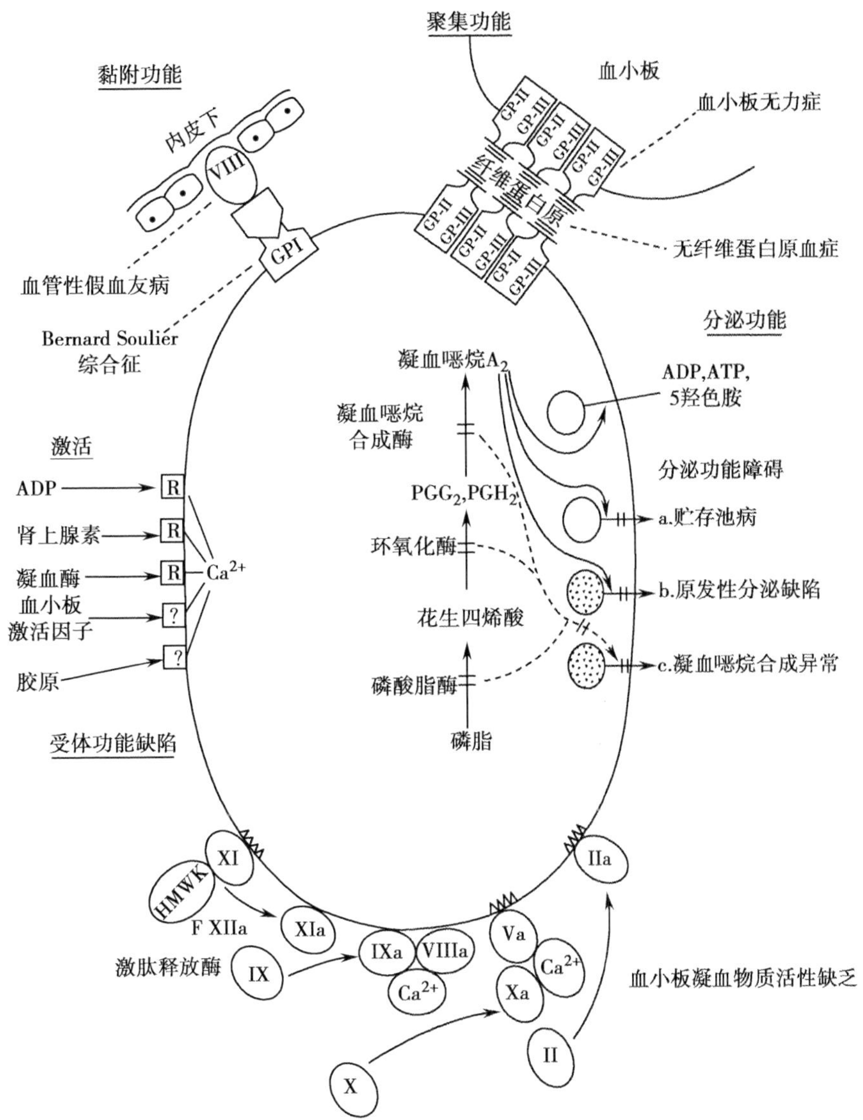

图 28-22　正常血小板功能及遗传性血小板缺陷部位示意图

表 28-14　Bernard-Soulier 综合征表型及其致病基因

基因位置	表 型 名 称	表型 OMIM	基因代号	基因 OMIM
3q21.3	BSSC	231200	*GP9*	173515
17p13.2	BSSA1	231200	*GP1BA*	606672
22q11-21	孤立性巨型血小板病	231200	*GP1BB*	138720
22q11.21	BSSB	231200	*GP1BB*	138720

GP1BA 基因的杂合性突变导致常染色体显性遗传的 BSSA2（OMIM 153670）

GPiBB 基因内两个独立的错义突变 [rs 121909750] 导致孤立性巨型血小板病

已经证明，血小板的聚集需要有中介物——血纤蛋白原。血小板膜上的糖蛋白 GP Ⅱ b 及 GP Ⅲ a 复合物是血纤蛋白原的受体（图 28-22）。本病原发缺陷是血纤蛋白原受体缺乏。这种缺乏也导致血小板贮存血纤蛋白原量的减少。但有部分病例 GP Ⅱ b 及 GP Ⅲ a 含量正常，但血小板不能结合血纤蛋白原，缺乏聚集反应。据认为是由于 GP Ⅱ b 及 GP Ⅲ a 质的变异造成。

本病属常染色体隐性遗传。约 10% 患者双亲为近亲结婚。杂合子血小板 GP Ⅱ b 及 GP Ⅲ量降低一半左右，但无出血倾向，个别可见血块收缩不佳。

治疗无特殊。必要时可输血。随年龄增长症状可减轻，也有40岁后自愈者。有条件时可采用骨髓移植。

（二）无血纤蛋白原血症

（参见本章第5节）

三、血小板分泌障碍

血小板中的三种颗粒都具有分泌作用。① α 颗粒含有血小板因子4（platelet factor 4，PF_4）、β 凝血酶球蛋白（β-thromboglobulin，BTG）、血小板生长因子、血纤蛋白原、凝血第Ⅴ因子、vWF因子及激肽原；②致密颗粒中含有ATP、ADP、5羟色胺、焦磷酸盐及钙；③囊泡中含有酸性水解酶。腺苷酸（ATP、ADP）含于致密颗粒中，称为“贮存池”（storage pool），只有“代谢池”（metabolic pool）中的ATP和ADP才能参与细胞能量代谢。

（一）贮存池血小板病

贮存池血小板病（storage pool platelet disease；OMIM 185050）主要是由于血小板不能释出ADP，致使血小板聚集障碍。临床表现为黏膜下轻度或中度出血，鼻出血及血尿也较常见。但创伤引起的出血并不加重，出血时间延长，血小板数及血块收缩正常。可分两型：

1. 血小板 δ 颗粒贮存池病　由于致密颗粒显著减少，血小板及含于其中的ATP、ADP、5羟色胺、钙、焦磷酸盐都减少。血小板前列腺素、凝血酶烷 A_2 及丙二醛合成也降低，酸性水解酶的分泌也受损。患者除有轻至中度出血倾向外，常伴发Hermansky-Pudlak综合征（参见第三十六章）、Chediak-Higashi综合征、Wiskott-Adrich综合征及桡骨缺如血小板减少症。

2. 血小板 α 颗粒贮存池病　又称灰色血小板综合征。除血小板 δ 颗粒贮存池病可伴有本病外，单纯血小板 α 颗粒贮存池病已报道4例。患者有终生性出血倾向，轻度血小板减少及出血时间延长。与此同时，α 颗粒中的 PF_4、BTG、vWF、纤连蛋白（fibronectin）及血小板生长因子都缺乏。原始病因未明。根据几组家族材料，本病似为常染色体显性遗传。

（二）血小板花生四烯酸代谢异常

在凝血过程中，血小板的激活反应是自磷脂释出花生四烯酸，后者在环氧化酶及凝血噁烷合成酶作用下生成凝血噁烷 A_2（thromboxane A_2，Th A_2），而 ThA_2 有强烈的反馈激活血小板的作用，从而释放ADP等。现知，花生四烯酸在血小板凝聚障碍中引起的出血性疾病，参与的因子非常多，过程也非常复杂。OMIM收集的资料已达95种。以下介绍4种。

1. 鸟嘌呤核苷酸结合蛋白Q多肽缺乏症　鸟嘌呤核苷酸结合蛋白Q多肽缺乏症（guanine nucleotide-binding protein Q polypeptide deficiency），又称花生四烯酸释出缺陷（impaired liberation of arachidonic acid）。鸟嘌呤核苷酸结合蛋白是异源三聚体蛋白成员，是细胞内信号通路的7个跨膜结构域受体，其G蛋白和β-γ亚单位可以调节各种细胞的效应器。本病是上述蛋白遗传缺陷的表现。该蛋白的编码基因为*GNAQ*（OMIM 600998），位于9q21.2。临床表现为出血性素质。属于花生四烯酸代谢障碍者，OMIM收集了17种。

2. 环氧化酶缺乏症（epoxidase deficiency）　Malmsten等（1975）报道一轻度出血病例，后证明为环氧化酶缺乏（酶结构异常也可引起同样后果）。由于环氧化酶也是内皮细胞产生前列环素（prostacyclin，PGI_2）所必需，故患者伴有 PGI_2 缺乏。OMIM收集了5种。

3. 伴有颗粒贮存及Th合成正常的血小板分泌障碍　患者有轻度出血倾向，原因不明，较常见。OMIM收集的条目46种。有一类称为微细脑损害综合征（minimal brain damage syndrome）的疾病，例如Smith-Lemli-Opipiz综合征（Smith-Lemli-Opipiz syndrome，SLOS；OMIM 270400），伴有出血倾向。SLOS呈常染色体隐性遗传，致病基因*DHCR7*位于11q13.4，编码7-脱氢胆固醇还原酶（7-dehydrocholesterol reductase，DHCR7）。

4. 钙移动缺陷（defect in calcium mobilization）。有报道表明血小板上Va因子结合点缺乏（PF_3 活性降低）。还有几组报道家族性血小板肾上腺素无反应性（肾上腺素可诱导血小板聚集、分泌并抑制环腺苷酶活性）所导致的出血倾向。可能原发缺陷是血小板 α_2 肾上腺素能受体缺乏。OMIM收集了32种。

第五节 遗传性凝血障碍

遗传性凝血障碍包括低凝和高凝状态两种情况。低凝主要由各种凝血因子遗传性缺陷、活性降低所致,在临床上引起以凝血障碍为特点的一组出血性疾病。包括:甲型血友病(hemophilia A)、乙型血友病(hemophilia B)、丙型血友病(hemophilia C)和血管性血友病(von Willebrand disease)。

许多动物也有与人类极为相似的遗传性凝血病。已发现的有:犬(甲、乙型血友病,第Ⅷ、Ⅹ、Ⅺ因子缺乏症,血管性血友病,低纤维蛋白原血症);山羊(低纤维蛋白血症);马(甲型血友病);猪(血管性血友病);牛(第Ⅺ因子缺乏症);小鼠(凝血酶原"复合因子"缺乏)等。

一、甲型血友病

甲型血友病(hemophilia A,HEMA,OMIM 306700)又称抗血友病球蛋白(antihemophilic globulin,AHG)缺乏症或第Ⅷ因子缺乏症(factor V Ⅲ deficiency)。早在公元2世纪左右《犹太法典》中就规定:一位母亲如接连有两名男婴行割礼(包皮环切术)后因出血不止而死亡时,以后生育的所有男婴必须免除割礼。早有报道,本病为X连锁遗传。此后有大量文献报道。可以说,本病是迄今研究得最深入的遗传病之一。

(一)临床表现

本病主要的表现是出血倾向。其出血特点是:①缓慢地持续渗血;②多发生于轻伤之后,例如拔牙、关节创伤、扁桃体摘除、各种割伤或小手术后;③大量出血罕见,但出血部位广泛(皮下、深部肌肉、关节腔、胃肠道、泌尿道等),发生次数不等,自发性出血后也可有一段时期无出血表现。深部肌肉出血可形成血肿,关节腔多次出血可形成血肿,血肿机化后使关节变形,丧失功能,导致患者残疾。实验室检查可见:①凝血时间延长,严重病例可达数小时;②部分凝血活酶生成时间显著延长;③血浆抗血友病球蛋白(antihemophilic globin,AHG)减少或缺如;④出血时间、凝血酶原时间、血纤蛋白原含量、毛细血管脆性以及血小板数正常。本病与其他遗传性凝血障碍的鉴别主要靠凝血象检查、凝血因子测定、致病基因突变分析及系谱分析等。与其极相似的乙型血友病还可用凝血活酶生成试验加以鉴别。

(二)遗传学和发病机制

早已确定本病属X连锁隐性遗传。在遗传性凝血障碍病中占首位,发病率约为1/5000~1/6000男性活婴,女性患者少见。HEMA约占血友病总数的85%。地区及民族分布广泛。本病为编码凝血因子Ⅷ(coagulation factor Ⅷ,F8)的基因*F8*突变所致,突变率为$20 \sim 30 \times 10^{-6}$配子/代(包括各型)。*F8*基因位于Xq28,全长193 936bp,有26个外显子,mRNA长9048bp,编码的F8前体含2351个氨基酸,包括19个氨基酸的信号肽和2332个氨基酸的成熟F8。成熟的F8有三个功能区即结构域(domains),排列为A_1-A_2-B-A_3-C_1-C_2(图28-23)。已报道*F8*基因突变有2636种之多,包括缺失、插入、倒位、碱基置换和移码突变等。根据对583种突变的分析,突变热点区依次在:外显子14、18、23、26、7、17、16、11、22、19、25等。

一般将凝血过程分为三个阶段。第一阶段形成凝血活酶。凝血活酶的生成有两种途径,即内凝系统(血液)与外凝系统(组织)。第Ⅷ因子的作用在于与活化的Ⅸ因子(Ⅸ a)、Ca^{2+}及PF3形成一复合物,此复合物被吸附在磷脂上,按一定方式排列,可激活第Ⅹ因子(Xa)。而Xa、V因子与PF3及Ca^{2+}又可形成一复合物,促使凝血酶原转化为凝血酶(第二阶段)。少量凝血酶生成后可反过来激活Ⅷ因子,形成自身催化,加速凝血过程。凝血酶促使血纤蛋白原转变为血纤蛋白,则为凝血第三阶段。研究表明,凝血因子Ⅷ是一个复合分子,由3种成分构成:①抗血友病球蛋白(AHG);②Ⅷ因子相关抗原(Ⅷ Agn);③促血小板黏附血管因子(Ⅷ vWF)。甲型血友病是*F8*基因突变导致凝血因子Ⅷ功能缺陷或含量不足而致的一种凝血功能障碍性疾病。6%病例有Ⅷ因子抗体,称Ⅷ:C抑制物。

中国协和医科大学对我国148例甲型血友病的*F8*基因突变进行分析,发现了一批新的突变,结果见表28-15和28-16。

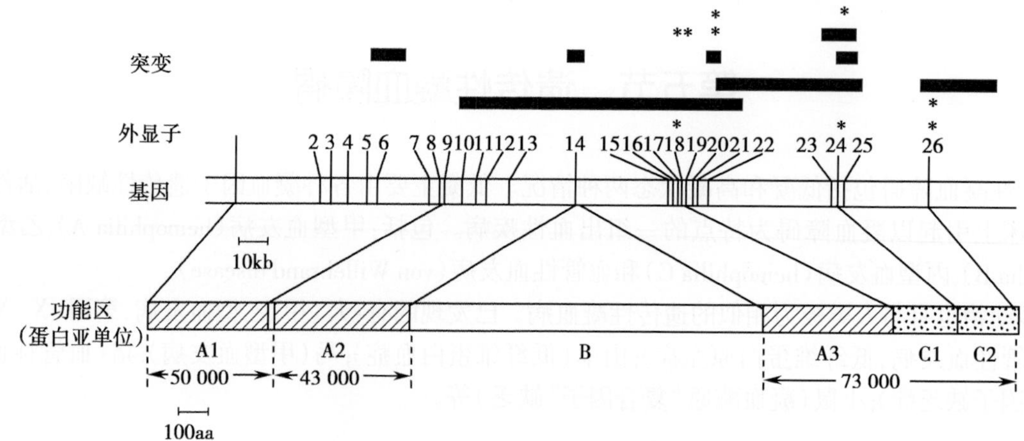

图 28-23 Ⅷ：C 基因结构及突变部位

突变区：* 为点突变；——为缺失型突变

表 28-15 中国人群中发现的 *F8* 基因新的无义突变、移码突变和剪切位点突变

	外显子/内含子	核苷酸替换[2]	氨基酸替换[2]	结构域	患者数	表型[3]
无义突变	14	c.2954 C > A	p.Ser966（985）X	B	1	S
	14	c.3478C > T	p.Gln1141（1160）X	B	1	Mo
	14	c.3668 T > A	p.Leu1204（1223）X	B	1	S
	14	c.4039 G > T	p.Glu1328（1347）X	B	1	S
	14	c.4534 G > T	p.Glu1493（1512）X	B	1	Mo
移码突变	4	c.396dupA	p.Tyr133（152）IlefsX1	A1	2	S
	6	c.713dupA	p.Asp238（257）GlufsX1	A1	1	S
	14	c.3300dupA	p.Glu1101（1120）ArgfsX16	B	1	Mo
	13	c.2060_2063delTCAC	p.Leu668（687）fsX33	A2	2	S-Mo
	14	c.2348delA	p.Asn764（783）MetfsX2	B	1	S
	14	c.3024delC	p.Ala989（1008）fsX9	B	1	Mo
	14	c.3693delT	p.Pro1212（1231）fsX5	B	1	S
	14	c.3798delA	p.Val1247（1266）fsX7	B	1	S
	14	c.4873_4885del13	p.Ser1606（1625）fsX	B	1	S
	22	c.6384delG	p.Gly2109（2128）fsX14	C1	1	Mo
	22	c.6523delT	p.Tyr2156（2175）fsIleX10	C2	1	Mo
剪切位点突变	6[1]	c.787 +1G > T				
	14[1]	c.5220 -2A > G				

[1] 内含子（剪切位点突变）

[2] 核苷酸替换已按 HGVS 命名。氨基酸替换中的序号则仍按 HAMSTeRS 命序，而将 HGVS 命序放入括号内供对照

[3] 表型：S，重度；Mo，中度

GenBank ID *F8*：NM_000132.3

表 28-16　*F8* 基因的新发现的错义突变

外显子	核苷酸替换	氨基酸替换	结构域	表型
2	c.205C > G	p.Leu50(69)Val	A1	S
5	c.647T > A	p.Leu197(216)Gln	A1	Mo
7	c.901C > A	p.Arg282(301)Ser	A1	Mo
7	c.985T > A	p.Cys310(329)Ser	A1	Mo
8	c.1015A > G	p.Met320(339)Val	A1	Mo
8	c.1237G > T	p.Asp394(413)Tyr	A2	Mo
9	c.1439T > C	p.Leu461(480)Pro	A2	Mo
13	c.1945T > G	p.Cys630(649)Gly	A2	Mo
	c.5158G > A	p.Ala1701(1720)Thr	A3	Mi
17	c.5614G > A	p.Gly1853(1872)Arg	A3	S
19	c.5999G > A	p.Gly1981(2000)Asp	A3	S
20	c.6055T > G	p.Cys2000(2019)Gly	A3	Mo
23	c.6442A > G	p.Asn2129(2148)Asp	C1	Mo
23	c.6550G > A	p.Glu2165(2184)Lys	C1	Mo
25	c.6868T > C	p.Trp2271(2290)Arg	C2	Mo

核苷酸替换已按 HGVS 命名。氨基酸替换中的序号则仍按 HAMSTeRS 命序，而将 HGVS 命序放入括号内

GenBank ID *F8*：NM_000132.3

Mühle 等(2007)首次详细报道了 *F8* 基因内含子 22 倒位伴部分缺失及插入突变引起甲型血友病的病例，提示了大的染色体重排可能是引起甲型血友病及其他疾病的分子机制。进一步研究发现约 40%～50% 重型甲型血友病的患者是由于 *F8* 基因内含子 22 的倒位所致(图 28-24)。内含子 22 是 *F8* 基因最大的内含子，其中含有一段特殊的序列用 22h1 表示。在 *F8* 基因 5' 上游的 450～550kb 处，有两个 22h1 的同源序列，分别用 22h2 及 22h3 表示(排序按照这些同源序列距着丝粒的远近编号，*F8* 基因的 5' 端位于端粒侧)。如图 28-24 所示，22h1 与同源序列 22h2、22h3 很容易发生同源序列的错配和不等互换引起倒位。70%～80% 的倒位发生在 22h1 与 22h3 的同源重组，称为Ⅰ型倒位；20% 的倒位发生在 22h1 与 22h2 的同源重组，称之为Ⅱ型倒位。因倒位造成 *F8* 基因结构的严重破坏，有关外显子和内含子的位置发生改变，不能合成正常的Ⅷ因子，从而引起重型甲型血友病。此外，研究还发现 *F8* 基因内含子 1 的倒位突变，但临床上少见。

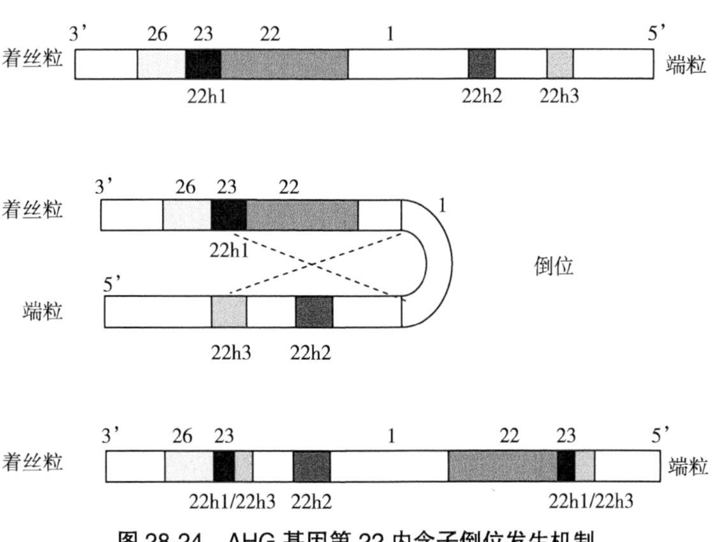

图 28-24　AHG 基因第 22 内含子倒位发生机制

（三）防治

应用DNA分析可有效地检出杂合子。首选应用羊水或绒毛细胞基因诊断能有效地进行产前诊断。而杂合子检测及产前诊断是预防患儿出生的有效手段。应用性别判断或胎血测定AHG水平决定是否终止妊娠，虽然不是最佳选择，必要时也很有诊断价值。应用基因工程技术制备AHG，已在临床上用于治疗。

二、乙型血友病

乙型血友病（hemophilia B，HEMB；OMIM 306900）又称第Ⅸ因子缺乏症（factor Ⅸ deficiency）或血浆凝血活酶成分（plasma thromboplastin component，PTC）缺乏症。此型较甲型少见。甲、乙型比例大约为5.4：1。

1952年以前此型与甲型血友病未能鉴别，统称血友病。其临床征象也酷似甲型血友病。一般通过凝血活酶生成试验或部分凝血活酶时间测定，可与甲型血友病区别。此外，Ⅸ因子活性降低还见于肝疾患、维生素K缺乏症和使用双香豆素后，应注意鉴别。在凝血中，第Ⅸ因子的作用是与Ⅷ因子、PF3、Ca^{2+}一起，促使第Ⅹ因子活化为Xa。故其缺乏使凝血活酶生成减慢，延缓凝血过程的第一阶段。临床出血倾向的严重程度与Ⅸ因子活性高低有明显关系。

本病发生率约为1：30 000男性，占血友病类疾病总数的15%～20%。70%～75%的患者有家族史。遗传方式为X连锁隐性遗传，杂合子较甲型血友病更易表现（Ⅸ因子杂合子活性平均为正常的33%），因而见到的女性病例较甲型为多。编码Ⅸ因子的基因*F9*位于Xq27.1-q27.2，全长39 723bp，有8个外显子，mRNA长2802bp，编码的F9前体含461个氨基酸，包括28个氨基酸的信号肽和433个氨基酸的成熟F9。迄今已鉴定的*F9*基因突变有1146种。点突变约占80%，其中错义突变约占所有点突变的68%，无义突变约占14%。利用*F9*基因全外显子、启动子区及内含子-外显子交界区测序已能对患者、携带者做出诊断，也能对患儿进行产前诊断。值得注意的是，笔者等发现，胎血中Ⅸ因子活性的测定不能为产前诊断提供可靠的数据。这可能是由于从胎儿肝细胞开始合成凝血因子起，Ⅸ因子的合成速度就慢于其他维生素K依赖因子，且水平时高时低，变化不稳定所致。

本病多用输血浆或浓缩制剂治疗，将Ⅸ因子活性提高到25%，即显疗效。鉴于输血液制品有传染肝炎及艾滋病的危险，现有用体外培养细胞提供Ⅸ因子或基因工程制备的Ⅸ因子代替血液制品的方法。缺失型患者大多在替代疗法过程中出现Ⅸ因子抑制物。

三、第Ⅺ因子缺乏症

第Ⅺ因子缺乏症（factor Ⅺ deficiency；OMIM 612416）又称血浆凝血活酶前质（plasma thromboplastin antecedent，PTA）缺乏症，也被称为丙型血友病（hemophilia C）。此型较少见，甲型血友病与本型比例约为50：1。本型为缺乏第Ⅺ因子引起。出血倾向较甲型血友病和乙型血友病为轻。鼻出血、月经过多、碰撞伤出血较多见。肌肉或关节血肿少见。实验室检查可见凝血时间延长，部分凝血活酶时间（PTT）和凝血活酶生成试验（TGT）异常，借此与甲型血友病、乙型血友病鉴别。确诊须检测第Ⅺ因子。

第Ⅺ因子为激活第Ⅸ因子所必需，因而本型的发病环节仍为凝血的第一阶段，影响凝血活酶的生成。

本病主要见于犹太人。遗传方式为常染色体不完全显性遗传，因个别杂合子也有出血倾向。纯合子Ⅺ因子活性在20%以下，杂合子在30%～65%之间。

编码Ⅺ因子的基因*F11*位于4q35.2，全长30 718bp，有15个外显子，mRNA长3278bp，编码的F11前体含625个氨基酸，包括18个氨基酸的信号肽和607个氨基酸的成熟F11。迄今已发现*F11*基因的致病性基因突变223种。

大多数严重缺乏者用小剂量血浆或浓缩血浆即有效。

四、第Ⅻ因子缺乏症

第Ⅻ因子缺乏症（factor Ⅻ deficiency；OMIM 234000）在临床上出血表现轻微，多数病例无出血症状。心肌梗死和血栓性静脉炎为本病突出表现。1955年，患者Hageman死于盆腔骨折所致肺梗死，生前曾发现凝血时间延长，经检查，发现所检血样中缺乏凝血第Ⅻ因子，因此，本病又称 Hageman 因子缺乏症（Hageman factor deficiency）。患者凝血时间延长，凝血酶原消耗不良，凝血活酶生成试验异常。

本病为常染色体隐性遗传，也有一个家系似为常染色体显性遗传者。

编码Ⅻ因子的基因 *F12* 位于 5q35.3，全长 14 437bp，有 14 个外显子，mRNA 长 2060bp，编码的 F12 前体含 615 个氨基酸，包括 19 个氨基酸的信号肽和 596 个氨基酸的成熟 F12。

杂合子的Ⅻ因子活性在 50% 左右，但变异范围较大。

五、第Ⅴ因子缺乏症

第Ⅴ因子缺乏症（factor Ⅴ deficiency，OMIM 612309）的出血多发生在幼儿期，表现为创伤或手术后出血过多，可见胃肠道或泌尿道自发性出血，月经出血过多甚至可致命。

第Ⅴ因子的作用是，经凝血酶活化为 Va 后，作为辅因子结合在血小板膜上，形成Ⅹa 的受体。80% Ⅴ因子在血浆中，20% 在血小板的 α 颗粒中，在凝血酶、胶原、肾上腺素、ADP 等刺激下释出。下列四种情况可出现Ⅴ因子缺乏：①由于合成减少或（和）降解增快以致Ⅴ因子活性及抗原性降低；②遗传性合成变异Ⅴ因子，Ⅴ因子活性降低，但抗原性高；③Ⅴ因子血浆浓度正常但血小板Ⅴ因子缺乏；④Ⅴ因子的自身免疫抑制。

本病罕见，发生率不到 0.1/10 万，为常染色体隐性遗传。变异型可分 CRM^+ 及 CRM^- 两类。纯合子可严重出血，杂合子无症状，Ⅴ因子活性在 50% 左右。个别报道有其他遗传方式。偶有合并Ⅶ因子缺乏或Ⅷ因子缺乏的报道。

编码Ⅴ因子的基因 *F5* 位于 1q23，全长 81 578bp，有 25 个外显子，mRNA 长 9179bp，编码的 F5 前体含 2 224 个氨基酸，包括 28 个氨基酸的信号肽和 2196 个氨基酸的成熟 F5。

用血浆或其浓缩制剂治疗有效。

六、第Ⅹ因子缺乏症

第Ⅹ因子缺乏症（factor Ⅹ deficiency，OMIM 613872）又名 Stuart-Prower 因子缺乏症（Stuart-Prower factor deficiency）。患者有中度出血倾向，反复鼻出血、血肿、偶见关节腔轻度积血。凝血象可见凝血时间延长，部分凝血活酶时间和凝血活酶生成试验均异常，一期凝血酶原时间延长。

本病罕见，发病率在 0.2/10 万以下，杂合子为 0.2%。一般多见继发于肝病、农药中毒、淀粉样变、双香豆素使用后以及影响维生素 K 活性的各种情况。本病为常染色体隐性遗传，实验室方法可检出杂合子。第Ⅹ因子在肝合成维生素 K 时参与羧化氨基端的 11 个谷氨酸。第Ⅹ因子是由一个轻链与一个重链依靠精 - 赖 - 精三肽连接。Leytus（1984）分离并鉴定了Ⅹ因子的 cDNA。与另两种维生素 K 依赖性凝血因子凝血酶原与Ⅸ因子有高度同源性。

编码Ⅹ因子的基因 *F10* 位于 13q34，全长 33 731bp，有 8 个外显子，mRNA 长 1560bp，编码的前 F10 原含 488 个氨基酸，包括 23 个氨基酸的信号肽和 465 个氨基酸的 F10 原。

由于第Ⅹ因子半减期较长（2～3 天），故输全血及血浆有效，浓缩血浆治疗本病更好。

七、第Ⅶ因子缺乏症

第Ⅶ因子缺乏症（factor Ⅶ deficiency，OMIM 613878）又名血清凝血酶原转变加速因子缺乏症（serum prothrombin conversion accelerator deficiency）。其表现酷似第Ⅹ因子缺乏症，常见鼻出血、消化道或泌尿道出血，月经过多，有时可见轻度关节出血，但也有报道致死性颅内出血者，而且颅内出血较血友病更多见。凝血象特点为凝血酶原时间延长不能被 $Al(OH)_3$ 处理后的血浆纠正。第Ⅶ因子缺乏可以是继发性的，见于严重肝病、用避孕药和双香豆素后。

本病罕见，发病率约为 0.2/10 万，为常染色体隐性遗传，纯合子有出血倾向，血中第Ⅶ因子活性往往在正常的 10% 以下，而杂合子一般无症状，第Ⅶ因子活性约为正常的 50%。本病用免疫学方法可区别有两型。

编码第Ⅶ因子的基因 *F7* 位于 13q34，与 *F10* 基因紧密连锁，*F7* 基因全长 21 891bp，有 9 个外显子，

mRNA长3144bp。编码的前F7原含466个氨基酸，包括20个氨基酸的信号肽和446个氨基酸的F7原。

Ⅶ因子是维生素K依赖的糖蛋白，主要参与外源性凝血系统。Ⅶ因子缺乏常伴有X因子缺乏。Ⅶ因子有一调节基因，位于8q。

虽然第Ⅶ因子半减期仅4~6小时，但维持血中Ⅶ因子活性5%~10%即可控制出血，故血浆或浓缩血浆治疗均有效。

八、先天性凝血酶原缺乏症

先天性凝血酶原缺乏症(prothrombin deficiency, congenital ;OMIM 613679)又称先天性第Ⅱ因子缺乏症(congenital factor Ⅱ deficiency)，非常罕见，一般出血较轻。凝血象为凝血酶原时间延长。患者凝血酶原含量大多仅10%左右。多数病例为CRM^-型。CRM^+型血中凝血酶原含量正常，但不能生成足量凝血酶，反映了质的变异。

本病属常染色体显性遗传。凝血酶原的氨基酸一级结构已弄清。

编码Ⅱ因子的基因*F2*位于11p11，长27 314bp，有14个外显子，mRNA长2018bp，编码的前凝血酶原含622个氨基酸，包括24个氨基酸的信号肽和598个氨基酸的凝血酶原即F2。

凝血酶原为维生素K依赖的糖蛋白，主要参与外源性凝血系统。

由于凝血酶原半减期为3~4天，仅正常的30%~40%即可维持正常凝血，所以给予富含凝血酶原的制剂效果均好。

九、先天性无血纤蛋白原血症

先天性无血纤蛋白原血症(afibrinogenemia, congenital; OMIM 202400)的特点为血中血纤蛋白原几乎完全缺如。患者于出生后即表现出血倾向。关节腔积血少见。本病虽终生有出血倾向，但可在某一较长时期无明显出血表现。多数病例伴有血小板功能障碍。

本病罕见，为常染色体隐性遗传，杂合子一般不能检出。个别报道杂合子为中度缺乏的低血纤蛋白原血症。50%以上病例的父母为近亲结婚。

编码血纤蛋白原α链(fibrinogen, α polypetide)的基因*FGA*和编码血纤蛋白原β链(fibrinogen, β polypetide)的基因*FGB*都位于4q31.3。*FGA*基因或*FGB*基因的突变都能导致本病。

输血或输血浆治疗有效，但以血纤蛋白原浓缩制剂为首选。本病预后差，大多数在婴幼儿或儿童期死亡，少数可活至成年。

十、第ⅩⅢ因子缺乏症

第ⅩⅢ因子缺乏症(factor ⅩⅢ deficiency,)又名血纤蛋白稳定因子缺乏症(fibrin stabilizing factor deficiency)，包括两种类型：第ⅩⅢ因子A亚单位缺乏(factor ⅩⅢ, A subunit, deficiency of; OMIM 613225)；第ⅩⅢ因子B亚单位缺乏(factor ⅩⅢ, B subunit, deficiency of; OMIM 613235)。患者常因婴儿期脐带出血而发现，甚至死亡。常见症状为皮下出血、血肿、创伤或手术后出血，自发性严重出血少见。关节腔积血和黏膜出血偶有报道。中枢神经系统出血似较多见。女性患者可有反复发作的自发性流产。凝血象一般正常，只有用血块溶解度试验鉴定。另外，用血栓弹性描记法(thromboelastogram)也可检测。

第ⅩⅢ因子是一种转酰胺基酶(transmidase)的前体，由A亚单位和B亚单位组成。编码A亚单位的基因*F13A*位于6p25-p24；编码B亚单位的基因*F13B*位于1q31-q32.1。A亚单位具有活性，而B亚单位仅具有携带功能。此前体在凝血酶作用下活化。活化的ⅩⅢ因子(ⅩⅢa)催化血纤蛋白单体之间的联结，形成不溶性血纤蛋白桥，故有稳定血纤蛋白的作用。第ⅩⅢ因子缺乏导致血纤蛋白单体聚合不足，影响成纤维细胞生长，致使伤口愈合迟缓，出血延长。

本病为常染色体隐性遗传，双亲中近亲结婚见于50%病例。患者(纯合子)ⅩⅢ因子水平在1%以下。个别报道为X连锁隐性遗传，但伴有低血纤蛋白原血症和毛细血管脆性增加。

输血及血浆或血浆制剂的治疗效果良好，因为血中ⅩⅢ因子浓度稍有提高即可止血，而且维持时间较长。故若能长期维持治疗,预后较好。

十一、血管性血友病

血管性血友病(von Willebrand disease,VWD)过去称为血管性假血友病,是一种比较多见的凝血障碍遗传病。

(一)临床表现

有明显出血倾向,常在儿童期发病,病情随年龄增长而有所缓解。皮肤瘀斑、鼻出血、牙龈出血、外伤或手术后出血不止,最为常见。其次为月经过多或分娩后大出血。

(二)遗传学和发病机制

von Willebrand因子(von Willebrand factor,VWF)是一大分子量的糖蛋白,在内皮细胞及巨核细胞合成。编码 VWF 的基因 *VWF* 位于 12p13.31,长 182 797bp,有 52 个外显子,mRNA 长 8833bp,编码的前 VWF 原含 2813 个氨基酸,包括 22 个氨基酸的信号肽和 2791 个氨基酸的 VWF 原,成熟的 VWF 仅含 2050 个氨基酸。前 VWF 原 N 端的前面 763 个氨基酸中,除 22 个氨基酸为信号肽外,741 个构成 von Willebrand 抗原Ⅱ(vWAg Ⅱ)。2 050 个氨基酸分四个功能区(A、B、C、D),每区又有其同源序列,故分为 $A_1A_2A_3$、B_1B_2、C_1C_2 及 $D_1D_2D_3D_4$。VWF 为同源多聚体,每个功能区各有其特殊结合部位。VWF 的 4 个结合点分别为:结合因子Ⅷ,结合 GPIB、肝素、胶原,结合胶原,结合 GP Ⅱ B- Ⅲ A(图 28-25)。

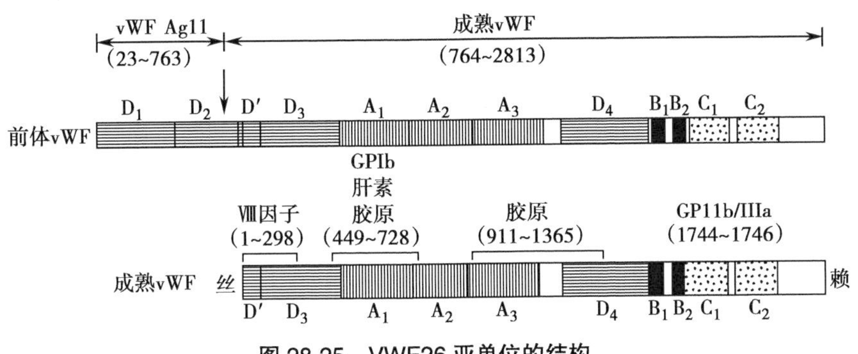

图 28-25　VWF26 亚单位的结构

A、B、C、D 为功能区;括号中数字为氨基酸数目

VWF 除作为Ⅷ因子载体并增加Ⅷ因子稳定性外,还作为血小板的黏附蛋白,即一方面血浆的 VWF 结合于损伤的血管壁,然后再聚集其上(依靠血小板的两个结合点——GpIB 及 GP Ⅱ B- Ⅲ A);另一方面,血小板 α 颗粒中含有 VWF,故血小板之间的聚集也与之有关。VWF 在 ADP、凝血酶和胶原的作用下释出。VWF 的单体聚合越多,分子量越大(50 万 ~ 1200 万),则其参与凝血的功能越强。VWF 在血栓形成中亦有作用。

迄今已发现 *VWF* 基因的致病性基因突变 608 种。VWD 可按以下分类。

1. 常染色体显性血管性血友病　这是最常见的一类。根据 VWF 异常的性质还可分以下亚型。

(1) VWD1(OMIM 193400):此型血浆中 VWF 总量减少,但存在各种大小的 VWF 多聚体。用 1- 脱氨 -8- 精氨酸血管加压素(1-deamination-8-arginine vasopressin,DDAVP)治疗效果好。本型随年龄增长可渐趋表型正常。

(2) VWD2(OMIM 613554):此型特点是血浆中缺乏较大的 VWF 多聚体。本型可根据变异的 VWF 结构和功能再细分为若干亚亚型,即 VWD2A、VWD2B、VWD2M 和 VWD2N。① VWD2A:此型特点是大的及中等的多聚体在血浆和血小板中缺如。这种变异的 VWF 较易被蛋白酶所降解;② VWD2B:此型特点是大的多聚体在血浆中缺如,但在血小板中含量正常,对瑞斯托霉素的反应特强,以此可作鉴别诊断;③ VWD2M:此型与上述二型相同之处是缺乏大型多聚体,但其他寡聚体的电泳图像与正常有别,而且较难被蛋白酶所分解。

2. 常染色体隐性血管性血友病 较罕见。临床表现较重者为VWD3，轻者为VWD2N。

（1）VWD2N：大的VWF多聚体缺如，较小的寡聚体异常，而最小的寡聚体量相对增多，杂合子也有此特点。

（2）VWD3（OMIM 277480）：这是最严重的一型，但较少见（约占1/5病例）。血浆中VWF几乎测不出。出血时间长达30分钟以上。但杂合子查不出VWF有质的变异。血小板及网状内皮细胞中也查不出VWF，这点与VWD1、VWD2均不同。

3. 其他类型 其他还有"假性"或"血小板性"血管性血友病；获得性血管性血友病（继发于红斑狼疮、单克隆丙球蛋白异常、肾母细胞瘤、髓细胞增生性综合征等）。

本症的治疗多采用置换疗法。例如对VWD3患者必须同时输注VWF及Ⅷ因子，为此需使用各种富含Ⅷ-VWF复合物的血浆制剂。但长期输入这类制品有导致感染获得性免疫缺陷病的危险。对某些VWD1病例，由于组织中尚贮存有正常的VWF，故使用去氨加压素（desmopressin）可促使组织中VWF进入血浆，从而取得很好疗效。对VWD2的疗效则稍逊，尽管组织中VWF的贮备正常。

十二、遗传性血栓形成

遗传性血栓形成是由于遗传因素导致血纤蛋白溶解机制之间的平衡破坏所引起，有下列几种。

（一）异常血纤蛋白原血症致反复发作血栓形成

异常血纤蛋白原血症致反复发作血栓形成（dysfibrinogenemia causing recurrent thrombosis；OMIM 134280）是指遗传性血纤蛋白原含量减少伴功能异常的疾病。

1. 临床表现 本病临床表现可以完全无症状或偶然被发现。有些病例有轻度出血倾向，但无长期出血史（甚至在手术后）。少数病例有血栓栓塞形成或伤口裂开。特征性表现即反复发作的血栓形成。

2. 遗传学和发病机制 上述先天性无血纤蛋白血症的致病基因*FGA*因其不同的突变能产生四种表型：①先天性无血纤蛋白血症（OMIM 202400）；②遗传性肾性淀粉样变性（hereditary renal amyloidosis；OMIM 105200）；③异常血纤蛋白原血症致出血素质（dysfibrinogenemia causing bleeding diathesis）；④异常血纤蛋白原血症致反复发作血栓形成。

人类血纤蛋白原是一种糖蛋白，分子量约为340 000，由三对肽链α（A）、β（B）、γ构成，相互间以二硫键相连接。α（A）代表在凝血酶作用下产生各种血纤蛋白肽A（fibrinopeptide A）的肽链，β（B）则代表产生血纤蛋白肽B的肽链。因此，血蛋白原可写成$\alpha(A)_2\beta(B)_2\gamma_2$。在凝血酶作用下，人类血纤蛋白原可产生三种血纤蛋白肽A，相应命名为α（A）、α（Aγ）和α（Ap）。人类70%的血纤蛋白原结构是$\alpha(A)_2\beta(B)_2\gamma_2$；20%为$\alpha(Ap)_2\beta(B)_2\gamma_2$；10%为$\alpha(A\gamma)2\beta(B)_2\gamma_2$。凝血酶作用于α（A）与$\beta$（B）的精氨酰甘氨酸链使其释放出2分子的血纤蛋白肽A与B，参与凝血作用。异常血纤蛋白原主要是分子结构的差异，已知有100种以上。

根据其功能缺陷性质，可分为下列几种类型。

1. 血纤蛋白肽释放缺陷型 在凝血酶作用下，α（A）链或β（B）链不能分离出血纤蛋白肽A或B。已查明的分子缺陷主要有：①α（A）的19位精氨酸被丝氨酸或门冬酰胺所置换；②α（A）第16位精氨酸被半胱氨酸或组氨酸所置换；③α（A）19-20位氨基酸插入3个氨基酸；④α（A）第7位门冬氨酸被门冬酰胺取代，血纤蛋白肽A释放缓慢；⑤血纤蛋白肽B释放异常（只能释放一条B链）。

2. 血纤蛋白聚合缺陷 例如γ链与钙离子结合部位、中央球结构异常以及肽链的延伸或缩短等都影响单体的聚合。

3. 共价交联缺陷。

4. 混合型 几种机制并存。

5. 其他 例如有一X连锁病例，血纤蛋白聚合速度异常快，表现为血栓栓塞性出血。

目前报道的病例大多属常染色体显性（或不完全显性），病例都为杂合子。纯合子仅在少数家系见到。

（二）抗凝血酶Ⅲ缺乏症

抗凝血酶Ⅲ缺乏症（antithrombin Ⅲ deficiency，AT3D；OMIM 613118）是凝血酶、因子Ⅸa、Xa和Ⅻa

的主要抑制剂。抗凝血酶Ⅲ(antithrombin Ⅲ,AT3)即丝抑蛋白肽酶抑制剂C支成员1(serpin peptidase inhibitor,clade C member 1,SERPINC1),编码基因为位于1q25.1的*SERPINC1*基因。本症特征为反复发作性血栓栓塞、外周静脉血栓性静脉炎、肠系膜静脉(偶见动脉)血栓形成。诱发因素为妊娠、外科手术或轻伤。由于AT3在肝或(及)血管内皮细胞合成,故肝、肾疾患、弥散性血管内凝血(DIC)或口服避孕药可以见到获得性AT3D,应注意区别。

本症发生率为1/5000,为常染色体显性遗传,杂合子患者血AT3水平仅为正常的25%~50%。

给予血浆或AT3浓缩剂治疗,并用肝素。长期预防可用丙酮苄羟香豆素(华法林)。

(三)蛋白C缺乏症

蛋白C缺乏症(protein C deficiency)的主要症状是静脉血栓形成,常见受累部位中因蛋白C缺乏所占的比例分别为深部静脉(74%)、浅表静脉(50%)、肺栓塞(40%)、脑静脉(6%)。有25%无症状病例。可呈反复发作性,诱发因素与AT3D同。

蛋白C(protein C,PROC)是由肝合成的一种糖蛋白。在血浆中以酶原形式存在。由凝血酶激活。活化的蛋白C在蛋白S协作下可灭活Ⅴa和Ⅷa,发挥其抗凝作用。

本病发生率为1/16 000,有常染色体显性(或不完全显性)遗传及常染色体隐性遗传两种遗传方式。前者为常染色体显性遗传蛋白C缺乏致血栓形成(thrombophilia due to protein C deficiency,autosomal dominant,THPH3;OMIM 176860);后者为常染色体隐性遗传蛋白C缺乏致血栓形成(thrombophilia due to protein C deficiency,autosomal recessive,THPH4;OMIM 612304)。

在常染色体显性遗传的THPH3中,纯合子表现为出血性坏死性皮损。

编码蛋白C的基因*PROC*位于2q14.3,已报道*PROC*基因有357种突变,包括缺失、插入、点突变、mRNA加工障碍。

肝素或香豆素类药治疗杂合子有效,纯合子需用蛋白C浓缩剂或冰冻血浆。

(四)蛋白S缺乏症

蛋白S缺乏症(protein S deficiency)的主要表现也是反复发作性静脉血栓形成。蛋白S(protein S,PROS1)也是一种维生素K依赖性蛋白质,为活化蛋白C的辅因子。蛋白S缺乏症也有显性遗传和隐性遗传两种遗传方式。前者为THPH5(OMIM 612336);后者为THPH6(OMIM 614514)。

编码蛋白S的基因*PROS1*位于3q11.2,已报道*PROS1*基因有321种突变。

(五)其他

其他能导致血栓形成的遗传病尚有:接触因子缺乏症(contact factor deficiency)、异常血纤蛋白溶酶原血症(dysplasminogenemia)、低血纤蛋白溶酶原血症(hypoplasminogenemia)、组织血纤蛋白溶酶原激活物释放缺陷(decreased release of plasminogen activator)以及同型胱氨酸尿症(homocystinuria)等。

参考文献

1. Harteveld CL,Higgs DR. Alpha-thalassaemia. Orphanet J Rare Dis,2010,5:13.

2. Galanello R,Origa R. Beta-thalassemia.Orphanet J Rare Dis,2010,5:11.

3. 徐湘民. 地中海贫血预防控制操作指南. 北京:人民军医出版社,2011.

4. Cao A,Moi P,Galanello R. Recent advances in β-thalassemias. Pediatr Rep,2011,3(2):e17.

5. Galanello R. Recent advances in the molecular understanding of non-transfusion-dependent thalassemia. Blood Rev,2012, Suppl 1:S7-S11.

6. Sankaran VG,Nathan DG. Thalassemia:an overview of 50 years of clinical research. Hematol Oncol Clin North Am,2010,24(6):1005-1020.

7. Higgs DR,Engel JD,Stamatoyannopoulos G. Thalassaemia. Lancet,2012,379(9813):373-383.

8. Schechter AN. Hemoglobin research and the origins of molecular medicine. Blood,2008,112(10):3927-3938.

9. Galanello R,Cao A. Gene test review. Alpha-thalassemia. Genet Med,2011,13(2):83-88.

10. Higgs DR, Gibbons RJ. The molecular basis of α-thalassemia: a model for understanding human molecular genetics. Hematol Oncol Clin North Am, 2010, 24(6): 1033-1054.

11. Weatherall D.The inherited disorders of haemoglobin: an increasingly neglected global health burden. Indian J Med Res, 2011, 134: 493-497.

12. Weatherall DJ, Williams TN, Allen SJ, *et al.* The population genetics and dynamics of the thalassemias. Hematol Oncol Clin North Am, 2010, 13(6): 1021-1031.

13. Xiong F, Sun M, Zhang X, *et al.* Molecular epidemiological survey of haemoglobinopathies in the Guangxi Zhuang Autonomous Region of southern China. Clin Genet, 2010, 78(2): 139-148.

14. Xu XM, Zhou YQ, Luo GX, *et al.*The prevalence and spectrum of alpha and beta thalassaemia in Guangdong Province: implications for the future health burden and population screening. J Clin Pathol, 2004, 57(5): 517-522.

15. Chen W, Zhang X, Shang X, *et al.* The molecular basis of beta-thalassemia intermedia in southern China: genotypic heterogeneity and phenotypic diversity. BMC Med Genet, 2010, 11: 31.

16. Kiefer CM, Hou C, Little JA, *et al.* Epigenetics of β-globin gene regulation. Mutat Res, 2008, 647(1-2): 68-76.

17. Cao A, Galanello R. Beta-thalassemia. Genet Med, 2010, 12(2): 61-76.

18. Cao A, Galanello R. Beta-Thalassemia. In: Pagon RA, Bird TD, Dolan CR, Stephens K, Adam MP, editors. GeneReviews™ [Internet]. Seattle(WA): University of Washington, Seattle; 1993-2000 Sep 28 [updated 2010 Jun 17].

19. Galanello R, Cao A. Alpha-Thalassemia.In: Pagon RA, Bird TD, Dolan CR, Stephens K, Adam MP, editors. GeneReviews™ [Internet]. Seattle(WA): University of Washington, Seattle; 1993-2000 Sep 28 [updated 2010 Jun [17]. Initial Posting: November 1, 2005; Last Update: June 7, 2011.

20. Stanbury JB.The Metabolic Basis of Inherited Disease.5th ed.Philadelphia: WB Saunders Co., 1983.

21. 许延康，曾瑞萍，刘良斌，等.G6PD缺乏症基因频率调查．遗传与疾病，1985，2：67.

22. 胡修原，杜传书．蚕豆病病因发病机制探讨Ⅶ：试管内蚕豆致溶血物质的研究．病理生理学报，1985，1：16.

23. Yoshida A, Beuter E.Glucose-6-phosphate dehydrogenase.Waltham: Academic Press, Inc., 1986.

24. Takizawa T, Huang IY, Ikuta T, *et al.*Human glucose-6-phosphate dehydrogenase: Primary structure and cDNA cloning.Proc Natl Acad Sci USA, 1986, 83(12): 4157-4161.

25. Hirono A, Beuter E.Molecular cloning and nucleotide sequence of cDNA for human glucose-6-phosphate dehydrogenase variant A(-). Proc Natl Acad Sci USA, 1988, 85(11): 3951-3954.

26. Vulliamy TJ, D' Urso M, Battistuzzi G, *et al.*Diverse point mutations in the human glucose-6-phosphate dehydrogenase gene cuase enzyme deficiency and mild or severe hemolytic anemia. Proc Natl Acad Sci USA, 1988, 85(14): 5171-5175.

27. De Vita G, Alcalay M, Sampietro M, *et al.*Two point mutations are responsible for G6PD polymorphism in Sardinia. Am J Hum Genet, 1989, 44(2): 233-240.

28. Du CS, Xu YK, Hua XY, *et al.*Glucose-6-phosphate dehydrogenase variants and their frequency in Guangdong, China. Hum Genet, 1988, 80(4): 385-388.

29. 华小云，刘良斌，祝小平，等．中国人红细胞葡萄糖6磷酸脱氢酶缺乏症的基因频率调查(Ⅱ)．遗传与疾病，1990，7(1): 28.

30. Jiang WY, Yu GL, Liu P, *et al.* Structure and function of glucose-6-phosphate dehydrogenase-deficient variants in Chinese population. Hum Genet, 2006, 119(5): 463-478.

31. Minucci A, Moradkhani K, Hwang MJ, *et al.* Glucose-6-phosphate dehydrogenase(G6PD) mutations database: review of the "old" and update of the new mutations. Blood Cells Mol Dis, 2012, 48(3): 154-165.

32. Du CS, Ren X, Chen L, *et al.* Detection the most common G6PD gene mutation in Chinese using amplication refractory mutation system. Hum Hered, 1999, 49(3): 133-138.

33. Sabeti PC, Varilly P, Fry B, *et al.* Genome-wide detection and characterization of positive selection in human populations. Nature, 2007, 449(7164): 913-918.

34. Guindo A, Fairhurst RM, Doumbo OK, *et al.* X-linked G6PD deficiency protects hemizygous males but not heterozygous

females against severe malaria. PLoS Med,2007, 4:e66.

35. Louicharoen C,Patin E,Paul R,*et al.* Positively selected G6PD-Mahidol mutation reduces Plasmodium vivax density in Southeast Asians. Science,2009,326(5959):1546-1549.

36. Yassin F.,Rothenberg S P,Rao S,*et al.* Identification of a 4-base deletion in the gene in inherited intrinsic factor deficiency. Blood,2004,103(4):1515-1517.

37. Nalls MA,Wilson JG,Patterson NJ,*et al.* Admixture mapping of white cell count:genetic locus responsible for lower white blood cell count in the health ABC and Jackson Heart Studies. Am J Hum Genet,2008,82:81-87.

38. Gouw SC,van den Berg HM,Oldenburg J,*et al.* *F8* gene mutation type and inhibitor development in patients with severe hemophilia A:systematic review and meta-analysis. 2012 ,119(12):2922-2934.

39. Xue F,Zhang L,Sui T,*et al.* Factor Ⅷ gene mutations profile in 148 Chinese hemiphilia A subjects.Eur J Haematol,2010,85(3):264-272.

40. He Z,Chen J,Xu S,*et al.* A strategy for the molecular diagnosis in hemophilia A in Chinese population. Cell Biochem Biophys,2013,65(3):463-472.

41. Tagariello G,Belvini D,Salviato R,*et al.* The Italian haemophilia B mutation database:a tool for genetic counselling,carrier detection and prenatal diagnosis. Blood Transfus,2007,5(3):158-163.

42. Neerman-Arbez M,de Moerloose P,Bridel A.Mutations in the fibrinogen A-alpha gene account for the majority of cases of congenital afibrinogenemia. Blood,2000,96(1):149-152.

43. Neerman-Arbez M,de Moerloose P,Honsberger A,*et al.*A.Molecular analysis of the fibrinogen gene cluster in 16 patients with congenital afibrinogenemia:novel truncating mutations in the FGA and FGG genes. Hum Genet,2001,108(3):237-240.

44. Stikarová J,Kotlín R,Suttnar J,Studies of structural and functional changes of fibrinogen. Int J Hematol,2012,96(3):395-397.

第二十九章　遗传与消化系统疾病

钱家鸣　杨　红　吴　东

人类遗传性疾病的研究一般根据单基因遗传性状和多基因遗传性状来分析，或者根据遗传代谢疾病累及的脏器来分析。就目前所知与遗传因素有关消化系统疾病大多数属于多基因病。遗传代谢疾病累及消化系统的也占一部分，例如：糖原贮积症。由于此病分型很多，除消化系统外，涉及代谢病各系统症状尤多。故将糖原贮积症放在《遗传与代谢性疾病》一章中叙述。而单基因消化系统遗传疾病较为少见。按本书统一要求，仍将按原来排序方式，按解剖部位涉及的器官逐一介绍。消化系统肿瘤较其他章节更多，本章最后将五类肿瘤进行较详细论述。

第一节　胃肠疾病

一、消化性溃疡

消化性溃疡（peptic ulcer，OMIM 137270）又称胃十二指肠溃疡或溃疡病，一般是指胃及十二指肠部位发生的急性或慢性溃疡。人群中约有10%在其一生中罹患该病。

（一）临床表现

①中上腹痛、反酸，与进食有关，胃溃疡者多在进食半小时左右发作腹痛，而十二指肠溃疡则在空腹时发作；②周期性发作，多在秋冬或春季；③可伴有食欲缺乏、腹胀、黑便、呕血、呕吐等症状；④可有体重减轻、乏力；⑤查体可出现上腹部压痛；⑥X线检查：可见龛影；⑦胃镜检查：可见有溃疡的直观表现，并可行病理检查。

（二）遗传学和发病机制

大量证据证实消化性溃疡属多基因遗传病。本病发病是多因素共同作用所致。包括：①胃酸分泌异常；②幽门螺杆菌（H.*pylori*）感染；③非甾体消炎药作用（NSAIDs）；④神经系统、内分泌功能紊乱；⑤遗传因素；⑥其他：药物、饮食、吸烟等。

早在20世纪50年代早期就已发现本病有家族性。患者同胞中患本病者较一般人群高2～25倍，且溃疡发生的部位亦多相同（表29-1）。同卵双生子发病率比双卵双生子高。进一步通过亲属的调查发现罹患十二指肠溃疡的发病率由高到低依次为一级亲属、二级亲属、三级亲属、对照亲属或一般人群（表29-1）。

表29-1　109名消化性溃疡患者家属中本病患病人数调查

先证者溃疡部位	先证者人数	有溃疡病亲属数			有溃疡病亲属总数
		胃	胃及十二指肠	十二指肠	
胃	44	30	1	16	47
胃及十二指肠	11	5	4	9	18
十二指肠	54	15	1	48	64

1. 本病与ABO血型、ABH分泌型相关　O型血者患十二指肠溃疡的风险比其余血型高35%，比非分泌型则高50%。英国利物浦调查的一组材料指出，O型非分泌型者十二指肠溃疡发病率较A与B型分泌型者高2.5倍（表29-2）。

表29-2　不同血型与分泌型者患十二指肠溃疡的风险

表现型	Ⅰ 1000名对照者	Ⅱ 1000名 十二指肠溃疡	Ⅲ “预期”* 十二指肠溃疡	Ⅳ 危险率
血型O，非分泌型	107	198	263.3	1∶2.46
血型AB，AB非分泌型	125	141	187.5	1∶1.49
血型O，分泌型	381	310	491.7	1∶1.29
血型AB，AB分泌型	387	291	387.0	1∶100

*预期值是由Ⅱ栏数值乘以387/291得来。Ⅳ列的危险率的计算是由Ⅲ“预期”/对照组得来

血型还与十二指肠溃疡病情相关。O血型者穿孔与出血明显增多。

血型与分泌基因（secretor gene）通过何种途径影响胃肠道的结构与功能尚未完全阐明，可能是直接作用于胃黏膜的生物合成，或影响胃黏膜结构类型与胃酸的生成，亦可能通过影响血清中酶的释放率，使它破坏或抑制。

2. 本病与HLA基因多态性相关　H.*pylori*感染是消化性溃疡的重要病因。研究证实HLA基因多态性影响H.*pylori*对机体的感染，特别是HLA-DQA1基因座和*DQB1*基因座。国内外研究者发现*HLA-DQA1*0301*、*DQA1*0104*、*DQB1*0602*和*DQB1*0401*基因能够促进H.*pylori*对机体的感染；而*HLA-DQA1*0102*、*DQA1*0101*、*DQB1*0302*、*DQB1*0301*基因能够抑制H.*pylori*对机体的感染。本病与白介素基因多态性相关。研究中证实白介素单核苷酸多态性与消化性溃疡的发病相关。东方人研究中发现*IL-2-330*等位基因G携带者相对于T，降低了罹患消化性溃疡风险，西方人中*IL-4-590*等位基因T携带者相对于C，降低了发病风险；而*IL-6-174*等位基因G携带者相对于C、*IL-8-251*等位基因A携带者相对于T，均增加患消化性溃疡风险。

3. 本病还与血清胃蛋白酶原浓度、表皮生长因子、降钙素基因相关肽、Tol 样受体等基因多态性相关。与消化性溃疡有关的遗传标记见表 29-3。

表 29-3　与消化性溃疡有关联的遗传标记

遗传标记	表型	已报道数目	相对风险
ABO	O 型	> 200	1.3
ABH 分泌型	非分泌型	40	1.5
Rh	Rh^+	30	1.1
味觉基因	苯硫脲味觉	2	1.4 ~ 2.7
α_1 抗胰蛋白酶	酶活性降低	5	1.4 ~ 3.0
G6PD	G6PD 缺乏	1	2. 2

另 Rotter 等提出本病是一类包括许多不同亚型的疾病，各自受不同基因所控制，按遗传特性可分 8 类如下：

1. 伴有罕见遗传综合征的消化性溃疡　①多发性内分泌腺瘤；②全身着色性荨麻疹；③震颤 - 眼球震颤 - 溃疡综合征。

2. 胃溃疡

3. 胃十二指肠溃疡

4. 高胃蛋白酶原血症Ⅰ型十二指肠溃疡　①无前列腺素高促胃酸激素血症；②有前列腺素高促胃酸激素血症。

5. 正常胃蛋白酶原Ⅰ型十二指肠溃疡　①胃迅速排空型；②无胃迅速排空型。

6. 儿童期十二指肠溃疡

7. 免疫型十二指肠溃疡

8. 伴有其他慢性病的消化性溃疡　①伴有慢性肺疾患；②伴有肾石；③伴有冠心病。

（三）防治

本病多用内科疗法，适当限制饮食，少食多餐，避免刺激性食物；药物方面主要包括抗 H.*pylori* 治疗、制酸药、保护胃黏膜等。内科治疗无效者或出现并发症者则进行手术治疗。

二、肥大性幽门狭窄

肥大性幽门狭窄（hypertrophic pyloric stenosis，HPS）新生儿最常见的消化道外科疾病之一，以胃窦幽门处异常增厚造成幽门梗阻为主要特征。

（一）临床表现

①呕吐胃内容物，喷射性，剧烈时可伴咖啡样物；②多在出生 2 ~ 3 周时出现，几乎所有患儿均在出生 3 个月内发病；③可有脱水、电解质失衡、体重下降、发育迟缓、营养不良；④查体可见胃型、蠕动波；⑤个别患儿可合并多种畸形，如神经管缺陷、神经管嵴细胞疾病和肠道畸形、多趾、单侧肾发育不全或先天性耳聋等；⑥上消化道造影、胃镜检查有助于诊断。

（二）遗传学和发病机制

目前大量研究认为该病是遗传因素与环境因素共同作用所致。本病发病率有明显的地区、种族差异。西方白人中平均约 2/1000 ~ 5/1000 活产婴儿，而在黑人、亚洲人的发病率则为西方的 1/3 ~ 1/5。本病有明显性别差异，男女比例为 3 ~ 5 : 1。北京市儿童医院 1956—1970 年共收治本病 350 例，其中男性占 85%，男女之比约 5 : 1，40% 为第一胎。本病有明显的家族性，在患者同胞中的发病率较一般人群高 12 倍。母亲患病，儿子有 19%、女儿有 7% 亦患病；父亲患病，其子女受累者分别占 5.5% 和 2.4%（表 29-4）。对双生子研究表明，单卵双生子具有较高的发病一致率。

表 29-4 肥大性幽门狭窄患者的亲属患病情况

患者	兄弟	姐妹	儿子	女儿
男 330	7/262	6/279	19/347	8/337
女 233	17/170	10/158	20/106	7/100

* 表中数字为患病人数 / 调查人数（未经统计学处理）

已经报道与本病发病有关的基因如下：

婴儿幽门狭窄型Ⅰ型（Infantile pyloric stenosis 1，IHPS1，OMIM 179010），神经元 NO 合成酶 1（NOS1）位于 12q24.2-q24.31；IHPS2（OMIM 610260），位于 16p13-p12；IHPS3（OMIM 612017），位于 11q14-q22；IHPS4（OMIM 300711），位于 Xq23；IHPS5（OMIM 612525），位于 16q24；共 5 型。NOS1 是最重要的 NO 合成酶，后者在幽门肌肉扩张中起重要作用。已有研究证实白人 HPS 患儿中幽门组织 nNOS mRNA 表达下调，且存在 nNOS 外显子 1c 近端启动子区域的单核苷酸多态性（-84，G > A）。IHPS3、IHPS4 均是 TRPC（canonical transient receptor potentia）离子通道的一员，它们与平滑肌的肥大相关，而且 *IHPS4* 位于 Xq23，科学家推测其或许能解释 HPS 的性别差异。Kate 等发现 HPS 患者中的 *TRPC6* 存在基因多态性的差异。

组织病理学发现该病患者幽门肌间神经丛、神经丛内神经节细胞（特别是 Cajal 细胞）减少，同时存在自主神经功能紊乱。幽门处肌层在局部神经支配紊乱的影响下，不断增生、肥大，并且伴随多种细胞因子的异常分泌。

（三）防治

以手术治疗为主，死亡率很低。

三、谷蛋白敏感性肠病

谷蛋白敏感性肠病（gluten sensitive enteropathy，OMIM 212750）又称口炎性腹泻（celiac sprue），是一种小肠功能紊乱所致的疾病。其特点是对食物（主要是脂肪）吸收不良和小肠的运动异常，麦类食物中谷蛋白（gluten，或称面筋、麸质）内的麦醇溶蛋白（gliadin）是致病物质。

（一）临床表现

患者主要症状为排出大量灰白色泡沫状恶臭的脂性粪便，其中含大量游离脂肪酸和脂肪。患者营养不良，体重下降，出现多种维生素缺乏和低色素性或巨幼细胞性贫血。X 线检查小肠呈“营养缺乏型”。此外还有低血钙抽搐，骨化不良及凝血障碍。尸解可见肠黏膜绒毛萎缩。一般多发生在婴幼儿食物种类转变时期，亦有中年才发病者。

（二）遗传学和发病机制

本病有明显家族聚集现象。Sollid 和 Thorsby 等发现在本病的一级亲属中有 10% 的发病，在单卵双生的双胞胎中有 70% 的发病一致性。但该病遗传方式未定。曾认为是属常染色体显性遗传外显不全，McKusick 将其列入常染色体隐性遗传，Robinson 等则认为本病为多基因病。多数学者报道本病与 HLA-B_8、DR_3 和 DR_7 有明显关联（参见第二十章）。Greco 等通过研究 47 对双胞胎（其中至少一名患本病），定位Ⅱ类 *HLA-DRB1* 和 *HLA-DQB1*，发现基因型 *DQA1*0501/DQB1*0201* 和 *DQA1*0301/DQB1*0302* 是本病的高危基因型。Liu 等对 60 个芬兰家庭进行基因组范围的扫描，发现了一个很强的 HLA 区域连锁位点，位于染色体 6p21.3 上，之后在所有的 98 个家系中研究了 HLA-DQ 区域中的 *DQB1* 基因，发现 97 个家系中亲本有 1 到 2 个 HLA-DQ 危险等位基因，该区域也称为 CELIAC1。其他一些研究也发现了与谷蛋白敏感性肠病遗传相关的候选染色体区域或基因（表 29-5）。Hunt 等在 1643 个谷蛋白敏感性肠病患者和 3406 个对照中定位该病的易感基因，研究发现在 HLA-DQ 区域之外有较强连锁关联的位点，发现了 CELIAC6-13 的遗传危险位点（表 29-5）。

对谷蛋白反应异常的原因还不完全清楚。有认为是由于缺乏某种肽酶，因而不能分解谷蛋白中的一种有毒的肽，后者可激惹肠道，使其蠕动增加而引起腹泻，造成多种维生素及其他营养物质（包括 B_{12} 和叶酸）吸收障碍。Falchuk 等报道此类患者中 HLA-A_8 频率特别高，推测可能存在异常的免疫反应基因（*Ir* 基因）。这一 *Ir* 基因控制合成抗谷蛋白抗体。另一可能是作为一个表面受体部位，抗原（如谷蛋白）可以与之结合并导致抗谷蛋白抗体产生并造成组织损害。

表 29-5　与谷蛋白敏感性肠病相关的基因位点

易感位点	染色体位置	候选基因 / 位点	参考文献
CELIAC1	6p21.3	*HLA-DQA1* *HLA-DQB1*	Liu et al. 2002
CELIAC2	5q31-q33	无	Greco et al. 2001
CELIAC3	2q33.2	*CTLA4*	Djilali-Saiah et al. 1998 Naluai et al. 2000
CELIAC4	19p13.11	*MYO9B*	Monsuur et al. 2005
CELIAC5	15q11-q13	无	Woolley et al. 2002
CELIAC6	4q27	无	Van Heel et al. 2007；Hunt et al. 2008
CELIAC7	1q31	无	Hunt et al. 2008
CELIAC8	2q11-q12	无	Hunt et al. 2008
CELIAC9	3p21	无	Hunt et al. 2008
CELIAC10	3q25-q26	无	Hunt et al. 2008
CELIAC11	3q28	无	Hunt et al. 2008
CELIAC12	6q25.3	无	Hunt et al. 2008
CELIAC13	12q24	无	Hunt et al. 2008

（三）防治

食用去谷蛋白饮食病情可明显改善。应给予高热量、高蛋白和低脂肪无谷蛋白的食物。

四、炎症性肠道疾病

炎症性肠道疾患（inflammatory bowel diseases，IBD，OMIM 266600）是一类原因未明的肠道性疾病。对遗传因素研究较多的是溃疡性结肠炎（ulcerative colitis，UC）和局限性肠炎（Crohn's disease，CD）。溃疡性结肠炎病变部位主要是左半结肠，局限性肠炎病变可出现在整个消化道。

（一）临床表现

UC 患者可出现严重血性腹泻，常出现下腹部绞痛，并伴有消化不良，虚弱乏力和发热。X 线检查与乙状结肠镜检查见有特异性改变。CD 患者主要表现为腹痛和腹部包块，常出现肠梗阻和肠穿孔等临床症状。

（二）遗传学和发病机制

这类肠炎与遗传因素有关的证据是：①有家族史。患者亲属中发病率高。有报道同一家庭中可有三个以上患者，而这些成员长期分居不同地方，不能用传染或共同环境因素来解释；②在双生子调查中，发现 8 对单卵双生子中有 5 对同患溃疡性结肠炎；另外 7 对单卵双生子同患局限性结肠炎；③这类患者中强直性脊椎炎（ankylosing spondylitis）发病率比较高。这类疾病的遗传方式尚未完全清楚，有人认为属常染色体显性遗传，但多数认为是受多基因控制。

目前认为，炎症性肠病是在遗传易感人群中出现的肠道黏膜对肠道微生物菌群的不恰当的免疫反应。第一个被发现与 IBD 易感性相关的基因是 *NOD2/CARD15* 基因。目前已有一些关于炎症性肠病的全基因组关联研究，帮助寻找 IBD 的易感基因，研究发现主要有如下几个基因和炎症性肠病的遗传易感性有关：*NOD2/CARD15*，自噬基因 *ATG16L1* 和白介素 23- 辅助 T17 细胞（Th17）通路中的基因。功能研究发现

IL23-Th17 信号通路主要发挥抵抗微生物和肠道炎症的作用。炎症性肠病主要包括 UC 和 CD,但两者的遗传易感性不太相同,CD 的遗传易感性更高,而 UC 比 CD 更易受环境的影响。有些基因发现和 CD 相关,但和 UC 并不相关,如自噬基因 *ATG16L1*,至今没有充足证据证明 *ATG16L1* 的多态性和 UC 的发病相关。表 29-6 列出了目前已经发现的和 IBD 发病相关的遗传位点和基因。

表 29-6 与 IBD 发病相关的基因

基因	染色体区域	该区域候选基因个数	是否和 CD 相关	是否和 UC 相关
		固有免疫相关		
NOD2	16q12	1	是	否
ATG16L1	2q37	1	是	否
IRGM	5q33	3	是	不确定
		IL23-Th17 通路		
IL23R	1p31	1	是	是
IL12B	5q33	1	是	是
STAT3	17q21	4	是	是
CCR6	6q27	3	是	否
		其他相关通路		
PTGER4	5p13	0	是	否
SLC22A4	5q31	7	是	不定
ZNF365	10q21	1	是	否
PTPN2	18p11	1	是	否
MHC	6p21	未知	是	是
NKX2-3	10q24	1	是	是
MST1	3p21	35	是	是
PLA2G2E	1p36	0	否	是
IL10	1q32	1	不确定	是
IFNG	12q15	2	否	是

(三) 防治

急性期禁食牛奶和乳制品可减少腹泻。传统治疗包括皮质激素、5- 氨基水杨酸类药和免疫抑制剂;近 10 余年生物制剂的应用,提高 IBD 的治疗效果。若上述治疗无效或出现并发症时则需手术治疗。

五、先天性巨结肠

先天性巨结肠(congenital megacolon,OMIM 142623)又名 Hirschsprung 病。本病发病率约为 1 : 5000 活婴。出生后一周即可出现症状,新生儿因肠道梗阻致死的病例中,本病占 20% ~ 25%。

(一) 临床表现

大部分患者婴幼儿期发病。80% 的患者在出生几个月内就会出现排便困难,饲喂困难和渐进性腹胀。90% 以上的患儿在出生 24 小时内无法排出胎便。直肠检查可能发现肛门括约肌紧张和爆发性的排气及排便。年长些的患儿可表现为渐进性慢性便秘,反复粪便嵌塞和营养不良。1/3 的患儿可表现为肠炎相关的腹泻而非便秘。上述症状在改变喂养方式和灌肠、通便治疗后可缓解,但仍反复出现。

本病因病变范围不同而有很大差异。腹胀严重者可引起内脏移位及呼吸困难,甚至四肢水肿。有时并发腹疝。腹直肌分离和腹肌菲薄等继发体征亦常见。X线检查见乙状结肠下段或直肠正常或狭窄，结肠近端扩张呈漏斗状。直肠肌层活检可见肌层中神经节细胞消失。

（二）遗传学和发病机制

本病约4%病例有家族史，为单基因遗传病，多表现为常染色体显性遗传。人们已经发现了至少9个位点的基因突变与该病相关，最常见的是：① HSCR1（OMIM 142623）；② RET原位基因（OMIM 164761）（占20%~25%）；③ HSCR2（OMIM 600155）；④内皮素受体B（EDNRB，OMIM 131244）（占5%~10%）；⑤ HSCR49（OMIM 613712）；⑥内皮素3（EDN3，OMIM 131242 ）（占5%~10%）。

与RET原位基因相关的Hirschsprung病患者与多发神经内分泌肿瘤IIA型（合并甲状腺髓样癌和肾上腺肿瘤）有关。与EDN3和EDNRB相关的Waardenburg病（参见第三十七章、第三十六章和第二十四章）。

患者以男性多见，发病的性别与受累肠段的长短有关，受累部位愈广泛者，男女发病率越接近。本病较常伴有21三体征，在一组63例患者中见到6例21三体征。Garver等（1985）证实21三体征中5.9%患有本病。

家系调查材料发现Ⅱ型患者的同胞发病率明显增高。Carter发现Ⅱ型患者63名同胞中，患本病者8例（12.7%），而Ⅰ型患者同胞318名中仅有10例（3.14%）。此外，Ⅰ型患者兄弟患病率（9/173，5.20%）比姐妹（1/154，0.69%）高，而Ⅱ型患者的兄弟为14.3%（5/35），姐妹为10.7%（3/28）。可见Ⅰ型性别差异很明显，而Ⅱ型则接近。Passage根据先证者家系调查材料，曾计算出Ⅰ型男性患者的姐妹患病率为0.6%，女性患者的兄弟患病率为18%。本病的家系分析和双生子研究看来，主要遗传方式还是属多基因遗传。

该病成因神经节细胞在妊娠4~12周时未能由神经嵴迁移至头索，进而导致部分结肠缺乏神经节细胞而致，是神经嵴病的常见类型。由于远端结肠壁肌间神经丛的神经节细胞减少或缺乏，以致该部分肠段的运动功能下降甚至丧失，肠蠕动波不能通过此肠段，因而发生功能性阻塞。病变肠管的上段由于内容物长期淤积，肌层逐渐代偿性肥厚并扩张，即形成巨结肠。

受累肠段长短可不一，通常从肛门向近端肠道延伸。按无神经节细胞肠段范围可分为两型：病变部位只限于直肠和乙状结肠者为短节段型（Ⅰ型）最常见；受累部位扩展至横结肠以上者为长节段型（Ⅱ型），可累及全结肠。小肠很少受累。

（三）防治

轻者可用生理盐水灌肠、服用缓泻剂，避免粪便在结肠内淤积。重者需手术治疗，即作直肠、乙状结肠切除术。80%患者效果良好。最常见的死亡原因为肠炎和手术后感染。

六、肠道多发性息肉

肠道息肉（intestinal polyps）是指由肠黏膜表面凸向肠腔内，肉眼可见的有茎瘤状物。 肠道多发性息肉不仅意味着息肉数量多，且其中较多疾病的病因与基因变异密切相关。部分疾病还可伴发骨、皮肤和神经系统等肠外病变。

从组织学类型来看，肠道息肉可分为两大类：①非肿瘤型；②肿瘤型。前者约占大肠息肉的90%以上，又可进一步细分为：①增生型；②炎症型；③淋巴型。其中增生型息肉与大肠黏膜细胞成熟异常有关，好发于乙状结肠和直肠，直径通常较小，一般不引起癌变。炎症性息肉继发于溃疡型结肠炎等炎症性肠道病变，系慢性炎症刺激所致，有一定的癌变风险。肠黏膜内淋巴组织过度增生可形成淋巴型息肉。

肿瘤型息肉的癌变风险相对较高，历来是消化和内镜医生关注的重点。根据遗传机制的不同，可将这类患者大致分为两类：①普通腺瘤型息肉；②遗传性大肠癌综合征。后者又包括：①家族性腺瘤型息肉病（familial adenomatous polyposis，FAP），其中包括一类肠外表现较突出的患者，即肠道多发性息肉伴骨瘤、软组织肿瘤、纤维瘤和皮肤病变，称为Gardner综合征。②遗传性非息肉病型结肠癌（hereditary nonpolyposis colon cancer，HNPCC），亦称为Lynch综合征（Lynch syndrome）。患者大肠也可有多个息肉病变，但不会像FAP那样肠道内满布息肉，故名“非息肉病型”。③ Turcot综合征（Turcot syndrome）——肠道多发息肉合并脑部肿瘤。④色素沉着肠息肉综合征（Peutz-Jeghers syndrome）——小肠多发息肉伴皮肤和黏膜色素沉着。⑤幼年型息肉病。⑥ Cowden综合征。有关遗传性大肠癌综合征主要疾病特点可参见表29-7。

表 29-7 遗传性大肠癌综合征的主要特征

病名	息肉类型	息肉分布	癌变风险	基因定位
家族性腺瘤型息肉病	腺瘤	大肠	100%	5q(*APC*)
Gardner 综合征	腺瘤	大肠、小肠	100%	5q(*APC*)
遗传性非息肉病型结肠癌	腺瘤	大肠	30%	错配修复基因*
色素沉着肠息肉综合征	错构瘤	大肠、小肠	略高于常人	19p(*STK11*)
幼年型息肉病	错构瘤	大肠、小肠	10%	*PTEN*、*SMAD4*、*BMPR1*

*包括 *MSH2*、*MSH3*、*MSH6*、*MLH1*、*PMS1* 以及 *PMS2*

（一）普通腺瘤型息肉

普通腺瘤型息肉是西方国家的常见病，尤其好发于老年人，美国 60 岁以上人群的患病率高达 40%～50%。随着国人饮食结构的西方化，大肠腺瘤型息肉在我国也日益常见，造成大肠癌的发病率升高。普通腺瘤型息肉是多因素疾病，除生活方式、肥胖等后天因素外，遗传影响也不容忽视。据统计，直系亲属患腺瘤型息肉的患者，患该病的风险增加 4 倍。

大肠腺瘤型息肉的组织类型可分为三类：①腺管状腺瘤；②绒毛状腺瘤；③混合型腺瘤。腺瘤型息肉是目前公认的大肠癌的癌前病变，癌变风险与息肉大小及异性增生程度密切相关。直径不足 1cm 的息肉癌变率仅为 1%～3%；直径在 1cm 和 2cm 之间的息肉癌变率增至 10%；而 2cm 以上的息肉癌变率则高达 40%。高度异性增生的腺瘤型息肉癌变风险为 27%。

由于腺瘤型息肉存在癌变风险，因此目前主张对于高危人群积极行大肠镜筛查，发现息肉争取在内镜下切除。

（二）家族性腺瘤型息肉病

家族性腺瘤型息肉病（familial adenomatous polyposis，FAP）又分为Ⅰ型（FAP1，OMIM 175100）和Ⅱ型（FAP2，OMIM 608456），为肠道腺瘤，一般不伴肠道外症状。据国外报道，新生儿发病率为 1/6850～3250，有明显家族倾向。一项研究调查 FAP 患者家属 753 人，发现其中 156 人（男 77 人，女 79 人）也患有 FAP，有 114 人最终癌变。另有人对 22 例先证者家属作检查，发现其 10 岁以上的家庭成员中患病率达 40.2%。国内孙景堂等报道一个 40 人的家系中有 18 名为本病患者。

本病为常染色体显性遗传病，其发病机制在于大肠腺瘤型息肉基因（*APC*）的突变。*APC* 基因是一种抑癌基因（参见第二十四章），位于 5 号染色体长臂（5q21），其主要功能在于调节肠黏膜细胞的生长。FAP 患者的一个 *APC* 基因发生突变，若其等位基因恰好也发生突变，即造成 *APC* 基因彻底失活，大肠上皮细胞发生失控性生长，最终形成数百至数千枚息肉。

中位起病年龄为 16 岁（8～34 岁）。息肉初为滴珠状隆起，随后逐渐增大，数目也逐渐增多，最终满布肠壁以致整段肠腔无正常黏膜。早期一般无症状，甚至当息肉充满结肠后，症状亦不明显。偶可见腹泻、出血、梗阻或肠套叠等表现，直肠息肉可在排便时脱出肛门外。除大肠外，息肉还好发于胃（30%～100%）和十二指肠（45%～90%），其中十二指肠腺癌的发生率约为 10%。十二指肠远端小肠若受累，则很少癌变。

本病主要治疗方法是手术切除病变结肠段，然后作回肠造瘘或回肠直肠吻合（储袋手术）。若不治疗，40 岁前几乎均发生癌变。术后部分患者直肠息肉可自行消退，应在术后 5～6 个月定期作乙状结肠镜检查，了解残存息肉情况并及时切除。若无效则应作直肠切除以免发生癌变。患者直系亲属应筛查 *APC* 基因突变，必要时应接受消化内镜检查。

另有一类肠道多发息肉伴肠外表现的患者，称为 Gardner 综合征。其遗传机制与 FAP 患者相似，均为 *APC* 基因突变，只是突变位点有所区别，目前多认为属于 FAP 的一个特殊亚型。

除了肠道多发腺瘤型息肉外，Gardner 综合征有较多肠外表现，包括面部骨瘤（特别是上颌骨瘤）、皮肤脂腺瘤、纤维瘤、杵状指、幼稚型、类无睾症和嵌入额外恒齿等。部分患者还可伴发间叶组织恶性肿瘤，如骨源性肉瘤、脂肪肉瘤和网状细胞瘤。

患者常先有体表体征，10～20 年后始发现肠道腺瘤。最常见的是皮脂腺囊肿，好发于面部及四肢，常出现于青春期。此类患者如作腹部手术，可常因纤维化增生而出现腹膜粘连，或形成腹膜纤维瘤，以致误诊为恶性肿瘤，有时由于粘连广泛也可导致肠梗阻。

（三）遗传性非息肉病型结肠癌

遗传性非息肉病型结肠癌（hereditary nonpolyposis colon cancer，HNPCC），即 Lynch 综合征（Lynch syndrome）。也可分为两型：即 HNPCC1（OMIM 120435）和 HNPCC2（OMIM 609310）。本病约占全部大肠癌病例的 5%。其发病机制在于 DNA 错配修复基因突变。常见突变基因包括 *MSH2*、*MSH3*、*MSH6*、*MLH1*、*PMS1* 以及 *PMS2*。错配修复基因突变可造成 DNA 微卫星不稳定性（microsatellite instability，MSI）。若 MSI 发生在细胞生长调控的关键基因（例如细胞信号传导通路的转化生长因子 β 受体），即可引起癌变。

HNPCC 的中位诊断年龄约为 45 岁。肿瘤多发生于右半结肠。除结肠癌之外，患者还易发其他类型的肿瘤，包括胃癌、胰腺癌、卵巢癌和子宫内膜癌。因此，对于 HNPCC 的直系亲属，应定期进行消化内镜检查，女性患者还应接受妇科检查。

（四）错配修复缺陷病

错配修复缺陷病（mismatch repair cancer syndrome，MMRCS，OMIM 276300）又称为 Turcot 综合征（Turcot syndrome）是一罕见疾病，其特征性表现为大肠多发腺瘤型息肉合并中枢神经系统肿瘤（包括髓母细胞瘤、胶质瘤等）。目前发现，约 2/3 的患者病因系 *APC* 基因突变，与 FAP 患者相似，另有 1/3 存在 DNA 错配修复基因缺陷，与 HNPCC 患者相仿。按编码基因分为四型：MSH2（定位 2p21）、MSHb（定位 2p16.3）、MLHI（定位 3p22.2）、PMS2（定位 7p22.1）。

（五）色素沉着肠息肉综合征

色素沉着肠息肉综合征又称为 Peutz-Jeghers 综合征（OMIM 175200）本病特征为小肠多发性息肉伴黏膜与皮肤色素沉着。Peutz-Jeghers 报道一家系中多个成员患小肠多发性息肉，同时伴有口腔黏膜和手脚皮肤色素斑，因而得名。（参见第三十六章雀斑病）。

本病遗传方式为常染色体显性遗传，偶有隔代现象。目前发现本病的致病基因主要为 *STK11*，位于 19p13.3，突变发生率约为 60%。在受累家属中，部分只有肠道多发性息肉，而无色素沉着，有的则仅有色素沉着而无息肉，提示可能为多效基因所致。各先证者的亲属发病率不一，可能尚有其他遗传因素或环境因素的影响。

本病息肉主要见于小肠，但亦可见于胃及结肠者。这类息肉并非腺瘤，而是错构瘤（hamartoma）。其区别在于腺瘤仅有上皮成分，而错构瘤含有小肠黏膜所有细胞成分。与腺瘤不同，这类错构瘤息肉极少癌变。患者出生时肠道无息肉存在，随年龄增长而逐渐发展，病变最常侵犯空肠。约 95% 的患者存在皮肤色素沉着，于出生时即出现，呈棕黑色，蓝色或黑色斑。斑块边缘分界清楚，可随年龄增长而退色。常见于口、眼和鼻部周围，亦有见于手指或足趾者。黏膜色素斑多见于唇、咽颊和牙龈等处。

本病多无临床症状，偶可发生肠套叠而出现肠梗阻与腹痛。如有大量出血可伴发贫血。可死于胰腺癌。本病一般无需处理，若出现明显肠套叠或出血，可手术小段切除。

（六）幼年型息肉病

幼年型息肉病（juvenile polyposis syndrome，OMIM 174900）。本病较为罕见，亦为常染色体显性遗传病，其突变基因包括 *SMAD4*、*PTEN*、*BMPR1A* 等。可累及全消化道，尤其好发于直肠。其组织学类型为错构瘤，但特征与 Peutz-Jeghers 综合征不同。肠外表现可伴发肺动静脉畸形。患儿多在 10 岁以内起病，其癌变风险约为 10%，故需密切随诊观察。对于发生癌变或造成出血、梗阻的患者，可手术治疗。

（七）小脑发育不良性神经节细胞瘤

小脑发育不良性神经节细胞瘤（dysplastic gangliocytoma of cerebellum）即 Cowdon 综合征，是一种罕见的常染色体显性遗传疾病，其突变基因主要是 *PTEN* 抑癌基因。该病特征型临床表现包括：皮肤及胃肠黏膜广泛错构瘤形成、口腔乳头状瘤及手足过度角化。尽管胃肠道息肉为错构瘤，通常为良性，但其他器官的癌变风险较高，尤其是乳腺和甲状腺。

七、无孔肛门

无孔肛门(imperforate anus)畸形多伴有手足和耳畸形。1972 年 Townes 及 Brocks 首先报道了累及多器官系统的先天畸形综合征,即 Townes-Brocks 综合征(OMIM 107480),包括无孔肛门(82%),外耳发育畸形(88%),通常伴有感音性和(或)传导性耳聋(65%),以及拇指畸形(89%)。此外,还可有肾功能不全(27%),其中 42% 发展为终末期肾病,可伴有轻度结构异常;先天性心脏病(25%);足部畸形(52%);泌尿生殖系统畸形(36%);精神智力发育迟缓(10%)等。诊断标准包括先天性无肛畸形、外耳发育畸形(横位耳甲、小耳症)和典型拇指畸形(桡侧多指、拇指三指节畸形、拇指发育不良),若只具备上述两条典型表现以及其他可见于 Townes-Brocks 的畸形也可诊断。本病多为家族性发病,也有散发病例,属常染色体显性遗传。*SALL1* 是目前唯一已知与其相关基因,位于 16q12.1,是由 3 个外显子编码的 C2H2 锌指蛋白所组成,*SALL1* 基因编码的锌指结构蛋白是重要的转录调控因子,其突变导致的蛋白质空间结构改变,将导致调控的下游基因表达异常,大多数突变位于第 2 个外显子锌指结构前,应注意产前诊断。治疗方面可行外科手术治疗无孔肛门、拇指畸形以及先天性心脏病;密切监测肾功能,必要时血液透析或肾移植;助听器改善听力障碍。

第二节　肝胆胰腺疾病

一、肝多囊性病与纤维化

肝多囊性病与纤维化(polycystic disease and fibrosis,PCF OMIM 263200)是胚胎发育不良的一种表现,肝有多个良性囊肿,甚至可取代大部分正常肝组织。囊肿大小不一,小者在显微镜下始可见到,大者含液体达 1000ml 以上,胆管细胞增殖凋亡异常以及分泌增加导致囊肿增大。囊肿间的肝组织多属正常,组织学检查见肝脏被大量结缔组织纤维所分隔。囊肿有时可出现破裂、出血与感染,而出现各种合并症。PCF 常伴发其他器官囊肿,最常见为肾囊肿,亦可见胰、肺和脾囊肿,又常伴有胆管扩张与肾畸形。

大部分 PCF 患者(97%)均无症状,多在其他原因手术或死后尸解中发现。少数囊肿发展较大者可出现压迫症状,如门脉高压、腹水、消化道出血以致肝性脑病。PCF 诊断较困难,多在手术后才能做出诊断。肝脏肿大质硬,但肝功能检查常正常,放射性核素扫描肝区可有助发现病变,但与其他占位性病变不易鉴别,试用肝动脉造影显示囊肿所造成的充盈缺损,对诊断可有帮助。

本病可分成年型和儿童型(表 29-8)。儿童型可分四个亚型,即产期型、新生儿型、婴儿型与青春期型,均属常染色体隐性遗传。成年型属常染色体显性遗传,但表现度不同,外显完全即所有致病基因携带者均发病,仅程度各不相同。

表 29-8　各型肝纤维化多囊病

分型	遗传方式	发病时间	肾损害	肝损害	门脉高压	结局
成年型肝肾纤维化多囊病	常显	常见于成人,偶见于儿童	单侧或双侧囊肿	1/3 只有 1 个或几个囊肿,少量纤维化	很少见	常在儿童期死于尿毒症或高血压
儿童期肝肾纤维化多囊病 产期型	常隐	出生	大块肾损害,有肾小管损害	少量纤维化胆管扩大	—	出生后不久死亡
新生儿型	常隐	1 月龄	肾大 60% 肾小管损害	轻度纤维化,胆管扩大	—	出生后数月死于肾衰

续表

分型	遗传方式	发病时间	肾损害	肝损害	门脉高压	结局
婴儿型	常隐	3~6月龄	25%肾小管损害	中度纤维化，胆管扩大	常见	慢性肾功能衰竭消化道出血
青春期型	常隐	3个月至6年	10%肾小管损害	大量纤维化，胆管扩大	常见	消化道出血
肝纤维化（无肾病）	常隐	常见于儿童（3~10岁）	无波及	不同程度纤维化，常见胆管扩大	常见	消化道出血，肝功能良好

由于本病多数无症状，故无需处理，预后一般良好。存在症状患者可考虑手术，包括穿刺硬化、腹腔镜开窗术、开腹开窗术和部分肝切除等，适用于囊肿较大但数目不多者，但术后囊肿会复发；对于囊肿弥漫性分布整个肝脏者，上述手术措施效果受限，且这些措施均不改变自然病程，最终治疗可考虑肝移植。由于雌激素可以增加囊肿数目和容积，生长抑素抑制囊液分泌和减小囊肿大小。对巨大囊肿无法手术切除者，可采用抽吸或引流其中的液体，以减轻压迫症状。预后与肝损害程度及门脉高压控制是否成功有关。成年型患者多死于肾疾病。

二、自身免疫性肝病

自身免疫性肝病（autoimmune liver diseases）是一组病因和发病机制尚未完全清楚的疾病，一般包括自身免疫性肝炎（autoimmune hepatitis，AIH）、原发性胆汁性肝硬化（primary biliary cirrhosis，PBC；PBC1 OMIM 109720，PBC2 OMIM 613007，PBC3 OMIM 613008，PBC4 OMIM 614220，PBC5 OMIM 614221）和原发性硬化性胆管炎（primary sclerosing cholangitis，PSC，OMIM 613806）。前者主要表现为肝细胞炎症坏死，后两者主要表现为肝内胆汁淤积，疾病晚期均出现肝硬化临床表现。

目前已有较充分证据说明自身免疫性肝病与自身免疫机制有关，而自身免疫性疾病与遗传因素有密切关系。自身免疫性肝病患者合并其他免疫性疾病的情况并不少见，有报道在自身免疫性肝病患者亲属中，可见有高丙球蛋白血症，抗核抗体、类风湿因子与甲状腺抗体增高。

（一）自身免疫性肝炎

自身免疫性肝炎（autoimmune hepatitis）具有潜在的遗传易感背景，与 *HLA-DR* 基因（OMIM 142860）有关，Czaja 等检测 101 例确诊 AIH 的患者，其中 *HLA-DR4* 者 44 例，*HLA-DR3* 者 41 例，分别占 43.5% 和 40.6%。另有 10 例同时有 *DR3* 和 *DR4* 阳性，约占 10%。研究表明，北欧和北美的白人中，Ⅰ型 AIH 的主要易感等位基因是 *HLA-DRB1'0301* 和 *HLA-DRB1'0401*。而日本、阿根廷和墨西哥人的易感等位基因是 *DRB1'0405* 和 *DRB1'0404*。Ⅱ型 AIH 的遗传易感性并不明显，可能与 *HLA-DR3*、*HLA-B14* 和 *DRB'07* 有一定关联。

（二）原发性胆汁性肝硬化

原发性胆汁性肝硬化女性发病率明显比男性高，多伴有其他免疫异常，而且有家族聚集特点，说明有较强的遗传背景。近年有研究者观察了 126 个患有原发性胆汁性肝硬化的健康近亲中，发现有抗线粒体抗体者达 7%，比预期值高 7 倍。近年孪生子患病一致性研究发现同卵双生的一致性为 0.63，而异卵双生患病一致性为 0，进一步支持该病易感性与遗传基因有关。Salaspuro 等（1976）报道 PBC 与 $HLA\text{-}B_{15}$ 有关，在有 B_{15} 抗原的人中患本病的相对危险率为 3.2。在芬兰 17 名患者中有 B_{15} 抗原者达 53%，而正常对照组只有 26%。这类患者又可分为地衣红（orcein）阳性与阴性者两组，地衣红阳性组有 B_{15} 抗原者更高。研究了解到 PBC 的发病与主要组织相容性抗原（MHC）的易感基因有关，主要是 MHC Ⅱ类分子中 *DR3*、*DR2* 高于对照组 6 倍。最近利用单核酸多态性（SNP）平台技术研究基因组发现 HLA Ⅱ类区域和 *IL-12A* 及 *IL-12RB2* 位点具有明显关联，这也证实了之前的基因研究。

（三）原发性硬化性胆管炎

目前认为PSC的发病也与遗传易感和免疫异常有关。研究发现PSC患者一级亲属中患PSC的概率较普通人群明显升高。病例对照研究已证明某些基因变异与PSC的遗传易感性有关，Chapman首先报道PSC患者*HLA B8*阳性频率明显高于普通人群（60% vs 25%，$P<0.001$），后来研究发现PSC患者*HLA-A1*、*DR3*单倍型发生率也明显升高。近年研究报道包括TNF-α启动子、基质金属蛋白酶、*MICA*基因、*CCR5-delta 32*突变、*ICAM-1*等诸多遗传多态性与PSC的易感性相关。

自身免疫性肝炎可采用皮质激素治疗及免疫抑制疗法，熊去氧胆酸被用于原发性胆汁性肝硬化和原发性硬化性胆管炎，可以改善临床症状和生化方面的某些异常表现。自身免疫性肝病晚期有条件者可考虑行肝移植手术。自然病程个体差异较大，总体预后不佳。

三、高胆红素血症

高胆红素血症（hyperbilirubinemia）是指肝胆红素代谢障碍，血清胆红素浓度增高，临床上出现黄疸及程度不同的肝损害。根据胆红素的类型（结合型或非结合型）以及胆红素增高的原因，可分成若干型（表29-9）。其中与遗传因素有关者有以下几种。

表29-9 高胆红素血症的发病原因与遗传方式

胆红素的主要形式	分组	胆红素代谢缺陷性质	病种	遗传方式	诊断
非结合型（间接反应型）	有溶血	生成增加	多种	—	—
	无明显溶血	未知	肝炎后胆红素血症	遗传？	肝活检
		生成增加	旁路胆红素血症	未明	—
		摄取缺陷	Gilbert综合征	常隐	肝活检胆红素2～6mg%
		结合缺陷	Crigler-Najjar综合征Ⅰ型	常隐	对苯巴比妥无反应，白胆汁
		结合缺陷	Crigler-Najjar综合征Ⅱ型	常显	胆红素4～20mg%，对巴比妥有反应，有色胆汁
结合型（直接反应型）	无真正胆汁淤积	胆红素运送障碍	Dubin-Johnson综合征	常显	
		胆红素储存障碍	Rotor综合征	未明	
	有真正胆汁淤积	胆小管缺陷	良性复发性胆汁淤积	常隐	

（一）高胆红素血症Ⅰ型

高胆红素血症Ⅰ型，又名Gilbert综合征（OMIM 143500）或先天性非溶血性黄疸—非结合型。血清非结合型胆红素轻度增加，患者出现间歇性轻度黄疸，肝功能及肝组织学检查均正常，无肝肿大，多数无症状，或仅有轻度消化不良、上腹胀痛和疲倦等症状，常被误诊为肝炎。本病血胆红素升高的特点是禁食时升高，服用巴比妥则下降。胆红素升高的原因，目前认为是由于葡萄糖醛酰转移酶（UGT）缺乏，以致不能有效地形成结合胆红素，使胆红素在血液中滞留而引起黄疸。亦有认为轻型是由于肝细胞从血液中摄取胆红素及输送至微粒体的过程障碍所致，因为患者对胆红素的清除功能较低。

本病的遗传机制与*UGT1A*基因增强子区域突变有关，该突变导致胆红素相关UGT生成减少，属于常染色体隐性遗传。在所有报道的Gilbert综合征患者中都发现了这种增强子突变，包括美国、欧洲、中东和南亚的国家，但并非所有的突变纯合子都有高胆红素血症，这说明还有其他机制参与发病。此外，虽然本病倾向于常染色体隐性遗传，但携带突变基因的杂合子平均血胆红素水平要高于携带野生型基因的个体。

本病预后良好，虽有长期黄疸，但对健康无大妨碍，不需特殊处理。

（二）先天性非溶血性黄疸（Crigler-Najjar 综合征）

分为Ⅰ型（OMIM 218800）和Ⅱ型（OMIM 606785）。与新生儿非溶血性高胆红素Ⅰ型（Gilbert 综合征）相似，但程度不同（表 29-10）。Arias 将本综合征分为两型：

表 29-10 两型先天性非溶血性黄疸的比较

	先天性非溶血性黄疸		新生儿非溶血性高胆红素Ⅰ型（Gilbert 综合征）
	Ⅰ型	Ⅱ型	
血清胆红素（mg%）	15～48	6～25	1～6
胆汁	无色	黄色，含单葡萄糖醛酸	外观正常，含胆红素葡萄糖醛酸
粪中尿胆原（mg/d）	<10	20～80	正常低值
肝胆红素葡糖醛酰转移酶	无	痕量	轻度下降
核黄疸	常有	有时出现	无
苯巴比妥对血清胆红素影响	无	明显下降	降至正常
遗传方式	常隐	常显	常隐

本病Ⅰ型血清胆红素高，肝细胞结合胆红素的功能有严重缺陷，肝细胞内胆红素葡糖醛酰转移酶完全缺乏，因此不能形成胆红素葡糖醛酸酯，故胆汁无色。有此缺陷的婴儿常在出生后第二天出现黄疸，血清胆红素可高达 15～48mg%，均为非结合胆红素。苯巴比妥无降低血清胆红素的作用，患儿迅速出现肌肉痉挛、强直与角弓反张，多死于核黄疸。尸解可见大脑基底部神经核被胆红素深染，肝组织未见特殊改变。此型有家族性。Chaptal 等报道一家系同胞 5 人中有 3 例患本病，在出生后第 15、17 和 30 天死亡，双亲无明显黄疸。Crigler-Najjar 报道的 7 例虽来自三个家庭，但均属同一祖先，且其中尚有多例近亲婚配。本型属常染色体隐性遗传。

研究发现Ⅰ型的发生与胆红素葡糖醛酰转移酶（UGT1A1）基因编码区突变有关，突变导致 UGT1A1 结构异常，使得肝内酶的活性极低甚至缺失。而普通西方人群中约 51% 携带新生儿非溶血性高胆红素Ⅰ型的突变增强子杂合子基因，因此部分携带先天性非溶血性黄疸（Crigler-Najjar 综合征）突变基因的杂合子，可以在对应位点携带 Gilbert 增强子，导致明显的高胆红素血症。

本病Ⅱ型的发病机制也是 UGT1A1 编码区突变，但往往只导致单氨基酸变异，因此酶活性降低程度较轻，肝内葡糖醛酰转移酶尚有一定活性，高胆红素血症相对较轻。用苯巴比妥作酶诱导，可见血清胆红素迅速降低，黄疸消失。本型属常染色体显性遗传。

Ⅰ型的主要治疗为每天光疗 8～16 小时，同时口服碳酸钙可以增强光疗效果。在胆红素急剧升高时可以考虑血浆置换。肝移植多为根治方案，只能用于青少年患者。

（三）高胆红素血症Ⅱ型

本病又名（Dubin-Johnson 综合征，或先天性非溶血性黄疸 - 结合型或家族性慢性特发性黄疸，OMIM 237500）。是一种遗传性肝排泄功能缺陷。临床主要特点是长期黄疸，并可因妊娠、手术、剧烈疼痛、饮酒以及感染而加剧。发病年龄可从 10 个月至 56 岁，但大多在 10～25 岁，男女之比约 4∶1。大部分患者有腹痛、乏力、厌食和恶心呕吐等症状，52% 的病例有肝大。血清胆红素升高，其中结合型胆红素约占 60%。肝功能检查可见胆红素、磺溴酞钠、吲哚花青绿和二碘曙红等排出障碍，只有胆酸盐能排出。由于血中胆酸盐不高，故无皮肤瘙痒症状。口服胆囊造影剂胆囊不显影。肝组织学检查肝细胞完全正常，细胞间有大量大小不等的棕色颗粒，此为一种脂褐素类的色素，是由于肾上腺素代谢产物——变性肾上腺素葡糖醛酸酯在肝内潴留所致。

本病有种族差异。在伊朗犹太人中多见，发病率至少 1/1300。Shani 等于 1955—1969 年在以色列观察了 101 例，其中 64 例为伊朗犹太人。双亲中近亲结婚占 45%。本病常有家族史，为常染色体隐性遗传，外显不完全，特别在女性。杂合子表现正常，但肝活检和其他检查可见轻度改变。在正常情况下尿中粪卟啉只有微量(200ng/dl)，但Ⅰ型异构体明显多于Ⅲ型（正常Ⅲ型＞Ⅰ型），而在杂合子Ⅰ型与Ⅲ型相等。此特点可用于诊断以及杂合子的检出。

Seligsohn等曾观察到本病常伴有凝血因子Ⅶ缺乏，是否此二座位有连锁尚待证实。

近年的研究发现，本病的发生与多重耐药相关蛋白(MRP-2)编码基因突变有关。MRP-2负责将除胆酸盐之外的有机阴离子，包括结合胆红素和其他结合了葡萄糖酸或谷胱甘肽的物质，从肝细胞转运至胆小管。转运呈逆浓度梯度，因此属于ATP依赖型。人类*MRP2*基因定位于10q23-q24，到目前为止，在本病患者中已发现了数种该基因的突变，但绝大多数突变发生于ATP结合区，导致蛋白质功能异常。

本病预后良好，无需特殊治疗。

（四）先天性非溶血性黄疸直接Ⅱ型

本病又名Rotor综合征(OMIM 237450)。以往认为，本病亦属肝细胞对胆红素的排泄缺陷，与Dubin-Johnson综合征相似，可能为其一种变型。但近年的研究发现，本病与Dubin-Johnson综合征发病机制不同，实际上是肝脏存在结合胆红素储存障碍，导致结合胆红素渗漏入血，出现高胆红素血症。本病肝细胞结构正常，无色素沉着，但可见溶酶体增加、肥大及溶酶体内酸性磷酸酶活性增加。胆囊造影胆囊能迅速显影。临床一般表现为慢性轻度波动性黄疸，可因疲劳、情绪忧郁与感染而加深。有些患者妊娠期间黄疸减轻，无肝肿大。胆红素耐量试验，无论注入非结合或结合型胆红素均有异常滞留，注入磺溴酞钠滞留更甚于Dubin-Johnson综合征。粪卟啉排出总量增加，纯合子排出Ⅰ型的量为64.8%（Dubin-Johnson综合征为88.9%），杂合子为42.9%（Dubin-Johnson综合征为31.6%）。

本型的遗传方式尚未完全解决。根据比较大的系谱分析比较符合常染色体隐性遗传。杂合子的粪卟啉Ⅰ排泄量和血清胆红素均介于纯合子与正常值之间。本病预后良好，无需特殊治疗。

四、新生儿肝炎

新生儿肝炎(neonatal hepatitis，OMIM 231100)目前指长期高结合胆红素血症，而无明显的感染诱因或代谢异常。肝活检特点是有巨大细胞转化(giant cell transformation)，故又称为新生儿巨细胞性肝炎(neonatal giant cell hepatitis)，可见淋巴细胞、中性粒细胞和嗜酸细胞浸润，但无胆管增生，肝活检见小叶结构错乱，圆细胞浸润与骨髓外造血。

不过这些病理特点在α_1抗胰蛋白酶(α_1-AT)缺乏和进行性家族性肝内胆汁淤积的患者中也很常见。作为一种排除诊断，随着诊断技术的不断提高，目前本病的报道已经日趋减少。

五、肝内胆道异常

肝内胆道异常(intrahepatic biliary tract disorders)或肝内胆汁淤积症(intrahepatic cholestasis)可因各种原因引起一些家族性长期或复发性胆汁淤积症，与遗传密切相关。家族性肝内胆汁淤积症是一组以肝内胆汁淤积为主要表现的常染色体隐性遗传的异质性疾病，有三种表型，即进行性家族性肝内胆汁淤积(progressive familial intrahepatic cholestasis，PFIC)：PFIC1(OMIM 211600)、PFIC2(OMIM 601847)和PFIC3(OMIM 602347)；良性复发性肝内胆汁淤积(benigh recurrent intrahepatic cholestasis，BRIC)：BRIC1(OMIM 243300)和BRIC2(OMIM 605479)和妊娠期肝内胆汁淤积症(intrahepatic cholestasis of pregnancy，ICP)：ICP1(OMIM 147480)和ICP3(OMIM 614972)。

（一）进行性家族性肝内胆汁淤积(PFIC)

是一种常染色体隐性遗传病。根据突变的基因和临床表现不同，主要分为三型。PFIC1，又称Byler病，由于*ATP8B1*基因的突变所引起，该基因位于18q21-q22区域，编码一种氨基磷脂P类型ATP酶，该酶能促进细胞膜蛋白的流动，对维持细胞膜的特殊结构有一定的作用。PFIC2，由于*ABCB11*基因（又名胆盐排泄泵基因，*BSEP*基因）的突变所导致，该基因位于2q24-31区域，它主要编码人类主要的胆汁酸转运蛋白，其基因的突变导致BSEP的功能缺陷。PFIC3，由于*ABCB4*基因突变所致，该基因位于7q21区域，又称多药耐药3基因(*MDR3*)。另外，近30%的以PFIC为表型的患者并未发现上述基因突变。在儿童期出现肝内胆汁淤积，伴严重的皮肤瘙痒，血清直接胆红素及碱性磷酸酶升高。各型临床表现详见表29-11。目前没有理想的方法治疗PFIC，治疗包括药物、部分胆道外分流术和肝移植。

表29-11 三种PFIC的临床表现

	PFIC1	PFIC2	PFIC3
黄疸出现的最早时间	出生（出生至9个月）	出生（出生至6个月）	1个月（1个月至20年）
进展至肝硬化的最早时间	3年（2～7年）	6个月（6个月至10年）	5个月（5个月至20年）
肝外表现	腹泻，胰腺炎，听力下降，肺炎	无	无
胆石症	无	有	有
GGT	正常/降低	正常/降低	升高
ALT	轻度升高	5倍以上升高	5倍以上升高
胆固醇	偶尔升高	经常升高	正常
胆汁酸	升高	升高	升高
白蛋白	降低	通常正常	正常
胆汁酸	降低	降低	正常
磷脂	正常	正常	降低

（二）良性复发性肝内胆汁淤积（BRIC）

临床特点为持续数周至数月的反复发作性、自限性严重瘙痒和黄疸。虽然BRIC每次发作均伴有明显症状，但不会发生严重的肝损害和肝硬化。与其他慢性胆汁淤积性肝病不同的是，BRIC患者不会发生脾脏肿大、蜘蛛痣、肝掌和黄色瘤等。食欲改善是BRIC缓解的信号，这种改善常继以瘙痒迅速完全消失和黄疸逐渐消退。瘙痒2周后血清碱性磷酸酶（ALP）水平升高，然后血清胆红素水平升高。ALP水平通常升高至正常上限的2倍，但有时可升高至正常上限的40倍；血清胆红素峰值（几乎全是直接胆红素）通常超出正常上限的10倍。而血清丙氨酸转氨酶（ALT）和天门冬氨酸转氨酶（AST）通常正常或仅轻度升高，谷氨酰转移酶（GGT）水平正常或仅轻度升高。已经证实，BRIC为常染色体隐性遗传病。微卫星单体型分析鉴定出缺陷基因*ATP8B1*位于18q21-22。

（三）妊娠期肝内胆汁淤积症（ICP）

是妊娠中晚期特有的肝脏疾病，临床上主要以皮肤瘙痒、黄疸、血清胆汁酸升高为特征，分娩后症状迅速消失，生化指标也恢复正常，再次妊娠时可复发。ICP对于母体来说是一种良性疾病，但对围产儿却危害极大，可导致早产、胎儿窘迫、死胎或死产，使围产儿患病率和病死率增加。较公认的诊断标准如下：①妊娠期皮肤瘙痒是最突出的症状；② ALT轻中度升高，血清胆酸浓度显著升高，可达正常值的100倍，且在皮肤瘙痒与其他实验室指标改变前已升高；③有黄疸者，血清总胆红素及直接胆红素升高；④妊娠是皮肤瘙痒、黄疸及生化指标异常的唯一原因；⑤最重要的是所有症状、体征及生化异常在分娩后即消退，血胆酸及碱性磷酸酶水平在产后4～6周恢复正常。其病因学机制仍不清楚。多数研究认为，激素、遗传因素以及环境因素等起重要作用。关于ICP与遗传因素关系：① ICP的发生具有明显的种族性、家族性和地域性。目前所知的发病率最高的种族是智利Amucanian印第安后裔（28%），其次是智利的白种人，而这些白种人在某种程度上与印第安人有一定的混合。有研究发现ICP患者的姐妹和母亲发生ICP的比例分别为9%和11%，明显高于非ICP家系的0.54%。ICP在不同的国家和地区发病率也有很大的差异。有报道称在美国的发病率为0.1%，而在智利却达到了27%。以上均提示遗传因素在ICP的发病机制中具有相当关键的作用。②现已发现*ABCB4*基因、*ABCB11*基因、*ABCC2*基因、*ATP8B1*基因、法尼醇X受体（farnesoid X receptor，FXR）等的突变，与ICP关系密切。

六、遗传性胰腺炎

遗传性胰腺炎(hereditary chronic pancreatitis,HCP,OMIM 167800)是一种少见的胰腺疾病,发病率低于所有急性胰腺炎和慢性胰腺炎发病率的2%。HCP表现为自幼反复发作的急性胰腺炎或是多个家庭成员均患慢性胰腺炎,并且诊断前须除外慢性胰腺炎等其他病因。其发病高峰期在1~6岁和18~24岁。发病的中位年龄为10~13岁。该病在法国、美国、爱尔兰、新西兰,丹麦和日本均有报道。

目前尚无公认的HCP诊断标准。欧洲遗传性胰腺炎和家族性胰腺癌登记中心(EUROPAC)对HCP的定义是:能除外其他病因,有2个一级亲属或至少2~3代以内3个二级亲属共同具有的一种慢性胰腺炎。

1. 临床表现　反复发作性上腹痛,常伴有恶心、呕吐是本病的主要表现。一般发作不超过7天,一年最多发作次数为52次。后期可有脂肪痢及肠道吸收不良的表现。与典型的成人慢性胰腺炎不同,患儿在缓解期中无任何症状。少数有上腹部包块形成。实验室检查和病理均无法鉴别HCP与其他病因的胰腺炎。淀粉酶和脂肪酶水平在严重胰腺纤维化的病例中可能不会升高。

2. 遗传学和发病机制　人们对HCP发病与基因突变的关系的认识近年来有了质的飞跃。阳离子胰蛋白酶原基因突变(*PRSS1*)和胰腺炎之间的关系是最初公布于1996年,而胰腺分泌胰蛋白酶抑制剂的基因突变[又称丝氨酸蛋白酶抑制剂Kazal型(*SPINK1*)]与胰腺炎的发病的关系是在2000年首次报道。随后被发现的相关基因还包括还包括阴离子胰蛋白酶基因(*PRSS2*)和囊性纤维化跨膜电导调节器(CFTR)。

(1) PRSS1:81%的HCP患者具有*PRSS1*基因突变,其中最常见的突变为R122H和N29I。通常情况下,胰酶以无活性的酶原颗粒形式存储胰腺中,其激活被各种机制严格控制,以防止其在胰腺内过早激活进而消化胰腺。而具有*PRSS1*突变的HCP患者胰腺内阳离子胰蛋白酶原活性升高,当各种致病因素如胆汁和十二指肠液反流、胰管不通畅、酒精和炎症等存在时更容易发病。具体机制大致分如下4类:①阳离子胰蛋白酶原基因突变(R122H和R122C)阻止了活化的胰蛋白酶的在自消化过程的失活,并导致更多的自激活。②基因突变(N29I)改变了胰胆白酶的结构,导致与SPINK1有关的抑制、活性过程效能下降,增加了胰蛋白酶的稳定性和自消化过程。③通过N段肽段突变(A16V,D22G和K23R)促进了胰蛋白酶原向胰蛋白的转换,增强了胰蛋白介导的瀑布效应。④增强阳离子胰蛋白酶原基因的转录活动(228delTCC),增加胰蛋白酶原的表达,使其更容易被激活。

(2) SPINK1:SPINK1是胰腺的主要胰蛋白酶抑制剂。因此,*SPINK1*基因功能的改变会导致胰蛋白酶的活化和其抑制失衡,并可能诱发胰腺炎。*SPINK1*在基因密码子1(M1T)和34(N34S)的两个突变已经确定与慢性胰腺炎有关。M1T突变将消除SPINK1的起始密码子,导致整个SPINK1的失活。N34S突变的重要性和功能的意义还不太清楚。*SPINK1* N34S突变可见于家族性胰腺炎和儿童特发性慢性胰腺炎,但也见于2%的健康对照。然而,具有*SPINK1* N34S突变的纯合子患胰腺炎的风险几乎100%(98%;49/50),提示该基因突变可能是一种隐性遗传类型。

(3) *PRSS2*:阴离子胰胆白酶原基因突变可以限制胰腺内胰蛋白酶的活化,从而预防胰腺炎的发生。*PRSS2*有一个突变(G191R)表达的是具有特殊裂解位点的胰蛋白酶。该位点使胰蛋白酶对自动催化的酶促反应过敏感,从而降低活化胰蛋白酶的浓度并限制胰腺的自消化过程。因而具有G191R突变的个体较非突变者更不容易患慢性胰腺炎。

(4) *CFTR*:1%~2%的囊性纤维化患者可发展为慢性胰腺炎。具有*CFTR*突变的杂合子患慢性胰腺炎的风险比普通人群增加40倍,而这类人群若合并*SPINK1*突变,风险可增加900倍。*CFTR*基因突变可导致胰腺的氯离子和碳酸氢盐分泌减少,从而可能导致胰液黏稠,堵塞胰管,最终导致胰酶的激活和胰腺的自身消化。

环境因素如吸烟、饮酒或缺乏抗氧化剂也被认为是重要致病因素。目前尚无证据说明吸烟或饮酒会加重HCP,但可能使HCP患者患胰腺癌的风险增加50倍。

以往遗传性胰腺炎分两种类型:第1型为儿童遗传性慢性钙化性胰腺炎;第2型为成年型或家族

性胰腺炎。第1型发病年龄为10岁，男女均可患病，男性稍多见，无酒精中毒和胆结石史。其遗传方式多认为是常染色体显性遗传，但外显不完全，约80%。第2型多发生于嗜酒和营养不良者，遗传方式尚未确定。在一个家系内发生两型胰腺炎者曾有过一例报道，提示两型之间可能有某种共同的遗传基础。

值得注意的是，许多这些突变也可见于没有明显的遗传基础与特发性慢性胰腺炎患者。因此具有这类突变者若胰腺炎家族史阳性，才应特别考虑遗传性胰腺炎。国外学者建议在以下几种情况下应考虑对患者进行 *PRSS1* 和 *SPINK1* 基因突变的监测：①反复发作原因不明的急性胰腺炎和阳性家族史；②难以解释的慢性胰腺炎和阳性家族史；③排除其他病因的难以解释的慢性胰腺炎，家族史阴性；④难以解释的儿童胰腺炎。

3. 防治　在急性发作期多采用支持疗法，给予低脂饮食及抗胆碱能药物止痛。胰腺外分泌功能不足时需用胰酶替代。出现糖尿病者需要用胰岛素治疗。手术治疗的目的在于消除胰排液管道及胆道的阻塞，改善胰液的排出并使胆汁畅流入十二指肠，同时尽可能保留胰腺实质。手术消除阻塞可预防其发作。手术死亡率很低。许多患者腹痛反复发作多年，但不影响寿命。严重者往往导致长期丧失劳动力。HCP发展为胰腺癌风险较高，因此需要避开吸烟、饮酒等危险因素，并密切的随访监测。

七、囊性纤维化

囊性纤维化（cystic fibrosis，OMIM 219700）又名胰腺纤维囊性病（fibrocystic disease of the pancreas）。本病是一种几乎累及全身外分泌腺的一种遗传病，主要表现为外分泌腺功能紊乱，特别明显是胃肠道、呼吸道和生殖道的黏液腺、汗腺和唾液腺。亚裔罕见，中国国内没有发现，只在华侨中有个案报道，也许与外籍妇女通婚有关。

（一）临床表现

本病临床表现多样，胎粪回肠往往是囊性纤维化最常见的早期症状。婴儿出生最初几天即出现腹部膨胀和呕吐等肠阻塞体征，这是由于浓稠且黏性大的胎粪形成胎粪塞子阻塞低位小肠所致，严重时可致胎儿在宫内发生肠穿孔，从而导致胎粪性腹膜炎，随后发生回肠狭窄。患儿5%～10%在新生儿期有胎粪回肠。有认为大多数胎粪回肠婴儿都有囊性纤维化。患儿常表现食欲大增而体重不增，生长缓慢。由于胰脂酶和胰蛋白酶不能通过胰管进入十二指肠，故粪便巨大且富含油脂、不成形、恶臭。20%婴儿出现直肠脱垂，这是由于经常排出巨大粪便以及持续咳嗽所致。常有不同部位不同程度的腹痛。5%～10%患者可发生胆汁性肝硬化和门脉高压。

许多患者先有呼吸道症状而没有消化道症状。初期呼吸浅快有持续咳嗽。肺部病变是由于大量高度黏稠性的分泌物停滞于支气管内而导致细菌感染引起，产生气管和支气管炎，严重时使气管结构遭受破坏，最后发展为支气管扩张甚至发生气胸。

有些患者可发生糖尿病。一般发生于后期。主要由于囊性纤维化发展，以致胰岛β细胞数目逐渐减少形成慢性胰功能不全。本病糖尿病发病率比一般人群高20倍。

患者汗腺和浆液分泌物异常，钠离子和氯离子含量明显增加，达正常人的3～6倍。正常儿童的汗在沿着汗腺管流向皮肤的过程中，钠和氯大部分被重吸收，故呈低渗（40mmol/L）。患者在炎热季节易产生热虚脱，这是由于通过出汗而大量失盐所致。在较冷季节睡眠时亦有大量汗排出。唾液腺和浆液分泌物的电解质改变与汗液类似。

男性有输精管、副睾和精囊腺畸形，无精子，精液化学成分改变，不育。女性则无类似改变，多数可妊娠，但生育能力降低。

少数患者可表现为凝血异常，与维生素K吸收障碍有关，低水平的维生素K影响了维生素K依赖的凝血因子生成。发病机制：有多种理论，可归纳为两方面：①广泛性外分泌腺功能紊乱，导致黏液分泌物黏性增加，并以胰腺、支气管黏液和汗腺表现最为突出；②原发病为胰腺管阻塞，其他胰外表现都是继发的。本病所见广泛性外分泌腺受累，患者的皮肤成纤维细胞培养，在细胞内可见异染性（metachromasia）以上两点支持了本病为原发性黏液分泌异常。

多种外分泌腺黏液分泌物的黏性增加，导致许多器官内黏液浓缩（包括气管、支气管、胰腺管、胆管和肝管），以致逐渐发生阻塞，分泌物积聚而引起相应器官和组织的损害（图 29-1）。

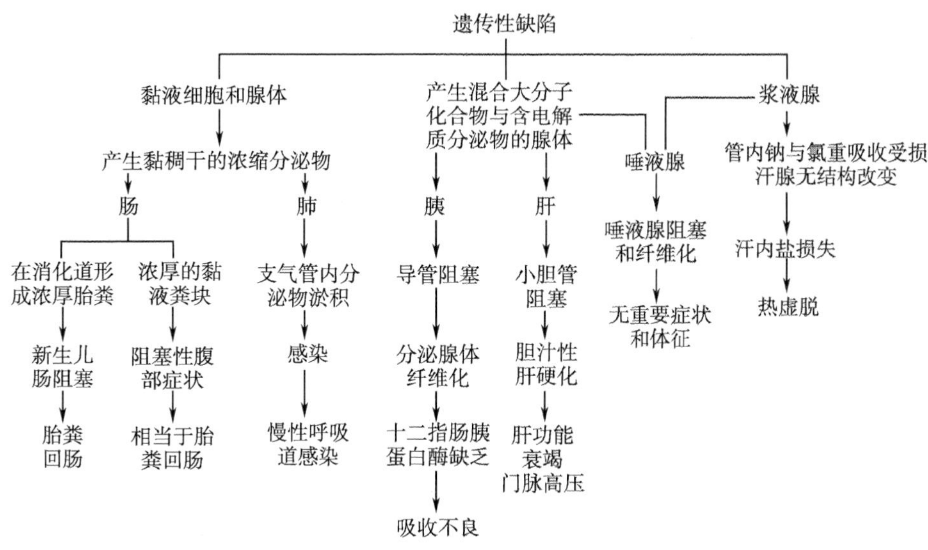

图 29-1 胰腺囊性纤维化发病机制图解

（二）遗传学和发病机制

Knowltor（1985）、Tsui（1985）利用连锁分析与体细胞杂交方法，推断控制囊性纤维化的基因位于 7q22.3-q23.1。目前研究显示囊性纤维化基因变化多端，其中囊性纤维转膜调节基因（cystic fibrosis transmembrane conductance regulator，CFTR）突变是主要原因，*CFTR* 基因定位于 7q31.2，该基因的产物调节氯离子通道，从而调节消化道、呼吸道等黏膜上皮的水、电解质跨膜转运。该基因突变导致的肺纤维化和不育症参见第二十七章和第三十章相关内容。

（三）防治

治疗方法尚无一致意见。一般胰蛋白酶的补充，可以改善脂肪吸收，并可降低食欲和减少巨大黏稠粪便排出的次数。给予同年儿童双倍量的能量食物和维生素，低脂肪饮食，炎热季节补充额外的盐（普通量的两倍）。使用抗生素预防和治疗肺部感染。另外目前治疗新展望包括针对 CFTR 基因治疗，以及通过高通量方法发现的一些复合物用于治疗。本病预后逐年改善，部分原因是由于轻型病例的早期诊断，也与治疗改进有关。许多患者可活至成年，男性不育常见，有胎粪回肠者一般预后最差。

第三节 胃肠道肿瘤

一、食管癌

食管癌（esophageal cancer，OMIM 133239）是由食管鳞状上皮或腺上皮的异常增生所形成的恶性病变。中度和重度异型增生是食管鳞癌的癌前病变，胃食管反流症和 Barrett's 食管是引发腺癌的高风险慢性疾病。食管癌，尤其是食管鳞状细胞癌（esophageal squamous cell carcinoma，ESCC），是全球最常见的癌症之一。目前普遍认为食管癌是多因素作用、多基因参与、多阶段发展的疾病，遗传因素和环境因素在食管癌的发病机制中共同发挥作用。环境因素包括，吸烟和饮酒。研究发现吸烟是引发食管腺癌和鳞癌的危险因素，饮酒是鳞癌的危险因素；不良饮食习惯和膳食失衡，不良饮食习惯包括进食速度快和喜吃热烫食物，膳食失衡主要表现为新鲜蔬菜和水果摄入不足，造成人体内核黄素、维生素 A、C 以及铁、硒等元素缺乏；食物因素，进食含亚硝胺类较多的食物（如喜欢腌制酸菜）或霉变食品；大量吸烟、饮酒、增加身体质量指数（body mass index，BMI）是影响欧洲和北美人群患病的主要环境因素。相反在中亚、中国和非洲南部等食管癌高发的地区，营养不良、亚硝胺或腌制蔬菜的高摄入是主要的环境因素。在高风险的地理区域有食管鳞状细胞癌的家族聚集性，提示遗传因素易感性增加。遗传因素主要包括与细胞周期和凋亡相关的基因多态性，与代谢酶相关的基因多态性密切相关。

食管癌有明显的地区分布与家族聚集现象。Pour 和 Ghadirin 曾经发现一个食管癌的高发地带，从中东伸延至中国，包括阿富汗、前苏联中亚部分、蒙古以及我国北部和西部。我国是食管癌高发地区，高发区主要集中在华北三省（河南、河北、山西）交界地区、四川北部地区及鄂皖交界的大别山区，这种特征及发病模式提示环境因素在食管癌的发生起着主要作用，但是同样暴露于相似环境的人群，只有少数人发生食管癌，提示遗传因素在食管癌发生中可能也起着不可忽视的作用。我国河南林州地区及福建汕头高发区食管癌高家族集聚现象比较明显。有学者研究发现，河南林州移民到外地100年后，食管癌的发生与林州居民相似，也提示遗传因素在食管癌的发生发展中起着不可忽视的作用。

王立东对中国汉族1077名食管鳞癌患者与1733名对照者以及另外7673名中国汉族患者与11 013例对照者，中国维吾尔族-哈萨克族303名患者与537名对照者进行全基因组关联研究，新发现了2个与食管鳞癌相关的基因位点。位于10q23染色体上的*PLCE1*基因第26外显子的错义的SNP位点（rs2274223）和20p13染色体上的*C20ORF54*基因的SNP位点（rs13042395）与中国汉族和维吾尔族-哈萨克族的食管癌发病有显著相关性。王立东等研究表明*PLCE1*基因可以调节细胞的生长、分化、凋亡和血管生成，而*C20ORF54*负责运送核黄素，而核黄素缺乏已确定为是食管鳞癌和贲门腺癌的重要危险因素。Abnet对中国人群的2240名胃癌患者、2115例食管癌患者和3302名对照者的5个全基因组关联研究进行综合分析，也证实*PLCE1*基因的rs2274223 SNP位点与贲门癌和食管鳞癌密切相关，并确定了*PLCE1*基因的第二个错义SNP位点（rs3765524）与贲门癌和食管鳞癌密切相关。

在食管癌组织中有多个基因发生突变，其中包括*TGFBR2*、*DLEC1*、*LZTS1*、*DEC1*、*RNF6*和*WWOX*等多个基因，提示多重基因位点的介入和遗传环境相互作用发展食管癌，属于多基因遗传病（表29-12）。

表29-12　食管癌编码基因的染色体定位和名称及OMIM代号

染色体定位	表型名称	表型OMIM	编码基因代号	基因MIM
3p24.1	食管癌（体细胞）	133239	*TGFBR2*	190182
3p22.2	食管癌	133239	*DLEC1*	604050
8p21.3	食管鳞状细胞癌	133239	*LZTS1*	606551
9q33.1	食管鳞状细胞癌	133239	*DEC1*	604767
13q12.13	食管癌（体细胞）	133239	*RNF6*	604242
16q23.1-q23.2	食管鳞状细胞癌	133239	*WWOX*	605131
18q21.2	食管癌（体细胞）	133239	*DCC*	120470

二、胃癌

胃癌（gastric cancer，OMIM 613659）起源于胃壁最表层的黏膜上皮细胞，可发生于胃的各个部位，可侵犯胃壁的不同深度和广度。世界上胃癌的发病率也有很大的地域差异。亚洲和部分南美洲发病率高，在北美发病率最低，在智利、日本、南美洲和前苏联死亡率最高。易患胃癌的高危人群有：患有癌前病变（如慢性萎缩性胃炎、胃溃疡等）、饮食习惯不良（饮食不规律、吃饭快速，喜高盐/热烫食品，喜食致癌物质亚硝酸盐含量高的食物，常食用霉变食物等）、长期酗酒及吸烟、有胃癌家族史即遗传因素、长期心理状态不佳、幽门螺杆菌感染等。

胃癌也是许多遗传性肿瘤易患综合征的一种表现形式，包括遗传性非息肉性结肠癌（HNPCC1），家族性腺瘤性息肉病(FAP),Peutz-Jeghers 综合征(PJS),Cowden 病(CD),Li-Fraumeni 综合征,还包括了遗传性弥漫性胃癌(HDGC)。

胃癌发生有遗传因素的证据是:①大量流行病学研究和胃癌家族的临床病例报道证实,部分胃癌患者呈现明显家族聚集现象,胃癌家族成员患胃癌的危险性是普通人群的 4 倍,有胃癌患者一级亲属患胃癌的危险率增加 2~3 倍,充分说明遗传因素在胃癌发生中的重要作用。在一些家族中可以显性方式连续遗传几代,而这些家族中没有找到任何有关的特殊环境因素。②胃癌发生有种族倾向。Legon 曾经提出在威尔斯地区胃癌死亡率极高,但在邻近的非威尔斯语系人中,虽有相同的环境、职业和食物烹调习惯,胃癌发病率却较低,经流行病学调查,发现胃癌的分布与威尔斯语系的分布有关。③双生子研究也提示胃癌发生有一定遗传因素,据报道同卵双生子的发病一致率明显高于异卵双生子,更高于群体发病率。④恶性贫血患者胃癌发生率高,而恶性贫血有一定的遗传因素参与(参见第二十八章)。⑤胃癌的发生与血型相关,A 型血者患胃癌的危险度高于其他血型 20%~30%。其原因尚不清楚,有认为胃癌细胞可能产生某种与 A 血型有关的抗原。在 O 血型个体中由于对这类抗原可产生免疫反应,使胃癌细胞的生长与转化受阻,因而 O 血型个体发生胃癌的危险性比 A 血型者低。以上证据均提示胃癌具有遗传易感性,符合多因子遗传模式特征。在胃癌组织中有多个基因发生突变(表 29-13,14)。

表 29-13　胃癌表型基因

定位	表型	表型 OMIM	编码基因	基因 MIM
1p34.1	胃癌	613659	*MUTYH*	604933
2q33.1	胃癌	613659	*CASP10*	601762
3q26.32	胃癌	613659	*PIK3CA*	171834
5q22.2	胃癌	613659	*APC*	611731
5q31.1	胃癌	613659	*IRF1*	147575
10p15.1	胃癌	613659	*KLF6*	602053
10q26.13	胃癌	613659	*FGFR2*	176943
17q12	胃癌	613659	*ERBB2*	164870

表 29-14　遗传性弥漫型胃癌基因

定位	表型	表型 OMIM	编码基因	基因 MIM
2q13	遗传性幽门感染后胃癌风险	137215	*IL1B*	147720
2q13	遗传性幽门感染后胃癌风险	137215	*IL1RN*	147679
12p12.1	胃癌	137215	*KRAS*	190070
16q22.1	胃癌,家族性弥散性,有或无唇裂、颚裂	137215	*CDH1*	192090

http://www.ncbi.nim.nih.gov/omim 提供

遗传性胃癌是约占胃癌的 1%~3%,是一种罕见的遗传性疾病。遗传性胃癌是指一个家族内多个成员发生胃癌,具有明显家族聚集现象,呈常染色体显性遗传,外显率高达 70%~80%,肿瘤分化差,患者发病年龄早。遗传性胃癌可分为遗传性弥漫型胃癌(hereditary diffuse gastric cancer,HDGC,OMIM 137215)和遗传性肠型胃癌。目前得到世界公认的遗传性弥漫型胃癌易感基因是 E-钙黏蛋白基因(*CDH1*)(16q22.1)。在遗传性弥漫型胃癌患者可以检测到 *CDH1* 基因的杂合性突变。另外遗传性弥漫型胃癌与 2q13 上的 *IL1B*、*IL1RN* 和 12p12.1 的 *KRAS* 基因密切相关。

1999年国际遗传性胃癌协作研究组制订了遗传性胃癌的诊断标准和可疑诊断标准。诊断标准：一个家系中，①至少有3例确诊的胃癌患者，其中1例必须是另外2例的一级亲属；②胃癌至少累及连续的两代人；③至少1例胃癌患者发病年龄小于45岁。可疑遗传性胃癌诊断标准：符合上述标准的任何两条（HN-PCC、FAP和Li-Fraumeni综合征必须排除在外）。

三、胰腺癌

胰腺癌（pancreatic cancer，OMIM 260350）是一种恶性度较高的消化系统恶性肿瘤，约95%的胰腺癌为导管细胞腺癌。胰腺癌好发于新西兰毛利人、非裔美国人、犹太人等种族，在瑞典、美国、意大利、日本等国家发病率最高。在印度、非洲等国家发病率最低。胰腺癌危险因素包括：吸烟、慢性胰腺炎家族史、老年、男性、糖尿病、肥胖、职业暴露（长期接触有害化学物质等）、美国黑人种族、高脂肪低纤维素餐、幽门螺杆菌感染等。胰腺癌的发生是多基因病变、多步骤、多阶段的演变过程，包括遗传、环境、感染等多种因素参与。

胰腺癌发生有遗传因素的证据是：① 5%～10%的胰腺癌患者具有家族遗传病史，家族中一级亲属偶患胰腺癌，其他成员发病的危险比一般人群高2倍，并随一级亲属患患者数增加而危险性升高：有遗传倾向的家族中2个一级亲属同时患胰腺癌，其他成员发病的危险比一般人群高6.8倍。②有研究发现家族ABO血型可能也与胰腺癌遗传易感性有关。其中A、B及AB型血者易患胰腺癌，而O型血者发病的危险相对较低，这说明O型血对胰腺癌发病可能具有保护作用，具体机制还有待深入研究。③遗传性胰腺炎是常染色体显性遗传疾病，有80%的表型外显率，男女发病相等。遗传性胰腺炎患者有45%的机会发展为胰腺癌，两个独立的大型流行病学研究国际遗传性胰腺炎研究小组和欧洲胰腺癌和遗传性胰腺炎登记处，发现遗传性胰腺炎发生胰腺癌的危险性增加了50～70倍。

胰腺癌的易感基因位点有4个，包括涉及*PALLD*基因（4q32）突变相关的*PNCA1*、涉及*BRCA2*基因（13q12.3）突变的*PNCA2*、涉及*PALB2*基因（16p12）突变的*PNCA3*和涉及*BRCA1*基因（17q21）突变的*PNCA4*。在胰腺癌实体瘤标本存在的突变基因有*KRAS*、*CDKN2A*、*MADH4*、*TP53*、*ARMET*、*STK11*、*ACVR1B*和*RBBP8*等基因的突变。其中大部分遗传性胰腺癌发生*BRCA2*基因突变；10%散发性胰腺癌也会发生*BRCA2*基因突变；浸润性胰腺癌常出现*K-ras*癌基因突变，肿瘤抑癌基因失活（包括*CDKN2A*，*TP53*，*SMAD4*和*BRCA2*等），端粒酶缩短，染色体损失等。

如果对于有遗传倾向的个体进行基因筛查，有可能会早期发现和早期预防胰腺癌，但是由于胰腺癌遗传易感基因体系还不完全清楚，因此基因筛查还未得到共识。但是对于犹太民族成员，特别是有乳腺癌家族史、一级亲属有胰腺癌者，建议查*BRCA2*基因突变。对于有家族非典型多痣黑色素瘤家族史者，建议查*CDKN2A*。除了基因筛查，国外多个研究小组针对这些有患胰腺癌遗传背景（Peutz-Jeghers综合征、遗传性胰腺癌等）人群进行临床评估，期望早期发现胰腺癌，早期治疗而提高良好预后。美国华盛顿大学报道了75例有遗传背景患者中应用超声内镜（EUS）和内镜下逆行胰胆管造影术（ERCP）定期随诊，发现10例为*PanIN* Ⅲ（pancreatic intraepithelial neoplasia，PanIN）胰腺导管上皮内瘤变，5例为*PanIN* Ⅱ。Canto等前瞻性观察78例有遗传背景人群和149例对照人群，随诊12个月，发现8例患胰腺癌，6例患胰腺导管内乳头黏液瘤（intraductal papillary mucinous neoplasms，IPMN），3例患非胰腺癌肿瘤。通过针对遗传背景人群进行的研究提示：①胰腺癌早期筛查是可行的；②胰腺癌早期筛查可以提高患者预后。期望这些工作将来有益于散发性胰腺癌患者。

四、肝癌

原发性肝细胞癌（primary hepatocellular carcinoma，OMIM 114550）肝细胞癌是主要的恶性原发性肝癌肿瘤的类型，全世界发病率排第五位，在全球范围内肿瘤相关性死亡因素中排名第三位。全球每年有超过50万新患者。

肝癌的病因尚不明确，目前认为环境因素，生物学因素（黄曲霉素、病毒性肝炎、血吸虫）、化学因素（水源、药物、有机溶剂）及烟酒等不良嗜好与遗传因素共同作用的结果。肝癌的主要危险因素是慢性乙型肝炎病毒(HBV)感染、慢性丙型肝炎病毒(HCV)感染、长期饮食接触黄曲霉毒素、酒精性肝硬化和其他原因引起的肝硬化。流行病学研究证实,不管在低发区或高发区,原发性肝癌的发病均有家族/家庭聚集倾向,分子遗传学的研究也证实遗传易感基因在原发性肝癌的发病中有重要作用。上海曾对启东地区肝癌与遗传关系进行了全面研究,以1020例肝癌病例作为指示病例,发现家族中患肝癌2人以上的占调查病例的42.45%。这显示肝癌有明显的家族聚集现象,其本质就是遗传因素与肝癌之间存在密切的相关性。

我国是肝癌高发国家,每年约有11万人死于肝癌。肝癌易发生早期转移,且有浸润至邻近及更远组织的倾向。治疗预后较差。环境因素以及慢性感染特别是乙型肝炎病毒(HBV)感染被视为是导致肝癌的重要病因,这在中国尤其流行。有研究者对上海的肝癌标本进行研究,确定HBV肝炎病毒整合到人染色体*p53*基因所在的17p12-P11.2区域。HBV病毒DNA的整合是病毒的复制周期中的必需步骤。许多人类肝细胞癌整合HBV序列的病例,提示HBV整合与肝癌的发生存在因果关系。HBV整合到人DNA的位点众多,任何1个整合位点的整合都导致相同的整合结果。但是这种整合的不同却会导致在不同的肿瘤中参与肝细胞的恶性转化的靶点各不相同。

在肝细胞癌(HCC)和肝母细胞瘤中现在已经确定有许多基因的突变,表29-15中列出。

表29-15 肝细胞型编码基因的染色体定位和名称及OMIM代号

定位	表型	OMIM	基因代号	基因MIM
2q33.1	肝细胞性肝癌(体细胞)	114550	*CASP8*	601763
3p22.1	肝细胞性肝癌(体细胞)	114550	*CTNNB1*	116806
3q26.32	肝细胞性肝癌(体细胞)	114550	*PIK3CA*	171834
5q22.2	肝母细胞瘤	114550	*APC*	611731
7q31.2	肝细胞性肝癌(儿童型)	114550	*MET*	164860
8p22	肝细胞性肝癌(体细胞)	114550	*PDGFRL*	604584
16p13.3	肝细胞性肝癌(体细胞)	114550	*AXIN1*	603816
17p13.1	肝细胞性肝癌(体细胞)	114550	*TP53*	191170

我国采用外显子组测序技术对乙型肝炎病毒相关的肝癌开展了大规模的测序和分析研究,确定了具有门静脉癌栓(portal vein tumor thrombus, PVTTs)、肝内转移的HBV阳性肝癌患者的体细胞突变。并提供了可能与中晚期肝癌相关的体细胞突变的图谱,为人们发现有关驱动肝癌发生及生长分子途径提供了重要的线索。此外,国内的研究学者在肝癌研究中取得了一系列的突破性进展,为深入了解肝癌的发生发展分子机制提供了重要的研究数据。

肝脏肿瘤中还有一种较少见的肝脏良性肿瘤,家族性肝腺瘤(hepatic adenomas, familial, OMIM 142330)。家族性肝腺瘤与染色体12q24区域的转录因子1(TCF1, HNF1A)基因的双等位基因失活密切相关。

五、结肠癌

结肠癌(colorectal cancer, CRC, OMIM 114500)是一种男性女性均较常见的肿瘤,流行病学研究表明,结肠癌的发病与环境因素、遗传、生活习惯尤其是饮食方式密切相关。遗传因素在结肠癌发病中起着重要的作用,有多种遗传因素会导致结肠癌,例如染色体不稳定,CpG岛甲基化和微卫星不稳定,其中染色体不稳定是结肠癌的最常见的遗传因素,在结肠癌中的发生率高达85%。

结肠癌有家族聚集现象,有家族遗传危险性的患者大约占所有结肠癌患者的20%,其中5%~10%符合常染色体显性遗传规律。Macklin等统计结肠癌患者的直系亲属中发病的风险要比一般人群高3~4倍。瑞典的一项研究表明,当父母患有结肠癌时,其子女患结肠癌的危险性也增高;当兄弟姐妹中有人患有结肠癌时，其患结肠癌的危险性也增加。流行病学统计不同人种的结肠癌发病率，显示不同种族间发病率的巨大差异提示结肠癌的发生与遗传因素有着密切的关系。

与遗传有关的结肠癌主要有两种：家族性腺瘤型息肉病（familial adenomatous polyposis，OMIM 175100）和遗传性非息肉病性结肠癌（hereditary nonpolyposis colorectal cancer，HNPCC，OMIM 120435）。FAP与APC基因（5q22.2）突变相关。HNPCC与多个基因突变相关，其中包括*MSH2*、*MLH1*、*PMS1*、*PMS2*、*MSH6*、*TGFBR2*和*MLH3*。另外*MUTYH*基因突变会导致常染色体隐性遗传的腺瘤性息肉病（OMIM 608456），*AXIN2*基因突变会导致先天性牙缺失的结肠癌综合征（OMIM 608615）。在结肠癌肿瘤组织中检测到多个基因突变，其中包括*KRAS*、*PIK3CA*、*BRAF*、*CTNNB1*、*FGFR3*、*AXIN2*、*AKT1*、*MCC*、*MYH11*和*PARK2*等多个基因。

（李　骥　王　健　赖雅敏　冯云路　芦　波　谭　蓓　蒋青伟　刘芳宜　协助编写）

参考文献

1. Caselli M，Balboni A. Relation between chronic gastritis，helicobactor pylori and HLA：role of DQA1 and DQB1 molecular alles. Presse Med，1996，25（23）：1083-1084.

2. 杜意平 . 消化性溃疡患者HLA-DQAI基因的120例检测 . 世界华人消化杂志，2000，8：28.

3. Sugimoto M，Yamaoka Y，Furuta T. Influence of interleukin polymorphisms on development of gastric cancer and peptic ulcer. World J Gastroenterol，2010，16（10）：1188-1200.

4. Miao X，Garcia-Barceló MM，So MT，*et al.* Lack of association between nNOS -84G > A polymorphism and risk of infantile hypertrophic pyloric stenosis in a Chinese population. J Pediatr Surg，2010，45（4）：709-713.

5. Everett KV，Chioza BA，Georgoula C，*et al.* Genome-wide high-density SNP-based linkage analysis of infantile hypertrophic pyloric stenosis identifies loci on chromosomes 11q14-q22 and Xq23. Am J Hum Genet，2008，82（3）：756-762.

6. Hervonen K，Karell K，Holopainen P，*et al.* Concordance of dermatitis herpetiformis and celiac disease in monozygous twins. Invest Derm，2000，115（6）：990-993.

7. Sollid LM，Thorsby E. HLA susceptibility genes in celiac disease：genetic mapping and role in pathogenesis. Gastroenterology，1993，105（3）：910-922.

8. Liu J，Juo SH，Holopainen P，*et al.* Genomewide linkage analysis of celiac disease in Finnish families. Am J Hum Genet，2002，70（1）：51-59.

9. Djilali-Saiah I.，Schmitz J.，Harfouch-Hammoud E，*et al.* CTLA-4 gene polymorphism is associated with predisposition to coeliac disease. Gut，1998，43（2）：187-189 .

10. Woolley N，Holopainen P，Ollikainen V，*et al.* A new locus for coeliac disease mapped to chromosome 15 in a population isolate. Hum Genet，2002，111（1）：40-45 .

11. Van Heel DA，Franke L，Hunt KA，*et al.* A genome-wide association study for celiac disease identifies risk variants in the region harboring IL2 and IL21. Nat Genet，2007，39（7）：827-829.

12. Hunt KA，Zhernakova A，Turner G ，*et al.* Newly identified genetic risk variants for celiac disease related to the immune response. Nat Genet，2008，40（4）：395-402.

13. Hugot JP，Laurent-Puig P，Gower-Rousseau C，*et al.* Mapping of a susceptibility locus for Crohn's disease on chromosome 16. Nature，1996，379（6568）：821-823.

14. Hugot JP，Chamaillard M，Zouali H，*et al.* Association of NOD2 leucine-rich repeat variants with susceptibility to Crohn's disease. Nature，2001，411（6837）：599-603.

15. Ahmad T，Tamboli CP，Jewell D，*et al.* Clinical relevance of advances in genetics and pharmacogenetics of IBD. Gastroenterology，2004，126（6）：1533-1549.

16. Hampe J，Franke A，Rosenst iel P，*et al.* A genome-wide association scan of nonsynonymous SNPs identifies a susceptibility

variant for Crohn disease in ATG16L1. Nat Genet, 2007, 39(2): 207-211.

17. Parkes M, Barrett JC, Prescott NJ, *et al.* Sequence variants in the autophagy gene IRGM and multiple other replicating loci contribute to Crohn's disease susceptibility. Nat Genet, 2007, 39(7): 830-832.

18. Barrett JC, Hansoul S, Nicolae DL, *et al.* Genome-wide association def ines more than 30 distinct susceptibility loci for Crohn's disease. Nat Genet, 2008, 40(8): 955-962.

19. Abraham C, Cho JH: Inflammatory Bowel Disease. N Engl J Med, 2009, 361(21): 2066-2078.

20. Edery P, Lyonnet S, Mulligan LM, *et al.* Mutations of the RET proto-oncogene in Hirschsprung's disease. Nature, 1994, 367(6461): 378-380.

21. Angrist M, Bolk S, Thiel B, *et al.* Mutation of the endothelin receptor B gene in Waardenburg-Hirschsprung disease. Hum Mol Genet, 1995, 4(12): 2407-9240.

22. Hofstra RM, Osinga J, Sindhunata GT, *et al.* A homozygous mutation in the endothelin-3 gene associated with a combined Waardenburg type 2 and Hirschsprung phenotype. Nat Genet, 1996, 12(4): 445-447.

23. Pini Prato A, Gentilino V, Giunta C, *et al.* Hirschsprung's disease: 13 years' experience in 112 patients from a single institution. Pediatr Surg Int, 2008, 24(2): 175-182.

24. Kessmann J. Hirschsprung's disease: diagnosis and management. Am Fam Physician, 2006, 74(8): 1319-1322.

25. Knowles CH. New horizons in the pathogenesis of gastrointestinal neuromuscular disease. J Pediatr Gastroenterol Nutr, 2007, 45(Suppl 2): S97-102.

26. Bosma PJ, Chowdhury JR, Bakker C, *et al.* The genetic basis of the reduced expression of bilirubin UDP-glucuronosyltransferase 1 in Gilbert's syndrome. N Engl J Med, 1995, 333(18): 1171-1175.

27. Seppen J, Bosma PJ, Goldhoorn BG, *et al.* Discrimination between Crigler-Najjar type I and II by expression of mutant bilirubinuridine diphosphate-glucuronosyltransferase. J Clin Invest, 1994, 94(6): 2385-2391.

28. Kadakol A, Ghosh SS, Sappal BS, *et al.* Genetic lesions of bilirubin uridine-diphosphoglucuronate glucuronosyltransferase UGT1A1 causing Crigler-Najjar and Gilbert syndromes: correlation of genotype to phenotype. Hum Mutat, 2000, 16(4): 297-306.

29. Toh S, Wada M, Uchiumi T, *et al.* Genomic structure of the canalicular multispecific organic anion-transporter gene MRP2/cMOAT and mutations in the ATP-binding-cassette region in Dubin-Johnson syndrome. Am J Hum Genet, 1999, 64(3): 739-746.

30. Palmer T, Oberholzer VG, Burgess EA, *et al.* Hyperammonaemia in 20 families.Biochemical and genetical survey, including investigations in 3 new families. Arch Dis Child, 1974, 49(6): 443-449.

31. Odell GB, Childs B. Heriditary hyperbilirubinemias.Progress in Medical Genetics. New series, Vol Ⅳ Genetics of Gastrointestinal disease, 1980, 4: 103-134.

32. Balistreri WF, Bezerra JA. Whatever happened to "neonatal hepatitis". Clin Liver Dis, 2006, 10(1): 27-53

33. van der Woerd WL, van Mil SW, Stapelbroek JM, *et al.* Familial cholestasis: Progressive familial intrahepatic cholestasis, benign recurrent intrahepatic cholestasis and intrahepatic cholestasis of pregnancy. Best Pract Res Clin Gastroenterol, 2010, 24(5): 541-553.

34. Morotti RA, Suchy FJ, Magid MS. Progressive familial intrahepatic cholestasis(PFIC) type 1, 2, and 3: A review of the liver pathology findings. Semin Liver Dis, 2011, 31(1): 3-10.

35. 张小刚,钟理,王建飞. 食管癌危险因素及预防研究进展. 世界华人消化杂志, 2009, 17(7): 677-680.

36. Wu C, Hu Z, He Z, *et al.* Genome-wide association study identifies three new susceptibility loci for esophageal squamous-cell carcinoma in Chinese populations. Nat Genet, 2011, 43(7): 679-684.

37. Beckman L, Angqvist KA. On the mechanism linked the association between ABO blood group and gastric carcinoma. Hum Hered, 1987, 37(3): 140-143.

38. 陈慧敏,房静远. 家族性胃癌的研究进展. 中华消化杂志, 2009, 1: 67-70.

39. 吕云超,崔云甫. 胰腺癌流行病学和病因学研究进展. 世界华人消化杂志, 2011, 19: 2805-2809.

40. Vincent A, Herman J, Schulick R, *et al.* Pancreatic cancer. Lancet, 2011, 378(9791): 607-620.

41. Stoita A, Penman ID, Williams DB. Review of screening for pancreatic cancer in high risk individuals. World J Gastroenterol,

2011,17(19):2365-2371.

42. Maitra A,Hruban RH. Pancreatic Cancer. Annu Rev Pathol,2008,3:157-188.

43. Daley D. The identification of colon cancer susceptibility genes by using genome-wide scans. Methods Mol Biol,2010, 653:3-21.

44. Gala M ,Chung DC. Hereditary colon cancer syndrome. Semin Oncol,2011,38(4):490-499.

45. Arber N,Moshkowitz M. Small bowel polyposis syndromes. Curr Gastroenterol Rep,2011,13(5):435-441.

46. Giardiello FM,Trimbath JD. Peutz-Jeghers syndrome and management recommendations. Clin Gastroenterol Hepatol, 2006, 4(4):408-415.

47. Brosens LA m Langeveld D ,van Hattem WA ,*et al.* Juvenile polyposis syndrome. World J Gastroenterol,2011,17(44): 4839-4844.

48. Burt RW. Diagnosing lynch syndrome:more light at the end of the tunnel. Cancer Prev Res(Phila),2012,5(4):507-510.

49. Townes PL,Brocks ER. Herediatary syndrome of imperforate anus with hand,foot and ear anomalies.J Pediatr,1972,81(2): 321-326.

50. Kohlhase J. Townes-Brocks Syndrome . GeneReviews Seattle WA:University of Washington. Seattle. 1993.

51. Kohlhase J,Wischemann A,Reichenbach H,*et al.* Mutation in the SALLl putative transcription factor gene cause Townes-Brocks syndrome. Nat Genet, 1998,18(1):81-83.

52. Kiefer SM,Ohlemiller KK,Yang J,*et al.* Expression of a truncated Sall1 transcriptional repressor is responsible for Townes-Brocks syndrome birth defeccts Hum Mol Genet,2003,12(7):2221-2227.

53. Botzenhart EM ,Bartalini G ,Blair E,*et al.* Townes-Brocks syndrome:twenty novel SALL1 mutations in sporadic and familial cases and refinement of the SALL1 hot spot region. Hum Mutat, 2007,28(2):204-205.

54. 武辉,穆志红,严超英．儿童期肝肾纤维化多囊病诊治分析．临床儿科杂志, 2002,20(3):182-183.

55. Reaves J,Wallace G:Unexplained brusing:weighing the pros and cons of possible causes. Consult Pediatr,2010,9:201-202.

56. Wells J,Rosenberg M,Hoffman G,*et al.* decision-tree approach to cost comparison of newborn screening strategies for cystic fibrosis. Pediatrics,2012,129(2):e339-347.

57. Wilschanski M,Kerem E. New drugs for cystic fibrosis. Expert Opin Investig Drugs,2011,20(9):1285-1292.

58. Knowlton RG,Cohen-Haguenauer O,Van Cong N,*et al.* A polymorphic DNA marker linked to cystic fibrosis is located on chromosome 7. Nature,1985,318(6044):380-382.

59. Tsui LC,Buchwald M,Barker D,*et al.*Cystic fibrosis loccus defined by a genetically linked polymorphic DNA marker. Science,1985,230(4729):1054-1057.

60. Farrall M,Law HY,Rodeck CH,*et al.* First trimester prenatal diagnosis of cystic fibrosis with linked DNA probes. Lancet, 1986,1(8495):1402-1405.

61. Spence JE,Buffone GJ,Rosenbloom CL,*et al.* Prenatal diagnosis of cystic fibrosis using linked DNA marker and microvillar intestinal enzyme analysis. Hum Genet,1987,76(1):5-10.

62. Curtis A,Strain L,Mennie M,*et al.* Confirmation of prenatal diagnosis of cystic fibrosis by DNA typing of fetal tissue. J Med Genet,1988,25(2):79-82.

63. Howes N,Lerch MM,Greenhalf W,*et al.* Clinical and genetic characteristics of hereditary pancreatitis in Europe. Clin Gastroenterol Hepatol,2004,2(3):252-261.

64. Whitcomb DC. Hereditary pancreatitis:new insights into acute and chronic pancreatitis. Gut,1999,45(3):317-322.

65. Le Bodic L,Bignon JD,Raguenes O,*et al.* The hereditary pancreatitis gene maps to long arm of chromosome 7. Hum Mol Genet,1996,5(4):549-554.

66. Pandya A,Blanton SH,Landa B,*et al.* Linkage studies in a large kindred with hereditary pancreatitis confirms mapping of the gene to a 16-cM region on 7q. Genomics,1996,38(2):227-230.

67. Lal A,Lal DR. Hereditary pancreatitis. Pediatr Surg Int, 2010,26(12):1193-1199.

68. Teich N,Mössner J. Hereditary chronic pancreatitis. Best Pract Res Clin Gastroenterol, 2008,22(1):115-130.

69. Czaja A, Donaldson P. Genetic susceptibilities for immune expression and liver cell injury in autoimmune hepatitis. Immunol Rev. 2000; 174: 250-259.

70. Hirschfield GM, Liu X, Xu C, *et al.* Primary biliary cirrhosis associated with HLA, IL12A, and IL12RB2 variants. N Engl J Med, 2009, 360(24): 2544-2555.

71. Selmi C, Mayo MJ, Bach N, *et al.* Primary biliary cirrhosis in monozygotic and dizygotic twins: genetics, epigenetics and environment. Gastroenterology, 2004, 127(2): 485-492.

72. Chapman RW, Varghese Z, Gaul R, *et al.* Association of primary sclerosing cholangitis with HLA-B8. Gut, 1983, 24(1): 38-41.

73. Eugene R. Schiff .Schiff's diseases of the liver. P477-508.11th edition. John Wiley, Sons Ltd, 2012.

74. Ozen H. Glycogen storage diseases: New perspectives. World J Gastroenterol, 2007, 13(18): 2541-2553.

75. Comi GP, Fortunato F, Lucchiari S, *et al.* Beta-enolase deficiency, a new metabolic myopathy of distal glycolysis. Ann Neurol, 2001, 50(2): 202-207.

第三十章　遗传与泌尿生殖系统疾病

卢光琇

泌尿系统包括肾脏、输尿管、膀胱和尿道，主要功能是排出人体新陈代谢过程中产生的可溶性废物、多余的水和无机盐，以维持机体内环境的稳定和电解质平衡。生殖系统包括性腺及附属生殖器官，分为男性生殖系统和女性生殖系统。男性生殖系统包括睾丸、附睾、输精管、阴茎及附属腺体等，女性生殖系统包括卵巢、输卵管、子宫和阴道。主要功能是产生生殖细胞、分泌性激素和维持副性征，繁殖新个体，女性子宫还承担了孕育子代的功能。

在胚胎发生上，泌尿系统的主要器官肾以及生殖系统的主要器官睾丸和卵巢均起源于间质中胚层，胚胎期的中肾逐渐衍化为男性的生殖管道。在解剖位置上，泌尿系统和生殖系统的解剖结构关系非常密切，男性尿道具有排尿及排精的双重功能，女性尿道及阴道则共同开口于阴道前庭。因此，泌尿系统和生殖系统常统称为泌尿生殖系统。

泌尿生殖系统疾病与遗传的关系非常密切。早在 19 世纪人们已发现肾病可以遗传，人类基因组计划的完成加深了人们对由遗传异常引起的肾病的认识。性染色体及与生殖相关的基因影响人类性别决定、性别分化、性成熟及生殖系统功能，其异常将导致生殖系统相关的遗传病或者遗传性不孕不育。遗传因素在输尿管、膀胱和尿道的先天发育异常中的作用目前尚不清楚。本章将介绍遗传因素导致的肾小球、肾小管相关遗传病、肾脏发育的遗传病、性发育障碍、性成熟异常及遗传性不孕不育。

第一节　肾小球相关遗传病

肾小球是肾脏的重要功能单位。循环血液经过肾小球毛细血管时，血浆中的水、小分子溶质，如葡萄糖、氯化物、无机磷酸盐、尿素、尿酸和肌酐及少量的血浆蛋白，均可滤入肾小囊的囊腔而形成滤过液。肾小囊分壁层和脏层，壁层在血管球周围，形成一个球形的外壳，它与脏层之间为肾小囊腔。脏层的上皮细胞又称为足细胞（podocyte），包绕在血管球毛细血管基板的外面。足细胞、肾小球基底膜（glomerular basement membrane，GBM）和毛细血管内皮一起构成了肾小球血液滤过屏障。

一、遗传性肾炎

遗传性肾炎（hereditary nephritis，OMIM 301050，OMIM 104200，OMIM 203780）是一种以血尿和进行性肾衰竭为特征的遗传性肾脏疾病。1927 年 Alport 发现该病具有家族聚集性，其家族成员的患者中除肾炎外还伴有感音性神经性耳聋，故本病又称为 Alport 综合征（Alport syndrome，ATS）；1956 年 Sohar 发现部分患者还伴有视力下降，因此该病又称耳 - 眼 - 肾综合征。1988 年 Atkin 报道美国犹他州本病发病率为 1/5000，我国尚未见发病率报道。

（一）临床表现

85% ~ 90% 的遗传性肾炎患者，出生后就出现肾脏病变，最常见为血尿，呈持续性或间歇性镜下血尿甚至肉眼血尿，男性患者多为持续性血尿，女性患者常表现为间歇性镜下血尿，但其中 10% ~ 15% 的女性患者从未出现血尿。50% ~ 70% 的患者可出现蛋白尿。患病初期尿中蛋白含量少，随着病程的发展，尿蛋白逐渐增多，少数出现大量尿蛋白（ > 3.5g/24h）。本病患者在疾病后期常出现高血压，尤以男性多见。感音神经性耳聋是本病最常见的肾外症状，累及约 50% 的患者。虽然耳聋非先天性，但发病年龄较早，双侧听力进行性下降，多为高频型（2000 ~ 8000Hz）。15% ~ 30% 的本病患者出现眼损害。较常见的病变类型包括前锥形晶体和（或）黄斑周围微粒改变，造成视力下降，加镜无助。眼疾在肾移植后加重，但在儿童中少见。此外，本病患者常并发其他系统疾病，如巨血小板减少症、大脑功能障碍、弥漫性平滑肌瘤，常累及食管和女性生殖道，出现吞咽困难和女性生殖道弥漫性平滑肌瘤。实验室诊断：①血尿和（或）蛋白尿。②尿蛋白定量可判断疾病发展程度，尿蛋白随病情发展而增加。③尿沉渣主要有脓尿、血尿、红细胞管型尿。④肾活检显示疾病早期可见肾小球基底膜增生，晚期肾小球硬化，间质纤维化伴肾小管萎缩，并常见肾脏内脂质呈条纹状沉积。电镜下可见本病的典型症状，如肾小球基底膜不规则的增厚、变薄、粗细相间、断裂和分层，是诊断本病的重要指标。⑤免疫荧光学检查：应用抗Ⅳ型胶原不同 α 链的单克隆抗体，对肾活检及皮肤活检组织进行免疫荧光学检查，如果 α5(Ⅳ)链染色阴性可确诊 X 连锁显性遗传的遗传性肾炎。文献报道该方法的诊断率可达 75% ~ 90%。

（二）遗传学和发病机制

该病的发病机制比较清楚，是由于编码Ⅳ型胶原 α 链的基因突变所引起的一种基底膜病。主要原因是编码Ⅳ型胶原各种 α 链基因发生突变，导致 α 链生成异常，破坏了Ⅳ型胶原分子的形成，改变了基底膜的结构，影响肾小球的滤过率，从而导致肾功能减退。Ⅳ型胶原分子是构成基底膜的主要成分，由 3 条 α 链组成，已发现 6 种亚型。这些亚型的分布有组织特异性，α1 和 α2 链广泛分布在各种基底膜中。而 α3 ~ α6 链主要见于如肾小球和肾小管基底膜、包氏囊、眼晶状体前囊膜、耳蜗悬韧带和螺旋嵴，α5 和 α6 链还存在于表皮基底膜，编码这些 α 链的基因发生突变均可导致肾脏、耳及眼部发生病变。本病呈明显的遗传异质性，有 X 连锁显性遗传、常染色体显性遗传和常染色体隐性遗传等三种遗传方式。

1. X 连锁显性遗传（OMIM 301050）　本病 85% 家系属此种遗传方式，患者中男性少于女性，且病症较重，多在40岁以前进展至终末期肾衰竭（ESRD），女性患者一般为杂合子，纯合子多在胚胎期死亡。1988年Alkin等发现*COL4A5*为其致病基因，定位于Xq22.3，目前已发现400多种致病突变，主要包括点突变、剪切位点突变、小片段的缺失和重复。研究者还发现，通过基因突变分析可有效预测男性患者发生ESRD的年龄。具有导致蛋白质合成提前终止的截短型基因突变的患者，发生ESRD年龄早，平均为21.6岁，为青少年型；而非截短型突变患者发生ESRD的平均年龄为33.1岁。

2. 常染色体显性遗传（OMIM 104200）和常染色体隐性遗传（OMIM 203780） *COL4A3*和*COL4A4*基因发生突变导致的遗传性肾炎，既可表现为常染色体显性遗传，又可表现为常染色体隐性遗传，呈表型异质性。*COL4A3*和*COL4A4*基因均定位在2q36.3，分别编码Ⅳ型胶原的α3和α4链。目前已发现在常染色体隐性遗传的遗传性肾炎中，这两个基因突变有100余种。

（三）防治

本病不能根治，只能对症治疗。针对蛋白尿，目前采用血管紧张素转换酶抑制剂（ACEI）类药物，可减少尿蛋白排出量，维持肾小球滤过率，不过这种疗效存在个体差异。对于进展至慢性肾衰晚期的遗传性肾炎患者，透析治疗和肾移植有一定疗效。基因治疗是近年来的一个研究方向。有学者应用在Ⅳ型胶原上培养的骨髓干细胞来治疗小鼠遗传性肾炎模型，改善了肾小球的滤过率。

二、局灶性节段性肾小球硬化症

局灶性节段性肾小球硬化症（focal segmental glomerulosclerosis，FSGS，OMIM 603278，603965，607832，612551，613237，614131）是儿童和成人常见的原发性肾小球疾病，在不明原因的肾病综合征中占15%～30%，表现为肾小球毛细血管袢有局灶性节段性硬化或透明变性，导致了大量的蛋白尿、低蛋白血症、高脂血症和水肿等肾病综合征的临床症状。过去认为FSGS机制不明，近年来已发现10多个基因参与FSGS的发病，证实遗传因素在该病的发生中起重要作用。

（一）临床表现

FSGS可发生于任何年龄，主要发生在儿童及青少年，男性稍多于女性。临床表现为蛋白尿。儿童多为原发性肾病综合征，常有血尿、高血压和肾功能不全，常见的病理组织学改变是以肾小球的微小病变为主。成人则主要是局灶节段性肾炎、膜型肾病和微小病变型。40%～60%患者病程呈慢性进行性，最终导致肾衰竭，10%～15%患者病程进展较快，较早出现肾衰。少数患者无明显症状，偶尔于常规尿检时发现蛋白尿。此型无症状性蛋白尿可持续很长时间，预后较好。病程后期多累及肾小管，出现肾性糖尿、氨基酸尿与磷酸盐尿等近曲小管功能障碍，最终进入慢性肾衰。实验室检查：①尿常规：镜检血尿、蛋白尿，常有无菌性白细胞尿、葡萄糖尿。肾小管功能受损者有氨基酸尿及磷酸盐尿，其发生率高于其他类型肾病综合征。②生化检查：有明显低白蛋白血症，血浆白蛋白常低于25g/L，少数可达10g/L以下。肾小球滤过率（GFR）下降。血尿素氮、肌酐升高。③肾活检：肾活检需足量取材，10个肾小球有高达35%的漏诊，20个肾小球仍有12%的漏诊。镜检有典型的FSGS病变特征，为局灶性节段性肾小球硬化病变，病变累及少数肾小球及肾小球部分节段的玻璃样硬化。早期在毛细血管壁和（或）系膜区可见泡沫细胞，为膜基质增加及部分毛细血管塌陷。电镜下显示大部分肾小球或全部肾小球足突融合，上皮细胞及其足突与基底膜脱离，内皮细胞和系膜处有电子致密物沉积。

（二）遗传学和发病机制

目前多将遗传性的FSGS分成家族性和散发性两类，遗传方式有常染色体显性遗传和常染色体隐性遗传。

1. 常染色体显性的家族性FSGS 目前比较确定的致病基因包括*ACTN4*、*TRPC6*、*INF2*等。

（1）*ACTN4*基因：*ACTN4*基因定位于19q13，编码α-辅肌动蛋白-4蛋白（α-actinin-4），其突变引起非肾病性的蛋白尿和表现为肾功能不全的慢性肾病。*ACTN4*突变引起的FSGS外显率很高，有表型异质性，重者表现为严重的蛋白尿或发展为第四阶段终末期肾衰竭，轻者只在中年晚期才出现微量蛋白尿。足细胞在FSGS的发生发展中起重要作用，它通过裂孔相连接形成裂隙膜。足细胞受损时，受到影响的肾小球开始变形，足突消失，假性囊肿形成，细胞质中累积了溶酶体颗粒和脂滴。当足细胞丧失达10%～20%时，肾小球开始硬化，肾小球硬化的程度与足细胞的减少直接相关。小鼠动物模型研究表明 *ACTN4* 纯合突变可导致肾小球内足细胞数量减少和黏附能力下降，出现以足细胞病变为主的严重肾脏疾病。

（2）*TRPC6* 基因：Winn 等人通过检测一个多代同堂的患有重型 FSGS 的大家族的遗传组成，发现 *TRPC6* 基因突变。*TRPC6* 基因定位于 11q21.22，编码一种肾小球足细胞分子，即瞬时受体电位阳离子通道蛋白 6（TRPC6），其突变会导致细胞内钙调磷酸酶 NFAT 通路持续活化，使下游的转录激活，引起钙离子内流增加，造成肾小球硬化。

（3）*INF2* 基因：*INF2* 基因定位于 14q32，编码的 INF2 蛋白是肌动蛋白调节蛋白的成蛋白（formin）家族成员之一，其功能是促进肌动蛋白形成多聚体。具有 *INF2* 基因突变的 FSGS 患者起病年龄晚，青年期或成年期发病，表现为中等量的蛋白尿，可伴有微量血尿和高血压，病变表现为非经典型 FSGS，容易发展成终末期肾衰竭。*INF2* 基因突变引起 INF2 蛋白由足细胞核周围分布变为不规则分布，同时导致足细胞内应力纤维和肌动蛋白数量减少，影响毛细血管袢的稳定性和肾小球的过滤功能，导致疾病的发生。

与常染色体显性遗传的家族性 FSGS 发病有关的基因还有 *WT1*、*LMX1B* 等，目前作用机制不明。

2. 常染色体隐性遗传的家族性 FSGS　常染色体隐性遗传 FSGS 与 *NPHS1* 基因和 *NPHS2* 基因突变有关。

（1）*NPHS1* 基因：*NPHS1* 基因定位于 19q13，编码由足细胞分泌的跨膜黏附的肾病蛋白（nephrin）。肾病蛋白通过形成同源二聚体建立裂系膜结构，是裂孔隔膜的一个关键结构分子，发挥着信号转导作用。*NPHS1* 基因突变所致的肾病蛋白缺陷引起足突融合和蛋白尿。*NPHS1* 基因突变在芬兰先天性肾病综合征患者的检出率为 98% 左右，在非芬兰地区的患者中，*NPHS1* 基因突变检出率为 39%～80%。

（2）*NPHS2* 基因：*NPHS2* 基因定位于染色体 1q25.2，编码足细胞裂孔隔膜上特异表达的寡聚体膜蛋白 podocin。podocin 通过其 C2 端与 CD2AP（足细胞胞浆中 podocin 的结合伴侣）和 podocin 本身发生联系，促进肾病蛋白分子的信号转导，维持肾小球裂孔隔膜结构的完整性和调节裂孔隔膜的滤过功能。*NPHS2* 基因突变可发生于基因的任何部位，但多集中在编码蛋白的氨基端，导致 podocin 功能丧失。*NPHS2* 基因突变所致的 FSGS 发病年龄较早，一般在 3 个月～5 岁起病，临床症状较重，对类固醇治疗抵抗，且较快进展成终末期肾衰竭。

（3）其他基因：*CD2AP*、*PLCE1*、*COQ2*、*ITGB4* 和 *LAMB2* 等基因以及线粒体基因突变亦与家族性 FSGS 发病有关，但机制尚不清楚。

3. 散发性 FSGS　散发性 FSGS 中研究较多的基因是 *NPHS2*、*MYH9* 和 *APOL1*，但这些基因突变的意义还需要进一步研究。

（三）防治

对 FSGS 的治疗尚存争议，以往认为本病疗效差，治疗比较困难，也无成熟有效的治疗方法，对症治疗是比较可行的方案。控制高血压、控制引起肾衰竭的风险因素（如高脂血症）可能会延缓家族性 FSGS 的进程。选择性地使用血管紧张素转化酶抑制剂和血管紧张素Ⅱ受体抑制剂可减少蛋白尿并进一步延迟某些家族性 FSGS 肾脏疾病的恶化。对于那些发展成终末期肾衰竭的家族性 FSGS 患者来说，肾移植是一种可行的选择，移植后复发的风险低。对明确基因突变的 FSGS 家系，可应用产前诊断或植入前遗传学诊断，阻断致病基因传递，避免患儿出生。

第二节　肾小管相关遗传病

一、肾脏葡萄糖处理障碍性疾病

（一）肾性糖尿

肾性糖尿（renal glucosuria，OMIM 233100）是指在血糖浓度正常或低于正常肾糖阈的情况下，由于近端肾小管重吸收葡萄糖功能降低所致的糖尿疾病。肾性糖尿病患者的肾小球滤过率和其他肾小管功能正常，一般无症状，往往到成年才确诊。

1. 临床表现　患者出生即存在糖尿，但多数因无症状而终生未被发现，确诊者多为检尿时偶然发现。患者血糖不高，偶尔出现低血糖，通常缺乏糖尿病患者常见的烦渴、多尿和消瘦等症状。患者尿糖阳性，与饮食无关。在重型患者中，糖尿持续存在，即使在饥饿时也存在。本病依据 Marble 提出的标准进行诊断，包括：①血糖正常或偏低，葡萄糖耐量试验正常或略有波动；②尿糖阳性，一般每天尿糖量 < 30g，持续出现尿糖而不随饮食波动；③尿中可检出葡萄糖还原物质；④糖储积和利用正常；⑤有阳性家族史，无糖尿病和既往肾脏病史。

2. 遗传学和发病机制　主要为常染色体显性遗传，少数为常染色体隐性遗传。还有不完全常染色体隐性遗传的报道。杂合子也会表现出轻度的糖尿，纯合子则表现出持续的和严重的糖尿特征。目前已定位于 16p11.2 的 *SLC5A2* 基因突变可导致肾性糖尿。*SLC5A2* 基因编码肾脏低亲和力、高能的钠离子 / 葡萄糖协同转运蛋白。

3. 防治　本病一般无需治疗，也不必限制饮食，预后良好。

（二）Fanconi-Bickel 综合征

Fanconi-Bickel 综合征（Fanconi-Bickel syndrome，FBS，OMIM 227810）是一种罕见的常染色体隐性遗传病，其临床表现以肝肾糖原储积、近端肾小管功能失调、葡萄糖及半乳糖利用障碍为特征。本病于 1949 年首次报道，至今全球共报道不足 200 例，国内仅报道 1 例。

1. 临床表现　本病表现为肝脏糖原贮积、空腹低血糖、餐后高血糖、高半乳糖血症以及以糖尿为突出表现的近端肾小管功能障碍等。患者最显著的症状是尿糖高（40 ~ 200g/d·1.73m^2），还可伴有高氨基酸尿、中度的高磷酸盐尿、高钙尿和空腹低血糖。患儿多在出生后 3 ~ 10 个月起病，最早的可在新生儿期。多以发热、呕吐、营养不良、低磷性佝偻病为首发症状。之后出现严重生长迟缓、腹胀、肝大。生长障碍可持续至成年。已有报道的成年身高介于 131 ~ 158cm。在有完整家系调查的 38 个家族中，近亲婚配率高达 66%。实验室检查：①尿检：糖尿、磷酸盐尿、氨基酸尿；②生化检测：低磷血症，血清碱性磷酸酶水平升高，可有轻度空腹低血糖和高脂血症，肝酶、血乳酸和尿酸水平多正常，患者伴高半乳糖血症，可在新生儿筛查中发现；③口服半乳糖或葡萄糖耐量试验显示不耐受；④ X 光检查：长骨钙化带消失、干骺端呈毛刷状、杯口状改变、骨质稀疏、骨干弯曲畸形等佝偻病表现。

2. 遗传学和发病机制　FBS 曾被归为糖原贮积症（glycogen storage disease，GSD）Ⅺ型。然而，与经典的糖原贮积症不同，FBS 患者的糖原合成和降解途径中酶活性正常。直至 1997 年才明确 FBS 是由于编码肾小管上皮细胞膜葡萄糖转运蛋白 2（glucose transporter 2，GLUT2）的 *GLUT2* 基因突变所致。该基因位于 3q26.2。目前已报道的 *GLUT2* 基因突变达数十种，未发现热点突变，基因型和表型之间的关系也有待进一步的病例积累。在有完整家系调查的 38 个家族中，近亲婚配率高达 66%。

3. 防治　目前对 FBS 尚无特效治疗，以对症治疗为主，包括补充水、电解质、和足量的维生素 D；限制半乳糖摄取；采用少量多餐、保证能量摄入的糖尿病食谱。食用生玉米淀粉可缓解肝糖原贮积症状。

二、原发性遗传性氨基酸尿

氨基酸经肾小球滤过后 98% 以上被近端小管重吸收。原发性遗传性氨基酸尿（primary inherited aminoacidurias，PIA）是一类由于氨基酸转运缺陷导致大量氨基酸从尿中排出的遗传性肾小管疾病。氨基酸转运缺陷不仅影响肾脏对氨基酸的重吸收，还可能影响肠道及其他器官的氨基酸转运。目前已发现多个基因缺陷均可导致原发性遗传性氨基酸尿，列于表 30-1。

本节仅对胱氨酸尿症和遗传性烟酸缺乏症（Hartnup 病）进行阐述。

（一）胱氨酸尿症

胱氨酸尿症（cystinuria，OMIM 220100）是一种以尿中胱氨酸排出增多，肾和膀胱胱氨酸结石为主要临床症状的遗传性疾病。其致病原因是基因缺陷导致近端肾小管和肠道内胱氨酸及碱性氨基酸转运受损。本病在新生儿中的总患病率为 1/7000，并具有明显的种族差异性。

表 30-1　原发性遗传性氨基酸尿症相关致病基因

	OMIM	发生率	遗传方式	致病基因	染色体定位
胱氨酸尿症	220100	1/7000	AR /ADIP	*SLC3A1* *SLC7A9*	2p21 19q13.11
赖氨酸尿性蛋白不耐受症	222700	约 200 例	AR	*SLC7A7*	14q11.2
双碱性氨基酸尿症Ⅰ型	222690	罕见	AD/AR	?	?
二羧基氨基酸尿症	222730	罕见	AR?	*SLC1A1*	9p24.2
遗传性烟酸缺乏症（Hartnup 病）	234500	1/26 000	AR	*SLC6A19*	5p15.33
亚氨基甘氨酸尿症	242600	1/15 000	AR	*SLC36A2*	5q33.1

AR，常染色体隐性遗传；ADIP，常染色体不完全显性遗传；AD，常染色体显性遗传；
AR? 根据对此类疾病少数家庭的研究，认为其疑似常染色体隐性遗传方式

1. 临床表现　本病主要临床表现为尿道结石。据统计 1%～4% 的尿道结石是由于胱氨酸尿症引起。因胱氨酸溶解度低，在 37℃，pH 4.5～7 的尿中，每升仅能溶解约 300～400mg。本症患者尿中胱氨酸每天可达 1～2g，胱氨酸结晶容易析出而形成结石。结石的形成始于儿童期，20～30 岁是发病高峰期。结石如砂粒状，手术后易复发，可引起泌尿系统感染、肾绞痛、完全或不完全型泌尿道梗阻及进行性肾功能减退。患者有肾结石症状和体征，如绞痛、尿路梗阻和（或）尿路感染。

实验室检查：①血尿；②尿沉渣：可见六角形扁平结晶；③尿色谱法测定：尿中含有大量胱氨酸、赖氨酸、精氨酸和鸟氨酸。尿胱氨酸排量每天大于 300mg/L，此外尿中尚可测得吡咯烷与哌啶。尿液硝基氢氰酸盐试验阳性，可确定诊断；④尿路 X 光平片见双侧尿路多发性、阴影淡薄、大小不等结石。

2. 遗传学和发病机制　本病分为Ⅰ型（OMIM 220100）和非Ⅰ型（OMIM 600918）。Ⅰ型胱氨酸尿症呈常染色体隐性遗传。目前认为 *SLC3A1* 为该病的致病基因，该基因定位于 2p21，编码一个由 685 个氨基酸组成的跨膜蛋白 rBAT，该蛋白为胱氨酸、赖氨酸、精氨酸和鸟氨酸共同转运系统中的重要亚基之一。p.Met467Thr 是最常见的 *SLC3A1* 突变，该突变导致 rBAT 蛋白不能有效定位到肾近端小管和小肠的上皮细胞胞膜，进而引起上述四种氨基酸重吸收和转运功能障碍，导致过量氨基酸从尿中排出。由于胱氨酸在尿中的溶解度低，易形成结石。非Ⅰ型胱氨酸尿症为常染色体不完全显性遗传，即杂合子也有中度氨基酸尿症，主要为胱氨酸和赖氨酸，间或有结石。其致病基因为定位于 19q13.11 的 *SLC7A9*，编码的蛋白 B(0,+)AT（B(0,+) amino acid transporter 1）是氨基酸转运系统的催化亚基之一。已报道的 *SLC7A9* 基因突变有 73 种之多。在国际胱氨酸尿症协会所调查的患者群体中，p.Gly105Arg 突变是最常见的 *SLC7A9* 突变（占 27%）。

3. 防治　①饮水疗法：多喝水，24 小时水摄入量至少在 4L 以上，以使尿胱氨酸浓度稀释保持在 250mg/L 以下。特别在夜间也要保证一定的饮水量，以防止尿液浓缩时析出胱氨酸结晶；②控制饮食：低甲硫氨酸（为胱氨酸最重要的前身）饮食，有时可减少胱氨酸尿；③碱化尿液：可口服碳酸氢钠或枸橼酸钠，使尿液 pH＞7.5 时，以增加胱氨酸溶解度，防止结石形成。在尿液的 pH 为 7.5 时，胱氨酸的溶解度最高（约溶解 280mg/L），但有可能促进磷酸钙沉积。故也可在睡前乙酰唑胺（醋唑磺胺）；④口服青霉胺：青霉胺（二甲基半胱氨酸）可与胱氨酸作用生成可溶性半胱氨酸 - 青霉胺二硫化合物，易于从尿中排出，可减少约 50% 的尿中游离胱氨酸，防止结石形成。本药不仅有预防作用，还可溶解正形成的结石。

（二）遗传性烟酸缺乏症

本病又名 Hartnup 病或色氨酸加氧酶缺乏症（tryptophan oxygenase deficiency）。首先在 Hartnup 家族中发现而得名，也称为糙皮病 - 小脑共济失调 - 氨基酸尿综合征（OMIM 234500）。特点是肾小管和肠黏膜对某些中性氨基酸转运和重吸收发生障碍，出现特殊的氨基酸尿，并伴有糙皮病样皮疹和共济失调。本病在新生儿中发病率为 1/26 000，临床表现可能由遗传和环境因素共同影响。

1. 临床表现　本病的临床表现变异很大。多起病于婴儿或儿童期，但即使是在同一家系中，患者病

程长短、起病快慢、严重程度都有很大差别。患者尿中含有大量中性氨基酸，并出现糙皮病样红色鳞状疹，分布于皮肤暴露部分，且皮肤症状与暴露于紫外线以及接受照射剂量有关。本病患者常伴有小脑共济失调，眼球震颤和智力发育迟缓，程度轻重不一。有些患者无临床症状，仅表现为氨基酸尿，血中氨基酸含量正常或略低。

2. 遗传学和发病机制　本病为常染色体隐性遗传。2004年两个独立的研究均发现 *SLC6A19* 基因突变与本病相关。*SLC6A19* 基因定位于5p15.33，编码中性氨基酸转运系统中的受体B(0)AT1，该受体主要在肾脏和小肠中表达。研究认为，本病的主要致病原因是中性氨基酸转运系统功能不全，其中以色氨酸重吸收障碍最为关键。色氨酸重吸收减少可引起吲哚大量生成，后者能抑制烟酰胺的合成，引起烟酰胺缺乏，从而导致糙皮病样皮疹和神经系统损伤等症状。尿中中性氨基酸含量增高；粪便中除色氨酸外，还有大量支链氨基酸，苯丙氨酸及其他氨基酸。

3. 防治　本病无根治办法。随着年龄增长，特别在青春期后症状可自行缓解。一些可行的对症治疗方法有：①高蛋白饮食：一般给予高蛋白饮食和富含色氨酸的食物如干酸奶、南瓜子仁、鸡蛋等。口服或肌注烟酰胺，可缓解糙皮病症状。如出现小脑共济失调及精神症状，则应禁食高蛋白，可予静脉补充葡萄糖以提供足够的能量；②口服碳酸氢钠：以增加尿吲哚代谢物排出，减少结肠中支链氨基酸的脱羧作用；③口服新霉素：杀灭肠道细菌，及时防治肠道感染。因肠道感染可诱导症状发作，重者还应予洗胃或清洁灌肠。

三、原发性肾尿酸尿

原发性肾尿酸尿（primary renal uricosuria，OMIM 220150，242050，307830），又称遗传性肾性低尿酸血症（hereditary renal hypouricemia），是由于肾脏近端小管细胞顶膜对尿酸的重吸收障碍而导致大量尿酸从尿液中排出，引起持续性的低尿酸血症。该病为非致死性，在10%的患者中可伴随肾结石及运动诱导的急性肾衰。本病于1950年由Praetorius和Kirk首报，其后大多数病例报道均来自日本。在日本人中此病发病率约为0.12%～0.40%，其他种族发病率不详。

本病通常无临床症状，高尿酸尿可引起尿路结石和运动诱发的一过性急性肾衰。

本病通常呈常染色体隐性遗传。大部分患者是由于编码尿酸转运蛋白1（urate transporter 1，URAT1）的 *SLC22A12* 突变所致，最常见的突变是第258位的氨基酸从色氨酸变为终止密码子（p.Trp 258Ter），*SLC22A12* 基因定位于11q13.1。该基因的突变导致顶膜的尿酸转运蛋白异常，重吸收尿酸功能下降，尿酸从尿液中大量排出，最终造成高尿酸尿和低尿酸血症。实验室检查：血浆尿酸水平低于20mg/L，且多次尿酸排泄分数检测（fraction excretion of uric acid，FEUA）均约大于正常值的25%以上。本病的诊断还需排除继发性低尿酸血症（如由Fanconi综合征、药物或肿瘤等因素引起的低尿酸血症）；基因诊断：用PCR结合测序方法检测 *SLC22A12* 基因的突变，可获确诊。

防治：本病目前尚无特异性治疗方法，主要是预防并发症。适当控制运动量和防止脱水能降低急性肾衰的发生；多饮水可能有预防尿路结石的效果。

四、范科尼综合征（遗传性烟酸缺乏症）

范科尼综合征（Fanconi syndrome，OMIM 134600，613388）又称为遗传性烟酸缺乏症，是一类由于先天遗传或者后天因素导致近端肾小管复合转运缺陷而引起的疾病。此病于1924年由Lignac首报。多个因素均可导致本病的发生，主要分为遗传性和获得性两大类。儿童患者多因遗传因素引起，部分为原发性近端肾小管转运功能缺陷，也可因其他遗传疾病导致毒性代谢产物在肾脏聚集而引起近端肾小管损伤，如胱氨酸病（cystinosis，OMIM 219800）的胱氨酸，肝豆状核变性的铜，果糖不耐受症中的果糖等。成人患者多继发于肾脏受损、重金属中毒、异常球蛋白血症和药物损害。

（一）临床表现

本病的主要临床表现分为肾内和肾外两部分。由于本病患者近曲肾小管对多种物质的重吸收均有障碍，患者肾内的主要表现是葡萄糖尿、全氨基酸尿、不同程度的磷酸盐尿、碳酸盐尿和尿酸尿，亦可伴有肾小管性蛋白尿和电解质丢失，由此可以导致各种代谢性继发病，如高氯性代谢性酸中毒、低血钾、高钙尿以及骨代谢性异常等。儿童患者骨代谢异常多表现为佝偻病和生长发育迟缓，成人骨病则以骨质疏松和骨软化为主。

根据临床表现，特发性范科尼综合征主要分为婴儿型及成人型：

1. 婴儿型　分为急性型和慢性型两种。急性型多于出生后 6～12 个月发病，患儿除了罹患抗维生素 D 佝偻病，还有严重营养不良和肾性全氨基酸尿，而血氨基酸浓度正常。此类患者预后较差，常因尿毒症酸中毒或继发感染而身亡。慢性型则多于 2 岁后发病，症状较轻，临床表现主要是侏儒症和（或）抗维生素 D 佝偻病。

2. 成人型　起病缓慢，多于 10～20 岁后才发病。有多种肾小管功能受损的表现，如葡萄糖尿、全氨基酸尿、磷酸盐尿、低血钾和高氯性酸中毒等。然而，本病的主要表现为软骨病。患者晚期会出现肾衰，死亡率高。

（二）遗传学和发病机制

多数报道认为本病系常染色体隐性遗传。除此之外，也有一些散发的不明原因的病例报道。范科尼综合征有 Ⅰ 型（Fanconi syndrome 1，OMIM 134600）和 Ⅱ 型（Fanconi syndrome 2，OMIM 613388）。Ⅰ 型致病基因定位于 15q15.3，具体不详；Ⅱ 型致病基因为 *SLC34A1*，定位于 5q35.3。

（三）防治

本病的治疗可分为对因治疗和对症治疗。前者主要针对病因明确的获得性患者，如中毒或药物引起的应脱离毒物和药物的接触并促进其排泄，代谢病所致的可以限制饮食以减少代谢性毒物沉积等。对症治疗则主要是纠正酸中毒，治疗低血磷和骨病等，发生肾衰的患者需要进行透析或肾移植治疗。然而，所有以上措施均不能完全预防患者死于肾衰。

五、肾小管性酸中毒

肾小管性酸中毒（renal tubular acidosis，RTA）是一类由于近端或远端肾小管功能障碍而引起的代谢性酸中毒。按照美国国家糖尿病、消化道和肾脏疾病研究所（NIDDK）的标准，根据病变部位和病因分为远端肾小管性酸中毒、近端肾小管性酸中毒、混合型肾小管性酸中毒及高血钾型肾小管性酸中毒四型。现分述如下。

（一）远端肾小管性酸中毒

远端肾小管性酸中毒（distal renal tubular acidosis）又称 Ⅰ 型（经典型）肾小管性酸中毒，主要由于远端肾小管泌氢障碍，尿 $NH4^+$ 及可滴定酸排出减少所致。

1. 临床表现　典型远端 RTA 的临床表现为高氯性酸中毒。患者表现为厌食、恶心，并出现脱水，烦躁及心率增快等症状。儿童患者有明显的生长滞后。低血钾可引起肌肉无力，多尿，甚至出现肌麻痹。重症患者由于骨中缓冲盐被动员可出现高钙尿，肾钙化和肾结石症。尿钙排出增加可造成患儿血钙降低，出现手足搐搦，甚至惊厥。血钙降低可以诱发继发性甲状旁腺功能亢进，加重骨钙流失。临床出现佝偻病及纤维性骨炎，晚期可有肾功能不全或肾衰。实验室检查：①血液生化检查：以持续性高氯性酸中毒为特点。血浆 pH 和 CO_2 结合力降低，HCO_3^- 浓度常 < 15mmol/L。血 K^+ 多 < 3mmol/L，血清 Cl^- 明显增高。② $NaHCO_3$ 负荷试验：可发现尿 CO_2 浓度不升高（ < 10mmol/L）。③酸负荷实验确诊：口服氯化铵 100mg/kg，通常在 3～6 小时内使尿 pH 降到 5.2 以下，而在 Ⅰ 型 dRTA 时，尿 pH 始终保持在 5.5 以上。

2. 遗传学和发病机制　该病可以是常染色体显性遗传（AD）或者常染色体隐性遗传（AR）。根据其致病基因不同可分为 Ⅰ a、Ⅰ b、Ⅰ c 三型。Ⅰ a 型（OMIM 179800）呈常染色体显性遗传，致病基因为 *SLC4A1*。该基因定位于 17q21.31，编码肾小管基底膜外侧阴离子交换蛋白（anion exchanger 1，AE1）。Ⅰ b 型（OMIM 267300）呈常染色体隐性遗传，致病基因为 *ATP6V1B1*。该基因定位于 2p13.3，编码 H^+ 转运 ATP 酶的 B1 亚单位，此基因突变可以伴随耳聋的发生，具体机制不详。Ⅰ c 型（OMIM 602722）呈常染色体隐性遗传，致病基因为 *ATP6V0A4*。该基因定位于 7q34，编码一个肾特异性质子泵的 A4 亚基。该基因缺陷导致远端小管和集合管主动泌 H^+ 能力下降，不能维持正常的 H^+ 梯度，使得尿液偏碱，酸性代谢产物无法完全排出，血浆中 HCO_3^- 浓度下降，Cl^- 代偿性地增高，引起高氯性酸中毒。

3. 防治　本病以对症治疗为主，纠正酸中毒及补充钾盐，同时还需注意防治肾结石、肾钙化及骨病。

（二）近端肾小管性酸中毒

近端肾小管性酸中毒（proximal renal tubular acidosis，OMIM 179830）又称Ⅱ型肾小管性酸中毒。本病是由于近端肾小管重吸收 HCO_3^- 功能缺陷产生的高氯性酸中毒。本病分为原发性和继发性两类，原发性与遗传有关。

1. 临床表现　原发性近端RTA多见于男性儿童，幼年期发病，随年龄增长某些患者的症状可自行缓解。本病症状通常较轻，临床表现除了口渴、多饮、多尿外，主要表现为高氯性酸中毒，并常伴有低钾血症，但远端肾小管酸化功能正常，酸负荷试验中，尿pH能降至5.5以下。患者极少出现肾结石和肾钙化。结合临床表现和实验室检查诊断可以成立。必要时作碳酸氢盐重吸收试验和肾 HCO_3^- 阈值测定（如尿 HCO_3^- 排泄率为滤过量的15%以上）即可确诊。

2. 遗传学和发病机制　本病可能呈常染色体显性遗传或常染色体隐性遗传。目前仅发现位于4q13.3的 *SLC4A4* 基因突变可导致本病，并伴随有眼睛畸形和精神发育迟滞（OMIM 604278）。*SLC4A4* 基因编码碳酸氢钠共转运蛋白1。由于80%～90%的 HCO_3^- 均在近端肾小管重吸收，HCO_3^- 吸收不足导致肾 HCO_3^- 阈值降低，尿液过多丢失 HCO_3^- 使血浆中 HCO_3^- 浓度下降而产生高氯性酸中毒。

3. 防治　本病治疗与Ⅰ型相似，以纠正酸中毒为主，并可补充钾、磷、维生素D。

（三）混合型肾小管性酸中毒

又称Ⅲ型肾小管性酸中毒，为Ⅰ型与Ⅱ型的混合型。

（四）高血钾型肾小管性酸中毒

高血钾型肾小管性酸中毒（hyperkalemic RTA）又称Ⅳ型肾小管性酸中毒。本病是由于体内醛固酮分泌不足或者远端肾小管对醛固酮反应减弱导致远端肾小管分泌酸根离子和钾离子减少产生的酸中毒。此型多见于老年人，患者往往已有轻度或者中度的肾功能不全。目前本病遗传机制尚不清楚。Ⅳ型患者以对症治疗为主，如纠正酸中毒、低钾饮食、口服离子交换树脂、呋塞米或者透析等方法降低高血钾，并采用肾上腺盐皮质激素治疗。

六、高钙尿症性尿石症（Dent病）

高钙尿症性尿石症（hypercalciuria urinary stone disease，OMIM 300009，300555）又名Dent病，是一种由于肾小管上皮功能障碍引起的X连锁隐性遗传性肾病。此病最早于1964年由Dent和Friedman描述，以小分子量蛋白尿、高钙尿症和肾钙化为主要临床特征，部分患者可出现肾功能异常或肾衰。

（一）临床表现

本病的临床症状为近端小管液体损失，主要是小分子量蛋白尿；高尿钙；肾钙化和肾结石；以及进行性肾功能障碍。某些患者可能有佝偻病表现。实验室检查：①尿液检查：主要是小分子量蛋白尿，即尿α1微球蛋白明显升高或尿蛋白电泳以小分子量蛋白为主；高尿钙症，即尿钙/肌酐比值大于0.25，或者24小时尿钙大于24mg/kg，患者还可伴有血尿；②血液生化检查：低磷血症、尿素氮和肌酐升高等肾功能不全表现；③基因突变分析有助该病的确诊。

（二）遗传学和发病机制

目前已发现Xp11.22上的 *CLCN5* 基因突变可导致该病的发生。*CLCN5* 基因编码电压门控性氯离子通道蛋白CLC5。该蛋白主要存在于近端肾小管、肾皮质集合小管和髓袢升支粗段。CLC5蛋白功能缺陷使小分子量蛋白在肾小管的重吸收受阻，大量小分子量蛋白由尿排出。CLC5蛋白还可通过影响甲状旁腺素（PTH）对细胞膜的极化作用而影响钙的重吸收。然而最近研究发现，本病患者中仅60%有 *CLCN5* 基因突变，其余15%存在Xq25的 *OCRL* 基因突变。*OCRL* 基因突变可导致眼脑肾综合征，然而，*OCRL* 基因突变导致的Dent病并不出现眼脑肾综合征的重要临床特点如白内障、智力低下和肾小管性酸中毒。因此，有报道认为这一类Dent病可能是轻型的Lowe综合征，又称2型Dent病。

（三）防治

本病的主要危害是肾钙化、肾结石和肾功能障碍。因此，早期确诊，防止滥用药物，进食高枸橼酸饮食有助于降低尿中钙的排泄、减少肾脏钙化、保护肾功能并延缓肾衰的进展。另有报道噻嗪类药物可以有效纠正本病患者的高钙尿症。因此，早期应用高枸橼酸盐及噻嗪类药物可能有助于延缓该病病程向终末期肾衰进展。本病患者不需要限制饮食中的钙。

七、眼脑肾综合征

眼脑肾综合征(oculocerebrorenal syndrome，OCRL，OMIM 309000)又称 Lowe 综合征。由 Lowe 等于 1952 年首次报道。其主要临床特征为白内障、智力低下及肾小管性酸中毒。

（一）临床表现

①脑症状：严重智力低下，肌张力低，腱反射减弱或消失；②眼症状：先天性双侧白内障伴有先天性青光眼(牛眼)。严重视力障碍，只有光感或全盲；③肾小管功能障碍：常有肾小管性蛋白尿，尿中可见红细胞、白细胞、颗粒管型；少数患者有肾性糖尿、肾性多种氨基酸尿(赖氨酸、酪氨酸为多)、尿磷增多、血磷低、高氯性肾小管酸中毒。后期可发生慢性肾功能不全。

实验室检查：尿检查发现蛋白尿、氨基酸尿、糖尿、管型尿、尿磷高、血磷低、血氯高性酸中毒；*OCRL* 基因突变分析可确诊(参见第二十五章)。

（二）遗传学和发病机制

本病呈 X 连锁隐性遗传，大多数为男性，有少数女性携带者发生白内障。致病基因 *OCRL* 定位于 Xq25，编码一种具有磷酸酰肌醇(4、5)二磷酸 -5- 磷酸酶活性的高尔基复合物蛋白，该酶在磷酸肌醇分子转化中有重要作用。*OCRL* 基因突变可降低细胞内磷酸肌醇的水平，进而影响高尔基复合体中小泡的转运，最终导致眼晶体、肾及神经系统发育上的缺陷。

（三）防治

本病无特殊治疗方法。主要是对症治疗和支持疗法。如补充磷剂和维生素 D 以治疗代谢性酸中毒和佝偻病，治疗患者的白内障和青光眼等。对胎儿进行产前基因诊断可防止患儿出生。

八、高前列腺素 E 综合征 1(Bartter 综合征)

高前列腺素 E 综合征 1(hyperprostaglandin E syndrome 1，OMIM 601678)又称为 Bartter 综合征(Bartter syndrome)是一类以低血钾性碱中毒，血肾素、醛固酮增高但血压正常，肾小球旁器增生和肥大为特点的由离子通道基因突变引起的遗传性肾小管疾病。此病于 1962 年由 Bartter 等首报。根据致病基因的不同，Batter 综合征被分为 5 型，即Ⅰ ~ Ⅴ型 Bartter 综合征。Gitelman 综合征由 Gitelman 等于 1966 年报道。患者除患有低镁血症外，其他症状与 Bartter 综合征极为相似。人们普遍认为 Gitelman 综合征是 Bartter 综合征的一个临床亚型，故也在此一并讨论。

（一）临床表现

本综合征的临床表现多样，以低血钾为主要特征。胎儿期表现为孕 22 ~ 24 周出现羊水过多，需反复抽羊水，以阻止早产。儿童期患者主要临床表现为多饮、多尿、严重的脱水倾向及生长发育迟滞。由于患儿的水钠丢失刺激肾素 - 血管紧张素 - 醛固酮系统的分泌增加。而低钾血症可以刺激机体产生更多的前列腺素 E2。因此，这类患儿有高醛固酮血症和高前列腺素 E2 血症。此外，患儿还有着特殊的外貌特征：消瘦、肌肉不发达、三角面容、前额突出、大眼睛和嘴角下垂等。

Ⅰ ~ Ⅴ型 Bartter 综合征均于婴幼儿期发病。Ⅰ型症状较为典型。Ⅱ型症状较轻。Ⅲ型症状更轻。Ⅳ型症状较重，且有肾脏钙化并可伴随感音性耳聋，故又称伴感音性耳聋的新生儿 Bartter 综合征。Ⅴ型甲状旁腺分泌受抑，患儿伴有低钙血症和高钙尿症，又称伴有低钙血症的 Bartter 综合征。Gitelman 综合征较其他类型 Bartter 综合征的临床症状轻，患者发病年龄较大，多于青少年或成人阶段发病，往往由于间歇性肌肉无力或易于疲劳而就诊，或在体检中发现。它的特点是患者的血钙正常，尿钙正常或减低及低镁血症。此点区别于其他类型。实验室检查：①低钾血症(1.5 ~ 2.5mmol/L)，代谢性碱中毒(血浆 HCO_3^- > 30mmol/L)，低氯血症，婴幼儿低氯血症和碱中毒最为严重，血氯可低至(62 ± 9)mmol/L，高肾素血症，高醛固酮血症；②尿液检查：高尿钾(> 20mmol/L)，高尿氯(尿氯 > 20mmol/L)；③肾活检：膜增生性肾小球肾炎、间质性肾炎、肾钙化等病理学改变。肾小球旁器的增生和肥大是本症主要的病理学特征；④电镜：粗面内质网和高尔基复合体肥大；⑤对外源性加压素不敏感；⑥基因诊断有助于本病各型的确诊。

（二）遗传学和发病机制

本病涉及的致病基因较多，各型发病机制略有差异，见表30-2。

表30-2 原发性遗传性氨基酸尿症相关致病基因及发病机制

疾病分型	OMIM	遗传方式	致病基因	定位	发病机制
Ⅰ型	601678	AR	*SLC12A1*	15q21.1	编码的NKCC2蛋白失活影响NaCl和K^+从小管腔内向小管上皮细胞内的转运，引起钠、钾和氯在肾小管的重吸收减少
Ⅱ型	241200	AR	*KCNJ1*	11q24.3	编码的NKCC2辅助蛋白ROMK失活影响了NKCC2的功能发挥。由于NKCC2并未完全丧失功能，症状比Ⅰ型轻
Ⅲ型（经典型）	607364	AR	*CLCNKB*	1p36.13	编码的Cl^-通道蛋白CLCNKB失活导致Cl^-重吸收减少，和Cl^-相伴随的Na^+重吸收也会减少，导致水和NaCl丢失
Ⅳa型	602522	AR	*BSND*	1p32.3	编码的CLCNKA和CLCNKB的共同β亚基Barttin蛋白失活
Ⅳb型	613090	两个基因共突变	*CLCNKA*和*CLCNKB*	1p36.13	*CLCNKA*和*CLCNKB*基因的共同突变
Ⅴ型	601198	AD	*CASR*	3q13	编码的CASR蛋白突变后活性增高（激活突变），抑制ROMK蛋白的表达和甲状旁腺素的分泌，导致类似Ⅱ型的临床表现和低钙血症和尿钙升高
Gitelman综合征	263800	AR	*SLC12A3*	16q13	编码的噻嗪类敏感性钠-氯共同转运体NCCT蛋白失活导致肾远端小管重吸收NaCl减少

本病需要与以下几种疾病相鉴别：①原发性醛固酮增多症可出现低血钾和高醛固酮血症，但患者有高血压和低肾素血症，且对外源性血管紧张素反应敏感。②假性醛固酮增多症（Liddle综合征）也呈低血钾性代谢性碱中毒，但患者有高血压、低肾素血症和低醛酮血症。假性Bartter综合征是由于滥用利尿剂、泻剂或长期腹泻引起钾和氯化物的丢失，出现低钾血症，高肾素血症和高醛固酮血症，但去除病因后，症状逐步消失。

（三）防治

本病主要为对症治疗，如长期大剂量口服氯化钾以纠正低血钾；采用螺内酯（安体舒通）或氨苯蝶啶等保钾利尿剂，应用吲哚美辛（消炎痛）、布洛芬、阿司匹林等前列腺素合成酶抑制剂可改善临床症状，纠正高肾素血症和高醛固酮血症。应用血管紧张素Ⅱ转移酶抑制剂卡托普利（巯甲丙脯酸）有一定疗效。可以用氯化镁纠正Giltelman综合征的低镁血症。进行产前基因诊断可以预防本病患儿的出生。

九、特发性高钙尿症

特发性高钙尿症（idiopathic hypercalciuria，IH）是以尿钙增多而血钙正常为主要特点的一类遗传性疾病。IH往往可导致复发性肾结石，有时可伴侏儒、骨质疏松及肾性尿崩症等继发性症状。

（一）临床表现

本病的主要症状为：儿童期即可发病，表现为慢性腰痛、尿路感染、膀胱刺激征、夜间遗尿、肉眼血尿或镜下血尿、肾结石、多尿或尿液混浊等。实验室检查：女性患者尿钙 > 6.2mmol（250mg/24h尿），男性患者尿钙 > 7.5mmol（300mg/24h尿）为诊断主要参考数据。本病常伴有血尿和尿路结石。骨密度（BMD）（尤其是脊柱BMD）降低、而血甲状旁腺素（PTH）值、血钙、钾及磷均正常，无蛋白尿、无肾小管性酸中毒、无Bartter

综合征表现。

(二)遗传学和发病机制

本病有家族性聚集倾向。在本病患者的一级亲属中,患病率显著增加,虽然不能排除常染色体显性遗传的可能性,但多数研究认为 IH 是一种多基因遗传病。一般认为高钙尿症是一种数量性状,可能是由多个易感基因与环境因素共同作用的结果,而不同的 IH 患者之间易感基因可能不同。依据大规模全基因组连锁分析或关联分析,结果提示导致 IH 的易感基因有可溶性腺苷酸环化酶基因(*SAC/ADCY10*,OMIM 605205)、钙敏感性受体基因(*CASR*,OMIM 601199)、维生素 D 受体基因(*VDR*,OMIM 601769)、*SLC34A1*(OMIM 182309)、*CLDN16*(OMIM 603959)、*CLCN5*(OMIM 300008)等。

根据发病机制可将 IH 分为三型。一为肠吸收型:此型患者肠道上皮细胞的钙泵活性增高。二为肾漏型:此型为患者的肾小管对钙、磷的重吸收减少。

(三)防治

本病的治疗主要是低钙、低盐、低动物蛋白饮食、多饮水及药物治疗。对于复发性肾结石患者,合并使用噻嗪类利尿剂和正常或特定饮食治疗 5 个月至 3 年,可以降低结石复发率和形成率。有症状的特发性高钙尿症患者,口服噻嗪类和中性钾盐(如磷酸钾等),促进肾小管钙重吸收、降低尿钙并有效预防骨质疏松。

十、假性高醛固酮症(Liddle 综合征)

假性高醛固酮症(pseudoaldosteronism,OMIM 177200),又名 Liddle syndrome,是以早发性且严重性高血压伴低钾血症性代谢碱中毒、血肾素活性降低及醛固酮分泌受抑制为特点的一种单基因病。该病最早由 Liddle 于 1963 年发现,并认为该病的高血压伴低钾血症性代谢碱中毒症状并非由高醛固酮症所致,而是与肾小管功能缺陷有关。因此,该病也称为假性高醛固酮症。

(一)临床表现

虽然该病发病早(在儿童期即可发病),但有时因症状不明显,直到成年早期才被检测出。主要症状为高血压;伴或不伴低钾血症、血浆肾素活性降低、醛固酮分泌减少。依据血醛固酮及血肾素均降低,可与原发性高醛固酮症相鉴别。伴随症状主要为高血压导致的多尿、夜尿、蛋白尿等表现;以及低钾血症引起的心电图 T 波低平,U 波明显,偶见室性早搏等表现。

实验室检查:呈严重肾性失钾,血钾常低至 2.4~3.5mmol/L;血醛固酮正常或降低;尿 17- 羟和 17- 酮类固醇及促肾上腺皮质激素(ATCH)试验均正常;唾液及汗液 Na^+/K^+ 比例增高;对螺内酯治疗无效。

(二)遗传学和发病机制

该病较罕见,却为导致高血压最常见的一种单基因病。本病为常染色体显性遗传。致病基因为肾小管上皮细胞的 Na^+ 通道 β 亚基基因(*SCNN1B*)及 γ 亚基基因(*SCNN1G*)。两基因均位于 16p12.2,其突变均可导致肾小管上皮阿米洛利依赖的 Na^+ 通道活性障碍而出现肾小管 Na^+ 重吸收增加,并最终导致高血压。

(三)防治

治疗方法主要为低盐饮食、口服保钾利尿剂如盐酸阿米洛利、氨苯蝶啶等。

十一、肾性尿崩症

肾性尿崩症(nephrogenic diabetes insipidus,NDI)(OMIM 304800,125800)是由于遗传因素或者继发原因导致肾小管对水重吸收障碍,尿液浓缩功能受损而持续性地排出大量[>30ml/(kg·d)]低渗尿(<250mmol/kg)的一组临床综合征。遗传因素主要为肾集合管对垂体分泌的精氨酸加压素(arginine vasopressin,AVP)或抗利尿激素(antidiuretic hormone,ADH)不敏感或抵抗所致。

(一)临床表现

遗传性 NDI 在出生时即发病,其原发症状为多尿。多尿导致高钠性脱水,继发代偿性烦渴多饮。然而在婴儿早期,原发性多尿并不容易被发现。患儿初次就诊时最常见的症状为呕吐、厌食、生长发育迟滞、发热、便秘等。NDI 症状严重时,可致婴儿死亡。NDI 的远期并发症除了身材矮小外,还有智力低下以及尿路扩张的症状如肾积水、输尿管及膀胱扩张，以及继发的尿潴留、尿路感染症状等。其中智力低下是由于反复脱水及颅内钙化导致的继发性脑功能损害所致。

实验室检查：24小时尿量＞30ml/kg，尿比重＜1.005，尿渗透压降低，禁水加压实验尿量及尿比重并无明显改善，尿常规及培养可提示尿路感染；头部CT偶可见颅内钙化病灶；B超可见双侧肾盂积水，输尿管扩张，膀胱扩张等。

（二）遗传学和发病机制

遗传性NDI患者中约90%呈X-连锁隐性遗传，致病基因为位于Xq28的精氨酸血管加压素受体2基因（*AVPR2*），该基因突变引起AVPR2与AVP结合受阻，导致肾集合管对水重吸收障碍；约10%为常染色体显性或隐性遗传，因位于12q13.12的水通道蛋白2基因（*AQP2*）所致，AQP2蛋白主要在肾集合管主细胞表达。基因突变可导致AQP2蛋白丧失水通道功能；或者虽然具有水通道功能，但不受ADH的调节，从而影响ADH对患者肾集合管水通透性的调节。

（三）防治

早期诊断、早期治疗是预防NDI严重并发症如生长发育迟缓、智力低下等的最主要措施。其主要治疗方法为积极补水，限制钠盐摄入，注意补充足够的营养和热量，口服保钾排钠利尿剂如双氢克尿噻—阿米洛利联合治疗以及非甾体消炎药如消炎痛（吲哚美辛片）等。

第三节　肾脏发育的遗传病

一、肾缺如及肾发育不全

肾缺如及肾发育不全（OMIM 191830）为一组以肾胚胎发育缺陷为特征的疾病，包括肾的数目、大小及位置异常和肾发育不良。发病率为3-6/1000，是儿童肾功能不全的常见原因。肾缺如（renal agenesis）可以是双侧或单侧。双侧缺如极为罕见，一般不能存活，一侧肾缺如亦不多见。肾发育不良（renal dysplasia）是指肾脏在组织学上具有胚胎结构的分化不良，如形成囊肿、异常的肾小管、未分化的间充质或非肾成分的软骨等。该病常伴随先天性尿路异常，如双侧输尿管或肾盂输尿管移行部梗阻，膀胱输尿管反流，异位输尿管，膀胱外流障碍及后尿道瓣膜异常。

（一）临床表现

完全性肾发育不全或双侧肾脏受累的患儿常在新生儿期死亡。单侧肾缺如及肾发育不全无症状，仅在出生后的体检中偶然被查出。病肾常有肾脏异位表现，如肾脏位于盆腔等。对侧健肾易罹患肾盂积水，肾结石及尿路感染。部分肾发育不全者可无症状，偶可有巨大输尿管、巨大囊肿的表现。该病常伴其他血管发育异常。双侧肾缺如经常伴有Potter面容（包括眼距宽、扁鼻、下颌回缩、耳大、低位耳等）。依靠B超、CT、静脉尿路造影术等可确定诊断。盆腔广泛B超扫描，未发现肾脏则为肾缺如。肾发育不全时，其声像图为在肾区出现明显缩小的肾脏，肾脏外形呈幼稚型，有胚胎性分叶，肾单位少，肾盂窄小，肾盏粗短，肾分泌功能差。可为单侧或双侧。

（二）遗传学和发病机制

10%左右的肾缺如及肾发育不全患者有家族史。目前已知定位于10q11.21的*RET*和定位于22q13.31的*UPK3A*的基因突变可以导致肾缺如及肾发育不全。该病在遗传方式上可以表现为常染色体隐性或显性遗传，其基因型与表型具有高度的异质性。

（三）防治

预防肾缺如及肾发育不全的合并症发生。一侧肾发育不全可产生肾源性高血压，如果对侧肾健康，手术切除发育不全的肾，血压可恢复正常。手术治疗常应用于有临床表现及体征的单侧肾发育不良的患儿，治疗原则是将发育不良的肾脏和输尿管切除。腹腔镜技术在该病的治疗上比开放性手术具有更大的优势，正越来越多的应用于该病的治疗。

二、多囊肾

多囊肾病(polycystic kidney disease,PKD,OMIM 173900,613095,600273,263200)是一种较常见的遗传性肾病。主要表现为双侧肾脏出现多个大小不一的囊肿,囊肿进行性增大,最终破坏肾脏结构和功能,导致终末期肾衰。本病依据遗传方式的不同,可分为常染色体显性遗传多囊肾病(autosomal dominant ADPKD;又称成年型多囊肾)及常染色体隐性遗传多囊肾病(autosomal recessive polycystic kidney disease, ARPKD;又称婴儿型多囊肾)。ADPKD较多见,发病率为1/400-1000。ARPKD少见,发病率约为1/20 000,患儿多出生后不久死亡,少数症状轻微类型,可存活至成年。

(一)临床表现

本病的主要临床表现为双侧肾皮质和髓质出现大小不一、多发性、进行性囊肿。增大的囊肿组织挤压肾脏组织,引起肾实质性的损害。同时引发肝、脾脏、胰脏、卵巢、蛛网膜及松果体等多个器官的囊性病变,以及心脏瓣膜异常、结肠憩室、颅内动脉瘤等器官的非囊性病变。严重者伴有血尿、蛋白尿及高血压,常于中年或老年期随着肾囊肿的扩大逐渐发展成慢性肾衰,占晚期肾病的10%左右。大部分ADPKD患者于成年期起病,少数发生在儿童或婴幼儿期。ARPKD多发于围产期胎儿、新生儿和婴儿,青少年亦可发病。ARPKD症状较重,多于青少年期发生尿毒症。

(二)遗传学和发病机制

已发现多囊肾病的致病基因有3个。与ADPKD相关的基因主要包括位于16p13.3的*PKD1*基因和位于4q22.1的*PKD2*基因。约85%的ADPKD由前者突变引起,15%由后者引起,另有约1%左右的多囊肾家系中*PKD1*、*PKD2*基因均无突变,提示可能还存在其他多囊肾致病基因。上述两个基因编码的蛋白(PKD1和PKD2)结合形成复合体,调控多条信号通路,维持正常肾小管的结构和功能。与ARPKD相关的致病基因*PKHD1*位于6p12.2,为已知的唯一致病基因。诊断:①明确的多囊肾家族史;②超声检查是多囊肾形态学检查的常规检查手段。CT或磁共振可提供更为详细的信息。有家族遗传史者,15~29岁年龄段患者单侧两个肾囊肿以上或双侧肾囊肿;30~59岁平均每个肾2个囊肿;60岁以上4个囊肿以上可诊断该病。如果同时伴有其他肾外表现,如肝囊肿等,诊断标准可适当放宽。此诊断标准敏感性为97%,特异性为90%。如无家族遗传史,每侧肾脏有10个以上囊肿,并排除其他肾囊肿性疾病方可诊断。针对青年期发病的多囊肾检查,由于囊肿太小,超声检测可能需要结合CT和MRI才能准确诊断。

(三)防治

PKD目前尚无特效的治疗方法。主要治疗措施是控制并发症,延缓疾病进展。对症支持治疗包括止痛、控制囊肿感染、预防结石形成、控制高血压、避免咖啡因和雌激素刺激等。晚期肾衰可以采用透析和肾移植进行治疗。目前用于PKD治疗的药物有mTOR信号通路抑制剂西罗莫司(sirolimus)又称雷帕霉素(rapamycin),在研究阶段对PKD表现出一定的治疗效果,临床应用有待进一步研究。

三、肾髓质囊性病

肾髓质囊性病(medullary cystic kidney disease,MCKD,OMIM 174000,603860)又称先天性肾髓质囊肿、肾髓质微囊肿病、Fanconi肾囊性病等,该病是一类以遗传性进行性双侧肾皮髓交界处囊性改变为特征的肾脏疾病。本病分为三型:肾髓质囊性病1(MCKD1)、肾髓质囊性病2(MCKD2)及肾消耗病(nephronophthisis,NPHP)。其中NPHP的发病率为0.13/10 000-50 000。

(一)临床表现

MCKD1和MCKD2的患者发病早期症状轻微,不易发现,由此病引起的肾衰发生一般较晚,超过50%的患者无肾囊肿的发生,所以诊断比较困难。NPH患者发病年龄较早,肾衰多发生在幼年或青少年时期,又称幼年型肾囊性病。该病患者主要表现为肾小管间质性肾炎,皮质多个小囊肿,逐渐进展为晚期肾衰。由于远曲小管及集合管受损,尿浓缩功能及肾功能会出现退化,从而早期出现多尿、夜尿。在肾功能不全的后期,贫血很严重,肾小管功能障碍表现为糖尿、氨基酸尿、酸化尿能力降低、潴钠功能下降导致严重低钠血症等。部分儿童5岁前会出现肾脏以外的症状，如：色素性视网膜炎、智力发育迟缓、小脑共济性失调、骨骼异常或者肝纤维化等。

实验室检查：①糖尿、氨基酸尿、贫血、低钠血症；②结合尿路造影、CT及B超发现间质性肾炎、皮质多个囊肿、远曲小管及集合管受损；③基因诊断有助于确诊。

（二）遗传学和发病机制

本病的遗传方式有两种，MCKD1和MCKD2属常染色体显性遗传，而NPH为常染色体隐性遗传。引起MCKD1的基因是定位于1q21的*MUC1*。MCKD2的致病基因*UMOD*位于16p12.3，该基因突变导致其编码的尿调节蛋白（uromodulin）异常折叠。突变的蛋白通过显性负性抑制的机制干扰正常蛋白的功能。目前尚不明确尿调节蛋白的异常引起肾髓质囊性改变的机制，可能的机制是由于肾小管细胞的死亡和去分化导致小管扩张而形成囊肿。*NPHP1*～4等基因突变可导致NPHP，*NPHP2*突变引起的疾病多于5岁前发生，60%～70%的NPHP患者*NPHP1*～4基因存在纯合缺失。

（三）防治

该病的治疗主要是对症治疗。针对肾功能不全，晚期肾衰时可以采用透析或肾移植的方法进行治疗，同时补充适量的水和电解质。但钠补充过量易引起钠潴留，以致水肿和血压增高。

四、脑肝肾综合征

脑肝肾综合征（cerebro-hepato-renal syndrome，OMIM 214100）又名Zellweger综合征，1964年由Bowen等报道，发病率为1/50 000～1/500 000，其特征为多发性畸形，主要累及神经系统、肝和肾。

（一）临床表现

本病患者多在新生儿期或儿童期发病。婴儿期的患者受损明显，多出生后不到一年死亡。受累儿童有特征性面容，如外耳畸形、前额突出、大囟门、枕平坦、内眦赘皮、白内障和眼周水肿等；神经系统症状表现为肌张力下降、喂养困难、听觉、视觉丧失。较大的儿童会出现视网膜营养不良，感觉神经性听力丧失，发育迟缓；患儿有肝大、黄疸等肝功能障碍。肾脏受累表现为血尿、蛋白尿、肾囊肿等。实验室检查：①检测血液或尿液中缩醛磷脂、植烷酸、六氢吡啶羧酸和胆汁酸含量升高，血清铁和铁结合力增高可以作为辅助诊断指标。血液极长链脂肪酸（VLCFA）含量的检测是该病的常规手段，当其中一项或两项异常时有必要对其他几个指标进行检查，血液中C26∶0、C26∶1含量水平以及C24/C22和C26/C22比率都与超氧化物酶体中的脂肪酸代谢缺陷有关；②体外培养的成纤维细胞中超氧化物歧化酶活性降低。

（二）遗传学和发病机制

本病呈常染色体隐性遗传。致病基因是一组编码超氧化物歧化酶基因。约68%的患者由定位于7q21.2的*PEX1*基因突变引起，其余可能由*PXMP3*（*PEX2*），*PEX3*，*PEX5*，*PEX6*，*PEX10*，*PEX12*，*PEX13*，*PEX14*，*PEX16*，*PEX19*，和*PEX26*基因突变引起。

（三）防治

本病无有效治疗治疗方法，多采用支持疗法。

第四节　性发育障碍

性腺与性发育过程是一个连续而有序的过程。正常性腺的发育主要取决于两个因素：①性染色体（XY，XX），它决定个体的遗传性别，是性腺分化和发育的先天基础；②调节宫内胎儿性腺形成、分化和发育的相关因子。

性发育障碍（disorders of sexual development，DSD），又称性分化异常，是在性别决定和分化过程中，由于染色体畸变或基因突变导致的性发育和内分泌调节异常，包括性染色体异常、性腺发育异常、附属性器官解剖学异常等。文献报道，新生儿中的外生殖器异常相关的DSD发生率为1/4500。

过去对于DSD的命名比较混乱，有的还带有歧视性，如两性畸形、雌雄同体、性反转等。2006年，美国和欧洲儿科内分泌协会众多专家在芝加哥会议中达成共识，建议使用性发育障碍（DSD）这一名称，并按照染色体核型分为三类：性染色体DSD、46,XY DSD和46,XX DSD。该分类法得到包括中国在内的大多数国家的认可。表30-3为基于芝加哥会议的新分类及例举的一些常见疾病类型。

表30-3　DSD新分类及常见疾病举例

性染色体异常DSD	46,XY DSD	46,XX DSD
45,X	性腺（睾丸）发育异常：①完全的性腺发育不全（Swyer综合征）；②部分的性腺发育不全；③性腺退化；④卵睾性DSD	性腺（卵巢）发育异常：①卵睾性DSD；②睾丸性DSD（比如：SRY阳性，SOX9重复）；③性腺发育不全
47,XXY	雄性激素合成或功能障碍：①雄激素合成障碍（比如：17-羟类固醇脱氢酶缺乏，5α-还原酶缺陷）；②雄激素功能障碍；③促黄体生成素受体（LHR）缺陷（支持细胞发育不全）；④抗苗勒氏管激素（AMH）和AMH受体异常（持续性苗勒氏管综合征）	雄激素过剩：①胎儿（如21或11羟化酶缺乏症）；②胎儿胎盘（芳香酶缺乏）；③母体（比如黄体瘤，服用雄激素类药物等）
45,X/46,XY（混合性腺发育不全，卵睾性DSD）		其他（如泄殖腔外翻，阴道闭锁，其他综合征）
46,XX/46,XY（嵌合体，卵睾性DSD）		

（参见第六，七章）

遗传学、发病机制和临床表现：不同类型的DSD遗传学与发病机制各异。

性染色体DSD患者具有特殊的染色体核型，见表30-3。

46,XY DSD的发病机制有两种：①睾丸发育分化异常，主要包括染色体异常和促进性腺原基向睾丸分化和发育的因子异常。染色体异常主要指46,XY卵睾型DSD，一般体内某些组织具有46,XX或45,X核型或性分化过程中存在*DAX1*基因的过度表达；向睾丸分化和发育的因子异常主要涉及*WT1*、*SF1*、*SRY*或*SOX*基因突变，或者*DAX1*基因的表达异常；②雄激素合成、利用障碍，主要包括雄激素合成过程中的多种酶缺乏和雄激素受体不敏感。涉及类固醇生成急性调节蛋白（STAR）、P450C17、3β-羟类固醇脱氢酶2（HSD3B2）和17β-羟类固醇脱氢酶Ⅲ（HSD17B3）、苗勒管不退化综合征、5α还原酶缺乏、雄激素不敏感综合征和LH受体基因突变等多种类型。

46,XX DSD的发病机制有三种：①SRY基因易位（如46,XX卵睾型DSD）；②胎儿期促进性腺发育和分化的相关因子异常（如*WNT4*基因突变）；③雄激素过量（如CAH中21-羟化酶缺乏症）。

46,XY DSD和46,XX DSD涉及多个基因，呈性连锁遗传、常染色体显性遗传和常染色体隐性遗传等多种方式。主要DSD的遗传学和发病机制见表30-4。

诊断：

1. 临床体格检查　多数DSD患者在新生儿时即可发现，少数在儿童期或青春期被发现。被发现原因主要因为体格检查时发现外生殖器发育模糊，极少的个体因为出生后发现外生殖器与产前诊断核型不一致。外生殖器检测发现下列情况时可考虑DSD病：①明显外生殖器模糊；②明显女性外生殖器伴有增大的阴蒂，阴唇后部融合和腹股沟/阴唇肿块；③明显的男性外阴伴双侧隐睾，小阴茎，单纯的会阴型尿道下裂，或轻度的尿道下裂伴有隐睾。

2. 实验室诊断　①内分泌激素检测，包括肾上腺分泌的相关激素：ACTH、皮质醇、17-羟孕酮、DHEA、雄稀二酮、醛固酮等；垂体-性腺轴激素：睾酮、双氢睾酮、促性腺激素等；抗Mullerian管激素；②HCG刺激试验：鉴别5α-还原酶缺乏、雄激素不敏感综合征和雄激素合成障碍。5α-还原酶缺乏时HCG刺激实验后睾酮/二氢睾酮多超过40；雄激素不敏感综合征刺激后睾酮和二氢睾酮均升高，但两者比值多正常；

表 30-4 DSD 的主要类型、涉及的基因和临床表现

分类及相关基因	蛋白	OMIM 序号	位点	遗传方式	性腺	苗勒结构	外生殖器	相关的表型
1. 性染色体 DSD								
45,X	/	/	/	染色体病	发育不全的卵巢	-	女性	也称先天性卵巢发育不全，身材矮小、后发际低、胸廓桶状或盾形、乳头间距大等
47,XXY	/	/	/	染色体病	不育的睾丸	-	男性	也称先天性睾丸发育不全，患者多身材高大、第二性征发育异常、不育和男性乳房发育等
45,X/46,XY	/	/	/	染色体病	卵巢、睾丸或卵睾	-	女性，模糊或男性	临床特征有先天性卵巢发育不全的表现，生殖器多为模糊，部分患者可有阴蒂增大
2. 46,XY DSD								
性腺（睾丸）发育异常：单基因疾病								
WT1	转录因子（TF）	607102	11p13	AD	不育的睾丸	+/-	女性或模糊	Wilms 瘤，肾异常，性腺肿瘤（WAGR，Denys-Drash 和 Frasier 综合征）
SF1（*NR5A1*）	核受体 TF	184757	9q33.3	AD/AR	不育的睾丸	+/-	女性或模糊	更严重的表型包括原发性肾衰竭；有的仅有部分性腺发育不全的微弱表型
SRY	TF	480000	Yp11.31	Y	不育的睾丸或卵睾	+/-	女性或模糊	——
SOX9	TF	608160	17q24.3	AD	不育的睾丸或卵睾	+/-	女性或模糊	屈肢骨发育不全（17q24 重组、比点突变要微弱一些的表型）
DHH	信号肽分子	605423	12q13.12	AR	不育的睾丸	+	女性	一般仅表现为性腺发育不全，报道过一例伴随微型束状神经病的严重表型患者
ATRX	解链酶（染色质改造）	300032	Xq21.1	X	不育的睾丸	-	女性，模糊或男性	α-地中海贫血，智力低下
ARX	TF	300382	Xp21.3	X	不育的睾丸	-	模糊	X 连锁的无脑回畸形，特别是体温不稳定
性腺（睾丸）发育异常：染色体改变涉及的关键基因								
DMRT1	TF	602424	9p24.3	单体缺失	不育的睾丸	+/-	女性或模糊	智力低下

续表

分类及相关基因	蛋白	OMIM 序号	位点	遗传方式	性腺	苗勒结构	外生殖器	相关的表型
DAX1（*NROB1*）	核受体 TF	300473	Xp21.3	Xp21 重复	不育的睾丸或卵巢	+/-	女性或模糊	——
WNT4	信号肽分子	603490	1p35	1p35 重复	不育的睾丸	+	模糊	智力低下
激素合成或功能障碍								
LHCGR	G 蛋白受体	152790	2p21	AR	睾丸	-	女性，模糊或小阴茎	（睾丸）支持细胞发育不全
DHCR7	酶	602858	11q13.4	AR	睾丸	-	可变的	史 - 伦 - 奥三氏综合征，面容粗糙，第二第三个脚趾并趾，不能茁壮成长，发育迟缓，心脏和内脏异常
STAR（类固醇生成急性调节蛋白基因）	线粒体膜蛋白	600617	8p11.23	AR	睾丸	-	女性	先天性肾上腺类脂组织增生（原发肾上腺不足），无青春期
CYP11A1	酶	118485	15q24.1	AR	睾丸	-	女性或模糊	原发性肾上腺功能不足，无青春期
HSD3B2	酶	613890	1p12	AR	睾丸	-	模糊	原发性肾上腺功能不足，由硫酸脱氢表雄酮引起的部分雄性化
CYP17A1	酶	609300	10q24.3	AR	睾丸	-	女性，模糊或小阴茎	CAH，由皮质酮和 11- 去氧皮质酮引起的高血压（除了仅由 17，20- 裂解酶缺乏引起）
POR（P450 氧化还原酶基因）	CYP 酶电子供体	124015	7q11.2	AR	睾丸	-	男性或模糊	21- 羟化酶缺乏症，17α- 羟化酶 /17，20 裂解酶缺乏症，和芳香酶缺乏的混合特征；有时跟 Antley Bixler 颅缝早闭有关
HSD17B3	酶	605573	9q22	AR	睾丸	-	女性或模糊	在青春期有部分男性化，雄烯二酮 / 睾酮比升高
SRD5A2	酶	607306	2p23	AR	睾丸	-	模糊或小阴茎	在青春期有部分男性化，雄烯二酮 / 睾酮比下降
AMH	信号肽分子	600957	19p13.3	AR	睾丸	+	正常男性	苗勒氏管永存综合征：男性外生殖器，双侧隐睾
AMHR2	丝氨酸 - 苏氨酸跨膜激酶	600956	12q13	AR	睾丸	+	正常男性	——
AR	核受体 TF	313700	Xq12	X	睾丸	-	女性，模糊，小阴茎或正常男性	表型范围从 CAIS（女性外生殖器）和 PAIS（模糊）到正常男性生殖器 / 不育

续表

分类及相关基因	蛋白	OMIM 序号	位点	遗传方式	性腺	苗勒结构	外生殖器	相关的表型
3. 46,XX DSD								
性腺（卵巢）发育异常								
SRY	TF	480000	Yp11.31	异位	睾丸或卵睾	-	男性或模糊	——
SOX9	TF	608160	17q24.3	17q24 重复	不确定	-	男性或模糊	——
雄激素过多								
HSD3B2	酶	613890	1p12	AR	卵巢	+	阴蒂增大	CAH，原发肾上腺不足，由硫酸脱氢表雄酮引起的部分雄性化
CYP21A2	酶	613815	6p21.33	AR	卵巢	+	模糊	CAH，表型范围从与肾上腺衰竭相关的严重失盐型到单纯的代偿型肾上腺功能，17 羟孕酮的男性化型
CYP11B1	酶	610613	8q24.3	AR	卵巢	+	模糊	CAH，由 11- 脱氧皮质醇和 11- 去氧皮质酮引起的高血压
POR（P450 氧化还原酶）	CYP 酶电子供体	124015	7q11.2	AR	卵巢	+	模糊	21- 羟化酶缺乏症，17α- 羟化酶 /17,20 裂解酶缺乏症，和芳香酶缺乏的混合特征；有时与 Antley Bixler 颅缝早闭有关
CYP19A1	酶	107910	15q21	AR	卵巢	+	模糊	孕期的母源性雄性化，（除了部分病例）大多患者青春期不出现乳房发育
GCCR	核受体 TF	138040	5q31	AR	卵巢	+	模糊	促肾皮素，17- 羟孕酮和皮质醇，地塞米松抑制不全（患者 CYP21 杂合子突变）

雄激素合成障碍者刺激后睾酮和二氢睾酮水平均不升高；③ LHRH 刺激试验：用于了解垂体分泌促性腺激素的功能，在青春期进行，用于区分低促性腺激素性和高促性腺激素性性腺发育不良；④ AMH 检测：10岁前检测，AMH 阳性提示睾丸组织存在，但 AMH 阴性并不能除外睾丸组织的存在。

3. 影像学诊断　腹部 B 超检查睾丸、卵巢及肾上腺等，排除与性别不符的性腺组织。

4. 遗传诊断　①染色体核型分析确定患者核性别；②必要时用 X、Y 特异性探针进行荧光原位杂交（FISH）技术辅助确诊，证实染色体核型；③基因诊断：目前尚未常规用于临床检测，将来可能对 46，XX DSD 和 46，XY DSD 患者分别进行有关基因诊断。

防治：建议在包括内分泌专家、外科医生、泌尿外科和妇产科专家、遗传学家、心理学专家、医学伦理学工作者在内的工作小组指导下综合诊疗。需进行长期的治疗和随访。主要包括以下几个方面：①患者性别的确认：确认性别时结合专家评估与本人及家属意见，评估因素包括临床诊断、外生殖器表型、潜在生育能力、手术选择、长期激素替代治疗方案、家庭文化背景等。②外科手术：一般包括生殖器矫形和性腺切除术。生殖器手术目的是使外生殖器和社会性别一致，防止尿路梗阻感染，在成年时能维持性生活能力和生殖能力。在医生指导下由患者本人或其父母决定是否进行生殖器外科手术。DSD 患者有发生性腺母细胞瘤的风险（表 30-5），患者和医生应根据发生恶性生殖细胞肿瘤风险的高低而决定是否行性腺切除术。③性激素替代治疗：对性功能减退男性，需用雄性激素来诱导青春期来临；性功能减退女性多使用雌激素替代以诱导第二性征出现和月经来潮。方案要个性化，需考虑激素对患者性欲、生殖的影响及患者的期待。激素替代疗法主要目的是诱导和维持青春期，诱发第二性征、青春期生长突增和精神层面的心理成熟。④心理精神治疗：应作为 DSD 患者整体治疗中必不可少的一部分。在多学科治疗小组中心理学专家的指导下，帮助解决患者心理精神问题，并定期随诊。

表 30-5　根据诊断的生殖细胞恶性肿瘤风险

风险	疾病	肿瘤风险，%	推荐方案
高	GD[a] 腹内（+Y）[b]	15～35	性腺切除术[c]
	PAIS 无阴囊	50	性腺切除术[c]
	Frasier 征	60	性腺切除术[c]
	Denys-Drash 征（+Y）	40	性腺切除术[c]
中度	特纳氏（+Y）	12	性腺切除术[c]
	17β- 羟类固醇	28	密切关注
	GB（+Y）[b] 阴囊	未知	活组织检查[d] 和辐照？
	PAIS 的阴囊性腺	未知	活组织检查[d] 和辐照？
低	CAIS	2	活组织检查[d] 和 ??
	卵睾性 DSD	3	睾丸组织切除？
	特纳氏（-Y）	1	无
无（?）	5a 还原酶缺乏	0	无
	支持细胞发育不全	0	无

a：GD：性腺发育不全（包括没有进一步说明的 46，XY，46，X/46，XY，混合性，部分和完全性腺发育不全）

b：GBY（性腺母细胞瘤 Y 基因位点）区域阳性，包括 TSPY（Y 编码的睾丸特异蛋白）基因

c：在诊断时

d：在青春期，根据 OCT3/4 免疫化学优先诊断，允许观察到至少 30 个输精管

第五节　遗传性青春期发育延迟

一、遗传性青春期发育延迟概论

青春期是开始具有生育能力的时期，以生殖器官成熟、第二性征发育为其标志。在青春期会发生生长加速、情感变化。女孩由于卵巢和肾上腺性甾体激素分泌增加，出现第二性征，表现为乳房开始发育、月经来潮，出现阴毛和腋毛。男孩雄激素分泌增加引发睾丸体积增大、精子生成，外生殖器发育，开始出现变声、喉结和性毛等第二性征。通常这些变化男孩发生在9～14岁之间，女孩发生在8～13岁之间。发生时间过早或过迟均属于青春期发育障碍。

传统认为男孩在9岁之前、女孩在8岁之前出现青春期征象称之为青春期早熟（precocious puberty）；而男孩14岁时睾丸没有增大、女孩13岁时没有乳房发育或16岁时没有月经初潮称为青春期延迟（delayed puberty）。一般认为，青春期早熟与肿瘤及环境因素关系密切，罕与遗传因素相关。但青春期发育延迟与多种遗传因素相关，本节重点介绍。

二、遗传性青春期发育延迟分类

根据发病机制的不同，人们将遗传性青春期发育延迟分成高促性腺激素性性腺功能减退症（hypergonadotropic hypogonadism）和低促性腺激素性性腺功能减退症（hypogonadotropic hypogonadism）两类。高促性腺激素性性腺功能减退症与原发性性腺功能缺乏和甾体激素产生或作用障碍有关，三者均引起性腺甾体激素对下丘脑和垂体两个水平上的负反馈抑制丧失，血清促性腺激素水平升高，包括性染色体异常导致的性腺分化障碍（性腺发育不全）、性腺缺如及性腺损伤等。低促性腺激素性性腺功能减退症是由于中枢神经系统、下丘脑或者垂体的功能异常，导致促性腺激素分泌不足，伴随血清促性腺激素和睾酮、雌激素水平降低，18岁以前性不成熟或者部分成熟。包括下丘脑性、垂体性和下丘脑-垂体性三种类型。遗传性青春期发育延迟的分类见表30-6。

三、临床对遗传性青春期发育延迟的处理流程

临床上对遗传性青春期发育延迟的处理，可参考以下流程图（图30-1）。

四、常见遗传性青春期发育延迟疾病

（一）Kallmann综合征

Kallmann综合征（Kallmann syndrome，KS）又称家族性嗅神经-性发育不全综合征，是由于胚胎发育过程中GnRH神经元未能从嗅球移行到下丘脑而引起的孤立性GnRH缺陷伴嗅觉丧失的一类疾病。KS呈家族性，发病率男性为1/10 000，女性1/50 000；具有明显的遗传异质性。

1. 临床表现　性腺功能减退，外生殖器发育呈幼稚型，伴嗅觉丧失或减退，血清促黄体素（LH）和促滤泡素（FSH）水平降低，性甾类激素降低、骨龄延迟表现。男性患者表现为睾丸体积小，无精，少数患者表现为隐睾，无第二性征；女性患者表现为原发闭经。诊断：①依据临床表型，体格检查可发现小睾丸，少数患者有隐睾；第二性征发育不良；MRI显示垂体及下丘脑正常。②实验室检查：精液常规表现无精；内分泌检测：LH、FSH血清浓度低或正常，外周循环性激素水平低。③GnRH兴奋测试：本病对GnRH兴奋试验表现为反应良好或延迟。LH值和FSH值较注射前高3倍左右，说明垂体功能正常，对GnRH反应良好，病变在下丘脑。④遗传学检测可参考图30-2的流程图。

2. 遗传学和发病机制　Kallmann综合征已发现5种类型，涉及X连锁隐性遗传、常染色体显性遗传、常染色体隐性遗传等遗传方式。已确认有5个基因与之相关，其中*KAL1*、*FGFR1*占20%，*PROKR2*和*PROK*占10%。各种类型的致病基因、OMIM编号、分型、遗传方式、发病机制见表30-6。

表 30-6 青春期发育延迟的分类及涉及的基因和临床表现

发病机制	HPT 轴层次	致病机制	疾病举例						
			OMIM	致病基因	基因定位	遗传方式	疾病名称	与青春期发育相关的主要临床表现	其他临床表型
低促性腺激素性性腺功能减退症（HH）	下丘脑性依赖性 HH	是由于 GnRH 分泌异常导致的性腺发育异常，可由原发性下丘脑发育异常或继发性病理生理疾病引起。	308700	*KAL1*	Xp22.31	XR	KS1	GnRH 缺乏，LH 和 FSH ↓，继发性性腺功能减退；骨龄延迟。男性患者睾酮↓，睾丸体积小，无精，少数患者表现为隐睾 女性患者 E2 ↓，原发闭经，内外生殖器均呈幼稚型	后发际低，颈短而蹼颈，肘外翻。可有嗅觉丧失或功能减退
			147950	*FGFR1*	8p11.23-p11.22	AD	KS2		
			244200	*PROKR2*	20p12.3	AR	KS3		
			610628	*PROK2*	3p13	AR	KS4		
			612702	*FGF8*	10q24.32	AD/AR	KS6		
	垂体性依赖性 HH	由于编码 GnRHR 或促性腺激素亚单位之一的基因发生突变、垂体发育异常等原因引起。	228300	*GNRHR*	4q13.2	AR	可育性类无睾症	患者睾丸大小正常，表现为少精、弱精、畸精等症状。睾酮↓	
			229070	*FSHB*	11p14.1	AR	单纯 FSH 缺乏症	女性表现为乳房不发育和原发性闭经。男性患者第二性征不发育或正常，无精症	FSH↓，E2↓，LH↑
			182230	*HESX1*	3p14.3	AD/AR	视隔发育不良	垂体前叶发育不全；脑垂体后叶异位；ACTH、LH、FSH 降低或缺乏	视神经发育不良和透明隔缺损；如不治疗，身材矮小；多指（多趾）；新生儿低血糖
			180500	*PITX2*	4q25	AD	Rieger 综合征	生长激素缺乏	上颌发育不良、短人中、眉弓突出等特殊面容；肛门闭锁，直肠狭窄
			262600	*PROP1*	5q35.3	AR	CPHD2	垂体激素缺乏症 2	
			221750	*LHX3*	9q34.3	AR	CPHD3	垂体激素缺乏症 3	
			613038	*POUIF1*	3p11.2	AD/AR	CPHD1	垂体激素缺乏症 1	

续表

发病机制	HPT轴层次	致病机制	疾病举例						
			OMIM	致病基因	基因定位	遗传方式	疾病名称	与青春期发育相关的主要临床表现	其他临床表型
			614962	*LEP*	7q32.1	AR?	瘦素缺陷所致的病态肥胖	无青春期发育征象	肥胖（始于儿童期，但出生体重正常）
			614963	*LEPR*	1p31.1	AR?			
	下丘脑-垂体性依赖性HH		209900	具有高度的遗传异质性，至少14种不同基因与之相关。约25%的BBS由*BBS1*基因突变引起，20%由*BBS10*突变所致，其余基因则占BBS的小部分比例；约25%的BBS病因暂不明确		AR	Bardet-Biedl综合征（BBS）	性腺功能不全	标志性的向心性肥胖、视网膜营养性萎缩、多指趾畸形、智力发育迟缓以及肾功能不全
高促性腺激素性性腺功能减退症	性腺依赖性	染色体异常或基因突变导致的性腺分化障碍（见性发育障碍中相关内容）							
		原发性性腺功能缺乏	273250	病因未明，最大的可能是血管栓塞导致睾丸组织萎缩，遗传因素和其他先天性异常尚有待证实，无睾症可能与*NR5A1*基因突变有关			无睾症	XY生殖腺发育不全综合征，具有男性表征，46,XY核型，睾丸缺如	
			163950	*PTPN11*	12q24.13	AD	NS1	生殖器发育不良：女性卵巢发育不良，男性隐睾，但血清睾酮可以正常，亦可能生育	①特殊面容；②骨骼畸形；③出血倾向，智力轻、中度低下或正常
			609942	*KRAS*	12p12.1	AD	NS 3		
			610733	*SOS1*	2p22.1	AD	NS 4		
			611553	*RAF1*	3p25.2	AD	NS 5		
			613224	*NRAS*	1p13.2	AD	NS 6		
			613706	*BRAF*	7q34	AD	NS 7		
		性激素生成障碍	238320	*LHR*	2p16.6		男性间质细胞发育不全 女性黄体生成素阻滞	男性伴高促性腺性性腺功能减退症，从男性假两性畸形伴有女性或者模糊的外生殖器到男性原发性性腺功能不足； 女性闭经，有第一性征和第二性征的发育	

续表

发病机制	HPT 轴层次	致病机制	疾病举例						
			OMIM	致病基因	基因定位	遗传方式	疾病名称	与青春期发育相关的主要临床表现	其他临床表型
			233300 276400	*FSHR*	2p16.3	AR	卵巢发育不全 1 卵巢 FSH 反应低	女性并发有促性腺功能亢进性卵巢发育不全;男性有不同程度的生精障碍,但有的可育	
			201710	*STAR*	8p11.2	AR	先天性类脂质肾上腺增生症		严重的肾上腺功能缺乏的表现。在肾上腺和睾丸中有大量脂质沉淀,男性婴儿具有女性型外生殖器和男性的导管系统
			性激素生成过程相关基因突变均可导致的性腺分化障碍,详见性发育障碍中相关内容						
	甾体激素受体依赖性		300068	*AR*	Xq12	XR	雄激素不敏感综合征	患者一般都呈女性体态或女性化不完全,女性外生殖器,盲端阴道,或有部分男性化表现(阴蒂肥大,阴唇部分融合),青春期乳房发育。睾丸大小正常,常位于腹股沟管内,无精子生成	
			615363	*ER*	6q25.1		雌激素受体突变(少见报道异常)		
体质性青春期发育延迟			14 岁后才开始自发出现青春发育者定义为体质性青春期发育延迟,其实质是由于 LHRH 脉冲发生器激活延迟,致使患儿在应发育的年龄时未出现 LHRH 脉冲性分泌,并伴有生长延迟。青春期发育时间在正常人群中变异很大,目前尚不了解涉及的相关特定基因位点。已发现了 2 个可能与青春期发育时间相关的基因座位:分别位于 6q21 和 9q31.2;前者靠近 *LIN28B*,后者还没有找到具体的基因座。其主要临床表现为小阴茎、小睾丸以及青春期发育延迟						

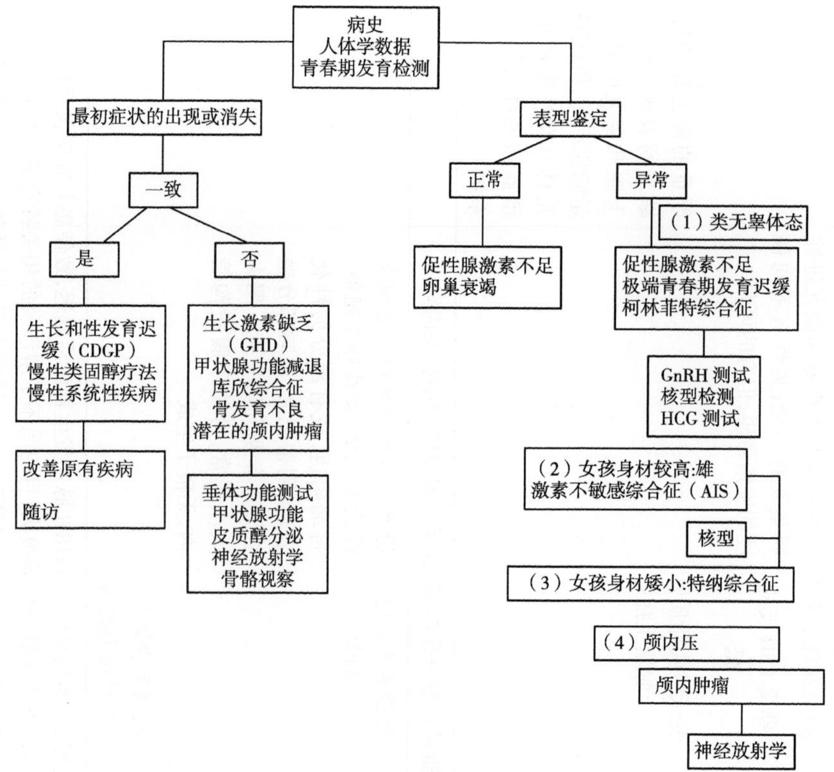

图 30-1　临床上处理青春期发育延迟流程

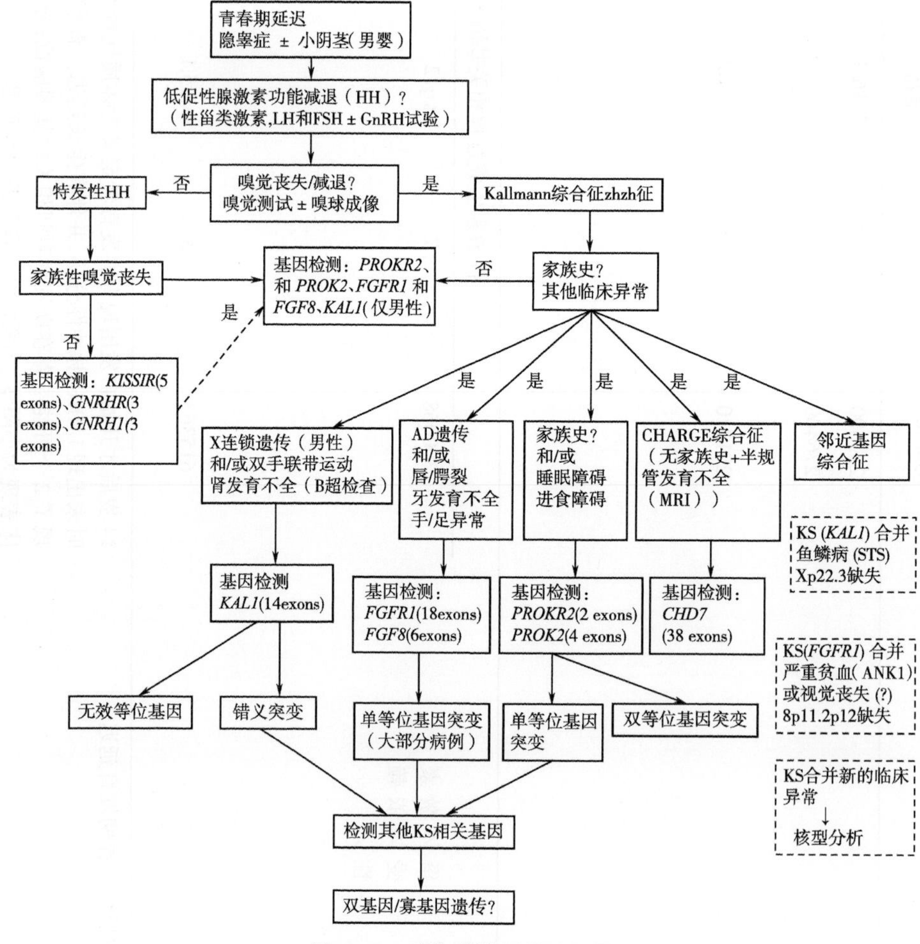

图 30-2　遗传学检测的流程图

表 30-7 Kallmann 综合征的分型

OMIM 编号	分型	致病基因	遗传方式	基因定位	发病机制
308700	KS1	*KAL1*	XR	Xp22.31	*KAL1*、*FGFR1*、*PROKR2* 或 PROK2 基因发生突变，会阻碍大脑发育过程中嗅神经细胞和 GnRH 分泌神经细胞的迁移，若嗅神经细胞不能正常聚集于嗅球，则导致个体的嗅觉受损或消失。而 GnRH 分泌神经细胞的错位会阻止特定性激素产生，干扰正常性发育，引发低促性腺素性功能减退症的典型症状
147950	KS2	*FGFR1*	AD	8p11.23-p11.22	
244200	KS3	*PROKR2*	AR	20p12.3	
610628	KS4	*PROK2*	AR	3p13	
612702	KS6	*FGF8*	AD/AR	10q24.32	*FGF8* 突变可能导致从胚胎发育到性成熟的失败，与嗅觉上皮细胞、嗅觉泡的发育紧密相关

3. 防治 该病的治疗主要采取激素替代疗法，GnRH 脉冲泵治疗是最接近生理的治疗方案。男性给予雄激素治疗，促使第二性征发育，促进男性化。也可用 HCG+LH 治疗，促使精子生成，解决男性不育。女性给予雌激素治疗，产生满意的第二性征发育，使用 HMG+HCG 治疗促进卵泡生长和排卵，解决不孕问题。

（二）可育性类无睾症

可育性类无睾症（fertile eunuch syndrome，OMIM 228300），又称孤立性 LH 缺乏症，是特发性促性腺 HH 的一种较轻表现型，有正常睾丸大小以及一定程度精子生成。

1. 临床表现 患者睾丸大小正常，具有不同程度的生精，表现为少精、弱精、畸精等症状。内分泌呈睾酮水平下降（性腺功能低下型），促黄体素（luteinizing hormone，LH）缺乏是该病的基本特征，FSH、LH 基线水平均正常。诊断：①依据临床表型，体格检查可发现睾丸大小正常，宦官体征（第二性征不足）；②实验室检测：精液常规表现精子计数异常、形态异常，活力下降；内分泌检测：免疫荧光测定发现 LH 缺乏，FSH 水平正常，T 下降。③基因检测：可针对 *GNRHR*、*LHB* 进行突变分析。

2. 遗传学和发病机制 本病为常染色体隐性遗传。主要由 GnRH 受体基因突变引起，偶有因 *LHB* 基因突变所致。*GNRHR* 定位于 4q13.2，其突变导致 GnRH 受体蛋白发生错误折叠，使其功能减弱或失活，使垂体不能接受下丘脑分泌的 GnRH 激素的调控，引起一系列病症。*LHB* 基因定位于 19q13.32，其编码产物为垂体分泌的激素 LH 的亚基，其突变导致无功能或活性下降的 LH 产生，不能调控性腺的功能。

3. 防治 该病可通过睾酮或 HCG 单独治疗，以达到正常男性化或正常生育的目的。

（三）Noonan 综合征

Noonan 综合征（Noonan syndrome，NS）：Noonan 综合征是一种常见的青春期发育延迟疾病。患者核型正常，有多发性畸形，主要表现为特殊面容、先天性心脏病和身材矮小等。发病率约 1/1000 到 1/2500。

1. 临床表现 比较复杂，可累及多个系统，包括：①特殊面容：眼睑下垂、突眼、眼距增宽、弱视、鼻梁塌、耳廓低位、颚弓深、小下颏、齿异常、颈蹼、后发际低等；②骨骼畸形：鸡胸、漏斗胸、脊柱侧弯、肘外翻等；身材矮小等。③生殖器发育不良：女性卵巢发育不良，男性隐睾，但血清睾酮可以正常，亦可能生育；④出血倾向：智力轻、中度低下或正常。大多数合并心血管畸形，以肺动脉和房间隔缺损最为常见。50% 的患者有心电图异常，染色体核型正常。NS3 有更多的智力受损；NS5 患心脏病概率增高，特别是增厚型心肌病。

诊断：可用掌指骨模式谱（metacarpophalangeal pattern profile，MCPP）方法，可对该病进行评估，应用掌骨 1 和中指骨 3 两套 MCPP 变量，可对 93% 的 Noonan 综合征进行正确分类。根据分类，可进行的基因诊断。

2. 遗传学和发病机制 Noonan 综合征一般呈常染色体显性遗传病，少数表现为常染色体隐性遗传，具有遗传异质性，多个基因的突变可引起该病。其中由 *PTPN11*、*SOS1*、*RAF1*、*KRAS* 基因突变引起 Noonan 综合征分别占约 50%、10% ~ 15%、5% ~ 10% 和 2%，此外还有约 20% 的 Noonan 综合征病因不明。Moonan 综合征的 OMIM 编号、致病基因与定位及发病机制见表 30-8。

3. 防治 无特殊治疗方法，以对症治疗为主。

（四）雄激素不敏感综合征

雄激素不敏感综合征（androgen insensitivity syndrome，AIS，OMIM 300068）是一种 X 连锁隐性遗传病，

患者核型为 46,XY,受累男性有女性外生殖器、阴道盲端、无子宫及附件、女性乳房发育、隐睾。该病根据外生殖器女性化程度分为三型:完全型(CAIS),部分型(PAIS)和轻度或最小型(MAIS)。新生儿发病率为 1/20 400。

表 30-8 Noonan 综合征的 OMIM 编号相关的致病基因、定位及发病机制

病种	OMIM	致病基因	定位	病因	发病机制
NS1	163950	*PTPN11*	12q24.13	使 SHP 自身磷酸化,导致 RAS/R AF/M APK 信号通路失调	*PTPN11* 突变可能引起交互作用部分的功能蛋白增加,使 SHP 自身磷酸化,RAS/R AF/M APK 信号通路保持持续激活状态,可引起细胞异常增殖及凋亡障碍等
NS 3	609942	*KRAS*	12p12.1	KRAS 过度活跃	*KRAS* 基因指导合成 KRAS 蛋白,在调节细胞分裂中有重要作用。KRAS 接受信号从细胞外转运到细胞核,指导细胞的生长、分裂和分化。*KARS* 突变改变了 KRAS 蛋白,表现出高 GTP- 结合能力和低 GTP → GDP 的能力。过度活跃的 KRAS 使得细胞不停地生长、分裂
NS 4	610733	*SOS1*	2p22.1	SOS1 蛋白多度活跃	SOS1 蛋白调节 RAS/MAPK 信号通路的活性,而该信号通路调节细胞的生长、分裂、分化、细胞运动以及细胞凋亡。*SOS1* 突变导致 SOS1 蛋白持续活跃,RAS/MAPK 信号通路不受控制
NS 5	611553	*RAF1*	3p25.2	?	RAF1 蛋白是 RAS/MAPK 信号通路的一部分。*RAF1* 突变打断了正常的 RAF1 蛋白合成过程,使得细胞分裂、凋亡、分化和运动异常
NS 6	613224	*NRAS*	1p13.2	N-RAS 蛋白过度活跃	*NARS* 指导 NRAS 蛋白的合成,该蛋白在调节细胞分化中有重要作用。*NARS* 突变使 NRAS 维持高的 GTP- 结合能力和低 GTP → GDP,细胞持续分裂,导致错误的细胞运动和分化
NS 7	613706	*BRAF*	7q34	BRAF 蛋白过度活跃	BRAF 蛋白指导化学信号从细胞外到细胞核中,是 RAS/MAPK 信号通路的一部分。*BRAF* 突变使 BRAF 蛋白持续活跃,打乱了 RAS/MAPK 信号通路的调节

1. 临床表现　本病发病率为 1/20 000 ~ 64 000,出生后按女性抚养,在新生儿期诊断很困难,个别患者可因大阴唇或腹股沟包块或者疝修补术发现睾丸而被确诊。成年后女性体态,青春期乳房发育,原发闭经,阴道盲端。睾丸常位于腹股沟管内,无精子生成。

部分型:患病率不明,至少与 CAIS 持平。临床表型多样,患者女性化不完全,阴蒂肥大,阴唇部分融合,有部分男性化表现,但仍为女性体型,乳房青春期亦有一定程度发育。

轻度或最小型:患病率不明。外生殖器可能未发育成男性或者仅表现为冠状沟型尿道下裂或阴囊中缝突出。青春期,MAIS 会有两种表型,其中一种有生精但生育力低下,而另一种生精正常或可生育,但两种均有不同程度的男性乳房发育,高音调,头发稀疏和阳痿。

诊断:①病史和体格检查;②遗传学诊断:染色体核型分析:46,XY;③基因诊断:*AR* 突变分析;④影像学诊断:如有大阴唇或腹股沟包块,应当经影像学检测是否存在睾丸恶变;⑤必要时睾丸活检,确定生精功能,排除恶变。

2. 遗传学和发病机制　位于 Xq12 雄激素受体基因(*AR*)突变可致雄激素不敏感综合征。该基因含 8 个外显子,已发现了 600 种不同的 *AR* 突变。*AR* 突变产生异常受体,无法与雄激素结合。当突变导致 *AR* 完全失活时引发 CAIS;当部分失活时引起 PAIS。MAIS 患者有时找不到 *AR* 突变。AIS 患者睾酮、尿 17- 酮为正常男性值,体内性腺为睾丸,由于外阴组织中缺乏 5a 还原酶,睾酮不能转化为二氢睾酮,或因缺乏

二氢睾酮受体，而不能表达雄激素作用致使外阴女性化。

3. 防治　根据患者及其家属意愿及患者女性化程度决定治疗方案。完全型，可按女性性别治疗，包括青春期后隐睾摘除、雌激素补充治疗及外阴整形手术；如患者雄激素效应接近正常男性水平，可按男性性别治疗，行睾丸固定术、外阴矫形术及雄激素替代治疗。

第六节　遗传性睾丸和卵巢功能减退性疾病

一、成人早老症（Werner 综合征）

成人早老征，或成人早衰症（progeia）也称为 Werner 综合征（Werner syndrome，WS，OMIM 277700）：本病呈常染色体隐性遗传，多见于近亲结婚家系中，一直作为人类研究早老的模型，患者合并各种内分泌腺体的功能障碍。40% 合并糖尿病。生殖系统方面可见外生殖器发育不良，男性睾丸萎缩，阴茎短小，前列腺体积小，阳痿。女性外阴和子宫体积较正常为小，月经量少，经期不规则，性欲减退。在美国发病率为 1/200 000，日本发病率为 1/20 000～40 000，日本人患病率比其他亚洲人群更高（参见第 36 章）。

二、Rothmund 综合征（先天性皮肤异色病）

Rothmund 综合征（Rothmund-Thomson Syndrome，RTS，OMIM 268400）：又称先天性皮肤异色病。本病是一种罕见的常染色体隐性遗传病，类似 Werner 综合征。累及全身多个系统。具体发病率未知，全世界已报道 300 个病例。临床表现为皮肤萎缩、毛细血管扩张、高 / 低色素沉着、先天性骨骼异常、身材矮小、早老、肿瘤发生风险高，男性伴有隐睾，性腺功能减退（参见第 36 章）。

三、X 连锁 1 型精子生成障碍

X 连锁 1 型精子生成障碍（SPGFX1，OMIM 305700）又称唯支持细胞综合征（Sertoli cell only syndrome，SCOS）或 Del Castillo 综合征，于 1947 年由 Castillo 首先描述，通过睾丸活检发现曲细精管内生精细胞完全缺如，生精上皮仅由支持细胞组成（Ⅰ型），或者只在少数管腔内发现有生殖细胞（Ⅱ型），间质细胞形态正常的一组疾病。

临床表现为肥胖，男性乳房发育，不育，第二性征正常。研究表明本病与 *USP26* 突变有关。该基因定位于 Xq26.2，在睾丸组织中特异表达，可能为潜在的不育基因。7.2% 的 SCOS 患者有该基因的突变。突变可能引起男性不育，或者增加男性不育风险。除 *USP26* 外，是否有其他基因参与尚无定论。病理学检查：睾丸活检未见生精细胞，仅见支持细胞和间质细胞。实验室检查：血清激素 T 正常，FSH 升高。需要生育者，可行供精人工授精助孕。

四、豹皮综合征

豹皮综合征（LEOPARD syndrome）又称泛发性雀斑病（generalized lentiginosis）（参见第三十六章），为一类罕见的常染色体显性遗传性疾病。Corlin（1969）根据本病多发性黑痣、心电图传导异常、眼距过宽肺动脉瓣狭窄、生殖器异常、生长迟缓及感觉神经性耳聋的临床特点，将每个临床表现的第一个字母联成“LEOPARD”（豹皮）一词，命名为豹皮综合征，且与临床上出现的全身性斑疹类似“豹皮”样外貌相吻合。临床表现具异质性。患者并不会同时表现出所有上述特征。

（一）临床表现

为累及多系统的疾病。生长缓慢；全身皮肤散在黑痣；特殊面容，如眼距宽、眼睑松弛、嘴唇过厚及低位耳等；肥大性心肌病，或肺动脉瓣狭窄，心电图异常；神经性耳聋；男性常表现为隐睾、性腺发育不全、尿道下裂，女性可有卵巢缺如或发育不全等。

（二）遗传学和发病机制

本病为常染色体显性遗传，可分为三型，涉及 *PTPN11* 等 3 个基因（表 30-9）：*PTPN11*、*RAF1* 和 *BRAF*。基因编码的蛋白质参与调节细胞的分裂、运动、分化。这三种基因突变可削弱蛋白质在细胞信号传导中的反应能力，最终导致本病的发生。

表 30-9　豹皮综合征相关致病基因

分型	OMIM 编号	致病基因	定位
LEOPARD 综合征 -1	151100	*PTPN11*（90%）	12q24.13
LEOPARD 综合征 -2	611554	*RAF1*	3p25.2
LEOPARD 综合征 - 3	613707	*BRAF*	7q34

（三）防治

对症治疗，无有效治疗治疗方案。

五、Perrault 综合征

Perrault 综合征（Perrault syndrome，PS；OMIM 233400）：PS 呈常染色体隐性遗传，并有从性遗传特征。男女均可发病，表现为生长迟缓、感音性耳聋、眼球震颤、幼稚型女性外生殖器、卵巢发育不全、小卵巢、高弓足、脊柱侧弯、马蹄内翻等，女性患者激素检测可见性腺功能减退；盆腔检查可见卵巢缺如或条索状性腺，以及子宫发育不全。

致病基因 *HSD17B4* 定位于 5q23.1，基因全长 96 880bp，含 24 个外显子，编码 17-β- 雌二醇脱氢酶，在过氧化脂肪酸 -β- 氧化作用中起作用。诊断：神经病学检查可见神经传导性降低。脑部 MRI 可见非特异性白质高信号以及小脑萎缩。根据特异性的临床症状行临床诊断，可对患者行基因诊断确诊。对症治疗，无有效治疗治疗方案。

第七节　遗传性不育不孕

一、无精症及少弱畸精子症

这是一组由 Y 染色体微缺失引起的疾病。目前约 15% 的育龄夫妇不育，而男性因素约占 40%，女性因素占 40%，男女共同因素占 20%。遗传因素引起的生精障碍是影响男性不育的重要原因之一，其中 Y 染色体微缺失发生于 15% 左右无精子症患者和 5% ~ 15% 少精子症患者中。

（一）临床表现

原发性不育。精液常规检查：主要表现为无精症、严重少弱精子症或少弱畸精子症。诊断一般采用多重 PCR 扩增技术检测 AZF 各区域的 STS 是否缺失可确诊。目前我国已规定，无精子症从附睾或睾丸穿刺获取精子后，或者少弱精患者，行单精子卵胞浆内显微注射（ICSI）治疗前，必须进行 AZF 基因检测。

（二）遗传学和发病机制

1976 年，Tiepolo 和 Zuffardi 等在 6 个无精子症患者中，发现 Y 染色体长臂一个新发生的缺失，提出在 Y 染色体长臂上存在与精子生成相关的基因，称为无精子症因子（azoospermia factor，AZF），定位于 Yq11，包括 AZFa、AZFb、AZFc 和 AZFd 区。

1. AZFa 区　AZFa 包含 3 个候选基因：*USP9Y*、*DBY* 和 *UTY*。*USP9Y* 的缺失或突变将导致严重的生精障碍及睾丸发育不良。*DBY* 缺失的患者表现为 I 型唯支持细胞综合征和小睾丸症。AZFa 区的基因主导精母细胞的增生，其缺失较罕见，约占 Y 染色体微缺失的 1% ~ 5%，临床表现最为严重，大多表现为Ⅳ型唯支持细胞综合征(SCOS),同时伴有睾丸体积的缩小,也可以表现为重度少精子。

2. AZFb区 *RBMY*(RNA binding motif on the Y)是第一个从Y染色体长臂分离出来的AZF候选基因,*RBMY1*是AZFb区最主要的候选基因。AZFb区缺失患者可能是由于一些基因的mRNA前体剪接发生障碍而导致精子发生障碍。现已确认在*RBMY*基因敲除小鼠中有生殖细胞发育阻滞现象。*RBMY*基因缺失会使减数分裂时的精子发生停滞。热休克因子Y(heated shock factory Y,HSFY)基因也是近年研究较多的AZFb区候选基因。AZFb区基因缺失,表现为精子成熟障碍,主要停留在精母细胞阶段。

3. AZFc区 该区最主要的一个候选基因是*DAZ*(deleted in azoospermia),*DAZ*只在睾丸表达,是影响精子生成的重要基因。只有*DAZ1*/*DAZ2*与生精障碍有关,而*DAZ3*/*DAZ4*几乎没有影响。AZFc缺失的病理表现为从精液正常到无精子。研究还发现,*DAZ*的部分缺失可发生于生精正常的男性,并可遗传到下一代。AZFc区基因缺失可造成无精子症,也可造成极度少精症。可出现随时间进行性精子数量减少的现象,即可表现为迟发性和进展性。

4. AZFd区 在AZFb和AZFc之间还存在AZFd区。AZFd微缺失的患者为轻度少精或精子数目正常但精子形态异常。目前AZFa,AZFb和AZFc区均发现相关的候选基因,在AZFd区未发现有相关基因,可能在此区内存在*DAZ*或*RBMY*基因的拷贝。AZFd区微缺失的患者为轻度少精或精子数目正常但精子形态异常。

有研究表明,AZFa、AZFb和AZFc 3区全部缺失患者,100%表现为无精子症;AZFa区完全缺失或AZFb和AZFc两区同时缺失的患者96%表现为无精子症,4%表现为严重少精子症,全部缺失患者若需要进行附睾穿刺或睾丸穿刺取精术+ICSI(卵胞浆内单精子注射)助孕,获取精子的机会几乎为零。

(三)防治

无精子症患者,建议供精助孕治疗。对于尚有少量精子或可经附睾或睾丸穿刺获取精子的病例,ICSI治疗是首选方案。但后者在遗传咨询时,要向患者交代清楚男性AZF基因缺陷可引起男性不育症,可100%遗传男性后代,而致其低或无生育力的风险,可行胚胎植入前遗传学诊断(PGD)筛选胚胎性别治疗——保留女胎,淘汰男胎。

二、先天性输精管缺如

先天性输精管缺如(congenital absence of the vas deferens,CAVD,OMIM 277180)是由Wolffian管衍生来的输精管发育异常引起,是男性梗阻性无精子症及不育的重要原因,多为双侧或单侧完全缺如,包括阴囊段和腹股沟段缺如(外缺如)与盆腔段缺如(内缺如),部分缺如者少见。先天性双侧输精管缺如(CBAVD)占整个男性不育的1%~2%,先天性单侧输精管缺如(CUAVD)占男性不育0.5%~1%。梗阻性无精子症中达25%。

在CAVD的发病中,有囊性纤维化跨膜转运调节物(CFTR)基因突变和中肾管发育缺陷两种学说:

1. *CFTR*基因突变学说 一些研究发现CAVD有家族聚集现象,表明遗传因素在CAVD的发病中起重要作用。研究发现囊性纤维化病(CF)与CAVD的密切相关性。CF是一种致死率很高的常染色体隐性遗传病,在白种人中发病率较高,但在东方人中的发病率很低,约为1/100 000,而且CBAVD患者的*CFTR*突变基因检出率也很低,这种东西方差异可能与人种不同有关。在CBAVD患者中,*CFTR*突变类型很多,既包括多种外显子的突变,也包括内含子的剪接受位突变。

2. 中肾管发育缺陷学说 国外学者研究发现大多数合并肾缺如的CAVD患者中,均未能检测到*CFTR*基因突变。他们认为CAVD的发生可能与中肾管发育缺陷或与原始生殖管道分泌缺陷导致的中肾管再通障碍有关。

诊断:CAVD患者大多因不育症就诊。体检时,常无法触及一侧或双侧阴囊段输精管、患侧附睾头增大,常合并附睾体尾部的发育不良。精液常规分析可见精液量偏少(0.5~2.0ml),精液pH降低(5.5~6.5)。CBAVD患者精液中无精子,精浆果糖阴性或降低;CUAVD患者精液中精子数量少,精子活力低,死精子增多。经直肠B超示单侧或双侧精囊腺缺失或发育不良。基因诊断:部分患者可行*CFTR*基因分析确诊。

防治:CAVD本身无法治疗,可采用附睾穿刺-卵胞浆内单精子显微注射(ICSI)助孕方式治疗不育症。

但ICSI技术在解决该类患者生育问题的同时，又带来了向其后代垂直传递其基因缺陷的风险。若夫妻双方均携带*CFTR*基因，则有必要行胚胎植入前遗传学诊断以避免患儿的出生。

三、圆头精子症

圆头精子症（globozoospermia，round-headed spermatozoa）是一种由于精子发生缺陷导致的男性不育疾病，其最突出的特点是顶体畸形或者缺如，圆头精子症不但有核形态异常，而且有线粒体排列异常。发病率小于0.1%。

（一）临床表现

男性不育。精液检测：精子数目一般正常，精子小顶体或者顶体缺失。精子DNA碎片增多。绝大多数圆头精子症患者核型正常，除生育能力下降外并无其他临床特征。

圆头精子症按照患者圆头精子比例可分为完全型和部分型两型，前者精液检查显示圆头精子占100%，后者精液检查显示圆头精子 < 100%。

（二）遗传学和发病机制

圆头精子症家系研究表明*SPATA16*、*DPY19L2*可能是该疾病的候选基因；呈常染色体隐性遗传。在几种小鼠基因（*Csnk2a2*，*Hrb*，*Gopc*，*Pick1*）敲除模型发现模型小鼠出现类似人类圆头精子症状的小鼠精子顶体缺失，并在一个家系中，证实*PICK1*基因突变可引起人类的圆头精子症。本病有遗传异质性，任何参与顶体形成过程的骨架蛋白、高尔基体组装、分子伴侣蛋白或者顶体结构蛋白的异常均有可能导致顶体缺失进而导致圆头精子症状，因此不同的圆头精子症家系可能有不同的致病原因。

已知的致病基因包括*GOPC*，*HRB*，*PICK1*，*SPATA16*，*DPY19L2*等。中南大学的研究显示，在17个圆头精子症家系中，60%的患者存在*DPY19L2*基因突变，并发现一个新突变，显示*DPY19L2*是我国本病主要的致病基因。

（三）防治

ICSI可治疗圆头精子症，但往往受精率很低，甚至完全不受精。最新研究表明圆头精子缺乏卵子激活物质PLCZ1，ICSI结合卵母细胞激活的方案能够提高受精率，可用钙离子载体或者PLC ζ 蛋白激活卵子。

四、卵巢早衰

在不同种族和不同年代中，正常女性闭经的平均年龄约为50岁。卵巢早衰（premature ovarian failure，POF），是指妇女在40岁以前发生闭经、血清高促性腺激素和低雌激素水平，伴有烦躁、潮热、阴道干燥等围绝经期症状的一类疾病，常引起不孕。POF在小于40岁的女性中发生率约为1%，小于30岁的女性中发生率为1‰；在原发闭经患者中占10%～28%，在继发闭经患者中占4%～18%。

（一）临床表现

POF的病因不同，临床表现各异。主要的临床表现包括：①闭经。发生在青春期前表现为原发性闭经，没有第二性征发育，如乳房发育不全，性毛和体毛稀少甚至缺如等表现；发生在青春期后表现为继发性闭经，部分患者曾有生育史。初期表现为月经不规律，伴随稀发排卵，最终发展为继发性闭经。患者第二性征及生殖器发育正常。②不孕。患者一般因不孕而就诊。③围绝经期症状：潮热、出汗、失眠、记忆力减退、阴道干涩，性欲减退以及骨质疏松等。④其他体征，与患者的其他疾病有关，如桥本甲状腺炎，肾上腺功能减退，糖尿病等。

诊断：

（1）目前公认的标准为：①年龄小于40岁；②连续6个月以上闭经；③间隔1个月以上2次测量血清卵泡刺激素（FSH）≥ 40mIU/ml。

（2）细胞遗传学检测：包括染色体核型分析和芯片分析。

（3）基因突变分析，可针对表中所列的基因进行基因诊断。

（4）影像学检查：超声检查可见子宫和卵巢偏小，窦卵泡数少。

（二）遗传学和发病机制

POF 病因复杂，遗传、免疫、手术、化疗、放疗和环境毒素等均可导致，一些患者病因不明，称为特发性 POF。遗传异常是 POF 发病的重要原因，包括 X 染色体数目或者结构异常、X 染色体与常染色体的相互易位，如 X 单体综合征、X 三体征（参见第 7 章）以及基因突变（如 *FOXL2* 基因）等。在此重点讨论已确定导致 POF 的致病基因如表 30-10 所示。

表 30-10　POF 相关的致病基因

POF 分型	OMIM 号	遗传方式	基因	染色体定位
POF1	311360	X 染色体	*FMR1*，*FMR2*	Xq27.3
POF2A	300511	X 染色体	*DIAPH2*	Xq21.33
POF2B	300604	X 染色体	*POF1B*	Xq21.2
POF3	608996	AR	*FOXL2*	3q22.3
POF4	300510	XD	*BMP15*	Xp11.22
POF5	611548	AD	*NOBOX*	7q35
POF6	612310	AD	*FIGLA*	2p13.3
POF7	612964	AD	*NR5A1*	9q33.3

POF 的发病机制目前仍不清楚。遗传异常所致的 POF，其发病机制可能是：①原始卵泡数目过少；②卵泡闭锁过快。目前一般认为，X 染色体上存在有维持卵巢正常发育和功能的结构域，因此，X 染色体的数目或者结构异常可以导致性腺发育不全、原发性或者继发性闭经，或者导致卵巢早衰。基因的突变可能影响卵泡的发育。

（三）防治

主要以激素替代治疗，以维持体内一定雌孕激素水平延缓围绝经期症状为主。有生育要求的可考虑人工周期下接受供卵体外受精治疗。约 5% 的患者 POF 有短暂的排卵恢复，有自然妊娠的机会。对于有 POF 家族史的女性，建议行遗传学诊断并尽早妊娠。

参考文献

1. Dandapani SV，Sugimoto H，Matthews BD，*et al*. Alpha-actinin-4 is required for normal podocyte adhesion. J Biol Chem，2007，282（1）：467-477.
2. Winn MP，Conlon PJ，Lynn KL，*et al*. A mutation in the TRPC6 cation channel causes familial focal segmental glomerulosclerosis. Science，2005，308（5729）：1801-1804.
3. Brown EJ，Schlöndorff JS，Becker DJ，*et al*. Mutations in the formin gene INF2 cause focal segmental glomerulosclerosis. Nat Genet，2010，42（1）：72-76.
4. Heeringa SF，Vlangos CN，Chernin G，*et al*. Thirteen novel NPHS1 mutations in a large cohort of children with congenital nephrotic syndrome. Nephrol Dial Transplant，2008，23（11）：3527-3533.
5. Yu L，Lv JC，Zhou XJ，*et al*. Abnormal expression and dysfunction of novel SGLT2 mutations identified in familial renal glucosuria patients. Hum Genet，2011，129（3）：335-344.
6. Alper SL. Familial renal tubular acidosis. J Nephrol，2010，23（Suppl 16）：S57-76.
7. Devuyst O，Thakker RV. Dent's disease. Orphanet J Rare Dis，2010，5：28.
8. Loi M. Lowe syndrome. Orphanet J Rare Dis，2006，1：16.
9. Fremont OT，Chan JC. Understanding Bartter syndrome and Gitelman syndrome. World J Pediatr，2012，8（1）：25-30.

10. Worcester EM., Coe FL. New insights into the pathogenesis of idiopathic hypercalciuria. Semin Nephrol, 2008, 28(2): 120-132.

11. Spanakis E, Milord E, Gragnoli C. AVPR2 variants and mutations in nephrogenic diabetes insipidus: review and missense mutation significance. J Cell Physiol, 2008, 217(3): 605-617.

12. Weber S. Novel genetic aspects of congenital anomalies of kidney and urinary tract. Curr Opin Pediatr, 2012, 24(2): 212-218.

13. Zhao X, Paterson AD, Zahirieh A, *et al.* Molecular diagnostics in autosomal dominant polycystic kidney disease: utility and limitations. Clin J Am Soc Nephrol, 2008, 3(1): 146-152.

14. Belibi FA., Edelstein CL. Unified ultrasonographic diagnostic criteria for polycystic kidney disease. J Am Soc Nephrol, 2009, 20(1): 6-8.

15. Sweeney WE Jr, Avner ED. Diagnosis and management of childhood polycystic kidney disease. Pediatr Nephrol, 2011, 26(5): 675-692.

16. Salomon R, Saunier S, Niaudet P. Nephronophthisis. Pediatr Nephrol, 2009, 24(12): 2333-2344.

17. Lee PA, Houk CP, Ahmed SF, *et al.* Consensus Statement on Management of Intersex Disorders. Pediatrics, 2006, 118: e488-e500.

18. Hewitt JK, Warne GL. Disorders of sex development: current understanding and continuing controversy. Med J Aust, 2009, 190(11): 612-613.

19. Warne GL, Raza J. Disorders of sex development (DSDs), their presentation and management in different cultures. Rev Endocr Metab Disord, 2008, 9(3): 227-236.

20. Desai HH, Patel M, Gonsai RN. Laurence Moon Bardet Biedl syndrome associated with dyslipoproteinaemia. J Indian Med Assoc, 2011, 109(9): 678.

21. Zofia KZ, Gajdos ZK, Henderson KD, *et al* . Genetic determinants of pubertal timing in the general population. Mol Cell Endocrinol, 2010, 324(1-2): 21-29.

22. Dode C, Hardelin JP. Kallmann syndrome. Eur J Hum Genet, 2009, 17(2): 139-146.

23. Yoshino H, Okumachi Y, Akisaki T, *et al.* Bleeding from the small intestine and aortic regurgitation in Noonan syndrome. Intern Med, 2011, 50(21): 2611-2613.

24. Cirstea IC, Kutsche K, Dvorsky R, *et al.* A restricted spectrum of NRAS mutations causes Noonan syndrome. Nat Genet, 2010, 42(1): 27-29.

25. Romano AA, Allanson JE, Dahlgren J, *et al.* Noonan syndrome: clinical features, diagnosis, and management guidelines. Pediatrics, 2010, 126(4): 746-759.

26. Galani A, Kitsiou-Tzeli S, Sofokleous C, *et al.* Androgen insensitivity syndrome: clinical features and molecular defects. Hormones, 2008, 7(3): 217-229.

27. Barmon D, Kataki AC, Sharma JD, *et al.* Embryonal carcinoma in androgen insensitivity syndrome. Indian J Med Paediatr Oncol, 2011, 32(2): 105-108.

28. Kawai T, Nozato Y, Kamide K, *et al.* Case report of a long-surviving Werner syndrome patient with severe aortic valve stenosis. Geriatr Gerontol Int, 2012, 12(1): 174-175.

29. Kamath-Loeb AS, Loeb LA. XPG and WRN: an unexpected partnership. Cell Cycle, 2011, 10(18): 3051.

30. Larizza L, Roversi G, Volpi L. Rothmund-Thomson syndrome. Orphanet J Rare Dis, 2010, 5: 2.

31. Wang LL, Plon SE. Rothmund-Thomson syndrome. In: Pagon RA, Adam MP, Bird TD, Dolan CR, Fong CT, Stephens K, editors. GeneReviews™ [Internet]. Seattle (WA): University of Washington, Seattle, 1993-2013.

32. Stouffs K, Lissens W, Tournaye H, *et al.* Possible role of USP26 in patients with severely impaired spermatogenesis. Eur. J Hum Genet, 2005, 13(3): 336-340.

33. Sarkozy A, Digilio MC, Dallapiccola B. Leopard syndrome. Orphanet J Rare Dis, 2008, 3: 13.

34. Kobayashi T, Aoki Y, Niihori T, *et al.* Molecular and clinical analysis of RAF1 in Noonan syndrome and related disorders: dephosphorylation of serine 259 as the essential mechanism for mutant activation. Hum Mutat, 2010, 31(3): 284-294.

35. Piercea SB, Chisholm KM, Lyncha ED, *et al.* Mutations in mitochondrial histidyl tRNA synthetase HARS2 cause ovarian dysgenesis and sensorineural hearing loss of Perrault syndrome. Proc Natl Acad Sci USA, 2010, 108(16): 6543-6548.

36. Zhu YJ, Liu SY, Wang H, *et al.* The prevalence of azoospermia factor microdeletion on the Y chromosome of Chinese infertile men detected by multi-analyte suspension array technology. Asian J Androl, 2008, 10: 873-881.

37. Yu JM, Chen ZH, Ni Y, *et al.* CFTR mutations in men with congenital bilateral absence of the vas deferens (CBAVD): a systemic review and meta-analysis. Hum Reprod, 2012, 27(1): 25-35.

38. Koscinski I, Elinati E, Fossard C, *et al.* DPY19L2 deletion as a major cause of globozoospermia. Am J Hum Genet, 2011, 88(3): 344-350.

39. Xiao N, Kam C, Shen C, *et al.* PICK1 deficiency causes male infertility in mice by disrupting acrosome formation. J Clin Invest, 2009, 119(4): 802-812.

40. Heytens E, Parrington J, Coward K, *et al.* Reduced amounts and abnormal forms of phospholipase C zeta (PLCzeta) in spermatozoa from infertile men. Hum Reprod, 2009, 24(10): 2417-2428.

41. Sermondade N, Hafhouf E, Dupont C, *et al.* Successful childbirth after intracytoplasmic morphologically selected sperm injection without assisted oocyte activation in a patient with globozoospermia. Hum Reprod, 2011, 26(11): 2944-2949.

42. Liu G, Shi QW, Lu GX. A newly discovered mutation in PICK1 in a human with globozoospermia. Asian J Androl, 2010, 12(4): 556-560.

43. Simpson JL. Genetic and phenotypic heterogeneity in ovarian failure: overview of selected candidate genes. Ann N Y Acad Sci, 2008, 1135: 146-154.

第三十一章　遗传与神经系统疾病

祁　鸣　柯　青　汪建文

据人类孟德尔遗传在线(OMIM)网站统计,单基因遗传病有 7000 多种,具有神经系统表现的至少有 1121 种,占所有单基因病的 28% 左右。而多基因遗传的神经系统疾病,如高血压脑动脉硬化、卒中、老年痴呆、震颤麻痹(帕金森病)、癫痫、偏头痛等数量则更多。因此,神经遗传病的研究在遗传病研究中占重要地位。

近 50 年,我国在神经遗传病领域取得了显著成绩。随着分子生物学的飞速发展,我国神经遗传病研究从 20 世纪 80 年代末进入了基因和分子水平。研究手段日新月异。从检测技术看,主要有:①基于核酸杂交的相关技术:Southern、Northern 印迹杂交;②聚合酶链式反应(PCR)及其相关技术:③测序及芯片技术,包括全基因组关联研究、全外显子组测序、全基因组测序等;④免疫印迹、蛋白表达及克隆技术等。基于遗传病病种资源上的优势,我国目前已经针对一些常见单基因遗传病,如各型肌营养不良症、遗传性共济失调、脊髓性肌萎缩症、肝豆状核变性、周期性瘫痪等,开展了基因结构、基因突变及其与临床表型关系、分子发病机制的研究;并在基因诊断、症状前诊断、携带者筛查、产前基因诊断、着床前基因诊断等方面获得较大进展。

我国已报道的神经系统遗传病 100 多种,其中以进行性肌营养不良、遗传性共济失调、肝豆状核变性、癫痫和智能发育不全(包括 21- 三体征)的病例较多。神经系统遗传病可起病于任何年龄,有些出生后即出现异常,如 21- 三体征;有些则在婴儿期发病,如婴儿期脊肌萎缩症;有些则在儿童期发病,如假肥大型肌营养不良(DMD);少年期发病的肝豆状核变性;青年期发病的腓骨肌萎缩;成年后期至中年发病的慢性进行性舞蹈病、遗传性痉挛性共济失调;中年至老年发病的如橄榄桥脑小脑萎缩。另一方面,在同一系统的遗传病中,例如以脊髓 - 脑干 - 小脑系统为主要损害的遗传性共济失调,其中各型的起病年龄也有不同,从出生后或婴儿期就发病的 Marinesco-Sjögren 综合征直到老年才发病的脊髓 - 桥脑变性。不过大多数的神经系统遗传病在 30 岁以前出现。

第一节　周围神经系统疾病

一、遗传性感觉神经根神经病

遗传性感觉神经根神经病(hereditary sensory radicular neuropathy,HSN)是一种常染色体显性遗传病,Hicks 1922 年报道,表现为慢性进行性以下肢为主的痛、温、触觉减退,并发足部反复无痛性溃疡。以往有许多根据临床症状或部位而命名,如肢端毁伤性溃疡,无痛性坏疽,遗传性感觉性神经病ⅠA 型(hereditary sensory neuropathy type ⅠA),目前已将该病归类于遗传性感觉和自主神经病Ⅰ型(hereditary sensory and autonomic neuropathy type ⅠA,HSAN 1A,OMIM 162400)。

(一)临床表现

男性患者比女性患者多。多数病例在童年或青春期后缓慢起病。最常见的首发症状是足和足趾的皮肤增厚,皮肤对疼痛不敏感,往往不被患者重视而未就医。随着疾病的进展,出现足趾或足底皮肤出现水疱或变黑,继而出现无痛性溃疡,是本病较为常见的特点。溃疡可以反复在足底其他部位出现。持续数年,患处常合并骨髓炎、骨关节病变,最终导致两足缩小畸形。患者还易反复发生下肢的蜂窝织炎、淋巴管炎、骨髓炎或甲沟炎,可伴有疼痛。早期感觉丧失主要在足和腿的远端,痛觉和温度觉减退比触压觉明显,踝反射消失。随着病情进展,下肢所有的感觉及膝腱反射消失。感觉丧失节段皮肤无汗。下肢远端肌肉轻度无力,上肢受累者少,部分患者尽管上肢感觉有减退,腱反射消失,但很少出现手指的骨髓炎或甲沟炎。下肢或肩部可有脊髓结核样闪电痛,有些患者伴有神经性耳聋,但一般颅神经并不受累。

(二)遗传学和发病机制

该病为常染色体显性遗传,其致病基因为 *SPTLC1*,位于染色体 9q22.31 区域,包含 15 个外显子。到目前为止已分别在澳大利亚、德国、英国、加拿大、比利时发现几种异位突变(注:突变后,导致亚细胞定位的异常或者组织表达特异性的改变,统称为异位突变)。如 5 号外显子 c.398G > A 位碱基异位突变和 c.399T > G 异位突变,6 号外显子 c.431T > A 异位突变,13 号外显子 c.1160G > C 异位突变等突变形式。*SPTLC1* 基因编码的是丝氨酸棕榈酰转移酶,是神经鞘脂生物合成的关键酶,基因突变导致酶功能的异常以及神经鞘脂的合成减少,导致神经细胞在分化的过程中出现凋亡和变性。

伴食管反流和咳嗽的 HSAN1 型患者,称为 HSAN1B 型,2002 年由 Spring 等首先报道,表现为进行性咳嗽性晕厥、胃食管反流、下肢感觉减退、踝反射消失、神经性耳聋、感觉神经动作电位减低或消失等。2003 年 Kok 等将该病基因定位于 3p24-p22 区域。

（三）防治

对于隐袭起病，缓慢进展的下肢严重感觉障碍的患者均应考虑该病。应结合电生理检查、神经活检、阳性家族史及基因检测做出明确诊断。本病需与以下疾病相鉴别：脊髓空洞症、脊髓痨、其他后天获得性感觉神经元神经病和其他各型的 HSAN。

本病目前无特殊疗法，最主要的是预防足部溃疡，鞋子要合脚、柔软，避免从事重体力劳动或易伤及脚的工作。对于弓形足或有足部畸形的患者，可考虑矫正手术，以减少溃疡的发生。可试用神经营养药物、维生素和血管扩张药物治疗。溃疡继发感染是死亡的重要原因，当然如果能很好地控制，患者的寿命将不受影响。

二、遗传性淀粉样变性神经病

遗传性淀粉样变性神经病（hereditary amyloid neuropathy），也称家族性淀粉样变性周围神经病（familial amyloid polyneuropathy，FAP），属于原发性淀粉样变性，是一组常染色体显性遗传病，主要损害感觉、运动和自主神经，常有内脏损害。淀粉样变性主要是淀粉样蛋白异常沉积在各种器官的细胞外而致病，如心脏、肝脏、肾脏，在周围神经可引起淀粉样变性周围神经病。FAP 淀粉样蛋白的前体来源主要有三种，甲状腺激素结合蛋白（transthyretin，TTR），载脂蛋白 A1（apolipoprotein A1）和凝溶胶蛋白（gelsolin）。临床上主要将 FAP 分为四型（Ⅰ～Ⅳ型），均男性多于女性，但各型之间互有交叉。

（一）临床表现

1. FAP Ⅰ型　最早于 1952 年由 Andrade 首先报道，为最常见类型，分布范围最广。常在 20～35 岁缓慢发病，下肢首先出现对称性足趾或足底感觉异常、闪电样或针刺样痛、痛温觉减退，感觉障碍可上升至躯干及上肢。运动障碍都在感觉障碍数年后出现，表现为下肢远端肌无力及萎缩，可有足下垂。腱反射开始正常或亢进，以后减弱或消失。自主神经受损常见，可表现为体位性低血压，阳痿，胃肠功能紊乱，膀胱及直肠括约肌功能障碍等，阳痿是本病最早症状之一。病情进展时出现营养障碍，如皮肤变光滑、足底溃疡、肢端骨坏死等。胃肠症状如呕吐、腹泻、便秘等很早发生且普遍。心血管损坏表现为心律失常、传导阻滞、低血压、70% 患者的心电图异常。周围血管损害表现为肢端冷和发绀，眼部症状如瞳孔不等，瞳孔边缘有淀粉样物沉积、虹膜萎缩等。病程持续 10～15 年。

2. FAP Ⅱ型（印第安人型或 Rukavina 型）　多在 40～50 岁发病，症状常始于双手。早期即出现腕管综合征，以后逐渐出现双上肢、双下肢远端感觉障碍，自主神经损害也常出现，可伴有白内障、玻璃体混浊、视力下降甚至失明、肝脾大、心肌病等，病情较Ⅰ型轻，病程持续 10～40 年。

3. FAP Ⅲ型（Lowa 型）　在 30～40 岁发病，神经症状与Ⅰ型相似，上下肢均可受累，周围神经感觉障碍、运动障碍较常见，自主神经障碍少见，但神经症状不是该型的主要特点。FAP Ⅲ型主要累及肾脏、肝脏和胃肠道，可有消化性溃疡、进行性肾衰、尿毒症等。病程一般为 12 年或更长。

4. FAP Ⅳ型（脑神经型或芬兰人型）　主要见于芬兰人群，大多于 30～40 岁起病，首发症状是角膜格子样营养不良，为局部淀粉样物质沉积所致。主要损害脑神经，以面神经受累常见，面部皮肤最初增厚、粗糙然后萎缩，三叉神经、舌下神经、前庭神经等也常受累。

（二）遗传学和发病机制

该病主要分布于欧洲及北美。四型均为常染色体显性遗传，但外显不全。FAP Ⅰ型和 FAP Ⅱ型由 *TTR* 基因突变所致，FAP Ⅲ型和 FAP Ⅳ型分别是载脂蛋白 A1 基因和凝溶胶蛋白基因突变所致。

FAP 是由于基因突变引起氨基酸异常而发病，由于氨基酸的不同而产生不同类型。1984 年由 Mita 等和 Whitehead 克隆了 *TTR* 基因，1986 年 Jinno 将其定位于 18q11.2，*TTR* 基因由 14 258 个核苷酸组成，包含 4 个外显子 3 个内含子，编码 147 个氨基酸组成的 TTR 蛋白。主要分布于肝脏、视网膜色素细胞、脉络丛和内脏的卵黄囊内胚层中。到目前为止，*TTR* 基因大概有 100 多种不同的点突变，其形式有单一位点的点突变，两个位点的复合突变和剪切突变三种形式，其中约有 20 余种是在日本的家系中发现，p.Val30Met 是其中最常见的突变形式，但 p.Val30Met 的外显率仅 5% 左右。*TTR* 基因的 p.Val30Met 突变引起葡萄牙人型或 Andrade 型；p.Phe33Ile 引起犹太人型（Jewish type）；p.Leu58His 突变引起索马里人型 Mahloudji

型(Mahloudji or Maryland type);p.Thr60Ala 突变引起阿巴拉契亚人型(Appalachian type);p.Ser77Tyr 突变引起德裔-美国人型(German-American type);p.Ile84Ser 突变引起印第安人型或 Rukavina 型(Indiana or Rukavina type);p.Leu111Met 突变引起丹麦人型或 Cardiac 型(Cardiac or Denmark type)。

不包括信号肽,TTR 单体是由 127 个氨基酸残基组成的多肽链,可形成 56kDa 具有典型 β 片层结构的同源四聚体蛋白。主要合成部位在肝脏,少部分由脉络膜和视网膜细胞合成。正常情况下 TTR 以可溶性形式在外周血和脑脊液中循环,起着转运甲状腺素(T4)和维生素 A 的作用。*TTR* 基因突变可导致 TTR 四聚体稳定性下降,从而容易降解为单聚体,通过一系列复杂的细胞内过程,单聚体释放并在细胞外空间聚集,形成可溶性非纤维状寡聚体和原纤维,最终聚合成不溶性淀粉样蛋白纤维。淀粉样蛋白主要沉积于神经内膜以及营养这些神经的血管周围。FAP Ⅰ型的周围神经病理改变为无髓纤维脱失,某些有髓纤维的轴索也变性,但无阶段性脱髓鞘。各器官的基膜和血管均可有淀粉样蛋白沉积。

FAP Ⅲ型是载脂蛋白 A1(apolipoprotein A1)基因 *APOA1* 的点突变所致,大概有 16 种类型的突变与 FAP Ⅲ有关,绝大部分为核苷酸的替换,该基因位于 11q23.3。FAP Ⅳ型是凝溶胶蛋白(gelsolin)基因 *GSN* 的点突变所致,该基因位于 9q33.2。

(三)防治

诊断依据:

(1) 20~50 岁逐渐起病,男性多见;

(2) 双下肢感觉异常及疼痛,伴肌无力,部分患者以上肢为主或表现为腕管综合征;

(3) 自主神经症状明显,如阳痿、括约肌功能障碍、皮肤营养改变、胃肠道、肾脏及心血管症状;

(4) 脑脊液蛋白增高;

(5) 肌电图失神经源性改变;

(6) 阳性家族史;

(7) 神经活检发现淀粉样蛋白沉积,相关基因诊断可明确。

本病主要与其他慢性起病的周围神经病变相鉴别,如慢性炎症性脱髓鞘性多发性神经病(CIDP),家族性自主神经病,Fabry 病及糖尿病性周围神经病。

该病尚无特殊的治疗方法,可采用以下措施:

(1) 对症治疗:主要是针对胃肠道和心血管症状;

(2) 手术治疗:早期采用肝脏移植手术治疗效果好,肝脏移植的目的在于减少变异 TTR 蛋白的主要来源(肝脏),预防更多的淀粉样蛋白沉积,对有 *TTR* p.Val30Met 突变的患者疗效尤佳,如条件允许应考虑在 FAP 的早期进行;

(3) TTR 稳定剂治疗:是 TTR 的药物性分子伴侣,可特异性与 TTR 四聚体结合而增加其稳定性,从而预防四聚体分解为单体,目前有两种药物二氟尼柳(diflunisal)(NCT00294671)和 tafamidis meglumine(一种治疗 TTR 淀粉样多神经病)(NCT01435655),正在进行临床试验,有望成为该病的特异性治疗药物;

(4) 小剂量激素治疗对某些患者有效,可根据情况试用;

(5) 神经营养药物,B 族维生素及扩血管药物有助于神经纤维再生;

(6) 理疗、针灸,按摩及肢体功能训练有助于疾病恢复。

三、腓骨肌萎缩症

腓骨肌萎缩症(peroneal muscular atrophy)又名遗传性神经源性肌萎缩、Charcot-Marie-Tooth 病(CMT),是一组常见的、具有高度临床和遗传异质性的周围神经单基因遗传病;临床特征为儿童或青少年期发病,进行性对称性远端肌无力和肌萎缩、轻到中度远端感觉减退、腱反射减弱或消失和弓形足;根据 CMT 的电生理和病理特点将其分为两型:脱髓鞘型和轴突型;遗传方式主要呈常染色体显性遗传(AD),也可呈常染色体隐性遗传(AR)及 X 连锁显性(XD)或隐性遗传(XR)。目前已将本病归在遗传性运动和感觉性神经病(hereditary motor and sensory neuropathy,HMSN)范畴,并根据病理改变和神经传导速度测定分为 HMSN Ⅰ型、HMSN Ⅱ型(两型均有常染色体显性、隐性以及 X 连锁遗传的方式)。CMT 的人群患病率约为 40/10 万。

（一）临床症状

本病多于儿童和青少年期起病，临床特点表现为进行性、对称性肢体远端肌无力和肌萎缩。足部、小腿肌肉和大腿下 1/3 肌肉无力和萎缩，形成“鹤腿”或倒置的啤酒瓶样畸形，常出现足内翻畸形和杵状趾，行走时呈跨阈步态；手部骨间肌和大、小鱼际肌萎缩，呈现爪形手或猿手畸形；四肢呈手套 - 袜子型分布区域内痛觉、温觉和振动觉减退，腱反射减弱或消失，踝反射通常消失。可伴自主神经功能障碍和营养障碍体征，常伴高弓足、脊柱侧弯等骨骼畸形。根据遗传方式、发病年龄、临床表现、电生理检查和病理检查可分为以下五型：

1. CMT1 型　是 CMT 中最常见的亚型，约占 CMT 总数的 50%，呈常染色体显性遗传；多于儿童晚期或青春期发病；呈对称性、进行性的周围神经损害表现，常伴有弓形足和脊柱侧弯；电生理检查，CMT1 型患者正中神经运动（NCV）在 38m/s 以下，通常小于 20m/s；神经病理可见节段性脱髓鞘和施万细胞增生，出现“洋葱头”样改变。

2. CMT2 型　占 CMT 的 20%～40%，呈常染色体显性遗传；20～30 岁发病居多。临床表现与 CMT1 型相似，但病情进展较慢，症状较轻，多限于下肢；电生理检查，CMT2 型患者正中神经运动 NCV 接近正常；病理可见轴索变性和有髓纤维减少，无脱髓鞘和纤维增生。

3. CMT3 型　又称 Dejerine-Sottas 病（DSS），此型临床罕见，约占 CMT 的 1%，多呈常染色体隐性遗传，多于婴儿期起病。临床表现患儿发育迟缓，2～4 岁才会走路，不能跑跳，腱反射消失，肢体远端感觉缺失，可伴弓形足，脊柱后凸。神经病理可见节段性脱髓鞘和施万细胞增生，出现“洋葱头”样改变，研究表明 DSS 可由 *PMP22* 基因、*MPZ* 基因、*EGR2* 基因、*PRX* 基因、*GJB1* 基因的突变所致，故 DSS 被认为是 CMT1 型的变异型。

4. CMT4 型　此型临床较少见，约占 CMT 的 8%～10%，呈常染色体隐性遗传。多于婴儿期起病，通常症状更重，可伴有声带麻痹、锥体束征等其他神经系统体征。

5. CMT5 型　占 CMT 的 10%～20%，主要呈 X 连锁显性遗传，少数呈 X 连锁隐性遗传。临床表现与 CMT 1 型相似，显性遗传时，男性患者病情较女性重，隐性遗传者，患者均为男性，女性携带者通常无症状。患者常伴有耳聋和智能障碍。

（二）遗传学和发病机制

据报道，本病 80% 是遗传性的。见于所有国家和所有民族，某些地区和家族有较高发病率。此外，本病尚有遗传异质性和基因多效性的表现。目前已鉴定了 40 多种不同的 CMT，已克隆了 20 多个致病基因（表 31-1）。

表 31-1　遗传性神经源性肌萎缩（CMT）致病基因定位和克隆情况

	OMIM	基因位点	遗传方式	致病基因
CMT1A	118220	17p12	AD	周围神经髓鞘蛋白 22 基因（*PMP22*）
CMT1B	118200	1q23.3	AD	髓鞘蛋白零基因（*MPZ/P0*）
CMT1C	601098	16p13.13	AD	脂多糖诱导的肿瘤坏死因子 α（*LITAF/SIMPLE*）
CMT1D	607678	10q21.3	AD	早期生长反应蛋白 2 基因（*EGR2*）
CMT1E	118300	17p12	AD	周围神经髓鞘蛋白 22 基因（*PMP22*）
CMT1F	607734	8p21	AD	神经丝轻链基因（*NEFL*）
CMT4A	214400	8q21.11	AR	神经节苷脂诱导分化相关蛋白基因（*GDAP1*）
CMT4B1	601382	11q22	AR	肌管相关蛋白 2 基因（*MTMR2*）
CMT4B2	604563	11p15	AR	SET 结合因子（*SBF2*）
CMT4C	601596	5q32	AR	*SH3TC2/KIAA 1985*

续表

	OMIM	基因位点	遗传方式	致病基因
CMT4D	601455	8q24.3	AR	N-MYC 下游区调节基因(*NDRG1*)
CMT4E	605253	10q21.3	AR	早期生长反应蛋白 2 基因(*EGR2*)
CMT4F	614895	19q13.2	AR	轴突周围蛋白基因(periaxin,*PRX*)
HMSNR	605285	10q23.2	AR	?
CMT2A1	118210	1p36.22	AD	驱动蛋白超家族成员 1B 基因(*KIF1B*)
CMT2A2	609260	1p36.22	AD	*MFN2* 基因
CMT2B	600882	3q21.3	AD	RAS 相关 GTP 结合蛋白 7 基因(*RAB7*)
CMT2C	606071	12q24.11	AD	TRPV4 离子通道基因(*TRPV4*)
CMT2D	601472	7p14	AD	甘氨酰 tRNA 合成酶基因(*GARS*)
CMT2E	607684	8p21	AD	神经丝轻链基因(*NEFL*)
CMT2F	606595	7q11.23	AD	小分子量热休克蛋白 B1 基因(*HSPB1*)
CMT2G	608591	12q12-q13.3	AD	?
CMT2H	607731	8q21.3	AR	?
CMT2I	607677	1q23.3	AD	髓鞘蛋白零基因(*MPZ/P0*)
CMT2J	607736	1q23.3	AD	髓鞘蛋白零基因(*MPZ/P0*)
CMT2K	607831	8q21.11	AR	神经节苷脂诱导分化相关蛋白基因(*GDAP1*)
CMT2L	608673	12q24	AD	小分子量热休克蛋白 B8 基因(*HSPB8*)
HMSNP	604484	3q12.2	AD	*TPK* 融合基因(*TFG*)
CMT2B1	605588	1q22	AR	核纤层蛋白 A/C 基因(*LMNA*)
CMT2B2	605589	19q13.3	AR	*MED25*
CMTX1	302800	Xq13.1	XD/XR	间隙连接蛋白 32 基因(*CX32/GJB1*)
CMTX2	302801	Xp22.2	XR	?
CMTX3	302802	Xq26	XR	?
CMTX4	310490	Xq24- q26.1	XR	?
CMTX5	311070	Xq22.3	XR	磷酸核糖焦磷酸合成酶 1(*PRPS1*)
CMTDIA	606483	10q24.1-q25.1	AD	?
CMTDIB	606482	19p13.2	AD	动力蛋白 2(*DNM2*)
CMTDIC	608323	1p35.1	AD	络氨酰 tRNA 合成酶(*YARS*)
CMTDID	607791	1q23.3	AD	髓鞘蛋白零基因(*MPZ/P0*)
CMTRIA	608340	8q21.11	AR	神经节苷脂诱导分化相关蛋白基因(*GDAP1*)

PMP22 基因突变可导致 CMT1A 和 CMTlE 型,大部分患者是由于 *PMP22* 基因重复突变所致,部分患者存在 *PMP22* 基因的点突变,*PMP22* 基因发生重复突变时编码产生过量的 PMP22 蛋白阻碍神经膜细胞(施万细胞)中高尔基体的功能,使得髓鞘不稳定和缺失。

MPZ 基因突变可导致 CMTlB、CMT2I、CMT2J 和 CMTDID 型,*MPZ* 基因存在错义突变、缺失突变、插入突变等,这些突变涉及 *MPZ* 基因的全部外显子,但 2 号和 3 号外显子是 *MPZ* 基因突变热点所在。*MPZ* 的突变可破坏 P_0 蛋白复合体的形成或正常功能而致病。

SIMPLE 基因可导致 CMT1C 型。*SIMPLE* 基因突变产生变异型 SIMPLE 蛋白,不能清除那些对神经细胞有毒性的物质。

EGR2 基因突变可导致 CMT1D 和 CMT4E 型。*EGR2* 基因突变后可能影响了对周围神经系统髓鞘形成十分重要的 1 个基因或多个基因的转录活性。

NEFL 基因突变可导致 CMT1F 和 CMT2E 型。该基因突变后所编码的异常蛋白质可能干扰了神经丝的组成,影响了神经冲动的传导。

KIF1B 基因或 *MFN2* 基因可导致 CMT2A。*KIF1B* 基因突变后,其编码蛋白质的运动功能和突触小泡的转运都受到了干扰,神经末端突触小泡水平的降低可能会影响神经冲动的传导。

MFN2 基因突变后编码的蛋白,可能打破线粒体聚变与分裂的动态平衡,从而使线粒体网状结构受到破坏而致病。

RAB7 基因突变可导致 CMT2B 型。该基因突变后使 RAB7 蛋白缺失或功能减退,溶酶体就可能破裂、分裂。没有溶酶体,细胞就不能消除有毒物质。

LMNA 基因突变可导致 CMT2B1 型。*LMNA* 基因突变可能是通过 lamin A/C 蛋白的功能丧失的机制而致病。

CARS 基因突变可导致 CMT2D 型。*GARS* 基因突变可能造成了甘氨酸 tRNA 合成酶的活性降低,从而影响了所有含有甘氨酸的蛋白质的功能。

HSPB1 基因突变可导致 CMT2F 型。突变型 HSP27 蛋白降低了神经元的生存能力,破坏了神经轻链的自我组装机制,并形成蛋白聚集物,从而导致神经元骨架的崩解而致病。

HSPB8 基因突变可导致 CMT2L 型。HSP22 蛋白也可降低神经元细胞的生存能力。研究发现 HSP22 蛋白与 HSP27 蛋白存在相互作用。

GDAP1 基因突变可导致 CMT2K、CMT4A、CMTRIA 型。突变的 GDAP1 可能通过损害与谷胱甘肽 S2 连接的催化活性,导致轴索和的神经膜细胞(Schwann 细胞,或 neurolemmal cell,施万细胞)进行性病变而致病。

MTMR2 基因突变可导致 CMT4B1 型。*MTMR2* 基因突变导致磷酸肌醇磷酸化障碍,引起神经膜细胞过度增生而致病。

SBF2 基因突变可导致 CMT4B2 型,*KIAA1985* 基因突变可导致 CMT4C 型,*PRX* 基因突变可导致 CMT4F 型。它们的致病机制尚不清楚。

NDRG1 基因突变可导致 CMT4D 型。*NDRG1* 基因突变可能使神经膜细胞和轴突的相互作用受损而致病。

CX32 基因突变可导致 CMTX1 型。突变蛋白可能过早降解或被禁锢于细胞内,不能到达细胞膜形成间隙连接,或到达了细胞膜但不能正常地形成功能性的通道,而失去正常通道功能,降低了神经膜细胞的正常活性,干扰了神经膜细胞与内在神经细胞之间的通讯,从而影响神经冲动的传导。

DNM2 基因突变可导致 CMTDIB 型。突变的 DNM2 蛋白与细胞膜的结合显著减少,并且微管的运动受到阻碍。

YARS 基因突变可导致 CMTDIC 型。YARS 蛋白定位于轴索末端,基因突变后导致 YARS 蛋白数量下降,可能是其致病的原因。

神经病理检查脱髓鞘型可见阶段性脱髓鞘和增生,出现洋葱头样改变;轴突型可见轴索变性和有髓纤维减少,无脱髓鞘和纤维增生。肌肉病理呈神经源性肌萎缩特点,可见成束萎缩Ⅱ型肌纤维,Ⅰ型肌纤维间夹有角型纤维,通常无炎症反应。

(三)诊治

根据临床表现与神经病理检查可作初步诊断,基因诊断有助于明确诊断。

本病主要需与其他慢性周围神经病及肌病相鉴别:①各种原因的获得性周围神经病,如酒精中毒、维生素 B_{12} 缺乏、糖尿病、甲状腺疾病、HIV 感染、麻风病、神经梅毒、重金属中毒等;②慢性炎症性脱髓鞘性多发性周围神经病(CIDP):患者有脑脊液蛋白细胞分离,激素治疗有效;③远端型肌营养不良:四肢远端逐渐向上发展的肌无力、肌萎缩,肌电图呈肌源性损害,运动 NCV 正常;④远端型脊肌萎缩症:临床表现与 CMT2 型相似,此病无感觉障碍,肌电图可发现前角细胞损害。

由于本病涉及的遗传类型较多,遗传咨询很困难。对于患者的外表健康的子女预测他(她)会否发病,应参考其年龄。根据 Bird 和 Kraft 意见,提出如超过 27 岁无临床表现,则发病的可能性少于 3%。对于Ⅰ型更是如此。

本病尚无特效治疗,可给予维生素类、神经营养药、肌生注射液、血管扩张药等。可给予体疗、按摩,必要时施以矫形手术。避免寒冷刺激,勿做过重过累的劳动。本病预后较好,病情进展极其缓慢,发病后仍可存活数年甚至活几十年。

四、Roussy-Lévy 综合征

Roussy-Lévy 综合征也名遗传性无反射性起立困难(hereditary areflexia dystasia, OMIM 180800), Friedreich 病的顿挫型。近年多数学者主张将本综合征归入常染色体显性遗传的 Charcot-Marie-Tooth 病(CMT),也即遗传性运动和感觉性神经病(HMSN),是周围髓鞘蛋白 22 基因(*PMP22*)或髓鞘蛋白零基因(MPZ)突变所致。

(一)临床表现

通常在婴儿期或儿童期发病,也有迟至中年发病者。起初行走及站立不稳,走路慢,向两侧摇晃,蹒跚步态,双手较笨拙,手部小肌肉轻度萎缩,跟膝反射多数减弱甚至消失。多数患者有弓形足、爪形趾和脊柱侧凸,有些患者表现下肢肌萎缩,其表现与 CMT1A 相似。但与 CMT1A 不同的是该病有上肢意向性或位置性震颤和共济失调步态。下肢的深浅感觉可减弱,闭目难立征可为阳性。Roussy-Lévy 综合征很少有下列症状:眼球震颤、辨距不良及其他小脑征,划跖试验阳性、颅神经损害、讲话及智能障碍等,可与遗传性共济失调的某些类型鉴别。本病另一特征是周围神经的运动传导速度比正常人约减慢一半以上。

(二)遗传学和发病机制

Auer-Grumbach 等(1998)的研究提示 Roussy-Lévy 综合征和 CMT1A 之间有着密切的联系。他们发现在患有 Roussy-Lévy 综合征的家族中 4 代 3 例患者中均携带有经典的 CMT1A 型 *PMP22* 基因的变异。在 Roussy 和 Levy 最初报道的患病家族中 Plante-Bordeneuve(1999)等也证实存在髓鞘蛋白零基因(myelin protein zero gene, *MPZ*)的突变。而这两个蛋白基因是 CMT1 型患者中最常见的基因突变类型,因此目前大部分学者认为 Roussy-Lévy 综合征可归类于 CMT1 型。但目前对于震颤和共济失调步态的病因尚不清楚。

(三)防治

治疗主要采用体育疗法及理疗,适当运动,使用矫形鞋。戒酒、避免疲劳及感染。也可服用维生素类、神经营养药和血管扩张剂等。本综合征虽在早年发病,但仍可结婚和妊娠,因而可遗传给后代。本综合征可在中年的较长时间内保持稳定,也可再发而添加新病征。患者一般仍可正常生活。

五、Dejerine-Sottas 综合征

Dejerine-Sottas 综合征(DSS),是进行性肥大性神经病的一种,又称为 Dejerine-Sottas 神经病,或遗传性运动和感觉神经病Ⅲ型(hereditary motor and sensory neuropathy type Ⅲ; HMSN3, OMIM 145900),或 CMT3 型或 CMT 脱髓鞘 4F 型。可呈常色体显性和隐性遗传,最早由 Dejerine 和 Sottas 于 1893 年报道,临床表现与脱髓鞘型 CMT 相重叠,但发病早,病情重,周围神经病理表现为神经肥大、脱髓鞘和再生。因此有些学者认为 DSS 是脱髓鞘型 CMT 的变异型。

(一)临床表现

婴儿期发病,患孩发育迟缓,2~4 岁才会走路,双下肢无力,呈对称性远端肌萎缩,继而肌萎缩渐向肢体近端扩展,上肢也可受累。四肢末端深浅感觉障碍,尤其是轻触觉、震动觉和关节觉减退明显。腱反射普遍减弱或消失,可在症状出现前观察到。偶有伸性跖反射,可能是肥大神经根压迫脊髓所致。不少患者早期出现骨骼畸形,如弓形足、马蹄内翻足、爪形趾和脊柱侧凸,有些患者出现共济失调、眼球震颤和意向

震颤。也有不少患者瞳孔缩小，对光反射减弱，有 Adie 瞳孔以及 Argyll-Robertson 瞳孔等，可能是睫状神经或睫状神经节受累所致。疾病早期，周围神经的近端尤其是神经根先受损，故此时扪诊周围神经并不粗大，后期可扪及粗大的神经，无触痛。

（二）遗传学和发病机制

DSS 是一组遗传异质性周围神经病，多数为常染色体隐性遗传，少数为常染色体显性遗传。目前已经发现的与该病相关的基因突变有 180 余种。已证实位于 17p12 的周围神经髓鞘蛋白 22 基因（*PMP22*）、位于 1q23.3 的髓鞘糖蛋白零基因（*MPZ/P0*）和位于 10q21.3 区域内的早期生长反应蛋白 2 基因（*EGR2*）以及位于 19q13.2 区域内的 *PRX* 基因与 DSS 发病相关。

PMP22 基因编码一种周围神经系统髓鞘致密部分的内在膜蛋白，该基因可发生重复突变或点突变。当 *PMP22* 基因发生重复突变时，多余的基因会产生过量的 PMP22 蛋白而阻碍神经膜细胞中高尔基氏体的功能，并使得这一蛋白质所必须经过的步骤无法完成。没有完成所有必需步骤的 PMP22 蛋白改变了髓鞘的组成，妨碍其他神经膜细胞的活动而使得髓鞘不稳定和缺失，导致 DSS 的发生。*MPZ* 基因编码髓鞘中最丰富的 Po 蛋白，Po 是外周髓鞘素主要的结构蛋白，它在髓鞘素致密作用中发挥主要作用，髓鞘的生成及修复都需要这种蛋白质，基因突变可使 Po 功能发生改变。*EGR2* 基因编码参与构成信号通道的早期生长反应蛋白 2（EGR2），这一蛋白质对于细胞生长和突变都至关重要，它结合在 DNA 的特定区域调节基因的活动，是一种转录因子，可以作用于与构成髓鞘相关的几个基因。*EGR2* 的两种突变会导致 DSS。它们是：p.Arg359Trp 和 p.Asp383Tyr。*PRX* 基因的 p.Arg1070Ter、p.Cys715Ter 及 p.Arg196Ter 突变可导致 DSS。少数常染色体显性 DSS 定位于 8q23-q24，突变基因至今尚未克隆。

（三）治疗

尚无肯定有效治疗方法，可给予 B 族维生素、辅酶 A、ATP 等对症治疗。也可早期试用激素和肌生注射液。对关节畸形和足外翻早期可作按摩、穿矫形鞋，亦可做矫形手术，依病情而定。本病预后不良，多在 10 岁以前出现行走困难，靠轮椅车生活。有些病例病程长，进展缓慢，少数可有缓解表现但总体预后不佳。

六、遗传性共济失调性多发性神经炎样病

遗传性共济失调性多发性神经炎样病（heredopathia atactica polyneuritiformis）又名植烷酸贮积病（phytanic acid storage disease，OMIM 266500 简称“植烷酸病”）或 Refsum 病，由于过氧化酶体代谢障碍导致植烷酸在体内贮积而致病，呈常染色体隐性遗传。临床上主要以视网膜色素沉着、周围性神经病、小脑性共济失调为特征。现在已经把它归于遗传性运动和感觉性神经病，为 HMSN4。

（一）临床表现

本病约 30% 在 10 岁以内，50% 在 10～30 岁发病。可分为成人型和婴儿型，两型患病率相等。大多数起病缓慢，但也存在急性和亚急性发作，首发症状常是夜盲、步态不稳和嗅觉缺失。成人型病情进展缓慢，多存在自发缓解和复发的情况；婴儿型病情较重，起病早，进展迅速，多在 1～2 岁死于心、肺并发症。主要症状有：①视力减退，夜盲，视网膜色素变性，进行性视野缩窄，晶状体浑浊，白内障，畏光；②多发性周围神经病，肢体对称性肌无力，肌萎缩，腱反射减弱或消失，浅感觉障碍可呈手套、袜套样；③小脑性共济失调，意向性震颤和眼球震颤；④神经性耳聋；⑤不同程度的皮损，可出现鱼鳞病；⑥骨骼改变，包括第 3 或 4 趾骨或掌骨的伸长或缩短，弓形足，锤状趾，脊柱侧凸；⑦心脏损害，包括心肌病、传导异常等。婴儿型还常伴有精神发育迟滞，肝肿大，骨质疏松，发育不良和低胆固醇血症等症状。

（二）遗传学和发病机制

正常人的植烷酸在血浆总脂肪酸中只占 0.5%（0.2mg/dl），由于机体内的过氧化酶体先天缺陷，患者体内植烷酸 - 辅酶 A-α- 羟化酶活性低，不能进行 α- 氧化过程，导致体内植烷酸（3，7，11，15- 四甲基十六碳烷酸）堆积。由于脂肪组织、神经元疏水性和半衰期较长，植烷酸易在其中积聚。植烷酸的贮积如何能导致中枢和周围神经的脱髓鞘性损害，目前仍不十分清楚。

本病为常染色体隐性遗传，患者父母近亲结婚者较多，同胞发病率接近 25%。患者父母的皮肤细胞培养，发现其对植烷酸的氧化率约为正常人的一半。对一组患者的 12 名父（或母）测定血清植烷酸含量，结

果有 10 名正常。这似乎表明只有一半量的氧化率也可防止正常饮食的植烷酸贮积。杂合子似乎可有一过性植烷酸贮积。杂合子发生一过性植烷酸贮积时(例如由于饮食习惯改变或环境影响),也可能出现神经症状。目前已能通过测定培养羊水细胞中的植烷酸 α 羟化酶活性对本病作出产前诊断。

目前的研究发现成人型植烷酸病与 *PHYH* 基因及 *PEX7* 基因突变有关。*PHYH* 基因编码植烷酸辅酶 A 羟化酶,定位于染色体 10p13,90% 以上患者有该基因变异。Jansen 等在 *PHYH* 基因序列分析中发现有 29 种不同的变异,包括错义突变、缺失、插入、剪接位点变异等。植烷酰 -CoA 羟化酶是一种 41.2kD 的过氧化物酶蛋白,载有 PTS2,可与过氧化物酶体中的 PTS2 受体相结合,催化植烷酸 α- 氧化过程中的第一步。*PHYH* 基因突变可使此酶发生缺陷,最终导致植烷酸贮积,产生相应的病理生理改变。*PEX7* 定位在染色体 6q23.3,编码过氧化酶体靶向信号受体Ⅱ型(peroxisome-targeting signal type 2 receptor,PTS2R)。PTS2 受体通过与载 PTS2 信号的过氧化物酶(如植烷酰 CoA 羟化酶)结合,催化过氧化物酶膜蛋白的转运。

婴儿型烷酸病则与 *PEX1*,*PEX2* 及 *PEX26* 基因突变有关,分别定位于染色体 7q21.2 ,8q21.11 和 22q11.21 。

(三) 防治

本病饮食治疗有效,给予低植酸或低植醇饮食(减少进食含叶绿素的蔬菜和水果,严格控制肉类及乳类中的脂肪),除视力及听力无改善外,其他症状均可明显好转。但对患者必须供给足够热量,否则体力下降,将动用贮存于体内的植烷酸,使血中植烷酸水平增高,症状加重。每月 1～2 次的血浆置换,可以有效降低体内植烷酸水平,预防疾病进展,对于一些紧急处理如急性心律失常也可考虑血浆置换。其他主要是对症治疗。

七、家族性自主神经功能不全

家族性自主神经功能不全(familial dysautonomia,FD,OMIM 223900),又称为 Riley-Day 综合征,由 Riley 和 Day(1949)首报。目前被归类到遗传性感觉性自主神经病Ⅲ型(hereditary sensory and autonomic neuropathy,type Ⅲ,HSAN3)。

(一) 临床表现

发病可自婴儿开始,表现为吞咽困难,哭时无泪,结膜干燥,皮肤有红斑,肢体发绀、发凉,汗多,流涎或缺乏唾液,心率或呼吸频率不稳定,发作性呕吐、腹泻或便秘,高血压或直立性低血压。体温易改变,情绪不稳,讲话缓慢,对疼痛不敏感。舌缺乏菌状乳头,味觉减退。角膜反射消失,腱反射减弱或消失。此外,尚可伴有痉挛,走路不稳、共济失调、肌张力低、躯体发育障碍以及智力低下、脊柱侧弯及空凹足等先天畸形。大约有 40% 的患者会出现自主神经危象。

(二) 遗传学和发病机制

患者尿中儿茶酚胺代谢产物高香草酸(homovanillic acid,HVA)大量增加,HVA 和高香扁桃酸(vanillylmandelic acid,VMA)的比值也明显增高,证明本病是由于先天性儿茶酚胺代谢异常导致不能形成肾上腺素、去甲肾上腺素和它们的衍生物,而转变为 HVA 引起的。本病的病变广泛发生于中枢及周围神经系统,如脑干网状结构、小脑、内侧纵束,特别是颈胸交感神经节细胞明显减少,神经细胞呈颗粒空泡变性、色素沉着及坏死脱落等,从而影响感觉、交感和副交感神经元的发育和存活。对 FD 患者的腓肠神经活检研究发现有髓轴突、细神经纤维数量明显减少,少量的无髓轴突数目减少,在伴行动脉中儿茶酚胺能神经末梢缺失。背根神经节及颈交感神经节的神经元亦明显减少,仅正常人群的 10%～34%。

本病多见于北欧和东欧有犹太人血统人群,属常染色体隐性遗传,患者的父母尿中排出香草扁桃酸(VMA)低于正常人,可以此检出携带者。Blumenfeld 等在 1993 年将 FD 致病基因定位于染色体 9q31.3,随后 Slaugenhaupt and Anderson 等克隆了 *IKBKAP* 致病基因,发现绝大部分 FD 患者都是由于该基因第 20 内含子区的点突变而致病,但也有少部分患者的是由于该基因第 19 外显子和 26 外显子的点突变所致。*IKBKAP* 基因的点突变导致正常转录的降低(特别是在神经元细胞),导致其编码的蛋白 IKK 复合相关蛋白(IKAP)表达减少,IKAP 作为高度保守延伸复合物的亚基,其与转录延伸密切相关。除去 IKAP 将导致数个靶基因的转录延伸障碍,而这些靶基因与细胞的运动性密切相关,FD 患者表现出的细胞迁移障碍正提示上述机制可能是FD的发病机制。

（三）防治

本病在婴幼儿起病，具有典型的自主神经功能障碍的临床表现，尿中HVA大量增加，HVA/MVA比值升高，阳性家族史，结合基因检测可做出诊断。但需与其他类型的HSAN相鉴别。

治疗以对症治疗为主，可用各种自主神经安定药、神经营养药以及其他对症处理。本病预后不佳，早期死亡率高，亦有存活到20～35岁者。死亡原因常为并发吸入性肺炎、吐血、肺水肿、高热、尿毒症和癫痫发作等。

第二节　脊髓-小脑-脑干系统疾病

临床上有一大类疾病称为脊髓小脑变性（spinocerebellar degeneration），其主要症状是共济失调，其中大部分由遗传决定，故这些病例也称为遗传性共济失调（hereditary ataxia）。遗传性共济失调是指由遗传因素所致的以共济运动障碍、辨距不良为主要临床表现的一大类神经系统变性疾病。本病可累及小脑及其传导纤维、脊髓后柱、锥体束、桥脑核、基底节、脑神经核、脊神经节和自主神经系统等。临床具有世代相传的遗传背景、共济失调表现及脊髓、小脑、脑干损害为主的病理改变等三大特征。

文献报道遗传性共济失调至少有60种类型，可呈常染色体显性或隐性遗传。部分脊髓小脑性共济失调（spinocerebellar ataxia，SCA）亚型的基因已被克隆和测序（表31-2）。本书仍沿用以往临床表现的分类：①脊髓型：包括少年脊髓型共济失调（friedreich）、遗传性痉挛性截瘫、后柱性共济失调；②脊髓小脑型：包括遗传性痉挛性共济失调、无β脂蛋白血症、共济失调毛细血管扩张症、脊髓脑桥变性；③小脑型：包括橄榄脑桥小脑萎缩（Menzel型）、小脑橄榄萎缩（Holmes型）、肌阵挛性小脑协调障碍、Marinesco-Sjögren综合征、Joseph病、亚急性坏死性脑脊髓病、周期性共济失调、Hartnup病（OMIM 234500）。但不管采用哪一种分类，各型之间仍有交叉重叠的症状，且临床与病理改变也不完全一致。国内外的病理材料均显示遗传性共济失调病变广泛。

表31-2　遗传性共济失调遗传学及临床特征

病名	OMIM	定位/基因	三核苷酸重复	遗传方式	起病年龄	临床特征	CT/MRI表现
FRDA	FRDA1（229300） FRDA2（601992）	9q21.11/*FXN*	GAA（N＜42，P＞65～1700）	AR	13（0-50）	共济失调、构音障碍、腱反射消失、深感觉障碍、巴氏征	脊髓变细或萎缩、小脑及脑干受累少
SCA1	164400	6p23/*ATXN1*	CAG（N＜39，P≥40）	AD	37（4-74）	共济失调、构音障碍、眼震、眼肌麻痹、痉挛、周围神经病、执行功能障碍	OPCA
SCA2	183090	12q24/*ATXN2*	CAG（N＜14～32，P≥35）	AD	32（1-65）	共济失调、构音障碍、反射减弱、步态蹒跚、痴呆	OPCA+脊髓萎缩、脑皮质萎缩
SCA3/MJD	109150	14q32.12/*ATXN3*	CAG（N＜42，P≥61）	AD	36（5-70）	共济失调、构音障碍、眼震、眼睑下垂、复视、面舌肌纤颤、肌张力障碍、帕金森样症状、不宁腿、温度鉴别障碍；35岁前发病者常有共济失调和痉挛共存	OPCA（轻度）、第四脑室增大

续表

病名	OMIM	定位/基因	三核苷酸重复	遗传方式	起病年龄	临床特征	CT/MRI表现
SCA4	600223	16q22.1		AD	?(19-72)	共济失调、构音障碍、感觉神经轴索病、锥体束征	CA
SCA5	600224	11q13.2/*SPTBN2*		AD	30(10-68)	共济失调、构音障碍、发病年轻者伴有延髓性麻痹症状	CA
SCA6	183086	19p13/*CACNA1A*		AD	52(30-71)	共济失调、构音障碍、眼震、复视、周围神经病、锥体束征	CA
SCA7	164500	3p14.1/*ATXN7*	CAG(N＜36，P≥37)	AD	35(0-70)	共济失调、构音障碍、(由于视网膜神经细胞变性导致)视力下降、慢眼运动、锥体束征	OPCA
SCA8	608768	13q21/*ATXN8*	CTG(N＜16~37，P≥80)	AD	40(1-73)	共济失调、构音障碍、眼震	CA
SCA9	612876	未定位					
SCA10	603516	22q13.31/*ATXN10*		AD	36(26-45)	共济失调、构音障碍、眼震、癫痫发作	CA
SCA11	604432	15q15.2/*TTBK2*		AD	25(15-43)	共济失调、构音障碍、反射增强	CA
SCA12	604326	5q32/*PPP2R2B*	CAG(N＜6~29，P≥66)	AD	35(8-55)	共济失调、眼震、震颤、运动迟缓、反射增强	CA+大脑萎缩
SCA13	605259	19q13.33/*KCNC3*	CAG(N＜14~32，P≥47)	AD	童年(＜1-45)	共济失调、构音障碍、眼震、反射增强、精神运动发育迟滞、缓慢进展	OPCA
SCA14	605361	19q13.42/*PRKCG*		AD	27(12-42)	共济失调(缓慢进展)、伴有或不伴头部震颤或肌阵挛	CA(小脑蚓萎缩明显)
SCA15	606658	3p26.1/*ITPR1*		AD	26(10-50)	共济失调、构音障碍、眼震、可伴有反射增强	CA(小脑蚓萎缩明显)
SCA16	606658	8q22.1-q24.1		AD	40(20-66)	共济失调、构音障碍、眼震、可伴有头部震颤	CA
SCA17	607136	6q27/*TBP*		AD	33(6-48)	共济失调、构音障碍、眼震、痴呆、慢眼运动或癫痫发作、反射增强、运动不能、肌张力障碍、舞蹈症、精神症状、无动性缄默	CA、部分患者可广泛脑萎缩
SCA18	607458	7q22-q32		AD	15(12-25)	共济失调、构音障碍、眼震、感觉运动神经轴索病、巴氏征	CA

续表

病名	OMIM	定位/基因	三核苷酸重复	遗传方式	起病年龄	临床特征	CT/MRI表现
SCA19	607346	1p13.2/*KCND3*		AD	37(11-45)	轻度共济失调、构音障碍、眼震、认知障碍、肌阵挛、震颤、腱反射减弱或增强	CA、部分患者可广泛脑萎缩
SCA20	608687	11q12					
SCA21	607454	7p21-p15		AD	18(7-30)	共济失调、构音障碍、运动不能、强直、姿势性和静止性震颤、反射减弱、认知功能障碍	CA
SCA22	607346	1p13.2/*KCND3*		AD	?(10-46)	共济失调、构音障碍、眼震、缓慢进展、腱反射减弱	CA
SCA23	610245	20p13/*PDYN*		AD			
SCA24	607317	1p36					
SCA25	608703	2p21-p13		AD	?(1-39)	共济失调、构音障碍、眼震、感觉神经病	CA
DRPLA（齿状核红核苍白球丘脑底核萎缩）	125370	12p13.31/*ATN1*	CAG(N＜36，P≥49)	AD	30(0-62)	共济失调、20岁前发病者有肌阵挛、癫痫；20岁后发病者舞蹈手足徐动症、痴呆、精神病	OPCA、脑白质损害

注：OPCA 橄榄桥脑小脑萎缩　CA 小脑萎缩

一、遗传性共济失调

遗传性共济失调可呈常染色体显性或隐性遗传。其中少年型脊髓共济失调（Friedreich ataxia，FRDA）为常染色体隐性遗传，人群患病率2/10万，近亲结婚发病率高达5.6%～28%。

（一）临床表现

起病年龄5～18岁，平均12～13岁，男女均可发病。首发症状为躯干和下肢共济失调，步态不稳，跑步困难，Romberg征阳性。以后累及上肢，表现为震颤、轮替运动不协调、指鼻试验阳性等。相继可出现一定程度的构音障碍、锥体束征或深感觉减低或消失，跟腱和膝腱反射消失，多数患者上肢腱反射也消失或减弱。下肢振动觉和位置觉减弱或消失，触觉减退。双侧巴氏征阳性。部分患者可有脊柱侧弯，严重者影响心肺功能。常见弓形足或内翻足。

（二）遗传学和发病机制

本病呈常染色体隐性遗传，致病基因为定位于9q21.11的*FXN*，编码frataxin蛋白。*FXN*基因的第1个内含子中存在（GAA）n重复序列多态性，正常人（GAA）n重复次数为7-22个，而患者（GAA）n重复次数高达200～900次。国内徐波等对2例伴癫痫发作的本病患者及4家系成员的研究证实，其等位基因片段中（GAA）n重复序列拷贝数为13个，排除了*FXN*基因（GAA）n突变，提示存在其他疾病基因位点，发病机制仍不明。

（三）防治

尚无特效疗法。加强遗传病知识的普及，开展遗传咨询，进行产前诊断或植入前基因诊断，是减少本病的策略。

二、遗传性痉挛性截瘫

遗传性痉挛性截瘫(hereditary spastic paraplegia,HSP),也称 Strümpell-Lorrain 病,是较多见的类型。HSP 是一种具有临床及遗传异质性的神经系统遗传病。HSP 的病理改变主要为脊髓中双侧皮质脊髓束的轴索变性和(或)脱髓鞘,而且以中段明显,临床表现为缓慢进展的双下肢无力及痉挛性截瘫。HSP 根据不同的临床特征可分为单纯型和复杂型。

(一)临床表现

单纯型 HSP 主要表现为脊髓锥体束受累的痉挛性截瘫。患者多于儿童期或青春期发病,男性较女性多见,缓慢出现逐渐进展的双下肢痉挛、步态不稳、腱反射亢进,可合并膀胱功能障碍、踝关节振动觉减退等。

复杂型 HSP 除上述痉挛性截瘫外,还伴有脊髓外的其他神经系统症状。复杂型 HSP 还有几种亚型:

1. 伴有眼与锥体外系症状　又称为 Ferguson-Critchley 综合征。中年发病,四肢锥体束征,踝反射减弱或消失,其他腱反射亢进。四肢协调障碍,深浅感觉略减退。眼球震颤、侧向及垂直注视受限,假性眼肌麻痹。锥体外系损害表现四肢强硬,不自主运动,面部表情少,可有前冲步态。属常染色体显性遗传。

2. Kjellin 综合征　在 25 岁左右开始发病,双腿和腿部的小肌肉进行性萎缩,智能减退,中心性视网膜变性。这些症状表明外胚层受损,属常染色体隐性遗传。

3. Troyer 综合征　于儿童早期发病,表现为痉挛性截瘫伴有远端肌萎缩,身材矮小,到 20~30 岁不能走路,少数患者有不自主哭笑,构音障碍。属常染色体隐性遗传。

4. Mast 综合征　于 11~20 岁发病,主要表现是痉挛性截瘫伴有早老性痴呆、基底节病征。

5. Sjögren-Larsson 综合征　特征是痉挛性截瘫伴先天性鱼鳞病、智力减退。本病于幼儿期出现,痉挛性截瘫呈进行性发展,严重智力减退。属常染色体隐性遗传。

(二)遗传学和发病机制

HSP 的遗传方式包括常染色体显性(AD)、常染色体隐性(AR)和 X 连锁隐性遗传,最常见的遗传方式是 AD 遗传。据估计,HSP AD 遗传者外显率为 95%。HSP 至少有 46 个致病基因相关位点。已克隆了 20 余个基因定位。对这些基因的命名,目前国际上最常用的是按发现时间顺序依次排列的命名方法,见表 31-3。

表 31-3　遗传性痉挛性截瘫(HSP)致病基因、编码蛋白、遗传方式及临床特征

	OMIM	致病基因/编码蛋白	遗传方式	临床特征
SPG3A	182600	*ATL1*/ATL1	AD	单纯型和复杂型,早发,缓慢进展
SPG4	182601	*SPAST*/Spastin	AD	主要为单纯型,起病年龄多变
SPG6	600363	*NIPA1*/NIPA1	AD	单纯型,成年期发病
SPG8	603563	*KIAAO196*/Strumpellin	AD	单纯型,成年期发病,痉挛明显
SPG10	604187	*KIF5A*/KIF5A	AD	单纯型和复杂型,早发,远端肌萎缩
SPG13	605280	*HSPD1*/HSPD1	AD	单纯型,成年期起病
SPG17	270685	*BSCL2*/Seipin	AD	复杂型,Silver 综合征(远端肌萎缩,手比足常见)
SPG31	610250	*REEP1*/REEP1	AD	单纯型,发病年龄多变
SPG42	612539	*SLC33A1*/SLC33A1	AD	单纯型,发病年龄多变
SPG5A	270800	*CYP7B1*/CYP7B1	AR	主要为单纯型,发病年龄多变
SPG7	607259	*SPG7*/Paraplegin	AR	单纯型和复杂型,小脑萎缩,视神经萎缩,神经病变
SPG11	604360	*SPG11*/Spatacsin	AR	单纯型,伴胼胝体发育不良,认知障碍,神经病变

续表

	OMIM	致病基因 / 编码蛋白	遗传方式	临床特征
SPG15	270700	*ZEYVE26*/Spastizin	AR	复杂型，Kjellin 综合征（青春期发病，色素性视网膜病变，小脑症状，精神发育不全）
SPG20	275900	*SPG20*/Spartin	AR	复杂型，Troyer 综合征（童年发病，肌萎缩，小脑症状，发育迟滞）
SPG21	248900	*ACP33*/Maspardin	AR	复杂型，Mast 综合征（成年早期发病，胼胝体薄，认知下降，锥体外系症状，小脑症状）
SPG 39	612020	*PNPLA46*/PNPLA46	AR	罕见，四肢远端肌肉萎缩
SPG44	613206	*GJC2*/Connexin47	AR	复杂型
SPG1	303350	*L1CAM*/L1CAM	XR	MASA 综合征，X 连锁脑积水
SPG2	312920	*PLP1*/PLP1	XR	单纯型和复杂型（四肢瘫痪，震颤，精神发育迟滞，癫痫发作）
SPG22	300523	*SLC16A2*/SLC16A2	XR	Allan-Herndon-Dudley 综合征

（三）防治

尚无特殊治疗，可用下列药物改善肌张力：如巴氯芬、乙苯哌丁酮盐酸盐、L-threonein、肉毒毒素注射等。亦可对部分患者进行矫正手术，纠正长期痉挛造成的固定畸形。对本病的预防仍以遗传咨询、产前诊断为主要措施。

三、后柱性共济失调

后柱性共济失调（posterior colum ataxia，OMIM 176250）又称遗传性后柱性共济失调（hereditary posterior column ataxia），由 Biemond（1951）首先报道，也称 Biemond 综合征。首发症状为双手触摸光滑面有粗糙感，动作笨拙。后逐渐出现振动觉和位置觉丧失，常伴有震颤。数年后出现四肢严重感觉性共济失调，肌张力减低，腱反射消失，可伴视神经萎缩。痛温觉保存，无小脑和锥体束症状。病情缓慢进展，并有自限性。

Biemond 描述的病例发生于两代（父亲和 6 个子女及其弟）、父亲是表亲婚配，符合常染色体显性遗传模式。刘秀琴等报道 3 例（男 1、女 2），其中 1 例有 A-R 瞳孔，3 例均有脊柱侧凸及扁平足，均系散发病例。

本病无特殊治疗，物理治疗和运动练习，避免劳累和感染，增加营养对延迟病情有帮助。

四、遗传性痉挛性共济失调

遗传性小脑性共济失调（hereditary cerebellar ataxia），又称 Marie 型共济失调或 Sanger Brown 型共济失调，是介于脊髓和脑干小脑之间的遗传性共济失调，是一组遗传异质性疾病。

（一）临床表现

发病年龄多在 20～40 岁，少数为 50～60 岁，男女罹患人数相近。起病隐匿，病程缓慢，呈进行性加重，首发症状通常为下肢无力，走路易跌倒，可呈蹒跚步态或合并痉挛步态。逐渐出现两手笨拙及意向性震颤，以致不能完成精细动作，构音障碍。下肢出现明显的锥体束征，不少患者可有视网膜变性、色盲、眼外肌活动障碍，亦可有腱反射减弱，肢体肌萎缩等症状。部分患者表现为欣快、痴呆等。

（二）遗传学和发病机制

目前比较一致认为本病属常染色体显性遗传，患者与正常人婚配，其后代 1/2 发病，下一代发病年龄比上一代提早，具有遗传早现现象，并与性别无关。近年来国内有 5 个家系报道。

（三）防治

本病无特殊治疗。物理治疗和运动锻炼可帮助患者提高生活质量。

五、共济失调毛细血管扩张症

共济失调毛细血管扩张症该病(ataxia-telangiectasia,AT,OMIM 208900)又称为 Louis-Bar 综合征,以毛细血管扩张、进行性小脑共济失调和呼吸道反复发生感染为特征。

(一) 临床表现

男女均可发病。多在婴儿期发病,首发症状是小脑性共济失调,患儿学走路时步态不稳,向两侧摇晃,眼球震颤常伴眨眼和摆头,至 10 岁左右发展得更严重,多数有脊髓受损症状如感觉缺失、肢体远端肌肉萎缩、肌无力和束性震颤。

毛细血管扩张通常在 4 ~ 6 岁出现,部位主要为:球结膜、颊部、外耳、颈部、肘和膝的屈侧面。同时还可有皮肤干燥、皮肤萎缩、色素沉着或色素脱失、湿疹样改变。本病另一特征是反复发生鼻部、鼻窦、支气管和肺部感染。至 20 或 30 岁时常因慢性呼吸道感染或并发淋巴瘤、白血病而死亡。

(二) 遗传学和发病机制

本病可能是单基因突变所致的复合免疫缺陷病。*ATM* 基因突变与基因不稳定性、端粒缩短及细胞凋亡密切相关。而本病的原发性免疫缺陷在胸腺,引起体液和细胞免疫缺陷,这是本病患者易感染的原因。可见弥散性小脑皮质萎缩,细胞明显减少,脊髓薄束和小脑束脱髓鞘。胸腺明显缩小或缺失。

本病为常染色体隐性遗传的原发性免疫缺陷病,发病率为 1/100 000 ~ 1/40 000。发病原因是在细胞分裂周期的控制核 DNA 修复编码蛋白的 *ATM* 基因突变造成。*ATM* 基因定位在 11q22.3,目前有 400 余种基因突变类型。

(三) 防治

本病尚无特效治疗方法。治疗主要是对症治疗并控制感染。此外试用骨髓干细胞移植、提高免疫功能可能会有帮助。

六、脊髓桥脑变性

脊髓桥脑变性(spino-pontine degeneration)包括一组以共济失调、意向性震颤、构音障碍以及其他小脑症状为主要表现的遗传病。已很难确认其为一独立的疾病,而将其视为遗传性痉挛性共济失调的范畴。患者多在 30 ~ 60 岁发生进行性共济失调,双手笨拙,讲话缓慢、含糊不清。全部病例均有眼球震颤,还可有复视及向上注视障碍。肌张力多减弱,腱反射增高,但踝反射常消失,病理反射多为阳性。下肢远端位置觉消失,智能正常。本病属常染色体显性遗传,可有散发。本病无特殊治疗,主要为对症治疗。

七、橄榄桥脑小脑萎缩(Menzel 型)

橄榄桥脑小脑萎缩(olivopontocerebellar atrophy,OPCA)是一组以共济失调为主,慢性进行性发展的小脑共济失调伴有脑干损害的疾病,部分伴有自主神经及锥体外系以及其他神经系统症状、体征,有遗传和散发两类,遗传性者由 Menzel 首先报道,散发者由 Dejerine Andre-Thomas 首报。

(一) 临床表现

本病发病年龄从 2 个月至 53 岁,平均 28.4 岁,男女患病人数约 1.9 : 1。缓慢起病,逐渐进行性加重,开始常觉下肢易倦,走路欠稳,双手动作渐不灵活,构音障碍,上肢肌张力减弱,下肢肌张力减弱或增强,有意向性震颤,辨距不良。部分病例出现吞咽困难,或有不自主运动,也可出现帕金森样综合征。腱反射亢进或消失,可有病理反射。也可有肌萎缩、闪电样痛、深感觉障碍、尿失禁。偶有弓形足或脊柱后侧凸。少数有软腭阵发性痉挛。约 20% 出现痴呆。后期常有吞咽困难。本病另一特征是由于快速扫视运动障碍所致的慢眼球运动。

(二) 遗传学和发病机制

本病发病机制不明,可能与病毒感染、缺陷基因、代谢缺陷等有关。遗传型 OPCA 多为常染色体显性遗传,少数为常染色体隐性遗传,因其具有脊髓和小脑共济失调症状,现渐趋向按脊髓小脑共济失调

（SCA）系统进行分类。OPCA 的 Menzel 型（SCA1）致病基因 *ATXN1* 位于 6p23，OPCA 的 Holguin 型（SCA2）致病基因 *ATXN2* 位于 12q23-p24.1，两者基因内均有三核苷酸（CAG）重复扩增；OPCA 伴色盲，视神经萎缩为常染色体显性遗传，有遗传早现者更符合 *SCA7*。

防治：尚无特效药物治疗。左旋多巴、胞磷胆碱、VitE、辅酶 Q10 或许有帮助。理疗有助于肢体活动。

八、小脑橄榄萎缩（Holguin 型）

小脑橄榄萎缩（Holguin 型）又称 Holguin 型共济失调，或原发性小脑实质变性。多中年以后发病，平均发病年龄46.1岁，男女患病相当。临床表现为进行性小脑性共济失调、构音障碍、小脑性震颤、肌张力低，腱反射减弱或稍高，少数患者智能障碍或合并括约肌功能障碍。与 *ATXN2* 基因内三核苷酸（CAG）动态突变有关。本病亦无特效治疗。

九、肌阵挛性小脑协调障碍

肌阵挛性小脑协调障碍（myoclonus and ataxia，OMIM 159700）由 Ramsay-Hunt（1921）首次报道，又称 RamsayHunt综合征，以肌阵挛、小脑性共济失调和癫痫为主要特征的慢性进行性疾病。多在 7～21 岁发病，男女均可发病。多数无智能障碍。本病呈常染色体隐性或常染色体显性遗传，外显不全。

对本病的治疗主要是针对肌阵挛，安定类和丙戊酸钠是最有效的药物。物理疗法和康复训练对小脑性共济失调有一定帮助。

十、Marinesco-Sjögren 综合征

Marinesco-Sjögren 综合征（OMIM 248800）是一种少见的遗传病，又名遗传性共济失调白内障侏儒智力缺陷综合征。本病患者女性略多于男性，有人将之分为幼儿型及成人型。本综合征的三种特征性症状是：白内障、小脑性共济失调、智能发育不全。本病为常染色体隐性遗传，致病基因 *SIL1* 位于 5q31.2，编码 BIP 结合蛋白（BAP）。

本综合征主要是对症治疗，摘除白内障可改善视力。肢体活动训练和神经营养药物可能有所帮助。

第三节　锥体外系疾病

一、肝豆状核变性

肝豆状核变性（hepatolenticular degeneration，HLD，OMIM 277900）是一种常染色隐性遗传的铜代谢障碍性疾病，由 Wilson 在 1912 年首次对该病进行综述，故也称 Wilson 病，WD。

（一）临床表现

本病多发生于 5～35 岁，也可早至 3 岁，迟至老年才被诊断。20 岁以前发病者较多，男性稍多于女性。发病多属缓慢，少数呈急性发生。铜的积聚和铜中毒是本病产生临床征象的基础，由于铜的沉积可影响到全身各个脏器，故本病可表现为全身多脏器损害。该病临床症状主要表现为 10 岁以下的患者以肝损伤为主，表现同一般肝硬化无特异性差异；10 岁以上患者以神经系统症状为主，主要表现为锥体外系症状；角膜色素环（Kayser-Fleische，KF 环）是本病的特异性表现。此外，患者也可出现精神症状、急性溶血性贫血、皮下出血、鼻出血、肾损害、软骨病、关节炎、肌痛、皮肤色素沉着等改变。根据青少年起病，典型的锥体外系症状、肝病体征、角膜 KF 环和阳性家族史等基本可以诊断。如果影像学提示双侧豆状核区对称性影像改变，血清铜蓝蛋白显著降低和尿铜排出量增高，更加支持本病的诊断。根据临床表现诊断困难时，也可通过多态标记连锁分析或直接检测 *ATP7B* 基因突变进行基因诊断。

（二）遗传学和发病机制

本病人群患病率 0.5～3/10 万，为常染色体隐性遗传性疾病。世界范围内的患病率 1/30 000，发病率

15～25/100万，杂合子携带者频率1/200～1/100；本病在中国、日本、印度等国远较西方国家多见。Frydman等（1985）采用RFLP技术将肝豆状核变性基因定位于13q14.3；Bull等（1993）成功克隆了肝豆状核变性基因并定名为*ATP7B*，该基因编码一种1465个氨基酸组成的铜转运P型ATP酶（WD蛋白）。ATP7B蛋白具有合成和分泌两种功能，即将铜转运至高尔基体反面，以便与血浆铜蓝蛋白（ceruloplasmin，CER）结合，然后转运至胆汁中以便排泄，从而保持细胞内铜的水平。*ATP7B*基因突变致使ATP7B酶丧失功能，导致血清铜蓝蛋白合成减少以及胆道排铜障碍而致病。

WD蛋白内含有金属离子结合区、ATP酶功能区、跨膜区共三个功能区，目前发现的突变都在ATP酶功能区。截止到2003年，已发现*ATP7B*基因的226种突变。突变以点突变为主，大部分为低频散在分布的突变；以复合杂合突变为主，纯合突变少见。大量研究显示，*ATP7B*基因突变在欧洲人群中以第14外显子为第一突变热点，而我国该病患者的基因突变有3个热点：p.Arg778Leu、p.Pro992Leu和p.Thr935Met，占所有突变的60%左右，其中第8外显子Arg778Leu已被公认为是中国人的高频突变点，在韩国和日本也属高频突变点。不同基因突变与临床表现的联系有待更深入的研究。

（三）防治

早期发现本病，及早防治，甚至可以终生不发病，故在临床症状出现前，通过基因诊断确诊本病具有十分重要的意义。对于已发病的患者，常规的治疗手段主要是低铜饮食，促进铜排出、减少铜吸收的药物应用和对症治疗。此外，肝移植手术有望从根本上治愈本病。

二、遗传性舞蹈病

遗传性舞蹈病（hereditary chorea）或亨廷顿舞蹈病（Huntington chorea，OMIM 143100）。也称慢性进行性舞蹈病（chronic progressive chorea chorea）或亨廷顿病（Huntington disease）。尽管该病早已被发现，但直至1872年才由George Huntingdon首次对其进行了系统描述，并指出其具有遗传特性。本病在欧洲和北美洲发病率最高，为4～8/10万，亚洲人和非洲人的发病率最低，男女性别无差异。任何年龄都可发病，但以35～50岁多见，多在发病后的15～20年内死亡。

（一）临床表现

缓慢起病，进行性发展。主要临床特征是舞蹈样动作和进行性痴呆。

（二）遗传学和发病机制

本病是人类最早发现的单基因遗传病之一，呈常染色体显性遗传。Gusela等（1983）将HD致病基因定位于第4号染色体。1993年Huntington舞蹈病协作研究组通过采用外显子扩增和cDNA克隆技术分离到4号染色体的突变基因并克隆成功，即致病的相关基因*IT15*（interesting transcript 15），定位于4p16.3，编码一个约350kDa称为huntingtin（亨廷顿蛋白，HTT）的蛋白。该基因即称为*HTT*基因。在*HTT*基因开放阅读框的5'端有一个多态性的CAG三核苷酸重复序列，这个三核苷酸重复序列的拷贝数达到一定的范围，即可导致本病的发生，重复拷贝数的正常值一般认为在11～34。

过去认为本病是一种100%外显的常染色体显性遗传病，但通过对不同大小CAG重复序列研究后发现，本病是一种动态突变的遗传病。其外显率依赖于CAG的重复个数。CAG重复序列扩展越多，患者的起病年龄越早，父系遗传者发病年龄早于母系遗传。随着对*IT15*扩展突变的认识，发现扩展三联体重复序列的长度在垂直传递中是不稳定的，较长重复序列比较短者，无论在父系或母系传递中都更易发生改变，且父系遗传时重复序列更易扩展而非缩短。

由于CAG编码的谷氨酰胺拷贝数增加，亨廷顿蛋白中的谷氨酰胺就大量增加，加速神经细胞的凋亡，促进退变，其损伤机制目前尚不十分清楚。

（三）防治

目前对于本病仍无特异有效的治疗方法，仅限于对症治疗，以控制症状。对症性治疗药物包括精神症状治疗药物、控制不自主运动药物、认知功能增强药物。最近有关神经保护和修复策略方面的研究结果可能是有效治疗本病的新的发展方向。现阶段应通过基因诊断，对患者作出早期诊断，杜绝患儿出生。这是目前最为有效的预防方法。

三、家族性震颤

家族性震颤（familial tremor）又称遗传性震颤（hereditary tremor），属原发性震颤（essential tremor，ETM）。病情进展缓慢，为中枢性良性震颤，由中枢神经系统内散在的网状结构或核团异常振荡所致。

（一）临床表现

本病具有以下典型特征：①典型的单症状的姿势性和（或）动作性不自主震颤，上肢，头部及舌震颤较明显；②频率为 4～12Hz；③起病隐匿，病情进展缓慢伴随终生，无功能障碍，不影响寿命；④震颤为唯一症状；⑤饮酒后震颤减轻或消失。目前认为，家族性震颤还可表现为共济失调，认知障碍和人格改变。

（二）遗传学和发病机制

一般认为本病呈常染色体显性遗传，极少部分患者可表现为外显不全或其他遗传方式，约 50% 以上的家族性震颤患者有阳性家族史。家族性患者的发病年龄往往早于散发患者。颜庆华（2004）报道了一家系五代 9 例患者，5 女 4 男，年龄从 27 岁至 82 岁不等，呈母系显性遗传特点。蔡松泉等（2008）报道 2 例患者，分析其家族史发现，两家系一级、二级亲属患病率分别为 55.6% 和 43.7%。

Gulcher 等对冰岛 16 个家族性原发性震颤家系的 75 例患者进行研究后发现，ETM1 的致病基因位于 3q13.31，命名为 *DRD3*。Higgins 等对一组 18 例患者分析发现，ETM2 的致病基因位于 2p25-p22。Shatunov 等发现 2 个家系与常染色体 6p23 连锁，称为 ETM3。还有新发现的易感基因（富含亮氨酸重复序列和含勿动蛋白 Ig 域的受体作用蛋白基因 *LINGO1*）。具体发病机制仍有待进一步研究。

（三）防治

轻者可避免过劳，防止情绪激动，一般不需用药，必要时可服用少量镇静剂减轻症状。对症治疗可使用 β 受体阻滞剂，扑米酮和 A 型肉毒杆菌毒素，手术治疗则适用于症状严重的药物难治性患者。

四、肌张力障碍

肌张力障碍（dystonia）是一种主动肌与拮抗肌不协调或过度收缩引起的以异常动作和姿势性障碍为特征的锥体外系疾病。根据病因，可分为原发性和继发性肌张力障碍。原发性肌张力障碍又可分为遗传性和散发性；继发性肌张力障碍多数病因明确，如感染、变性、代谢障碍等。

（一）临床表现

本病特征性表现为奇异的不自主运动及因肢体远端和躯干肌肉缓慢紧张性收缩而呈现的特殊姿势。发作无规律性，间歇时间不定。某些患者症状呈进行性发展，开始仅表现为特定动作的肌张力障碍，如书写痉挛等；继而其他各种非特异性活动均可诱发症状，但休息睡眠时症状消失。晚期患者症状趋于稳定。最终可致受累部分呈固定性姿势畸形。肌张力障碍症状常因精神紧张、疲劳及日常活动而加重，卧床休息、情绪平和则减轻。某些特定动作，如抱头、轻触下颌、打哈欠、口中含物等可使症状意外改善，这是其他不自主运动少有的特征之一。

以下几种表现也较为常见：扭转痉挛、痉挛性斜颈、特发性眼睑痉挛、Meige 综合征和书写痉挛。

（二）遗传学和发病机制

本病患病率约为 370/100 万，病因至今仍不明，但随着分子遗传学的发展，遗传因素在原发性肌张力障碍发病机制中的作用越来越受到关注。目前，已定位 15 种遗传性原发性肌张力障碍的亚型（表 31-4），其中 12 种呈常染色体显性遗传，2 种为常染色体隐性遗传，1 种为 X 连锁遗传。*DYT1*、*DYT3*、*DYT5*、*DYT6*、*DYT8*、*DYT10* 的致病基因目前已经克隆。*DYT1* 基因上 3 个碱基对的缺失引起早发性全身性肌张力障碍；鸟苷酸环化酶 1 基因和酪氨酸羟化酶基因的突变引起多巴反应性肌张力障碍（DYT5/DRD）；肌膜聚糖 ε（ε-sarcoglycan）基因 *SGCE* 突变与肌阵挛—肌张力障碍（DYT11/MD）有关。

（三）防治

目前对该病尚缺乏有效的根治手段，主要通过选择合适的药物及外科手术方案以控制症状，加以心理治疗和肉毒素治疗，以提高疗效，改善患者生活质量。

表 31-4　肌张力障碍基因学分型

	OMIM	定位	遗传方式	基因 / 蛋白	临床特点
DYT1	128100	9q34	AD	*DYT1*/Torsin A	早期起病的全身扭转型肌张力障碍（TD）
DYT2	224500	未知	AR	未知	发病早，全身或节段的 TD
DYT3	314250	Xq13.1	XR	*TAF1*/TAF1	Lubag 综合征
DYT4	128101	未知	AD	未知	Whisper 肌张力障碍
DYT5	128230	14q22.2	AD	*GCH1*/ 鸟苷酸环化酶 1	肌张力障碍伴随或随后发生震颤麻痹
隐性 Segawa 综合征	605407	1lpl5.5	AR	*TH*/ 酪氨酸羟化酶	症状逐渐加重但对左旋多巴有戏剧性的反应
DYT6	602629	8p11.21	AD	*THAP1*/THAP1	青春期起病，多数为节段型 TD，全身型罕见
DYT7	602124	18p11.3	AD	未知	成人起病的局灶型肌张力障碍
DYT8	118800	2q35	AD	*MR1*/MR1	由于紧张、疲劳、饮酒和进食巧克力引起的肌张力障碍 / 舞蹈样发作
DYT9	601042	1p34.2	AD	未知	由于锻炼、紧张、饮酒引起肌张力障碍、偏身麻木和视物成双发作；发作间期出现强直、偏瘫
DYT10	128200	16pl1.2	AD	*PRRT2*/PRRT2	由突然运动所致的肌张力障碍 / 舞蹈样发作
DYT11	159900	7q21	AD	*SGCE*/SGCE	快速的抽搐样运动，对酒精有反应
DYT12	128235	19q13.2	AD	*ATP1A3*/ATP1A3	急性或亚急性起病的全身型肌张力障碍伴有震颤麻痹
DYT13	607671	lp36	AD	未知	青年肌阵挛或成人早期发病的节段型肌张力障碍伴有明显的头颅一颈部和上肢的受累
DYT15（MD）	607488	18p11	AD	未知	不详

注：DRD：多巴反应性肌张力障碍；MD：肌阵挛性肌张力障碍；RDP：快速发病肌张力障碍震颤麻痹综合征

五、家族性震颤麻痹

国外报道震颤麻痹患者中约 15%～20% 有家族史，称为家族性震颤麻痹（familial Parkinsonism）。本病发病较一般震颤麻痹为早，并可见于青少年，国内平均发病年龄在 40 岁以内。

（一）临床表现

本病的表现主要为：①静止性震颤，常为本病的首发症状，手指呈“搓丸样”动作，部分病例尤其是高龄老人可不出现明显震颤；②肌强直，以屈肌和伸肌张力同时增高为特点。可表现为“铅管样肌强直”，“齿轮样肌强直”或写字过小症；③运动迟缓，呈“面具脸”，有慌张言语；④姿势步态异常，可有冻结现象，或“慌张步态”。同一家族患者的起病方式和临床表现多数相似，多以震颤首发。

（二）遗传学和发病机制

过去认为震颤麻痹是众多基因与环境因素相互复杂作用的结果。随着震颤麻痹相关基因不断被发现，震颤麻痹的家族遗传性受到了越来越多的重视。家族性震颤麻痹的遗传类型包括常染色体显性遗传、常染色体隐性遗传及其他不确定的类型。Polymeropoulos 等（1996）将致病基因定位在 4q21-23，随后，不断有新的家族性震颤麻痹的基因被发现和克隆。迄今为止，已鉴定了至少 13 种家族性震颤麻痹，克隆了 6 个家族性震颤麻痹的致病基因：*SNCA*、*PARK2*、*UCHL1*、*PINK1*、*DJ1* 和 *LRRK2*（表 31-5）。

表 31-5　震颤麻痹致病基因定位与克隆

	OMIM	致病基因	染色体定位	遗传方式
PARK1	168601	*SNCA*	4q22.1	AD
PARK2	602544	*ARK2*	6q25.2-q27	AR
PARK3	602404	不明	2p13	AD
PARK4	605543	*SNCA*	4q22.1	AD
PARK5	613643	*UCHL1*	4p14	AD
PARK6	605909	*PINK1*	1p36	AR
PARK7	606324	*DJ1*	1p36	AR
PARK8	607060	*LRRK2*	12q12	AD
PARK9	606693	*ATPI3A2*	1p36	AR
PARK10	606852	不明	1q32	AD
PARK11	607688	*GIGYF2*	2q36-37	AD
PARK12	300557	不明	Xq21-25	XL
PARK13	610297	*Omi/HTRA2*	2p12	迟发性

SNCA 基因突变相关的震颤麻痹，具有常染色体显性遗传特性，相对发病年龄更早，从发病到死亡进展较快，受累患者有较高的痴呆发生率。*SNCA* 基因跨越 121 198bp，含有 6 个外显子，编码的 140 个氨基酸组成的 α 突触核蛋白是 Lewy 小体的主要成分。*SNCA* 基因定位于染色体 4q22.1，已报道 3 种点突变（p.Ala53Thr、p.Ala30Pro 和 p.Glu46Lys），不同错义突变导致的临床表现有所不同。突变型的 SNCA 蛋白改变了其二级结构和可溶性，容易形成自我聚集，导致神经元细胞变性，进而引起震颤麻痹。

PARK2 基因突变导致的家族性震颤麻痹表现为常染色体隐性遗传，患者具有以下特征：发病年龄早，多在儿童期至 40 岁之间；肌张力障碍常见，对左旋多巴反应良好，病理表现为黑质致密部严重选择性神经元变性，胶质细胞反应性增生，而无 Lewy 体形成，表明其与典型震颤麻痹有不同的病理过程。*PARK2* 基因跨越 1 387 245bp，含有 12 个外显子，编码一个有 465 个氨基酸的 parkin 蛋白。parkin 蛋白是一种 E3 泛素蛋白连接酶，在维持多巴胺能神经元的正常功能中发挥重要作用。突变型 parkin 蛋白发生功能障碍，导致其底物蛋白不能被泛素化降解而在细胞内聚集，最终导致神经元死亡。到目前为止，国内外已报道了 100 余种 *PARK2* 基因突变。

PINK1 基因跨越 25 057bp，含有 8 个外显子，编码一个含 581 个氨基酸的与线粒体功能相关的 PINK1 蛋白，但具体功能尚不清楚。*DJ1* 基因突变所致的震颤麻痹非常少见。*DJ1* 基因跨越 30 629bp，含有 8 个外显子，编码的 DJ1 蛋白含 189 个氨基酸。DJ1 蛋白是氢过氧化物反应性蛋白，广泛表达于包括神经系统在内的各种组织，参与多种生理过程。*LRRK2* 基因突变相关震颤麻痹发病较晚。该基因长 151 275bp，包括 51 个外显子，编码一个由 2527 个氨基酸组成的富含亮氨酸重复序列的激酶 2（LRRK2）。目前已发现该基因超过 40 种的突变类型，但对 LRRK2 蛋白的功能仍了解不多。

（三）治疗

本病可使用多巴胺受体激动剂、单胺氧化酶抑制剂、金刚烷胺、抗胆碱能药、复方左旋多巴及儿茶酚-氧位-甲基转移酶抑制剂等药物治疗。对于早期药物显效而长期治疗效果明显减退的患者，也可行神经核毁损术或 DBS 手术治疗。细胞移植治疗及基因治疗尚处于实验研究阶段。康复治疗对改善患者生活质量也十分重要。

六、震颤麻痹伴痴呆和肌萎缩性侧索硬化

震颤麻痹痴呆和肌萎缩性侧索硬化复合症发病率很低，最早报道于关岛上的 Chamorro 族人（1961）。本病在当地发病率很高，并有明显的家族史。国内目前也已有相关病例报道，但老年人多见，多呈散发。

Grazia Annesi 等对意大利南部一个早发性震颤麻痹伴痴呆和肌萎缩性侧索硬化的家系进行研究发现，该家系中 3 兄弟患病，其中 1 人已故，研究者对尚存的两名患者进行基因分析，发现他们 *DJ1* 基因上存在经典的 p.Glu163Lys 和未被发现过的 g.168_185dup 纯合子突变，而其母亲及未患病的兄弟姐妹均为杂合子突变，当地对照组居民的染色体中也不具有以上两个突变。另一些研究结果显示，家族性震颤麻痹出现痴呆者多呈 PARK1 和 PARK8 型，而 PARK2、PARK6 和 PARK7 较罕见。

本病主要病理改变是大脑、脑干和脊髓前角的运动神经元广泛消失，并且大脑皮层、基底节和黑质的神经元有早老痴呆症样神经纤维“缠结样”改变。有研究发现在有临床症状的患者的脊髓、脑干及前脑中均有老年痴呆相关的 tau 蛋白。一般无淀粉样变性、老年斑、Lewy 小体、颗粒空泡变性等。

治疗主要为针对临床不同表现的对症处理。

七、遗传性原发性肌阵挛

遗传性原发性肌阵挛（hereditary essential myoclonus，OMIM 159900），亦称家族性多发性肌阵挛（familial polymyoclonus），由 Daube 等（1966）命名该病。本病以突发、快速、短暂的肌肉收缩的阵挛发作形式，可引起或不引起关节运动为主要临床特点。为常染色体显性遗传病。

（一）临床表现

阵挛通常呈弥散分布，主要分布在上半身，以肢体近端和颈、躯干的肌群受累最多。最常见的阵挛形式为头外旋和肢体屈曲旋前。多在儿童期发病，少数在成年发病。精神紧张或注意力集中时加重，睡眠时消失。年龄大的患者常伴有其他运动功能受损症状，如意向性震颤、共济失调、抽搐及构音障碍，亦可有神经性耳聋、智力障碍。肌电图可出现不同步、不协调、无规律的阵挛放电。

本病需与肌阵挛性癫痫、肌阵挛性小脑协调障碍、家族性听力障碍性肌阵挛相鉴别。

（二）遗传学和发病机制

本病具有常染色体显性遗传特点。国外已报道有 15 个以上家族患本病，国内目前仅有 2 个家系报道。程建军等（1995）报道了国内首例遗传性原发性肌阵挛。患者 9 岁，家族 4 代 13 人中有 7 人患病（6 男 1 女）。丁业庆等（2000）报道了另一家系，患者 70 岁女性，4 代中有 5 名患者，皆为女性，符合常染色体显性遗传特点。此外，由于遗传性原发性肌阵挛常伴发肌张力障碍，故称为肌阵挛 - 肌张力障碍综合征。近期的相关研究发现 ε- 肌糖基因（*SGCE*）与肌阵挛 - 肌张力障碍综合征有很强的相关性。目前已报道了该基因的 15 种突变，并且突变数量仍在增加。*SGCE* 基因存在多种突变类型，大多数为功能丧失的突变，但其与遗传性原发性肌阵挛之间的具体机制仍不是很清楚，可能与 GABA 抑制性受体、多巴胺受体有关。*SGCE* 包含 12 个外显子，长 77 986bp，定位于染色体 7q21.3。有研究称，在 36% 的确诊和疑似患者中检测到了 *SGCE* 突变。尽管 *SGCE* 基因突变不同，但患者的临床表型往往相似。此外，不同研究还发现位于染色体 11q23 的多巴胺 D2 受体基因（*DRD2*），染色体 9q34 上的耐扭蛋白 A 基因（*TOR1A*）和染色体 18p11 上的 *DYT15* 基因也可能与肌张力障碍综合征有关。

（三）防治

本病目前无特异的治疗方法，曾有报道提示丘脑腹中间核深部脑刺激有改善症状的作用。大量药物试验尚未获得疗效。该病进展非常缓慢，不影响患者寿命。

八、苍白球黑质红核色素变性

苍白球黑质红核色素变性又称为 Hallervorden-Spatz 综合征（Hallervorden-Spatz Syndrome，HSS，OMIM 234200）是一种罕见的常染色体隐性遗传病，与铁在脑内沉积有关。其主要临床特点为锥体外系功能障碍，儿童发病，疾病呈进行性。由于铁的沉积，在磁共振上会显示苍白球、黑质呈低信号，或“虎眼征”。

（一）临床表现

该病的临床表现因人而异，Dooling等通过对54名患者的观察及尸检，将本病的临床表现归纳如下：①发病早，一般在儿童早期发病；②主要表现为锥体外系的运动障碍，也可伴有皮质脊髓束的功能异常；③精神方面改变；④疾病在几年中不断进展，并最终导致患者在成年早期死亡。本综合征的非典型性类型可表现为锥体外系缺陷，发生得更晚，进展更慢及更具可逆性，但仍有铁在基底节中沉积的影像学或病理学证据。患者还可能出现构音障碍，吞咽困难，偶伴发视神经萎缩及视网膜色素沉着。

（二）遗传学和发病机制

本病一般呈常染色体隐性遗传，但也有常染色体显性遗传的报道，具有表观异质性和遗传异质性。Zhou等（2001）通过对一个家系的连锁分析，发现该病是由泛酸激酶2基因（*PANK2*）缺陷引起的，并揭示了氧化应激在本病发病机制中的可能作用。*PANK2*定位于20p13。*PANK2*突变和本综合征表型有相关性。Hayflick等对98个家系123名患者的研究显示：所有典型患者及1/3的非典型患者都具有*PANK2*突变，前者主要是造成蛋白质截断突变，而后者主要为导致氨基酸改变的突变。具有*PANK2*突变的非典型患者更易出现明显的语言和精神症状。此外，*PANK2*突变的患者，无论典型或非典型，MRI都显示特征性的“虎眼征”，而非*PANK2*基因突变者则不具有该特征。Madhavi Thomas等对10个家系的34名患者的研究提示：*PANK2*突变的患者发病更早，肌张力障碍、构音障碍、智力损害、姿态异常等表现更为明显。

（三）防治

该病目前尚无有效的治疗方法，立体定向丘脑切开术和铁螯合剂的作用尚未得到确切的证实，对症治疗可能有一定效果。

第四节　运动神经元疾病

一、家族性肌萎缩性侧索硬化症

肌萎缩性侧索硬化症（amyotrophic lateral sclerosis，ALS）是一种以大脑、脑干和脊髓运动神经元选择性死亡引发的神经变性疾病。通常40～50岁起病，发病后3～5年死亡。患病率2/10万。常单侧肢体无力和肌萎缩起病，一般无感觉和智能障碍。10%为遗传性，称为家族性肌萎缩性侧索硬化症（FALS），多数表现为常染色体显性遗传，也有常染色体隐性遗传和X连锁显性遗传的报道。

（一）临床表现

起病年龄一般40～50岁，通常最先出现上肢远端不对称性肌无力，病情逐渐进展，出现手部肌肉萎缩，并逐渐延至前臂、上臂、肩胛带肌群。伴有肌肉跳动感。病情逐渐累及下肢。随着病情进展，肌无力和肌萎缩蔓延至躯干、颈部、面肌和延髓支配肌。舌肌萎缩和纤颤在疾病早期就可出现，甚至可为首发症状。一般平均病程4年。

（二）遗传学和发病机制

目前认为，FALS可由多种基因突变引起。最常见的是铜（锌）超氧化物歧化酶（superoxide dismutase1）基因*SOD1*突变，该基因位于21q22.11，占FALS的10%～25%。目前为止，已鉴定近100种不同的*SOD1*基因突变，多数为错义突变，少数为无义突变、缺失和插入。

1. 常染色体显性遗传　*SOD1*基因的外显子1、2、4、5突变，最常见的是p.Ala4Val突变。许多家系表现出外显不全。

2. 常染色体隐性遗传　*SOD1*基因的纯合子突变，均为近亲结婚的家系。

3. X连锁遗传　对一些家系的研究发现没有男→男的现象。有学者认为FALS可能存在X连锁遗传，相关基因位于Xp11.23-p11.1。

Mulder报道肌萎缩性侧索硬化症4071例，有家族史的116例，其遗传方式为常染色体显性，少数为隐性。国内报道的4个家系均为常染色体显性遗传。

发病机制尚不清楚。

（三）防治

目前无特异性疗法。主要为营养支持、呼吸机的正确使用，对症治疗和良好的护理。利鲁唑、ATP、胞磷胆碱、肌生、维生素 B_1、E 可有一定效果。

二、婴儿型进行性脊肌萎缩症

婴儿型进行性脊肌萎缩症（infantile progressive spinal muscular atrophy，SMA1，OMIM 253300），又名 werdning-Hoffmann 病，常染色体隐性或显性遗传，父母多有血缘关系。由于脊髓前角和脑干运动核蜕变而致神经根和肌肉萎缩。本病发生率为 0.1～1/10 万。

（一）临床表现

多在出生后 6～12 个月发病。其表现为躯干和肢体肌肉无力，肌张力低。肌无力呈对称性，下肢重于上肢，近端重于远端。肌束震颤，呈双髋关节屈曲，两腿外展，膝关节屈曲如蛙腿状，重者咳声弱，哭声小，吞咽困难，舌肌萎缩震颤，肋间肌麻痹，腹式呼吸。可根据下列特点进行诊断：①一岁内无原因引起进行性肢体无力；②为弛缓性对称性瘫；③有家族史；④可有肋间肌麻痹及颅神经损害；⑤肌电图为失神经改变与肌活检查呈神经性肌萎缩。

需与先天性重症肌无力、进行性肌营养不良症、脊髓灰质炎及佝偻病、糖原贮积病相鉴别。

（二）遗传学和发病机制

95% 的 SMA1 的病因是由于运动神经元基因（*SMN1*）缺失和点突变所致，此基因定位于 5q13.2，没有发现相应的蛋白质产物，功能尚不清楚。本病的遗传方式多数为常染色体隐性遗传。

（三）治疗

主要是对症治疗、理疗和康复治疗，目的是减少肌痉挛，促进关节活动。营养和护理，改善通气功能，合理使用呼吸机，必要时胃造口进食，控制肺部感染，可以延长生存期。预后不佳，56% 患者起病后一年内死亡，80% 在 4 岁内死亡。发病年龄越小，预后越差。

三、少年型家族性进行性脊肌萎缩症

少年型家族性进行性脊肌萎缩症（juvenile familial progressive spinal muscular atrophy，SMA3，OMIM 253400），又名 Wohlfart Kugelberg-Welander 病或 Kugelberg-Welander 综合征。Namba 等收集 278 例近端型脊肌萎缩病例中，本型占 48.8%。

（一）临床表现

本型多发生于青少年或儿童期，男性略多见。隐匿起病，进展缓慢。首先是四肢近端肌肉萎缩无力，站立时腹部前突，走路摇摆不定，有 Gower 征，翼状肩胛，病情发展可影响肢体远端。伴有肌束颤动。部分患者可伴有脊柱侧弯畸形和弓形足等先天畸形。肺功能损害是本病常见的死亡原因。本病需与假肥大型肌营养不良症（DMD）和肢带型进行性肌营养不良症进行鉴别。

（二）遗传学和发病机制

基因定位于 5q13.2，此病患者的父母可能有近亲结婚史。国外报道本病可有常染色体显性、隐性和 X 连锁隐性遗传三种类型。国内也有本病报道，例数不多。

（三）防治

本病无特殊治疗，可进行适当的体育锻炼，理疗康复，对症治疗，预后较好，可存活 10～40 年。

四、成年慢性近端脊肌萎缩症

成年慢性近端脊肌萎缩症（adult chronic proximal spinal muscular atrophy，SMA4，OMIM 271150），据 Namba 278 例统计，占近端脊肌萎缩的 15.2%。本病平均发病年龄为 30 岁，临床表现为缓慢进行性近端肢体萎缩无力，有肌束震颤，可逐渐波及肢体远端，进展缓慢。腱反射减弱或消失，感觉正常，锥体束征阴性，无中枢神经系统功能障碍。

病因尚不清楚，多有家族史。多属常染色体显性遗传，基因定位于20q13.3，囊泡相关膜蛋白基因 *VAPB* 可能是其致病基因。少数为常染色体隐性遗传，为5q13.2的*SMN1*突变，此外还存在散发病例。

沈成鑫报道11例（男10女1）。李锦霞报道了一个家系9代共297人。从第二代到第Ⅷ代84人中41人患病，符合常染色体显性遗传。姜红彦报道该病的一个家系，4代共113例，患者中22例，为常染色体显性遗传，平均发病年龄为50岁，男女比例2.1∶1。

本型无特殊疗法，对症治疗为主。一般预后良好，发病后仍可存活20～30年。

五、慢性进行性远端脊肌萎缩症

慢性进行性远端脊肌萎缩症（chronic distal progressive spinal muscular atrophy，OMIM 604320），Charcot认为本病是运动神经元疾病的Aran-Duchenne型。

多在15～30岁出现肌肉萎缩，多累及上肢远端，然后逐渐扩展至近端、躯干、颈部及延髓，下肢远端也可受累。可有肌束震颤，晚期可出现延髓麻痹症状，可有膈肌麻痹，但所有患者感觉正常。

发病机制尚不清楚。本病呈常染色体显性或常染色体隐性遗传。Viollet等将基因定位于11q13.3的D11S1314和D11S916之间2.6cM长的区域内。Harding等认为常染色体显性遗传患者，预后良好。隐性遗传患者中有1/4预后不佳，成人期死亡。马朝桂报道两个家系，呈常染色体显性遗传。王国相报道两个家系，其中一个家系4代28人中共11人患病，男6女5。均符合常染色体显性遗传。

本症无特殊疗法。

六、肩胛腓骨肌萎缩症

肩胛腓骨肌萎缩症（scapuloperoneal muscular atrophy）是以肩胛带肌和腓骨肌无力和萎缩为特征的神经肌肉疾病，具有高度的遗传异质性。分为神经源性肩胛腓骨肌萎缩症（scapuloperneal spinal muscular atrophy，SPSMA，OMIM 181405）和肌源性肩胛腓骨肌萎缩症（scapuloperneal muscular atrophy，SPMA）。

（一）临床表现

神经源性肩胛腓骨肌萎缩症临床表现为腓骨肌和肩胛带肌的肌肉无力和萎缩，肌源性肩胛腓骨肌萎缩症还常伴心功能不全。SPSMA临床分为三种类型：伴有感觉缺失的神经源性肩胛腓骨肌萎缩症、无感觉缺失的神经源性肩胛腓骨肌萎缩症和X连锁肩胛腓骨肌萎缩症。

（二）遗传学和发病机制

神经源性肩胛腓骨肌萎缩症多属常染色体显性遗传，也可常染色体隐性遗传或X连锁隐性遗传；肌源性肩胛腓骨肌萎缩症为常染色体显性遗传。

神经源性肩胛腓骨肌萎缩症的发病机制尚不明确，可能和 *NOS* 基因重复序列扩增引起神经系统中NO增多导致脊髓前角运动神经元变性有关，另有学者提出可能和HNPP有关。X连锁肩胛腓骨肌萎缩症可能与 *FHL1* 基因突变有关。Stark及Kaeser报道五代13人（男6女7）患本病。Takahushi观察一家3例符合常染色体隐性遗传。

（三）防治

神经源性肩胛腓骨肌萎缩症无特效治疗，肌源性肩胛腓骨肌萎缩症治疗以对症治疗为主。

第五节 肌肉疾病

一、进行性肌营养不良症

进行性肌营养不良症（progressive muscular dystrophy）是一大组原发于肌肉组织的较常见遗传病，以假肥大性肌营养不良（DMD/BMD）为常见，还有一些少见的其他临床类型，例如肢带型肌营养不良（LGMD）、面肩肱型肌营养不良(FSHD)等。这类疾病的特点是进行性加重的肌肉萎缩与无力。

(一)假肥大型肌营养不良

假肥大型肌营养不良(Duchenne muscular dystrophy,DMD,OMIM 310200 和轻型 Becker 肌营养不良(Becker muscular dystrophy,BMD),OMIM 300376)是最为常见的遗传性肌病,绝大部分是男孩患病,女性患者较少,症状也较男性患者为轻。

1. 临床表现　DMD/BMD 通常在儿童期发病,多从盆带肉无力开始,走路呈鸭步,上楼梯困难,腰椎过度前突,从卧位到站立时有 Gowers 征(Gowers sign)。所谓 Gowers 征是一种特征性的腰带肌无力(或疼痛),表现为患者从卧位起立时,首先必须将体位改变成俯卧位,用双臂支撑上身成蹲位,双手逐渐上移,扶住脚踝、小腿、膝盖直至大腿,使上身逐渐挺立,最后双手撑住腰完成站立姿势。上肢肩胛带肌肉受累时呈翼状肩胛,双上肢上举无力,大部分患者有腓肠肌假肥大现象,肌电图为肌源性损害,肌酸磷酸激酶(creatine phosphokinase,CPK)大幅度增高。30% 患者有不同程度的智力障碍。DMD 患儿一般在 12 岁左右失去独立行走能力,20 岁左右死亡,预后不良。BMD 与 DMD 表现类似,但预后较好,5 ~ 25 岁缓慢起病,病程较长,有些患者可活到 60 多岁。一些患者有不同程度的心肌损害,表现为扩张性心肌病(cardiomyopathy, dilated,3B,OMIM 302045)。

2. 遗传学和发病机制　DMD/BMD 为 X 连锁隐性遗传病,DMD 的发病率为 1/3500 活产男婴,其中相当一部分为新生的基因突变,理论上约为 1/3。两者都是由于肌营养蛋白(dystrophin)基因 *DMD* 突变所致。基因定位于 Xp21.2。肌营养蛋白基因是目前最大的人类基因之一,长 2 227 382bp,由 79 个外显子造成。mRNA 长 13 957bp,编码 3,685 个氨基酸,分子量为 427kD。肌营养蛋白的氨基酸序列类似于血影蛋白和其他细胞骨架蛋白:像一个长柄哑铃结构,两端为球状结构域,中间为棒状节段。肌营养蛋白氨基端与胞浆肌动蛋白丝结合,羧基端与肌肉细胞膜上一个复杂的蛋白质复合体相连,这个复合体由一些蛋白和肌膜蛋白聚糖(sarcoglycan)组成,称为肌营养蛋白联合蛋白(dystrophin-associated proteins,DAPs)和肌营养蛋白联合糖蛋白(dystrophin-associated glycoproteins,DAGs)。据其分子量,这些蛋白有各自的名字(25DAP、35DAG、43DAG、50DAG、59DAP 和 156DAG),其中 59DAP 位于细胞膜内侧,与肌营养蛋白直接相连,而 156DAG(也称为肌营养糖蛋白或 DAG1)处于膜外,包被着糖基,与细胞外基质的主要组分层粘连蛋白相连。这个结构维持着肌纤维的牢固性和功能。任何组成部分的缺陷都可能导致肌肉的损害,这又是一组与 DMD 症状类似的高度异质性的遗传性肌病,即肢带型肌萎缩症(limb-girdle muscular dystrophy, LGMD)。

DMD 是我国继地中海贫血之后开展基因诊断的遗传病,20 世纪 80 年代采用 Southern 印迹杂交或多重 PCR 进行基因缺失检测,同时用连锁分析对家族性病例进行携带者检测,90 年代初增加了短串联重复序列(STR)多态性标记,除了检测基因片段缺失外,还可同时进行连锁分析。在 DMD 病例中,约 60% 为基因大片段缺失所致,约 10% 为基因片段的重复,其余 30% 为微小的突变,包括单个碱基的改变和微小缺失 / 重复。导致 DMD 的基因突变多为阅读框架被破坏或无义突变,而 BMD 为整码(inframe)缺失 / 重复或错义突变。采用多重连接探针扩增(MLPA)或多重 PCR 可以进行缺失检测,对于点突变可以采用外显子捕获的二代测序方法,从基因水平进行确诊。女性杂合子由于 X 失活的偏倚,可能出现症状,但较男性患者为轻。

(二)防治

目前只能对症治疗。检出携带者和产前诊断是预防两个重要的措施。

1. 检出携带者　假肥大型的女性亲属可能是携带者。国内外检测本病携带者最普遍的方法是检查血中 CPK 值。潘爱艮等(1985)用放射免疫法测定假肥大型携带者的肌红蛋白(Mb),有较高的诊断价值。此外尚可检查 LDH、PK 以及血清血结素(hemopexin)。谢冰等认为综合多项酶的检测较有意义,研究提出 CPK、LDH、Mb 三项指标的联合应用最为合理,但在对低 CPK、Mb 水平家族的携带者作否定判断时应该慎重。近年来已采用限制片段长度多态性(RFLPs)进行连锁分析,以确定该病的携带者。

2. 产前诊断　对假肥大型者应首先区别胎儿的性别,因患孩绝大多数为男性,故有主张对男胎应先用胎镜抽取胎儿血检查 CPK 或 Mb,再决定是否终止妊娠。更有重要意义的是重组 DNA 技术和 PCR 分析在产前诊断的实施。

二、强直性肌营养不良症

强直性肌营养不良症（myotonic dystrophy，DM）是一种以肌强直和肌营养不良为临床特点的常染色体显性遗传病。全球发病率为2.45～5.5/10万，无地理和种族的明显差异。本病分为两型：DM1（OMIM 160900）为CTG拷贝重复，又称Steinert病，以进行性肌无力、肌强直、性腺萎缩、白内障和心律失常为特点；DM2（OMIM 602668）为CCTG拷贝重复，又称近端肌强直型肌病，20～40岁之间肌强直，随后出现近端肌无力，临床表现轻于DM1。

（一）临床表现

起病隐匿，多在青春期后，但发病年龄差异大，临床表现不尽相同。主要症状是肌无力、萎缩和肌强直。患者具有特征性的斧状脸面容，构音障碍或吞咽困难。随着病情进展，肌强直有所减轻，但可进一步累及其他系统：如中枢神经系统、心脏、眼、内分泌系统、呼吸系统和消化系统。本病需与先天性肌强直和进行性肌营养不良症鉴别。

（二）遗传学和发病机制

本病为常染色体显性遗传，外显率高。扩增的CTG拷贝数在传代过程中极不稳定，常有增加的趋势，随代数延续，CTG拷贝数增加，发病年龄提早，病情加重，即遗传早现。遗传早现在母系传递为85%，在父系传递为37%。

DM1的基因*DMPK*定位于19q13.3，此基因由15个外显子组成，其3'端非翻译区存在1个三核苷酸串联重复序列CTG，正常DM拷贝数介于5～40，但DM1患者的CTG拷贝数却发生杂合性扩展，介于50至数千。因此DM1是一种动态突变遗传病。*DMPK*基因编码由582个氨基酸残基组成的DMPK蛋白，该蛋白的氨基酸序列与蛋白激酶家族，尤其是与环腺苷酸依赖性蛋白激酶具有同源性，其2～8号外显子编码肌强直性营养不良蛋白激酶（myotonin protein kinase，DMPK），DMPK是肌浆网和胞质膜的外周成分，其在细胞调节，尤其是在生长和生理性调节不同通道蛋白质过程中起核心作用。DM2的基因*ZNF9*定位于3q21.3，编码锌指蛋白（zinc finger protein，ZNF9）。患者*ZNF9*基因内含子1区的CCTG重复序列异常扩增。DM主要的致病效应是由突变型mRNA的危害性功能产生的，已经证实是蛋白质非编码区的突变使非编码的RNA获得了有害的功能，这种毒性RNA的表达与核内包涵体形成及脑部、心脏或骨骼肌中的晚发退行性改变有关，毒性RNA的主要致病作用是扣押结合蛋白，破坏选择性剪接的调节作用，产生复杂的多系统异常表型。

（三）防治

本病尚无有效的治疗方法，对于肌强直可采用以下稳定膜系统的药物：如苯妥英钠、普鲁卡因胺及奎宁，乙酰唑胺，卡马西平，地西泮。可使用ACTH或糖皮质激素类药物。

三、先天性肌强直症

先天性肌强直症（congenital myotonia）。发病率3～6/100万。临床表现为肌强直、运动笨拙。起病早，多在出生时即存在，病程非进行性。

（一）临床表现

主要表现普遍性的肌强直与肌肥大，多数出生时即存在，少数可到青春期出现，肢体僵硬，动作笨拙，受惊后症状加重，用力握手后较长时间才能放松。检查时以叩诊锤叩击肌肉时出现肩部凹陷或呈肌球状，即叩击性肌强直。

本病分为显性型（Thomsen型，OMIM 160800）和隐性型（Becker型，OMIM 255700），两型临床表现相似，隐性型起病较迟，肌强直比较普遍，在肌肉用力后常有短暂肌无力现象。

诊断可根据典型症状及肌电图，但需与强直性肌营养不良，先天性副肌强直相鉴别。

（二）遗传学和发病机制

Thomsen（1876）报道他本人的家族五代共23名患者。1948年该家族315个成员中，每代均有本病患者，已达 57 人,男女均受累,为常染色体显性遗传。董继濂等报道一个家系连续 3 代 13 人患病。侯辉光报道的 25 例中,13 例分布于五个家系。

先天性肌强直是一种骨骼肌氯离子通道(CLCl)异常的遗传病。骨骼肌氯离子通道是由骨骼肌氯离子通道基因(*CLCN1*)编码的,*CLCN1* 位于染色体 7q35,有 23 个外显子,编码 988 个氨基酸。*CLCN1* 的突变导致 CLCl 的异常,增加骨骼肌细胞膜的兴奋性,导致肌强直的发作。迄今为止,已经发现 60 余个突变位点与 10 余个多态性位点,散在分布在整个 *CLCN1* 上,无高发的热区,但是也有近 1/3 的患者中未发现突变。其致病的机制尚不明了。

(三)防治

本病目前尚无特效疗法。目前采用降低膜兴奋性的药物苯妥英钠、地西泮、强筋松、普鲁卡因胺,硫酸奎宁。国外也有报道使用抗心律失常药物、抗组胺药、乙酰唑胺等治疗。也有人用泼尼松及甘草治疗,可使症状减轻。

四、先天性副肌强直症

先天性副肌强直症(paramyotonia congenital,PMC,OMIM 168300)又名 Eulenberg 病。

(一)临床表现

多在幼年起病。主要表现为肌强直和发作性肌无力。肌强直的特点表现为:部位常侵犯舌肌、面肌、颈肌和手部肌肉;寒冷激发肌强直,患者因洗手,进食冷饮可诱发肌强直发作,遇热缓解。反常性肌强直:肌肉连续运动肌强直无明显缓解,反而加重;肌肉肥大倾向不如先天性肌强直明显。发作性肌无力:寒冷及运动后诱发,发作前可出现肌强直加重,称副肌强直性周期性瘫痪,服用钾盐可诱发肌无力。

(二)遗传学和发病机制

本病为常染色体显性遗传,外显率高。致病基因是 *SCN4A*,与高钾型周期性瘫痪相同。已发现超过 3 种基因突变,最常见的突变是 p.Arg1448His/Cys,此外还有 p.Thr1313Met 突变。罗德儒报道一家五代 140 人中有患者 41 人。庄柏翔报道另一家五代 56 人中患者 17 人。

由于编码骨骼肌电压门控钠通道 α 亚单位的 *SCN4A* 基因突变所致。基因定位 17q23.3。突变导致骨骼肌细胞膜去极化,肌纤维麻痹,细胞内钠离子增加,影响了肌肉收缩时肌质网的钙离子摄取,因而发生肌强直。

(三)防治

美西律可有效预防寒冷诱发的肌无力,钠通道阻滞剂妥卡尼治疗本病也有效。避免寒冷和过劳,剧烈运动后先做放松运动,然后再休息可预防发作。本病多为非进行性,成年后可好转。

五、周期性瘫痪

原发性周期性瘫痪(periodic paralysis,PP)是最早被发现与离子通道突变相关的遗传病,是一大组以发作性肌无力伴血钾浓度改变为主要特征的疾病,此病多见于儿童和青年人。根据发作期血钾浓度分为低钾型(hypokalemic PP,hypoPP)高钾型(hyperkalemic PP,hyperPP,OMIM 170500)和正常血钾型(normokalemic PP,normoPP,OMIM 170600)。根据家族史,分为家族性(familial PP,FPP)和散发性(sporadical PP,SPP)。与西方 PP 患者相比,我国患者的发病年龄晚,散发多见。近几年,PP 相关的离子通道基因的定位和克隆出现了突破性的进展,发现编码钙、钠、钾离子通道基因上几十个突变位点与发病有关。目前已知,与 PP 相关的突变离子通道包括了骨骼肌电压门控型钙通道、钠通道、钾通道等多种离子通道,所以表现多样,发病机制复杂。

Andersen-Tawil 综合征(Andersen-Tawil syndrome,ATS,OMIM 170390)又称 Andersen 综合征,是非常罕见的特殊类型周期性瘫痪,约占周期性瘫痪患者的 10%(总发病率约为 1/500 000)。以心律失常、周期性瘫痪及发育异常为主要临床表现。

(一)低钾性周期性瘫痪

1. 临床表现 低钾性周期性瘫痪多在 20 ~ 40 岁发病。男多于女。一般多在夜间入睡或清晨转醒时发生四肢无力软瘫，数小时可达高峰，持续数小时至数天。四肢肌肉较早受累，近端肌肉重于远端，通常颅神经支配肌肉和呼吸肌不受累，少数严重患者可造成呼吸肌瘫痪或心律失常而危及生命。一般发作在1/2～2小时达高峰，经数小时至数日可渐渐恢复。发作频率不等。发作间歇期肌力正常，频繁发作的病例，晚期可能遗留有持久性肌无力，甚至轻度萎缩。诱发因素包括：饱食、剧烈运动、感染、创伤、情绪激动、月经、受凉。随年龄增长发作次数减少。

本病需与其他低钾性肌无力如原发性醛固酮增多症及肾小管性酸中毒相区别，还需与高钾和正常钾的周期性瘫痪鉴别。此外尚注意排除吉兰-巴雷综合征。

2. 遗传学和发病机制　HypoPP是最常见的PP类型，遗传学研究发现约70%～80%患者与编码骨骼肌钙通道Cav1.1 α1亚单位基因*CACNA1S*突变相关，称为1型（OMIM 170400）；10%患者与编码骨骼肌钠通道Nav1.4 α亚单位基因*SCN4A*突变相关，称为2型（OMIM 613345），仍有10%患者至今未知。目前已发现的突变有*CACNA1S*基因p.Arg528His/Gly、p.Arg1239His/Gly、p.Arg897Ser、p.Arg900Ser/Gly、p.Val876Glu、p.His916Gln突变和*SCN4A*基因p.Arg222W、p.Arg669His、p.Arg672His/Gly/Ser/Cys、p.Arg1129Gln、p.Arg1132Gln、p.Arg1135His突变。HypoPP突变的最大特点就是几乎所有的突变（16/18）和90%患者的突变位于钙或钠通道α亚单位电压感受器S4区，带正电荷的精氨酸（Arg）被其他氨基酸替代，钙或钠通道的α亚单位都是由4个同源结构域Ⅰ～Ⅳ围成一个离子孔道，每个结构域均包含6个跨膜α螺旋结构S1～S6，S4片段是由反复重复的1个阳电荷残基精氨酸（Arg）和2个疏水氨基酸所构成，使通道具有电压感受器的作用。位于钠通道结构域Ⅱ的S4区p.Arg669His，p.Arg672His/Gly/Ser/Cys突变和结构域Ⅲ的S4区p.Arg1132Gln突变的功能研究发现，突变位点产生了一个独立于正常离子通道孔的附属离子通道，称为门控孔电流（the gating pore current，Igp）。这个Igp在静息电位时是激活的，在去极化（激活电压感受器）时关闭。在静息电位时Igp携带一个质子或Na^+离子流，导致肌纤维去极化。目前的假说认为，在细胞外血钾浓度正常（3.5～5.5mmol/L）时，静息电位由-90mV去极化到-87.3mV，去极化并不明显。但是，细胞外钾浓度降低到3.0mmol/L以下，静息电位纤维去极化到-60mV，产生电压依赖的钠通道失活、弛缓性肌肉麻痹、细胞病理学等周期性瘫痪的特征。

对散发性PP的遗传学研究一直没有取得很大突破，少部分散发性PP发现有携带家族性PP相关的钙和钠通道突变，但是大部分散发性PP还未找到突变位点。最新的一项研究发现，2名散发性PP患者在编码钾通道Kir2.6的基因*KCNJ18*上存在p.Arg43Cys和p.Ala200Pro突变。功能研究发现：突变钾通道的电流下降，使低钾诱发的肌纤维膜异常去极化，导致钠通道失活，肌无力发作。

本病为常染色体显性遗传，但外显率不高，Smith报道358例中有家族史的占78%。笔者研究发现我国hypoPP的临床特征和突变位点具有种族特异性。①中国人hypoPP患者以男性居多（约占96%），散发患者多见（约占87%），发病高峰在20～40岁；②中国人hypoPP存在已知的*CACNA1S*基因p.Arg528His、p.Arg1239His突变和*SCN4A*基因的p.Arg672His/Cys突变；③中国人*SCN4A*基因突变与*CACNA1S*基因突变在发生率、发病年龄、对乙酰唑胺的反应、性别外显率等方面存在差异。国内刘道宽报道39例中仅2例有家族史，占5.13%，其中1例4代共14人患病。褚玉林等报道143例中，5例有家族史，占3.5%。国内其他学者先后发现了hypoPP家系存在*CACNA1S*基因R528G突变。洪道俊等发现一个PP家系存在*SCN4A* p.Arg1129Gln突变。李飞峰等报道了一个hypoPP家系存在*CACNA1S* p.His916Gln突变。

3. 防治　发作时给予口服钾盐，一般在数小时内可见疗效，疗效欠佳者可继续口服钾盐直到好转，必要时静脉补钾。发作频繁者可长期口服氯化钾。对全球PP治疗进行调查发现，有50%的PP患者对碳酸酐酶抑制剂乙酰唑胺治疗有效。患者平时应避免高糖饮食、过劳、过饱、饮酒、受寒等诱因。对肾上腺素、胰岛素、激素类药物应慎用。本病预后良好，随年龄增大，发作可逐渐减少或停止。

（二）高钾性周期性瘫痪

1. 临床表现　多在10岁前起病，男性多。与低钾性的症状类似，但常伴有肌肉痛性痉挛，适当活动可以缩短发作时间。发作期血钾升高，少数患者血钾水平正常或降低。部分患者可出现手肌和舌肌肌强直发作。口服氯化钾可使症状加重。加上发作短暂而频繁，饱食后不诱发麻痹等，可与低钾性相区别。

2. 遗传学和发病机制　我国李霞报道的一家4代13人患病。该家族同时伴有Kleine-Levin综合征。

国内已报道发现 hyperPP 家系存在最常见的 *SCN4A* 基因 p.Thr704Met 突变和 p.Met1592Val 突变。hyperPP 与电压门控钠通道 *SCN4A* 基因突变 p.Leu689Ile、p.Ile693Thr、p.Thr704Met、p.Ala1156Thr、p.Met1360Val、p.Ile1495Phe、p.Met1592Val 相关，75% HyperPP 携带 p.Thr704Met 或 p.Met1592Val 突变。突变位点一般位于跨膜片段细胞内部分或细胞内部连接环。突变导致通道有快速失活缺陷，持续内向钠电流损害了复极并提高了膜兴奋性，根据膜兴奋性的程度，患者可能发生肌强直或肌肉麻痹。

3. 防治　严重而又长期无力发作时，可静脉注射葡萄糖酸钙或用葡萄糖和胰岛素，以降低血钾，亦可用利尿剂以加速钾从尿中排出。

（三）正常血钾周期性瘫痪

正常血钾周期性瘫痪（normal kalemic periodic paralysis，normoPP）又名钠反应性正常血钾性周期性瘫痪。

1. 临床表现　表现为发作性肌无力，诱发因素与低钾性周期性瘫痪相似，但本病发病年龄较早，多在 10 岁前，肌麻痹时间较长，往往持续数天至数周，限制盐的摄入或补充钾盐可诱发本病，补钠后好转，无肌强直，与高钾性亦可区别，瘫痪发作时血钾及尿钾均正常。

2. 遗传学和发病机制　因为 normoPP 与 hyperPP 的基因型和临床表型存在交叉，它是否为一个独立的疾病实体，一直存在争议。Vicart 等（2004）报道了 4 个法国家系携带钠通道 *SCN4A* p.Arg675Gly/Gln/Trp 突变（位于钠通道结构域 II S4 第三个精氨酸位点），患者在发作时重复血清钾检测均在正常范围，称为钾敏感性 normoPP。这三个突变位点是首次发现的 normoPP 特异突变位点，没有与 hyperPP 交叉。有趣的是，此突变位点与 hypoPP 相关突变位点钠通道 p.Arg672 和 p.Arg669 相比邻。功能研究发现：突变离子通道也存在一个独立于正常离子通道的附属离子通道孔流 Igp，不同于 hypoPP 的是，此 Igp 在激活和慢性失活状态下开放，也导致 normoPP 在静息膜电位钠电流的增加，在动作电位期间肌纤维去极化，收缩失败和肌细胞出现相应的病理变化。我国学者研究还发现我国 normoPP 家族遗传性。

3. 防治　治疗同高血钾相同，补钙治疗，大剂量氯化钠或生理盐水静注可使肌麻痹好转。乙酰唑胺可预防发作。高钠低钾饮食，防止过劳、寒冷和过热。

（四）Andersen-Tawil 综合征

Andersen-Tawil 综合征（Andersen-Tawil syndrome，ATS）又称 Andersen 综合征，是一种罕见的常染色体显性遗传病。Andersen 等（1971）报道 1 例以反复发作性肌肉无力、室性期前收缩和面部发育异常的患者，Tawil 等（1994）分析了 10 例具有上述特征的患者，此病后来被命名为 Andersen-Tawil 综合征。

1. 临床表现　ATS 是以青少年期发病多见。主要以心律失常、周期性瘫痪及发育异常为主要临床表现。心脏受累征象可表现为功能性和结构性心脏病。ATS 患者的周期性瘫痪可发生于高血钾（15%）、低血钾（75%）和正常血钾（20%）时。通常发作频率和严重程度随着年龄增长而有所下降，高碳水化合物饮食和剧烈运动可诱发麻痹发生。面部和骨骼发育畸形是评估 ATS 表型的方法之一。ATS 可有中枢神经受累，表现为惊厥、脑白质病变、抑郁和精神发育迟滞；部分患儿还可出现轻度甲状腺功能障碍。

2. 遗传学和发病机制　研究发现，编码整流钾通道 Kir2.1 的 α 亚单位的基因 *KCNJ2* 是目前已知的唯一与 ATS 相关的致病基因，定位于 17q23。Kir2.1 的 α 亚单位是内向整流钾通道，稳定静息膜电位和调节动作电位终末复极化过程的作用。*KCNJ2* 基因突变可以使内向整流钾电流减少，使细胞动作电位复极化减慢，动作电位持续时间和静息膜电位去极化延长，从而导致心律失常和周期性瘫痪。目前发现的 *KCNJ2* 基因突变有 30 多种，60%～70% 的 ATS 患者发现 *KCNJ2* 基因突变，30% 患者机制不明，提示此病具有一定的遗传异质性。

3. 防治　目前有报道氟卡尼可有效抑制 ATS 的室性心律失常，推荐作为首选药物。乙酰唑胺和双氯非那胺可用于治疗 ATS 的周期性瘫痪。

第六节　神经皮肤综合征

一、神经纤维瘤病

神经纤维瘤病（neurofibromatosis，NF），为源于神经嵴细胞异常导致的多系统损害的常染色体显性遗传病。年发病率约为5/10万。根据临床表现、细胞生物学和分子生物学特点将其分为Ⅰ型（又称von Recklinghausen病）和Ⅱ型，即双侧听神经瘤病（参见第三十六章）。

（一）神经纤维瘤病Ⅰ型（NF1，OMIM 162200）

主要临床特点为皮肤的牛奶咖啡色色素斑，伴中枢和周围神经系统的神经纤维瘤和其他肿瘤。50%～70%有家族遗传史。患病率1/3500。

1. 临床表现　①皮肤色素沉着；②皮肤和皮下肿瘤；③骨骼异常；④眼部损害。高恒旺（1985）等发现30例中10%有通贯手。

有5～6处直径1.5cm以上的皮肤色素斑即可诊断本病。若有腋窝雀斑和皮肤肿瘤更有助于诊断。中枢型神经纤维瘤病无典型皮肤表现时，有阳性家族史者应考虑本病，骨骼X线检查和颅部CT有助于诊断。

2. 遗传学和发病机制　本病是常染色体显性遗传。突变率非常高。突变基因频率为13～25/10万配子。本病基因突变率为4.3×10^{-5}。国内统计母系遗传是父系的2.1倍。

NF1发病机制尚未阐明，*NF1*基因为肿瘤抑制基因。位于常染色体17q11.2，编码神经纤维蛋白。已有的研究表明，*NF1*基因突变形式多样，有染色体异常，全基因缺失、多个外显子缺失、小片段缺失、插入突变，无义突变、错义突变和内含子突变。多数散发性突变来自父系。小的突变随机分布在整个*NF1*基因上，这些突变多数导致蛋白截短。

3. 防治　广泛的皮肤及皮下肿瘤无需特殊治疗。如颅内或椎管内的单发肿瘤以及周围神经肿瘤迅速长大或压迫神经者，应手术切除，以解除压迫或防止恶变。

（二）神经纤维瘤病Ⅱ型（NF2，OMIM 101000）

患者有双侧听神经瘤（acoustic neuroma）应诊断为神经纤维瘤病Ⅱ型，占听神经瘤的1%～2%。慢性起病，逐渐进展，先出现眩晕，耳鸣，耳聋等前庭及耳蜗神经的症状，后枕部疼痛不适，邻近脑神经受损表现为面部疼痛，感觉减退，面肌抽搐，周围性面瘫。小脑性共济失调。颅高压症状。吞咽困难和饮水呛咳。部分患者可伴有皮肤，皮下组织，周围神经和脊髓的多发性神经纤维瘤，皮肤牛奶咖啡斑和先天性骨骼畸形。

NF2属常染色体显性遗传，约一半以上患者为新突变者。*NF2*基因突变伴随高发神经鞘瘤和脑膜瘤，证实该基因为肿瘤抑制基因，定位于22q11.2，该基因含有17个外显子，转录产物为神经膜细胞素，被认为是肌动蛋白相关蛋白，在细胞骨架和细胞膜之间起连接作用，该蛋白的缺陷和失活使细胞生长失控。

NF2手术治疗效果差，不宜手术。小的肿瘤可采用聚焦放疗，大的肿瘤威胁到生命，可考虑手术治疗。

二、结节性硬化症

结节性硬化症（tuberous sclerosis complex，TSC）又称Bourneville病（参见第三十六章）。其临床特征为面部皮脂腺瘤，癫痫发作和智能缺陷。年发病率3.3/10万，男：女约为2～3：1。

（一）临床表现

典型症状为面部皮脂腺瘤，癫痫发作和智能减退，但临床上多以不典型居多，如皮肤损害、神经系统损害、眼部病损、骨质硬化和囊性变、内脏损害等。

（二）遗传学和发病机制

本病可看到一定的家族聚集现象，故认为本病可能与遗传有关。迄今极少见症状相同的二代以上患病的家系报道。只散见于家族的近亲，也不能肯定其遗传方式。可能本病外显不全是导致遗传方式不明确的原因。Ganberg（1982）所报道1例典型女性患者的父、祖父、姑祖母均有面部血管痣，似为显性遗传的特征。

在基因研究上，周琦等报道在9例散发脑面血管瘤病患者中存在*RASA1*的一个新的错义突变，为c.1229 G>A。另外，由于脑面血管瘤病是累及中胚层的母斑病，细胞色素P450（CYP1B1）参与褪黑激素，维生素A和其他内源性/外源性底物的代谢过程，*CYP1B1*基因突变是先天性青光眼的重要原因。Tanwar M等发现在5例染色体正常的脑血管瘤病合并先天性青光眼的患者中有2例出现*CYP1B1*基因突变。王家华（1986）报道2例，1例30个细胞中见异常细胞11个，核型为46，XX/43，XX（-2，-3，-15），1例33个细胞中异常细胞6个，核型为46，XY，多倍体占6.6%（亚二倍体及9h+），1h+1q断裂各占3.3%。但庄小平报道1例为正常核型（46，XY）。

家族性患者突变发生在*TSC1*和*TSC2*基因的概率各有50%。70%散发患者是由*TSC2*基因突变所致。多数为常染色体显性遗传。

Grunther与Penrose调查了20名本病患者的家族史，认为系常染色体显性遗传，但外显不完全，同一家族成员的患病表现度可不相同。统计我国405例资料，记载有家族史的274例中48%有阳性家族史。二代连续传递的有32家系72例，三代传递的有5家系45例，五代传递的1家系17例。亲代无患者，子女2人患病2个家系，3人患病4个家系，可能双亲之一是致病基因携带者，但未外显。也有可能是隐性遗传方式。

本病发病机制未明。研究表明TSC涉及的基因有两个：*TSC1*基因位于9q34，含有23个外显子编码1164个氨基酸的错构瘤蛋白（hamartin），该蛋白为亲水性蛋白质；TSC2基因位于16q13.3，含42个外显子，编码1807个氨基酸的结节蛋白（tuberin）。目前认为两种蛋白与肿瘤抑制、细胞有丝分裂和神经分化有关，通过参与mTOR信号通路传导来调节细胞生长。结节蛋白突变体功能缺失可能活化Rac1，因而增加ROS产物。两种蛋白通过参与β链降解复合体负性调节β链的稳定和活性。

（三）防治

目前尚无有效治疗方法，主要对症治疗。给予抗癫痫治疗控制癫痫发作，对于局灶巨大脑回，或阻塞脑室系统的皮质可行手术切除；面部皮脂腺瘤可用冷冻或电灼方法去除。对亲代为本病的新生儿应仔细检查（或用Woods灯）皮肤有无低色素斑，儿童期可查头颅X线平片、CT或脑电图等。早期检出患者或基因携带者，以提供遗传婚姻、生育咨询，或早期预防癫痫发作。

第七节　发作性疾病

一、癫痫

癫痫（epilepsy）是一组由不同病因引起的脑部神经元高度同步化异常放电，以痫性发作为特征的临床综合征。临床表现具有发作性、短暂性、重复性及刻板性的特点。因神经元异常放电的起源部位、涉及范围及其功能不同，患者的发作形式不一，可表现为感觉、运动、意识、精神、行为及自主神经等功能异常。

（一）临床表现

癫痫发作国际分类主要根据发作的临床表现及脑电图特点，大脑半球某部分神经元首先被激活，表现为部分性发作，双侧半球最初同时受累，为全面性发作。其中全面性发作又包括全面性强直-阵挛发作、强直性发作、阵挛性发作、失神发作、肌阵挛发作、失张力发作。

由于资料不充分而不能进行分类，均属于不能分类的发作。新的发作类型包括非进行性脑病中的肌阵挛状态、痴笑性发作及有持续性先兆等。

（二）遗传学和发病机制

发病率　我国曾在22个省市农村进行过一次规范性调查：在286 812人中，癫痫患者一级亲属患病率（23.5%），是群体患病率的6.4倍。特发性癫痫患者的近亲患病率（2%~6%）明显高于一般人群（0.5%~1%）。双生子法研究也显示单卵孪生子患病一致率远高于双卵孪生子，通常是在2倍以上。家族中父母患病者，其子女患病率大为提高，每级亲属发病率均明显高于普通人群，血缘关系越近下代发病率越高。说明癫痫具有肯定的家族遗传倾向。

关于癫痫的分子遗传学的研究进展中，人们也发现了许多与之相关的癫痫基因，存在遗传异质性，可呈多基因遗传和常染色体显性遗传，还可能存在常染色体隐性遗传方式。遗传性癫痫的遗传方式可以是单基因也可以是多基因遗传。单基因遗传导致的癫痫主要由不同基因突变引起，从而影响神经元兴奋性、突触传递及神经元网络的发展。由多基因共同作用或与环境因素间相互作用引起的癫痫，大多数情况下为多基因遗传模式。良性家族性新生儿惊厥是一种比较罕见的常染色体显性遗传疾病，与位于20q13.33的*KCNQ2*基因（编码与KCNQ1相似的电压门控性钾离子通道α-亚基）和位于第8号染色体8q24的*KCNQ3*（编码与KCNQ1相似的电压门控性钾离子通道α-亚基家族的一个成员）的突变相关。良性家族性婴幼儿惊厥的遗传方式为常染色体显性遗传，其致病基因位于19q12-q13和16p12-q12以及第2号染色体*SCN2A*上。研究发现儿童失神癫痫与5种编码电压依赖钙通道亚单位基因突变相关。国内通过对8q24位点上的3个微卫星标记物D8S1717、D8S274、D8S1783对中国北方儿童失神癫痫病患儿核心家系进行传递不平衡检验，显示中国北方儿童失神癫痫在D8S274、D8S1783两个位点存在传递不平衡，提示中国北方儿童失神癫痫可能同D8S274、D8S1783连锁。常染色体显性遗传夜间额叶癫痫的突变基因是20号染色体长臂上的*CHRNA4*基因。全面性癫痫伴热性发作重叠综合征系编码电压门控钠离子通道β亚单位基因突变所致。家族性皮质肌阵挛震颤性癫痫，是一种罕见的以肢体远端肌阵挛和癫痫为特征的常染色体显性遗传病，与染色体8q23.3-q24.2及2p11.1-p12.2相关，可能为一种离子通道病。家族性颞叶癫痫可能为常染色体显性遗传病，存在致病基因连锁。癫痫的遗传学研究对抗癫痫药物的作用及耐受性有重要的提示作用。在常染色体显性遗传性夜间额叶癫痫的研究中发现，不同突变导致对卡马西平的敏感性不同。

癫痫的发病机制目前仍不完全清楚。神经元异常放电是癫痫的病变基础，病理性癫痫放电可以传播至邻近皮层或通过皮下结构（如丘脑、脑干网状结构），经由弥散性投射系统扩散，当中受到网络内兴奋或抑制神经元的增益或抑制，使这种异常电流增大或降低。大脑皮层神经元主要由兴奋性神经元和抑制性神经元组成，在正常情况下两者保持平衡，而痫样放电则是以谷氨酸为代表的脑内兴奋功能增强或以GABA为代表的脑内抑制功能绝对或相对减弱的结果。异常电流的传播局限在某一脑区，临床上就表现为局灶性发作；波及双侧脑部则出现全面性发作；在边缘系统扩散，可引起复杂部分性发作；放电传到丘脑神经元被抑制，出现失神发作。而痫性放电的发作、传播和终止，与遗传、生化、电解质、免疫和微量元素等多种因素有关。

随着人们对癫痫认识的深入，其发病机制已不再局限于神经元与神经元之间的相互作用，越来越多证据表明神经胶质细胞活化及其产生的细胞因子与癫痫的发病过程相关。被大家广泛接受的观念是癫痫发作时激活的神经胶质细胞可进一步导致脑损伤，近期也有研究发现癫痫发作时适时激活星型胶质细胞可能提供一种有效的脑保护作用。

（三）治疗

1. 药物治疗　除了发作次数少的病例外，一般均需服用抗癫痫药物。药物的选择主要取决于发作类型，部分性发作首选卡马西平，全面强直阵挛性发作首选丙戊酸，典型失神发作首选丙戊酸，非典型失神发作首选乙琥胺或丙戊酸。

2. 手术治疗　难治性癫痫及症状性癫痫可考虑手术治疗。手术方式包括前颞叶切除术、颞叶以外脑皮质切除术、脑病变切除术、癫痫脑立体定向手术、慢性小脑刺激及迷走神经刺激等。

二、肌阵挛性癫痫

进行性肌阵挛性癫痫（epilepsy progressive myoclonic，EPM）是以肌阵挛发作为主要表现的癫痫的一种少见类型，分为两型。

（一）Unverricht-Lundborg 肌阵挛性癫痫，EPM 1型（OMIM 254800）

1. 临床表现　本病发病年龄通常为10～20岁，无性别差异，主要症状为：①不自主的肌阵挛：多在半夜或清晨出现，受累部位包括面部、躯干及四肢肌肉。癫痫发作前肌阵挛增加，发作后减少。②全身性强直-阵挛发作与失神发作。③肌张力增高，共济失调，讲话与吞咽困难等。④进展比较缓慢，10～20年以后可逐渐出现精神异常及智力衰退等。

本病的诊断主要依靠家族史、发病年龄、典型的临床标识以及脑电图和肌电图出现棘波的同步性。需注意与家族多发性肌阵挛、继发性肌阵挛、少年型遗传性舞蹈病、神经元蜡样质脂褐色素沉着症及Ramsay-Hunt综合征等疾病鉴别。

2. 遗传学和发病机制　本病为常染色体隐性遗传病，基因位于21q22.3，编码抑半胱氨酸蛋白酶蛋白B基因（*CSTB*）突变所致。目前发现六种突变可以导致蛋白截断和（或）功能改变。

（二）Lafora型肌阵挛癫痫（myoclonic epilepsy of Lafora，OMIM 254780）

Lafora及Glueck（1911）报道在一例肌阵挛性癫痫患者的神经细胞及胶质细胞内发现有淀粉样小体（amyloid bodies），后人称之为Lafora小体。而本病另一类型的神经组织中无Lafora小体。

多数研究认为本病是由于酶代谢紊乱所致，可能是酶病。亦有人提到发病与视丘-间脑系统损害有关。由于本病的病变主要见于与运动有关的神经组织，故临床上出现肌阵挛发作以及不自主运动等锥体外系损害的症状。

本型为常染色体隐性遗传，基因位于6q24（*EMP2A*）和6q22（*EMP2B*），*EMP2B*突变患者较*EMP2A*突变患者病情进展更慢，存活时间较长。

本病以对症治疗为主，可用抗癫痫药、镇静剂和神经代谢营养药物。对于癫痫发作的控制，首选丙戊酸钠；可使用丙戊酸钠联合氯硝西泮、苯巴比妥等控制发作。药物只能减轻症状或略为减慢病程进展，大多数病例在发病后5～10年内死亡，预后不佳。

三、偏头痛

偏头痛（migraine）是反复或周期性发作的一侧或两侧搏动性头痛，常伴有恶心及呕吐。少数典型发作者发作前可有先兆，包括视觉、感觉和运动先兆，为神经-血管障碍性头痛，可有家族史。偏头痛的人群患病率差异较大。世界范围内，人群患病率为10%。在美国，每年有6%的男性和18%的女性患偏头痛，在英国则分别为1%～15%和14%～35%。而在亚洲及非洲的患病率相对比较低。慢性偏头痛的人群患病率为1.4%～2.2%，患病率与年龄、性别相关。

（一）临床表现

多数起病于青春期，女性多于男性，为2～3倍。早年发病，10岁前、20岁前和40岁前发病率分别为25%、55%和90%。其主要类型和临床表现如下：

1. 有先兆的偏头痛　约占10%。多有家族史，最常见的前驱症状是视觉障碍，随即出现搏动性头痛，约2/3病例在一侧，1/3病例单侧或左右侧交替。发作持续数小时或长达1～2日。每周、每月或数月发作1次，偶有1日数次发作，发作间歇期无症状。

2. 无先兆的偏头痛　约占偏头痛的60%。前驱期常不明显，可在头痛前数小时或数日出现一些胃肠道症状或情绪改变。头痛部位和性质与上述典型相似，可持续数天。家族史多不明显。

3. 特殊类型偏头痛　①眼肌瘫痪型偏头痛和偏瘫型偏头痛：患者多为年轻人，发作开始或发作后在头痛侧出现眼肌瘫痪或头痛对侧出现轻偏瘫或偏身麻木、失语，短暂消失或持续数日。阳性家族史较多。②基底动脉型偏头痛：患者多为年轻女性。典型发作是在开始时出现以视觉障碍和脑干功能紊乱的前驱症状。如闪光、暗点、黑蒙、偏盲、复视、眩晕、耳鸣、构音障碍、共济失调、面部和舌发麻、四肢感觉减退等，持续数分钟后发生短暂晕厥，待意识恢复后出现枕部或一侧头部剧烈搏动性痛，伴恶心呕吐，发作持续数小时。③偏头痛等部位发作：多发生于老年人和儿童，表现为反复发作的恶心、呕吐、眩晕或上腹部疼痛，很少或甚至没有头痛，是自主神经功能紊乱引起的血管功能障碍。发作可长达数小时或到48小时。

（二）遗传学和发病机制

偏头痛被公认为一种家族高聚集性神经系统疾病，50%～80%的偏头痛患者有家族史。与普通人群相比，在家系中有一个患无先兆的偏头痛的先证者，其一级亲属患无先兆的偏头痛的危险性增加2倍，患有先兆的偏头痛的危险性增加1.4倍；如果先证者为有先兆的偏头痛患者，则前者不增加，后者增加4倍。故有先兆的偏头痛与遗传因素的相关性更大。十几年前在芬兰一个涉及2690对单卵双生子和5497对双卵双生子的研究结果发现发生不同类型的偏头痛的一致率为34%～51%。近来研究发现偏头痛发生的一致率在单卵双生子身上比双卵双生子高1.5～2倍。在偏头痛各类型中，以基底动脉型和偏瘫型的遗传因素最明显，而典型偏头痛的家族史又比普通型多见。Lapkiu和Goider总结基底动脉型偏头痛30例，其中26例（86%）有阳性家族史。家族性偏瘫型偏头痛是一种遗传因素明显的有先兆的偏头痛，其三种突变基因已经克隆，也有生理功能验证，分别为*CACNA1A*（FHM1，钙通道）基因，*ATP1A2*（FHM2，钠钾泵）基因和*SCN1A*（FHM3，钠通道）基因。Glista等报道一家系26个成员中有10人同患偏瘫型偏头痛。Bradshaw和Parsons搜集文献记载的36例偏瘫型偏头痛，其中一半患者的家族成员有其他类型的偏头痛发作。

对于偏头痛患者的遗传方式，至今仍未明确，多数人认为偏头痛是一种多种环境和遗传因素相互作用的多基因、多因素疾病。一个由3000人组成的大型人群双生子研究，发现在偏头痛的发病因素中，环境与遗传同样重要。单基因突变导致偏头痛比较罕见，其中研究比较透彻的是家族性偏瘫型偏头痛，一种明确的有高度遗传外显率的常染色体显性遗传病，其与三种编码离子通道蛋白的基因相关，分别定位于19p13（与脑部表达的电压门控P/Q钙通道基因错义突变有关）、1q21和2q24三个疾病基因位点。尽管*CACNA1A*基因突变与家族性偏瘫型偏头痛的关系在国外已被较多人证实，然而一个在中国南方人群中的研究结果显示在南方汉族2个家族10例家族性偏瘫型偏头痛患者中并未检测到该基因突变，说明*CACNA1A*基因突变可能存在种族和区域差异。

偏头痛的发病机制至今仍未有一个统一的理论解释。

（三）防治

偏头痛治疗的目的是控制或减轻头痛发作、缓解伴发症状以及预防头痛复发。治疗前需加强宣教，使患者对头痛的发病机制、临床表现及治疗过程有所了解，提高治疗的顺应性。治疗方面主要包括发作期治疗和预防性治疗。

发作期可使用非甾体消炎药、阿片类药物（非特异性止痛药）和麦角类制剂、曲坦类药物等对症处理。对于频繁发作者、急性期治疗无效或因副作用或禁忌证无法进行急性期治疗以及可能导致永久性神经功能缺损的特殊类型偏头痛患者，可用普萘洛尔、阿米替林和丙戊酸钠作为预防性治疗，同时避免一些常见的发作诱因。

（张　利　魏瑞理　顾亚丽　协助编写）

参考文献

1. Genereviews, http://www.ncbi.nlm.nih.gov/books/NBK1116/.

2. 在线人类孟德尔遗传数据库（http://www.ncbi.nlm.nih.gov /OMIM）.

3. Plante-Bordeneuve V, Said G. Familial amyloid polyneuropathy. Lancet Neurol, 2011, 10(12): 1086-1097.

4. Saporta AS, Sottile SL, Miller LJ, *et al*. Charcot-Marie-Tooth disease subtypes and genetic testing strategies. Ann Neurol, 2011, 69(1): 22-33.

5. Zolotov D, Wagner S, Kalb K, *et al*. Long-term strategies for the treatment of Refsum's disease using therapeutic apheresis. J Clin Apher, 2012, 27(2): 99-105.

6. Fogel BL, Perlman S. Clinical features and molecular genetics of autosomal recessive cerebellar ataxia. Lancet Neurol, 2007, 6(3): 245-257.

7. 刘焯霖，梁秀龄，张成. 神经遗传病学. 第3版. 北京：人民卫生出版社，2011.

8. 戎天艺，陈生弟. 遗传性痉挛性截瘫的临床表现及基因治疗策略. 诊断学理论与实践，2011，10：175-178.

9. Shatunov A, Sambuughin N, Jankovic J, *et a1*. Genomewide scans in North American families reveal genetic linkage of essential tremor to a region on chromosome 6p23. Brain. 2006; 129(9): 2318-2331.

10. Bekris LM, Mata IF, Zabetian CP. The Genetics of Parkinson Disease. J Geriatr Psychiatry Neurol, 2010, 23(4): 228-242.

11. 丁业庆, 周富英. 遗传性原发性肌阵挛一家系追踪报告. 中国实用神经疾病杂志, 2007, 10(9): 160

12. Siddique T, Ajroud-Driss S. Familial amyotrophic lateral sclerosis, a historical perspective. Acta Myol, 2011, 30(2): 117-120.

13. D'Amico A, Mercuri E, Tiziano FD, *et al*. Spinal muscular atrophy. Orphanet J Rare Dis, 2011, 6: 71.

14. Sicot G, Gourdon G, Gomes-Pereira M. Myotonic dystrophy, when simple repeats reveal complex pathogenic entities: new findings and future challenges. Hum Mol Genet, 2011, 20(R2): R116-123.

15. Romeo V. Myotonic Dystrophy Type 1 or Steinert's disease. Adv Exp Med Biol. 2012; 724: 239-257.

16. Ashizawa T, Sarkar PS. Myotonic dystrophy types 1 and 2. Handb Clin Neurol. 2011; 101: 193-237.

17. Klein AF, Gasnier E, Furling D. Gain of RNA function in pathological cases: Focus on myotonic dystrophy. Biochimie, 2011, 93(11): 2006-2012.

18. Lossin C, George AL Jr. Myotonia congenita. Adv Genet, 2008, 63: 25-55.

19. Tang CY, Chen TY. Physiology and pathophysiology of CLC-1: mechanisms of a chloride channel disease, myotonia. J Biomed Biotechnol, 2011, 2011: 685328.

20. Jurkat-Rott K, Holzherr B, Fauler M, *et al*. Sodium channelopathies of skeletal muscle result from gain or loss of function. Pflugers Arch, 2010, 460(2): 239-248.

21. Burge JA, Hanna MG. Novel insights into the pathomechanisms of skeletal muscle channelopathies. Curr Neurol Neurosci Rep, 2012, 12(1): 62-69.

22. Tricarico D, Camerino DC. Recent advances in the pathogenesis and drug action in periodic paralyses and related channelopathies. Front Pharmacol, 2011, 2: 8.

23. 柯青, 吴卫平, 徐全刚, 等. 低钾型周期性麻痹基因型和表型相关性研究. 中华神经科杂志, 2006, 39(5): 323-327.

24. Hirano M, Kokunai Y, Nagai A, *et al*. A novel mutation in the calcium channel gene in a family with hypokalemic periodic paralysis. J Neurol Sci, 2011, 309(1-2): 9-11.

25. Ke T, Gomez CR, Mateus HE, *et al*. Novel CACNA1S mutation causes autosomal dominant hypokalemic periodic paralysis in a South American family. J Hum Genet, 2009, 54(11): 660-664.

26. Li FF, Li QQ, Tan ZX, *et al*. A Novel Mutation in CACNA1S Gene Associated with Hypokalemic Periodic Paralysis Which has a Gender Difference in the Penetrance. J Neurol Sci, 2011, 309(1-2): 9-11.

27. Hong D, Luan X, Chen B, *et al*. Both hypokalaemic and normokalaemic paralysis in different members of a single family with novel R1129Q mutation in SCN4A gene. Neurol Neurosurg Psychiatry, 2010, 81(6): 703-704.

28. Matthews E, Labrum R, Sweeney MG, *et al*. Voltage sensor charge loss accounts for most cases of hypokalemic periodic paralysis. Neurology, 2009, 72(18): 1544-1547.

29. Matthews E, Labrum R, Sweeney MG, *et al*. Voltage sensor charge loss accounts for most cases of hypokalemic periodic paralysis. Neurology, 2009, 72(18): 1544-1547.

30. Sokolov S, Scheuer T, Catterall WA. Gating pore current in an inherited ion channelopathy. Nature, 2007, 446(7131): 76-78.

31. Chabrier S, Monnier N, Lunardi J. Early onset of hypokalaemic periodic paralysis caused by a novel mutation of the CACNA1S gene. J Med Genet, 2008, 45(10): 686-688.

32. Cannon SC. Voltage-sensor mutations in channelopathies of skeletal muscle. J Physiol, 2010, 588(11): 1887-1895.

33. Francis DG, Rybalchenko V, Struyk A, *et al*. Leaky sodium channels from voltage sensor mutations in periodic paralysis, but not paramyotonia. Neurology, 2011, 76(19): 1635-1641.

34. Cheng CJ, Lin SH, Lo YF, *et al*. Identification and Functional Characterization of Kir2.6 Mutations Associated with Nonfamilial Hypokalemic Periodic Paralysis. J Biol Chem, 2011, 286(31): 27425-27435.

35. Matthews E, Portaro S, Ke Q, *et al*. Acetazolamide efficacy in hypokalemic periodic paralysis and the predictive role of genotype. Neurology, 2011, 77(21): 1960-1964.

36. Sokolov S, Scheuer T, Catterall WA. Depolarization-activated gating pore current conducted by mutant sodium channels in

potassium-sensitive normokalemic periodic paralysis. Proc Natl Acad Sci U S A, 2008,105(50):19980-19985.

37. Guo XH,Wu WP,Zhu K,*et al*. Mutations of sodium channel alpha-subunit genes in Chinese patients with normokalemic periodic paralysis. Cell Mol Neurobiol, 2008,28(5):653-661.

38. 唐章龙,薛红霞等 .89 个癫痫高发家系的临床遗传学分析 . 中华临床医师杂志,2010,4(8):1208-1212.

39. Pandolfo M.Genetics of Epilepsy. Semin Neurol,2011,31:506-518.

40. 张敬军 . 癫痫发病机制的分子遗传学研究 . 中国临床神经科学:2010,18(5):549-552.

41. Bechstein M,Häussler U, Neef M, *et al*. CNTF-mediated preactivation of astrocytes attenuates neuronal damage and epileptiform activity in experimental epilepsy. Exp Neurol.2012;236(1):141-150.

42. Bartleson JD,Cutrer FM,*et al*.Migraine update. Diagnosis and treatment. Minn Med,2010,93(5):36-41.

43. Robbins MS,Lipton RB,*et al*.The epidemiology of primary headache disorders. Semin Neurol,2010,30(2):107-119.

44. Natoli JL,Manack A, Dean B,et al.Global prevalence of chronic migraine:a systematic review. Cephalalgia :an international journal of headache,2010,30(5):599-609.

45. de Vries B,Frants RR,*et a1*.Molecular genetics of migraine. Hum Genet,2009,126(1):115-132.

46. lrich V,Gervil M,Kyvik KO,et a1.Evidence of a genetic factorin migraine with aura:a population-based Danish twin study. Ann Neurol,1999,45(2):242-246.

47. Eikermann- Haerter K,Yuzawa I,Qin T, *et al*.Enhanced subcortical spreading depression in familial hemiplegic migraine type 1 mutant mice. Neurosci,2011,31:5755-5763.

第三十二章　遗传与精神疾病

贺　林　李　胜

精神疾病是指人脑的发育阶段或生活过程中受遗传或不良环境因素，如感染、损伤、有毒物质、心理社会因素等影响，而出现的心理功能失调或行为异常。凡心理功能损害达到自知力严重缺失、不能料理日常生活或保持对社会的恰当接触者，称为精神疾病（psychiatric disorders）。18 岁以前脑结构损害，出现智力缺陷者，称为精神发育迟滞（mental retardation）或智能发育不全。1982 年我国十二地区精神疾病流行学抽样调查，各类严重精神疾病的终生患病率为 12.96‰；1993 年我国七个地区精神疾病流行学抽样调查，各类严重精神疾病的终生患病率为 13.47‰。按患病率高低排序，分别为精神分裂症、精神发育迟滞、情感性精神障碍、酒依赖、药物依赖、老年痴呆症和脑血管病所致的精神障碍等。

对人类正常心理和行为遗传的早期研究，可追溯到 19 世纪初 Lamark（1744—1829）的后天习惯遗传学说，其后 Darwin（1809-1882）对本能和情绪遗传的研究，以及 Galton（1822-1911）《Hereditary Genius》一书（1869）的出版。精神疾病遗传学（psychiatric genetics）则着重探讨人类病态心理和异常行为的发生与遗传的关系。较早的精神病遗传学说是法国著名的精神病学家 Morel(1809-1873)在 19 世纪 50 年代提出来的。Morel 把精神病大多归因于遗传退化。20 世纪，家系调查（R ü din，1916）、双生子研究（Luxenburger，1928）、寄养子研究（Heston，1966）相继应用于精神疾病的遗传病因研究，使精神分裂症和情感性精神障碍等的发病与遗传的关系逐渐明确。另一方面，细胞遗传学和生化遗传学的发展，使一些染色体异常和遗传性代谢缺陷导致的精神发育迟滞的发病机制得以阐明。近些年来，高发家系的长期随访、生化遗传标记的研究、分离分析（segregation analysis）、连锁分析（linkage analysis）、关联分析（association analysis）和全基因组关联分析（genome-wide association study，GWAS）等数学方法的应用，丰富了精神病遗传学的研究方法。

以精神分裂症和情感性精神障碍为例，其发病不仅与个体的遗传背景相关，还受环境因素的影响，是遗传和环境因素相互作用的结果，因此被称为复杂（性）疾病（complex disease）。复杂性疾病的遗传背景可能涉及多种基因，其遗传方式具有多基因遗传的特征，故又被称为多基因病（polygenic disorders）。研究多基因病的遗传基础，对理解众多人类复杂性疾病的发生具有重要意义，并能够为针对患者家庭的遗传咨询提供依据。随后的章节中将介绍几种与遗传关系密切而又较常见的精神疾病。一些行为异常相关疾病参见第二十二章。

第一节　精神分裂症

精神分裂症（schizophrenia）是一组较常见的精神疾患。19 世纪末，德国精神病学家 Kraepelin 提出“早发痴呆（dementia praecox）”的概念，1911 年瑞士精神病学家 Bleuler 将这类疾病称为精神分裂症。本病以思维、情绪和行为互不协调、联想散漫、情感淡漠、言行怪异、脱离现实为其主要特征。幻觉和妄想颇常见。发病多在15~49岁之间，15~24岁发病者占半数以上。病程迁延，进展缓慢，除少数患者可自发缓解外，如不经适当治疗，部分患者可出现精神衰退，故曾称之为早发痴呆。

据1993年我国7地区精神病流行学抽样调查：在7000户15岁以上人口中，精神分裂症的时点患病率为5.31‰。如包括已愈和未愈病例，则终生患病率为6.55‰。城市居民（8.18‰）高于农村（5.18‰）；女性（7.69‰）高于男性（5.41‰）。国外资料，一般人口中本病的年患病率在2‰~4‰之间，年发病率为0.11‰~1.2‰，预期发病率为8.6‰。

（一）临床表现

发病可急可缓。急性起病者约半数可有心理社会因素或躯体因素作为诱因。患者出现幻觉、妄想，以言语性幻听较为常见；或言语杂乱，思维破裂，情感倒错，行为紊乱，令人难以理解；或曲解词义，概念混淆，思维不合逻辑，觉得自己的言行受外力控制，自己的思想为别人洞悉。严重者兴奋躁动，生活不能自理，可有伤人、自伤或毁物行为。上述症状统称为阳性症状（positive symptoms）。以阳性症状为主的精神分裂症患者，断层脑扫描（CT）常不能发现脑室扩大或脑萎缩改变。用抗精神病药物治疗效果较好，较少出现精神衰退。徐缓起病者，多无明显诱因，渐见生活懒散，孤僻少语，对人冷淡，自语独笑，或有头晕、头痛、注意力涣散、入睡困难及疑病、焦虑等，类似神经症的症状；也可表现为心烦易怒、容易激惹、对人敌视，性情乖僻，难以理喻等人格改变。数月或甚至数年之后，精神分裂症的基本症状才逐渐明朗。孤僻、懒散、情感淡漠、思维内容贫乏之类症状统称为阴性症状（negative symptoms）。以阴性症状为主的精神分裂症患者，CT检查可发现较多病例有第三脑室扩大或额叶皮层萎缩；用抗精神病药物治疗大多效果不佳，重者症状固定少变，逐渐进入精神衰退状态。临床上根据患者主要症状的不同，又可将本病分为：单纯型、青春型、紧张型、偏执型、残留型、衰退型和未定型几种常见类型。

单纯型起病隐渐，患者孤僻懒散，对外界事物不感兴趣，常沉湎于白日梦中。青春型多起病于青春期，患者言语杂乱，哭笑无常，行为幼稚，举止离奇，常带性的色彩。紧张型以不动、不食、不语、全身肌紧张的木僵状态与兴奋激动状态交替呈现为其基本特征。偏执型以荒谬的妄想症状最突出。残留型为本病的一种慢性形成，急性期症状虽断续可见，但大多失去其鲜明性。情感反应迟钝，思维障碍但不妨碍患者完成其日常工作。衰退型以长期严重脱离现实，接触被动，意志缺乏，生活需旁人督促，失去社会适应能力为其主要特征。具有精神分裂症的基本症状而无上述各型特点者，称未定型。

（二）遗传学和发病机制

1. 精神分裂症的发病机制和假说　精神分裂症是一种典型的多因子参与的复杂疾病，其发生是遗传、环境共同导致的结果。国内外大量的流行病学证据也表明，遗传因素是精神分裂症发生的重要原因，对疾病风险的贡献可高达80%左右。社会生活环境中的应激因素以及社会心理因素等对该疾病的发生亦起到了一定的作用。作为最常见的精神疾病，精神分裂症已经给整个社会的医疗保健带来极为沉重的负担。

精神分裂症的神经发育性疾病假说认为，该疾病是在临床症状全面形成之前发生的脑部损伤经历了正常的神经发育过程后而产生的，是遗传因素和环境因素联合作用的结果。当前，虽然对于参与其中的具体因子及其发生作用的时空性尚未取得定论，但神经发育性疾病假说的基本概念已经被广泛接受。患者在产前或者围产期经历了某些损伤脑部功能的有害事件，随后正常发育进程中的突触形成、髓鞘形成以及生化通路的成熟等，可能成为生命早期形成的脑部异常的靶标，最终患者的神经发育轨道偏离正常，形成疾病。

该假说的提出可以追溯到一个世纪以前。在这个框架内，不同观点从20世纪80年代起陆续被提出。Weinberger认为，精神分裂症是个体生命早期的特定脑部损伤在经历了随后正常的神经发育过程后而形成的疾病。生命早期的脑部损伤保持一种“沉默”状态，在经历正常神经发育进程中的一系列事件过程中，逐渐出现并积累脑部结构的变化，延续直到青春期末期和成年早期，最终形成精神分裂症。Feinberg和Rapoport等认为，该疾病是个体在青春期末期脑部成熟时神经发育的紊乱造成的结果。这个学说实际上拓展了该疾病在神经发育过程中发生脑部损伤的时间宽度，而不仅局限于生命的最早期。纵向的脑成像研究显示，精神分裂症患者的脑部结构随时间的变化是一个动态化的过程。精神分裂症的候选基因和神经发育相关基因在神经发育过程中的表达具有不同的空间特异性，也支持以上的观点。

精神分裂症的神经发育性疾病假说基于三个方面的研究证据：产前及围产期的有害事件大量发生；孩童及青少年时期的认知和行为缺陷；绝大部分患者并不存在"神经退行"的证据。携带遗传易感因子的个体，如果环境因素对其神经发育造成损伤，随发育进程，个体将逐渐积累分子和组织水平上的反应，最后形成精神分裂症。

遗传因素参与了疾病的发生，已被普遍接受。但流行病学研究显示，60% 的患者并没有一级和二级的患病亲属。遗传物质完全一样的同卵双生子共患精神分裂症的概率也仅接近 50%，这提示环境因素在疾病发生过程中的重要性。遗传因素和环境因素的联合作用，是精神分裂症的神经发育性疾病假说的重要组成部分。遗传易感因子与环境因素对疾病发生可能具有叠加或者相互作用的效应，也可兼而有之。与精神分裂症相关的环境因素，绝大部分是指发生在个体生命早期即产前或者围产期的有害事件。有害环境事件的发生与疾病最终形成的时间差是神经发育性疾病假说的关键所在。大多数尸检研究发现，精神分裂症患者的大脑并没有神经胶质过多（gliosis）的现象，而且神经胶质膜的流通量并没有增加。表明了该疾病并不存在典型的神经退行现象。这也是神经发育性疾病假说的重要支持证据。

在精神分裂症发生之前的发育过程中，个体可能经历某些环境有害事件以及出现一系列的行为异常。大量的文献报道了以上现象，但是这些还不能成为预测个体患病的明确指标。这些因素可能代表了与疾病直接相关的风险因子，也可能提示了疾病相关的其他尚未发现的风险因子。有害环境因素包括产前的母亲营养不良、怀孕期间的病毒感染、出生季节及地点、出生时脑体积偏小、轻微生理缺陷（minor physical anomalies，MPAs）以及围产期的产科并发症（obstetrical complications，OCs）等。分析 1959—1961 年受三年灾害沉重打击的安徽芜湖地区人口出生和死亡等官方人口统计和当地 15 万份大样本的病历资料，发现在 1960 和 1961 年出生人口成年患精神分裂症的发病风险是非饥荒年出生人口的两倍左右，支持产前母亲营养不良或婴儿期营养不良是精神分裂症的风险因子。产科并发症与疾病的关系一直备受关注，一项荟萃分析（meta-analysis）显示，受产科并发症影响的个体患有精神分裂症的可能性是正常情况的两倍。然而其中各个研究在产科并发症的定义、事件发生的时间等方面存在较大的不一致性，使此分析的实际价值大打折扣。曾有研究早发性精神分裂症（18 岁之前发病）与产科并发症的关系，但没有发现显著性的差别。97% 经历过分娩并发症（产科并发症的一种）的个体没有患精神分裂症。产科并发症与精神分裂症之间的联系尚无足够证据，不成为预测该疾病发生的独立性指标。也许具备某种易感遗传背景的个体在经历产科并发症后更容易发生精神分裂症。图 32-1 展示了环境和遗传因素与精神分裂症发病的一些阳性相关结果，其中环境因素主要包括了出生地 / 季节，感染，产前因素和产科并发症，而遗传因素主要与家族史相关。

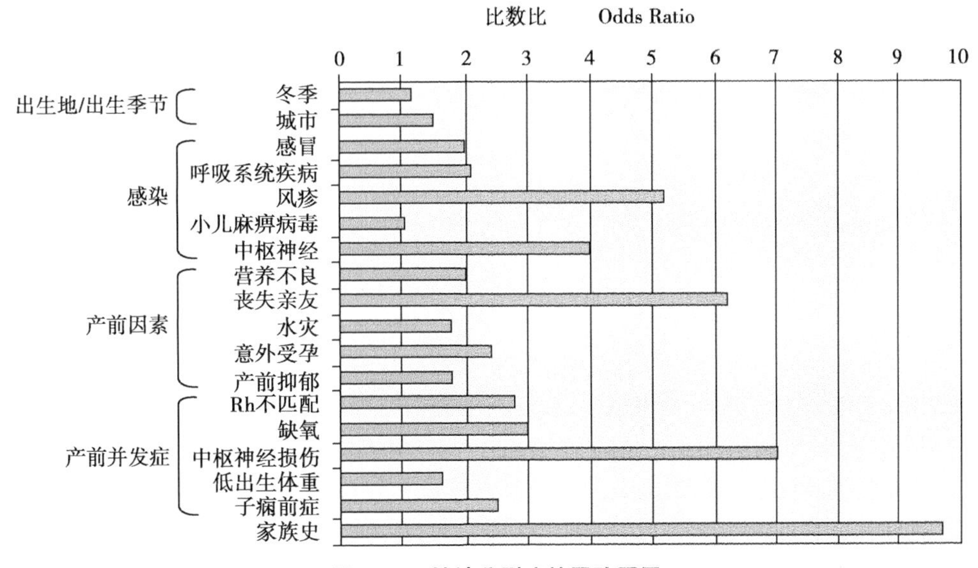

图 32-1　精神分裂症的风险因子

在疾病的临床症状最终形成之前，个体从孩童时期已经开始逐渐显露行为上的异常，包括注意力、执行能力以及记忆功能衰退；姿势失调、协调性缺陷等。这些现象被认为是行使以上功能的各脑部区域在早期发育过程中出现异常的结果，可能是个体将发病的征兆。发育滞后现象在发病前儿童中普遍存在。其中，2岁前的运动发育和2～15岁之间的语言发育滞后尤为明显。而运动发育滞后已被认为是精神分裂症患病前的标记之一。发病年龄越小，出现语言发育滞后的可能性更高，程度也更严重。社交及认知能力的发展异常也是精神分裂症形成过程中的普遍现象。虽然以上行为缺陷不能成为准确判断疾病发生的预测标记，但是这些症状可以作为“内表型标记（endophenotypic markers）”用于分子遗传学的研究，帮助寻找相关的遗传易感因子。

近年来发现的绝大多数重要候选基因在功能上都与神经突触相关，它们从不同的角度对突触的功能施加影响。精神分裂症的发生体现在突触传递出现了障碍或者异常。越来越多的证据支持谷氨酸能突触传递的异常与精神分裂症密切相关。特别是N-甲基-D-天冬氨酸（NMDA）受体介导的信号通路，几乎包括了2002年以来发现的主要候选基因，包括*DTNBP1*、*NRG1*、*G72*、*DAAO*、*RGS4*、*PRODH*以及*GRM3*等。

除NMDA受体通路，另两个重要的通路是多巴胺能（参与者如COMT）和GABA能传递系统。这三个系统之间并不是独立的。精神分裂症的发生不能简单地以单独某个分子或者通路来解释，而可能有各个系统之间的相互作用。Weinberger认为，精神分裂症是大脑最高层次的信息处理过程出现异常的表现，患者的神经系统在皮层网络（cortical microcircuits）的发育与稳定性存在异常。他认为，候选基因的遗传变异的效应将集中影响支撑大脑认知功能的皮层网络，如削弱“信号噪音比（signal-to-noise ratio）”并降低信息处理的效率。

2. 精神分裂症的分子遗传学　精神分裂症患者的亲属患病风险度提示精神分裂症是一种遗传疾病（图32-2）。在分子遗传学水平上对其发病机制的研究首先是通过连锁分析和连锁不平衡（关联）分析定位疾病的候选基因。复杂疾病可能并不存在主效基因，因此连锁分析对于复杂疾病的定位克隆效力显著降低。然而，全基因组连锁分析仍然提示了多个与精神分裂症相关的染色体区域。目前在连锁分析结果的提示下进行系统的连锁不平衡分析寻找候选基因，是精神分裂症分子遗传学的主要研究策略。

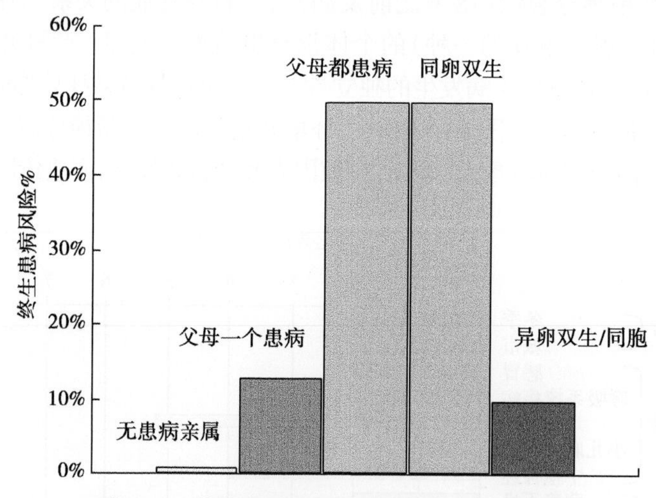

图32-2　精神分裂症患者亲属的终生患病风险

(1) 从连锁分析到连锁不平衡（关联）分析：精神分裂症在亲代间的传递不遵循简单的孟德尔遗传模式。家系研究显示可能没有主效基因，而更可能是多基因的叠加或者相乘效应。每个基因仅仅贡献中等至微弱的疾病风险，且各个基因相互之间存在协同和（或）修饰作用。遗传异质性（genetic heterogeneity）的普遍存在使疾病的遗传结构显得更加复杂。没有发现哪个（些）基因（等位基因）对于疾病的发生是必然的风险因子。

多年来，人们借助连锁分析在一些规模较大的患病家系中寻找疾病的遗传基础。目前已发现17个染色体区域上的遗传标记与精神分裂症的传递有关。但阳性结果在不同研究中很低的可重复性，一度使研究者陷入极大的困惑之中。经多年努力，逐渐认为几个染色体区域很有希望能找到罹患疾病的遗传因子。其中，6p24-p22，1q21-q22 以及 13q32-q34 是获得最多证据支持的区域；其他几个支持证据多的区域是 8p21-p12，6q21-q25，22q11-q12，5q21-q33，10p15-p11 以及 1q42。而 8p 和 22q 是最近发表的两个独立的荟萃分析中被一致确定的区域。自 2002 年以来，若干个重要的候选基因与精神分裂症的关联被陆续发现。更重要的是，这些结果在世界上不同人群的研究中成功地得到了重现。

随人类基因组信息的不断增长，对复杂疾病进行大规模的连锁不平衡分析成为可能。SNP 数据库的不断充实，研究者基于这种基因组中数量庞大的遗传标记开展某个染色体区域的连锁不平衡作图（linkage disequilibrium mapping）或者某个候选基因的关联分析，已经成为复杂疾病遗传学研究的常规手段。目前的技术已使全基因组关联分析的研究全面展开。最近多个基因的定位克隆以及后来陆续得到确认的结果，使精神分裂症被视为少数几个通过定位（正向）遗传学策略成功发现“中至微效”基因的复杂疾病之一。

（2）精神分裂症的候选基因：复杂疾病的连锁不平衡分析结果具有相当的复杂性。对于同一个染色体区域或者基因，连锁不平衡分析的结果在不同（人群的）研究之间存在不同程度的差异，甚至出现完全相反的结论。这种复杂性在精神分裂症的研究中已经得到充分的体现。尤为突出的例子是基因 *DTNBP1* 与该疾病之间的关系。以下介绍精神分裂症的重要连锁区域发现的重要候选基因。

1）1q23.3：*RGS4*

2）6p22.3：*DTNBP1*

3）8p12：*NRG1* 和 *PPP2CB*

4）13q33.2：*G72*

5）22q11：*COMT*，*PRODH2* 和 *ZDHHC8*[人 22q11 上有一个长度约为 1.5Mb 的微缺失（microdeletion）多态性。携带该微缺失的个体患有精神分裂症的风险约为普通人群的 25 至 30 倍]。

6）其他的候选基因有 *DISC1*（1q42），*GRM3*（7q21-q23），*CHRNA7*（15q13.3），*AKT1*（14q32）以及最新报道的 *CAPON*（1q22）和 *TRAR4*（6q23.2）等。候选基因 *SYN2*（3p25）编码一种磷蛋白，它选择性的结合突触前神经末梢上的囊泡，调控成熟神经末梢的递质释放，并与新的神经末梢形成有关。

国际上精神分裂症 GWAS 已有一系列的报道。同时，国内由北京大学和国家人类基因组南方研究中心进行的精神分裂症 GWAS 鉴别出了一个精神分裂症相关新染色体区域 11p11.2。由贺林实验室进行的精神分裂症 GWAS 鉴别出了 2 个与精神分裂症相关的风险位点 8p12 和 1q24.2。均尚未收入表 32-1 中。

表 32-1　OMIM 列出的与精神分裂症相关基因 / 位点

疾病 OMIM	定位位点	基因 / 位点	基因 / 位点 OMIM
181500	1p36.2	*SCZD12*	608543
181500	1p36.22	*MTHFR*	607093
181500	1q32.1	*CHI3L1*	601525
181500	1q42.2	*DISC1*	605210
181500	1q42.2	*DISC2*	606271
181500	3p25.2	*SYN2*	600755
181500	3q13.31	*DRD3*	126451
181500	5q23-q35	*SCZD1*	181510
181500	6p23	*SCZD3*	600511
181500	6p22.3	*DTNBP1*	607145
181500	6q13-q26	*SCZD5*	603175
181500	8p21	*SCZD6*	603013

续表

疾病 OMIM	定位位点	基因 / 位点	基因 / 位点 OMIM
181500	10q22.3	*SCZD11*	608078
181500	11p14.1	*GPR48*	606666
181500	11q14-q21	*SCZD2*	603342
181500	12q24.11	*DAO*	124050
181500	13q14.2	*HTR2A*	182135
181500	13q32	*SCZD7*	603176
181500	13q33.2	*DAOA*	607408
181500	14q32.33	*AKT1*	164730
181500	18p	*SCZD8*	603206
181500	22q11.21	*COMT*	116790
181500	22q11.21	*RTN4R*	605566
181500	22q12.3	*APOL4*	607254
181500	22q12.3	*APOL2*	607252

（3）基因表达调控与精神分裂症：多个候选基因（尤其是 *DTNBP1* 和 *NRG1*）与疾病之间具有很强的关联。然而，迄今分子遗传学分析并未发现精神分裂症直接相关的确切的功能性遗传变异或单倍型。显示阳性关联的遗传变异多处于基因的非蛋白质编码区域，如内含子或两端非翻译区域。而这些区域对基因的表达调控具有极其重要的功能。因此，基因表达调控可能是精神分裂症发生的重要机制。

对于遗传变异，人们首先关心的是处于蛋白质编码区域内的那部分。一方面是因为其编码功能，人们期望找到非同义突变与蛋白质功能乃至疾病的简单对应关系，就像简单疾病那样的孟德尔遗传模式；另一方面，对编码区域的了解更透彻使人们更容易在此基础上理解这些变异与疾病的关系。人类基因组纵然庞大，其编码基因不过3万个左右，而转录形成的RNA仅2%～3%翻译成蛋白质。那些没有翻译成蛋白质的RNA被称为“非蛋白质编码RNA”，实际上可能具有调控蛋白质合成效率和数量的重要功能。比较基因组学表明，非编码区域的基因组序列在进化保守程度上与编码序列是相当的。复杂疾病的风险等位基因可能均匀分布在基因组的非编码区域和编码区域。我们挖掘位于非编码区域的功能性遗传变异的研究才刚刚起步。

复杂疾病的表型往往具有连续性，相近类型的疾病之间有不同程度的重叠表型，这些现象可能是调控机制对基因表达产生剂量效应的结果。mRNA水平的基因转录和翻译调控可能是精神分裂症发生的重要原因，其中涉及几个方面：微RNA（microRNA）：成熟的微RNA分子能够部分互补于蛋白质编码基因的3’端非翻译区域（3’ UTR），影响mRNA的降解、稳定及翻译。除了干扰mRNA的翻译，微RNA分子通过结合其他具有调控功能的RNA分子，也能上调某些基因的表达。BDNF是调控中枢（包括GABA和谷氨酸系统）神经元发育、存活及突触维持的神经营养因子。生物信息学研究发现，两种新的微RNA分子（has-mir-1和has-mir-206）可能以BDNF基因的3’UTR为靶点，在神经发育的过程中干扰该基因的正常翻译，与精神分裂症相关；功能性假基因（functional pseudogene）：比如说，22q11基因 *PRODH* 与附近的功能性假基因发生基因转换而导致基因功能改变，可能参与精神分裂症的病理过程；mRNA的稳定性：mRNA在细胞质中的浓度及持续时间的长短，受精确的调控。*DRD2* 是多巴胺系统中重要的精神分裂症候选基因。但关联分析只得到很弱的信号。此基因的SNP c.957C＞T是一个同义遗传多态性，虽未改变氨基酸编码，但可能影响转录后mRNA的三维折叠。mRNA三级结构的改变，将影响mRNA的降解和翻译，从而改变蛋白质合成的效率。T等位基因生成的蛋白质产物对于多巴胺引发的上调控的反应减低。还有一个同义遗传多态性c.1101C＞A也影响mRNA的翻译效率。同时携带c.957C＞T和c.1101C＞A的mRNA并未受到影响。这种现象是否意味着同义遗传多态性对 mRNA 稳定性的影响导致了多巴胺能传递的改变，从而与精神分裂症相关，还需进一步的研究；表观遗传因子（epigenetic factor）：精神分裂症在同卵双生子中的同病率只有 50% 左右，提示 DNA 序列之外的因素（如 DNA 甲基化和染色质的改变等）对发病的重要性。在环境因素的诱导下，表观遗传机制可以改变基因表达的正常模式，并在个体中维持异常的表达模式，最后导致疾病。在精神分裂症发生的过程中，早期的环境有害事件修饰了染色质的结构，并在神经发育的过程中稳定地改变基因表达。Reelin（RELN）被认为是其中一个负责调控神经细胞迁移的重要分子。尽管 RELN 的编码基因并非处于一个连锁分析提示的阳性区域，但尸检表明，该基因在精神分裂症患者中的 mRNA 以及蛋白质表达水平明显低于正常。在 RELN 表达下调的大脑中，一种能通过甲基化途径减低基因表达的重要分子 DNMT1 却表达上调，提示 RELN 的表达下调很可能通过表观遗传机制而实现。

与精神分裂症相关的基因可以有时空特性。同一基因的表达水平在神经发育的不同阶段存在差别，而基因在脑部表达的具体区域也有时间上的特异性。已经发现的候选基因，人们对其功能和表达状况还了解甚少。很多基因具有多个生物学功能，但是它们在什么时间什么地点的表达与哪种疾病有关，目前尚未清楚。基因在不同时间的表达，对神经发育的效应是不一样的。而不同脑区在神经发育的不同时间对外部环境的反应能力多样化。比如说，基因表达对患者认知功能发育的影响主要发生在青少年晚期。

目前的研究认为，精神分裂症患者的脑部神经发育异常是一个随着年龄增长呈动态变化的过程。这可能是基因表达时空性的真实体现。在疾病症状形成之前，患者的脑部功能已经存在异常。患者可能在产前有外胚层发育异常，也可能在围产期发生过损伤或者受过有害的压力。孩童性精神分裂症（childhood onset schizophrenia，COS），即 13 岁以前发病的患者，存在更显著的神经发育缺陷（比如携带染色体缺陷），发病早，而且症状更严重。对此类患者的研究将有助于我们了解患者的脑部发育异常的进程，并在遗传学上理解基因的时空特异性表达对疾病的效应。

（三）防治

主要采用抗精神病药物治疗。常用的药物有氯丙嗪、奋乃静、氟奋乃静、三氟拉嗪、氟哌啶醇、舒必利、氯氮平等。少数自杀意图严重、拒食、木僵的患者可采用电抽搐治疗。治疗目的在于控制精神症状，促进疾病缓解，恢复患者的社会职能，避免精神缺损。据临床观察，患者有无精神病家族史，药物治疗效果未见明显不同。但患者对某种药物的疗效反应和出现的副作用却存在显著个体差异。这种个体差异主要与遗传因素有关。

目前精神分裂症的临床遗传诊断还难以进行。通常的预测中，一般人群发病风险为 1%，一级亲属的风险：父母都患病 45%，同卵双生 40% ~ 48%，异卵双生 10% ~ 17%，子女 13%，父母 6% ~ 13%，兄弟姐妹 6% ~ 9%，二级亲属 2% ~ 5%。

第二节　情感性障碍

情感性障碍（affective disorders）又称躁狂抑郁症（manic-depressive disorders）和双相情感性障碍（bipolar disorder），是一组以原发性心境异常为主要特征的精神障碍。临床表现为情绪持续高涨或低落，可间歇发作或交替出现，并伴有相应的认识、精神运动和心理生理改变。

病程中只有抑郁发作，从无躁狂表现者，称单相（unipolar）情感性障碍或重型抑郁症（major depression）；有躁狂发作，或躁狂、抑郁交替发作者，称双相情感性障碍。同时具有精神分裂症和情感性障碍临床特征的病例，Kasanin 称之为分裂情感性障碍（schizo-affective disorder）。首次发病于更年期的忧郁症（involutional melancholia）和老年期抑郁症（senile depression）属晚发的情感性障碍。

据 1993 年我国 7 地区精神疾病流行学抽样调查：情感性障碍的时点患病率为 0.52‰；包括缓解病例则终生患病率为 0.83‰，城市居民（1.14‰）高于农村（0.58‰）。国外资料：重型抑郁症（单相）时点患病率，男性 2% ~ 3%，女性 5% ~ 9%；双相（包括男和女）为 0.6% ~ 0.9%。重型抑郁症年发病率，男性 0.82% ~ 2.01‰，女性 2.47% ~ 5.98‰；双相，男性 0.09% ~ 0.15‰，女性 0.07% ~ 0.30‰。重型抑郁症预期发病率，男性10%，女性20%；双相（包括男和女）则为1%。均明显高于国内资料。

（一）临床表现

抑郁和躁狂症状通常形成两类独立的综合征，分别或交替出现，偶有两类症状混合呈现者。抑郁症（depression）基本症状为情绪持续低落，心境恶劣，对外界事物失去兴趣或感到生活缺乏乐趣，总觉得高兴不起来，遇事老往坏处想。对自己的能力缺乏信心，认为自己的病无药可治，活不下去；或为过去细微过错而自责自罪；对未来前途感到沮丧，甚至绝望；时常叹息，悲观厌世，有轻生意念，或多次企图自杀。患者多有睡眠障碍，表现为难以入睡或早醒；还可有食欲及性欲减退；女性患者可有月经停止。情绪低落伴有思维困难、言语减少、动作缓慢者，称迟钝性抑郁症（retarded depression）；紧张不安、烦躁激动者，称激动性抑郁症（agitated depression）。抑郁症状轻者，可达不到精神病程度。病程持续两年以上者，称心境不良障碍（dysthymic disorder）或神经症性抑郁症（neurotic depression）。躁狂症（mania）基本症状为情绪持续高涨，易激惹，常有思维联想加快，言语动作增多；患者自我感觉良好，精力旺盛，思维活跃；谈话口若悬河，滔滔不绝，常夸大自己的才能、成就和地位；整日忙碌不停，但做事常不能贯彻始终，以致毫无成效；或举止轻率，好管闲事，乱购物品，不顾后果。受到劝阻，则激动暴怒，甚至打人毁物。患者睡眠需要减少，可有食欲增加、性欲亢进。

本病通常呈间歇性发作，部分病例可自发缓解，发病间歇期精神状态正常，多不遗留人格缺损。少数病例呈持续病程，或躁狂症状与抑郁症状交替发作，中间无正常间隔期。躁狂和抑郁发作交替频繁，一年内发作三次或三次以上者，称快速循环型（rapid cyclic type）。间歇病程者预后较好；持续病程呈慢性状态者，预后欠佳。

（二）遗传学和发病机制

1. 情感性障碍的发病机制　临床研究中发现严重抑郁相患者存在杏仁核（amygdala）、海马（hippocampus）、基底神经节（basal ganglia）以及大脑亚属前额叶皮层（subgenual prefrontal cortex，PFC）的结构异常。MRI表明，重度忧郁患者大脑左侧前额叶皮层和海马体积减少。主要有两条神经元回路系统与情感障碍直接相关：一条是基底神经节-丘脑皮质回路（basal ganglia-thalamocortical circuitry）；另一条是下丘脑-垂体-肾上腺皮质（hypothalamic-pituitary-adrenocortical，HPA）系统。严重抑郁症患者往往存在HPA系统的活动异常增加，抗抑郁药物治疗后趋于正常。患者脑脊髓液中的促肾上腺皮质激素释放因子（CRF）的水平也有所上升。大量的动物模型上已经能重复出相应的病理特征，如在小鼠体内过量表达CRF同样也能导致HPA系统的异常。但尚无动物模型可以完全模拟类似情感性障碍的情绪波动特征。

2. 情感性障碍的分子遗传学　对家系、双生子和寄养子的研究表明情感性障碍是一种遗传性疾病，除一些环境因素外，遗传因素在情感性障碍发病中起关键作用。具体表现为家族聚集性、复杂的遗传模式以及多基因和多表现型的特点。临床上情感障碍分为狭义和广义两种，狭义型包括情感性障碍和分裂情感样障碍，广义型包括狭义型和单相情感障碍。对狭义型可细分为非常狭义型和狭义型，非常狭义型包括双相情感障碍Ⅰ型和分裂情感样障碍，在三种分型时，中间一种又称中间型。双生子研究结果表明，同卵双生子（MZ）同时患病率为50%～79%，远远高出异卵双生子（DZ）的同时患病率（19%）。如按Rifkin和Gurling的广义型定义，即增加自杀症状，则同卵双生患病一致率可达到100%，结合其他流行病学研究结果，情感性障碍患者的亲属患病风险度如图32-3。

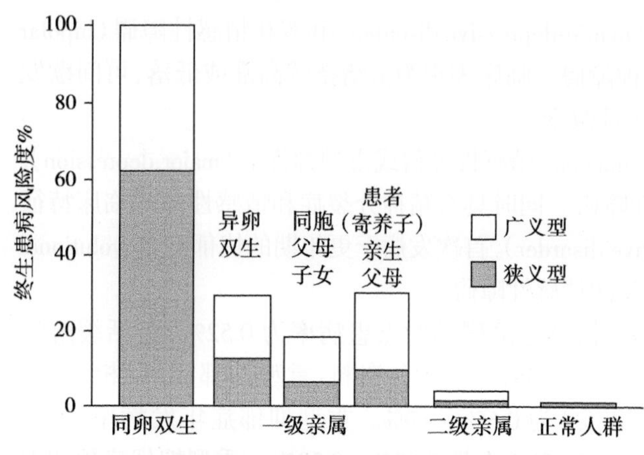

图32-3　情感性障碍患者亲属的终生患病风险度

与精神分裂症相同，情感性障碍在遗传上也不遵循简单的孟德尔遗传模式。该病的遗传模式是多个中效或微效基因的叠加效应，且各个基因相互之间有协同和修饰作用。对情感性障碍的遗传学研究主要包括家系的连锁分析和人群的关联分析。连锁分析得到了大量的位点（1q，

2p,4p,4q,5p,5q,6p,6q,7q,8q,9p,10p,10q,11p,11q,12q,13q,16p,17p,17q,18p,18q,20p,21q,22q,Xp 和 Xq)。因此寻找情感性障碍易感位点和基因时,更需要注意位点和人群的异质性。对家系进行连锁分析计算时,需要设定遗传模式(显性和隐性等),包括对疾病表现型进行分类。运用不同遗传和疾病表现型模式,连锁分析的结果会不同。

(1) 从连锁分析到连锁不平衡(关联)分析

1) 1q31-p32,1q42:disrupted-in-schizophrenia 1(*DISC1*)

2) 2p13-p16

3) 4p14-p16,4q31,4q35

4) 5p15,5q32(多巴胺转运蛋白 DAT 的基因位于 5p15.3,参与多巴胺的重摄取。5- 羟色胺受体 4 基因位于 5q32,该受体的功能与多巴胺的分泌有关)

5) 6p11,6q16,6q21

6) 7q22-q35

7) 8q24-qter

8) 9p21-p22:*GRIN1*(用于情感性障碍治疗的锂盐和丙戊酸钠,其治疗作用都与 N- 甲基 -D- 天冬氨酸受体 NMDAR 相关。*GRIN1* 基因位于染色体 9q34.3,编码 NMDA 受体的 zeta-1 亚基)

9) 10p12,10q11-q22,10q24

10) 11p13-p15,11q22-q23:*DRD4*,*BDNF*,*DRD2* 和 *NCAM1*(该连锁区域的候选基因有多巴胺受体 4(DRD4)基因和酪氨酸羟化酶(TH)基因,*DRD4* 编码多巴胺一种受体亚型,TH 则是合成儿茶酚胺的限速酶。此外,*BDNF* 基因也与单相抑郁症状有关,且其转录水平极易受到抗抑郁药调节。多巴胺受体 2 基因(*DRD2*)位于 11q22.2-q22.3。*NCAM1* 基因位于 11q23.1 附近,参与神经元生长和信号传导途径)

11) 12q24:*P2RX7*(嘌呤能受体 P2X 的配体门离子通道 7-P2RX 基因)

12) 13q14-q21,13q31-q33:*G72/G30* 和 *HTR2A*

13) 16p12-p13:*GRIN2A* 和 *ADCY9*(腺苷酸环化酶 9 基因 *ADCY9* 位于 16p13,参与信号传导,同时也是抗抑郁药的靶点)

14) 17p12,17q11-q12,17q25:*HTT*

15) 18pter-p12,18q22-q23:*CHMP1B* 和 *GNAL*(编码染色质修饰蛋白 1B,CHMP1B 和鸟嘌呤核酸结合蛋白 GNAL)

16) 20p12

17) 21q22

18) 22q11-q12:*COMT* 和 *GRK3*

19) Xp11,Xp22,Xq24-q28:*GABRA3* 和 *MAOA*

(2) 情感性障碍的候选基因:在上述众多候选基因中得到较肯定阳性结果的包括:*BDNF*、*COMT*、*DAT*、*DISC1*、*DRD2*、*DRD4*、*G72/G30*、*HTR2A*、*HTR4*、*5HTT*、*MAOA* 和 *P2RX7*。迄今 *G72/G30* 重复结果相当好。其他候选基因还有:*ADCY9*、*CHMP1B*、*CRH*、*GABRA3*、*GRIN1*、*GRIN2A*、*GRK3*、*GNAL*、*HTR3A*、*NCAM1*、*NRG1*、*PENK*、*PIK3CG*、*PLCG1* 和线粒体 DNA。功能性启动子区域的多态性也可能涉及发病。还有研究排除了一些基因,如 *ADARB1*(编码 RNA- 特异性腺苷脱氨酶 B1)、*HTR1B* 和 *TH*(表 32-2)。

情感性障碍和精神分裂症都有在下一代早发的现象,可能与三核苷酸重复序列有关。这种序列具有稳定性,在下一代中长度增加并导致疾病症状更严重。在同卵双生子研究中的患病差异度可能与这种突变的机制相关。因此对早发现象,除研究环境因素外,对三核苷酸重复片段的研究也有报道。如 18q21.1 区域的 CTG/GAC 重复序列,和 17q21.3 区域的 *ERDA1* 基因三核苷酸重复等位基因频率在情感性障碍患者中增高。

以往对情感性障碍的一项 GWAS 研究结果显示,只有一个 SNP 位点(rs420259)的基因型的关联分析在病例和对照中的分布差异有统计学意义。NIH 的一个研究组采用 Illumina 550k 芯片对两个独立的双相情感障碍病例对照样本进行了全基因组关联分析，发现 *DGKH* 基因（编码二酰甘油激酶 η，即 diacylglycerol kinase eta）的 rs9315885 与情感性障碍相关。

表 32-2　OMIM 列出的与情感性障碍相关基因 / 位点

OMIM	定位位点	基因 / 位点	基因 / 位点 OMIM 号
611535	2q22-q24		611535
603663	4p		603663
603664	4q		603664
608516	6p21.31	*TPH2*	602623
611536	6q23-q24		611536
612357	10q21		612357
612372	12p13.3		612372
608516	12q21.1	*MDD1*	607478
608516	12q22-q23.2	*HTR2A*	608520
608516	13q14.2	*HTR2A*	182135
608516	13q14.2	*MDD2*	182135
608516	15q25.3-q26.2	*FKBP5*	608691
611247	16p12		611247
125480	18p	*MAFD1*	125480
612371	22q12.1	*XBP1*	194355
609633	21q22.13	*FKBP5*	609633
309200	Xq28	*MAFD2*	309200

（3）基因表达调控与情感性障碍：表观遗传因子（epigenetic factor）在精神分裂症中起一定作用，其机制是与疾病相关等位基因的不同父母来源决定了表现型的传递与否，其遗传模式为非孟德尔遗传。情感性障碍患者往往母亲患病率比父亲高，同时以往祖先家族史中也有同样现象。由于线粒体系母系遗传模式，可能与情感性障碍的发病有联系。以往的连锁分析观察到位于 18p11 区域的连锁位点存在父母传递的差异。与情感性障碍相关并出现父母传递差异的有多巴胺脱羧酶（DOPA decarboxylase，DDC）基因的等位基因，以及 1q41，13q12 和 18q22 区域的连锁位点。

对情感性障碍及其他精神疾病患者尸检脑组织的基因表达分析可能揭示基因在疾病发生机制。情感性障碍患者脑前额叶皮层中转化生长因子 β1（TGFβ1）的基因表达降低，同时天冬氨酸特异性酶切半胱氨酸蛋白酶 8（caspase-8）前体和表皮生长因子受体 2（ERBB2）的基因表达增加。尸检研究还发现了几种细胞间信号因子的变化，如蛋白激酶 A/K（PKA/PKC）和胞外调节蛋白激酶 / 分裂素活化蛋白激酶（ERK/MAPK）。Iwamoto 等在情感性障碍患者脑中观察到细胞膜受体、离子通道和转运蛋白存在下调趋势，热休克应激反应蛋白（heat-shock protein）和分子伴侣（molecular chaperon）等也出现下调趋势。其他分子水平的改变还有神经肽 Y，其基因表达水平在情感性障碍患者脑前额叶皮层中降低。G 蛋白受体激酶 3（GRK3）在患者中表达也出现降低。一般认为，与情感性障碍的相关基因可能存在于重要的细胞间信号传导途径、转录过程及调节细胞凋亡或保护的途径上。

（三）防治

抑郁症主要采用三环类抗抑郁药物治疗，常用的药物有丙米嗪（imipramine）、阿密替林（amitriptyline）和多虑平（doxepin）；部分抑郁症患者采用单胺氧化酶抑制剂，如苯乙肼（phenelzine）有良好效果。精神药理遗传学的研究结果提示：这两类药物的治疗效果不仅与抑郁症的遗传类型有关；而且三环类药物去甲替林(nortriptyline)和单胺氧化酶抑制剂苯乙肼的血浆浓度也是受遗传控制的。当抑郁症患者有严重的自杀企图或拒进饮食时则宜选用电抽搐治疗,以迅速阻止其病情恶化。躁狂症或双相情感性障碍,宜首选碳酸锂(lithium carbonate)治疗。其次,卡马西平(carbamazepine)也有良好效果,特别是对快速循环型可防止复发。兴奋症状严重的患者,可先采用氯丙嗪或氟哌啶醇以控制症状;然后用碳酸锂或卡马西平维持治疗,预防复发。

对情感性障碍相关临床应用的另一个途径为是药物基因组学(pharmacogenomics)。通过鉴定与药物治疗反应相关的基因表达分析,有助于对疾病进行遗传学分型。药理学治疗结果的差异往往与疾病相应的病理生理学机制相关。对情感性障碍来讲,锂盐或异喹啉羧甲基胺治疗后的基因表达结果将可以用于鉴定药物治疗的有效性,并依据情绪稳定药物的治疗有效性对情感性障碍患者进行遗传分型。

第三节　老年性痴呆

40岁以后直到老年期以痴呆作为主要临床特征的精神障碍有多种疾病类型,包括老年性痴呆,又称Alzheimer病(阿尔茨海默病,Alzheimer disease,AD)、Pick病、Creutzfeldt-Jacob病、遗传性多发性梗死性痴呆、非特异性老年前期痴呆等。其中有些已在神经疾病中论述。本章仅就AD进行讨论。1906年德国医学家Alzheimer报道一例51岁的女性,有记忆缺损、定向障碍和被害妄想,病理解剖发现其脑组织有老年斑和神经纤维退变,认为是本病的特征性改变。其后便以Alzheimer命名本病。老年痴呆病的发病高峰期在50~65岁之间,故合称为老年前期痴呆。但老年痴呆病的临床表现和病理改变与起病于65岁以后的老年痴呆并无明显区别,且家系调查发现,这两种疾病可见于同一家系中。故现代观点认为老年痴呆只不过是起病于65岁以后的A1zheimer病。

据1993年我国7地区精神疾病流行学抽样调查,老年性痴呆的患病率为0.36‰。城市居民(0.68‰)高于农村(0.10‰)。国外,在65岁以上人口中,老年性痴呆的患病率为4.4%;轻度痴呆的患病率高达10.8%(Terry,1976)。

(一)临床表现

常为隐袭起病,缓慢地进行性加重,数年之后,其脑功能缺陷可能突然被他人发现,或在躯体疾病时症状变得明朗。早期症状为人格改变。患者日益孤僻、任性、固执、多疑、言语重复、啰嗦、易激怒。随之而有近记忆减退,经常丢失物品,忘记事情。其后,理解、判断、计算等智能活动全面下降,发音含糊,言语无序。后期,生活不能自理,可整日卧床,大小便失禁,以致衰弱死亡。

起病于40~65岁者称老年前期痴呆病,症状恶化迅速,较早出现失语、失写、失读,失用等颞叶和顶叶损害症状,且家族中较多有同类痴呆患者。起病于65岁以后者称老年期痴呆病,较前者更为常见;以记忆损害为主,病程发展缓慢。此病可能与血管性痴呆并存。此时如有多数性梗死发作可使痴呆突然加重。

本病的特征性病理改变为:海马、蓝斑、顶颞区和额叶的神经元数量显著减少;在脑中形成大量的老年斑(senile plaques,SP)和神经原纤维缠结(neurofibrillary tangles,NFT);主要由淀粉样物质组成的神经原纤维斑,以及颗粒空泡体。出现弥漫性脑萎缩。此外,还可有胆碱乙酰转移酶和乙酰胆碱明显减少等神经化学改变。

本病诊断主要根据临床病史,并排除可导致继发性痴呆的其他神经系统疾病,如甲状腺功能低下,维生素B_{12}或烟酸缺乏,神经梅毒,正常压力脑积水,硬膜下血肿等。电子计算机断层脑扫描发现患者脑皮层萎缩和脑室扩大有助于本病的诊断。

(二)遗传学和发病机制

老年性痴呆的遗传学和功能性研究主要涉及淀粉样前体蛋白(amyloid precursor protein,APP)、早老素(presenilin,PS)基因突变、微管结合蛋白tau异常修饰、和载脂蛋白E(ApoE)基因型等方面(表32-3)。

1. AD1,淀粉样前体蛋白　淀粉样多肽(β-amyloid peptide,Aβ)为APP的酶切产物。多数研究者认为,Aβ在AD发病中起决定性作用,此即“Aβ假说”。淀粉样前体蛋白(amyloid precursor protein,APP)基因位于人类21号染色体的长臂上，在中年21-三体征患者可见典型的AD样神经病理学改变和临床表征，但在一种罕见的唐氏综合征患者（21号染色体APP基因为二倍体而不是三倍体）则不出现痴呆，且这类患者直到高龄死亡时脑内仍未发现AD样神经病理学改变。以往在82个早老性痴呆家系中发现了32个基因突变，这些突变集中在酶切位点或转膜结构区域。带有相关转基因小鼠中APP表达水平和神经学功能（认知功能）出现差异。

回顾相关研究结果，其主要问题是Aβ水平或脑内淀粉斑的负荷与记忆和认知损伤的严重程度之间关联性不明确。然而，最近有研究表明，降低患者脑皮层Aβ水平可延缓记忆和认知能力下降的进程，提示Aβ在记忆和认知中起作用。

2. AD3、早老素1与AD4，早老素2　早老素包括PS1（467个氨基酸）和PS2（488个氨基酸），两者高度同源，均为含有10个疏水区的8次跨膜蛋白质，亲水的氨基端和羧基端位于细胞质中。PS参与细胞内钙信号途径的调节，如调节β-连环素（β-catenin）的稳定性、膜蛋白的运输和钙依赖性性凋亡等。50%～80%家族性AD与*PS-1*和*PS-2*基因突变有关，*PS1*突变与18%～50%的常染色体显性和早发性AD相关；*PS2*突变为较罕见的病因。*PS1*突变会导致γ分泌酶（γ-secretase）的活力降低，与呆蛋白（nicastrin，NCSTIN），anterior pharynx defective 1（APH1A）和早老素增强子2（presenilin enhancer 2，PSENEN）一起对γ-分泌酶的稳定性和活性起着重要的作用。条件敲除*PS1*的小鼠出现中度的认知和记忆障碍。

早老素对Tau异常磷酸化也有影响。PS与细胞凋亡有关，突变的PS通过破坏钙离子内稳态，使氧自由基增加，影响包括Akt/PKB和JAK激酶在内的信号转导途径而诱导细胞凋亡，使用抗氧化剂、钙离子抑制剂以及基因敲除技术都能在一定程度上对抗PS的促凋亡作用。突变PS还可以通过影响未折叠蛋白质反应来促使细胞凋亡。PS突变后不能和增殖相关基因产物（PAG）结合而无法阻止PAG引起的细胞凋亡。

3. tau蛋白与老年性痴呆　tau蛋白是神经细胞主要的微管结合蛋白（microtubule associated protein，MAP）。tau蛋白异常不仅在AD的发病中起重要作用，还参与其他20余种神经退行性疾病的病理过程。目前在AD患者脑中发现的tau蛋白异常修饰包括：异常磷酸化、异常糖基化、异常糖化、异常泛素化、异常截断作用和异常硝基化。此外，在其他神经退行性病中还发现tau蛋白的基因异常、构象改变和多胺化等。正常tau的生物学功能主要体现在：与管蛋白结合组装成微管；与已经组装形成的微管结合以维持其稳定性。异常磷酸化的毒性作用是：使tau蛋白上述生物学活性降低或丧失，并导致微管解聚并最终崩溃。Tau蛋白异常糖基化也可促进其磷酸化，从而导致的细胞毒性，这方面的研究部分解释了脑糖代谢障碍与AD的关系。

tau蛋白的基因突变包括基因编码区突变（如12外显子点突变）以及编码区错义突变（分别位于9、10、13外显子）。某些微管结合区保守残基的突变可影响tau蛋白与微管结合功能并使其更容易聚积，使患者脑中出现典型的AD样PHF/NFT病理改变。此外，在非编码区（如外显子10剪切位点）的突变可引起外显子10异常剪切，使患者脑内3R-tau和4R-tau组成比率改变。至今，尚未在AD患者发现该基因的突变。对基因突变的研究主要来自于一种家族性神经退行性疾病，即17号染色体连锁遗传性额颞叶痴呆帕金森病（inherited frontotemporal dementia with Parkinsonism linked to chromosome-17，FTDP-17）。已从100多个FTDP-17家庭中鉴定出32种突变基因，包括编码区的错义突变、缺失突变、沉寂突变以及外显子10下游内含子剪切位点附近的内含子突变。其中约半数已知的突变在蛋白水平发挥主要作用，它们降低tau蛋白与微管的结合能力并促进tau聚积成异常细丝。其他突变在RNA水平发挥首要作用，并干扰4R-tau和3R-tau比率，从而导致脑内4R-tau相对增加。Iqbal小组最近发现4R-tau比3R-tau更易被脑内的蛋白激酶磷酸化并聚积成细丝。在转基因小鼠，过度表达的FTDP-17突变可促进异常磷酸化PHF/SF（straight filaments）tau及NFT的形成。因此，FTDP-17家族tau突变一方面可能通过改变tau蛋白的构象使其成为脑内蛋白激酶的更好底物，而使tau蛋白更易发生异常磷酸化且在较低的磷酸化水平更易迅速的自我聚积。另一方面，由于PP-2A依赖结合于基因的串联重复序列发挥作用，而几种基因突变的tau蛋白则降低了与PP-2A结合的能力。因此，基因突变可能在神经变性及痴呆的发生发展中起重要作用。

4. 载脂蛋白E与散发性老年性痴呆　载脂蛋白E（apoprotein E，ApoE）的基因*APOE*位于19q13.2，含有 4 个外显子，编码 299 个氨基酸的蛋白，是迄今所知的唯一与神经系统关系密切的载脂蛋白。ApoE 有 3 种亚型（ApoE2、ApoE3 和 ApoE4），分别由 3 种等位基因变异体（ε2、ε3 和 ε4）编码，不同亚型间的区别仅仅是 1 或 2 个氨基酸的不同，ApoE2 的 112 和 158 位点的氨基酸分别为 Cys 和 Cys，ApoE3 为 Cys 和 Arg，而 ApoE4 则为 Arg 和 Arg。ApoE 的二级结构由 α 螺旋、β 片层、β 转角和不规则结构组成。不规则结构将 ApoE 分子分成 2 个相对独立的区域：与脂质结合的氨基端及与 LDL 受体结合的羧基端。ApoE 在胆固醇和三酰甘油的代谢和分布上起着重要的作用，ApoE4 在神经元和星状细胞中促进胆固醇流出的效率较差。

在中枢神经系统 ApoE 主要由星形胶质细胞产生，是最重要的脂质转运体，然而 ApoE 神经支持作用的认识几乎仍局限在脂质转运和利用方面。以周围神经损伤—再生过程为例。当神经元轴突被切断或严重压迫时，远端纤维呈现一系列典型的结构和功能变化，带有髓鞘的残余纤维崩解，鞘脂形成卵圆体，后成为富含胆固醇和磷脂的嗜苏丹小体。神经再生之初，损伤局部大量脂质聚集，间质中的巨噬细胞游走于损伤部位，合成和分泌 ApoE，以捕捉脂质小体并储存于巨噬细胞中，其携带的脂质将用于轴索和髓鞘的再生。

成熟的中枢神经元作为高度特化的细胞不再具备分裂增殖能力。但是，一些特殊脑区神经纤维受损后，未受损神经元轴突可被诱导长出侧支并分化为突触。如内嗅区皮质的损害使海马颗粒细胞层失去约 60% 的突触传入，但是这种突触丧失是暂时的，几天后，随着存活轴突长出分支，新的突触开始形成，大约几个月后会完成替代过程。上述代偿性改变发生的时程，与 ApoE 表达的增加及 LDL 受体结合力的增高同步。进一步研究得知，海马合成 ApoE 的不是巨噬细胞而是星形胶质细胞，并且损伤区的游离胆固醇是借助胆固醇 -ApoE-LDL 受体复合物的形式完成其转运和再利用的。ApoE 除了通过脂质代谢与神经系统发生联系外，还直接影响神经元突起的生长，但不同 ApoE 亚型的作用差别很大。如 ApoE3 促使神经突起延伸，同时分枝减少。ApoE4 则使突起延伸和分支均减少。ApoE 的这种作用类似神经营养因子。有人报道，随着鼠龄增加，纯合 APOE 基因敲除小鼠的中枢神经元呈现明显的树突内细胞骨架崩解和突触丧失。

（1）*APOE* 基因多态性与 AD：ApoE 大量存在于 AD 患者的老年斑和 NFT 中，AD 患者星形细胞 ApoE 表达量明显高于对照组，家族性 AD 与 *APOE* 定位的 19q13.2 连锁。在欧美长寿老人中 ε2 的比例很高，几乎是成年人的两倍。结合 AD 患者 ε2 频率极低，提示 ε2 是一种保护因子，有人称它为长寿基因，这一发现从另一角度说明 ApoE 在 AD 发病中可能担任重要角色。

（2）ApoE 在 AD 神经变性中的作用

1）ApoE 与老年斑：老年斑的核心成分是 Aβ。尽管 ApoE 在老年斑形成过程中的具体作用尚不清楚，但 ApoE 在病灶区大量存在，携带 ε4 等位基因的 AD 患者脑中有较高的 Aβ 负荷等现象均表明 ApoE 与老年斑之间关系密切。在 ApoE4 降解过程中，其氨基端 187 位发生断裂，羧基端 13kDa 的小片段与 Aβ 结合，抑制 Aβ 纤维形成，使 Aβ 形成毒性更强的低聚物。ApoE 与 Aβ 结合并沉积的潜在病理作用有不同解释：一是认为 Aβ 有神经元毒性，ApoE 与其结合对神经元起保护作用。但大量 ApoE4 与 Aβ 结合则使该部位 ApoE 的总储备大大降低，造成上述保护作用的相对不足。第二种解释是 ApoE 的受体介导途径异常，有人认为 ApoE 可与 Aβ 结合并使其以脂蛋白相似的受体介导方式进行代谢，因为 ApoE 结合 Aβ 的位点即为其结合脂蛋白的部位，因此，无论是 ApoE4 与 Aβ 结合异常或是 ApoE 总储备下降，均可影响 Aβ 的有效清除。此外，不同 ApoE 亚型可能还对促使 Aβ1-42 向 Aβ1-40 转化的羧肽酶有不同影响。

2）ApoE 与 NFT：ApoE 与 NFT 也有一定关联。有人认为：促进 NFT 形成的因素是 ApoE3 或 ApoE2 的缺失而不是 ApoE4 的存在。其可能机制为：ApoE3 或 ApoE2 与 tau 结合，将防止后者被过度磷酸化。相反，ApoE4 不与 tau 结合，裸露的 tau 易被过度磷酸化。ApoE 与 tau 的结合位点是半胱氨酸残基。ApoE3 和 ApoE2 的半胱氨酸含量均高于 ApoE4，而 tau 分子的微管结合区至少有一个半胱氨酸残基，它的存在使 tau 易于自发形成类似 PHF 的反向平行的双体结构，ApoE3 或 ApoE2 借助其自身的半胱氨酸残基与 tau 结合，从而阻止 tau 的自身聚积。也有研究发现，ApoE 与 tau 蛋白的过度磷酸化有关，且促进了 NFT 的形成。在表达 C 末端切除的 ApoE4（Δ272～299）的转基因小鼠脑内，过度磷酸化 tau 蛋白的单体和多聚体在脑内聚积，其水平是同龄同窝正常小鼠的 6～11 倍，表明 C 末端切除的 ApoE4 片段在体内能促进 Tau 的异常修饰和聚积。同时，Gallyas 银染法和 AT8 抗体标记法在大脑皮质和海马神经元内还观察到了 PHFs 的聚积和胞浆细丝（直径为15～20nm）的形成。在大鼠神经组织中特异转染ApoE后，在海马等部位发现ApoE4而非ApoE3的水解片段，以年龄依赖性方式促进tau蛋白的过度磷酸化和包含磷酸化tau蛋白的纤维丝状胞内小体的形成。细胞水平的实验还观察到，ApoE4（Δ272～299）比ApoE3（Δ272～299）更容易促进NFT包含体类似物的形成。更为重要的是，在AD患者脑中也发现了这种C末端切除的ApoE4片段的聚积，并且与NFT共定位，说明C末端切除的ApoE4片段不仅可引起tau蛋白的过度磷酸化，还促使蛋白质的聚积并最终形成NFT。

3）ApoE、炎症与AD：AD患者脑内大量存在的炎症细胞因子和蛋白质，表明AD与炎症密切相关。研究发现，外源性ApoE3和ApoE4可籍受体途径阻止Aβ诱导的胶质细胞介导的炎症反应（ApoE与Aβ的克分子比为1∶30）。已在人神经母细胞瘤细胞核的提取物中确定了*APOE*启动子区内的NF κB位点，而Aβ介导的*APOE*启动子活性也受这一NF-κB位点调节。此外，在小鼠和人的该基因启动子序列内还存在炎症反应转录因子IL6、RE、BP、MED1、STAT2以及STAT1的位点。位于*APOE*启动子区内的转录因子位点，尤其是NF κB位点可能是潜在的治疗靶点，即通过调节增高的*APOE*启动子活性有可能改善AD的炎症反应。

4）ApoE在维持正常微管结构和功能中起重要作用：围绕ApoE中枢神经作用的突破性研究得益于编码ApoE的基因敲除动物的应用。据报道，纯合子*Apoe*基因敲除小鼠的突触减少在早期并不明显，而超过12月龄时则呈进行性加剧。小鼠4～8月龄时，电镜下便可见树突膜结构的空泡样变和微管的损伤，说明ApoE是保持微管结构完整和稳定的必要因素。进一步的研究发现，*Apoe*敲除小鼠的tau蛋白与磷酸化依赖性抗体AT8、Alz50的反应性明显强于对照小鼠，而与非磷酸化依赖性抗体的反应结果则相反。若体外经磷酸酶处理后，上述两种tau对两类抗体的反应性趋于一致，提示ApoE的确与tau的异常磷酸化有关，而后者是PHF形成的关键环节。

但迄今尚无确切证据证明，神经元能自身合成ApoE。无论从AD患者还是认知功能正常的其他疾病患者活检所得到的脑神经元内，均有ApoE免疫活性物质的存在。一般认为星形细胞和小胶质细胞为中枢神经系统ApoE的主要来源，位于神经元中免疫反应阳性的ApoE很可能是与其膜受体结合的，以及由此途径进入神经细胞内的ApoE。

5）ApoE受体与AD：迄今发现的脑内ApoE受体至少有三种，即极低密度脂蛋白受体（VLDLR）、低密度脂蛋白受体（LDLR）及低密度脂蛋白受体相关蛋白（LRP）。VLDLR和LDLR位于星形细胞膜上，而LRP则分布于神经元和活化的星形细胞，介导ApoE依赖性神经突起的生长。随着ApoE在AD发病中作用研究的深入，ApoE受体基因成为AD新的候选基因。现有资料显示：*LDLR*等位基因与AD无关；*VLDLR*等位基因与AD是否相关尚有争议。对*LRP*基因多态性与散发性AD之间关系的初步研究发现：位于*LRP*基因上游的一段四核苷酸重复序列（TTTC）n在AD和正常人之间存在着明显差异，并且这种差异呈剂量依赖效应，LRP是存在于老年斑部位的主要蛋白质成分之一，APP770可通过与LRP结合进入细胞内，因此，ApoE和APP同为LRP的配体。换言之，LRP是与AD发病相关的两条代谢途径的交汇点，其分子结构的某种改变有可能通过影响含ApoE脂蛋白颗粒的细胞转运，使APP的摄取和分解代谢出现异常，导致大量Aβ的产生。

因此，ApoE是散发性AD目前明确的第一个遗传性易感因子。虽然现有的研究结果从不同侧面提示ApoE在AD发病中的重要作用，但是，ApoE4本身并不是AD发病的必要因素，不是所有具有ε4等位基因的人都发病，同时AD患者并非均是ε4携带者，其他尚未明确的是，遗传和（或）环境因素对ApoE与AD之间的关系起修饰作用，这些未知因素的逐一发现，将有助于完整地揭示ApoE对中枢神经系统的正常作用及其在AD病理过程中的参与机制。

（三）防治

胆碱盐、卵磷脂、脑复康之类健脑药物、神经肽类、血管活化剂、精神兴奋剂等均曾用于本病。对记忆和智力的改善效果不甚明显，但克服脑内胆碱能缺陷的药物仍在继续研制之中。目前可采用抗抑郁药物、抗焦虑药物和抗精神病药物对患者的抑郁、焦虑和精神病性症状进行对症处理，有助于改善患者的精神状态。但剂量不宜过大，加药不宜过快。安定类药物作用较温和，对失眠患者可以选用。其次，生活起居的妥善照顾,躯体合并症和意外事故的预防,对延长患者寿命有重要作用,不应忽视。未来的治疗应基于针对病因的根治或预防。如针对 Aβ 的药物,将为有效降低 Aβ 的生成。针对 tau 异常磷酸化的药物也有可能成为防治老年神经退行性病变的药物,而特定蛋白激酶的抑制剂可能成为这类药物的靶点。还包括针对轴突转运功能的药物和针对胆固醇的药物等,目前部分药物进入了临床前或批准阶段。

表 32-3　OMIM 列出的与老年痴呆相关基因 / 位点

OMIM	定位位点	基因 / 位点	基因 / 位点 OMIM 号
104300	4p14-p13	*APBB2*	602710
104300	6p22.2	*HFE*	613609
104300	7q36	*AD10*	609636
104300	7q36.1	*NOS3*	163729
104300	7q36.2	*PACIP1*	608254
104300	10q22.2	*PLAU*	191840
104300	10q24	*AD6*	605526
104300	11q24.1	*SORL1*	602005
104300	12p13.31	*A2M*	103950
104300	12p11.23-q13.12	*AD5*	602096
104300	17q11.2	*BLMH*	602403
104300	17q22	*MPO*	606989
104300	17q23.3	*ACE*	106180
104300	19p13.2	*AD9*	608907
104300	20p	*AD8*	607116
104300	21q21.3	*APP*	104760

携带有两个 *APOE4* 等位基因的个体一般群体中为 1%,在家族性晚发性 AD 中比例较高,其患病风险极大,但不携带 *APOE4* 的患者也占 42%。晚发性 AD 患者的一级亲属的终身患病风险为 20% ~ 25%。发病年龄在 60 ~ 65 岁以前的常染色体显性 / 早发性 AD,20% ~ 70% 具有 PS1 突变,10% ~ 15% 具有 APP 突变,60% 的早发性 AD 患者家中有另外一名患者。

对于遗传咨询中的不确定性,一般不进行儿童时期的预测。如果家庭中具有一个患者,对 PS1 的产前诊断可以考虑,但鉴于 AD 的发病年龄很晚,是否进行相关诊断目前还有争议。

第四节　精神发育迟滞

精神发育迟滞(mental retardation,MR)或精神发育不全,或智能发育不全是指 18 岁以前各种原因引起的中枢神经系统发育受阻,以智力低下作为主要表现的综合病征。据 1993 年我国 7 地区精神疾病流行学抽样调查,在 15 岁以上人口中,中度及重度 MR 的患病率为 2.70‰。农村患病率(4.03‰)明显高于城市(1.14‰)。男性患病率(3.75‰)明显高于女性(1.66‰)。英国 1929 年调查学龄期儿童,本病的总患病率为 27‰,中度和重度 MR(智商 < 50)的患病率为 3.7‰。在 15 ~ 19 岁人口中,中度和重度 MR 的患病率为 3.5‰ ~ 4.0‰。

(一)临床表现

按智力障碍程度可划分为以下四级。

1. 轻度（智商 50～69） 约占 MR 病例的 80%。患者成年智龄相当于 9～12 岁儿童。言语发育延迟，但能掌握大部分词汇，具有一般语言理解和表达能力。生活能自理，并能操持家务和参加实用技术性工作。患者主要问题在于接受中学以上学校教育存在困难和抽象思维能力的欠缺。

2. 中度（智商 35～49） 约占 MR 的 12%，患者成年智龄相当于 6～9 岁儿童。患者大多数可使用语言交谈，可自行照顾生活，并可做较简单的工作。但理解和思维能力较低，难于接受学校教育。

3. 重度（智商 20～34） 约占 MR 的 7%。患者成年智龄相当于 3～6 岁儿童。生活自理能力欠佳，需他人督促指导。语言理解和运用能力很差，不能进行正常的社会交往。

4. 极重度（智商 20 以下） 约占 MR 的 1%，患者成年智龄在 3 岁以下。缺乏语言交往能力。生活完全不能自理。终生需他人照顾和监护。

（二）遗传学和发病机制

除明确为胚胎期因素、围产期损伤或出生后各种原因引起的 MR 外，MR 大多与遗传因素有关。常染色体病（autosomal disease）、性染色体病（sex chromosomal disease）、基因组病（genomic disorders）和基因突变所致的代谢缺陷均可导致精神发育迟滞。

其中染色体数目异常有：21 三体征（先天愚型，Down 综合征）、13 三体征（Patau 综合征）、14 三体征、18 三体征（Edward 综合征）、8 三体征（部分智能发育不全）、9 三体征、22 三体征、G 组单体征（反先天愚型）、XXX、XXXXX、XXXXY、XXY（先天性睾丸发育不全）、XYY 精神发育迟滞等；染色体结构异常有：r（1）（1 号环状染色体）、4p-（Wolf 综合征）、4p+、5p-（猫叫综合征）、dup（Bq）（B 组长臂重复综合征）、r（6）（6 号环状染色体）、7p+、8q+、9p+、11p+、11q+、13p-、13q+、15q+、15P+、18q-、18P-、21q-（反先天愚型）、22q+（猫眼综合征）、r（G）（反先天愚型）和脆性 X 染色体综合征等（参见第七章）。

导致精神发育迟滞的先天性代谢缺陷通常为常染色体隐性遗传，也有常染色体显性遗传和 X 连锁遗传和多基因或多因素遗传方式等。其中氨基酸代谢障碍有：苯酮酸尿症、枫糖尿症、高缬氨酸血症、高色氨酸血症、高 β 丙氨酸血症、高甘氨酸血症、甲硫氨酸尿症、同型胱氨酸尿症、天冬氨酰氨基葡糖尿症、甲硫氨酸吸收不良、高脯氨酸血症（Ⅰ型和Ⅱ型）、羟脯氨酸血症、瓜氨酸血症、高氨血症、组氨酸血症、高赖氨酸血症、羟基犬尿氨酸尿症、β 羟基异戊酸尿症、异戊酸血症、高肌氨酸血症、酪氨酸血症、胱硫醚尿症、亚硫酸盐氧化酶缺乏症、β 巯基乳酸半胱氨酸二硫化物尿症、精氨酰琥珀酸尿症，枫糖尿症、肌肽血症、高精氨酸血症和赖氨酸不耐受症等；糖代谢障碍有：半乳糖血症、乳糖不耐受症、糖原病、黏多糖病、脂类代谢障碍、神经节苷脂病 GM2 Ⅱ型（Sandhoff 病）、神经节苷脂病 GM2 Ⅰ型（黑蒙性痴呆，Tay-Sachs 病）、神经节苷脂病 GM，Ⅰ型、葡萄糖鞘氨醇病（Gaucher 病）、神经鞘磷脂病（Niemann-Pick 病）、硫酸脑苷脂病（异染性脑白质营养不良）、半乳糖神经酰胺病（Krabbe 病）、遗传性共济失调性多发性神经炎样病（Refsum 病）、无 β 脂蛋白血症、三己糖神经酰胺病（α 半乳糖苷酶缺乏症或 Fabry 病）、肾小管吸收障碍、Hartnup 病、眼脑肾综合征、肾性尿崩症和假性甲状旁腺功能减退症；核酸代谢障碍有自毁容貌综合征（Lesch-Nyhan 综合征）；内分泌代谢障碍有家族性甲状腺肿；其他代谢障碍有：肝豆状核变性、特发性高钙血症和先天性非溶血性黄疸（Crigler-Najjar 综合征）等（参见第二十五章）。

1. 常染色体病 常染色体病可分为单体征、三体征、部分单体征和部分三体征四大类。对于非整倍体的常染色体病，仅 21 三体征（唐氏综合征）、22 三体征、18 三体征、19 三体征、14 三体征、13 三体征、9 三体征和 21 单体征、22 单体征患者可在产后生存。其共同的临床表现为生长发育迟缓、智力障碍和多发畸形，但由于额外的染色体所包含的基因不同，所以他们又有各自独特的表型。其中 21 三体征常常在教科书上成为 MR 的经典案例。

21 三体征（trisomy 21）（OMIM 190685），1866 年 Langdon Down 首次描述，1959 年 Lejeune 等确定大多数此综合征儿童具有 47 条染色体，即 21 号染色体有三条 X（参见第六、七章）。

2. 性染色体病 性染色体非整倍体异常较为常见，发病率约为 1/400～500 新生儿。到目前为止，在出生婴儿和胎儿中最常见的性染色体异常是三体型（XXY，XXX 和 XYY），但这三种异常在自然流产胚胎中十分少见。相反地，X 染色体单体（45，X）在新生儿中较少见，在自然流产胚胎中最常见。较常见的性染色体结构异常是 X 染色体长臂的等臂染色体 i（Xq），约 15% 的先天性卵巢发育不全（Turner 综合征）患者为 i(Xq)纯合体或嵌合体。性染色体病患者共同的临床特征是:性发育不全或两性畸形,有些患者仅表现出生殖力下降、闭经、智力稍差和行为异常等。先天性睾丸发育不全(Kinefelter 综合征)和 Prader-Willi 综合征(肌张力低 - 智低 - 性腺不发育综合征)。这是两种常见的性染色体疾病,与 MR 密切相关。

(1) 先天性睾丸发育不全(Klinefelter syndrome):又称 XXY 综合征或克氏综合征(参见第六,七章)。

(2) Prader-Willi 综合征(肌张力低 - 智低 - 性腺不发育 - 肥胖综合征,OMIM 176270):是一种邻近基因缺失引起的综合征,发病率约 1/25 000,大部分为散发,少数为家族性。父源染色体 15q11-q13 区间微缺失是引起 PWS 的主要病因(约占 70%)。此外,母源 15 号染色体单亲二体(uniparental disomy,UPD)(约占 20% ~ 25%)、基因组印迹突变(约占 5%)也是导致本病的原因。父源 15q11-q13 缺失大部分发生在 D15S11 和 GABRB3 之间,缺失大小为 3Mb-4Mb。是由于该区间存在 *HERC2* 基因的低拷贝重复序列,该重复序列介导非等位同源重组(nonallelic homologous recombination,NAHR)导致缺失(参见第七章)。

3. 基因组病　基因组病于 1998 年由 Lupski 提出,系指因基因组结构特征导致基因组重排所致的基因组拷贝数变异(copy number variation,CNV)引发的一类疾病。涉及染色体微缺失、微重复综合征、单基因疾病、复杂疾病等。发病率为 10^{-4} ~ 10^{-5},与基因组重组频率相似。

CNVs 是指染色体显带不能识别的大小在 1Kb 到数个 Mb 范围的基因组之间 DNA 片段的不平衡,包括缺失、重复、三体、插入和不平衡易位等。CNVs 可以为遗传性的也可以是散发的。在过去的 5 年里,随着 Array CGH、SNP array 及新一代测序技术的发展和广泛应用,在基因组发现了大量的 CNVs,其数量较 SNPs 多 1 ~ 2 个数量级。虽然 CNVs 偏向分布于基因和保守区域以外的位置,多达 40% 的 CNVs 分布于基因沙漠区(gene deserts),但是仍然有大量的 CNVs 分布于基因区域。在这 1447 个 CNVs 中有 2908 个参考序列(RefSeq)基因和 285 个 OMIM 基因。这提示 CNVs 区域包含了丰富的遗传学信息,预示 CNVs 是一类重要的人类遗传变异。目前为止,1kb 到 50kb 大小的 CNVs,由于没有可行的精确的分子学方法在不同人群的全基因组水平上进行这些细小重排的研究,所以作用不明。大的新发的 CNVs 通常被认为是致病的。CNVs 的表型效应取决于拷贝数改变中是否存在剂量敏感基因、基因组重排是否破坏了基因或产生位置效应、基因的调控序列是否被基因组重排所影响以及缺失发生使等位隐性基因的功能显现等。目前 CNV 导致的 MR 疾病见表 32-4。

表 32-4　与精神发育迟滞相关的基因组病

表型	OMIM	位点	结构变异
孟德尔疾病(常染色体显性遗传)			
精神发育迟滞	607432	17p13.3/*LIS1*	重复
先天性胸腺发育不全(DiGorge 综合征)	188400	22q11.2/*TBX1*	缺失
腭 - 心 - 面综合征	192430	22q11.2/*TBX1*	缺失
22q11.2 微重复综合征	608363	22q11.2	重复
孟德尔疾病(X 连锁遗传)			
精神发育迟滞	300706	Xp11.22/*HUWE1*	重复
进行性神经症(智力低下 + 癫痫)	300260	Xq28/*MECP2*	重复
复杂性疾病			
精神发育迟滞	612001	15q13.3	缺失
	610443	17q21.31	缺失
	300534	Xp11.22	重复

基因组结构重组是基因组病的细胞与分子遗传学基础。重组常常发生在基因组结构特征具有不稳定的区域,如低拷贝重复((low copy repeats,LCRs)、区断重复(segmental duplications,SDs)、SINEs、LINEs 等

序列附近。重组有两种方式，一种是重组断点固定，导致的CNVs片段大小一致，称复发重组；另一种是重排断点不固定，导致的CNVs片段大小不一致，称非复发重组。介导基因组结构重组的机制主要有非等位同源重组[非同源末端连接(non-homologous end joining，NHEJ)]、复制叉迟滞和模板转换(fork stalling and template switching，FosTes，也有部分是由逆转录转座机制和非βDNA结构机制等介导。复发重排目前认为是基因组内的LCRs和SDs所介导的NAHR所致；非复发重排与DNA双链断裂NHEJ和DNA复制错误FoSTeS/微同源介导的断裂诱导复制(microhomology-mediated break-induced replication，MMBIR)相关。

基因组重排导致DNA片段的缺失、重复，由于缺失、重复区域包含数个或数十个基因，其中剂量敏感基因过表达或表达量不足，均可导致临床异常表型，这种涉及多个基因微缺失或微重复的基因组疾病，称为微缺失或微重复综合征，也称为邻近基因综合征(contiguous gene syndrome，CGS)。最常见的有22q11微缺失综合征、Williams-Beuren综合征、Prader-Willi综合征(Prader-Willi syndrome，PWS)、Angelman综合征(Angelman syndrome，AS)和Smith-Magenisz综合征等。在智障/多发畸形患者中基因组重组的总检出率为12%～18%，其中染色体核型异常占3%～5%，亚端粒重组占5%～6%，核型和亚端粒均正常的基因组结构重排约占4%～7%，即核型正常的患者中有9%～13%的患者存在基因组的微缺失或微重复畸变。

（三）防治

除已知代谢缺陷(如苯丙酮尿症)，可在出生后不久采用相应的饮食控制以防止症状发展外，大多无特殊治疗。长期系统的特殊教育，对改善患者的社会适应能力和生活能力有重要价值。伴有癫痫发作或精神性症状者，可用抗癫痫药物或抗精神病药物对症治疗。

目前相关的产前诊断和遗传咨询在该疾病中运用的非常广泛，以21三体征为列，相应的血液检测非常成熟，其中包含了母体血液中胚胎细胞的染色体检测和母体血清甲胎蛋白(alpha fetoprotein，AFP)检测等，综合验证患病风险。

参考文献

1. 中华医学会.精神疾病分类—1984.中华神经精神科杂志，1985，18(5)：314

2. 12地区精神疾病流行学调查协作组.国内12地区精神疾病流行学调查的方法学及资料分析.中华神经精神科杂志，1986，19(2)：65-69

3. 张维熙等.中国七个地区精神疾病流行病学调查.中华精神科杂志，1998，31(2)：69-71.

4. Strömgren E. Psychiatric Genetics：Retrospect and Prospect，in Sakai T & Tsuboi R(eds)：Genetic Aspects of Human Behavior. Tokyo：Igaku-Shoin，1985.

5. Gershon ES. Genetics of the Major Psychoses，in Kety SS *et al*(eds)：Genetics of Neurological and Psychiatric Disorders. New York：Raven press，1983.

6. Kendler KS，Eaves L(eds). Psychiatric Genetics (Review of Psychiatry). Arlington：American Psychiatric Publishing，Inc.，2005.

7. Gelder M.Oxford Textbook of Psychiatry. Oxford：Oxford University Press，1983.

8. Sakai T，Tsuboi T. Genetic Aspects of Human Behavior. Tokyo：Igaku-Shoin，1985.

9. Lewis DA，Levitt P. Schizophrenia as a disorder of neurodevelopment. Annu Rev Neurosci，2002，25：409-432.

10. St Clair D，Xu M，Wang P，*et al*. Rates of adult schizophrenia following prenatal exposure to the Chinese famine of 1959-1961. JAMA. 2005，294(5)：557-562.

11. Kaplan HI，Sadock BJ. Modern Synapsis of Comprehensive Textbook of Psychiatry/IV，4th ed. Baltimore：Williams & Wilkins，1985.

12. Reisberg B(ed)：Alzheimer's Disease. New York：The Free Press，1983.

13. Tanzi RE，Bertram L. Twenty years of the Alzheimer's disease amyloid hypothesis：a genetic perspective. Cell，2005，120：545-549.

14. Lupski JR. Genomic disorders ten years on. Genome Med，2009，1：42.

第三十三章　遗传与内分泌系统疾病

夏维波　徐莉军　李　楠

近20年来,随着分子生物学的研究进展,特别是2000年人类基因组草图的绘制工作完成以后,内分泌的分子遗传学时代已经开始。多种内分泌代谢疾病可以被准确地进行分子诊断、致病基因的鉴定和突变检测。一些导致内分泌代谢疾病新的致病基因不断得以鉴定,进一步推动了分子内分泌疾病诊疗的进展。本文在系统介绍内分泌系统遗传有关疾病基础上,将重点引入一些新成就。

第一节　单基因糖尿病

单基因糖尿病(monogenic diabetes)是一组临床表现和基因各异的一类糖尿病。同一基因不同位点突变,临床表现差异很大。例如,胰岛素基因突变可引起轻度的高血糖,也可引起以严重的胰岛素缺乏为特征的永久性新生儿糖尿病。相同的突变位点也会由于不同的环境因素及表观遗传学修饰从而引起发病年龄和临床特征不同。

单基因糖尿病发病率目前尚不清楚。据推测占糖尿病患者的1%~2%。在美国,截至2007年糖尿病发病人数达2400万,单基因糖尿病人数可能达24万。有些病例是家族性的,而有些是散发的,散发病例也可能是由新生突变引起的,这部分人是携带者,会遗传给下一代。

通常，和单基因糖尿病相关的基因所编码的蛋白质在 β 细胞功能上发挥重要作用。如葡萄糖激酶、各种转录因子、ATP 敏感的钾离子通道亚单位（由 *ABCC8* 和 *KCNJ11* 编码），胰岛素等。这些蛋白质表达下降或缺失，以及突变蛋白功能的重获都会导致 B 细胞功能障碍，表现形式从葡萄糖刺激的胰岛素分泌模式的改变到细胞凋亡不等。

表 33-1 列出单基因糖尿病的类型、致病基因、遗传学以及临床表型。

表 33-1 单基因糖尿病的遗传学概况

致病基因	编码蛋白质名称	蛋白质功能	遗传方式	临床表型
暂时性新生儿糖尿病（TNDM）				
6q24 染色体异常（包括 DNA 甲基化）				低出生体重、巨大舌（23%）、脐疝
KCNJ11	Kir6.2	ATP 敏感的钾离子通道；内向整流钾离子通道亚基	自发性（80%） 常染色体显性遗传	低出生体重、发育迟缓（20%）、癫痫（6%） 对大剂量磺脲类药物有反应
ABCC8	SUR1	ATP 敏感的钾离子通道；磺脲类受体 1 亚基	自发性（80%） 常染色体显性遗传	低出生体重 对大剂量磺脲类药物敏感
HNF1B	HNF1B	转录因子	自发性 常染色体显性遗传	泌尿、生殖系统畸形、胰腺萎缩
永久性新生儿糖尿病（PNDM）				
KCN11	Kir6.2	ATP 敏感的钾离子通道；内向整流钾离子通道亚基	自发性（80%） 常染色体显性遗传	低出生体重 发育迟缓（20%）、癫痫（6%） 对大剂量磺脲类药物有反应
ABCC8	SUR1	ATP 敏感的钾离子通道；磺脲类受体 1 亚基	自发性（80%） 常染色体显性遗传	低出生体重；对大剂量磺脲类药物敏感
INS	INS	激素	自发性 s（80%） 常染色体显性遗传	低出生体重
GCK	GCK	糖分解酶	常染色体隐性遗传	父母亲空腹高血糖 -GCK（MODY）
青少年发病的成年型糖尿病（MODY）				
HNF4A（MODY1）	HNF4A	转录因子	常染色体显性遗传	高出生体重、出生即出现暂时性低血糖 对小剂量磺脲类药物敏感
GCK（MODY2）	GCK	糖分解酶	常染色体显性遗传	低出生体重
HNF1A（MODY3）	HNF1A	转录因子	常染色体显性遗传	对小剂量磺脲类药物敏感
IPF1（MODY4）	IPF1		常染色体显性遗传	
HNF1B（MODY5）	HNF1B	转录因子	常染色体显性遗传	泌尿、生殖系统畸形 肝功能异常、胰腺萎缩、外分泌功能障碍
NEUROD1（MODY6）	NEUROD1	转录因子	常染色体显性遗传	
CEL（MODY8）	胆汁盐依赖性酯酶	脂肪酶	常染色体显性遗传	胰腺外分泌功能不全 胰腺萎缩；稀便

一、葡萄糖激酶缺乏糖尿病

葡萄糖激酶缺乏糖尿病（glucokinase deficiency diabetes，GCKD）。*GCK* 基因的杂合突变导致酶活性部分缺乏，而 *GCK* 基因的纯合突变则引起酶活性完全缺失，导致新生儿永久性糖尿病。

青少年发病的成年型糖尿病 2 型（MODY2）是 MODY 中一种常见类型，特别是在轻度高糖血症儿童、妊娠期糖尿病妇女和有糖尿病家族史患者中多见。目前已发现 130 多种与 MODY2 相关的 *GCK* 基因突变类型。

（一）临床表现

临床表现为无症状的轻度非进行性的空腹高血糖或空腹血糖受损，空腹血糖波动于 5.6～7mmol/L，体重正常，糖化血红蛋白（glycosylated hemoglobin，HbA1C）水平波动于 5.5%～7%（平均 6.3%）。血糖通常比较平稳，肥胖患者高血糖可能会有发展。偶发的高血糖患者中大约 50% 由于 *GCK* 突变所引起，这在儿童患者中常最先发现。大约 50% 的女性携带者常因孕期筛查妊娠糖尿病而被确诊。大多数携带者因为很少出现症状，因此很少就诊。不足 50% 的携带者会发展为显性糖尿病，而发生糖尿病的携带者往往肥胖或年龄偏大。MODY2 患者很少出现糖尿病相关的并发症。*HNF1A* 或 *HNF4A* 突变引起的糖尿病患者也会表现为轻度空腹高血糖，因此仔细的追问家族史很重要。如果 DNA 测序未发现任何改变 GCK 功能的突变，需要寻找其他病因。

（二）遗传学和发病机制

GCKD 属于常染色体显性遗传，因此有 50% 概率遗传给后代。所以应该对其他家庭成员进行空腹血糖的检测。当临床上不能确定 GCK 糖尿病或 2 型糖尿病时，可考虑基因筛查。

GCK 基因在胰腺 β 细胞和肝脏中均高表达，催化葡萄糖转变为 6- 磷酸葡萄糖，该反应是葡萄糖代谢反应的第一个限速步骤，GCK 被视为胰岛 β 细胞的葡萄糖感受器，其功能是控制葡萄糖进入糖分解路径的速度（葡萄糖磷酸化）和其后续代谢的速度。在肝脏表达的 GCK 主要发挥使葡萄糖在肝脏储存为糖原的作用，特别是在餐后状态。该病发病机制是由于 β 细胞对葡萄糖的敏感性降低，在餐后状态肝脏合成糖原出现缺陷而造成。

（三）防治

GCKD 患者基因确诊前，治疗方案从强化胰岛素治疗到单纯饮食控制不等，不管任何的治疗方案，HbA1C 都没有显著的改变。

饮食和运动是控制糖尿病的基础措施。一旦确诊为 *GCK* 突变引起的糖尿病，口服降糖药或胰岛素通常是不必要的。需要终身监测随机血糖和 HbA1C。葡萄糖激酶激动剂目前处于临床评估阶段，如果这类药物经批准，可能是 GCKD 的特异性治疗。孕期需要考虑胰岛素治疗，尤其是 *GCK* 突变的母亲怀有没有 *GCK* 突变的孩子时，如果不治疗，胎盘过度生长和巨大儿发病风险增加。另一方面，*GCK* 突变的孩子由于胎儿胰岛素分泌减少导致胎儿宫内发育延迟。

二、青少年发病的成年型糖尿病

青少年发病的成年型糖尿病（maturity-onset diabetes of the young，MODY）是单基因突变致胰岛 β 细胞功能缺陷而引起的特殊类型糖尿病，有 11 种类型，即 MODY1～11。除 MODY2 外，均为转录因子突变引起。

（一）临床表现

①家系中糖尿病的传递符合孟德尔常染色体显性单基因遗传规律，有三代或三代以上的家系遗传史；②起病年龄较早，至少一位患病成员的起病年龄 < 25 岁；③确诊糖尿病后至少两年内不需要使用外源性胰岛素控制血糖。

（二）遗传学和发病机制

该病为常染色体显性遗传，发病率最高的是 *HNF1A* 突变导致的 MODY3，其次是 *HNF4A* 突变导致的 MODY1。如果患者出现先天性肾脏异常或囊肿，需要检测 *HNF1B* 基因。除了错义突变、无义突变外，*HNF1B* 突变类型中还发现了小的插入或缺失、外显子复制、完全性或部分性基因缺失、大的基因重排等。而在 *HNF1A* 和 *GCK* 中上述突变类型发生率很低，可能和传统的检测方法有关。如果没有发现 *HNF1A* 或 *HNF4A* 基因显著突变，需要考虑发病率较低的 *IPF1* 和 *NEUROD1* 突变导致的 MODY4 和 MODY6。

现已基本阐明了 MODY 的病因，并鉴定出 MODY 的 11 种突变基因，主要有以下 7 种：

1. 肝细胞核因子4α（hepatocyte nuclear factor 4α，HNF4A）的基因*HNF4A*突变（20q13.12）所致病称为MODY1，发病率占MODY第二；

2. 葡萄糖激酶（glucokinase，GCK）的基因*GCK*突变（7p13）所致病者称为MODY2；

3. *HNF1A*基因突变（12q24.2）所致病者称为MODY3，发病率占MODY第一；

4. 胰岛素启动子因子1（insulin promoter factor1，IPF-1）的基因*IPF1*突变（13q12.2）所致病者称为MODY4；

5. *HNF1B*基因突变（17q12）所致者称为MODY5；

6. *NEUROD1*基因突变（2q32）所致者称为MODY6；

7. 羧基酯脂肪酶（CEL）的基因*CEL*突变（染色体9q34.3）所致者称为MODY8。

（三）防治

MODY3和MODY1患者对小剂量口服降糖药较敏感，一些患者甚至会出现低血糖。小剂量口服降糖药治疗方案较胰岛素治疗能获得更多益处。病程较长的患者可能对磺脲类药物失效，需要起动胰岛素治疗。由于患者通常不表现为胰岛素抵抗，因此胰岛素增敏剂不推荐使用。目前尚无肠促胰素激动剂及DPP4抑制剂使用经验。对于MODY5患者，胰岛素是最佳治疗方案。MODY4和MODY6患者由于发病率较低，常被误认为胰岛素分泌较少的2型糖尿病患者。

三、新生儿糖尿病

新生儿糖尿病（neonatal diabetes mellitus，NDM）以严重的代谢紊乱为特征，是一组异质性的单基因遗传病。多是指出生后6个月内发生的糖尿病，是糖尿病中的一种特殊类型。发病率极低，在欧美发病率约为1/40万～1/45万活婴。按照疾病转归的不同可分为两大类：暂时性新生儿糖尿病（TNDM）和永久性新生儿糖尿病（PNDM）；TNDM占50%～60%，大部分在1年内缓解。和TNDM相比，PNDM较少见，患者起病的年龄较晚，宫内发育迟缓及低出生体重所占比例较小，但病情较重，更容易发生酮症。此外，PNDM患儿还常伴有其他系统的损害，形成一些少见的临床综合征。

（一）临床表现

该病常以显著的高血糖为特征，常伴糖尿病酮症酸中毒，死亡率较高。一旦诊断该病，需要进行基因检测。出生体重在第10百分位以下，提示病因可能和遗传相关。其他临床表现为发育延迟，认知障碍，语言障碍，肌无力特别是爬楼梯、抓握能力较弱。伴有神经系统症状体征时又被称为发育迟缓癫痫新生儿糖尿病（development delay，epilepsy，neonatal diabetes，DEND）综合征。其中80%新生儿糖尿病是散发的，偶尔有家族聚集现象，后者为常染色体显性遗传。

（二）遗传学和发病机制

TNDM患儿最常见的遗传学改变是染色体6q24的异常，还包括染色体甲基化的缺失和父源性等位基因的复制。TNDM也可能由于*ZFP57*、*ABCC8*或更少见的*KCNJ11*突变所引起。Flanagan等对97例TNDM患儿的遗传学检查发现69名患儿的6q24存在异常，主要是6q24上的父源性印记基因的过表达。少部分是6q24上来源于母系染色体区域的低甲基化。

PNDM最常见的遗传学改变是*KCNJ11*基因及*ABCC8*的突变。这些突变导致钾通道持续开启，抑制了电压依赖的钙通道开启，从而抑制葡萄糖刺激的胰岛素分泌。另外胰岛素和其他一些和胰腺发育有关的基因的异常也参与了PNDM的发病。PNDM患者有50%概率将该病遗传给下一代，因此对其进行随访是必要的。

胰腺β细胞钾ATP通道（KATP）在生理条件下处于开放状态，β细胞膜上的特异性葡萄糖转运体（GLuT-2葡萄糖转运体）和引起葡萄糖磷酸化的特异性激酶（葡萄糖激酶）使葡萄糖快速进入细胞内并磷酸化，产生的6-磷酸葡萄糖被立即代谢产生能量，使ADP转变成ATP。当血浆葡萄糖浓度升高时（如餐后），增加胰岛β细胞内的葡萄糖浓度，细胞内葡萄糖分解代谢增强，从而引起ATP/ADP比例升高时，ATP结合到KATP上，K^+通道开始关闭，K^+外流减少，使细胞膜上的部分区域去极化，引起电压依赖性L-型Ca^{2+}通道开放，Ca^{2+}由胞外进入胞内，细胞质中Ca^{2+}浓度升高，从而促使胞内储存的胰岛素向胞外释放，降低血糖。ATP/ADP 比例越高,K+ 通道关闭得越多,引起细胞膜上更多区域去极化,使更多电压依赖性 Ca^{2+} 通道开放,释放更多胰岛素。细胞内 ATP/ADP 比例对血浆葡萄糖水平变化反应快速,KATP 通道对 ATP/ADP 比例变化的反应时间也不存在任何迟滞,这些使得 β 细胞可以适当地调整血浆葡萄糖水平。

SUR1 感受细胞内 ATP/ADP 浓度的变化,当细胞内 ATP 浓度升高时,KATP 关闭;ATP 浓度降低时,KATP 开放。SUR1 上有 SU、ATP、Mg-ADP、钾离子通道开放剂和其他胰岛素促分泌剂(如格列奈类)的结合位点,是磺脲类药物和葡萄糖诱导的 β 细胞膜去极化和 Ca^{2+} 水平升高所必需的,对 K^+ 通透孔具有调节作用。SUR1 或 Kir6.2 必须一同表达,才使细胞具有 KATP 通道活性。在胰岛细胞中,SUR1 与 Kir6.2 共同组成 KATP 通道。

永久性新生儿糖尿病大部分由于编码 ATP 敏感的钾离子通道亚基 Kir6.2 和磺脲类受体 SUR1 的 *KCNJ11* 和 *ABCC8* 突变引起。*KCNJ11* 突变使 KATP 通道对 ATP 敏感性降低,抑制了胰岛素的分泌,从而引起高血糖。与上述情况相反,*KCNJ11* 和 *ABCC8* 突变也会出现 ATP 敏感的钾离子通道功能下降,从而引起高胰岛素血症和低血糖。

(三)防治

出生后 6 个月以内已确诊为糖尿病的婴儿,建议进行 *KCNJ11* 基因检测。*KCNJ11* 基因突变的糖尿病患儿采用口服磺脲类药物替换胰岛素治疗,仍不失为一种可行的好方法。患儿有酮症酸中毒或严重的高血糖,需要胰岛素治疗。

大多数但不是所有 *KCNJ11* 和 *ABCC8* 突变引起者,可使用大剂量磺脲类药物控制血糖,尽管该药不允许 18 岁以下的人使用。

四、少见的包含糖尿病的临床综合征

比较少见的糖尿病在表 33-2 中列出了八种。它们的疾病名称、遗传方式、临床表现、突变基因及其类型以及防治等已列入表中。

表 33-2 少见的包含糖尿病的临床综合征

临床综合征名称	致病基因	蛋白质功能	遗传学	截至目前发患者数	临床表型
线粒体糖尿病	*MTTL1* (m.3243A > G)	蛋白质合成	线粒体突变母系遗传	>200	糖尿病、神经性耳聋
X 连锁的免疫失调、多发性内分泌腺病和肠下垂综合征	*FOXP3*	转录因子	X 连锁	20	糖尿病、仅男性发病、严重的免疫功能下降、存在胰腺及甲状腺抗体自身抗体(75%)、伴有绒毛萎缩的慢性腹泻(95%)、甲状腺炎(20%)、湿疹(50%)、贫血(30%)、1 岁前常死亡
Wolcott-Rallison 综合征	真核生物翻译起始因子 2-α 激酶 3 基因(*EIF2AK3*)	参与翻译调节的激酶	常染色体隐性遗传	30	糖尿病、骨骺发育不良(90%)、骨量减少(50%)、急性肝衰竭(75%)、发育迟缓(80%)、甲减(25%)、胰腺外分泌功能下降(25%)
新生儿永久性糖尿病伴有先天性胰腺发育不良综合征	*IPF1*	转录因子	常染色体隐性遗传	2	糖尿病、胰腺发育不良、父母亲患有 *IPF1* MODY
永久性新生儿糖尿病伴小脑发育不良综合征	*PTF1A*	转录因子	常染色体隐性遗传	2	糖尿病、胰腺及小脑发育不良

续表

临床综合征名称	致病基因	蛋白质功能	遗传学	截至目前发患者数	临床表型
新生儿糖尿病伴先天性甲状腺功能减退综合征	*GLIS3*	转录因子	常染色体隐性遗传	4	糖尿病、先天性甲状腺功能减退、青光眼、肝纤维化、囊性肾脏病变
Wolfram 综合征	*WFS1*	细胞膜糖蛋白	常染色体隐性遗传	>50	糖尿病、尿崩症、神经性耳聋、视网膜萎缩
维生素 B 反应性巨幼红细胞性贫血综合征	*SLC19A2*	跨膜维生素 B 转运	常染色体隐性遗传	20	糖尿病、对维生素 B 有反应的巨幼贫、神经性耳聋

五、抗体阴性的 1 型糖尿病

（一）临床表现

大多数 1 型糖尿病以胰岛自身蛋白抗体如胰岛素抗体、GAD65、IA2 等阳性为特征。Eisenbarth 和他的同事们引入了 1b 型糖尿病的概念，该病表现为 C 肽水平低下和测不出、酮症、而自身抗体阴性。越来越多的抗体阴性的患者中低风险 HLA 亚组伴有 HLA 保护性等位基因 *DQB1*0602* 呈增多现象。非酮症儿童糖尿病患者中如果体型不胖，有糖尿病家族史提示单基因糖尿病。

（二）遗传学和发病机制

如果患者多种胰岛自身蛋白抗体阴性，应进行 HLA 分型。仔细询问家族史有助于判断是转录因子突变（MODY）还是胰岛素基因突变所引起。

2 型糖尿病和妊娠糖尿病发病率较高，而且有逐年升高的趋势。多基因糖尿病常和肥胖、2 型糖尿病家族史、多囊卵巢综合征相关。然而，随着妊娠早期借助 OGTT 对糖尿病患者进行筛查，一些 OGTT 异常的患者可能存在单基因糖尿病。对患者既往空腹血糖、糖尿病家族史和相关的情况的详细询问有助于诊断 MODY。如果患者 GAD65 或其他抗体阳性，常预示着 1 型糖尿病。

单基因糖尿病的诊断流程见图 33-1。

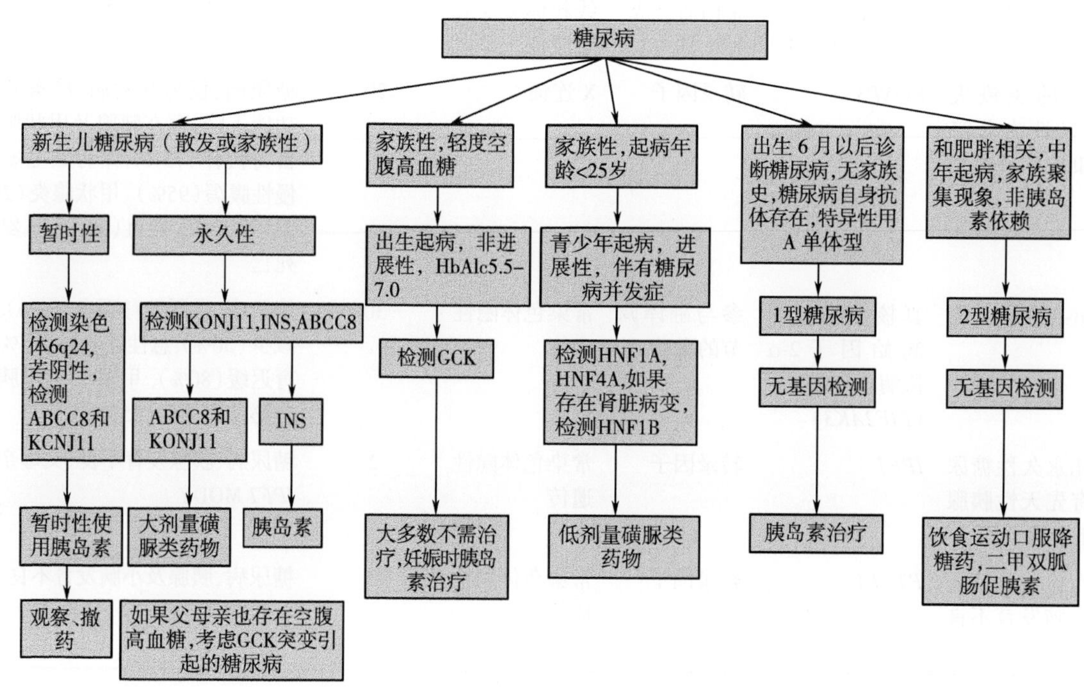

图 33-1　单基因糖尿病诊断流程

第二节 肥 胖 症

什么叫“肥胖”？一般根据什么标准来判断“肥胖症”？国际卫生组织制定的体重指数值(body mass index,BMI)是目前可用的标准。BMI(kg/m^2)=体重(kg)/身高(m)的平方。一般健康人BMI值为18.5≤BMI<24;超重为24≤BMI<28;肥胖为28≤BMI。中国人BMI 24为超重的界限;BMI 28为肥胖的界限。

临床上,肥胖以大量脂肪堆积为特征。表现为高度的表型异质性。然而,目前普遍认为,肥胖是多种环境因素和基因共同作用的结果。单基因引起的肥胖常表现更严重,发病率较低。从不足1%到2%~3%不等。

一、单基因肥胖症

(一)临床表现

一般都超过BMI的界限。临床表现列于表33-3和表33-4。

表33-3 单基因突变致肥胖的16种类型

基因位点	表型特征	编码基因	基因MIM
1p36.11	早发轻度肥胖	*NROB2*	604630
1p35.2	伴发肥胖	*SDC3*	186357
2p23.3	早发,易感肥胖	*POMC*	176830
3p25.3	易感肥胖	*GHRL*	605353
3p25.2	严重肥胖	*PPARG*	601487
4q31.1	易感肥胖	*UCP1*	113730
5q13.2	易感肥胖	*CARTPT*	602606
5q32	易感肥胖	*ADRB2*	109690
5q32	不同程度肥胖	*PPARGC1B*	608886
6q16.3	严重肥胖	*SIM1*	603128
6q23.2	易感肥胖	*ENPP1*	173335
8p11.23	易感肥胖	*ADRB3*	109691
11q13.4	严重肥胖伴2型糖尿病	*UCP3*	602044
16q22.1	迟发肥胖	*AGRP*	602311
17q21.31	肥胖	*PYY*	600781
18q21.32	常显,肥胖	*MC4R*	155541

表33-4 主要的肥胖综合征

名称	临床表现(除肥胖)	突变位点	致病基因
肌张力低-智低-性腺不发育综合征(Prader-Willi综合征)	新生儿肌张力低下,智力低下,面容丑陋,低促性腺激素型性腺功能减退症,身材矮小	15q11-q13缺乏父源性片段(微小缺失或母源性二体症)	SNRPN
遗传性骨营养不良(Albright征)	身材矮小,骨骼缺陷,面容丑陋,内分泌障碍	20q13.2	*GNAS*

续表

名称	临床表现(除肥胖)	突变位点	致病基因
Bardet-Biedl 综合征	智力缺陷，多指(趾)、智力低下、视网膜色素变性、性腺发育不全和肾脏异常	11q13(BBS1),16q21(BBS2) 3q11.2(BBS3),15q22(BBS4) 2q31(BBS5),20p12(BBS6) 4q27(BBS7),14q32(BBS8)	
Alstrom 综合征	视网膜营养不良，感觉神经性耳聋，糖尿病	2p13	*ALMS1*
Cohen 综合征	门牙突出，多指(趾)，眼病，畸形，循环中性粒细胞减少	8q22	*VPS13B*
X 连锁的 Borjeson-Forsmman-Lehman 综合征	智力低下，性腺功能减退，面容丑陋伴大耳	Xq26	*PHF6*
脆性 X 综合征	智力低下，多动症，大耳，下颌突出	Xq27.3	*FMR1*

（二）遗传学和发病机制

导致人类肥胖的单基因突变涉及的基因产物主要有：瘦素(leptin)、瘦素受体(leptin receptor)、阿片促黑素细胞皮质素原(proopiomelanocortin，POMC)、黑皮素 4 受体(melanocortin 4 receptor，MC4R)和激素原转换酶 1(prohormone convertase 1，PC1)等。患儿表现为出生后不久出现严重的肥胖。

目前从肥胖(OMIM 601665)查出的单基因肥胖已有 16 种。列于表 33-3。

下面将几类按病因和发病机制分类比较重要肥胖的单基因病分述如下：

1. 瘦素及瘦素受体基因　神经系统通过激活瘦素、胰岛素，ghrelin(主要在胃部产生，刺激食欲)控制摄食和饱食。瘦素及胰岛素激活弓状核 POMC 神经细胞，并产生 α-促黑素(alpha-melanocyte stimulating hormone，α-MSH)，后者激活室旁核上的黑皮素 4 受体(MC4R)，从而产生饱食信号。神经细胞表达的神经肽 Y 和 agouti 相关蛋白(agouti-related protein，AGRP)产生的分子起拮抗 MC4R 信号转导的作用。这些基因的突变导致瘦素-黑皮素信号通路异常，从而出现早发且严重的肥胖。下丘脑弓状核上的神经细胞表面表达瘦素受体，瘦素通过与瘦素受体作用导致瘦素-黑皮素信号通路的激活。激活后下游信号分子通过 POMC、可卡因-苯丙胺-调节转录蛋白(CART)和黑皮素系统调节饱食和能量平衡。POMC/CART 神经细胞合成引起厌食的 α-MSH，而 a-MSH 表达 NPY 和 agouti 相关蛋白，后者是黑皮素 3 (MC3R)和黑皮素 4 受体(MC4R)的拮抗剂。腺垂体存在 PC 1 酶，可产生 ACTH 和 β-促脂素(β-MSH)。下丘脑 PC 1 和 PC 2 的共同存在调控 α-，β-，γ-MSH 和 β-内啡肽的产生。瘦素受体基因(*LEPR*，OMIM 601007)，定位于 1p13.1。这是一种瘦素受体基因突变引起的肥胖。该类患者由于存在低促性腺激素型性腺功能减退和低促甲状腺激素水平会引起青春期延迟。也有人报道，瘦素受体基因突变会出现生长激素缺乏，T 细胞数量和功能下降会导致感染率升高。

患者存在类似 Prader-Willi 综合征的摄食行为异常。研究瘦素受体基因的突变携带者的身体组分，发现其体脂占 50% 以上。测定循环血中瘦素水平有助于诊断该病。因此，对于严重肥胖合并内分泌障碍如性腺功能减退时应考虑进行瘦素受体基因测序。

瘦素受体缺乏与瘦素缺乏患者的临床表现相似：患儿出生时体质量正常，新生儿期体质量迅速增长；有严重的饮食过量，当限制进食时有攻击行为，基础体温和静息代谢率正常；血糖正常，血胰岛素水平轻度升高。然而不同的是瘦素受体缺乏患者有轻度的生长迟缓，生长激素基础分泌和刺激后分泌减少。

2. *POMC* 基因突变　目前已发现有 *POMC* 突变体纯合子和杂合子患者。*POMC* 基因编码蛋白质是一种前激素原，该蛋白质在 PC1 的作用下分解成促肾上腺皮质激素和促黑激素。由于缺乏促黑激素和促肾上腺皮质激素，*POMC* 基因突变个体除了具有早发性严重肥胖表型，还表现为色素形成改变和肾上腺功能不全。POMC 完全缺乏的肥胖儿童 ACTH 分泌减少，常出生后不久出现急性肾上腺功能减退。也表现为轻度的中枢性甲状腺功能减退症，因此需要甲状腺激素的替代治疗。甲状腺功能减退的机制尚不明确。患儿头发颜色变浅是由于缺乏 α-MSH，而 α-MSH 可激活参与色素沉着的外周皮质素受体-1。

3. *PC1* 基因突变 *PC1* 突变的患者，除了还有严重肥胖外，还会出现餐后低血糖和生育困难。PC1 参与胰岛素原生成胰岛素的过程，PC1 的缺乏引起胰岛素原的堆积，从而引起餐后低血糖。由于 *PC1* 的突变引起的 POMC 成熟缺失，导致黑皮素通路障碍，从而可解释肥胖的原因。先天性 PC1 缺乏患者，由于消化道功能障碍常出现严重的呕吐。可能是由于消化道 PC1 分泌型细胞中一些前肽异常成熟所致。

4. *SIM1* 基因突变 目前发现 *SIM1* 基因也参与单基因肥胖的发病。在一个早发的肥胖女孩体内发现 *SIM1* 基因突变，起源于染色体易位。突变引起体重增加的时间更早。SIM1 存在于下丘脑的室旁核，在皮质素信号通路中发挥调节摄食的作用。

5. *NTRK2* 基因突变 *NTRK2* 基因定位 9q21.33（OMIM 600456），编码神经营养性酪氨酸激酶受体 2 型（neurotrophic tyrosine kinase，receptor type2，NTRK2）。该基因的杂合子突变最先在一个 8 岁男孩体内发现。临床表现为早发的肥胖，智力低下，发育迟缓，高级神经功能如早期记忆、认知功能异常及感觉障碍。

（三）防治

对于早发的严重肥胖伴有内分泌障碍，父母为近亲结婚的患者需要进行 *LEP*、*LEPR* 或 *POMC* 的基因测序。家庭成员也需进行单独分析，评估发病风险。

对于瘦素缺乏的患者皮下注射瘦素，可引起体重下降（主要是脂肪的减少），食物摄入明显减少免疫功能改善。对于 3 例瘦素缺乏患者注射瘦素后发现，食物摄入明显减少，进食速度下降，每餐持续时间减少，该研究提示瘦素在影响进餐前冲动方面的作用。有研究发现，一个 27 岁患有性腺功能减退症的肥胖患者经瘦素治疗诱导成人青春期的出现。35～40 岁的两位女性患者，瘦素治疗后出现规律的月经周期和排卵期黄体激素达峰值。对于瘦素缺乏的患者，随着体重的下降，代谢指标也有明显的改善。

瘦素受体基因突变患者，瘦素治疗是无效的。睫状神经营养因子（CNTF）是治疗该病的候选分子，可激活下游信号分子如 STAT3 从而调节食物摄取。目前 CNTF 受体激动剂正在研发中。

POMC 完全缺乏的儿童经过 3 个月低亲和力的 MC4R 激动剂治疗，对于控制体重和食物摄取无明显效果。如果研发出新的 MC4R 激动剂，POMC 的家庭有望从中受益。

二、黑皮素 4 受体（MC4R）相关性肥胖症

MC4R 基因突变是人类单基因突变所致肥胖最常见的病因。在儿童和成人肥胖中发病比率为 2%～3%。*MC4R* 位于 18q21.22。它编码的蛋白是一种有着七个跨膜区的 G 蛋白偶联受体，通过激活腺苷酸环化酶来传导信号。MC4R 主要在下丘脑表达，是中枢黑皮素旁路的重要组成部分，在能量平衡的调节中起着不可忽视的作用。在体内，MC4R 通过其内源性激活物 α-促黑素（alpha-melanocyte-stimulating hormone，α-MSH）和拮抗物野灰相关蛋白（agouti-related protein，AGRP）的相互作用调节着能量代谢的平衡。

（一）临床表现

严重肥胖和发病年龄早是 MC4R 突变个体的突出特征。*MC4R* 基因突变患者除了多食、肥胖外，并不伴发其他的内分泌代谢异常，甲状腺、肾上腺和生殖功能轴正常，不同于其他类型的单基因突变肥胖。可表现为线性生长加速，尤其在 5 岁前，但发现终身高和其他成人无差异。在 *MC4R* 突变的英国儿童中发现骨密度增加，部分原因可能是骨吸收减少。

（二）遗传学和发病机制

MC4R 突变呈显性遗传，杂合子并不都导致极度肥胖，其所致肥胖的严重程度不如纯合子。到目前已报道引起早发性严重肥胖的 MC4R 突变位点至少有 90 个，包括在欧洲、北美及亚洲等多个人群中被发现。*MC4R* 基因突变可表现为移码突变、缺失无义和错译突变。

（三）防治

对 *MC4R* 进行直接测序可发现基因突变。截止到目前，对于有明显肥胖家族史的肥胖患者是否进行常规 *MC4R* 检测仍存在争议。

对于 *MC4R* 基因突变携带者目前除了平衡膳食、运动治疗外无特异性治疗方法。然而，有趣的是，运

动对于调控 *MC4R* 基因突变患者的肥胖表型有特殊的作用。由于 *MC4R* 基因在肥胖中的重要作用，其已成为备受瞩目的候选药物作用靶点。目前 MC4R 激动剂和一些合成的 NDP-MSH 多肽在体外试验中结果不一。从长远看，这类药物有可能成为治疗 *MC4R* 基因突变合并 α-MSH 活性下降的药物。

三、肥胖综合征

表 33-4 列出主要的肥胖综合征类型、临床表现、突变位点及致病基因。

（一）临床表现与遗传学

1. 肌张力低 - 智低 - 性腺不发育综合征（Prader-Willi syndrome，PWS，OMIM 176270） 为最常见的肥胖综合征，患病率 1/25 000，主要临床特征包括：肌张力低、发育延迟、身材矮小、行为异常、童年时期即开始肥胖、下丘脑性发育不良及特征性外貌。该病呈常染色体显性遗传。大约 75% 患者是由于父源性染色体 15q11-q13 区带缺失引起，约 22% 的患者由于母源性 15q11-q13 的单亲二倍体所引起，相当于缺乏了父源性的 15q11-q13。PWS 患者体内 POMC/CART 和神经肽 Y 表达量升高，POMC/CART、神经肽 Y 与胃饥饿素（ghrelin）相互作用可以增加食欲。

对父源性染色体 15q11.2-q12 区带进行遗传学分析，并评估再发风险是很重要的。对 SNRPN 的 DNA 甲基化进行分析是目前诊断 PWS 的"金标准"。

2. Albright 综合征 Albright 综合征（Albright syndrome，OMIM 174800）是一种常染色体显性遗传疾病，本病的遗传学基础是编码 G 蛋白 α 亚基的 *GNAS* 突变。母源性的 *GNAS* 突变患者表现为肥胖、身材矮小、圆脸、异位组织骨化等临床表现及对甲状旁腺激素可在靶组织中活化 G 蛋白的抵抗，而父源性的突变仅导致假性甲状旁腺功能减退。

3. Bardet-Biedl 综合征（Bardet-Biedl syndrome ，BBS OMIM 209900） BBS 属常染色体隐性遗传病，患病率 < 1/100 000，阿拉伯和贝都因人发病率为 1/13 500。主要表现为中心性肥胖（75%）、多指（趾）、智力低下、视网膜色素变性、性腺发育不全和肾脏异常六大特征。目前发现 BBS 至少在 19 个不同的染色体区域发生突变（BBS1 ~ BBS19 基因突变），而且认为该综合征还有未被发现的基因突变。

4. Alstrom 综合征 Alstrom 综合征（OMIM 203800）是一种罕见的常染色体隐性遗传疾病，临床表现除了肥胖外，还表现为视网膜圆锥体萎缩，扩张性心肌病，感觉神经性耳聋，但没有发现多指（趾）畸形。突变部位位于 *ALMS1* 基因。该基因表达一种普遍存在的蛋白质，目前该蛋白质功能尚不清楚。

5. Cohen 综合征 Cohen 综合征（Cohen's syndrome，OMIM 216550）为常染色体隐性遗传，临床表现多样。表现为迟发型肥胖，常 10 岁后发病，伴有中度智力低下，典型的面部特征（下斜波浪形睑裂，短人中，粗眼眉，浓密的头发，突出的鼻基底）。儿童期出现色素性视网膜病变，早发的严重近视和间歇性中性粒细胞减少。目前发现该病为位于 8q22 的 *VPS13B* 基因发生突变所引起，该基因编码的跨膜蛋白参与细胞内的蛋白转运。

（二）防治

目前除了饮食、运动、心理干预及激素替代外没有特异性治疗方法。对于 PWS，有研究显示儿童期使用生长激素治疗可以促进生长、改变身体组分、促进脂肪的利用以及增加肌肉力量和灵活性。对于低促性腺性性腺功能减退症可以进行性激素的替代治疗。

第三节 胰岛素抵抗综合征

随着肥胖患病率的增加，胰岛素抵抗也随之增加，但有一部分非肥胖患者有严重胰岛素抵抗，这些人常有脂肪组织发育、分布异常或脂肪组织功能异常，有些单基因缺陷可以导致这种情况，这是本节讨论的重点。

单基因的严重胰岛素抵抗最常见的表现是"A 型胰岛素抵抗综合征"，该命名是于 20 世纪 70 年代，用来区别于抗胰岛素受体抗体介导的或叫"B 型"严重胰岛素抵抗。这种综合征的主要特点是严重的黑棘皮征(所有胰岛素抵抗的必要条件),卵巢性高雄激素血症和月经过少或闭经,BMI < 30kg/m²。最常见的就医原因是多毛和(或)月经紊乱,因此,女性在患病人群中占绝对优势。另外一个常用名“HAIR-AN”综合征,代表了“高雄血症”、胰岛素抵抗和黑棘皮征,基本等同于A型胰岛素抵抗,但通常用于BMI > 30kg/m²。一些特殊的综合征特点为找到单基因缺陷提供强有力的线索。

一、严重胰岛素受体缺陷

胰岛素受体的遗传性缺陷最常见于A型胰岛素抵抗,最严重的缺陷出现在婴儿期或幼儿期。在胰岛素受体被识别之前,历史上描述的临床特征被归类到Donohue综合征(OMIM 246200)或Rabson-Mendenhall综合征(OMIM 262190),事实上这两种描述属同一类缺陷。Donobue综合征和Rabson-Mendennhall综合征几乎全部是常染色体隐性遗传。两者的临床特征非常相似,区别只在于哪些组分占优势。

(一)临床表现

严重胰岛素受体功能缺陷按病因可分为两类:代谢性缺陷和发育缺陷。代谢性缺陷以严重高胰岛素血症为特征,最初的餐前低血糖和餐后高血糖逐步发展到持续高血糖。婴儿酮症发生较少,而在大一些的儿童中酮症常见且是最主要和难治的问题。瘦素水平通常很低或测不到,而脂连素在幼年之后反常增高。发育缺陷包括身高生长受损和脂肪、肌肉组织发育不良伴额外的特征如多毛,与其他软组织的假性肥大相比,这些都是依赖于胰岛素刺激的葡萄糖摄取。雄激素依赖组织过度生长尤为明显,是高胰岛素血症与雄激素协同作用于性腺的结果,不依赖胰岛素受体的存在。

(二)遗传学和发病机制

胰岛素受体是细胞表面的一种糖蛋白,具有穿膜二聚体的功能。组成单元由二硫键连接的α和β亚单位组成,它们来自相同的等位基因,并且各单元依次由二硫键连接起来。α亚单位包括胰岛素结合域,细胞内的β亚单位包括酪氨酸激酶域,酪氨酸激酶域,在胰岛素结合到α亚单位后发生自动磷酸化,从而触发胞内一系列复杂的网络信号转导过程。胰岛素受体基因*INSR*位于19p13.2,由22个外显子和21个内含子组成。胰岛素受体缺陷是由于胰岛素受体基因突变所致。第一个胰岛素受体的致病突变的描述在1988年,从那时起超过100个不同的突变已经报道,包括错义、无义和剪切位点突变,插入和缺失。

二、脂肪营养不良综合征

(一)临床表现

脂肪营养不良综合征(lipodystrophy syndrome,LDS)包括以部分或完全的脂肪组织缺失为特征的一组异质群体。可分为先天性(遗传性)和后天性(获得性)。根据部位可进一步分类。胰岛素抵抗是大部分综合征中的特征,而且可以非常严重。胰岛素抵抗使脂肪萎缩更难处理,在这些部位表现为黑棘皮征和青春期前儿童的血糖异常,在青春期后患者中表现与A型胰岛素抵抗综合征相同的临床特征。在所有类型的胰岛素抵抗中,女性的临床表现更为显著。每种亚型的临床和生化特征如表33-5所示。

表33-5 遗传性脂肪营养不良的临床和生化特征

	先天性全身性脂肪营养不良症		家族性部分性脂肪营养不良症	
亚型	BSCL1	BSCL2	FPLD2	FPLD3
受累基因	*AGPAT2*	*BSCL2*	*LMNA*	*PPARG*
临床发病时间	出生后	出生后	青春期	通常是青春期,可以出现在更小的儿童
脂肪分布	全身性缺乏	全身性缺乏	四肢和臀部脂肪减少;特征性面部和颈部脂肪过多;躯干脂肪减少	四肢和臀部脂肪减少;面部和躯干脂肪保留

续表

	先天性全身性脂肪营养不良症		家族性部分性脂肪营养不良症	
皮肤特征	黑棘皮征；多毛	黑棘皮征；多毛	黑棘皮征；多毛	黑棘皮征；多毛
肌肉-骨骼表现	肢端肥大样特征	肢端肥大样特征	肌肉肥大；有些合并肌肉萎缩	无特殊
非酒精性肝病	严重	严重	有	有
血脂异常	严重；胰腺炎相关	严重；胰腺炎相关	有，可能很严重	有，可能很严重
胰岛素抵抗	严重；早发	严重；早发	严重	严重；部分早发
糖尿病发病年龄	<20岁	<20岁	可变的；一般男性晚于女性	可变的；一般男性晚于女性
高血压	常见	常见	常见	非常常见
其他		中度神经发育迟滞可能		

（二）遗传学与发病机制

先天性全身性脂肪营养不良症（congenital generalized lipodystrophy，CGL）也叫做Berardinelli-Seip先天性脂肪营养不良（BSCL），以出生时脂肪组织缺乏为特征。高胰岛素血症从幼年早期即出现，导致器官肿大和肢端肥大以及黑棘皮症。糖尿病一般十几岁开始发病，肝肿大常显著且由严重非酒精性脂肪肝引起。常有严重高三酰甘油血症，可有暴发性黄瘤病和胰腺炎。BSCL1由1-甘油酯-3-磷酸O-酰基转移酶2（AGPAT2）基因*AGPAT2*的纯合突变和复合杂合突变引起，BSCL2由seipin基因*BSCL2*的突变引起。两种基因的变异在多人种人群中都有发现。无义和剪切位点突变可使蛋白功能完全丧失，这两种突变占了BSCL1和BSCL2致病突变的大多数情况。

家族性部分性脂肪营养不良症（familial partial lipodystrophies，FPLD）分为3个亚型，FPLD1（MIM 608600），FPLD2（OMIM 151660）和FPLD3（OMIM 604367）。所有这三种情况在青春期后女性中均有发现，且臀部脂肪最常见受累。在男性中很难发现。1型以四肢脂肪减少为特征，躯干脂肪常保留或增加。2型是面部脂肪营养不良，常在青春期变得明显，仔细研究有*LMNA*基因缺陷的患儿发现，他们童年时期的脂肪分布可有轻度异常。脂肪营养不良显著影响四肢和臀部，伴有躯干不同程度受累，但是面部、颈部脂肪正常或过多。3型是另外一种以四肢和臀部脂肪缺乏为特征的疾病。它与2型不同的是，腹部脂肪大都保留，面部脂肪常正常。

*LMNA*编码纤核层蛋白A/C，是核腔的一种结构性组分，几乎无所不在的表达。这个基因的显著突变已明确与几种疾病相关，如肌肉萎缩，扩张性心肌病、腓骨肌萎缩神经病变，早老综合征和Werner综合征，限制性皮肤病和重叠综合征。与经典FPLD2表型相关的大多数*LMNA*突变集中于第8外显子的杂合错义突变，编码A和C的C末端部分。

PPARG是一种核激素受体，在脂肪组织高表达，对脂肪细胞分化非常重要。至今，所有报道的突变均为杂合突变。

第四节　垂体疾病

一、垂体瘤

（一）临床表现与分类

垂体前叶腺瘤是起源于腺垂体细胞的良性肿瘤，在一些生长因子或激素的作用下，由于细胞基因变异并单克隆增殖所致，因此垂体前叶腺瘤的发生与多种基因突变和表达异常相关，尤其是各种癌基因、抑癌基因和参与调控细胞周期的基因，包括*GSP*、*PTTG*、*MEN1*、*RB1*、*CCND1*、*P16*、*CDKN1B*等，这些基因与垂体腺瘤的关系详见表 33-6。

表 33-6 垂体腺瘤相关的基因变异

基因	突变表型	参考文献
CCND1	生长激素瘤和非分泌腺瘤过表达	[Simpson DJ, 2001]
GNAS	McCune-Albright 综合征(多发性骨纤维发育不良伴性早熟)存在嵌合突变	[Weinstein LS, 2006]
PRKAR1A	Carney 综合征(Carney complex, CNC)伴生长激素瘤和泌乳素瘤患者存在蛋白截短突变	[Vezzosi D, 2010]
FGFR4	垂体腺瘤患者存在异常转录	[Morita K, 2008]
PTTG	在侵袭性垂体腺瘤过表达	[Minematsu T, 2006]
BMP4	催乳素瘤表达下降	[Paez-Pereda M, 2003]
GADD45G	非分泌腺瘤、催乳素瘤和生长激素瘤存在启动子区甲基化	[Zhang X, 2002]
MEG3	非分泌腺瘤和促性腺素瘤存在启动子区甲基化	[Zhao J, 2005]
MEN1	所有垂体瘤存在失活突变	[Syro LV, 2012]
PKC	侵袭性垂体瘤存在点突变	[Yang H, 2005]
P16	垂体瘤存在启动子区甲基化	[Woloschak M, 1996]
CDKN1B	MEN 4 型存在生殖细胞杂合无义突变	[Pellegata NS, 2006]
RB1	垂体瘤存在启动子区甲基化	[Simpson DJ, 2000]
ZAC	无功能瘤存在启动子区甲基化	[Pagotto U, 2000]
AIP	15% 的家族孤立性垂体腺瘤患者存在胚系突变和杂合性缺失,见于家族性和散发性生长激素瘤、催乳素生长激素混合瘤、催乳素瘤、非分泌腺瘤和 cushing 病(垂体促肾上腺皮质激素瘤,又称库欣病)	[Tichomirowa MA, 2011]

虽然,众多基因变异参与垂体腺瘤的发生,但是确定为单基因遗传病的垂体腺瘤很少,见于垂体腺瘤与其他内分泌肿瘤共存的内分泌肿瘤综合征中,如多发内分泌腺瘤 1 型(MEN1)和 Carney 综合征(Carney complex, CNC),其他极少数见于家族性孤立性垂体腺瘤(FIPA)等。临床上疑诊这些疾病可以作基因突变筛查,相关致病基因详见表 33-6,包括 *MEN1*、*CDKN1B*、*PPKR1A*、*AIP* 等。下面将分别介绍表 33-7 所列的 4 种垂体腺瘤单基因遗传病。

表 33-7 家族遗传性垂体腺瘤

病名	致病基因	致病机制	垂体瘤类型
MEN1	*MEN1*	MENIN 蛋白失活	所有垂体瘤类型,催乳素瘤、非分泌腺瘤、生长激素瘤最常见
MEN4	*CDKN1B*	肿瘤 P27 表达下降	仅 2 例报道合并肢端肥大症和 cushing 病
CNC	*PRKAR1A*	蛋白激酶 Aα 调节亚基失活	生长激素瘤和生长激素 / 催乳素混合瘤
FIPA	*AIP*	转录和蛋白表达下降	所有垂体瘤类型,生长激素瘤、催乳素瘤、非分泌腺瘤、混合瘤

(二)遗传学与发病机制

1. 多发内分泌腺瘤 1 型(MEN1) 常染色体显性遗传病,包括垂体前叶腺瘤、甲状旁腺瘤、胰腺内分泌肿瘤和胃肠道内分泌肿瘤等。不同文献报道,MEN1 型发生垂体瘤的概率是 10% ~ 60%。MEN1 型致病基因 *MEN1*(OMIM 613733)定位于 11q13,是抑癌基因,共 10 个外显子,编码 615 个氨基酸的 MENIN 蛋白。

MENIN 蛋白通过与多种转录因子包括 JunD、核因子 NF-κB、Smad、Bax、半胱氨酸蛋白酶 8 等相互作用参与调控细胞的生长、凋亡等生物学过程。目前 *MEN1* 有超过 1,300 种突变的报道，其中 25% 是无义突变，45% 是缺失突变，15% 是插入突变，10% 是错义突变，其余 5% 是剪切位点突变。大多数 MEN1 患者都有 *MEN1* 基因的杂合性缺失，其中部分在肿瘤组织会发生 *MEN1* 基因二次突变。

2. 多发内分泌腺瘤 4 型（MEN4） MEN4 型是一种不同于 MEN1 型，MEN2a 和 2b 型的 MEN1 型类似综合征，又称作 MENX 型，较常见临床表现为原发性甲状旁腺功能亢进，垂体腺瘤（生长激素瘤和促肾上腺皮质激素瘤）和除胰腺外的其他肿瘤。合并垂体瘤的 MEN4 型病例共有 2 例报道存在 *CDKN1B* 基因突变。1 例肢端肥大症、原发性甲状旁腺功能亢进症、肾血管平滑肌脂肪瘤和睾丸癌的德国人被发现存在种系 *CDKN1B*（OMIM 600778）的无义突变，另外 1 例是库欣病、原发性甲状旁腺功能亢进症合并颈部类癌的荷兰人发现 *CDKN1B* 突变。还有 1 例同时患原发性甲状旁腺功能亢进症和胃癌的西班牙患者发现 *CDKN1B* 基因 5' 调控区杂合的 GAGA 缺失突变，但该例并不具有垂体瘤表现。

3. Carney 综合征（Carney complex，CNC） CNC 是常染色体显性遗传病，与内分泌腺体肿瘤的发病高度相关，累及多个内分泌腺体，包括肾上腺、垂体和甲状腺等，通常合并其他非内分泌肿瘤如心脏黏液瘤、睾丸癌等。CNC 分两型（1 型和 2 型），分别与 17q 和 2p 区域相连锁，45% 的家族及散发性 CNC 患者存在 17q24.2 上的 cAMP 依赖性蛋白激酶 Aα 调节亚基（*PRKAR1A*）基因突变（OMIM 188830）。*PRKAR1A* 是抑癌基因，目前共有 13 个突变位点的报道。突变导致 CNC 肿瘤中的蛋白激酶 A 基础活性降低，cAMP 刺激后的活性增高。大多数 2 型 CNC 的致病基因定位在 2p16，LOD 值 5 分以上，但具体致病基因未明。

4. AIP 相关家族性孤立性垂体瘤（FIPA） 约 15% 孤立性垂体瘤是由芳香烃受体相互作用蛋白（aryl hydrocarbon receptor-interacting protein，AIP）的基因 *AIP* 突变引起。AIP 相关家族性孤立性垂体瘤定义为种系 *AIP* 基因突变引起的家族或散发性垂体瘤，生长激素瘤最常见。其次是催乳素瘤，再次是生长激素和催乳素混合瘤，非分泌腺瘤。AIP 相关 FIPA 为常染色体显性遗传（OMIM 102200），*AIP* 位于染色体 11q13，已报道 *AIP* 突变 49 个，其中错义突变 13 个，无义突变 13 个，移码突变 12 个，剪切突变 6 个，大片段缺失 4 个，启动子区突变 1 个，由于 FIPA 检测到 *AIP* 基因突变频率较低，并不推荐 FIPA 常规作 *AIP* 突变筛查，也有研究建议 30 岁以下患者进行 *AIP* 突变检测。

二、尿崩症

（一）临床表现与分类

1. 尿崩症的定义 尿崩症（diabetes insipidus，DI）广义是指多尿、低比重尿及低渗尿和继发性多饮为特征的一组临床综合征，根据病因可以分为先天性和获得性。先天性尿崩症是一组遗传异质性单基因病，包括遗传性中枢性尿崩症和遗传性肾性尿崩症，遗传性尿崩症占所有 DI 患者不到 10%。

2. 遗传性尿崩症分类 遗传性尿崩症分为家族性垂体性尿崩症（familial neurohypophyseal diabetes insipidus，FNDI）、X 连锁隐性遗传性垂体性 DI（NDI Ⅰ型）、常染色体遗传性垂体性 DI（NDI Ⅱ型）。致病基因及临床特征见表 33-8。

表 33-8 遗传性尿崩症分类

疾病特征	FNDI	NDI Ⅰ型	NDI Ⅱ型
致病基因	*AVP*	*AVPR2*	*AQP2*
起病年龄	出生 6 个月至 6 岁	出生起病	出生起病
血浆 AVP 浓度	低 / 不可检测	高	高
对抗利尿剂反应	尿渗透压增加 > 50%	尿渗透压增加 < 50%	尿渗透压增加 < 50%
MRI 垂体后叶高信号	缺乏	缺乏	?

3. 人体水、渗透压平衡的调节

(1)AVP:精氨酸加压素(arginine vasopressin, AVP)又称抗利尿激素(antidiuretic hormone, ADH)是调节人体内水平衡最主要的激素之一。在下丘脑视上核以及脑室旁核的大神经元细胞内合成,通过垂体门脉系统转运至垂体后叶的过程中酶解出活性 AVP,并最终储存于垂体后叶,受机体血容量及渗透压调节,主要生理作用是维持机体水平衡。

(2)VR:特异性 AVP 受体(AVP receptor, VR),血浆 AVP 通过与 VR 结合而发挥相应生理作用。VR 主要分为三类:V1R、V2R 和 V3R。V2R 仅表达于血管内皮细胞、肾小球远端小管和集合管主细胞的基底膜侧,与 AVP 特异性结合,参与凝血和肾小球的水重吸收过程。

(3)AQP2:水通道蛋白 -2(aquaporin-2, AQP2)。血液循环中的 AVP 与肾小球远端小管和集合管主细胞基底膜侧 V2R 结合,激活 G 蛋白耦联受体信号转导途径及下游腺苷酸环化酶级联反应,增加细胞内 AQP2 的表达、磷酸化与聚合,发挥对水的重吸收作用;当足量水被重吸收后,AVP 反馈性分泌减少,AQP2 离开顶端膜重新返回细胞胞浆内,水重吸收减少。

所有影响上述 AVP 合成、分泌及其与 V2R 结合和 AQP2 重新分布的因素均可造成原尿重吸收功能障碍,临床表现为尿崩症。

(二)遗传学和发病机制

1. FNDI 家族性垂体性尿崩症(familial neurohypophyseal diabetes insipidus, FNDI)　约占所有中枢性尿崩症(central diabetes insipidus, CDI)患者的 1%,大部分表现为常染色体显性遗传。迄今报道 2 例为常染色体隐性遗传,病因是 *AVP* 基因编码的 AVP 合成或分泌障碍。*AVP* 基因(OMIM 192340)定位于染色体 20p13,长 916 960,含有 3 个外显子和 2 个内含子。*AVP* 基因编码 164 个氨基酸组成的前精氨酸加压素原,后者结构包括:信号肽(signal peptide, SP)、9 肽活性 AVP、神经垂体素运载蛋白Ⅱ(NP Ⅱ, neurophysin Ⅱ)、糖肽 copeptin。目前已经报道了 *AVP* 基因明确的致病突变 70 余种,其中错义突变(包括单碱基或双碱基替换)60 个,无义突变 7 个,缺失突变 6 个,插入突变 2 个,剪切突变 2 个。NP Ⅱ区的突变最为常见,而活性 AVP 区域突变较少,糖肽基因编码区至今尚无突变的报道。

2. X- 连锁隐性遗传性 NDI　致病基因 *AVPR2*(OMIM 300538)定位于染色体 Xq28,长 9193bp,由 3 个外显子和 2 个内含子组成,因剪切形式不同分为两种异构体。基因编码一个含有 371 个氨基酸的 7 次跨膜受体,属于 G 蛋白家族的成员。受体分子量约 40kDa。Ellas Spankis 等总结并分析了 2008 年以前所有文献已报道的至少 326 个家系中 211 种可能致病的 *AVPR2* 基因突变,共有 15 种不同的突变类型,其中错义突变约占 48.34%,以精氨酸和酪氨酸突变最为常见。体外试验证实大部分 *AVPR2* 基因突变导致编码的受体滞留在细胞内,少数突变受体能够到达细胞表面,但不能与 AVP 结合或不能有效引发胞内的腺苷酸环化酶级联反应,都使 V2R 不能介导 AVP 的正常生理作用而导致尿崩症。女性 *AVPR2* 突变基因携带者临床表现不一,症状往往明显轻于男性基因突变患者,该临床表型异质性可能与 X 染色体失活偏倚相关。

3. 常染色体遗传性 NDI　常染色体遗传性 NDI 约占所有遗传性 NDI 患者 10%,主要致病基因是 *AQP2*,男女患病率相当。结合患者临床表现与家系遗传方式,分为常染色体隐性遗传性 NDI 和常染色体显性遗传性 NDI。*AQP2* 基因(OMIM 107777)定位于染色体 12q12-q13,全长 15 141bp,包括 4 个外显子和 3 个内含子。该基因编码一个含有 271 个氨基酸组成的 6 次跨膜水通道蛋白,分子量约 29kD,是水通道蛋白家族(AQP 0 ~ 12)成员之一,也是主要的固有跨膜通道蛋白家族成员之一。目前国际上已经报道了至少 40 种可能致病的 *AQP2* 基因突变,包括 32 种错义突变,2 种无义突变,3 种缺失突变和 3 种剪切位点突变。

三、垂体功能减退症

垂体功能减退症(hypopituitarism)是指由腺垂体或(和)神经垂体所分泌的一种或多种激素减少的功能状态。每年的发病率约为 4.2/100 000。垂体功能减退症的病因可以包括颅脑损伤、神经外科手术后遗症、浸润性疾病和头颅放疗等,而当病因不明时往往被诊断为特发性或先天性垂体功能减退症。

（一）临床表现

垂体激素缺乏可表现为新生儿期的急性缺乏如肾上腺危象，也可隐匿发展造成儿童生长发育延迟。临床表现主要取决于所缺乏的激素的类型，同时也可具有一些非特异性的表现，如嗜睡、怕冷、食欲减退或腹痛等。若新生儿期出现持续的低血糖或电解质紊乱则应常规评价垂体功能。此外，对于存在中线缺陷的婴儿和小阴茎的男婴，以及存在生长发育不良的儿童和青春期发育延迟的青少年，也应评价是否存在垂体功能减退。虽然一些患者最初仅表现为一种垂体激素减少，但随着时间推移，可能进展为多种激素的缺乏，因此要长期随访评估。

（二）遗传学和发病机制

垂体的发育始于胚胎发生的早期，在其发育过程中需要多种信号分子和转录因子完成协调有序的时间与空间表达。这些垂体细胞类型的发生是在转录因子表达的调控下进行的。这些转录因子包括 Hesx 同源框 1，LIM 同源框蛋白 3（Lhx3）和配对样同源域 1（Pitx1），它们在特异性垂体细胞类型的时空发育过程中起到了重要的协调作用。一些转录因子的突变可引起多种垂体激素的缺陷，而另一些则可引起单一的垂体激素缺陷。表 33-9 列举了在垂体前叶发育过程中发挥重要作用的遗传因子。

表 33-9　垂体前叶发育过程中重要的遗传因子

	相关基因	基因功能	受累细胞类型	临床表现	遗传方式
一种或多种垂体激素缺陷	*HESX1*	①为配对样同源框基因；②是颅口腔囊口腔外胚层中原始垂体的早期标志物；③其维持需要 Lhx3，并受 PROP1 的抑制	GH，TSH，FSH/LH（垂体后叶也可受累）	①单一 GH 缺乏或多种激素缺乏（包括尿崩症）；②青春期发育延迟；③与中隔—眼发育异常相关	常染色体显性遗传，常染色体隐性遗传
	LHX3（*LIM3*）	①为 LIM-HD 基因调节蛋白家族的成员；②是颅口腔囊细胞生存和增殖所必需的；③可结合并激活 α-GSU 促进子；④与 Pit-1 反应后激活 TSH-β 基因促进子；⑤与 Lhx3a，Lhx3b，M2-Lhx3 同型	GH，PRL，TSH，FSH/LH（ACTH 可能受累）	①颈椎僵硬导致颈部活动受限；②垂体前 / 中叶发育不全	常染色体隐性遗传
	LHX4	①是与 Lhx3 极为相似的 LIM 蛋白；②可能与 PROP1 和 POU1F1 存在部分功能上的重叠	GH，PRL，TSH，FSH/LH，ACTH	①以 GH 缺乏为主的多激素缺陷；②严重的垂体前叶发育不全，神经垂体异位	常染色体显性遗传
	SIX6	①为 SIX/sine oculis 同源框基因家族的成员；②早期在下丘脑中表达，后期在颅口腔囊、神经视网膜和视交叉处表达	GH，FSH/LH	双侧无眼畸形垂体发育不全，与染色体 14q22-23 的缺失相关	不明
	PTX2（*RIEG1*）	①为 Bicoid 相关的同源框基因；②早期在原始颅口腔囊中表达；③维持 Hesx1 和 Prop1 的表达	GH，PRL，TSH，FSH/LH	与 RIEGER 综合征相关：眼前房异常，牙齿发育不良，脐疝，精神迟钝，垂体功能不全	常染色体显性遗传
	PROP1	①是 Pit1 表达所需的配对样同源域转录因子；②与 Hesx1 共表达	GH，PRL，TSH，FSH/LH，ACTH	①多重垂体激素缺陷（GH，TSH，PRL，ACTH）；② FSH/LH 不足或正常青春期伴迟发的 FSH/LH 缺乏；③非血缘家系间的多种突变	常染色体隐性遗传
	POU1F1（*PIT1*）	①为 POU 转录因子家族的成员；②对 GH1、PRL 和 TSHβ 基因的激活起重要作用	GH，PRL，TSH	① GH 缺乏伴 PRL 和 TSH 调节异常；②垂体发育不全	常染色体显性遗传，常染色体隐性遗传

续表

	相关基因	基因功能	受累细胞类型	临床表现	遗传方式
	OTX2	①是前脑和眼发育所需的 Bicoid 型同源域基因；②拮抗 Fgf8 和 Shh 的表达；③可能对 Hesx1 的激活起重要作用	GH，TSH，ACTH，可能累及 FSH/LH	①包括无眼在内的严重眼发育异常；②多种垂体激素缺乏；③垂体前叶发育不全伴垂体后叶异位	不明
	SOX2	SOXB1 亚家族的成员	GH，FSH/LH，在动物模型中 TSH 也受累	①促性腺素缺乏所致的性腺功能减退；②垂体前叶发育不全；③双侧无眼/小眼畸形；④胼胝体及海马缺陷；⑤感觉神经缺陷；⑥食管闭锁和学习困难	De novo
	SOX3	①为 SOX 成员；②在发育中的漏斗及下丘脑中表达的发育因子	GH 和（或）其他垂体前叶细胞类型	①男性患者 xq26-27 复制；②多种精神迟钝；③垂体功能减退症伴异常 MRI 表现；④垂体前叶发育不全；⑤漏斗部发育不全；⑥垂体后叶异位；⑦胼胝体异常	X 连锁遗传
单一激素缺陷	*GLI2*	①为 GLI 家族的成员；②是调控 Shh 的转录因子	GH	①前脑无裂畸形患者功能突变的杂合缺失；②外显率变异；③垂体发育不全伴多种颅面部畸形	不明
	GHRHR	编码 GHRH 受体	GH	①身材矮小；②垂体前叶发育不全	常染色体隐性遗传
	GH1	①编码 GH 多肽；②一些杂合突变可影响 GH 的分泌或功能	GH	①身材矮小；②面部畸形；③具有生物失活性 GH 的临床表现（Kowarski 综合征）	常染色体显性遗传，常染色体隐性遗传，或 X 连锁遗传
	KAL1	①编码蛋白 anosmin1；②在嗅觉神经元和 GNRH 神经元的迁移过程中起重要作用	FSH/LH	①无青春期发育；②嗅觉缺失症；③肾脏异常	X 连锁遗传
	FGFR1	编码成纤维细胞生长因子受体	FSH/LH	①无青春期发育（不如 KAL-1 突变严重）；②与 Pfeiffer 综合征相关	常染色体显性遗传
	GnRHR	编码促性腺激素的 GNRH 受体	FSH/LH	①引起广泛的生殖系统临床表现；②导致大多数家族性或散发性病例；③无嗅觉缺陷	常染色体隐性遗传
	TBX19（*TPIT*）	①为含有同源 DNA 结合域的 T-box 转录因子家族的成员；②特异地作用于 POMC 的分化；③某几型已被认证的突变会导致功能缺失	ACTH	新生儿单一性 ACTH 缺乏	常染色体隐性遗传
	POMC	编码 POMC 多肽	ACTH	POMC 缺乏综合征：早发的严重肥胖，肾上腺功能不足，红发	常染色体隐性遗传

尽管临床上诊断为先天性垂体功能减退症时会考虑到某种遗传缺陷，但是目前尚缺乏表型—基因型明确对应关系方面的研究，所以很难把一个特定的临床表型归因于某一特定垂体发育因子的突变。对缺乏单一激素的患者可进行某个特定发育因子的遗传学检查，但随着病程进展，对垂体的再次评估可能发现患者新增的激素缺陷，则还需对其他因子进行遗传学评估，因此，目前对垂体功能减退症的患者一般都进行多遗传因子的常规筛查。

（三）防治

不论垂体功能减退症的病因如何，激素替代治疗仍然是本病最主要的治疗方式，包括靶腺激素替代，如左旋甲状腺素和氢化可的松。

第五节　甲状腺疾病

一、先天性甲状腺功能减退症

先天性甲状腺功能减退症（congenital hypothyroidism，CH）是一种最常见的新生儿遗传代谢性甲状腺疾病，发病率为1/3000～4000，是儿童时期常见的智残性疾病。早期无明显表现，一旦出现症状则是不可逆的。此病可导致身材矮小，智力低下，及早发现、及时治疗、终身服药可促进智力发育达到基本正常水平。延迟诊断对儿童智力发育影响很大，将导致不可逆的智能迟滞。目前已证实有多种基因的遗传变异均可导致CH。与CH发病相关的基因主要分成两大类：①与甲状腺发育不良有关的基因；②与甲状腺激素合成障碍有关的基因。现简要分述如下。

（一）先天性甲状腺激素合成缺陷

1. 临床表现　先天性甲状腺激素合成缺陷的患儿，在婴儿早期即可出现症状。其主要特点有三：智能迟滞、生长发育迟缓、生理功能低下，呈现“呆小症”的表现。研究表明10%～15%的CH病例，继发于甲状腺激素合成过程中的缺陷。现已确定，能影响甲状腺激素合成的基因有甲状腺过氧化物酶基因、甲状腺球蛋白基因、*SLC26A4*基因、钠/碘同向转运体基因、甲状腺氧化物酶基因等。

2. 遗传学与发病机制　甲状腺素有机合成缺陷目前主要有五种类型：①甲状腺滤泡细胞摄取碘缺陷，即碘化物运输障碍；②碘化酪氨酸合成障碍；③偶合酶缺陷引起的碘酪氨酸偶合障碍；④脱碘酶缺陷引起的无机碘再利用障碍；⑤甲状腺球蛋白降解酶缺陷和甲状腺球蛋白合成异常，甲状腺分泌一种无活性的碘化蛋白。

（1）人类钠/碘同向转运体基因：人类钠/碘同向转运体基因（*NIS*）又称*SLC5A5*，位于19p13.11，含15个外显子，其编码产物有643个氨基酸的糖蛋白，是钠/溶质同向转运体家族成员之一。NIS蛋白主要表达在甲状腺滤泡细胞基底膜上，通过促甲状腺激素（TSH）依赖的方式完成摄取碘离子的功能，可使碘离子有机化并进一步螯合。

*NIS*基因突变可引起先天性碘转运缺陷（ITD），是导致个体CH的主要原因之一。自克隆人类NIS基因以来，目前已经确定该基因有12种突变可引起CH，主要有p.Val59Glu，p.Gly93Arg，p.Arg124His，p.Gln267Glu，p.Cys272Ter，p.Gly395Arg，p.Thr354Pro等。这些突变分布于14个家系（6个国家不同人种），以纯合子或复合杂合子突变为主。一些患者体内的突变可降低NIS活性，另一些则通过阻止蛋白转运和插入到胞膜而使NIS完全失活。对于碘转运能力部分下降患者，提供碘化物可使血浆和甲状腺组织中碘化物浓度增高，激素合成量维持正常。另有患者临床上只表现为甲状腺肿大，提示甲状腺细胞的基底膜上可能还存在未知的其他转运体。

（2）*SLC26A4*基因：膜顶部碘转运缺陷主要与*SLC26A4*基因（又称*PDS*基因）有关。早期已经报道了一种Pendred综合征（Pendred's syndrome，PDS），该综合征的主要表现为：碘有机化障碍和神经性耳聋。*SLC26A4*基因位于染色体7q22.3，含有21个外显子，其编码蛋白为碘/氯转运蛋白（pendrin）是一种含780个氨基酸的高度疏水性跨膜蛋白，具有11或12个跨膜片段。此蛋白是SLC26A（solute carrier family 26a，溶质载体蛋白家族 26a）家族成员之一，*PDS* 基因的转录产物表现出高度的组织特异性：主要在人甲状腺组织中表达，在肾脏和内耳也有少量表达。

Pendred 综合征（PDS）为常染色体隐性遗传病，*SLC26A4* 的纯合子或复合杂合子突变使其蛋白产物功能受损，碘转运过程受到影响，碘不能有效地进入滤泡腔而引起部分碘的有机化障碍，是形成本综合征的原因之一。目前在 *PDS* 基因上已经发现 150 多种基因变异，大部分属于错义突变。其中北欧白种人种 *PDS* 的热点突变位于 p.Leu236Pro 和 p.Thr416Pro，日本报道热点突变为 p.His723Arg。虽然 *PDS* 基因是 CH 的易感基因之一，但该基因突变所致的 CH 很少发生。Banghova 等报道的 197 例 CH 患者中，仅有 2 名患者是由 *PDS/SLC26A4* 基因突变所致。因此，*PDS* 基因在机体的碘转运过程中具体起什么重要作用，以及它的作用形式，还需要进一步研究。

（3）甲状腺球蛋白（Tg）合成相关基因：甲状腺球蛋白（TG）是在甲状腺滤泡细胞内合成的一种糖蛋白，主要参与甲状腺激素的合成与储存，而且对甲状腺的功能具有调节作用。人类 *TG* 基因长 274 939bp，位于染色体 8q24，有 48 个外显子。现已报道了 39 余种 *TG* 基因失活突变，其中包括 23 种错义突变、5 种无意突变、8 种剪切位点突变、2 种单核苷酸缺失和 1 种单核苷酸插入突变。*TG* 基因的失活突变会导致 TG 蛋白的结构缺陷并滞留在内质网中，从而引起甲状腺激素合成障碍。基因缺陷引起的甲状腺球蛋白合成减少相对少见，目前报道的患病率为 1/67 000，仅在为数很少的先天性甲状腺素减退家族中发现。*TG* 突变患儿在新生儿筛查时便可表现为较高的 TSH 水平，相对于明显降低的 T4 水平，血清 T3 浓度亦明显升高，与甲状腺内碘化铬氨酸脱碘酶代偿性升高有关。

（4）甲状腺过氧化物酶基因：最近，通过对完全性碘活化障碍（TIOD）的 35 个 CH 患者进行研究，发现大多数存在 *TPO* 基因纯合子或复合杂合子突变。*TPO* 基因定位于 2p25，长 136 265bp，有 17 个外显子。在转录水平上受甲状腺转录因子 TTF1、TTF2、Pax8 等的调节。TPO 为一种合成碘化甲状腺素所必需的蛋白质。有报道在新西兰 1/66 000 的新生儿存在 TPO 数量或质量上的异常。大量研究证明，*TPO* 基因缺陷是甲状腺激素合成障碍最常见的原因，现已在此基因上发现了 50 多种突变类型，包括错义突变、无义突变、移码突变、剪切突变和缺失突变。其中位于第 8 外显子的 c.1273_1276dupGGCC 突变最为常见。

（5）甲状腺氧化物酶基因：甲状腺氧化物酶基因（*THOX2*）又称 *DUOX2*，定位于 15q15.3，含有 34 个外显子，其编码的具有功能性的 DUOX2 是甲状腺激素能正常合成的条件之一。一旦 *DUOX2* 发生基因突变，导致缺乏功能性的 H_2O_2 生成结构域（如 NADPH 结合区、FAD 结合区等），不能正常提供 H_2O_2，造成碘有机化障碍，使甲状腺激素合成不足。Moreno 等对 9 例 CH 患者的研究发现，1 例具有严重 TH 缺乏和完全性碘有机化缺陷的患者存在 *DUOX2* 基因纯合性无义突变（c.1300C > T，导致 p.Arg434Ter）。在 8 名轻度暂时性 CH 和部分碘有机化作用缺陷患者中，3 名患者分别存在 *DUOX2* 基因杂合性突变（p.Gln686Ter、p.Arg701Ter）。另有研究发现 *DUOX2* 双等位基因突变导致永久性甲状腺功能减退，而其单等位基因突变往往引起暂时性甲状腺功能减退。

（6）碘酪氨酸脱碘酶基因：在甲状腺组织中，碘酪氨酸脱碘酶（IYD）是一种跨膜蛋白，位于甲状腺滤泡膜顶膜，包括胞外域的 N- 端、单跨膜结构域和胞外域的 C- 端，属于硝基还原酶家族，参与控制甲状腺激素合成后的碘再利用过程。*IYD* 基因位于 6q24-25，有 6 个外显子。其 mRNA 除了主要表达于甲状腺组织外，在心脏、肾脏和肠道也有少量表达。目前已先后在无关家庭的 6 位患者中检测到纯合错义突变（p.Arg101Trp、p.Ile116Thr、p.Ala220Thr）或错义突变与缺失突变的复合杂合突变（c.315delCAT）。上述突变均会使 IYD 蛋白酶活性部分或完全丧失，影响机体中碘再循环的平衡，但具体的机制尚未阐明。

3. 防治　完善的新生儿筛查是发现先天性甲状腺功能低下的有力措施。我国已经定为新生儿筛查必检项目。对于甲状腺超声或扫描提示甲状腺位置正常的 CH 患儿，基因筛查可在早期明确病因，并有利于选择针对性治疗。例如对于碘转运或有机化障碍患者，适当补充碘化物即可缓解甲状腺激素合成缺陷，从而避免不必要的终生接受甲状腺激素替代治疗。而 *TPO* 及 *TG* 基因缺陷患者，单纯接受碘剂治疗是远远不够的，早期接受左甲状腺素替代治疗则可最大限度防止神经发育迟滞，改善预后。

（二）甲状腺发育异常

1. 临床表现　据估计新生儿先天性甲状腺功能减退症中 85% 由甲状腺发育不全或发育异常引起。

这些缺陷可能为甲状腺完全缺如或胚胎发育期甲状腺未能下降到正常位置。甲状腺组织可能滞留在其正常下降路径的任何一个位置，从舌前2/3和后1/3交界处的盲孔（舌异位甲状腺）到甲状腺正常位置或以下。甲状腺的缺如和异位灶可通过核素扫描明确诊断。

2. 遗传学和发病机制　现已证实有多个基因的遗传变异可导致甲状腺发育不良，如编码甲状腺转录因子 TTF1、TTF2、PAX8 以及 TSHR 等的基因异常会导致甲状腺组织发育不良。具体突变基因见表 33-10。

表 33-10　引起甲状腺发育异常的主要遗传变异

基因	染色体定位	基因大小（bp）	外显子	转录本（bp）	氨基酸
TSHR	14q31	197778	10	4410	764
PAX8	2q13	69925	12	3755	321
TTF1，*TITF1*，*NKX2*，*T/EBP*	14q13	10829	3	2197	401
TTF2，*TITF2*，*FOXE1*，*FKHL15*	9q22	10461	1	3473	373
GLIS3	9p24.2	482908	11	7656	930
NKX2-5	5q34	10209	2	1669	324

（1）促甲状腺激素受体（TSHR）无反应性导致的甲状腺发育异常：TSH 受体基因 *TSHR* 位于人类染色体 14q31，长 197 778bp，含有 10 个外显子，编码一种含 764 个氨基酸的滤泡细胞表面跨膜受体蛋白。TSHR 系 G 蛋白偶联受体超家族的成员之一，结构上可分为胞外氨基端、跨膜片段和胞内羧基端。胞外氨基端是受体与 TSH 结合的部位，由第 1～9 个外显子编码，而 7 个跨膜片段和胞内羧基端则与 G 蛋白偶联并产生效应，由第 10 个外显子编码。生理状态下，TSH 与其受体结合后，经 G 蛋白介导，通过 cAMP 或二磷酸肌醇途径，产生相应的生物学效应。cAMP 途径主要介导甲状腺激素的分泌和甲状腺细胞的生长，而磷酸肌醇途径在甲状腺碘化与甲状腺激素的合成过程中发挥重要作用。但是，当 TSH 受体发生异常时，上述级联反应随之改变，由此导致多种甲状腺疾病。1995 年首次报道了人类 *TSHR* 基因纯合性或复合杂合性突变能引起 TSH 抵抗作用。TSH 抵抗的特点是甲状腺大小和循环中甲状腺激素水平正常，但血中 TSH 浓度明显升高。目前报道的多数突变位点在 TSHR 162、167、109 和 390 位氨基酸，患者常系杂合子，极少数为纯合子，多为无义或错义突变。突变导致 TSH 结合障碍、cAMP 激活异常等。TSH 受体基因突变导致的先天性甲减十分罕见，而且患者具有明显的异质性，临床上常常难以同先天性甲状腺缺如相鉴别。不过，TSH 受体基因突变者血中甲状腺球蛋白往往升高，而甲状腺缺如者缺乏这一特点。最近对 *Tshr* 基因敲除小鼠的研究表明甲状腺的发育是由 TSHR 控制的；据报道两个等位基因的失活性突变，表现为完全或部分对 TSH 不敏感，分别引起甲状腺发育不良所致的严重甲减以及缺如或量极低的甲状腺激素合成和分泌。甲状腺处于正常位置但不能摄取高锝酸盐。但仍有报道另外一些不明原因伴有 TSH 水平升高和甲减的患者，其发病的分子机制还不明确。

（2）甲状腺转录因子 1（TTF1）突变：人类甲状腺转录因子基因 *TTF1* 位于染色体 14q13，长 10 829bp，编码 401 个氨基酸蛋白。TTF1 能调控甲状腺滤泡细胞的甲状腺免疫球蛋白（TG）基因、甲状腺过氧化物酶（TPO）基因、TSHR 基因和肺上皮细胞的表面活性剂蛋白 B 基因的转录。TTF1 在人类呼吸发育中的作用很大，*TTF1* 基因异常患者在新生儿期就表现为代偿性 CH 和不明原因的呼吸困难。研究报道先证者的放射性核素和 B 超扫描显示，甲状腺大小和位置正常，但存在不对称的 ^{99m}Tc 摄取。其他有关的神经系统特征包括肌张力减退、持续性共济失调、构音障碍、小头畸形以及全面发育延迟。最近研究表明，一些已得到早期治疗的 CH 患者最终仍然存在严重智力障碍和神经系统症状，由此推断存在 TTF1 缺陷的小儿可能在胚胎时期已经引起神经系统发育受损。

（3）甲状腺转录因子 2（TTF2）突变：即 FOXE1，是通过 Forkhead 区域结合 DNA 的蛋白大家族中的一员，其基因被克隆并定位于染色体 9q22，主要在甲状腺原基等处表达。TTF 2 能调控甲状腺滤泡细胞的甲状腺免疫球蛋白（TG）基因、甲状腺过氧化物酶（TPO）基因转录。有研究报道 *Ttf2* 基因敲除的小鼠表现为腭裂、舌下甲状腺残迹或甲状腺发育不全。最近报道的因 *TTF2* 一个等位基因突变而表现为甲状腺发育不良和腭裂也证实了 TTF2 在人类也有相似的功能。

（4）*PAX8* 基因突变：*PAX8* 基因是编码转录因子发育控制基因的超家族中的一员，定位于人类染色体 2q13。几乎所有有功能的 *PAX* 基因最初的表达都是在胚胎时期，且常常限于发育早期，其表达程度随着发育过程逐渐下降。*PAX8* 基因敲除小鼠表现为甲状腺发育不良、缺乏滤泡细胞、无甲状腺细胞的分化表型；给予甲状腺素治疗可延长这些突变鼠的生命。目前，先后有 11 例 *PAX8* 基因突变已经在甲状腺发育不良的散发和家族性甲状腺功能减退患者中发现。但是 *PAX8* 异常的表型可以是异位和发育不良的甲状腺，其临床表现为严重的甲减，也可以是正常的甲状腺表现为轻度甲减，其分子机制尚不明确，提示其他的 Pax 基因和共同作用因子可能同时在本疾病中起作用。

3. 防治 虽然目前已相继确定与先天性甲状腺发育不全相关的致病基因，但能够明确病因的病例仅占 CH 少数。对于经新生儿筛查确定的有家族史的 CH 患者，早期基因筛查有利于明确诊断。先天性甲减的婴儿，最终智力的获得与早期补充适当剂量的甲状腺素密切相关，监测 TSH 水平有利于指导临床调整治疗剂量。

严重胰岛素受体缺陷甲状腺激素敏感性降低是一组引起中枢及外周组织对甲状腺激素敏感性下降的疾病的总称，原因有多种，具体见表 33-11。该病临床表现为不同水平的 TSH 及 TH，至今已有 1000 余例的文献报道，国内报道数十例。其中甲状腺激素抵抗综合征是研究报道最早的类型，以下重点介绍。

表 33-11 与甲状腺激素敏感性下降相关的遗传性缺陷及其甲状腺功能测定结果

缺陷类别	T4	T3	rT3	TSH	FT4	患病率
异常结合蛋白						
TBG（甲状腺素结合球蛋白）	↑	↑	↑	N	N	1∶100 males
TTR（转甲状腺素蛋白）	↑	N	↑	N	N	1∶10 000
FDH（家族性异常白蛋白高甲状腺素血症）	↑	↑ or N	↑	N	↑↑	1∶600
甲状腺激素敏感性下降						
THRS（甲状腺激素抵抗综合征）	↑	↑ or N	↑	↑ or N	↑	1∶40 000
TSHoma（垂体 TSH 腺瘤）	↑	↑	↑	↑ or N	↑	Unknown 39 families
THCTD（甲状腺激素细胞转运缺陷）	↓	↑↑	↓↓	↑ or N	↑	Unknown
THMD（甲状腺激素代谢缺陷）	↑↑	↓	↑↑	↑ or N	↑↑	Unknown 5 families

（三）甲状腺激素抵抗综合征

甲状腺激素抵抗综合征（thyroid hormone resistance syndrome，THRS）是 1967 年由 Refetoff 等首次提出并报道的。血清 FT3 和（或）FT4 升高伴不适当正常或升高的血清促甲状腺激素（thyrotropin，TSH）水平为该病的典型特征。THRS 发病率很低，男女发病率之比近似 1∶1，有家族发病倾向，遗传方式为常染色体显性或隐性遗传。大多数患者体内存在甲状腺激素 β 受体基因的突变杂合子。由于不同类型甲状腺激素受体的分布及病变部位抵抗程度不同，患者在临床上有甲状腺功能亢进、甲状腺功能减退或无症状等多种表现，同时伴有甲状腺肿。

1. 临床表现 THRS 的临床表现在不同个体间差异很大，从没有症状到甲状腺功能亢进、甲状腺功能减退，甚至甲状腺功能亢进、甲状腺功能减退在同一个体存在。临床表现包括甲状腺肿、高代谢状态、学习障碍、生长迟缓、骨龄延迟等。其中甲状腺肿是最常见的体征，占所有病例的 66%～95%，另有报道患者表现为神经性耳聋和色盲。该病可分为三型：全身性抵抗（generalized resistance to thyroid hormone，GRTH）、选择性垂体抵抗（pituitary resistance to thyroid hormone，PRTH）和选择性外周抵抗（peripheral resistance to thyroid hormone，PerRTH），其中 GRTH 最常见。一般而言，完全性抵抗或突变基因为纯合型的病例临床症状比较严重；而不完全抵抗的病例临床表现较轻，或完全没有异常的临床表现。

2. 遗传学和发病机制　THRS是由于机体靶器官对甲状腺激素（TH）的反应性降低引起的以血清TH水平升高，TSH不能被反馈抑制为特征的一种临床综合征。该病患者自身分泌的TH结构正常，TH转运或代谢亦无异常，血中也无TH拮抗物存在，其病因是位于3号染色体的编码TH受体β链（THRB）基因*THRB*发生点突变，导致T3与受体结合障碍，TH的生物活性减低。

THR主要是指T3受体，属于核受体超家族成员，为原癌基因的产物。其分子从氨基端到羧基端含有A～F 6个区，分为4个功能域。绝大多数THRS是由*THRB*基因突变所引起的。*THRB*基因包含11个外显子，共编码461个氨基酸。其中第7～10外显子编码178～461号氨基酸构成THRB羧基末端的配体结合域和部分铰链区，目前报道的突变大多集中于该部位的3个"热点区域"：234～282、310～353、429～460，突变区域富含CG序列。现有相关报道中的120多个突变位点中仅有p.Arg243Trp、p.Arg243Gln、p.Ala229Thr 3个位点位于7号外显子，绝大多数位于9、10号外显子上。目前报道最多的5个突变位点分别是：p.Arg338Trp、p.Ala317Thr、p.Arg438His、p.Arg243Gln和p.Pro453Thr。国内报道的突变位点有p.Pro453Ala、p.His435Leu、p.Val458Ala以及香港地区的p.Ile276Leu、p.Arg429Gln等。120多种突变中约35%发生于多个家系，但是，家系间及家系内所表现的临床症状多样，即使同一位点突变在多个家系中的临床表现也不同，如M334T在两个家系中分别表现为全身性甲状腺激素抵抗和垂体选择性甲状腺激素抵抗。研究发现，只有p.Arg338Leu、p.Arg338Trp、p.Arg429Gln等极少数突变位点有发生垂体选择性甲状腺激素抵抗的倾向性，其余位点没有特定的临床表现。

3. 防治　THRS是一种罕见的常染色体遗传病，临床表现多样，误诊漏诊较多。因此，凡出现甲状腺肿大，临床无甲状腺功能异常的表现而血清甲状腺激素水平多次明显升高者，或甲状腺功能减退患者使用较大剂量的甲状腺激素制剂症状仍未改善者应考虑THRS。目前对该病尚无根治性治疗方法，大多数THRS患者可通过增加内源性甲状腺激素以代偿组织器官的抵抗。尤其对有甲状腺功能减退表现的患者特别是婴幼儿起病者，应进行外源性甲状腺激素补充治疗。用分子生物技术对该病的疑似病例常规进行*THRB*基因检查及新生儿THRS筛查，明确其发病机制、及早治疗将对减少误诊，提高本病的诊治率十分重要。

二、甲状腺癌

甲状腺癌是常见的内分泌肿瘤，临床发现的甲状腺结节中有5%～10%为甲状腺癌。分化型甲状腺癌（DTC）占所有甲状腺癌的90%，包括乳头状甲状腺癌（PTC）和滤泡状甲状腺癌（FTC）。甲状腺未分化癌较为少见，但恶性程度高、预后差。除了上述来源于甲状腺滤泡上皮细胞的甲状腺癌外，还有来源于甲状腺滤泡旁细胞（C细胞）的甲状腺髓样癌（MTC），主要存在于多发内分泌肿瘤（multiple endocrine neoplasia，MEN）2A和2B型中。近年来，分子生物学技术检测在确定与甲状腺癌密切相关的基因及其突变领域有大量应用，既有利于揭示甲状腺癌的发病机制，又有利于早期诊断甲状腺结节的良恶性，决定治疗方案，监测复发情况和预测疾病预后，并且能为靶向治疗提供潜在的分子作用位点。目前已确定的与甲状腺癌发生有关的基因有*RET*，*NTRK1*，*BRAF*，*RAS*，*PIK3CA*，*PTEN*，*AKT1*，*TP53*，*CTNNB1*以及*PPARG*等，这些基因与甲状腺癌的关系详见表33-12。

表33-12　与甲状腺癌发生相关的基因

基因	肿瘤组织学分类	发生率
*RET*点突变	MTC（家族性）	体细胞突变：>95%
*RET*点突变	MTC（散发型）	散发病例：50%～80%
*RET*重排	PTC	散发病例：20%
		放射相关性病例：50%～80%
*BRAF*突变	PTC	29%～69%
	PDTC	0～15%

续表

基因	肿瘤组织学分类	发生率
BRAF 重排	PTC	散发病例:1% 放射相关性病例:11%
RAS 突变	PTC	~10%
	FTC	~45%
	PDTC	20%~35%
	ATC	50%~60%
NTRK1 重排	PTC	散发病例:5%~13% 放射相关性病例:3%
PIK3CA 点突变	FTC	10%~30%
	ATC	25%~45%
PTEN 缺失或点突变	FTC	8%~10%
	PTC	~6%
TP53 缺失或点突变	PTC	0~5%
	FTC	0~9%
CTNNB1 点突变	PDTC	0~25%
	ATC	65%
PPARG 重排	FTC	25%~60%

（一）甲状腺癌相关分子遗传学研究（参见第 24 章）

（二）甲状腺癌的分子靶向治疗

甲状腺癌占所有实体肿瘤的 1%,是内分泌系统最常见的恶性肿瘤,也是近年来发病率上升最快的恶性肿瘤。随着分子生物学研究的不断进步,分子靶向治疗已成为除手术、放疗和化疗之外治疗恶性肿瘤的第四种模式。随着对各种甲状腺癌发病分子机制的研究,一些具有潜在治疗价值的靶点逐渐被人们所发现。这些靶点包括 PTC 中的 *BRAF* 基因、MTC 中的 *RET* 基因及各种甲状腺癌中的血管内皮生长因子(VEGF)等。与传统的化疗药物相比,分子靶向药物具有特异性强、疗效确切、对机体损伤小等优点。一些分子靶向药物也已初步应用于甲状腺癌的治疗研究,并显示出良好的前景。

1. 针对 DTC 的靶向药物

(1) 索拉非尼:一种多激酶抑制剂,可抑制 VEGFR、RET、BRAF 等多种激酶,已用于甲状腺癌的治疗研究。索拉非尼具有双重抗肿瘤效应,一方面,它可以通过抑制 RAF/MEK/ERK 信号传导通路,直接抑制肿瘤生长;另一方面,它又可通过抑制 VEGFR 和 PDGFR 而阻断肿瘤新生血管的形成,间接抑制肿瘤细胞的生长。

(2) 舒尼替尼:另一种多激酶抑制剂,可通过阻断肿瘤血供和直接攻击肿瘤细胞这两种作用机制来对抗肿瘤,舒尼替尼可抑制 VEGFR 和 RET,因此对甲状腺癌的治疗也有潜在价值。另有研究证明,舒尼替尼可通过抑制 MEK/ERK 和 SAPK/JNK 通路来抑制肿瘤细胞的增殖。

(3) 二磷酸莫替沙尼:一种针对 VEGFR、RET、PDGFR、Kit 等多种激酶的抑制剂,也已被用于甲状腺癌的Ⅱ期临床试验。

(4) PLX-4032:针对 BRAF 通路具有较高的选择性抑制作用。

(5) 吉非替尼:一种选择性 EGFR 酪氨酸激酶抑制剂,具有高度选择性,通过阻止 EGF 刺激的 EGFR 自动磷酸化和 EGFR 介导的下游信号转导而抑制肿瘤的生长、转移和血管生成,并增加肿瘤细胞的凋亡。研究表明,EGFR 在 DTC 中高表达常提示预后不佳。体外试验中吉非替尼可有效抑制甲状腺癌细胞系中 EGFR 转导的生长刺激。

2. 针对MTC的靶向药物

（1）凡得他尼：一种多靶点酪氨酸激酶抑制剂，可通过抑制RET、EGFR、VEGFR等多种酪氨酸激酶而抑制肿瘤的生长和转移。

（2）XL-184：一种有望治疗MTC的分子靶向药物，它对RET的亲和力比凡得他尼更强，而且能有效阻断VEGFR-2和C-MET。

目前，甲状腺癌分子靶向药物的临床试验结果，总体来说尚不令人十分满意。但是，随着研究的深入，分子靶向药物在甲状腺癌的治疗中必将具有巨大的潜力。

第六节　甲状旁腺与骨骼

一、甲状旁腺功能亢进症

甲状旁腺通过分泌甲状旁腺素（PTH）来维持钙平衡。甲状旁腺细胞通过其表达的钙敏感受体（CaSR）来感知血液中钙离子浓度的变化来调节PTH的释放。原发性甲状旁腺功能亢进症（primary hyperparathyroidism）主要特点为PTH分泌增多且不受钙离子浓度变化的调节，导致高钙血症。患者主要临床表现为高血钙及PTH分泌过多导致的如骨痛、骨吸收增加、骨量减少、骨折、高钙尿及泌尿系结石等症状。原发性甲旁亢主要由一个或多个甲状旁腺异常增生导致。其中，最常见的是孤立性良性甲状旁腺腺瘤，占85%；原发性甲状旁腺增生占10%～20%；甲状旁腺腺癌约占1%，还有罕见的来自非甲状旁腺的异位PTH分泌。

家族性甲旁亢较散发性少见，其中仅不到10%的甲旁亢与遗传相关。常见的家族性综合征有以下几种：

（一）甲状旁腺功能亢进症-颌骨肿瘤（HPT-JT）综合征（OMIM 145001）

本病呈常染色体显性遗传，外显率高，致病基因为突变的抑癌基因*HRPT2*（*CDC73*）。

1. 临床表现　甲状旁腺肿瘤形成倾向、颌骨骨化性纤维瘤、肾脏肿瘤（如错构瘤、Wilm’s瘤和多囊肾等）及子宫腺瘤。

2. 遗传学和发病机制　*HRPT2*基因定位于1q25，编码一种含531个氨基酸的核蛋白parafibromin，该核蛋白可参与Paf1和PAP复合体形成，再通过蛋白-DNA相互作用调控基因转录和翻译，进而在细胞凋亡诱导或细胞增殖抑制中发挥作用。本病甲状旁腺腺瘤大，常为多发性，有时为囊性，仅15%患者的甲状旁腺腺瘤为恶性。

3. 防治　对于家族性发病患者的亲属及散发性病例先证者的亲属进行突变筛查可尽早发现突变基因，发现阳性突变者严密监测血PTH水平及钙离子浓度，以避免恶性肿瘤的发生。由于所有甲状旁腺细胞均具有恶变倾向，一般主张甲状旁腺全切以避免复发。

（二）家族性低钙尿高钙血症（FHH）和新生儿重症甲状旁腺亢进（NSHPT）（OMIM 145980和239200）

FHH和NSHPT的病因与钙敏感受体（CaSR）功能障碍有关。*CASR*基因杂合性失活突变导致FHH，*CASR*基因纯合性失活突变导致NSHPT，*CASR*基因激活突变可导致常染色体显性甲状旁腺功能减退症（autosomal dominant hypoparathyroidism）。FHH为良性疾病，呈常染色体显性遗传，发病年龄早，外显率高，近100%。

1. 临床表现　主要为高钙血症、尿钙排泄率降低（尿钙排泄率与肌酐清除率比值低于0.01），正常或轻度升高的PTH水平，部分患者可合并高镁血症、软骨钙质沉着病、胰腺炎。NSHPT临床表现与FHH相似，但程度更重，表现为致命性的高钙血症，需尽早施行甲状旁腺全切术。

2. 遗传学和发病机制　CaSR属于G蛋白耦联受体超家族中的C亚族成员，可通过感知细胞外钙离子浓度变化来调控PTH的分泌。编码CaSR蛋白的*CASR*基因发生失活突变后，CaSR对血钙变化不敏感，导致高血钙时PTH仍正常或轻度升高，CaSR在肾脏也有表达，CaSR失活导致肾脏对血钙升高不敏感，钙离子重吸收增加，尿钙排泄率相对下降。*CASR*基因位于3q21，突变类型包括无义突变、插入突变、缺失突变、错义突变及剪切位点突变，对6个外显子及剪切位点进行测序可发现突变。此外还有两个未知基因也可导致该病，位于 19p 或 19q。在 FHH 家系中，有 30% 的 *CASR* 基因突变未被检测到，这是因为失活突变也可发生于非编码区。FHH 常不需进行基因测序，大多数病例通过其临床表现即可诊断，突变监测仅用于明确诊断以避免甲状旁腺切除。

3. 治疗　对于 FHH 患者不推荐进行甲状旁腺手术，若行甲状旁腺次全切除术，对于纠正高钙血症无显著意义，若行甲状旁腺全切术，则会导致永久性的低钙血症。相反，对于 NSHPT，则强调在新生儿出生后的前几周内尽早行甲状旁腺全切术。

（三）家族性单一性甲状旁腺功能亢进症（FIHP）（OMIM 145000）

此病约占所有原发性甲旁亢病例的 1%，FIHP 是指家族性发病，但不具备现已知的家族性综合征（如 MEN1、MEN2A、HPT-JT、FHH 等）的临床特点的原发性甲状旁腺功能亢进症。该病的诊断为排除性诊断，其临床表现可包含上述综合征的各种表现。本病具有遗传异质性。大部分 FIHP 的致病基因尚未发现，小部分 FIHP 家系中已检测出 *MEN1*、*CASR*、*HRPT2* 等基因突变。此外，另有研究发现 *HRPT3* 基因突变也与该病发病有关，定位于 2p14–p13.3。对于 FIHP 患者进行 *MEN1*、*CASR*、*HRPT2* 等致病基因的检测可用于尽早发现已知的家族性综合征，尤其是具有以下临床特征的家系：多发性甲状旁腺病变、甲状旁腺癌、发病年龄早（20 岁以内）。除部分由 *CASR* 基因突变致病者，大部分 FIHP 患者建议切除病变甲状旁腺，由于残余甲状旁腺组织含有突变基因均具有发病倾向，因此仍需进行适当的随访。

二、维生素 D 异常

维生素 D 对维持钙磷代谢平衡及骨骼正常发育具有重要作用。维生素 D 包括维生素 D2（麦角骨化醇）和维生素 D3（胆骨化醇）。其来源包括皮肤经日光中的紫外线照射产生（7- 脱氢胆固醇 - 胆骨化醇）和外源性食物中的摄入。维生素 D 在体内经两次羟化才能发挥生物效应。经肝脏 25- 羟化酶羟化转化为 25-（OH）D3，这是维生素 D 在人体血液循环中的主要形式，常作为评估个体维生素 D 营养状况的检测指标，25-（OH）D3 转移至肾脏，经 1-α 羟化酶羟化形成 1，25-（OH）2D3。活性维生素 D 可分别与小肠黏膜、肾脏、成骨细胞的维生素 D 受体（VDR）结合，促进小肠黏膜对钙磷的吸收，增加肾小管对钙磷的重吸收，减少尿磷排出，促进旧骨溶解，增加细胞钙磷的浓度，有利于骨盐沉着。

（一）维生素 D 依赖性佝偻病 Ⅰ A 型—PDDR1A（Pseudovitamin D Deficiency Rickets，OMIM 264700）

1. 临床表现　患儿通常在出生后 2 岁以前出现佝偻病，表现为全身广泛骨骼骨化不全、方颅、乒乓球头、枕秃、串珠肋、鸡胸、郝氏沟、膝内翻、膝外翻、手镯征、囟门迟闭、乳牙迟萌、易患龋齿，实验室检查可见低血钙，血清 1，25-（OH）2D3 水平显著降低，血清 25-（OH）D3 正常，氨基酸尿，甲状旁腺功能亢进，1α- 羟化酶无活性。

2. 遗传学　本病由位于染色体 12q13 的编码 1α- 羟化酶的 *CYP27B1* 基因突变导致，常见于儿童。

3. 治疗　需要大剂量维生素 D2 和生理剂量的 1α-（OH）D3 替代治疗，增加钙磷摄入。

（二）维生素 D 依赖性佝偻病 Ⅱ A 型—HVDRR（Hereditary Vitamin D Resistant Rickets，OMIM 277440）

1. 临床表现　该病患者对体内的维生素 D 无反应，可表现出一系列类似于 PDDR1A 的体征和实验室检查，与 PDDR1A 不同的是，该病除了佝偻病的表现，还可伴有出生后进行性秃头，渐发展至全秃，血清 25（OH）D 降低，1，25-（OH）2D 显著升高。

2. 遗传学　本病由位于染色体 12q13 编码维生素 D 受体（VDR）的 *VDR* 基因突变导致。

3. 治疗　对钙剂和维生素 D 的反应均欠佳，部分患者对大剂量的 1，25-（OH）2D3 治疗有反应。

（三）维生素 D 依赖性佝偻病 Ⅲ 型

目前研究有一例报道改型佝偻病是由维生素 D 反应元件结合蛋白的表达异常所致，该蛋白表达异常阻碍了 VDR-RXR-1，25-（OH）2D 复合物与反应元件的结合。患者具有正常的 VDR 表达，对 1，25-（OH）2D3 呈完全抵抗，可通过静脉途径补充钙和磷。

（四）X 连锁低磷酸盐血症佝偻病 XLH（OMIM 307800）

1. 临床表现　患儿表现出骨骼畸形，身材矮小，牙齿发育异常，实验室检查可见严重的低血磷，血钙正常，尿钙降低，血清 1，25-（OH）2D3 正常或降低，PTH 正常，血清碱性磷酸酶活性升高。

2. 遗传学和发病机制　本病由位于 Xp22.11 的 *PHEX* 基因突变所致，*PHEX*（phosphate-regulating gene

with homologies to endopeptidase on the X-chromosome）基因编码一种主要表达于成骨细胞和骨细胞的膜结合内肽酶。该病为X连锁显性遗传。肾脏内具有由成骨细胞和骨细胞产生的调磷因子调节磷的代谢，包括FGF23、细胞外基质磷酸化糖蛋白、FRP4。FGF23可通过近端肾小管和小肠的钠磷共转运蛋白的胞吞作用来增加尿磷排泄和减少磷吸收。FGF23还可抑制肾脏1-羟化酶。*PHEX*基因突变导致FGF23等调磷因子的降解受阻，从而导致低磷血症。迄今在世界各人种已报道有260个不同类型的*PHEX*基因突变。

（五）常染色体显性遗传低磷性佝偻病ADHR（OMIM 193100）

本病是由位于12p13.3的*FGF23*基因突变导致的常染色体显性遗传病。由于*FGF23*基因突变，其产物降解受阻，FGF23水平升高，产生与XLH相同的临床特征和实验室检查表现。

治疗可同时补充磷和活性维生素D，并补充钙剂，以往采用大剂量维生素D_2，可使骨病变好转。治疗同时需密切监测肾功能、血清PTH水平和尿钙/肌酐比值。

三、甲状旁腺功能减退症

甲状旁腺功能减退症（甲旁减）是指甲状旁腺素（PTH）分泌过少和（或）效应不足而引起的一组临床综合征。

（一）临床表现

甲旁减的症状取决于血钙降低的程度、持续时间及下降速度。主要的临床表现有：神经肌肉应激性增加，如指端或口唇麻木刺痛，手足面部肌肉痉挛，手足搐搦，喉痉挛等；神经精神症状，如惊厥或癫痫样抽搐，锥体外系症状等；外胚层组织营养变性，如白内障、牙齿钙化不全、牙釉质发育障碍等；其他，如转移性钙化等。急性低钙血症可出现如喉痉挛、神经肌肉兴奋性降低、认知功能受损、人格障碍、QT-间期延长、心电图发生心肌梗死或心衰样改变等严重的表现，需住院治疗。

（二）遗传学和发病机制

先天性甲状旁腺功能减退症按遗传特征分类如下表33-13。

表33-13　先天性甲状旁腺功能减退症按遗传特征的分类

疾　病	基因缺陷	染色体定位
孤立性甲状旁腺功能减退症		
常染色体隐性遗传	*PTH*	11p15
	GCM2	6p24.2
常染色体显性遗传	*PTH*	11p15
	CASR	3q21.1
	GCM2	6p24.2
X-连锁遗传	*SOX3*	Xq27.1
甲状旁腺功能减退伴其他异常表现		
自身免疫性多内分泌腺体综合征	*AIRE*	21q22.3
先天性胸腺发育不全	*TBX1*	22q11
甲状旁腺功能减退-生长迟缓-畸形综合征	*TBCE*	1q42.3
甲状旁腺功能减退-感音神经性耳聋-肾发育不良综合征	*GATA3*	10p14
线粒体疾病相关性甲状旁腺功能减退症		
Kearns-Sayre综合征		线粒体基因组
线粒体脑肌病伴乳酸酸中毒和卒中样发作综合征		线粒体基因组
线粒体三功能蛋白酶（MTP）缺乏综合征		线粒体基因组

续表

疾　　病	基因缺陷	染色体定位
PTH 功能缺陷		
假性甲状旁腺功能减退症		
Ia 型	GNAS	20q13.3
Ib 型		
Blomstrand chondrodysplasia	PTH1R	3p21.31

(1) 遗传性或获得性的甲状旁腺病变导致甲状旁腺素合成和分泌减少；

(2) 甲状腺或甲状旁腺术后(甲状旁腺全切除)；

(3) 自身免疫性疾病，自身抗体激活甲状旁腺的钙敏感受体(CaSR)；

(4) 先天性甲状旁腺发育异常，较罕见，如 DiGeorge 综合征；

(5) 甲状旁腺细胞内铜(Wilson 病)或铁(血色病)累积的结果；

(6) 转移瘤或侵袭性结节样肉芽肿导致甲状旁腺组织被破坏。

(三) 治疗

目前尚无正式的关于 HPT 治疗的指南，急性低钙血症需紧急处理，慢性低钙血症临床上较难纠正。长期治疗方式包括钙剂、维生素 D 类似物补充，给予噻嗪类利尿剂、磷结合剂、低盐低磷饮食等。甲状旁腺素替代治疗，如 PTH(1-34)、PTH(1-84)目前也正处于研究中。

第七节　肾上腺疾病

一、先天性肾上腺皮质增生

先天性肾上腺皮质增生症(congenital adrenal hyperplasia，CAH)，是由基因缺陷所致的肾上腺皮质多种类固醇类激素合成酶先天性活性缺乏引起的一组常染色体隐性遗传性疾病。由于编码肾上腺皮质激素合成过程中某种酶，如 21 羟化酶(*CYP21A1*；OMIM 613815)；11β 羟化酶(*CYP11B1*；OMIM 610613)，3β 羟甾醇脱氢酶等的基因突变或缺失而导致糖 / 盐皮质激素合成减少，旁路途径活跃，雄性激素增加，引起一系列水、电解质及物质代谢紊乱和雄性激素过多综合征。21 羟化酶缺陷所致 CAH(OMIM 201910)发病率最高，占 CAH 总发病率 90%～95%。11β 羟化酶缺乏所致 CAH(OMIM 202010)占 CAH 总数的 5%～8%。由于皮质醇分泌减少，垂体促肾上腺皮质激素分泌反馈性增多，导致肾上腺皮质增生。无论纯合子还是杂合子 CAH 患者的肾上腺均增大，肾上腺偶发癌的患病率增加(参见第二十五章)。

1. 临床表现　21 羟化脢缺乏导致的 CAH 分为经典型和非经典型。经典型 CAH 又分为失盐型(SW)和单纯男性化型(SV)两型。失盐型是 CAH 中最严重的一型。由于醛固酮合成不足，导致大量盐的丢失。而单纯男性化型没有盐的大量丢失。无论失盐型还是单纯男性化型，由于胎儿肾上腺雄激素分泌过多，出生时呈外生殖器男性化。男性典型 CAH 患者出生时无异常。非典型性 CAH 患者出生后才表现为高雄激素的症状，症状可能出现在出生后的任何时间。

2. 遗传学与发病机制　21- 羟化酶由 *CYP21A2* 基因编码，位于 6p21.3 的 HLA Ⅲ基因区。由真基因(*CYP21*)和假基因(*CYP21P*)两个基因组成。*CYP21* 为编码 21 羟化酶的功能基因，其突变致 21 羟化酶结构改变而失去活性，产生临床症状。两基因各含有 10 个外显子和 9 个内含子。已经报道的 *CYP21A2* 突变有 100 多个，包括点突变、删除、插入以及基因的重组突变等。*CYP21A2* 的常见突变见表 33-14。典型 21-OHD 是由于 *CYP21A2* 的两个等位基因的重型突变导致的。而非典型 21-OHD 被认为是 *CYP21A2* 两个等位基因的轻型突变或者一个重型突变一个轻型突变导致的。

表 33-14 21 羟化酶基因 *CYP21A2* 的常见突变

外显子 / 内含子	突变类型	突变位点	表型	酶缺陷的严重程度（% 酶活性）
1. 非典型突变				
外显子 1	错义突变	p.Pro30Leu	NC	轻度（30%～60%）
外显子 7	错义突变	p.Val281Leu	NC	轻度（20%～50%）
外显子 8	错义突变	p.Arg339His	NC	轻度（20%～50%）
外显子 10	错义突变	p.Pro453Ser	NC	轻度（20%～50%）
2. 典型突变				
缺失	30kb 缺失	-	SW	严重（0%）
内含子 2	内含子 2 异常剪切	c.293_13C>G	SW，SV	严重（ND）
外显子 3	8bp 缺失	c.332_339del	SW	严重（0%）
外显子 4	错义突变	p.Ile172Asn	SV	严重（1%）
外显子 6	簇集突变（cluster mutation）	p.Ile236Asn，p.Val237Glu，p.Met239Lys	SW	严重（0%）
外显子 8	无义突变	p.Gln318Ter	SW	严重（0%）
外显子 8	错义突变	p.Arg356Trp	SW，SV	严重（0%）
外显子 10	错义突变	p.Arg483Pro	SW	严重（1-2%）

二、肾上腺皮质瘤和高分泌综合征

目前发现有很多的遗传综合征与肾上腺皮质瘤相关，如表 33-15。

表 33-15 与肾上腺皮质瘤相关的遗传综合征

突变基因和染色体	遗传病	肿瘤和相关症状	散发肿瘤
TP53（17q13）	Li-Fraumeni syndrome 综合征（LFS）	软组织肉瘤，乳腺癌，脑肿瘤，白血病，ACC	儿童 ACC，生殖细胞发生 TP53 突变
			散发 ACC，体细胞发生 TP53 突变
			散发 ACC，17p13 LOH
CDKN1C（p57kip2）	Beckwith-Wiedemann 综合征（BWS）	脐疝、巨舌、巨大儿，偏身肥大，Wilms' 瘤，ACC	11p15 LOH
KCNQ10T（表观遗传缺陷）			IGF2 过度表达
H19（表观遗传缺陷）			
11p15 位点改变			
IGF2 过度表达			
MEN1（11q13）	多发内分泌肿瘤	甲状旁腺，垂体，胰腺肿瘤	散发肾上腺皮质瘤中，*MEN1* 基因很少突变
	Ⅰ型（MEN1）	肾上腺皮质：腺瘤、增生、癌	ACC 中 11q13LOH 常见
PRKAR1A（17q24.2）其他位点（2p16）	Carney 综合征（CNC1）	PPNAD，垂体 GH/PRL 瘤，甲状腺肿瘤，睾丸肿瘤，卵巢囊肿，心脏黏液瘤，着色斑病	散发 PPNAD，胚系 PRKAR1A 突变；ACA：体细胞 PRKAR1A 突变；散发 ACA 和 ACC：17q24 LOH

续表

突变基因和染色体	遗传病	肿瘤和相关症状	散发肿瘤
APC(5q22.2)	家族性腺瘤性增生性息肉病(FAP)	多发性腺瘤性息肉病,结直肠癌;结肠外症状:甲状腺癌,肝脏母细胞瘤,ACC,ACA	ACC 中 Wnt 信号激活;ACT 中 β-catenin 体细胞突变
GNAS1(20q13)	McCune-Albright 综合征(MAS)	多骨型骨纤维发育不良;牛奶咖啡斑;性早熟;多发内分泌功能亢进(甲状腺、肾上腺、垂体)	散发肾上腺皮质肿瘤:*GNAS1* 突变 *AIMAH* 无 *MAS*:*GNAS1* 突变
CYP21A2(6p21.33)	先天性肾上腺皮质增生症(CAH)	肾上腺增生 经典型:儿童起病(女性外生殖器男性化;皮质醇增多;性早熟); 非典型型:起病晚	*ACA*:*CYP21* 基因突变
MC2R(18p11)	遗传性单纯性糖皮质缺乏综合征	失活突变 糖皮质激素缺乏	AIMAH:MC2-R 激活突变 ACC:18p11 LOH
异常受体(GIP-R,B 肾上腺能受体,LH/ hCG-R,5-HT4,AT1R)	非 ACTH 依赖型巨结节型肾上腺皮质增生(AIMAH)	Cushing 综合征的少见原因	AIMAN:异位受体异常表达; 家族性 AIMAH:常显遗传
其他基因	家族性非 ACTH 依赖型大结节型肾上腺皮质增生(AIMAH)		

(LOH:杂合性丢失)

(一) Li-Fraumeni 综合征

70% 的 Li-Fraumeni 综合征(LFS;OMIM 151623)是常染色体显性遗传,致病基因是 *TP53*(OMIM:191170)。*TP53* 位于 17p13,含 11 个外显子和 10 个内含子,长 32 772bp,其基因产物 P53 蛋白是一种转录活化因子,能激活 *RB1*、*P21*、*P27* 等基因,使细胞不能通过 C1 期,进入 S 期,从而阻止细胞增殖。该基因突变或缺失,可致乳腺癌,软组织肉瘤,脑肿瘤,骨肉瘤,白血病和肾上腺皮质癌及其他一些肿瘤包括黑色素瘤,性腺生殖细胞肿瘤,肺癌,胰腺癌和前列腺癌的发生。

(二) Beckwith-Wiedemann 综合征

Beckwith-Wiedemann Syndrome(BWS;OMIM 130650)又称脐疝 - 巨舌 - 巨大发育综合征。85% 为散发,15% 为常染色体显性遗传。病因与基因组印记有关。研究发现 BWS 的 11p15.5 区域是印记基因聚集区,其 p57 变异(p57kip2),IGF- Ⅱ /H19 转录异常、染色体易位(倒位)及 *LIT1* 基因上游 CpG 岛的甲基化可能是 BWS 的致病原因。11p15.5 区域印记基因印记丢失,导致 IGF- Ⅱ的表达量增多,最终导致 BWS。该疾病表现为巨大舌、脐膨出和生长过剩,其他的特征还有出生时低血糖、内脏肿大(肝、肾、脾)、单侧肥大(一侧身体生长过剩)、耳垂线状凹陷、肾上腺皮质细胞肿大和肾髓质生长异常等。患者易患伴胎儿性肿瘤,如 Wilm's 瘤、肾上腺肿瘤,神经母细胞瘤和肝母细胞瘤等。

(三) 多发性内分泌腺瘤病 1 型

多发性内分泌腺瘤病 1 型(MEN1;OMIM 131100)是一种常染色体显性遗传病,以甲状旁腺肿瘤,肠胰内分泌瘤,垂体瘤为主要特征。MEN1 的致病基因 *MEN1*(OMIM 613733)位于 11q13,长 14 781bp,包含 10 个外显子,其中 2-10 号外显子为编码区,编码蛋白含有 610 个氨基酸,称 menin 蛋白。 至今为止已发现的 *MEN1* 有 400 多种突变,包括无义、插入、缺失、剪切及错义多种形式,分布广泛,没有突变热点,突变类型与临床表型之间无明确相关性。家族性 MEN1 外显率高,男女患病率相同。25% ~ 40% 的 MEN1 患者有肾上腺皮质腺瘤或者增生,很少有报道 MEN1 患者并发肾上腺皮质癌。

(四) Carney 综合征

Carney 综合征(CNC;OMIM 160980)是常染色体显性遗传病,其致病基因是蛋白激酶 A 调节性 R1A

亚单位基因（*PRKAR1A*，OMIM 188830），该基因位于17q24.3，基因产物是cAMP信号转导通路的重要组成部分，参与内分泌肿瘤的发生。大约45%~65%的CNC家族存在*PRKARlA*基因的杂合性失活突变。CNC的主要特点包括点状皮肤色素沉着（lentiginosis）、内分泌高活性及心脏黏液瘤。CNC患者可发生生长激素分泌性垂体腺瘤、甲状腺腺瘤或腺癌、睾丸肿瘤（大细胞分类支持细胞瘤）、卵巢囊肿及肾上腺皮质损伤。在CNC各种症状中原发性色素沉着性结节样肾上腺病（PPNAD，OMIMl 610489）占25%~30%。

（五）家族性腺瘤型息肉病（FAP）

已经在一些家族性腺瘤型息肉病（FAP；OMIM 175100）患者中发现肾上腺皮质肿瘤。FAP患者*APC*基因（OMIM 611731）的种系突变导致Wnt信号通路中*CTNNB1*基因的激活，改变了糖原合成酶激酶3B（GSK3β）的磷酸化位点，可能进一步导致ACTs。我国尚无相关报道。

（六）MuCune-Albright综合征

MuCune-Albright综合征（MAS；OMIM 174800），临床特征包括多骨型骨纤维发育不良、皮肤牛奶咖啡斑、性早熟和多发内分泌亢进（甲状腺、肾上腺、垂体等）。其致病基因是GNAS1（OMIM 139320），位于20q13。*GNAS1*基因突变发生在胚胎发育阶段，表现为在不同组织中的分布呈嵌合体模式。*GNAS1*基因突变导致Gs蛋白（gsp）激活，最终导致cAMP信号通路激活，如MSH、ACTH、LH、GHRH、TSH等，导致相应的临床表现。

（七）糖皮质激素可治性醛固酮增多症（glucocorticoid remediable aldosteronism，GRA）

糖皮质激素可治性醛固酮增多症（GRA；OMIM 103900）是第一个报道的家族性醛固酮增多症，属于常染色体显性遗传病。醛固酮的分泌依赖ACTH的调节。因此，外源性糖皮质激素如地塞米松可以抑制醛固酮的过度分泌。1992年，Lifton等发现在GRA中，11β羟化酶基因（*CYP11B1*，OMIM 610613）和醛固酮合酶基因（*CYP11B2*，OMIM 124080）基因发生了不等位交换，形成一融合基因，融合基因的5’端由部分11β羟化酶基因序列组成，而3’端则为部分醛固酮合酶结构基因序列，融合基因的5’端存在一cAMP反应元件（cAMP responsive element），受ACTH的调控，而融合基因的转录翻译产物具有醛固酮合成酶的活性，因此可产生过高的盐皮质激素，从而出现一系列原醛症的临床和生化表现。在家族性GRA中，肾上腺可发生腺瘤或者微结节性/弥漫性肾上腺皮质增生。

（八）遗传性单纯性糖皮质激素缺乏（Ⅰ型糖皮质激素缺乏）

Ⅰ型家族性糖皮质激素缺乏症（FGD1；OMIM 202200）是常染色体隐性遗传病，由黑素皮质受体-2基因（*MC2R*，也称为*ACTHR*；OMIM 607397）基因突变导致，位于18p11.2；长40 493bp，其编码蛋白MC2R有297个氨基酸，分子量为33kD，具有7个跨膜区（Ⅰ~Ⅶ）、3个胞外环和3个胞内环，主要分布于肾上腺皮质区网状带和束状带，在功能上与腺苷酸环化酶偶联，通过激活依赖环腺苷酸的信号途径来催化类固醇合成。迄今为止，在FGD患者中共发现几十种*MC2R*基因编码区突变，突变单独或复合存在降低MC2R活性，导致ACTH无法刺激肾上腺皮质产生皮质激素，导致相应的临床症状。

（九）非ACTH依赖性肾上腺大结节性增生

非ACTH依赖性肾上腺大结节样增生（AIMAH，OMIM 219080）是库欣综合征的一种独立的罕见病因，临床症状出现较晚。病生理机制仍不清楚。最近发现一些肾上腺皮质细胞表面异位表达的跨膜G蛋白偶联的激素受体介导和调控类固醇生成以及AIMAH细胞的增殖，如肠抑胃肽受体（GIP-R）、垂体加压素受体（V2-V3）、β肾上腺素受体、促黄体激素/绒毛膜促性腺激素受体（LH/HCG-R）、5-羟色胺受体7（HTR7）和血管紧张素Ⅱ受体（ATⅡR）、瘦素受体等的异常表达。虽然最初报道的AIMAH病例似乎都是散发的，但最近年来通过在这些患者的一级家属中筛查，发现一些家族性AIMAH，家系分析显示可能为常染色体显性遗传模式。直到现在，家族性AIMAH的基因都不太清楚。

三、遗传性嗜铬细胞瘤和多发内分泌综合征

副神经节/嗜铬体是在胚胎发育时期与副交感神经和交感神经系统组分一起迁移的神经内分泌细胞。起源于交感神经节的副神经节瘤和起源于肾上腺髓质的嗜铬细胞瘤为嗜铬染色阳性，分泌儿茶酚胺；而副交感起源的副神经节瘤（主要位于头颈部）极少分泌儿茶酚胺，患者往往没有症状，除非肿瘤较大导致

占位效应，如颈部肿块、头痛、发声异常或者颅神经功能障碍、听力丧失、耳鸣或者平衡障碍。嗜铬细胞瘤和副神经节瘤还分为遗传性和散发性两种。随着分子生物学的发展，发现嗜铬细胞瘤和副神经节瘤患者存在多种遗传基因的异常。目前，主要有以下四种遗传性疾病与嗜铬细胞瘤 / 副神经节瘤相关：多发性内分泌腺瘤综合征 2 型（MEN2），VHL 病、副神经瘤 / 嗜铬细胞瘤综合征（PGL1、PGL3、PG4）、神经纤维瘤病 1 型（NF1）。这些综合征分别由 *RET*、*VHL*、*SDHx*（*SDHD*、*SDHC*、*SDHB*）和 *NF1* 的基因突变导致。

（一）多发性内分泌腺瘤综合征 2 型

多发性内分泌腺瘤综合征 2 型（MEN2）是常染色体显性遗传病。分为 MEN2A（OMIM 171400）和 MEN2B（OMIM 162300）两型。除了甲状腺髓样癌和嗜铬细胞瘤，MEN2A 还包括原发性甲旁亢，极少的患者有苔藓样皮肤淀粉样沉着症或者先天性巨结肠。MEN2B 主要表现为甲状腺髓样癌、嗜铬细胞瘤和黏膜神经节细胞瘤（唇部病变、草莓舌、倒睑以及类马凡综合征的肢体细长及过度伸展的关节）。在 MEN2A 和 MEN2B 中，嗜铬细胞瘤的发生率约为 50%，通常为良性，恶性少见，且常为巨大肿瘤，多位于肾上腺内。双侧嗜铬细胞瘤者约占一半。MEN2 中恶性嗜铬细胞瘤和副神经节瘤非常罕见。

MEN2 是常染色体显性遗传病，致病基因为 *RET* 原癌基因（OMIM 164761）。*RET* 位于 10q11.2，全长 60 293bp，包含 20 个外显子，编码的蛋白质为含有 1086 个氨基酸的酪氨酸激酶受体。MEN2 中 *RET* 基因突变多是错义突变，导致 RET 受体的持续性激活。MEN2 相关的突变主要位于 *RET* 基因的第 10、11 或者 13-16 外显子上，少数位于外显子 5 和 8 上。*RET* 基因突变类型与临床表型之间有着很强的相关性。通过基因突变的类型可以预测 MEN2 的类型，如发生嗜铬细胞瘤和甲旁亢的风险、起病年龄以及甲状腺髓样癌的恶性程度等。

（二）von Hippel-Lindau 综合征

von Hippel-Lindau 综合征（VHL；OMIM 193300））是常染色体显性遗传病，患病率为 1/36 000。包括嗜铬细胞瘤，视网膜血管母细胞瘤（25%～60%）及中枢神经系统成血管细胞瘤（44%～72%）、胰腺内分泌肿瘤或囊肿、内淋巴囊肿瘤、附睾和阔韧带的乳头状囊腺瘤。大部分 VHL 相关嗜铬细胞瘤是良性的，位于肾上腺内，然而也有少部分是恶性的肾上腺外的副神经节瘤。VHL 根据嗜铬细胞瘤的风险分为两大类。VHL Ⅰ型不发生嗜铬细胞瘤，而Ⅱ型表现为嗜铬细胞瘤合并肾细胞癌，根据肾细胞癌的风险进一步分为Ⅱ A、Ⅱ B 和Ⅱ C，Ⅱ C 仅表现为嗜铬细胞瘤。VHL 综合征由 *VHL* 基因（OMIM 608537）失活突变导致。*VHL* 基因位于 3p25.3，全长 17 444bp，有 3 个外显子，编码 213 个氨基酸，构成两种亚型的 VHL 蛋白。VHL 患者中大约 96% 的嗜铬细胞瘤是由 *VHL* 基因错义突变导致。

（三）神经纤维瘤Ⅰ型（NF1）

神经纤维瘤病Ⅰ型（neurofibromatosis type Ⅰ，NF1；OMIM 162200）是从胚胎神经嵴来源的组织发生肿瘤的疾病，是一种常见的常染色体显性遗传性疾病，发病率为 5/10 万，20%～60% 有家族史，男性多于女性。NF1 临床表现包括牛奶咖啡斑，皮肤及皮下神经纤维瘤，腋窝和腹股沟雀斑。突变基因是 *NF1*（OMIM 613113），主要在神经元及肾上腺髓质中表达，编码肿瘤抑制蛋白，位于 17q11. 2。NF1 中嗜铬细胞瘤罕见（1%），但在伴发高血压的 NF1 患者中，嗜铬细胞瘤的发生率高达 20%～50%，临床表现和散发嗜铬细胞瘤相似。绝大多数成年起病，平均年龄是四十多岁，主要分泌去甲肾上腺素，临床表现为高血压和心悸、头痛、大汗等去甲肾上腺素症状。然而，接近 22% 的嗜铬细胞瘤没有过多儿茶酚胺分泌的症状。接近 11%～12% 的肿瘤是恶性的，10% 双侧，超过 94% 位于肾上腺内。

（四）家族副神经节瘤综合征

副神经节瘤起源于肾上腺外的嗜铬组织，占所有嗜铬细胞起源肿瘤的 10%～18%。副神经节瘤是与线粒体琥珀酸脱氢酶（SDHB，SDHD，SDHC）的基因突变相关的神经内分泌肿瘤。线粒体琥珀酸脱氢酶（succinate dehydrogenase，SDH，线粒体复合酶Ⅱ）是三羧酸循环和有氧电子传递呼吸链重要的酶之一。它分为 A、B、C、D 四个亚基，分别由 *SDHA*、*SDHB*、*SDHC* 和 *SDHD* 四个基因编码（表 33-16，表 33-17）。SDHC 和 SDHD 亚基将琥珀酸脱氢酶锚定到线粒体膜上，SDHB 和 SDHA 组成琥珀酸脱氢酶的催化核心。

表 33-16　*SDHx* 基因和蛋白

基因	*SDHA*	*SDHB*	*SDHC*	*SDHD*
定位	5p15	1p36.1-p35	1q23.3	11q23
大小	45 460bp	42 449bp	57 376bp	39 783bp
外显子数目	15	8	6	4
蛋白质	SDHA	SDHB	SDHC	SDHD
相对分子量	70 000	27 000	15 000	12 000
功能	黄素蛋白	铁硫蛋白	CybL	CybS
	亲水性，共同组成复合物Ⅱ的酶促中心，黄素蛋白结合底物，铁硫蛋白参与电子传递		疏水性，共同构成线粒体内复合物Ⅱ的锚定区，并提供与泛醌的结合位点	
相关疾病	Leight 综合征		副神经节瘤	

表 33-17　副神经节瘤易感基因和临床表现

	PGL1	PGL3	PGL4
易感基因	*SDHD*	*SDHC*	*SDHB*
突变分布	外显子 1～4 均累及，其中外显子 3 约占 60%	外显子 1～6 均累及	外显子 1～7 均累及，外显子 8 未见报道
HNPGL	十分常见	十分常见	罕见
交感性副神经节瘤及嗜铬细胞瘤	罕见	罕见	常见
良性	常见	常见	可见
多灶性	常见	少见	可见
恶性	罕见	罕见	常见

SDHB 和 *SDHD* 基因突变是家族性副神经节瘤中最常见的基因，而 *SDHC* 基因突变仅在一些家系中被报道。*SDHB* 肿瘤抑制基因突变，主要表现为交感型副神经节瘤，恶性程度较高。最常见的部位是腹部，其次是头颈部，胸部和肾上腺部位最少见。腹部 SDHB 相关副神经节瘤分泌儿茶酚胺，而头颈部副神经节瘤往往无功能。患者可表现为儿茶酚胺分泌过多的症状如高血压、头痛、大汗、心悸；或者无症状。接近 10% 的无功能肿瘤由于体积较大可表现为占位效应，如腹痛、背痛、腹部不适或者腹胀、排尿异常、深静脉血栓或者体重下降等。SDHB 相关肿瘤体积往往较散发肿瘤大，可能与无儿茶酚胺过多分泌的症状有关。大多数功能性腺瘤分泌非肾上腺能儿茶酚胺和多巴胺。*SDHB* 突变携带者的肿瘤外显率与年龄相关，30～35 岁外显率 30%～50%，40 岁外显率 45%，50 岁时外显率达到 77%。*SDHB* 突变是常染色体显性遗传。*SDHD* 基因突变携带者的副神经节瘤最常见于头颈部，然而也有一些胸腹部副神经节瘤和肾上腺嗜铬细胞瘤。大多数 *SDHD* 基因突变携带者的副神经节瘤是良性的，尽管有些有局部浸润性，很少的可远处转移。*SDHD* 基因突变携带者的副神经节瘤的外显率与年龄相关，31 岁时接近 50%，而 50 岁时外显率达到 86%。*SDHD* 突变是常染色体显性遗传。*SDHC* 突变很少见，大部分与头颈部良性副神经节瘤相关，尽管一些腹部和肾上腺内嗜铬细胞瘤也与 *SDHC* 突变相关。*SDHC* 突变通过常染色体显性遗传方式遗传。

四、遗传性先天性肾上腺皮质激素缺乏或糖皮质激素和（或）盐皮质激素抵抗

（一）先天性孤立性 ACTH 缺乏症

先天性孤立性 ACTH 缺乏症（ACTH deficiency，isolated，IAD；OMIM 201400），其致病基因 *TBX19*（OMIM 604614）位于 1q24。*TBX19* 具有高度的组织细胞特异性，只在垂体表达 POWC 的细胞系中表达。POWC

在垂体前叶裂解成多种产物，包括 ACTH。*TBX19* 突变的患者，垂体分泌 ACTH 的功能存在缺陷。大多数患者表现为出生后低血糖、惊厥甚至死亡；患者 ACTH 和皮质醇水平很低。

（二）Allogrove 综合征

Allogrove 综合征（triple A syndrome，AAAS；OMIM 231550）是一种内分泌、胃肠道，眼睛及神经等多系统、多器官受累的常染色体隐性遗传病。1978 年，由 Allgrove 等首次报道。本病以三联征为特征性的表现，即：贲门失弛缓症（achalasia）、无泪症（alacrima）、促肾上腺皮质激素抵抗性肾上腺皮质功能不全，常同时有进行性神经系统病变：如中枢、外周、自主神经病变，智力、体育发育迟滞、进行性共济失调；还可有面容异常、骨质疏松等。有些患者常伴有自主神经病变如眼睛异常，对组胺反应异常，出汗异常，体位性低血压，心率异常等。典型的临床表现是孩子哭泣时无泪，10 岁前发生 ACTH 抵抗性肾上腺皮质功能不足，之后可能有贲门失弛缓症。不同的 AAAS 严重程度不同。Allgrove 综合征是由位于 12q13 的 *AAAS* 基因（OMIM 605378）改变，使其编码的包括 546 个氨基酸的 ALADIN 蛋白功能异常所致。突变散在分布于该基因的 16 个外显子上，没有热点突变。IVS14+1G > A 剪切突变是最常见的 *AAAS* 基因突变。ALADIN 蛋白是一类新的属于色氨酸 - 天冬氨酸（WD）重复的超家族的调节蛋白。这种蛋白主要在肾上腺、胃肠道和脑组织高度表达。基因的无义、错义、剪接突变会使翻译后的 ALADIN 蛋白滞留到细胞质而无法锚定于核孔，因而影响了正常的核孔蛋白复合体的功能。

该病表现型和基因突变无明确相关性，同一突变甚至同一家族中的患者临床表现的症状、严重程度、发病年龄都不相同。甚至有些患者有典型的三联征，但无 ALADIN 功能区基因的异常。这些提示可能在 *AAAS* 基因内含子序列部分存在突变或者 AAAS 基因的调节区域或者 ALADIN 蛋白的辅蛋白存在突变。

（三）先天性肾上腺发育不良

先天性肾上腺发育不良（adrenal hypoplasia congenital，AHC，OMIM 300200）于 1948 年由 Sikl 首先报道。分为三大类：主要的一类是 X 连锁隐性遗传，病理上表现为缺乏永久皮质区，取而代之的是形似胎儿肾上腺细胞的空泡样巨大细胞，临床表现主要为肾上腺皮质激素不足、低促性腺激素性腺发育不良，由剂量敏感的性别反转 - 先天性肾上腺发育不全基因 1（dosage-sensitive sex reversal，adrenal hypoplasia congenita，critical region on the X chromosome，gene 1，*DAX1*）突变导致。*DAX1* 位于 Xp2l，包括 2 个外显子和 1 个内含子，编码细胞核受体超家族的一种孤儿蛋白，称为 *DAX1* 蛋白，主要参与调节肾上腺发育和性分化。目前全世界已发现并报道了 100 多个家系的 90 余种 *DAX1* 突变，包括无义突变、移码突变和错义突变。其中较常见的是移码突变或无义突变，分布于所有的 *DAX1* 编码区；而错义突变较少见，都位于保守的 LBD 区域并影响到 DAX1 蛋白的转录抑制活性。总体来说，基因型和表型之间的关系不是特别密切。患者发生低促性腺激素性性功能不全的年龄和严重程度差别很大。第二类较少见，呈常染色体隐性遗传，病理表现为较小的成人肾上腺细胞组织，存在永久皮质区，但胎儿区减少，可能与 *SF1* 突变有关，*SF1* 是核受体家族的一员，参与调解下丘脑 - 脑垂体 - 肾上腺轴；第三类也少见，呈散发性或常染色体隐性遗传，临床表现为遗传性联合垂体激素缺乏症，考虑为 *TPIT* 基因突变。

（四）X- 连锁肾上腺脑白质营养不良

X 连锁性肾上腺脑白质营养不良（adrenoleukodystrophy，ALD；OMIM 300100）是最常见的过氧化物酶体病，临床表现复杂多样。致病基因 *ABCD1* 位于染色体 Xq28，基因突变导致极长链脂肪酸（very long Chain fatty acids，VLCFA）β 氧化障碍，VLCFA 在体内异常蓄积，导致神经系统脱髓鞘改变和肾上腺皮质功能减退。

（五）自身免疫性多腺体综合征 1

自身免疫性多腺体综合征 1（autoimmune polyglandular syndrome type Ⅰ，APS1；OMIM 240300），又简称 APECED，是一种罕见的常染色体隐性遗传病。临床特点包括慢性皮肤念珠菌病、甲状旁腺功能不全和肾上腺皮质功能低下。一般来说，患者要同时有 3 种表现中的至少 2 种才会被诊断为 APECED，此病多在 10 岁前发病。患者也经常伴有其他自身免疫性疾病，包括甲状腺炎，1 型糖尿病，卵巢早衰和肝炎等，但这些表现在患者中差异较大。其他较少见的症状包括外胚层营养障碍，影响牙釉质、指甲，脱发，白癜风及角膜病变。其致病基因为自身免疫调节因子基因 *AIRE*（OMIM 607358），位于 21q22.3，长 19 348bp，含有 14

个外显子，编码2257bp的mRNA转录产物。AIRE蛋白的相对分子量为58000，包含545个氨基酸。AIRE蛋白主要在与免疫相关的组织和器官高表达，说明AIRE可能作为转录因子或者转录辅助因子在免疫识别方面有重要的作用。

（六）原发性家族性糖皮质激素抵抗综合征

原发性糖皮质激素抵抗综合征（primary glucocorticoid resistance syndrome，PGRS）是一种罕见的临床综合征，1976年由Vinger-hoeds等人首次报道。PGRS的临床特点为血清皮质醇水平升高，但缺乏库欣综合征的临床表现甚至患者出现肾上腺皮质功能低下的表现，PGRS多为家族性起病。其致病基因糖皮质激素受体基因*NR3C1*（OMIM 138040），位于5q31.3。在糖皮质激素抵抗的情况下，ACTH和皮质醇分泌增多。由于糖皮质激素受体功能部分缺陷，通过增加糖皮质激素的浓度可以代偿靶器官对激素的不敏感作用；然而过多的ACTH同时导致肾上腺分泌过多的盐皮质激素和雄激素。家族性糖皮质激素抵抗综合征患者的外周组织对盐皮质激素和雄激素反应敏感，因此可出现盐皮质激素过多和雄激素过多的表现，如高血压、低钾性碱中毒，女性表现为痤疮、多毛、秃发、月经失调甚至闭经、无排卵、不育等，男性表现为精子生成异常及不育。

（七）假性醛固酮减少症

假性醛固酮减少症（psendohypoaldosteronism，PHA），又称Cheek-Perry综合征，由Cheek和Perry于1958年首次报道，是一种发生于婴儿期的失盐综合征，系常染色体显性或隐性遗传性疾病。临床特点是肾小管对醛固酮的作用无反应或抵抗，临床表现为高血钾、低血钠及代谢性酸中毒，肾小球滤过率正常。根据临床表现分为伴有钠缺失及低血压的Ⅰ型（PHA1）和不伴钠缺失而高血压表现的Ⅱ型（PHA2；OMIM 145260）。PHA1A的遗传方式为常染色体显性（OMIM 177735）。PHA1B为常染色体隐性（OMIM 264350）。PHA1A的致病基因为盐皮质激素受体基因*NR3C2*（OMIM：600983），位于4q31.23，目前报道的突变大约有50个。PHA1B的致病基因与编码上皮钠通道α，β，γ亚基基因*SCNN1A*，*SCNN1B*，*SCNN1G*有关，分别位于12p13.31，16p12.2，16p12.2上。PHA2是常染色显性遗传，主要表现为高血压，低肾素，高血钾、高血氯，酸中毒，可伴有身材矮小、智力障碍、侧门牙缺失等表现。PHA2A（OMIM 145260）其致病基因位于1q31-q42，PHA2B（OMIM 614491）其致病基因*WNK4*（OMIM 601844）位于17q21，PHA2C（OMIM 614492）其致病基因*WNK1*（OMIM 605232）位于12p13，PHA2D（OMIM 614495）其致病基因*KLHL3*（OMIM 605775）位于5q31，PHA2E（OMIM 614496）其致病基因*CUL3*（OMIM 603136）位于2q36。

参考文献

1. Xia WB，Meng XW，Jiang Y，et a1. Three novel mutations of the PHEX gene in three Chinese families with X-linked dominant hypophosphatemic rickets. Calcif Tissue Int，2007，81（6）：415-420.

2. Njolstad PR，Sovik O，Cuesta-Munoz A，*et a1*.Neonatal diabetes mellitus due to complete glucokinase deficiency.N Engl Med，2001，344（21）：1588-1592.

3. Edghill EL，Bingham C，Ellard S，*et al.* Mutations in hepatocyte nuclear factor-1 beta and their related phenotypes. J Med Genet，2006，43（1）：84-90.

4. Vesterhns M，Raeder H，Kurpad AJ，*et a1*.Pancreatic function in carboxyl-ester lipase knockout mice.Pancreatology，2010，10（4）：467-476.

5. Bellanne-Chantelot C，Clauin S，Clauveau D，*et al.* Large genomic rearrangements in the hepatocyte nuclear factor-1beta（TCF2）gene are the most frequent cause of maturity-onset diabetes of the young type 5. Diabetes，2005，54（11）：3126-3132.

6. Ellard S，Thomas K，Edghill EL，*et al.* Partial and whole gene deletion mutations of the GCK and HNF1A genes in maturity-onset diabetes of the young. Diabetologia，2007，50（11）：2313-2317.

7. Hattersley A，Bruining J，Schield J，*et al.* ISPAD Clinical Practice Consensus Guidelines 2006-2007. The diagnosis and management of monogenic diabetes in children. Pediatr Diabetes，2006，7（6）：352-360.

8. Ellard S，Flanagan SE，Girard CA，*et al.* Permanent neonatal dominant，recessive，or compound heterozygous SUR1 mutations

with opposite functional effects. Am J Hum.Genet,2007,81(2):375-382.

9. Dabrowsk IM,Larsen T,Ashcroft FM,*et al*. Potent and selective activation of the pancreatic betacell type K(ATP) channel by two novel diazoxide analogues.Diabetologia,2003,46(10):1375-1382.

10. Flanagan SE,Patch AM,Mackay DJ,*et al*.Mutations in ATP-sensitive K + channel genes cause transient neonatal diabetes and permanent diabetes in childhood or adulthood. Diabetes,2007,56(7):1930-1937.

11. Mackay DJ,Callaway JL,Marks SM,*et al*. Hypomethylation of multiple imprinted loci in individuals with transient neonatal diabetes is associated with mutations in ZFP57. Nat Genet,2008,40(8):949-951.

12. Mackay DJG,Hahnemann JMD,Boonen SE,*et al*. Epimutation of the TNDM locus and the Beckwith- Wiedemann syndrome cen tromeric locus in individuals with transient neonatal diabetes mel litus. Hum Genet,2006,119(1-2):179-184.

13. Shield JP,Gardner RJ,Wadsworth EJ,*et al*. Aetipoathology and genetic basis of neonatal diabetes. Arch Dis Child Fetal Neo-natal Ed,1997,76(1):F39-42.

14. Edghill EL,Dix RJ,Flanagan SE,*et al*. HLA genotyping supports a nonautoimmune etiology in patients diagnosed with diabetes under the age of months,Diabetes,2006,55(6):1895-1898.

15. Pearson AL,Flechtner I,Njolstad PR,*et al*. Switching from insulin to oral sulfonylureas in patients with diabetes due to Kir6.2 mutations. N Engl J Med,2006,355(5):467-477.

16. Harrold JA,Williams G. Melanocortin-4 receptors,beta-MSH and leptin:key elements in the satiety pathway. Peptides,2006,27(2):365-371.

17. Farooqi IS. Genetic and hereditary aspects of childhood obesity. Best Pract Res Clin Endocrinol Metab,2005,19(3):359-374.

18. Farooqi IS,Wangensteen T,Collins S,*et al*. Clinical and molecular genetic spectrum of congenital deficiency of the leptin receptor. N Engl J Med,2007,356(3):237-247.

19. Williamson DA,Ravussin E,Wong ML,*et al*. Microanalysis of eating behavior of three leptin deficient adults treated with leptin therapy.Appetite ,2005,45(1):75-80.

20. Licinio J,Caglayan S,Ozata M,*et al*. Phenotypic effects of leptin replacement on morbid obesity,diabetes mellitus,hypogonadism,and behavior in leptin-deficient adults. Proc Natl Acad Sci USA,2004,101(13):4531-4536.

21. Lubrano-Berthelier C,Dubern B,Lacorte JM,*et al*. Melanocortin 4 receptor mutations in a large cohort of severely obese adults:prevalence,functional classification,genotype-phenotype relationship,and lack of association with binge eating. J Clin Endocrinol Metab,2006,91(5):1811-1818.

22. Farooqi IS,Keogh JM,Yeo GS, *et al*. Clinical spectrum of obesity and mutations in the milanocortion 4 receptor gene. N Engl J Med,2003,348(12):1085-1095.

23. Vaisse C,Clement K,Durand E,*et al*. Melanocortin 4 receptor mutations are a frequent and heterogeneous cause of morbid obesity. J Clin Invest,2000,106(2):253-262.

24. Bell CG,Walley AJ,Froguel P.The genetics of human obesity.Nat Rev Genet,2005,6(3):221-234.

25. Stoetzel C,Laurier V,Davis EE,*et al*. BBS10 encodes a vertebrate 3945-specific chaperonin-like protein and is a major BBS locus. Nat Genet,2006,38(5):521-524.

26. Nishimura DY,Swiderski RE,Searby CC,*et al*. Comparative genomics and gene expression analysis identifies BBS9,a new Bardet-Biedl syndrome gene. Am J Hum Genet,2005,77(6):1021-1033.

27. Chiang AP,Beck JS,Yen HJ,*et al*. Homozygosity mapping with SNP arrays identifies TRIM32,an E3 ubiquitin ligase,as a Bardet-Biedl syndrome gene(BBS11). Proc Natl Acad Sci USA,2006,103(16):6287-6292.

28. Kolehmainen J,Black GC,Saarinen A,*et al*. Cohen syndrome is caused by mutations in a novel gene,COH1,encoding a transmembrane protein with a presumed role in vesicle-mediated sorting and intracellular protein transport. Am J Hum Genet,2003,72(6):1359-1369.

29. Seifert W,Holder-Espinasse M,Spranger S,*et al*. Mutational spectrum of COH1 and clinical heterogeneity in Cohen syndrome. J Med Genet,2006,43(5):e22.

30. Festen DA, de Lind van Wijngaarden R, Van Eekelen M, *et al.* Randomized controlled growth hormone trial: effects on anthropometry, body composition, and body proportions in a large group of children with Prader-Willi syndrome. Clin Endocrinol. (Oxf.), 2008, 69(3): 443-451.

31. Biebermann H, Castaneda TR, van Landeghem F, *et al.* A role for beta-melanocyte-stimulating hormone in human body-weight regulation. Cell Metab, 2006, 3(2): 141-146.

32. Lehrke M, Lazar MA. The many faces of PPARgamma, Cell, 2005, 123(6): 993-999.

33. Daly AF, Vanbellinghen JF, Khoo SK, *et al.* Aryl hydrocarbonreceptor-interacting protein gene mutations in familial isolated pituitaryadenomas: analysis in 73 families. J Clin Endocrinol Metab, 2007, 92(5): 1891-1896.

34. Malanga D, De Gisi S, Riccardi M, *et al.* Functional characterization of a rare germline mutation in the gene encoding the cyclin-dependent kinase inhibitor p27Kip1 (CDKN1B) in a Spanish patient with multiple endocrine neoplasia-like phenotype. Eur J Endocrinol, 2012, 166(3): 551-560.

35. Marinoni I, Pellegata NS. p27kip1: a new multiple endocrine neoplasia gene? Neuroendocrinology, 2011, 93(1): 19-28.

36. Minematsu T, Suzuki M, Sanno N, *et al.* PTTG overexpression is correlated with angiogenesis in human pituitary adenomas. Endocr Pathol, 2006, 17(2): 143-153.

37. Morita K, Takano K, Yasufuku-Takano J, *et al.* Expression of pituitary tumour-derived, N-terminally truncated isoform of fibroblast growth factor receptor 4 (ptd-FGFR4) correlates with tumour invasiveness but not with G-protein alpha subunit (gsp) mutation in human GH-secreting pituitary adenomas. Clin Endocrinol (Oxf), 2008, 68(3): 435-441.

38. Paez-Pereda M, Giacomini D, Refojo D, *et al.*Involvement of bone morphogenetic protein 4 (BMP-4) in pituitary prolactinoma pathogenesis through a Smad/estrogen receptor crosstalk. Proc Natl Acad Sci USA, 2003, 100(3): 1034-1039.

39. Pagotto U, Arzberger T, Theodoropoulou M, *et al.* The expression of the antiproliferativegene ZAC is lost or highly reduced in nonfunctioning pituitary adenomas. Cancer Res, 2000, 60(24): 6794-6799.

40. Pellegata NS, Quintanilla-Martinez L, Siggelkow H, *et al.* Germ-line mutations in p27Kip1 cause a multiple endocrine neoplasia syndrome in rats and humans. Proc Natl Acad Sci U S A, 2006, 103(42): 15558-155563.

41. Simpson DJ, Fryer AA, Grossman AB, *et al.* Cyclin D1 (CCND1) genotype is associated with tumour grade in sporadic pituitary adenomas. Carcinogenesis, 2001, 22(11): 1801-1807.

42. Simpson DJ, Hibberts NA, McNicol AM, *et al.* Loss of pRb expression in pituitary adenomas is associated with methylation of the RB1 CpGisland. Cancer Res, 2000, 60(5): 1211-1216.

43. Syro LV, Scheithauer BW, Kovacs K, *et al.* Pituitary tumors in patients with MEN1 syndrome. Clinics (Sao Paulo), 2012, 67 Suppl 1: 43-48.

44. Tichomirowa MA, Barlier A, Daly AF, *et al.* Highprevalence of AIP gene mutations following focused screening in young patientswith sporadic pituitary macroadenomas. Eur J Endocrinol, 2011, 165(4): 509-515.

45. Vezzosi D, Vignaux O, Dupin N, *et al.* Carney complex: Clinical and genetic 2010 update. Ann Endocrinol (Paris), 2010, 71 (6): 486-493.

46. Weinstein LS. G(s) alpha mutations in fibrous dysplasia and McCune-Albright syndrome. J Bone Miner Res, 2006, 21 (Suppl 2): 120-124.

47. Woloschak M, Yu A, Xiao J, *et al.* Frequent loss of the P16INK4a gene productin human pituitary tumors. Cancer Res, 1996, 56(11): 2493-6.

48. Yang H, Liu H, Hu Z, , *et al.* PKC-induced sensitization of Ca2+-dependent exocytosis is mediated by reducing the Ca2+ cooperativity in pituitarygonadotropes. J Gen Physiol, 2005, 125(3): 327-334.

49. Zhang X, Sun H, Danila DC, *et al.* Loss of expression of GADD45 gamma, a growth inhibitory gene, in human pituitaryadenomas: implications for tumorigenesis. J Clin Endocrinol Metab, 2002, 87(3): 1262-1267.

50. Zhao J, Dahle D, Zhou Y, , *et al.* Hypermethylation of thepromoter region is associated with the loss of MEG3 gene expression in humanpituitary tumors. J Clin Endocrinol Metab, 2005, 90(4): 2179-2186.

51. Babey M, Kopp P, Robertson GL. Familial forms of diabetes insipidus: clinical and molecular characteristics. Nat Rev

Endocrinol,2011,7(12):701-714.

52. Ball SG. Vasopressin and disorders of water balance:the physiology and pathophysiology of vasopressin. Ann Clin Biochem, 2007,44(Pt 5):417-431.

53. Brachet C,Birk J,Christophe C,*et al.* Growth retardation in untreated autosomal dominant familial neurohypophyseal diabetes insipidus caused by one recurring and two novel mutations in the vasopressin-neurophysin II gene. Eur J Endocrinol,2011,164(2): 179-187.

54. Christensen JH,Rittig S. Familial neurohypophyseal diabetes insipidus-an update. Semin Nephrol,2006,26(3):209-223.

55. Fujiwara TM,Bichet DG. Molecular biology of hereditary diabetes insipidus. J Am Soc Nephrol,2005,16(10):2836-2846.

56. Gainer H,Yamashita M,Fields RL,*et al.* The magnocellular neuronal phenotype:cell-specific gene expression in the hypothalamo-neurohypophysial system. Prog Brain Res,2002,139:1-14.

57. Loonen AJ,Knoers NV,van Os CH,*et al.* Aquaporin 2 mutations in nephrogenic diabetes insipidus. Semin Nephrol,2008,28 (3):252-265.

58. Satoh M,Ogikubo S,Yoshizawa-Ogasawara A. Correlation between clinical phenotypes and X-inactivation patterns in six female carriers with heterozygote vasopressin type 2 receptor genemutations. Endocr J,2008,55(2):277-288.

59. Spanakis E,Milord E,Gragnoli C. AVPR2 variants and mutations in nephrogenic diabetes insipidus:review and missense mutation significance. J Cell Physiol,2008,217(3):605-617.

60. Scully KM,Rosenfeld MG. Pituitary development:regulatory codes in mammalian organogenesis,Science,2001,22(11): 2231-2235.

61. Kelberman D,Dattani MT.Hypothalamic and pituitary development:novel insights into the aetiology. Eur. J. Endocrinol, 2007,157(Suppl 1):S3-14.

62. Kelberman D,Dattani MT. Hypopituitarism oddities:congenital causes. Horm Res,2007,68(Suppl 5):138-144.

63. Toogood AA,Stewart PM. Hypopituitarism:clinical features,diagnosis,and management. Endocrinol Metab Clin North Am, 2008,37(1):235-261.

64. Dattani MT,Robinson IC. HESX1 and Septo-Optic Dysplasia. Rev Endocr Metab Disord,2002 ,3(4):289-300.

65. McNay DE,Turton JP,Kelberman D,*et al.* HESX1 mutations are an uncommon cause of septooptic dysplasia and hypopituitarism. J Clin Endocrnol Metab,2007 ,92(2):691-697.

66. Netchine I,Sobrier ML,Krude H,*et al.* Mutations in LHX3 result in a new syndrome revealed by combined pituitary hormone deficiency. Nat Genet,2000 ,25(2):182-186.

67. Savage JJ,Hunter CS,Clark-Sturm SL,*et al.* Mutations in the LHX3 gene cause dysregulation of pituitary and neural target genes that reflect patient phenotypes. Gene,2007 ,400(1-2):44-51.

68. Pfaeffle RW,Savage JJ,Hunter CS,*et al.* Four novel mutations of the LHX3 gene cause combined pituitary hormone deficiencies with or without limited neck rotation. J Clin Endocrinal Metab,2007 ,92(5):1909-1919.

69. Mullen RD,Clovin SC,Hunter CS,*et al.* Roles of the LHX3 and LHX4 LIM-homeodomain factors in pituitary development. Mol Cell Endocrinol,2007 ,265-266:190-195.

70. Raetzman LT,Ward R,Camper SA. Lhx4 and Prop1 are required for cell survival and expansion of the pituitary primordial. Development,2002 ,129(18):4229-4239.

71. Machinis K,Pantel J,Netchine I,*et al.* Syndromic short stature in patients with a germline mutation in the LIM homeobox LHX4. Am J Hum Genet,2001,69(5):961-968.

72. Nolen LD,Amor D,Haywood A,*et al.* Deletion at 14p22-23 indicates a contiguous gene syndrome comprising anophthamia, pituitary hypoplasia,and ear anomalies.Am J Med Genet A,2006 ,140(16):1711-1718.

73. Perveen R,Lloyd IC,Clayton-Smith J,*et al.* Phenotypic variability and asymmetry of Rieger syndrome associated with PITX2. Invest Ophthalmol Vis Sci,2000 ,41(9):2456-2460.

74. Suh H,Gage PJ,Drouin J,*et al.* Pitx2 is required at multipe stages of pituitary organogenesis:pituitary primordium formation and cell specification. Development,2002 ,129(2):329-337.

75. Vallette-Kasic S, Barlier A, Teinturier C, *et al*. PROP1 gene screening in patients with multiple pituitary hormone deficiency revels two sites of hypermutabilty and high incidence of corticotroph deficiency. J Clin Endocrinol Metab, 2001, 86(9):4529-4535.

76. Turton JP, Reynaud R, Mehta A, *et al*. Novel mutations within the POL1F1 gene associated with variable combined pituitary hormone deficiency. J Clin Endocrinol Metab, 2005, 90(8):4762-4770.

77. Chatelain G, Fossat N, Brun G, *et al*. Molecular dissection reveals decreased activity and not dominant negative effect in huan OTX2 mutants. J Mol Med, 2006, 84(7):604-615.

78. Ragge NK, Brown AG, Plolschek GM, *et al*. Heterozygous mutations of OTX2 cause severe ocular malformations. Am J Hum Genet, 2005, 76(6):1008-1022.

79. Kelberman D, Rizzoti K, Avilion A, *et al*. Mutations within Sox2/SOX2 are associated with abnormalities in the hypothalamo-pituitary-gonadal axis in mice and humans. J Clin Invest, 2006, 116(9):2442-2455.

80. Keberman D, de Castro SC, Huang S, *et al*. SOX2 plays a critical role in the pituitary, forebrain and eye during human embryonic development. J Clin Endocrinol Metab, 2008, 93(5):1865-1873.

81. Solomon NM, Ross SA, Forrest SM, *et al*. Array comparative genomic hybridization analysis of boys with X-linked hypopituitarism identifies a 3.9 Mb duplicated critical region at Xq27 containing SOX3. J Med Genet, 2007, 44(4):e75.

82. Roessler E, Du YZ, Mullor JL, *et al*. Loss-Of-function mutations in the human GLI2 gene are associated with pituitary anomalies and holoprosencephaly-like features. Proc Natl Acad Sci USA, 2003, 100(23):13424-13429.

83. Maheshwari HG, Sileverman BL, Dupuis J, *et al*. Phenotype and genetic analysis of a syndrome caused by and inactivating mutation in the growth hormone-releasing hormone receptor: Dwarfism of Sindh. J Clin Endocrinol Metab, 1998, 83(11):4065-4074.

84. Millar DS, Levis MD, Horan M, *et al*. Novel mutations of the growth hormone 1 (GH1) gene disclosed by modulation of the clinical selection criteria for individuals with short stature. Hum Mutat, 2003, 21(4):424-440.

85. Besson A, Salemi S, Deladoey J, *et al*. Short stature caused by a biologically inactive mutant growth hormone (GH-C53S). J Clin Endocrinol Metab, 2005, 90(5):2493-2499.

86. Albuisson J, Pecheux C, Cares JC, *et al*. Kallmann syndrome: 14 novel mutations in KAL1 and FGFR1 (KAI2). Hum Mutat, 2005, 25(1):98-99.

87. Hardelin JP, Levilliers J, Blanchard S, *et al*. Heterogeneity in the mutations responsible for X chromosome-linked Kallmannn syndrome. Hum Mol Genet, 1993, 2(4):373-377.

88. Salenave S, Chanson P, Bry H, *et al*. Kallmannn's syndrome: a comparison of the reproductive phenotypes in men carrying KAL1 and FGFR1/KAL2 mutations. J Clin Endocrinol Metab, 2008, 93(3):758-763.

89. Beranova M, Oliveira LM, Bedecarrats GY, *et al*. Prevalence, phenotypic spectrum, and modes of inheritance of gonadotropin-releasing hormone receptor mutations in idiopathic hypogonadotropic hypogonadism. J Clin Endocrinol Metab, 2001, 86(4):1580-1588.

90. Lamolet B, Pulichino AM, Lamonerie T, *et al*. A pituitary cell-restricted T box factor, Tpit, activates POMC transcription in cooperation with Pitx homeoproteins. Cell, 2001, 104(6):849-859.

91. Vallette-Kasic S, Brue T, Pulichino AM, *et al*. Congenital isolated adrenocorticotropin deficiency: an underestimated cause of neonatal death, explained by TPIT gene mutations. J Clin Endocrinol Metab, 2005, 90(3):1323-1331.

92. De la Vieja A, Ginter CS, Carrasco N. Molecular analysis of a congenital iodide transport defect: g543e impairs maturation and trafficking of the Na /I -symporter. Mol Endocrinol, 2005, 19(11):2847-2858.

93. Wu SL, Ho TY, Liang JA, *et al*. Histidine residue at position 226 is critical for iodide uptake activity of human sodium/ iodide symporter. Endocrinology, 2008, 199(2):213-219.

94. Banghova K, Al Taji E, Cinek O, *et al*. Pendred syndrome among patients with congenital hypothyroidism detected by neonatal screening: identification of two novel PDS/ SLC26A4 mutations. Eur J Pediatr, 2008, 167(7):777- 783.

95. Machiavelli GA, Caputo M, Rivolta CM, *et al*. Molecular analysis of congenital goitres with hypothyroidism caused by defective thyroglobulin synthesis. Identification of a novel c.7006C > T [p.R2317X] mutation and expression of minigenes containing nonsense mutations in exon 7. Clin Endocrinol: Oxf, 2009, 72(1):112- 121.

96. Deladoey J, Pfarr N, Vuissoz JM, *et al.* Pseudodominant inheritance of goitrous congenital hypothyroidism caused by tpo mutations: molecular and in silico studies. J Clin Endocrinol Metab, 2008, 93(2): 627-633.

97. Simm D, Pfarr N, Pohlenz J, *et al.* Two novel mutations in the human thyroid peroxidase (TPO) gene: genetics and clinical findings in four children. Acta Paediatr, 2009, 98(6): 1057-1061.

98. Moreno JC, Bikker H, Kempers MJ, et al. Inactivating mutations in the gene for thyroid oxidase 2 (THOX2) and congenital hypothyroidism. N Engl J Med, 2002, 347(2): 95-102.

99. Maruo Y, Takahashi H, Soeda I, *et al.* Transient congenital hypothyroidism caused by biallelic mutations of the dual oxidase 2 gene in Japanese patients detected by a neonatal screening program. J Clin Endocrinol Metab, 2008, 93(11): 4261-4267.

100. Moreno JC, Klootwijk W, van Toor H, et al. Mutations in the iodotyrosine deiodinase gene and hypothyroidism. N Engl J Med, 2008, 358(17): 1811-1818.

101. Afink G, Kulik W, Overmars H, *et al.* Molecular characterization of iodotyrosine dehalogenase deficiency in patients with hypothyroidism. J Clin Endocrinol Metab, 2008, 93(12): 4894-4901.

102. Mansourian AR. Central dogma in thyroid dysfunction: a review on structure modification of TSHR as a cornerstone for thyroid abnormalities. Pak J Biol Sci, 2011, 14(3): 170-181.

103. Akamizu T, Kohn LD, Mori T. Molecular studies on thyrotropin (TSH) receptor antibodies. Endocr J, 1995, 42(5): 617-627.

104. Hébrant A, van Staveren WC, Maenhaut C, *et al.* Genetic hyperthyroidism: hyperthyroidism due to activating TSHR mutations. Eur J Endocrinol, 2011, 164(1): 1-9.

105. Biebermann H, Winkler F, Kleinau G. Genetic defects, thyroid growth and malfunctions of the TSHR in pediatric patients. Front Biosci, 2010, 15: 913-933.

106. Refetoff S, Dumitrescu AM. Syndromes of reduced sensitivity to thyroid hormone: genetic defects in hormone receptors, cell transporters and deiodination. Best Pract Res Clin Endocrinol Metab, 2007, 21(2): 277-305.

107. Visser WE, Friesema EC, Jansen J, *et al.* Thyroid hormone transport in and out of cells. Trends Endocrinol Metab, 2008, 19(2): 50-56.

108. Olateju TO, Vanderpump MP. Thyroid hormone resistance. Ann Clin Biochem, 2006, 43(6): 431-440.

109. Owen PJ, Chatterjee VK, John R, *et al.* Augmentation index in resistance to thyroid hormone (RTH). Clin Endocrinol (Oxf), 2009, 70(4): 650-654.

110. Hamon B, Hamon P, Bovier-Lapierre M, *et al.* A child with resistance to thyroid hormone without thyroid hormone receptor gene mutation: a 20-year follow-up. Thyroid, 2008, 18(1): 35-44.

111. Millichap JG. Etiologic classification of attention-deficit/ hyperactivity disorder. Pediatrics, 2008, 121(2): e358-e365.

112. Rivolta CM, Olcese MC, Belforte FS, *et al.* Genotyping of resistance to thyroid hormone in South American population. Identification of seven novel missense mutations in the human thyroid hormone receptor beta gene. Mol Cell Probes, 2009, 23(3/4): 148-153.

113. Hegedus L. Clinical practice: the thyroid nodule. N Engl J Med, 2004, 351(17): 1764-1771.

114. Cho MK, Eimoto T, Tateyama H, *et al.* Expression of matrix metalloproteinases in benign and malignant follicular thyroid lesions. Histopathology, 2006, 48(3): 286-294.

115. Wells SA Jr, Gosnell JE, Gagel RF, *et al.* Vandetanib for the treatment of patients with locally advanced or metastatic hereditary medullary thyroid cancer. J Clin Oncol, 2010, 28(5): 767-772.

116. Nakazawa T, Kondo T, Kobayashi Y, *et al.* RET gene rearrangements (RET /PTC1 and RET /PTC3) in papillary thyroid carcinomas from an iodine-rich country (Japan). Cancer, 2005, 104(5): 943-951.

117. Nikiforov YE. RET/PTC rearrangement in thyroid tumors. Endocr Patho, 2002, 13: 3-16.

118. Borrello MG, Alberti L, Fischer A, *et al.* Induction of a proin2 flammatory program in normal human thyrocytes by the RET/PTC1 oncogene. Proc Natl Acad Sci USA, 2005, 102(41): 14825-14830.

119. Robenshtok E, Tzvetov G, Grozinsky-Glasberg S, *et al.* Clinical characteristics and outcome of familial nonmedullary thyroid cancer: a retrospective controlled study. Thyroid, 2011, 21(1): 43-48.

120. Dvorakova S, Vaclavikova E, Duskova J, *et al.* Exon 5 of the RET proto-oncogene: a newly detected risk exon for familial medullary thyroid carcinoma, a novel germ-line mutation Gly321Arg. J Endocrinol Invest, 2005, 28(10): 905-909.

121. Xing M. BRAF mutation in thyroid cancer. Endecr Relat Cancer, 2005, 12(2): 245-262.

122. Soares P, Troviso V, Rocha AS, et al. BRAF mutations and RET/PTC rearrangements are alternative events in the etiopathogenesis of PTC. Oncogene, 2003, 22(29): 4578-4580.

123. Knauf JA, Ma X, Smith EP, *et al.* Targeted expression of BRAFV600E in thyroid cells of transgenic mice results in papillary thyroid cancers that undergo dedifferentiation. Cancer Res, 2005, 65(10): 4238-4245.

124. Powell N, Jeremiah S, Morishita M, *et al.* Frequency of BRAF T1796A mutation in papillary thyroid carcinoma relates to age of patient at diagnosis and not to radiation exposure. J Pathol, 2005, 205(5): 558-564.

125. Nikiforova MN, Ciampi R, Salvatore G, *et al.* Low prevalence of BRAF mutations in radiation-induced thyroid tumors in contrast to sporadic papillary carcinomas. Cancer Letters, 2004, 209(1): 1-6.

126. Watanabe R, Hayashi Y, Sassa M, *et al.* Possible involvement of BRAF V600E in altered gene expression in papillary thyroid cancer. Endocr J, 2009, 56(3): 407-414.

127. Gupta-Abramson V, Troxel AB, Nellore A, et al. Phase II trial of sorafenib in advanced thyroid cancer. J Clin Oncol, 2008, 26(29): 4714-4719.

128. Fenton MS, Marion KM, Salem AK, *et al.* Sunitinib inhibits MEK/ERK and SAPK/JNK pathways and increases sodium/iodide symporter expression in papillary thyroid cancer. Thyroid, 2010, 20(9): 965-974.

129. Sakurai K, Fukazawa H, Arihara Z, *et al.* Sunitinib-induced thyrotoxicosis followed by persistent hypothyroidism with shrinkage of thyroid volume. Tohoku J Exp Med, 2010, 222(1): 39-44.

130. Cohen EE, Rosen LS, Vokes EE, *et al.* Axitinib is an active treatment for all histologic subtypes of advanced thyroid cancer: results from a phase II study. J Clin Oncol, 2008, 26(29): 4708-4713.

131. Carr LL, Mankoff DA, Goulart BH, *et al.* Phase II study of daily sunitinib in FDG-PET-positive, iodine-refractory differentiated thyroid cancer and metastatic medullary carcinoma of the thyroid with functional imaging correlation. Clin Cancer Res, 2010, 16(21): 5260-5268.

132. Koch CA. Molecular pathogenesis of MEN2-associated tumors. Fam Cancer, 2005, 4(1): 3-7.

133. Nobuhara Y, Onoda N, Yamashita Y, *et al.* Efficacy of epidermal growth factor receptor-targeted molecular therapy in anaplastic thyroid cancer cell lines. Br J Cancer, 2005, 92(6): 1110-1116.

134. Pennell NA, Daniels GH, Haddad RI, *et al.* A phase II study of gefitinib in patients with advanced thyroid cancer. Thyroid.2008, 18(3): 317-323.

135. Herbst RS, Heymach JV, O'Reilly MS, *et al.* Vandetanib (ZD6474): an orally available receptor tyrosine kinase inhibitor that selectively targets pathways critical for tumor growth and angiogenesis. Expert Opin Investig Drugs, 2007, 16(2): 239-249.

136. Robinson BG, Paz-Ares L, Krebs A, *et al.* Vandetanib (100 mg) in patients with locally advanced or metastatic hereditary medullary thyroid cancer. J Clin Endocrinol Metab, 2010, 95(6): 2664-2671.

137. Cui N, Xia W, Su H, *et al.* Novel mutations of CYP27B1 gene lead to reduced activity of 1 α -hydroxylase in Chinese patients. Bone, 2012, 51: 563-569.

138. Arita K, Nanda A, Wessagowit V, *et al.* A novel mutation in the VDR gene in hereditary vitamin D-resistant rickets. Brit J Derm, 2008, 158: 168-171.

139. Sun Y, Wang Q, Xia W, *et al.* FGF23 analysis of a Chinese family with autosomal dominant hypophosphatemic rickets. J Bone Miner Metab, 2012, 30: 78-84.

140. De Sanctis V, Soliman A, Fiscina B. Hypoparathyroidism: from diagnosis to treatment. Curr Opin Endocrinol Diabetes Obes, 2012, 19: 435-442.

141. Brandi ML. Genetics of hypoparathyroidism and pseudohypoparathyroidism. J Endocrinol Invest, 2011, 34(Suppl 7): 27-34.

142. Veugelers M, Wilkes D, Burton K, *et al.* Comparative PRKAR1A genotype- phenotype analyses in humans with Carney complex and PRKAR1A haploinsufficient mice. Proc Natl Acad Sci USA, 2004, 101(39): 14222-14227.

143. Bläker H, Sutter C, Kadmon M, *et al*. Analysis of somatic APC mutations in rare extracolonic tumors of patients with familial adenomatous polyposis coli. Genes Chromosomes Cancer, 2004, 41(2): 93-98.

144. Tissier F, Cavard C, Groussin L, *et al*. Mutations of betacatenin in adrenocortical tumors: activation of the Wnt signaling pathway is a frequent event in both benign and malignant adrenocortical tumors. Cancer Res, 2005, 65(17): 7622-7627.

145. Libe R, Bertherat J. Molecular genetics of adrenocortical tumors, from familial to sporadic to sporadic diseases. Eur J Endocrinol, 2005, 153(4): 477-487.

146. Bausch B, Borozdin W, Neumann HP. Clinical and genetic characteristics of patients with neurofibromatosis type 1 and pheochromocytoma. N Engl J Med, 2006, 354(25): 2729-2731.

第三十四章 遗传与骨骼疾病

龚瑶琴 蒋百春

人体骨骼(human skeleton)是一个复杂的器官，由 206 块不同形状和大小的骨组成，具有多种胚胎起源和发挥多方面功能，如机械支持、保护内脏器官和血液和矿物质存储等。骨骼由骨和软骨两种组织、成骨细胞(osteoblasts)、破骨细胞(osteoclasts)、骨细胞(osteocytes)和软骨细胞(chondrocytes)等几种细胞组成。这些细胞和组织的生长、发育和代谢异常可以导致多种类型骨骼系统疾病。

人体骨骼因形状不同可以分为长骨、短骨、扁骨和不规则骨，其发生在胚胎早期(第 4~5 周)就已开始，但要到出生后 20~25 岁才最后完成，并且此后还要不断更新和改建。人体骨骼形成的基本方式可以分为软骨内成骨(endochondral ossification)和膜内成骨(intramembranous ossification)两类。软骨内成骨是先出现间充质细胞密集，形成透明的软骨雏形，继而这些软骨细胞经过增殖、肥大和骨化等过程成骨，人体的大多数骨骼是以这种方式成骨的。相反，扁平骨和锁骨是通过膜内成骨方式形成的，膜内成骨由间充质细胞直接分化成成骨细胞，继而发育成骨。骨发生过程是在特定和复杂的遗传机制控制下完成的，如果这个过程发生异常将会导致骨骼疾病。在已经发现的单基因遗传病中，有500多种疾病累及骨骼系统，这些疾病中有些是多个器官受累，骨骼系统只是受累器官之一。在新生儿中的发病率达到1/3000～1/5000。

骨骼发育不良是一组具有高度临床和遗传异质性的疾病，目前被收录入分类系统的遗传性骨骼疾病超过450种。2010年版的分类系统中，收录的遗传性骨骼疾病由372种增加到456种，分为40类，其中316种由基因突变引起，涉及致病基因226个。表34-1列举了各类别名称及包含的病种数。

表34-1 遗传性骨骼疾病分类目录

序号	中文名称	英文名称	病种数
1	FGFR3软骨发育不良组	FGFR3 chondrodysplasia group	7
2	Ⅱ型胶原蛋白异常及相关疾病	Type Ⅱ collagen group and similar disorders	10
3	Ⅺ型胶原蛋白异常	Type Ⅺ collagen group	5
4	硫酸盐异常组	sulphation disorders group	7
5	基底膜蛋白聚糖组	perlecan group	3
6	蛋白多糖组	aggrecan group	3
7	细丝蛋白及相关疾病	filamin group and related disorders	12
8	TRPV4组	TRPV4 group	5
9	短肋骨发育异常（合并或不合并多指）	short-ribs dysplasias (with or without polydactyly) group	11
10	多发性骨骺发育不良和假性软骨发育不全	multiple epiphyseal dysplasia and pseudoachondroplasia group	9
11	干骺端发育不良	metaphyseal dysplasias	11
12	脊椎干骺端发育不良	Spondylometaphyseal dysplasias (SMD)	8
13	脊椎骨骺、干骺端发育不良（SE（M）D）	spondylo-epi-(meta)-physeal dysplasias (SE(M)D)	14
14	严重脊椎发育不良	severe spondylodysplastic dysplasias	5
15	肢端发育不良	acromelic dysplasias	11
16	肢端肢中发育不全	acromesomelic dysplasias	5
17	肢中部和中根部发育不良	mesomelic and rhizo-mesomelic dysplasias	11
18	弯曲型骨发育不良	bent bones dysplasias	2
19	长骨发育不良	slender bone dysplasia group	9
20	骨发育不良伴多发性关节脱位	dysplasias with multiple joint dislocations	4
21	斑点状软骨发育异常	chondrodysplasia punctata (CDP) group	10
22	新生儿骨硬化	neonatal osteosclerotic dysplasias	5
23	高骨密度	increased bone density group (without modification of bone shape)	21
24	骨密度增高伴干骺端和（或）骨干异常	increased bone density group with metaphyseal and/or diaphyseal involvement	19
25	成骨不全和低骨密度	osteogenesis Imperfecta and decreased bone density group	18
26	骨矿化异常	abnormal mineralization group	11
27	溶酶体贮积症伴骨骼异常	lysosomal storage diseases with skeletal involvement (dysostosis multiplex group)	22
28	骨质溶解	osteolysis group	9
29	骨骼系统发育紊乱	disorganized development of skeletal components group	16
30	生长过度伴骨骼异常	overgrowth syndromes with skeletal involvement	10

续表

序号	中文名称	英文名称	病种数
31	遗传性炎性/类风湿样骨关节病	genetic inflammatory/rheumatoid-like osteoarthropathies	6
32	锁骨颅骨发育不全及颅骨骨化异常	cleidocranial dysplasia and isolated cranial ossification defects group	5
33	颅缝早闭综合征	craniosynostosis syndromes	13
34	骨发育不全伴颅面骨异常	dysostoses with predominant craniofacial involvement	14
35	骨发育不全伴脊椎异常	dysostoses with predominant vertebral with and without costal involvement	11
36	髌骨发育不良	patellar dysostoses	5
37	短指（趾）	brachydactylies（with or without extraskeletal manifestations）	29
38	四肢发育不良	limb hypoplasia-reduction defects group	35
39	多指（趾）- 并指（趾）- 拇指三指节畸形	polydactyly-syndactyly-triphalangism group	34
40	关节形成缺陷与骨融合	defects in joint formation and synostoses	6

骨骼发育不良的主要临床特征包括身材矮小、先天畸形、脊柱和四肢变形等，在进行临床检查时需要特别关注以下方面：第一，身材比例。不成比例的身材矮小是骨骼发育不良的常见特征，但有时异常比例不够明显。因此，对于身材矮小患者都需要测定身体比例，如坐高（顶臀长）与身高（长）比例，坐高占身高的比例随年龄不同而异，由出生时的0.67下降到14岁时0.53。此外还包括指距与身高比例，正常时指距略小于身高。第二，发病年龄。发病年龄是诊断骨骼发育不良的重要依据之一，有些骨骼发育不良是先天性的，有些是在特定发育时期发病。第三，受累四肢及其部位。不同的疾病受累部位不同，如肢根部、中部或端部受累。第四，其他受累器官，如免疫系统、血液系统、头发、唇裂、眼睛异常等，这些特征的详细描述有助于鉴别诊断。最后，像分析其他遗传病一样，家族史调查是确定遗传方式的基础。由于骨骼系统病变不易从体表查见，尤其是对于非专业人员，因此，在进行家系调查时一定要对家系中全部成员进行查体和X线检查，以保证家系调查结果的准确性。

X线检查是骨骼疾病诊断的重要依据。X线检查通常采用正、侧两个摄影位置，某些部位还需要用斜位、切线位和轴位等。对于成年患者，有必要调阅其青春期前的X线片以帮助确定骨骺、干骺端结构。在分析骨骼发育不良X线片时，需重点关注以下三个方面：

第一，分析骨骼的大小、形状以及是否成比例。不成比例的身材矮小是骨骼疾病的常见特征，X光片分析首先应注意骨骼各组成部分大小、形态是否正常、是否成比例。例如，短躯干型侏儒会存在扁椎骨；根据四肢骨X线显示的结构可以精确确定受累区段（肢根、肢中或肢端），这些特征有助于鉴别诊断。

第二，分析骨骺、干骺端和骨干骨化特点。骨骺、干骺端和骨干是骨骼生长的关键区域，这些区域异常会导致骨骼生长异常。

第三，区分病理性变异和正常变异。

在目前已经发现的452种单基因骨骼疾病中，有316种已经发现了其致病基因，为产前基因诊断创造了条件。

第一节　软骨发育异常

一、软骨发育不全

软骨发育不全（achondroplasia，ACH，OMIM 100800）是一种最常见的短肢侏儒症。新生儿发病率约为1/10 000～1/30 000，全球估计有患者约25万名。软骨发育不全是一种常染色体显性遗传病，大多为新发突变导致的散发病例。

（一）临床表现

巨头，前额圆凸；因颅底部软骨发育不全，导致枕骨大孔窄小，甚至引起脑积水。鼻梁下陷，上颌骨发育不良，可引起牙齿挤塞和错位，下颌前凸。身材矮小，四肢长骨不成比例地短小，特别是上臂及大腿过短。手、足各管状骨过短、“三叉手畸形”是其较为特殊的表现。上腰椎、下胸椎后凸，下腰椎代偿性前凸。骨盆前倾，骶骨几乎呈水平位，因此入口受阻。女性患者怀孕后常需剖腹取胎。关节松弛，以膝关节最明显，可导致膝内翻与弓形腿。髋关节也可受累，造成患儿步态摇摆。由于骨骼变小，肌肉及软组织相对过多，形成皱褶。患者智力、内分泌功能、钙磷代谢均正常。X线检查示：颅顶骨大，颅基底部相对较小，颅盖钙化完全，枕骨大孔小，手足短管状骨粗短呈哑铃状，骨皮质增厚，干骺端变宽，但轮廓光整。骨骺出现延迟，发育相对较差。由于软骨骨化过缓，椎体骨化中心间距增宽，椎管随之变窄。因此，若发生椎间盘突出等病变可引起截瘫。股骨颈粗短，骨盆腔窄而扁，其入口及出口各径均变小。

（二）遗传学和发病机制

ACH为常染色体显性遗传。在1994年将其致病基因定位于4p16.3后不久，发现位于该区域的编码成纤维细胞生长因子受体3（fibroblast growth factor receptor 3）的基因 *FGFR3*（OMIM 134934）是该病的致病基因。95%的ACH患者在FGFR3的跨膜区域都有相同的氨基酸发生置换（p.Gly380Arg），该突变的外显率为100%。后来发现少数ACH患者携带p.Gly375Cys突变。*FGFR3* 属于成纤维生长因子家族，是一种受体酪氨酸激酶。该家族含有4个成员FGFR1-4，在结构上高度保守。该类受体均由胞外区、跨膜区和胞内区三部分组成，胞外区含有3个免疫球蛋白样结构域，胞内区含有2个保守的酪氨酸激酶（TK）结构域和可发生自磷酸化的C末端。FGFs属于肝素结合生长因子家族，它们在硫酸乙酰肝素蛋白多糖协助下与 *FGFR* 的Ig Ⅱ和Ig Ⅲ区结合后，受体发生二聚化而活化，使自身酪氨酸残基磷酸化。磷酸化的酪氨酸残基与含有SH2的信号分子结合，通过STAT1、MAPK等途径传递信号，在组织器官发育过程中发挥重要作用。在骨骼系统中，*FGFR3* 主要表达于软骨细胞，通过直接或间接方式抑制软骨细胞的增殖和分化。

导致软骨发育不全的 *FGFR3* 突变发生在跨膜区，是激活突变，这些突变可以稳定FGFR3二聚体，增强FGFR3功能。FGFR3受体突变除导致ACH外，还可以引起致死性侏儒（thanatophoric dysplasia，TD，OMIM 187600）、季肋发育不全（hypochondroplasia，HCH，OMIM 146000）等骨骼发育不良，不同疾病突变位点不同，如图34-1。

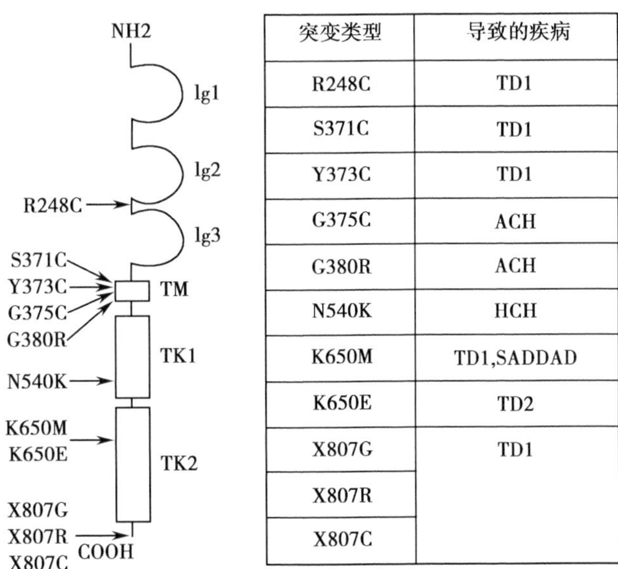

突变类型	导致的疾病
R248C	TD1
S371C	TD1
Y373C	TD1
G375C	ACH
G380R	ACH
N540K	HCH
K650M	TD1,SADDAD
K650E	TD2
X807G	TD1
X807R	
X807C	

图34-1　*FGFR3* 基因常见突变及其引起的骨骼发育不良

HCH：软骨发育低下；TD：致死性侏儒；ACH：软骨发育不全；SADDAN：软骨发育不全伴黑棘皮病

（三）防治

患儿通过B超检查，可显示羊水过多或（及）胎儿肢体过短，特别在长骨更加明显。从而可以与家人商量，是否做宫内诊断而终止妊娠。纯合子在婴儿期即会死亡。如果父母正常，所生育儿女多为杂合子，可活至成年。智能正常，但生育力减低。有学者认为，父母年龄越大，生育患儿的症状越轻。一切需要通过遗传咨询而定。

二、致死性侏儒

致死性侏儒（thanatophoric dysplasia，TD）是一种严重的短肢侏儒综合征，患者通常在围产期死亡。在群体中的发病率约为2.7/100 000，均为散发病例。有两型：TD1（OMIM 187600）；TD2（OMIM 187601）。

（一）临床表现

类似软骨发育不全，但常在出生后10小时内死亡，故称致死性侏儒。本病临床特点为巨头，前额凸出，部分婴儿可见三叶草样头颅畸形，眼睛突出，四肢严重变短，较软骨发育不全更明显，但躯干长度正常。胸廓极度狭窄，严重者出生后不久即因呼吸功能不全而死亡，极少数可存活一定时间。手足呈外旋或外展状态，下肢尤甚，体态如“蛙式”。皮肤呈褶叠状。肌张力低下，原始反射及深部腱反射消失。X线所见：脑颅大，面颅小，顶骨重叠。高位锁骨，肩胛骨发育不良，四肢长管状骨粗短，部分患者伴有弯曲，以股骨和肱骨为著，干骺端不规则膨大，呈杯口状，骨皮质增厚。胸椎呈U型，腰椎呈H型，椎间隙增宽。胸骨狭窄，肋骨短小且前后端呈扁平状。手足短骨粗短，略呈方形。髂骨小而方，耻骨、坐骨短而宽。TD1患者的股骨通常弯曲并且较短（图34-2），而TD2患者的股骨通常较直、相对较长，并伴有严重的三叶草状颅（图34-3）。

（二）遗传学和发病机制

两种类型的致死性侏儒都是由*FGFR3*基因的突变而引起（图34-1）。TD1可以由多个位点突变引起，如p.Arg248Cys、p.Ser371Cys、p.Tyr373Cys等均可导致TD1，但到目前为止，TD2只发现一种突变（p.Lys650Glu）。

（三）防治

可进行产前超声诊断。如确诊应避免潜在的孕期并发症，如早产、羊水过多、胎位不正性难产，同时应避免因巨头和颈部僵硬扭曲引起的分娩并发症。新生儿需要辅助呼吸才能存活。

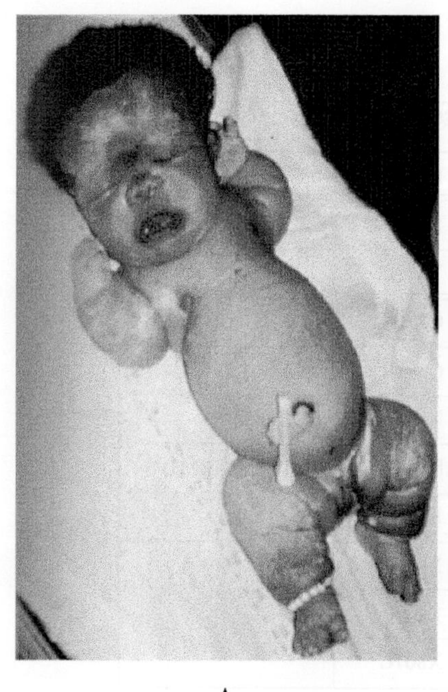

A

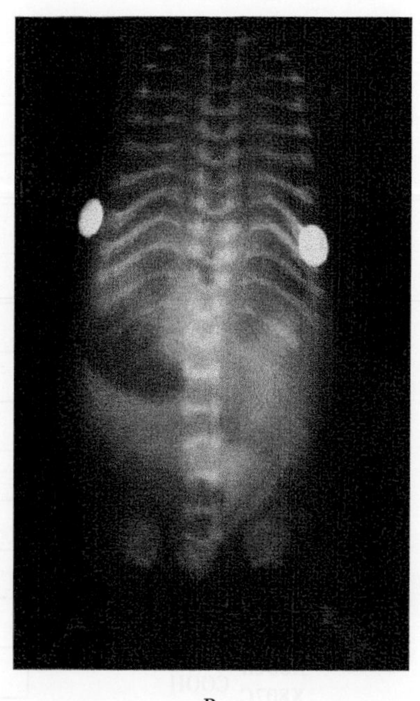

B

图34-2　Ⅰ型致死性侏儒

A示颅大，前额饱满，鼻梁塌陷，四肢短小，胸腔狭窄；B示股骨弯曲，椎体极其扁平

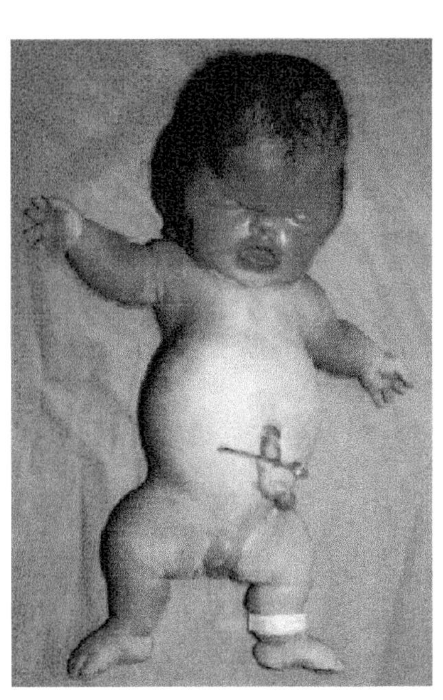
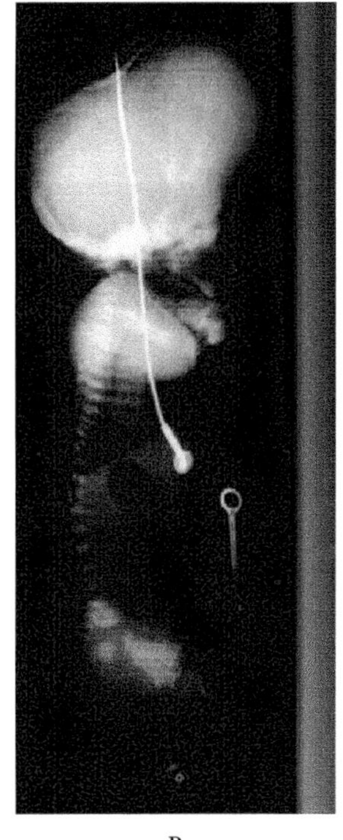

A　　B

图 34-3　Ⅱ型致死性侏儒

A 除Ⅰ型特征外，还出现分叶状颅；B 股骨平直，椎体增长

三、季肋发育不全

季肋发育不全（hypochondroplasia，HCH，OMIM 146000）也是由于 *FGFR3* 突变所引起的骨骼发育不良，其临床表现较其他类型 *FGFR3* 基因突变所致骨骼疾病轻，为常染色体显性遗传。

（一）临床表现

与软骨发育不全相似，但是症状较轻，通过临床特征及影像学特征可以区分。3 岁以下难以诊断，因为骨骼异常轻微，影像学差异也很小。主要特点有：软骨发育不全，但颅面正常。出生时即可出现身材矮小，躯干长度正常，但指距短，上部量大于下部量。儿童早期出现肘关节伸展受限，弓形腿，腰椎轻度前凸，臀部后凸。因腓骨增长，可使膝、踝关节内翻，引起活动时的疼痛感。少部分患者有智力低下，有时可伴有短头，额部轻度膨出。X 线所见与软骨发育不全相似，但较其轻，颅底小，腰椎椎弓根间距窄，长骨干骺端增宽，手、足骨短粗，可伴有尺骨及腓骨远端增长，胫骨短，股骨内外髁凸出。

（二）遗传学和发病机制

HCH 由 *FGFR3* 基因突变所致。最常见的突变为 p.Asn540Lys，其他突变位点包括 p.Asn540Ser、p.Ile538Val、p.Asn540Thr、p.Asn328Ile、p.Lys650Asn 等。p.Asn540Lys 突变位点位于酪氨酸激酶结构域的 ATP 结合位点，推测同样会影响受体的酪氨酸激酶活性持续激活，但相对于其他突变类型程度较轻，因此导致的症状也较轻。

（三）防治

椎板切除术可减轻椎管狭窄症状，但多数患者通过减轻压力也可获得症状缓解。

四、软骨形成不足（hypochondrogenesis，OMIM 200610）

（一）临床表现

软骨形成不足，或称为Ⅱ型软骨发育不全（achondrogenesis，type Ⅱ），是一种罕见的软骨发育异常，主要临床表现有严重的肢端纤细性侏儒、胸廓狭小、腹部突出、椎体骨化不全以及肋骨软骨关节结构异常等。X 线检查可见躯干、四肢短小，脊柱骨化不全，短、长骨干骺端不规则，耻骨、骶骨钙化不全等。该病是一种常染色体显性遗传病，多为新发突变导致。

（二）遗传学和发病机制

软骨形成不足是由 *COL2A1*（OMIM 120140）基因突变所致，突变类型为错义突变（p.Gly316Asp 和 p.Gly346Val）。患者父母一般均无症状，推测突变在父母一方的生殖细胞中存在嵌合。*COL2A1* 基因定位于 12q13.11，含有 54 个外显子。*COL2A1* 基因编码Ⅱ型胶原蛋白的组成链，是软骨组织的主要结构成分之一。*COL2A1* 基因突变会影响Ⅱ型胶原蛋白分子的正常装配，从而影响骨和软骨的发育。

（三）防治

该病为围产期致死性疾病，可通过产前诊断排查。

五、脊柱骨骺发育不全

脊柱骨骺发育不全（spondyloepiphyseal dysplasia，SED）是一种罕见的遗传病，发病率约为 1/100 000，表现为长骨和椎体的骨骺发育异常并因此导致短躯干侏儒，可以分为以下三种亚型：

（一）先天性脊柱骨骺发育不全（spondyloepiphyseal dysplasia congenita，SEDC，OMIM 183900）

1. 临床表现　主要临床特征为出生时已可见胸骨异常，以后发展为胸廓明显畸形。儿童期呈短躯干性侏儒，可伴有腭裂及畸形足。面部圆而扁平，颈短。腰椎过度前凸，脊柱侧弯，齿状突发育不良可造成寰枢关节不稳定（图 34-4）。晚期患者常出现寰椎错位导致截瘫。部分患者有近视和视网膜剥离，无角膜混浊。智力正常。X 线检查可见：干骺线不规则变宽，肋骨前端外展呈杯口状。胸椎侧位呈梨形（椎体后缘较前缘短），脊柱椎体扁平，椎间隙稍窄，齿状突骨化不全。髂骨翼低，外展不足，髋臼顶呈水平状，髋臼窝深。耻骨、股骨头及股骨颈骨化不全，长骨的骨骺扁平变形，以股骨头最严重，手骨无明显异常。

2. 遗传学和发病机制　SEDC 为常染色体显性遗传，是由 *COL2A1* 基因（OMIM 120140）突变导致，突变类型包括单碱基替换（错义突变）、缺失和重复。突变后的蛋白产物会影响正常的螺旋结构并引起过度修饰，最终影响同源三聚体的形成。

（二）迟发性脊柱骨骺发育不全（spondyloepiphyseal dysplasia tarda，X-linked，SEDT，OMIM 313400）

1. 临床表现　出生和幼儿期无明显症状，多在 5～10 岁时出现生长缓慢，表现为身材矮小、短躯干、桶状胸、脊柱发育异常，形成短躯干侏儒。髋及肩关节仅有轻度异常，腰背和四肢大关节（髋、肩）疼痛及活动受限。X 线检查可见椎体变扁和椎间隙显著狭窄，可有椎间盘钙化。骨盆狭小、髂骨翼小。四肢大关节较早发生退行性病变。髋臼深，股骨头扁，股骨颈短。

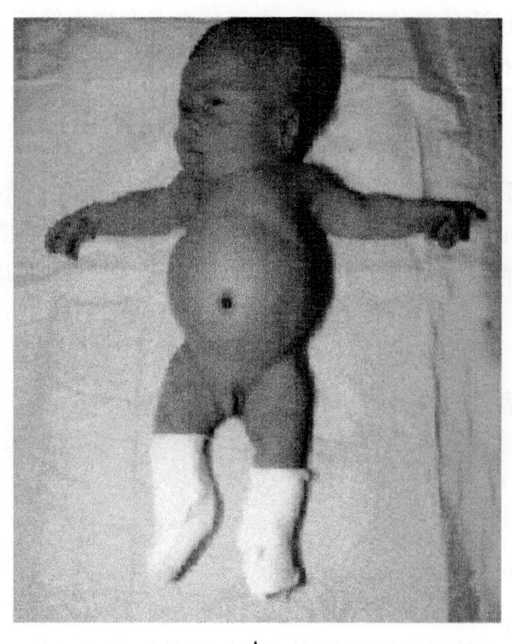

A

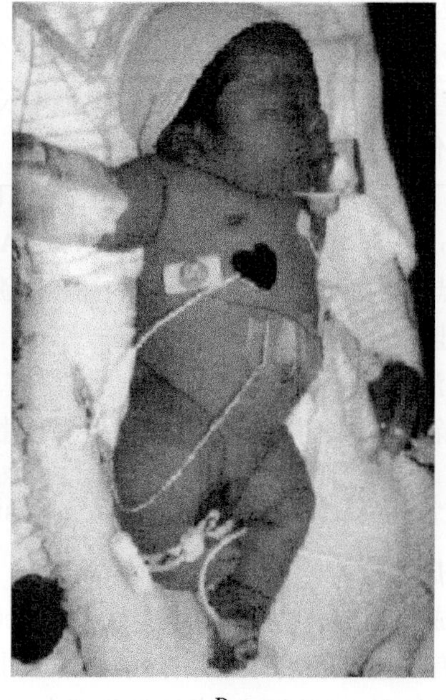

B

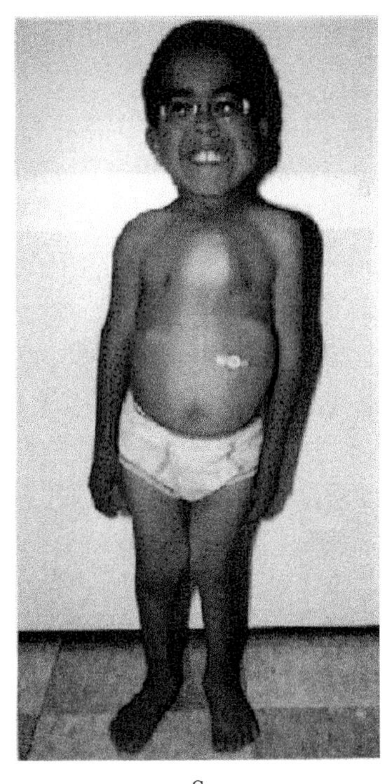
C

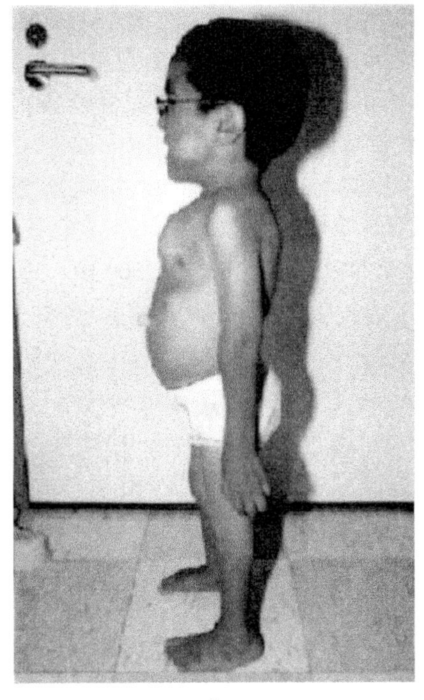
D

图 34-4 先天性脊柱骨骺发育不全

A 和 B 两个新生患儿；C、D 和 B 患儿 10 岁时，可见腰椎前凸，面中部扁平

2. 遗传学和发病机制 为 X 连锁隐性遗传，致病基因为 *TRAPPC2*（OMIM 300202），该基因定位于 Xp22.2。该基因编码的蛋白产物 SEDLIN 含有 140 个氨基酸，是 TRAPP（tracking protein particle complex）的一个亚单位，参与蛋白质从内质网到高尔基体的运输。目前发现的突变类型包括缺失突变、剪接位点突变、错义突变和无义突变等。

3. 防治 本病须与多发性骨骺发育不全和黏多糖病Ⅳ型鉴别。无特殊疗法。

（三）Wolcott-Rallison 型脊柱骨骺发育不全（spondyloepiphyseal dysplasia congenita，Wolcott-Rallison type，OMIM 226980）

1. 临床表现 该病非常罕见，多发生在近亲结婚较多的人群中。主要临床表现有新生儿早发性糖尿病，骨骺发育异常，以及肝脏功能异常。骨骼异常主要影响长骨、骨盆和椎骨，而头骨一般正常。膝部 X 光可见干骺端变大且不规则，股骨和胫骨骨垢扁平，并伴有骨密度降低。

2. 遗传学和发病机制 该病为常染色体隐性遗传，致病基因为 *EIF2AK3*（*PEK* 或 *PERK*）（OMIM 604032），目前已发现 *EIF2AK3* 基因 40 种左右的突变类型，其中大部分为移码突变或者无义突变，还包括错义突变和剪接位点突变。在大多数家系中为纯合突变，少数家系中为双杂合突变。

PERK 是位于内质网上的跨膜蛋白，在非折叠蛋白反应（unfolded protein response，UPP）调控中发挥重要的作用。PERK 与 IRE1 和 ATF6 一起，作为内质网上的应激传感器，可以检测错误折叠蛋白的积累，并启动适当的 UPP 反应。PERK 被激活后，可以磷酸化翻译起始因子 eIF2α，进而降低蛋白合成。PERK 还可以激活 ATF4 等应激相关蛋白的表达，并增加其他转录因子的表达，例如 ATF3 和 CHOP，它们可以调节多种细胞过程，包括氨基酸代谢，氧化应激和细胞凋亡等。

六、脊柱干骺端发育不良（spondyloepimetaphyseal dysplasia，SEMD）

根据表型和致病基因不同，SEMD 分为多种类型，主要有：

（一）Kozlowski 型 SEMD（OMIM 184252）

1. 临床表现 在婴儿期或儿童期开始出现生长迟缓，躯干尤为明显。短颈、短躯干，伴有脊柱后凸。患者因髋及膝关节骨干骺端发育不全而出现髋内翻或膝外翻，呈摇摆步态。面容及智力正常。X 线可见长骨干骺端不规则,以股骨近端尤为明显,骨骺发育正常,骨盆发育不良,髂翼短小、扁平,髋臼顶不规则。椎骨扁平,腰椎前缘狭窄,腕骨发育不全,合并骨化迟缓。

2. 遗传学和发病机制　为常染色体显性遗传,致病基因为 *TRPV4*(OMIM 605427),定位于 12q24。*TRPV4* 基因编码一种钙离子蛋白,属于 TRP(transient receptor potential)通道家族成员。TRP 超家族包含 28 个阳离子通道,对于维持离子平衡发挥关键的作用,是一种独特的细胞传感器。Kozlowski 型 SEMD 患者为突变杂合子,主要突变类型为错义突变,突变会改变钙离子通道从而改变细胞内钙离子浓度和活性。

(二) Strudwick 型 SEMD(OMIM 184250)

1. 临床表现　不成比例的身材矮小、鸡胸、脊柱侧弯,长骨干骺端不规则硬化改变,呈斑点状。其他症状包括腭裂和视网膜脱落等。

2. 遗传学和发病机制　此型 SEMD 是一种常染色体显性遗传病,致病基因为 *COL2A1* 基因(OMIM 120140),定位于 12q13。患者为 *COL2A1* 基因突变杂合子,突变类型多为错义突变,发生在螺旋结构域的三联体(Gly-X-Y)重复序列中。患者软骨中含有翻译后异常修饰的Ⅱ型胶原 α1 链。

(三) 基质蛋白 3(matrilin-3) 相关 SEMD(OMIM 608728)

1. 临床表现　本型 SEMD 的临床表现有早发性侏儒、下肢弯曲、腰椎前凸,但手部正常。长骨短而宽,骨骺和干骺端异常,髂骨发育不全,椎体扁平。家系中杂合子无临床和影像学异常。

2. 遗传学和发病机制　本型 SEMD 为常染色体隐性遗传,致病基因是 *MATN3* 基因(OMIM 602109),定位于2p24。*MATN3* 基因编码的蛋白 matrilin-3 属于低聚物细胞外基质蛋白家族,仅局限于在软骨中表达,在骨骺生长板的早期发育过程中高表达,主要功能为稳定细胞外基质结构。该类蛋白可以相互结合成超分子结构,形成丝状网络结构,此结构可以和胶原纤维结合。matrilin-3 含有 4 个表皮生长因子样结构域和一个 C 末端的螺旋结构域。患者为纯合子错义突变(p.Cys304Ser),该突变发生在第一个 EGF 结构域。

(四) 短肢异常钙化型 SEMD(OMIM 271665)

1. 临床表现　短肢型侏儒,眼距宽,低鼻梁,短颈,胸廓狭窄,手指短而肿胀,指甲宽。发病较早,出生时即表现以上部分临床表型。X 线检查可见:扁平椎,短管状骨骨骺和干骺端异常,肋骨短。部分患者运动能力发育迟缓,少数患者智力发育迟缓。患者多死于脊髓压迫症或呼吸疾病。

2. 遗传学和发病机制　常染色体隐性遗传,由 *DDR2*(discoidin domain receptor 2)基因(OMIM 191311)的纯合突变引起的。*DDR2* 基因位于 1q23.3,编码的蛋白质 DDR2 含有一个细胞外酪氨酸激酶受体结构域和一个细胞内的酪氨酸激酶结构域。该细胞表面受体酪氨酸激酶通过其自身的酪氨酸激酶受体结构域与胶原纤维结合并被激活。DDR2 与配体结合后,细胞内酪氨酸激酶结构域中的酪氨酸被磷酸化,磷酸化会导致该结构域三维结构的改变,并刺激酪氨酸激酶活性。

七、干骺端软骨发育不全

干骺端软骨发育不全(metaphyseal chondrodysplasia,MCD)是一种全身性管状骨干骺端的软骨发育障碍疾病,可分为以下亚型:

(一) Schmid 型 MCD(MCDS,OMIM 156500)

1. 临床表现　该病的临床症状在 2~3 岁时开始出现。主要特征包括生长发育迟缓,身材矮小,下肢弯曲,股骨受累最明显,腰部脊柱前凸过度,膝内翻,髋内翻,弓形腿,蹒跚步态。其他受累及的骨骼还包括肋骨、前臂和手部。X 光检查发现颅骨正常,生长板变宽、干骺端不规则,近侧干骺端比远侧受累重,股骨上段的干骺端可出现为中等程度的“鸟喙”状改变。

2. 遗传学和发病机制　该病为常染色体显性异常,致病基因为 *COL10A1*(OMIM 120110),定位于 6q22.1。其蛋白产物 X 型胶原在生长板的肥大区表达,该区域靠近钙化的软骨,因此,*COL10A1* 基因突变可能干扰软骨内成骨。

X 型胶原蛋白可以形成同源三聚体,每一个单体都包含一个中间的胶原结构域和两侧的球形结构域(NC1 结构域和 NC2 结构域)。NC1 结构域可以形成一个类似拉链的结构,帮助 X 型胶原链形成三聚体。NC2 结构域邻近的 S 结构域在 X 型胶原的分泌中发挥重要的作用。目前已发现 40 余种可以导致该疾病

的 *COL10A1* 的突变类型,几乎所有的突变位点都位于 NC1 结构域。突变类型包括错义突变、移码突变和无义突变等。体外表达试验显示 X 型胶原的错义突变影响其形成三聚体。截短突变可以导致 mRNA 降解,从而引起单倍体剂量不足。

(二) McKusick 型 MCD(OMIM 250250)

McKusick 型 MCD 又称软骨毛发发育不全(cartilage-hair hypoplasia,CHH),为常染色体隐性遗传疾病,是最常见的 MCD。

1. 临床表现 短肢性侏儒、手宽、指短。关节松弛易脱位。膝关节病变较髋关节为重。肋软骨呈念珠状,腿呈弓形突出,有时伴有胸廓畸形。骨骼系统外的特征包括头发、眉毛、睫毛细短、疏松,头发色浅、皮肤有轻度色素沉着,小肠吸收不良,先天性巨结肠症。还有细胞免疫缺陷伴随贫血、中性粒细胞减少,淋巴细胞减少,包括对非霍奇金淋巴瘤和皮肤基底细胞癌等多种肿瘤易感。X 线表现可见:短管状骨干骺端呈火焰状或杯状,以膝关节周围尤为明显。髋关节相对较轻。腓骨远端不对称。掌骨和指骨短而宽,骨骺呈锥形嵌入干骺端,不规则且硬化。出生时管状骨变短、干骺端变宽,这种干骺端的变化在膝部比在近侧的股骨处严重,这是该病区别于其他干骺端发育不全的一个特征。

2. 遗传学和发病机制 通过连锁分析将该疾病的致病基因定位在 9p13,并发现其致病基因是 *RMRP* 基因(OMIM 157660)。*RMRP* 基因仅有 1 个外显子,转录本长度为 267bp,转录一种不翻译的 RNA。该 RNA 是核糖核酸内切酶复合物 RNase MRP 的一个亚基。最主要的突变类型为 n.71A > G,该突变可能来自于一个共同的祖先。目前已经发现了 90 多种突变类型,其中大多数发生在保守区。突变可能会影响茎环结构的正确配对从而影响其二级结构,或者影响 RNA 和蛋白之间的相互作用和 RNase MRP 复合体的形成。另外一些突变是发生在启动子区域的插入或缺失,突变会改变调控区和基因之间的距离,从而改变启动子的效率和基因的表达水平。

(三) Jansen 型 MCD(OMIM 156400)

1. 临床表现 本型罕见。其特点为躯体和智能发育障碍。常在婴儿后期发病。表现为严重的身材矮小,四肢短小弯曲,以前臂与小腿最显著,呈短肢性侏儒。眼距变宽,突眼,额骨和鼻骨增生,可伴有短头畸形。常见髋和膝关节挛缩,呈猿蹲状姿势,肌萎缩。可有脊柱侧弯。高钙血症、血磷酸盐过少、甲状旁腺无明显异常。该疾病最突出的表现是高钙血症和干骺端影像学特征。X 线示骺板增大,骨干骺端侧存在高密度的硬质骨,干骺端普遍脱钙,干骺端膨出,破碎,可伴有囊性变,边缘不整,呈杯形,有时伴局部硬化。骨干与骨骺骨化中心正常。

2. 遗传学和发病机制 该病是由 *PTHR1* 基因(PTH 受体基因)(OMIM 168468)的功能获得性突变导致。*PTHR1* 基因位于 3p21.31。最早发现的突变类型为 p.His223Arg,位于该受体的第一个胞内环上。体外试验证实该突变会导致配体非依赖的 cAMP 累积。*Pthr1* 基因纯合敲除小鼠出生后死亡,致死原因可能是窒息,敲除小鼠表现出广泛的软骨内骨的发育异常。组织学检查发现软骨细胞增殖降低、软骨细胞过早成熟、骨形成加速等,其他组织未见异常。

(四) 胰腺分泌不足型 MCD(OMIM 260400)

胰腺分泌不足型 MCD 又称 Shwachman-Bodian-Diamond 综合征(Shwachman-Bodian-Diamond syndrome,SBDS),是一种常染色体隐性疾病,主要临床特征为胰腺外分泌功能不全和骨髓缺陷。

1. 临床表现 本型除干骺端软骨发育不全表现如骨骼异常、身材矮小等外,尚有胰腺外分泌功能不全、血液学异常(再生障碍性贫血、周期性或持久性中性粒细胞减少伴增生不良性贫血和血小板减少、白血病)等。因胰腺外分泌不足而有脂肪泻或吸收不良。骨病变以股骨近端较明显,可形成髋内翻。

2. 遗传学和发病机制 致病基因为 *SBDS*(OMIM 607444),定位于 7q11.21,含有 5 个外显子,编码的蛋白含有 250 个氨基酸残基。*SBDS* 基因表达广泛,在多种细胞过程中发挥功能。大多数该病患者携的突变类型为以下两种:一种位于第 2 外显子,导致翻译提前终止(c.183_184delTAinsCT,产生一个截短的 62 个氨基酸残基的短肽);另一种是位于第 2 内含子的剪接位点突变,该突变导致移码突变(c.258+2T > C),产生一个截短的 84 个氨基酸残基的短肽)。其他突变类型还包括 p.Cys 31 Trp 和 p.Asn34Ile。敲除 *Sbds* 基因会导致小鼠早期胚胎致死。

干骺端软骨发育不全无特殊疗法。有人主张补充大量胰腺外分泌制剂。

八、假性软骨发育不全

假性软骨发育不全(pseudoachondroplasia，PSACH OMIM 177170)是一种常染色体显性骨软骨发育不良症，发病率约为1/20 000。

（一）临床表现

假性软骨发育不全与软骨发育不全不同，因为它的面部表现、大小及比例在出生时是正常的，直到2～3岁时才出现异常表现。在儿童期骨骼生长速度降低，而且不成比例的四肢短小，骨骺小，不规则变形，干骺端不规则增宽；手部变得短而宽大，手指掌骨短粗，掌骨近端指骨远端变钝，同时活动度增大。这种活动度增大以及进行性的骨关节炎(尤其影响髋关节)引起了膝内翻、膝外翻以及股骨前倾。腰椎弓和椎弓距离正常椎体普遍扁平，上下缘隆起，前缘呈舌状突出；髋臼不规则，髋外翻。X线影像学可见广泛的脊柱、骨骺、干骺端的累及，在脊柱早期表现为前侧的“鸟喙”状卵圆形椎体。后期表现为显著的扁平椎，在成年期椎体表现相对正常。关节的变化主要在股骨骺端，表现为发育迟缓、形态小以及碎片状，但更多的外周关节可被累及。

（二）遗传学和发病机制

假性软骨发育不全是由软骨低聚物基质蛋白(cartilage oligomeric matrix protein，COMP)编码基因*COMP*的杂合突变导致。*COMP*基因(OMIM 600310)位于19p13.1，编码序列包含19个外显子，基因长15 532bp。突变类型有缺失突变、错义突变和插入突变，此外还有外显子缺失突变和截短突变等。

COMP是一种非胶原的细胞外基质蛋白，主要在软骨、韧带和肌腱等组织表达。COMP含有757个氨基酸残基，含有一个N末端的螺旋结构域、4个Ⅱ型EGF样重复序列、8个Ⅲ型钙调蛋白样钙结合序列和一个C末端的球蛋白结构域。COMP属于凝血酶敏感蛋白家族成员，又称为凝血酶敏感蛋白5(TSP5)。COMP是一种多功能的结构蛋白，Ⅲ型钙调蛋白样钙结合序列可以与钙离子结合，C末端的球蛋白结构域可以与原纤维和非纤维胶原结合。

突变的COMP在细胞内粗面内质网中滞留，这种细胞外基质蛋白在细胞内滞留的情况会造成细胞毒性，导致软骨细胞死亡，骨骼生长减缓。此外COMP不能正常运输到细胞外会导致细胞外基质异常，容易被侵蚀。COMP发挥作用的可能的分子机制包括：与其他细胞外基质蛋白结合，催化Ⅱ型胶原纤维的多聚化、调节软骨细胞增殖等。

（三）防治

关节疼痛可用镇痛药物缓解，下肢变形可进行截骨手术。

九、多发性骨骺发育不全

多发性骨骺发育不全(multiple epiphyseal dysplasia，MED)是一组骨骼发育障碍疾病，主要为四肢骨骺发育异常，突出临床表现为短肢性侏儒和骨关节畸形。该病存在高度的遗传异质性，包括1型(OMIM 132400)由*COMP*(OMIM 600310)基因突变所致；2型(OMIM 600204)由*COL9A2*(OMIM 120260)基因突变所致。3型(OMIM 600969)由*COL9A3*(OMIM 120270)基因突变所致；4型(OMIM 226900)由*DTDST*(OMIM 606718)基因突变所致；5型(OMIM 607078)由*MATN3*(OMIM 602109)基因突变所致；6型(OMIM 614135)由*COL9A1*(OMIM 120210)基因突变所致。

各型共同的临床表现：除4型MED的某些病例中患者出生时表现出畸形足外，患者出生至2岁无明显临床表现。儿童期出现肢体发育迟缓，5～6岁时表现出轻度至中度的身材矮小(在群体的3%左右或以下)，但也有较多身材正常的MED患者个例。*COMP*突变引起的MED在儿童期常出现肌张力低下。MED的典型病史为，出生时表现正常，但运动能力发育迟缓，患儿多在3～14岁时开始出现肢体发育停滞，关节疼痛，僵硬，以髋部更为显著，关节屈曲畸形，指趾短粗。病变大多为双侧性，主要影响髋、膝、肩、踝、掌、指(趾)等骨。可见膝内翻或外翻，步态摇摆，有时并发严重骨关节炎，导致关节活动受限。偶有脊柱侧弯。MED的诊断常需借助家族发病史。X光检查可见受累骨骺的骨化中心出现过晚、密度不均匀、小，而有时破碎不整，呈点状或变扁，生长缓慢。干骺端可增宽。腕骨、跗骨发育不良。胫距关节面形成自外上向内下的倾斜，腓骨相对较长，外踝较低为本病的特征之一。股骨头骨骺呈点状，变扁甚至消失，可引起继发性髋臼变平而且不规则也是本病的特征。如图 34-5 所示。

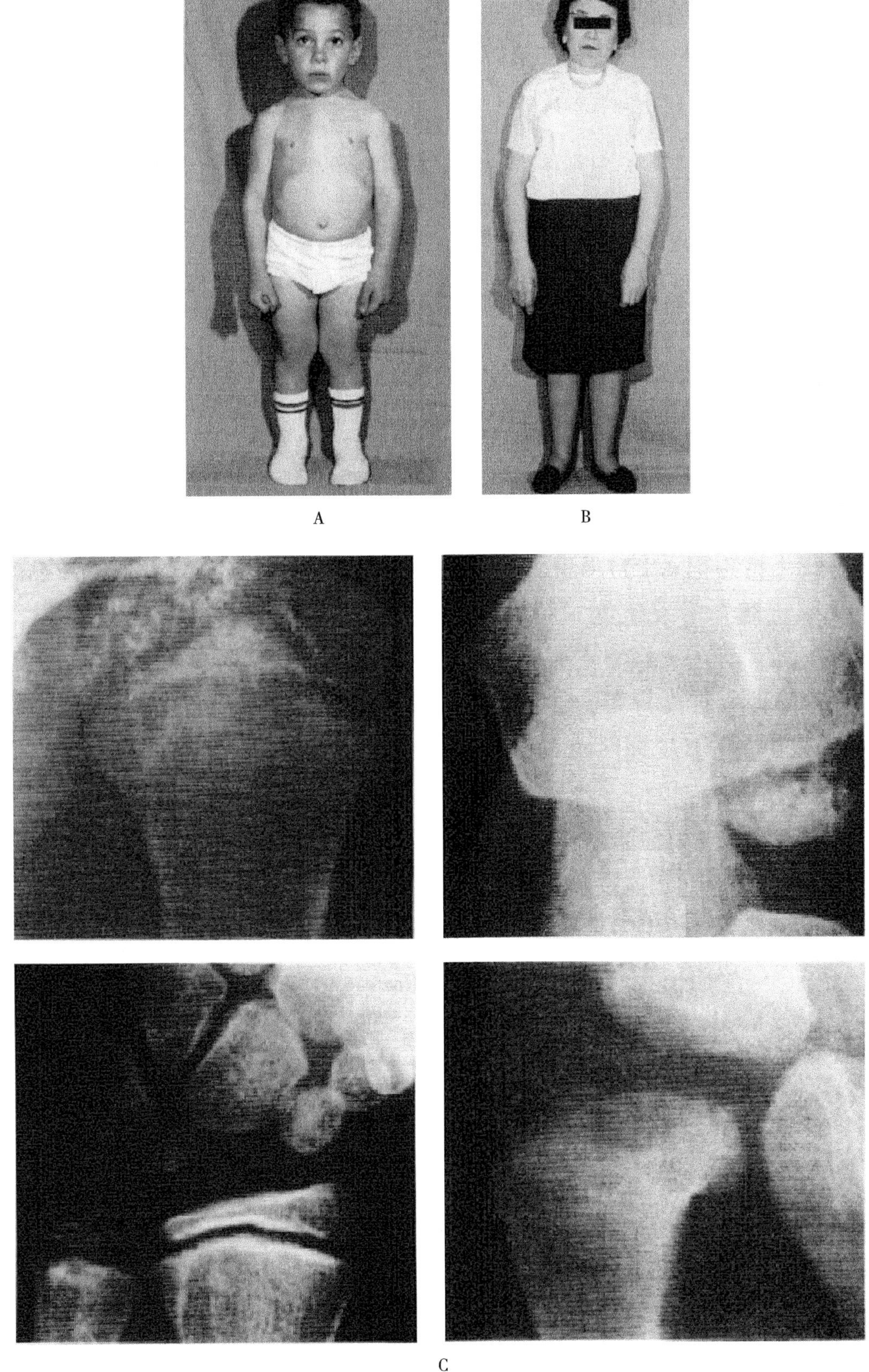

图 34-5　多发性骨骺发育不全

A. 一个仅有 2 岁半儿童身高的 5 岁男孩，患者偶有腿痛；B. A 图患者患有同样疾病的母亲，可见身材矮小且髋部不适；C. 骨骺矿化晚且不规则，骨骺的形状可能小或异常或两者兼有

各个亚型的表现各不相同。据估计该病的发病率约为两万分之一。1型（致病基因为*COMP*）最为常见，占该病至少1/2；其次是4型（致病基因为*DTDST*），占该病的1/4；其余1/4为其他四种亚型。目前仍有部分MED的致病基因并未找到。

（一）1型MED（EDM1，OMIM 132400）

1. 临床表现　是最常见的一种多发性骨骺发育不全性，常染色体显性遗传，目前已报道多种新发突变，大多数患者具有家族史。出生时表现正常，学习走路缓慢。可能是因大关节（膝关节和髋关节）松弛、肌张力低下和轻度的肌病。常表现为关节痛。两岁后可观察到生长迟缓，躯干正常但四肢轻微变短。随着年龄增长，肌张力低下逐渐减轻，但关节松弛一直存在，髋关节和膝关节骨关节炎。

2. 遗传学和发病机制　该亚型由*COMP*（OMIM 600310）基因突变导致，大多突变类型为氨基酸替换突变。最常见的突变位点为p.Arg718Trp。*COMP*基因编码软骨低聚基质蛋白（cartilage oligomeric matrix protein，COMP），该蛋白主要分布于软骨、腱和韧带的细胞外基质中。该基因突变引起COMP和其他细胞外基质蛋白在胞内蓄积，导致软骨细胞死亡；同时，由于这些细胞外基质蛋白不能分泌到胞外，引起细胞外基质异常。该基因突变还可以导致假性软骨发育不全（PSACH），或导致重叠表型。

（二）4型MED（又称隐性MED，EDM4，OMIM 226900）

1. 临床表现　有1/3的患者有先天性畸形足，其他患者在出生时均无明显临床症状。发育通常正常，尽管多数患者身高略微矮小，但也有部分患者身高高于平均值。无关节松弛症状，但表现为关节缺陷，髋关节、膝关节、甚至指（趾）间关节运动受限。常表现为关节痛。常发生近端桡骨的错位或脱臼，导致肘部不能完全伸展。常见轻度的膝外翻。

2. 遗传学和发病机制　该亚型为常染色体隐性遗传，最早发现为*DTDST*（*SLC26A2*）基因（OMIM 606718）的p.Arg279Trp纯合突变，该突变也是最常见的一种突变类型。此外还发现其他突变类型，如p.Cys653Ser等。*SLC26A2*基因位于5q32，编码的蛋白产物包含739个氨基酸残基，含有12个跨膜结构域和1个细胞内中度疏水的C末端结构域。该膜蛋白向软骨细胞内转运硫，以维持蛋白聚糖的充分硫基化。在软骨细胞和成纤维细胞中硫转运蛋白的异常失活会导致细胞内的硫丢失，进而影响合成的蛋白聚糖类的硫基化。蛋白聚糖类的异常硫基化会影响细胞外基质的成分，并导致异常的蛋白聚糖沉积。*SLC26A2*基因突变还可导致扭曲性骨发育不全（diastrophic dysplasia，OMIM 222600）。

（三）5型MED（EDM5，OMIM 607078）

1. 临床表现　儿童期表现为髋痛和膝痛，有时伴有膝外翻。身高略微矮小，但一般在正常范围以内。髋部症状为进行性，中年时多需要髋关节置换手术。该亚型的临床表现在家系内存在很大差异。

2. 遗传学和发病机制　通过对一个四代的大家系进行连锁分析和候选基因分析发现*MATN3*（OMIM 602109）是该病的致病基因，位于2p24.1。随后又发现了多个病例。MANT3（matrilin-3）是软骨细胞外膜的重要成分，与家族中其他成员一样，MATN3包含有一个von Willebrand因子A结构域，大部分突变位点集中在该结构域。突变类型大多为错义突变，此外还有报道单碱基缺失突变并导致翻译提前终止。

（四）2型、3型和6型MED

通过连锁分析发现Ⅱ型MED（EDM2，OMIM 600204）是由位于1号染色体上的*COL9A2*基因（OMIM 120260）的剪接位点突变导致的，此后发现另外两个基因*COL9A1*（OMIM 120210）和*COL9A3*（OMIM 120270）的突变分别导致6型MED（EDM6，OMIM 614135）和3型MED（EDM3，OMIM 600969）。这三个基因的产物都是Ⅸ型胶原蛋白的组成成分。这三种亚型的MED是一种较为良性的类型，儿童期表现为膝痛和僵硬，常伴有肌病。

Ⅸ型胶原是细胞外基质的一种结构成分，由COL9A1、COL9A2和COL9A3组成的异源三聚体。每条链上都含有三个胶原结构域和四个非胶原结构域，相间排列。目前发现的所有突变都导致第三胶原结构域的氨基酸缺失。

本病须与脊柱骨骺发育不全、克汀病及黏多糖病Ⅳ型鉴别。脊柱骨骺发育不全的病变主要在脊柱，四肢较轻。克汀病可出现斑点状骨骺，其分布不对称，尚有严重的骨发育迟缓。黏多糖病Ⅳ型出现多发性斑点状骨骺,腕、跗骨不规则,椎体广泛扁平,四肢骨畸形显著,呈短躯干型侏儒。尿中出现硫酸角质素(KS),成纤维细胞中N乙酰硫酸氨基己糖硫酸酯酶缺乏可资鉴别。

十、软骨外胚层发育不全

软骨外胚层发育不全(chondroectodermal dysplasia,OMIM 225500)又称Ellis-van Creveld综合征(Ellis-van Creveld syndrome,EVC),是一种常染色体隐性骨骼发育不良,主要表现为短肢、短肋骨、轴后性多指症、指甲发育不良和牙齿异常,60%左右的患者伴有先天性心脏病,主要为心房间隔缺损。发病率约为7/1 000 000。

(一)临床表现

个体间差异较大,并累及多个器官。在妊娠18周后即可见胎儿异常,包括胸腔狭窄、长骨变短、六指(趾)和心脏缺陷等。出生后主要症状包括不成比例的身材矮小、四肢粗短,且远端肢体改变更明显,多指以尺侧多见,可有并指,但多趾和并趾少见。外胚层发育不良表现为指(趾)甲及牙齿发育不良或缺如,有的上唇与牙龈愈合,毛发稀少或无毛,皮脂腺、汗腺可正常。部分患儿合并内脏畸形,以房间隔缺损最常见,是致死的主要原因。X线检查示,四肢干骺端变圆,长骨离心性短(越远越短),以尺、桡、胫、腓骨最明显;腕部的头状骨与钩骨常融合,为本病的特点之一(图34-6)。

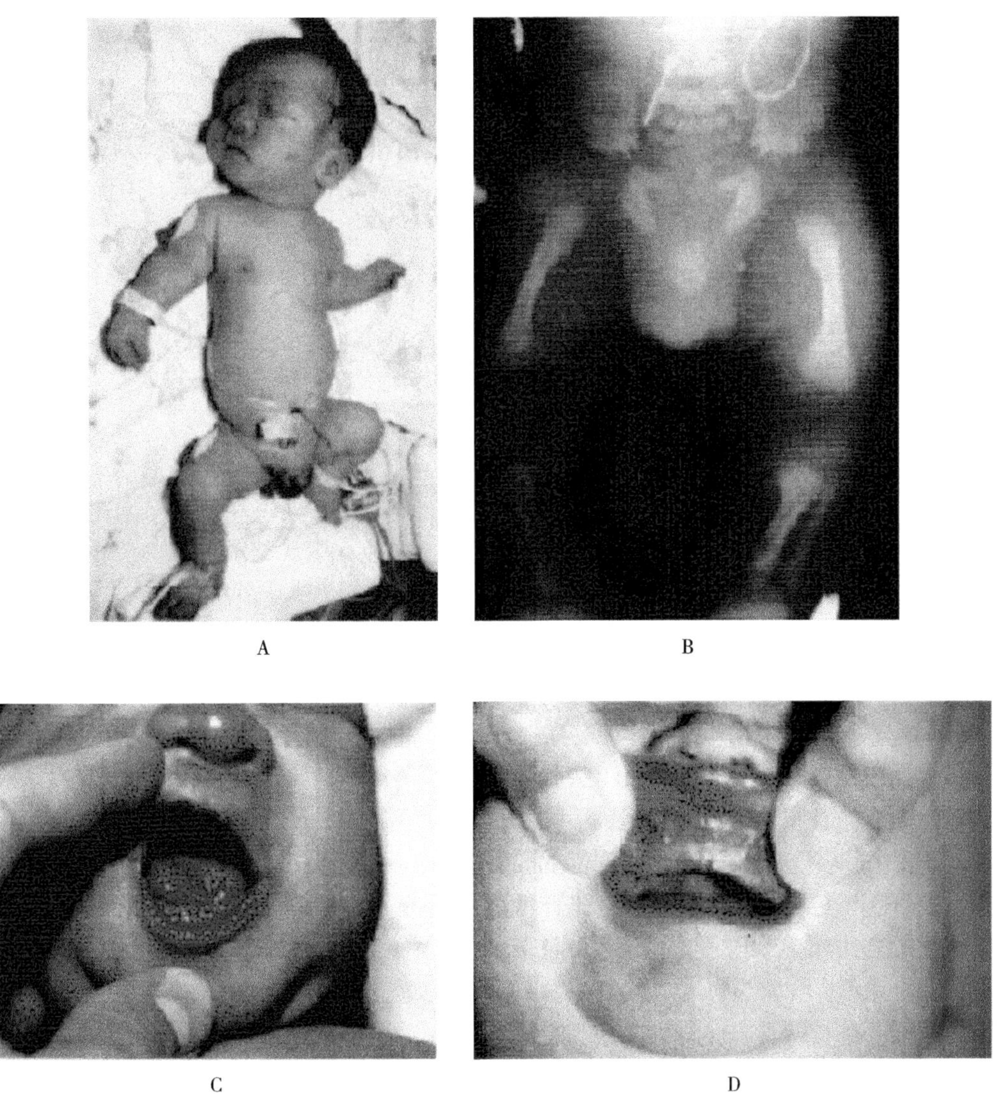

A B C D

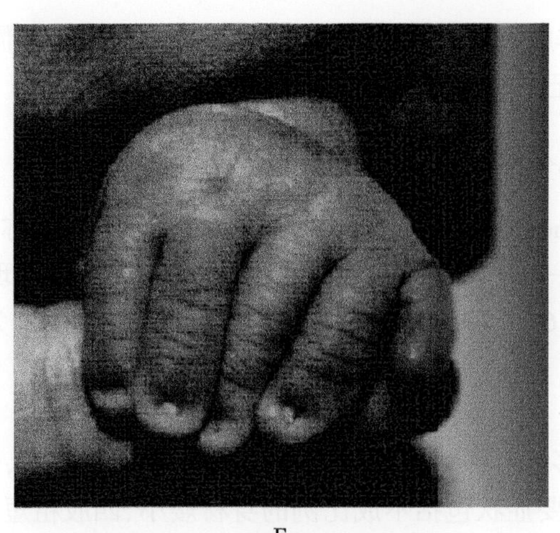

E

图 34-6　软骨外胚层发育不全

A～E，新生男婴，手臂和小腿不成比例，牙槽残嵴发育不全伴有副系带，多（指）趾，指甲发育不全；X光片显示胫骨发育不全，髂骨翼低并伴有髋臼中部和侧部马刺状的向下凸起

（二）遗传学和发病机制

该病的致病基因为 *EVC1* 和 *EVC2*，这两个基因都位于4p16，在进化上高度保守。两个基因紧密相连，转录起始点相距1643bp，共享一个启动子区域。*EVC1* 和 *EVC2* 两个基因不管是在RNA水平还是在蛋白水平其同源性都不高。*EVC2* 基因的蛋白产物含有一个跨膜区，三个螺旋区和一个RhoGEF结构域。EVC2蛋白与Ⅸ型非肌肉肌球蛋白的尾端结构域有很高的序列相似性。*EVC1* 和 *EVC2* 基因导致的EVC在表型上完全一致。尚有部分EVC患者的致病基因并非EVC1和EVC2，提示该病具有高度的遗传异质性。

（三）防治

新生儿时期即需要有针对性地治疗，包括缓解因胸腔狭窄和心脏异常导致的呼吸窘迫。青少年时期需进行儿科随访，身材矮小一般认为是由于腿部的软骨发育不全导致，生长激素治疗无效。骨骼异常需要定期的骨科随访。

十一、Stickler综合征

Stickler综合征（Stickler syndrome，STL）是一组具有高度临床和遗传异质性的遗传性胶原结缔组织疾病，以眼部、口面部、关节及听力损伤为主要特征。各种亚型的Stickler综合征都是由胶原蛋白基因的突变所致，新生儿发病率约为1/7500。

（一）临床表现

（1）眼部特征：除Ⅲ型外，其余各型均有眼部改变。主要临床特征为早期出现进行性近视、白内障、玻璃体退行性病变、难治性视网膜脱离和青光眼等。

（2）骨和骨关节改变：由于胶原蛋白异常引起骨、软骨病变，出现骨骺发育不良，关节粗大，关节过度松弛，早发性骨关节炎，关节疼痛和功能退化。脊柱发育异常、侧弯；体形细长，蜘蛛样指（趾），关节肿大。儿童期可发生严重关节痛，如类风湿关节炎。关节过伸。肌张力低，肌发育不良。X线为轻、中度脊柱骨骺发育不良，伴有长骨骨干过细，干骺端相对宽。椎体扁，前缘呈楔形。新生儿期长骨外形类似“哑铃”，骨骺及干骺端增宽。随年龄增长，逐渐趋于正常。骨骺发育不良，小而不规则，最后出现退行性变。

（3）口面部特征：典型特征表现为面中部扁平，低鼻梁、短鼻、鼻孔前倾和小颌，这些特征随年龄增长而逐渐消失。部分患者存在腭裂。

（4）听觉障碍：由于腭裂及高弓状腭导致浆液性中耳炎患病率高，引起传导性听力障碍；40%患者表现为感觉神经性听力丧失。

（二）遗传学和发病机制

Stickler综合征是由于胶原蛋白基因突变所致。其中，位于12q13.11区域编码Ⅱ型胶原α链的基因

COL2A1 突变导致Ⅰ型 Stickler 综合征（OMIM 108300）。这类病例最多，占 Stickler 综合征总病例的 75% 左右；Ⅺ型胶原 α1 链基因（*COL11A1*），位于 1p21，其突变导致Ⅱ型 Stickler 综合征；Ⅺ型胶原 α2 链基因（*COL11A2*），位于 6p21.3，其突变导致Ⅲ型 Stickler 综合征（OMIM 184840），该型患者没有眼部异常。以上三种胶原基因的突变均为显性遗传。此外还发现位于 6q13 的 *COL9A1* 基因的纯合突变，也可以导致Ⅳ型 Stickler 综合征（OMIM 614134），位于 1p34.2 的 *COL9A2* 基因，纯合突变导致Ⅴ型 Stickler 综合征（OMIM 614284），后两个亚型为常染色体隐性遗传。

（三）防治

该病应与扭曲性骨发育不全、多发性骨骺发育不全、马凡综合征等鉴别。无有效治疗方法，若早期发现视网膜剥离可行手术治疗。若有唇裂，腭裂可行修补术。

十二、扭曲性骨发育不全

扭曲性骨发育不全（diastrophic dysplasia，DTD）系短肢侏儒的一类。

（一）临床表现

头骨大小正常、耳廓呈菜花样畸形，腭裂、唇裂，身材矮小，轻微的躯干变短，手足畸形（主要是钩状拇指、指趾关节粘连和畸形足），胸小、腹部膨出、进行性脊柱侧凸和前凸，大关节萎缩、关节活动受限，常见早发性骨关节炎、关节脱臼等。其他的典型症状还包括指尺侧偏斜、第一二脚趾间缝隙过大和畸形足等。大多数患者可以存活并且智力正常。X 线可见骨骺扁平和发育延迟，干骺端呈喇叭状，脊柱侧凸和前凸，椎弓间隙变窄，脊椎板裂口，髋臼平而浅，股骨头骺延迟、变宽，股骨远端缺陷，胫腓骨短，腕骨骨化不规则，第一跖骨短而卵圆，跖骨扭转或融合。

（二）遗传学和发病机制

DTDST 基因（又名 *SLC26A2*）是目前已发现的唯一可以导致 DTD 的基因。主要突变类型有 5 种（p.Arg279Trp，IVS1+2T > C，p.Val340del，p.Arg178Ter 和 p.Cys653Ser），占到所有病例的大约 65%。该基因的蛋白产物包含 739 个氨基酸残基，含有 12 个跨膜结构域和 1 个细胞内中度疏水的碳末端结构域。该膜蛋白向软骨细胞内转运硫，以维持蛋白聚糖的充分硫基化。在软骨细胞和成纤维细胞中硫转运蛋白的异常失活会导致细胞内的硫丢失，进而影响合成的蛋白聚糖类的硫基化。蛋白聚糖类的异常硫基化会影响细胞外基质的成分，并导致异常的蛋白聚糖沉积，影响软骨内的成骨。不同的突变位点对硫转运蛋白的活性影响各异，并导致严重程度不等的表型。

（三）防治

儿童期可进行物理疗法，以维持关节的位置和活动性。当移动能力丧失后可对畸形足进行手术纠正。脊柱侧凸也可进行相应的手术治疗。关节成形术可用于降低疼痛和增加活动能力。

第二节　骨密度/骨强度异常

一、骨硬化病

骨硬化病（osteopetrosis）又称大理石骨病（marble bone disease），是由于破骨细胞骨吸收缺陷使钙化的软骨和骨样组织不能被正常骨组织所代替而蓄积，从而引起骨质明显硬化且变脆，骨髓腔缩小甚至闭塞造成贫血。X 线可见全身或大部分骨骼对称性骨密度增高硬化，皮质和髓腔界限消失。长骨干骺端轻微塑形不良，并出现横行更致密的条纹。婴儿指骨两侧干骺端可出现锥形致密区，锥形的长轴与骨干平行，基底部位于两端，远侧更明显。髂骨翼有多条与髂骨脊平行的弧形致密线。椎体的上下终板明显硬化、增宽，而中央相对密度低，使其呈“夹心饼”形椎体。颅骨普遍性密度增高，以颅底硬化更明显。“骨中骨”是本病的特征之一，多见于椎体、骨盆和短管状骨。本病症状变异很大，根据症状轻重和遗传方式可以分类如下：

（一）重型常染色体隐性型骨硬化病（severe autosomal recessive osteopetrosis，ARO）

多在婴儿期发病，患儿突出表现为生长发育不良，身材矮小，骨质硬化导致易发生骨折和骨髓炎，膝外翻。头大，前额突出，鼻孔狭窄，脑积水，神经孔缩小导致失明，耳聋和面部麻痹。常见牙萌出异常和龋病，患儿可出现低血钙。骨髓腔变小影响血细胞发生而出现全血细胞减少性贫血，髓外造血功能代偿增强，引起肝脾肿大，患者多在一年内死于贫血或感染（图34-7）。

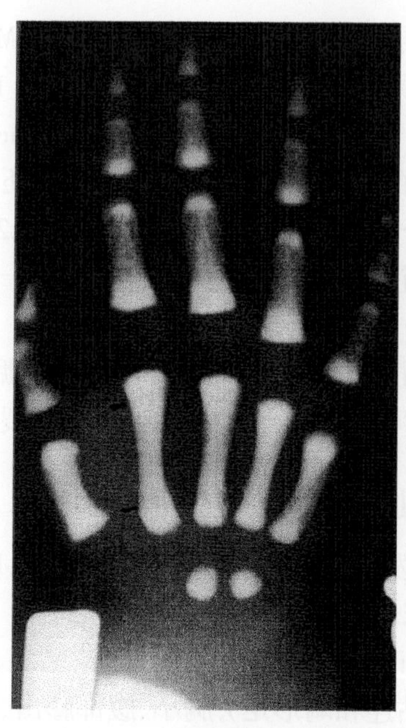

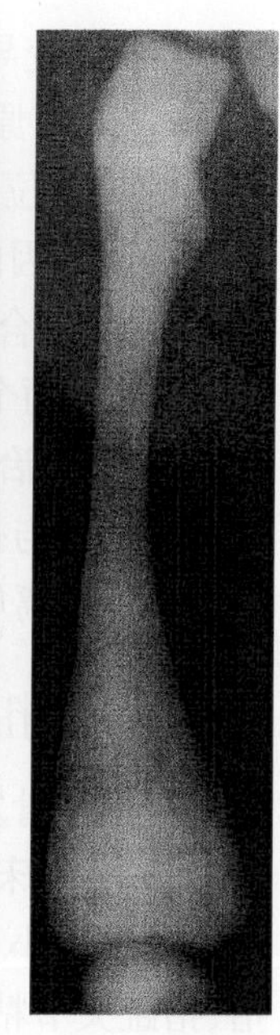

图34-7 骨硬化病

8月龄儿童，硬化的骨骼显示"骨骼中的骨头"（骨中骨）特征，垂直的条纹出现在干骺端和骨干接合处，干骺端增厚

ARO变异型：

1. 神经性ARO 患者伴有抽搐，肌无力，发育低下，视网膜萎缩。

2. 肾小管酸中毒型ARO 患者以肾小管酸中毒和脑钙化为主要特征，其他特征包括多发骨折，身材矮小，牙齿异常，颅神经压迫和发育延迟。

根据引起常染色体隐性型骨硬化病的致病基因不同，ARO又可分为8型：1型（OMIM 259700）的致病基因为位于11q13.2的*TCIRG1*；2型（OMIM 259710）的致病基因为位于13q14.11的*TNFSF11*；3型即肾小管酸中毒型（OMIM 259730）的致病基因为位于8q22的*CA2*；4型（OMIM 611490）的致病基因为位于16p13.3的*CLCN7*；5型（OMIM 259720）的致病基因为位于6q21的*OSTM1*；6型（OMIM 611497）的致病基因为位于17q21.31的*PLEKHM1*；7型（OMIM 612301）的致病基因为位于18q21.33的*TNFRSF11A*；8型（OMIM 615085）的致病基因为位于7p15的*SNX10*。

（二）常染色体显性型骨硬化病（autosomal dominant osteopetrosis，ADO或OPTA）

多见于成人，发病较晚，进展慢，病情轻，预后良好，"夹心饼"形椎体是其典型表型，主要异常包括骨折、脊柱侧凸、髋关节骨关节炎、下颌骨骨髓炎，牙脓肿或龋齿。颅神经压迫少见，但可导致少数患者耳聋和视力缺陷。

根据致病基因可以分为Ⅰ型和Ⅱ型。前者是由于编码低密度脂蛋白受体相关蛋白5（lowdensity lipoprotein related protein 5）的基因*LRP5*，（*OMIM 603506*）获得功能突变所致，*LRP5*基因丧失功能，突变导致骨质疏松-假性神经胶质瘤综合征；Ⅱ型是由于*CLCN7*基因（OMIM 602727）突变所致。

（三）X连锁型骨硬化病合并外胚层发育不良和免疫缺陷（osteopetrosis with ectodermal dysplasia and immune defect，OMIM 300301）

这类患者除表现为骨硬化病特征外，还有淋巴水肿，无汗型外胚层发育不良和免疫缺陷，其致病基因为位于Xq28的*IKBKG*基因。

以上骨硬化病综合介绍如下：

1. 临床表现 骨硬化病是由于破骨细胞分化或功能异常所致，破骨细胞来源于造血干细胞。骨吸收过程开始于破骨细胞迁移并黏附于吸收部位的矿化骨表面，融合成多核巨细胞，并发生极化。破骨细胞对着骨面进行骨吸收的特殊分化的细胞膜由许多不规则的绒毛状突起组成，称为皱褶缘（ruffled border），破骨细胞通过这些绒毛突起分泌酸和酶等多种活性物质，并摄取游离出来的骨盐，这种结构大大增加破骨细胞进行骨吸收的表面积。皱褶缘与骨表面之间的区域称为缝合区（sealing zone），它与骨表面紧密接触，构成有利于骨吸收的密闭腔隙。在破骨细胞内的溶酶体酶的活动下，经皱褶缘排泌酸性物质，溶酶体酶、酸性蛋白酶在腔隙中逐渐积累，从而提供了一个局部酸性微环境，并集中了一些骨吸收因子和酸性微循环累积的不同酸性水解酶，使骨基质中的无机质溶解，有机质崩解。破骨细胞产酸主要是2型磷酸酐酶（carbonic anhydrase 2，CA2），将CO_2和H_2O结合成H_2CO_3，并分解为H^++HCO^-_3，通过其膜上的质子泵分泌到局部微环境中。破骨细胞皱褶缘上的质子泵属于空泡型质子泵，即空泡型离子腺苷三磷酸转运酶（vacuolar H^+-

translocating ATPase，V-ATPase）；酸分泌的另一个重要调控分子是由 *CLCN7* 基因编码的氯离子通道。

2. 遗传学和发病机制　骨硬化病具有高度遗传异质性，有常染色体隐性遗传、常染色体显性遗传和 X 连锁遗传。已发现的骨硬化病致病基因超过 10 个，包括 *TCIRGI*，*CLCN7*，*OSTMI*，*CA2*，*TNFSF11* 和 *TNFRSF11A* 等。其中 *TCIRGI* 基因编码 V-ATPase 质子泵组分，该基因突变导致 ARO；*CLCN7* 编码氯离子通道，该基因突变导致神经型 ARO，显性负效应突变导致 ADO；*OSTMI* 编码骨硬化病相关膜蛋白，OSTMI 蛋白与氯离子通道功能密切相关，其突变也是神经型 ARO 致病原因；*CA2* 编码Ⅱ型磷酸酐酶，其突变导致肾小管酸中毒型 ARO；*TNFRSF11A*（*RANK*）和 *TNFSF11*（*RANKL*）分别编码激活核因子（NF-κB）受体（RANK）及其配体（RANKL）。*RANK/RANKL* 在破骨细胞分化过程中发挥重要作用，其丧失功能突变导致 ARO。

二、点状骨硬化

点状骨硬化（osteopoikilosis，OPK，OMIM 155950）又称骨斑点病，是一种常染色体显性遗传骨骼发育不良，临床上可无任何症状，一般均由 X 线检查发现，见于任何年龄。

（一）临床表现

X 线可见骨松质内有弥漫性圆点状致密影，其直径 2-20mm 不等，边缘不整。骨皮质、骨轮廓和关节均正常。病灶最常见于管状骨的干骺端和骨骺的松质骨内，有的为长条状，其长轴与骨干长轴平行。髂骨和肩胛骨内的病灶则以髋臼和关节盂为中心，呈放射状排列。椎体、颅骨和下颌骨的病灶少见。如果 OPK 患者伴发弥散性结缔组织痣则称为 Buschke-Ollendorff 综合征（Buschke-Ollendorff syndrome，BOS，OMIM 166700）。OPK 还可与蜡油骨病（melorheostosis）伴发。

蜡油骨病也是一种常染色体显性遗传病，患者多在 5～20 岁就诊。主要症状为肢体局部疼痛伴软组织肿胀或萎缩，活动或疲劳时疼痛加重，相邻关节僵硬。骨的硬化增生条带由成熟的板层骨与骨样组织、纤维组织混合而成。X 线可见特征性病变，通常侵犯身体一侧骨质，最常见于下肢，脊柱、颅骨、肋骨和骨盆也可受累。典型表现为长管状偏侧性不规则条状骨质增生，沿皮质外或内侧面从近侧向远侧蔓延，犹如沿蜡烛侧边流注的蜡油。病变常从骨盆向一侧下肢流注，直达跗趾，硬化条带可波及骨骺，但不累及关节。

（二）遗传学和发病机制

OPK、BOS 和蜡油骨病都是常染色体显性遗传，致病基因均为 *LEMD3*，该基因定位于 12q14，编码核膜蛋白 MAN1。研究表明 MAN1 可以通过抑制 SMAD 而拮抗 BMP 和 TGFβ 信号通路。

三、致密性骨发育不全

致密性骨发育不全（pycnodysostosis，PKND，OMIM 265800）是一种常染色体隐性遗传病，以骨硬化和易骨折为特征，由于基因突变导致组织蛋白酶 K 缺乏引起，该酶是破骨细胞功能所必需的。

（一）临床表现

患儿在儿童时期就出现骨骼畸形，身材矮小且明显不匀称，头大，前囟闭合延迟，额骨和枕骨突出，部分患者可伴蓝色巩膜和鸟喙状鼻。常出现乳牙与恒牙并存的双排现象。腭弓高，下颌骨发育不全，下颌角消失而平直为本病的特征之一。指（趾）骨短，指甲形状不规则并有裂隙，有时上翘呈匙状。骨脆性中度增加，易发生骨折，常见于长骨和下颌骨。脊柱前侧凸、漏斗胸。X 线可见全身骨骼密度增加，长骨骨皮质增厚，指（趾）骨短；颅骨变化突出，即使到成年，前囟仍不闭合，常有人字缝增大，可见缝间骨。上颌骨小，上颌窦及下颌骨均发育不良，以致形成特殊面容（图 34-8）。

（二）遗传学和发病机制

本病为常染色体隐性遗传，致病基因定位于 1q21，通过候选克隆发现位于该区域的 *CTSK* 基因（OMIM 601105）在患者存在无义突变、错义突变及终止密码子突变，*CTSK* 在破骨细胞中高度表达，该基因突变导致组织蛋白酶 K 缺乏。组织蛋白酶 K 参与破骨细胞介导的骨吸收，其作用是降解Ⅰ型胶原和其他蛋白质，缺乏组织蛋白酶 K 的破骨细胞可以去除矿物质，但不能降解有机基质。

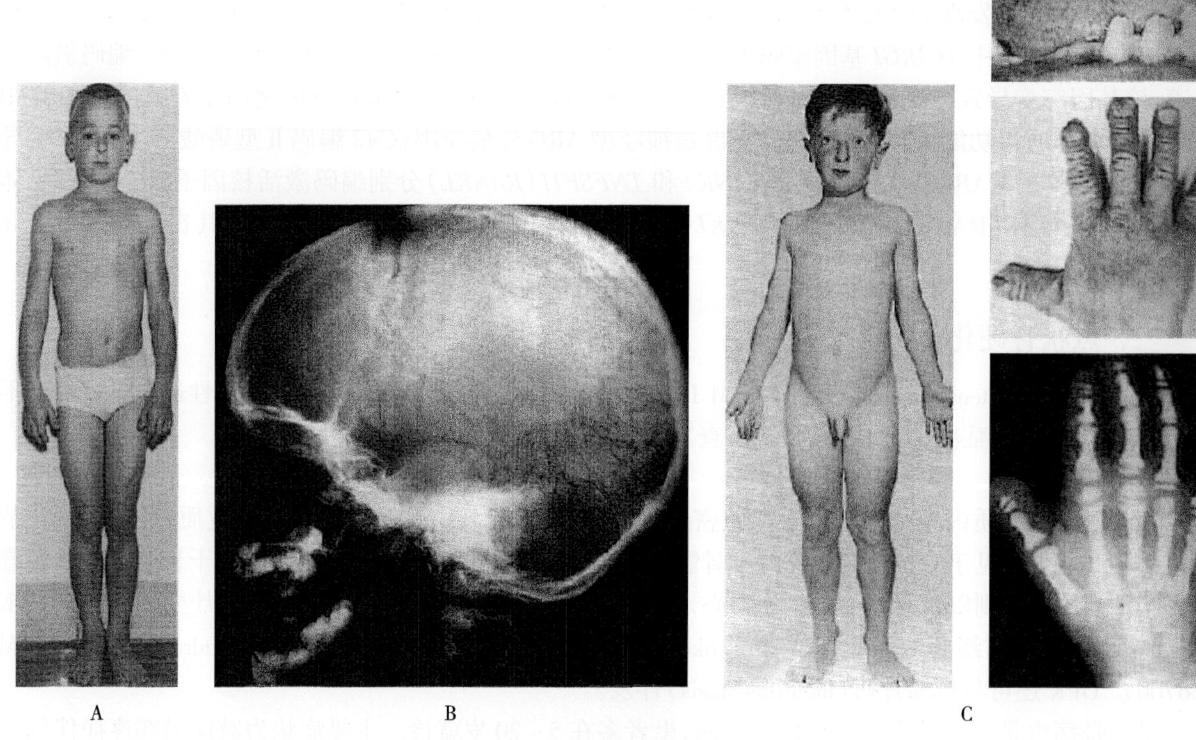

图 34-8　致密性骨发育不全

A. 一个 10 岁患儿身高与 8 岁半儿童相仿；B. 图 A 中患者显示开放的囟门和“人”字缝、额窦缺如或乳头状气囊，下腭骨呈现钝角，恒牙出牙滞后；C. 一个 7 岁半儿童身高与 4 岁儿童相仿，呈现常见的骨密度增加和个别指骨末梢部分缺失

四、成骨不全

成骨不全（osteogenesis imperfecta，OI）是一类以骨脆性增加、骨量减少为病理特征的遗传病统称，由于以易发骨折为标志，故临床上又称“脆骨症”（osteopsathyrosis）。最主要的致病基因是Ⅰ型胶原蛋白编码基因 *COL1A1* 和 *COL1A2*。关于 OI 的分型，早期主要根据临床表现和影像学改变，将其分为Ⅰ～Ⅳ型，随着对该病分子机制的认识，目前发现了多个其他的导致 OI 的基因，2004 年 Plotkin 建议将脆骨症分为两大类：将由于 *COL1A1* 或 *COL1A2* 基因突变所致的定义为“成骨不全（OI）”，由于其他基因突变的定义为“类成骨不全（syndromes resembling OI，SROI）”。最新版的国际遗传性骨病分类目录将 OI 和 SROI 归为第 25 类——OI 和低骨密度类（osteogenesis imperfecta and decreased bone density group），并将 OI 分为 1～5 个亚型，其中 1～4 型的致病基因已经发现，这些致病基因包含Ⅰ型胶原蛋白基因和非胶原蛋白基因。本部分重点介绍 1～4 型。

（一）Ⅰ型成骨不全（osteogenesis imperfecta type 1）

1. 临床表现　此型最常见，约占全部病例 60%。表型最轻，但变异度很大。大部分患者出生时正常，10% 患者出生时有骨折，出生后轻微创伤即可导致骨折，青春期后骨折减少，肢体畸形主要是骨折所致，常有下肢弯曲，其他畸形有膝外翻，扁平足伴内翻跖。成人患者 20% 有进行性脊柱后凸侧弯，20% 有听力丧失，至 50 岁全聋，以传导性耳聋为主，有的为传导及感觉性耳聋。尽管骨和牙本质胶原是相同的，但临床上牙本质发育不全仅在一部分患者身上发生，因此，根据是否有牙本质发育不全又将Ⅰ型 OI 分为Ⅰ A 型和Ⅰ B 型。Ⅰ A 型无牙本质发育不全，Ⅰ B 型有牙本质发育不全，表现为牙齿脱色而且牙釉质极易从牙本质处发生折断，导致乳牙和恒牙迅速侵蚀。非骨骼表现主要为蓝巩膜、心脏合并症和关节过度松弛。关节过度松弛可能是由于患者肌腱、关节囊及支持结构强度的降低引起的。X 线显示普遍性骨质生成减少，可见陈旧骨折及正常骨痂形成。下肢长骨弯曲，脚骨常于骨折部位产生畸形。

2. 遗传学和发病机制　Ⅰ型成骨不全为常染色体显性遗传，其致病基因位于17q21.33的*COL1A1*基因，主要由*COL1A1*基因无功能突变所致。导致Ⅰ型胶原蛋白含量减少，但存在的胶原蛋白组成和结构是正常的。胶原蛋白是脊椎动物体内含量最丰富的细胞外基质蛋白，在骨组织中，Ⅰ型胶原蛋白占总蛋白90%，Ⅰ型胶原蛋白由两条α1链和1条α2链组成异三聚体。α1链和α2链分别由位于17号染色体和7号染色体上的*COL1A1*和*COL1A2*基因编码。每条α链包含一个三股螺旋，可表示为$(Gly\text{-}X\text{-}Y)_{338}$，α前体合成后经过修饰后组装。Ⅰ型胶原分布于大多数结缔组织，如骨、肌腱、皮肤、巩膜、血管系统等，这也解释了除骨组织外有巩膜、肌腱和血管系统症状。

（二）Ⅱ型成骨不全（osteogenesis imperfecta type 2）

1. 临床表现　致死型：婴儿身材矮小伴有不对称短肢畸形，颅骨畸形而柔软，巩膜常为深蓝灰色。X线特征为长骨弯曲及肋骨串珠。大部分属常染色体隐性遗传。少部分为常染色体显性。约有一半胎儿死产，其余因胸廓小、呼吸功能不全于出生后不久死亡，少数能活过新生儿期于一岁内死于心肺并发症。

2. 遗传学和发病机制　致死型OI的突变基因有编码Ⅰ型胶原蛋白的*COL1A1*和*COL1A2*。突变类型多为甘氨酸错义突变，影响三螺旋结构从而影响蛋白稳定性；除以上突变类型外，常染色体隐性遗传性致死型OI还可以由于编码胶原脯氨酸3'羟基化酶复合物组分的基因*CRTAP*、*LEPRE1*或*PPIB*基因突变所致，这些基因的产物共同构成胶原脯氨酸3'羟基化酶复合物，该复合物对Ⅰ、Ⅱ和Ⅴ型胶原进行翻译后修饰。这些基因突变导致胶原蛋白不能正确修饰而不能发挥功能。

（三）Ⅲ型成骨不全（osteogenesis imperfecta type 3）

1. 临床表现　遗传方式为常染色体隐性或显性。病情轻重变异很大。大部分患者出生时有骨折，儿童期多次骨折，长骨畸形，进行性脊柱后凸侧弯，青春期加重，可导致严重心血管障碍。随年龄增长，骨骼畸形加重。虽于出生时体重身长正常，但最终身材矮小。巩膜蓝随年龄增长而变淡。典型的三角形脸，头颅相对大，少数有耳聋，有牙质生成不全。X线显示普遍性骨质生成不全，伴多发骨折，脊柱椎体高度扁平，颅骨可见缝间骨，但无成骨不全Ⅱ型的肋骨串珠及长骨弯曲畸形。

2. 遗传学和发病机制　导致Ⅲ型OI的致病基因包括*COL1A1*，*COL1A2*，*CRTAP*，*LEPRE1*，*PPIB*，*FKBP10*和*SERPINH1*。*FKBP10*基因位于17号染色体上，编码内质网蛋白，该蛋白调控Ⅰ型前胶原蛋白折叠和分泌；*SERPINH1*编码胶原结合蛋白，该基因突变导致Ⅰ型前胶原加工和分泌异常。

（四）Ⅳ型成骨不全（osteogenesis imperfecta type 4）

1. 临床表现　巩膜正常，无耳聋。骨折可发生在出生时，有的患者至成人期也不出现骨折。骨骼畸形变异大，如有的患者出生时唯一表现为下肢弯曲，四肢脊柱进行性畸形，而无骨折史。许多患者随年龄增长肢体弯曲减轻。早期临床上不易与Ⅰ、Ⅲ型鉴别、至成年期有明显的骨质疏松。按有无牙质生成不全分为A及B两个亚型。

2. 遗传学和发病机制　遗传方式主要为常染色体显性遗传，也有常染色体隐性遗传，已发现的突变基因包括*COL1A1*，*COL1A2*，*CRTAP*，*FKBP10*和*SP7*，其中*SP7*编码骨细胞分化转录因子，该基因突变导致成骨细胞分化异常。

五、骨质疏松-假性神经胶质瘤综合征

骨质疏松-假性神经胶质瘤综合征（osteogenesis imperfecta type 3，OPS，OMIM 259770）是一种常染色体隐性遗传病。

（一）临床表现

患者的主要临床表现为骨质疏松和失明，两者均发生在婴幼儿期。严重的骨质疏松通常导致患者出现多发性骨折和骨变形，有些患者骨折发生在宫内。与其他影响骨强度的遗传病不同，OPS患者的胶原蛋白合成、激素代谢、钙磷代谢均正常。患者失明是由于进行性玻璃体视网膜变性和晶状体后白色物质的沉积所导致的，眼部表型如图34-9所示。杂合子携带者骨密度低于同龄正常对照。

（二）遗传学和发病机制

OPS是一种罕见的常染色体隐性遗传病，源自世界各地的近亲结婚家系，龚瑶琴等将该综合征基因定

位到11q13，并利用定位候选克隆方法发现该区域的*LRP5*基因是该综合征的致病基因。*LRP5*基因编码的蛋白质LRP5（low-density lipoprotein related protein 5）属于LDL蛋白家族，与LRP6同源性最高。LRP5作为Wnt/beta-catenin信号通路的共受体而参与Wnt信号通路介导的成骨细胞分化，同时由于Wnt信号通路在血管系统发育中起重要作用，这也可以解释OPS患者原发性玻璃体血管系统退化。值得一提的是，*LRP5*基因突变导致OPS，而该基因获得功能突变后导致高骨密度症。这也进一步说明该基因在骨密度调节过程中发挥重要作用。

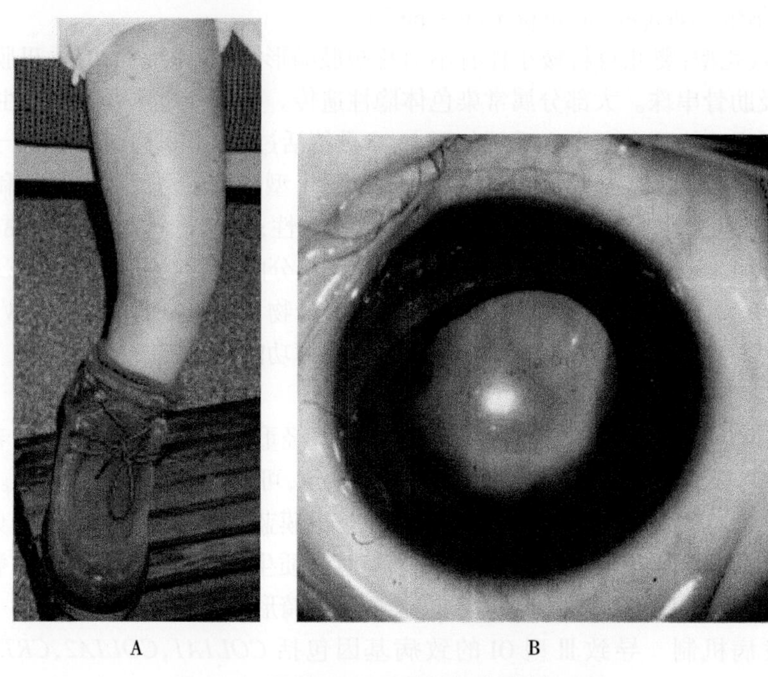

图34-9 骨质疏松-假性神经胶质瘤综合征

A：骨折变形腿；B：3岁患者眼

六、低磷酸酯酶症

低磷酸酯酶症（hypophosphatasia，HP）又称低磷酸酶血症，是一种遗传性碱性磷酸酯酶缺乏的疾病，多为常染色体隐性遗传，少数为显性遗传。其主要特征为骨骼和牙齿矿化不全，血清及骨组织中碱性磷酸酶活性降低。HP临床表现有很大变异，有的仅表现为年轻恒上前牙过早脱落，有的会出现严重的全身性骨骼形成不良，甚至导致新生儿死亡。发病年龄越早，症状越重。根据发病年龄和临床症状可以将HP分为六型。

（一）分型及临床表现

1. 围产期致死型　是最严重的HP，在宫内可看到胎儿骨骼矿化严重受损，四肢见皮肤覆盖的刺突状软骨突起（图34-10），这种突起可作为该病诊断依据。长骨明显缩短，四肢短粗畸形，易因胸廓异常而引发呼吸系统困难而导致死亡。

2. 围产期良性型　尽管症状出现在围产期，但骨骼畸形具有自身修复能力。患者表现为肢体短小和弯曲，长骨表面覆盖有异常陷窝。在妊娠的后三个月超声检查可见骨骼异常和矿化的渐进性改良。

3. 婴儿型（OMIM 241500）　在出生时表现正常，但在出生6个月内会出现临床症状。此型的胸廓具有佝偻病样畸形，会出现呼吸系统并发症。会出现颅缝闭合过早导致颅内高压。X线检查发现：干骺端存在广泛的去矿化和佝偻病样改变，并且会出现高钙血症，由于钙的排泄会导致肾损害，极少数伴有癫痫发作。幸存的婴儿除颅缝早闭外，临床症状及矿化均有所改善，成年后常表现为身材矮小和乳牙早失。

4. 儿童型（OMIM 241510）　此型的异型性最多，颅内高压和生长发育不良是其典型的临床症状，骨骼畸形包括长颅骨和骨连接扩大，行走延迟，身材矮小和步态不稳，且常伴有骨折和骨痛史。牙齿过早脱落，切牙常首先受累。儿童期骨病可自发缓解，但在中晚年有复发可能。

5. 成年型（OMIM 146300）　此型多在中年期发病，最初出现的症状常是跖骨的应力性骨折所引起的足痛，后期易出现软骨钙质沉着症和严重的创伤性骨关节病，同时发现这些患者都有乳牙过早脱落史。

6. 牙齿型　此型可累及儿童和成人，特征为牙根部发育完全的牙齿过早脱落和严重龋齿，常无骨骼系统畸形，乳前牙最常受累。X 线显示牙槽骨吸收，髓腔和根管腔异常扩大。

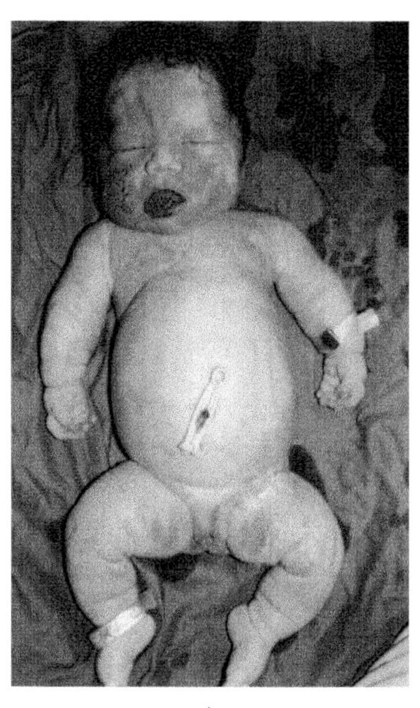

A

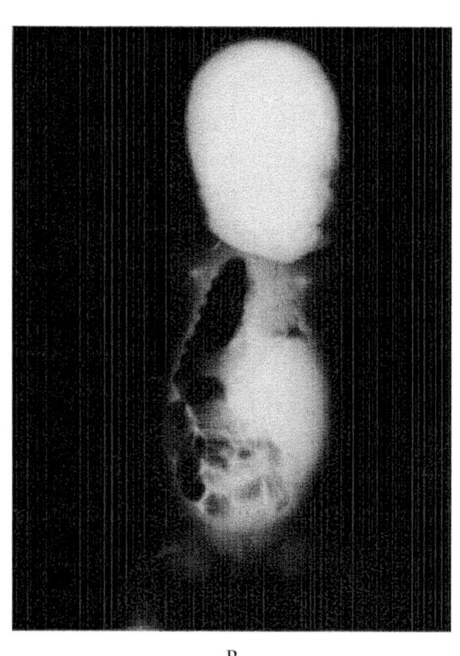

B

图 34-10　围产期致死型低磷酸酯酶症

A 和 B，死产婴儿，示骨骼矿化几乎完全消失，血清碱性磷酸酶低，尿磷酸乙醇胺增高

（二）临床表现

正常情况下，软骨和骨组织中富含碱性磷酸酶（ALP），它可以水解体内天然底物，使磷酸根离子释放到软骨液和骨基质中，与钙结合形成羟基磷灰石，从而促进骨骼的矿化和牙齿发育。而低磷酸酯酶症患者编码组织非特异性碱性磷酸酶的基因发生突变，造成碱性磷酸酶（TNSALP）功能异常，从而使钙、磷向硬组织的沉积减少。

（三）遗传学和发病机制

本病多为常染色体隐性遗传，有些为常染色体显性遗传，致病基因为编码组织非特异性碱性磷酸酶的 *ALPL* 基因，位于 1p36，含有 12 个外显子，已发现的基因突变超过 200 种，其中主要为错义突变。

（四）防治

筛查 *ALPL* 基因突变是确诊 HP 和进行产前诊断的关键。

七、低血磷性佝偻病

低血磷性佝偻病（hypophosphatemic rickets，HR）是由于肾小管对磷的重吸收降低而造成的以骨骼矿化不良、骨软化和佝偻病为主要特征的一组疾病。其主要临床表现为血磷减少、尿磷增多、佝偻病和骨软化症等，在新生儿中的发病率约为 1/20 000。遗传性低血磷性佝偻病具有明显遗传异质性，可以根据遗传方式分以下几种：

（一）X 连锁低磷酸盐血症佝偻病（X-linked hypophosphatemia rickets，XLHR，OMIM 307800）

XLHR 又称抗维生素 D 佝偻病（vitamin D resistant rickets），是最常见的遗传性低血磷性佝偻病。

1. 临床表现　表现度变化很大，最轻的患者可无症状，仅表现为低磷酸血症。一般于出生后6～12个月时出现异常，常常在开始走路时发现，有家族史患者易早发现。下肢进行性弯曲，呈膝外翻或内翻，出牙晚，颅骨畸形，严重患者面颌部发育异常，牙生长慢及自发性牙脓肿。成人患者一般无持续活动性骨病，其骨畸形系儿童期佝偻病的后遗症。表现为身材矮小，下肢弯曲。只有少数有活动性骨软化，表现为假性骨折及血清碱性磷酸酶（ALP）升高。关节周围骨过度生长致使关节活动受限，尤其在肘、肩及髋关节，若椎管内骨过度生长，则可出现脊髓受压症状。神经性耳聋为常见合并症。

实验室检查：可见血磷低，血钙正常，尿磷增多。X线检查可呈明显的佝偻病及骨软化改变，以下肢股骨远端及胫骨近端的干骺端最明显。本病脊柱及骨盆受累者不多见，但在维生素D缺乏佝偻病及维生素D依赖性佝偻病中常见。

2. 遗传学和发病机制　遗传方式为X连锁显性遗传。该疾病是由位于Xp22.1的*PHEX*（phosphate regulating endopeptidase homolog，X-linked）基因突变所致。PHEX属于M13金属内肽酶家族。该家族成员属于Ⅱ型跨膜糖蛋白，其主要特征包括：一个较短的N末端细胞内结构域、一个单次跨膜结构域和一个较大的细胞外结构域。*PHEX*在多种组织中表达，包括肾脏，但是表达最高的部位是成熟的成骨细胞和成牙本质细胞。在XLHR患者血液中FGF23的含量升高，提示*PHEX*突变引起的低血磷是由FGF23介导的。

磷是骨盐的主要成分，可促进骨基质合成和骨矿物质的沉积，磷还参与糖脂及氨基酸代谢。磷在小肠内吸收，经肾及肠道排出，其中肾排泄量约占65%。肾近端小管刷状缘上Na-P共转运体（NPT）对磷的重吸收在体内磷调节上发挥重要作用。血磷代谢受多种因素调节，其中甲状旁腺激素和维生素D作用重要，甲状旁腺激素通过抑制肾小管对磷的重吸收、促进尿磷排泄，使血磷降低。维生素D先在体内转化为25（OH）D_3，再在肾脏1α羟化酶的作用下转变为有活性的1，25（OH）$_2D_3$发挥作用。1，25（OH）$_2D_3$通过促进小肠对钙磷的重吸收、促进肾小管对磷的重吸收使血磷升高。血甲状旁腺激素水平升高、1，25（OH）$_2D_3$水平降低可引起低磷血症。血磷减少导致骨基质合成和骨矿质沉积减少。

3. 防治　先天性低磷性佝偻病的治疗多主张早期补充大剂量维生素D和磷，副作用如高钙血症、甲状旁腺瘤样增生，服用磷酸盐制剂易在尿中形成磷酸盐结晶或肾脏结石。长期大剂量服用维生素D易中毒。由于体内多有1，25（OH）$_2D_3$的代谢缺陷，服用1，25（OH）$_2D_3$安全有效，但价格昂贵。

（二）常染色体显性低血磷性佝偻病（autosomal dominant hypophosphatemic rickets，ADHR，OMIM 193100）

1. 临床表现　患者以血磷降低，1，25（OH）$_2D_3$正常或降低为特征，成人表现为骨关节疼痛、无力、易骨折，但无畸形，儿童表现类似XLHR，牙龈囊肿是特征性表型。

2. 遗传学和发病机制　本病为常染色体显性遗传。其致病基因为*FGF23*。人类*FGF23*基因定位于12p13，有3个外显子，编码含有251个氨基酸的多肽，在一个前蛋白转化酶（furin，福林蛋白酶）作用下水解成含有N、C末端的多肽。目前发现ADRH患者中存在3种错义突变（p.Arg176Gln、p.Arg197Trp、p.Arg179Gln），这些突变导致FGF23对蛋白水解酶的抗性增加，影响其降解，导致血中FGF23水平升高，过量FGF23作用导致ADRH。*Fgf23*转基因小鼠的表型与ADHR患者的临床表现一致，包括由于肾脏磷的重吸收降低而引起的血磷降低、佝偻病等，而PTH和1，25（OH）$_2D_3$的含量基本正常。向大鼠体内注射重组的FGF23蛋白可以诱导肾脏中磷的重吸收降低，进而导致血磷降低，并且在甲状旁腺切除的大鼠中注射FGF23蛋白仍可以诱导以上表型，提示FGF23对磷的调节作用是不依赖于PTH的。尽管许多实验都证明FGF23在调控血磷中发挥重要作用，但目前对其作用机制尚不清楚。

（三）常染色体隐性低血磷性佝偻病（autosomal recessive hypophosphatemia rickets，ARHR，OMIM 241520和613312）

1. 临床表现　ARHR患者的临床症状和生化指标与ADAR和XLHR患者非常相似，临床症状包括佝偻病、骨软化症和牙齿异常，肾磷代谢异常引起的低血磷症，1，25（OH）$_2D_3$正常或略低，碱性磷酸酶活性较高，FGF23含量升高。

2. 遗传学和发病机制　目前已发现两个基因的突变可以导致ARHR，其中一个是*DMP1*（Dentin Matix Protein 1）基因。DMP1在成牙本质细胞、成骨细胞和骨细胞中表达最高，是一种酸性非胶原细胞外基质蛋白，属于SIBLING（Small Integrin-Binding LIgand N-linked Glycoprotein）家族成员。DMP1对于羟基磷灰石的成核和晶体的生长具有重要的调节作用。此外，ARHR 患者血清中 FGF23 的含量也有不同程度的升高，提示 DMP1 对于 FGF23 的表达也有调节作用。另一个可以导致 ARHR 的基因是 *ENPP1*（ectonucleotide pyrophosphatase/phosphodiesterase 1），ENPP1 是一种 2 型跨膜糖蛋白，以同源二聚体的形式存在。ENPP1 可以合成细胞外的焦磷酸盐，焦磷酸盐可以抑制羟基磷灰石晶体的沉积和生长。*ENPP1* 基因突变导致的 ARHR 患者血液中 FGF23 的含量也有不同程度的升高，提示其肾磷代谢异常也是依赖于 FGF23。*ENPP1* 基因的突变还可以导致另外一种严重的常染色体隐性遗传病——婴儿全身性动脉钙化（generalized arterial calcification of infancy，GACI，OMIM 208000）。

（四）伴高尿钙症的遗传性低血磷性佝偻病（hereditary hypophosphatemic rickets with hypercalciuria，HHRH，OMIM 241530）

1. 临床表现　HHRH 也按常染色体隐性遗传方式遗传，主要临床症状包括佝偻病、身材矮小、肾脏中磷的吸收降低，与以上几种 HR 不同的是，该疾病还伴有尿钙含量升高，血液中 FGF23 的含量基本正常。

2. 遗传学和发病机制　HHRH 是由 *SLC34A3*（solute carrier family 34，member 3，OMIM 609826）基因突变所致。该基因编码钠磷共转运蛋白 NPTⅡC。*SLC34A3* 主要在近端肾小管中表达，是调节肾小管中磷的重吸收的一个非常关键的分子。患者中 1，25（OH）$_2$D$_3$ 水平升高，进而引起尿钙含量升高，然而由于小肠中钙的吸收量也同时升高，所以患者血液中钙的含量并没有明显改变。研究表明，*SLC34A3* 是 FGF23 的靶分子之一，血液中 FGF23 的含量升高会导致肾小管中 *SLC34A3* 的表达量降低，进而引起肾脏中磷的重吸收降低。因此与以上几种低血磷性佝偻病不同，HHRH 是直接影响肾小管中磷的转运而导致血磷降低的一种疾病。

八、骨干发育不良

骨干发育不良（diaphyseal dysplasia，OMIM 131300），又称 Camurati-Engelmann 病，是一种膜内骨化疾病，呈常染色体显性遗传。其典型特征是长骨皮质增厚。骨肥厚表现为双侧对称性，通常开始于股骨和胫骨，发展到腓骨、肱骨、尺骨和桡骨。骨干发育不良在儿童期发病，进行性加重，但也有例外，有些患者成年期减轻。患者表现为摇摆步态、骨痛、肌肉痛、肌无力和易疲劳。X 线检查可见长骨骨皮质增厚，髓腔变窄，胫骨最容易受累，其次是股骨、腓骨、肱骨、尺骨和桡骨，骨骺和干骺端通常不受累。有些病例可出现颅骨基底部受累，会压迫颅神经产生眼萎缩、耳聋等症状，由于骨髓腔减小造血功能障碍会使肝脾代偿性增大。

骨干发育不良为常染色体显性遗传。致病基因为编码 TGF-β1 的 *TGFB1* 突变。该基因定位于 19q13，其突变导致长骨骨膜和骨内膜骨肥厚。

第三节　颅面部发育异常

一、锁骨颅骨发育不全

锁骨颅骨发育不全（cleidocranial dysplasia，CCD，OMIM 119600）是一种全身性骨发育障碍疾病，男女均可发病，发病率为 1/100 000。

（一）临床表现

本病系全身性骨发育异常，膜内化骨和软骨化骨的骨骼均可受累，故其临床表现多样。患者身材多较同龄人矮小，锁骨部分缺损甚至锁骨缺如。最常见为锁骨肩峰端发育不全，锁骨上凹消失，两肩下垂并向前靠拢；颅骨和颌面部表现为头大面小，方颅，囟门及颅缝闭合迟缓，眶距增宽，面中 1/3 发育不足，凹面型，颧弓及鼻梁塌陷。口腔表现为硬腭狭小而高拱，牙突出，牙小，错位；恒牙萌出延迟，多有牙根畸形、牙釉质和牙本质发育不良和钙化不良，恒齿易受损，易患龋齿。所有这些异常可引起牙早脱。牙根畸形及牙囊肿也较常见。胸廓狭小，可导致呼吸困难。末端指节短，伴有指甲发育不良，因髋内翻和骨盆畸形，走路呈鸭步态。有时伴耳聋，腭裂，脊柱侧弯、前凸或后凸。累及关节时可影响肢体活动。多数患者智力正常，少数出现智力障碍、惊厥或癫痫。X 线表现为颅骨骨化不全，颅板变薄，囟门及颅缝增宽、延迟闭合或不闭合。有多数缝间骨，乳牙根部延迟吸收，恒牙出现延迟或不发育。锁骨常双侧部分缺损，以外 1/3 最多见，锁骨缺失部分可形成纤维性假关节或直接以纤维包裹，亦可完全缺如。腕骨和跗骨骨化延迟，手的末节指骨短小伴有中节指骨发育差。骨盆改变亦常见。儿童期耻骨骨化延迟，耻骨联合增宽；髋臼可变浅。股骨头变形，股骨颈短导致髋内翻。其他发育异常尚有鸡胸、脊柱侧弯；脊椎椎弓骨化不全等。年龄越轻，骨障碍越明显。

（二）遗传学和发病机制

CCD 是常染色体显性遗传病，其致病基因定位于 6p21，*CBFA1*（*RUNX2*）基因突变导致 CCD。*CBFA1* 基因含 9 个外显子，编码 RUNX2 转录因子，该转录因子主要表达于成骨细胞，是调控成骨细胞和软骨细胞分化的主要转录因子。已发现的突变类型包括缺失、插入、无义突变、移码突变、剪接位点突变，这些突变导致生成的转录因子含量不足或不能与 DNA 结合，影响其转录调控能力。

（三）防治

根据患者典型面容特点、咬合关系、X 线检查以及全身情况，CCD 的临床诊断并不困难。但由于其临床表现多样化，特别是其锁骨及牙齿表现易与其他骨发育不良疾病混淆，如先天性锁骨假关节综合征（congenital pseudarthrosis of the clavicle）、Yunis-Varon 综合征以及 Gardner 综合征等。多数患者以咬合关系不良或要求颌面部整形为主诉，其颌面部情况较复杂，往往需要口腔颌面外科、修复科、正畸科联合手术治疗。

二、颅缝早闭及相关综合征

颅缝早闭（craniosynostosis，CRS）又称为颅缝骨化症，是指 1 条或多条颅缝在生理闭合前过早融合骨化，是一种多原因引起的颅骨先天发育障碍性疾病。

（一）临床表现

颅缝早闭合必然引起颅内压增高以及一系列脑神经组织受压症状和发育障碍，是一种较常见的先天性颅面畸形。表现为患儿出生时或出生后 2～3 个月即出现某条颅缝或多条颅缝的早闭。可作为一种表现单独出现，也可以合并其他异常，诸如颅骨畸形、突眼、眼距过宽、智力发育障碍、上颌生长受限，鼻咽部变窄致气体交换障碍。骨缝早闭部位不同，后果各异。如单独为中矢状缝早闭只引起颅骨外形变化（舟状头），而不致引起脑损害；如冠状缝和（或）人字缝早闭，则不仅外形变化，也可引起脑损害。根据头颅外形变化也可以判断过早闭合的是哪一骨缝。此外随年龄的增长还可见到颅面比例失调越来越明显。颅缝早闭症的影像学检查主要有 X 线、CT、MRI 等。X 线检查主要用于颅骨受压情况和颅面畸形的筛查，明确骨骼畸形以及相应的软组织改变，具有重要诊断价值。若有颅压高者，则需手术解除颅骨压迫，一般预后较好；颅压不高者，则要考虑由脑发育不全引起的继发性颅缝早闭症，预后较差；且可能会留有不同程度的后遗症。CT 检查可以明确颅骨、颅缝的一般情况，了解颅骨的完整性及颅顶缝，如人字缝、冠状缝、额缝、矢状缝情况；对于指导手术及估计预后有一定价值。MRI 检查主要了解颅骨生长及脑部发育情况，对判断颅内继发改变如脑积水的程度及梗阻部位以及与其他颅脑发育畸形相鉴别具有重要意义。

（二）遗传学和发病机制

颅缝早闭症是一种多因素多基因的颅骨发育错乱疾病。颅内压力、硬脑膜及其分泌的生长因子、生长因子受体等均可影响颅缝的形态学变化；此外，如母亲吸烟、子宫内局部生物力学改变、婴儿期代谢性疾病，也可能与颅缝早闭有关。而生长因子在颅缝的闭合中起着重要作用。从发现 Boston 类型颅缝早闭的人同源异型框基因 *MSX2* 的突变到目前各种颅缝早闭综合征的 *FGFR* 和 *TWIST* 基因突变的报道，颅缝早闭的分子遗传学研究已取得了很大的进展。

（三）防治

目前对颅缝早闭主要以外科手术治疗为主，目的在于重新建立新的骨缝，使颅腔能随着脑发育而扩大，以保证脑组织的正常发育和纠正头颅畸形。颅缝早闭症的手术效果与手术年龄密切相关，一旦确诊后应尽早手术治疗。

比较常见的颅缝早闭症如下：

1. Saethre-Chotzen 综合征（Ⅰ型颅缝早闭综合征，CRS1，OMIM 123100） 又称颅面骨发育障碍综合征，较为罕见，本病属常染色体显性遗传，外显率较高，发病率为 1/25 000 ~ 1/50 000。临床表现为颅缝早闭，短头畸形，面部不对称，额部发髻低，眉异常，睑下垂，眼眶增宽，鼻中隔偏移，面中部凹陷，不同程度短指和皮肤型并指（趾），特别是第二、三指（趾）并指（趾），拇指（趾）正常。CRS1 致病基因定位于 7p21.1，位于该区域的 *TWIST* 基因突变是 Saethre-Chotzen 综合征的致病原因。

2. Ⅱ型颅缝早闭综合征（CRS2），又称 Boston 型（OMIM 604757） 颅骨异常包括前额突出，额叶眶后缩，三叶草形头骨。大多数患者出现近视或远视，无明显手足异常。定位于 5q35.2 区域的同源框基因 *MXS2* 是 CRS2 的致病基因。

3. 尖头并指综合征Ⅰ型（OMIM 101200） 又称为 Apert 综合征（Apert syndrome）（参见第三十八章），是一种多颅缝早闭所致的综合征，且为膜内骨形成紊乱致颅缝早闭中最严重的一种，属常染色体显性遗传。该综合征的畸形不仅仅发生在颅面部，而且涉及四肢。表现为颅缝早闭，头颅畸形多为尖头和短头，睑裂下斜，斜视，额部较高，突眼伴眼距增宽；面中部发育不良，可有腭裂和反颌畸形，手足对称性并指，第二、三、四指（趾）受累，大拇指（趾）远端指骨增宽；多数患者有智力发育迟缓。位于 10q26.13 区域的 *FGFR2* 基因突变是 Apert 综合征发生的重要原因。

4. Crouzon 综合征（Crouzon syndrome，OMIM 123500） 1912 年首报，属常染色体显性遗传，并且完全外显。畸形局限于面部和骨骼，冠状缝早闭导致斜头畸形，常有明显的眼眶距增宽且眶浅，导致突眼；斜视，面中部凹陷伴鹰钩鼻，异常的下颌骨生长导致下颌骨相对突出，另外还可有腭裂、外耳道闭锁、眼球麻痹等。*FGFR2* 基因突变也是 Crouzon 综合征发生的重要原因。值得指出的是，Crouzon 综合征伴发黑棘皮病是由位于 4p16.3 区域的 *FGFR3* 基因的 p.Ala391Glu 突变所致，因此认为伴发黑棘皮病的 Crouzon 综合征是独立的一种综合征（OMIM 612247）（参见第三十八章）。

5. Muenke 综合征（Muenke syndrome，OMIM 602849） 常染色体显性遗传。冠状缝早闭，小头，面中部发育不良，生长发育迟缓，短指，顶针形中指骨，腕 / 跗骨融合，耳聋。该综合征是由于位于 4p16 的 *FGFR3* 基因 p.Pro250Arg 突变所致。

6. Preiffer 综合征（Preiffer syndrome，OMIM 101600） 这是一种较 Apert 和 Crouzon 综合征更加罕见的颅缝早闭综合征，属于常染色体显性遗传。患者表现为扁头、睑裂下斜、面中部凹陷、下颌相对突出、眶距增宽、突眼和小鼻子。拇指和踇趾宽大，踇趾可向内偏斜，并指（趾），有些患者有肘关节强直。该综合征是由于 *FGFR1* 或 *FGFR2* 基因突变所致（参见第三十七章）。

7. Carpenter 综合征（Carpenter syndrome，OMIM 201000） 本病属于常染色体隐性遗传。颅骨骨缝早闭，呈尖头畸形，部分为单侧骨缝早闭，形成不对称的尖头，智能发育不全，足轴前多趾并趾，各种软组织并指伴手中指骨过短，髌骨移位，先天性心脏畸形，身材矮小，肥胖。Carpenter 综合征是由于位于 6p11.2 的 *RAB23* 基因纯合突变所致。*RAB23* 基因编码的蛋白产物是 Shh 信号通路的负调控因子。

三、下颌面骨发育异常

下颌面骨发育异常（mandibulofacial dysostosis）又称 Treacher-Collins 综合征（Treacher-Collins syndrome，TCS），是一种先天性的颅面复合畸形，主要累及面中部和下部，既存在骨结构畸形，也有典型的软组织异常（参见第三十八章）。

（一）临床表现

①颧骨发育不良和缺失，颧弓缺失；②睑裂下斜，大多数患者下睑外侧 1/3 可见缺损，部分或全部睫毛缺如；③耳廓畸形，超过半数病例在口角与耳屏之间出现耳下垂物、盲漏或耳前凹陷。30% 病例无外耳道，常伴中耳听小骨畸形，致传导性耳聋；④鼻骨前突且宽阔，额鼻角平坦，鼻孔狭窄等；⑤上颌骨狭小和过度前突，腭弓高而窄，可伴有高拱腭和腭裂；下颌骨发育不良，颏显著后移；⑥可伴多种骨骼畸形，偶见心脏畸形，拇指缺失，隐睾症。

（二）遗传学和发病机制

TCS 的颌面部异常表型是由于胚胎发育早期第一、二鳃弓来源的结构发育异常所致。基因分析发现目前有三个与rRNA合成有关的基因在TCS患者中存在突变，根据遗传方式和致病基因，将TCS分为三个亚型：

1. TCS1型（TCS1，OMIM 154500） 患者主要表现为眼裂下斜、睑缘缺损、小颌畸形、小耳、颧弓发育不全、巨口、腭裂和传导性耳聋。大部分TCS属于此亚型，致病基因为位于5q23上*TCOF1*，该基因含有26个外显子，编码核仁磷蛋白treacle，参与调控rRNA的转录和前rRNA的加工。该基因的杂合突变导致疾病，多为缺失突变，突变导致所编码的蛋白产物减少，影响rRNA的产生。

2. TCS2型（TCS2，OMIM 613717） 常染色体显性遗传，睑裂下斜，下睑缺损，在缺损的内侧可见睫毛缺如，面骨发育不良，腭裂，外耳畸形，外耳道闭锁，双侧传导性耳聋。该亚型是由于位于13q12.2区域的*POLR1D*基因杂合突变所致。*POLR1D*编码RNA聚合酶Ⅰ和Ⅲ的亚单位。

3. TCS3型（TCS3，OMIM 248390） 常染色体隐性遗传，表型类似于TCS2，是由于位于6p21.1上的*POLR1C*基因复合杂合突变所致，*POLR1C*也编码RNA聚合酶Ⅰ和Ⅲ的亚单位。

（三）防治

根据患者典型的临床表现，多能做出初步诊断。为进一步了解骨骼畸形缺损情况，可以行相关影像学检查。X线片有很好的诊断价值，头颅侧影定位片、头颅后前位片、颌骨全景片等能初步确定骨骼畸形情况。利用三维超声成像或抽取羊水中的胎儿细胞、绒毛膜绒毛样本作DNA分析可做产前筛查。需要指出的是，大约60%的病例都是新发基因突变，所以明确诊断有时是很困难的。治疗上，在对此综合征患者实施手术治疗时，应该针对不同年龄段采取不同的手术方案，以适应患者生长发育，手术的目的为功能重建及整形。

四、口-面-指（趾）综合征

口-面-指综合征（oral-facial-digital syndrome，OFD）是一种涉及口腔、面部及指（趾）等部位的遗传性综合征。患者除表现为口腔、面部和指趾异常外，还存在其他异常。根据伴发的表型，至少可以将OFD分为13种类型。

OFD Ⅰ型：又称Papillon-Leage-Psaum综合征（OFD1，OMIM 311200）。1954年由Papillon-Leage和Psaum首次报道，OFD1是一种X连锁显性遗传疾病，只有女性患者可以存活。其主要临床表现有：①口腔畸形，包括上唇正中隐裂、腭裂和舌裂、舌部错构瘤、口腔系带异常、牙槽嵴增厚和异常牙列，侧切牙缺失；②头面部不对称畸形、额凸明显、眼距过宽、下颌过小、面部粟粒疹、鼻梁过宽；③四肢畸形高发于手指，主要畸形特点为并指（趾）、指（趾）过短、指（趾）弯曲和较少见的多指（趾）；④中枢神经系统异常相对常见，包括智力发育迟缓、胼胝体发育不全，脑积水和小脑畸形等；⑤ OFD1患者多伴发多囊肾，这也是其区别于其他类型的重要指征。

OFD1为X连锁显性遗传，其致病基因是位于Xp22.2的*CXORF5*基因（也称*OFD1*），该基因含有23个外显子，编码由1011个氨基酸组成的蛋白质，在OFD患者中移码突变最常见。此型治疗除外科手术纠正畸形外，无特殊治疗方法，外科手术一般进行唇腭裂、舌裂修复、系带修整、指畸形矫正。发生肾衰的患者可考虑肾移植。

OFD Ⅱ型：又称Mohr综合征（OFD2，OMIM 252100），其临床表现有很多与OFD1相似，比如舌裂、舌部错构瘤、并指（趾）、指（趾）过短、指（趾）弯曲、多指（趾）等，但也有与其不同的特征表现，如：Ⅰ型可见牙槽嵴增厚、毛发稀疏、面部粟粒疹改变；而在Ⅱ型中是正常的；Ⅱ型中大踇趾畸形多为双侧多趾，而在Ⅰ型中多为单侧多趾；另外，在Ⅱ型患者中还会出现传导性耳聋，房室管和心内膜垫缺损，心脏畸形等改变，而中枢神经系统损害也以脑穿通及脑积水多见。最明显的区别在于遗传方式，OFD2为常染色体隐性遗传。

OFD Ⅲ型：又称Sugarman综合征（OFD3，OMIM 258850），除常见的口腔、面部和四肢畸形外，还包括瞬目增多及肌肉痉挛；Ⅲ型患者多指畸形多为轴后性。此型的遗传方式为常染色体隐性遗传。

OFD Ⅳ型：又称Baraitser-Burn综合征（OFD4，OMIM 258860），此型属于常染色体隐性遗传，除与其他类型所见的口腔、面部和四肢畸形特征外，该型最具典型的症状为严重的胫骨发育不良，另外还可见枕骨裂、脑畸形,眼肌缺损、肝囊肿、肾囊肿、肛门闭锁和关节脱位等。

OFD Ⅴ型:又称 Thurston 综合征(OFD5,OMIM 174300),是所有 OFD 类型中临床表现最轻微的,其典型特点为中线唇腭裂畸形,轴后性多指,有报道称此种类型只存在于印度人群中。

OFD Ⅵ型:又称 Varadi-Papp 综合征(OFD6,OMIM 277170),属于常染色体隐性遗传,患者多出现小脑畸形(小脑蚓部发育不良),并出现中心性多指,为该型的典型特征。还可见锁骨不全、下丘脑错构瘤、脑垂体缺失、阴茎发育不良等,这些症状表现与 Pallister-Hall 综合征有相似之处,需与之相鉴别。Pallister-Hall 综合征多表现为轴后性多指、肛门闭锁,且属于常染色体显性遗传。

OFD Ⅶ型:又称 Whelan 综合征(OFD7,OMIM 608518),表型类似于 OFD1,但在患者中未检测到 *OFD1* 基因突变。遗传方式可能为常染色体显性或 X 连锁显性遗传。

OFD Ⅷ型:又称 Edwards 综合征(OFD8,OMIM 300484),该型的临床表现与Ⅱ型有很多重叠之处,但由于其 X 连锁隐性遗传特点而易与Ⅱ型相鉴别。

OFD Ⅸ型:又称 Gurrieri 综合征(OFD9,OMIM 258865),属于常染色体隐性遗传。此类型一个显著不同于其他类型的临床特点为视网膜缺损。

OFD Ⅹ型:又称 Figuera 综合征(OFD10,OMIM 165590),为常染色体显性遗传,此型主要特点为腓骨发育不全,手指畸形主要表现为少指及轴前性多指。

OFD Ⅺ型:又称 Gabrielli 综合征(OFD11,OMIM 612913),除口面指畸形外,常伴有颅骨及椎骨异常,中线裂累及腭、犁骨和筛骨,C1、C2、C3 颈椎融合改变,以及在男性患者中可出现脊柱裂。

OFD Ⅻ型:又称 Moran-Barroso 综合征(OFD12),除口面指改变外,其典型表现为脊髓脊膜膨出,脑导水管狭窄,房室瓣发育不良。

OFD XIII 型:又称 Degner 综合征(OFD13),除典型的口面部指改变外,还可以出现精神症状(主要表现为抑郁症)、癫痫、脑 MRI 可见大脑白质疏松。

五、耳-腭-指(趾)综合征谱系病

耳-腭-指(趾)综合征谱系病(otopalatodigital syndrome spectrum disorders)是一组病因相关、表型类似的疾病,包括Ⅰ型和Ⅱ型耳-腭-指(趾)综合征(otopalatodigital syndrome,OPD1 和 OPD2)、额骨干骺端发育异常(frontometaphyseal dysplasia,FMD)和 Melnick-Needles 综合征(Melnick-Needles syndrome,MNS)四种综合征。四种综合征表型有交叉,但又有各自的特点,更重要的是它们都是由于位于 X 染色体上编码细胞骨架蛋白细丝蛋白 A 的基因 *FLNA* 突变所致。

(一)临床表现

四种综合征的表型特征对比如下表 34-2 所示:

表 34-2　FLNA 基因突变导致的综合征表型比较[*]

病名	PVNH		OPD1		OPD2		FMD		MNS	
OMIM	300049		311300		304120		305620		309350	
患者性别	女	男	女	男	女	男	女	男	女	男
PVNH	YYY	YYY	N	N	N	N	N	N	N	N
小脑发育不良	YY	YYY	N	N	N	Y	N	N	N	N
关节脱臼	Y/N	N	N	N	N	Y/N	N	N	N	Y/N
血管异常	Y	YYY	N	N	N	N	N	N	N	N
皮肤脆弱	N	N	Y	YYY	YY	N	N	N	N	N
出生前致死	N	YYY	N	Y	N	N	N	N	N	YYY

续表

病名	PVNH		OPD1		OPD2		FMD		MNS	
OMIM	300049		311300		304120		305620		309350	
患者性别	女	男	女	男	女	男	女	男	女	男
新生儿致死	N	YYY	N	N	N	YY	N	Y	N	YYY
骨骼发育不良	N	N	N	N	N	YYY	YY	YYY	YYY	YYY
心脏异常	Y/N	Y/N	N	N	N	YY	N	Y	Y/N	YY
肠道异常	N	Y/N	N	N	N	YY	N	Y	N	YYY
泌尿生殖系异常	N	N	N	N	N	YY	N	YYY	YY	YYY
腭裂	N	N	Y/N	Y	Y	YY	N	N	N	YY
颅面畸形	N	N	YY	YYY	YY	YYY	YY	YYY	YYY	YYY

*Y:有;YY,出现频率较高;YYY,出现频率很高;N:无

1. Ⅰ型耳-腭-指(趾)综合征(otopalatodigital syndrome type 1,OPD1,OMIM 311300) OPD1型男性患者的临床表现是四种综合征中症状最轻微的。患者身材矮小,主要临床特点包括典型的面部畸形、眶上骨质增生、腭裂、耳聋、漏斗胸畸形及指(趾)异常改变(匙状指、拇指末节短而宽、短小的踇趾及过长的第二趾),在女性患者中面部畸形相对轻微,但也有严重畸形者,智力通常不受影响(图34-11)。

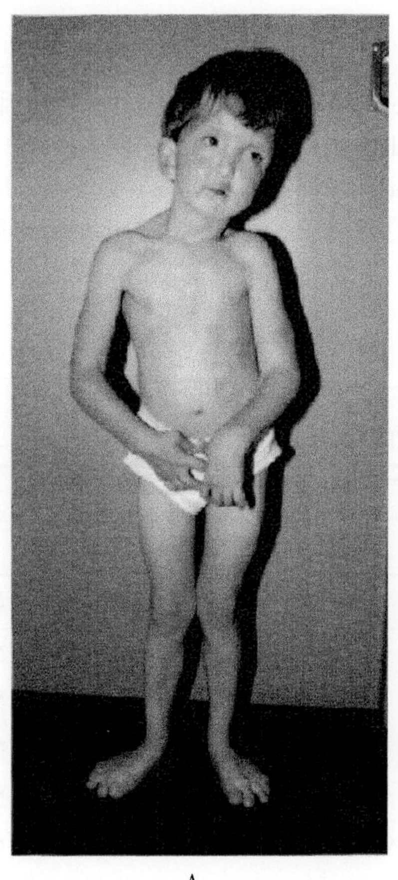

A

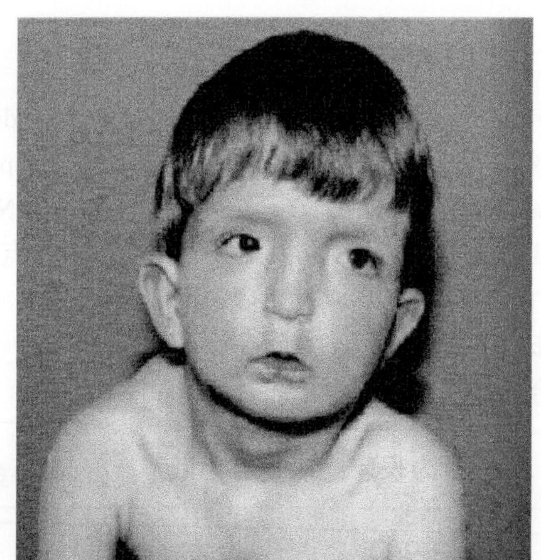

B

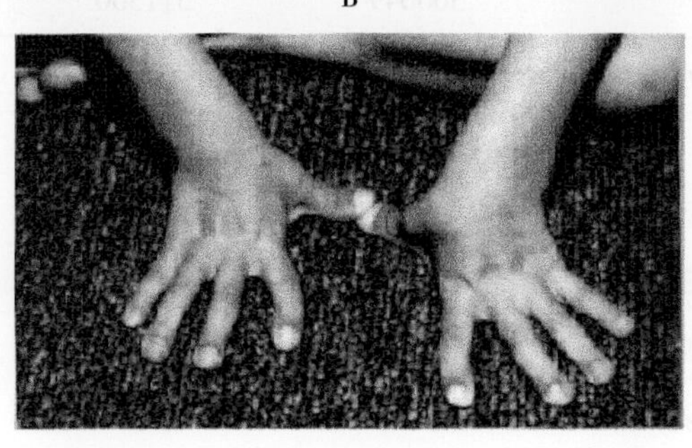

C

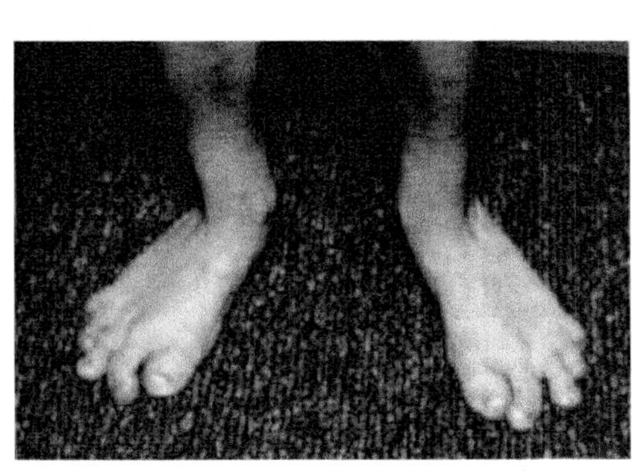

D

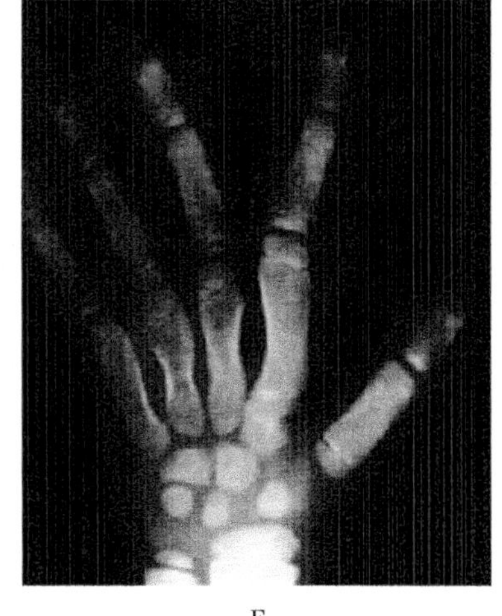

E

图 34-11　Ⅰ型耳-腭-指(趾)综合征

A～E,可见前额头骨隆起,躯干过短及漏斗胸,肘伸展受限以及指(趾)骨远端长度、形态不一,尤其是拇指(趾)

2. Ⅱ型耳-腭-指(趾)综合征(otopalatodigital syndrome type 2,OPD2,OMIM 304120)　OPD2 型中骨骼发育异常较 OPD1 型严重,在新生儿期,颅骨底矿化并有明显的颅骨硬化,可能会影响脑神经系统发育;胸廓狭窄畸形,严重者即因呼吸受限而死亡,短指(趾)在该型中表现更为显著,甚至会有跗趾缺失,其他畸形包括脐疝、脑积水、尿路梗阻、心脏瓣膜畸形等。大多数患者在围产期或婴儿期即死亡,一般认为其生存期的长短可能与神经系统的发育程度相关;在女性患者中骨骼结构异常及面部畸形的临床症状可能相对不明显,但偶尔也可见严重表现者(图 34-12)。

3. 额骨干骺端发育异常(frontometaphyseal dysplasia,FMD,OMIM 305620)　男性患者中典型的临床表现为眼眶骨质增生明显,骨骼发育不良较 OPD1 型更为严重,其中包括短指(趾)、不规则管状长骨、远端指骨发育不全、掌指关节和指间关节挛缩、气管支气管发育异常、脊柱侧凸等。其他骨骼外的表现包括耳聋、尿路梗阻、房室瓣膜缺损等,但智力大多正常。

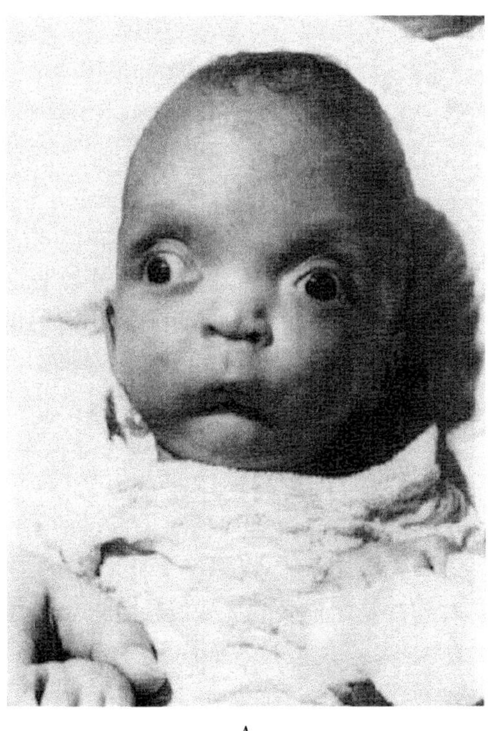

A

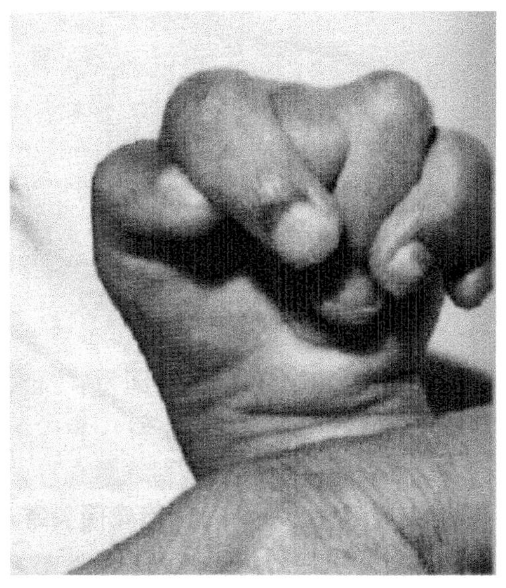

B

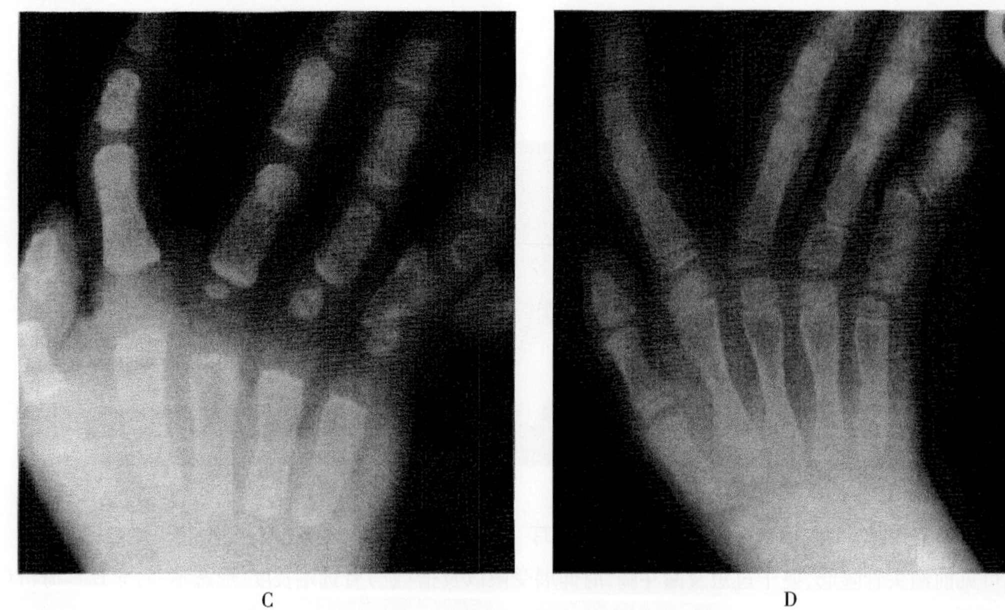

C　　D

图 34-12　Ⅱ型耳 - 腭 - 指（趾）综合征

A 和 B，Ⅱ型耳 - 腭 - 指（趾）综合征的新生儿；可见前额凸起，眼距宽，鼻梁平坦，嘴小，小颌以及手指弯曲重叠；C，1 岁和 5 岁病患者手的放射学照片，可见掌骨发育不良、形态不规则，近端第 4、5 掌骨骨骺异常和轴后的多指症
标准与遗传咨询 . 第 6 版 . 傅松滨主译 . 北京：人民卫生出版社，2007.

4. Melnick-Needles 综合征（Melnick-Needles syndrome，MNS，OMIM 309350）　该型多见于女性患者，因为大多数男性患者在胚胎期或围产期即死亡。此型须与 OPD2 型相区别，女性患者中典型的临床表现为眶上骨质增生、突眼、小下颌、但面颊正常，胸廓狭窄、肋骨短小、长骨不规则、患者身材矮小，但手指、足趾多细长，脊柱侧凸，智力多正常。一些患者常因呼吸功能不全而死亡，肾盂积水、尿路梗阻亦常见，其中输尿管梗阻多发生在肾盂或膀胱输尿管交界处。

（二）遗传学和发病机制

四种综合征均为 X 连锁显性遗传。男性患者症状较女性患者重，女性患者临床症状变异大。这四种综合征的致病基因均为 *FLNA*。*FLNA* 基因包含 48 个外显子，编码细胞骨架蛋白细丝蛋白 A。该蛋白的 N 末端为肌动蛋白结合结构域和 24 个重复区域，其中 15 和 16、23 和 24 重复区间插入了两个铰链。在体内细丝蛋白 A 形成同源二聚体而发挥作用。目前在 OPD1、OPD2、FMD 和 MNS 患者中检测到的 *FLNA* 突变为错义突变或小缺失，但这些缺失不影响阅读框架，因此，认为这些突变是获得功能突变。与此相反，该基因的丧失功能突变导致一种神经元迁移异常疾病——双侧脑室旁结节异位症（bilateral periventricular nodular heterotopia，PVNH，OMIM 300049），患者表现为抽搐，侧脑室出现由异位存在的正常形态神经元构成的结节。智力正常或轻度低下，小脑发育不良，X 连锁型 PVNH 主要女性受累，男性患者致死。除神经系统症状外，PVNH 患者还表现为心瓣膜异常、小关节过度伸展、肠道蠕动异常和持续存在的动脉导管，说明该基因在结缔组织和心血管系统中发挥重要作用。值得指出的是，导致 OPD 谱系疾病的突变在基因上的分布也有其特点，提示不同结构域的氨基酸替代引起不同表型效应。

第四节　躯干骨发育异常

一、短肋（骨）- 多指（趾）综合征

短肋（骨）- 多指（趾）综合征（short ribs-polydactyly syndrome，SRPS）是一种致死性骨软骨发育不良症，为常染色体隐性遗传。该病可分为以下几种亚型：

（一）Ⅰ型 SRPS（Saldino-Noonan 型，OMIM 613091）

临床表现：临床特征包括四肢明显变短、鳍状肢、手足多指（趾）合并并指（趾）畸形。长骨干骺端发育异常，趾甲发育不好，水平肋骨，椎体外周有槽样骨性缺失。多处骨骼骨化缺陷，包括颅骨、椎骨、骨盆和手足部骨等。心脏发育异常，包括大动脉转位，左室双出口，右室双出口，心内膜垫缺失，右心发育不良。其他症状还包括多囊肾、胃肠道和生殖器异常，如阴茎短小，肛门闭锁等。多死于肺发育不良导致的呼吸衰竭。致病基因为位于 11q22.3 的 *DYNC2H1* 基因。

（二）Ⅱ型 SRPS（Majewski 型，OMIM 263520）

1. 临床表现　躯干短小，胸腔短小狭窄，肋骨短小水平。正中唇腭裂，鼻梁短而低平，低耳位，小而发育不良的耳廓。管状骨变短、末端平滑、手足多指（趾）畸形，缺失指（趾）头。胫骨发育不全或弯曲，肱骨、股骨近骨端骨化不成熟，趾甲骨化不良。两性畸形，会厌和喉部发育不良，多发肾小球囊肿和远端肾小管的局部扩张。生殖器、心脏和肠异常等（图 34-13）。

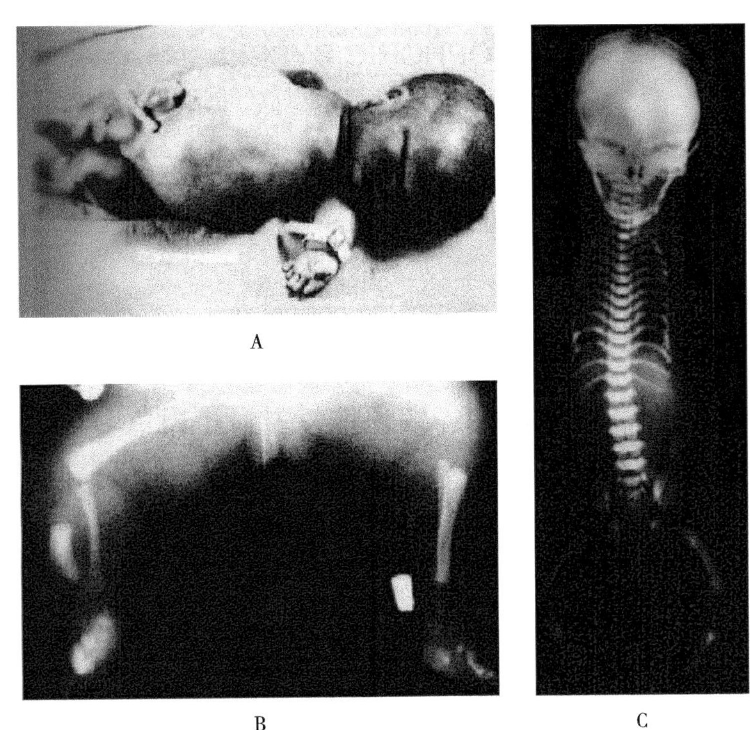

图 34-13　Ⅱ型（Majewski 型）短肋（骨）- 多指（趾）综合征

A～C，新生儿，可见四肢不对称短小和轴后性多指（趾）；放射线检查可见胸廓狭窄，肋骨短小胫骨不规则短小、形态异常

2. 遗传学和发病机制　该型具有遗传异质性，可由位于 4q33 上的 *NEK1* 基因纯合突变引起，也可以由 *NEK1* 基因和 *DYNC2H1* 基因双杂合突变引起。NEK1 是一种丝氨酸 - 苏氨酸激酶。目前发现的突变类型包括无义突变和错义突变。NEK1 含有两个功能性的核定位信号和两个出核信号，可以在核质之间穿梭，可以调节核基因的表达。*NEK1* 的错义突变定位于 N 末端的激酶结构域。*DYNC2H1* 基因编码产物是细胞质动力蛋白复合物重链之一。*Dync2h1* 基因敲除后导致小鼠胚胎在 10.5 天时死亡，提示该基因在发育过程中起重要作用。

（三）Ⅲ型 SRPS（Verma-Naumoff 型，OMIM 613091）

1. 临床表现　出生前即有明显症状并致死，患者胸腔极度狭小、管状骨明显变短、干骺端末端呈圆形，唇腭裂，其他受累器官包括心脏、肠、生殖器、肾脏、肝脏和胰脏等。

2. 遗传学和发病机制　该型由 *DYNC2H1* 基因纯合或双杂合突变所致，突变类型大多为错义突变。

（四）Ⅳ型 SRPS（Beemer-Langer 型，OMIM 269860）

最明显的特点是：胎儿水肿，腹水，大头畸形，腭裂，窄胸，短四肢和多指（趾）畸形。Ⅳ型 SRPS 的症状与Ⅱ型SRPS在一定程度上相似，但主要差别在于胫骨的影像学表现以及缺乏短指（趾）症状。Ⅳ型要通过X线片胫骨的形态与Ⅱ型区分。致病基因目前尚不明确。

（五）Ⅴ型SRPS（OMIM 614091）

1. 临床表现　为一种新的、严重的亚型。患者临床特征类似于Ⅲ型SRPS，此外可见肢体中末端钙化不良和弯曲，多指合并并指等症状。

2. 遗传学和发病机制　研究发现该型是由于位于2p24区域的*WDR35*基因的纯合或双杂合突变所致。*WDR35*编码的蛋白产物含有7个紧密相连的WDR40结构域。基因敲除小鼠在胚胎发育12.5天之前死亡，提示该蛋白在个体发育过程中发挥重要作用。SRPS须与窒息性胸骨发育不良和Ellisvan Creveld综合征相鉴别。

3. 防治　本病为致死性疾病，可通过产前诊断筛查。

二、分节异常

分节异常（dyssegmental dysplasia，DD）是一种软骨营养不良侏儒症，主要表现为椎骨结构异常。可分为两种亚型：① Silverman-Handmaker型分节异常（DDSH，OMIM 224410），主要表现为死产或出生后几天内死亡；② Rolland-Desbuquois型分节异常（DDRD，OMIM 224400），症状较轻，可以存活数月至数年。两种亚型都是常染色体隐性遗传方式。

（一）临床表现

Silverman-Handmaker型分节异常（DDSH）临床表现为严重的身材矮小、四肢短小弯曲、关节活动性降低，面部扁平，耳异常、短颈、胸腔狭窄、马蹄内翻足，有些病例中伴有腭裂，泌尿生殖系统畸形，先天性心脏缺陷，脑积水、脑疝等。X检查示：椎体骨化延迟，每个椎体可能包含两个或两个以上的不同大小和形状的骨化中心，胸部小，短肋骨，髂骨小，短而粗的坐骨和耻骨，缩短、宽、呈棱角的长管状骨。

Rolland-Desbuquois型分节异常（DDRD）临床表现与DDSH有许多相似之处，身材矮小和关节挛缩为其主要特点，躯干、四肢缩短、变形程度较DDSH轻；智力发育是正常的；部分患者会有严重的近视，视网膜剥离、青光眼等表现。X线检查示骨骼畸形不如DDSH明显，该型须与Kniest发育不良相鉴别，X线改变容易将其区分，Kniest发育不良的显著特点为扁平样脊椎及脊柱后侧凸，而DDRD显示为椎体骨化延迟，分节异常。

（二）遗传学和发病机制

DDSH是由于基底膜蛋白多糖基因*HSPG2*丧失功能突变所致。*HSPG2*基因位于1p36.12，基因跨度长达122 014bp，含有97个外显子，编码一个400kDa的蛋白产物基底膜聚糖（perlecan），含有5个不同的结构域。基底膜聚糖是一个大的硫酸类肝素蛋白聚糖，是基底膜和细胞外基质的组成成分，在包括软骨在内的各种组织中广泛表达。基底膜聚糖可以与细胞表面的整合素等相互作用，也可以与生长因子相互作用，如成纤维生长因子（FGFs）和PDGF等，从而调节细胞的增殖和分化。基底膜聚糖缺失时，会导致生长因子信号传递调节异常和软骨发育异常。

DDRD也为常染色体隐性遗传，其致病基因目前尚未发现。

三、脊柱肋骨发育不全

脊柱肋骨发育不全（spondylocostal dysostosis，SCDO）是一种多发性椎骨分节缺陷，伴有肋骨异常。可分为以下几种亚型：①Ⅰ型脊柱肋骨发育不全（SCDO1，OMIM 277300），致病基因为*DLL3*；②Ⅱ型脊柱肋骨发育不全（SCDO2，OMIM 608681），致病基因为*MESP2*；③Ⅲ型脊柱肋骨发育不全（SCDO3，OMIM 609813），致病基因为*LFNG*；④Ⅳ型脊柱肋骨发育不全（SCDO4，OMIM 613686），致病基因为*HES7*。以上四种亚型均为常染色体隐性遗传。此外，还有文献报道一种常染色体显性遗传的脊柱肋骨发育不全，并将其归类为Ⅴ型（SCDO5，OMIM 122600），致病基因为*TBX6*。

（一）临床表现

以脊椎和肋骨畸形为主要临床特征，表现为多发性椎骨分节缺陷、包括“蝴蝶椎”，半椎体，和发育不全的椎体融合。短颈、胸部短、肋骨异常、躯干短小、轻度的脊柱侧凸、腹部膨出等,部分病例会出现包括先天性心脏缺损,先天性膈疝、腹股沟疝、泌尿生殖系统畸形以及神经管畸形如脊柱裂、脊膜膨出、脊髓脊膜膨出等。X线检查可见胸腔变小、胸廓外观呈"蟹状"改变,可能导致新生儿呼吸功能受损。2岁时肺的发育可以得到极大改善,使得患者的生长和发育接近正常,但仍会发生威胁生命的并发症,特别是肺容量严重受限的儿童容易患肺性高血压。

(二)遗传学和发病机制

研究表明Notch信号通路在分节调控中发挥重要作用,影响该通路的基因突变会引起分节异常。以下导致不同类型SCDO的致病基因均直接或间接参与Notch信号通路调控。

*DLL3*基因位于19q13.2,含有8个编码外显子。目前已发现了30余种突变,包括移码突变、无义突变、剪接位点突变和插入突变等,大部分突变产生截短的蛋白产物。DLL3蛋白含有618个氨基酸残基,含有一个DSL区,6个表皮生长因子样结构域(EGF)和一个跨膜结构域,是Notch信号通路的配体。

*MESP2*基因位于15q26.1,含有2个外显子,目前发现的突变类型为第1外显子上的一个4碱基重复(c.500_503dup),导致翻译提前终止。另外还有多种无义突变和错义突变,其中无义突变会导致无义介导的降解。MESP2含有397个氨基酸残基,是一种bHLH转录因子,是Notch信号通路的下游靶蛋白。氨基末端含有一个51个氨基酸的bHLH结构域,其中包含一个11个残基的基本结构域、一个13个残基的Ⅰ型螺旋结构域、一个11个残基的loop结构域和一个16个残基的Ⅱ型螺旋结构域。MESP2通过参与不同的Notch信号通路,调节椎骨的首尾极性和边界。

*LFNG*基因位于7p22.3,含有8个外显子。目前报道的突变类型为位于第3外显子的错义突变(c.564C>A导致p.Phe188Leu)。LFNG蛋白含有379个氨基酸残基,是一种糖基转移酶,通过修饰Notch受体而影响Notch与其配体的结合能力。LFNG位于高尔基体,并在高尔基体内完成对Notch受体的修饰作用。研究表明,*LFNG*基因的表达受DLL3的调控。突变后的蛋白在细胞内的定位发生错误,丧失酶活,功能上不能调节Notch信号通路。

*HES7*基因位于17p13.1,含有4个外显子。已发现的突变为错义突变(c.73C>T导致p.Arg25Trp)。HES7蛋白含有225个氨基酸残基,是bHLH超家族成员,为转录抑制因子。*HES7*既是Notch信号通路的直接靶基因,也参与Notch信号通路负调控。突变会影响蛋白的DNA结合结构域。功能研究证实突变后的蛋白不能与DNA结合或者形成异源蛋白二聚体,不能抑制基因的表达。

(三)防治

发生急性呼吸窘迫和慢性呼吸衰竭时需要进行呼吸帮助和重病特别护理。脊柱侧凸严重时可进行手术治疗。可尝试外部脊柱矫形支架。

四、Klippel-Feil综合征

Klippel-Feil综合征(Klippel-Feil syndrome,KFS)是一组颈椎骨形成或分节异常的先天畸形,根据形态学特征分为三型:Ⅰ型为多个颈椎及上段胸椎融合成骨块;Ⅱ型为仅1~2个椎间盘融合,伴或不伴其他骨异常;Ⅲ型为颈椎及下段胸椎和腰椎均有融合。由于融合使椎体数目减少,颈椎脊柱缩短,椎体变形,可使颈活动受限,脊柱畸形,椎间孔变窄以致压迫神经。

(一)临床表现

①颈短,由颈椎融合引起,两个或以上的颈椎骨分节缺陷,严重时多个颈椎骨融合,斜方肌过度向外侧凸起形成蹼颈;②颈活动受限,特别是向外弯曲或转颈时明显;③发际低位;④外周神经压迫症状,如疼痛、烧灼感、抽搐、感觉迟钝、软弱或麻痹、颤动、深反射减弱等;⑤脊柱畸形,包括脊柱侧凸、前凸、斜颈、脊柱裂等;⑥除上述症状外,患者常伴发其他系统损害,造成严重后果,如泌尿系异常[单侧肾缺如和(或)肾积水];听力丧失,包括缺乏耳道及小耳;偶伴有先天性心脏病、肩胛骨高位等。

(二)遗传学和发病机制

①Ⅰ型KFS(KFS1,OMIM 118100),常染色体显性遗传,致病基因为*GDF6*,位于8q22;②Ⅱ型KFS(KFS2,OMIM 214300),常染色体隐性遗传,致病基因定位于5q11.2,目前尚未发现其致病基因;③Ⅲ型KFS

（KFS3，OMIM 613702），常染色体显性遗传，致病基因为 *GDF3*，位于 12p13.1。有 1 例为 *CDF3* 和 *CDF6* 杂合突变。生长分化因子 6（growth/differentiation factor 6，GDF6）属于转化生长因子 TGF-β 超家族，可以调节多个器官的发育，包括骨骼、心脏、肺和肾脏等。GDF5/6/7 在脊椎动物中高度保守，在骨和关节形成中发挥重要作用。

GDF3 属于 BMP 家族，目前对其功能了解较少，该基因杂合突变导致 KFS3。

（三）防治

颈椎融合本身可以无症状，无症状者不需治疗。有症状者宜早期手术，可通过手术固定异常的颈椎，如枕颈关节成形术等。

第五节　四肢骨发育异常

一、甲髌综合征

甲髌综合征（nail-patella syndrome，NPS）又名遗传性甲骨发育不良，是一种罕见的常染色体显性遗传病。该病主要特征为"四联征"：指甲发育不良、髌骨发育不良或缺如、髂骨角和桡骨小头脱位。

（一）临床表现

（1）指甲改变：指甲发育不良是诊断 NPS 的特征性征象。病甲呈新生指甲样、薄、粗糙无光泽；指甲角化不良，指甲小而扁，中央呈勺形凹陷，可见纵裂，尺侧较明显，由拇指向小指依次减轻。趾甲也可有类似改变。另一个重要征象是末节指间关节背侧皮肤皱褶缺失，此种表现比指甲病变的出现率高，甚至在指甲正常的情况下亦可存在，示指受累多见，常伴有末节指间关节弯曲受限。其他少见的皮肤改变有指间蹼及肘前窝处软组织蹼。

（2）骨骼改变：骨盆改变，髂骨角较大时可触及臀部包块，逐渐长大，两侧对称、质硬、无压痛，可能影响平卧，但不影响走路。X 线见：两侧髂嵴呈外张状，髂前上棘突出。髂骨角位于臀中肌附着处，是髂骨翼背面中央的一个盘状突出物，突向后外侧，宽基底，具有骨皮质及骨松质。膝关节：首发症状表现为膝部轻度不适，行走不稳、疼痛。膝关节弯曲畸形，伸直受限。步态蹒跚、下楼、下坡易摔倒，上楼困难，髌骨易脱位，屈膝时髌骨向外滑脱。X 线见：髌骨小，发育不良，骨化中心出现延迟，甚至缺如。髌骨半脱位或全脱位。股骨内髁肥大，外髁变小，股骨髁间窝加深、增宽。膝关节镜检查，发现多发的滑膜皱襞导致相对应软骨面的软骨缺损，早期易引起关节疼痛及关节炎。肘关节：主要为肘关节屈曲、伸直受限，不能旋前、旋后；有不同程度外翻。X 影像学表现：最常见者为桡骨小头脱位，有时桡骨小头、肱骨小头及外髁发育不规则，提携角增大形成肘外翻。其他骨骼表现：可有畸形足，肩部异常，髋外翻，脊柱前凸、侧凸等。

（3）眼部表现：可有虹膜异常、晶状体混浊，青光眼、白内障等，单眼发病者视力可严重受损。

（4）肾脏病变：蛋白尿、血尿、偶可发生肾衰竭（图 34-14）。

（二）遗传学和发病机制

NPS 为常染色体显性遗传，连锁分析发现其致病基因与 ABO 血型基因连锁，定位候选克隆发现位于 9q33.3 的 *LMX1B* 是 NPS 的致病基因，患者为突变杂合子。*LMX1B* 基因含有 8 个外显子，编码含有 LIM 结构域的转录因子，在背侧间质组织中高表达，调控四肢的背腹分化。目前已经发现了 130 多种突变，突变类型包括无义突变、移码突变、剪接位点突变和错义突变，以及该基因的部分或全部缺失突变。错义突变发生的位置位于同源结构域或 LIM 结构域，该结构域对于维持锌指结构至关重要。由于所有的突变类型都会导致相同的表型（包括大片段缺失），因此认为 NPS 是由 *LMX1B* 基因的单倍剂量不足引起的，即突变是功能丧失型突变。同源结构域的错义突变会降低或者消除 DNA 结合能力。LIM 结构域的错义突变会影响锌指的二级结构。

（三）防治

NPS 具有典型的"四联征"时容易诊断。该病具有的其他临床表现不可忽视，如白内障、青光眼、肾病等。NPS应与小髌骨综合征鉴别：两者均可有髌骨发育不良、髋内翻、外翻足、小转子发育不良等，但后者没有指甲改变、髂骨角、肘异常及肾脏病变。早期诊断及合理治疗是保护肾功能及预防早期关节炎的关键。

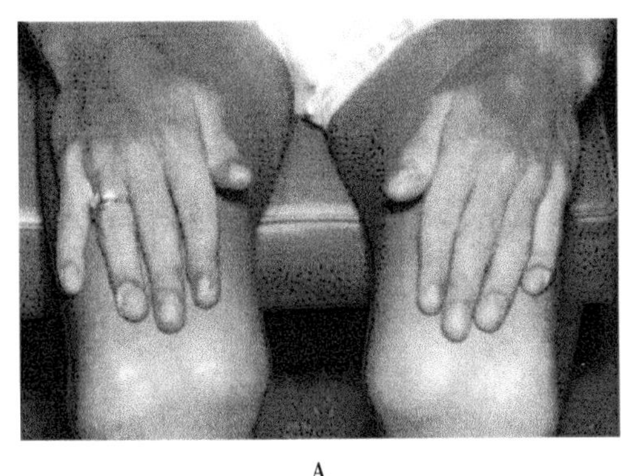

A

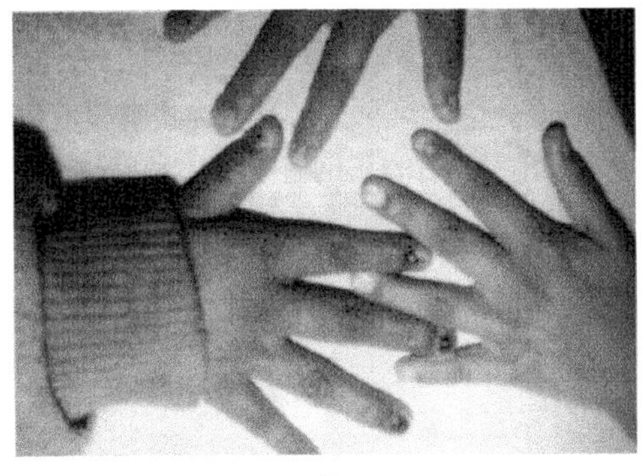

B

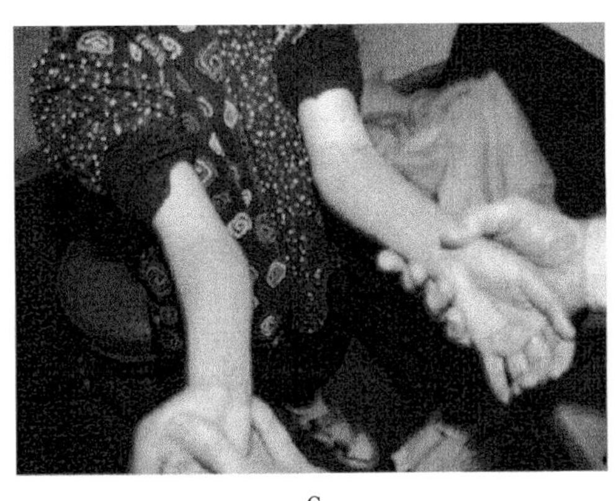

C

图34-14　甲髌综合征

A. 青春期患者示指甲发育不全，尤其是拇指，小髌骨错位；B. 两名患儿示指甲发育不全；C. 肘伸展不完全

二、Holt-Oram综合征

Holt-Oram综合征（Holt-Oram syndrome，HOS）又称心-肢综合征，是一种少见的常染色体显性遗传病，发病率约为1/100 000。1960年Holt和Oram对一个家庭连续四代出现的9个先天性房间隔缺损合并拇指畸形作了详细描述，其临床特征为心血管畸形和骨骼畸形。

（一）临床表现

（1）心血管畸形：房间隔缺损最常见，多为第Ⅱ孔缺损，但也有第Ⅰ孔型合并第Ⅱ孔型缺损者；其次为室间隔缺损，两者占该征心脏畸形的70%，其他尚有动脉导管未闭、大血管转位、冠状动脉异常、主动脉瓣狭窄、肺动脉狭窄、三尖瓣闭锁等。心律失常有一度房室传导阻滞、不完全右束支阻滞、房性或室性期前收缩等。

（2）骨骼畸形：拇指本身的变异是HOS最具特征性的表现，常为并指，一侧拇指缺失，对侧为多节拇指，腕骨和掌骨可有发育不良，对掌功能消失。上肢的主要病变为前臂、腕及手的桡侧骨骼的变异，一般为双侧，但多呈非对称性；严重的病例可见桡骨、尺骨或肱骨发育不全或缺如，呈"海豹肢"畸形。骨骼畸形常伴有不同程度关节功能障碍。可伴有上肢以外的畸形，如两侧锁骨和肩胛骨不对称、鸡胸、漏斗胸、脊椎侧弯、驼背、脊椎裂等。手部骨骼明显畸形的患者手掌可有皮纹学改变，斗型纹出现频率明显增加，其中以环指最为明显。

（3）其他：尚可有消化系统和泌尿系统畸形。X线影像学检查可见三指节拇指，舟状骨畸形，腕骨骨化中心延迟，尺骨茎突及腕骨融合，第一掌骨增长，锁骨发育不良，肩胛骨小，肱骨头畸形。

（二）遗传学和发病机制

为常染色体显性遗传。1994年Terrett等对7个HOS家系进行了连锁分析，发现其中5个家系与12q

上多态位点连锁，将HOS致病基因定位于12q，也提示该综合征存在遗传异质性，1997年两个研究小组证实HOS是由于*TBX5*基因突变所致，突变导致TBX5剂量不足。*TBX5*基因含有9个编码外显子，编码的转录因子TBX5属于T-BOX转录因子家族，该家族成员在胚胎发育过程中发挥重要作用，TBX5在胚胎期心脏和上肢的发育过程中起重要作用。目前已经发现的突变类型包括无义突变、错义突变、剪接位点突变和外显子缺失等，这些突变均导致TBX5剂量不足。

本征分为完全型和不完全型两类。完全型包括心血管和上肢均有畸形，此型较易诊断；而不完全型则仅有其中一方面的表现。凡兼有房间隔缺损或室间隔缺损等先天性心血管畸形和上肢，尤其是拇指的发育不全或缺失，并有家族性发病的特点者，诊断一般无困难。本病须与下列疾病鉴别：① Poland序列症；② Vaters综合征；③先天性全血细胞减少症；④其他还须与马凡综合征、先天性全血细胞减少症（Fanconi贫血）、软骨外胚层发育不全以及其他有肢体和心脏畸形的染色体病相鉴别。

（三）防治

治疗原则主要是根据心血管畸形的严重程度决定手术时机，除传统外科手术外，有适应证的病例可选择介入治疗。肢体的畸形如果影响功能则可根据其骨骼异常的类型、程度及功能障碍情况，进行矫形外科治疗。本征如无复杂或致命的心血管畸形，预后一般良好。

三、多指症

多指症（polydactyly）是指正常手指以外的手指赘生。多指畸形在手与足的先天性畸形中较常见，有时可与并指、短指或其他先天性畸形同时存在，为常见的手（足）部骨病。根据内含组织成分的不同，又可分为：①软组织多指，即多指中没有骨、肌腱等组织；②单纯多指，即多指中含有指骨、肌腱等；③复合性多指，不仅含有指骨、肌腱等，而且包括骨质结构。

（一）临床表现

多指畸形根据其发生和解剖部位主要分为三型：轴前型多指（又称桡侧多指、复拇指畸形）、中央型多指和轴后型多指（又称尺侧多指）。

1. 轴前型多指症（preaxial polydactyly） 即在手之桡侧多指，可有四个亚型。

Ⅰ型：表现为拇指多指（OMIM 174400）。此型在各种人群中最常见，女多于男，常为单侧，表现为双节拇指骨中有重复，程度从仅末端分叉到包含掌骨的整个拇指重复。

Ⅱ型：3条指骨的拇指多指（OMIM 174500），3条指骨发育良好，双足大拇趾均成对。

Ⅲ型：示指多指（OMIM 174600），某些病例也有足趾（第一或二趾）多指。

Ⅳ型：多指并指畸形（OMIM 174700）。将其归入多指一类是因为如无多指，并指不会出现。手的拇指轻度成对，三、四指有不同程度并指，足趾为第一或二趾成对，并趾则可累及所有足趾，以第二、三趾较多见。

2. 中央型多指 少见，是示指、中指和环指的重复畸形，以上三指很少是单指复指畸形出现，而总是含有复杂的并指畸形，最常见的多指是隐藏在中指和环指的并指畸形中。

3. 轴后型多指症（postaxial polydactyly） 轴后型多指症又可分为A和B型，前者为包括掌骨的完全性多指，后者为不完全性多指。

（二）遗传学和发病机制

多指症不仅具有明显的临床异质性，而且具有高度的遗传异质性。轴前型多指症Ⅰ型和Ⅲ型致病基因尚未定位，Ⅱ型致病基因为位于7q36.3的*LMBR1*基因，该基因的第5内含子内含有*SHH*基因的调控序列（ZRS增强子），该调控序列发生点突变或重复均可引起Ⅱ型轴前型多指症。Ⅳ型的致病基因为位于7p14.1的*GLI3*基因。*GLI3*基因属于GLI-Kruppel基因家族，编码含有5个串联锌指结构的转录因子，是肢体发育早期重要的信号分子之一，其主要功能是沿前后轴限定基因表达区域的边界，为建立肢体自身的不对称模式提供必需的位置信息。GLI3的C端含有活化区，N端含抑制区，失去C端的GLI3为抑制因子GLI3R，GLI3R在肢芽内形成梯度分布，在前端GLI3R的浓度最高，这种梯度分布构成了肢芽沿前后轴形态形成的中心环节。*GLI3*基因突变不仅能引起Ⅳ型轴前型多指症，而且也是轴后型多指症的致病基因。

轴后型多指症目前已定位的基因位点有四个，除 *GLI3* 基因外，其余三个位点分别是位于 13q21 区域的 *PAPA2*、位于 19p13.2-p13.1 区域的 *PAPA3*）和位于 7q22 区域的 *PAPA4*。

（三）防治

多指也可是其他遗传病的一种表现，例如软骨外胚层发育不良，尖头多指并指畸形，短肋多指并指畸形Ⅰ、Ⅱ、Ⅲ型，轴后型多指伴牙和脊椎畸形等。依据临床表现及X线检查可明确诊断。本病不需特殊治疗，作为整形可用手术切除多余手指。手术的重要目的是重建手部功能。同时在学龄前手术尚需注意不要损伤骨骺影响发育。多指畸形的早期疗效比较满意，但随着患儿的发育少数可出现继发性畸形，因此术后应长期定期随访直至发育期停止。

四、并指症

并指症（syndactyly）是 2 个或 2 个以上手指及其有关组织成分的先天性病理相连，是手部畸形中最常见的类型之一。至少可分五种类型，可伴或不伴并趾。

（一）Ⅰ型并指（syndactyly type Ⅰ，SD1，OMIM 185900）

为第三、四指间蹼指，较常见。可以是完全并指或部分并指，或伴远端指骨融合，足第二、三趾间可有蹼趾，也可单纯手或足受累。SD1 为常染色体显性遗传，目前定位的致病基因位点有两个，分别位于 2q34-q36 区域和 3p21.31。

（二）Ⅱ型并指（syndactyly type Ⅱ，SD2，OMIM 18600），又称并指兼多指症（synpolydactyly 1，SPD1）。

手第三、四并指伴多指，足第四、五蹼趾伴第五趾多趾较常见。图 34-15 是在山东省发现的一个 SPD1 家系患者表型特征，家系内表型存在较大变异。SPD1 的致病基因定位于 2q31.1，位于该区域的 *HOXD13* 基因，是 SPD1 的致病基因。*HOXD13* 基因位于 *HOXD* 基因簇中最靠近 5' 端的部分，有两个外显子，第 1 外显子包含一个不完全的三核苷酸重复序列，编码一个 15 个聚丙氨酸残基的区域。研究发现聚丙氨酸序列扩展（polyalanine expansion，PAE）是导致 SPD1 的常见突变类型，基因型和表型关联分析发现，重复次数多少与表型严重程度呈正相关。*HOXD13* 基因的其他突变类型包括缺失突变和错义突变等，可以导致非典型 SPD。

（三）Ⅲ型并指（syndactyly type Ⅲ，SD3，OMIM 186100）

为第四指、五指并指症，常为双侧完全性并指，多数为软组织融合，少数有指骨融合。本型常见第五指较短（中指骨发育不全或缺如），足不受累。该型致病基因定位于 6q22.31。研究表明位于该区域的编码间隙连接蛋白 43（connexin 43）的基因 *GJA1* 是Ⅲ型并指的致病基因。一方面研究者在单纯性Ⅲ型并指家系中检测到 *GJA1* 基因突变；另一方面，*GJA1* 是眼齿指发育不良（oculodentodigital dysplasia，ODDD）的致病基因，而Ⅲ型并指是 ODDD 患者的特征性手指异常表型，ODDD 除有指畸形外，还有眼、鼻和齿畸形等异常表型。

（四）Ⅳ型并指（syndactyly type Ⅳ，SD4，OMIM 186200）

又称 Haas 型并指。主要表现为双侧完全性皮肤并指，多伴有第 6 根掌骨及手指多指现象，常常由于筋腱挛缩整个手呈杯状结构，但不存在骨性融合；通常下肢受累较轻，偶见伴发胫侧半肢畸形。Ⅳ型并指的致病基因定位于 7q36.3，为 *LMBR1* 基因，是位于该基因第 5 内含子内的 *SHH* 基因调控序列突变所致，该突变还可导致Ⅱ型轴前性多指和三节拇指合并多指症。

（五）Ⅴ型并指（syndactyly type Ⅴ，SD5，OMIM 186300）

该型并指伴掌、跖骨融合，常发生于第四、五或第三、四骨间。软组织融合常见于第三、四指和第二、三趾间，并指完全。张学等发现该型致病基因的突变类型为包括多聚丙氨酸序列扩展和错义突变。

除以上类型外，并指还可伴其他畸形，如并指多指耳廓综合征、尖头并指畸形、手发育不全、屈曲指畸形、Apert 综合征、Poland 综合征等。并指畸形治疗的总体目的是通过尽可能少的手术次数和最少的手术并发症来获得最好的手功能和外形。

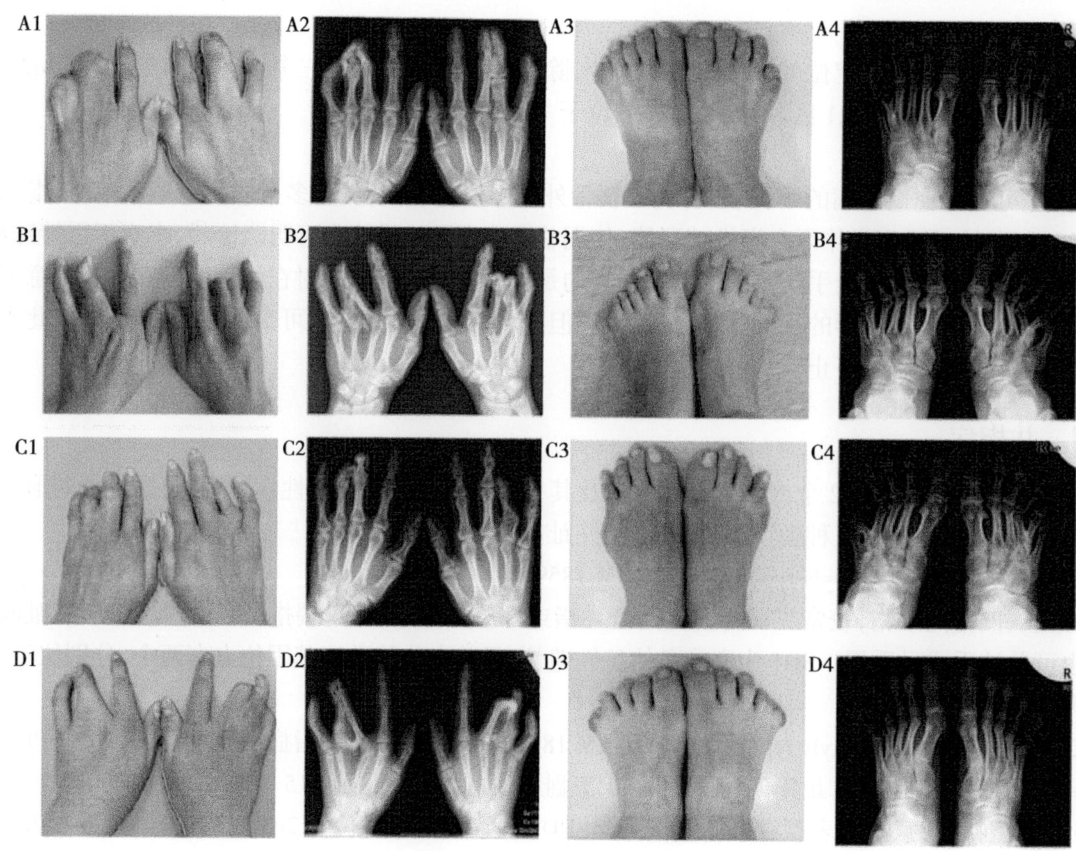

图 34-15 SPD1 表型特征

五、短指(趾)畸形

短指(趾)畸形(brachydactyly,BD)是一组由于指(趾)骨、掌(跖)骨短小、缺如或融合造成的手足先天畸形。医学文献中对短指(趾)畸形的描述最早可追溯到1808年。1903年William Curtis Farabee第一次详细描述了一个以常染色体显性遗传的短指家系，这是在人类中确定的第一种常染色体显性遗传病。

1951年Bell根据畸形发生部位和患者受累程度，将遗传性短指畸形分为A、B、C、D、E五种类型。

(一) A型短指(趾)畸形(BDA)

主要特征是指(趾)中节指骨缩短甚至完全缺失，可以是所有指(趾)或者是个别指(趾)受累。可分六个亚型：

1. A1型短指(趾)畸形(BDA1,OMIM 112500)　又称Farabee型，以中指骨短小、缺失或与末端指骨融合为特征，拇指(趾)近端指骨短，身材较矮小。2001年贺林等利用中国患者家系首先发现BDA1是由于*IHH*基因突变所致。2002年又定位了一个新的BDA1位点，位于5p13.3-p13.2区域，说明BDA1存在遗传异质性。*IHH*属于Hedgehog基因家族，编码一组分泌型信号分子，这些信号分子在脊椎动物和无脊椎动物胚胎发育过程中身体各部分的生长和图式形成中至关重要。*IHH*基因由3个外显子组成，编码411个氨基酸残基的多肽链。在目前已经报道的17个BDA1家系中共检测到9种错义突变和1个缺失突变。错义突变分别为p.Pro46Leu、p.Glu95Lys、p.Glu95Gly、p.Asp100Glu、p.Asp100Asn、p.Arg128Gln、p.Thr130Asn、p.Thr154Ile和p.Val190Ala，其中p.Asp100Asn出现在来自不同种族的8个家系，提示该位点为突变热点，其余突变只出现在单一家系。

2. A2型短指(趾)畸形(BDA2,OMIM 112600)　又称Mohr-Wriedt型，示指及第二足趾中节指骨变短。该型短指为常染色体显性遗传，已经发现的致病基因有三个，分别是位于4q22.3区域骨形成蛋白受体1B基因(*BMPR1B*)、位于20p12.3的骨形成蛋白2基因(*BMP2*,OMIM 112261)和位于20q11.22的*GDF5*。*BMPR1B*基因杂合突变或*GDF5*基因杂合突变均可导致BDA2，同时*BMP2*基因下游的调控序列重复也可导致 BDA2。

3. A3 型短指（趾）畸形（BDA3，OMIM 112700） 第五指中节指骨变短，由于变短之指骨呈菱形或三角形，导致第五指向桡侧弯斜，该型所致的小指弯曲需与屈曲指相鉴别，前者表现为末端指骨弯曲，而后者表现为指间关节弯曲挛缩畸形。Hertzog 发现本型在中国人中较黑人多见，女性多于男性。属于常染色体显性遗传，目前致病基因尚未发现和定位。

4. A4 型短指（趾）畸形（BDA4，OMIM 112800） 又称 Temtamy 型，短指主要累及第二、五指中指骨，且第四指向桡侧弯曲；足趾第四趾可缺中趾骨。

5. A5 型短指（趾）畸形（BDA5） 特点是中指骨短伴指甲发育不全，拇指末端有双指骨。

6. A6 型短指（趾）畸形（BDA6，OMIM 112910） 又称 Osebold-Remondini 型。短中指伴肢中部短肢及腕、跗骨骨化障碍。

（二）B 型短指（趾）畸形（BDB，OMIM 113000）

患者除表现为中节指骨缩短外，还表现为远端指骨发育不全或缺如。指和趾均受累，拇指（趾）畸形，可有指（趾）关节粘连，兼有并指（足趾第二、三并指常见）。为短指症中最严重者。B 型又可以分为 B1（指骨末端发育不全、指甲发育异常）和 B2（指关节粘连，且有并指畸形，第四、五指缩短）两型。BDB1 的致病基因是定位于 9q22.31 的 *ROR2*，编码细胞表面受体，属于 RTK 家族，研究表明该受体可以作为 Wnt5a 受体发挥抑制 Wnt 通路作用。BDB2 的致病基因是定位于 17q22 的 *NOG* 基因，患者为该基因错义突变的杂合子。

（三）C 型短指（趾）畸形（BDC，OMIM 113100）

涉及多种类型指骨异常，主要包括：第二、三指的中节指骨缩短、第五中节指骨呈三角形、掌（跖）骨过短、指骨分节过多（每个指 / 趾头的指骨超过三节）和指（趾）关节粘连等。BDC 为常染色体显性遗传，其致病基因也是 *TGF*（转化生长因子）超基因家族成员之一的 *GDF5*。

（四）D 型短指（趾）畸形（BDD，OMIM 113200）

以拇指（趾）的远端指骨粗而短为显著特征，受累及的拇指（趾）可以是单侧也可以双侧。BDD 的致病基因也是 *HOXD13* 基因。

（五）E 型短指（趾）畸形（BDE）

指（趾）缩短主要是由于掌（跖）骨缩短所致，在不同的家系之间甚至同一个家系内，不同患者之间被累及的指（趾）具有高度可变性，表现在一是受累指（趾）数目不同，二是受累指（趾）的组合不同。部分患者中度矮小，面圆并可伴其他骨骼异常。E 型至少可分为 E1（OMIM 113300）（第四掌、跖骨短）、E2（OMIM 613382）（各种形式掌骨变短伴指骨受累）及 E3（各种形式掌骨变短但无指骨受累）三型。BDE1 是由于 *HOXD13* 基因突变所致；BDE2 是位于 12p11.22 区域的编码甲状旁腺样激素基因 *PTHLH* 基因杂合突变所致。

短指畸形还有一些罕见类型，如短指伴眼球震颤和小脑共济失调，短指伴高血压，短指伴前臂、腕、手双侧对称畸形等。

第六节 其他类型骨骼发育紊乱

一、多发性软骨性外生骨疣

多发性软骨性外生骨疣（multiple cartilagenous exostoses）又名遗传性多发性外生骨疣变形或骨骺续连症（OMIM 133700），是一种累及软骨化骨的以骨骼系统多发性外生骨疣为特征的疾病，发病率 1/50 000，可引起轻度的身材矮小和畸形，并且有 0.5%～2% 的风险发生肉瘤变。

（一）临床表现

本病以 11～20 岁多见，表现为多发性外生骨疣和干骺端畸形，干骺端变大，表面呈不规则突起。骨疣开始于骺软骨部位，沿骨干生长。只有软骨发生的骨受累，而膜骨正常。尽管所有软骨发生的骨都有受累可能，但骨疣多发生于膝关节周围即股骨远端、胫骨、腓骨近端，其次是尺、桡和肱骨的近端与远端。由于软骨向外增生使骨长度受影响。如果增生不匀，例如腓骨短于胫骨，则造成胫骨弯曲。临床表现为长骨末端出现不规则的坚硬突起。局部可有触痛，压迫或摩擦可出现红肿。外生骨疣可引起身材矮小、骨骼畸形、关节运动受限，甚至压迫周围组织，神经受累可产生麻木、感觉异常和肌无力，肌腱受累则使活动受限。骨疣的大小和数目随骨骼发育而增长，当骨骼发育停止时骨疣的增长也停止。如果骨疣生长快并伴有疼痛，应怀疑恶性病变。

（二）遗传学和发病机制

研究证实此种骨病的基础为异位骨骺，是一种广泛间充质发育异常，软骨化骨骺均可发病。骨软骨瘤由三种组织构成：①骨质构成瘤体；②透明软骨构成顶端的帽盖；③在帽盖外侧由纤维组织构成包膜。目前对其发生机制主要有以下学说：① Keith 认为是由于干骺端骨膜的畸形，失去了对骨骺增生的正常约束力，而骨骺的软骨细胞畸形性生长，形成骨疣；② Virchow 认为是由于骨骺线的边缘分离出软骨块，以后又长在骨的表面形成的；③ Jansen 认为是由于干骺端的塑形障碍所致。

本病为常染色体显性遗传，外显率100%，约有10%患者为新发突变。研究表明此病由肿瘤抑制基因 *EXT1*（Exostosin-1）和 *EXT2*（Exostosin-2）突变引起。*EXT1* 位于 8q24.11，含有 11 个外显子，*EXT2* 基因定位于 11p11.2，含有 16 个外显子。有 70%～95% 患者具有 *EXT1* 或 *EXT2* 基因突变，其中 *EXT1* 基因突变在白人中较常见，中国人群中 *EXT2* 基因突变较常见。突变类型多样，但以移码突变、无义突变和剪接位点突变最常见，均为丧失功能突变。*EXT1* 和 *EXT2* 基因属于 *EXT* 基因家族，该家族成员编码糖基转移酶，参与调控硫酸肝素（heparin sulfate，HS）蛋白多糖（HSPG）。HSPG 调控多种生长信号通路，如 HSPG 调控 Ihh 扩散，因而调节软骨细胞增殖和分化。

（三）防治

由于70%以上患者存在 *EXT1* 或 *EXT2* 基因突变，可以通过突变检测进行诊断和产前诊断。对于患者，如有变形、易创伤、压迫重要组织或怀疑恶变者应切除。

二、骨纤维性发育不全

骨纤维性发育不全（fibrous dysplasia，FD）为一种体细胞突变引起的遗传性骨病，是由 *GNAS1* 基因编码 G 蛋白中 Gs 家族的 α 亚基在受精卵形成后所发生的激活突变的骨骼表现。

（一）临床表现

FD 多在 10 岁之前起病，进展期覆盖整个青春期和成年早期。其主要病变为纤维组织在骨腔中扩散生长，腐蚀皮质，致骨皮质变薄易折。常见累及部位为腓骨、股骨及颌骨，大多数仅累及单块骨或骨的某部分，称为单发性 FD；少数可腐蚀多个骨，称为多发性 FD。最常见的临床特征是畸形、病理性骨折、疼痛，有时发生神经压迫。畸形包括四肢的不对称，长骨弓形突出。颅面部的改变特别明显，如骨突起，脸不对称，眼眶上移。病理性骨折可能是主要症状，如股骨颈骨折，继发性骨折可能频繁发生。疼痛的出现可能与不完全骨折有关。多发性 FD 往往发生在身体的同一侧的多处骨，可有血浆碱性磷酸酶活性增高，还可伴有皮肤色素沉着、早熟或甲状腺功能亢进，此时又称为 McCune-Albright 综合征（McCune-Albright syndrome，MAS）。

（二）遗传学和发病机制

FD 和 MAS 均由位于 20 号染色体上的 *GNAS1* 基因错义突变所致，错义突变导致该基因所编码的蛋白质的第 201 位的精氨酸被组氨酸或半胱氨酸替代，造成 Gs 蛋白信号传导系统"开关"的关闭功能缺陷，引起 cAMP 浓度持续增加。持续增高的 cAMP 对骨骼组织和非骨骼组织均可产生影响。在骨骼系统内，cAMP 浓度的不断升高会导致 c-Fos 蛋白表达增加，进而抑制成骨细胞分化，同时引起 IL-6 分泌增多，IL-6 会刺激周围的破骨细胞。

GNAS1 基因突变发生在受精卵形成后的体细胞，患者为突变基因和正常基因的嵌合体，表型差异主要取决于突变在组织内的分布和突变细胞的数量。体细胞突变越早，它所影响的范围越大、程度越重。由于 FD 不具有遗传性，推测在生殖细胞中的 *GNAS1* 的激活突变可能是致命的。

（三）防治

到成年时，本病骨纤维组织增生可停止，但会遗留骨变形。此时，需手术治疗。长骨则多采取去除病变骨而作内固定术，上下颌骨受累则应矫形。对于药物治疗，目前应用氨基二膦酸盐如 APD 治疗 FD 逐渐增多，APD 的主要作用是减少破骨细胞的重吸收。

三、马凡综合征

马凡综合征（Marfan 综合征，MS，OMIM 154700）又称蜘蛛指（趾）综合征（arachnodactyly），是一种遗传性全身性结缔组织疾病，为常染色体显性遗传，主要累及骨骼、心血管系统和眼睛等系统，其临床表现多变。

（一）临床表现

（1）眼部改变：典型损害为晶状体脱位，脱位是由于含原纤维蛋白的悬韧带薄弱所致，见于 3/4 的患者，常为双侧。晶状体脱位可在很早发生，甚至发生在宫内。由于眼球前后径增长，常有高度近视、白内障、视网膜剥离、虹膜震颤等。

（2）心血管系统改变：主动脉壁薄弱，导致主动脉根部及升主动脉扩张，主动脉瓣关闭不全，有损伤时可发生夹层动脉瘤，是造成死亡的主要原因。主动脉首先扩张的部位在 X 线的心影内，故胸片不能发现，而超声心动图可检出。当病变累及主动脉窦可致主动脉闭锁不全。此外二尖瓣脱垂、二尖瓣关闭不全亦属本病重要表现，60% 患者听诊可听到二尖瓣、主动脉瓣闭锁不全的杂音或收缩期咔嗒音。可合并先天性房间隔缺损、室间隔缺损、法洛四联症、动脉导管未闭、主动脉缩窄等。也可合并各种心律失常如传导阻滞、房颤、房扑等。

（3）骨骼系统改变：患者身材过高、体瘦、肢长。长头畸形、面窄、高腭弓，耳大且低位。牙齿不整齐。双臂平伸指距大于身长，双手下垂过膝，下半身比上半身长。手指细长呈蜘蛛指（趾）样，足呈扁平足或弓形足，肌肉发育差，肌张力低。手、足的小关节松弛、过伸，但脱位罕见。常有脊柱后突侧弯，于青春期生长迅速时明显加重。有时见漏斗胸、鸡胸、脊柱后、侧凸、脊椎裂等。

（4）其他改变：10% 的病例可出现自发性气胸或肺气肿。常有腹股沟斜疝，修补后易复发。常有皮胀纹（striae distensae），脊椎蜘蛛膜囊肿或憩室。行中枢神经系统 CT 或 MRI 检查可发现典型 MFS 患者硬脊膜扩张，可出现头痛症状，严重的腰背痛或神经功能障碍。

马凡综合征的临床诊断要综合考虑主要和次要脏器系统受累的表现。其中主要脏器受累包括（有家族史，眼、心血管及骨骼表现），具有高度的诊断意义。本病需与下列疾病作鉴别诊断：①同型胱氨酸尿症。② Ehlers-Danlos 综合征。③先天性挛缩性蜘蛛指（趾）综合征（congenital contractural arachnodactyly）。④蜘蛛指（趾）样综合征（Marfanoid syndrome）。黏膜神经瘤（mucosal neuromas）、嗜铬细胞瘤和甲状腺髓质癌等病患者可出现类似蜘蛛指（趾）综合征的体征。

（二）遗传学和发病机制

本病为常染色体显性遗传，致病基因为位于 15q21.1 的 *FBN1*，该基因编码原纤维蛋白 1（fibrillin 1，FBN1）。原纤维蛋白 1 广泛分布于细胞外基质中，也是眼球晶状体悬韧带的主要成分，且存在于人的骨骼中和骨细胞有关，所以原纤维蛋白的合成缺陷可以解释 MFS 的典型临床症状改变。

（三）防治

马凡综合征的主要危害是心血管病变，特别是合并主动脉瘤，应早期发现、早期治疗。主要是支持疗法，β 受体阻滞剂可同时降低主动脉的硬度和平均压力，使心室排血的压力减低，减轻主动脉壁承受的冲击，因此可延缓主动脉根部扩张的发展及防止夹层动脉瘤的发生。对青春期前的女性患者可给予雌激素（estrogen）及黄体酮以提前并缩短青春期，可防止因生长过快造成的脊柱侧弯畸形。近年来随着外科移植、介入等技术的飞速发展，对有中度主动脉瓣关闭不全及主动脉根明显扩张的患者，可以植入一个包括主动脉瓣及升主动脉的人工管道。MFS 患者的预后在很大程度上取决于其心血管系统受损程度。

参考文献

1. 杜传书，刘祖洞 . 医学遗传学 . 第 2 版 . 北京：人民卫生出版社，1998.

2. http://www.ncbi.nlm.nih.gov/omim/.

3. Superti-Furga A, Unger S. Nosology and classification of genetic skeletal disorders: 2006 revision. Am J Med Genet A, 2007, 143(1): 1-18.

4. Warman ML, Cormier-Daire V, Hall C, *et al.* Nosology and classification of genetic skeletal disorders: 2010 revision. Am J Med Genet A, 2011, 155A(5): 943-968.

5. Alanay Y, Lachman RS. A review of the principles of radiological assessment of skeletal dysplasias. J Clin Res Pediatr Endocrinol, 2011, 3(4): 163-178.

6. Martinez-Frias ML, de Frutos CA, Bermejo E, *et al.* Review of the recently defined molecular mechanisms underlying thanatophoric dysplasia and their potential therapeutic implications for achondroplasia. Am J Med Genet A, 2010, 152A(1): 245-255.

7. Foldynova-Trantirkova S, Wilcox WR, Krejci P. Sixteen years and counting: the current understanding of fibroblast growth factor receptor 3 (FGFR3) signaling in skeletal dysplasias. Hum Mutat, 2012, 33(1): 29-41.

8. Horton WA, Hall JG, Hecht JT. Achondroplasia. Lancet, 2007, 370(9582): 162-172.

9. Leroy JG, Nuytinck L, Lambert J, *et al.* Acanthosis nigricans in a child with mild osteochondrodysplasia and K650Q mutation in the FGFR3 gene. Am J Med Genet A, 2007, 143A(24): 3144-3149.

10. Veeravagu A, Lad SP, Camara-Quintana JQ, *et al.* Neurosurgical Interventions for Spondyloepiphyseal Dysplasia Congenita: Clinical Presentation and Assessment of the Literature. World Neurosurg, 2012.

11. Bar-Yosef U, Ohana E, Hershkovitz E, *et al.* X-linked spondyloepiphyseal dysplasia tarda: a novel SEDL mutation in a Jewish Ashkenazi family and clinical intervention considerations. Am J Med Genet A, 2004, 125A(1): 45-48.

12. Julier C, Nicolino M. Wolcott-Rallison syndrome. Orphanet J Rare Dis, 2010, 5: 29.

13. Krakow D, Vriens J, Camacho N, *et al.* Mutations in the gene encoding the calcium-permeable ion channel TRPV4 produce spondylometaphyseal dysplasia, Kozlowski type and metatropic dysplasia. Am J Hum Genet, 2009, 84(3): 307-315.

14. Bargal R, Cormier-Daire V, Ben-Neriah Z, *et al.* Mutations in DDR2 gene cause SMED with short limbs and abnormal calcifications. Am J Hum Genet, 2009, 84(1): 80-84.

15. Borochowitz ZU, Scheffer D, Adir V, *et al.* Spondylo-epi-metaphyseal dysplasia (SEMD) matrilin 3 type: homozygote matrilin 3 mutation in a novel form of SEMD. J Med Genet, 2004, 41(5): 366-372.

16. Rozovsky K, Sosna J, Le Merrer M, *et al.* Spondyloepimetaphyseal dysplasia, short limb-abnormal calcifications type: progressive radiological findings from fetal age to adolescence. Pediatr Radiol, 2011, 41(10): 1298-1307.

17. Hermanns P, Bertuch AA, Bertin TK, *et al.* Consequences of mutations in the non-coding RMRP RNA in cartilage-hair hypoplasia. Hum Mol Genet, 2005, 14(23): 3723-3740.

18. Yamaguchi M, Fujimura K, Kanegane H, *et al.* Mislocalization or low expression of mutated Shwachman-Bodian-Diamond syndrome protein. Int J Hematol, 2011, 94(1): 54-62.

19. Woelfle JV, Brenner RE, Zabel B, *et al.* Schmid-type metaphyseal chondrodysplasia as the result of a collagen type X defect due to a novel COL10A1 nonsense mutation: A case report of a novel COL10A1 mutation. J Orthop Sci, 2011, 16(2): 245-249.

20. Unger S, Bonafe L, Superti-Furga A. Multiple epiphyseal dysplasia: clinical and radiographic features, differential diagnosis and molecular basis. Best Pract Res Clin Rheumatol, 2008, 22(1): 19-32.

21. Hinrichs T, Superti-Furga A, Scheiderer WD, *et al.* Recessive multiple epiphyseal dysplasia (rMED) with homozygosity for C653S mutation in the DTDST gene--phenotype, molecular diagnosis and surgical treatment of habitual dislocation of multilayered patella: case report. BMC Musculoskelet Disord, 2010, 11: 110.

22. Baujat G, Le Merrer M. Ellis-van Creveld syndrome. Orphanet J Rare Dis, 2007, 2: 27.

23. Rudnik-Schoneborn S, Zerres K, Graul-Neumann L, *et al.* Two Adult Patients with Ellis-van Creveld Syndrome Extending the Clinical Spectrum. Mol Syndromol, 2011, 1(6): 301-306.

24. Couchouron T, Masson C. Early-onset progressive osteoarthritis with hereditary progressive ophtalmopathy or Stickler syndrome. Joint Bone Spine, 2011, 78(1): 45-49.

25. Stark Z, Savarirayan R. Osteopetrosis. Orphanet J Rare Dis, 2009, 4: 5.

26. Ihde LL, Forrester DM, Gottsegen CJ, *et al.* Sclerosing bone dysplasias: review and differentiation from other causes of

osteosclerosis. Radiographics, 2011, 31(7): 1865-1882.

27. Ben-Asher E, Zelzer E, Lancet D. LEMD3: the gene responsible for bone density disorders (osteopoikilosis). Isr Med Assoc J, 2005, 7(4): 273-274.

28. Xue Y, Cai T, Shi S, *et al.* Clinical and animal research findings in pycnodysostosis and gene mutations of cathepsin K from 1996 to 2011. Orphanet J Rare Dis, 2011, 6: 20.

29. McCarthy EF. Genetic diseases of bones and joints. Semin Diagn Pathol, 2011, 28(1): 26-36.

30. Michou L, Brown JP. Genetics of bone diseases: Paget's disease, fibrous dysplasia, osteopetrosis, and osteogenesis imperfecta. Joint Bone Spine, 2011, 78(3): 252-258.

31. Balemans W, Van Hul W. The genetics of low-density lipoprotein receptor-related protein 5 in bone: a story of extremes. Endocrinology, 2007, 148(6): 2622-2629.

32. Gong Y, Slee RB, Fukai N, *et al.* LDL receptor-related protein 5 (LRP5) affects bone accrual and eye development. Cell, 2001, 107(4): 513-523.

33. Mornet E. Hypophosphatasia. Best Pract Res Clin Rheumatol, 2008, 22(1): 113-127.

34. Larsson T, Marsell R, Schipani E, *et al.* Transgenic mice expressing fibroblast growth factor 23 under the control of the alpha1 (I) collagen promoter exhibit growth retardation, osteomalacia, and disturbed phosphate homeostasis. Endocrinology, 2004, 145(7): 3087-3094.

35. Bai X, Miao D, Li J, *et al.* Transgenic mice overexpressing human fibroblast growth factor 23 (R176Q) delineate a putative role for parathyroid hormone in renal phosphate wasting disorders. Endocrinology, 2004, 145(11): 5269-5279.

36. Carpenter TO. The expanding family of hypophosphatemic syndromes. J Bone Miner Metab, 2012, 30(1): 1-9.

37. D'Alessandro G, Tagariello T, Piana G. Cleidocranial dysplasia: etiology and stomatognathic and craniofacial abnormalities. Minerva Stomatol, 2010, 59(3): 117-127.

38. Melville H, Wang Y, Taub PJ, *et al.* Genetic basis of potential therapeutic strategies for craniosynostosis. Am J Med Genet A, 2010, 152A(12): 3007-3015.

39. Gurrieri F, Franco B, Toriello H, *et al.* Oral-facial-digital syndromes: review and diagnostic guidelines. Am J Med Genet A, 2007, 143A(24): 3314-3323.

40. Robertson SP. Otopalatodigital syndrome spectrum disorders: otopalatodigital syndrome types 1 and 2, frontometaphyseal dysplasia and Melnick-Needles syndrome. Eur J Hum Genet, 2007, 15(1): 3-9.

41. Robertson SP. Filamin A: phenotypic diversity. Curr Opin Genet Dev, 2005, 15(3): 301-307.

42. Thiel C, Kessler K, Giessl A, *et al.* NEK1 mutations cause short-rib polydactyly syndrome type majewski. Am J Hum Genet, 2011, 88(1): 106-114.

43. Huber C, Cormier-Daire V. Ciliary disorder of the skeleton. Am J Med Genet C Semin Med Genet, 2012, 160(3): 165-174.

44. Chen CP, Chang TY, Chen CY, *et al.* Short rib-polydactyly syndrome type II (Majewski): prenatal diagnosis, perinatal imaging findings and molecular analysis of the NEK1 gene. Taiwan J Obstet Gynecol, 2012, 51(1): 100-105.

45. Rieubland C, Jacquemont S, Mittaz L, *et al.* Phenotypic and molecular characterization of a novel case of dyssegmental dysplasia, Silverman-Handmaker type. Eur J Med Genet, 2010, 53(5): 294-298.

46. Turnpenny PD, Whittock N, Duncan J, *et al.* Novel mutations in DLL3, a somitogenesis gene encoding a ligand for the Notch signalling pathway, cause a consistent pattern of abnormal vertebral segmentation in spondylocostal dysostosis. J Med Genet, 2003, 40(5): 333-339.

47. Chacon-Camacho O, Camarillo-Blancarte L, Pelaez-Gonzalez H, *et al.* Klippel-Feil syndrome associated with situs inversus: Description of a new case and exclusion of GDF1, GDF3 and GDF6 as causal genes. Eur J Med Genet, 2012, 55(6-7): 414-417.

48. Mimiwati Z, Mackey DA, Craig JE, *et al.* Nail-patella syndrome and its association with glaucoma: a review of eight families. Br J Ophthalmol, 2006, 90(12): 1505-1509.

49. Fernandes GC, Dos Santos Torres U, Funes E, *et al.* Nail-patella syndrome. J Clin Rheumatol, 2011, 17(7): 402.

50. Mori AD, Bruneau, BG. TBX5 mutations and congenital heart disease: Holt-Oram syndrome revealed. Curr Opin Cardiol,

2004,19(3):211-215.

51. Jin H,Lin PF,Wang QM,*et al.* Synpolydactyly in a Chinese kindred:mutation detection,prenatal ultrasonographic and molecular diagnosis. Zhonghua Yi Xue Yi Chuan Xue Za Zhi,2011,28(6):601-605.

52. Zhao X,Sun M,Zhao J,*et al.* Mutations in HOXD13 underlie syndactyly type V and a novel brachydactyly-syndactyly syndrome. Am J Hum Genet,2007,80(2):361-371.

53. Gao B,Guo J,She C,*et al.* Mutations in IHH,encoding Indian hedgehog,cause brachydactyly type A-1. Nat Genet,2001,28(4):386-388.

54. Jennes I,Pedrini E,Zuntini M,*et al.* Multiple osteochondromas:mutation update and description of the multiple osteochondromas mutation database(MOdb). Hum Mutat,2009,30(12):1620-1627.

55. Feller L,Wood NH,Khammissa RA,*et al.* The nature of fibrous dysplasia. Head Face Med,2009,5:22.

56. Jones KL. SMITH 人类先天性畸形图谱. 第6版. 傅松滨,译. 北京:人民卫生出版社,2007.

第三十五章　遗传与眼科疾病

孔祥银

眼科疾病与遗传关系比较密切，由于眼部具有较易检查的优越条件，以及历来有较多的眼科学家注意了遗传病的研究，因此眼科遗传学历史较久，研究也较详细。

早在 Hippocrates 时期，已注意到了眼部性状和疾病与遗传的关系。在中世纪，也观察到了近亲婚配易生育盲目的子女。从 19 世纪开始，已有较系统的遗传性眼病的记载。但直到孟德尔遗传定律被重新发现后，才开始了科学的眼科遗传学研究。从 20 世纪初到 20 世纪 50 年代，很多眼科学家与遗传学家致力于应用孟德尔遗传定律研究眼部性状和疾病与遗传的关系，并取得了很大进展。其后，陆续有几部眼科遗传学专著问世，都较详尽总结了单基因眼部性状和疾病。60 年代后，由于染色体研究技术的进展，又发现了多种染色体畸变的眼部改变，使眼遗传病的研究进入了亚细胞水平。随着生化遗传学和分子遗传学的发展，发现了多种眼病与先天性代谢缺陷的关系，从而在分子水平阐明了眼部病损的发病机制。由于基因定位的研究，有些眼病的致病基因已能精确地定位于特定的染色体的特定部位。近年来，全基因组关联分析（GWAS），第二代测序技术的出现加速了遗传性眼部疾病的研究。随着疾病临床和基础研究的深入，治疗眼科疾病的技术也迅猛发展，2010 年，美国批准了使用胚胎干细胞治疗遗传性眼病的临床试验，目前，基因疗法已经应用在遗传性眼病的治疗，并取得显著成效。

遗传性眼病发病率较高。据统计，遗传性眼病有近 300 种。我国约 20 个人中就有一个患有遗传性眼病。国内单基因遗传性眼病发病达 4%，而多基因遗传性疾病更多见，如近视，在中小学学生中患病率高达 40%～70%。眼科常见疾病青光眼亦属多基因遗传性病变，有家族史者，发病率高于无家族史的 6 倍。先天性白内障的发病率为 3～6/10 000，26%～51% 是由遗传决定的，8.3%～25% 的患者有家族史。视网膜色素变性发病率为 1/3000～1/4000，我国视网膜色素变性患者总数为 32 万～43 万，而在全世界范围内大约有视网膜色素变性患者 150 万。在感染性眼病逐步得到控制的今天，遗传性眼病更显得重要。

第一节　眼球疾病

一、先天性无眼球

先天性无眼球（anophthalmos，OMIM 251600）极为罕见。有些病例临床检查不能发现眼球，并不意味着无眼球。严格地说，只有通过眼眶组织连续切片看不到神经外胚层组织时，才能称为无眼球。临床上很多“无眼球”实质上是先天性小眼球。

先天性无眼球者的眼睑、睑裂、眼眶均存在，但较小，检查时不能看到眼球。可为单侧或双侧。根据发生机制可分三类：①原发性先天性无眼球。指视窝与眼泡从未形成。②继发性先天性无眼球。指整个神经管前端未发育，因而眼球也不发育，往往伴有脑部畸形。③退行性先天性无眼球。指视窝眼泡已形成，但以后发生炎症萎缩，因而无眼球。

先天性无眼球大多为散发性，仅少数有家族史。染色体异常（del7p15.1-p21.1，del14q22.1-q23.2，del Xp22.3 等），*PAX6*、*SOX2*、*OTX2*、*BMP4*、*STRA6*、*SMOC1*、*HCSS* 等基因突变可导致该疾病的发生。

无眼球显然无法获得视力。早期使用眼膜扩展结膜囊，可以安装假眼，改善外观。

二、先天性小眼球

先天性小眼球（microphthalmos，OMIM 152950）较为常见。指已有眼球，但小于正常，可伴有眼部其他畸形。国内 31 万人普查，患病率为 0.09%（1/11077）。根据是否伴有眼部其他畸形与畸形的种类，可分以下几类：

（一）单纯先天性小眼球

单纯先天性小眼球指眼球发育过程中在胚胎裂已闭合后才发生障碍，因此眼球虽小，但无其他畸形。眼眶、眼睑均较小，眼球小而陷没，角膜小、前房浅，常为高度远视，视网膜发育不良，因此可有弱视。日后可发生单纯性青光眼。本病常为散发性，也可为常染色体显性遗传、隐性遗传或 X 连锁隐性遗传。

（二）伴有眼球组织缺损的先天性小眼球

伴有眼球组织缺损的先天性小眼球指小眼球伴有胚胎裂闭合异常。临床上表现为先天性小眼球，可合并虹膜、脉络膜、视神经缺损。有些病例还可伴有眼眶囊肿。可为单侧性或双侧性。有时一眼为小眼球，另一眼为眼球组织缺损。也有时家庭中一个成员为小眼球，另一成员则为眼球组织缺损，提示这两者实为同一病变的不同程度表现。本类小眼球较常见，可为散发性，也可有常染色体显性、隐性遗传或X连锁隐性遗传家族史。

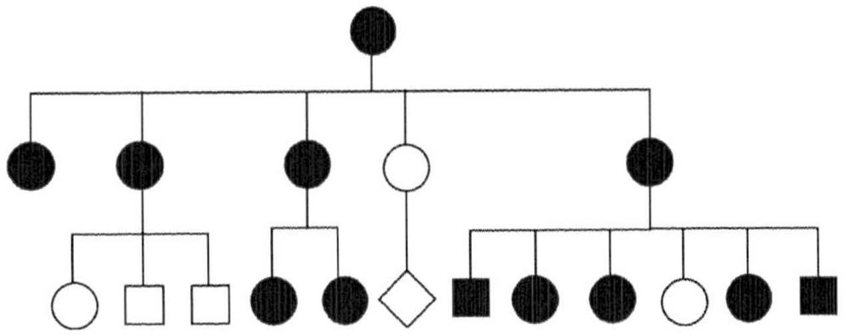

图35-1　先天性小眼球系谱

（三）伴有眼球其他畸形的先天性小眼球

有些小眼球可伴有除眼组织缺损外的各种眼部畸形，如先天性角膜白斑、葡萄肿、白内障、无虹膜、瞳孔残膜、玻璃体内纤维增殖、视网膜发育不良等。本病可有家族史，遗传方式可有常染色体显性遗传、隐性遗传等。任惠石（1979）曾报道一家系，三代12人发病，有先天性小眼球合并白内障与瞳孔异位，提示为常染色体显性遗传（图35-1）。伴有高度远视的先天性小眼球有两个基因座已被确认：常染色体显性遗传的小眼球（NNO1，OMIM 600165）在染色体11p上，常染色体隐性遗传的小眼球（NNO2，OMIM 609549）在染色体11q23.3上。

（四）伴有全身畸形的先天性小眼球

有些病例可伴有各种全身畸形，如智能发育不全、唇裂、腭裂、多指（趾）、面部畸形、先天性心脏病等。有些是染色体畸变的后果，如13三体、18三体、4p-、13q-、18p-、18q-、10q+、13p+、14q+等都可发生先天性小眼球。有些是各种遗传性综合征的组成部分，如下颌-眼-面畸形、Marinesco-Sjögren综合征、眼-耳-脊柱发育不良、先天性全血细胞减少症（Fanconi贫血）、眼-齿-指发育不良、下颌面骨发育不全等。

该病的致病基因与先天性无眼球相似，染色体异常（del7p15.1-p21.1，del14q22.1-q23.2，del Xp22.3等），*VSX2*（*CHX10*）、*BCOR*、*PAX6*、*SOX2*、*OTX2*、*BMP4*、*STRA6*、*SMOC1*、*HCSS*等基因突变可导致该疾病的发生。

上述各种先天性小眼球，通常无特殊疗法，可设法改善视力，伴随的眼球畸形可进行治疗。如不伴有其他畸形，仅有远视者可配镜矫正。如已无视力，可从小用眼模扩展结膜囊，以便安装假眼，改善外观。

先天性小眼球致病基因与不同的染色体区域有关，提示存在遗传异质性。目前虽然将先天性小眼球相关基因定位到染色体的一定区域，并发现一些候选基因的突变位点，但不同的染色体区域或基因位点是如何导致不同的小眼球表现，以及先天性小眼球分子水平上的发病机制都值得进一步研究和探讨。这对先天性小眼球的遗传咨询、早期诊断和早期治疗都有重要意义。

三、隐眼

隐眼（cryophthalmos，OMIM 123570，219000）指上下睑完全黏合，因此没有睑裂与结膜囊，眼球亦发育不良，仅在眼睑皮下可扪得球形块物。一般无视力。隐眼可伴有全身畸形，如并指（Fraser综合征）、耳部畸形、泌尿生殖系统畸形、肛门闭锁等。

隐眼可为散发或常染色体隐性遗传，致病基因包括*FRAS1*、*FREM2*等。

由于隐眼的眼球本身已有明显畸形，因此眼睑切开术治疗效果不佳。

第二节　眼屈光不正

眼的结构是一个复杂的光学系统，外界光线进入眼球，通过角膜、晶状体等屈光间质的屈折，在眼内聚焦成像。如从远处来的平行光线在视网膜上成像，就能看清，称为正视眼。如在视网膜前方或后方成像，就不能得到清晰影像，称为屈光不正（errors of refraction）。

眼的屈光情况是由很多因素决定的，包括角膜曲度、前房深度、晶状体前后表面曲度、晶状体厚度、眼轴长度等。上述因素都是数量性状，可能都属于多基因遗传。除个别高度屈光不正外，大多数屈光不正与角膜曲度、晶状体屈光度、眼轴长度等均有关。例如较高的屈光度与较短的眼轴组合，可以是正视眼。但较高的屈光度与较长的眼轴组合，则是近视；而较低屈光度与较短眼轴则可组成远视。

群体中的屈光情况分布，基本上近似常态曲线，即正视最多、低度远视近视稍少，中度远视近视更少。但高度的屈光不正，特别是高度近视，却远远超出常态曲线的范围。如把高度近视除外，则余下的屈光情况就更近于常态曲线。因此在讨论各种屈光不正的遗传规律时，也必须把高度屈光不正，特别是高度近视，与一般的屈光不正分别讨论。

一、近视

近视（myopia，OMIM 310460，160700，603221 等）指从远处来的平行光线在视网膜前成像，因此不能看清；从近处来的光线比较分散，可在视网膜上成像，因此可以看清。近视是较常见的一种屈光状态。高度近视与一般近视是截然不同的两种情况，将在后面另题讨论。

1. 临床表现　近视症状是远视力减退，但近视力正常。使用合适的负球镜片可使远视力矫正至正常。

2. 发病机制　构成近视的主要原因是眼各种屈光因素的组合不当，主要是眼轴较长与屈光力较强。如果虽屈光力较强，但眼轴较短，仍可组成正视。近视与正视相比，角膜的屈光度无明显差别，近视的眼轴较正视稍长，但远不如高度近视差别明显。

3. 遗传学　近视与遗传的关系历来有争论。过去一般认为近视与遗传关系十分密切，但近来的一系列实验表明环境因素在该病发病过程中也起到了重要作用。环境因素的主要论据是：①近视的发展与近眼工作量有一定关系，近眼工作量较大的，近视发生率较高。②动物实验中，长期使之注视近物，可诱使屈光向近视方面发展。遗传因素的论据则为：①近视的发生有一定的家族倾向。②近视的发生与种族有关。黄种人近视率较白种人和黑种人高，但近视工作量却并不与之成正比。单卵双生子的近视一致率和相关系数都明显高于双卵双生子，同对内屈光差值明显小于双卵双生子。提示近视的发生与遗传有关。

4. 治疗　近视的发生与环境有关，因此注意用眼卫生，改善照明，避免长期过分注视近物，可减少环境因素，从而起到预防的作用。由于认识到遗传的作用，因此对有近视家族史的学生，应作为预防的重点对象。理论上，对处于调节紧张状态的假性近视，有可能取得好转。近视戴用眼镜可获得清晰的视力，但并不能完全防止近视的发展，戴眼镜与否应视工作、学习、生活的需要而定。

二、高度近视

高度近视（high myopia，OMIM 310460、160700、603221 等）又称病理性近视（pathological myopia），是指屈光度较高、眼轴明显延长、眼底有萎缩变性的近视。

高度近视除少数为先天性，即出生时已有者外，大多数在少年期发病。近视呈进行性加深，充分发展者常在 -6.0D 以上。眼底变化为：玻璃体液化、混浊，视乳头颞侧弧形斑（严重者可呈环形）、眼底呈豹纹状，并可有散在的圆形视网膜脉络膜萎缩斑。合并症较多，如黄斑出血、视网膜脱离、核性或后囊下白内障等。发生开角性青光眼的也较多。

遗传因素在高度近视发病过程中起到了重要作用。已发现的与本病相关的基因包括 *TIGR/MYOC*、*TGFb1*、*TGFb2*、*FMOD*、*COL1A1*、*COL2A1*、*FGF2*、*BDNF*、*COL18A1*、*TGIF*、*PAX6*、*MMP3*、*MMP9*、*TIMP1*、*LUM*、*DCN*、*DSPG3*、*EGR1*、*HGF*、*BMP2*、*UMODL1*、*CHRM1* 等。近些年来，运用先进的技术手段，已确定 21 个近视易感染色体位点（MYP1-MYP21），其中大部分遗传模式为常染色体显性遗传，与高度近视相关的区域有 14 个。胡诞宁等对 61 个家庭 404 个成员的分析数据显示也存在常染色体隐性遗传的模式。

高度近视尚无特效治疗。病理性近视一旦发生，在很多患者将持续进展。最常用的方法是戴镜矫正，已有多种试图减缓近视进展的镜片在实验之中，但长期效果尚需进一步观察。睫状体麻痹剂如阿托品可能通过 M4 型毒蕈碱受体延缓近视进展的效果，新型药物正在研发之中。后巩膜加固术也被用来延缓近视进展，但其安全性与有效性还需进一步观察。

三、远视

远视（hyperopia）是指平行光束经过调节放松的眼球折射后成像于视网膜之后的一种屈光状态，当眼球的屈光力不足或其眼轴长度长度不足时就产生远视。

远视有四个临床表现。①视力障碍:轻度远视可被调节作用所代偿,而不出现视力降低,但远视如不能被调节作用所代偿,即绝对性远视,常引起不同程度的视力下降。②视疲劳:由于远视眼无论看远或视近都必须动用调节作用,故除远视度数小、年龄又轻者外,在看书写字或做其他视近工作时,很易产生视疲劳。即视近用眼稍久,则视力模糊、眼球沉重、压迫感,或酸胀感,或眼球深部作痛,或有不同程度头痛。③调节和集合联动失调:远视患者注视远目标时,两眼视线必须平行,即不需要集合,但必须调节;当两眼注视近目标时,其所用调节也常大于集合,造成调节和集合联动关系的失调,轻者可成为内斜位,重者便出现内斜视。④远视眼的前部和眼底变化:较高度数的远视,眼球小,前房浅,瞳孔较小。远视眼由于经常调节紧张,结膜充血。眼底变化较常见的是假性视神经炎。

根据系谱分析远视可能是常染色体显性遗传(规则或不规则),但意见还不一致。由于决定远视的因素很多,因此可能用多基因遗传解释更为合理。上海双生子的调查也提示本病为多基因遗传。

高度远视(high hypermetropia,OMIM 238950)远少于高度近视。常染色体隐性遗传的高度远视系谱已有报道。高度远视多伴有其他眼部异常,如先天性小眼球、先天性小角膜等。

远视的矫正可以通过框架眼镜、角膜接触镜或者屈光手术治疗。

四、散光

散光(astigmatism,OMIM 603047)是指眼球在不同子午线上屈光力不同,形成两条焦线和最小弥散斑的屈光状态。散光眼的主要临床表现为视物模糊与视疲劳。

有关散光与遗传的关系仍有争议。通过系谱分析,有人认为是常染色体显性遗传,但也有认为是常染色体隐性或性连锁遗传。由于散光主要决定于角膜曲度,而角膜曲度很可能受多基因控制,因此用多基因遗传解释似更为合理。另外有研究认为环境对散光的影响更大。

散光的光学矫正主要包括框架散光镜矫正和可透气性硬性角膜接触镜(RGP)矫正。散光的手术治疗主要适用于矫治高度散光,用激光角膜切削术来矫正。

第三节　眼睑疾病

眼睑的遗传病主要有上睑下垂、双行睫、小睑裂合并上睑下垂与内眦赘皮倒位等。有些性状(如内眦赘皮、上睑赘皮等)在白种人为异常,但在我国人可视为正常性状。

一、上睑赘皮

我国正常人的上睑有两种形态,一是在上睑有一条与睑缘平行的皮肤皱襞(双重睑,俗称双眼皮),另一是上睑没有皱襞,皮肤下垂掩盖睑缘,称为上睑赘皮(superior epiblepharon,OMIM 131460)又称单重睑,俗称单眼皮。双重睑的形成是由于提上睑肌有纤维延伸至皮下,肌肉收缩时造成附着处皮肤的退缩,构成皮肤皱襞。单重睑是由于缺少此种附着于皮肤的提上睑肌纤维,因此没有皱襞。上睑赘皮在白种人被视为异常,但在我国发生率很高,也不影响眼睑功能,因此可以认为是一种正常性状。国外关于上睑赘皮的家系调查,提示为常染色体显性遗传。

上睑赘皮一般无需治疗。

二、内眦赘皮

内眦赘皮(epicanthus,OMIM 131500)指内眦部有垂直由上而下的皮肤皱襞掩盖泪阜。在白种人是一种异常性状,但在我国人颇为常见,一般也不影响功能,因此可以认为是一种正常性状。国外的家系调查资料提示内眦赘皮为常染色体显性遗传性状。

多种染色体畸变综合征都有内眦赘皮[4p-、5p-、13三体、13q-、18p-、21-三体、22q-、先天性卵巢发育不全（Turner 综合征），XXXXX 综合征等]。很多遗传性综合征也可有内眦赘皮，如 Ehlers-Danlos 综合征（参阅第32章）等。

内眦赘皮在我国人既是正常性状，一般无需治疗。待鼻梁充分发育后，此皱襞大多消失。个别严重者可考虑手术矫正。

三、下睑赘皮

下睑赘皮（inferior epiblepharon，OMIM 131450）指下睑近睑缘处有一条与睑缘平行的皮肤皱襞，向下注视时更为明显，较重的还可伴有倒睫。下睑赘皮在白种人是一种少见的异常性状。在我国儿童中，此种情况比较多见。由于儿童睫毛较细软，因此不一定有刺激症状，更少引起角膜混浊。下睑赘皮发生原因可能是因为下直肌有部分纤维延伸至下睑皮肤所致。

下睑赘皮无倒睫者无需治疗。有睫毛内倒并有较明显刺激症状者可用胶布固定。极少数引起角膜混浊者可手术治疗。

四、上睑下垂

上睑下垂（ptosis）指上睑部分或全部不能提起所造成的下垂状态，即在向前方注视时上睑缘遮盖角膜上部超过角膜的1/5，有先天性与后天性两大类。先天性大多数在出生时即可见到，但也有少数至成年期才出现。本病较常见，据全国各地25万人普查，先天性上睑下垂患病率为0.18%（1∶552）。先天性上睑下垂根据发生时间与是否伴有其他畸形可分以下几类：

（一）单纯性先天性上睑下垂

单纯性先天性上睑下垂（PTOS1，OMIM 178300）比较常见，约占全部先天性上睑下垂的77%。本病表现为上睑下垂，轻重不一。重的上睑完全不能抬起，只能靠额肌的代偿收缩维持较窄的睑裂。此型不伴其他畸形，部分病例上直肌功能低下。先天性睑下垂通常出生时已有，是由于提上睑肌分化不全所致。本病有散发性的，也有有家族史的，常见连续传代，提示为常染色体显性遗传。Engle 等首次将其基因定位于1p34.1-p32。以后又陆续发现了几个与此病有关基因定位（参见 www.nibi.nlm.nih.gov/omim 网站）。

（二）晚发性单纯性上睑下垂

此类上睑下垂通常在40～60岁发生，有缓慢发展倾向，遗传方式通常为常染色体显性遗传，有连续四代传递的家系报道。

（三）伴有眼外肌麻痹的上睑下垂

此类上睑下垂伴有眼外肌麻痹（上直肌、下斜肌、内直肌等），严重的可表现为整个第三对脑神经麻痹，甚至眼外肌完全麻痹。通常是由于核性病损所致。本病常为常染色体显性遗传。

（四）伴有异常动作的上睑下垂

上睑下垂有时可伴有眼睑的异常动作，较常见的是下颌-瞬目综合征（Marcus-Gunn 综合征）。本病通常为单侧部分性上睑下垂，张口时患侧上睑迅速向上抬起，以致位置较健眼更高。发病机制可能在于支配提上睑肌与张口肌的神经核之间存在不正常的连接。本病曾有家族史的报道，可能是常染色体显性遗传（不规则）。

（五）伴有全身性遗传病的上睑下垂

上睑下垂可见于各种染色体畸变综合征（4p-、10q+、18三体、18p-、22q-、先天性卵巢发育不全等），以及各种单基因遗传病（萎缩性肌强直、假性 Turner 综合征、单侧面萎缩等）。

（六）小睑裂-上睑下垂-内眦赘皮倒位

此类畸形患者双眼均有上睑下垂，内眦部有由下向上伸展的（垂直向的）皮肤皱襞。由于伸展方向与普通内眦赘皮相反，因此称为内眦赘皮倒位（epicanthus inversus），同时伴有小睑裂。本类畸形在我国并不少见，约占先天性上睑下垂的8.3%。常有家族史。连续传代，为常染色体显性遗传，外显率较高。与染色体3q23上的 *FOXL2* 基因突变有关，有两个亚型，Ⅰ型者女性生殖系统发育不良，不育，而男性患者无恙。我国各地报道的18个家系（105例），患者子代171人中93人发病（54.4%），外显率为100%。由于本病为典型的常染色体显性遗传，因此遗传咨询时，患者子代再发风险率一般为50%（图35-2）。

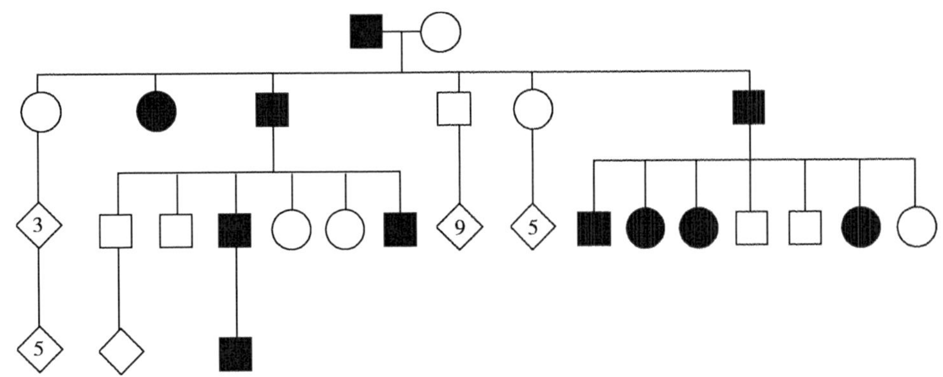

图35-2　倒向性内眦赘皮、睑下垂、小睑裂的一系谱示常染色体体显性遗传

本病可通过整形手术加以矫正

五、双行睫

双行睫（distichiasis）是一种少见的先天畸形，指在正常的睫毛后面另有一排睫毛，数量多少不定。通常累及双侧上下睑。病理形态检查显示睑板腺被毛囊所取代，因此造成多余一排睫毛。多余的睫毛常向内，可摩擦角膜引起刺激症状，但通常并不严重。少数病例可有三排睫毛或更多。

本病有些病例有家族史，一般为常染色体显性遗传。近年研究认为双行睫与*FOXC2*基因突变有关。

双行睫如无刺激症状不用治疗，有明显刺激症状者可行内翻矫正术。

第四节　巩膜疾病

单独累及巩膜的遗传病极为少见，与巩膜有关的遗传病主要是蓝巩膜。

正常巩膜为瓷白色，不透明。新生儿易见到半透明巩膜下隐约显露葡萄膜的均匀蓝色。如出生后3年巩膜颜色持续为蓝色，则被视为病理状态，称为蓝巩膜（blue sclera）。临床上所见的蓝巩膜是与巩膜胶原纤维结构改变和变薄有关，因而透出脉络膜色素，外观呈现蓝白色。多伴有其他全身发育异常如并发骨异常、神经性耳聋的Van der Hoeve综合征，马凡综合征，Ehlers-Danlos综合征等。

近年研究表明，伴有蓝巩膜的综合征与基因突变和蛋白质表达异常有关，17号染色体上的*COL1A1*的“功能型null”等位基因或者7号染色体上的*COL1A2*缺陷是导致Ⅰ型胶原减少的主要原因。

骨脆、耳聋及蓝巩膜是成骨不全的三种基本表现，以蓝巩膜最为常见（95%～100%），其次为骨脆（56%～61%）、耳聋最少（24%～26%）（图35-3）。迟发型成骨不全者蓝巩膜于出生时已有，其发生原因是巩膜胶原纤维发育不全，使巩膜半透明，透露葡萄膜而呈蓝色。其他较少伴有的眼部表现为圆锥角膜、白内障等。

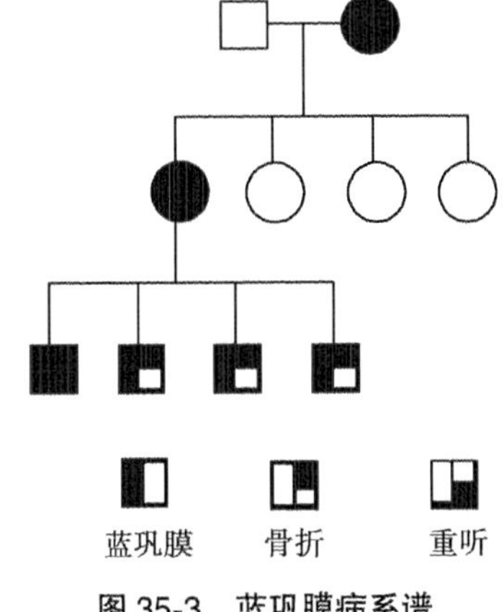

图35-3　蓝巩膜病系谱

第五节　角膜疾病

角膜遗传病病种较多，有先天性小角膜、大角膜、圆锥角膜以及各种遗传性角膜营养不良。

一、先天性小角膜

先天性小角膜(microcornea,OMIM 193220)指出生时婴儿角膜直径小于 9mm,成人角膜直径小于 10mm,但不是全眼球缩小。

本病常表现为角膜曲率较小、角膜扁平,导致出生后发生青光眼的概率较高,成年时有 20% 患者发生闭角型青光眼。本病可伴有其他眼部畸形,如眼球组织缺损、瞳孔残膜、小晶状体、眼球震颤、先天性白内障等,也可伴有全身畸形(如小颌)、高血压、糖尿病等。

本病常有家族史,多数为常染色体显性遗传,少数为常染色体隐性遗传。国外多个家系研究 *BEST1* 基因突变与本病相关。

二、先天性大角膜

先天性大角膜(megalocornea,OMIM 309300)指角膜直径大于或等于 13mm,双侧对称性,无进行性扩大,不同于先天性青光眼导致的角膜扩大。

由于本病是 X 连锁隐性遗传,90% 的病例为男性。仅表现为角膜直径大,角膜厚度、眼压、眼底和视功能等均正常,但部分病例由于睫状环的增大易导致晶状体悬韧带松弛伴发晶状体半脱位或脱位。

本病可有家族史,多见 X 连锁隐性遗传,常染色体隐性遗传也有报道。Webb 等人在对多个先天性大角膜家系的研究中发现位于 X 染色体长臂 Xq23 区域的 *CHRDL1* 的突变与本病相关,机制尚在研究中。

三、圆锥角膜

圆锥角膜(keratoconus)是一种以角膜扩张为特征,角膜中央部向前凸出呈圆锥形,导致高度不规则近视散光的角膜病变,晚期出现急性角膜水肿,形成瘢痕,视力显著减退。本病多发生于青少年,常双眼先后进行性发病。本病只有 6% 左右的患者具有阳性家族史,多数是散发病例,在同一家族中,可有人发生圆锥形角膜,而另一些人仅表现为不规则散光。本病可伴有其他眼病(白内障、无虹膜、视网膜色素变性)或全身性遗传病,如 21- 三体征、Ehlers-Danlos 综合征、蜘蛛指(趾)综合征、尖头并指畸形等。

本病有常染色体显性、不完全显性、常染色体隐性多种遗传方式的报道。亦有多基因遗传模式的报道。*VSX1* 基因的多个突变位点已经报道,可能与本病相关。

轻症患者可佩戴硬性角膜接触镜(RGP)提高视力,严重者要行角膜移植术。

四、角膜营养不良

角膜营养不良(corneal dystrophy)是一组少见的遗传性、具有组织病理特征性改变的疾病。大多为常染色体显性遗传,但其外显率与表现度有时不同。常为双眼发病,与角膜组织炎症及全身疾病无关。病变好发于中央部角膜,不伴炎症亦无新生血管,但具有某些特征性形态。一般结合病史及眼部表现可初步做出临床诊断。幼年发病,但病情进展极为缓慢,有些至晚年才表现出临床症状,药物治疗无效。

近年来已确认和角膜营养不良相关的染色体有:1、5、9、10、12、16、17、20、21 和 X 染色体。已确定的角膜营养不良基因有:*TGFBI*(*BIGH3*)、*KRT3*、*CHST6*、*GSN*、*KRT12*、*M1S1* 等(表 35-1)。

表 35-1　与角膜营养不良的相关基因

染色体	基因	角膜营养不良类型	遗传方式
5q31	*TGFBI*(*BIGH3*)	颗粒状角膜营养不良Ⅰ、Ⅱ型和Ⅲ型;格子状角膜营养不良Ⅰ型;Thiel-Behnke 角膜营养不良	常染色体显性遗传
16q21	*CHST6*	斑块状营养不良	常染色体隐性遗传
9q33	*GSN*	格子状角膜营养不良Ⅱ型	常染色体显性遗传
1p32	*M1S1*	胶滴状角膜营养不良	常染色体隐性遗传

续表

染色体	基因	角膜营养不良类型	遗传方式
12q13	*KRT3*	Messman 角膜营养不良	常染色体显性遗传
17q12	*KRT12*	Messman 角膜营养不良	常染色体显性遗传
1p34.2	*COL8A2*	Fuchs 角膜内皮营养不良 1	常染色体显性遗传
1p36	*ARID1A*	中央结晶状角膜营养不良	常染色体显性遗传
Xp22.3		Lisch 角膜营养不良	X 连锁遗传

角膜营养不良有很多种，本章讨论常见的几种。

（一）前部角膜营养不良类

1. Meesmann 青少年角膜上皮营养不良（Meesmann's juvenile epithelial dystrophy，OMIM 122100） 1935 年 Paimeizer 首次报道此病，1938 年 Meesmann 作详尽描述，故由其命名，国内少有报道。本病起病于婴儿期，双眼对称发病，病程进展极缓慢，可达数十年。早期无明显症状，裂隙灯检查可见角膜上皮微囊样改变，随病程延长而增加，晚期微囊破裂形成瘢痕，角膜前表面变得不规则。

本病为常染色体显性遗传，基因定位于 12q13 上的角膜特异角蛋白基因（*KRT3*）和 17q12 上的角膜特异角蛋白基因（*KRT12*）。基因突变不能合成正常角蛋白，细胞骨架不稳定，导致角膜上皮细胞损害。

大多数病例症状较轻者无需治疗。晚期病例如上皮混浊影响视力，可用准分子激光治疗性角膜浅层切除术（PTK），但再生的上皮仍有囊泡变性复发可能。

2. 角膜上皮基底膜营养不良（corneal epithelial basement membrane dystrophy EBMD，OMIM 121820）本病又名地图状 - 点状 - 指纹状营养不良（map-dot-finger print dystrophy），包括一组各种各样的角膜上皮基底膜异常的病变，如地图 - 点状 - 指纹状营养不良、前弹力层营养不良、上皮网状营养不良，尽管临床表现各异，组织病理也不相同，但病变均在角膜上皮基底膜，故将这一类疾病归于角膜上皮基底膜营养不良，是前部角膜营养不良类中最常见角膜病。本病双眼发病，多散发，少数为常染色体显性遗传。40 ~ 70 岁成人发病多见，女性稍多。反复发生上皮剥脱的刺激症状和视物模糊。角膜中央上皮层和基底膜内有三种改变，灰白色小点或微小囊肿、地图样线和指纹状细小线条。

Boutboul 等人报道 *TGFBI* 基因的突变与本病相关。本病治疗可以使用不含防腐剂的人工泪液来缓解症状，上皮剥脱时，戴角膜接触镜可以改善症状和提高视力，准分子激光治疗性角膜浅层切除术（PTK）治疗也对本病有效。

（二）基质层角膜营养不良

1. 颗粒状角膜营养不良（granular corneal dystrophy）（Ⅰ型 OMIM 121900；Ⅱ型 OMIM 607541；Ⅲ型 OMIM 121900）本病双眼对称发病，儿童时期开始，但无症状，青春期后发生视力减退。眼部检查表现中央部角膜浅层基质层有多个散发的、均匀的面包屑或雪片状混浊。随着年龄的增长，病变向四周及深部扩展，但周边部 2 ~ 3mm 始终保持透明。

本病为常染色体显性遗传（图 35-4）。根据基因突变位点的差异分三型：颗粒状角膜营养不良Ⅰ型是位于 5q31 上的转化生长因子 B- 诱导基因（*TGFBI*）发生突变（p.Arg555Trp）。Ⅱ型是 5q31 上的 *TGFBI* 发生突变（p.Arg124His）。Ⅲ型是 5q31 上的 *TGFBI* 发生突变（p.Arg555Gln）。

大多患者早期无需治疗，当病灶融合出现较大面积混浊影响视力时可行 PTK，累及角膜深层可行板层角膜移植，后弹力层或内皮受累可行穿透性角膜移植。治疗有效，但术后可能复发。本病为规律的显性遗传，外显率高，子代发病率近 50%，预防应着重遗传咨询。

2. 斑状角膜营养不良（macular corneal dystrophy，OMIM 217800） 本病临床少见，但病情严重，早期视力严重受损，Bucklers（1938）首先报道此病。本病 10 岁前双眼对称发病，病情进展缓慢，视力进行性减退，20 岁时有畏光、流泪及视力明显下降。病变初期表现为角膜中央浅基质层的细小云雾状混浊，有的为半透明环状。以后这些细小混浊逐渐融合为多形、不规则的灰白样。随病情发展混浊渐向周边及深层扩展、融合。不到 20 岁混浊即可侵及全角膜，混浊向角膜的后弹力层发展时，裂隙灯下可见角膜后有大量内皮赘疣。

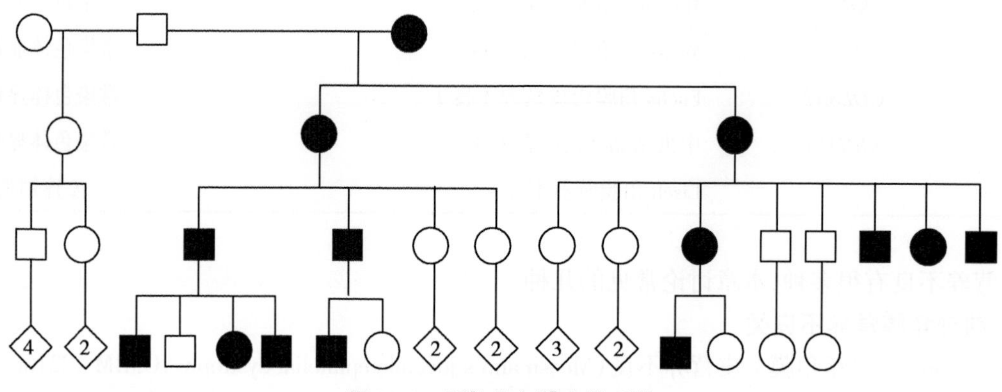

图 35-4　颗粒状角膜变性系谱

本病为常染色体隐性遗传（图 35-5），发病家系不多，但患病率在家系内发生频率高，致病基因定位于 16q22.1。最近有学者发现该病是由于糖转化酶（carbohydrate sulfotransferase）基因 *CHST6* 突变引起，异常基因不能合成含有正常硫酸角质素的酸性黏多糖，大量黏多糖物质沉着于角膜基质中。穿透性角膜移植术是治疗本病的最佳选择，术后有复发可能。

3. 格子状角膜营养不良 （lattice corneal dystrophy，OMIM 122200，608471） 本病是一种双眼对称性角膜基质网格状混浊、视力损害较重的遗传性角膜病变。1890 年 Biber 首次报道。本病双眼对称发病，可发生在任何年龄，发病越早预后越差。常发生在 10 岁前，20 岁开始视力下降。早期出现角膜上皮糜烂，裂隙灯下见角膜实质浅层与 Bowman 层有不规则的分支状细条，逐渐扩展增粗，交织成网或带有结节的格子状。折光性格子形线条为本病的特征性病变。晚期可发生角膜中央的基质云雾状混浊和瘢痕。

本病为常染色体显性遗传（图 35-6），是 5q31 上的 *TGFBI* 基因发生突变所致。一些导致格子状角膜营养不良Ⅰ型（经典型）（p.Arg124Cys、p.Ala546Asp、p.Pro551Gln、p.Leu518Pro）；导致格子状角膜营养不良Ⅲ A 型的 *TGFBI* 基因突变为 p.Pro501Thr、p.Ala622His 和 p.His626Ala；而 p.Leu527Arg 突变导致格子状角膜营养不良Ⅳ型。

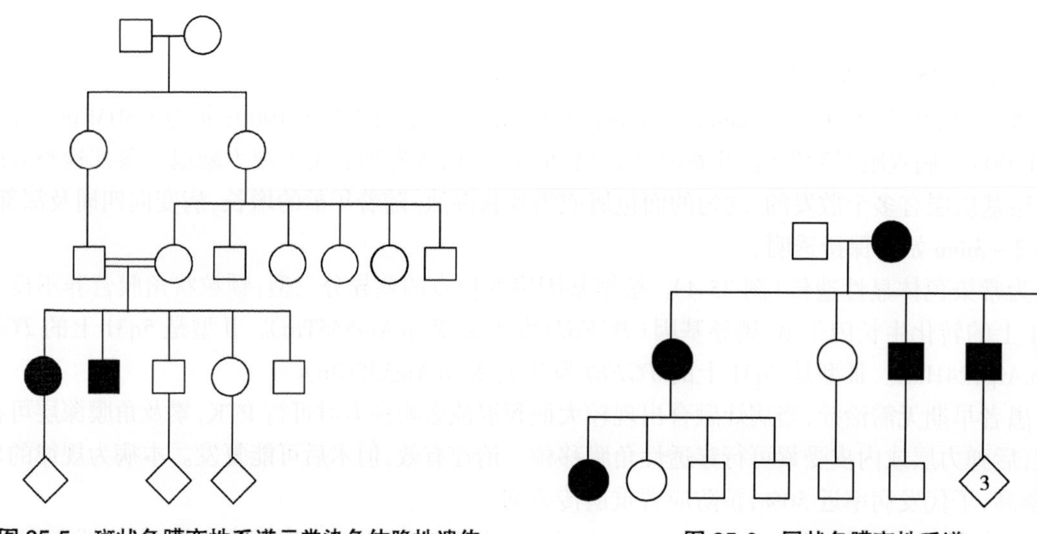

图 35-5　斑状角膜变性系谱示常染色体隐性遗传

图 35-6　网状角膜变性系谱

早期本病若有反复上皮脱落，可戴治疗性软接触镜或 PTK。晚期视力显著下降者，可行穿透或板层角膜移植。术后多数效果良好，少数复发。

（三）角膜内皮细胞营养不良类

1. Fuchs 角膜内皮细胞营养不良（Fuchsendothelial corneal dystrophy 1，FECD1，OMIM 136800） 1910 年 Fuchs 首次报道，是典型的角膜后部营养不良。本病很少青春期发病，多因年龄较大或做内眼手术时行角膜内皮细胞检查时发现。分三期，病程可达 20 年或以上。第Ⅰ期：角膜滴状赘疣期。此期患者无自觉症状，裂隙灯下可见角膜后弹力层散在局灶性增厚，呈现角膜后滴状改变，称角膜滴状赘疣。第Ⅱ期：原发性角膜失代偿期。此期患者视力下降，角膜上皮下大泡破裂出现疼痛并进行性加剧。第Ⅲ期：瘢痕期。角膜长期水肿可导致角膜血管新生，上皮下弥漫形成结缔组织层。上皮水肿减轻，疼痛缓解，但视力下降严重。

本病除散发病例外，其他为常染色体显性遗传。经典的 Fuchs 角膜内皮细胞营养不良（成年发病型）FECD2 定位在 13pter-13q12.13。FECD1 则定位于 1p34.3，编码基因为 *COL8A2*，涉及Ⅷ型胶原 α2 的生成。*COL8A2* 的杂合性突变导致本病。Ⅷ型胶原对角膜内皮细胞的终末分化作用受到干扰，扰乱了角膜内皮细胞的结构与功能，使其产生异常纤维胶原产物——滴状赘疣。滴状赘疣进一步损伤角膜内皮细胞，最终导致角膜内皮失代偿。

第Ⅰ期无需治疗，第Ⅱ期角膜失代偿早期可局部应用高渗药物（如 5% 氯化钠盐水或眼膏，20% 高渗葡萄糖等）辅以消炎抗感染局部用药。同时，配戴角膜软接触镜可减轻疼痛。后期视力严重受损时行深板层或穿透性角膜移植术。

2. 先天性遗传性内皮细胞营养不良（congenital hereditary endothelial dystrophy，CHED） 本病是一种原发于角膜内皮最终累及全层角膜的严重角膜营养不良病变，最早由 Laurence（1863）报道。本病遗传方式有两种：

1 型：常染色体显性遗传（OMIM 121700）。出生时角膜尚透明，1 岁左右发病。一般无眼球震颤，病灶在角膜中央，为灰蓝色圆形混浊。Toma（1995 年）将致病基因定位于 20 号染色体上。

2 型：常染色体隐性遗传（OMIM 217700）。临床较显性遗传多见，出生时即双眼角膜蓝白色混浊，中央角膜为主。角膜厚度为正常角膜的 2～3 倍，常伴有眼球震颤。Toma 将致病基因 *SLC4A11* 定位于 20p13，Vithana 研究组在不同种族家系中发现了 *SLC4A11* 基因（OMIM 610206）的 7 种错义和无义突变。

该病主要治疗为穿透性角膜移植，但术后排斥概率高。

第六节 虹膜疾病

虹膜遗传病病种较多，主要的有先天性无虹膜症、先天性虹膜缺损、瞳孔残膜、先天性小瞳孔、虹膜异色等。

一、先天性无虹膜

先天性无虹膜（congenital aniridia，AN）是一种先天性遗传性虹膜发育不良性疾病，是一种少见的眼组织畸形，于 1819 年由 Barrata 首先报道。目前认为，其发病率大致为 1/10 000～1/50 000。

（一）临床表现

该病具有复杂的表型异质性，除虹膜组织缺如或缺损外，常伴有其他眼组织的结构异常，累及角膜、小梁网、晶状体、玻璃体和视网膜等，因此，很多患者往往合并角膜混浊、青光眼、白内障、玻璃体混浊、视网膜病变等眼部疾病。由于病变的轻重程度不同以及受累部位不同，不同患者个体间的视功能状态变异很大，即使在同一个家系的患者之间也可以出现不同的临床表现。

本病通常为双侧性，肉眼检查几乎看不到虹膜组织，但实际上并非完全没有虹膜。通过前房角镜检查可看到在前房角深部的虹膜残根。由于虹膜缺如，在大部分患者眼内可直接看到晶状体边缘与悬韧带（图 35-7）。本病常伴有黄斑发育不良，所以患者视力往往很差，通常无法矫正，并有眼球震颤和畏光症状。

（二）遗传学和发病机制

本病遗传方式主要为常染色体显性遗传（AD）。本病常有家族史，有多达连续四、五代发病的家系报

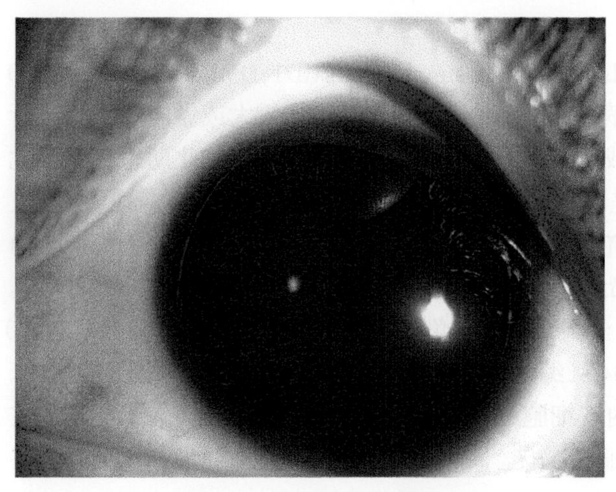

图 35-7 先天性无虹膜症

图中显示虹膜根部缺失（眼部前节相，4×10 倍）

道，提示为常染色体显性遗传。外显率较高（84%）。国内已报道 27 个家系 103 例，患者子代 132 人中 72 人发病（54.6%），外显率为 100%（图 35-8）。分子遗传学认为 *PAX6* 基因是先天性无虹膜的主要致病基因。*PAX6* 基因是一种同源盒基因，位于染色体 11p13。其 mRNA 大小为 2341bp，编码含 422 个氨基酸的转录调节蛋白。该转录因子通过 DNA 结合域识别其他靶基因，通过转录激活域激活下游基因的表达。*PAX6* 基因在眼、鼻、胰腺和中枢神经系统的发育中都起着重要作用，不同功能域出现的突变可有不同的临床表现。因此，本病可以分出 10 个亚型，其 OMIM 各有其代号。先天性无虹膜的患者除了眼部复杂的表现外，常合并其他的全身疾病，如 11p13 缺失综合征（WAGR 综合征）以及 Gillespie 综合征等，患者可出现马蹄内翻足、多指（趾）症、共济失调，还可见于颅骨、面骨发育不全、肾母细胞瘤（Wilms 瘤）等。根据轻重与伴发疾病，临床可将此病分为四型：Ⅰ型即典型病例，最多见，视功能较差。Ⅱ型视功能较好，较少见。Ⅲ型伴智力低下。Ⅳ型伴肾母细胞瘤（Wilms 瘤）。

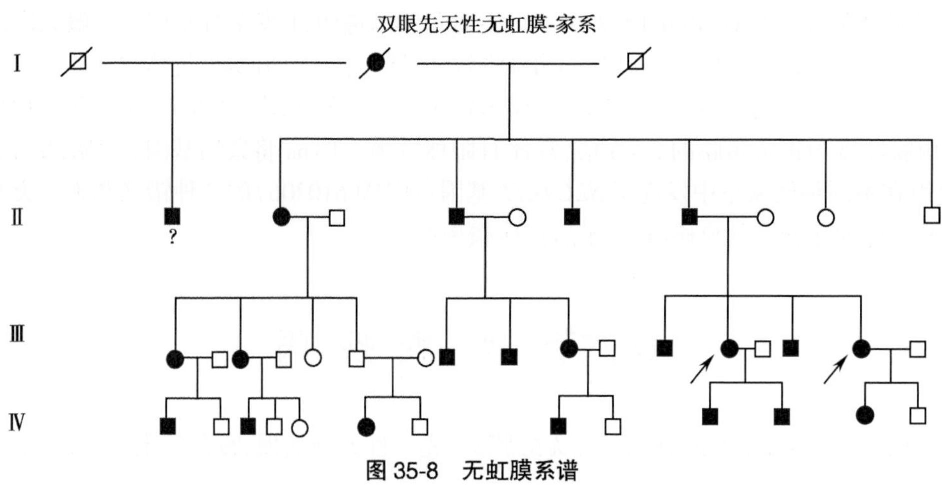

图 35-8 无虹膜系谱

关于本病的发病机制，目前主要有两种学说：①在胚胎 20～25mm 时期，中胚层发育障碍，如晶状体血管膜残留等导致外胚层发育异常，引起虹膜发育障碍，造成出生后的无虹膜现象；②在胚胎 65～80mm 时期，神经外胚层发育障碍，导致多个眼组织发育障碍，可出现黄斑中心凹发育异常，视网膜组织结构异常，睫状体发育不全，以及无虹膜等。目前认为，严重的无虹膜是由于神经外胚层发育障碍所致，轻型病例则是中胚层发育异常的后果。

（三）防治

目前尚无治愈先天性无虹膜疾病的有效方法，所以，遗传咨询和产前诊断对于预防无虹膜症的形成至关重要。对于无虹膜症的患者，可用有色角膜接触镜减轻畏光症状，也可以进行带虹膜的人工晶状体植入、青光眼手术、角膜移植等。但由于该病患者多存在黄斑结构异常，所以患者的视功能情况并不理想。该病患者子代患病风险率为 50%。由于后果严重，应告知患者生育时寻求产前诊断（特别是Ⅰ型患者）。

二、虹膜缺损

虹膜缺损（coloboma of the iris），与先天性无虹膜症相比，虹膜缺损是指虹膜组织的部分缺失。

（一）临床表现

虹膜缺损是临床上比较常见的一种眼部先天性发育畸形。虹膜缺损可以单独存在，也可与睫状体、脉络膜、视神经、晶状体缺损同时存在。单独存在的虹膜缺损并不少见，约占总人口的1/6000。可为双侧性或单侧性。伴有脉络膜缺损的常为双侧性。缺损通常位于下方，称为典型缺损（图35-9）。也可位于其他部位，称为不典型缺损。典型缺损系从瞳孔下缘直达角膜缘，呈梨形，尖端指向角膜缘，基底部位于瞳孔。瞳孔色素缘沿缺损边缘向前包绕整个缺损。此外，如缺损未包括从瞳孔缘到睫状体的全部虹膜，而只累及其中一段，则称为部分性缺损。累及瞳孔缘的称为虹膜切迹，也可累及虹膜根部，或累及虹膜中段，形成一孔。还有中胚层组织从瞳孔缘伸展，横贯缺损，称为桥形缺损，但较少见。

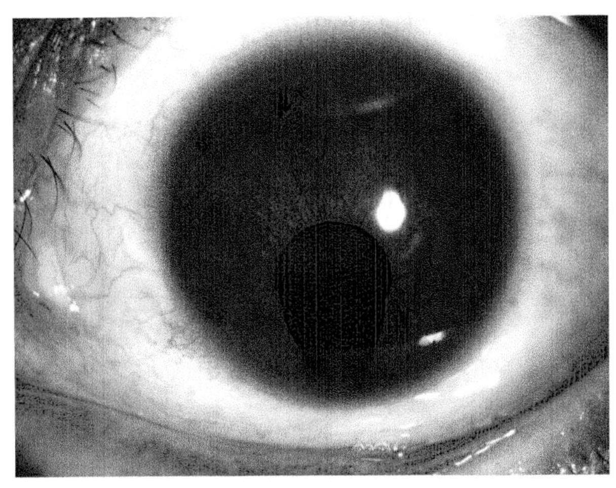

图35-9　虹膜缺损

图中显示下方部分虹膜缺失，根部未见（4×10倍）

（二）遗传学和发病机制

根据动物实验与临床观察，典型的虹膜缺损的发生原因是胚胎裂的关闭发生障碍所致。文献上已有不少系谱分析，往往连续几代发病，可多达五代，提示为常染色体显性遗传。但常不规则，可见隔代现象。外显率不高，为20%～30%。但如仔细检查每个家庭成员，将一些轻度的不完全缺损包括在内，则外显率可稍高。表现度也不一，轻的可仅有虹膜切迹；重的可伴有睫状体、脉络膜、晶状体、视神经缺损，甚至可有小眼球或眼眶囊肿。在同一家庭中的不同成员也可有不同程度的表现。国内陆炳新（1985）综合61个家系，仅3个为常染色体显性遗传，其余为散发。虹膜缺损还可见于各种染色体病，也可见于各系统遗传病。本病致病基因染色体定位在11p13，编码基因仍为*PAX6*，有可能它是无虹膜症的较轻表现。从OMIM的10个亚型中，本症为OMIM 120200，是10种无虹膜症亚型代号之一，属于无虹膜症的一个亚型。

（三）防治

本病无特殊疗法。

三、先天性小瞳孔

先天性小瞳孔（microcoria，OMIM 156600）是指在一般光线下，瞳孔直径小于2mm。目前认为，其发生机制主要为瞳孔扩大肌先天缺失，或发育障碍引起瞳孔括约肌持续收缩所致。其是较少见的先天畸形，常见于双侧患病。多为散发性发病，没有明显的家族遗传史，家族性发病者主要为常染色体显性遗传，少数为常染色体隐性遗传。

先天性小虹膜患者的瞳孔很小，瞳孔表现为环形收缩，皱褶消失。对光反应微弱，甚至缺如。主要症状为夜盲，本病可为散发性，也可具有遗传和家族性倾向。后者通常为常染色体显性遗传，曾有连续三代发病的家系报道。但也有提示为常染色体隐性遗传的家系。染色体定位为13q31-q32，说明仍然有其遗传基础。

四、瞳孔残膜

瞳孔残膜（persistent papillary membrane，PPM），又称永存瞳孔膜，是较常见的虹膜先天异常，主要由于瞳孔部中央动脉弓及其伴随中胚叶组织在胚胎发育过程中萎缩和消失不完全所致，不消失者即成为永存瞳孔膜（图35-10）。此膜自胚胎7个月左右开始退化，至出生时已完全萎缩吸收，但也有在出生后才被吸收。

（一）临床表现

在新生婴儿中，常可见到不同程度的瞳孔残膜，即残存的闭塞血管和中胚叶组织。随年龄增长，大部分婴儿的瞳孔残膜逐渐消失,一般认为在一岁末仍未萎缩的残迹可能永久存留,被称为瞳孔残膜。

(二)遗传学和发病机制

本病一般为散发性,少数患者具有家族遗传史。对于散发患者,认为其发生原因可能为胎儿时期因毒素侵入产生炎症,或其他原因引起瞳孔膜退化停止所致。单卵双生子的发病一致率并不高。偶有连续二代以上发病的报道,提示为常染色体显性遗传。

永存瞳孔膜起于虹膜表面的中胚叶层,一般起始于虹膜小环,也有发自虹膜睫状区边缘者。1997年,Goldbeg将瞳孔残膜与永存原始玻璃体增生症(PHPV)归为永存性胚胎血管范畴,并提出了PPM和PHPV等胚胎血管系统消退异常为持续性胎儿血管化(persistent fetal vasculature,PFV)的概念。

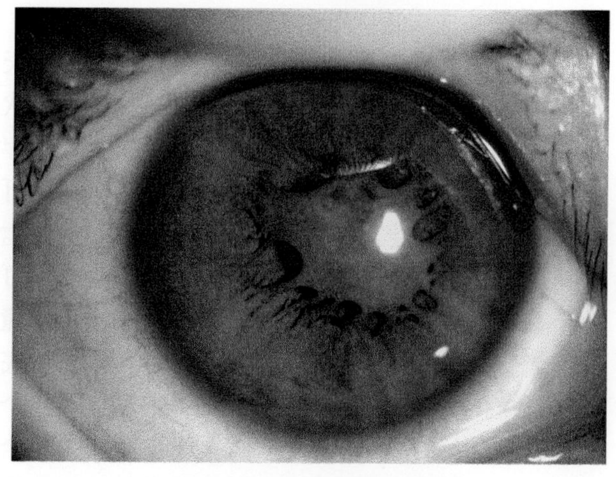

图35-10 严重的瞳孔残膜

图中显示残膜质厚面积大,几乎覆盖整个瞳孔区(4×10倍,北京市眼科研究所孙旭光教授惠赠)

根据形态,宋振英将PPM分为丝状、膜状与星状三种,其中丝状瞳孔残膜最为常见。根据与周围组织关系,Elder将PPM细分为5型。

(三)防治

对于PPM治疗,激光手术是一种简便,安全而有效的治疗手段。对婴幼儿及学龄前儿童配合性差,激光治疗不易奏效的情况,宜选择手术治疗。

五、虹膜异色症

虹膜异色症(heterochromia iridis,OMIM 142500)是指因虹膜病变引起虹膜组织色素脱失而导致的以虹膜颜色异常为特征的一类病变。发生虹膜异色症的原因主要包括:①遗传因素,已见到具有家族遗传史的多个家系的报道;②虹膜病变继发引起,如虹膜睫状体炎可致虹膜异色征等;③其他因素,如中毒因素所致的虹膜异色等。根据虹膜异色症出现时间不同可分为:先天性虹膜异色症和后天性虹膜异色症。目前认为,先天性虹膜异色症主要由遗传决定。根据发病的眼别不同,可将虹膜异色症分为双眼虹膜异色症和单眼虹膜异色症。

(一)双眼虹膜异色症

双眼虹膜异色症指双眼虹膜色泽不同,又可分以下几种:①先天性色素异常:先天性双眼虹膜异色可能是一眼色素过少,也可能是一眼色素过多。能引起色素过少的遗传病有局部白化病(X连锁遗传)、耳聋-眼病-白额发综合征(Waardenburg综合征)(属常染色体显性遗传)。能引起色素过多的遗传病为眼黑变病(常染色体显性或隐性遗传)。② Fuchs并发性虹膜异色症:特点为虹膜色素减少、虹膜萎缩、细小的角膜后沉着、玻璃体混浊,后囊下白内障等,常为单侧性。曾有同一家族内数人发病的报道,可能为常染色体显性遗传(规则或不规则)。③伴有全身性遗传病的双眼虹膜异色症:见于蜘蛛指(趾)综合征、先天性溶血性黄疸等。

(二)单眼虹膜异色症

单眼虹膜异色症指同一眼各部位的虹膜颜色不等,包括虹膜痣与杂色虹膜,也可指患者一眼虹膜正常,而另一眼虹膜颜色异常。①虹膜痣:指见于虹膜的色素痣,可能为常染色体显性遗传(有连续传递五代者),也有常染色体隐性遗传的报道。并有报道单卵双生子同病者。但痣的部位、大小、数量可不相同。②杂色虹膜:指同一虹膜上有不同的颜色,可见于白化病、眼黑变病或耳聋-眼病-白额发综合征。后者除了虹膜异色外,还有内眦外移,听力下降和前额头发白变等体征。在对此综合征研究中发现,配对盒基因(*PAX3*)可能与虹膜异色症的形成具有一定关系。③一眼虹膜异常另一眼正常:有文献报道,一家族中三代成员中均见右眼虹膜正常,左眼蓝色虹膜的现象。但有文献报道,可能存在病变基因的不完全外显所致。

六、前房分裂综合征

前房分裂综合征（anterior cleavage syndrome）或称虹膜角膜中胚层发育不全，包括了一组以累及角膜和虹膜为主的先天性异常。各种异常可单独存在，也可同时出现，组成不同的疾病。主要有：①角膜后胚胎弓（posterior embryotoxon，OMIM 601920）指 Schwalbe 环隆起，从前面可见到角膜缘有一 0.5～3mm 宽的白色环，一般无症状，为常染色体隐性遗传。② Axenfeld 异常（Axenfeld anomaly，OMIM 602482）指角膜后胚胎弓伴有伸展在前房角的虹膜条带。部分病例可发生青年型青光眼，可能为常染色体显性遗传。③ Rieger 异常（Rieger anomaly，OMIM 602482）指虹膜表层发育不良，纹理不清，有时并出现孔洞、瞳孔偏位或形态改变，常伴有青光眼。如伴有面部及牙齿畸形，称为 Rieger 综合征。本病为常染色体显性遗传。国内已屡有报道。④ Peter 异常（Peter anomaly，OMIM 261540）指角膜白斑与后表面缺损，可伴以虹膜或晶状体前粘连。常为散发性，偶为常染色体隐性遗传。

第七节　青　光　眼

青光眼（glaucoma，OMIM 606657、137750、231300 等）指眼压升高，以及由此引起的视神经萎缩和视野缩小，如不及时治疗，可招致失明，是常见的致盲眼病之一。可分为原发性、先天性、继发性三大类。

一、原发性青光眼

原发性青光眼（primary glaucoma，OMIM 231300、613086 等）指并非由其他已知病因引起的青光眼，分为开角性与闭角性两大类。

（一）开角性青光眼

开角性青光眼（open-angle glaucoma，GLC1 OMIM 137760、137750 等）又称单纯性青光眼（simple glaucoma），是最常见的青光眼类型，占所有青光眼的 60%～70%。特点是眼压升高时前房角仍然开放。高眼压不是由于虹膜根部堵塞前房角所引起，而是由于滤帘、导流管等房水流出途径障碍所致。近年研究认为，这是一种多基因遗传病（图 35-11）。

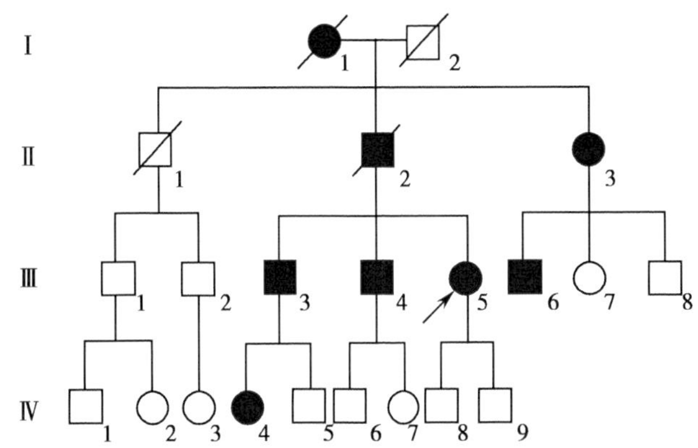

图 35-11　一江西籍原发性开角型青光眼家系系谱图

1. 临床表现　本病症状不明显，早期可无症状，或仅有眼胀、不适感。晚期可因视野缩小引起夜盲，行走不便。眼部主要表现有高眼压、视乳头凹陷与视野损害。高眼压可为经常性或间歇性，可伴有房水流畅系数（C 值）降低。视乳头凹陷扩大、苍白，视网膜血管在凹陷边缘处屈折成屈膝状。视野早期变化为生理盲点向上下方扩大，然后形成弓形暗点、鼻侧阶梯。周边视野缩小呈管状，最后视野消失而失明。开角性青光眼的前房角与正常人无区别。

2. 遗传学和发病机制　近年来的一系列研究表明本病是一种多基因遗传病。目前至少发现有 14 个区段与其相关，分别命名为 GLC1A（OMIM137750，原发性开角型青光眼 1A，1q24.3）至 GLC1N（OMIM 611274，开角型青光眼 1N，15q22-q24）。位于这些区段的肌纤蛋白（myocilin）基因 *MYOC*、*OPTN* 等多个开角性青光眼易感基因也被陆续发现。*MYOC* 基因位于 1q24.3，表型为青光眼 1A 型，是第一个发现与开角性青光眼相关的基因，在全世界开角性青光眼患者中有 3%～5% 的患者发现 *MYOC* 突变。*MYOC* 突变首先在青少年或是刚成年患者中发现，这些患者经常表现为眼压升高并需要手术治疗。

OPTN 基因是第二个发现与开角性青光眼相关的基因，位于 10p13，表型为青光眼 1E 型。*OPTN* 基因

发生变异的患者多表现正常眼压青光眼（normal tension glaucoma，TNG）的特点。研究显示，p.Glu50Lys 突变的频率尽管很低，但是与开角性青光眼尤其是表现 NTG 类型的发病有密切联系。随后又发现一些突变（如 p.Met98Lys），也可能与开角性青光眼有关。

另外，还有 *WDR36*、*NTF4* 等基因可能与本病可能有关的报道。

本病高眼压的直接原因是房水流出障碍。障碍主要位于滤帘、Schlemm 管和导流管。引起障碍的原因尚未完全阐明，很可能是上述组织的变性、硬化。视乳头凹陷可能是由于血流供应障碍（高眼压压迫、全身性动脉硬化）所致。

3. 防治　本病应尽可能控制眼压，防止视野损害。通常先用药物治疗，包括眼部使用缩瞳药、肾上腺素、肾上腺素 β 能阻断剂及口服碳酸酐酶抑制剂等。如不能控制可作滤过性手术、滤帘切除术或激光小梁切除术。

（二）闭角性青光眼

闭角性青光眼（angle-closure glaucoma，OMIM 267760）的眼压升高系由于虹膜根部堵塞前房角，妨碍房水外流所致。常伴有眼部充血，因此过去又称为充血性青光眼（congestive glaucoma）。它是青光眼中第二常见的病症，影响全球约 1600 万人口。

1. 临床表现　本病患者多见于 40～50 岁以上的中、老年人，其中女性居多，且情绪波动大者易发病。患眼常为远视眼，遗传因素也有一定的影响，根据发病的不同时期，可有不同的临床表现。①临床前期：患者可无任何不适，但一般可考察下列因素：可有原发性闭角型青光眼的家族史、一眼青光眼急性发作的另侧眼等。②前躯期：在劳累、精神刺激等诱因下出现阵发性视物模糊、患侧头痛、鼻根酸胀等症状。③急性发作期：眼压持续升高，表现为剧烈头痛、眼痛，伴有恶心、呕吐等症状。检查可见球结膜混合充血、角膜水肿，瞳孔中度大、对光反射消失，眼底发现视网膜中央动脉搏动。④间歇期（缓解期）：经一定时间的药物治疗或自然缓解，眼压恢复正常，症状减轻或消失，但仍可发现周边部虹膜前粘连、瞳孔无法恢复正常形态和大小。⑤慢性期：如果急性期没有及时治疗，病情可转为慢性期。患者自觉症状减轻，但未完全消失，眼压持续增高，视功能逐渐减退，出现与开角型青光眼相似的视野改变及眼底改变。也有一些患者不经过前驱期或急性期而直接进入慢性期，此时视乳头和视野出现青光眼性改变。⑥绝对期：在临床上，该期的患者眼压虽高但无明显自觉症状，也有的患者因眼压过高或出现角膜并发症而发生剧烈疼痛。

2. 遗传学和发病机制　过去曾发现一些似为常染色体显性遗传等遗传方式的家系，但实际上此类家系为数很少。目前，*Vav2*/*Vav3* 缺陷小鼠模型显示眼内压升高的虹膜角膜的闭角症状，并且伴有视网膜神经节细胞的发育缺陷；但是在闭角性青光眼患者中还没有发现该基因的相关突变。另外有报道，PRSS56 突变的小鼠模型显示眼轴变短等类似于闭角型青光眼的症状。闭角性青光眼经常伴随于真性小眼球的患者发生，真性小眼球一般表现为明显的眼轴缩短和巩膜增厚，*MFRP* 和 *VMD2* 两个基因发现与小眼球症发病有关。

闭角性青光眼的眼球有其解剖特点：角膜小、较扁平；晶状体较大，位置较前；眼轴也较短。因此前房浅，前房角狭窄。虹膜与晶状体贴着较紧，造成瞳孔阻断与虹膜膨隆。如再发生瞳孔扩大、眼部充血都可诱使前房角关闭，引起眼压上升，发生青光眼。目前一般认为这些解剖因素是发病的重要因素。有研究表明本病的发病与其自身晶状体解剖结构异常有关，晶状体因素导致的瞳孔阻滞是本病发病的主要诱因。包括晶状体增厚、前后表面曲率半径减小和相对位置偏前、虹膜晶状体接触距离增大等。

3. 防治　根据国内资料估测，如父母之一有病，子女发病风险率为 6%；父母均有病，则为 24%。父母正常，已有一个同胞发病时，发病风险率为 5%。因此对有家族史者应提高警惕，特别是前房浅、前房角窄者更应注意，定期至眼科随访，以便作出早期诊断和治疗。

临床前期和前驱期患者应尽快进行激光或周边虹膜切除术，防止前房角关闭和急性发作。急性期时应采取紧急综合治疗措施，应用各种药物，如缩瞳剂迅速降低眼压，保护视功能，但应防止药物过量而中毒。也可以采用减少房水生成的药物，如 0.5% 马来酸噻吗洛尔滴眼液。 还可以采用口服或静脉滴注脱水剂的方法。除了上述药物手段，还应配有辅助治疗，如对全身症状严重者，可给予止吐、镇静、安眠药物。对患者眼部滴用糖皮质激素，有助于减轻眼充血和虹膜炎症反应。对于慢性期患者同理采用药物治疗和手术治疗，滴用缩瞳剂等。而针对绝对期患者，患者已达末期，应以解除痛苦为主，可采用睫状体冷冻或睫状体激光光凝术等降低眼压。

二、先天性青光眼

先天性青光眼（congenital glaucoma，OMIM 613086、231300）指出生后不久或儿童期发生眼压升高。

（一）临床表现

由于婴幼儿眼球壁易于扩展，高眼压可引起眼球扩大，因此又可称为“牛眼”或“水眼”。患儿常有畏光流泪、角膜变大、角膜水肿、后弹力层破裂、前房深、瞳孔扩大、视乳头凹陷扩大，色泽苍白，眼压升高。如不治疗，必导致失明。发病机制一般认为是由于前房角发育的先天缺陷，造成房水流出障碍所致。

（二）遗传学和发病机制

本病基本由遗传因素决定。多为常染色体隐性遗传，也有少数家系有连续两代发病。近年来，Li 等人在 542 例先天性青光眼患者中发现细胞色素 P4501B1 基因（*CYP1B1*）发生突变。Narooie-Nejad 等人的研究表明，转化生长因子结合蛋白 2（LTBP2）突变体的功能丢失，可能是引起原发性青光眼的原因之一。目前认为此病为多基因遗传的可能性较大。

（三）防治

本病可作前房角切开术或滤过性手术以控制眼压。本病患者经眼前房角切开术或小梁切开术后，报道成功率为 80%～93%。但出生时患病或 1 岁左右患病的患者，需要进行多次眼前房角切开术或小梁切开术，并且术后效果不理想，也可能需要多种术后辅助治疗。本病患者子代很少发病，但其弟妹发病率较高（为 10%～20%），可供遗传咨询参考。

三、继发性青光眼

有很多种眼病可引起眼压升高，称为继发性青光眼（secondary glaucoma，OMIM 251750）。其中有些眼病是由遗传决定的，可见本章各节。

有些染色体病（如 13 三体征、18 三体征、18q- 等）也可伴发青光眼。有些单基因遗传病，如蜘蛛指（趾）综合征、Reiger 综合征、Weil-Marchesani 综合征，也可发生青光眼。此外，单纯性疱疹病毒在人群中广泛存在，可导致许多眼部疾病，包括睑缘炎、结膜炎、角膜炎、葡萄膜炎，可能是继发性青光眼的重要致病因素。以下为常见继发性青光眼及发病原因（表 35-2）。

表 35-2　继发性青光眼类型及诱因

类　型	原　因
屈光不正继发性青光眼	屈光系统调节失常，睫状肌功能紊乱，房水分泌失衡
炎症性青光眼	葡萄膜炎
虹膜睫状体炎性青光眼	虹膜睫状体炎
白内障继发闭角型青光眼	白内障
晶状体溶解性青光眼	晶状体囊膜破裂
	小梁网阻断
	晶状体脱位
眼内出血继发性青光眼 （溶血性青光眼）	前房积血
外伤性青光眼	外伤性房角退缩
睫状体阻滞性青光眼 （术后青光眼）	无晶状体性瞳孔阻滞

续表

类　型	原　因
新生血管性青光眼	视网膜中央静脉阻塞，视网膜缺血或睫状体缺血
药物诱导的青光眼	皮质类固醇激素
	α-糜蛋白酶术后眼内高压
其他	眼内肿瘤
	视网膜脱落
	眼部严重化学灼伤
	特发性虹膜萎缩症
	中毒性青光眼

第八节　晶状体疾病

晶状体疾病包括白内障、晶状体脱位、晶状体先天畸形、无晶状体眼。晶状体疾病均会引起视力障碍。

一、晶状体先天畸形

晶状体先天性畸形（congenital malformation of lens）有以下三种：①先天性球形晶状体，晶状体呈球形，散瞳后易看到晶状体的赤道部和悬韧带。②先天性晶状体圆锥，晶状体后极部呈圆锥形隆起，可能与玻璃体动脉牵引有关。③先天性晶状体缺损，多在晶状体下方赤道部有切迹样缺损，相应部位的悬韧带也常缺如。

本病目前尚无有效的治疗方法。

二、无晶状体眼

无晶状体眼（aphakia，OMIM 610256）是指眼内缺少晶状体，瞳孔区缺少晶状体的情况也包括在这个范畴之内，称之为无晶状体状态。本病可为先天性的，极少见。多数为白内障摘出术后、针拨障术后或外伤后晶状体脱位所致。其特征为前房深、虹膜震颤、瞳孔深黑、屈光度减退、调节作用丧失。本病可以通过无晶状体眼镜、角膜接触镜、角膜屈光手术和人工晶状体等方法进行矫正。

三、晶状体异位

晶状体异位（ectopia lentis，OMIM 129600、225100 等）是指由于先天或后天因素导致晶状体脱离正常位置。正常情况下，晶状体在晶状体悬韧带的作用下悬挂于睫状体上，但是，当晶状体悬韧带出现损伤，从而导致悬挂力减弱和不对称，最终导致晶状体位置异常。根据悬韧带缺损或离断的程度，本病可分为不全脱位（subluxation）和全脱位（luxation/dislocation）。根据病因，本病分为先天性、自发性和外伤性。本病的并发症包括屈光不正、葡萄膜炎、继发性青光眼、视网膜脱离、角膜混浊。

本病具有遗传异质性，可以是常染色体显性和常染色体隐性方式遗传。我国已有单纯性晶状体异位（图 35-12）和先天性单纯性晶状体异位的家系报道（图 35-13）。两个家系中均有多个受累个体，并且没有近亲婚史，这些特征基本符合常染色体显性遗传的特征。

从常染色体显性遗传的家系中检测到基因 *FBN1* 的突变，它的突变具有显性失活（dominant negative）效应。此外，与 *FBN1* 结构和功能相似的基因如 *FBN2*、*FBN3*、*LTBP* 和 *FBNL* 等也可能与晶状体异位有关。

由于本病也可以呈常染色体隐性遗传方式。有研究将隐性致病位点定位于 1 号染色体近着丝粒区

（1p13.2-q21.1）。最终确定 *ADAMTSL4* 的纯合无义突变能够解释简单的常染色体隐性遗传的晶状体异位。并且这一结论已被不同的实验室所验证。另外，基因 *ADAMTSL17* 的纯合突变可能也会导致晶状体异位。

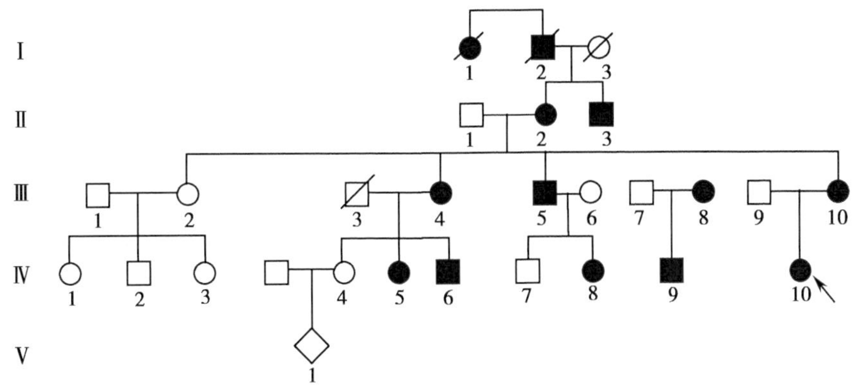

图 35-12　单纯性晶状体异位家系图

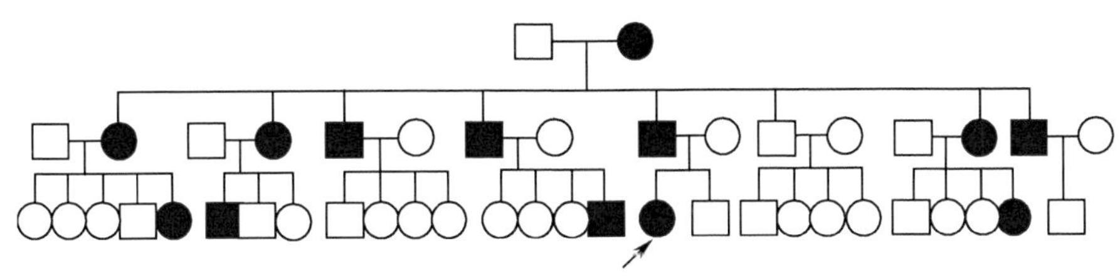

图 35-13　先天性晶状体异位家系图

（一）先天性单纯性晶状体异位

指仅有晶状体异位，而无瞳孔异位和全身性遗传病。通常为双侧性。晶状体半脱位，偏向一侧，以致在瞳孔领可看到晶状体边缘，轻症需扩瞳时才能看到，偏向上方或上内方的较多，也可偏向其他方向。在偏位方向相反处的悬韧带缺如或很少。该处的虹膜也可因缺少晶状体的支持而发生震颤。早年时晶状体一般仍透明，年长后可发生白内障。晶状体可以全脱位，进入前房或玻璃体，发生继发性青光眼或视网膜脱离。

本病通常连续两代以上发病，有多至六代发病的家系报道，因此一般为显性失活（dominant negative）的常染色体显性遗传。但亦有少数为常染色体隐性遗传的报道。

（二）伴有瞳孔异位的晶状体异位

有些晶状体异位同时伴有瞳孔异位。瞳孔呈卵圆形，偏移方向与晶状体偏移方向相反，因此常能在瞳孔领看到晶状体边缘。其他表现与单纯晶状体异位相同。

本病遗传方式与单纯性不同，其亲代常为近亲结婚，同胞中可有数人发病，提示为常染色常隐性遗传。

（三）迟发型晶状体自发性半脱位

指出生时晶状体位置正常，但在 20 岁后发生晶状体自发性半脱位，甚至全脱位。临床表现与先天性者相同。通常为常染色体显性遗传。

（四）全身性遗传病伴晶状体脱位

很多种全身性遗传病可发生晶状体脱位。发生率较高的有马凡综合征、同型胱氨酸尿症、Weil-Marchesani 综合征、高赖氨酸血症等。较少见的有 Ehlers-Danlos 综合征、颅骨面骨发育不全，下颌面骨发育不全等。

四、先天性白内障

先天性白内障（congenital cataract，OMIM 302200、604168、614482 等）是较常见眼病。国内普查 20 万人，

患病率为 0.037%（1/2728）。可因环境或遗传因素造成。

据统计 26%～51% 为遗传性。国内统计，常染色体显性遗传占 21.0%，常染色体隐性遗传占 8.8%，少数为 X 连锁，多数为散发型。本病有遗传异质性，显性遗传型子代及弟妹约有 50% 发病；常染色体隐性遗传者，其弟妹约 1/4 发病。散发型子女及弟妹一般不发病。

随着近代分子遗传学的研究进展，已有 20 多个基因报道与本病有关，这些致病基因主要有以下几类：①晶状体蛋白基因：编码晶状体中 90% 以上的结构蛋白，突变导致晶状体纤维结构和排列异常引起晶状体混浊。已经鉴定的与常染色体显性遗传先天性白内障相关的晶状体蛋白基因有 *CRYAA*、*CRYAB*、*CRYBA1*、*CRYBBl*、*CRYBB2*、*CRYGC*、*CRYGD* 和 *CRYGS*。②膜转运蛋白基因，如 *MIP*、*GJA3* 和 *GJA8*，突变导致细胞间正常的信息传递受影响，引起晶状体混浊。③细胞骨架蛋白基因，如 *BFSP2*，突变引起晶状体细胞的骨架异常导致晶状体混浊。④发育调节因子编码基因，如 *PITX3* 和 *HSF4* 突变导致晶状体发育过程中的调控蛋白及与代谢有关的蛋白表达，引起白内障。⑤其他基因，如 *LIM2* 基因。部分白内障致病基因与临床表型见表 35-3。

表 35-3　部分白内障致病基因与临床表型

基因	遗传位置	突变	氨基酸改变	白内障表型	OMTM
CRYAA	21q22.3	c.346C＞T	p.Arg116Cys	核性	123580
CRYAB	11q23.1	c.450delA	移码突变	后移性	123590
CRYBA1	17q11.2	c.471+1G＞A	剪接位点	核性 / 缝性	123610
CRYBA1	17q11.2	c.471+1G＞C	剪接位点	粉尘状 / 后极性	123610
CRYBB1	22q11	c.658G＞T	p.Gly220Ter	粉尘状（核性和皮层性）	600929
CRYBB2	22q11.2	c.463C＞T	p.Gln155Ter	蓝点状	123620
CRYBB2	22q11.2	c.463C＞T	p.Gln155Ter	蓝点状 / 缝性	123620
CRYBB2	22q11.2	c.463C＞T	p.Gln155Ter	核性（粉尘状）	123620
CRYGC	2q33.3	c.13A＞C	p.Thr5Pro	粉尘状	123680
CRYGC	2q33.3	c.502C＞T	p.Arg168Trp	片层	123680
CRYGC	2q33.3	插入	52 额外氨基酸	核性（粉尘状）	123680
CRYGD	2q33.3	c.43C＞T	p.Arg15Cys	渐进性粉尘状	123690
CRYGD	2q33.3	c.470G＞A	p.Trp157Ter	中央核性	123690
CRYGD	2q33.3	c.176G＞A	p.Arg59His	皮刺状	123690
CRYGD	2q33.3	c.109C＞A	p.Arg37Ser	核形结晶	123690
CRYGD	2q33.3	c.70C＞A	p.Pro24Thr	片层 / 蓝点状	123690
CX46	13q12.11	c.188A＞G	p.Asn63Ser	核性（粉尘样）	121015
CX46	13q12.11	c.1137insC	移码突变	核性（粉尘样）	121015
CX46	13q12.11	c.560C＞T	p.Pro187Leu	核性（粉尘样）	121015
CX50	1q21.2	c.262C＞T	p.Ser88Pro	核性（粉尘样）	600897
CX50	1q21.2	c.142G＞A	p.Glu48Lys	核性（粉尘样）	600897
CX50	1q21.2	c.741T＞G	p.Ile247Met	核性（粉尘样）	600897
PITX3	10q24.3	c.38G＞A	p.Ser13Asn	完全性	602669
MIP	12q12	c.413C＞G	p.Thr138Arg	多形性	154050
MIP	12q12	c.401A＞G	p.Glu134Gly	板层状	154050

续表

基因	遗传位置	突变	氨基酸改变	白内障表型	OMTM
BFSP2	3q22.1	c.859C > T	p.Arg287Trp	片层状（少年发病）	603212
BFSP2	3q22.1	c.697_699del GAA	p.Glu233del	粉尘状	603212
MAF	16q23.2	c.863G > C	p.Arg288Pro	？/小角膜/角膜缺损	177075
HSF4	16q22	c.56C > A	p.Ala19Asp	/	602438
HSF4	16q22	c.256A > G	p.Ile86Val	单侧遗传	602438
HSF4	16q22	c.341T > C	p.Leu114Pro	片层状	602438
HSF4	16q22	c.355C > T	p.Arg119Cys	片层状	602438

由遗传决定的白内障可分为以下几类：

1. 前极性白内障（anterior polar cataract，OMIM 601202）　表现为瞳孔中央、晶状体前表面的白色斑点，混浊可局限于囊膜或包括囊膜下的皮质。有时可向前突出至前房（锥形白内障）。有时可伴有瞳孔残膜，通常对视力影响不大。本型白内障是因胚胎期中晶状体未从表面外胚叶彻底脱落所致。

遗传方式通常为常染色体显性遗传。Berry 等对一前极性白内障家系的研究将致病基因定位于 17p13 的染色体区段内。

2. 后极性白内障（posterior polar cataract，OMIM 610623、116600、605387 等）　后极性白内障是晶状体后极的白色斑点，可局限于中央，也可伸展至皮质层。一般为静止性，对视力影响不大。但有些病例可出现进行性的后皮质性白内障，甚至可发展为全白内障。本型白内障是胚胎期玻璃体血管未消失的后果。

遗传方式通常为常染色体显性遗传，偶有常染色体隐性遗传的报道。在数个常染色体显性遗传的后极性白内障家系研究中都报道了 Eph-receptor type-A2（*EPHA2*）基因突变。晶状体蛋白基因家族中的 alpha-B crystallin gene（*CRYAB*）也已报道与后极性白内障的致病相关。另外还有基因 *PITX3*、*CHMP4B* 等与后极性白内障的致病相关。

3. 全白内障（total cataract）　指出生时晶状体已完全混浊，瞳孔领呈白色弥漫性混浊。有时混浊的晶状体已吸收，仅留下囊膜，称为膜性白内障。实质上这两种类型属于同一类，可见于一个家庭的不同成员。都是由于胚胎期内晶状体上皮及基质全部被破坏所致。

本病通常为常染色体显性遗传，但偶有常染色体隐性遗传或 X 连锁隐性遗传的家系报道。梁小芳（2010）报道的一全白内障家系中（图 35-14），4 代共有 10 名患者，呈常染色体显性遗传。在对常染色体显性遗传家系的研究中，Semina 等发现 paired-liked homeodomain transcription factor 3（*PITX3*）基因突变可导致全白内障。间隙连接蛋白基因家族的 gap junction protein alpha 3（*GJA3*）和 gap junction protein alpha 8（*GJA8*）基因都已报道与全白内障的发生相关。*GJA8* 基因和 lens intrinsic membrane protein 2（*LIM2*）基因突变导致的全白内障也为常染色体隐性遗传。对本病的治疗可早期作针吸术，切除混浊的晶状体。

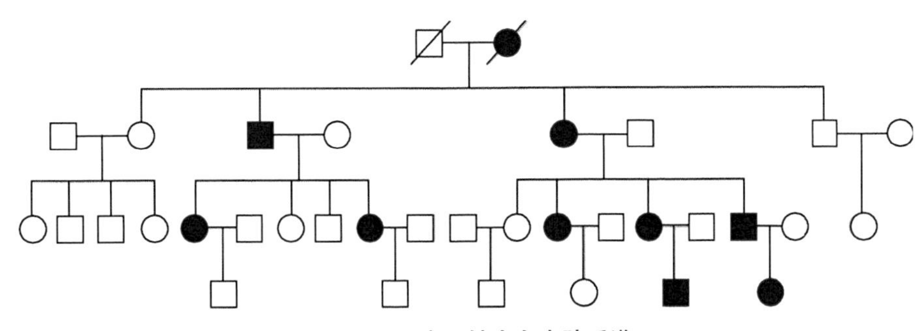

图 35-14　先天性全白内障系谱

4. 绕核性白内障（zonular cataract，OMIM 116200，601885 等） 本型最常见。表现为晶状体核周围混浊。扩瞳检查可看到晶状体中央呈盘形混浊。盘的中央较淡而周围部分较浓密，边缘常有齿轮状白色条形混浊。由于混浊占据整个瞳孔领，因此视力明显减退。本型白内障可为静止性，但也可发展成为全白内障。绕核性混浊发生原因是胎儿期内某一阶段从晶状体赤道部上皮生成的纤维因某种原因发生混浊，以后造成混浊的原因消失，新生纤维变透明，形成在透明纤维中夹有一个环形混浊的绕核性白内障。

遗传方式通常是常染色体显性遗传，有时甚至连续传递八代，偶有报道呈常染色体隐性或X连锁隐性遗传者。Berry 和 Francis 等在对一常染色体显性遗传的绕核性白内障家系的研究中定位了12号染色体上的 major intrinsic protein 基因 *MIP* 突变。步磊等通过对1个中国绕核性白内障大家系（图 35-15）和两个小家系的研究，定位了16号染色体上的显性遗传致病基因的热休克转录因子4（heat-shock transcription factor 4）基因 *HSF4*，并同时证实该基因也是 Marner 白内障家系的致病基因。*GJA3* 和 *GJA8* 基因在绕核性粉状白内障中也均有报道。治疗可用扩瞳药扩大瞳孔，露出透明的周边部，使光线得以进入眼内，从而提高视力。也可作光学虹膜切除术。必要时可作白内障手术。

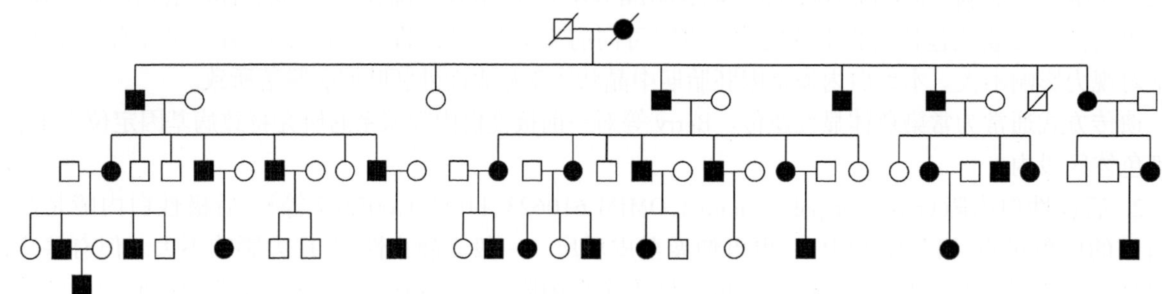

图 35-15 先天性绕核性白内障系谱

5. 核性白内障（nuclear cataract，OMIM 611544，609741） 核性白内障指晶状体核呈弥漫性灰白色混浊，混浊虽在晶状体中央，但与绕核性白内障不同，其混浊中央较浓密而周边部较淡。严重者整个核变浓白色，对视力有较大影响。本型白内障是由于晶状体胎核纤维混浊所致。

遗传方式一般为常染色体显性遗传，少数为常染色体隐性遗传。齐燕华等在对一个常染色体显性遗传家系的研究中，发现晶状体蛋白基因家族中的 Beta-A1/A3 crystallin gene（*CRYBA1/A3*）与核性白内障发生相关。该家族中的 *CRYGC* 和 *CRYAB* 基因也都在核性白内障中有突变报道。此外 *GJA8* 基因突变也可形成核性白内障。郑建秋等报道了一例此基因突变引起的我国北方汉族家系病例（图 35-16）。本型治疗与绕核性白内障相同。

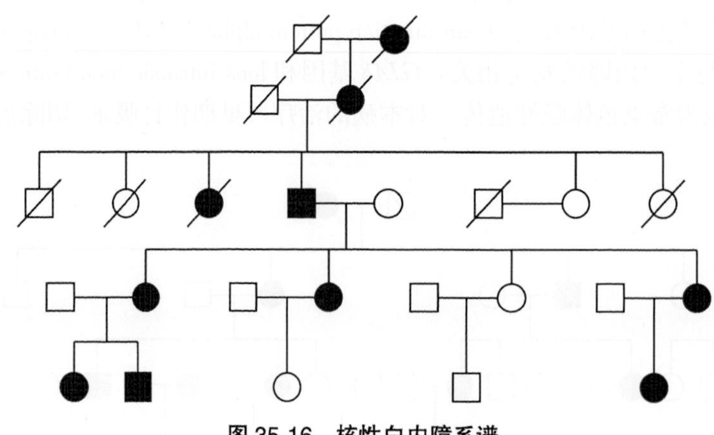

图 35-16 核性白内障系谱

除了以上单纯性先天性白内障，很多其他遗传性疾病也伴有先天性白内障症状。①伴有其他眼部畸形的先天性白内障。遗传性白内障可见于瞳孔残膜、玻璃样动脉残余、虹膜缺损、晶状体异位、无虹膜、Norrie 病、先天性小眼球等。②染色体病伴发的白内障:很多种染色体病可发生白内障。如 13 三体性、18 三体性、21 三体性、$15q^+$、$21q^-$、先天性卵巢发育不全等。③单基因遗传病伴发的白内障:很多种单基因遗传病都可伴发白内障。如南斯 - 霍兰综合征(Nance-Horan syndrome)是一种 X 连锁隐性遗传病,患者都伴有先天性白内障。

第九节 眼底疾病

一、视网膜色素变性

视网膜色素变性(retinitis pigmentosa,pigmentary degeneration of the retina)有原发性与继发性两大类,前者较多见。

(一)原发性视网膜色素变性(primary retinitis pigmentosa)

1. 临床表现 本病绝大多数为双侧性,通常在 10~30 岁起病,症状为夜盲,进行性加重,并有视野缩小。视野改变开始为环形盲点,以后扩大成向心性缩小,再发展成管状视野,至中年或老年时完全失明。眼底检查可见视网膜萎缩呈污秽色。典型的有软骨细胞状的色素堆积,开始于赤道部,以后可向周边和后极扩展,可累及大部或全部眼底。有些病例的色素呈圆形或不规则。晚期色素上皮萎缩,暴露脉络膜,并有脉络膜硬化的表现。视网膜血管明显变细,特别是动脉。视神经可萎缩呈蜡黄色。视网膜电流图(ERG)为无波型,少数为过低或低波型。眼电图(EOG)也常消失或严重下降。本病晚期常伴发白内障。全身表现可有重听,严重的可有聋哑。

2. 遗传学和发病机制 本病基本上是由遗传决定的。从系谱分析,可分常染色体隐性、常染色体显性、X 连锁隐性及散发(也可能属常染色体隐性)等几种类型。常染色体显性占 15%~25%,常染色体隐性占 5%~ 20%,X 连锁占 5%~ 15%,少数患者表现为双基因和线粒体遗传(参见第 10 章)。另外,有 50% 的患者以散发形式存在。通过连锁分析,在多条染色体上定位了 50 多个致病基因位点,其中已报道了 18 个突变基因。包括 *RHO*(3q22.1,OMIM 180380)、*RPGR*(Xp11.4,OMIM 312610)、*RP2*(Xp11.23,OMIM 300757)、*TTC8*(14q31.3,OMIM 608132)等。这些基因的遗传缺陷,可导致视细胞外节正常结构与功能变异,影响视细胞和色素上皮细胞的代谢;亦可干扰视细胞与色素上皮细胞间的相互作用;导致光电转化途径异常;也能引起被相邻细胞所诱导的凋亡。此种高度的遗传异质性,虽然最后均以视细胞凋亡而告终,但在临床上产生了不同类型及经过。

主要病变为神经上皮层变性,开始于杆体,以后累及锥体,然后影响整个视网膜,从外向内逐渐萎缩,伴以神经胶质增生和视网膜血管阻塞性变化。色素上皮色素脱落并进入视网膜。根据电镜、组织化学、电生理、眼底血管荧光造影等检查资料推测,认为本病的发生主要由于视网膜色素上皮细胞对视细胞外节盘膜的吞噬、消化功能衰退,致使盘膜崩解物残留、形成一层障碍物,妨碍营养物质从脉络膜到视网膜的转运,从而引起视细胞的进行性营养不良及逐渐变性和消失。这个过程已在一种有原发性视网膜色素性的 RCS 鼠视网膜中得到证实。在免疫学方面,近年研究发现本病患者体液免疫、细胞免疫均有异常,玻璃体内有激活的 T 细胞、B 细胞与巨噬细胞,视网膜色素上皮细胞表达 HLA-DR 抗原,正常人则无此种表现。同时也发现本病患者有自身免疫现象,但对本病是否有自身免疫病尚无足够依据。在生化方面,发现本病患者脂质代谢异常,视网膜中有脂褐质的颗粒积聚,锌、铜、硒等微量元素及酶代谢亦有异常。综上所述,本病可能的发病机制还比较复杂。

3. 防治 本病尚未有特效疗法。遮盖一眼可减慢发展。也有应用电子助视装置扩大视野或改善暗视力的报道。近年来发展的先进治疗技术可以应用到该病的治疗中,这种技术主要是在视神经的地方通过弱电流的刺激,能够激活视神经细胞,增强视神经的生物电兴奋性;同时还可强力刺激眼内末梢血管束,极大地改善眼底组织的血液循环和供氧,从而使视神经纤维获得充分的血氧供应而恢复其部分功能。利用于细胞治疗视网膜色素变性是在眼部注入干细胞，使受损的视神经、视网膜细胞得以修复，可提升并巩固视力。显性遗传者发病风险高；隐性者子女一般不发病；X 连锁隐性者，其外孙及弟弟约有 50% 发病概率，基因突变明确者可施行产前诊断。

（二）单基因遗传病伴发的视网膜色素变性

有很多种单基因遗传病，主要是遗传性代谢病可发生视网膜色素变性。如无或低 β 脂蛋白血症、黏多糖病（IH 型、IS 型、Ⅱ型、Ⅲ型）、共济失调性多发性神经炎样病、Cockayne 综合征等。还有伴性功能低下、肥胖、多指、智能发育不全的 Laurence-Moon-Biedl 综合征，通常为常染色体隐性遗传，我国已屡有报道。

（三）先天性视网膜色素变性

本病表现为出生后不久即发现视力很差，眼底可见视乳头苍白、视网膜血管变细、豹纹眼底、视网膜色素变化。视网膜电流图 b 波降低或为无波型，常有眼球震颤。遗传方式通常为常染色体隐性遗传。

二、家族性黄斑变性

家族性黄斑变性（familial degeneration of the macula）为常染色体显性遗传性疾病，其发病机制目前尚不清楚。关于发生时间及病变部位有多种推测，但多数学者支持本病为先天性的，其损害部位主要位于色素上皮层。此病种类繁多，分类方法还未统一。主要有以下几种：

（一）卵黄型黄斑变性（viteliform degeneration of the macula，OMIM 153700）

即 Best 病，亦称婴儿型遗传性黄斑变性。本病起病较早，通常在 6 岁以前起病。一般为双侧性，表现为黄斑区黄色的圆形或椭圆形病损，直径 0.5～3 个视盘。日后可吸收，遗留圆形的萎缩斑。年长后可有视力减退。视野可正常或有小的中心暗点。视网膜电流图正常，眼电图降低。主要病变为视网膜色素上皮萎缩。本病有散发者，也有家族史者。系谱分析提示为常染色体显性遗传。定位 11q12.3 的 *BEST1* 基因与本型有关。

（二）少年型黄斑变性（juvenile degeneration of the macula，OMIM 248200）

由 Stargardt 于 1909 年首先报道，故又称 Stargardt 病。本病较常见，在 6～20 岁起病，眼底最早改变为黄斑中心反射消失，此后黄斑区呈灰色，有金属状反光，然后黄斑出现萎缩斑，有不规则的色素堆积。主要症状为视力减退，可发展至 0.1 以下，但不会失明。视野有中心暗点，通常为红绿色盲。视网膜电流图正常，眼电图正常或稍低。国外报道的病例常伴有黄色斑点状眼底，但国内见到的病例大多不伴有此种病变。本病遗传方式一般为常染色体隐性遗传，极少数可能为常染色体显性遗传。已知致病基因为 1p22.1 的 *ABCA4* 和 8q21.3 的 *CNGB3*。

本病目前尚无特效治疗，但应用光学助视器，常能得到较好的近视力，通常可恢复有用的阅读视力。本病患者子代一般不发病，但其兄弟姐妹约有近 1/4 可发病，供遗传咨询参考。当视网膜下新生血管形成时，可试用激光治疗。对散发病例的家庭成员应作眼电图检查，如眼电图异常而无眼底其他表现为基因携带者，其后代仍可能发病。

（三）其他类型

较少见的黄斑变性种类很多，例如图案状视网膜色素上皮变性（pattern dystrophies of retinal pigment epithelium），可为常染色体显性或隐性遗传。假性炎症状黄斑变性（pseudo-inflammatory macular degeneration）呈常染色体显性遗传。家族性脉络膜小疣（familial drusen）呈常染色体显性遗传。

三、视网膜母细胞瘤

视网膜母细胞瘤（retinoblastoma，OMIM 180200）是婴幼儿最常见的眼内恶性肿瘤，发病率 1/18 000～30 000，占婴幼儿死亡的 1%，部分病例呈现家族遗传性。

（一）临床表现

视网膜母细胞瘤通常在幼年发病。据上海医科大学统计，约 85% 病例为 1～5 岁儿童。两性发病率相近。大部分病例为单侧性，少数为双侧性。国内综合 1237 例，双侧性占 15.5%。临床上可分四期：①眼内期。②继发性青光眼期。③眼外蔓延期。④全身转移期。患者通常因肿瘤长入玻璃体，致瞳孔领内出现黄白色光反射(猫眼)而来就诊。此后可发生继发性青光眼。晚期可向眼外蔓延,向前突出睑裂外,或向后进入眼眶引起突眼,最后可全身转移而死亡。经治疗生存者中,少数可在放疗区出现原发的皮肤或骨细胞恶性肿瘤。有时也可发生在放疗区以外。

(二)遗传学及发病机制(参见第二十四章)

(三)防治

在过去的十几年里本病的治疗方法不断改进。降低死亡率已不再是主要目的,人们更关注的是提高患者的生存质量。如今的治疗趋势是尽量避免使用眼球摘除或外放疗等侵袭性强的方法,而大量采用保守的局部治疗,保留患者的眼球和有用视力。现代最重要的方法是化学减容法。

四、家族性球后视神经炎

家族性球后视神经炎,又称 Leber disease(Leber 病)

(一)临床表现

表现为双侧视神经病损。本病大多数患者均在青春期后不久发病。病初表现为视乳头炎征象,病程后期视神经苍白萎缩。视野检查为中心视野光敏度下降,以中心暗点居多。VEP 检查振幅下降,潜伏期延长。本病在我国屡有报道,男∶女为 55.1%∶44.9%。平均起病年龄为 18.8 岁。

(二)遗传学和发病机制

本病为线粒体基因突变所致,母系遗传,男性患病后不传给后代,女性子女均可患病。受精卵细胞核中遗传物质来自父母双方,而细胞质则完全由母亲的卵细胞提供,所以母系遗传的遗传物质必然由细胞质决定。核外 DNA 的唯一来源是细胞质内的线粒体。mtDNA 位于细胞质内,mtDNA 点突变导致的线粒体疾病按母系遗传方式传递。

1988 年 Wallace 等首先发现与本病有关的 mtDNA 点突变为 11778 位点上单一核苷酸置换(鸟嘌呤变为腺嘌呤)。这个区域编码呼吸链上还原型辅酶Ⅰ(NADH 脱氢酶)的第四亚单位(ND4),11778 位点的突变造成一个氨基酸改变,从原来的精氨酸变为组氨酸。其他如 mtDNA3460 和 14484 位点突变分别可导致还原型辅酶Ⅰ第一亚单位(ND1)和第六亚单位(ND6)的基因改变。ND1、ND4 和 ND6 为呼吸链酶活性所必需,其基因改变可使酶活性降低,影响细胞氧化磷酸化的呼吸链过程,导致视神经轴浆阻滞,轴索肿胀,使神经元功能受损最终导致视力丧失。

(三)防治

本病无特殊治疗,可给予维生素、高能药物、中药或针刺。为补偿可能存在的氰化物解毒功能障碍,可给大量维生素 B_{12} 治疗。应用助视器常能恢复一定的阅读视力(参见第八章)。

五、色觉障碍

本病在人类中很常见。根据三原色学说,可见光谱内任何颜色都可由红、绿、蓝三色组成。对颜色辨认能力降低的称为色弱,对颜色完全不能辨认的称为色盲。因此如能辨认三原色的,称为三色视(trichromat),辨色力完全正常,为正常人;辨认任何一种颜色能力降低者,称为色弱,主要为红色弱(protanomalous)与绿色弱(deuteranomalous)。如有一种原色不能辨认的,称为二色视(dichromats),主要为红色盲(protanopia)与绿色盲(deuteranopia)。如三种原色均不能辨别的,称为全色盲。现分别讨论如下:

(一)先天性全色盲(congenital achromatopsia,OMIM 262300)

本病患者不能辨别任何颜色,视力低于 0.1,有畏光和眼球震颤。典型病例锥体功能完全消失,仅杆体有功能。病理形态检查可见锥体依然存在,但锥体色素异常。本病通常为常染色体隐性遗传,同代发病率为 24.4%,近亲婚配子女患病率为 20%。有些病例锥体功能并未完全消失,视力在 0.1 以上,色盲也不完全,眼球震颤在年长后可消失,通常呈常染色体隐性遗传。较少见的还有视力低下,但尚能辨别蓝黄色的,呈 X 连锁隐性遗传;或视力正常,但有全色盲或不全色盲者。

(二)先天性红绿色盲与色弱(congenital dyschromatopsia of the protan and deutan type)

本类情况极为常见,表现为对红绿色的辨别力降低。但患者由于从小就没有正常辨色力,因此常不自知。通过对颜色亮度和饱和度的区别，实际上对日常生活中很多较鲜明的红色与绿色仍能区别。但对较接近的颜色就难以辨认。使用色盲本（假同色板）检查时很易发现。较精确的诊断方法是用异常镜（anomoloscope），即让受检者以红光与绿光调节成标准的黄色。正常情况下，红绿的混合有一定比例。红色盲者，红常多于绿。绿色盲者则绿较多。据此可作出精确的判断。

红绿色盲与色弱呈X连锁隐性遗传，系双座位复等位基因。即辨认红绿色的有两对座位，红色觉座位与绿色觉座位，均位于X染色体Xq 28上。每个座位上又有4种可能出现的基因，分别为正常、色弱、重色弱与色盲。因此共有8种基因，即红色座位上为正常（A）、红色弱（a_1）、重红色弱（a_2）、红色盲（a_3）；绿色座位上为正常（B）、绿色弱（b_1）、重绿色弱（b_2）、绿色盲（b_3）。正常基因对其他基因是显性。色觉障碍基因中，轻的对重的是显性。因此按显性程度而言，是 $A > a_1 > a_2 > a_3$；$B > b_1 > b_2 > b_3$。男性仅有一条X染色体，因此只需有一个色盲或色弱基因，即表现色盲或色弱。女性由于有两条X染色体，因此需有一对致病的等位基因，才会表现异常。如一对基因为致病基因，但程度不同时，则表型由较轻的病理基因所决定，如 a_1a_3BB 表现为红色弱等。

红绿色盲与色弱较常见。白种人男性发病率为8%，女性为0.4%。黑种人与黄种人中发病率较低，男性约为1%~3%。我国介于两者之间。我国男红绿色盲率为4.71%±0.074%；女红绿色盲率为0.67%±0.036%；我国色盲基因携带者的频率为8.98%。

（三）蓝色盲（tritanopia，OMIM 190900）**与蓝色弱**（trianomalous）

蓝色盲是指无法识别蓝色，也将其称为蓝色二色视，致病基因位于7号常染色体上，属于隐性基因。蓝色弱为X连锁隐性遗传。在各类色盲障碍中，蓝色盲最为少见。

六、其他类型

除上述几类常见的眼底疾病外，还有很多其他类型的眼底疾病（表35-4）。

表35-4 其他类型眼底疾病一览表

病名	英文名	OMIM编号	遗传方式	主要病征
黄色斑点状眼底	fundus flavimaculatus	248200	常染色体隐性	眼底后部有多个不规则的黄色斑点，一般无明显症状
进行性锥细胞变性	progressive cone dystrophy	304020	常染色体隐性	畏光或昼盲
脉络膜硬化	choroidal sclerosis	215500 303100	常染色体显性或X连锁隐性遗传	进行性视力减退，眼底检查可见黄斑及其周围色素上皮与脉络膜毛细管萎缩，暴露下面脉络膜大血管。大血管变细，有白鞘，血管闭塞，血管间的组织呈污秽色
回旋状脉络膜萎缩	gyrate atrophy of the choroid	258870	常染色体隐性	眼底多个不规则形状的白色脉络膜萎缩斑，开始于赤道部，以后可累及整个眼底，仅余下黄斑区仍为红色。通常为高度近视。症状为夜盲，视野缩小，最后可致失明
无脉络膜	choroideremia	303100	X连锁隐性遗传	早期表现与视网膜色素变性相似，此后发生色素上皮萎缩，脉络膜血管进行性萎缩，从周边部向中央发展，最后整个眼底成为一片黄白色，脉络膜血管完全消失。症状为夜盲及进行性视野缩小，中年后可失明
Oguchi病	Oguchi disease	258100	常染色体隐性遗传	主要表现为先天性夜盲及眼底特殊灰白色病变和水尾现象
脉络膜缺损	coloboma of the choroid	120200	常染色体显性或常染色体隐性	整个眼球组织缺损，伴有虹膜缺损、晶状体缺损、视神经缺损

续表

病名	英文名	OMIM 编号	遗传方式	主要病征
黄斑缺损	coloboma of the macula	120300	常染色体显性或常染色体隐性	黄斑区有大片萎缩变性区，成为一片白色的椭圆形区域，也可有色素堆积，边缘清晰、大小不一，通常较视乳头为大，可为单侧性或双侧性。一般视力均明显减退。本病很少伴有虹膜、晶状体等其他组织的缺损
视神经缺损	coloboma of the optic nerve	120430	常染色体显性或常染色体隐性，散发	常单眼发病，为胚胎时眼泡胚胎闭合不全所致，常伴有脉络膜缺损。患者视力明显减退，视野检查生理盲点可能。视力损害轻重不一，视野检查见生理盲点扩大
白点状眼底	fundus albipunctate	136880	常染色体显性或常染色体隐性	表现为静止性病变。双眼眼底有多个白色小点，可布满除黄斑区以外的全部眼底。同时有夜盲，但不会发展加重。视网膜血管与视神经乳头正常。视力、视野均正常
进行性白点状视网膜变性	progressive albipunctate retinopathy	136880	常染色体隐性	表现为夜盲，进行性视野缩小，视网膜布满小白点，视神经萎缩，视网膜血管变细。视网膜电流图通常为无波型。检眼镜下整个眼底分布有大小一致的白色无反光的圆形或类圆形小点，位于视网膜血管下方。这种小点密集于眼底后部，一般不侵及黄斑。病程晚期，视乳头褪色，视网膜血管变细
结晶状视网膜变性	crystalline retinopathy	210370	常染色体隐性	表现为夜盲，进行性视野缩小。眼底有多个闪光小点，色素上皮萎缩，露出脉络膜血管硬化。视网膜血管早期正常，晚期可变细。视网膜电流图早期正常或有轻度改变，晚期可为无波
先天性视网膜劈裂症	congenital retinoschisis	312700	X 连锁隐性	多双侧性视网膜纱幕状隆起，通常位于颞下侧。系视网膜从神经节细胞层分裂为两层，内层向玻璃体内隆起。在劈裂处可有裂孔，当内外两层都有裂孔时可发生视网膜脱离

第十节　眼 肌 疾 病

一、先天性眼球震颤

先天性眼球震颤（congenital nystagmus，NYS）是一种眼球不自主的病理振动，国外报道 CN 的发病率为 0.005%～0.288%。

本病是一种遗传异质性疾病，遗传方式包括 X 连锁遗传（OMIM 310700 等）、常染色体显性遗传（OMIM 164100、OMIM 608345 和 OMIM 193003）和常染色体隐性遗传（OMIM 257400）。7%～30% 的患者有家族史，最常见的遗传方式是具有不完全外显性的 X 连锁显性遗传。散发患者可由新发生突变所引起，多以常染色体显性方式遗传给后代。

本病的特征为任何注视方向均为持续性、水平性或垂直型跳动，可伴有和眼球震动一致的点头运动。根据震颤类型，可以分为摆动型和冲动型。根据是否伴有其他畸形，可分三类：原发性先天性眼球震颤，伴有眼部畸形的眼球震颤，伴有遗传性神经系统病变的眼球震颤。此外，某些眼部疾病或者 X 连锁遗传病也可以表现为先天性眼球震颤，如眼白化病、色盲等。

（一）原发性先天性眼球震颤

原发性先天性眼球震颤指不伴有其他眼部明显畸形的病例，仅有双侧性眼球震颤，可有较好视力，有时可有摇头动作。据我国各地27万人普查，患病率为0.025%（1/4014，包括继发性在内）。本病遗传方式有多种，国外报道的较常见的是X连锁显性遗传。外显率不高，一般为50%。其次为X连锁隐性遗传。较少见的为常染色体显性与隐性遗传。对本病的治疗较为困难，近年有报道手术治疗（水平肌肉削弱或加强）成功的病例，但常规治疗手段的有效性和安全性有待提高和总结。

1. X性连锁遗传先天性眼球震颤　有3个基因座，2个已经确定基因：NYS1的致病基因*FRMD7*（four-point-one（4.1），ezrin，radixin，moesin（FERM）domain-containing 7 gene，OMIM 300628）位于Xq26.2；NYS6的致病基因*GPR143*（G protein-coupled receptor 143 gene，OMIM 300808）位于Xp22；位于Xp11.3-11.4的1个基因座也可以导致X连锁隐性的NYS。*FRMD7*的基因突变包括错突变义、无义突变、剪切点突变、缺失突变等。*GPR143*基因突变还导致眼白化病（ocular albinism type 1，OMIM 300500），在中国人中也导致单纯性眼球震颤（OMIM 300814）。

2. 常染色体显性遗传先天性眼球震颤　常染色体显性遗传先天性眼球震颤已经报道多个基因座：t（7;15）（p11.2;q11.2）平衡易位将NYS3定位于7p11.2（OMIM 608345），NYS2（OMIM 164100）定位在6p12上D6S271与D6S455间18cM区域。

（二）伴有眼部畸形的眼球震颤

各种先天性眼部畸形造成视力减退者（如白化病、黄斑发育不良、无虹膜、小眼球、全色盲、高度近视等），常可发生眼球震颤。其遗传方式由原发的眼部畸形所决定。

（三）伴有遗传性神经系统病变的眼球震颤

如遗传性共济失调、Pilizaeus-Merzbacher综合征等都可发生眼球震颤。

二、先天性眼肌麻痹

先天性眼肌麻痹（congenital ophthalmoplegia）可累及个别眼外肌乃至全部眼外肌。出生时已存在，为静止性。最严重者全部眼外肌麻痹（包括提上睑肌），以致眼球完全不能转动，甚至伴有眼内肌麻痹。一般患者仍保留一定眼球运动能力。轻者可仅累及一条或几条肌肉，造成向某一方向转动的缺陷。患者一般无复视，但有代偿性头位。本病大多为常染色体显性遗传，也有少数常染色体隐性遗传病例的报道。

关于先天性眼肌麻痹的基因定位，目前尚不清。对于此病治疗主要为对症治疗，对因治疗手段尚缺乏。

三、共同性斜视

共同性斜视（concomitant strabismus）指双眼视轴方向不一致，斜视角在任何注视方向均保持一致，系由于两拮抗肌力量失去平衡所致，是较常见的一种眼病。患者通常无复视。根据斜视方向可分为共转性内斜视与外斜视。

共同性斜视的发生与遗传有一定关系。在对154对双生子的遗传学研究中发现，内斜视137对中，单卵双生子一致率为70.1%，双卵双生子为11.7%，据此算出遗传率为66.1%，提示为多基因遗传。外斜视单卵双生子9对中7对一致，双卵双生子3对均不一致。本病常有家族史，其共同性外斜视的一级、二级、三级亲属发病率分别为9.0%、2.2%与1.1%，与多基因遗传病的预期值较接近，由此算出的遗传率为81.3%。Spivey等指出，与斜视发生有关的许多因素都是数量性状，都是多基因遗传的，因此认为本病也为多基因遗传。

本病是可以治疗的，治疗方法包括矫正屈光不正（主要用于由远视引起的调节性内斜视）、手术治疗与正位视训练等。作者根据国内资料，用电子计算机计算制订了遗传咨询表。当父母之一有病时，第一胎再发风险率为6.3%，如已生一病儿，第二胎风险率为15.6%。如父母正常，第一胎有病，则其弟妹再发风险率为5.1%。

四、非共同性斜视

非共同性斜视（incomitant strabismus）指双眼视轴方向不一致，具有在不同方向，或不同眼别注视时斜视角均不同的特点。对于非共同性斜视,麻痹和牵制是最常见的病理特征。临床上常将非共同性斜视分为麻痹性斜视和特殊性斜视两大类。根据发病时间可将其分为先天性和后天性非共同性斜视,在先天性非共同性斜视中,对于先天性纤维化综合征(congenital fibrosis syndrome,CFS)所致的报道较为多见,其中尤以先天性眼外肌纤维化(congenital fibrosis of the extraocular muscles,CFEOM)和Duane综合征的研究较为深入。

对于CFEOM,目前已经确定了三种遗传类型,CFEOM1,CFEOM2和CFEOM3。CFEOM1的发病与12号染色体的*KIF21A*基因的杂合性突变有关,而CFEOM2发病则与11号染色体上*ARIX*基因的纯合性突变有关。

Duane综合征是CFS中最常见类型,也是最易出现非共同性斜视的疾病,据报道,由其引起的斜视占斜视总数的1%~5%。但Duane综合征多为散发性,遗传学研究较为困难,所见报道发现,人类染色体8q13的缺失与Duane综合征有关,人类染色体2q31基因区域可能含有导致Duane综合征的致病基因,但确切机制有待进一步研究。

第十一节　泪器疾病

一、先天性无泪症

先天性无泪症(congenital alacrima)表现为先天性无泪液分泌,哭泣时亦无泪液。在有泪腺的前提下,一般很少出现此现象。通常为双侧性,但也有单侧发病的。目前认为,多数病例为散发性,少数病例为遗传性,呈常染色体显性遗传或隐性遗传。

关于此病的病因和发病机制,目前主要有几种可能:①胚胎发育过程中,中枢神经系统未能与泪核建立神经联系;②泪腺先天缺如或发育不全,可伴有局部的皮肤和颅骨先天畸形;③神经性异常所致,常见于Ⅴ、Ⅵ、Ⅶ、Ⅷ和Ⅻ等脑神经的先天异常;④家族性自主神经发育不全(Riley-Day综合征)。

此病患者常常无泪,Schirmer试验阴性,任何刺激均不能引起患者泪液分泌。患者伴有结膜充血与角膜混浊,表现为干眼症特征。临床治疗以对症治疗为主,至今无根治手段。

二、先天性泪液分泌过多

先天性泪液分泌过多(lacrimal hypersecretion)是极其罕见的眼病,曾有家族遗传史的病例报道,但具体的遗传方式尚不清。

此病患者多表现为自主性的泪液过多,溢泪症明显,多伴有多汗、多毛和弥漫性骨质增生等体征。临床治疗以对症治疗为主,至今无根治手段。

三、先天性泪腺脱垂

先天性泪腺脱垂(prolapse of the lacrimal gland)是较为罕见的眼病,曾见报道一家四代呈家族性发病,但对于此病具体的遗传特征尚不清。认为其发病可能与先天性小眼眶或筋膜悬韧带发育不全有关。

此病患者泪腺可从外侧泪腺位脱垂至上睑内侧,伴有睑皮发育迟缓。临床治疗主要以对症治疗为主,尚无根治手段。

四、先天性泪小点闭锁

先天性泪小点闭锁(congenital atresia of lacrimal puncta)指泪小点先天性闭锁,部分病例泪小管亦缺失。此类病变较为少见。主要为胚胎原基上端未分化所致。主要症状为流泪,患者可表现为泪管正常,但泪小点闭锁,有的患者泪小点被小皮遮盖而导致闭锁。一般为散发性,少数为常染色体显性或隐性遗传。

临床治疗主要为对症治疗。单纯性泪小点闭锁者可切开泪小点治疗,伴有泪小管缺失者则需作结膜囊泪囊吻合术。

五、先天性鼻泪管闭塞

先天性鼻泪管闭塞（congenital atresia of nasolacrimal duct）是较为常见的病变，多为胚胎发育过程中管道化过程异常所致。通常表现为鼻泪管下端因管道化过程不完全形成各种瓣膜或皱褶导致鼻泪管下口关闭。此症多为常染色体显性遗传，且部分为多基因遗传。

此病患者临床表现为流泪，部分患者伴有慢性泪囊炎。治疗通常先用保守治疗，滴用抗生素眼药液，如不见好转，可作泪道探通术或鼻腔泪囊吻合术。

六、先天性泪囊瘘管

先天性泪囊瘘管（congenital fistula of lacrimal sac）此病较为少见，主要分为两种病症。瘘道从泪囊直接开口于鼻腔者被称为内侧瘘，而从泪囊直接开口于皮肤者被称为外侧瘘。内侧瘘较为少见，常多见于外侧瘘。本病一般为散发性，偶有常染色体显性或隐性遗传的家系报道。

临床所见多为在泪囊区表面皮肤上有细小的瘘管开口，通向泪囊，一般位于内眦韧带下方，或上下泪小管之间。管口可有清水或分泌物流出。治疗可先作泪道探通，如已通畅，可手术封闭瘘管。

参考文献

1. BardakjianTM, Schneider A. The genetics of anophthalmia and microphtha-lmia. Curr Opin Ophthalmol, 2011, 22(5): 309-313.

2. Francois J. Heredity in Ophthalmology. St. Louis: Mosby, 1961.

3. Waardenburg J, Franceschetti A, Klein D. Genetics and Ophthalmology. Vol 1.Oxford: Blackwell, 1961.

4. Duke-Elder S. System of Ophthalmology. Vol 3, part 2. London: Henry Kimpton, 1964.

5. Keith C G. Genetics and Ophthalmology. Edinburgh: Churchill Livingstone, 1978.

6. Young TL, Metlapally R, Shay AE. Complex trait genetics of refractive error. Arch Ophthalmol, 2007, 125(1): 38-48.

7. Slavotinek AM, Tifft CJ. Fraser syndrome and cryptophthalmos: review of the diagnostic criteria and evidence for phenotypic modules in complex malformation syndromes. J Med Genet, 2002, 39(9): 623-33.

8. Baird PN, Schache M, Dirani M. The Genes in myopia (GEM) study in understanding the etiology of refractive errors. Prog Retin Eye Res, 2010, 29(6): 520-542.

9. Read SA, Collins MJ, Carney LG. A review of astigmatism and its possible genesis. Clin Exp Optom, 2007, 90(1): 5-19.

10. Engle EC, Castro AE, Macy ME, *et al.* A gene for isolated congenital ptosis maps to a 3-cM region within 1p32-p34.1. Am J Hum Genet, 1997, 60(5): 1150-1157.

11. McMullan TF, Robinson DO, Tyers AG. Towards an understanding of congenital ptosis, Orbit, 2006, 25(3): 179-184.

12. Graziadio C, de Moraes FN, Rosa RFM, *et al.* Blepharophimosis-ptosis-epicanthus inversus syndrome. Pediatrics Int, 2011, 53(3): 390-392.

13. Webb TR, Matarin M, Gardner JC, *et al.* X-linked megalocornea caused by mutations in CHRDL1 identifies an essential role for ventroptin in anterior segment development. Am J Hum Genet, 2012, 90(2): 247-259.

14. Boutboul S, Black GC, Moore JE, *et al.* A subset of patients with epithelial basement membrane corneal dystrophy have mutations in TGFBI/BIGH3. Hum Mutat, 2006, 27(6): 553-557.

15. Lee H, Khan R, O'Keefe M. Aniridia: current pathology and management. Acta Ophthalmol, 2008, 86(7): 708-715.

16. 丛日昌，刘英芝．双眼先天性无虹膜一家系．眼科，2003，12(4)：247-248.

17. 宋振英．眼科诊断学．北京：人民卫生出版社，1985.

18. Stone EM, Fingert JH, Alward WL, *et al.* Identification of a gene that causes primary open angle glaucoma.Science, 1997, 275(5300): 668-670.

19. Rezaie T, Child A, Hitchings R, *et al*. Adult-onset primary open-angle glaucoma caused by mutations in optineurin. Science, 2002, 295(5557): 1077-1079.

20. Aung T, Rezaie T, Okada K, *et al*. Clinical features and course of patients with glaucoma with the E50K mutation in the optineurin gene. Invest Ophthalmol Vis Sci, 2005, 46(8): 2816-2822.

21. Nair KS, Hmani-Aifa M, Ali A, *et al*. Alteration of the serine protease PRSS56 causes angle-closure glaucoma in mice and posterior microphthalmia in humans and mice. Nat Genet, 2011, 43(6): 579-584.

22. Li N, Zhou Y, Du L, *et al*. Overview of Cytochrome P450 1B1 gene mutations in patients with primary congenital glaucoma. Exp Eye Res, 2011, 93(5): 572-579.

23. 魏洪斌,睢瑞芳,王波等. 单纯性晶状体异位一家系. 中华眼科杂志,2004(4):66-67.

24. 楚美芳,马波,王从毅. 先天性单纯性晶状体异位一家系. 眼科研究,2007(11):804.

25. 郁芮. 晶状体异位的分子遗传学研究进展. 国外医学(遗传学分册),2005(6):24-28.

26. Ahram D, Sato TS, Kohilan A, *et al*. A homozygous mutation in ADAMTSL4 causes autosomal-recessive isolated ectopia lentis. Am J Hum Genet, 2009, 84(2): 274-278.

27. Reddy MA, Francis PJ, Berry V, *et al*. Molecular genetic basis of inherited cataract and associated phenotypes. Surv Ophthalmol, 2004, 49(3): 300-315.

28. Berry V, Ionides AC, Moore AT, *et al*. A locus for autosomal dominant anterior polar cataract on chromosome 17p. Hum Mol Genet, 1996, 5(3): 415-419.

29. Zhang T, Hua R, Xiao W, *et al*. Mutations of the EPHA2 receptor tyrosine kinase gene cause autosomal dominant congenital cataract. Hum Mutat, 2009, 30(5): E603-611.

30. Berry V, Francis P, Reddy MA, *et al*. Alpha-B crystallin gene (CRYAB) mutation causes dominant congenital posterior polar cataract in humans. Am J Hum Genet, 2001, 69(5): 1141-1145.

31. 梁小芳,华芮,石磊,等. 一常染色体显性遗传性白内障家系致病基因的排除性定位. 眼科研究,2010,28(8):745-748.

32. Semina EV, Ferrell RE, Mintz-Hittner HA, *et al*. A novel homeobox gene *PITX3* is mutated in families with autosomal-dominant cataracts and ASMD. Nat Genet, 1998, 19(2): 167-170.

33. Devi RR, Reena C, Vijayalakshmi P. Novel mutations in GJA3 associated with autosomal dominant congenital cataract in the Indian population. Mol Vis, 2005, 11: 846-852.

34. Ponnam SP, Ramesha K, Tejwani S, *et al*. Mutation of the gap junction protein alpha 8 (GJA8) gene causes autosomal recessive cataract. J Med Genet, 2007, 44(7): e85.

35. Ponnam SP, Ramesha K, Tejwani S, *et al*. A missense mutation in LIM2 causes autosomal recessive congenital cataract. Mol Vis, 2008, 14: 1204-1208.

36. Francis P, Berry V, Bhattacharya S, *et al*. Congenital progressive polymorphic cataract caused by a mutation in the major intrinsic protein of the lens, MIP (AQP0). Br J Ophthalmol, 2000, 84(12): 1376-1379.

37. Bu L, Jin Y, Shi Y, *et al*. Mutant DNA-binding domain of HSF4 is associated with autosomal dominant lamellar and Marner cataract. Nat Genet, 2002, 31(3): 276-278.

38. Qi Y, Jia H, Huang S, *et al*. A deletion mutation in the betaA1/A3 crystallin gene (CRYBA1/A3) is associated with autosomal dominant congenital nuclear cataract in a Chinese family. Hum Genet, 2004, 114(2): 192-197.

39. 郑建秋,马志伟,孙慧敏. 中国东北汉族一个先天性白内障家系致病基因的鉴定. 中华医学遗传学杂志,2005,22(1):76-78.

40. 费一坚. 视网膜变性疾病的动物模型和治疗研究进展. 中华眼底病杂志,2000,16(2):130-132.

41. Knepper PA, Goossens W, McLone DG. Ultrastructural studies of primary congenital glaucoma in rabbits. J Pediatr Ophthalmol Strabismus, 1997, 34(6): 365-371.

42. Gelatt KN, Gum GG. Inheritance of primary glaucoma in the beagle. Am J Vet Res, 1981, 42(10): 1691-1693.

第三十六章　遗传与皮肤疾病

张学军　李　巍

第一节　角化异常病

一、银屑病

银屑病(psoriasis)是一种常见并易复发的慢性炎症性皮肤病,又称牛皮癣。临床症状以皮疹上覆盖银白色鳞屑,剥落后有薄膜现象和点状出血为主要特征。银屑病属于高发病,我国发病率为 0.123%,欧洲人群中发病率高达 2%。银屑病的发病年龄一般在 15～30 岁之间,目前认为银屑病是遗传因素与环境因素等多种因素相互作用的多基因遗传病。

（一）临床表现

根据银屑病的临床特征，一般可分为寻常型银屑病（psoriasis vulgaris，PV）、脓疱型银屑病（psoriasis pustulosa，PP）、关节病型银屑病（psoriasis arthropathica，PA）和红皮病型银屑病（erythroderma psoriaticum）四型，以寻常型银屑病多见，占 90% 以上。

寻常型银屑病最初的皮损为红色丘疹或斑丘疹，逐渐融合扩展成红色斑块，上覆银白色厚层鳞屑。皮损可发生在全身，以四肢伸侧，特别是肘部和膝部最为常见。指（趾）甲和头发亦受累，如束状发和甲面"顶针状"凹陷。春冬季易复发或加重，而夏秋季节多缓解。

本病的主要表现是：角化不全、角化过度、Munro 小脓肿、真皮乳头延长、乳头上方的表皮层变薄、表皮细胞有丝分裂活动增高、颗粒层细胞缺如或减少以及真皮内炎性细胞浸润。

（二）遗传学和发病机制

银屑病确切病因尚不清楚，目前比较公认的因素有以下几方面：

1. 遗传因素　20% 左右的银屑病有家族史，父母一方有银屑病时，其子女银屑病的发病率为 16% 左右，而父母均为银屑病时，其子女银屑病的发病率达 50%，本病有明显的遗传倾向。多认为是多基因遗传，且是遗传和环境共同作用的复杂性疾病。目前已有 13 个银屑病易感位点被 OMIM 收录并分别命名：PSORS1（6p21.3）、PSORS2（17q）、PSORS3（4q）、PSORS4（1q21）、PSORS5（3q21）、PSORS6（19p）、PSORS7（1p）、PSORS8（16q）、PSORS9（4q31）、PSORS10（18p11）、PSORS11（5q31-q33）、PSORS12（20q13）和 PSORS13（6q21）。现多认为银屑病是一种受免疫调控显著影响的皮肤病，MHC 区域变异在银屑病发病中发挥至关重要的作用。基因克隆研究发现 HLA 系统中Ⅰ类抗原 A1、A13、A28、B13、B17、B37、Cw6 和Ⅱ类抗原 DR7 在银屑病患者中表达的频率高于正常人。HLA-Cw6 是 MHC 区域中与银屑病最显著相关的位点，可以导致早发型银屑病。

近年来随着全基因组连锁分析、候选基因和关联分析的运用，目前张学军团队和其他科学家发现了大量的银屑病易感基因。总结如表 36-1。

上述易感基因中 *HCR*WWCC* 保守序列与 *HLA-CW6* 呈现强关联。该位点变异可以导致 HCR 蛋白二级结构的改变，从而在银屑病皮损处产生异常表达，使银屑病表皮细胞有丝分裂周期大大缩短，表皮通过时间相应缩短，导致皮损处角化不全的产生。*LCE* 基因簇包括 18 种不同的 *LCE* 基因，它们在结构上具有极强的同源性，*LCE* 基因编码的角质化包膜蛋白在表皮基底细胞的分化中发挥重要作用。*LCE* 基因变异可以表达异常的角质化包膜，干扰角质细胞终末分化，导致银屑病性状的产生。

2. 免疫系统异常　寻常型银屑病皮损处淋巴细胞、单核细胞浸润明显，表明免疫系统参与了该病的发生和发展。例如皮损中活化的 T 淋巴细胞释放一些细胞因子（IL-1，IL-6，IL-15 等）可能刺激角质形成细胞增生。而且本病的 HLA 抗原的存在某些异常。如寻常型银屑病患者中 B13、Bw17 和 Bw37 抗原的频率增高，关节型银屑病中 B27 抗原的频率增高。

3. 感染　临床上发现链球菌感染可促发和加重银屑病，儿童中尤为常见（10%～54%）。抗生素或清热解毒的中药治疗感染灶后皮损随之好转，并且链球菌携带情况与银屑病临床改善情况相符。

此外，也有认为银屑病的发生与精神因素、内分泌因素、外伤、饮食、代障碍等因素有关。

（三）防治

首先应向患者解释病情，解除精神负担，避免各种诱因。如疑为感染时，可采用抗细菌或抗病毒治疗；如疑为自身免疫，可采用免疫抑制疗法。局限性银屑病以外用药物为主，皮损广泛严重时可给予综合治疗。①外用药物如促进或剥脱剂；糖皮质激素；维生素 D_3 衍生物；维 A 酸类软膏等。②免疫抑制剂；维甲酸类、维生素类、糖皮质激素、抗生素；免疫调节剂等；③物理治疗 VB 光疗；光化学疗法；药浴等。

二、鱼鳞病

鱼鳞病（ichthyosis）是一组以皮肤干燥伴片层鱼鳞状黏着性鳞屑为特征的角化异常性皮肤病。根据遗传方式、形态学、组织学的不同一般分 4 型：寻常型鱼鳞病、性连锁隐性鱼鳞病、先天性非大疱性鱼鳞病样红皮病、先天性大疱性鱼鳞病样红皮病。

表 36-1 连锁分析和全基因组关联分析（GWAS）发现的银屑病易感基因

区位	基因	区位	基因	区位	基因
1p13.2	*PTPN22*	6p21.33	*CDSN*	14q13.2	*PSMA6*
1p31.3	*IL23R*	6p21.33	*CCHCR1*	16p11.2	*FBXL19*
1p36.11	*IL28RA*	6p21.33	*HERV-K*	16p11.2	*POL3S*
1q21.3	*LOR*	6p21.33	*OTF3*	16q	*CX3R1*
1q21.3	*FLG*	6p21.33	*SEEK1*	16q12.1	*NOD2/CARD15*
1q21.3	*LCE3D*	6p21.33	*SPR1*	16q21	*CX3CL1*
1q21.3	*LCE3A*	6p21.33	*EH57.1*	17q11.2	*NOS2*
2p16.1	*REL*	6p21.33	*OCT3*	17q25	*RUNX1*
2q24.2	*IFIH1*	6p21.33	*HLA-C*	17q25.3	*IRF2*
3q21	*SLC12A8*	6p21.33	*MICA*	18p11	未知
3q21.1	*CST*	6p21.33	*TNF*	18q22.1	*SERPINB8*
4q31.1	*MGST2*	6q21	*TRAF3IP2*	19p13.2	*JUNB*
4q31.21	*IL15*	6q23.3	*TNFAIP3*	19p13.2	*TYK2*
5q15	*ERAP1*	8p23.2	*CSMD1*	19q13.41	*ZNF816A*
5q31.1	*IL13*	9q34.13	*TSC1*	20q13.12	*SDC4*
5q33.1	*TNIP1*	12q13.2	*RPS26*	20q13.13	*SPATA2*
5q33.3	*IL12B*	12q13.3	*IL-23A*	20q13.13	*RNF114*
5q33.3	*PTTG1*	12q13.3	*STAT2*	20q13.13	*SLC9A8*
6p21.3	*HLA-B*	13q12.11	*GJB2*	20q13.2	*SNAI1*
6p21.3	*HLA-CW6*	13q14.11	*COG6*	21q22.12	*RAPTOR*
6p21.3	*HLA-CW*0602*	14q13.2	*NFKBIA*		

（一）寻常型鱼鳞病（ichthyosis vulgaris）

1. 临床表现 此型最常见，但表现最轻，一般冬重夏轻。婴幼儿即可发病。皮损多累及下肢伸侧。典型的皮损呈淡褐色至深褐色菱形或多角形鳞屑，鳞屑中央固着，边缘游离，如鱼鳞状。臀部及四肢伸侧可有毛囊角化性丘疹，掌跖常见线状皲裂和掌纹加深，通常无自觉症状。

2. 遗传学和发病机制 本病遗传模式为常染色体显性遗传。基因定位在1q21，多项研究显示，*FLG*基因的功能缺失突变能导致寻常型鱼鳞病发生。Smith首先发现了*FLG*基因的2个突变位点：p.Arg501Ter和c.2282_2285delGAGT。前者位于*FLG*基因3号外显子上游附近，而后者位于3号外显子上。*FLG*基因编码蛋白作为一个具有限制酶切位点的酶，可以对寻常型鱼鳞病的发病进行监控，该蛋白的异常表达可以使寻常型鱼鳞病患者角质形成细胞增殖失去调控，继而产生角化过度等性状。此外，本病的发生可能与维生素A的代谢障碍，表皮失水率增高有关。

3. 防治 口服大量的维生素A或维甲酸有一定的帮助。外用润肤的油膏如尿素脂，维A酸软膏。

（二）性连隐性鱼鳞病（x-linked recessive ichthyosis）

1. 临床表现 较少见，婴儿早期发病，仅见于男性，女性仅为携带者，一般不发病。可累及全身，以四肢伸侧及躯干下部、胫前明显，面、颈部亦常受累。表现与寻常型鱼鳞病相似，但病情较重，皮肤干燥粗糙，鳞屑大而显著，呈黄褐色或污褐色大片鱼鳞状。皮损冬重夏轻，终生存在，不随年龄增长而减轻，患者可伴隐睾，角膜混浊。此外，女性携带者的小腿上可有鳞屑性皮损。

2. 遗传学和发病机制　本病为X连锁隐性遗传。致病基因为编码类固醇硫酸酯酶的基因 *STS*，定位于X染色体短臂（Xp22.3）。分子生物学的研究证实，*STS* 基因与Xg区域只相隔15cM的距离，突变率高，重组率达到了0.105。Shapiro发现 *STS* 异常与XX男性染色体变异紧密联系，推测在X和Y染色体之间减数分裂期发生交换可以导致 *STS* 片段的缺失，类固醇硫酸酯酶基因的变异都可以使微粒体类固醇、硫酸胆固醇和硫酸类固醇合成障碍，导致胆固醇硫酸盐在表皮中的含量增加、游离胆固醇含量减少，进而使角质形成细胞紧密结合，影响正常的表皮脱落而形成鳞屑。

3. 防治　治疗同寻常型鱼鳞病，另外外用10%胆固醇霜也有较好疗效。

（三）先天性非大疱性鱼鳞病样红皮病（nonbullous congenital ichthyosiform erythroderma，NCIE，OMIM 242300，242100，606545）

1. 临床表现　又称层板状鱼鳞病。出生时或生后不久即可发病，表现为大的灰棕色鳞屑，四方形，中间黏着，边缘游离高起，严重者鳞屑可厚如铠甲，轻症者仅发生于腋窝、腘窝和颈部。常见掌跖中度角化过度。多数患者呈火山口样毛囊口，1/3患者出现眼睑外翻。新生儿阶段发病的称为火棉胶样儿（collodion baby），患儿出生时皮肤呈发亮、增厚的羊皮纸样，似有一层膜包裹；这层膜紧紧裹住孩子，使孩子的四肢不能自由活动。火棉胶膜局限于皮肤，黏膜不受累。面部特征表现为眼睑外翻和唇外翻、耳廓扁平；指（趾）假性挛缩。在生后24小时内开始出现皲裂和脱皮，并有大片角蛋白性层片脱落。薄膜脱落后的皮肤呈湿润的鲜红色，以后演变为各型鱼鳞病。

2. 遗传学和发病机制　本病为常染色体隐性遗传。致病基因三个：分别是 *TGM1*、*ALOX12B* 和 *ALOXE3*。*TGM1* 定位于14q12，*ALOX12B* 和 *ALOXE3* 均定位于17p13.1。

目前在该病发病过程中已经检测到多个基因发生突变，如 *TGM1* 基因、12-R脂氧合酶基因 *ALOX12B*、氧合酶3基因 *ALOXE3*。Jobard在地中海区域6个先天性非大疱性鱼鳞病样红皮病家系中分别检测到 *ALOXE3* 基因有错义突变，无义突变和缺失突变，在其中一个家系中检测到 *ALOX12B* 中存在1bp缺失突变和2个错义突变，证实了 *ALOXE3* 和 *ALOX12B* 变异可以导致NCIE发病。Yu发现 *ALOXE3* 在 *ALOX12B* 作为基质的情况下可以发挥环氧酒精合成酶的作用，证实了 *ALOXE3* 和 *ALOX12B* 可以通过功能上的紧密连锁共同导致非大疱性鱼鳞病样红皮病的发病。

3. 防治　0.1%的维甲酸软膏疗效佳，亦可口服维甲酸类制剂。

（四）非大疱性鱼鳞病（ichthyosis，bullous type，OMIM 146800）

1. 临床表现　非大疱性鱼鳞病出生时即有，皮肤增厚如角质样，铠甲状鳞屑覆盖在整个身体。出生后鳞屑脱落，留下粗糙的潮湿面，可有松解性大疱，其上可再度形成鳞屑。可在四肢屈侧和皱褶部位出现灰棕色或疣状鳞屑。随着年龄的增大，病情减轻。

2. 遗传学和发病机制　本病为常染色体显性遗传。致病基因为位于12q13.13的角蛋白2基因 *KRT2*。角蛋白2基因突变致使角蛋白的合成和降解发生缺陷，影响了角质形成细胞内的张力细丝的正常排列与功能，进而造成角化遗传及表皮松解。

3. 防治　局部外用0.1%的维甲酸霜，10%～20%的尿素霜，卡泊三醇乳膏等，有感染者应加抗生素治疗。

三、掌跖角化病

掌跖角化病（palmoplantar keratodermas，PPK）又称掌跖角皮症，是一类类型多样、发病机制较为复杂、具有高度遗传异质性的、以弥漫性或局限性掌跖增厚为主要特征的皮肤疾病，也可以是某些其他皮肤病或全身性疾病的一种表现。根据其遗传学的和临床的特征，本病主要可分成几种类型。

（一）弥漫性掌跖角化病

1. 临床表现　弥漫性掌跖角化病（diffuse palmoplantar keratoderma）依据其病理特征的不同又可分为

弥漫性表皮松解性掌跖角化病（diffuse epidermolytic PPK；DEPPK，OMIM 144200）与弥漫性非表皮松解性掌跖角化病（diffuse non-epidermolytic PPK；DNEPPK）。本病较为常见，患者多于婴儿期发病。初发时仅表现为掌跖部位皮肤粗糙或手掌和足底有轻微的弥漫性角化。随年龄的增长，掌跖角化程度亦趋明显。对称发生于整个手掌、足底的大片角化过度性皮损，表面光滑、坚硬而均匀，色淡黄、边缘清晰，酷似胼胝，而覆盖于整个掌跖，一般不累及足弓。由于角质层的过度生长，皮肤失去弹性，可发生皲裂，严重者皮肤增厚，可见到疣状突起或者虫蚀状凹陷，也可见到很多裂口，其可深达真皮层，而引起疼痛。皮损周边有时可有轻微的淡红色晕环，指（趾）甲可增厚、浑浊弯曲或变形。皮损可终生存在，牙齿和毛发一般无变化。部分患者可合并其他疾病，如鱼鳞病、假性趾（指）断症、指（趾）端溶骨症。

2. 遗传学和发病机制　DEPPK 和 DENPPK 这两种类型在分子发病机制上有所不同。DEPPK 属一种常染色体显性遗传性皮肤疾病，此病又称为 Vorner 型掌跖角化病。1992 年，Reis 等对德国的 DEPPK 家系进行遗传连锁分析，将此病的候选基因定位到 17q12-q21。而角蛋白 9（keratin 9）基因 *KRT9* 位于此区，故 *KRT9* 被认为是一个至关重要的基因。*KRT9* 基因位于 17q21.2，全长 13 218bp，含 8 个外显子，编码 623 个氨基酸的蛋白，分子量为 64kDa。后来，认识到 *K9* 基因突变可以使中间纤维形成受到破坏，继而导致 DEPPK 发生。至今已发现此基因至少 20 种突变型（表 36-2）。

表 36-2　弥漫性表皮松解性掌跖角化病致病基因 *KRT9* 的突变型

编号	基因突变	氨基酸改变	编号	基因突变	氨基酸改变
1	c.469A > G	p.Met157Val	11	c.503T > C	p.Leu168Ser
2	c.470T > C	p.Met157Thr	12	c.508A > T	p.Lys170Ter
3	c.478C > G	p.Leu160Val	13	c.511G > A	p.Val171Met
4	c.478C > T	p.Leu160Phe	14	c.515A > C	p.Gln172Pro
5	c.481A > T	p.Asn161Tyr	15	c.1362insCAC	p.455insHis
6	c.483T > A	p.Asn161Lys	16	c.470T > G	p.Met 157 Arg
7	c.482A > G	p.Asn161Ser	17	c.470T > A	p.Arg157Lys
8	c.482A > T	p.Asn161Ile	18	c.1360T > C	p.Tyr454His
9	c.487C > T	p.Arg163Trp	19	c.1372T > C	p.Leu458Phe
10	c.488G > A	p.Arg163Gln	20	c.500delAinsGGCT	p.Tyr167TrpLeu

这些突变导致的氨基酸改变都位于 *KRT9* 的杆状功能区。除一种位于螺旋 2B 外，余 14 种均位于螺旋 1A 的保守区。

DNEPPK 呈常染色体隐性遗传。此病的致病基因定位在 12ql3，角蛋白 1 的基因 *KRT1* 就位于此区，故而推论 *KRT1* 是此病的致病基因。Kinonis 发现 KRT1 的 V1 区域出现突变：第 73 位点的密码子 AAA-ATA，使赖氨酸转变成异亮氨酸。一般情况下 V 区在角蛋白的结构中不起关键性的作用，该区有突变也不至于使角蛋白分子的稳定性遭受破坏，但可能使分子间的相互作用受到影响，继而出现角化过度现象，其具体的分子学机制仍需进一步的研究。

3. 防治　无特效疗法。0.1% ~ 0.3% 维生素 A 酸软膏有时有效。

（二）掌跖角化病合并食管癌

1. 临床表现　掌跖角化病合并食管癌（palmoplantar keratodermia with cancer of the esophagus）也称为 Howel-Evans 综合征，属于常染色体显性遗传病。1958 年，Howel-Evans 报道了 2 个家系，有皮损者，70% 的患者以后都发生了食管癌，而无皮损者未发现食管癌。皮损特点与弥漫性掌跖角化病相似，但其发病年龄一般在 5～15 岁之间。平均年龄约为 45 岁，肿瘤大多数位于食管下 1/3 处。白细胞减少是本病的特征之一。

2. 遗传学和发病机制　掌跖角化症伴发食管癌致病基因定位于 17q 上，其遗传位置靠近 I 型蛋白基因族，后此致病基因被精细定位于 17q 上一约 4cM 区域内。后来更加精细定位于 0.5cM 范围内。并且发现散发的食管癌病例肿瘤部位所提取的 DNA 也可以出现高频率的 17q24-q25 的缺失。随后 Langan 在 17q25 上 TOC 的 500-kb 关键区域内发现其他的微卫星标记。TOC 疾病基因座的精细定位通过 7 个多态性标记的精细定位和 21 个 SNPs 缩小至 42.5kb 区域。在此区域发现 1 个已知基因（细胞球蛋白）和 2 个可能的基因，但在他们的蛋白编码区没发现有意义的变异。

3. 防治　局部治疗同弥漫性掌跖角化病。伴发食管癌后可尽早地采用外科或其他方法治疗食管癌。

（三）条纹状角化病

1. 临床表现　条纹状角化病（striate keratoderma）又称为线状角皮病。多在 10～20 岁之间发病。其特点为过度角化的皮损呈线状分布，大多数是手掌开始，沿手指呈放射状向指端伸延，其皮损常可因外伤加重。此病有时可见颊黏膜部位呈现乳头瘤样改变，角膜上可见到点状混浊。有时还可伴发假性趾（指）断症。

2. 遗传学和发病机制　本病亦为常染色体显性遗传。依据其发病的分子学机制不同可分为两种类型：即 1 型 SPPK 和 2 型 SPPK。1 型 SPPK 被认为与桥粒跨膜蛋白缺陷有关，而 2 型 SPPK 被认为与桥粒胞浆内的桥粒斑蛋白缺陷有关。桥粒为角质形成细胞相互连接的重要结构，是由相邻细胞的胞膜卵圆形致密增厚所成。其主要蛋白包括桥粒胞浆蛋白和桥粒跨膜蛋白。1995 年 Hennies 将 SPPK 的致病基因定位于 18 号染色体，Rickman 在 1999 年发现位于 18q12.1 处编码桥粒芯蛋白 1 的 *DSG1* 基因是 1 型 SPPK 致病基因。Armstrong 等在同年研究证实了位于 6p24.3 处编码桥粒斑蛋白的 *DSP* 基因是 2 型 SPPK 致病基因，并且发现角蛋白 K1 v2 区的移码突变可引起条纹掌跖角化病。

3. 防治　治疗方法同弥漫性掌跖角化病。

（四）点状掌跖角化病

1. 临床表现　点状掌跖角化症（punctate palmoplantar keratoderma；PPPK）是一种不规则分布于掌跖的大量的角化性斑块为特征的罕见疾病。此病又被命名为点状掌跖角化症 Buschke-Fischer-Brauer 型。PPPK 的发病率在克罗地亚为 1.17/10 万。在斯洛文尼亚发病率为 3.3/10 万。其典型临床表现为双手掌与足跖部位的圆形或卵圆形、较硬的黄色或淡黄色角质丘疹，若去除角质丘疹后，局部可留有火山口样的凹坑。典型的点状皮损可以融合成块，可能与遭受连续性高压有关，一般足跖部位皮疹比掌部较大。少数患者也可不仅累及掌跖部位，其他部位如膝部、手足背部、肘部也可受累。本病通常开始于 12～33 岁。可伴有掌跖多汗、恶性肿瘤，如乳腺癌、前列腺癌、胰腺癌、结肠恶性腺瘤、转移性肺非小细胞癌。可以伴有甲变形，如甲纵裂、甲弯曲或无甲等。皮损可终生存在。

2. 遗传学和发病机制　本病亦为常染色体显性遗传。运用全基因组连锁分析技术，定位了许多致病基因区域。Martinez-Mir 在 3 个 PPPK 家系中定位在 15q22-15q24.1 上 D15S534 和 D15S818 之间 9.98cM 区域。张学军等在 2 个 PPPK 家系中则定位在 8q24.13-8q24.21 上 D8S1804 和 D8S1720 之间 9.02cM 区域，而高敏等将 PPPK 致病基因定位在 D15S651 和 D15S988 之间 5.06 cM 区域。此结果提示 PPPK 可能有遗传异质性。但此病的致病基因和发病机制至今未明。

3. 防治　治疗方法同弥漫性掌跖角化病。

（五）残毁性掌跖角化病

1. 临床表现　残毁性掌跖角化病（mutlatiing palmoplantar keratoderma）又名 Vohwinkel 综合征，或残毁性遗传性角质瘤（keratoma hereditaria mutilans）。本病多在婴幼儿期发病。起初表现为弥漫性的掌跖角化，其皮损特点为掌跖部发生小的、蜂窝状的凹陷，手背或足背为角化性斑片，呈放射状伪足样的外观（也有称之为海星状皮肤角化），角化过度也可以向掌跖以外如足背、肘、膝等部位扩展，膝关节和肘关节等处可发生不规则的线状皮肤过度角化。大多在发病 4～5 年后，指趾周围可出现带状纤维化，皮损可进一步发展为凹陷性沟状收缩，逐渐加深，严重时可因局部血液循环障碍和继发感染而导致指（趾）脱落。可伴发表皮松解性角化过度、高频性耳聋、听觉丧失、先天性鱼鳞病、瘢痕性秃发、暗红色角化斑、口周脂溢性鳞屑和腋窝浸渍性白斑等。

2. 遗传学和发病机制　本病一般认为是常染色体显性遗传。致病基因之一是位于染色体13q12.11上编码连接蛋白26的基因 *GJB2*。在3个家系内所有病例均可检测出该基因p.Asp66His突变，提示该编码区可能为点突变的热点区。另一基因被定位在1q21上，与兜甲蛋白（loricrin）基因 *LOR* 的编码区比较接近，此蛋白为角质包膜的主要组成成分之一。兜甲蛋白开始位于颗粒层内，和细丝聚集素前体共同位于透明颗粒中，等细胞完全角化后即位于角质层细胞的周边。兜甲蛋白和套膜蛋白、细丝聚集素、小的富含脯氨酸蛋白以及毛透明蛋白一起形成表皮分化复合体，继而参与表皮细胞的终末分化。兜甲蛋白发生突变可以导致此蛋白功能发生变化，并不是在细胞周边和其他角质包膜蛋白发生交联，而是进入细胞核中，从而影响某些分子的转录过程而发挥致病效应。上述的研究表明连接蛋白26基因或者兜甲蛋白基因发生突变均可致残毁性掌跖角化症。但笔者对几个家系作过分析，认为X连锁显性遗传的可能性不能排除。

3. 防治　本病可采用手术疗法来解除带状缩窄。给予大量的维甲酸口服，对于掌跖角化和带状缩窄的控制可有满意效果。

（六）播散性掌跖角化病伴角膜营养不良

1. 临床表现　播散性掌跖角化病伴角膜营养不良（disseminate palmoplantar keratodermia）又名为Richner-Hanhart综合征，是一种罕见的皮肤角化病。其临床特点为掌跖发生不同程度的点状或条纹状角化过度，并有角膜的营养不良。发病年龄大多在12～15岁之间。最初多以点状角化性皮损开始，以后逐渐发展为线状或条纹状。眼的损害表现为点状或树枝状的浅表性角膜混浊。可伴有智力发育障碍。

2. 遗传学和发病机制　本病为常染色体隐性遗传。Natt在1992年将本病的致病基因定位于16q22，并且证实了酪氨酸氨基转移酶的基因 *TAT* 为本病致病基因。由于致病基因表达异常导致肝细胞内酪氨酸氨基转移酶缺乏，血清中酪氨酸的浓度升高，结晶在角膜和皮肤沉积。从而引起播散性掌跖角化病伴角膜营养不良疾病的产生。

3. 防治　无特效疗法。食入低酪氨酸和低苯丙氨酸饮食，可使皮损明显改善。

（七）进行性掌跖角化病

进行性掌跖角化病（progressive palmoplantar keratoderma）又名Greither综合征。本病幼儿期即可发病，手掌和足底呈弥漫性皮肤角化，随年龄增长皮损可逐渐加重，范围渐扩大，有时到30～40岁时才停止进展。皮损可扩展到手背、足背、臀部及腿部。可伴有多汗症和腱反射亢进，甲受累不多见。

本病为常染色体显性遗传，致病基因未明。

治疗方法与慢性掌跖角化病相同。

（八）移行性掌跖角化病

1. 临床表现　移行性掌跖角化病（keratoderma palmoplantaris transgrediens）。在南斯拉夫的Meleda岛上最早发现，且发病率高，达约为1/10万，故又称为梅勒达地方病（Malde Meleda）一般在出生时或婴幼儿期发病，表现为掌跖发红、增厚及鳞屑，角化过度呈弥漫性，如手套样向手背扩展。皮损区域始终发红，常合并多汗及湿疹化，可有浸渍和恶臭。腕部、前臂、膝及其他部位可有局限性的角化过度性皮损，并可持续多年。有的患者在口角处可出现持续性红色斑块。本病患者多有躯体发育不良，并可有脑电图异常，手指短，及指（趾）甲异常。大多数有心脏损害，包括心扩大（右室，有时为左室），心电图异常，阵发性室性心动过速，可猝死。

2. 遗传学和发病机制　本病为常染色体隐性遗传，在希腊是最常见的类型。Fischer在1998年将此病的致病基因定位于染色体8q，继而确定了8q24.3处的 *SLURP1* 为本病的致病基因。此基因编码一种分泌蛋白，与细胞毒素在结构上类似。随后被各国学者在其他国家证实。

3. 防治　可对症处理。

（九）掌跖角化病伴牙周病

1. 临床表现　掌跖角化病伴牙周病(palmoplantar keratodermia with periodontosis)又名 Papillon-Lefevre 综合征。其临床特点为掌跖皮肤过度角化,并伴有牙周变性(参见第三十八章)。多数患者于 1～5 岁之间发病,掌跖部出现红斑、角化过度、皲裂及鳞屑,并可逐渐扩大到手足背、足跟及外踝,肘部和膝部也可出现类似皮损,分布多对称。毛发正常或稀疏。在乳牙出生后,可发生牙龈炎,进而牙周变性。4～5 岁时牙齿开始脱落。脱落后皮损停止发展。角化性皮损和牙周变性可同时发生,也可皮损先发生。有的患者可有无症状性硬脑膜钙化。

2. 遗传学和发病机制　本病为一种常染色体隐性遗传性疾病。Laass 在 1997 年时将该病定位于 11q14-q21。Toomes 证实位于 11q14.2 处编码溶酶体蛋白水解酶 cathepsin 的 *CTSC* 基因为此病的致病基因。该酶主要表达在掌跖部、膝部和牙龈部位,功能是激活免疫细胞的丝氨酸蛋白酶,从而促进此类细胞参与免疫防御和炎症过程。Hart 对 20 个不同国家的家系进行调查后发现有 14 个 *CTSC* 突变,其中,9 个为错义突变。此基因的突变可以导致牙龈附近的功能下降,故病原体入侵后而发病。

3. 防治　本病无特殊防治方法。皮损和牙周病变可作对症处理。

四、毛囊角化病

毛囊角化病(keratosis follicularis)又名 Darier-White 病,也称为假性毛囊角化病(dyskeratosis pseudofollicularis)或增生性毛囊角化病(keratosis follicuaris vegetans)等。

（一）临床表现

通常在 8～16 岁之间发病。初起的损害为坚实的、针尖大小的毛囊丘疹。随后渐渐增大而呈疣状,颜色为棕黄色或棕褐色。丘疹的顶端覆盖着油腻状的黏着性结痂或糠状鳞屑。位于腋下及腹股沟内侧等多汗并易受摩擦部位增殖性尤为明显,发展为乳头瘤样,并可附有脓性分泌物。本病的皮损一般先发生,然后对称性分部于面部、颞部、鼻翼凹、头皮、肩胸背部中央及腰骶部等。口唇可皲裂肿胀或表浅溃疡,舌背可有表浅溃疡和角化斑。上腭和齿龈可有白色丘疹,或白色疣状斑片。掌跖可有角化过度。指(趾)甲的前缘可有裂口或甲下角化增厚。头皮上可附有油腻状棕褐色结痂,甚至明显增生,形成疣状或刺瘤状赘生物。病程因人而异,皮损可多年或终生保持,也可急剧恶化或自行消退。也可随季节变化好恶交替。日光照射或情绪激动都可使皮损加重。一般健康不受影响。少数皮损可恶变为鳞状细胞癌。

（二）遗传学和发病机制

本病为常染色体显性遗传,多项研究将其致病基因定位在 12q24.11,且发现了致病基因 *ATP2A2* 突变。该基因长 76 464bp,有 21 个外显子。*ATP2A2* 基因在患有毛囊角化病的个体中编码一种缺陷的 SERCA2。SERCA 又称钙离子 ATP 酶,它们通过耦合 ATP 水解作用释放的能量来维持细胞内的低钙离子浓度,进而维持细胞间钙离子信号的正常传导。目前所报道的 *ATP2A2* 基因突变大约有近 150 种,ATP 酶功能缺陷使表皮内角质形成细胞的黏附和分化功能发生异常而促使该病的发生;另一方面由于毛囊角化病的发病与环境因素也有一定的相关性,如光照、热和多汗均是本病的促发和加重因素。有学者认为维生素 A、神经系统和内分泌系统的调节障碍有关。

（三）防治

治疗主要用大剂量维生素 A 治疗可能有效。同时服维生素 E 有利维生素 A 的吸收。局部用维生素 A 酸软膏或水杨酸软膏有角质分离作用。还应避免日晒。

五、汗管角化病

汗管角化病(porokeratoses,PK)的临床特征为出现中央轻度萎缩而边缘堤状隆起的角化异常性皮肤病。

（一）临床表现

目前被公认的亚型有五种:

1. Mibelli汗管角化病（porokeratosis of Mibelli，PM） 以男性多见。幼年发病。初发皮损为角化性的小丘疹，直径约1mm。小丘疹可逐渐向外扩展，形成中央轻度萎缩、凹陷、变薄的、边缘为角质性隆起的斑片。隆起性的边缘上可有很小的沟或线状的嵴，呈灰色或褐色。斑片的边界非常清楚，触之坚硬。斑片的中央部干燥平滑，呈黄褐色，并可有毛囊性角化性小丘疹，其周围有环形色素沉着带。皮损形态可呈环形。地图形或不规则形。大小不等，直径数毫米至数厘米。数目不定，可多达百余个。皮损好发于暴露部位，以面部和四肢多见，其他部位如躯干、头皮、龟头及黏膜等处也可发生。不同部位的皮损，其表现可有所不同。患者多无自觉症状，损害可长期静止，也可间歇性缓慢扩展。消退后大多留下永久性瘢痕。在中老年患者，其皮损萎缩处有时可发生鳞状细胞癌。有的患者伴有少汗或智能发育不全。在幼年发病于四肢者，偶见伴有发育障碍和肌萎缩。

2. 播散性浅表性光线性汗管角化病（disseminated superficial actinic porokeratosis，DSAP） 为汗孔角化症中最常见的类型。皮损可发生在16～40岁，表现为大量皮疹分布于暴露部位的皮肤。其特点是皮疹的边缘为轻微的隆起，上面没有沟纹，中央为正常皮肤颜色。大多数皮损小而表浅，并常在夏天加重。

3. 浅表播散型汗孔角化症（disseminated superficial porokeratosis，DSP） 临床表现与DSAP很相似，但皮损的诱发和加重与日光和紫外光的照射无关，可发生在全身各个部位。

4. 掌跖合并播散性汗管角化病（plantar palmar and disseminated porokeratosis，PPPD） 特点是皮损首先出现在掌跖，发病年龄在十几岁至二十几岁之间。随后皮损可发生在身体的其他部位，包括非暴露部位。皮损与Mibelli汗管角化病相似，但较表浅。

5. 线性汗管角化病（linear porokeratosis，LP） 多发生于婴儿和幼童期，皮疹为沿Blaschko呈线状分布的环状丘疹和斑块，具有边缘轻微隆起的特征，面颈、躯干或肢体的单侧受累。通常无症状，LP继发鳞癌与基底癌的频率高于其他各型PK。

（二）遗传学和发病机制

分子遗传学研究已经在PM、DSAP、PPPD和DSP等汗孔角化病临床亚型中确立了为常染色体显性遗传。其中PM定位于3p14-p12，该染色体区域的不稳定可能是发生鳞状细胞癌倾向的因素之一。DSAP定位了4个易感位点：DSAP1（12q24.1）、DSAP2（15q25.1-q26.1）、DSAP3（1p31.3-p31.1）和DSAP4（18p11.3）。张学军等采用连锁分析的方法将PPPD定位于12q24.1-q24.2（OMIM命名PPPD1）。此区域与DSAP1重叠，提示了其可能是同一种基因突变的不同表型。该组利用全基因组连锁分析将DSP易感位点定位于18p11.3。值得注意的是，银屑病的易感位点也已经定位在18p11。PK和银屑病都是角化异常性疾病，这个重叠说明在这个区域可能存在影响角质形成细胞分化的重要基因。

除了遗传因素，角质形成细胞的异常增殖可能受一些外界因素的调控，比如照射、感染、机械性损伤、免疫抑制。特别是DSAP，最重要的激发因素是日光和人工的UV，其皮损在PUVA，大范围的辐射和电子束治疗后加重。

（三）防治

原则是缓解症状和防止并发症。基于皮损大小、部位、美观要求、癌变风险和患者的喜好制订个体化治疗方案。对于多数患者需要防晒、外用保湿剂和警惕癌变。

六、疣状肢端角化症

疣状肢端角化症（acrokeratosis verruciformis，OMIM 101900），本病的临床特点为四肢末端发生丘疹性损害。

（一）临床表现

通常在婴幼儿期发病。皮损为坚实的角化过度性丘疹，直径在1mm至数mm之间，多为扁平状。其颜色可为正常皮肤颜色，也可呈红棕色。外观很像扁平疣，但其数目较多，而且在受摩擦后还可出现水疱。皮损主要分布于手背和足背，也可见于掌指屈侧、腕部、前臂、肘部及膝部，但不累及面部和躯干。发生在掌跖部位的皮疹，多为散在分布，呈半透明状。皮损可逐渐增多，并保持终生。皮损常为冬重夏轻。

（二）遗传学和发病机制

本病为常染色体显性遗传。编码基因 *ATP2A2*，位于 12q24.11。Dhitavat 在一个 6 代疣状肢端角化症家系中发现了 *ATP2A2* 编码蛋白发生了亮氨酸取代（p.Pro602Leu），导致此蛋白中 ATP 结合域产生了一个非保守的结构改变。*ATP2A2* 基因上发生等位基因突变，该突变表达有缺陷的 ATP2A2 蛋白，致使 ATP2A2 蛋白运转 Ca（2+）的功能丧失，最终引起疣状肢端角化症。

该病的患者可伴发毛囊角化病，可见同一家族的不同成员分别患有这两种病，有学者认为本病与掌跖点状角化及毛囊角化病是一种共存的三联征，与同一显性基因传递有关。

（三）防治

目前尚无特效的治疗方法。患者应避免日光暴晒。口服维生素 A、D，外用尿素霜，复方硫磺水杨酸软膏或 0.1% 的维 A 酸霜等可能有一定帮助。

七、可变性红斑角化病

可变性红斑角化病（erythrokeratoderma variabilis，OMIM 133200）又名 Mendes da costa 综合征。

（一）临床表现

通常在出生后数月至 3 岁以内发病，偶有较晚者。起初的皮损表现为红色的丘疹或斑片，继之可以表现为显著的角化和鳞屑。皮疹的大小差异很大。小的可为丘疹，大的为斑片。皮疹的形态可为地图状、环状、多环状或回纹状等。皮损的程度在短期内可发生明显的改变，有时可自行消退，有时可明显加重，尤其是在受到环境因素（如冷热或外伤等）的影响之后。皮损随着年龄的增长会有所改善，尤其是女性绝经期后，妊娠期、温度改变、情绪波动可加重，皮损一般在冬季较重，在夏季可减退或全部消退。本病终生不愈，但不影响一般健康。

（二）遗传学和发病机制

本病为常染色体显性遗传，致病基因总结如下：

可变性红斑角化病有两个致病基因，即 GJB3 和 GJB4。基因定位均在 1p34.3。分别编码 β3 和 β4 蛋白，属于连接蛋白家族。连接蛋白是转膜蛋白中的一部分，它在形成细胞间通道的进程中发挥重要作用。而表皮角质形成细胞分化受 Cx31 和 Cx 30.3 介导的细胞间信号转导影响显著。*GJB3/GJB4* 变异可以引起细胞间信号转导发生异常，使表皮角质形成细胞的分化过程发生改变，最终导致可变性红斑角化病的发病。

流行病学调查显示可变性红斑角化病表现家系间表型多样性，推测表观遗传模式在其发病中发挥重要作用。

（三）防治

目前尚无特效治疗方法。口服维甲酸能修复减少的角质小体和消除角化过度及游走的红斑，但停药后可复发。局部应用类固醇制剂可有一定的效果。

第二节　色素异常病

一、白癜风

白癜风（vitiligo）是一种原发性的可以累及所有种族的常见皮肤病。其临床特征为局限性或泛发性的色素脱失斑。

（一）临床表现

任何部位的皮肤均可出现本病。皮损表现为完全性色素脱失斑，呈乳白色，初发时多为指甲至钱币大。好发于易受摩擦、光暴露部位及皱褶部位，特别是颜面部、颈部、腰腹部、手指背面等。皮损边缘境界清楚。有时在白斑区内可有散在的色素斑，呈岛状分布。压力、搔抓及摩擦。白斑有的呈对称分布，也有单侧分布，有时沿神经分布。白斑可泛发及于全身。一般无不适，少数在暴晒后发痒。

（二）遗传学和发病机制

本病与遗传性有关，Lerner 提出本病为常染色体显性遗传。国内有家族史者占 3%～17.2%，国外相对较多，为 30%～40%。本病是一种复杂疾病，国内外通过全基因组连锁和关联分析已发现数个白癜风易感基因，如表 36-3。这些易感基因的发现证明了遗传因素参与了白癜风的发病过程。

表 36-3 全基因组关联分析发现的白癜风易感基因

区位	基因	区位	基因	区位	基因
1p31.3	*FOXD3*	6p21.31	*HLA*	11q14.3	*TYR*
1p13.2	*PTPN22*	6p21.32	*BTNL2*	14q12	*GZMB*
1p36.23	*RERE*	6q27	*RNASET2*，*FGFR1OP*，*CCR6*	21q22.3	*UBASH3A*
3p13	*FOXP1*	6q27	*SMOC2*	22q12.3	*C1QTNF6*
3q28	*LPP*	10p15.1	*IL2RA*，*RBM17*，*PFKFB3*	Chr.7	–
4q13.q21	—	10q22.3	*ZMIZ1*	Chr.8	–

本病皮损是由于局部黑色素细胞被破坏所致。但原因迄今尚不清楚。目前比较倾向于与自身免疫因素有关。因为在本病患者或其亲属中，合并有其他的自身免疫性疾病的频率很高。如伴发甲状腺疾患、恶性贫血、糖尿病、支气管哮喘、异位性皮炎、类风湿关节炎、红斑狼疮、硬皮病及斑秃等疾患。在有些白癜风患者血中可以测到器官特异性自身抗体如抗核抗体、抗胃壁细胞抗体等。患者的皮损和血液中可测到有些免疫调节因子（如 IL2Rs）的异常。皮质类固醇有效，同时血液中的某些异常的指标也可逐渐恢复正常。

此外，也有认为与局部化学物质的作用、神经精神障碍、外伤及内分泌障碍有关。朱光斗（1984）测定了 141 例患者的血清铜氧化酶，发现其酶活性显著低于对照组，并认为本病患者体内的铜元素不足。梁存让等（1984）发现锌、镁、钙及苯丙氨酸显著低于对照，铜和酪氨酸正常，认为这些异常可能与本病的发生和发展有关。

（三）防治

可以内服、外用一些光敏性药物，还可外用糖皮质激素、他克莫司、中药制剂等。

二、白化病

白化病（albinism）是一种与色素合成有关的基因突变导致黑色素缺乏的单基因遗传病，依据临床表型特征可分为眼、皮肤、毛发均有色素缺乏的眼皮肤白化病（oculocutaneous albinism，OCA）和仅眼部色素缺乏的眼白化病（ocular albinism，OA）两大类。

（一）临床表现

各型 OCA 患者主要表现为皮肤黑色素减少、对紫外光辐射敏感，易患皮肤癌；OCA 与 OA 均导致眼色素减低、并引起眼球震颤、黄斑区发育不良、视力减退、甚至双眼视力丧失。OCA1 患者一般表现为出生时头发和皮肤变白，虹膜颜色变淡，TYR 酶活性完全缺乏时，将持续一生。若残留部分 TYR 酶活性，10 岁前仍有色素形成，随后皮肤、毛发、虹膜颜色逐渐变淡。OCA2 是最常见的一类白化病，患者出生时头发有色素但皮肤灰白，典型 OCA2 患者表型为黄头发和白皮肤（各种人种）。OCA3 的特征是皮肤和头发呈微红色。OCA4 可表现出 OCA1 或 OCA2 的症状。OA 仅出现眼白化病症状，皮肤和毛发色素正常。一般认为 OA 仅累及眼睛，也有报道皮肤黑色素细胞受累，可视作另一类 OCA。HPS 是一种综合征，同时具有 OCA 症状、出血倾向、组织中胶质样物质积聚导致脑、肺、肾脏等损害的三联征。其特征是黑色素体、溶酶体、血小板致密体同时受累。电镜下观察，血小板致密体消失或减少，是本病诊断的重要指征。HPS 患者肺胶样物质的积聚可导致肺纤维化或结肠炎，是患者多于 30～50 岁死亡的主要原因。CHS 的特征是包括 OCA 症状、核周围溶酶体肿大、进行性神经系统损害、NK 细胞和细胞毒 T 细胞缺乏，导致患者易受感染和肿瘤发生。免疫功能受损及溶酶体肿大是 CHS 与 HPS 相鉴别的重要特征。GS 可表现出 OCA 症状，但多数不导致视力损害，部分患者出现神经或精神症状、免疫功能受损等，一般不影响血小板致密体的发生，因此无出血倾向。

（二）遗传学和发病机制

白化病的遗传基础很复杂，根据临床表现和涉及基因的不同，又可分为非综合征型白化病和综合征型白化病两大类。非综合征型白化病包括眼皮肤白化病 1～4 型（OCA1～4）和单纯眼白化病 1 型（OA1）。最近，在中国人中利用全外显子组测序发现一种新的非综合征性白化病亚型 OCA6 是由 *SLC24A5* 的突变所引起。综合征型白化病不仅具有眼皮肤白化病表型，还伴有其他器官或系统异常，包括 Hermansky-Pudlak 综合征 1～9 型（HPS1～9）、Chediak-Higashi 综合征（CHS1）、Griscelli 综合征 1～3 型（GS1～3）。至少已明确 18 种不同基因位点与之相关（表 36-4），已有专门的 HPSD 白化病数据库（http://liweilab.genetics.ac.cn/HPSD/）收录了不同白化病基因的突变和相关数据。

表 36-4 人类眼、皮肤白化病基因

白化病基因	染色体定位	白化病亚型*	OMIM 编号	编码的蛋白	功能
TYR	11q14.3	OCA1	606933	酪氨酸酶	黑色素生物合成酶
OCA2	15q11-q13	OCA2	611409	黑色素体膜蛋白	参与黑素合成
TYRP1	9p23	OCA3	115501	酪氨酸酶相关蛋白 -1	黑色素生物合成酶稳定因子
SLC45A2	5p13.3	OCA4	606202	黑色素体膜蛋白	参与黑素合成
SLC24A5	15q21.1	OCA6	609802	黑色素体膜蛋白	参与黑素合成
GPR143	Xp22.2	OA1	300808	黑色素体膜蛋白	参与黑素合成
HPS1	10q24.2	HPS1	604982	HPS1	BLOC-3 亚基
HPS2/AP3B1	5q14.1	HPS2	603401	β3A adaptin	AP-3 亚基
HPS3	3q24	HPS3	606118	HPS3	BLOC-2 亚基
HPS4	22q12.1	HPS4	606682	HPS4	BLOC-3 亚基
HPS5	11p14	HPS5	607521	HPS5	BLOC-2 亚基
HPS6	10q24.32	HPS6	607522	HPS6	BLOC-2 亚基
HPS7/DTNBP1	6p22.3	HPS7 SCZD3	607145 600511	dysbindin	BLOC-1 亚基
HPS8/BLOC1S3	19q13.32	HPS8	609762	BLOS3	BLOC-1 亚基
HPS9/BLOC1S6	15q21.1	HPS9	604310	pallidin	BLOC-1 亚基
CHS1/LYST	1q42.3	CHS	606897	CHS1	囊泡融合
GS1/MYO5A	15q21.2	GS1 ES	160777	Myosin Va	囊泡运输
GS2/RAB27A	15q21.3	GS2 HS	603868	Rab27a	囊泡运输
GS3/MLPH	2q37.3	GS3	609227	melanophilin	囊泡运输

* OCA：眼皮肤白化病；OA：眼白化病；CHS：Chediak-Higashi 综合征；ES：Elejalde 综合征；GS：Grescelli 综合征；HPS：Hermansky-Pudlak 综合征；HS：噬血细胞综合征；SCZD：精神分裂症

除OA1为X连锁隐性遗传外，其余均为常染色体隐性遗传。在世界范围内的患病率约为1/17 000，国内资料显示为1/20 000左右，群体携带率约为1/70。据此推测我国约有70 000眼皮肤白化病患者和近2千万人无临床表现的携带者。魏爱华等通过对我国汉族179例白化病调查表明，OCA1是我国白化病的主要类型，约占64.3%；OCA2、OCA4和HPS1分别占11.7%，15.6%和2.2%；未知基因突变者占6.2%，表明可能存在一些尚未发现的新的白化病致病基因。

黑素小体（melanosome）的发生、转运及黑色素（melanin）的合成是一个复杂而精密的过程，包括黑素小体膜蛋白转运和正确定位、腔内pH值的调控、黑色素合成酶类发挥正常催化活性以及成熟的黑素小体沿微管运输等环节。白化病各型致病基因所表达的异常蛋白，通过作用于上述某个环节，影响黑素小体的发生、转运和黑色素合成，从而导致相应的临床表型。例如：①黑色素的合成过程涉及的基因有*TYR*、*OCA2*、*TYRP1*、*SLC45A2*等，相关基因突变可引起非综合征型眼皮肤白化病（OCA）。②黑素小体的发生过程涉及的基因有*HPS1*～*9*和*CHS1*，相关基因突变可引起综合征型眼皮肤白化病如Hermansky-Pudlak综合征（HPS）或Chediak-Higashi综合征（CHS）等。③黑素小体向角质细胞的转运过程涉及的基因有*MYO5A*、*RAB27A*、*MLPH*，相关基因突变可引起Griscelli综合征（GS）。

（三）防治

白化病的危害主要是眼部损害和皮肤癌的易患性。除对症治疗外，尽量减少紫外辐射对眼睛和皮肤的损害。HPS患者常于中年病逝，且有出血倾向，个别患者因拔牙或分娩大出血休克，应采取相应的预防措施，避免服用含乙酰水杨酸和阿司匹林的药物。一些HPS患者用血管加压素（DDAVP）治疗后，可缓解出血倾向，常作为术前或拔牙前用药。急性期HPS患者可进行输血治疗。由于目前对白化病缺乏有效的治疗，产前诊断很重要，特别是HPS和CHS，防止患儿出生。

三、白斑病

白斑病（leukodermas）是一种少见的以色素减少为特征的遗传疾病。

（一）临床表现

白斑病自幼发病，病情稳定。临床症状主要表现为身体特定位置皮肤或者毛发的白斑（以前额、腹部及四肢多见），感音神经性耳聋，有些患者伴随面部上肢骨骼肌肉畸形或者巨结肠症，形成综合征。应与白癜风或白化病加以区分。引起白斑病的主要原因是胚胎时期黑色素母细胞（melanoblast）的发育异常，从而造成成体的身体特定部位的黑色素细胞的缺乏。黑色素细胞的发育是一个复杂的生物学过程，包括成黑色素细胞的特化、增殖、存活、迁移、分化和黑色素干细胞的自我更新，任何一步的异常都有可能导致成体特定位置黑色素细胞的缺失，从而形成白斑。白斑病经常也会伴随着其他组织器官的病变，主要是由于致病基因的功能多效性，导致同样起源于神经嵴细胞或者其他组织的病变。

（二）遗传学和发病机制

遗传性白斑病依据临床症状和致病基因的不同主要分为两种类型：

1. 斑驳病（piebaldism）（OMIM 172800）　又名图案状白斑病（patterned leukoderma）。是一种少见的以色素减少为特征的先天性常染色体显性遗传病。斑驳病患者出生时即有色素脱失的斑片，可发生在任何部位，但常见于面部中央、前胸、腹部等身体前侧。白斑边界甚为清楚。最具特征的是发生在额部中央或稍偏部位的三角形或菱形白斑，并伴有横跨发际的局限性白发。有时额部白发是本病的唯一表现。一般白斑大小不随年龄增长而变化，部分患者还可合并有其他发育异常。已知*KIT*基因的突变是斑驳病的主要病因，其发生是由于向黑色素母细胞（来源于神经嵴细胞）的增殖或分化缺陷所导致黑色素细胞的局部性缺乏。*KIT*基因定位于4q12，含21个外显子，编码976氨基酸的KIT蛋白，属于Ⅲ型膜受体，可与SCF因子（stem cell factor）结合，通过其酪氨酸激酶活性，发挥信号转导功能，参与细胞迁移、增殖等过程。

2. 先天性耳聋-眼病-白额发综合征　又称Waardenburg综合征（WS）。WS在人群中的发病率为1/15 000，占先天性耳聋的2%。所有的WS患者都表现出听觉-色素的症状，即先天性感音神经性耳聋、虹膜异色症、白额发、早白发和局部皮肤色素缺失（参见第三十七章）。根据伴随症状该综合征又分为四个亚型（表36-5），其中1型除了上述的主要症状还表现出眼部的内眦外移，2型患者只表现出主要症状而无其他伴随症状,3 型患者一般有合并的四肢肌肉骨骼的异常,4 型合并先天型巨结肠症。其中 1 型,2 型和 3 型多为常染色体显性遗传,4 多为常染色体隐性遗传(参见第三十七章)。

表 36-5　人类先天性耳聋 - 眼病 - 白额发综合征四个亚型的致病基因

综合征	OMIM	伴随症状	致病基因	遗传方式
WS1	193500	眼部的内眦外移	*PAX3*	AD
WS2	193510	只表现出主要症状	*MITF*, SLUG *EDNRB?EDN3?*	AD
WS3	148820	四肢肌肉或者骨骼的异常	*PAX3*	AD
WS4	277580	先天型巨结肠症	*EDN3*, *EDNRB* *SOX10*	AR, AR AD

(三)防治

白斑病的发生影响美观,有的引起听力丧失,更有具有严重的伴随症状。目前并没有有效措施。干细胞治疗将有望在白斑病中得到应用。

四、雀斑

雀斑(freckles)通常于儿童期发病,随着年龄的增大而逐渐增多。皮损为黄褐色的色素斑点,一般局限于暴露部位。日晒后斑点数目增多,颜色加深,损害可变大;冬季则减轻,数目减少,色变淡,损害可变小。患者发生色素痣的频率较高。

本病具有家族性,与遗传因素有关,为常染色体显性遗传,张学军等将致病基因定位在4q32-q34 区域。

本病患者应减少日光照射。可局部外用避光剂,如二氧化肽冷霜等,也可用美肤激光等。

五、雀斑病

雀斑病(lentiginosis)是一组色素斑点性疾病,又称黑子病,它包括泛发性雀斑病、面中部雀斑病和色素沉着 - 肠息肉综合征三种。本病与雀斑不同,皮损不受日光影响,分布亦不限于暴露部位。

(一)泛发性雀斑病

1. 临床表现　泛发性雀斑病(generalized lentiginosis)又可根据其临床表现的不同而分为发疹性雀斑病(eruptive lentiginosis)和多发性雀斑综合征(multiple lentiginosis syndrome)。

(1)发疹性雀斑病:通常见于青年,表现为数目众多的褐色或棕褐色斑点,可于数周内迅速布满全身。最初的皮损可为毛细管扩张性斑点,但很快变为色素沉着性斑点,其后还可演变为色素细胞痣。很多药物,包括免疫抑制剂和免疫调节剂已经显示可导致此病,癌症化疗药物也可引起。

(2)多发性雀斑综合征:往往在出生时即可见到雀斑,在青年期以内其数目可不断增多。皮损多累及颈部和躯干上部,但身体的其他任何部位都可发生。皮损多对称分布,为雀斑样褐色或暗褐的小斑点,直径多为 1 ~ 3mm,表面光滑,界限清楚,不因日光照射而变黑,无自觉不适感。本病还可伴有心电图异常、肺动脉瓣狭窄、两眼间距过宽、外生殖器异常、睾丸或卵巢发育不全、生长迟缓及神经性耳聋等。有人也将本综合征称为豹皮综合征(LEOPARD syndrome,LS)。

2. 遗传学和发病机制　本病为常染色体显性遗传,其外显率差异较大。在报道的大约 85% 的病例都在 *PTPN11* 基因的 7、12 或 13 外显子检测到一个杂合错义突变。此外,在 6 个 *PTPN11* 突变阴性的 LS 患者中发现了两例存在 *RAF1* 基因错义突变。

3. 治疗　本病一般不需治疗。

(二)面中部雀斑病

面中部雀斑病(centrofacial lentiginosis)通常在出生后 1 岁内发生,表现为在颜面中部出雀斑样褐色或黑色的小斑点,在 10 岁以内其数目可不断增多。有的患者还可伴有并眉、睑粘连、高腭弓、上门齿缺如、骶部多毛、脊柱裂及脊柱侧凸、智力低下及癫痫等。本病的遗传方式尚不肯定。可能属于常染色体显性遗传。本病无有效的治疗方法。

（三）色素沉着-肠息肉综合征

色素沉着肠息肉综合征（pigmentation polyposis syndrome），又名Peutz-Jeghers综合征。

本病皮损为圆形、椭圆形或不规则形的褐色或黑色斑点，直径一般为1～5mm，其周围界限非常清楚，好发于黏膜和黏膜与皮肤的交界处，如颊黏膜、悬雍垂、硬腭、上下口唇、舌等处。皮肤也可累及，但以面部多见，尤以鼻部及口周围明显。在有的病例中，手背、手掌、指背、足背及外阴部也可发生。消化道息肉多见于小肠、结肠，也可发生于胃、十二指肠。息肉一般为多发性，大小不等，小如针尖，大如鹅卵，一般如黄豆大，以有蒂多见，圆形或卵圆形，息肉表面多呈分叶状，较大息肉表面可呈脑纹样，可分散或群集。本综合征的主要症状和并发症由息肉所致，患者常有慢性腹痛、呕吐、腹泻、贫血和黑便等症状，严重者可出现肠梗阻和肠套叠等并发症。本病息肉有恶变倾向。

本病为常染色体显性遗传，其发病与*STK11*基因突变有关。

对口周及口腔色素沉着斑，一般不需治疗，也可行冷冻疗法，以减轻患者精神负担。息肉可行手术治疗。

六、色素失禁症

色素失禁症（incontinentia pigmenti）OMIM 308300）又名Bloch-Sulzberger综合征，为一种皮肤色素异常性疾病。

常见于女婴，出生后不久表现为红斑、水疱甚至大疱，可呈线状或成行分布，多累及四肢、躯干。约2月后，便可表现为线状疣状生长，以指（趾）多见。后可自行消退。继之在皮损部位或正常皮肤上可出现色素沉着斑，呈灰青色或暗褐色，为圆形、椭圆形或不规则形，大小不一，可不规则地排列成线状、弧形、环形、涡轮状、胡椒面状、蜘蛛状或喷泉状，这些奇形怪状色素斑是本病的重要特征。色素斑可持续数年或数十年，一般在20～30岁时可完全消退。部分病例有毛发稀疏或斑秃、甲萎缩、毛囊性皮肤萎缩、掌跖多汗、发齿缺损或发育不良，先天性白内障、角膜混浊、斜视、视神经萎缩、蓝巩膜、智力迟钝、精神异常、癫痫、并指（趾）及多肋骨等。

本病为X连锁显性遗传。女性患病较多，但症状不很严重，男性患病症状比女性严重。其致病基因定位在Xq28上，致病基因为*NEMO*。

对症处理和控制感染。

七、脱色素性色素失禁症

脱色素性色素失禁症（incontinentia pigmenti achromians），也可称为伊藤色素减退综合征（incontinentia pigmenti achromiansh或伊藤色素减退症（hypormelanosis of Ito，OMIM 300337）

本病表现为奇特的线状脱色，呈涡轮状或条纹状泼水样色素减退斑，一般不对称，可发生在单侧或双侧。可伴发其他症状：眼部症状如眼色素层萎缩、斜视、眼球震颤等；神经系统症状如癫痫发作、大脑萎缩、小头、智力发育迟缓、听力障碍等；此外还有肌张力减退、脊柱侧凸、肝肿大、齿畸形、肾积水、耳聋、弥漫性脱发等。

本病一般认为属常染色体显性遗传性病。曾见一病例有X和9号染色体易位，有认为本病基因定位于9q33-qter，但未作结论。

防治：本病无特殊治疗方法。

八、遗传性对称性色素异常症

遗传性对称性色素异常症（dyschromatosis symmetrica hereditaris，DSH）又称为对称性肢端色素沉着（acropigmentation symmetrica Dohi，OMIM 127400），主要见于亚洲人。为对称性散发于手、足背雀斑样色素沉着及色素减退斑，可延及四肢甚或泛发。DSH认为是遗传性泛发性色素异常症的一种特殊类型。

（一）临床表现

多在婴儿期或幼儿期发病，以青春期表现最为明显，进展缓慢，持续终身。好发于四肢末端，主要为双手、足背部有对称性多数豆大色素脱失斑,其中心可见小岛状的褐黑色斑,边缘亦见色素增加,呈网眼状。也可往上蔓延累及前臂或小腿。泛发型者也可累及躯干与面部,甚至口腔黏膜。夏季皮损加重,一般无自觉症状。临床上须与网状肢端色素沉着症(北村氏)、冻疮后继发色素沉着、着色性干皮病相鉴别。

(二)遗传学和发病机制

本病认为属常染色体显性遗传病。2003 年,张学军等对 DSH 进行全基因组连锁分析,在国际上首次将该病的致病基因定位于 1q21.3(OMIM:DSH1,127400)。同年,日本 Miyamura 等研究了 4 个 DSH 家系将致病基因精细定位于 1q21.3 约 500kb 关键区域内,并鉴定了该病的致病基因为双链 RNA 特异性腺苷脱氨基酶基因(*DSRAD*/*ADAR1* 基因)。

(三)防治

本病无特殊治疗方法。

第三节　大　疱　病

一、大疱性表皮松解症

大疱性表皮松解症(epidermolysis bullosa,OMIM 226650)是一组皮肤和黏膜起疱为特征的遗传性慢性非感染性疾病。其临床特点是在轻微的机械损伤后,皮肤或某些黏膜即可发生水疱,有时也可自发地发生。

本病可分为无瘢痕型和瘢痕型两类。前者包括单纯性大疱性表皮松解症(epidermolysis bullosa simplex)和交界性大疱性表皮松解症(epidermolysis bullosa letalis)两种;后者包括营养不良性大疱性表皮松解症(epidermolysis bullosa dystrophica)、Pasini 型大疱样表皮松解症(epidermolysis bullosa dystrophica albopapuloidea)和多发性发育不良性营养不良性大疱性表皮松解症(epidermolysis bullosa dystrophica polydysplastica)三种。

(一)无瘢痕型大疱性表皮松解症

1. 单纯性大疱性表皮松解症　又称 Koebner 型。大疱通常发生于出生后第一年,可以迟至青春期或成人期,生后最初几周内罕见。皮损好发于手、足、小腿、前臂、肘关节和膝关节附近等处,表现为患儿爬行、走路或粗糙衣物摩擦等原因造成轻度外伤便可导致大疱的发生。疱内液体透明,棘层松解征(尼氏征)多为阴性。个别患者偶可侵及黏膜,数日后可自然吸收,不留痕迹。部分患者在青春期后病情可有所缓解。本病可持续数十年,甚至终生不愈。

发病机制目前尚不清楚。有人推测是由于外伤激活了表皮细胞内的细胞溶解酶所致。Sanchez 等(1983)发现明胶特异性中性金属蛋白酶活性降低。

本病为常染色体显性遗传。基因定位在 8 号染色体。

一般采取对症处理,包括避免外伤、过热和抗生素的应用以控制继发感染。

2. 交界性大疱性表皮松解症　又称 Herlitz 综合征或致死性大疱性表皮松解症。本病在出生时即有严重的广泛分布的大疱和大面积的剥脱。甲母质和甲床受累后可引起甲脱落。口腔损害(甚至下行至食管)很常见,可很严重。其他部位如牙齿、肛门亦可受损。本病常为进行性,可在数日或数周内死亡。患儿若幸存,其后可有生长迟缓和贫血等并发症。本病常继发感染,在水肿部位形成恶臭的增殖性肉芽肿。清洁的大疱愈合后,不形成明显的瘢痕。某些病例伴有幽门狭窄和输尿管缩窄。

本病为常染色体隐性遗传,致病基因为定位于 3p21 的 *COL7A1*。

防治主要在于保护受累组织,预防感染,并针对并发症采用相应的抗生素。必要时可给予输血和补充铁剂,并辅以支持疗法。

(二)瘢痕型大疱性表皮松解症

1. 营养不良性大疱性表皮松解症　本病通常在出生时就有大疱形成,一般发生在四肢伸侧,尤以肘部、膝部、踝部等易受压部位好发。伴有瘢痕和粟丘疹。在瘢痕位置处还可有色素沉着,或色素减退。有的患者可伴有其他症状如掌跖角化症、多汗症、指(趾)甲营养不良及毛周围角化症等。

本病为一种罕见的兼有常染色体显性和常染色体隐性遗传的疾病，两者都是由于Ⅶ型胶原基因（*COL7A1*）突变引起的。在常染色体显性的病例中主要表现为甘氨酸在*COL7A1*三重螺旋中的替换，还有其他如错义突变、缺失或剪接位点突变。在常染色体隐性遗传病例中，突变包括无义突变、剪接位点突变、缺失或插入、三重螺旋"沉默"的甘氨酸替换和非甘氨酸在三重螺旋或非胶原数控NC-2区的错义突变。*COL7A1*基因突变的性质及其位置，与表型的严重程度相关。

平时宜保护和避免创伤，及时控制继发感染。可适当地应用皮质激素挽救其生命和预防畸形。此外口服维生素E和苯妥英钠。如因瘢痕影响手的功能，可考虑外科手术。

2. Pasini型大疱样表皮松解症　又称为白色丘疹样营养不良性大疱性表皮松解症，本症是营养障碍性大疱性表皮松解症（显性）的一个亚型。除大疱性表皮松解外，还伴有小的、坚实的、白色的丘疹。直径约数毫米或数厘米大小，多为圆形，顶端扁平，也可多个融合成不规则形。丘疹好发于躯干，少数位于四肢，偶可累及口腔黏膜。大疱愈后常留下瘢痕。

本并的致病基因未明。有学者认为本病的皮损是由于酸性黏多糖的分解代谢异常。

本病的处理同营养不良性大疱性表皮松解症。

3. 多发性发育不良性营养障碍性大疱性表皮松解症　本病常在出生时或出生后几周内发病。外伤、衣被摩擦或搔抓等均可引起大疱或血疱。损害可累及全身皮肤。愈合后留下萎缩性瘢痕。指（趾）的瘢痕可使指（趾）呈假性融合，指（趾）甲脱落。由于上皮的融合，可形成连指手套样的包套将指（趾）包于其内。口腔瘢痕、牙齿脱落、食管挛缩、肌肉无力及继发感染等可使病情加重。

本病为常染色体隐性遗传，致病基因未明。

本病无满意的疗法。一般处理与以上几种类型相似。必要时可用皮质激素，尤其对伴有食管损害者。

二、家族性良性慢性天疱疮

家族性良性慢性天疱疮（familial benign chronic pemphigus，OMIM 169600）又名Hailey-Hailey病。其临床特点是在颈、腋、腹股沟等部位反复出现水疱、糜烂，无全身症状、慢性经过。

（一）临床表现

本病一般在青春期发病。皮损好发于颈部、背部、腋窝、脐周、腹股沟、外阴、会阴、肛周、腘窝及股内侧等处。初起的损害为成群的小疱或大疱，在外观正常的皮肤上或者红斑上发生。开始疱液澄清，随后变得浑浊。疱壁松弛易破溃，破溃后便形成糜烂面，以后干燥形成厚痂。其周边为炎性渗出，可向外扩展，形成环状损害。水疱的棘层松解征（尼氏征）可阳性或阴性。本病有的病例还可有斑丘疹、疣状丘疹、角化性丘疹及乳头状增生性损害等。

本病应与体癣、湿疹、脓疱疮等相鉴别。

（二）遗传学和发病机制

本病为常染色体显性遗传性皮肤病，高外显率高，达70%的患者有家族史。目前的研究表明，发病是由于*ATP2C1*（OMIM 604384）的突变，此基因位于3q22.1，可编码位于高尔基体内的Ca^{2+}/Mn^{2+}-ATP酶蛋白1（SPCA1）。

（三）防治

局部或全身使用抗生素以控制皮损。局部放射治疗可有一定效果。也可用手术切除后植皮等治疗。

三、肠病性肢端皮炎

肠病性肢端皮炎（acrodermatitis enteropathica，AE，OMIM 201100）是发生于婴幼儿期的一种罕见疾病，以口腔及四肢末端对称性的皮炎、间歇性腹泻、脱发三联征为主要临床特征。

（一）临床表现

患者平均发病年龄为出生后9个月，以断奶前后发病率最高。起病隐匿，病情随年龄增长而变化，青春期后可自行缓解，妊娠期症状可加重。临床表现主要有以下三方面：

1. 皮肤损害　多呈对称性，累及口、眼、鼻、耳、肛门、女阴等腔口周围以及骨突起部位。早期为红斑基础上的群集水疱或大疱，棘层松解征（尼氏征）阴性，可因继发感染变为脓疱，糜烂面后干燥、结痂，形成鳞屑，可逐渐融合成境界清楚的鳞屑性暗红斑，酷似银屑病皮损，周围有红晕。愈后无瘢痕和萎缩。皮肤与黏膜交界处和肢体末端为其特征性的发病部位。在膝部和肘部的皮损可呈苔癣样或银屑病样。

2. 胃肠道异常表现　腹泻、厌食、腹胀、呕吐，腹泻发生率90%。表现为水样便或泡沫样便，恶臭，每天约3~8次。少数患者可无腹泻。有时有舌炎、口腔炎及结膜炎等。重型病例若不治疗常致死亡。

3. 毛发和甲损害　头皮损害很像脂溢性皮炎，头发、眉毛和睫毛脱落，弥漫性或片状脱发，可呈全秃。慢性病例甲板出现肥厚、萎缩、变形甚至脱落，亦可发生甲沟炎。患者亦可出现传染性口角炎、生长发育迟缓、性腺功能减退、睾丸萎缩，味觉及嗅觉减退、眼部损害、指趾甲的损害以及精神障碍，如情感淡漠、精神压抑、易激惹、变态人格等。成人期还可出现中枢神经系统疾病，如小脑疾病、震颤麻痹、皮质萎缩。严重的继发感染，多由白念珠菌、革兰阳性菌以及铜绿假单胞菌感染，表明患者体内T淋巴细胞减少，巨噬细胞吞噬能力降低，造成免疫功能受损。患者可因严重的感染及败血症而死亡。

（二）遗传学和发病机制

本病为一种罕见的常染色体隐性遗传病，部分患者有明显家族史，双亲为近亲者发病率高。目前认为该病是由 *SLC39A4*（solute carrier family 39，member 4）基因突变影响了肠道锌的吸收，该基因编码锌调转运蛋白（human zinc/iron-regulated transporter-like protein，ZIP4），以在十二指肠和空肠细胞中表达为主。体内锌缺乏时，*SLC39A4* mRNA 表达增高，锌过量时，其表达降低。目前已报道此基因中有超过24种突变型，其中有19种能导致机体锌摄取异常，引起表型改变。患者血锌水平明显降低，给予补锌治疗后临床症状能显著改善是此病的一个明显特点。

（三）防治

过去，唯一方法是母乳喂养，随后，双碘羟喹啉治疗也可使临床异常得到改善，但具有很强的毒副作用。后来口服锌治疗取代了双碘喹啉，大多数病例用硫酸锌或葡萄糖酸锌治疗可迅速得到临床恢复。通过锌制剂治疗后，肠黏膜 Paneth 细胞内的异常包涵体消失。

第四节　皮肤发育异常病

一、先天性皮肤发育不良

先天性皮肤发育不良（congenital dermatodysplasia）又名先天性皮肤缺陷（congenital skin defect），或皮肤再生不良（aplasia cutis）是一种新生儿时即在某处或几个区域内的表皮、真皮或甚至皮下组织出现的先天性异常。

（一）临床表现

缺损出生时即存在，好发于头顶部头皮中线或后囟门水平附近（60%），四肢（25%）和躯干（12%），多对称性分布。基本损害为出生时即可见有边界清楚的局部皮损缺损，基底红色粗糙湿润的肉芽肿，或为厚壁大疱，疱顶很快脱落。缺损创面愈合慢，反复结痂脱落，最终被光滑灰色羊皮纸样瘢痕组织替代，如有深部组织受累则有明显凹陷。少数病例可伴有多指（趾）、并指（趾）、唇裂、腭裂、小眼畸形、小耳畸形、动脉导管未闭、气管食管瘘及睑板腺缺如等。可伴有多种异常，其中肢体环状缩窄，即先天性截瘫的发育异常罕见。

（二）遗传学和发病机制

本病尚难确定其遗传方式，可能不止一种基因型，呈常染色体显性遗传和常染色体隐性遗传的家系均有报道。国内的病例多为散发病例。目前致病基因和发病机制尚不明确。有文献报道认为该病可能与羊膜粘连、宫腔狭小、母体营养不良、药物、毒物、宫内感染等影响早期胚胎的发育有关；继刘世明和张其亮后，有多篇病例报道了该病合并有大疱性表皮松解症，从而支持了大疱性表皮松解症学说。

（三）防治

无特效治疗法，主要是保护创面、预防感染，大面积缺损可采取皮肤移植，一般在短期可见瘢痕愈合。

重症病例多在出生后不久死亡。

二、局灶性皮肤发育不良症

局灶性皮肤发育不良症（focal dermal hypoplasia，FDH，OMIM 305600）又名为 Goltz 综合征，是一种少见的外胚层和中胚层发育不良导致皮肤发育不全和骨骼异常的遗传性疾病。

（一）临床表现

本病在儿童期发病，为进行性，可累及多个系统，常有皮肤、骨骼、眼、牙齿等的缺陷，女性显著多于男性。皮肤异常表现为不规则线状毛细血管扩张、网状凹陷形斑块和色素沉着，并可有由局部皮肤缺陷所致脂肪疝形成，一般认为这是本病的特征性异常。口部、腋下、脐周、肛门和腹股沟常发生乳头状瘤。有的病例可有头发稀少、脆性大、或有小片缺失。骨骼主要有圆小头颅、尖颏、鼻中隔薄而弯曲、脊柱后凸、侧凸、椎骨变形、四肢和面部不对称发育以及手足损害，如指 / 趾骨的改变。眼缺陷包括无眼、斜视、眼球震颤、虹膜缺损及视网膜色素减退或色素沉着等。牙齿发育不良及牙釉质缺陷、门齿切迹等。此外还可以出现两耳突出及不对称，大小鱼际发育不良和智力低下

（二）遗传学和发病机制

本病几乎只累及女性，提示为 X 连锁的显性遗传，但也有 X 染色体易位及环境因素致病的报道。大多数病例是散发的，少数病例为男性，由于仅有一条 X 染色体，病情常较重而易死于子宫内。后来 Toro-Sola 等曾发现了 8 例男性患者而提出本病可能是多基因遗传。位于 Xp11.23 的 *PORCN* 基因突变可导致本病。*PORCN* 基因编码一种含 461 个氨基酸的 O- 酰基转移酶，能在内质网内催化半胱氨酸的 N- 十六酰化和丝氨酸 O- 酰化，促进多种 Wnt 蛋白（细胞外因子）的分泌，而 Wnt 蛋白在胚胎发育过程中（如成纤维细胞的增殖及骨生成）发挥重要作用。*PORCN* 基因中的突变已达 68 种，此外，又发现位于 *PORCN* 基因外显子 10 中的 c.854_855insACCTGAC [p.Thr285fsTer316] 突变与本病有关。目前发病机制尚不清楚。一般认为是外胚层和内胚层的结构广泛发育不良、母体孕期感染或药物中毒所致。

（三）防治

可用整形外科等对症治疗，余无特殊治疗。

三、无汗性外胚层发育不良

无汗性外胚层发育不良（anhidrotic ectodermal dysplasia，EDA），具有遗传异质性，目前已知至少有 5 种遗传方式。是一种以毛发、汗腺，牙齿等外胚层来源的器官发育不全为主要特征的遗传病，在外胚层发育不良症中较常见，发病率为 1/100 000，男性高发。X 连锁的 EDA 称为外胚层发育不良 1（ED1，OMIM 305100）又名 Christ-Siemens 综合征或 Christ-Siemens-Touraine 综合征。

（一）临床表现

其临床主要表现为无汗或少汗、毛发稀疏或细黄、少牙或牙齿发育异常等三联征。

1. 皮肤及附件　患者皮肤苍白干燥粗糙，毛发细短、柔软、干燥、生长缓慢，眉毛稀少（其外 1/3 缺如），睫毛、毳毛、阴毛及男性的胡须常不生长。指 / 趾甲发发育不良，掌跖过度角化。

2. 特征性的面部　前额前突，颧骨高耸而又宽阔，而下部狭窄，眼睛斜视、鼻梁塌陷呈马鞍鼻，鼻孔大而显著，鼻尖小而上翘，口唇厚而外翻。眼周口周色素沉着，面下 1/3 短，面型苍老。

3. 牙齿等改变　乳牙或恒牙先天性缺失，可有单个、多个、全部牙缺失；缺牙区牙槽嵴发育不良，余留牙多为锥形牙、间隙大；可由于唾液腺发育不良致唾液减少，黏膜干燥，泪腺也可缺如。常有萎缩性鼻炎、嗅觉或味觉丧失等。体格发育常矮小、20%～30% 的还可伴有智力发育障碍等。

4. 女性携带者和受累个体的亲属可以表现出小牙齿和错牙。小牙和错牙可能是本病携带者的特征性表现。

（二）遗传学和发病机制

目前已知至少有 5 种遗传方式：

1. 常染色体显性（ECTD10A，OMIM 129490；ECTD11A，OMIM 614940）　分别由 2q12.3 上的 *EDAR* 基

因和 1q42.3 上的 *EDARADD* 基因突变引起；

2. 常染色体隐性（ECTD10B，OMIM 224900；ECTD11B，OMIM 614941）　也是由 2q12.3 上的 *EDAR* 基因和 1q42.3 上的 *EDARADD* 基因突变引起；

3. 常染色体显性伴免疫功能缺陷　由 14q13.2 上的 *NFKBIA* 基因突变引起；

4. X 连锁隐性伴免疫缺陷　基因突变定位于 Xq28 的 *IKBKG* 基因突变引起；

5. X 连锁 ED1　由 Xql3.1 上的 *ED1* 基因突变引起，基因编码产物外异蛋白（ectodysplasin）属于 TNF 相关配体家族Ⅱ型三聚体跨膜蛋白，是一种跨膜蛋白。该基因缺陷可能导致胚胎分化期间上皮 - 间质相互诱导的细胞信号受阻或细胞移行障碍。

（三）防治

目前方法，主要是适当减少体力活动，选择适当职业，避免高温环境，热天异地工作。有的畸形可作外科矫形手术。

四、有汗性外胚层发育不良

有汗性外胚层发育不良（hidrotic ectodermal dysplasia，HED）又名 Clouston 综合征（OMIM 129500），是一种以指（趾）甲营养不良、毛发缺陷、掌跖角化（或牙齿发育不良）为特征的遗传病。

（一）临床表现

与无汗性外胚层发育不良相比，其特点有：①严重的指（趾）甲发育不良，是本病的主要特征，如甲增厚，有条纹，变色，生长缓慢；②汗腺和皮脂腺功能正常；③头发稀少，纤细，脆弱或完全缺失，眉毛纤细或缺乏，睫毛少且短，毳毛阴毛、腋毛稀少甚至缺乏；④皮肤色素沉着，尤其在关节处，可有掌跖角化；⑤身体发育正常，智力发育可正常也可以发育不全；⑥可有斜视、并指，无马鞍鼻等特殊的面部异常。

（二）遗传学和发病机制

本病为常染色体显性遗传。缺陷基因定位于 13q12.11。目前研究发现 *GJB6* 基因的错义突变（包括 p.Gly11Arg 和 p.Ala88Val）是 HED 的致病基因。该基因具有很强的保守性，其产物蛋白是间隙连接蛋白中最主要的成员之一，在细胞相互联系中起重要作用，以致基质多肽间不能形成二硫键。超微结构研究支持本病是角蛋白的一种分子缺陷。Lamartin 等发现 HED 在不同种族人群间存在较明显的遗传异质性。

（三）防治

尚无特殊疗法，主要对症治疗，如外用角质剥脱剂治疗皮肤角化。

五、婴幼儿早老症

早老症（progeria）又名 Hutchinson-Gilford 综合征（OMIM 176670），临床发生率美国 1/800 万，荷兰为 1/400 万，是一种发育延迟，婴儿期就发生进行性老年性退行性变的综合征。

（一）临床表现

患者出生时看似正常，但其衰老速度相当于正常儿童的 5～10 倍，到 1～2 岁后出现衰老症状：生长发育迟缓，身材矮小，与身高不成比例的低体重，性发育不成熟。18 个月之间发生脱发，皮肤紧张、薄、干燥和多皱纹。许多部位可见棕色点状色素沉着。下腹部、大腿部和臀部的皮肤呈硬皮病样表现。皮下脂肪逐渐减少，颊部常最后被累及。患者头面不成比例，小下颌，秃发，头皮静脉显露，眼凸、无眉毛、睫毛、钩形鼻。出牙延迟，声音弱，音调高。锁骨短小。四肢瘦小，关节僵硬，行走呈拖曳步态。指甲发育不良。智力发育正常。随后出现加速的动脉粥样硬化，充血性心力衰竭，心肌梗死等严重症状。大多死于心血管疾病或中风，寿命平均 13 岁。

（二）遗传学和发病机制

本病为常染色体显性遗传病，大多数患者都具有 *LMNA* 基因突变，产生被截断的、保留法尼基化结构的不成熟 A 型核纤层蛋白。80% 患者是由 *LMNA* 基因第 11 个外显子发生点突变（c.1824C＞T），生成的突变 lamin A，由于显性无效（dominant negative）造成细胞核结构和功能受损。A 型核纤层蛋白的突变致使核骨架异常，影响机械性质而导致了机械信号动力传导的受损，最终一些机械信号传导反应性的基因表达异常。核纤层是与核转录因子相互联系的，核纤层的改变导致RNA聚合酶2依赖的转录水平降低，同时导致NF-κB信号传导活动下降，对抗机械应激反应能力减低，细胞衰老凋亡。此外，*LMNA*基因上其他位点的突变和*ZMPSTE24*基因突变同样能引起HGPS。按Emery-Dreifuss dystrophy的*LMNA*基因突变位点c.1589T>C进行基因敲入的小鼠模型，杂合子*Lmna* c.1589T>C与野生型小鼠表现无明显差异，纯合子表现出类似早老症的表型。也有常染色体隐性遗传的报道。

（三）防治

目前无特效疗法。主要是对症治疗。短期用生长激素和使用维生素E，可缓解关节病损。由动脉粥样硬化严重者行冠状动脉搭桥术治疗。人们在细胞和动物研究上虽然也取得一定成绩，但不可能矫正患者细胞中的DNA修复缺陷等功能异常，也无法完全矫正早老症状。二碳磷酸盐化合物（bisphosphonate）有望用于治疗患者的骨异常。反义寡核苷酸能减少了患者细胞的核变形，同时矫正了一些基因的正常表达。RNA干扰治疗正在摸索阶段。

六、成人早老症

成人早老症又名Werner综合征（Werner's syndrome，WS，OMIM 277700）、成人早衰综合征。其临床特征为四肢皮下脂肪及肌肉进行性萎缩，以致呈老人外貌。

（一）临床表现

本病好发于20～30岁，症状可随年龄增加而加重。主要累及皮肤及结缔组织，内分泌、代谢、免疫和神经系统。①呈老人外貌。肢体细长，身材矮小；②双侧青年型白内障，常伴声嘶；③性腺功能减退，男性睾丸萎缩，女性提前绝经；④高血糖（44%），高脂血症，高尿酸血症；⑤骨质疏松及转移性钙化；⑥免疫功能异常，多在40岁左右出现异常T细胞亚群，抗核抗体，抗DNA抗体或类风湿因子多阳性，偶伴其他自身免疫病；⑦脑萎缩，深腱反射亢进，智力减退等；⑧动脉粥样硬化及高血压，可有心绞痛，心力衰竭及心肌梗死等致死；⑨可伴发各种肿瘤，主要是中胚叶来源的肿瘤，其次为黑素瘤和甲状腺癌，再次为脑膜瘤及星形细胞瘤。

（二）遗传学和发病机制

本病为常染色体隐性遗传病，认为是与编码*E.coli* RecQ DNA解旋酶基因同源的*RECQL2*基因突变导致。此基因位于8p12，由35个外显子构成，编码一个由1432个氨基酸组成的蛋白。*RECQL2*基因突变导致该基因编码蛋白的羟基末端至少缺失128个氨基酸残基，在这些残基中有一个允许核迁移的核定位信号，于是有缺陷的DNA解旋酶不能转运到核浆内发挥作用，从而引起本病。成纤维细胞体外培养寿命明显缩短（仅为正常细胞的20%～50%），细胞株曾有染色体结构异常，如易位嵌合现象报道。

（三）防治

无特殊治疗，主要是对症处理，包括防止外伤、预防感冒及控制代谢紊乱。有糖尿病的患者主要以限制饮食及口服降糖药来控制糖尿病。不主张进行白内障手术。预后不佳，多于早期死亡。性功能低下者给予内分泌激素补充。

七、结节性硬化症

结节性硬化症（tuberous sclerosis complex，TSC）（OMIM191100、613254）又称结节性脑硬化、Bourneville病、Epiloia、斑痣性错构瘤病，归类于神经皮肤综合征（参见第三十一章），源于外胚层的器官发育异常所致病变，累及神经系统、皮肤和眼，也可累及中胚层和内胚层器官，如心肺、骨、肾和胃肠等以面部皮脂腺瘤、癫痫发作及智能减退为临床特征。

（一）临床表现

主要病变为中枢神经系统的胶质结节、室管膜下巨细胞星形细胞瘤，皮肤（面部）皮脂腺瘤，及其他脏器肿瘤，例如肾脏血管平滑肌脂肪瘤、心脏横纹肌瘤、肺淋巴血管肌瘤病。

（二）遗传学和发病机制

TSC为常染色体显性遗传，外显率为100%。发病率为1/8500，突变率为1/25 000。少部分具有家族史,86% 为新生突变。TSC 具有遗传异质性,已经明确的致病基因有 *TSC1*(OMIM605284)和 *TSC2*(OMIM191092),27% 病例为 *TSC1* 突变,*TSC1* 基因位于 9q34,编码错构瘤蛋白;73% 病例为 *TSC2* 突变,*TSC2* 基因位于 16p13.3,编码结节蛋白。测序结果表明只有 80% 的病例检测到突变,这些病例中有些是由于体细胞嵌合所致。散发性病例中 *TSC2* 突变多见(75%),而家族性病例中两者持平;*TSC2* 突变所导致的 TSC 症状较 *TSC1* 突变的严重(参见第二十四章)。

(三)防治

应用西罗莫司对 TSC 获得良好的治疗效果。家族性病例的再发风险为 50%;散发病例中体细胞突变占 10%~25%,再发风险小,若存在生殖腺嵌合,同胞受累的风险为 1%~2%。凡明确基因突变的病例,再次生育可以进行产前诊断。

八、先天性皮肤异色病

先天性皮肤异色病(poikiloderma congenitale)又名为 Rothmund-Thomson 综合征(RTS,OMIM 268400)、先天性萎缩性皮肤异色病,中外胚层发育不全综合征。本病的特征性表现是皮肤和眼的异常。

(一)临床表现

女性发病是男性的 2 倍,通常在出生后 3~6 个月发病,起初在面部、随后扩展至耳部、臀部、四肢等部位。皮肤由初期的红斑期,随后萎缩,毛细血管扩张、棕褐色素沉着或色素脱失斑。萎缩有弥漫性和点状两种。约 1/3 的患者伴发光敏感,可发生大疱,曝光部位后来可见疣状角化增生。这些部位可发展为鳞癌。毛发稀少甚至缺如,指(趾)可发育不良。40%~50% 的患者会出现双眼白内障,还可出现角膜萎缩和变性。有的可出现小手小足的匀称性侏儒症、性腺发育不全、智能发育不全以及氨基酸尿症或卟啉尿症等。临床本病可分为:Rothmund 型(RTS1 型),表现为皮肤异色症,外胚层发育不良,青少年白内障;Thomson 型(RTS2 型),表现为皮肤异色症,先天性骨发育缺陷以及高风险性骨肉瘤倾向。

(二)遗传学和发病机制

Rothmund 型呈常染色体隐性遗传,Thomson 型呈常染色体显性遗传。RTS1 型的致病基因还未找到。RTS2 型是由于 *RECQL4* 解旋酶基因上的杂合子或纯合子突变(60%~65% 的 RTS 患者中能够检测到),*RECQL4* 基因位于 8q24.3。正常表达是由一个包含数个重要转录因子(SP1,AP1,AP2CRE 和 PAE3)的启动子调节,表达产物与 *E.coli* RecQ DNA 解旋酶同源,在 DNA 复制和修复中发挥重要作用,RECQL4 蛋白缺陷的成纤维细胞的 DNA 合成下降。RECQL4 蛋白是一个多功能共聚蛋白,其中的各蛋白区可发挥不同作用如分别对皮肤、骨骼等组织的发育调节。

(三)防治

注意避光,如防止日光照射和使用避光剂;白内障应行手术治疗。老年人应注意皮肤癌变应及早外科切除。

九、遗传性角化性皮肤异色病

遗传性角化性皮肤异色病(hereditary acrokeratotic poikiloderma)又称为 Kindler 综合征(Kindler syndrome,KS,OMIM 173650)。

(一)临床表现

本病临床表型多样,主要有以下 4 种:①出生后 1~3 个月发水疱或脓疱,局限于手和足,儿童后期消退;② 3~5 个月可见到一过性广泛分布的湿疹样皮炎,5 岁后可完全消退;③身体屈侧发生弥漫性的皮肤异色病,并伴有条状或网状的萎缩,不累及面部、头皮和耳部;④ 5 岁前在四肢的远端,包括掌跖、肘部和膝部可发生角化性皮损,为坚实的苔藓样丘疹,可终生存在。

(二)遗传学和发病机制

目前认为该病属于常染色体隐性遗传。位于染色体 20p12.3 区域 *FERMT1*(*KIND1*)基因的纯合性突变,可以导致该病的发生。KS 是第一个由于肌动蛋白细胞骨架系统 - 细胞外基质连接缺陷导致的皮肤病。国际会议曾将此病归为遗传性大疱表皮松解症的一种新类型。*FERMT1* 基因编码 FFH1 蛋白,它通过黏着斑把肌动蛋白骨架系统与细胞外基质联系起来，在细胞的定向迁移、黏附、生长、分化、信号转导及形态发生中有重要作用。FFH1 蛋白缺陷的角质比正常角质形成细胞要小，部分细胞可出现双极性、三极性以及多极性改变。KS 患者表皮角质形成细胞可出现随机迁移，而且速度比正常角质形成细胞慢，对于划痕损伤的修复，也需要更多的时间。但 Larregue 对 3 个家系进行分析后认为，此病属于常染色体显性遗传。

（三）防治

目前尚无特殊治疗方法。

十、神经纤维瘤病

这里提及神经纤维瘤（neurofibromatosis,NF），是因为它造成严重的皮肤损害。具有遗传异质性的 NF 主要有两个致病基因 *NF1* 和 *NF2*，分别导致 NF1 和 NF2。

NF1（OMIM162200）称为周围神经纤维瘤病（俗称"橡皮人"）（参见第三十一章）。其临床特征为多发的牛奶咖啡斑（ >6 个，青春期前患者最大径 >0.5cm，青春期后患者 >1.5cm）、腋下和腹股沟雀斑、散在的多发皮肤神经纤维瘤（ >2 个）和虹膜 Lisch 结节（错构瘤），有半数以上的患者会表现为学习困难。比较少见但更为严重的症状还包括网状神经纤维瘤、视神经和其他中枢神经系统的神经胶质瘤、恶性外周神经鞘肿瘤、脊柱侧凸、胫骨发育异常和血管病。NF1 是常染色体显性遗传病，完全外显，发病率为 1/2500～1/3000 新生儿，半数患者是基因新生突变（突变率为 1/10 000），没有家族史。诊病为位于 17q11.2 的 *NF1* 基因突变所致，基因长 289 701bp，由 60 个外显子组成。最长的一个转录本（NM_000267）包含 58 个外显子，编码 2839 个氨基酸。突变多为微小改变（点突变或微小缺失 / 重复），4%～5% 的患者为 *NF1* 全基因缺失。

NF2（OMIM 101000）有时也被称为"中央神经纤维瘤病"，特点是双侧听神经瘤、脑膜瘤和脊髓背根神经鞘瘤，但皮肤损伤或神经纤维瘤少见。NF2 发病率为 1/20 000 新生儿，是 22q12 染色体上编码膜突样蛋白的 *NF2* 基因突变所致。基因含 17 个外显子。

NF1 患者有 1/2 的风险将突变传递给子女。在突变确定的家庭可以进行产前诊断。

第五节　光敏感性疾病

一、着色性干皮病

着色性干皮病（xeroderma pigmentosum，XP）是一种罕见的常染色体隐性遗传病，亦可表现为性连锁遗传，由 DNA 损伤修复缺陷所致。该病的主要特征为患者对光线过度敏感，在早年即发生癌变。部分患者伴发神经系统症状或更为严重的表型如干皮性白痴综合征（参见第二十四章）。

（一）临床表现

75% 的患者于生后 6 个月至 3 岁发病。早期患儿面、唇、结膜、颈部及小腿等暴露部位经日晒后出现红斑，水肿，继而出现雀斑、色素沉着及皮肤干燥。全身皮肤及口腔黏膜可出现毛细血管扩张，小血管瘤和小的白色萎缩斑。有时还有结痂性水疱、大疱和不易愈合的浅溃疡而留下畸形性瘢痕。常见疣状角化，可自行消退或恶化。3～4 年后即出现皮肤恶性肿瘤，以基底细胞癌最常见，其次为鳞状细胞癌和黑色素瘤。约有 40% 的患者伴发眼部病变，可累及眼睑、结膜和角膜，不同程度地影响视力，甚至失明。约 20% 的患者有神经症状，可表现为深反射缺失、进展性的感觉神经性耳聋及身体和智力发育迟滞等。患者常在 10 岁前死亡，2/3 患者死于 20 岁之前。

（二）遗传学和发病机制

目前发现着色性干皮病共有 7 个互补组 XP（A-G）和 1 个变异型 XPV。其中 7 个互补组与核苷酸切除修复缺陷有关，1 个变异型与跨损伤合成缺陷有关。*XP*（*A-G*）和 *XPV* 基因已经被全部定位克隆，其所编码蛋白质在核苷酸切除修复中发挥的作用已经明确,但每一个蛋白质在 DNA 修复、转录中具体的分子机制尚未完全清楚。XPA 细胞对紫外线极度敏感,其核苷酸切除修复(nucleotide excision repair,NER)TCR、GGR 完全缺陷,表明 XPA 蛋白在体内的损伤修复中发挥着至关重要的作用。*XPA* 基因首先由 Henning 等克隆定位于 9q22.3。*XPB* 基因定位于 2q2l,编码 782 个氨基酸,该蛋白具有 3’-5’ 解链酶活性。*XPC* 基因定位于 3p25,编码 940 个氨基酸。XPC 细胞仅有 GGR 缺陷,而 TCR 正常。*XPD* 基因定位于 19q13.2,编码 760 个氨基酸,该蛋白具有 5’-3’ 解链酶活性。这两组细胞的 TCR、GGR 完全缺陷。目前研究发现 XPE 细胞缺乏紫外线损伤的 DNA 结合蛋白(UV-DDB)活性。UV-DDB 是由 p127、p48 两个亚单位构成的杂二聚体,参与损伤 DNA 的识别。这两个亚单位分别由 *DDB1*、*DDB2* 编码。其中 *DDB1* 基因定位于 11q12,编码 1140 个氨基酸,*DDB2* 基因定位于 11p12,编码 427 个氨基酸。XPE 细胞存在 GGR 缺陷,而 TCR 正常。*XP-F* 基因定位于 16p13.13,编码 916 个氨基酸。XPF 蛋白和 ERCCl 蛋白单独存在是不稳定的。XPF 蛋白 N 末端的 378 氨基酸具有核酸内切酶活性。*XPG* 基因定位于 13q33.1,编码 1186 个氨基酸。大约有 20% 的 XP 患者属于 XPV 型。与互补组 A-G 不同的是 XPV 细胞无核酸切除修复(NER)缺陷,但存在跨损伤合成(translesion synthesis,TLS)缺陷,因而被命名为变异型 XP。*XPV* 基因定位在 6p21.1,编码 713 个氨基酸。*XPV* 基因编码的蛋白质为 DNA 聚合酶 η(DNA pol η),属于 DNA 聚合酶 Y 家族。

在体内 XPA 蛋白与 RPA 结合构成杂二聚体参与对损伤 DNA 的识别。XPA- RPA 复合物比单独 XPA 蛋白对损伤 DNA 具有更高的特异性和亲和力。有推测认为 XPA 蛋白与 RPA 不是先以复合物的形式结合到损伤区域的,而是在各自进入损伤区域内才发生相互作用;XPB 蛋白作为 T FIIH 复合体的一部分参与 DNA 的转录、修复,是生命所必需的一个解链酶。因此,*XPB* 基因只能耐受很少的与细胞生命相容的突变。XPC—hHR23B 在损伤识别的第一步起关键作用,研究认为其识别的不是损伤本身,而是变形的 DNA 结构,其对损伤 DNA 的亲和力依赖于单链 DNA 区域的长度。XPD 蛋白是损伤附近 DNA 解链所必需的解链酶,修复损伤 DNA 需要 XPD 蛋白发挥其解链酶的作用,而在转录过程中,XPD 蛋白可能只发挥了一个结构性的作用。XPE 蛋白具有结合紫外线损伤的 DNA 结合蛋白(UV-DDB)的活性,UV-DDB 是由两个亚单位构成的杂二聚体,参与损伤 DNA 的识别。XPF 蛋白与 ERCC1 蛋白相互作用形成稳定的杂二聚体 XPF-ERCC1,可发挥 5’ 核酸内切酶的活性。XPG 蛋白具有 3’ 核酸内切酶活性,损伤修复需要 XPG 蛋白发挥其核酸内切酶活性,而转录只需其特异地结合到 DNA 上,无需内切酶活性。*XPV* 基因编码的蛋白质 DNA 聚合酶 η 其 C 末端的 100 个氨基酸环绕形成一个 C_2H_2 锌指结构,在体内当复制叉被紫外线损伤阻塞时,其锌指结构结合到损伤 DNA 上,从而提高其聚合酶活性。

由于机体细胞先天性部分或完全缺乏核酸内切酶,使细胞受紫外线照射损伤的 DNA 不能得到修复,从而引起损伤,直至发生细胞恶变。

(三)防治

避免日晒。外用防晒霜保护皮肤。发现肿瘤及早切除。

二、Cockayne 综合征

Cockayne 综合征(Cockayne syndrome,CS)又称小头、纹状体小脑钙化和白质营养不良综合征;或侏儒症 - 视网膜萎缩和耳聋综合征,是一种罕见的人类常染色体隐性遗传病,由 Cockayne 于 1936 年首次提出,临床表现为患者对紫外线异常敏感,并伴有神经、生理发育异常。

(一)临床表现

以早老为其特征。婴儿期正常,两岁后发病。表现为体格发育迟缓,智力进行性减退,视神经萎缩和进行性色素性视网膜炎,致视力丧失;听神经损伤最终导致耳聋;患儿表现矮小,手足大,四肢相对较长;故又称为侏儒视网膜萎缩综合征及长肢侏儒综合征。该综合征具有典型的光敏感性皮炎,在日晒后面部蝴蝶区发生红斑,脱屑伴瘙痒,病情反复加剧,夏重冬轻,可伴发热。此外,面部还有斑状色素沉着、萎缩及进行性皮下脂肪消失,呈早老面貌。光敏感最终会消失,可出现皮肤弹性差及干燥无汗。此外,CS 还可出现性早熟、骨骼畸形及共济失调性步态。少有存活至 20 岁以上者。

（二）遗传学和发病机制

本病属常染色体隐性遗传。遗传互补性分析将 CS 定为两个亚群，CSA（OMIM 216400）与 CSB（OMIM 133540）。大约 20% 的患者为 CSA 互补群。CSA 由 5q12.1 处编码切除修复反向补体蛋白第 8 群的基因 *ERCC8* 突变引起，系纯合性或复合杂合性突变所致；CSB 由 10q11 处 *ERCC6* 基因突变引起。

CSA 和 CSB 蛋白在转录偶联修复中发挥作用，同时可能参与未受损基因的转录。CSA 和 CSB 蛋白可以在紫外线损害后，引起染色质重塑和修复因子停止 RNA 聚合酶Ⅱ。*ERCC6* 基因突变的患者氧化损伤后，其转录应答有缺陷。因此，CS 患者进行性的神经系统变性是由于氧化损伤或大量 DNA 损坏的错误修复所致。

CS 患者的细胞受紫外线照射后可观察到 DNA 修复、RNA 合成及细胞存活率的降低、高突变性以及姐妹染色体交换的增加。人们认为，CS 细胞的紫外线高敏感性，是因为其转录偶联修复（TCR）机制的缺陷。然而，CS 患者的多样性临床表现，并不能简单地归咎为转录偶联修复的缺陷。因为，某些核酸切除修复（NER）完全缺陷的患者，并不表现出 CS 的症状。另外一个假设是，CS 患者对于某些类型的内源 DNA 损伤具有 TCR 缺陷。这样，随着年龄的增长，DNA 损伤也会日积月累增多，基因的转录受阻会越来越严重，这就导致了 CS 患者的严重神经退行性变及早亡现象。

（三）防治

避免日光照射及用遮光剂。忌食含有叶绿素、植物醇、植烷酸的食物。

第六节　皮肤附属器疾病

一、遗传性少毛症

遗传性少毛症（hereditary hypotrichosis）即先天性脱发症（congenital alopecia），是皮肤学一组比较少见的疾病。根据临床类型不同，其具有特征性的临床表现各异。该组疾病的遗传方式可表现为常染色体显性遗传、常染色体隐性遗传和 X 连锁显性或隐性遗传。

临床上根据是否伴发其他先天性异常将其分为两类：仅有毛发异常的遗传性秃发或少毛症和伴发先天性秃发或少毛的遗传综合征。

（一）仅有毛发异常的遗传性秃发或少毛症

1. Marie Unna 型遗传性少毛症（MUHH1）即 HYPT4（OMIM 146550）　MUHH1 是临床上一种少见的常染色体显性遗传性毛发疾病。该病由 Unna 于 1925 年首次报道。表现为出生时即出现头发稀少或缺乏；到 3 岁左右头发开始缓慢生长，但头发粗糙和不规则扭曲，呈金属丝样外观。从青春期开始，头发弥漫性脱落，逐渐加重。脱发以头顶部显著。男性较女性重。严重者头发全部脱落。此外睫毛缺如，眉毛、腋毛、阴毛和男性的胡须非常稀少。单倍型分析显示，MUHH1 致病基因 *HR* 定位于 8p22-p21 上 D8S258 和 D8S298 之间 2.4cM 区域。2004 年张学军等对 1 例中国汉族人 MUHH1 家系进行连锁分析和单倍型分析，将致病基因定位于 8p21.3 上 D8S282 和 D8S1839 之间 1.1cM 区域，物理距离大约为 380kb。*HR* 基因突变最近在中国家系和 17 个不同种族背景的家系中也得到鉴定。提示 *HR* 基因的突变使基因获得功能，导致 HR 蛋白微调，在毛发生长上起到重要作用。

2. 遗传性单纯性少毛症（HTS）即 HYPT1（OMIM 605389）　HTS 是一种少见的常染色体显性遗传性脱发性疾病。此病通常自儿童期开始出现头发脱落和生长缓慢，并且逐渐加重，表现为头发和体毛稀少、细短，眉毛、睫毛和男性胡须正常。该病的致病基因为位于 18p11.22 的 *APCDD1*。对中国一个 HTS 家系的研究，发现是由位于 13q12.2 处 *RPL21* 基因突变（p.Arg32Gln）所致。

APCDD1 是一种膜结合糖蛋白，在人类毛囊大量表达，功能研究显示它可以抑制 Wnt 信号，同时可以抑制 Wnt 受体及目标基因活性，并抑制 Wnt 信号的生物效应，该基因突变扰乱了其从内质网到细胞膜的翻译处理过程。*PRL21* 基因编码一种核蛋白体蛋白，是 60S 亚基的组成部分——核糖体蛋白 L21。在人类，它含有160个氨基酸残基,位于细胞质,是核糖体的结构组分。研究证明它为高度进化保守的蛋白质,但是其导致毛发生长破坏的机制尚不清楚。

3. 遗传性头皮单纯性少毛症(HTSS)即HYPT2(OMIM 146520)　HTSS是一种常染色体显性遗传性脱发病。该病仅累及头发。一般从5~6岁开始出现头发生长缓慢和进行性脱落,到20~30岁阶段,头发几乎完全脱落,仅残存极少数细短的头发。而眉毛、睫毛、腋毛、阴毛和体毛均正常。HTSS的致病基因为位于6p21.3的*CDSN*。Levy-Nissenbaum等(2003)在3个HISS家系中检测到*CDSN*基因的无义突变:p.Gln215Ter、p.Gln200Ter。*CDSN*基因编码角化桥粒素(comeodesmosin),是一种由529个氨基酸组成的糖蛋白,在表皮和毛囊的内毛根鞘均有表达,在正常头发生理学中具有重要的作用。

4. 常染色体隐性遗传性局限性少毛症(LAH)即HYPT6(OMIM 607903)　LAH是一种常染色体隐性遗传性脱发性疾病。该病通常在出生时即出现毛发稀少,出生1周后头发剃除后即不再重新生长。头发、眉毛、睫毛、体毛稀少,腋毛和阴毛也可稀少、缺乏或正常。Rafique(2003)对3例近亲结婚的巴基斯坦LAH家系进行研究,将LAH致病基因定位于18q21.1上5.5cM的区域,并认为桥粒芯糖蛋白和桥粒芯胶蛋白的编码基因为LAH的候选基因。Kljuic等确定LAH是由18q12上*DSG4*基因突变所致。Aslam等(2004)报道1例近亲结婚的巴基斯坦LAH家系,该家系与以前报道的所有秃发相关位点均不连锁。后来该家系致病基因被定位于3q27.3。

5. 生长期头发松动综合征(LAS)　LAS是常染色体显性遗传性脱发性疾病。患者主要为2~5岁的儿童,男女均可受累,以女孩为多。主要特征是生长期头发松动易落,头发很容易拔出,且无疼痛感觉。头发呈弥漫性或斑片状脱落,生长缓慢。受累头发干燥、无光泽、色淡、细短。通常眉毛、睫毛正常,甲亦正常。一般进入青春期后,头发进行性变长、变密,色泽加深。目前认为,本病的发生可能与毛囊内毛根鞘的发育异常有关,从而干扰内毛根鞘的鞘小皮和毛干的毛小皮两者之间的正常叠瓦状连接,最终导致生长期头发易于拔出。Chapalain等对9个生长期头发松动综合征家系进行角蛋白*K6HF*基因突变检测,结果在3例中发现p.Glu337Lys突变,因此认为LAS是由*K6HF*突变所致。

6. 先天性普秃/伴发丘疹样损害的先天性秃发(AUC/APL)　AUC/APL是一种较少见的常染色体隐性遗传性脱发性疾病。AUC和APL为同一种疾病的两种临床类型,均表现为患者出生时头发正常,眉毛和睫毛缺乏,出生1周后头发即开始脱落,之后不再重新生长,不能生长出阴毛和腋毛,因此头发、眉毛、睫毛、腋毛、阴毛和体毛几乎完全缺乏。APL除毛发受累外,还伴发头面部和颈部泛发性丘疹样损害,通常在10~20岁出现。1998年Ahmad等使用纯合定位方法对1例巴基斯坦AUC大家系进行研究,结果发现该家系与8p21上6 cM区域连锁。通过进一步研究发现,该家系患者中与鼠无毛基因(*Hr*基因)同源的*HR*基因发生错义突变。

*HR*基因编码蛋白即人无毛蛋白,由1189个氨基酸组成,是一种含有锌指功能域的转录因子,主要表达于脑和皮肤。人无毛蛋白位于细胞核内,为甲状腺激素受体转录的辅阻遏物,可直接并特异地与甲状腺激素受体相互作用,调节着毛发的生长周期,可能调节毛囊生长周期中生长期向退行期转变。HR蛋白功能缺陷将导致毛囊解离和转化为未发育的囊肿。

(二)伴发先天性秃发或少毛的遗传综合征

包括Netherton综合征(NTS)和Bjornstad综合征(BJS)。Netherton综合征是一种罕见的常染色体隐性遗传性疾病。通常女孩受累更为多见。其临床表现为先天性鱼鳞病、特应性体质和毛发结构异常三联征。Chavanas等将*SPINK5*基因确定为NTS的致病基因。*SPINK5*基因的致病性突变导致大量的丝氨酸蛋白酶抑制剂LEKTI的表达降低。BJS又称为神经性耳聋—扭发综合征,是一种常染色体隐性遗传性疾病,由Bjomstad于1965年首次报道。1998年Lubianca Nero将BJS致病基因定位2q34-q36,其后,精确定位于D2S2210和D2S2244之间2M b区域。BJS是由于*BCS1L*基因突变所致,该基因突变导致线粒体功能异常,从而导致毛发和耳部病变。

(三)防治

本病目前尚无有效治疗方法。

二、毛发形态异常

（一）念珠形发

念珠形发（monilethrix，MNLIX，OMIM 158000）是一种罕见的毛干结构异常伴毛囊改变的遗传性疾病，1829年由Smith首次报道。

1. 临床表现　患者出生数月后头发稀疏而短、粗糙、干枯、无光泽，多为断发，发根松动、易脱落，从而导致严重程度不等的营养不良性秃发。轻症患者，只有枕部受累；重症者，眉毛、睫毛、阴毛及身体毳毛也可受侵犯。该病可伴发外胚层发育障碍性疾病，如毛囊角化过度、甲发育障碍、智力缺陷、白内障、毛发苔藓等。其中，头皮、颈项、上臂和大腿伸侧伴有毛囊角化过度为本病特征之一。诊断该病需依靠光镜。光镜下，病发毛干的结构呈梭形，宽段与窄段交替排列，似念珠状，病发在宽窄段交界的缢痕处容易断裂。本病可自发性缓解，但该病不会完全消退。

2. 遗传学和发病机制　念珠形发大多为常染色体显性遗传，偶有家系报道呈常染色体隐性遗传。该病的致病基因位于Ⅱ型毛发角蛋白基因簇所在的染色体12q13.13上，而与17q21.2上的Ⅰ型角蛋白基因簇无相关性。其中致病的突变多集中在*KRT81*、*KRT86*和*KRT83*基因位点上，也有认为其发生可能与*DSG4*基因的突变相关。

3. 防治　本病用0.05%维甲酸治疗有效。

（二）Menkes病

Menkes病（Menkes disease，MK，OMIM 309400）是一种X连锁隐性遗传的铜转运异常，导致铜依赖性酶的功能缺陷。自1962年Menkes报道这个疾病之后，患者卷曲头发特殊体征让人们记住了这个病。患病率为1/40 000～1/350 000。

1. 临床表现　MK的临床表现为宫内发育迟缓、身材矮小、特殊的头发和神经系统的障碍。出生一两个月就发生严重的神经系统缺陷，很快就发展到去大脑状态，一般在生后6个月至3岁时就夭亡。患者的典型表现有：①铜吸收障碍，肝、血液、脑铜减少，胎盘与肠内铜多血清铜和血浆铜蓝蛋白降低；②神经系统变性症状，早期（3月）有局灶痉挛，中期（10月）出现婴儿痉挛，晚期（2岁）多灶性癫痫发作，腱反射活跃，病理征阳性，智力运动倒退；③特殊头发外观：头发短粗硬（俗称"钢发"）、色浅、稀疏、粗糙、打结，显微镜下可见发干卷曲，呈串珠样改变，易发生断裂；④头颅影像示脑萎缩，脑血管造影示动脉扭曲，头颅影像示硬膜下积液或血肿；⑤显著肌张力低下伴头颈部控制差；⑥低体温，低血糖；⑦结缔组织力弱，血管扭结，膀胱憩室，主动脉瘤，面部双下巴，面颊饱满或耳下垂，腭弓高，出牙迟，皮肤松弛，斜疝；⑧喂养困难，生长迟缓；⑨视力下降甚至失明、斜视、弱视、视网膜色素脱失；⑩骨骼干骺端有骨刺，骨发育不良。

2. 遗传学和发病机制　MK的致病基因*ATP7A*（300011）位于Xq21.1，*ATP7A*突变导致Menkes病和枕角综合征（occipital horn syndrome，OMIM 314150）。cDNA长8.5kb，编码1500aa的跨膜铜转运ATP酶家族成员7的α肽（transmembrane copper-transporting P-type ATPase），负责铜的跨膜运输。欧美人群发病率约为1/300 000，突变率为1.96×10^{-6}。此蛋白在高尔基体网络（trans-Golgi network，TGN）和细胞膜间循环，向铜依赖酶在高尔基体分泌途径中供应铜，当胞外铜升高的时该蛋白穿梭定位到质膜，负责铜从细胞中流出。*ATP7A*基因突变使得铜吸收障碍，导致铜依赖的酶的活性异常，有5个含铜酶的缺陷可以解释其相应的表现：酪氨酸酶与头发色素脱失和皮肤色白、赖氨酰氧化酶与动脉内膜损伤和破裂（缺陷中的弹性蛋白和胶原蛋白交叉联）、单胺氧化酶与卷曲的头发、细胞色素c氧化酶与低体温、抗坏血酸氧化酶与骨骼脱钙。多巴胺-β-羟化酶也是一种含铜蛋白，它的缺陷是否与卷曲的头发有关，目前还不清楚。*ATP7A*在多种细胞表达，但在肝细胞中几乎不表达，这也解释了为什么患者肝脏不受累并且没有铜的聚积。

3. 防治　MK与WD两者的缺陷基因相似性60%，临床表现亦十分相近，但致病机制不同，治疗也不同，应注意鉴别诊断。患者毛发和肤色浅应与苯丙酮尿症鉴别，特殊头发外观具有Menkes病诊断的提示作用。用组胺酸铜皮下注射（元素铜50～150UG/KGD）补充铜的不足。其他症状对症治疗，控制癫痫。基因突变明确者，再次生育进行产前诊断。女性携带者可以通过观察头发的形态确定，基因诊断是最准确的方法。

三、毛囊闭锁三联征

毛囊闭锁三联征（follicular occlusion triad，FOT）指同一患者身上存在化脓性汗腺炎（hidradenitis suppurativa，HS）、聚合性痤疮和脓肿性穿凿性头部毛囊周围炎三种独立的疾病。毛囊上皮异常是三种疾病的共同特点，因此有学者将该病单称为化脓性汗腺炎，但更多学者倾向于以逆向性痤疮（acne inverse，AI）命名该病。以反复发生皮肤脓肿、窦道及瘢痕形成为特征性表现。

目前认为，化脓性汗腺炎是一种毛囊性疾病，而不是以往认为的顶泌汗腺疾病。1956年，Pillsbury等将同时具有聚合性痤疮、化脓性汗腺炎、脓肿性穿凿性头部毛囊周围炎称为毛囊闭锁三联征，并提出三种疾病与寻常痤疮的发病过程相同。开始为毛囊角化过度、毛囊口阻塞，导致毛囊内容物潴留，此后引发深部毛囊及毛囊周围炎，反复发作形成脓肿、窦道及瘢痕。1989年，Plewig和Steger提出毛囊上皮异常是上述疾病的共同特点，但发病部位等临床特点又与寻常痤疮不同，提出了“逆向性痤疮”，得到赞同。1990年，Yu和Cook对来自HS患者的腋窝皮肤标本进行了检查，确立了化脓性汗腺炎原发于毛囊皮脂腺的观点。

（一）临床表现

1. 化脓性汗腺炎　化脓性汗腺炎男女均可受累，女性多发，通常在青春期后发病。该病临床表现多样，慢性经过。腋窝、腹股沟、生殖器、会阴、肛周、臀部和乳房间及乳房下皱襞为其典型发病部位。皮损初起为较硬、深在的小结节，逐渐增多，群集或融合。数周后结节深部化脓，向表面破溃，形成广泛的窦道及溃疡。可导致大块疼痛性脓肿，愈合过程可永久地改变真皮。束带状的瘢痕组织交叉分布在腋窝和腹股沟处。化脓性汗腺炎的一个突出表现是双黑头粉刺，分散在皮肤表面，表皮下形成互相交错相通的窦道，此特点具有诊断意义。

2. 聚合性痤疮　好发于青年男性。皮损主要分布于面部、颈后、胸部和背部，可累及肩部、上臂及臀部。皮损呈多形性，包括黑头粉刺、丘疹、脓疱、结节、脓肿及囊肿，以囊肿型皮损为主，特征性皮损是多头囊肿，通过深在的窦道相连而形成较大的脓肿，破溃后流出浓稠的脓、血性分泌物，可形成瘘管，愈合留有凹陷性或增殖性瘢痕。病情顽固，常持续多年，但全身症状轻微。

3. 头部脓肿性穿凿性毛囊周围炎　好发于中年男性，初发为局限于头皮的深部毛囊炎，继发毛囊周围炎，逐渐形成相互贯通深部脓腔，表面呈蚕豆至胡桃大小脓肿，压迫表面可自多数毛孔中渗出脓液（筛状溢脓）。病损部毛发稀少，治愈后遗留萎缩性瘢痕和不规则脱色斑。病情顽固，经过缓慢，倾向复发。

（二）遗传学和发病机制

本病可表现为常染色体显性遗传，亦可为散发。张学军等（2006）通过对一逆向性痤疮家系进行全基因组扫描，将该病的致病基因定位于染色体1p21.1-1q25.3。除此之外，还提出染色体上的其他二个区域6p25.1-25.2和9p12-p13.11也与该病相关。Wang等确定家族性逆向性痤疮的发病是由γ-分泌酶不同亚单位的基因（*NCSTN*、*PSENEN*和*PSEN1*）突变引起，揭示了γ-分泌酶突变与化脓性汗腺炎相关。

γ-分泌酶是一种跨膜蛋白，由4种基本的蛋白亚基构成，一种催化早老素（presenilin）亚基和三种辅因子亚基（PEN2、NCT、APH1），介导多种I型跨膜蛋白的水解，包括淀粉样前体蛋白（APP）和Notch。鼠皮肤的γ-分泌酶遗传失活引起表皮和毛囊异常，这和观察到的人类逆向性痤疮组织病理学相同。

（三）防治

①口服广谱抗生素。②口服维甲酸制剂，首选异维甲酸。③有脓肿形成时切开引流。④病情顽固、严重且局限者可试用浅部X线照射治疗。

四、先天性厚甲症

先天性厚甲症（pachyonychia congenita，PC）是一种罕见的常染色体显性遗传性皮肤病。男女发病率大致相等，临床主要表现为指（趾）甲的过度角化增厚及其他外胚叶缺陷的症状。

（一）临床表现

患者常在1周岁内发病，甲呈均匀性增厚，最常见于小趾甲，亦可见所有趾甲均增厚。甲质变硬，甲板呈轻度不透明的黄白色，或出现轻度沟纹。可伴掌跖角化过度及肘、膝、臀、小腿和腘窝等部位疣状损害。目前临床上主要分为1和2两型，其中1型又称Jadasshon-Lewandowsky综合征（PC1，OMIM 167200），表现为厚甲、口腔黏膜白斑、掌跖角化、掌跖痛性水疱或溃疡、多汗、少毛或斑秃等；2型又称Jackson-Lawler综合征（PC2，OMIM 167210），表现为厚甲、局限性掌跖角化、胎生牙、多发性脂囊瘤和毛发异常，如斑秃、毛发扭曲等。此外，临床上还可见其他少见类型，例如迟发型先天性厚甲症又称PC-tarda，其典型的临床症状要到中年以后才出现，可表现为1型或2型PC。

（二）遗传学和发病机制

该病呈常染色体显性遗传。PC1可由17q21.2上的角蛋白16基因（*KRT16*）或12q13.13上的角蛋白6A基因（*KRT6A*）突变引起。PC2可由17q21.2上的*KRT17*或12q13.13上的*KRT6B*基因突变引起。

角蛋白是表皮及相关附属器的主要结构蛋白。甲、毛囊、掌跖和舌是角蛋白KRT6、KRT16或KRT17的主要表达部位。两型临床特点的差异可能是由于该组基因在人体的表达部位或表达量有所不同所致，厚甲系由上述基因突变致远端甲母质及甲床表皮角蛋白产生过量所致。先天性厚甲症患者中，在这些KRT6A、KRT6B、KRT16和KRT17显著表达不同部位的上皮组织会发生细胞溶解和角化过度，特别是掌跖上皮、甲床、黏膜和毛囊皮脂腺单位。因此，本病的主要表现是掌跖角化，肥厚性甲营养不良以及多种因为毛囊皮脂腺过度角化引起的囊肿。

（三）防治

本病目前尚无特效治疗方法。

五、毛发上皮瘤

毛发上皮瘤（trichoepithelioma，OMIM 601606，612099），又称为囊性腺样上皮瘤，系源于毛源性上皮的肿瘤，可向毛基质、毛球和毛囊漏斗分化。可分为单发型和多发型2种类型。

（一）临床表现

多发型毛发上皮瘤常于20岁前发病，女性常见。损害为多个结节，呈黄或粉红色，质硬丘疹，直径为3～10mm之间，呈半球形或圆锥形，坚实，透明，有的中央稍凹陷，较大损害表面可见毛细血管扩张，偶可形成斑块，极少破溃。肿瘤发生后数年内可渐渐长大，以后停止增长。本病好发于面部，特别是鼻唇沟。皮损常无自觉症状，有时有轻度烧灼感或痒感。单发型毛发上皮瘤常于20～30岁发病，单个或数个。80%以上发生于面部。损害为质硬的肿瘤。患者常常无自觉症状。

（二）遗传学和发病机制

多发型毛发上皮瘤与遗传有关，为常染色体显性遗传，存在遗传异质性，Harada等（1996）将其定位于9p21. 张学军等（2005）通过覆盖9p21和16q12-q13的微卫星标记发现其致病基因为定位于16q12.1的*CYLD*基因。该基因为一种细胞质中的去泛素化酶。单发型者则未见家族史与遗传倾向。

（三）防治

单发型可用激光，电灼或手术切除。多发型尚无满意治疗方法，较小损害要时可用激光，电灼或手术切除。

参考文献

1. Elder JT, Nair RP, Guo SW, *et al.* The genetics of psoriasis. Arch Dermatol. 1994, 130(2): 216-224.

2. Yano S, Komine M, Fujimoto M, *et al.* Interleukin 15 induces the signals of epidermal proliferation through ERK and PI 3-kinase in a human epidermal keratinocyte cell line, HaCaT. Biochem Biophys Res Commun. 2003, 301(4): 841-847.

3. Smith FJ, Irvine AD, Terron-Kwiatkowski A, *et al.* Loss-of-function mutations in the gene encoding filaggrin cause ichthyosis vulgaris. Nat Genet. 2006, 38(3): 337-342.

4. Xiong Z, Luo S, Xu X, *et al.* Novel FLG mutations associated with ichthyosis vulgaris in the Chinese population. Clin Exp Dermatol, 2012, 37(2): 177-180.

5. Nomura T, Sandilands A, Akiyama M, *et al*. Unique mutations in the filaggrin gene in Japanese patients with ichthyosis vulgaris and atopic dermatitis. J Allergy Clin Immunol. 2007, 119(2):434-440.

6. Jobard F, Lefèvre C, Karaduman A, *et al*. Lipoxygenase-3 (ALOXE3) and 12(R)-lipoxygenase (ALOX12B) are mutated in non-bullous congenital ichthyosiform erythroderma (NCIE) linked to chromosome 17p13.1. Hum Mol Genet, 2002, 11(1): 107-113.

7. Yu Z, Schneider C, Boeglin WE, *et al*. The lipoxygenase gene ALOXE3 implicated in skin differentiation encodes a hydroperoxide isomerase. Proc Natl Acad Sci U S A, 2003, 100(16): 9162-9167.

8. Kelsell DP, Stevens HP, Purkis PE, *et al*., Fine genetic mapping of diffuse non-epidermolytic palmoplantar keratoderma to chromosome 12q11-q13: exclusion of the mapped type II keratins. Exp Dermatol, 1999, 8(5): 388-391.

9. Risk JM, Evans KE, Jones J, *et al*. Characterization of a 500 kb region on 17q25 and the exclusion of candidate genes as the familial Tylosis Oesophageal Cancer (TOC) locus. Oncogene, 2002, 21(41): 6395-6402.

10. Maestrini E, Monaco AP, McGrath JA, *et al*. A molecular defect in loricrin, the major component of the cornified cell envelope, underlies Vohwinkel's syndrome. Nat Genet, 1996, 13(1): 70-77.

11. Natt E, Kida K, Odievre M, *et al*. Point mutations in the tyrosine aminotransferase gene in tyrosinemia type II. Proc Natl Acad Sci U S A, 1992, 89(19): 9297-9301.

12. Fischer J, Bouadjar B, Heilig R, *et al*. Genetic linkage of Meleda disease to chromosome 8qter. Eur J Hum Genet, 1998, 6(6): 542-547.

13. Sakuntabhai A, Ruiz-Perez V, Carter S, *et al*. Mutations in ATP2A2, encoding a Ca2+ pump, cause Darier disease. Nat Genet, 1999, 21(3): 271-277.

14. Wei SC, Yang S, Li M, *et al*. Identification of a locus for porokeratosis palmaris et plantaris disseminata to a 6.9-cM region at chromosome 12q24.1-24.2. Br J Dermatol, 2003, 149(2): 261-267.

15. Wei S, Yang S, Lin D, *et al*. A novel locus for disseminated superficial porokeratosis maps to chromosome 18p11.3. J Invest Dermatol, 2004, 123(5): 872-875.

16. Dhitavat J, Macfarlane S, Dode L, *et al*. Acrokeratosis verruciformis of Hopf is caused by mutation in ATP2A2: evidence that it is allelic to Darier's disease. J Invest Dermatol, 2003, 120(2): 229-232.

17. Richard G, Smith LE, Bailey RA, *et al*. Mutations in the human connexin gene GJB3 cause erythrokeratodermia variabilis. Nat Genet, 1998, 20(4): 366-369.

18. Wei AH, Zang DJ, Zhang Z, *et al*. Exome sequencing identifies SLC24A5 as the candidate gene for non-syndromic oculocutaneous albinism. J Invest Dermatol, 2013, doi: 10.1038/jid.2013.49.

19. Wei AH, Li W. Hermansky-Pudlak syndrome: pigmentary and non-pigmentary defects and their pathogenesis. Pigment Cell Melanoma Res, 2013, 26(2): 176-192.

20. 袁萍,李卓,夏涛,等. 中国白化病群体调查研究25年回顾与展望. 中国优生与遗传杂志,2006,14:612.

21. Wei A, Yang Y, Lian S, *et al*. Implementation of an optimized strategy for genetic testing of Chinese OCA patients. J Dermatol Sci, 2011, 62(2): 124-127.

22. Dessinioti C, Stratigos AJ, Rigopoulos D, *et al*. A review of genetic disorders of hypopigmentation: lessons learned from the biology of melanocytes. Exp Dermatol, 2009, 18(9): 741-749.

23. Tomita Y, Suzuki T. Genetics of pigmentary disorders. Am J Med Genet C Semin Med Genet, 2004, 131C(1): 75-81.

24. Tachibana M, Kobayashi Y, Matsushima Y. Mouse models for four types of Waardenburg syndrome. Pigment Cell Res, 2003, 16(5): 448-454.

25. Zhang XJ, He PP, Liang YH, *et al*. A gene for freckles maps to chromosome 4q32-q34. J Invest Dermatol, 2004, 122(2): 286-290.

26. Jenne DE, Reimann H, Nezu J, *et al*. Peutz-Jeghers syndrome is caused by mutations in a novel serine threonine kinase. Nat Genet, 1998, 18(1): 38-43.

27. Zhang XJ, Gao M, Li M, *et al*. Identification of a locus for dyschromatosis symmetrica hereditaria at chromosome 1q11-1q21. J Invest Dermatol, 2003, 120(5): 776-780.

28. Miyamura Y, Suzuki T, Kono M, *et al.* Mutations of the RNA-specific adenosine deaminase gene (DSRAD) are involved in dyschromatosis symmetrica hereditaria. Am J Hum Genet, 2003, 73(3): 693-699.

29. Vardi A, Anikster Y, Eisenkraft A, *et al.* A new genetic isolate of acrodermatitis enteropathica with a novel mutation. Br J Dermatol, 2009, 160(6): 1346-1348.

30. Toro-Sola MA, Kistenmacher ML, Punnett HH, *et al.* Focal dermal hypoplasia.Syndrome in a male. Clin Genet, 1975, 7(4): 325-327.

31. Lombardi MP, Bulk S, Celli J, *et al.* Mutation update for the PORCN gene. Hum Mutat, 2011, 32(7): 723-728.

32. Maalouf D, Megarbane H, Chouery E, *et al.* A novel mutation in the PORCN gene underlying a case of almost unilateral focal dermal hypoplasia. Arch Dermatol, 2012, 148(1): 85-88.

33. Lamartine J, Munhoz Essenfelder G, Kibar Z, *et al.* Mutations in GJB6 cause hidrotic ectodermal dysplasia. Nat Genet, 2000, 26(2): 142-144.

34. Goldman RD, Shumaker DK, Erdos MR, *et al.* Accumulation of mutant lamin A causes progressive changes in nuclear architecture in Hutchinson-Gilford progeria syndrome. Proc Natl Acad Sci U S A, 2004, 101(24): 8963-8968.

35. Verstraeten VL, Broers JL, van Steensel MA, *et al.* Compound heterozygosity for mutations in LMNA causes a progeria syndrome without prelamin A accumulation. Hum Mol Genet, 2006, 15(16): 2509-2522.

36. Larizza L, Roversi G, Volpi L. Rothmund-Thomson syndrome. Orphanet J Rare Dis, 2010, 5: 2.

37. Fine JD, Eady RA, Bauer EA, *et al.* The classification of inherited epidermolysis bullosa (EB): Report of the Third International Consensus Meeting on Diagnosis and Classification of EB. J Am Acad Dermatol, 2008, 58(6): 931-950.

38. 周城，金彦，张建中. Kindler综合征研究进展. 临床皮肤科杂志，2010，9(8)：537-539.

39. Curatolo P, Bombardieri R, Jozwiak S. Tuberous sclerosis. Lancet, 2008, 372(9639): 657-668.

40. Devlin LA, Shepherd CH, Crawford H, *et al.*, Tuberous sclerosis complex: clinical features, diagnosis, and prevalence within Northern Ireland. Dev Med Child Neurol, 2006, 48(6): 495-499.

41. Jansen AC, Sancak O, D'Agostino MD, *et al.* Unusually mild tuberous sclerosis phenotype is associated with TSC2 R905Q mutation. Ann Neurol, 2006, 60(5): 528-539.

42. Henning KA, Schultz RA, Sekhon GS, *et a1.* Gene complementling xeroderma pigmentosum group A ceIls maps to distal human chromosome 9q.Somat Cell Mol Genet, 1990, 16(4): 395-400.

43. Fousteri M, Vermeulen W, van Zeeland AA, et al. Cockayne syndrome A and B proteins differentially regulate recruitment of chromatin remodeling and repair factors to stalled RNA polymerase II in vivo. Mol Cell, 2006, 23(4): 471-482.

44. Kyng KJ, May A, Brosh RM Jr, *et al.* The transcriptional response after oxidative stress is defective in Cockayne syndrome group B cells. Oncogene, 2003, 22(8): 1135-1149.

45. He PP, Zhang XJ, Yang Q, *et al.* Refinement of a locus for Marie Unna hereditary hypotrichosis to a 1.1-cM interval at 8p21.3. Br J Dermatol, 2004, 150(5): 837-842.

46. Wen Y, Liu Y, Xu Y, *et al.* Loss-of-function mutations of an inhibitory upstream ORF in the human hairless transcript cause Marie Unna hereditary hypotrichosis. Nat Genet, 2009, 41(2): 228-233.

47. Baumer A, Belli S, Trüeb RM, *et al.* An autosomal dominant form of hereditary hypotrichosis simplex maps to 18p11.32-p11.23 in an Italian family. Eur J Hum Genet, 2000, 8(6): 443-448.

48. Zhou C, Zang D, Jin Y, *et al.* Mutation in ribosomal protein L21 underlies hereditary hypotrichosis simplex. Hum Mutat, 2011, 32(7): 710-714.

49. Levy-Nissenbaum E, Betz RC, Frydman M, *et al.* Hypotrichosis simplex of the scalp is associated with nonsense mutations in CDSN encoding corneodesmosin. Nat Genet, 2003, 34(2): 151-153.

50. Rafique MA, Ansar M, Jamal SM, *et al.* A locus for hereditary hypotrichosis localized to human chromosome 18q21.1. Eur J Hum Genet, 2003, 11(8): 623-628.

51. Kljuic A, Bazzi H, Sundberg JP, *et a1.* Desmoglein 4 in hair follicle differentiation and epidermal adhesion: evidence from inherited hypotrichosis and acquired pemphigus vulgaris.Cell, 2003, 113(2): 249-260.

52. Aslam M, Chahrour MH, Razzaq A, *et al.* A novel locus for autosomal recessive form of hypotrichosis maps to chromosome 3q26.33—q27.3. J Med Genet, 2004, 41 (11): 849-852.

53. Chapalain V, Winter H, Langbein L, *et al*. Is the loose anagen hair syndrome a keratin disorder? A clinical and molecular study. Arch Dermatol, 2002, 138 (4): 501-506.

54. Ahmad W, Haque MF, Brancolini V, *et al.* Alopecia universalis associated with a mutation in the human hairless gene. Science, 1998, 279 (5351): 720-724.

55. Healy E, Holmes SC, Belgaid CE, *et al.* A gene for monilethrix is closely linked to the type II keratin gene cluster at 12q13. Hum Mol Genet, 1995, 4 (12): 2399-2402.

56. Gao M, Wang PG, Cui Y, *et al.* Inversa acne (hidradenitis suppurativa): a case report and identification of the locus at chromosome 1p21.1-1q25.3. J Invest Dermatol, 2006, 126 (6): 1302-1306.

57. von der Werth J, Wood P, Irvine A D, *et al.* Genetics of Hidradenitis Suppurativa. Berlin Heidelberg: Springer, 2006: 70-85.

58. Wang B, Yang W, Wen W, *et al.* Gamma-secretase gene mutations in familial acne inversa. Science, 2010, 330 (6007): 1065.

59. Liu Y, Gao M, Lv YM, *et al.* Confirmation by exome sequencing of the pathogenic role of NCSTN mutations in acne inversa (hidradenitis suppurativa). J Invest Dermatol, 2011, 131 (7): 1570-1572.

60. Bergmans BA, De Strooper B. gamma-secretases: from cell biology to therapeutic strategies. Lancet Neurol, 2010, 9 (2): 215-226.

61. Liang YH, Gao M, Sun LD, *et al.* Two novel CYLD gene mutations in Chinese families with trichoepithelioma and a literature review of 16 families with trichoepithelioma reported in China. Br J Dermatol, 2005, 153 (6): 1213-1215.

第三十七章　遗传与耳鼻咽喉疾病

袁慧军

在耳鼻咽喉疾病中，遗传病亦较常见。有报道显示新生儿中耳鼻咽喉头颈部的畸形占先天畸形总数的3.1%，遗传因素是耳鼻咽喉头颈部先天畸形的主要致病原因。耳鼻咽喉器官的遗传病以耳多见，这些耳鼻咽喉的遗传缺陷可单独出现，也可与身体其他部位的畸形合并出现，构成一系列综合征。

第一节　外耳疾病

外耳畸形包括耳前瘘管、外耳道闭锁、耳廓畸形及副耳屏等。先天性耳前瘘管和副耳屏主要由遗传因素引起，先天性耳廓畸形和外耳道闭锁可由遗传或环境因素导致。各种外耳畸形可单独发生，也可合并其他系统的畸形。

一、先天性耳前瘘管

先天性耳前瘘管（congenital preauricular fistulae，CPF，OMIM 128700）是常见的先天性外耳畸形，主要表现为耳廓前上方耳瘘或凹陷。中国人群发病率为1.2%，匈牙利白人发病率为0.47%，黑人中的发病率更高。

（一）临床表现

虽然 Muckle 等（1961）发现了一个 CPF 家系患者同时伴有开口于胸锁乳突肌前缘的颈前瘘管，但是大多数病例中患者只有耳前瘘管。本病为胚胎期第一鳃沟融合不全形成遗迹所致，瘘管中覆盖有复层鳞状上皮，有毛囊、汗腺、皮脂、皮脂腺等组织。瘘管可发生于单侧或双侧，多好发于右耳，其瘘口常位于耳轮脚前或耳屏之前。此种瘘管多为盲管，深浅长短不一，可具分支，长者可伸入外耳道深部或向后达到乳突表面，也可与咽部相通。常无明显症状，挤压时，有时可有白色皮脂样分泌物从瘘口溢出，如其深部发生感染，可远离瘘口而在乳突部形成脓肿，可被误诊为乳突炎。在家族 CPF 病例中多为独立存在的临床表现，在 1/3 的散发病例中常合并其他系统的严重畸形。

（二）遗传学和发病机制

本病为常染色体显性遗传，外显率为 85% 左右。2003 年周方庚等将一个三代 18 人的 CPF 中国家系的致病基因定位在 8q11.1-q13.3 区域，2005 年邓文国等将另一个 CPF 中国家系定位在 1p32-p34.3，但与 CPF 相关的致病基因至今未见报道。

（三）防治

先天性耳前瘘管如无继发感染通常不需处理，如因反复感染而成脓肿则应在控制炎症后行手术切除即可根治。

二、先天性外耳道闭锁症

先天性外耳道闭锁症（congenital atresia of the external auditory canal，OMIM 108760）较为常见。外耳道常呈骨性闭锁，鼓膜不能窥见，放射学检查显示乳突气化不良，手术中表现鼓室内结构发育不良。据 McAskile 及 Smith（1959）统计，在 30 000 个活婴中有 8 例患有该病。Mündnich（1966）的报道为 1/10 000 ~ 20 000。西德在 1950—1958 年统计的发病率亦为 1/11 000。国内报道本症占门诊耳疾患总数的 1/2090。

（一）临床表现

先天性外耳道闭锁症常与小耳畸形同时发生，男性多见。常发生于右侧，双侧者占 16%，多合并中耳畸形，少数有内耳畸形。若为两侧罹患，听觉损失严重，影响语言学习。本病可伴发其他畸形，如患侧面部较小，面肌无力或轻度面瘫，面神经较正常细小且位置可有异常，手术中易被损伤。

（二）遗传学和发病机制

本病是由于第一鳃沟发育异常所致，可发生在外耳道的骨部或软骨部，但多系外耳道骨部闭锁，常伴有鼓膜缺如，锤骨、砧骨亦呈畸形或互相粘连合成一骨块，镫骨、咽鼓管及乳突则多无病变，内耳也多正常。本病除遗传因素外，部分病例与服用反应停（thalidomide）有关。欧洲 Livingstone（1965）统计在 300 个受此药损害的儿童中有 50 例患有先天性外耳道闭锁症。多数先天性外耳道闭锁症显示为常染色体显性遗传，部分病例为常染色体隐性遗传。本病亦可见于染色体异常症，如 13- 三体征、14- 三体征、15- 三体征、17- 三体征、18- 三体征和 21- 三体征。亦可伴发于先天性卵巢发育不全（Turner 综合征）。目前尚未发现先天性外耳道闭锁症相关基因。

（三）防治

本病诊断主要依据外耳道的外观和颞骨 CT 检查，治疗以手术改进听力为主，宜在 5 ~ 6 周岁左右手术，对单侧闭锁病例应迟至 15 ~ 17 岁手术，但不宜过晚，以免耳蜗功能减退。术前检查如耳蜗功能受损明显或完全丧失者，则不宜手术。术前行颞骨 CT 检查可观察气房发育情况及有无外耳道存在，看到听骨说明中耳腔存在，手术成功机会较大，这对诊断和治疗都很重要。

三、先天性耳廓畸形

先天性耳廓畸形，主要表现为先天性小耳 - 无耳畸形（microtia-anotia，OMIM 600674），可为单独发生的畸形，也可以同时伴有其他系统畸形，仅少数病例明确为遗传或环境因素致病。在这些病例中，小耳 - 无耳畸形通常是某些先天性多发畸形的特征性表现，如产前酒精中毒性脑病胎儿病及糖尿病产妇胎儿病等。

此外，小耳 - 无耳畸形也可见于某些单基因遗传病，如 Treacher Collins 综合征和 Branchi-Oto-Renal 综合征等。Alasti 和 Van Camp（2009）回顾了小耳畸形及其相关综合征的遗传学特点，提出每万名新生婴儿中约有 0.8～4.2 人罹患该病。

（一）临床表现

70%～90% 的先天性耳廓畸形发生于单侧，其中右耳占 58%～61%，男性较女性多见。临床表现为小耳或无耳畸形，严重程度不一。根据耳廓解剖结构的缺损情况按 Max 分类法一般将耳廓畸形分为 3 度：Ⅰ度——耳廓各部分均已发育，但耳廓较小，上半部可向下卷曲。Ⅱ度——耳廓仅为由皮肤包裹软骨构成的不规则条形突起，只有正常耳廓的 1/2～1/3 大小，附着于颞颌关节后方或后下方，耳屏可正常。Ⅲ度——耳廓处仅有零星而不规则的软组织突起，部分软组织突起内有软骨，位置可前移或下移。此外尚有Ⅳ度——无耳，无任何耳廓结构，颞侧平滑。

（二）遗传学和发病机制

先天性耳廓畸形为多因素致病，遗传方式可为常染色体显性或隐性，与之相关的基因目前尚未见报道。

（三）防治

由于耳廓畸形一般均伴有外耳道闭锁，Ⅱ度以上耳廓畸形的治疗其耳廓成形术与外耳道和中耳成形术多同期或分期进行，如外耳道及中耳成形术无手术适应证，则耳廓成形术可单独实施。

第二节　中耳疾病

一、先天性中耳畸形

先天性中耳畸形与外耳畸形同时发生者较为多见，其中一部分伴有其他畸形。邹路德报道的 83 例先天性中耳畸形中以镫骨畸形最多（48.2%），砧骨畸形次之（占 15.9%），前庭窗和镫骨肌腱畸形并列第三（占 10.3%），水平段面神经骨管缺失或该段面神经走行异常者占第四位（9.7%），亦有报道称镫骨畸形远较其他两个听小骨的畸形少见。

（一）临床表现

常见中耳畸形的临床表现包括：

1. 听骨链畸形　听小骨发育不良使听骨链中断或由纤维组织将听小骨连接导致传导性耳聋。三个听小骨全部未发育者罕见，锤砧骨之间或砧镫骨之间都可以发生畸形粘连和固定，此时听骨链虽未中断，导音功能可严重受损。其他如镫骨畸形发育成柱状固定于卵圆窗，镫骨先天性底板裂孔，听骨链间粘连带形成等都可成为先天性传导性聋的原因。

2. 卵圆窗和圆窗先天畸形　卵圆窗或圆窗缺如或两者均缺如均有报道，先天性卵圆窗缺如往往伴有镫骨畸形及面神经位置异常。

3. 鼓室先天畸形　先天性鼓室畸形可发生于鼓室各壁，其邻近组织与鼓室黏膜直接贴近，鼓室炎症可由此侵犯邻近组织或器官。鼓室底壁如广泛缺损，颈静脉球可向上突入鼓室，隔着鼓膜可见一半圆形蓝色影像，施行鼓膜切开术时易伤及而引起大出血。岩鳞缝未闭或鼓室上壁先天缺损，则中耳化脓性炎症可由此侵入颅内。乙状窦前移多见于无鼓窦、小鼓窦或窦深藏病例，乙状窦向前紧贴于外耳道后骨壁，甚至可与外耳道后骨壁合而为一。

4. 先天性胆脂瘤及皮样囊肿　先天性胆脂瘤来源于中耳腔内的上皮细胞原基，在发育过程中不转化为黏膜上皮而保存皮肤表皮的特点，因此具有形成胆脂瘤的倾向。皮样囊肿来源相同，但囊肿中含有毛发、腺体等。

5. 面神经先天畸形　面神经颞骨段的先天畸形大致可分为四类：①面神经水平部骨管缺损，一部分面神经直接位于鼓室黏膜之下。②面神经水平部与垂直部交接于半规管。③面神经垂直部向前或向后移位。④面神经垂直部分为2支或3支,出茎乳孔前又融合为一或不融合而分别离开颅骨。

6. 咽鼓管先天畸形 常表现为咽鼓管鼓口骨质发育异常,圆枕扁平,发育不全,水平移位或完全未发育。咽鼓管鼓口闭锁可伴发于先天性外耳道闭锁病例。由于张鼓膜肌过度发育,咽鼓管可能异常宽大,偶见有镰形膜状物将管腔部分阻塞。由于始基管发育不全,在咽鼓管内可有憩室形成。

(二)遗传学和发病机制

先天性中耳畸形有相当一部分病例为非遗传因素引起。例如妊娠3月后患风疹可致胎儿先天性中耳畸形。由于遗传所致先天性中耳畸形多与先天性小耳、无耳和外耳道闭锁同时发生,故本病遗传方式与外耳道闭锁相同。中耳畸形可伴有面部发育不全,因均与第一鳃弓发育有关,表现为小颌,低下颌,短颈和斜颈等。中耳先天畸形常伴发外耳或内耳的畸形,伴有外耳、中耳或内耳畸形且致病基因明确的遗传性综合征详见本章第三节“综合征性耳聋”。

中耳先天畸形常伴发于外耳畸形,故对于有外耳畸形患者,颞骨CT检查有助于确诊本病。对鼓膜完整的传导性耳聋患者,在诊断上除应考虑慢性卡他性中耳炎、耳硬化症、中耳肿物及听骨链外伤脱臼外,还应注意有中耳畸形的可能性。由于中耳传声机构的发育障碍,气导明显下降。故凡有下列病情者,应考虑中耳畸形:①单侧传导性耳聋患者。②出生后或幼年期即有传导性耳聋,鼓膜外观正常,耳聋程度较重者。③骨导曲线无谷形切迹,气导听力减退达60dB以上,且气导及骨导听力曲线均呈平坦型。④伴有躯体其他部位畸形者,发源于鳃弓的畸形尤应注意。鼓室探查术对中耳畸形之确诊极为重要。

(三)防治

对先天性听骨链畸形患者,可根据畸形情况进行听骨链重建或镫骨手术改善听力。

二、耳硬化症

耳硬化症(otosclerosis,OTSC,OMIM 166800;611572;612096;608244;611571;605727;608787)是一种由遗传因素主导,遗传和环境因素共同作用引起的可导致成年人传导性耳聋的复杂性疾病。平均发病年龄30岁,女性发病率约为男性的2.5倍。耳硬化症的发病率有明显的种族差异。白种人耳硬化症的发生率高达10%,日本人5%,黑人1%,南美印第安人只有0.04%。

(一)临床表现

临床表现为双耳不对称缓慢进行性传导性聋或混合性聋,部分进展较快,多病灶着可发展为全频重度感音神经性聋。耳聋多在一侧开始,多伴有耳鸣,常于妊娠期加重,可有韦氏误听(paracusis Willisii),即患者在闹处听话反比静处清楚,这是对话者受噪声干扰无意中提高语声,而患者则不受或少受噪声干扰所致。耳镜检查:鼓膜一般正常,也可变薄,透明度增加,以致可透过鼓膜见到鼓室内的砧骨长突。约有1/5患者有鼓膜透红征(Schwartze's sign),此乃鼓岬硬化造成的黏膜血管扩张,红色透过鼓膜所致。由于病灶部位不同,病变发展快慢有别,临床表现各异。病灶接近前庭窗,侵犯环韧带及镫骨板者,表现为传导性聋;病灶侵犯蜗管表现为感音神经性聋或混合性聋,侵犯半规管及前庭,可出现持续性或发作性头晕。病情发展一般较慢,可侵犯单侧或双侧,双侧可同时发病或先后发病。有临床表现者,统称临床耳硬化症。病灶未涉及上述功能区者,无临床症状,称为组织学耳硬化症,在常规颞骨病理切片中可以发现。耳硬化症患者纯音测听早期气导曲线以低频听力下降为主,中期听力曲线平坦,均为传导性耳聋,骨导曲线以2000Hz听力减退最明显,呈现谷形切迹。晚期则高频听力损失较著,故呈混合性聋。Gelle试验、Rinne试验均阴性,Schwabach试验示骨导增强,Weber试验偏患侧或听力较差侧。声阻抗显示声顺降低,镫骨肌反射消失。

(二)遗传学和发病机制

耳硬化症是由内耳骨迷路致密板层骨局灶性地被富含细胞和血管的海绵状新骨代替,使耳蜗骨迷路全层硬化,累及卵圆窗使镫骨足板固定,影响镫骨运动而产生的传导性听力障碍。耳硬化症的发病原因和机制至今尚未阐明,遗传、内分泌、免疫和环境因素在发病中都起一定作用。1960和1962年,Larsson分析了262例耳硬化症先证者及家系资料,发现80%患者有家族史,其遗传方式为常染色体显性遗传,不完全外显,外显率为25%~40%。对耳硬化症基因的研究自1998年已定位了八种OTSC的相关基因位点(表37-1),但至今还未发现一个耳硬化症的致病基因。

表 37-1　已定位的八种耳硬化症相关基因位点

耳硬化症	OMIM	相关基因位点	致病基因
OTSC1	166800	15q26.1-qter	未知
OTSC2	605727	7q34-q36	未知
OTSC3	608244	6p22.3-21.3	未知
OTSC4	611571	16q21-23.2	未知
OTSC5	608787	3q22-q24	未知
OTSC7	611572	6q13-16.1	未知
OTSC8	612096	9p13.1-q21.11	未知
OTSC10	615589	1q41-44	未知

耳硬化症的诊断主要依据临床听力学检测，纯音测听为传导性耳聋而声阻抗检查鼓室压、声顺值、鼓室图正常、镫骨肌声反射消失者应高度怀疑耳硬化症，颞骨 CT 检查有助于排除中耳炎。

（三）防治

耳硬化症是一种局部骨组织代谢异常的疾病，氟化钠可有效地抑制其代谢过程中相关的酶类，二磷酸盐类药物作用于破骨细胞可降低破骨细胞的活性，有研究认为它们对耳硬化症有一定治疗的效果，但因耳硬化症确切的发病机制不明，目前尚无有效药物能阻止耳硬化症病灶的发展，镫骨足板开窗手术是目前提高听力最好的治疗方法。伴重度听力损失的晚期耳硬化症患者不宜行镫骨手术，建议佩戴助听器或行人工耳蜗植入来提高此类患者的听力。此外，在耳硬化症患者行镫骨足板造孔术的同时配合植入式助听器（如骨锚式助听器、振动声桥），不仅可以减小骨气导差，还能使骨导声音得到更高的增益，可以帮助耳硬化症患者达到一定的实用听力，便于进行日常交流。

第三节　内 耳 疾 病

人类从外界获取的信息中 30% 来自听觉，听力丧失无疑严重影响人类的生存质量，并且伴随人的一生。耳聋是最常见的遗传病之一，据 WHO 统计 2005 年全球听力残疾人达 2.78 亿，占世界总人口 4.6%。根据 2006 年 12 月公布的第二次全国残疾人抽样调查结果，我国现有听力言语残疾者达 2780 万，占残疾人总数的 33.52%。据各国统计，每 1000 个新生儿中就有 1～3 名聋儿，其中超过 60% 的新生聋儿由遗传因素致聋。在我国，每年新生聋儿近 3 万，7 岁以下听力障碍儿童约 80 万，每年还有超过 8 万的儿童发生迟发性耳聋。在迟发性耳聋患者中，亦有许多因基因缺陷致聋，或因基因缺陷引起对环境致聋因素敏感性增加所致的药物性耳聋。

一、遗传性非综合征性耳聋

以耳聋（deafness，DFN）为唯一症状的非综合征型耳聋占遗传性耳聋总数的 70%。大部分的非综合征型耳聋为孟德尔单基因遗传病，按遗传方式分为常染色体显性遗传（DFNA）、常染色体隐性遗传（DFNB）、X 连锁（DFNX）和线粒体遗传。命名上后面的数字表示基因定位时间上的顺序（DFNA1、DFNA2、DFNA3 等）。DFNA 占遗传性耳聋的 15%～18%，DFNB 占 80%，DFNX 占 1%，线粒体遗传 < 1%。根据耳聋的发病时间，遗传性非综合征型耳聋可分为语前聋和语后聋。

（一）临床表现

常染色体显性遗传多为语后感音神经性聋（DFNA3、DFNA8、DFNA12 和 DFNA19 例外），在家系中呈垂直遗传，每代均有患病个体，发病年龄可从几岁至五十几岁，大多数病例起病之初伴有双侧耳鸣，听力下降从高频开始，进行性加重累及多个频率，多无眩晕，同一家系不同患者间起病时间和症状可能有差异。常染色体隐性遗传性非综合征性耳聋，多为语前感音神经性聋（DFNB8 例外，为发展迅速的语后聋）。耳聋程度多为重度或全聋。X 连锁非综合征性耳聋可为语前聋或语后聋，其中，DFNX2 型表现为镫骨固定的混合性聋，内耳道和前庭异常扩大，小耳蜗，其感音神经性聋可呈进行性下降，CT 示蜗轴异常，蛛网膜下腔与外淋巴腔直接相通，镫骨底版切除或卵圆窗开窗后可发生外淋巴液"镫井喷"，导致全聋，为手术禁忌。线粒体 tRNA Ser（UCN）基因 m.7445A7G 点突变引起的非综合征性耳聋其特点为出生时听力正常，以后逐渐下降，十几岁时发展为严重的耳聋，无前庭症状。

（二）遗传学和发病机制

耳聋具有高度的遗传异质性，可引起耳聋的突变基因估计有几百个。耳聋致病基因的发现自 20 世纪 90 年代初期以来一直是国际耳科学研究的热点，1993 年发现线粒体 12S rRNA 基因 m.1555A > G 突变与氨基糖苷类药物敏感性聋有关，1994 年第一个常染色体隐性遗传的非综合征型聋基因座定位在 13q12 区域，命名为 DFNB1。1995 年在一个混合性聋家系的 X 染色体上克隆了第一个非综合征型耳聋基因——*POU3F4* 基因。1997 年发现 DFNB1 致聋基因 *GJB2* 及 DFNA1 致聋基因 *DIAPH1*。截至 2012 年 6 月，已定位的非综合征型遗传性耳聋基因位点 121 个，其中常染色体显性遗传非综合征型聋（DFNA）基因位点 51 个，常染色体隐性遗传非综合征型聋（DFNB）基因位点 65 个，X 连锁遗传非综合征型聋（DFNX）基因位点 5 个。已明确了 62 个非综合征型耳聋致病基因，其中 19 个为 *DFNA*，32 个为 *DFNB*，3 个 *DFNX*，3 个线粒体遗传，8 个既表现为 *DFNA*，又表现为 *DFNB*（*GJB2*、*GJB3*、*MYO7A*、*TMC1*、*TECTA*、*COL11A2*、*GJB6*、*MYO6*）。这些基因编码的蛋白质包括离子通道蛋白、膜蛋白、转录因子和结构蛋白等。表 37-2 ~ 37-4 汇总了已明确可导致 DFNA、DFNB、DFNX 的基因信息。

表 37-2 常染色体显性遗传性耳聋致病基因及编码蛋白质的功能

耳聋命名	染色体定位	相关基因	编码蛋白质的功能	OMIM 编号
DFNA40	16p12.2	*CRYM*	功能未知	123740
DFNA1	5q31	*DIAPH1*	内耳毛细胞骨架的主要成分，调节肌动蛋白的聚合作用	602121
DFNA2A	1p34	*KCNQ4*	钾通道蛋白，只存在于外毛细胞	603537
DFNA2B	1p34.3	*GJB3*	编码缝隙连接蛋白，在细胞间交流起重要作用	603324
DFNA3A	13q12.11	*GJB2*	编码缝隙连接蛋白，在细胞间交流起重要作用	121011
DFNA3B	13q12.11	*GJB6*	编码缝隙连接蛋白，在细胞间交流起重要作用	604418
DFNA4A	19q13.33	*MYH14*	功能未知	608568
DFNA4B	19q13.32	*CEACAM16*	功能未知	614591
DFNA5	7p15	*DFNA5*	功能未知	608798
DFNA6/14/38	4p16.1	*WFS1*	跨膜蛋白，在耳蜗内的功能未知	606201
DFNA8/12	11q23.3	*TECTA*	与 β-tectorin 相互作用共同形成耳蜗盖膜非胶原基质	602574
DFNA9	14q12	*COCH*	细胞外基质蛋白，在耳蜗内的功能未知	603196
DFNA10	6q23	*EYA4*	转录激活因子	603550
DFNA11	11q13.5	*MYO7A*	移动肌动蛋白肌丝，保持纤毛的直立，存在于内外毛细胞中	276903
DFNA13	6p21.3	*COL11A2*	编码Ⅱ型胶原的 α- 链多肽亚单位，在耳蜗内的功能未知	120290
DFNA15	5q32	*POU4F3*	决定细胞表型的发育调节因子，只表达于毛细胞内	602460
DFNA17	22q12.3	*MYH9*	保持 Reissner's 膜和螺旋韧带的细胞架构	160775

续表

耳聋命名	染色体定位	相关基因	编码蛋白质的功能	OMIM 编号
DFNA20/26	17q25.3	*ACTG1*	与肌动蛋白聚合引起的 ATP 水解释放自由能有关	102560
DFNA22	6q13	*MYO6*	在毛细胞静纤毛基底部聚集，向肌动蛋白肌丝负极移动的运动分子	600970
DFNA25	12q23	*SLC17A8*	内毛细胞突触前膜谷氨酸盐转运蛋白	607557
DFNA28	8q22	*GRHL2*	一种转录因子，功能未知，可表达于耳蜗管	608576
DFNA36	9q21.13	*TMC1*	跨膜蛋白，在耳蜗内的功能未知	606706
DFNA44	3q28	*CCDC50*	功能未知	611051
DFNA48	12q13.3	*MYO1A*	功能未知	601478
DFNA50	7q32.2	*MIR96*	转录调节因子	611606
DFNA51	9q21.22	*TJP2*	紧密连接蛋白	607709
DFNA64	12q24.31	*SMAC/DIABLO*	细胞凋亡促进因子	605219

表 37-3　常染色体隐性遗传性耳聋致病基因及编码蛋白质的功能

耳聋命名	染色体定位	相关基因	编码蛋白质的功能	OMIM 编号
DFNB1A	13q12.11	*GJB2*	编码缝隙连接蛋白，在细胞间交流起重要作用	121011
DFNB1B	13q12	*GJB6*	编码缝隙连接蛋白，在细胞间交流起重要作用	604418
DFNB2	11q13.5	*MYO7A*	移动肌动蛋白肌丝，保持纤毛的直立，存在于内外毛细胞中	276903
DFNB3	17p11.2	*MYO15A*	毛细胞肌动蛋白组织结构的必要成分	602666
DFNB4	7q31	*SLC26A4*	氯离子转运蛋白	605646
DFNB6	3p21	*TMIE*	跨膜蛋白，在耳蜗内的功能未知	607237
DFNB7/11	9q21.13	*TMC1*	跨膜蛋白，在耳蜗内的功能未知	606706
DFNB8/10	21q22.3	*TMPRSS3*	跨膜丝氨酸蛋白酶，在耳蜗内的功能未知	605511
DFNB9	2p23.3	*OTOF*	介入钙离子激发的突触囊膜融合过程	603681
DFNB12	10q22.1	*CDH23*	保持静纤毛的直立，静纤毛顶端连接组成成分	605516
DFNB15/72/95	19p13.3	*GIPC3*	功能未知	608792
DFNB16	15q15	*STRC*	表达于感觉毛细胞，与静纤毛功能相关	606440
DFNB18	11p15.1	*USH1C*	编码的蛋白质含 PDZ 结构域，静纤毛通道复合物中的载运蛋白质	605242
DFNB21	11q23.3	*TECTA*	与 β-tectorin 相互作用共同形成耳蜗盖膜非胶原基质	602574
DFNB22	16p12.2	*OTOA*	使内耳非细胞胶质附着在非感觉细胞的顶部表面上	607038
DFNB23	10q21.1	*PCDH15*	保持静纤毛的直立，静纤毛顶端连接组成成分	605514
DFNB24	11q23	*RDX*	维持纤毛形态	179410
DFNB25	4p13	*GRXCR1*	功能未知	613283
DFNB28	22q13.1	*TRIOBP*	维持毛细胞纤毛束的形态和功能	609761
DFNB29	21q22.13	*CLDN14*	细胞间紧密连接的组成成分	605608
DFNB30	10p11.1	*MYO3A*	特异性表达于内耳和眼部，与肌动蛋白肌丝和 PDZ 结构域相互作用	606808

续表

耳聋命名	染色体定位	相关基因	编码蛋白质的功能	OMIM 编号
DFNB31	9q32	*WHRN*	与 Cask（突触上的膜相关蛋白，是一种鸟嘌呤核苷酸激酶）相互作用共同参与神经元树突的信号传导	607928
DFNB35	14q24.3	*ESRRB*	功能未知	602167
DFNB36	1p36.31	*ESPN*	毛细胞静纤毛长度的调节和维持	606351
DFNB37	6q13	*MYO6*	在毛细胞静纤毛基底部聚集，向肌动蛋白肌丝负极移动的运动分子	600970
DFNB39	7q21.1	*HGF*	功能未知	142409
DFNB42	3q13.33	*ILDR1*	功能未知	609739
DFNB49	5q13.1	*MARVELD2*	毛细胞紧密连接蛋白	610572
DFNB53	6p21.3	*COL11A2*	编码Ⅱ型胶原的 α- 链多肽亚单位，在耳蜗内的功能未知	120290
DFNB59	2q31.2	*PJVK*	功能未知	610219
DFNB61	7q22.1	*SLC26A5*	外毛细胞动力蛋白	604943
DFNB63	11q13.4	*LRTOMT*	功能未知	612414
DFNB67	6p21.31	*LHFPL5*	功能未知	609427
DFNB74	12q14.3	*MSRB3*	修复氧化损伤蛋白，在耳蜗的功能未知	613719
DFNB77	18q21	*LOXHD1*	功能未知	613072
DFNB79	9q34.3	*TPRN*	功能未知	613354
DFNB82	1p13.1	*GPSM2*	G 蛋白活性调节因子，在耳蜗的功能未知	609245
DFNB84	12q21.31	*PTPRQ*	形成和维持毛细胞纤毛束形态	603317
DFNB91	1p34.3	*GJB3*	编码缝隙连接蛋白，在细胞间交流起重要作用	603324
DFNB91	6p25	*SERPINB6*	功能未知	173321

表 37-4　X- 连锁遗传性耳聋致病基因及编码蛋白质的功能

耳聋命名	染色体定位	相关基因	编码蛋白质的功能	OMIM 编号
DFNX1	Xq22.3	*PRPS1*	嘌呤和嘧啶合成途径的关键酶	311850
DFNX2	Xq21.1	*POU3F4*	表达于内耳和中耳的间叶细胞转录因子	300039
DFNX4	Xp22.1	*SMPX*	功能未知	300226

中国在致聋基因研究方面近年来取得了一系列重要成果，夏家辉等于 1998 年报道了一个常染色体显性遗传非综合征性耳聋基因 *GJB3*，孔祥银实验室 2001 年报道了 DFNA39 的 *DSPP* 基因，管敏鑫实验室 2004 年报道了与氨基糖苷类抗生素敏感性耳聋相关的线粒体 12SrRNA 基因 m.1494C＞T 突变，袁慧军实验室 2010 年报道了位于 DFNX1 位点的 *PRPS1* 基因，2011 年报道了 DFNA64 的 *SMAC/DIABLO* 基因，这些以中国耳聋病例为研究对象的成果将中国对致聋基因研究水平推向了国际前沿，为耳聋的基因诊断和预防提供了新的检测点。

（三）防治

首先，要进行听力状况的评估。可依据纯音测听、听性脑干诱发电位（ABR）、多频稳态听觉诱发电位（ASSR）、40Hz 听觉相关电位、耳声发射（DPOAE）和声导抗等听力学检测，对于低频和中频感音神经性听力损害应高度怀疑为遗传性。目前临床上常规进行耳聋基因诊断的一线检测项目包括 *GJB2*、*SLC26A4* 全序列分析及与药物性耳聋相关的线粒体 DNA m.1494C > T 和 m.1555A > G 的突变检测。对 *GJB2* 基因突变的检测不仅对遗传性耳聋临床诊断和遗传咨询有重要帮助，还可对听力康复措施的选择有指导作用。有资料表明，*GJB2* 基因突变阳性的耳聋患者电子耳蜗移植后听力康复效果较阴性者更好。对于临床上颞骨 CT 提示前庭导水管扩大的耳聋患者应进行 *SLC26A4* 基因突变检测。随着新一代测序技术的广泛应用和普及，对已知的几百个耳聋相关基因同时进行全序列分析的高通量检测技术将在未来五年内应用于临床。此外，对于已生育过耳聋子女的夫妇，如双方携带的致病基因突变已知，可通过产前诊断和遗传咨询预防聋儿的出生。

对于语前聋的病例，在婴幼儿期早期发现耳聋并进行康复训练，对听力障碍儿童的语言能力的发育和建立至关重要。在 6 个月前发现有听力障碍并进行及时训练，儿童的语言交流能力会明显优于较晚发现听力障碍的儿童。目前广泛开展的新生儿听力筛查的目的就是为了尽早发现有听力障碍的婴幼儿，其目标是使这些儿童在最佳时机得到听力和语言的训练，使听力和语言的康复训练达到最佳效果。将聋儿送到康复中心学习手语和口语，为其选配合适的助听器，对助听器效果不好的儿童进行人工耳蜗植入，都是有效的康复措施。对于语后聋的病例，目前尚无药物治疗手段延缓或逆转耳聋的发生，主要是保护听力，避免噪声和耳毒性药物刺激，必要时选配合适的助听器，对听力的改善有较好的效果。

二、遗传性综合征性耳聋

据统计，约 30% 的遗传性耳聋伴有其他系统的病变，称为综合征性耳聋。在 OMIM 上收录的有听力损害的遗传综合征有 400 多个，已明确的综合征性耳聋基因超过 170 个。表 37-5 列举了按累及的其他系统分类的 20 种较为常见的遗传性综合征性耳聋。

表 37-5　常见的有听力损害的遗传综合征

受损害的其他系统	综合征名称	主要临床表现（除听力损害外）
心脏	Jervell 和 Lange-Nielson	Q-T 间隙期延长，短暂晕厥，猝死
肾脏	遗传性肾炎（Alport 综合征）	遗传性出血性肾炎
	鳃 - 耳 - 肾（BOR）综合征	鳃裂瘘管和囊肿，外、中、内耳发育畸形，肾脏畸形
视觉	聋哑伴网膜色素变性综合征（Usher 综合征）	视网膜色素变性
	Alstrom 综合征	视网膜变性，糖尿病，婴幼儿肥胖
	Norrie 病	视网膜假性神经胶质瘤，虹膜粘连等
内分泌	甲状腺肿耳聋综合征（Pendred 综合征）	甲状腺肿大
	糖尿病耳聋综合征	1 型糖尿病
皮肤	耳聋 - 眼病 - 白额发综合征（Warrdenburg 综合征）	内眦侧向移位，毛发、皮肤和虹膜色素异常
代谢	黏多糖病 HI 型（Hurler 综合征）	身材矮小，肝脾大，雾状角膜
	黏多糖病Ⅳ型（Hunter 综合征）	身材矮小，肝脾大
	植烷酸病（Refsum 病）	视网膜色素瘤，嗅觉缺失，血浆植烷酸积聚
神经	腓骨肌萎缩症（Charcot-Marie-Tooth 病）	进行性腓肠神经肌肉萎缩
	Mohr-Tranebjaerg 综合征	视觉损害，肌张力障碍，骨折，精神发育迟滞

续表

受损害的其他系统	综合征名称	主要临床表现（除听力损害外）
骨骼	尖头并指综合征Ⅰ型（Apert综合征）	颅骨骨性连接，并指（趾）
	先天性颈椎融合（Klippel-Feil综合征）	短颈，颅后低发际，颈部运动受限，脑脊液耳漏
	下颌面骨发育不全（Treacher Collins综合征）	下眼睑缺损，小下颌，小耳，腭裂
	成骨不全综合征	反复发作的骨折，蓝色巩膜
	颅面-躯干-皮肤发育不良（Pfeiffer综合征）	颅缝早闭，尖头畸形，眼球突出，面中部发育不良，肘关节强直
结缔组织	遗传性进行性关节眼肌病（Stickler综合征）	近视，白内障，视网膜剥离，腭裂，骨关节炎

（一）耳聋-眼病-白额发综合征（Waardenburg综合征，WS）

1951年由荷兰眼科医生Waardenburg首次报道，是最常见的常染色体显性遗传性听力损害综合征，发病率为1/20 000到1/40 000之间。

1. 临床表现　主要的临床表现包括：①内眦侧向移位（图37-1）。②皮肤、毛发（白色额发和睫毛）和眼睛（虹膜异色）的色素异常。③不同程度的感音神经性耳聋。通常2型WS听力损害比1型更常见。此综合征的临床表现变异很大（表37-6）。

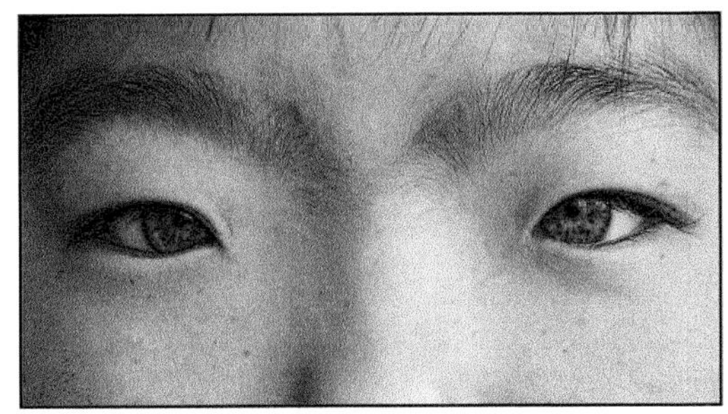

WS Ⅰ型　　WS Ⅱ型

图37-1　耳聋-眼病-白额发综合征（Waardenburg综合征）**患者的眼部表现**

表37-6　耳聋-眼病-白额发综合征（WS）**的临床分型和相关基因**

分型	临床表现	染色体定位	突变基因	疾病OMIM编号
WS1	常规三类症状	2q35	*PAX3*	193500
WS2A	感音神经性耳聋	3p14.2-p14.1	*MITF*	193510
WS2B	虹膜异色	1p21-p13.3	未知	600193
WS2C	无内眦异位	8p23	未知	606662
WS2D		8q11	*SNAI2*	608890
WS3	1型+上肢畸形*	2q35	*PAX3*	148820
WS4A	2型+Hirschsprung病**	13q22	*ENDRB*	600501
WS4B	（常染色体隐性遗传）	20q13.2	*EDN3*	613265
WS4C		22q13	*SOX10*	613266

* 上肢畸形包括上肢肌肉和关节的发育不全或挛缩，腕骨融合和并指等

** Hirschsprung病：先天性肠神经分布异常（无神经节细胞）导致的结肠梗阻和慢性便秘

2. 遗传学和发病机制　本病临床分型和相关的基因见表37-6。与1型和3型WS相关的*PAX3*基因编码一种在早期胚胎表达的DNA结合转录因子，有10个外显子，90%的1型WS有*PAX3*基因突变。临床上对*PAX3*基因突变的检测可帮助诊断不典型的WS1和WS3。*PAX3*和*SOX10*可同步激活*MITF*基因的表达，研究黑色素细胞的发育调节。本综合征的听力损害源于黑色素细胞进入血管纹中层受阻而致，黑色素细胞的缺失程度与个体间及耳与耳之间听力损害的程度的差别密切相关（参见第三十六章）。

（二）聋哑伴网膜色素变性综合征（Usher syndrome）

最常见的一种常染色体隐性遗传性听力损害综合征，在美国约有一半的先天性耳聋 - 眼盲患者是由此综合征引起，致病基因的携带频率高达1/70。

1. 临床表现　大多数患者在出生时即有感音神经性耳聋，出生后至二十岁之前出现视网膜色素变性。由视网膜色素变性引起的视觉损害在十岁前常不明显，眼底镜检查难以发现，但视网膜电图（ERG）可以发现小至2～4岁儿童的感光系统功能的微小异常。在10～20岁之间常可出现夜盲和管状视野。此综合征依临床表现分为三个亚型：Ⅰ型为先天性重度或极重度感音神经性耳聋，伴有前庭功能障碍，表现为患者运动功能的发育（坐立及行走）晚于正常儿童，视网膜色素瘤发生于10岁前。Ⅱ型表现为先天性中重度耳聋，前庭功能正常，视网膜色素变性可发生于10岁或20岁前。Ⅲ型常表现为进行性听力损害和前庭功能障碍，变异较大。Ⅰ和Ⅱ型比较常见，Ⅲ型则较少见，只占总体的5%～15%左右。

2. 遗传学和发病机制　基因突变检测研究发现此综合征具有高度的遗传异质性，目前已发现有12个位点与三型综合征有关，10个致病基因已克隆（表37-7）。其中60%的Ⅰ型是由*MYO7A*基因突变引起的，80%的Ⅱ型与*USH2A*基因突变有关。目前对三型Usher综合征的基因突变检测还处于基础研究阶段，因为Usher综合征相关基因都很大，且无突变热点（如*MYO7A*长93 977bp，有49个外显子，已发现一百多种致病突变），相关基因突变检测工作量很大，在相当长的一段时间里，限制了它的临床应用，新一代测序技术的广泛应用将很好地解决这个难题。

表37-7　聋哑伴网膜色素变性综合征相关基因及功能

分型	染色体定位	致病基因	基因功能	OMIM编号
USH1A	14q32	未知		276900
USH1B	11q13.5	*MYO7A*	移动肌动蛋白肌丝，保持纤毛直立	276903
USH1C	11p15.1	*USH1C*	编码的蛋白质含PDZ结构域，静纤毛通道复合物中的载运蛋白质	276904
USH1D	10q22.1	*CDH23*	钙结合跨膜蛋白，调节细胞间的黏附收紧和细胞内重排	601067
USH1E	21q21	未知		602097
USH1F	10q21.1	*PCDH15*	钙结合跨膜蛋白，功能类似CDH23	602083
USH1G	17q25.1	*SANS*	与*USH1C*有相互作用，是连接静纤毛与微丝的蛋白复合物的组成部分	606943
USH2A	1q41	*USH2A*	编码的蛋白质含上皮生长因子和Ⅲ型fibronectin结构域，功能不明	276901
USH2B			（该分型命名已于2009年被撤销）	
USH2C	5q14.3	*VLGR1*	钙结合G蛋白偶联受体	605472
USH2D	9q32	*WHRN*	位于静纤毛顶端，参与微管内转运功能	611383
USH3A	3q21-q25	*USH3A*	编码的蛋白质与其他已知蛋白质无同源性，功能不明	276902
USH2C	10q24.31	*PDZD7*	钙结合跨膜蛋白，功能类似CDH23	605472

（三）甲状腺肿耳聋综合征（OMIM 274600）

甲状腺肿耳聋综合征为次常见的常染色体隐性遗传性听力损害综合征，新生儿发病率为1～7.5/

100 000。临床表现为先天性重度或极重度感音神经性耳聋及良性甲状腺肿大。听力损害常伴有骨迷路畸形，85% 的患者颞骨 CT 示 Mondini 畸形及前庭导水管扩大，约 40% 的患者伴有前庭功能低下。甲状腺肿大发生于青春期（40%）或成年（60%），甲状腺内碘的异常有机化作用可由高氯酸盐释放试验提示。可导致甲状腺肿耳聋综合征（Pendred 综合征）的突变基因为 *SLC26A4*。90% 有前庭导水管扩大的中国耳聋患者及 75% 有家族史的甲状腺肿耳聋综合征患者可检测出 *SLC26A4* 基因突变。

（四）长 QT 综合征 1 型（long QT syndrome 1，LQT 1，OMIM 192500）

位居第三的常染色体隐性遗传性耳聋综合征。临床表现包括先天性重度感音神经性聋和心电图 Q-T 间期延长（ >500 毫秒），伴有室性心动过速、室颤。LQT1 典型的临床表现为先天性重度耳聋的儿童因为应激、运动或惊吓出现短暂晕厥，有一半未经治疗的患者在 15 岁前死于心脏猝死。大于 90% 的 LQT1 患者与 *KCNQ1*（染色体定位 11p15.5）基因突变有关，约 10% 与 *KCNE1*（染色体定位 21q22.1-q22.2）基因突变有关。这两个基因编码慢反应电压门控性钾通道的 α 和 β 亚单位。对这两个基因的突变检测已应用于临床上有 QT 间期延长的先天性重度耳聋患者的筛查。

（五）植烷酸病（Refsum disease，OMIM 266500）

常染色体隐性遗传性听力损害综合征，是由植烷酸 α- 氧化代谢障碍引起的重度进行性感音神经性耳聋及视网膜色素瘤综合征，完整的临床表现包括：视网膜色素瘤，味觉缺失，耳聋，感觉神经病变，共济失调以及血浆和含脂组织植烷酸积聚。植烷酸病分为成人型和婴幼儿型两类，过氧物酶体中植烷辅酶 A-2- 羟化酶 *PHYH*（染色体定位 10p13）和过氧化物酶体生成蛋白 *PEX7*（染色体定位 6q23.3）基因突变和与成人型植烷酸病的发生有关。本病的发病率低，但了解此病的重要之处在于它可经饮食调整和血浆去除法治疗，其诊断依赖于检测血清中的植烷酸浓度。

（六）鳃 - 耳 - 肾综合征（branchio-oto-renal，BOR，OMIM 113650；610896）

常染色体显性遗传性听力损害综合征，发病率约为 1/40,000，约 2% 的重度耳聋儿童为 BOR 综合征患者。典型的临床表现包括：①鳃裂瘘管和囊肿；②外耳（耳前陷窝，垂耳畸形，外耳道闭锁或狭窄）、中耳（听骨链融合、固定等）和内耳（Mondini 畸形，前庭导水管扩大等）的发育畸形；③肾脏中重度发育不全。93% 的患者有轻度到重度的听力损害，可为传导性（33%）、感音神经性（29%）或混合性（52%）耳聋。约有 50% 的 BOR 综合征患者有鳃裂瘘管和囊肿，可发生于单侧或双侧，以单侧常见。第一个 BOR 综合征致病基因 *EYA1* 于 1997 年被克隆（定位于染色体 8q13.3），有 16 个外显子，开放阅读框架（ORF）为 1677bp。*EYA1* 基因编码一个与果蝇眼缺损基因高度同源的蛋白质，在内耳和肾脏的功能不明。20%～25% 的 BOR 综合征患者可检测出 *EYA1* 基因突变。另一个 BOR 综合征致病基因是 *SIX5*，*SIX5* 与 *EYA1* 结合可刺激基因转录。

（七）遗传性进行性关节眼肌病（hereditary progresive arthroophthaomopathy，Stickler 综合征，STL，OMIM 108300；604841；184840）

本综合征为多系统的结缔组织疾病，可影响眼、骨关节、内耳和（或）颌面部，完整的临床表现包括：①严重的近视，先天性或早期发病的白内障，视网膜剥离；②进行性感音神经性耳聋或传导性耳聋；③面部中部发育不全和腭裂；④轻度由脊椎骨骺发育异常引起的关节炎。

此类综合征较常见，发病率估计为 1/7500，临床表现在家族之间或家族内部变异很大，有基因型 / 表现型相关性。目前已发现至少五个胶原蛋白基因的突变可引起本病：*COL2A1*，*COL11A1*，*COL11A2*，*COL9A1* 和 *COL9A2*。大多数的病例为 *COL2A1* 基因突变，*COL11A2* 基因突变仅见于无眼科症状的 Stickler 综合征，提示 *COL11A2* 基因在眼睛里不表达。

（八）下颌面骨发育不全（Treacher-Collins 综合征，OMIM 154500）

常染色体显性遗传颌面部发育异常综合征。主要临床表现为下眼睑缺损，小颌，小耳，传导性耳聋以及腭裂（参见第三十八章）。致病基因 *TCOF1* 定位于染色体 5qq32，有 26 个外显子，编码的蛋白质为 1411 个氨基酸的 treacle，功能与核 - 浆转运有关。在 60% 的本综合征患者中已发现有 51 种 *TCOF1* 基因突变，绝大多数为缺失或插入突变，导致编码蛋白质合成的提前终止。相关基因的突变检测还未应用于临床。

（九）遗传性肾炎（Alport syndrome，OMIM 301050；203780）

临床表现为程度不等的进行性感音神经性耳聋，进行性血管球性肾炎，导致末期肾病，以及各种眼科改变如前锥形晶状体。听力损害多发生于10岁以后。可表现为常染色体显性、常染色体隐性及X-连锁遗传方式，其中X-连锁遗传方式占85%（染色体定位Xq22，受损基因为*COL4A5*），常染色体隐性遗传方式占15%（2q36.3，受损基因为*COL4A3*或*COL4A4*），偶有散发常染色体显性遗传方式报道。COL4A3、COL4A4和COL4A5是耳蜗基底膜胶原蛋白的主要成分，具有严格的组织分布特异性，主要分布于耳蜗基底膜、螺旋韧带和血管纹和肾小球基底膜。本综合征患者肾小球基底膜可见局灶性的增厚或变薄，最终可导致基底膜的分离。在耳蜗螺旋缘，基底膜完整结构的破坏可影响盖膜的附着及能量的转换（参见第三十章）。

（十）Norrie病（OMIM 310600）

X-连锁隐性遗传以视觉系统损害为主的综合征，40%～50%的患者合并听力损害和精神障碍。典型的临床表现为患者均为男性，从出生至3个月内患儿的晶状体后出现灰黄色、逐渐增大的纤维血管状团块物质，称为“假性神经胶质瘤”，从3个月至8～10岁逐渐出现白内障、虹膜后粘连（虹膜-晶状体）、虹膜前粘连（虹膜-角膜）、虹膜萎缩、前房浅、角膜混浊、带状角膜病、眼内压丧失、眼球缩小等，进行性感音神经性听力损害发生于儿童早期。引起Norrie病的突变基因*NDP*有3个外显子，定位于染色体Xp11.4，编码含133个氨基酸的norrin蛋白。临床上约85%的Norrie病患者可检测出100多种*NDP*基因突变，产前检测也已应用于临床。

（十一）肌张力不全-耳聋综合征（Mohr-Tranebjaerg综合征，OMIM 304700）

最早发现于挪威的一个大家庭，其症状为进行性的语后聋。近年来发现它是一种X-连锁隐性遗传神经变性综合征，除进行性听力损害外，还伴有视觉损害，肌张力障碍，骨折及精神发育迟滞。*DDP1*基因突变与此综合征相关（染色体定位在Xq22.1）。该基因编码的蛋白参与蛋白质从细胞质穿越线粒体内膜进入到线粒体基质中的过程。

（十二）先天性颈椎融合（Klippel-Feil综合征，OMIM 118100；214300；613702）

多种遗传方式的耳聋综合征，耳聋为本病最常见的伴发症状。表现为颅底扁平，短颈，颈部运动受限，桶状胸，先天性斜视，远视伴斜颈，智力低下。外耳道闭锁，中耳也可发生畸形，听骨发育畸形或卵圆窗闭锁，约有1/3患者出生后即完全无听力，此种听力缺失是由于内耳发育畸形引起。此综合征的耳部表现多种多样，外耳、中耳和内耳都可出现畸形，听力可正常也可全聋。*GDF6*（KFS1）和*GDF3*（KFS3）基因突变可导致常染色体显性遗传先天性颈椎融合，常染色体隐性遗传先天性颈椎融合（KFS2）定位于5q11.2，致病基因还未找到。

（十三）成骨不全

成骨不全（osteogenesis imperfecta，OI）又称脆骨病，是一种较为常见的遗传性疾病，它的群体发病率约为1/15 000，中国人群中的发病率约为0.04%（表37-8）（参见第三十四章）。

表37-8　成骨不全的分型及相关基因

亚型	染色体定位	临床特征	致病基因	疾病OMIM编号
Ⅰ型	17q21.33	身高正常或轻度矮小，蓝巩膜，传导性耳聋	*COL1A1*	166200
Ⅱ型	7q21.3 17q21.33	多发性肋骨及长骨骨折，颅骨X线低密度，蓝色巩膜	*COL1A1/* *COL1A2*	166210
Ⅲ型	7q21.3 17q21.33	身材矮小，三角脸，严重脊柱侧凸，灰巩膜，牙质形成不全	*COL1A1/* *COL1A2*	259420
Ⅳ型	7q21.3 17q21.33	中等身材矮小，中度脊柱侧凸，灰或白色巩膜，牙质形成不全	*COL1A1/* *COL1A2*	166220
Ⅴ型	11p15.5	轻中度身材矮小，桡骨头脱位，脊柱侧凸，白色巩膜	*IFITM5*	610967

续表

亚型	染色体定位	临床特征	致病基因	疾病 OMIM 编号
Ⅵ型	17p13.3	中度身材矮小，脊柱侧凸，白色巩膜	*SERPINF1*	613982
Ⅶ型	3p22.3	轻度矮小，髋内翻，股骨短，白色巩膜	*CRTAP*	610682
Ⅷ型	1p34.2	严重骨质疏松，多发骨折，长骨短，白色巩膜	*LEPRE1*	610915
Ⅸ型	15q22.31	长骨骨折，脊柱侧凸，灰色巩膜	*PPIB*	259440
Ⅹ型	11q13.5	多发性骨折，三角脸，牙本质发育不全，蓝色巩膜	*SERPINH1*	613848
Ⅺ型	17q21.2	多发骨折，关节挛缩，血清碱性磷酸酶升高	*FKBP10*	610968
Ⅻ型	12q13.13	多发骨折，轻度骨骼畸形，出牙延迟	*SP7/OSX*	613849

（十四）颅面 - 躯干 - 皮肤发育不良（Pfeiffer syndrome，OMIM 101600）

是一种罕见的常染色体显性遗传病，发病率为 1/100 000，根据临床表现的严重程度不同而分为三型，1 型：轻度的短头、尖头畸形，面中部发育不良，手指、脚趾的畸形。患者智力正常，预后良好。2 型：头型可表现为分叶状颅，眼球严重突出，手指、脚趾畸形，肘关节强直，发育迟缓，伴有神经系统的并发症。3 型：与 2 型相似但没有分叶状颅。到目前为止该综合征报道了 28 例，其中 1 型 17 例，2 型 7 例，3 型 4 例。2 型、3 型有较高的致死率，因此分子遗传学检测对明确诊断非常重要。此综合征与成纤维细胞生长因子受体基因 *FGFR1*、*FGFR2*、*FGFR3* 突变有关（参见第三十四章）。

三、先天性内耳畸形

内耳，又称迷路，位于颞骨岩部，位置深在，结构细小复杂，可分为耳蜗、前庭、半规管、内听道、前庭导水管等结构，其中任何结构的变异均可导致内耳畸形。内耳畸形包括骨性畸形、膜性畸形以及细胞水平的异常，其中约 20% 为骨迷路畸形，80% 为膜迷路畸形。20%～30% 的先天性感音神经性聋患儿为内耳畸形所致。

（一）临床表现

先天性内耳畸形多为双侧性，听力损失多为重度或极重度，大多数伴脑脊液耳漏和（或）鼻漏。根据畸形的严重程度，临床上大致可分四型：① Michel 型：内耳完全未发育；② Mondini 型：耳蜗底周已发育，余呈发育不全，耳蜗导水管、前庭导水管、前庭池及半规管可合并畸形，如两窗异常，可继发迷路窗膜破裂；③ Bing-Alexander 型：骨迷路发育正常，蜗管分化不全；④ Scheibe 型：骨迷路及膜迷路上部结构包括膜半规管及椭圆囊正常，蜗管及球囊异常。

2002 年 Sennaroglu 等根据组织结构特征对先天性内耳畸形进行了更为精确的分类，将内耳畸形分为耳蜗畸形、前庭畸形、半规管畸形、内听道畸形及前庭 / 耳蜗导水管畸形。耳蜗畸形包括：① Michel 畸形：耳蜗和前庭结构完全缺失；②耳蜗未发育：耳蜗完全缺失；③共同腔畸形：耳蜗与前庭融合呈一囊腔，两者之间无任何分隔；④耳蜗发育不全：畸形进一步分化，耳蜗与前庭之间被分隔开来，但是耳蜗和前庭的大小比正常要小，发育不全的耳蜗在内听道处类似一小泡状；⑤不完全分隔Ⅰ型：耳蜗缺乏全部蜗轴及筛区，耳蜗呈囊状，伴有大的囊状前庭；⑥不完全分隔Ⅱ型：即 Mondini 畸形。耳蜗仅 1.5 周，中间周与顶周融合一囊状顶，伴有前庭水管扩大。前庭畸形包括：Michel 畸形、共同腔畸形、前庭缺失、前庭发育不全、前庭扩大。半规管畸形包括：半规管缺失、半规管发育不全、半规管扩大。内听道畸形包括：内听道缺失、内听道狭窄、内听道扩大。前庭导水管、耳蜗导水管畸形包括：前庭 / 耳蜗导水管扩大。

李幼瑾等分析了 124 例儿童先天性内耳畸形的临床资料，提示前庭导水管扩大是儿童最常见的内耳畸形。前庭导水管扩大患儿出生后或年幼时即出现的进行性波动性的听力下降，多数为双耳发病，一部分患者出生时可能听力正常，听力下降程度在不同的个体具有较大的差别，从听力完全正常至中重度乃至极重度听力损失均有可能，轻微的头部外伤、增加颅内压的运动、上呼吸道感染、气压的改变均会导致患儿突然的听力下降，亦存在无明显诱因而发生听力下降的情况。发病形式可突然或隐匿，也可在从出生到青春期的任何时期发病，随后听力可部分恢复，但易反复发生，波动性耳聋患儿会造成言语发育迟缓，只有少数患者伴有前庭功能障碍，CT或MRI可见前庭水管或内淋巴囊扩大（图37-2）。

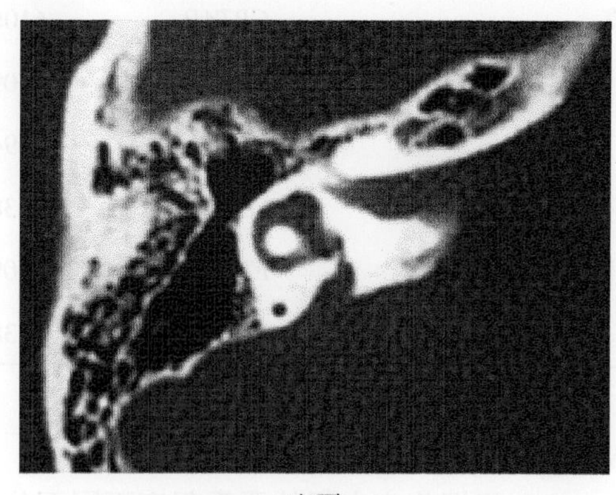
左耳

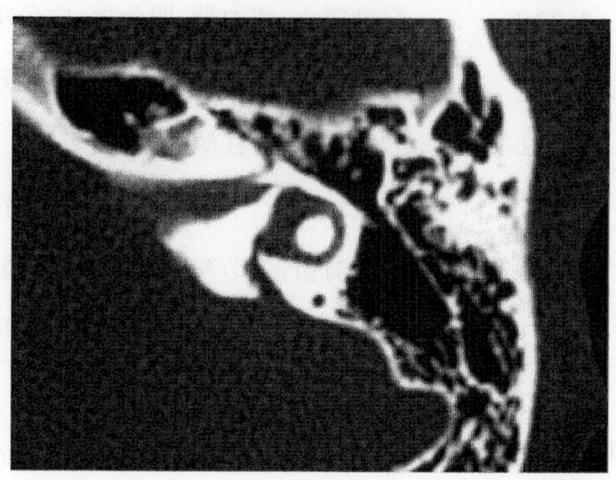
右耳

图37-2 大前庭导水管患者颞骨CT示双侧前庭导水管扩大呈喇叭口状

（二）遗传学和发病机制

Jackler等发现内耳畸形的病例中11%有阳性家族史，Sando认为遗传因素是内耳畸形最常见的原因。在中国的少数多子女家庭大前庭导水管可表现为常染色体隐性遗传特征，且90%以上的大前庭导水管患者可检测到*SLC26A4*基因缺陷，在美国的白种人中这个数字只有20%。*SLC26A4*基因有21个外显子，开放阅读框架2343bp，编码780个氨基酸的蛋白质pendrin，主要由疏水性氨基酸组成，属于离子转运体家族，其功能与碘/氯离子转运有关。此外，MacKay等报道耳囊的正常分化与成纤维细胞生长因子3(FGF3)有关，Hardys等研究发现鼠类同源基因*NKX5*失活会导致严重的半规管畸形，Torres等实验表明，内耳中*PAX2*基因突变导致耳蜗及螺旋神经节发育不全，甲状腺肿耳聋综合征（Pendred综合征）则是由*SLC26A4*基因缺陷引起的多结构畸形。

内耳发生于胚胎第4～8周，8～16周为发育期，16～24周完成骨化。耳蜗多于胚胎中期发育至成人水平，出生后不再变化。耳蜗畸形多为药物、病毒感染、遗传等因素引起胚胎早期发育障碍所致，胚胎不同时期发育障碍将导致不同的内耳畸形。胚胎3周，耳基板发育障碍，可导致内耳完全不发育，形成Michel型内耳畸形。胚胎4～5周发育障碍可导致“共同腔”畸形，此阶段听泡已经形成，但仍未分化为耳蜗、前庭及半规管的原基器官，充满液体的“共腔”取代了耳蜗、前庭。据文献报道1/4的耳蜗畸形为此类畸形。胚胎5周蜗管原基发育障碍可以导致耳蜗不发育。胚胎第6周，蜗管发育障碍，常导致耳蜗发育不全。耳蜗可以辨认，但只有1圈或少于1圈。Mondini畸形是由于胚胎7周发育障碍所致，耳蜗只有1圈半，耳蜗基底圈正常，顶圈和第二圈融合，并且骨螺旋板、鼓阶、前庭阶缺如，内淋巴管/囊、前庭导水管、半规管常伴随畸形。蜗管常于胚胎8周时发育完全。8～12周为螺旋器发育的关键时期，此期胚胎发育障碍，常导致螺旋器及神经节细胞发育畸形，骨迷路常发育正常。

（三）防治

目前对先天性内耳畸形的诊断主要依靠高分辨率CT和MRT。高分辨率CT（HRCT）在骨质异常方面的诊断有优势，MRI主要可显示听神经纤维方面的异常。一些严重的发育畸形，如Michel畸形、耳蜗未发育、共同腔畸形等，形态学观察较易诊断，而一些细微的发育异常，如中顶周融合畸形、蜗轴及筛区畸形、不完全分隔畸形等，形态学观察易漏诊。人工耳蜗植入是目前治疗先天性内耳畸形导致重度SNHI的最佳方法。但内耳畸形的类型繁多、个体差异大，术前获取精确的内耳结构图像对患儿的内耳结构、神经发育情况进行评估及正确的归类，对人工耳蜗移植手术的预后、手术禁忌证的确认及电极类型的选择有重要的指导意义。理论上迷路缺失和耳蜗未发育不适合人工耳蜗植入，耳蜗发育不全、鼓阶间隔发育不全、共同腔、前庭畸形、前庭水管扩大可以行人工耳蜗植入。对先天性内耳畸形相关基因的检测及产前诊断有助于预防遗传性内耳畸形患儿的再发风险。

四、氨基糖苷类抗生素致聋

氨基糖苷类抗生素因其广谱高效的抗菌作用以及低廉的价格在临床上被广泛用于控制革兰氏阴性和阳性菌感染，但此类抗生素可导致不可逆转的听力损失。氨基糖苷类抗生素致聋（aminoglycoside antibiotics induced deafness，AAID，OMIM 580000）在我国的发病率为0.035%，并有逐年上升的趋势，已成为我国聋病的主要病因。在20世纪50~60年代，AAID在聋哑人中约占0.36%~1.2%，到了80年代比例上升为12.8%~66.1%，其中28%有家族遗传史。

（一）临床表现

氨基糖苷类抗生素致聋主要临床表现为耳聋、耳鸣、眩晕及平衡障碍，还可出现食欲减退、面部及手足麻木等症状。耳鸣往往出现于耳聋之前，多为双侧性，呈高调音，早期为间歇性，后发展为持续性。耳聋多为双侧对称性，首先损害高频听力，患者往往不易察觉耳聋的存在，逐渐累及言语频率，耳聋往往已较为严重，听力学检查表现为耳蜗性聋的特点，可有重振现象。停药后耳聋和耳鸣仍可继续发展，甚至停药后1~4年听力仍继续下降，听力损害一般为不可逆性。

（二）遗传学和发病机制

氨基糖苷类抗生素致聋患者可分为两类，一类因接受了毒性剂量的氨基糖苷类抗生素而致聋，这类患者多无遗传背景。另一类接受了常规剂量或单次剂量的氨基糖苷类抗生素而致聋，这类患者有遗传家族史。1991年我国学者胡诞宁、邱维勤等分析了36个AAID家系的遗传图谱，在国内首次提出AAID为母系遗传，即线粒体遗传（参见第八章）。1993年Fischel-Ghodsian研究小组首次发现氨基糖苷类抗生素致聋患者与线粒体12S rRNA基因m.1555A>G同胞质性突变有关。对线粒体DNA的空间结构分析表明，m.1555A>G点突变影响高度保守的12S rRNA与氨基糖苷类抗生素结合区，该区域也是其他种属氨基糖苷类抗生素抗性突变影响的部位。m.1555A>G点突变引入了一对氢键，使12S rRNA的二级结构与细菌的16S rRNA的二级结构更为相似，12S rRNA与氨基糖苷类抗生素结合部位的空间增大，更有利于两者结合而干扰了线粒体蛋白质和ATP的合成，使富含线粒体的耳蜗血管纹细胞Na^{+}、K^{+}、Ca^{2+}离子泵失能，细胞内外离子浓度失衡，最终导致毛细胞变性死亡。除线粒体DNA m.1555A>G点突变外，管敏鑫等研究发现线粒体DNA m.1494T>C突变也可导致氨基糖苷类抗生素敏感性耳聋。

（三）防治

线粒体基因突变均为母系遗传，mtDNA的突变可通过母亲传给后代。临床上线粒体DNA m.1555A>G点突变的检测可发现对氨基糖苷类抗生素高度敏感的个体，常规剂量或单次剂量的氨基糖苷类抗生素应用即可导致不可逆转的听力损失，应绝对避免接触氨基糖苷类抗生素。母系亲属中的男性后代均不携带线粒体m.1555A>G突变，不属于高危人群。另外，对于合并肝肾功能不全、营养不良、糖尿病、感音神经性聋、噪声性聋者，应慎用氨基糖苷类抗生素，65岁以上老人、孕妇、6岁以下幼儿应忌用此类抗生素。对于在用药期间早期发现有听力损害的病例，在立即停药的同时，应用维生素B1、维生素A和泛酸钙等神经营养剂、ATP和辅酶A等能量制剂、尼莫地平、桂利嗪等血管扩张药、都可喜等脑代谢促进药，可能有助于使病情停止发展，防止继续恶化。已发生的听力损害，其听力改善主要依靠配戴合适的助听器，重度耳聋患者可考虑人工耳蜗植入。线粒体突变的耳聋家系，通过女性传递，应该慎用氨基糖苷类药物。

五、老年性聋

老年性聋（presbycusis），也称年龄相关性耳聋（age-related hearing impairment，ARHI，OMIM 612448；612976），由年龄增长使听觉器官衰老、退变而出现的双耳对称、缓慢进行性的感音神经性听力减退。目前全世界60岁以上的老龄人口已达到6亿左右。在美国，超过2800万人患有不同程度的听力下降，在50~65岁中老年人中有1/4的人至少一耳的听阈大于30dB。超过1/3的65岁以上及一半85岁以上的老年人有听力下降。我国60岁以上的老龄人口有1.3亿，1997年对北京、上海、广州、成都、西安、沈阳六城市8252例60岁以上老年人的流行病学调查显示，老年性聋总患病率为33.7%，60～、70～、80～岁年龄组的患病率分别为25.8%、39.1%、58.5%。

（一）临床表现

老年性聋的典型症状是不明原因的双耳对称性、缓慢进行性听力减退，并以言语交往困难为主要特征，耳聋起病隐袭、进展缓慢，每于病后体弱则进展加速，一般双耳同时受累，亦可两耳先后起病，或一侧较重。常常伴有高调耳鸣，开始为间歇性的，以后渐渐加重成为持续性的。纯音听力与言语识别能力不成比例，多数为纯音听力损失轻而言语识别力很差。纯音听力图以斜坡渐降型及陡降型曲线为常见，即以高频听力损失为主，也可见到平坦型曲线，阈上功能检测可有半数受检者呈现重振试验阳性，而音衰试验阳性者并不多见。耳声发射测试表明瞬态耳声发射的检出率明显降低，提示老年性聋者低位脑干听觉核团神经元存在退行性变。

（二）遗传学和发病机制

可导致老年性聋的危险因素包括听神经退化、动脉硬化、代谢障碍、维生素缺乏及遗传因素。老年性聋有明确的家族性聚集现象，据估计35%～55%的老年性聋与遗传因素相关。在小鼠中已发现了3个老年性聋相关基因位点：位于小鼠10号染色体的*Ahl1*基因和5号染色体上的*Ahl2*及*Cdh23*基因。同义单核苷酸多态*Cdh23* c.753 G > A纯合子能使老年性聋患病易感性显著提高。通过不同人群的全基因组关联分析，已发现rs11928865，rs779706，rs779701，rs161927和rs457717等SNP位点与老年性聋患病的遗传易感性相关。

氧化应激基因变异已被证实能影响老年性聋的易感性，衰老的自由基学说认为活性氧物质参与年龄相关的退行性改变。耳蜗中有能产生活性氧物质的组织，活性氧物质能损伤线粒体DNA，造成特殊的线粒体缺失，即衰老缺失。在啮齿类动物，mtDNA m.4834缺失被认为与老年性聋相关。在人类老年性聋患者的颞骨组织切片中已经发现mtDNA m.4977缺失。此外，抗氧化物质的丢失也参与了衰老的进程，耳蜗中有两类抗氧化酶：与谷胱甘肽代谢有关的酶（谷胱甘肽S转移酶，GST；谷胱甘肽过氧化物酶，GPX1；谷胱甘肽还原酶，GSR）；降解超氧化离子和过氧化氢的酶（如过氧化氢酶，CAT，Cu/Zn超氧化物歧化酶，SOD1）。谷胱甘肽S转移酶催化谷胱甘肽与外源性化学物质结合，被认为在耳蜗的抗氧化保护方面发挥重要作用。谷胱甘肽S转移酶家族包含几类基因表达的产物，其中有GSTM和GSTT。在人类，GSTM1和GSTT1表现出高度的变异性。50%的白种人为GSTM1无效基因型，而25%～40%的白种人没有GSTT1。无效基因型表达产物不能结合酶特异的代谢产物，最终导致个体抵抗氧化应激的能力下降，使老年性聋易感性增加。

（三）防治

老年性聋没有确定的年龄界限，因为机体老化的症状和体征个体差异很大，年龄并不是反映人体老化的一个良好指标。老年性聋的听力曲线可呈高频感音神经性聋，也可呈平坦型听力下降，仅依据听力曲线并不能确定老年聋。随着年龄的增长，听觉器官衰老、退变出现双侧对称性感音神经性听力损失，没有重振或呈不全重振，语言辨别率与纯音听力不成比例。依照这些症状与听力学表现，临床上对老年性聋进行诊断并无困难。

因为老年性聋是不可逆的退行性变，属于自然衰老过程，临床上目前还没有任何药物能制止或逆转这一过程，即不能治愈。因此，对老年性聋的处理应当实施早期干预的原则，早诊断、早配助听器和早康复，以保持现有的言语交往能力，并防止言语分辨功能继续衰退。老年人的听力障碍，不仅仅是听觉器官本身的功能下降，往往伴有听觉传导通路以及听觉中枢的病理改变，降低了对传入声音信号的分析、处理和应答能力。老年性听力损失限制了其言语接收能力，尤其在喧闹的环境中，加剧对言语理解的困难。目前使用助听器是改善老年人交流困难、减少交流障碍的主要办法。助听器把声音放大到患者听得见，而且感觉很舒适的程度，但不能超出患者对强声的不适阈。新型助听器在设计上的重大改进使老年性聋患者更容易接受助听器。同时，在继续改进助听器功能的基础上，助听器的机械部分也得到提高，比如音量开关、电池仓的开启、FM使用等操作更为灵活，更方便老年人的使用。根据2005年美国最新的助听器使用人群的大型调查报道，老年人仍然是主要的使用者：在75～84岁这个年龄段使用助听器的患者达到44.1%，而在65～70岁的年龄段使用助听器者达到31.3%，使用者的平均年龄已经增长到70岁。人工耳蜗技术用于老年聋的听力康复在国外开展较早。据澳大利亚2001年国家统计局公布的资料，65岁以上的老年人植入者已累计580人。老年性聋患者通常具有丰富的听觉言语经验，人工耳蜗带来的效果在术后可较快体现。但由于听力丧失时间越长，听觉系统退行性病变严重，将直接影响手术效果和增大术后康复训练难度。因此当老年性聋患者确定无法获益于传统助听器时，应及早考虑人工耳蜗植入。

第四节　听觉神经通路疾病

一、听神经谱系病

听神经病（auditory neuropathy，AN，OMIM 601071）的命名1996年由Starr首次提出，定义为：第Ⅷ脑神经的听支（自耳蜗至进入脑干之前的耳蜗神经）受损而引起的一种临床表现特殊的感音神经性聋。它不同于一般的感音神经性聋的听功能障碍。由于对病损部位观点不一，对"听神经病"的命名一直存在很多争议，曾有过"中枢性低频听力减退"、"听觉Ⅰ型神经元病"、"听神经病"、"听神经同步异常"、"耳蜗神经病"等多种命名。2008年6月意大利科莫"国际新生儿听力筛查"会议将"听神经病"统一为"听神经谱系病（auditory neuropathy spectrum disorder，ANSD）"。

（一）临床表现

大部分ANSD单独发病，主要表现为双耳缓慢渐进性听力下降，起病隐匿，辨不清说话声，尤其在嘈杂环境中。青少年多见（约占半数以上），起病多见于幼儿。少数也可见于婴儿，一般无性别差异，但亦有报道以女性多发。部分患者可伴耳鸣、头晕。ANSD亦可同时并发其他系统的疾病，如视神经、前庭神经、下肢周围性神经病或神经系统遗传性疾病等。王锦玲等报道了286例ANSD病例，单发性148例（51.8%）；并发神经系统疾病138例（48.2%），其中并发前庭神经病124例（89.9%），并发其他神经系统疾病32例（23.2%）中，包括：下肢周围神经损害、腓神经麻痹、Friedreich共济失调、植烷酸病、慢性脱髓鞘性神经根疾病、视神经萎缩、多发性硬化、格林-巴利综合征等，其中有些病例并发两种或两种以上神经系统疾病。

ANSD临床特征主要有：①双耳听力下降，呈缓慢进行性，病程一般数年，青少年或婴幼儿开始发病。可伴有耳鸣，少数以耳鸣为主。最大特点有辨音不清，尤其在嘈杂的环境中，无噪声和耳毒性药物接触史，少数有家族史。②听力损失多为轻度到重度，少数为极重度。纯音听力图大多为低频下降型的感音神经性听力损失，表现为上升型，有的为平坦型或鞍型，少数为高频听力下降型。言语识别率不成比例地明显差于纯音听阈，声导抗一般为A型声导抗图，镫骨肌声反射引不出。听性脑干反应（ABR）引不出或异常。耳蜗微音电位（CM）和耳声发射（OAE）正常或加大，耳声发射对侧抑制消失。ANSD患者虽前庭功能检查（ENG和VEMP）多有障碍，但临床上表现并无眩晕发作，可能由于其病变为双侧性，且发展缓慢，前庭功能障碍逐渐由各种代偿机制补偿所致。

（二）遗传学和发病机制

ANSD病因目前并不明确，可能的致病原因包括环境因素（高胆红素血症、温度敏感性、内耳自身免疫、缺氧和机械通气）和遗传因素（遗传性非综合征型性听神经病，腓骨肌萎缩症、Friedreich运动共济失调和植烷酸病等）。ANSD致病基因研究近年已经揭示了三个非综合征型ANSD致病基因：*OTOF*（OMIM 603681），*PJVK*（OMIM 610219），*DIAPH3*（OMIM 614567）。*OTOF*是第一个被揭示的常染色体隐性遗传ANSD（DFNB9）致病基因，含48个外显子，编码1997个氨基酸的蛋白质耳畸蛋白（otoferlin）。研究表明，耳畸蛋白在成年小鼠耳蜗中仅在内毛细胞中表达，并且集中表达于内毛细胞基底外侧部，是内毛细胞突触前结构的组成部分，内毛细胞与传入神经元树突形成独特的带型突触，完成信号的传导。$Otof^{-/-}$基因敲除小鼠模型研究提示：耳畸蛋白可能作为一种钙离子感应器，在内毛细胞带型突触处触发膜融合，在内毛细胞突触囊泡的胞吐过程中发挥着重要作用。*PJVK* 是第二个被揭示的常染色体隐性遗传 ANSD（DFNB59）致病基因，*PJVK* 基因突变可导致听觉通路神经元功能受损。*DIAPH3* 是第一个被揭示染色体显性遗传 ANSD（AUNA1）致病基因，因 *DIAPH3* 转录调控区域的基因突变导致 *DIAPH3* 的过表达，最终导致 ANSD。

本病的诊断主要依靠具有特征的听力学表现。听力学及电生理学测试主要包括：纯音听阈测试、声导抗测试、言语测听、ABR、CM、EOAE 及其畸变产物耳声发射（DPOAE）、瞬态声诱发性耳声发射（TEOAE），以及 EOAE 对侧声抑制等。对一些听力学检查出现主、客观结果矛盾的感音神经性聋患者，如纯音听阈与言语听力极不一致，应行 ABR、EOAE 或 CM、声导抗测试等全面的听力学检查及分析，以免漏诊。此外，需注意 CM 引出而 EOAE 引不出的特殊情况。如听神经病合并中耳炎、内耳病变，均可影响 EOAE 的引出，故对 ABR 异常的婴幼儿，EOAE 未引出时，最好同时行声导抗测试，以排除中耳病变。

（三）防治

由于 ANSD 病因及发病机制尚不清楚，目前缺乏有效的预防措施，治疗上亦无肯定的疗效。对听神经病并发的疾病可针对不同的病因及并发疾病进行相关的治疗。还可应用营养神经、扩张血管及激素等药物，以延缓病情发展。

对于药物治疗的效果，有待长期的临床观察研究。关于助听器的应用，目前普遍认为无效。可能由于其听神经时间编码的异常引起严重的言语识别率下降，虽扩大音量并不能增进听力。ANSD 病例人工耳蜗植入也应采取审慎态度，突触后病变导致的 ANSD 人工耳蜗植入应无效。因耳畸蛋白在内耳表达于内毛细胞基底外侧部，是内毛细胞突触前结构的组成部分，*OTOF* 基因突变导致的 ANSD 病例，人工耳蜗植入效果良好。*DIAPH3* 在内耳的表达部位不明，但临床上已观察到 *DIAPH3* 基因突变导致的 ANSD 病例人工耳蜗植入有肯定的听力改善效果。*OTOF* 和 *DIAPH3* 基因突变检测应用于临床，将有助于预测 ANSD 病例良好的人工耳蜗植入效果。*PJVK* 基因突变导致的 ANSD 病例，人工耳蜗植入效果目前还没有临床观察，但从其病变部位推测，这类病例人工耳蜗植入效果应该不佳。

二、听神经瘤

双侧听神经瘤（acoustic schwannomas，bilateral，OMIM 101000），是临床上最常见的Ⅱ型神经纤维瘤病（NF2），以双侧听神经膜细胞瘤（施万细胞瘤）为其特征，属于中枢型神经纤维瘤病。

（一）临床表现

听神经瘤显著的特点是双侧听神经的神经鞘瘤、脑膜瘤和脊神经背根的神经鞘瘤。很少有皮肤改变。临床症状为耳鸣、耳聋及平衡功能障碍，可合并其他颅神经或周围神经的神经膜细胞瘤、脑膜瘤及青少年期发病的后囊或皮质性白内障，少数病例有视网膜错构瘤或眼球运动受限。耳聋常发生于 18～24 岁左右，伴随着前庭神经膜细胞瘤的生长，可为单侧渐进性，也可以是双侧突发性。

（二）遗传学和发病机制

NF2 是常染色体显性遗传性疾病，近年来研究发现听神经瘤是由肿瘤抑制基因 *NF2* 基因失活所致，对诊断为 NF2 的患者可进行 *NF2* 基因（染色体定位 22q12.2）突变检测，65% 的双侧 NF2 病例可检测出 *NF2* 基因的突变，*NF2* 基因突变的肿瘤生长指数和增殖指数，高于无缺失或突变者，NF2 蛋白表达水平下降，发生移码突变和反义突变的肿瘤生长指数显著高于剪接位点和无义突变者。

（三）防治

听神经瘤耳蜗的逆向损害常可通过听力学检测来诊断，确诊则需颅脑增强磁共振检查。当家族中一个成员诊断为 NF2，其他成员必须早期和广泛筛选。对症状前的高危家庭成员进行 *NF2* 基因突变检测，将有助于 NF2 的早期诊断和治疗。NF2 的产前诊断已应用于临床。听神经瘤的治疗方法应个体化，包括观察、立体定向放射和手术。听力好、肿瘤相对较小（小于 2.5cm）可选择外科手术以全切除肿瘤又保留听力。对同样大小的肿瘤有轻度听力下降者，应试图保存听力。若双耳听力相等，应设法保留肿瘤较大侧的听力，若一侧听力保留，对侧的听神经瘤应在第一次手术后 6 个月以上进行治疗，如有听力丧失，对侧应选择观察或减压。

第五节　鼻部疾病

一、变态反应性鼻炎

变态反应性鼻炎（allergic rhinitis，OMIM 607154）简称变应性鼻炎，又称过敏性鼻炎。系指特应性个体接触致敏原后有 IgE 介导的介质（主要是组胺）释放、并有多种免疫活性细胞和细胞因子参与的鼻黏膜慢性炎症反应性疾病。随着社会经济的发展、物质生活的丰富、生态环境的不断变化，各种变态反应性疾病日益增多，过去 40 年间，变应性鼻炎的患病率明显增长，已累计全世界 10%～25% 的人口。我国目前尚缺乏这方面的流行病学调查和统计。

（一）临床表现

变应性鼻炎可分为常年性变应性鼻炎（perennial allergic rhinitis，PAR）和花粉症（pollinosis），即季节性变应性鼻炎（seasonal allergic rhinitis，SAR）两类。变应性鼻炎的典型症状是阵发性喷嚏，清水样鼻涕，其次是鼻塞和鼻痒。部分患者有嗅觉减退，但多为暂时性。其主要症状归结为：①喷嚏：每日数次阵发性发作，每次多于 3 次，甚至连续十余次，多在晨起或夜晚或解除过敏原后立刻发作。②清涕：为大量清水样鼻涕。③鼻塞：轻重不一，间歇性或持续性。④鼻痒：大多数患者感鼻内发痒，花粉症患者可伴有眼睛、外耳道、软腭等处发痒。检查可见鼻黏膜苍白、灰白或淡紫色，双下鼻甲水肿，总鼻道及鼻腔底可见清涕或黏涕。如合并感染，则黏膜充血，双下鼻甲暗红色，分泌物呈黏脓性或脓性。病史长、症状反复发作者，可见中鼻甲息肉样变或下鼻甲肥大。约 40% 患者合并有变应性哮喘。变应性鼻炎属 IgE 介导的Ⅰ型变态反应，特异性抗原进入特应性个体后，机体产生 IgE 抗体，并附着于介质细胞（肥大细胞、嗜酸性粒细胞）表面，机体处于致敏状态。当相同抗原再次进入机体时，此抗原与介质细胞表面 IgE“桥联”，细胞释放出生物活性介质：组胺、白三烯、缓激肽等，引起毛细血管扩张、血管通透性增加，平滑肌收缩和腺体分泌增多等病理变化，机体处于致敏状态，临床上表现为喷嚏、清涕、鼻塞、鼻痒等典型症状。

（二）遗传学和发病机制

变应性鼻炎的发病受遗传和环境的双重影响，目前认为，变应性鼻炎的遗传方式属于多基因遗传，遗传方式不符合孟德尔遗传规律，但存在家族性聚集倾向。变应性鼻炎遗传相关的基因主要有以下几类：

1. IgE 相关的候选基因　IgE 在变应性鼻炎的发病过程中起到了重要作用，目前认为，血清 IgE 水平的高低与炎症的程度相关，而 IgE 生成的调控受遗传控制。IgE 受体分为高亲和力受体（FCER1）和低亲和力受体（FCER2/CD23），FCER1 有四个亚单位 -α、β 和两个 γ。有学者认为，位于 11q13 处 IgE 高亲和力受体 β 链基因 MS4A2/FCER1B 与变应性鼻炎发病相关。Shirakawa 等研究发现 *FCER1B* 基因外显子 6 的 p.Ile181leu 突变与血清总 IgE 水平显著相关，其机制可能是基因突变后表达的 FCER1 受体信号传导能力增强，促进肥大细胞释放 IL4，从而导致高水平的 IgE 生成。

2. 细胞因子　目前认为变应性鼻炎的发生是 Th2 细胞过度极化和 Th2 细胞因子 IL4、IL5 等优势表达的结果。第 5 号染色体细胞因子基因包括 *IL1*、*IL4*、*IL5*、*IL6*、*IL11*、*IL15*、单核巨噬细胞集落刺激因子（GM-CSF）的基因 *CSF2* 及编码相应的趋化因子、单核细胞趋化吸附蛋白 MCP1 和嗜酸性粒细胞趋化因子等的基因。*IL4* 基因位于 5q31.1，其启动子区域的 C.-590C＞T 突变影响 IgE 同型转换和血清平均 IgE 浓度。第 12 号染色体上也存在部分特应症的候选基因，如编码 NOS、干扰素 γ、类胰岛素生长因子 -1、核因子（NF）-κB、干细胞因子等的基因，但具体的细胞因子相关基因位点尚无定论，有待进一步研究。

3. 转录因子　目前研究表明有细胞转导与转录激活因子 STAT6、MAF、NF-κB、活化 T 细胞核因子、转录激活蛋白 AP1 和 GATA3 六种转录因子参与了 Th2 细胞因子基因的转录，有 T-box 家族的新型转录因子（T-box expressed in T cell，T-bet）、FOXP3 等转录因子参与 Th1 细胞的分化。变应性鼻炎患者鼻黏膜中 *GATA3*、*IL5*、*CSF2* 表达上调，与鼻黏膜变态反应速发相和迟发相的形成均有密切联系。Treg 细胞特异性转录因子 FOXP3 不仅可能在变应性鼻炎发病机制中起重要作用，而且诱导 FOXP3 高表达是糖皮质激素和特异性免疫治疗治疗变应性鼻炎的机制之一。

4. 人白细胞抗原相关位点　人类白细胞抗原HLA基因位于人类第6号染色体短臂上，林尚泽等通过血清学方法研究常年性变应性鼻炎患者HLA的A、B位点抗原发现，患者中HLA-B27、A31、A28、B12、A33抗原的存在可能与变应性鼻炎遗传易感性呈正相关；HLA-A9、B60、A24、B22、B51、B15、B16、B48、B46、B7、B11、A2抗原的存在对变应性鼻炎具有遗传稳定性。邢志敏等报道，发现变应性鼻炎患者组的*HLA-DQA1*0201*、*DQBA1*0602*基因频率明显低于对照组，提示这两个等位基因可能是变应性鼻炎的抗性基因；而变应性鼻炎组*HLA-DQA1*0302*、*DQB1*0402*基因频率明显高于对照组，提示这两个等位基因可能是变应性鼻炎的易感基因。

变应性鼻炎的诊断主要根据典型的病史及症状（喷嚏、清涕、鼻塞、鼻痒），鼻腔检查，过敏原皮肤试验，血清或鼻分泌物特异性IgE检查，可诊断变应性鼻炎。应与非变应性鼻炎、嗜酸性粒细胞增多综合征、神经性常年性鼻炎和急性鼻炎相鉴别。

（三）防治

根据ARIA的推荐，变应性鼻炎的治疗包括避免接触过敏原、药物治疗、特异性免疫治疗、教育和外科手术等。

二、鼻息肉

鼻息肉（nasal polyps）为鼻部常见疾病，多见于成年人。好发于筛窦、上颌窦、中鼻道、中鼻甲及筛泡等处。后鼻孔息肉多来自上颌窦，经上颌窦自然开口而坠入后鼻孔。鼻息肉是中鼻道、鼻窦黏膜由于水肿而形成的炎性组织，是多种机制导致的慢性炎性过程的终末产物。由于体积逐渐增大和重力，息肉常脱垂于总鼻道内。持续性鼻塞是其主要临床特征，而极明显的复发倾向和与多种呼吸道炎症疾病的密切关系，又使其成为严重影响生活质量和身体健康的重要疾病。发病率占总人口的1%～4%。但在支气管哮喘、阿司匹林耐受不良、变应性真菌性鼻窦炎及囊性纤维化患者中，发病率可在15%以上。发病多在中年以上，男性多于女性，除囊性纤维化病外，幼儿极少发生。

（一）临床表现

鼻息肉好发于双侧，单侧较少。主要表现为渐进性持续性鼻塞、多涕、分泌物呈黏稠性或脓性、嗅觉障碍、头痛、闭塞性鼻音及听力下降等。检查可见，鼻腔内一个或多个灰白色、表面光滑、半透明的新生物，触之质软，且可移动，不易出血，亦无触痛。来自中鼻甲息肉样变者，则与中鼻甲不可分离。后鼻孔息肉常在一侧后鼻孔发现上述典型病变，多为单个，中鼻道可见其细长、光滑、呈灰白色的蒂部。病史较长的双侧鼻息肉、过多过大时，外鼻可发生畸形，即双侧鼻背变宽、膨大，称之为“蛙鼻”。

（二）遗传学和发病机制

实验证明多种细胞因子如白细胞介素（IL）、转化生长因子（TGF）、肿瘤坏死因子（TNF）、胰岛素样生长因子（IGF）、血小板活化因子（PAF）、细胞间黏附因子（ICAM）、血管内皮细胞生长因子（VEGF）均在鼻息肉中存在，并对鼻息肉的发生有一定作用。有学者报道在*IL-1A*基因上三个SNP位点（rs2856838，rs2048874，rs1800587）可能与鼻息肉的发病密切相关。*AOAH*基因编码蛋白在脂多糖（lipopolysaccharide，LPS）的降解过程中起重要作用，功能异常的*AOAH*使LPS降解减少，蓄积的LPS可导致炎症反应；*RYBP*基因也是鼻息肉鼻窦炎的危险因素之一，主要参与了慢性炎症反应。张媛等证实，*AOAH*基因rs4504543位点和*RYBP*基因rs4532099位点与鼻息肉、鼻窦炎的发病密切相关。Min等采用RT-PCR结合Southern杂交研究*IL-5*的基因表达状况，显示*IL-5*mRNA在鼻息肉中表达稳定。在正常鼻甲组织中却多为阴性表达。IL5可刺激嗜酸性粒细胞（EOS）生成，诱导EOS前体细胞的增殖和分化，对成熟的EOS有趋化和激活作用，还可延长EOS的存活时间，抑制其凋亡；上调黏附分子的表达水平，促使嗜酸性粒细胞与血管内皮细胞发生黏附反应，因此Bacher指出IL5是鼻息肉发病的关键性细胞因子。

鼻息肉的发病机制仍不明，有多种学说提出，包括：中鼻道微环境学说，变态反应，慢性炎症，细菌超抗原学说。一般认为，中鼻道微环境的某些特性，使该部易感性增高。在炎性因子刺激下，上皮细胞和免疫活性细胞合成、释放IL5及多种促炎细胞因子和炎性介质，使嗜酸性粒细胞在局部聚集、释放多种毒性蛋白和细胞因子,致使血管通透性增高,血浆渗出、组织水肿,张力增高,上皮破裂继之增殖,细胞外基质也随之增生,血管、腺体长入,逐渐形成息肉。上述病理过程是多因素共同作用的结果。另外某些常染色体隐性遗传病如"不动纤毛综合征"(immotile cilia syndrome)及"囊性纤维化",由于纤毛及黏膜功能障碍,导致黏膜反复感染而产生鼻窦炎和鼻息肉。

鼻息肉上皮细胞逃避免疫监督(immune surveillance),过度增殖,其基底细胞不断分化为上皮细胞和腺体细胞,与 FAS/FASL 系统介导的鼻息肉上皮免疫逃逸有关。人 *FAS* 基因位于染色体 10q23,具有介导凋亡和增殖的双重作用。*FASL* 基因组位于染色体 1q23,FASL 的免疫赦免(immune privilege)作用对于正常组织的发育分化和肿瘤细胞的免疫逃逸具有重要意义。有实验证实,鼻息肉上皮细胞和腺上皮细胞 FASL 表达增强,而 FAS 很少或没有表达;而炎性细胞 FAS 表达增强,FASL 则很少或没有表达。推测其原因,一方面是鼻息肉上皮细胞在病毒和细胞因子的刺激下通过自分泌和旁分泌方式主动合成和分泌 FASL,对 FAS+T 细胞进行杀伤,削弱机体的免疫力;另一方面鼻息肉上皮细胞很少或不表达 FAS,FAS+T 细胞由于找不到靶细胞而"自杀";鼻息肉上皮细胞因逃避了 FAS/FASL 系统接到的细胞凋亡而过度增殖,导致鼻息肉体积的不断增大和间质中新腺体的形成。

根据上述典型症状和体征,诊断较易。但需与下列疾病鉴别:鼻腔良恶性肿瘤,如内翻性乳头状瘤、鳞状上皮细胞癌等;出血性坏死性息肉;鼻咽纤维血管瘤;脊索瘤;脑膜脑膨出。

(三)防治

因鼻息肉发病与多因素有关且易复发,先多主张综合治疗。糖皮质激素疗法:初发息肉、鼻息肉术后患者可用糖皮质激素鼻喷剂,较大的息肉可口服糖皮质激素。对于症状明显的患者可行息肉切除、鼻窦病灶清除术。伴有支气管哮喘和(或)阿司匹林不耐受的鼻息肉患者术后复发率高,尤以后者为甚。

三、遗传性出血性毛细血管扩张症

遗传性出血性毛细血管扩张症(hereditary hemorrhagic telangiectasia,HHT)是一种常染色体显性遗传病。HHT 发病率为 1/5000~8000,各个种族均有发病,无性别差异。我国目前尚无流行病学调查结果,按照 1/10 000 保守估计,我国至少有 140 万 HHT 典型患者,可疑病例更多。根据致病基因的不同 HHT 可分为五型:HHT1(*ENG* 基因)、HHT2(*ACVRL1* 基因)、HHT3、HHT4、幼年性息肉病及 HHT 综合征(*SMAD4* 基因)。(参见第二十六章第七节)

(一)临床表现

遗传性出血性毛细血管扩张症的主要临床特征是:反复自发性鼻出血,皮肤黏膜毛细血管扩张,多器官血管发育不良、动静脉畸形形成。病变累及肺、脑、肝脏、胃肠道,导致贫血、咯血、肝硬化、脑出血、脑脓肿、肺动脉高压、深静脉血栓等严重并发症,症状随年龄增加逐渐外显。检查可见:鼻腔、口腔、消化道黏膜,唇、指端、面部多发扩张毛细血管,形态不规则,略高于黏膜面或皮面;血管造影可发现颅内、肝内动脉瘤,动静脉瘘;胸部 CT 扫描可见肺内动静脉畸形。

(二)遗传学和发病机制

遗传性出血性毛细血管扩张症致病基因突变后,导致血管结构发育异常,异常的血管壁仅有多层平滑肌细胞组成,没有弹力纤维。病变早期毛细血管后微静脉膨大增粗,但动静脉之间仍通过毛细血管网连接,随病变进展,动脉血流绕过毛细血管网直接与静脉相连,高压力的血流冲击异常的血管壁,加速病变形成。明确与遗传性出血性毛细血管扩张症发病相关的基因有三个:*ENG* 基因、*ACVRL1* 基因、*SMAD4* 基因,分别编码 endoglin 蛋白、ALK1 蛋白、SMAD4 蛋白,为转化生长因子 β(transforming growth factor-β,TGF-β)信号通路重要成员。*ENG* 基因定位于 9q34.1,包含 15 个外显子,编码的 endoglin 蛋白,由 658 个氨基酸残基组成,是内皮细胞的整合跨膜蛋白,通过二硫键以同源二聚体形式存在,是 TGF-β Ⅲ型受体的辅助性受体,参与 TGF-β Ⅰ型受体和 TGF-β Ⅱ型受体的相互作用。*ACVRL1* 基因定位于 12q13.13,包含 10 个外显子,编码的 ALK1 蛋白由 503 个氨基酸残基组成,是一种整合在细胞膜上的同型二聚体跨膜糖蛋白,主要在内皮细胞表面和其他富含血管的组织如肺、胎盘表达。ALK1 蛋白是内皮细胞表面的 TGF-β 超家族的Ⅰ型受体。*ENG* 基因和 *ACVRL1* 基因突变可影响其所编码的受体蛋白的结构,进而影响血管内皮细胞中TGF-β信号通路的信号转导，最终导致血管结构发育异常。约86%的HHT病例可检测到*ENG*和*ACVRL1*基因突变。

HHT的诊断主要基于典型的临床表现。临床诊断标准：①反复自发性鼻出血；②皮肤黏膜毛细血管扩张（指端、唇部、面颊部、睑结膜、舌及口腔黏膜）；③内脏受累（肝、脑、肺、胃肠道动静脉畸形，有/无出血症状）；④阳性家族史。如具备以上3项可明确诊断HHT，具备2项为可疑，少于2项可以排除HHT。此外，要特别注意非典型病例，尤其是内脏动静脉畸形患者，可无明显临床症状，要进行相关辅助检查，避免漏诊及发生严重并发症。

（三）防治

HHT是常染色体显性遗传病，家系中先证者的所有后代均有50%的患病概率，通过致病基因筛查可在患者发病前明确诊断，指导其进行科学的预防与治疗。基因诊断不仅可以为临床确诊的典型患者提供客观诊断依据，更重要的是对于不典型患者的诊断及患者家系成员的辅助诊断作用。HHT的治疗国内主要采用传统的对症疗法：鼻腔填塞、电凝止血、血管栓塞等；国外学者在药物治疗方面做了一定的探索，将雌激素、沙利度胺、贝伐单抗应用于该病的治疗，但尚处于实验阶段，未在临床大面积推广。

四、嗅觉障碍

嗅觉障碍（olfactory dysfunction）是指部分或全部嗅觉功能下降、丧失或异常。嗅神经为嗅觉上皮穿过筛板到嗅球的神经纤维，嗅觉能力是鼻黏膜中嗅细胞的特性，鼻黏膜、嗅球、嗅丝或中枢神经系统连接部损伤，可能影响嗅觉。在临床上主要以嗅觉减退（hyposmia）和嗅觉丧失（anosmia）为常见，而嗅觉过敏（hyperosmia）、嗅觉倒错（parosmia）和幻嗅（olfactory hallucination）则较为少见。

（一）临床表现

嗅觉障碍的临床表现包括：①嗅觉减退：嗅觉损害常表现为对嗅气味刺激敏锐性的减退；②嗅觉丧失：后天的严重的嗅觉损害，表现为对嗅气味刺激的反应丧失；③嗅觉过敏：对嗅气味刺激敏感性增加；④嗅觉倒错：表现为对嗅气味刺激的错位反应，但不伴有嗅觉敏锐性损伤；⑤幻嗅：不存在客观的嗅气味刺激，患者却嗅到了难以描述的通常为使人不愉快的气味。

（二）遗传学和发病机制

卡尔曼综合征1（脑下垂体性腺功能低下伴有或无嗅觉，Kallmann syndrome 1，OMIM 308700）、Refsum病都可导致嗅觉障碍。*KAL1*编码的anosmin蛋白在促性腺激素释放激素（GNRH，OMIM 152760）神经元和嗅觉神经向下丘脑迁移中起着关键作用。

Tacher等对编码嗅觉感受器（olfactory receptor，OR）家族的基因多态性进行了研究，共检测到98个SNPs和4个插入/缺失突变，分布于OR蛋白质的各个部分：4个N端区域突变，25个跨膜区域突变，5个C端区域突变，10个细胞内膜区域突变，11个细胞外膜区域突变；其中55个SNPs引起氨基酸序列改变，30个SNPs导致氨基酸化学结构改变。Robin等从犬的OR家族的基因中挑选了具有代表性的109个基因，对来自6个不同品种的48只犬开展了OR基因多态性的研究工作，发现几乎所有的基因都在不同程度上具有多态性，其中50%以上存在大量的SNP位点，有25%的SNP位点为部分品种所特有，47%的SNP均导致了氨基酸序列的改变。有研究表明人的OR家族的基因SNPs与人类嗅觉功能障碍（先天性一般嗅觉丧失和特异性嗅觉丧失）发生有关。Idan等发现OR家族的基因可能是影响特异性嗅觉缺失功能障碍的重要遗传因子。人类基因组中的某些OR家族的基因SNP，可能会影响基因功能，造成基因失活；或降低其对某些特异性气味的敏感性，不能被低阈值的气味激活，导致OR受体与气味分子结合能力降低。

偶尔，颞叶病变伴随暂时或阵发性幻嗅。脑膜瘤、转移瘤或前颅凹的肿瘤以及鞍区、鞍旁的肿瘤侵犯嗅神经，出现嗅觉的减退与消失；额叶的病变如胶质瘤、脑脓肿等发展到一定的程度均能出现嗅觉的病变；少数情况下，颅内压增高、脑积水、颅脑手术也能产生嗅觉的障碍。颅脑外伤时，经筛板的嗅神经嗅丝可被撕裂，或嗅球被撕碎（挫伤）。由于颅前凹颅底的骨折涉及筛板，常出现单侧的嗅觉的丧失。

嗅觉的分子生物学机制尚不清楚。鼻黏膜、嗅球、嗅丝神经病变引起嗅觉功能下降或丧失，胚胎期嗅神经在发生上的异常可导致嗅觉的缺失；偶尔，颞叶病变伴随暂时或阵发性幻嗅。脑膜瘤、转移瘤或前颅凹的肿瘤以及鞍区、鞍旁的肿瘤侵犯嗅神经，出现嗅觉的减退与消失；额叶的病变如胶质瘤、脑脓肿等发展到一定的程度均能出现嗅觉的病变；少数情况下，颅内压增高、脑积水、颅脑手术也能产生嗅觉的障碍。颅脑外伤时，经筛板的嗅神经嗅丝可被撕裂，或嗅球被撕碎（挫伤）。由于颅前凹颅底的骨折涉及筛板，常出现单侧的嗅觉的丧失。

（三）防治

嗅觉障碍通常只是疾病的一个症状，而非疾病的实质。大多数嗅觉障碍都有因可查，因此区别症状，寻找病因并针对病因进行治疗乃是嗅觉障碍的首要治疗原则。嗅觉障碍的治疗方案包括：

（1）清除鼻腔阻塞性病灶，恢复鼻腔通气功能。

（2）药物治疗：包括①维生素类：维生素 A、维生素 B1、复合维生素 B、维生素 E 等皆可使用。②激素：口服激素对慢性鼻炎、鼻窦炎及鼻息肉引起的嗅觉障碍暂时有效，但如长期服用可引起严重副作用。局部应用激素、或能改善鼻腔之一般症状，但对嗅觉功能的恢复无确切疗效。③锌治疗：锌存在于分化活跃的系统中，也是 DNA 聚合酶及核糖核酸酶的一种辅助因子，而嗅觉感受器是由分化十分活跃的细胞组成。Henkin（1976）等证实，嗅觉减退伴有锌吸收障碍或锌代谢正常但有锌缺乏者，补充锌剂有一定的效果。④口服、肌注或静滴 ATP：ATP 属于能量代谢药，广泛参与细胞的代谢与合成，使用之或许有助于改善嗅上皮细胞的新陈代谢。⑤营养治疗：营养状况及食物习惯对嗅觉障碍有一定影响，尤其是老年患者。可根据其食欲、食物偏爱与体重进行指导和调配。

（3）康复治疗：Hilgers 等用训练产生鼻气流的方法使 41 例喉全切除术患者中的 19 例获得了嗅觉功能。

第六节　咽部疾病

一、鼻咽癌

鼻咽癌（nasopharyngeal carcinoma，NPC，OMIM 607107）起源于鼻咽黏膜上皮的鳞状细胞癌，常发生于咽隐窝。鼻咽癌发病年龄介于 30～50 岁之间，男性多于女性，发病率有明显种族差异，黄种人居多，白种人少见，在许多国家和地区，鼻咽癌年发病率低于 1/10 万。但在中国的南方，鼻咽癌最高发的广东省肇庆市四会县和中山市年均发病率分别为 18.53/10 万和 14.4/10 万，毗邻广东的香港年发病率男性为 20～30/10 万，女性为 15～20/10 万。亚洲鼻咽癌高发国家（地区）与欧美低发国家比较，其年发病率相差达 12～47 倍。据国内统计，鼻咽癌占全身恶性肿瘤的 12.4%～27.9%，占耳鼻咽喉科恶性肿瘤的 60%。

（一）临床表现

鼻咽癌发病位置深藏而隐蔽，检查比较困难，导致本病早期缺乏特征，易被一般症状所掩盖而被忽略或误诊。常见临床表现主要为鼻部、耳部、颈部淋巴结症状。如：早期鼻腔常于抽吸时有血性鼻涕或痰内带血丝，晚期可有大量出血及鼻阻。由于癌肿阻塞或压迫咽鼓管会出现耳闷、耳鸣及听力减退，常伴有鼓室积液。而颈淋巴结转移常为患者最早发现的症状，占 40%。表现为无痛性肿块，多位于胸锁乳突肌后缘，质较硬，固定，边界不清。除外这些临床表现，由于肿瘤侵蚀破坏颅底，在颅内蔓延或累及颅神经可导致头痛。肿瘤还可循咽隐窝上方的破裂孔进入颅内侵犯Ⅲ、Ⅳ、Ⅵ颅神经，引起相应症状。

（二）遗传学和发病机制

可导致鼻咽癌的危险因素包括病毒因素、环境因素及遗传因素。其中非洲淋巴细胞瘤病毒（Epstein-Barr virus，EBV）是鼻咽癌发病的重要危险因素。而与之相关的协同因素中，遗传因素在鼻咽癌的发病中也有非常重要的作用。流行病学研究表明，大多数的家族聚集性鼻咽癌患者都具有遗传易感性。但是到目前为止，鼻咽癌确切的分子遗传基础尚未得知。

对鼻咽癌易感基因的研究发现，人类白细胞抗原基因（HLA）单倍型与鼻咽癌的发病相关，在中国人群中 HLA-a2 亚型鼻咽癌的发病风险增加，HLA-a2 的一个亚型（HLA-a*0207）在鼻咽癌患者较常见，HLA 的 AW19，BW46，B17 亚型也与鼻咽癌的高风险有关，HLA 的 A11 亚型可降低鼻咽癌的发病风险。最近的一项研究将3p21.31-p21.2区域（13.6cM）定位为鼻咽癌的易感基因位点，该区域有许多肿瘤抑制基因，如：*CACNA2D2*、*DLEC1*、*FUS1*、*H37*、*SEMA3B*和*SEMA3F*等，除此之外，有研究证据支持4p15.1-q12也是鼻咽癌的易感区域。细胞色素P450 2E1（Cytochrome P450 2E1，CYP2E1）与亚硝胺类物质代谢有关，亚硝胺类物质具有很强的致癌作用，是鼻咽癌发病的危险因素。CYP2E1结构的改变会影响亚硝胺类物质代谢，进而导致人类细胞DNA不同水平的破坏。通过病历对照研究，已经证明*CYP2E1*基因的变异与中国人群致病因素的提高有关。另外一些与亚硝胺代谢相关的基因，如细胞色素P450 2A6（Cytochrome P450 2A6）基因*CYP2A6*也已证明在鼻咽癌的发病中有重要作用。谷胱甘肽S-转移酶（glutathione S-transferase M1，GSTM1）与致癌物的解毒作用有关，也是鼻咽癌发病的一个协同危险因素。近期的一个研究表明，*GSTM1*无效基因会双倍提高鼻咽癌的患病风险。*PLUNC*基因在口腔、鼻部等区域的先天免疫中扮演了重要角色，在该基因启动区域的SNPs也与鼻咽癌的易感性有关。同时，大量关于SNPs的研究证明一些癌症相关的基因对鼻咽癌的发病亦有潜在的影响，如*MMPs*、*IL10*、*TAP1*、*CCND1*、*FAS*（*CD95*）、*MDM2*、*NSBP2*。

比较基因组杂交（CGH）通常被用来分析基因拷贝数的异常。目前被大量用于鼻咽癌的分析，并鉴定出在鼻咽癌患者当中出现，染色体1q、3q、8q、12拷贝数的增多和3p、9p、11q、14q拷贝数的减少。并且，最近一些大范围的CGH分析结果揭示几个基因组的热点，在鼻咽癌中存在拷贝数的稳固变异。这些发现对于找到鼻咽癌的癌基因和抑癌基因提供了进一步的基础。在基因组学及细胞遗传学的研究中证实，部分染色体复合畸变也与鼻咽癌发病有关。

大范围的基因组关联分析研究（GWAS），近年来也应用于癌症遗传危险因素的调查上。由于鼻咽癌在世界上是非常稀少的肿瘤，大多数关于鼻咽癌的研究在数量上都相对较少，而且目前的研究，也主要关注在几个特殊的候选基因上。迄今，最大的一个关于鼻咽癌的GWAS研究包含了1583个病例及1894个对照，这些人群来源于中国南方和新加坡。通过这些研究发现包含在最大组织相容性复合体MHC区域的基因位于6p21，在这个区域内，HLA与鼻咽癌紧密关联。除此之外，GABBR1，HCG9也与鼻咽癌紧密联系（参见第二十四章）。

（三）防治

详细的病史了解对于鼻咽癌的诊断非常重要。若患者出现不明原因的回吸性涕中带血、单侧鼻塞、耳鸣、耳闭、听力下降、头痛、复视或颈上深部淋巴结肿大等症状，应警惕鼻咽癌可能，须进行后鼻镜、纤维鼻咽镜、EB病毒血清学、影像学等各项检查。对可疑患者立即行鼻咽部活检以明确诊断。鼻咽癌大多属低分化鳞癌，对放射治疗敏感，因此，放射治疗为首选方案，其次为化疗或手术治疗。

二、遗传性咽部肌病

不同原因引起上食管括约肌（upper esophageal sphincter，UES）高压、低压和松弛异常，引起口咽部的咽下困难，称为环咽肌功能障碍（cricopharyngeal muscle dysfunction），是咽部肌病的主要表现形式。该病主要发生于45岁以上的成年人，多与咽部的神经疾病、神经肌肉疾病、局部炎症或肿瘤有关，少部分由于遗传因素造成。

（一）临床表现

咽部肌病的典型症状为特殊形式的咽下困难。患者感觉不能启动吞咽，以致重复的企图咽下或以手推赶阻塞的食团。如遇液体则吞咽后可经鼻咽部反流入气管引起呛咳。严重时唾液亦不能咽下而流口水。患者因吞咽困难而畏惧进餐，或害怕吞咽疼痛及吸入而少食，终致体重下降。

（二）遗传学和发病机制

遗传因素导致的以吞咽障碍为表现的咽部肌病多为综合征，如眼咽肌营养不良（oculopharyngeal muscular dystrophy，OPMD，OMIM 164300），为常染色体显性遗传性疾病。该病除了吞咽困难，还包括进行性上睑下垂、眼肌麻痹等异常表现，*PABPN1*基因突变可导致OPMD，该基因编码多聚腺苷酸核蛋白1。

（三）防治

环咽肌功能异常可导致口咽性吞咽困难，结合临床表现、咽部和UES测压、食管镜和直接喉镜等辅助检查可以作出诊断。环咽功能异常的治疗原则为恢复吞咽功能、防止误吸、营养支持等，包括病因治疗、器械治疗、手术治疗及康复治疗等。

第七节　喉部疾病

一、遗传性声带功能障碍

声带功能障碍(vocal cord dysfunction)是一类由于吸气时,声带不正常运动而导致气道阻塞的非器质性呼吸系统疾患。正常呼吸时,双侧声带外展,气流经声门达气管和肺。患有声带功能障碍的患者在吸气时声带反常内收,声门裂变窄,从而表现出一系列气道阻塞症状,如喘息或喘鸣等。导致声带功能障碍的病因有很多,除了精神及环境因素以外,遗传因素也是其中一个原因。目前报道过的遗传性声带功能障碍的病例,按发病部位可分为喉外展肌麻痹(laryngeal abductor paralysis)与喉内收肌麻痹(laryngeal adductor paralysis,OMIM 150270)。喉外展肌瘫痪又根据其遗传方式的不同分为两种类型,常染色体显性遗传者称为 Gerhardt 综合征(OMIM 150260),X 连锁隐性遗传者称为 Plott 综合征(OMIM 308850)。

(一)临床表现

Gerhardt 综合征主要表现为先天性喉喘鸣,先天性声带外展肌麻痹,吞咽困难,中度精神发育迟滞,小头畸形。Plott 综合征主要表现为先天性喉喘鸣、喉外展肌麻痹,智力缺陷。喉内收肌瘫痪仅表现为声音嘶哑,部分可呈进行性加重。

(二)遗传学和发病机制

喉外展肌瘫痪大部分报道的家系为常染色体显性遗传,如 Morelli(1980,1982)报道的一个三代家系,5 人患病。还有类似的家系报道。也有一部分家系表现为 X 连锁遗传,如患先天性喉外展麻痹和智力缺陷的 3 兄弟家系。有报道喉内收肌瘫痪家系,共 5 代,其中 10 人患有先天性喉内收肌瘫痪,属常染色体显性遗传。连锁分析显示与 6 号染色体上编码 HLA 的基因和 *GLO1* 基因连锁,其中 HLA 处 LOD 值为 1.352,*GLO1* 处 LOD 值为 1.288。上述各型遗传性声带功能障碍的致病基因至今均不明确,有待于进一步研究。

(三)防治

目前其发病机制不明,尚无有效地防治手段。现在主要为对症治疗,根据呼吸困难的程度,酌情行气管切开术,无特殊治疗。

二、遗传性血管神经性喉水肿

遗传性血管神经性喉水肿(hereditary angioneurotic laryngeal edema,HALE,OMIM 610618)是一种少见的补体缺陷病,又称遗传性 C- 酯酶抑制剂缺乏症或补体介导性荨麻疹,是由于 C1 酯酶抑制剂(C1-INH)缺乏或功能不全所致的遗传性疾病。据估计,HALE 在整个人群中的发病率在 1/15 万 ~ 1/50 万之间。

(一)临床表现

本病的临床特点为皮肤黏膜自限性、发作性、局限性或非局限性水肿,水肿可发生于身体任何部位,水肿局部无痛痒感或充血炎症改变。喉部水肿发生率最高,且常常威胁生命,约有 1/3 的患者死于喉水肿。有消化道水肿的患者可出现腹痛、腹胀、食欲下降、恶心呕吐、便秘、腹泻,严重者易误诊为急腹症。本病可发生于任何年龄,约半数患者发病年龄在 7 岁之前,2/3 患者在 13 岁之前,若发生在婴幼儿,因喉解剖特点易发生水肿,重者死亡。发作前往往有诱发因素,如碰撞、挤压、发热、劳累、精神因素、化学刺激、月经等。

(二)遗传学和发病机制

C1-INH 是血浆中一种重要的广谱丝氨酸蛋白酶抑制剂,是血浆中补体、纤溶、凝血和激肽形成几大系统的重要调节因子。当 C1-INH 缺乏时,血清中出现激活的 C1 酯酶,大量消耗 C1、C2,导致过敏毒素和缓激肽释放过多,血管通透性增加,产生水肿。按 C1-INH 浓度和功能正常与否,HALE 可分为三型:C1-INH 水平低于正常人的 35% 为Ⅰ型,占所有患者的 85%;C1-INH 水平正常,但功能障碍,为Ⅱ型;有些 HALE 患者 C1-INH 水平和功能均正常,归为Ⅲ型。Ⅰ型和Ⅱ型为常染色体显性遗传,位于 11q12.1,C1 酯酶抑制

因子基因 *C1NH* 缺失或无义突变导致Ⅰ型，单个核苷酸改变引起Ⅱ型。Ⅲ型为常染色体显性遗传，与位于5q35.3的 *F12* 基因突变有关。

HALE的诊断主要依据临床表现、家族史、血清补体检查，具有以下临床表现应提高警觉是否具有本病的可能：①反复发作的局限性或非局限性凹陷性水肿，不伴有荨麻疹；②水肿有明显的自限性，一般在12～72小时可自然缓解；③反复发生的喉水肿；④反复出现原因不明的腹痛；⑤有精神因素、化学刺激等诱因引发症状。

（三）防治

对本病的预防主要分为平时的预防以及急性期的处理两部分。平时预防主要应用雄激素。达那唑和司坦唑醇可刺激正常的染色体合成更多的C1-INH，使C1-INH达到正常水平。该药长期使用对肝脏有明显的副作用，若长期应用需在密切监测肝功能的条件下进行。此外，某些手术如口腔手术、扁桃体手术、劳累、感冒等可诱发喉水肿，应注意避免。对于急性期的患者，主要目的是预防和处理急性喉水肿，立即给予地塞米松、肾上腺素，密切观察患者呼吸情况，做好气管插管或气管切开的准备，抗组胺药及适当的抗炎对症治疗。

三、喉淀粉样变性

喉淀粉样变性（amyloidosis of the larynx）是一种由淀粉样物质在喉组织中沉积而引起的病变，可为一种局限性疾病或全身系统性淀粉样变性的局部表现。它是一种少见病，多见于40岁左右的人群。

主要症状是声嘶，常有咽部异物感、刺激性咳嗽，病变广泛的可出现呼吸困难、吞咽困难。病变生长缓慢，病程持续数月至数年方出现症状。

本病发病机制不清，目前有以下几种假说：

1. 新陈代谢紊乱　局部血液、淋巴循环发生障碍引起蛋白质代谢紊乱，球蛋白积聚，导致淀粉样变性。
2. 组织退行性变　局部原有的新生物发生退行性变，淀粉样物质沉积其中。
3. 免疫反应　免疫反应后血管内膜局部通透性改变，血浆蛋白及其他物质从血管壁游出并与组织中的某种物质结合，形成淀粉样物。

Lachmann等认为有10%的遗传性淀粉样变被误诊为AL型淀粉样变，因其治疗方法不同，需要对其重新进行分类。Eriksson等发现携带 *APOA1* 基因c.581T>C杂合突变，导致其编码的载脂蛋白APOA1第170位的亮氨酸变成脯氨酸，通过影响胆固醇酰基转移酶促进淀粉样变性而致病。

根据患者病史及喉镜检查结果应想到患本病的可能，颈部CT、MRI有助于诊断。特异性的诊断依据为病理组织活检。遗传性喉淀粉样变需借助于遗传分析诊断。体格检查时应注意有无骨压痛、脾淋巴结肿大，作为排除全身性淀粉样变性的方法，必要时行直肠活检。

目前该病的治疗以手术切除为主。有报道糖皮质激素治疗喉淀粉样变有效。手术切除联合激光治疗，并辅以激素治疗，效果较好。由于术后短期或几年内可能复发，因此彻底切除病变非常重要。减少声门区域瘢痕形成以保护声带功能是外科治疗的主要目标。

四、猫叫综合征

猫叫综合征（cri-du-chat syndrome，OMIM 123450）是由第5号染色体短臂缺失引起的综合征（参见第七章），因其最明显的特征为患儿似猫叫的哭声而得名。猫叫综合征是一种少见病，每年出生的活产婴儿中发病率为1/15 000～1/50 000，绝大多数为新生突变，以父源性缺失多见。Niebuhr观察了6000名智力发育迟缓人群，这个人群中，该病的发生率约为1/350。

（一）临床表现

主要特征为患儿高调似猫叫的哭声，随时间改变的特有面部特征，严重的认知、语言、心理和智力发育迟缓，出生体重低和生长迟缓，行为问题及畸形等。最主要的特征为啼哭似猫叫，并随着患者年龄增长会变得逐渐不明显，直至消失。但不是所有猫叫综合征的患者都会出现猫叫样哭声。特有的面部特征主要表现为小头、圆脸、高鼻梁、眼距过宽、小颌、内眦赘皮、外眦下斜等，其中部分症状会随年龄增长而更加明显或消失。有限的可获得的数据表明，所有患者都有严重的心理和智力发育迟缓，言语能力进步缓慢。行为问题包括过度活跃症、侵略、暴怒、重复动作等，可通过早期教育干预及家人和医护人员的护理而改善。

（二）遗传学和发病机制

该病主要由5号染色体短臂部分缺失引起。缺失类型包括：单纯末端缺失、中间缺失、易位型缺失以及其他类型的缺失，以单纯末端缺失最多见，约占80%。该病的基因型与表型有明显相关性，特定的缺失位点及缺失片段大小的不同都会引起该病临床表现的差异；有研究认为，缺失的片段越大，临床表现及认知障碍就越严重。Niebuhr提出"关键区"假设，通过对染色体进行解剖分析，将不同的症状群施行区域定位。特征性猫叫样哭泣关键区位于5p15.3，锁定为640Mb的区域内，且3个候选基因已定位，此处基因的缺失导致喉、会厌发育异常及其神经、结构和功能改变，致使患儿哭叫时表现出高音调的猫叫样哭声；面容异常和智力发育迟缓关键区定位于5p15.2，其缺失在临床上表现为小头、圆脸、眼距宽、小下颌、低耳位等面部发育不良及智力发育迟缓的特征；语言发育迟缓关键区定位于5p15.3，此特征并非由智力低下引起。

*SEMAF*基因和6-连环蛋白基因都是潜在的智力发育迟缓相关基因。*SEMAF*基因的产物是一种与神经元轴索发育相关的蛋白。对小鼠的研究表明，该基因在小鼠大脑皮层的发育过程中可引导轴突发生和神经祖细胞定向迁移。5p的缺失可导致*SEMAF*基因丢失，影响正常脑发育，导致神经发育迟缓。6-连环蛋白基因定位于5p15.2，其产物6-连环蛋白是一种黏附连接蛋白，其功能涉及细胞运动并与智力发育迟缓具有潜在的联系。端粒末端转移酶基因*TERT*定位于5p15.33，影响该病表型的变化。

该病主要根据其高调似猫叫的哭声，随时间改变的特有面部特征，严重的认知、语言、心理和智力发育迟缓，低出生体重和生长发育迟缓等典型的临床特征进行诊断。对可疑病例进行相关细胞遗传学检查辅助鉴别诊断。

（三）防治

临床上发现可疑病例时，应及早进行染色体检查，予以确诊，以便及时采取相应措施予以控制和治疗。为预防猫叫综合征患儿的出生，除孕早期妇女要避免辐射以及病毒感染等诱因外，当1对夫妇已生育了1个患儿后，这对夫妇若欲生育第二胎时，需做染色体核型检查：若双亲核型正常，提示已生患儿的异常核型是新生缺失，第二胎无需产前诊断；若双亲之一是平衡易位携带者或嵌合体，第二胎需要做产前诊断，以最大限度排除或减少患病个体的出生。该病为染色体缺失引起的遗传病，无特效治疗方法，但早期父母协助下的康复训练可在一定程度上改善患儿智力和言语发育迟缓的症状及预后。

参考文献

1. 刘兴国．新生儿先天性畸形发生率（我院十年资料分析）．中华医学杂志，1978，58：24.

2. 中华耳鼻咽喉科杂志编委会综合．第一鳃裂瘘管和囊肿．中华耳鼻咽喉科杂志，1981，16：239.

3. Scott-Brown WG，Balantyne J，Groves J. Scott-Brown's Diseases of the Ear，Nose and Throat. Vol 2：The Ear. 4th ed. Woburn：Butterworth's，1979.

4. 武汉医学院第一附属医院耳鼻咽喉科教研组．耳鼻咽喉科学．北京：人民卫生出版社，1978.

5. Alasti F，Van Camp G. Genetics of microtia and associated syndromes. J Med Genet，2009，46：361-369.

6. 邹路德，等．中耳先天性畸形（附7例9耳报告）．中华耳鼻咽喉科杂志，1965，11：233.

7. 杜传书，刘祖洞．医学遗传学．第2版．北京：人民卫生出版社，1995.

8. 卜行宽．世界卫生组织全球防聋工作．中国医学文摘（耳鼻咽喉科学），2009，1：4-6.

9. 第二次残疾人抽样调查办公室．全国第二次残疾人抽样调查主要数据手册．北京：华夏出版社，2007.

10. Xia J H，Mutations in the gene encoding gap junction protein beta-3 associated with autosomal dominant hearing impairment. Nat Genet，1998，20（4）：370-373.

11. Xiao S，Dentinogenesis imperfecta 1 with or without progressive hearing loss is associated with distinct mutations in DSPP. Nat Genet，2001，27（2）：201-204.

12. Zhao H，Li R，Wang Q，*et al*. Maternally inherited aminoglycoside-induced and nonsyndromic deafness is associated with the

novel C1494T mutation in the mitochondrial 12S rRNA gene in a large Chinese family. Am J Hum Genet, 2004, 74(1): 139-152.

13. Liu X, Han D, Li Y, *et al.* Loss-of-function mutations in the PRPS1 gene cause a type of nonsyndromic X-linked sensorineural deafness, DFN2. Am J Hum Genet, 2010, 86(1): 65-71.

14. Cheng J, Zhu Y, He S, *et al.* Functional mutation of SMAC/DIABLO, encoding a mitochondrial proapoptotic protein, causes human progressive hearing loss DFNA64. Am J Hum Genet, 2011, 89(1): 56-66.

15. Yang T, Vidarsson H, Rodrigo-Blomqvist S, *et al.* Transcriptional control of SLC26A4 is involved in Pendred syndrome and nonsyndromic enlargement of vestibular aqueduct (DFNB4). Am J Hum Genet, 2007, 80(6): 1055-1063.

16. Westenskow P, Splawski I, Timothy K W, *et al.* Compound mutations: a common cause of severe long-QT syndrome. Circulation, 2004, 109(15): 1834-1841.

17. Mihalik S J, Morrell J C, Kim D, *et al.* Identification of PAHX, a Refsum disease gene. Nature Genet, 1997, 17(2): 185-189.

18. Orten D J, Fischer S M, Sorensen J L, *et al.* Branchio-oto- renal syndrome (BOR): novel mutations in the EYA1 gene, and a review of the mutational genetics of BOR. Hum Mutat, 2008, 29(4): 537-544.

19. Richards A J, Laidlaw M, Whittaker J, *et al.* High efficiency of mutation detection in type 1 Stickler syndrome using a two-stage approach: vitreoretinal assessment coupled with exon sequencing for screening COL2A1. Hum Mutat, 2006, 27(5): 696-704.

20. Bowman M, Oldridge M, Archer C, *et al.* Gross deletions in TCOF1 are a cause of Treacher-Collins-Franceschetti syndrome. Europ J Hum Genet, 2012, 20(7): 769-777.

21. Hertz J M, Persson U, Juncker I, *et al.* Alport syndrome caused by inversion of a 21Mb fragment of the long arm of the X-chromosome comprising exon 9 through 51 of the COL4A5 gene. Hum Genet, 2005, 118(1): 23-28.

22. Tranebjaerg L, Hamel B C J, Gabreels F J M, *et al.* A de novo missense mutation in a critical domain of the X-linked DDP gene causes the typical deafness-dystonia-optic atrophy syndrome. Europ J Hum Genet, 2000, 8(6): 464-467.

23. Tassabehji M, Fang Z M, Hilton E N, *et al.* Mutations in GDF6 are associated with vertebral segmentation defects in Klippel-Feil syndrome. Hum Mutat, 2008, 29(8): 1017-1027.

24. Tekin M, Ozt ü rkmen Akay H, Fitoz S, *et al.* Homozygous FGF3 mutations result in congenital deafness with inner ear agenesis, microtia, and microdontia. Clin Genet, 2008, 73(6): 554-565.

25. 李幼谨，杨军，陶峥．儿童先天性内耳畸形的124例临床分析．实用医学杂志，2011，27：254-256.

26. Pfister MH, Jackler RK, Kunda L. *et al.* Aggressiveness in cholesterol granuloma of the temporal bone may be determined by the vigor of its blood source. Otol Neurotol, 2007, 28(2): 232-235.

27. Sutuki C, Sando I, Fagan JJ, *et al.* Histopathological features of a cochlear Mondini dysplasia. Arch Otolaryngol Head Neck Surg, 1998, 124(4): 462-466.

28. Gregory-Evans (CY), Moosajee M, Hodges MD, *et al.* SNP genome scanning localizes oto-dental syndrome to chromosome 11q13 and microdeletions at this locus implicate *FGF3* in dental and inner-ear disease and *FADD* in ocular coloboma Hum Mol Genet, 2007, 16(20): 2482-2493.

29. Hardys T, Brown T, Brandt SR, *et al.* NKX5-1 controls semicircular canal formation in the mouse inner ear. Development, 1998, 125(1): 33-39.

30. Torres M, Gomez-Pardo E, Gruss P. Pax2 contributes to inner ear patterning and optic nerve trajectory. Development, 1996, 122(11): 3381-3391.

31. 郑宏，于普林，高芳堃，等．1997年中国六城市老年人群六种疾病横断面调查．中华老年医学杂志，2000，19：215-218.

32. Cruickshanks KJ, Klein R, Klein B, *et al.* Cigarette smoking and hearing loss: the epidemiology of hearing loss study. J Am Med Assoc, 1998, 279(21): 1715-1719.

33. Varga R, Avenarius M R, Kelley P M, *et al.* OTOF mutations revealed by genetic analysis of hearing loss families including a potential temperature sensitive auditory neuropathy allele. J Med Genet, 2006, 43(7): 576-581.

34. Chaleshtori M H, Simpson M A, Farrokhi E, *et al.* Novel mutations in the pejvakin gene are associated with autosomal recessive non-syndromic hearing loss in Iranian families. Clin Genet, 2007, 72(3): 261-263.

35. Schoen CJ, Emery SB, Thorne MC, *et al.* Increased activity of Diaphanous homolog 3 (DIAPH3)/diaphanous causes hearing

defects in humans with auditory neuropathy and in Drosophila. Proc Natl Acad Sci USA, 2010, 107(30): 13396-13401.

36. 李华斌,韩德民,周兵,等. 转录因子 GATA-3 在变应性鼻炎患者白细胞介素 4 和白细胞介素 5 表达中的作用. 中华耳鼻咽喉科杂志, 2004, 39: 479-482.

37. 瞿申红,李添应,欧志英,等. 变应性鼻炎患者外周血 T-bet 的表达及其与 IgE 和嗜酸性粒细胞阳离子蛋白的关系. 中华耳鼻咽喉头颈外科杂志, 2005, 40: 908-911.

38. 邢志敏,于德林,安淑兰. 蒿属花粉过敏变应性鼻炎与 HLA-DQA1、DQB1 基因的关系. 临床耳鼻咽喉科杂志, 2002, 16: 678-680.

39. 梁娅. 细胞因子在鼻息肉发病机制中的作用. 国外医学耳鼻咽喉科杂志, 2001, 25: 69-72.

40. 张罗,韩德民. 细胞因子与鼻息肉中嗜酸性粒细胞浸润增多的关系. 临床耳鼻咽喉科杂志, 2001, 15: 93-95.

41. 邢志敏,于德林,安淑兰. 蒿属花粉过敏变应性鼻炎与 HLA-DQA1、DQB1 基因的关系. 临床耳鼻咽喉科杂志, 2002, 16: 678-680.

42. Tacher S, Quignon P, Rimbault M, *et al.*, Olfactory receptor sequence polymorphism within and between breeds of dogs. J Hered, 2005, 96(7): 812-816.

43. Parkin D M, Bray F, Ferlay J, et al. Global cancer statistics, 2002. CA Cancer J Clin, 2005, 55(1): 74-108.

44. Jia W, Collins A, Zeng Y, *et al.* Complex segregation analysis of nasopharyngeal carcinoma in Guangdong, China: evidence for a multifactorial mode of inheritance (complex segregation analysis of NPC in China). Eur J Hum Genet, 2005, 13(2): 248-252.

45. Tiwawech D, Srivatanakul P, Karalak A, *et al.* Cytochrome P450 2A6 polymorphism in nasopharyngeal carcinoma. Cancer Lett, 2006, 241(1): 135-141.

46. Friborg JT, Yuan J M, Wang R, *et al.* A prospective study of tobacco and alcohol use as risk factors for pharyngeal carcinomas in Singapore Chinese. Cancer, 2007, 109(6): 1183-1191.

47. Zheng MZ, Qin HD, Yu XJ, *et al.* Haplotype of gene Nedd4 binding protein 2 associated with sporadic nasopharyngeal carcinoma in the Southern Chinese population. J Transl Med, 2007, 5: 36.

48. Abu-Baker A, Messaed C, Laganiere J, *et al.* Involvement of the ubiquitin-proteasome pathway and molecular chaperones in oculopharyngeal muscular dystrophy. Hum Mol Genet, 2003, 12(20): 2609-2623.

49. Schinzel A, Hof E, Dangel P, *et al.* Familial congenital laryngeal abductor paralysis: different expression in a family with one male and three females affected. J Med Genet, 1990, 27(11): 715-716.

50. Cichon S, Martin L, Hennies HC, *et al.* Increased activity of coagulation factor XII (Hageman factor) causes hereditary angioedema type III. Am J Hum Genet, 2006, 79(6): 1098-1104.

51. Dewald G, Bork K. Missense mutations in the coagulation factor XII (Hageman factor) gene in hereditary angioedema with normal C1 inhibitor. Biochem Biophys Res Commun, 2006, 343(4): 1286-1289.

52. Bork K, Barnstedt S E, Koch P, *et al.* Hereditary angioedema with normal C1-inhibitor activity in women. Lancet, 2000, 356 (9225): 213-217.

53. Choong YF, Watts P, Little E, *et al.* Goldenhar and cri-du-chat syndromes: a contiguous gene deletion syndrome? J AAPOS, 2003, 7(3): 226-227.

54. South S T, Swensen JJ, Maxwell T, *et al.* A new genomic mechanism leading to cri-du-chat syndrome. Am J Med Genet A, 2006, 140A(24): 2714-2720.

第三十八章 遗传与口腔疾病

石 冰 蒙 田

口腔遗传性疾病是泛指发生于口腔颌面部的遗传性疾病,也可以是全身或其他系统的遗传性疾病所引起的口腔组织损害。此类病变种类繁多,在口腔临床实践中容易发现但又容易被忽略,既有一般遗传性疾病的共性,又有口腔疾病的特殊表现。口腔遗传性疾病损害多发生在口腔颌面部,病变可累及牙齿、牙龈、牙周组织、皮肤、黏膜及骨组织等多种组织器官,其严重影响患者颜面外形和咀嚼、语言等多种生理功能,还给患者带来严重的心理创伤。口腔遗传病可为孟德尔式的单基因病,也可为多基因遗传易感性疾病。本章各节从临床表现、遗传学和发病机制及防治等方面对常见的口腔遗传病进行了叙述。

第一节 釉质结构异常

釉质结构异常是由于在釉质发育的组织分化期、沉淀期和矿化期受到干扰而造成的。釉质结构异常又可分为遗传性和环境因素引起的两类。与遗传相关的釉质结构异常,包括仅影响到牙的有遗传性釉质发育不全和与全身缺陷有关并影响到牙的外胚层发育不全综合征、21- 三体征(Down 综合征)。在此,主要介绍遗传性釉质发育不全。

遗传性釉质发育不全(amelogenesis imperfecta, AI)是一种典型的遗传性釉质发育异常,可累及乳牙、恒牙。在人群中发病率是 1/718 ~ 1/14 000,包括一组复杂的、不同类型的病变。患牙结构异常仅限于釉质。影像学检查发现牙髓形态正常,牙根形态与正常牙齿没有差别。釉质表面和质量的差异与缺陷发生时釉质发育的状态有关。它与其他釉质结构异常的区别在于:具有特定的遗传方式和不伴有任何综合征、代谢性或系统性疾病。

(一)临床表现

遗传性釉质发育不全分为发育不全型(hypoplastic type)、成熟不全型(hypomaturation type)、钙化不全型(hypocalcified type)和发育不全 / 成熟不全型 4 种主要类型。每种主要类型又可分为不同的亚型,各亚型的临床特征和遗传方式见表 38-1。

表 38-1 遗传性釉质发育不全的分类

类型	亚型	临床特征	遗传方式	OMIM 编号
1 型 发育不全型				
1A	发育不全型	普遍性凹陷	常染色体显性	615887
1B	发育不全型	局部性缺损	常染色体显性	104500
1C	发育不全型	局部性缺损	常染色体隐性	204650
1D	发育不全型	表面光滑	常染色体显性	104530
1E	发育不全型	表面光滑	X 连锁显性	301200
1F	发育不全型	表面粗糙	常染色体显性	190320
1G	发育不全型	釉质不形成	常染色体隐性	204690
2 型 成熟不全型				
2A1	成熟不全型	弥漫性色素沉着	常染色体隐性	204700
2B	成熟不全型	弥漫性	X 连锁隐性	612529
2C	成熟不全型	雪帽状	X 连锁	301201
2D	成熟不全型	雪帽状	常染色体显性	217080
3 型 矿化不全型				
3A	矿化不全型	弥漫性	常染色体显性	130900
3B	矿化不全型	弥漫性	常染色体隐性	125500
4 型 发育不全 / 成熟不全型				
4A	成熟不全 / 发育不全型	有牛牙症表现	常染色体显性	104510
4B	发育不全 / 成熟不全型	有牛牙症表现	常染色体显性	272700

1. 发育不全型 发生在牙齿发育组织分化期的釉质结构异常为典型的发育不全型 AI。基本病变为釉质基质形成的量的不足，而已形成的基质矿化正常。即受累牙齿表现为比较小、无接触点，临床冠的部分区域表现为釉质很薄或无釉质覆盖，从而导致温度刺激的高度敏感。由于釉质表面粗糙、通透性增加，釉质常出现着色现象。X 线检查釉质与其下方的牙本质有良好的反差。亚型不同，临床表现迥异。

2. 成熟不全型 成熟不全型 AI 是一类釉质基质沉积缺陷的遗传性釉质发育不全。其基本病变为牙齿具有正常的釉质厚度，但 X 线密度值和矿物质含量较低，即形态正常，X 线检查釉质透光度与牙本质相似。这与釉柱鞘中有机物存留导致其矿化不足、无机物含量低有关，表面呈现多孔状并着色。

3. 钙化不全型 钙化不全型 AI 是一类发生在釉质形成的钙化阶段的遗传性釉质缺损，为 AI 中最常见的类型。其基本病变为釉基质形成正常但无明显矿化。分常染色体显性、常染色体隐性两种亚型。亚型均为牙萌出时大小、形态、釉质厚度正常，但釉质很软且易碎，特别是切端的部位，很容易因磨耗或折断而暴露下方的牙本质，常磨至牙龈水平，仅遗留颈部釉质，因颈部釉质钙化较高。萌出时釉质黄棕色或橙色，但很快色素沉着变为棕黑色，并有牙石沉积。常见明显牙齿迟萌和前牙开合。两种亚型表现相似，但常染色体隐性型病变常更严重。X 线检查示釉质密度与牙本质相似。

4. 发育不全 / 成熟不全型 形成不全 / 成熟不全型 AI，为一类在釉质形成过程中组织分化和釉质基质沉淀阶段都有缺陷的遗传性釉质发育不全。表现为棕黄色斑块及唇面点样凹陷，具备发育不全和成熟不全 AI 的特征。磨牙有牛牙症（taurodontism）表现，单根牙表现为髓腔增大。成熟不全 / 形成不全亚型的主要缺陷为釉质成熟不全，形成不全 / 成熟不全亚型的主要缺陷为釉质发育不全。

（二）遗传学和发病机制

遗传性釉质发育不全的遗传类型最常见为常染色体显性型，如 AI1B（OMIM 104500）和 AI3A（OMIM

130900）等；其次为常染色体隐性型，如AI1C（OMIM 204650）和AI2A1（OMIM 204700）等；较少见为X连锁型，如AI1E（OMIM 301200）等（表38-1）。临床表型可表现为基质形成不全、矿化不全，或两者兼有。同一遗传家族中可以有不同的表型存在。釉原蛋白（amelogenin）作为最丰富的釉基质蛋白，由X、Y两条染色体上的*AMEL*基因编码，但X染色体上的*AMELX*基因负责绝大部分蛋白质的合成，*AMELX*基因的突变可导致X连锁的AI1E。成釉蛋白（ameloblastin）、釉蛋白（enamelin）、釉丛蛋白（tuftelin）的编码基因位于常染色体上，因此这些基因的突变与遗传性釉质发育不全中的常染色体遗传方式有关。遗传性釉质发育不全中所有类型均可影响乳牙及恒牙列，且常累及牙列中所有牙的大部分釉质。但与正常牙相比，这些牙并无更易患龋的倾向。

（三）防治

该病的预防可通过加强妇幼保健工作，从胚胎到出生后7岁，特别注意母体和儿童的营养和健康，预防全身感染和乳牙根尖周感染。饮食上宜食含维生素C多的食物如新鲜水果、蔬菜；含维生素D多的食物，如各种肝类、蛋黄或各类成品鱼肝油、丸等。治疗以对症治疗为主，对症治疗：有冷热刺激痛者可用药物脱敏，缺损明显者可行充填术，前牙可用复合树脂充填、贴面法或烤瓷冠修复改善症状和美观。

第二节　遗传性牙本质发育不全

遗传性牙本质发育不全Ⅱ型（dentin dysplasia，type Ⅱ，DTDP2；OMIM 125420），即遗传性乳光牙本质Ⅱ型，是牙本质发育不全三种类型中的第二型，它与Ⅰ型的区别是没有全身性骨骼发育不全，为独立发生的牙本质发育异常。而且Ⅲ型目前发现只发生在美国马里兰州及华盛顿特区的3个隔离民族中，是一种特殊的遗传性乳光牙本质，因此也不纳入Ⅱ型之中。

（一）临床表现

DTDP2主要表现为牙本质异常，而牙釉质基本正常，乳、恒牙均可受累，但乳牙列病损更加严重。临床表现为：①全口牙齿呈半透明琥珀色或乳光色，最终呈灰色或棕色，伴有釉质上的淡蓝色反光，故称“乳光牙”；②全口牙齿磨损明显，牙齿萌出不久，釉质就被咀嚼碎裂或剥离，釉质剥离后暴露的牙本质极易磨损而使牙冠变短，甚至磨损至牙槽嵴水平；③牙髓极易受刺激，引起髓腔牙本质增生堆积堵塞原本宽大的牙髓腔，致使X线片显示牙髓腔明显缩小，根管呈细线状，严重时完全阻塞。

（二）遗传学和发病机制

DTDP2与牙本质的矿化不良有关，常表现为常染色体显性遗传，与多种基因及相关蛋白表达异常有关。Ball等1982年首次将其致病基因定位于4q12-q21的区域内，1992年Crall等又将其致病基因定位于维生素D结合蛋白——组特异性组分Gc和干扰素诱导的细胞因子10（interferon inducible cytokine 10，INP-10）两个蛋白多态标记物之间，1995年Crosby等应用遗传图谱与物理图谱将此病基因定位于4q2l上D4S2691-D4S2692之间的6.6cM的遗传距离内。1999年Aplin等将该基因定位在2cM范围内，在这一区域内有一组基因，如分别编码牙本质涎磷蛋白（dentin sialophosphoprotein，DSPP）、牙本质基质蛋白1（dentin matrix protein 1，DMP1）、分泌型磷蛋白1（secreted phosphoprotein 1，SPP1）、骨涎蛋白（bone sialoprotein，BSP）、胞外基质磷酸糖蛋白（matrix，extracellular phosphoglycoprotein，MEPE）的基因*DSPP*、*DMP1*、*SPP1*、*BSP*、*MEPE*（*OF45*）等，都与牙本质、骨形成相关，它们的蛋白产物都含有精氨酸-甘氨酸-天冬氨酸的细胞附着体基序（RGD，Arg-Gly-Asp），该基序通过与细胞膜上的相应受体蛋白之间的结合，介导糖蛋白与细胞之间的黏附过程，因此它们都被认为是遗传性乳光牙本质的候选基因。

迄今为止，研究表明DTDP2发生主要与*DSPP*有关，而与*DMP1*、*SPP1*、*BSP*、*MEPE*等关系不大。

*DSPP*具有牙特异性，在前分泌型釉质细胞中短暂表达，在成牙质细胞中持续表达。其蛋白产物DSPP为一种嵌合蛋白质，有牙本质涎蛋白（dentin sialoprotein，DSP）、牙本质糖蛋白（dentin glycoprotein，DGP）和牙本质磷蛋白（dentin phosphoprotein，DPP）三个结构单位。DSP位于N端，是一种含质量分数10%的唾液

酸、30%的糖基，由360个氨基酸排列成的糖蛋白，在成牙本质细胞合成釉质细胞中特异性表达，是牙生成的重要因子。DGP位于DSPP的中间，呈酸性，可能与牙本质晶体结合有关。DPP位于C端，是一种高度磷酸化的丝氨酸，在牙本质非胶原蛋白中的质量分数达50%，能与细胞结合，具有调节靶细胞功能的作用，有研究者认为DPP在无机盐成核和分离溶解等矿化过程中起重要作用。

目前研究发现*DSPP*是DTDP2的致病基因，已在多个家系中发现了不同的突变位点，例如：伴有进行性耳聋的家系的*DSPP*基因的IVS3+1 G > A突变，在转录加工过程中可能导致*DSPP*基因外显子3的缺失。在DSP结构域的外显子2中发现突变5种（c.16T > G、c.44C > T、c.49C > A、c.49C > T、110 c.50C > T），其中c.16T > G（p.Tyr6Asp）位于信号肽序列内部，c.44C > T（p.Ala15Val）位于信号剪切位置，而c.49C > A（p.Pro17Thr）、c.49C > T（p.Pro17Ser）、c.50C > T（p.Pro17Leu）均紧邻信号肽剪切位置。内含子2区域发现4种突变（c.52-25del23bp、c.52-6T > G、c.52-3C > G、c.52-3C > A），这些突变均位于外显子2起点c.52上游。外显子3区域发现3种突变（c.52G > T、c.53T > A、c.133C > T），c.52G > T（p.Val18Phe）和c.53T > A（p.Val18Asp）位于外显子2上游端，c.133C > T（p.Gln45Ter引起翻译的提前终止。内含子3区域发现突变4种（c.135+1G > A、c.135+1G > T、c.135+2T > C、c.135+3 A > G），它们的位置均靠近外显子3终点c.135下游。外显子4内发现突变3种（c.202A > T、c.612T > G、c.625A > T），均位于肽链内部，远离与内含子的衔接处。

DTDP2的病理改变主要表现在釉牙本质界和牙本质，而釉质几乎完全正常。釉牙本质界平坦，缺乏扇贝状界面，故釉质易剥脱。近釉质的罩牙本质正常，其余牙本质结构改变，牙本质小管方向紊乱，形态不规则，数目减少，甚至有的区域完全没有牙本质小管。与正常牙本质相比，患牙牙本质中的水的成分增加，矿化降低，硬度降低。

（三）防治

DTDP2的治疗原则是早发现、早诊断、早治疗。阻断牙的磨损，保持其功能、形态和正常的生长并提高牙的美观性。一般情况下不需特殊处理，如果出现牙列重度磨损者可进行咬合重建，并及早作金属冠、树脂冠修复，有牙齿缺损者还应作修复治疗。

第三节 非综合征型先天缺牙

先天缺牙（hypodontia）是人类牙列中最常见的发育异常，多为恒牙缺失，可见为散发病例或有家族性，后者可以是常染色体显性遗传、常染色体隐性遗传或X连锁遗传。先天缺牙可分为单纯性即非综合征型先天缺牙（non-syndromic hypodontia）和综合征型先天缺牙（syndromic hypodontia）。前者仅有牙齿的先天缺失，而后者同时伴有其他器官的发育异常。本节仅就非综合征性先天牙缺失的病因、临床表现及治疗原则做一简单的介绍。

（一）临床表现

根据国内外文献报道，除第三磨牙外，先天性恒牙缺失最常见的为下颌第二前磨牙，其次为上颌的侧切牙和下颌中切牙，而上下第一、二磨牙，上颌中切牙和上颌第二前磨牙很少发生缺失。缺牙的牙位，一般表现为左右对称，常常与发生突变的基因有关。

先天性缺牙大多数并不仅仅表现为牙齿的缺失，往往同时伴有牙列异常，包括牙齿大小及形态异常、牙齿发育迟缓、牙齿萌出时间及顺序异常、牙齿错位和牙槽骨发育异常等。也有学者观察到先天缺牙的患者往往同时伴有牙弓内剩余牙齿牙冠变小，以及牙弓长度和宽度均小于正常人群。

（二）遗传学和发病机制

非综合征型先天牙缺失病因目前尚无定论。多数研究认为该病与遗传、环境因素均有关。多数学者认为，先天缺牙系牙胚形成和增殖阶段受到干扰发生异常而较少形成一个或多个牙齿，发病率多在3.2% ~ 10.1%，当然，这里所指的牙缺失并不包括第三磨牙的缺失。

大部分非综合征型先天缺牙表现为常染色体显性遗传，也有部分表现为X连锁遗传。人类牙齿的发育与很多基因所编码的蛋白质有关，包括生长因子、转录因子、受体、信号分子等，其中匹配框基因9(paired box gene 9，*PAX9*）和肌节同源盒基因1（muscle segment homeobox gene 1，*MSX1*）为目前比较确定的突变可以导致该病的易感基因。*PAX9*基因突变可导致常染色体显性遗传的先天性选择性缺牙3（selective tooth agenesis 3，STHAG3；OMIM 604625），其特征是各区段牙缺失，以后牙多见。而*MSX1*突变则导致常染色体显性遗传的先天性选择性缺牙1（selective tooth agenesis 1，STHAG1；OMIM 106600），其特征是第二前磨牙和第三磨牙的缺失。另外，编码转化生长因子α（transforming growth factor α，TGFA）和轴抑制蛋白2（axis inhibitor 2，AXIN2）等蛋白的基因*TGFA*和*AXIN2*的突变也可导致非综合征型先天牙缺失。

国内有学者对常见环境因素进行了研究，认为物理、化学、生物因素均会影响牙齿的发育，牙胚发育期间的外伤和手术等因素可能伤及牙胚，造成牙缺失。

（三）防治

目前，非综合征型先天缺牙患者根据病情不同，可分别采用修复、正畸、种植方式治疗或联合治疗。在设计治疗方案时要个性化，根据患者缺失牙的类型及患者要求制订。如前牙缺失者多以恢复美观为主，后牙缺失者则以恢复咀嚼功能为主要目的。

一般可先用正畸方法维持间隙，再采用固定义齿或可摘局部义齿修复，有条件者可考虑采用种植义齿恢复牙列的完整性。如患者存在牙槽骨不足的情况，可先行植骨，再进行后续治疗。

因为先天缺牙患者常常伴有牙冠较小、形态畸形、牙齿错位、牙弓长度和宽度异常、牙槽骨发育异常等畸形，故在义齿修复时要考虑到余留牙情况，方能得到良好的治疗效果。

第四节　遗传性牙龈纤维瘤病

遗传性牙龈纤维瘤（hereditary gingival fibromatosis，HGF）是一种罕见的常染色体显性遗传病，少数为隐性遗传。以牙龈组织弥漫性、渐进性增生为主要特征的良性病变。本病又名先天性家族性纤维瘤病（congenital familial fibromatosis）或特发性龈纤维瘤病（idiopathic fibromatosis）。病理变化表现为上皮下牙龈纤维过度增生，大部分胶原纤维由成熟、致密的胶原组成。发病率国外为1/75 000，国内尚无确切统计。男女患病率没有明显差别。本病的病因至今不明，患者多有家族史，偶尔散发。

（一）临床表现

临床表现复杂，具有高度的遗传异质性，目前的描述大致有两种：一种是以牙龈增生为单一症状的非综合征型HGF，多见于恒牙萌出期；另一种是综合征型HGF，与近50种伴有全身多处病变的罕见综合征相关联。常见的有：Laband综合征、Murray-Puretic-Drescher综合征、Rtutherfurd综合征、Jones综合征、Cowden综合征、Cross综合征、Ramon综合征等。

（二）遗传学和发病机制

HGF存在家族聚集性，遗传方式为常染色体显性或隐性遗传。国内外学者发现了2p21-p22、5q13-q22、2p22.3-p23.3、17q11.2、11p13.3、4q21、2p13-p21、7q等与HGF发病相关的位点。*SOS1*基因（son of sevenless 1，*SOS1*）是目前被成功克隆与鉴定的牙龈纤维瘤1（gingival fibromatosis 1，*GINGF1*；OMIM 135300）的致病基因。同时，也对细胞外基质代谢有关的肌成纤维细胞生长因子、转化生长因子-β1（transforming growth factor-β1，TGFB1）、结缔组织生长因子（connective tissue growth factor，CTGF）、基质金属蛋白酶类（matrix metalloproteinases，MMPs）、性激素等做了大量的研究。

随着分子遗传学技术的发展，对HGF致病基因的研究也取得了重大突破。Hart等在*SOS1*基因发现c.3248dupC突变，导致编码蛋白质的阅读框架移位，产生一个提前的终止密码子，使SOS1蛋白羧基末端4个重要的富含脯氨酸的SH3黏附功能区缺失。这种*SOS1*基因突变在转基因小鼠中出现皮肤肥厚的表型。国内肖尚喜等鉴定了牙龈纤维瘤2（gingival fibromatosis 2，GINGF2；OMIM 605544），发现编码钙/钙调蛋白依赖性蛋白激酶4的基因*CAMK4*是重要的候选基因之一。孟秀萍等通过对两例家族性HGF进行分析研究，证明我国同样存在巴西人中*SOS1*基因的热点突变c.3248dupC。

此外，体外对HGF生化特征研究表明，HGF牙龈成纤维细胞的增生速度快于正常牙龈，合成的细胞外基质如Ⅰ型胶原、纤维连接蛋白、糖胺聚糖的数量明显增加，因此认为细胞外基质的合成与降解失衡是导致HGF牙龈过度增生的主要原因。HGF的组织学表现也存在异质性。Tipton等进一步研究发现，HGF中自分泌TGF-β1和TGF-β2的表达水平升高。Wright等也证实TGF-β1和TGF-β3及受体在HGF中水平增加，但TGF-β2的水平下降。加入TGF-β的反义寡核苷酸可以减少TGF-β的含量，但不影响其活性。加入特异性抗体后TGF-β活性和胞外基质的合成下降。自分泌TGF-β不仅刺激成纤维细胞增生和细胞外基质的过量沉积，同时降低牙龈中基质金属蛋白酶MMP-1/2的活性，减少细胞外基质降解。

文献报道了不同家系的HGF致病基因定位于不同染色体上，故不能排除是多基因病的可能。也可能存在某些微效基因，由于其数目较少，因此未表现出明显的临床症状，但还需进一步的研究来明确和排除。*SOS1*基因是目前唯一被成功克隆与鉴定的HGF的致病基因，同时也是我国HGF的致病基因，但不排除还有其他致病基因的存在和共同作用。因此，明确HGF的致病基因及其功能将会为开展有效基因诊断和基因治疗提供科学依据。

（三）防治

遗传性牙龈纤维瘤的治疗主要做手术切除增生的牙龈，以恢复功能和外观。本病手术后易复发，复发率在很大程度取决于口腔卫生的状况，口腔卫生好，可以不复发或复发极慢（10～20年）。本病为良性增生，复发后仍可手术治疗，因为累及的牙数多，故一般仍采取姑息治疗。

第五节 掌跖角化－牙周病综合征

儿童掌跖角化-牙周病综合征（hyperkeratosis palmoplantaris and periodon-toclasia in childhood）又名Papillon-Lefèvre syndrome，PALS OMIM 245000），由法国人Papillon和Lefèvre于1924年首次报道，是一种临床上罕见的常染色体隐性遗传病。其特点是手掌和足跖部的皮肤过度角化（参见第三十六章），乳牙和恒牙牙周组织快速严重破坏为特点，故由此得名。本病罕见，发病率约1/4 000 000，其发病无种族特异性，约1/3的患病家系属于近亲联姻。

（一）临床表现

患者全身一般健康，智力正常，其发病较早，皮损及牙周病变常在4岁前共同出现，有人报道可早在出生后11个月。根据发病部位可分为弥漫型、局限型及点状型。①皮肤特点：红斑、角化过度、皲裂及鳞屑，多数先发生于掌跖部，逐渐扩展至掌跖侧缘、掌跖背甚至累及踝、膝和肘部，多对称，常伴发手足臭汗症，足跖尤甚，约有1/4患者易有身体其他部位感染；②口腔特点：牙周病损在乳牙萌出后不久即可发生，随着乳牙脱落和恒牙的萌出，其周围牙龈迅速发生感染，深牙周袋炎症严重，溢脓、口臭、骨质迅速吸收，约在5～6岁时乳牙即相继脱落，待恒牙萌出后又发生牙周破坏，多数患者在13～15岁时恒牙大部分脱落。有的患者第三磨牙也会在萌出后数年内脱落，有的则报道第三磨牙不受侵犯；③其他症状：毛发正常或稀疏，指/趾甲如被累及时表现肥厚、弯曲或有横行嵴纹，有些患者X线片上可见脉络丛和硬脑膜的异位钙化，有细长指，指端尖细并呈钩形。肝脓肿也是该病的一个特征，目前国内外均有病例报道。除以上典型的临床症状外，Willett等报道1例患者在3岁时出现皮肤的异常表现，而20岁后才表现出牙周异常特征，称之为迟发型掌跖角化-牙周病综合征。

（二）遗传学和发病机制

掌跖角化病是包含多种表型的一组疾病，且同一表型内还存在高度的表现度差别。该综合征患者位于11q14.2编码组织蛋白酶（cathepsin C，CTSC）的基因*CTSC*（OMIM 602365）发生突变。*CTSC*主要表达于掌、跖、膝等部位，其功能主要是激活免疫细胞丝氨酸蛋白酶，以促进这些细胞参与免疫防御及炎症过程。虽然这种蛋白的全部作用机制尚不清楚，但有研究证明：有大量功能正常的组织蛋白酶C可降低牙周病的发生。

皮肤从幼儿起即可出现角化过度伴鳞屑。根据组织病理表现可分为棘层松解型和非棘层松解型。该综合征的细菌学研究发现其菌群类似成人牙周炎，而不像青少年牙周炎。在牙周袋近根尖区域有大量的螺旋体，同时在牙骨质上也黏附有螺旋体。也曾有学者报道发现有支原菌的小集落形成。有学者报道患者血清中有抗伴放线杆菌的抗体，袋内可分离出该菌。病理表现与成人牙周炎无显著区别，牙周袋壁有明显的慢性炎症，主要为浆细胞浸润，袋壁上皮内几乎见不到中性多核白细胞。破骨活动明显，成骨活动很少。患牙根部的牙骨质非常薄，有时仅在根尖区存在较厚的有细胞的牙骨质。X线片见牙根细而尖，表明牙骨质发育不良。

（三）防治

本病常规的牙周治疗效果不佳，患牙的病情继续加重，直至需全口拔牙。近年来有人报道对幼儿可将其全部乳牙拔除，当恒切牙和第一恒磨牙萌出时，再口服10～14天抗生素，可防止恒牙发生牙周破坏。若患儿就诊时已有恒牙萌出或受累，则将严重患牙拔除，重复多疗程口服抗生素，同时进行彻底的局部牙周治疗，每2周复查和洁齿一次，保持良好的口腔卫生。在此情况下，有些患儿新萌出的恒牙可免于罹病。这种治疗原则的出发点，是基于本病是伴放线杆菌或某些其他微生物的感染，而且致病菌在牙齿刚萌出后即附着于牙面。在关键时期（如恒牙萌出前）拔除一切患牙，去除致病菌生存的环境，以防止新病变的发生。这种治疗原则取得了一定效果，但病例尚少，且须长期观察，并辅以微生物学研究。患者的牙周炎控制或拔牙后，皮损仍不能痊愈，但可略减轻。

第六节　侵袭性牙周炎

侵袭性牙周炎（aggressive periodontitis，OMIM 170650；608526）又名早发性牙周炎（early onset periodontitis，EOP），是一种发生于健康人，具有明显家族聚集性，疾病进展迅速的牙周炎。其临床表现和实验室检查均与慢性牙周炎有明显区别。国外报道患病率为0.1%至15%，我国尚缺乏可靠资料。

（一）临床表现

侵袭性牙周炎的主要临床表现为：①患者除患牙周炎外，通常全身健康；②存在快速的附着丧失和骨破坏；③有家族聚集性。另外，还有一些并不普遍存在的次要特征：①菌斑堆积量与牙周组织破坏的严重程度不相符；②伴放线杆菌（*actinobacillus actinomycetemcomitans*）的比例升高，在一些人群中则表现为牙龈卟啉单胞菌（*porphyromonas gingivalis*）的比例升高；③吞噬细胞异常；④巨噬细胞过度反应型，包括细菌外毒素诱发的PGE2和IL-1水平升高；⑤附着丧失和牙槽骨吸收可有自限性；⑥患者一般为30岁以下。

可根据典型症状及牙X线片和颌翼片诊断，但需与下列疾病鉴别：①慢性牙周炎，本病进展缓慢，患者口腔卫生情况一般较差且大多数患者为成年人（35岁以上）；②反映全身疾病的牙周炎，本病的发生是全身疾病在口腔的突出表征，结合患者全身情况即可鉴别。

（二）遗传学和发病机制

侵袭性牙周炎的组织学变化与慢性牙周炎无明显区别，均以浆细胞浸润为表现的慢性炎症为主。侵袭性牙周炎的病因复杂，对其病因的研究涉及微生物学、分子生物学、遗传学、细胞生物学等学科领域。目前发现的侵袭性牙周炎的危险因素主要包括某些特殊微生物的感染、遗传、免疫功能缺陷、糖尿病、吸烟、精神压力、某些基因的多态性，宿主自身的易感因素可降低宿主对致病菌的防御力和组织修复力，也可加重牙周组织的炎症反应和破坏。关于侵袭性牙周炎的病因至今还未完全明了，尚需要进一步的研究。

侵袭性牙周炎具有遗传倾向，有显著的家族聚集性。一些学者提出侵袭性牙周炎具有常染色体显性遗传、常染色体隐性遗传及X染色体显性遗传。也有学者提出侵袭性牙周炎不符合孟德尔遗传规律。但到目前为止，其遗传方式还未确定，尚需要进一步的调查和研究。朱小玲等的研究提示*TNF*基因c.-380G＞A可能与中国人群中男性个体的侵袭性牙周炎易感性有关。任秀云等筛选*S100A8*基因上游调控区的单核苷酸多态性位点，发现*S100A8* SNP rs3795391 A＞G具有侵袭性牙周炎易感性。Maney等对非裔美国人群的研究表明，*FPR1* 基因 c.348T 多态能增加侵袭性牙周炎的易感性。Endo 等对 46 例广泛性侵袭性牙周炎的患者和 104 例健康者（均为日本人）的基因血清学进行对照研究，得出的实验结果显示 *IL6R* 基因是侵袭性牙周炎的易感基因。以上结果都表明侵袭性牙周炎很可能是一种遗传性疾病。

（三）防治

侵袭性牙周炎的治疗原则与慢性牙周炎治疗类似，即：①清除局部致病因素（控制菌斑；彻底清除牙石，平整跟面；牙周袋及根面的局部药物治疗）；②牙周手术；③建立平衡的牙合关系；④全身治疗；⑤拔除患牙；⑥维护期的牙周支持治疗。此外由于侵袭性牙周炎一般发病较早，进展较快，早期诊断及治疗对预后极为重要。

第七节　非综合征性唇腭裂

先天性唇腭裂（cleft lip with and without cleft palate，CL/P）是人类最常见的先天性畸形之一，发生率约为 1/500～1/1000，男女发病比例为（1.5～2.0）：1。发病率因国家、地区和种族的不同而有所差别。根据是否存在其他先天畸形。将唇腭裂分为：非综合征型唇腭裂（nonsyndromic cleft lip with and without cleft palate，NSCL/P，OMIM 119530）和综合征型唇腭裂（syndromic cleft lip with and without cleft palate，SCL/P），其中 NSCL/P 为常见。目前认为，SCL/P 大多是单基因疾病，符合孟德尔遗传。而 NSCL/P 的病因则涉及多种因素，其中遗传和环境因素都起到了重要作用，不符合孟德尔遗传方式。

非综合征型唇腭裂作为一种“多因子”疾病，是遗传因素与环境因素共同作用的结果。已有越来越多的流行病学调查报道及动物实验证实环境暴露因素与遗传因素相互作用，增加唇腭裂的患病风险。近年来国外许多学者普遍给予孕妇补充多维生素，而非单一的维生素进行临床研究，发现孕期补充多维生素能显著降低唇腭裂、神经管缺陷的发生率。石冰、蒙田等在中国西部非综合征性唇腭裂人群中运用遗传流行病学分析，发现孕早期补充维生素及叶酸可以降低非综合征性唇腭裂发病风险。然而母亲孕早期患病，服抗病毒类药物、被动吸烟、堕胎史等能增加非综合征性唇腭裂发病风险。

（一）临床表现

唇腭裂可以分为唇裂、腭裂和牙槽突裂三种类型。根据其裂隙的部位和裂开的程度，可将其分为以下几类：

1. 唇裂　①单侧唇裂：单侧不完全性唇裂（裂隙未裂至鼻底）；单侧完全性唇裂（整个上唇至鼻底完全裂开）；②双侧唇裂：双侧不完全性唇裂（双侧裂隙均未裂至鼻底）；双侧完全性唇裂（双侧整个上唇至鼻底完全裂开）；③双侧混合型性唇裂（一侧完全裂、另一侧不完全裂）。

2. 腭裂　①软腭裂：仅软腭裂开，有时只限于悬雍垂，不分左右；②不完全性腭裂：软腭完全裂开并伴有部分硬腭裂，但牙槽突完整，无左右之分；③单侧完全性腭裂：裂隙自悬雍垂至切牙孔完全裂开，并斜向外直抵牙槽嵴，与牙槽突裂相连；④双侧完全性腭裂：常与双侧唇裂同时发生，裂隙在前颌骨部分各向两侧斜裂直达牙槽嵴，鼻中隔、前颌及前唇部分孤立于中央。

3. 牙槽突裂　可单侧发生，也可双侧同时发生。根据裂隙的程度可分为：①完全性裂：鼻腔至前腭骨的牙槽突完全裂开使口鼻腔贯通，常见于单侧或双侧完全性唇腭裂；②不完全性裂，口鼻腔不相通，常见于不完全性唇裂患者；③隐裂：牙槽突线状缺损或凹陷，覆盖黏膜组织完整，口鼻腔不相通，见于不完全性唇裂患者。

（二）遗传学和发病机制

国内外众多学者通过动物实验、连锁和关联分析对 NSCL/P 的诸多易感基因进行了研究，发现了很多易感基因。然而迄今为止，尚未发现主效致病基因，而单一基因对 NSCL/P 发病的遗传度都较低，大多仅 3%～5%。*IRF6* 基因对 NSCL/P 的遗传度也只有 12%。揭示和发现主效致病基因在 NSCL/P 发生中有重要意义，为 NSCL/P 三级预防奠定基础。

唇腭裂发病有明显的家族聚集倾向，患者亲属患病率高于群体患病率，而且随着与患者亲缘关系级别的变远（或亲缘系数增大）患病率递减，向群体患病率靠拢（表38-2）。

表38-2 唇腭裂中亲属级别和患病率之间的关系

人群	一般群体	一卵双生	一级亲属	二级亲属	三级亲属
唇裂/腭裂	0.001	0.4（×400）*	0.04（×40）	0.007（×7）	0.003（×3）

（*括号中为高于群体的倍数；参见第5章多基因病发病风险估计）

（三）防治

由于唇腭裂的病因及发病机制尚不清楚，目前尚无预防的办法。但流行病学研究显示吸烟或被动吸烟是一个重要的环境因素。唇腭裂治疗目的是为了恢复患儿上唇正常形态和正常的语言功能。为获得满意的手术效果，整复手术的时间选择非常重要。目前国内外公认单侧唇裂最佳手术时间为生后3个月左右，双侧唇腭裂最佳手术时间为生后6个月左右，腭裂为生后10个月左右。唇裂术后往往伴有不同程度鼻畸形，可根据具体病情进行鼻畸形矫正术。另外唇腭裂患儿常有上颌牙齿排列不齐，出现牙齿反合，应在12岁左右进行牙齿的正畸治疗。

唇腭裂的治疗是以外科手术为主的综合序列治疗，已不再是单纯的手术修复，而是形成了恢复正常解剖生理功能的、包括矫形-外科-正畸-语音等综合序列治疗模式。这是一项复杂、长期的系统治疗工程，是当今任何一科医生都无法胜任与完成好的项目。有鉴于此，学者逐渐认识到需要根据唇腭裂患者治疗和健康恢复的要求，组织由多学科专家共同组成专门的治疗组，共同检查、讨论研究治疗计划，对各种治疗方法避害就利，循序渐进地从患儿出生到生长发育成熟，实施动态地、连续性地观察与治疗，最终达到使患者无论在形态与功能还是心理上，均能达到与正常人一样或接近一样的治疗目的。

第八节　白色海绵痣

白色海绵状斑痣（white sponge nevus，WSN，OMIM 193900，615785），又称白皱褶病（white folded disease）、软性白斑（soft leukoplakia）、家族性白色皱襞黏膜增生（familial white folded hyperplasia of mucous membrane）等。1909年Hyde首次报道，1935年Cannon将其命名为WSN，并对其临床表现和病理学特征进行了描述。其特征为形似海绵的灰白色水波样皱褶或沟纹，主要累及颊、口底及口腔黏膜。

（一）临床表现

表现为灰白色的水波样皱褶或沟纹，形似海绵，扪之具有正常口腔黏膜的柔软与弹性，有特殊的珠光色。通常情况下无症状，大多数是偶然发现。病变从婴儿期即可出现，往往不被注意，至青春期发展迅速，可包括整个口腔黏膜，青春期过后则变化不大，在成年后逐渐趋于静止状态。因此，年轻患者的病损常比老年人严重、广泛。除口腔病变外，亦可累及鼻腔、外阴、肛门等处黏膜。

病变部位黏膜上皮明显增厚，表层为不全角化细胞。棘细胞增大，层次增多，棘细胞空泡形变，胞核固缩或消失。部分棘细胞周围有一透亮的环，经过糖原染色（PSA染色）及电镜证实富含糖原。基底细胞增多，但分化良好。结缔组织内胶原纤维水肿、断裂，有少量炎细胞浸润。电镜下观察见细胞器大部消失。细胞内还发现大量被膜颗粒（Odland小体），正常情况下细胞内Odland小体进入细胞间隙，促进角化细胞脱落，而本病细胞间的Odland小体不足，病损区的桥粒增多，可能是造成上皮层细胞堆积，呈现海绵状外观的原因。

（二）遗传学和发病机制

本病是一种常染色体显性遗传病，具有家族聚集性。致病基因有二：一是位于12q13.13编码角蛋白4的基因*KRT4*；另一是位于17q21.2编码角蛋白13的基因*KRT13*。基因测序证明其发生与中间角蛋白家族口腔黏膜棘层细胞表达蛋白角蛋白4（KRT4）及角蛋白13（KRT13）的基因突变有关。围绕这两个基因发现有下列突变:Shibuya 等发现 *KRT13* 的 c.332T > C 置换。Nishizawa 等发现 *KRT13* 的 c.341G > A。Terrinoni 等发现一个 4 代 19 个人 WSN 家系中在 *KRT13* 上发生了 c.335A > G 的错义突变,又在另一 WSN 家系中发现 *KRT4* 基因 c.419_420insACA。Chao 等发现 *KRT4* 基因 c.1303G > A。张剑明等发现 *KRT4* 基因上 c.1787G > A 突变和非编码区 c.2282A > G 突变。

(三)防治

目前多认为该病变为良性,不发生恶性变,一般无症状时不需处理。但是发现病变后,应该进行仔细的临床及组织学检查,以排除口腔扁平苔藓等癌前病变。目前尚无标准的治疗方法,诸如戒烟、全身或局部使用肾上腺糖皮质激素、使用消炎防腐类漱口水等收效甚微。研究证明口服维甲酸具有明显的疗效,也可用维甲酸局部涂抹,对斑块有消除的作用。也有报道四环素、青霉素、抗阻胺药对 WSN 有一定疗效。此外,可采用冷冻、激光治疗或手术切除治疗。

第九节　唇窝 - 唇裂与腭裂综合征

唇窝 - 唇裂与腭裂综合征(van der Woude 综合征,OMIM 119300)是一种罕见的发育畸形。1845 年 Demarquay 首先报道。1954 年 van der Woude 在 5 个家系调查的基础上,明确提出该综合征为常染色体显性遗传的单基因遗传病,具备三个特异性体征:①先天性唇瘘(congenital lip pits)、陷窝或窦道;②唇裂;③腭裂或唇腭裂。下唇瘘可单独出现或与后两个体征同时出现,但在同一家族中,腭裂与唇腭裂一般不会同时出现。它是最常见的与唇腭裂相关的综合征,在唇腭裂病例中发生率约为 2%。

(一)临床表现

下唇凹陷和(或)窦,唇裂伴或不伴腭裂以及单纯腭裂是该征主要的临床表现。裂的表型包括:单侧不完全性唇裂,黏膜下腭裂,悬雍垂裂及双侧完全性唇腭裂。47% 患者表现为双侧唇凹。39% 的单纯腭裂,0.8% 唇裂伴或不伴腭裂和 0.7% 非裂患者伴下唇窦道口圆锥形隆起(图 38-1)。

典型的凹陷表现为双侧近下唇唇红中线对称分布,在中线两侧各有一个。但亦有部分唇凹呈单侧,中线位或双侧非对称性分布。单侧唇凹通常位于左侧,少见位于右侧者。凹陷通常为圆形或椭圆形,但亦可见横行裂隙状或浅沟。唇窝 - 唇裂与腭裂综合征下唇凹陷"微表型"包括:横行黏膜脊,圆锥形隆起和(或)无法探入的开放性浅窝。罕见的情况下隆起位于下唇中线融合处,形成一种特殊的猪嘴样结构。

窦位于下唇上缘或唇红缘至唇黏膜前后向任一位置,多数位于唇红缘附近,相距 5 ~ 25mm。窦口可能很小,以致毛发无法探入,宽度可达 6mm 直径。窦道基底部包埋于骨骼肌纤维内,穿过口轮匝肌达 1mm ~ 2.5cm 深度,与其下方的小涎腺外分泌管相通。下唇窦通常无症状,但亦可因自主性分泌或咀嚼运动压力排泌稀薄或黏性涎液至黏膜表面。

先天性唇凹或瘘因发育受阻而引起,正中和(或)侧方的沟或裂纹在正常发育过程中逐渐消失。下颌突生长受阻将导致唇凹的形成。若与唇腺导管相连的上皮残余形成囊肿,最终将导致先天性唇瘘的出现。唇凹的形成起始于胚胎第 36 天,而唇裂的形成起始于胚胎第 40 天,腭裂起始于胚胎第 50 天。正因为唇凹形成的时间与唇腭裂形成的时间相接近,可解释该征患者除表现为唇凹陷和(或)窦外,常同时伴发唇腭裂的现象。

该病约 1/3 患者仅表现为下唇凹陷,并不伴发唇腭裂。而约半数唇窝 - 唇裂与腭裂综合征患者表现为唇凹伴口面裂,其中约 2/3 患者伴发唇裂或唇腭裂,而 1/3 患者伴发单纯腭裂。Ⅱ型患者更常见伴发单纯腭裂。约 10% 病例并不表现为下唇凹陷,故这部分患者与非综合征型唇腭裂难以区分。

口腔其他表现包括:颌间粘连(连颌畸形),10% ~ 81% 的病例伴发牙发育不全,10% ~ 20% 的病例伴发上下第二前磨牙缺失及单卵双生子分娩期牙齿萌出等。该综合征口腔以外的临床表现相对少见。目前已报道的病例伴发的其他病症包括:拇指发育不全,尖端渐细手指,3 ~ 4 手指并指症,马蹄内翻足,副乳,舌系带过短,下唇裂,双下唇,睑缘粘连,耳前窦,先天性心脏病,心脏杂音和中线大脑畸形,外胚层发育不全,结节状脆发症,羊膜带肢体缺陷和大脑结构异常等。

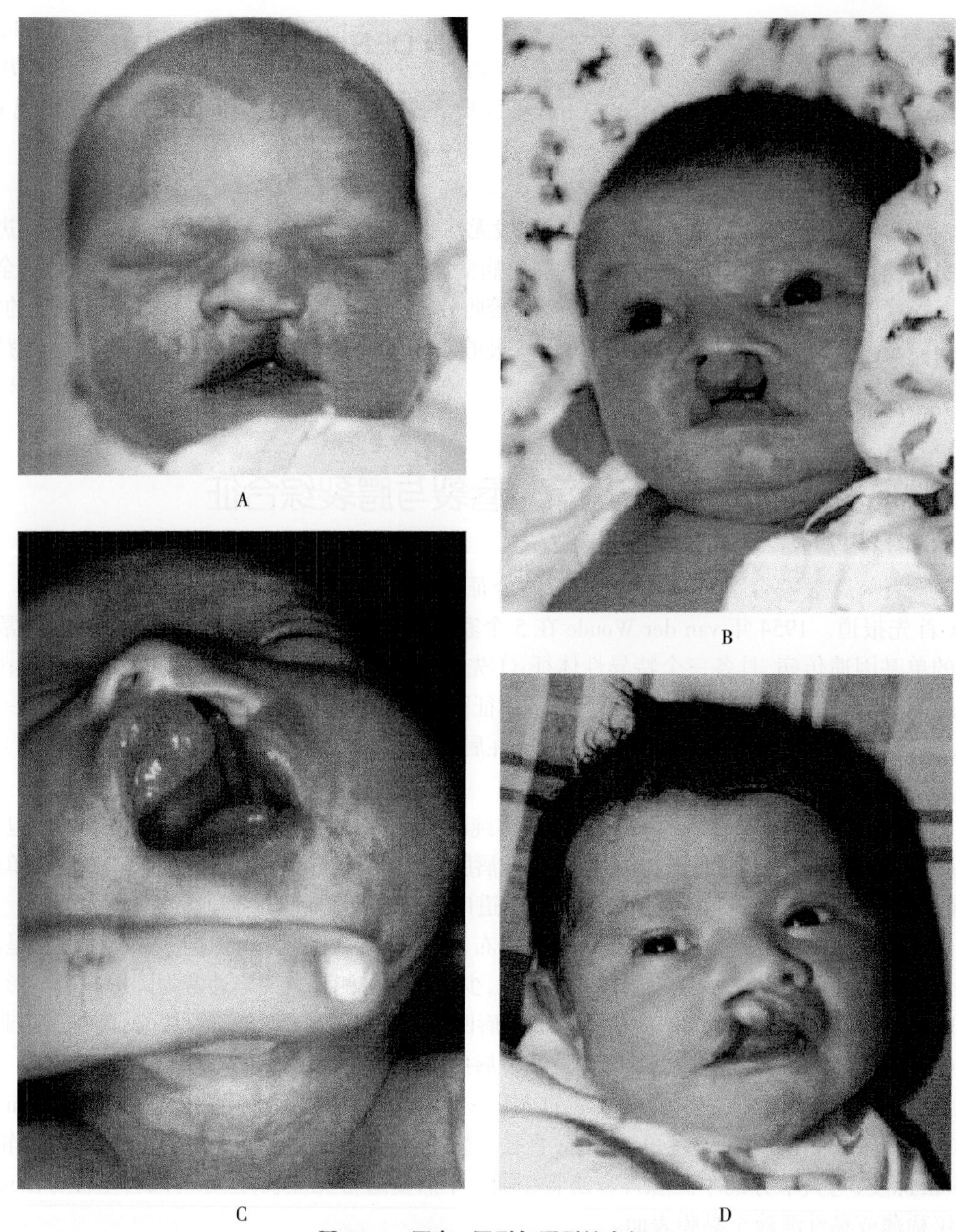

图 38-1 唇窝 - 唇裂与腭裂综合征

A ~ D，唇裂的渐变过程及其所引起的后果，从独立的单侧唇裂到显著裂开的继发于腭裂的唇裂，至裂开的鼻翼和轻度眼距增宽

（二）遗传学和发病机制

唇窝 - 唇裂与腭裂综合征的新生儿出生发病率为 1/100 000 ~ 1/40 000。遗传模式符合常染色体显性遗传，伴不同的表现度。外显率为 0.89 到 0.99。Bocian 和 Walker 报道了一例携带 1 号染色体长臂中间缺失 -del（1q32-q41）的患者。该患者伴有先天性下唇瘘，与唇窝 - 唇裂与腭裂综合征和腘窝翼状胬肉综合征相关联。因此认为该征的发生归因于 1 号染色体长臂的微缺失。Houdayer 等对 1q32-q41 区域 6 个微卫星标记与唇窝 - 唇裂与腭裂综合征的连锁分析显示最大累积 lod 值为 3.27，重组率为 0.00 出现在 D1S245 位点。Kondo 等采用直接测序和唇窝 - 唇裂与腭裂综合征关键区域内 350kb 长度推测转录本的连锁分析鉴定了该征致病基因为编码干扰素调节因子 6 基因 *IRF6*。

本综合征具有不完全外显率，其表现度高度变异。同一家系内唇裂伴或不伴腭裂以及单纯腭裂的发生率和复发风险低于 40%。该现象提示唇窝 - 唇裂与腭裂综合征面裂的发生受其他位点修饰基因的影响。Sertie 等对一个巴西的大家系进行的连锁分析发现 17p11.2-p11.1 区域的一个基因与 *IRF6* 共同作用可提高腭裂的患病风险，是主基因表达的修饰基因。

Koillinen 等报道了一个芬兰的一个大家系，其受累成员除通常所见伴发唇裂伴或不伴腭裂的风险高于单纯腭裂的两倍外，表现为典型的本综合征表型。连锁分析定位了第二个该征染色体区域 1p34，而非常见的 1q32-q41。Rorick 等对 1p34 区域内 *IRF6* 基因调控候选基因分析发现患者携带 *WDR65* 基因错义突变。该突变显著改变一个保守氨基酸残基的生化特性，故 Rorick 等认为该突变可能是唇窝 - 唇裂与腭裂综合征Ⅱ型潜在的致病基因。

（三）防治

在治疗方面，除对唇腭裂的治疗应遵循一般原则外，对先天性唇瘘一般采用手术切除。术前可在窦道内注入少量亚甲蓝，围绕窦道口作梭形切口，将染色的窦道彻底切除。为防止术后并发黏液腺囊肿，切除窦道时应将其底部的黏液腺一并切除，分层缝合。对于损及中线口轮匝肌的陷窝，应作口轮匝肌修复并将凹陷区增高成形。

第十节　下颌面骨发育异常

下颌面骨发育不全（Treacher Collins 综合征）是一种颅颌面发育畸形（参见第三十四章）。涉及源于第一和第二咽弓、咽裂和咽囊的结构。Berry 或 Treacher Collins 首先报道了该征的基本表现。1949 年 Franceschetti 等总结了以往相关报道，并采用"下颌骨面骨发育不全"命名该综合征。

（一）临床表现

该征临床表现包括：眼裂倾斜，眼睑缺损，小颌畸形，小耳畸形及其他耳畸形，颧骨发育不全和大口畸形。患者往往伴发传导性听力丧失和腭裂。颅骨基本正常，颅底呈进行性后弯，造成气道狭窄。眶上缘、颧骨体、颧弓及额骨颧突对称性发育不足。下颌骨髁突、喙突、下颌升支发育不足，髁突由透明软骨覆盖，髁突颈短小，无关节突，颞下颌关节区明显扁平。下颌体表面凹陷，下颌角圆钝。以上骨性发育不足形成本综合征患者特殊面容：鼻部看似较大，面部较窄，睑裂下斜，颧骨压低，颏部后缩以及大而向下方倾斜的口裂。约 25% 的患者可表现为舌形突起的头发延伸至颊部。

双侧睑裂较短且向外下方倾斜。部分患者倾斜的眼裂不对称。约 75% 患者下眼睑外 1/3 处常可见缺损。眼睑缺损内侧可见睫毛的缺损。同时亦可见虹膜、脉络膜、视神经、下泪点、睑板腺和睑缘间皱褶的缺损或缺如。

耳鼻部表现参见第三十七章。

患者智力通常是正常的。因伴发听力丧失，部分患者表现为轻度精神迟钝。

35% 患者伴发腭裂，30%～40% 患者伴发先天性腭咽闭合不全。但唇腭裂同时发生的病例较为罕见。15% 患者伴发单侧或双侧大口畸形。上唇提肌和腮腺的缺如或发育不全亦可见报道。咽部发育不全可导致新生儿的死亡。

（二）遗传学和发病机制

根据其致病基因和遗传方式的不同，此综合征可分为三种亚型：1 型（OMIM 154500）致病基因定位于 5q32，因 *TCOF1* 基因杂合突变而导致，符合常染色体显性遗传；2 型（OMIM 613717）致病基因定位于 13q12.2，因 *POLR1D* 基因突变所致，符合常染色体显性遗传；3 型（OMIM 248390）致病基因定位于 6p21.1，因 *POLR1C* 基因突变所致，符合常染色体隐性遗传。本综合征临床表现在同一家系内部严重程度由轻到重各不相同。

下颌面骨发育不全的新生儿发病率为 1/50 000。约 60% 病例为散发型，40% 病例存在家族史。绝大多数病例为 1 型。Balestrazzi 等报道了一例女童患者携带一个平衡易位 t（5：13）（q11；p11）。该患者体内己糖胺酶 B 水平降低，而己糖胺酶 B 基因 *HEXB* 定位于 5q13，因此该征致病基因亦可能定位于 5q。Jabs 等通过对 8 个该征家系 5 号染色体标记位点进行的连锁研究发现定位于 5q31.3-q33.3 区域的 4 个位点 lod 值呈正值。Dixon 等采用高度变异微卫星标记进行的连锁分析和荧光原位杂交进一步将致病基因定位于5q32-q33.1。突变检测证实*TCOF1*基因为1型的致病基因（OMIM 606847）。*TCOF1*基因编码一个富含丝氨酸/丙氨酸核仁磷酸蛋白，被戏称为"糖浆（treacle）"蛋白。目前为止，虽然*TCOF1*基因已发现超过130种突变，包括无义突变、插入突变、缺失突变及剪接突变，但仍然缺乏基因型/表型相关性证据。

TCOF1蛋白是核糖体形成过程中重要的时空调控因子。*TCOF1*基因突变导致该蛋白表达不足，从而造成核糖体形成障碍，核仁内*P53*基因活性和稳定性改变，神经上皮前体细胞凋亡增加，进而导致神经嵴细胞数量的减少，来源于神经嵴细胞的颅颌面软硬组织发育不足。

Dauwerse等对未携带*TCOF1*基因突变的病例进行检测，发现了新的位于13q12.2区域*POLR1D*基因的致病突变，患者为无义突变杂合子。该类病例归于本综合征2型。

Lowry等对本综合征患者突变检测发现，位于6p21.1区域*POLR1C*基因的突变是该综合征的致病因子。但该类病例遗传方式不同于前两种类型，符合常染色体隐性遗传，归类为3型。该型患者及家庭成员往往表现为其他常染色体隐性遗传临床特征。致病基因外显不全或种系的镶嵌现象可作为该类型临床表型可能的解释。

（三）防治

1. 治疗时机　睑缘修复可以在1岁以内进行。中面部截骨、颧骨颧弓的重建和眼眶、眼睑的再造可以在4～10岁时进行。颌骨手术可以在6～10岁进行，也可以在颌骨发育完成以后进行。外耳成型一般在6岁以后，以获得足够的软骨支架。

2. 治疗方法　对眶面部复合畸形可联合进行整复治疗，也可按照部位分次进行手术整复。以下按照部位叙述：

（1）下睑缘发育不良：轻度下睑缺损可采纳下睑及邻近组织Z改形术予以修复。中、重度下睑缘的全层缺损，最好用上睑皮瓣以外眦为蒂移动修复下睑。

（2）颧部骨缺损：眶颧部骨缺损的治疗原则是，在颧骨缺损区植入分层叠加的肋骨片或自体颅骨外板。

（3）上颌骨狭长前突：上颌骨所在的中面部畸形特征是前后向过于前突，同时因缺乏横向发育而使上颌骨和腭弓狭长，加之颧突颧弓发育不良，使得整个颅面部更加不协调，缺乏立体感。关于上颌骨鼻突宽而前伸、致额鼻角平整或鹰钩鼻畸形的患者，有两种方法可供选择。截骨后上颌骨整块与中面部和颅底脱开，然后以鼻根为支点向前旋转。该手术最好配合下颌骨升支截骨或下颌骨体部截骨前移时，以保证面部外形和颌关系的协调。Tessier方法有如下几个特点：①使前面部高度减少；②向前移动上颌牙列；③下移错位的上颌后份，下降颌平面；④扩大鼻咽腔；⑤增加眼眶垂直向的直径（扩大眶容积）。上述特点中最后三点对严重畸形患者的功能改善尤为重要。

（4）下颌短缩畸形：对轻度畸形，主要是改善颜面外形，可以作下颌体部的植骨（饱满双侧下颌部）、颏部的植骨，甚至作颏部截骨前移术。对较严重的病例，在考虑外形修复的同时，应进行生理功能的重建，手术目的是改善牙颌关系、扩大咽腔以减少呼吸堵塞、改善下面部外形轮廓。

第十一节　尖头并指（趾）畸形（Apert综合征）

尖头并指（趾）畸形（acrocephalosyndactyly，OMIM 101200）又名Apert综合征（Apert syndrome）是一种与颅缝早闭有关的综合征。1894年Wheaton首先报道。1906年以Apert命名。临床表现包括：颅缝早闭，短楔形尖头，骨性融合的并指症（最少累及2、3、4指/趾）（参见第三十四章）。

（一）临床表现

在婴儿期，患者由鼻底至后囟存在较宽的中线颅骨缺陷。融合骨岛逐渐填充缺陷部位。出生时冠状缝已融合。患者表现为过度扁头畸形。枕部扁平，前额陡峭。部分病例前囟膨出或稍向前膨出，常形成不对称性颅底畸形。前颅底、前颅窝和斜坡非常短，蝶骨小翼向上外倾斜，大翼前突，颅底扁平。约4%的病例可表现为"苜蓿叶状"颅骨。颞脂肪垫增大。面中1/3发育不足，上颌骨后缩，相对而言下颌前突，鼻梁塌陷，驼峰样鼻。鼻中隔常偏曲。患者常表现为眼眶距过宽，眼球突出，睑裂外下斜，上直肌缺失及其他眼外肌结构改变。14% 病例存在弱视，60% 斜视，19% 屈光参差，34% 屈光不正。至少 8% 患者表现为暴露性角膜病变和角膜瘢痕。此外，至少 8% 患者出现视神经萎缩。该征患者偶见白化病。虹膜基底透明，色素消失。部分患者耳低位，偶见小耳畸形。本病常伴中耳炎。此外，镫骨的角板原发性固定亦较常见。放松状态下，上唇呈斜方形。腭盖高拱，狭窄。硬腭比正常人短，软腭较正常人长而厚。腭外侧因含过多黏多糖成分而肿胀明显（图 38-2）。

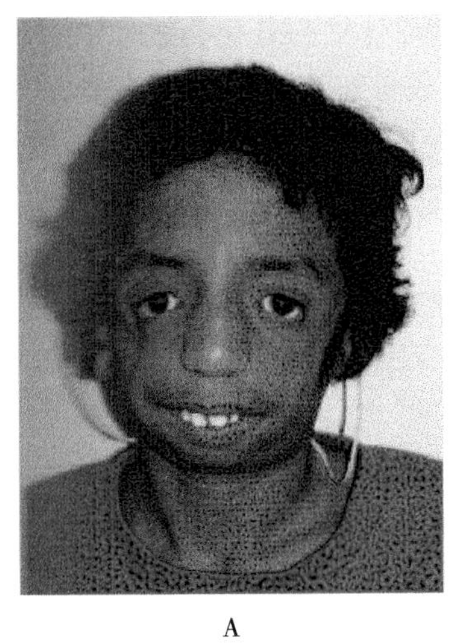
A

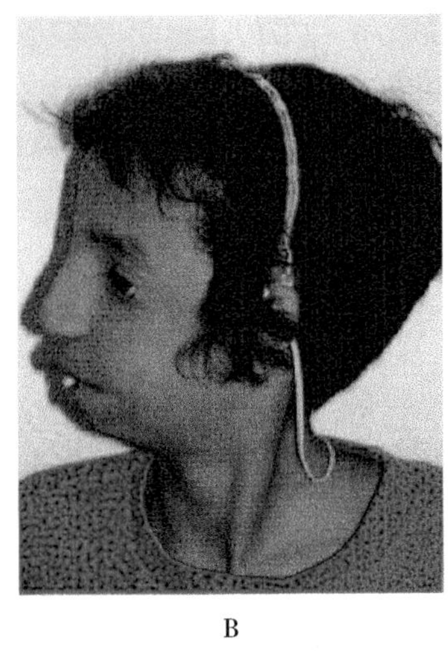
B

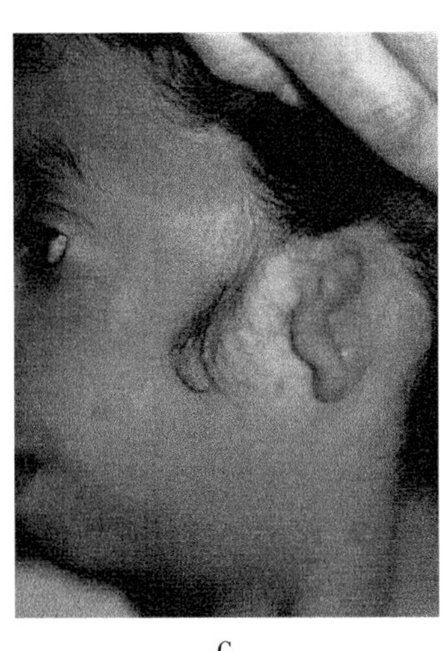
C

图 38-2　尖头并指（趾）畸形

A～C 青春期患儿，示头皮毛发向颊侧生长，外眼角呈反先天愚型样下斜，颧骨发育不良，耳畸形，小颌

患者常见上颌骨发育不良。上颌牙弓缩窄，呈“V”形，牙列拥挤，安氏Ⅲ类错殆，牙槽突明显增厚。牙齿迟萌也较常见。鼻咽部高度、宽度、深度改变。鼻咽部体积降低，后鼻孔开口缩小将可能造成呼吸窘迫和肺心病。

患者常表现为不同程度的智力发育迟缓。但亦有部分该征患者表现为正常的智力水平。多数患者伴胼胝体、边缘结构的缺陷或两区域缺陷并存。智力发育迟缓可归因于该两区域结构的缺陷。其他中枢神经系统病变包括巨脑，脑回异常，脊髓白质发育不良和灰质异位，脑积水，脑室扩大，慢性小脑扁桃体疝及透明隔缺失。

新生患儿体长、体重、头围均在正常 50% 以上。婴儿期和幼儿期，患儿身高增长速度逐渐减慢。从青少年到成年，其增长速度减慢尤为显著。其主要原因为下肢的轻度肢根化。上肢的肢根化更明显。患者手足并指（趾）团最少累及第 2、3、4 指（趾），并常伴有不同程度的并甲。第 1 和 5 指（趾）可以并入中间指（趾）团或可以分离。当所有手指均发生并指，患者手表现为汤匙型；若拇指分开时，变宽且向桡侧偏曲，患者表现为“助产士”手型。患者手和腕骨表现为进行性骨融合。指骨间关节可在 4 岁时变得坚硬。4～6 岁时近端指骨间关节发生关节粘连。相邻远端指骨的粘连随年龄变化而出现，最常见于第 3、4 远端指骨。腕骨的融合最常见于钩状骨和头状骨的融合。

在足部，其并趾症表现同手部，亦常累及第 2、3、4 趾。第 1、5 趾可与中间并趾团块分离，或通过软组织与第 2、4 趾相连。趾甲可分离或部分相连。踇趾宽，常可见内翻。部分患者可见伴轴前性多趾症，表现为第一跖骨重复及可见 6 个脚趾。

患者常伴多汗症。青春期和青春期后皮肤油腻。多数患者前臂可出现不同程度的寻常痤疹。面部、胸部、背部、上肢出现 Frank 粉刺和脓疱。因蝶顶缝的早期融合及额骨眶板和眶上翼畸形，患者可出现额部皮肤过度皱褶。

（二）遗传学和发病机制

新生儿出生发病率为 7.6～22.3/1 000 000，占全部颅缝骨融合病例的 4%～5%。其发病率因人种不同而存在差异，西班牙裔美国人发病率最低，而亚洲人群发病率最高。其发病存在明显的父亲年龄效应，近半数父亲生育年龄大于 35 岁。多数病例为散发型，但亦有常染色体显性遗传的病例报道。

Wilkie 等发现了本病患者成纤维细胞生长因子受体 2 基因 *FGFR2* 7 号外显子上的两个突变：p.Ser252Trp 和 p.Pro253Arg。约占 2/3 的病例携带 p.Ser252Trp 突变，约占 1/3 的病例携带 p.Pro253Arg 突变。Slaney 等发现 *FGFR2* 基因两种突变的不同效应主要表现在并指症和腭裂的发生率差异上。携带 p.Ser252Trp 突变的患者更常伴发腭裂，而携带 p.Pro253Arg 突变的患者手足并指症更为严重。其他少见突变包括：*FGFR2* 基因 7 号外显子上非典型突变 p.Ser252Phe、受体结合位点突变、Alu 插入及 2 号染色体短臂的缺失或易位。

患者成骨细胞系表现为过度成熟的趋向。*FGFR2* 突变导致过量的前体细胞分化为成骨细胞，并通过激活 PKC- 依赖 AP1 转录活性，促进 *EGFR* 和 *PDGFR* mRNA 的表达。成骨细胞 EGFR 蛋白的增加导致涉及 Sprouty2-cb1 相互作用的转录后修饰受阻，进而导致 cb1 被隔离以及 EGFR 泛素化的降低，最终导致胎儿发育期过度骨膜下骨形成和颅顶过早骨化。

（三）防治

本病的治疗呈现多元和个体化的趋势，具体的治疗方案需要由多学科团队参与评估，包括整形外科医生、神经外科医生、儿科医生、遗传学家、牙科医生、眼耳鼻喉医生、语音学家以及心理学家等。通过临床表现、影像学检查以及基因分析，可以在新生儿阶段即可诊断。最重要的是，患儿的功能性问题需要得到重点的关注。多学科专家对于患儿的高颅压、呼吸、视力和听力等问题都需要积极地随访和给予父母必要的意见。必要的影像学检查、头部测量数据和面部特征数据都需要完整的采集并评估。当患者视力等功能性症状稳定时，随访可以为每年 1 次，根据本病治疗的标准和患者个体化情况制订和调整治疗方案。自出生到 4 个月的时间内，新生儿需接受多个学科专家进行的跨学科的系统评估。出生后 4～6 个月，诊治的重点是颅骨和脑组织发育情况。此时脑组织快速发育，却由于颅骨缝早闭而受到压迫，呈现“指压征”等典型的颅内高压征象，如不及时解决可能影响精神智力发育，该期行额眶部截骨前移等手术为脑组织发育提供空间。

第十二节　颅面骨发育不全（Crouzon 综合征）

颅面骨发育不全（craniofacial dysostosis，OMIM 123500）由法国医生 Crouzon 在 1912 年首先报道，又称为 Crouzon 综合征。世界范围内发病率约为 1/25 000，其中 67% 的患者具有家族史，其余 33% 到 56% 的患者为基因新生突变导致的散发病例。其特点为上颌骨形成不良，以及眼部发育异常的颅骨发育畸形。其病理机制为因颅缝早闭继发颅颌面骨发育异常（参见第三十四章）。此病常见于男性，男女比例约 3∶1。

（一）临床表现

本病的临床表现为颅腔狭小、眼眶小而浅、眼球突出、鹰钩鼻、上颌骨发育不良和下颌相对前突。除了外貌缺陷外，常有严重的功能障碍：由于上气道狭窄，影响呼吸，打鼾，呼吸暂停综合征；还可以合并视力障碍、听力障碍；颅内高压症、脑积水或自发性小脑扁桃体疝，智力发育迟缓等问题。如果因颅压力升高、颅缝分离时，视神经孔反正常，视神经症状亦可减轻。

（二）遗传学和发病机制

本病是一种常染色体显性遗传病。大部分患者的致病基因为位于染色体 10q26.13 的成纤维细胞生长因子受体 2 的基因 *FGFR2*。FGFR2 具有促成纤维细胞有丝分裂、促血管生成和促进胚胎组织发育等多种生物学活性，在许多涉及细胞生长、分化、迁移和趋化现象的重要生物学过程中发挥关键作用。

对人类基因的序列分析显示，有一个编码典型穿膜袢和酪氨酸激酶受体结构的基因家族开放读码框。3 种基因都可能发生不同的剪接，形成许多异型体。免疫球蛋白样结构域 Ig Ⅲ的多样性剪接，是决定 FGFR2 特异性的主要因素。*FGFR2* 基因的 Ig Ⅲ结构域，由 1 个外显子编码，编码该结构域第 1 部分Ⅲ a 的外显子 8 被选择性剪接到编码该结构域第 2 部分的Ⅲ b 或Ⅲ c 的外显子上，构成完整的 Ig Ⅲ。Ig Ⅲ b 由第 9 个外显子参与编码，又称角化细胞生长因子，与皮肤发育有关。突变可造成它在间充质的异位表达。Ig Ⅲc 则由第 10 个外显子参与编码，也称细菌表达激酶，与成骨作用有关。*FGFR2* 的基因突变主要集中在 mRNA 选择性剪接异构体细菌表达激酶剪接体的 Ig Ⅱ和 Ig Ⅲ内，特别是组成 Ig Ⅲ的Ⅲ a 和Ⅲ c（分别由外显子 7 和 10 编码），Ig Ⅱ和 Ig Ⅲ以外的其他部位的致病突变也有报道，但少见。也有个例报道表明，突变可以位于内含子，因影响外显子的剪接而致病。此外，其他可能参与 Crouzon 综合征发病过程的调节因子还有成纤维细胞生长因子 2（FGF2）、碱性成纤维细胞生长因子（bFGF）、肿瘤坏死因子 β（TNFβ）等。除了遗传因素以外，父母生育时年龄过大也会导致子代患病的概率增加。

（三）防治

目前对该病的治疗旨在减低颅内压、纠正颅面骨畸形。主要采取的治疗方法包括：脑脊液分流术、正颌外科术、斜视矫正术、牙面畸形纠正术、骨松解矫正术等。患者的手术年龄需根据畸形的严重程度及适合的手术方法综合考虑。如有严重眼球突出、颅骨发育畸形影响大脑发育的，应在 2 岁左右行早期手术，如果畸形严重、涉及颅骨和面中部骨骼、手术范围和风险大的，可以考虑分期手术。功能影响较小的可在稍大年龄手术，这样患儿可以有较好的手术耐受力。根据患儿的情况，手术方式主要包括额骨和面中部骨骼截骨整块前移、面中部骨骼截骨前移和牵张成骨技术等。

第十三节　腭心面综合征

腭心面综合征（velocardiofacial syndrome，OMIM 192430）即 22q11.2 缺失综合征（22q11.2 deletion syndrome）或先天性胸腺发育不全 / 腭心面综合征。它是较常见的染色体微缺失综合征，在新生儿发病率约为 1/4000，在先天性心脏病患儿中的检出率达到 1/68。未发现性别和人种对发病率的影响。约 6% 到 10% 的病例具有家族史。

（一）临床表现

22q11.2 微缺失综合征的临床表型无论在家系间还是家系内都具有明显多样性。即使在同卵双生子之间也可能存在不同症状的组合形式。最常见的临床表现包括免疫缺陷、先天性心脏病、腭咽畸形、低血钾血症、肾脏畸形等。约 77% 的病例存在免疫缺陷，其中 67% 存在 T 细胞生成障碍，23% 存在体液免疫缺陷，6% 存在 IgA 不足。尽管如此，大多数患者不会受到机会感染和致死性感染的威胁。然而，伴发上腭结构异常和胃食管反流可能增加上呼吸道感染、中耳炎及鼻窦炎的机会。而一些患者存在的吞咽困难会导致营养不良，从而进一步削弱免疫能力。约 70% 的病例中出现腭部畸形，主要表现为腭咽闭合不全。腭咽闭合不全可能是出于结构性原因，如腭裂、腭咽比例失调等，也可能出于功能性原因，如腭咽肌肉肌张力不足等。最常见的口内表现为腭隐裂，其次为显性腭裂。考虑该综合征的腭裂患者最好在术前行血管造影检查。22q11.2 微缺失综合征在颅面部的其他表现包括耳廓畸形、颅缝早闭、眼睑赘皮、眼距过宽、颧骨平坦、小口、小下颌等。

（二）遗传学和发病机制

DiGeoge 于 1965 年报道了一组胸腺及甲状旁腺先天缺失的综合征，伴有此类临床表现的综合征就被命名为 DiGeoge 综合征（先天性胸腺发育不全）。随后，各种不同的症状组合也被冠以不同的名称，如腭心综合征、腭心面综合征、椎动脉干畸面综合征等。通过现代细胞分子遗传学 FISH 技术的建立，发现了一大类这种冠以综合征命名的疾病，原来是一类染色体微缺失或微重复的疾病（参见第七章）。这是一个非常令人瞩目的进步。本书第七章已经报道了约 50 个这样的疾病。相信未来还有更多以发现人命名的疾病是由染色体的微小变化引起。的确，在未明确 22q11.2 缺失是这些综合征共同的遗传病因之前，文献中各式各样的命名，一度造成很大的混乱。目前，为了更加系统准确地定义该类疾病，对明确存在 22q11.2 缺失的病例按照其遗传病因命名，即 22q11.2 微缺失（综合征），而对具有典型临床表征但发病机制不同或不明的病例暂以表现型命名，如颚 - 心 - 综合征、腭心面综合征或唇窝 - 唇裂与腭裂综合征等。

22 号染色体短臂主要为核糖体 RNA 基因等短链重复序列，尚未发现为蛋白质编码基因；其长臂则富含为蛋白质编码基因。约 90% 的 22q11.2 微缺失综合征病例存在一段长 3Mb 的典型缺失区域，其中包含四个低拷贝重复区域和约 30 个功能基因位点，而约 7% 的病例仅缺失一段长 1.5Mb 的区域。导致

22q11.2微缺失临床症状的关键基因包括*TBX1*、*UFD1L*、*COMT*、*HIRA*、*PXQAP*、*CRKL*等。

（三）防治

腭心面综合征的治疗以手术为主，推荐的手术年龄4～6岁。一要考虑患儿的语音发育，又要兼顾患儿颌骨的生长发育问题。在手术以前建议患儿先进行基本的腭咽闭合功能锻炼，同时需要进行一些相关检查，如咽腔造影、鼻咽纤维镜或者CT、B超、MRI检查以及语音功能的检查评估等，以便确定咽壁有无异常的血管，从而决定组织瓣的宽度。术后必须进行语音训练，以防止组织瓣的萎缩及纠正不良的发音习惯。

参考文献

1. 邓辉．儿童口腔医学．北京：北京大学医学出版社，2005.

2. 于世凤．口腔组织病理学．第6版．北京：人民卫生出版社，2007.

3. Zhao J, Hu Q, Chen Y, *et al*. A novel missense mutation in the paired domain of human PAX9 causes oligodontia. Med Genet Part A, 2007, 143A(21): 2592-2597.

4. Vieira AR, Meira R, Modesto A, *et al*. MSX1, PAX9, and TGFA contribute to tooth agenesis in humans. Dent Res, 2004, 83(9): 723-727.

5. Bansal A, Narang S, Sowmya K, *et al*. Treatment and two-year follow-up of a patient with hereditary gingival fibromatosis. J Indian Soc Periodontol, 2011, 15(4): 406-409.

6. Loos BG, John RP, Laine ML. Identification of genetic risk factors for periodontitis and possible mechanisms of action. J Clin Periodontol, 2005, 32(Suppl 6): 159.

7. Maney P, Walters JD. Formylpeptide receptor single nucleotide polymorphism 348T > C and its relationship to polymorphonuclear leukocyte chemotaxis in aggressive periodontitis. J Periodontal, 2009, 80(9): 1498-1505.

8. Forrester MB, Merz RD. Descriptive epidemiology of oral clefts in a multiethnic population, Hawaii, 1986—2000. Cleft Palate Craniofac J, 2004, 41: 622-628

9. Abbott BD, Harris MW, Birnbaum LS. Comparisions of the effects of TCDD and hydrocortisone on growth factor expression provide1 in sight into their interaction in the embryonic mouse palate. Teratology, 1992, 45(1): 35.

10. Antachopoulos C. Invasive fungal infections in congenital immunodeficiencies. Clin Microbiol Infect, 2010, 16(9): 1335-1342.

11. Nopoulos P, Richman L, Andreasen N C, *et al*. Abnormal brain structure in adults with Van der Woude syndrome. Clin Genet, 2007, 71(6): 511-517.

12. Koillinen H, Wong F K, Rautio J, *et al*. Mapping of the second locus for the Van der Woude syndrome to chromosome 1p34. Euro J Hum Genet, 2001, 9(10): 747-752.

13. Rorick N K, Kinoshita A, Weirather J L, *et al*. Genomic strategy identifies a missense mutation in WD-repeat domain 65 (WDR65) in an individual with van der Woude syndrome. Am J Med Genet A, 2011, 155A(6): 1314-1321.

14. Dixon J, Jones NC, Sandell LL *et al*. Tcof1/Treacle is required for neural crest cell formation and proliferation deficiencies that cause craniofacial abnormalities. Proc Natl Acad Sci USA, 2006, 103(36): 13403-13408.

15. Dauwerse J G, Dixon J, Seland S, *et al*. Mutations in gene encoding subunits of RNA polymerases I and III cause Treacher Collins syndrome. Nat Genet, 2011, 43(1): 20-22.

16. Khong J J, Anderson P, Gray T L, *et al*. Ophthalmic findings in Apert syndrome prior to craniofacial surgery. Am J Ophthal, 2006, 142(2): 328-330.

17. Quintero-Rivera F, Robson C D, Reiss R E, *et al*. Intracranial anomalies detected by imaging studies in 30 patients with Apert syndrome. Am J Med Genet A, 2006, 140(12): 1337-1338.

18. Mantilla-Capacho J M, Arnaud L, Diaz-Rodriguez M, *et al*. Apert syndrome with preaxial polydactyly showing the typical mutation Ser252Trp in the FGFR2 gene. Genet Couns, 2005, 16(4): 403-406.

19. Miraoui H, Ringe J, Haupl T, *et al*. Increased EFG- and PDGF-alpha-receptor signaling by mutant FGF-receptor 2 contributes

to osteoblast dysfunction in Apert craniosynostosis. Hum Mol Genet, 2010, 19(9): 1678-1689.

20. Samatha Y, Vardhan T H, Kiran A R, *et al*. Familial Crouzon syndrome. Contemp Clin Dent, 2010, 1(4): 277-280.

21. 李建红，王振常，鲜军舫，等. Crouzon 综合征颅面部的 CT 表现. 临床放射学杂志, 2010, 29(11): 1461-1464.

22. McDonald-McGinn DM, Sullivan KE. Chromosome 22q11.2 deletion syndrome (DiGeoge syndrome/velocardiofacial syndrome). Medicine, 2011, 90(1): 1-18.

23. Kornfeld SJ, Zeffren B, Christodoulou CS, *et al*. DiGeorge anomaly: a comparative study of the clinical and immunologic characteristics of patients positive and negative by fluorescence in situ hybridization. J Allergy Clin Immunol, 2000, 105(5): 983-987.

附录Ⅰ 基因操作方法学

光 炜 胡修原 段 山

第一部分 重组 DNA 技术

重组 DNA 技术，又称遗传重组、基因工程、分子克隆等，实质就是利用各种各样的酶对 DNA 进行操作的过程。第一部分就从工具酶、分子克隆的基本步骤和方法三方面对重组 DNA 技术进行简略介绍。

一、工具酶

重组 DNA 使用的酶主要来源于自然界各种微生物及细胞，参与到基因复制、转录、翻译等许多生命活动过程，其功能涉及 DNA 的剪切、连接、删除、延伸、拷贝等。这些酶促反应构成了重组 DNA 的基础，也使这些酶成为基因工程必不可少的工具酶。

（一）限制酶

限制性核酸内切酶（restriction endonuclease）现简称限制酶，是生物体内能识别并切割特异双链 DNA 的一种内切酶。切割发生在磷酸二酯键，并在两条 DNA 链上分别切割，产生两个断端（末端），每个断端分别含有一个 5' 磷酸末端和一个 3' 羟基末端。

1. 限制酶的功能及 R-M 系统 Luria 和 Human（1952）以及 Bertani 和 Weigle（1953）发现 λ 噬菌体在不同的宿主细胞（即大肠埃希菌）生长状况不同，在某些细菌中生长很差，受到了“限制”。随后，20 世纪 70 年代初，Dr. Nathans 和 Dr. Smith 发现这种“限制性”是来自于细菌体内产生的核酸内切酶，并分别分离鉴定了这些酶，从而发现了细菌的限制 - 修饰系统（restriction-modification systems，R-M），他们（和 Dr. Arber）也因此获得了 1978 年诺贝尔医学奖。细菌的 R-M 系统包括细菌体内的核酸内切酶和修饰酶。核酸内切酶能够识别并切割降解外源（噬菌体）DNA，使其不能插入到细菌基因组中，从而限制了噬菌体的生存，因此这种核酸内切酶又称为限制酶。为保护细菌自身的 DNA 不被自身的核酸内切酶消化破坏，细菌还合成一种修饰酶（DNA 甲基转移酶），通过对细菌基因组的（甲基化）修饰而改变限制酶识别的 DNA

序列结构。内切酶和修饰酶功能上相互协调，都识别相同的 DNA 序列，使细菌利用核酸内切酶将入侵的非甲基化的噬菌体 DNA 降解破坏的同时避免自身 DNA 被消化。同一细菌产生的核酸内切酶和甲基转移酶构成的 R-M 系统，可以是分离的两个蛋白，也可是一个蛋白的两个亚基，或者是一个较大的，结合在一起的具有内切和修饰两种功能的蛋白不同区域。

2. 命名原则　限制酶主要是从原核生物中提取。命名总规则是以内切酶来源的原核生物属名的第一个字母（大写）和种名的前两个字母（小写）组成，如该原核生物有不同的菌株（品系），则再加上该菌株（品系）的第一个字母（大写）；出版物中常将属名和种名的缩写用斜体区分。当同一菌株中有几种不同的内切酶时，则分别用罗马数字Ⅰ、Ⅱ、Ⅲ……来代表发现的先后顺序（附录Ⅰ表 1）。对于识别同一 DNA 序列，来自同一原核生物的 R-M 系统的两个酶，分别在其名字前加“R.”和“M.”加以区别，但大多数情况下“R.”可省略。如 Hind Ⅲ或 R.Hind Ⅲ表示为 Hind Ⅲ限制酶，M. Hind Ⅲ为 Hind Ⅲ甲基转移酶。

3. 限制酶分类　限制酶根据蛋白亚基的组成基础，切割位置，序列特异性及有无辅助因子而分为四型。

Ⅰ型限制酶是复合体，多亚基，内切和修饰酶结合在一起，在远离识别位点随机切割 DNA 双链的一类。虽能识别专一的核苷酸顺序，但是没有准确定位切割位点。由于不能产生确定的限制片段和明确的凝胶电泳条带，这类限制酶在重组 DNA 技术中无使用价值。

Ⅱ型限制酶多为同源二聚体或四聚体，具有认知切割的作用，在识别的特异序列内或附近的特定位点切割 DNA，不需要 ATP 或 GTP，但需要镁离子作为辅助因子。这类限制酶的识别特异性是极其严格的，在其识别序列中任一碱基的改变或修饰都使该序列不能再被识别和切割。是唯一的一类能用于 DNA 分析，基因克隆等实验操作的限制酶。这里，我们主要介绍这类内切酶。

附录Ⅰ表 1　部分Ⅱ型限制酶的名称，来源生物学名，识别序列及酶解后末端形成

限制酶名称	来自原核生物学名	识别 DNA 序列	末端形成
Alu Ⅰ	*Arthrobacter luteus*	AG↓CT	平末端
Sau3A Ⅰ	*Staphylococcus aureus*	↓GATC	5' 黏性末端
Hpa Ⅱ	*Haemophilus parainfluenzae*	C↓CGG	5' 黏性末端
Msp Ⅰ	*Moraxella species*	C↓CGG	5' 黏性末端
BamH Ⅰ	*Bacillus amyloliquefaciens*	G↓GATCC	5' 黏性末端
Bgl Ⅱ	*Bacillus globigii*	A↓GATCT	5' 黏性末端
EcoR Ⅰ	*Escherichia coli*	G↓AATTC	5' 黏性末端
Hind Ⅲ	*Haemophilus influenzae Rd*	A↓AGCTT	5' 黏性末端
Pst Ⅰ	*Providencia stuartii 164*	CTGCA↓G	3' 黏性末端
Pvu Ⅱ	*Proteus vulgaris*	CAG↓CTG	平末端
Xho Ⅰ	*Xanthomonas holcicola*	C↓TCGAG	5' 黏性末端
Kpn Ⅰ	*Klebsiella pneumoniae OK8*	GGTAC↓C	3' 黏性末端
Not Ⅰ	*Nocardia otitidis-caviarum*	GC↓GGCCGC	5' 黏性末端
Pme Ⅰ	*Pseudomonas mendocina*	GTTT↓AAAC	平末端

Ⅲ型限制酶是仅由两个亚基构成的核酸酶，与Ⅰ型限制酶类似，同时具有修饰及认知切割的作用，但它们在 DNA 识别序列外切割，并需要在同一 DNA 分子内存在两个反向的（头对头的）相同序列去完成切割，因此它们很少能产生完全的裂解消化。

Ⅳ型限制酶是识别和切割修饰（例如甲基化）DNA 的核酸酶，但不属于 RM 体系。例如大肠埃希菌的 McrBC 和 Mrr 系统。

4. Ⅱ型限制酶　DNA分析和重组操作中所用的限制酶是Ⅱ型限制酶。它能识别专一的核苷酸顺序，并在该序列的固定位置上切割双链，由于同一限制酶切割的DNA片段具有相同的核苷酸末端顺序，能构建来自不同基因组的杂合DNA分子。因此，这类限制酶是重组DNA技术中最常用的工具酶之一。到2010年为止，已识别鉴定了3834种Ⅱ型限制酶，其中超过641种已有商品供应。有关限制性酶的详细资料，如识别序列，切割位点，来源，是否已商品化，基因序列，晶体化结构等信息，可参考REBASE网上数据库（rebase.neb.com）。

Ⅱ型限制酶识别的专一核苷酸序列最常见的是4个或6个核苷酸，少数也有识别5个核苷酸以及7个、8个甚至9个到11个核苷酸。如果识别位置在DNA分子中的分布是随机的，理论上，识别4个核苷酸的限制酶每隔4^4（256）个核苷酸就有一个切点，识别6个核苷酸的限制酶，每隔4^6（4096）个核苷酸就有一个切点。人的单倍体基因组约为3×10^9核苷酸对，识别4个核苷酸的限制酶的切点约有（$3\times10^9/2.5\times10^2$）$10^7$个切点，也就是可被这种酶切成$10^7$片段，识别6个核苷酸的限制酶则有（$3\times10^9/4\times10^3$）约$10^6$个切点。

附录Ⅰ表2　二类限制性内切酶识别序列及切割后形成的5’、3’黏性末端和平末端

BamH Ⅰ	5’ G↓GA 3’ C　CT	TC　C 3’ AG↑G 5’	→	5’ GATC C 3’ 3’　　G 5’	5’黏性末端
Bgl Ⅱ	5’ A↓GA 3’ T　CT	TC　T 3’ AG↑A 5’	→	5’ GATC T 3 3’　　A 5’	5’黏性末端
Pst Ⅰ	5’ C　TG 3’ G↑AC	CA↓G 3’ GT　C 5’	→	5’　　G 3’ 3’ ACGT C 5’	3’黏性末端
Pvu Ⅱ	5’ CAG↓CTG 3’ 3’ GTC↑GAC 5’		→	5’ CTG 3’ 3’ GAC 5’	平末端

Ⅱ型限制酶的识别序列是一个回文对称顺序，即有一个中心对称轴，如附录Ⅰ表2中，垂直虚线所表示的轴，从这个轴朝两个方向“读”都完全相同，这就是回文顺序（palindrome）。这种酶的切割可以有两种方式。一种是交错切割，如表中实线箭头表示在双链上交错切割的位置，切割后生成5′(突出的)黏性末端，如表中的BamH Ⅰ、Bgl Ⅱ，或3′(突出的)黏性末端，如表中的Pst Ⅰ。切割后末端实质含两条单链末端：5’磷酸末端和3’羟基末端，其核苷酸顺序是互补的，可形成氢键，所以称为黏性末端。注意表中的BamH Ⅰ和Bgl Ⅱ两个酶，它们各自的识别序列不同，但酶解切割后产生同样的黏性末端，它们是互补的，故可黏结在一起，但失去了各自的识别序列。这也是基因工程中所需要的一个技巧（参见后亚克隆策略节）。另一种是在同一位置上切割双链，产生平头末端。例如表中的Pvu Ⅱ。另外，有时两种限制酶的识别核苷酸顺序和切割位置都相同，只是对于识别顺序中的核苷酸有无甲基化的敏感性不同，对甲基化不敏感的限制酶可以切割甲基化DNA，而敏感的则不能，从而产生不同的结果，这一特点现已作为DNA甲基化分析方法之一。这类有相同识别序列和切割位点的酶被称为同切点酶或异源同工酶（isoschizomer）。

随着越来越多的Ⅱ型限制酶的发现与鉴定，新的命名规则又将Ⅱ型限制酶分为许多亚型。感兴趣者可查阅相关文献。

在不同的DNA分子中，所含的限制酶及其酶切位点的数目是不同的，在已知DNA片段序列的（可通过基因组信息库获取）前提下，通过计算机软件获取和了解该DNA片段所含常用限制性内切酶的酶切位点数目及其分布等，又称限制酶酶谱，NEBCutter就是一个非常实用和方便的网上软件（*http://tools.neb.com/NEBcutter2/*），任何已知序列都可通过它得到相应的限制酶酶谱。

（二）甲基转移酶

DNA甲基转移酶是一个酶家族，催化将甲基转移到DNA的化学反应。目前已知的DNA甲基转移酶都是由S-腺苷蛋氨酸（S-adenosyl methionine，SAM）提供甲基。DNA甲基化具有广泛生物学功能。细胞的限制-修饰（R-M）系统中的修饰作用就是由甲基转移酶来完成的。

1. DNA 甲基转移酶根据其催化反应分为三类：

（1）腺嘌呤 N6- 甲基转移酶（m6A）：特异催化 DNA 腺嘌呤第 6 位碳的氨基甲基化，产生 N 甲基腺嘌呤，m6A 主要存在于原核生物中。

（2）胞嘧啶 N4- 甲基转移酶（m4C）：特异催化胞嘧啶第 4 位的氨基甲基化，产生 N4- 甲基胞嘧啶，m4C 亦主要存在于原核生物中，为Ⅱ类核酸酶限制 - 修饰系统的组成部分，能够识别特异 DNA 序列并甲基化其中的胞嘧啶。

（3）胞嘧啶 5- 甲基转移酶（m5C）：特异催化胞嘧啶第 5 位的碳甲基化而产生 5- 甲基胞嘧啶。除原核生物外，m5C 则见于低等真核生物，高等植物及某些棘皮动物类。在真核细胞中，m5C 特异识别和作用于某些 CpG 顺序中的胞嘧啶，使其甲基化，从而调节基因表达和细胞分化；在细菌内，m5C 也是限制 - 修饰系统的组成部分之一，是 DNA 操作中非常有用的工具。真核生物中目前只发现 5 甲基胞嘧啶（5mC）。5mC 占整个胞嘧啶中的 2%～7%（果蝇和某些昆虫例外）。5mC 大多以 5mCpG 的形式存在，不同物种或同一物种的不同组织中，5mC 出现的频率也不尽相同。

2. 大肠埃希菌 Dam 和 Dcm 甲基转移酶　大肠埃希菌中还有另外 2 个特异性甲基转移酶，它们不属于 R-M 系统。其中一个为 Dam 甲基转移酶（DNA adenine methyltransferase，Dam），由 dam 基因编码，能够将甲基从 S- 腺苷甲硫氨酸转移至 GATC 序列中的腺嘌呤的 N6 位；Dam 甲基转移酶的功能之一就是甲基化 DNA 复制后合成的新链，从而维持 DNA 甲基化。更重要的是，细菌 DNA 复制起始区是 GATC 序列集聚区，Dam 与其他蛋白（如 SeqA）等协同，通过调控 DNA 半甲基和甲基化的状态保证 DNA 复制与细胞周期一致。

另一个是 Dcm 甲基转移酶（DNA cytosine methyltransferase，Dcm），由 dcm 基因编码，早期被称为 Mec 甲基转移酶，能够使位于 CCAGG 和 CCTGG 序列中的胞嘧啶在 C5 位置甲基化。

这些甲基转移酶的意义有两个：①所有或者部分这些位点的 DNA 序列甲基化修饰后，就不能被来自表达 Dam 和 Dcm 甲基转移酶的细菌产生的限制酶切割。如，从 Dam^+ 的大肠埃希菌分离的质粒就不能被 Mbo Ⅰ切割（其识别序列是 GATC）。②质粒 DNA 的修饰能够影响细菌特殊状态下的转化效率。当 Dam 修饰的质粒被引入到 Dam^- 的大肠埃希菌时，正如前述，质粒 DNA 在首次复制后，在 Dam 位点形成的半甲基化而不能被甲基化，而半甲基化抑制复制，造成 Dam 修饰的质粒在 Dam^- 细胞中只复制一次，而后再不能复制。另外，Dam 或 Dcm 修饰的 DNA 被引入到其他类细菌时，也使转化效率减低，目前原因还不清楚，可能存在一种类似于大肠埃希菌中发现的 Mcr 和 Mrr 的修饰酶依赖的限制酶系统。因此，当使用 Dam^- 或 Dcm^- 细菌株去扩增质粒载体时，应避免使用在这类细菌中发现的修饰依赖性限制酶。

3. 真核生物甲基转移酶　在哺乳动物细胞中，已发现有 3 种 DNA 甲基转移酶（DNA methyltransferase，DNMT），分别为 DNMT1，DNMT3A 和 DNMT3B。而原 DNMT2 经研究证实它并不催化 DNA 甲基化，而催化 tRNA 胞嘧啶甲基化，故现已改称 TRDMT1。DNMT 催化的甲基化主要发生在 CpG 双核苷酸中胞嘧啶的 C5 位上，研究显示 CpG 甲基化具有遗传性、组织特异性和基因表达相关性，并在细胞分化和基因表达中起着重要的作用，应用详情请参见第 17 章“表观遗传学”。

（三）DNA 聚合酶

DNA 聚合酶（DNA polymerase）是催化单脱氧核糖核苷酸聚合成 DNA 链的一种酶，作用就是在 DNA 的复制中，以一条完整的 DNA 链为模板，按“互补原则”将一个个脱氧三磷酸核苷酸加到引物（primer）的 3′-OH 上，从而以 5’→3’ 的方向延长而合成新链。

1. 大肠埃希菌 DNA 聚合酶　大肠埃希菌 DNA 聚合酶Ⅰ（E.Coli DNA polymerase Ⅰ）主要有三种作用：① 5′→3′ 的聚合作用，但不是复制染色体而是修补 DNA，填补 DNA 上的空隙或是切除 RNA 引物后留下的空隙。② 3′→5′ 外切酶活性，消除在聚合作用中掺入的错误核苷酸，起“校对”作用。③ 5′→3′ 外切酶活性，切除受损伤的 DNA，可用于切口平移（nick translation）探针标记。DNA 聚合酶 Klenow 片段是完整的大肠埃希菌 DNA 聚合酶Ⅰ的一个片段，保留了 5′→3′ 聚合酶活性和 3′→5′ 外切酶活性，失去了 5′→3′ 外切酶活性。它可用于填补 DNA 单链末端成为双链。当用交错切割的限制酶酶解 DNA 片段，产生单链突出的黏性末端，要与切成平头末端的 DNA 片段连接时，可以先用 Klenow 片段使黏性末端的单链补齐成为平头，然后在 DNA 连接酶作用下把两个 DNA 片段连接起来。如果供给 ^{32}P 标记的三磷酸核苷酸，则可使DNA带上放射性核素标记。

大肠埃希菌DNA聚合酶Ⅱ不能利用单链DNA或poly（dA-dT）为模板，需有镁离子和dNTP时才表现出酶活性，无自发合成DNA的作用，主要参与DNA损伤的修复。

大肠埃希菌DNA聚合酶Ⅲ由多个亚基构成，也不能用单链DNA作为模板，其催化合成DNA的速率很高，为大肠埃希菌DNA复制的主要酶。

另外还有大肠埃希菌DNA聚合酶Ⅳ和Ⅴ，它们均参与DNA损伤或复制障碍时"SOS"应急反应的DNA修复，而这种修复常常为易出错修复，是突变产生的基础。

2. 噬菌体DNA聚合酶　以T4 DNA聚合酶为例，其具有$5'\rightarrow3'$聚合酶活性，但它的外切酶活性比大肠埃希菌的要高200倍。因此，它常用来补齐单链末端（参见亚克隆策略一节）或标记放射性核素。

3. 真核生物DNA聚合酶　目前在真核生物中至少发现了15种DNA聚合酶，同原核生物一样，都具有$5'\rightarrow3'$聚合酶活性，但不含$5'\rightarrow3'$外切酶活性，部分聚合酶含$3'\rightarrow5'$外切酶活性。

（四）RNA聚合酶

RNA聚合酶（RNA polymerase）：全称为DNA-依赖性-RNA聚合酶，作用是以DNA为模板催化三磷酸核苷合成RNA。有的RNA聚合酶有比较复杂的亚基结构。是一种由多个蛋白亚基组成的复合酶。与DNA聚合酶相反，RNA聚合酶包含了解旋酶的活动，所以无须另外的酶来解旋打开DNA双链。

1. 大肠埃希菌的RNA聚合酶　有五个亚基组成，含有α，β，β'，σ等4种不同的多肽链，其中α为两个分子，所以全酶（holoenzyme）的组成是α2ββ'σ。α亚基与RNA聚合酶的四聚体核心（α2ββ'）的形成有关；β亚基含有三磷酸核苷的结合位点；β'亚基含有与DNA模板的结合位点；σ因子能够识别转录的起始位置，使RNA聚合酶结合在启动子部位，一旦转录开始，σ因子就被释放，而RNA链的延伸则由四聚体核心酶（core enzyme）催化。

细菌的RNA聚合酶像DNA聚合酶一样，具有很复杂的结构。其活性形式（全酶）为15S，由5种不同的多肽链构成，为β'βα2σω（450000）。

2. 噬菌体RNA聚合酶　某些噬菌体RNA聚合酶仅由一条多肽链组成，没有亚基。T7聚合酶就是代表，能特异识别和结合T7启动子，而且仅需要DNA模板和Mg^{2+}作为辅因子，就能合成RNA。现大多数克隆载体中，在多克隆位点的两侧，以相对起源插入了两个不同的噬菌体启动子，如T7和T3、T7和SP6，从而方便选择DNA双链中任一链为模板去合成RNA。

3. 真核生物RNA聚合酶　主要有三类：RNA聚合酶Ⅰ存在于核仁中，转录rRNA前体。RNA聚合酶Ⅱ存在于核质中，与特异的基因启动子区结合，转录mRNA，及大多数的snRNA和microRNA等。在基因启动子区有一"TATA"盒Goldberg Hogness顺序，位于真核生物的转录基因的5'端一侧，转录起始点上游20到35个核苷酸之间的一段富含AT的顺序，是RNA聚合酶Ⅱ的接触点。RNA聚合酶Ⅲ存在于核质中，转录tRNA，5S rRNA等。

（五）反转录酶

反转录酶（reverse transcriptase）又称RNA依赖性DNA聚合酶，是以单链RNA为模板指导合成互补单链DNA（complementary DNA，cDNA），有的反转录酶会和其他酶（如DNA聚合酶Ⅰ）共同作用，利用其RNase H活性降解病毒mRNA后，再合成逆转录单链cDNA的第二链，所以也称为DNA依赖性DNA合成酶。反转录酶主要存在于RNA病毒体内，如反转录病毒，在感染宿主细胞后，利用反转录酶将其RNA基因组反转录成DNA，又称为前病毒，或原病毒（provirus），然后插入到宿主细胞的基因组中，随着宿主基因组的复制而复制。现研究比较清楚的反转录酶有：① Moloney小鼠白血病病毒（M-MLV，Moloney murine leukemia virus）反转录酶。②禽类髓母细胞病毒（AMV，avian myeloblastosis virus）反转录酶。③人类免疫缺陷病毒1型（HIV-1，human immunodeficiency virus）反转录酶。反转录酶包括两个活性部分：DNA聚合酶活性和RNase H酶活性。David Baltimore和Howard Temin由于发现了反转录酶，共同获得了1975年生物医学诺贝尔奖。

反转录现已成分子生物学研究中的基本技术之一，如cDNA合成，cDNA文库的建立，用于RNA定量的反转录PCR（RT-PCR），基因表达的研究等。现使用的反转录酶大多数是经过基因工程改造和修饰过的酶，如去除RNase H的活性，增强多聚酶的活性等。

（六）位点专一性重组酶

位点专一性重组不同于同源重组，是酶促反应的结果，即不依赖于DNA的同源性（虽然也可有很短的同源序列），而依赖于能与某些酶相结合的DNA序列的存在，其特异性是由酶识别序列决定。位点专一性重组酶（site-specific recombinase，简称重组酶）存在于细菌、噬菌体和酵母菌体中，并在这些微生物的生命周期中发挥着关键作用。这些重组酶能特异催化DNA的断裂和重新连接，形成位点特异性交叉重组。其作用方式及类型是根据重组酶的两个识别位点的特点（每个位点的起源、方向和它们之间的相互关系）所决定的。一般来说，在两个不同的识别位点间，重组酶催化单向重组，而在两个一致的识别位点间，则重组反应是可逆的。位点专一性重组酶主要存在于噬菌体内，为噬菌体感染细菌及生长增殖所必需，下面就以噬菌体整合酶为例予以介绍。

1. 生物功能　噬菌体是感染细菌的病毒，利用宿主细胞机制进行增殖，产生大量的噬菌体。噬菌体在宿主细胞中有两种生长状态：①裂解式生长：在大多数情况下，环状噬菌体在宿主细胞内大量增殖，并裂解细菌，释放出大量的噬菌体到环境中。②溶源式生长：当生长条件不利时，受限制的噬菌体就进入溶源式生长。在这种状态下，噬菌体就把它们的基因组整合到细菌染色体中，成为细菌染色体的一部分（原噬菌体，prophage），随着细菌的增殖而增殖，这种状态称之为溶源性生长。当条件改善时，原噬菌体从细菌基因组中解离出来，并自我不断增殖，实现从溶源生长到裂解生长状态的转化。

裂解生长和溶源生长之间的转换，也就是整合（integration）与切除（excise）的发生是在重组酶的催化下，发生在噬菌体DNA和细菌DNA的特异性附着位点 *attP* 和 *attB* 间的重组反应。

2. 重组机制　噬菌体整合酶（integrase）是一种在两个特异DNA识别序列间进行单向DNA重组的酶。两个DNA识别序列分别是：噬菌体附着位点（phage attachment site，*attP*）和细菌附着位点（bacterial attachment site，*attB*）。整合酶分别去识别 *attP* 和 *attB*，并在两附着位点间的核心序列进行重组。不同的整合酶识别不同的序列。有些整合酶能自发地进行整合，有的则需在其他噬菌体蛋白和（或）细菌编码的整合作用宿主因子（Integration host factor，IHF）的帮助下才能发挥作用。整合了的噬菌体，其两侧各有一杂合附着位点，称为 *attL* 和 *attR*，分别由一半的 *attP* 和 *attB* 组成（附录Ⅰ图1A），这些杂合位点就是剪切重组酶的底物，通常在整合酶与另一个叫剪切酶（excisionase）的噬菌体蛋白共同作用，有时也需其他因子的参与下完成剪切。噬菌体整合酶能非常有效地在两个不同的序列间进行定点重组，而这两个不同序列，可以是相对短的，或长的足以在整个基因组范围具有特异性。这些特点使噬菌体整合酶在真核细胞的遗传操作中的重要性不断增长，现已成为基因组精确操作中常用的工具之一。

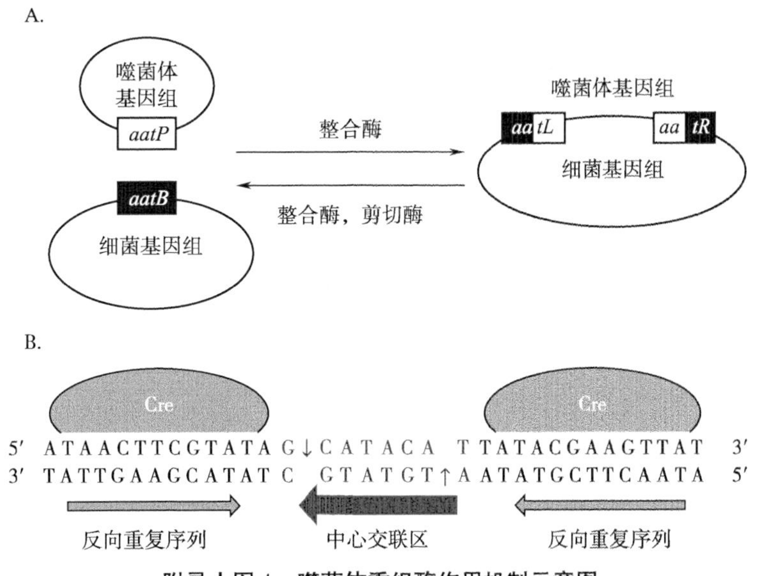

附录Ⅰ图1　噬菌体重组酶作用机制示意图

A. 噬菌体整合酶在细菌体内整合、剪切重组反应示意图。
B. Cre-*loxP* 重组酶两侧反向重复RBEs序列及中间重叠序列示意图

3. 附着位点序列特点　以Cre重组酶为例（附录Ⅰ图1B），其附着位点*loxP*序列包括两个侧翼各13个碱基的重组酶识别结合元件（RBEs），为完全的反向重复序列，中间重叠序列（overlap）为8个碱基构成，是噬菌体基因组与细菌基因组联会，并进行DNA链的切割，交换的区域，故又称交联区。该区域DNA序列是非对称的，因此具有方向性。重组酶的两个亚单位高度协调地分别结合到两个RBE的核心部位，由活性氨基酸激发的底物间磷酸酯传递所导致的化学链交换则发生在的重叠区。

不同的重组酶识别不同的附着位点，酶与相应的附着位点就构成了重组酶系统，如Cre-*loxP*；Flp-*FRT*；ΦC31-*att*。附录Ⅰ表3列出了部分重组酶的名称，宿主细胞，大小及重叠序列。

附录Ⅰ表3　部分位点专一性重组酶大小，中心重叠区序列等特性

分类	名称	宿主细胞	氨基酸长度	中心重叠序列
酪氨酸类重组酶	λ噬菌体	大肠埃希菌	356	TTTATAC
	P1噬菌体	大肠埃希菌	343	ATGTATGC
	FLP	Saccharomyces酵母	423	TCTAGAAA
	XerC	大肠埃希菌	298	TGTACA
丝氨酸类重组酶	φC31	链霉菌噬菌体	613	TTG
	TP901	乳酸乳球菌	485	TCAAT
	γδ	大肠埃希菌	183	TATTATAAAT
	Tn3	肺炎克雷伯菌	185	TATTATAAAT
	Mu噬菌体	大肠埃希菌	193	GA

4. 重组酶分类　根据位点专一性（特异性）重组酶活性位点上的氨基酸序列的同源性和催化机制将重组酶分为两组：酪氨酸类重组酶和丝氨酸类重组酶。酪氨酸类重组酶，利用催化酪氨酸提供能量，介导DNA链的裂解，需要噬菌体和细菌编码的其他蛋白。丝氨酸类的噬菌体整合酶则体积大，催化丝氨酸提供能量，介导DNA链的裂解，重组不需要宿主细胞的辅助因子。每组重组酶的特点参见附录Ⅰ表4。

附录Ⅰ表4　两类位点专一性重组酶特征一览表

	酪氨酸类重组酶		丝氨酸类重组酶	
催化氨基酸残基	酪氨酸（形成3'磷酸酪氨酸）		丝氨酸（形成5'磷酸丝氨酸）	
重组机制	Holiday联接及解离		断裂DNA的180°旋转和再连接	
重组酶家族	噬菌体整合酶	简单重组酶	解离酶/转化酶	噬菌体整合酶
蛋白质大小	~300-400AA 365aa.（λ） 357aa.（HK022）	~300-400AA 343aa.（Cre） 423aa.（Flp）	~200aa. 183aa（γδ） 185aa.（Tn3） 190aa.（Hin）	~400-600aa. 613aa.（φC31） 469aa.（R4）
重组方向	单向重组	双向重组	单向（γδ，Tn3） 双向（Hin）	单向
重组位点	不一致 ~250bp *attP* ~25bp *attB*	一致 34bp *loxP*（Cre） 48bp *FRT*（Flp）	一致或不一致 114bp *res*（γδ，Tn3） 26bp *hixL*，*hixR*（Hin）	不一致
是否需要宿主因子	是 如：IHF、Fis	否	是Fis（Hin） 否，（γδ，Tn3）	否

5. 重组类型及其应用 重组酶在两个 *att* 位点间催化的重组反应，根据两个重组位点的位置关系及重组位点方向（即中心重叠区方向）的不同而产生不同的重组结果：

（1）当两个重组 *att* 位点位于同一条 DNA 链时，且两个重组 *att* 位点的方向相对时，重组酶催化产生的重组结果是两个 *att* 位点间的序列发生倒位。如附录Ⅰ图 2A 示。

（2）当两个重组 *att* 位点不位于同一条 DNA 链时，如一个 *att* 位点位于一条 DNA 链，而另一个 *att* 位点位于环状 DNA 链时（如质粒），重组结果则为环状 DNA 插入到线性 DNA 中（实质上就是噬菌体 DNA 的整合反应），反之则为删除（亦为噬菌体 DNA 的解离释放）。如附录Ⅰ图 2B 所示。

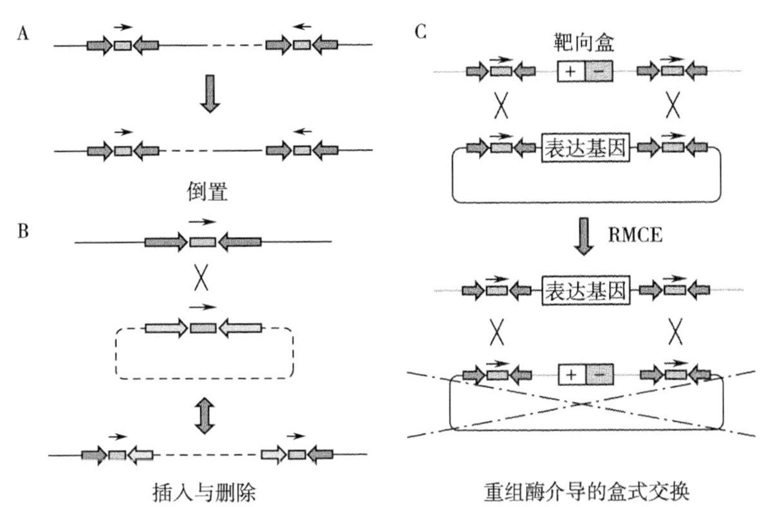

附录Ⅰ图 2 重组酶催化重组类型示意图

→代表 att 位点的方向。A. 当两个 att 位点位于同一 DNA 链时，且方向相对时，产生倒位重组的情况。B. 当两个 att 位点位于不同的 DNA 链时，产生插入与删除重组的类型。C. 为重组酶介导的盒式交换（RMCE）示意图。详情参见正文

（3）重组酶介导的盒式交换（recombination mediated cassette exchange，RMCE）：RMCE 是近十来年发展的一门新技术，利用位点专一性重组酶能够识别特异位点 DNA 序列，并在特异位点间催化进行整合、切除，倒置等重组反应的特点，将目的基因的两侧加上杂合的重组酶特异识别位点，构成一重组交换盒。重组交换盒与已事先构建在细胞基因组中的靶向位点（即相同的重组酶特异识别位点）发生交叉反应，进行位点特异性重组交换（参见附录Ⅰ图 2C）。RMCE 具有简单、高效，可多次反复修饰等特点，已广泛用于构建转基因细胞系，转基因动物以及胚胎干细胞等细胞基因组修饰等研究中。在众多的重组酶中，研究最多最清楚的是 Flp、Cre 和 ΦC31。因这一技术需在细胞基因组中预先构建重组酶特异识别位点，这一步也叫标记（tag），故这一技术又称为“标记和置换”（tag-and-exchange）法。标记通过设计同源重组载体和对同源重组子的筛选方式进行，现已利用锌指核酸酶和类转录因子效应核酸酶对基因组进行编辑和修饰等来进行“标记”。然后再通过重组酶 Cre，Flp 等介导的重组来实现靶基因的基因转换或遗传修饰。Life Technologies 公司也利用 RMCE 开发出 gateway 克隆技术及试剂盒（参见后面 Gateway 克隆一节）。

（七）基因重组核酸酶（recombination nuclease）

现代反向遗传学（reverse genetics），为了研究某个基因或蛋白的功能，通过对靶基因的特异序列进行定点突变，如缺失、插入和碱基置换，甚至直接进行靶基因置换，然后观察鉴定相应的表型变化。但对哺乳动物细胞进行基因特异性操作长期以来一直是一个巨大的挑战，通过同源重组来实现位点特异性重组是主要途径，而同源重组的自然发生率很低，在人体细胞内大约只有 $1/10^6$。因此，如何提高同源重组的发生率成为研究重点。研究发现，单个的双链断裂（double strain break，DSB）就戏剧性地增加了局部的重组频率，从而促进了基因重组核酸酶的产生和发展。这种重组核酸酶能根据靶基因的特异 DNA 序列进行设计构建，从而对真核生物靶基因进行定向的精确操作，如缺失，插入，碱基置换，修复和修饰等，为建立 Knock-in、Knock-out 老鼠，基因治疗等提供了强有力的工具。因此基因重组核酸酶已被《自然》杂志推举为 2011

年度方法（技术）之一。

1. 结构组成　基因重组核酸酶由两部分亚基组成：① DNA 结合亚基：来源于转录因子 DNA 结合亚基具有识别并结合特异性靶 DNA 序列的特点，②核酸内切酶的酶活性亚基：现在多选用来自原核生物 *Flavobacterium okeanokoites* 的 Fok Ⅰ内切酶。Fok Ⅰ分为两个功能区：一个功能区是以序列特异性方式与 DNA 结合，而另一个为 DNA 裂解区，裂解发生在距离识别位点 9 到 13 个碱基的部位，与裂解部位的 DNA 序列无关，而且裂解区能被融合到不相关的 DNA 识别区而仍保留其 DNA 裂解能力。更重要的一点是 FokI 的核酸酶部位需要形成二聚体才能激活，形成具有裂解靶 DNA 的活力。将转录因子的 DNA 结合亚基与 Fok Ⅰ酶裂解亚基融合就构建成了（人工）重组核酸酶。

2. 作用机制　细胞生物学的研究发现并证实细胞具有针对 DNA 损伤的自我修复功能。其中 DSBs 对细胞来讲，是一严重的致死性损伤，DSB 的出现会迅速激发细胞修复功能。对 DSBs 修复有两种方式：一种是非同源末端连接（non-homologous end joining，NHEJ）修复，是将已分离的断端直接连接起来，这是一种进化保守的不精确的修复机制。修复产生小片段的插入和缺失（indels），其结果常常造成移码突变而导致基因功能丧失，即基因敲除（knockout，KO）。另一种修复方式是同源重组修复（homologous recombination，HR），即利用没有损伤的同源 DNA 序列（常是姐妹染色单体）为模板，通过同源序列互补杂交，进行复制从而产生的精确修复，这种修复是完全的、最理想的修复。

基因重组核酸酶可根据靶基因序列进行设计，去识别、结合靶基因特异序列并进行定点裂解 DNA，产生 DSBs，激活细胞自身修复。如在传递基因重组核酸酶表达质粒的同时，再传递另一个作为模板的、带有部分同源序列的供体（donor）DNA，就可在靶基因位点产生 DSBs 后同时启动 NHEJ 和 HR 两种修复功能。从而进行有目的，精确地基因编辑（editing），基因置换（replacement），基因敲除（knockout）及敲入（knockin）等操作（附录Ⅰ图 3）。

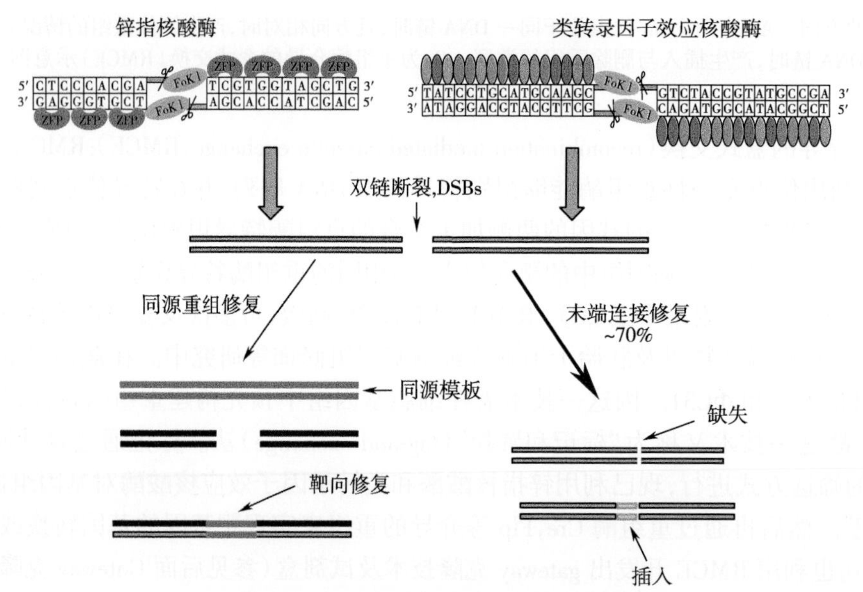

附录Ⅰ图 3　重组核酸酶作用机制示意图

重组核酸酶在特异位点产生 DSBs，激发细胞自我修复机制。主要为末端连接修复（～70%），产生多种不同的缺失和插入，导致基因功能丧失。如同时提供同源模板，则可引发同源重组修复，产生所需要的靶序列置换。详见正文

3. 分类　基因重组核酸酶，根据核酸酶中 DNA 结合蛋白的结构特点不同，分为锌指核酸酶（zinc finger nuclease，ZFNs）、类转录因子效应核酸酶（transcription activator-like effector nuclease，TALENs）和 Cas9 内切酶三大类。

（1）锌指核酸酶：锌指核酸酶（zinc-finger nucleases，ZFNs），是通过融合锌指结构（转录调控因子）的 DNA 结合结构域和一个核酸内切酶裂解催化亚基构成的人工重组核酸酶。

锌指蛋白重组酶的原型为Zif268，也叫EGR1，是在鼠中发现的一转录调节子。Zif268蛋白晶体结构显示其含有三个结合到靶DNA序列的锌指结构，每个锌指结构折叠形成两个反向平行的β片层和一个α螺旋结构，正是α螺旋与DNA双螺旋大凹陷中的特异碱基序列接触结合。每个锌指结构结合一个三联体，整个Zif268蛋白含三个锌指结构共结合九个碱基对。如果按照这个模式设计锌指核酸酶，将结合不同的三联体序列的锌指结构进行组合，就可以创造出潜在的识别不同的特异DNA序列的蛋白。实际上，已发现的人类基因组上千种转录因子中，就有几百种是含锌指结构的。每一锌指结构都能与一特异的三联体结合，理论上只要具有特异识别所有64个三联体的锌指结构（包括研究发现证实的三联体序列，和自行设计合成的针对特异三联体序列的锌指结构），将它们作为模块（module），3到4个模块（已有6个连在一起的报道）通过不同的排列组合连在一起，这种重组在一起的锌指蛋白就可识别9～12个特异碱基序列，加之核酸酶需形成二聚体，因此，重组核酸酶就可识别18～24个特异碱基序列，这个识别长度已经能够达到大多生物基因组的唯一特异性。

在构建锌指蛋白重组核酸酶中的另一突破就是寻找能对基因组中特异位点进行酶切并形成双链DNA断裂的核酸内切酶。结果发现ⅡS型FokⅠ内切酶最符合标准，FokⅠ是来自海床黄杆菌的一种限制酶，只在形成相互靠近的二聚体状态时才有酶切活性，每个FokI单体与一个锌指蛋白组相连构成一个ZFN，识别特定的位点，当两个ZFN分别结合到相邻的互补DNA序列识别位点，并相距恰当的距离时（6～8bp），两个ZFN单体相互作用产生酶切功能，从而达到DNA定点剪切的目的。

ZFNs虽然具有高度特异性和精确性，但也会在错误的DNA序列上发生切割（低概率的脱靶事件）。ZNF剪切需要两个FokⅠ切割区域的二聚化，和至少一个单元DNA结合区。二聚化的过程是独立于DNA剪切的，两种单元可能形成异二聚体或同源二聚体，均具有DNA剪切功能，具有较低特异性的同源二聚体形式的ZNF会切割基因组中的假回文序列。而且，在某些特定条件下，单一ZNF单元结合于DNA也会造成DNA的剪切。这些非特异性剪切均为ZNF的使用带来了很大的限制。目前已有不少学者对ZFN的限制性做了系统研究和技术改进，如对两个结合单元的α螺旋上的氨基酸进行修饰，以减少同源二聚体的形成；破坏FokⅠ部分结合DNA的能力，避免单个ZNF单元结合于DNA时发生的酶切等。

（2）类转录激活效应核酸酶：类转录激活效应核酸酶（transcription activator-like effector nuclease，TALENs），是类似于ZFNs的一种人工基因重组核酸酶，但有以下不同：①DNA识别结合蛋白来源不同。②碱基识别编码规则不同，锌指模块识别三联体碱基，而TALE结构域识别单个碱基。③设计及实验效率不同，锌指模块设计及实验程序较复杂，且需要大量优化以实现特异性基因打靶，而TALE设计简单效率高，似乎不需特殊优化就可以非常好地发挥作用。

TALENs选用的识别和结合特异DNA的蛋白来自于植物病原菌，Xanthomonas sp，称为类转录激活效应蛋白（TALE）。该蛋白在病原菌感染植物时，通过Ⅲ型分泌方式被注射到植物细胞内，随后进入到核内，与基因组DNA结合，激活相应的基因表达。研究发现，TALE蛋白中间部分存在一组数目可变（13～33bp）的串联重复序列，是识别和结合特异DNA序列的区域。来自不同病原菌的TALE蛋白串联重复序列基本相同，每个重复单体由33-35个氨基酸组成，仅仅是位于12和13位的两个氨基酸残基不同，称作重复可变双肽（repeat variable Di-residues，RVD）。TALE蛋白特异的靶DNA序列识别的基础其实很简单：每一个重复单位（单体）识别和结合DNA序列中的一个碱基，而识别结合碱基的特异性由重复单体中的RVD所决定，即TALE蛋白中串联重复单体及所含的RVD的排列顺序确定了DNA的序列，也就决定了TALE蛋白DNA结合的特异性。研究显示：RVD中，天冬酰胺和异亮氨酸（NI），组氨酸和天冬氨酸（HD），天冬酰胺和甘氨酸（NG），以及两个天冬酰胺（NN）分别识别和结合“A”“C”“T”和“G”单核苷酸。另外，在TALE串联重复起始的N端有一隐性信号特异性识别胸腺嘧啶（T）作为识别靶位点的起始碱基（0位点），而C末端最后一个重复单体只含有20个氨基酸，又称半个（0.5）重复单体。因TALE简单的编码规则，加之在ZFNs研究中遇到的种种限制和耗时、耗力的工作，使得人们首先想到，利用它代替ZFNs，再融合不同的功能区，来人工重组构建不同的研究编辑靶基因组的定位工具，如转录激活因子，核酸酶等。尽管在2009年才第一次报道TALE的核定位功能及机制，但现已有越来越多地利用TALE进行类似ZF蛋白研究的成功报道。

（3）Cas9内切酶：Cas9内切酶是一种双链DNA内切酶，很多细菌都可以表达这种蛋白。Cas9内切酶能够为细菌提供一种防御机制，避免病毒或者质粒等外源DNA的侵入。Cas9内切酶必须在向导RNA分子（guide RNA，gRNA）的引导下对DNA进行切割。聚集性调节间隔序列间回文性重复序列（clustered regularly interspaced palindromic repeats，CRISPR）是广泛存在于细菌基因组中的特殊DNA重复序列，长度为21～48bp，由长度为26～72bp间隔序列（spacer）隔开。这些间隔序列司职与靶基因相互识别。CRISPR-Cas9首先是在细菌的天然免疫中发现，该系统包含切割功能的Cas9内切酶和识别功能的CRISPR元件，在gRNA分子的引导下对特定识别位点的DNA进行切割，与FokⅠ酶的功能类似，形成双链DNA缺口，然后细胞会借助同源重组机制或者非同源末端连接机制对断裂的DNA进行修复。如果细胞通过同源重组机制进行修复，会用另外一段DNA片段填补断裂的DNA缺口，因而会引入一段"新的"序列。最近有多项研究都表明，CRISPR-Cas9系统介导的基因修饰可以被用于对人类、大鼠、小鼠、拟南芥等不同物种的细胞，干细胞以及细菌或斑马鱼胚胎进行基因组改造。该项技术较TALEN技术操作简便，且效率更高。

二、分子克隆基本步骤及实施策略

（一）分子克隆主要步骤（附录Ⅰ图4）

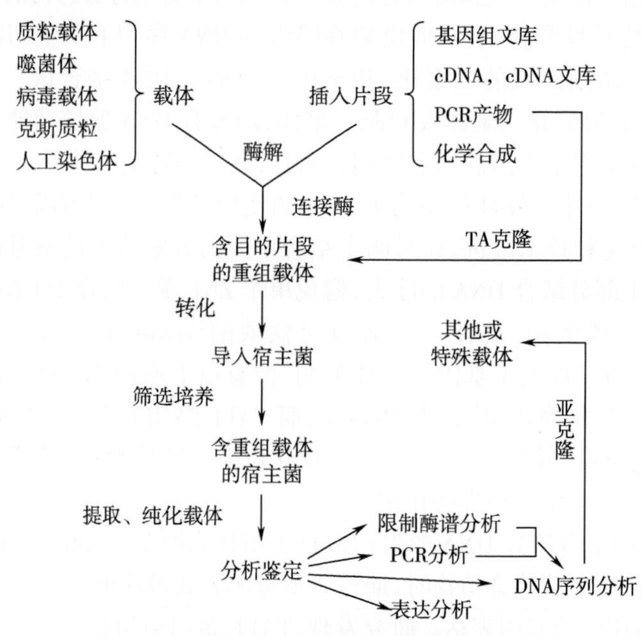

附录Ⅰ图4　分子克隆主要步骤流程图

1. 选择克隆载体　载体（vector）是将外源DNA有效地导入宿主细胞内的工具。通过不同的方法在体外将外源（目的）DNA与载体连接构建DNA重组载体，重组载体进入宿主细胞后能在细胞内独自进行自我复制，扩增。附录Ⅰ表5列出了常用类型载体的主要特征及应用。

附录Ⅰ表5　不同克隆载体系统的主要特性及应用

载体	基本构成	插入片段大小	主要应用
质粒 Plasmid	自然存在，多拷贝	≤10kb	亚克隆及下游操作 cDNA克隆及表达
噬菌体 Phage	λ噬菌体	5～20kb	基因组DNA克隆，cDNA克隆及表达文库
克斯质粒 Cosmid	含λ噬菌体cos位点的质粒	35～45kb	基因组文库构建

续表

载体	基本构成	插入片段大小	主要应用
细菌人工染色体 BAC	大肠埃希菌 F- 因子质粒	75 ~ 300kb	基因组大片段分析
酵母人工染色体 YAC	酵母端粒、着丝粒和自我复制序列	100 ~ 1000kb(1mb)	基因组大片段分析,YAC 转基因小鼠的建立
哺乳动物人工染色体 MAC	哺乳类动物复制起点、端粒和着丝粒功能元件	100kb ~ >1mb	

某些特殊应用可能需要特殊的克隆载体系统,如:希望在宿主细胞进行基因的表达和翻译,就需要含有相关序列的表达质粒。如需要重组 DNA 在不同种属中均可复制,就需要多宿主质粒(穿梭质粒)。在实践中,往往先将目的基因克隆到细菌质粒载体中,然后再亚克隆到其他特殊载体中。

虽然有许多克隆载体和宿主微生物可供选择,市场上也提供各种各样的不同功用的商品化质粒载体和宿主菌,但绝大多数实验室分子克隆都是选用质粒和大肠埃希菌作为载体及宿主,故本节就以质粒载体为例介绍分子克隆的主要步骤。

(1) 质粒(plasmid):质粒是多种细菌体内位于染色体外的双链环状 DNA,为一独立的遗传单位,其编码基因通常与宿主菌代谢活动和抗药性相关。现使用的质粒都是在天然质粒的基础上进行不断改造、拼接重组构成的,如在质粒中加入真核复制信号,就使质粒成为即可在细菌中复制也可在真核细胞中复制的穿梭质粒。

质粒在细菌中的复制方式有两种:严紧型和松弛型。严紧型质粒复制是在宿主菌的严密调控下进行的,与宿主菌基因组复制紧密相关,每个细菌体内只有 1 ~ 5 个质粒。而松弛型质粒复制则脱离了宿主菌的严密调控及复制而自行复制,每个细菌体内可有几十到几百个质粒,而且在没有宿主菌蛋白合成的情况下,还能继续复制,以致有时可达上千个质粒。在质粒扩增中,有时加入氯霉素就是基于这个原理以进一步增加松弛型质粒。现在商品化的质粒绝大多数都是松弛型质粒。

质粒载体的构成通常包括几个基本要素,为方便起见,以 pcDNA3 表达质粒为例(见附录Ⅰ图 5)。

1) DNA 复制源:为载体 DNA 在相应宿主细胞内复制所必需序列。如图,ColE1 为在细菌(大肠埃希菌)复制源,f1ori 为噬菌体 F1 复制源。其他复制源还包括 2μ ori 酵母菌复制源等。

2) 多克隆位点(multiple cloning site,MCS):为一段含有多个限制酶单一识别位点的 DNA 序列,以利于插入外来 DNA 片段。如图中最上方列出的一系列限制酶单一位点组成的 MCS。

3) 筛选遗传标记基因:主要应用于:①区别宿主菌是否含有外来质粒,以便筛选转化细胞。此类筛选基因多为抗生素等抗性基因,如图中氨苄青霉素抗性基因(Amp^R)。当宿主菌含有外来质粒后,就获得了抗性表型,在含有氨苄青霉素的培养基中,就能存活,继续生长。②筛选转化细胞的质粒载体是否含有外来 DNA。(可参见后续 α- 互补筛选系统)。

4) 有的质粒在 MCS 上游还含有启动子序列,使插入的 DNA 能够转录和翻译,也就是表达质粒。

5) 其他:在上述基础上,根据质粒的应用及功能等,不断修改增加其他一些序列或元件,从而又衍生出许多功用不同的质粒载体。如图所示,pcDNA3 表达质粒为了能

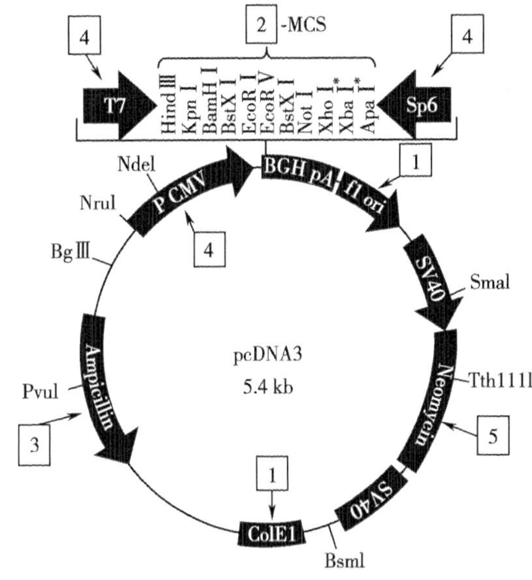

附录Ⅰ图 5　质粒载体基本构成示意图

1. 复制源;2. MCS;3. 筛选遗传标记基因;4. 启动子;5. 其他:真核细胞抗性基因(详细参见正文,质粒图谱来源于 invitrogen.)

在哺乳细胞内长期表达（构建稳定表达细胞系），载体中加入真核细胞抗性筛选基因（neomycin）。另外，为能检测或纯化表达蛋白，则在表达质粒MCS的上游或下游插入某些标签多肽（epitope tag），如Flag，HA，MYC，GST，6 x His等。

在表达载体中，有一类广泛应用的特殊载体——报告基因载体。

（2）报告基因载体：在克隆载体中，插入某个基因作为一个监控标记以提示目的基因是否已转入或表达，这个监控标记基因就称为报告基因（reporter gene）。作为报告基因，它们应具有以下特点：能在宿主细胞中表达，其表达产物是宿主细胞没有的或有显著区别的，能够很方便的检测和测量。现最常见的报告基因有：①绿色荧光蛋白：是从水母中分离出的一种荧光蛋白，在蓝到紫外光的激发下，发射出绿色的可见荧光，用荧光显微镜即可观察。在细胞和分子生物学中，常常将GFP与目的基因构建成融合蛋白，在宿主细胞表达后，既可确定转染效率，又可对目的基因进行细胞内定位。更重要的是可利用荧光蛋白对目的基因在活细胞中的功能进行监测和动态观察，这是其他标记目前无法做到的。现在，已分离和开发出多种颜色的荧光蛋白，如红色（RFP）、黄色（YFP）、蓝色（BFP）及蓝绿色（Cyan）等多种荧光蛋白。另外，GFP单独表达质粒（与目的基因分别在不同的表达体系中），也常用作为目的基因转染效率的对照和参考。②荧光素酶：荧光素酶最早是从萤火虫中提取出的生物发光反应的氧化酶，它催化的反应分为两步：

- 荧光素 +ATP →荧光素化腺苷酸 +PPi
- 荧光素化腺苷酸 +O_2 →氧化荧光素 +AMP+ 光

将荧光素酶作为报告基因构建的表达质粒载体，就是利用荧光素酶催化反应的高度敏感性来研究基因的调控。在荧光素酶报告基因的上游插入相应的基因调控序列，如启动子，增强子或者转录因子结合序列等。将重组构建的荧光素酶报告基因质粒转染到宿主细胞并表达后，进行表达产物的测试，即在细胞裂解液中加入荧光素酶的底物——荧光素。在荧光素酶的作用下，荧光素被氧化并释放出光电子，其释放量与酶的活性和酶的数量成正相关，也间接地反映了调控因子对荧光素酶基因表达的调控。因此可以通过检测光电子的量来表明荧光素酶基因是否表达以及表达水平的高低，从而研究调控因素对基因表达的影响。

2. 准备载体　克隆载体需经限制酶酶切以便外来DNA的插入。为保证克隆载体与插入的外来DNA片段的末端相吻合。载体DNA与外来DNA片段通常选用同一限制性内切酶进行处理。载体中的MCS含有多个常用限制酶酶切位点，这些酶切位点在整个载体中都是唯一的，从而保证载体只在这单一部位被打开。因表达质粒具有方向性，需要定向克隆，因此常选择两个不同的限制酶进行酶切，同时注意保持开放阅读框架的一致。为了方便克隆，不少公司对特殊表达载体都成套供应，有正反两种限制酶排列顺序的MCS，而每种排列的MCS又有3个不同ORF。为增加外来DNA的插入比，在质粒载体经限制酶酶切后，再用碱性磷酸酶除去载体5’末端的磷酸集团，这时连接酶只能催化插入片段的5’端磷酸基团与载体的3’端羟基连接，而阻止载体的自身连接。连接后，载体的5’端与插入片段的3’端之间遗留的缺口，则可在宿主菌体内修复。

3. 目的DNA的获得　目的DNA的获得有以下几种方法，①提取基因组DNA：从相应的微生物或哺乳动物组织细胞中提取DNA，然后纯化基因组DNA，再构建基因组文库。②提取RNA：经反转录获得cDNA。因cDNA为基因编码序列，较基因组DNA短，易于操作，故表达基因多从cDNA获得。③文库筛选法：文库是含有不同核酸片段的重组DNA克隆的集合体，又分为基因组文库和cDNA文库两类。现不少生物公司都提供不同生物和组织细胞的cDNA文库和基因组文库，可直接选购。④ PCR：随着人类基因组计划的完成，所有人类基因组序列都可从Genebank等网络数据库直接获知，从而使PCR成为目前获取目的基因最简单、快速的方法。用PCR扩增获取特异的DNA，cDNA片段，经过PCR-TA直接克隆或通过常规限制酶酶切法，克隆PCR产物。⑤人工合成：像连接子（Linkers），Tag多肽编码序列，转录因子DNA结合序列以及某些特殊的短DNA序列都可通过直接人工合成法获得。

4. 构建重组DNA　构建重组DNA是整个分子克隆中最简单的一步，即通过连接酶将上述经酶解并纯化的载体与欲插入的目的DNA按一定的比例（载体：插入片段为1∶1到1∶5）混合在一起进行连接反应。在连接反应中，可产生多种连接产物，除了插入DNA与载体连接外，也会产生载体与载体，插入DNA与插入DNA的自身连接，或者插入DNA的多拷贝与载体连接或插入DNA与多个载体连接等。因此，克隆完成后,必须鉴定插入 DNA 片段。

5. 重组 DNA 导入宿主 重组 DNA 构建好后,就需要导入宿主细胞去进行扩增。导入方法分为两种:①化学法:即使用化学试剂,如用脂质体等将重组 DNA 导入到宿主菌。②物理法:主要为电穿孔法。需要注意的是,随着导入载体和宿主细胞不同,又分为:①转化(transformation);②转导(transduction);③转染(transfection)。

6. 筛选培养转化宿主菌 重组 DNA 转化宿主细菌后,载体上带有的标志基因开始表达,导致宿主发生一些表型改变。通过在培养基内加入筛选物质,使发生了某种表型改变的宿主细菌存活下来,即可得到含有目的基因重组体的菌落。

筛选方法有:①耐药抗生素筛选:由于外来重组 DNA 转入到宿主菌体内的效率很低,要想获得那些转化成功的细菌,需要通过筛选培养来提高含外来 DNA 载体的细菌克隆概率。筛选方法就是利用质粒载体中含有的抗生素耐药基因。将转化后的细菌涂抹到含相应抗生素(如氨苄青霉素)的 LB 培养基上培养,含抗生素耐药基因载体的细菌,因获得耐药特性,可继续生长,而其他不含转化载体的细菌则不能生长,甚至被杀死。当宿主细胞为哺乳动物细胞时,也采用相同的策略进行筛选培养。如在表达载体中插入抗新霉素(氨基糖苷类抗生素)的耐药基因,转染的真核细胞就获得了对氨基糖苷类抗生素(如 G418)的耐受性,从而对转染细胞进行筛选。② α- 互补筛选:又称 β- 半乳糖苷酶系统筛选。即在大肠埃希菌体内,编码 β- 半乳糖苷酶的 *lacZ* 基因,分为两部分,*lacZα* 和 *lacZΩ*,分别编码酶的两个亚基,α- 肽和 ω- 肽。α- 互补的基本原理就是 *lacZ* 基因的两部分由载体质粒和宿主菌分别表达。具体的就是将宿主大肠埃希菌 *lacZ* 基因编码的 C- 末端 146 个氨基酸(α- 肽)片段删除(为 *lacZΔM15* 基因型),使其只能表达 *lacZΩ*,而 α- 肽则需质粒载体反式提供。许多商品化质粒载体(如 pUC 系列载体,pEGM 系列载体),都含有 *lacZα* 基因,可表达 β- 半乳糖苷酶的 α- 肽。α- 互补筛选时,在细菌培养基中加入异丙基 β-D 硫代半乳糖苷(IPTG)和 X-gal,IPTG 为 β- 半乳糖苷酶激活剂,可激活宿主菌表达 β- 半乳糖苷酶 ω- 肽,与质粒表达的 α- 肽就构成了完整的 β- 半乳糖苷酶。而 X-gal 则是 β- 半乳糖苷酶底物,经酶裂解后产生蓝色斑。利用 β- 半乳糖苷酶的这一特性,在质粒设计中,将 MCS 设计在 *lacZα* 基因编码序列内。当插入外来 DNA 片段后,*lacZα* 失活,不能表达(正常)α- 肽,也就不能形成完整的 β- 半乳糖苷酶去酶解 X-gal,则克隆显示为白斑。故此筛选法又称为蓝白斑筛选。

7. 回收、分析及纯化重组 DNA 克隆 挑选单个(白色)克隆到含有相应抗生素的液体培养基进行培养,然后提取纯化质粒 DNA,并对质粒 DNA 片段进行分析鉴定,方法有:①限制性酶切图谱鉴定;② PCR 鉴定;③ DNA 测序:这是最准确的鉴定;④ Western 印迹。

(二)分子克隆实施策略

分子克隆是应用重组 DNA 技术为下一步研究创造条件。因此,需根据最终目的,在已有的条件上,来制定分子克隆的策略并设计具体的实施步骤和方法。针对如何设计规划,采取什么策略及步骤,实施中需注意的要点以及技巧等,在此作一简略介绍。

1. 克隆表达基因 克隆表达基因是目前大多数分子研究实验室所做的或将要做的工作。也是分子克隆中较复杂的一类。克隆表达基因时需要考虑的有:

(1)目的基因的获得:通常通过提取组织细胞 RNA,经反转录得到 cDNA,再经 PCR 特异扩增获得目的基因。当然也可直接从 cDNA 文库中筛选扩增获得。

注意事项:

1)因基因表达有组织细胞特异性,在不同组织细胞中的表达水平有高有低,甚至没有表达。而有的基因表达有时间性,即在一生中的某个时间段表达,例如只在胚胎期表达,或者在某种特殊状况下(被激活时)才有表达。因此必须清楚你所要克隆的基因表达的组织特异性和时限性。从而决定你从何种组织细胞中提取 RNA 或购买何种组织细胞的 cDNA 文库。

2)反转录酶,又称为依赖于 RNA 的 DNA 多聚酶,以 RNA 为模板,在引物引导下,合成单链 DNA。反转录时所需引物有三类:①多聚胸腺嘧啶(Oligo-dT)引物:与 tRNA、rRNA 不同,成熟的 mRNA 都带有多聚腺苷酸尾(Poly-A),故用 Oligo-dT 可分离纯化 mRNA,引导反转录。②随机(六核苷酸)引物:利用 4 类单核苷酸随机组合形成的六核苷酸作为引物进行反转录。优点可增加一些长 3' 非编码区 mRNA 的反转录效率，但获得的 cDNA 可能不是全长 cDNA。③基因特异性引物，直接对靶基因 mRNA 进行反转录。三种引物各有优缺点，可酌情选用，一般多用 Oligo-dT，特异性引物次之，如使用一步法反转录 -PCR，则只能选特异性引物。

3）反转录 PCR（RT-PCR）分为一步法和两步法。一步法就是将反转录和 PCR 扩增都在一个管中进行。虽然它简单方便，减少了污染的可能性，但其可重复性不如两步法。对于获取靶基因来说，一步法更好，因目的就是扩增出特异的靶基因，其他就不重要。但在使用RT-qPCR鉴定基因表达时，两步法则为许多研究者所偏爱。

（2）选择表达质粒：现各个生物公司都提供许多不同的表达质粒供选择，可根据自己的需求来选购。如 Invitrogen 提供的 pcDNA3 系列真核细胞表达质粒，就是在基本骨架上进行多种改造形成，如在 MCS 的上游或下游加入 Tag 序列，以利于客户利用这些 Tag 对表达产物进行检测或纯化。

（3）PCR 克隆引物设计：当上述准备工作完成后，现最常用的方法就是 PCR 克隆法，即用 PCR 来获得用于克隆的靶基因序列。PCR 克隆引物设计很重要，需要考虑以下几点：

1）在引物的 5' 端引入限制酶酶切位点：①利用 NIH 网站（http://www.ncbi.nlm.nih.gov.），查寻目的基因的全部 cDNA 序列。②获取目的基因的限制酶酶切图谱，利用 New England Biolabs 网上软件 NEBcutter（http://tools.neb.com/NEBcutter2），输入目的基因 cDNA 序列后或序列的 GI 编号，可得到限制酶酶切图谱，重点是要确定表达基因 ORF 内没有酶切位点的常用限制酶。③确定引物中需加入的限制酶酶切位点：根据掌握的插入片段的酶切图谱和质粒 MCS 中提供的酶切位点确定两个限制酶及方向，即正向和反向引物各引入在表达基因 ORF 内没有酶切位点的限制酶酶切位点。④在酶切位点的 5 末端再延长 3~5 个核苷酸：是为了让限制酶能很好与 DNA 结合而提高酶切效率，不同的酶需要延长的核苷酸数不同，可到相关公司，如 NewEngland Biolabs，网站上查询。

2）设计基因编码序列起始端（N 端，正向）引物时，为增加真核细胞基因表达效率，需加入 kozak 一致序列和起始密码 ATG，Kozak 一致序列常为 CCACCATG，是真核细胞核糖体识别 mRNA 和翻译的起始点，在终末端（C 端，反向）引物，则需加入终止密码（虽然多数质粒都设计有终止密码，但往往会导致肽链延长）。如使用含有 Tag 或 GFP 等表达质粒来构建融合蛋白时，则应注意保持 ORF 的一致，同时删去两者间的起始或终止密码。

3）在基因表达产物的末端（N- 端或 C- 端）加入某些标记多肽（Tag）序列也是引物设计时应考虑的问题。当没有商品化的特异抗体来检测表达蛋白产物时，可引入 Tag 多肽，从而利用这些抗 Tag 特异抗体进行表达产物的检测。如需要研究不同蛋白之间的相互作用，就需在不同的蛋白之间加入不同的 Tag。如需要对蛋白进行纯化，则需加入 6 x His 或谷胱甘肽 S 转移酶（Glutathione S-transferase，GST）等编码序列。有时还需在 Tag 和表达基因之间加一个蛋白酶酶切位点序列，以便蛋白纯化后，用蛋白酶切除 Tag 多肽，获得纯净蛋白产物。

【举例说明】加入标签蛋白（epitope tag）序列引物设计，①选择 Tag：目前常用的 Tag 多肽序列参见附录Ⅰ表 6，其中 Flag、HA、Myc 为常用检测标签多肽，6 x His 多用于纯化。这些 Tag 的相应检测抗体和纯化试剂盒都有商品提供。②确定加入部位：Tag 可以加在表达产物的任一端（即 N- 端或 C- 端），具体情况取决于下游研究的目的以及蛋白功能区域。③相应密码子：如 Tag 加在 N- 端，需在 Tag 前加入起始密码 ATG。如在 C- 端，需在其后加入终止密码。④限制酶酶切位点：在一对引物的最远（5'）端再加上特异的限制酶酶切位点。⑤其他：有时可考虑在 Tag 与目的基因之间再加一限制酶切位点，以方便以后亚克隆时使用。

附录Ⅰ表 6　常用标记蛋白氨基酸序列及 DNA 序列

标签蛋白 Tag	氨基酸序列	DNA 编码序列
FLAG	DYKDDDDK	5' GAC TAC AAA GAC GAT GAT GAC AAG 3'
HA	YPYDVPDYA	5' TAC CCA TAC GAT GTT CCA GAT TAC GCT 3'
6 x His	HHHHHH	5' CAT CAT CAT CAT CAT CAT 3'
Myc	EQKLISEEDL	5' GAA CAA AAA CTT ATT AGC GAA GAA GAT CTG 3'
VSV-G	YTDIEMNRLGK	5' TAC ACT GAT ATC GAA ATG AAC CGC CTG GGT AAG 3'

例 A:在表达基因片段的 5’ 端(表达产物的 N- 端)加入 c-Myc 的一对引物设计:

如附录Ⅰ图 6 所示,设计时,在正向引物的最前端(5’ 端)是限制酶 1 酶切位点,随后是起始密码子 ATG,紧接的就是 Tag(c-Myc)的编码序列,如选用(上表中)其他 Tag,可直接将表中的 DNA 编码序列拷贝替代引物中的 c-Myc 的编码序列,最后(N)18 ~ 24 代表扩增目的片段的 18 到 24 个特异核苷酸序列。具体引物序列为:

氨基酸序列: *M* E Q K L I S E E D L(c-Myc)

正向引物(F) 5’-CCGGATCC ***ATG*** GAA CAA AAA CTT ATT AGC GAA GAA GAT CTG-(N)18 ~ 24 -3’

反向引物(R) 5’-CGCTCTAGA ***CTA***-(N)18 ~ 24 -3’

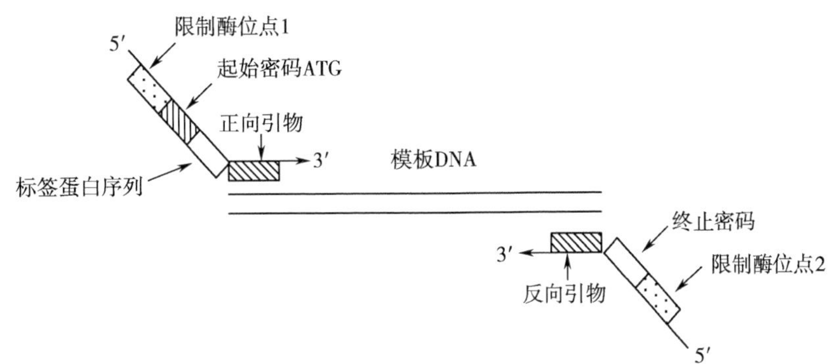

附录Ⅰ图 6 含标签蛋白序列的引物与模板杂交示意图。显示在表达基因的 N- 端加入 Tag 序列

例 B:在表达基因片段的 3’ 端(表达产物的 C- 端)加入 c-Myc Tag 的引物设计:

基本同上,在反向引物的 5’ 端加入限制酶 2 的酶切位点,然后是终止密码子接 c-Myc 的编码序列,注意,因是反向引物,碱基序列均为编码序列的反向互补序列。

正向引物(F) 5’-CCGGATCC ***ATG***-(N)18 ~ 24 -3’

反向引物(R) 5’-CGCTCTAGA ***CTA*** CAG ATC TTC TTC GCT AAT AAG TTT TTG TTC-(N)18 ~ 24 -3’

Stop L D E E S I L K Q E(c-Myc)

2. 亚克隆 亚克隆就是将目的 DNA 片段从一个载体转移到另一载体的技术,是分子克隆非常常用的技术。具体实施时,需要根据亲代载体(即含目的 DNA 片段的载体)和目标载体(及将目的 DNA 转入的终载体)以及转移的 DNA 片段具体情况(如限制性酶谱),来确定亚克隆的具体实施方案。因此,在进行亚克隆之前,需要知道:①亲代载体 DNA 序列和插入的 DNA 片段序列以及这些片段的常用限制酶酶谱等。必要时可通过测序来获得准确的 DNA 序列,利用网上软件 NEBcutter(http://tools.neb.com/NEBcutter2)来得到限制性酶谱。②目标载体 DNA 序列及限制酶酶谱,MCS 序列及质粒的基本构件组成,可从提供载体的公司网站上获得。在获得所有必要信息后,就可以根据具体情况确定所采用的亚克隆策略。

亚克隆策略 1:利用共同酶切位点,直接克隆

如果在亲代载体和目的载体之间的 MCS 中含有相同的内切酶位点,而同时需转移的 DNA 序列内部又没有这些内切酶位点,就可直接进行亚克隆。首先消化亲代和目的质粒,再对目的质粒进行脱磷酸处理(当双酶切时,此步骤可略去),随后连接经纯化的(特别推荐使用琼脂糖胶电泳分离纯化插入片段与亲代质粒)的插入片段及目的载体而构建新的重组质粒(参见附录Ⅰ图 7)。需注意,如目的载体为表达质粒时,需定向插入目的基因。因此应根据亲代重组载体的信息和目的载体 MCS 中各个限制酶的排列顺序,选择确定目的载体及限制酶。

亚克隆策略 2:利用相匹配的酶切位点

如果亲代载体和目的载体之间 MCS 没有相同的限制酶位点,就可查一查有无酶切后产生的黏性末端是相同的。只要黏性末端互补匹配,就可以用连接酶将它们连接起来。如 Xba Ⅰ和 Nhe Ⅰ就产生相同的 5’

黏性末端，可以相互配对选用。但需注意这种酶切后再连接的结果是两种酶的酶切位点全部消失。也就是说，连接后的产物不能再被两种酶的任一酶消化，参见附录Ⅰ图8。

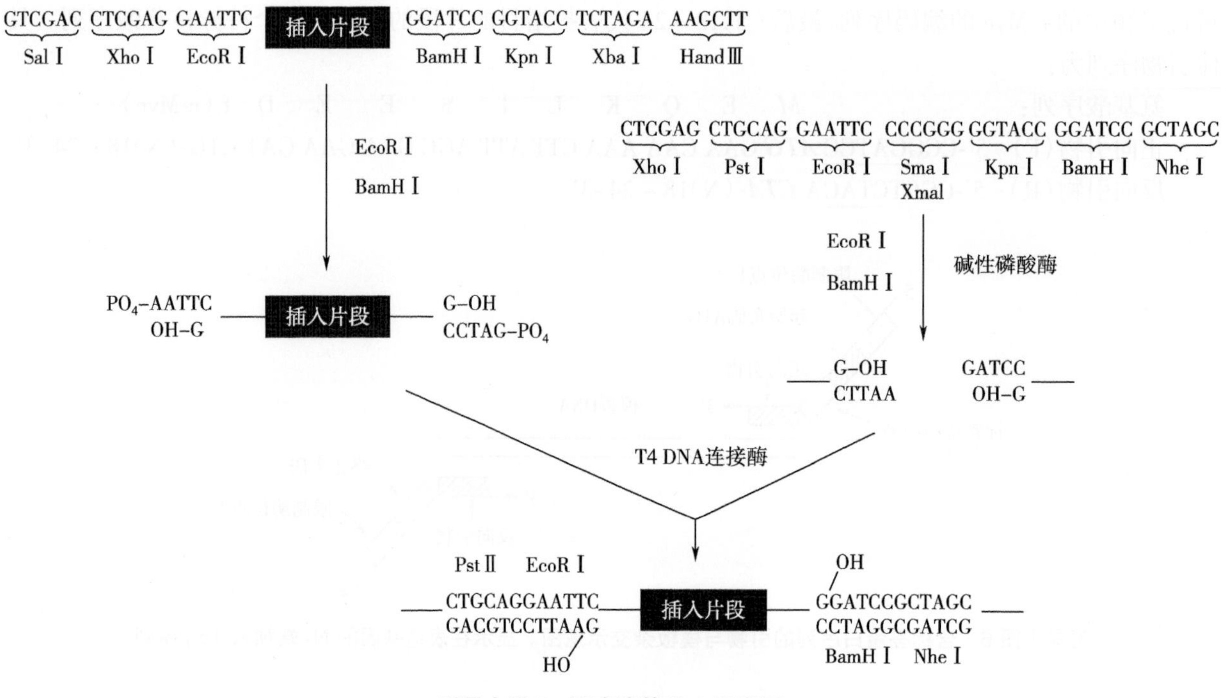

附录Ⅰ图7　亚克隆策略1示意图

因亲代载体和目的载体都含有相同的同方向单一酶切点的限制酶，可直接亚克隆

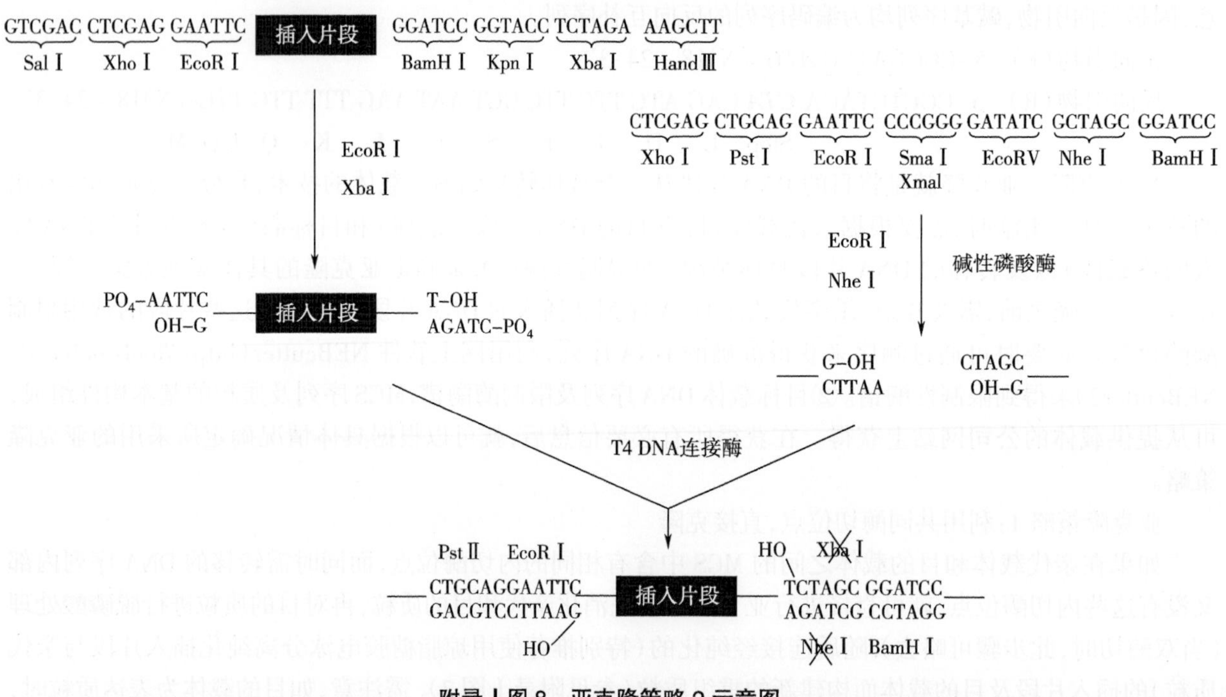

附录Ⅰ图8　亚克隆策略2示意图

利用产生匹配互补黏性末端的两个限制酶（如Xba Ⅰ，Nhe Ⅰ产生相同的5'互补黏性末端）

亚克隆策略3：插入序列只有一个共同酶切位点

当亲代载体插入序列只在一侧有一个酶切位点与目的载体相同，而另一侧没有时，可以采用一为黏性末端，另一个为平末端的策略。一般来说，目的载体的MCS通常含有1～2个平末端酶切位点。因此，可

直接对亲代载体和目的载体进行共同酶切位点加平末端位点(注意插入方向)的双酶切,经胶纯化后进行连接。如无可利用的平末端,则可利用 T4 DNA 多聚酶补平黏性末端的策略。即在插入片段无共同酶切点的一侧,选一(插入片段内部不存在的)酶切位点,限制酶消化后,用 T4 DNA 多聚酶补平黏性末端。经胶电泳纯化后,再用共同酶切位点的限制酶进行第二次消化,胶纯化后即可进行连接。也可采用与插入片段相同处理法处理目的载体。如附录Ⅰ图 9 所示,目的载体无 BamHI 酶切点,用 T4 DNA 多聚酶补平后进行连接。

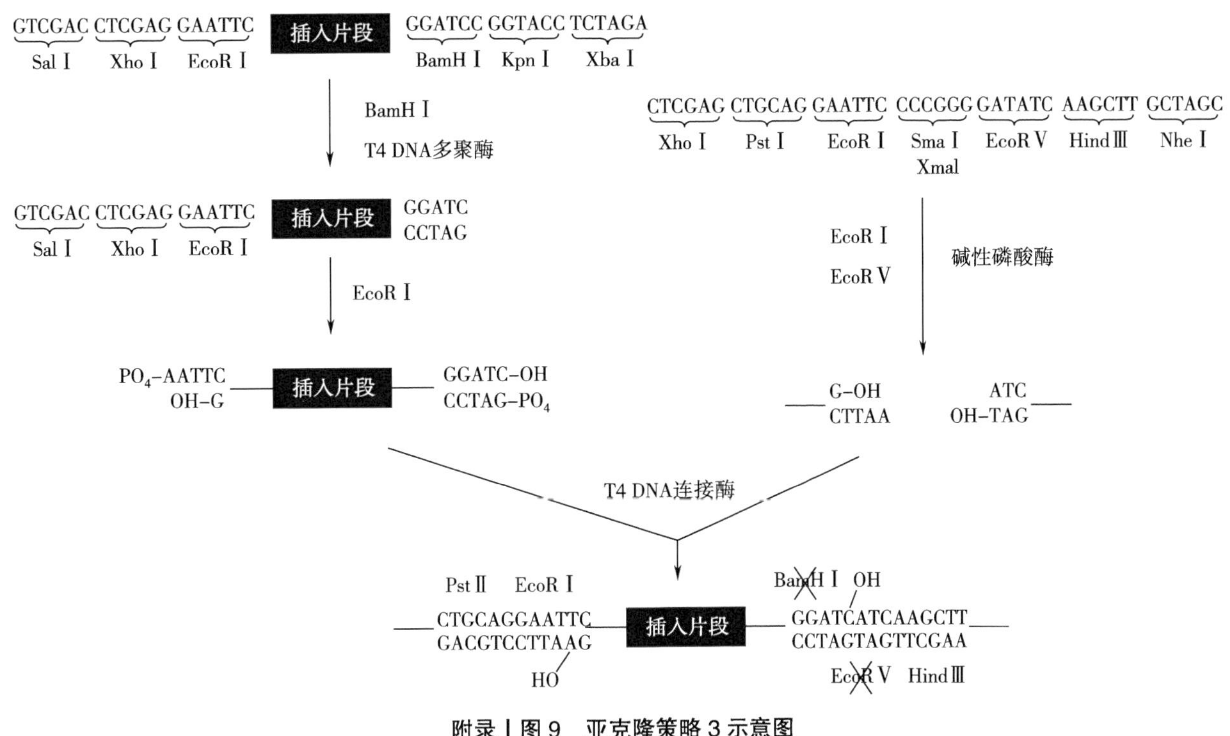

附录Ⅰ图 9 亚克隆策略 3 示意图

当插入序列只在一侧有一个共同酶切位点时,可采用另一侧为平端法

亚克隆策略 4:末端补平 - 平端法

如果在亲代载体和目的载体之间根本就找不到共同或匹配位点,如何处理?许多人就会采用 PCR 方法,通过引物引入与目的载体匹配的酶切位点,扩增插入片段。这一策略一般不到最后不采用,这是因为,PCR 扩增会带来一定的问题:①产生突变,② PCR 产物的酶切效率差。另外,如果亲代插入片段是经过测序确定的,通过酶解后得到新的克隆载体,只需经限制酶酶切鉴定插入片段大小即可,不必再次测序鉴定。因此,亚克隆中首选酶切连接法。在没有限制酶可选时,采用末端补平 - 平端法来应对。即在插入片段的两侧各任选一酶切位点(只要插入片段内部没有就行)进行消化,再用 T4 DNA 多聚酶补平,在目的载体上直接选一平末端酶切位点进行消化,经胶纯化后,进行连接即可(附录Ⅰ图 10)。但需注意的是,这种方法插入的片段是非定向的,最后需进行酶切以鉴定插入片段的方向(即在插入片段内部和 MCS 各选一限制酶进行双酶切鉴别)。

亚克隆策略 5:插入片段含一共同酶切位点 - 部分消化法

当选择亲代载体和目的载体 MCS 之间存在的共同限制酶酶切位点时,发现其中一个酶切位点也存在于插入片段中,这时也可不放弃这一限制酶切位点,而采用部分消化法来解决。这是因为平常我们进行限制酶酶切时,为了到达完全酶解,使用的酶量都是远远超过其实际所需量的。如果酶切时,采用部分消化法(如减少酶量 - 系列稀释法,缩短酶解时间以及选用非最适缓冲液等),即可得到部分在 MCS 被酶切而插入片段内部没有被酶切的片段,经胶纯化后,再相互连接即可,具体步骤参见附录Ⅰ图 11。

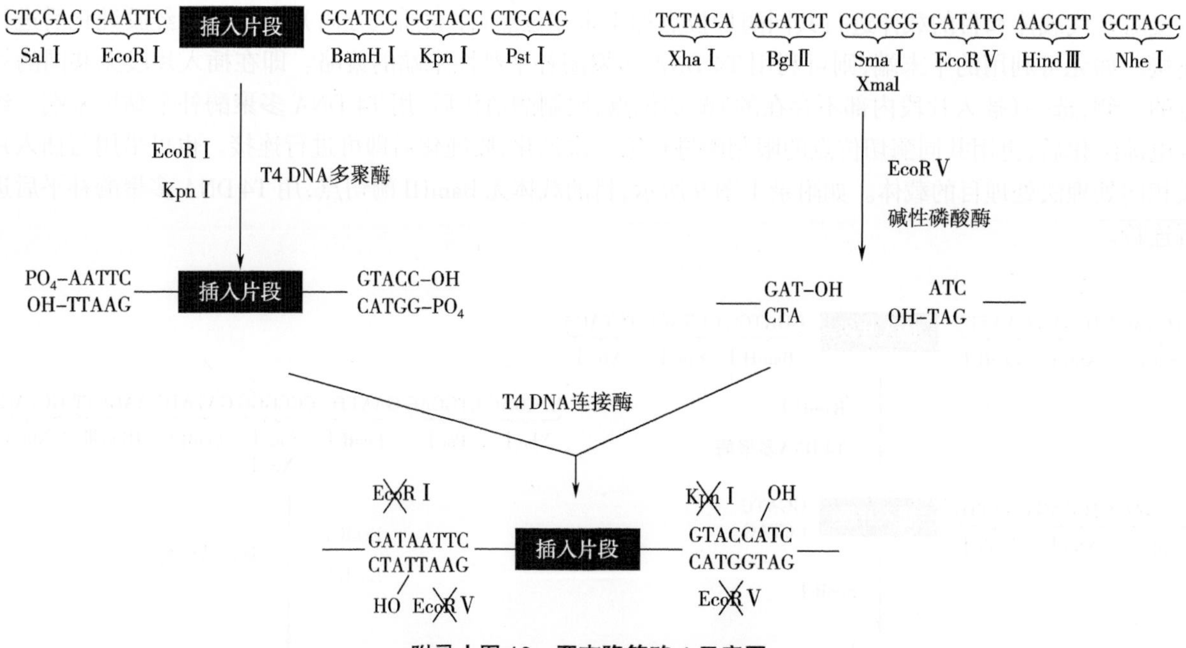

附录Ⅰ图10 亚克隆策略4示意图

当插入序列两侧没有一个共同酶切位点时，可采用末端补平法进行补平

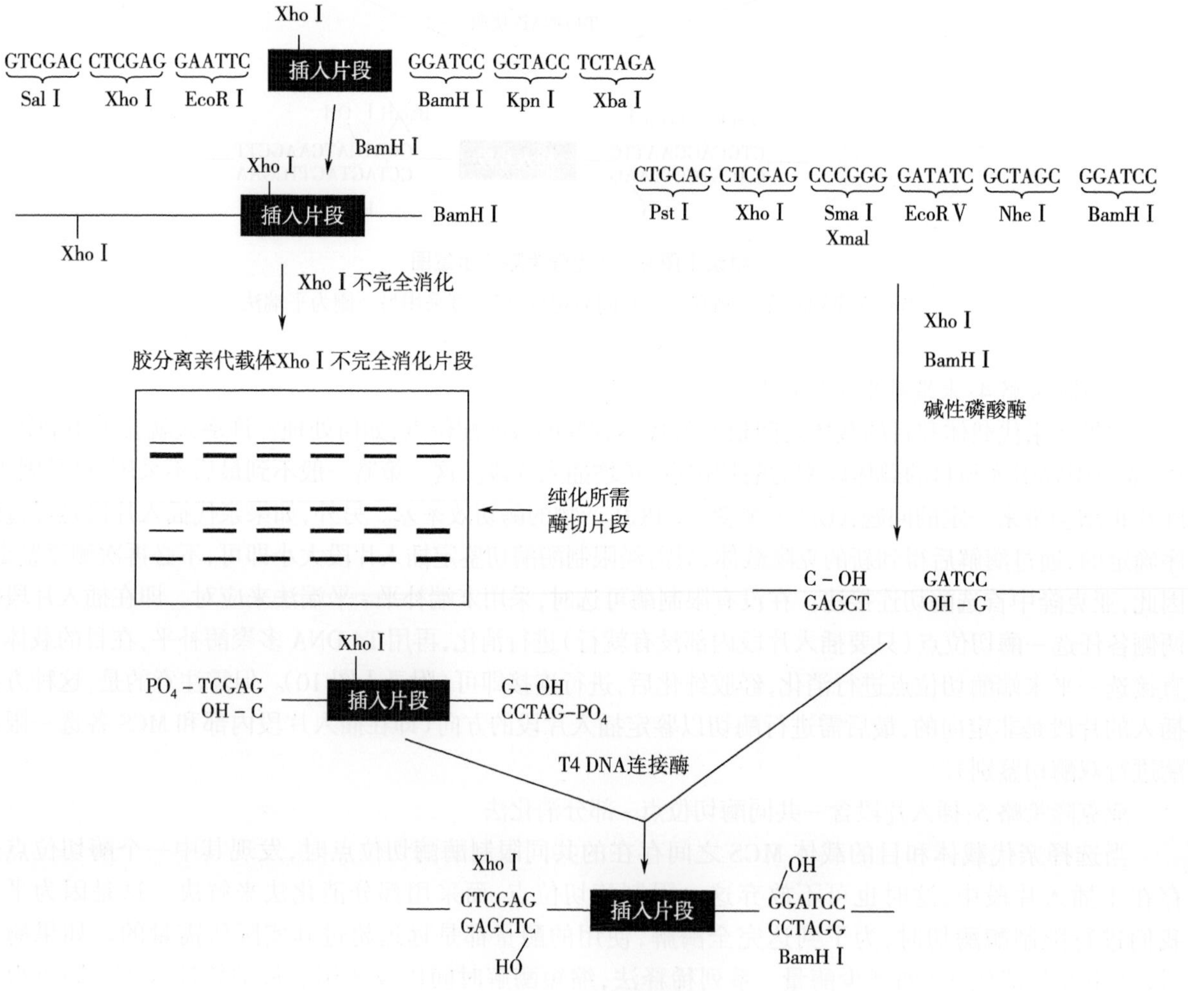

Xho Ⅰ
GTCGAC CTCGAG GAATTC 插入片段 GGATCC GGTACC TCTAGA
Sal Ⅰ Xho Ⅰ EcoR Ⅰ BamH Ⅰ Kpn Ⅰ Xba Ⅰ
BamH Ⅰ
Xho Ⅰ
插入片段
BamH Ⅰ
Xho Ⅰ
Xho Ⅰ不完全消化
胶分离亲代载体Xho Ⅰ不完全消化片段
纯化所需
酶切片段
CTGCAG CTCGAG CCCGGG GATATC GCTAGC GGATCC
Pst Ⅰ Xho Ⅰ Sma Ⅰ Xmal EcoR Ⅴ Nhe Ⅰ BamH Ⅰ
Xho Ⅰ
BamH Ⅰ
碱性磷酸酶
C - OH
GAGCT
GATCC
OH - G
Xho Ⅰ
PO_4 - TCGAG
OH - C
插入片段
G - OH
CCTAG-PO_4
T4 DNA连接酶
Xho Ⅰ
OH
CTCGAG
GAGCTC
插入片段
GGATCC
CCTAGG
HO
BamH Ⅰ

附录Ⅰ图11 亚克隆策略5

限制酶不完全消化法，详情参见正文

三、分子克隆基本技术

分子克隆技术为分子生物学研究的基本技术之一，本节按照分子克隆的顺序，分别从基本原理、实验步骤、注意事项等方面，介绍分子克隆中最基本和经典的技术方法，和目前常用的、实践证实可靠，方便实用的试剂盒方法，以供实践中参考。在具体操作时，仍建议先详细阅读公司的使用说明书，然后制订具体的操作步骤。

(一) DNA分离提取

细胞DNA分离提取的方法很多，以下仅以笔者常用的方法举例。

1. 所需试剂

- 细胞裂解缓冲液：100mM Tris HCl(pH 8.5)，5mM EDTA，0.2%SDS，200mM NaCl
- 蛋白酶K(Proteinase K)：20mg/ml
- 酚/氯仿/异戊醇(phenol：chloroform：isoamyl alcohol，25：24：1)
- 酒精(100%和70%)
- 5M NaCl
- Tris缓冲液(10mM Trsh HCl，pH 7.5)或去离子水

2. 实验步骤

(1) 裂解细胞，蛋白酶K消化：

1) 培养细胞：经PBS浸洗，胰蛋白酶消化，离心(1000转/分、5分钟)，弃上清，得到细胞团。加500μl裂解缓冲液，用移液枪吹打，悬浮细胞。组织细胞：称重后用手术剪将组织块尽量剪碎，加裂解缓冲液后，再用注射器加针头来回抽推若干次。

2) 加入适量蛋白酶K至细胞悬浮液中，使其终浓度达200μg/ml。

3) 置37～55℃孵育4小时或过夜。

(2) 酚/氯仿/异戊醇抽提：

1) 加入同等体积的酚/氯仿/异戊醇到蛋白酶K消化液中，震荡、旋转混合5～10分钟；

2) 离心5分钟(约12 000转/分)；

3) 将上层水相移入一新的1.5ml离心管中；

4) 重复步骤1)2)，将上层水相移入一新的2ml离心管中。

(3) 沉淀DNA：

1) 加5M氯化钠到水相至终浓度为250mM，混匀，再加入2.5倍体积的无水酒精，轻轻旋转混匀(逐渐出现白色丝状和絮状沉淀物)，也可置于-20°C过夜。

2) 离心10分钟(约12000转/分)，弃上清，用70%酒精洗沉淀2次。

3) 尽量除去酒精，空气干燥5～10分钟。

4) 加适量水或Tris缓冲液溶解DNA沉淀。

(4) 测定DNA浓度及纯度：用紫外分光光度计检测DNA吸光度，用波长260nm的吸光度确定DNA浓度($1A_{260}$=50μg/ml DNA)。用260/280比值评估DNA溶液的纯度(比值在1.7～2.0表明纯度好，高于2.0或小于1.7，则提示纯度不够)。因RNA的最大吸光度也在260nm，而蛋白中芳香族氨基酸则在280nm，因此，它们的污染，将影响DNA260nm吸光度。

3. 注意事项

(1) 沉淀DNA也可用异丙醇(Isopropanol)进行，因异丙醇沉淀所需体积少于酒精，只需要加0.7倍体积即可，且可在室温下进行，从而减少盐的共沉淀。分子生物学实验中经常使用异丙醇沉淀进行核酸的回收及纯化(参见DNA纯化实验)。注意异丙醇沉淀不可使用聚碳酸酯(polycarbonate)试管，因为它不耐受异丙醇。

(2) 如从细胞或组织中提取基因组DNA，加入酒精/异丙醇后，在混匀的过程中，可出现絮状的白色沉淀，则可用细玻璃管吸头挑出，移到一新的含有70%酒精的离心管中，这样可保持基因组DNA的完整

性。在沉淀和溶解过程中，不要震荡，轻轻晃动即可，以减少对DNA完整性的破坏，特别是后续需要进行Souther Blot检测时。

（3）DNA沉淀易溶于弱碱性的TE缓冲液中，而不易溶于酸性缓冲液及水中（因水多为弱酸性）。为增加溶解量，可在室温下保持过夜，或55℃，1～2小时，中间轻轻晃动若干次。

（二）RNA分离提取

1. Trizol提取法

（1）基本原理：Trizol是invitrogen根据Chomczynski和Sacchi发明的RNA分离一步法开发的试剂，主要成分为酚与异硫氰酸胍。Trizol为很强的核酸酶抑制剂，保持细胞裂解液中RNA的完整性，在加入氯仿后，溶液分为水相和有机相，水相中的RNA经异丙醇沉淀回收。（如有必要，也可将中间层的DNA和有机相的蛋白通过不同的沉淀而回收）。Trizol可用于不同来源的组织细胞RNA提取，可回收小到5S的tRNA（0.1～0.3kb），大到7～15kb的RNA片段，已成为最广泛使用的RNA提取试剂之一。

（2）主要步骤：

- 必备试剂：氯仿、异丙醇、75%酒精，DEPC处理过的无离子水

1）裂解细胞：

a）从细胞中提取：①贴壁细胞：至少用10^6细胞（35～100mm培养盘），移去培养液，用预冷PBS洗涤1次，移去PBS，加1ml Trizol，用刮铲刮脱细胞，将细胞转移到1.5ml的离心管中，用移液器上下吹打，震荡，裂解细胞。②悬浮细胞：首先离心，移去培养液，0.25ml体积细胞加0.75ml Trizol，用移液抢上下吹打，并震荡裂解细胞。下转2）。

b）从组织：每50～100mg组织中加1ml Trizol，然后用匀浆器匀浆。

2）液相分离：

a）室温放置5分钟，加0.2ml氯仿，剧烈摇晃试管30秒，室温放置5分钟。

b）4℃离心，12000转/分，15分钟。

此时，每个试管有3层出现：

上层：清亮为水相——RNA。

中层/交界部：白色沉淀——DNA。

下层：粉色-有机相，含蛋白。

3）RNA沉淀：

a）仔细移出上层水相到一新的1.5ml离心管中（这一步应十分小心，不要搅动中间层，可留下1mm水相，以免DNA污染）。

b）加500μl异丙醇到水相，轻轻混合，室温放置10分钟。

c）离心14000转/分，4°C，10～15分钟。

4）吸去液相，用75%酒精洗涤沉淀2次，尽量移去酒精，空气干燥5分钟。

5）加入30～40μl DEPC处理的TE缓冲液（pH 7.0）或水，溶解RNA沉淀。

注：经DNA酶处理过的RNA可马上用于反转录。

2. RNeasy柱提取法（Qiagen）

（1）基本原理：Qiagen公司的RNeasy试剂盒利用：①硅盐可选择性的结合核酸，制成以硅盐过滤膜为基础的微型柱，在高盐缓冲体系作用下，容许>200碱基的RNA与膜结合，<200碱基的RNA，如5.8S，5S rRNA，tRNA等经洗脱而去除。并利用过滤柱的高效性，短时、快速提取RNA。②为防止RNA降解，在细胞裂解缓冲液中含有的异硫氰酸胍具有很强的抑制和失活RNA酶的作用，也可选择在RLT缓冲液中加入β-巯基乙醇抑制RNA酶。③实验中，可采取分部位裂解细胞，RLN裂解液只使细胞膜破碎，而保持细胞核完整，故有效地减少了DNA的污染，可作为选择项。

（2）主要步骤：（略，请参照试剂盒操作指南）

（3）应用范围：Nothern印迹，反转录，反转录PCR及反转录定量PCR等。

（4）注意事项：

1）RNA 提取最重要的是防止 RNA 酶的污染，应设立专门的 RNA 工作区，专用的移液枪，新的过滤吸头，新离心管等。所有溶液均用 DEPC 处理过的去离子水配制并高压灭菌，操作中勤换手套等。

注：DEPC 是很强的 RNA 酶抑制剂，DEPC 处理水，就是加 DEPC 到去离子水至 0.05%～0.1%，室温下搅拌混合 20 分钟，然后高压灭菌处理。再用处理过的水配制溶液。

2）提取的 RNA 需用紫外分光光度计检测 RNA 浓度及纯度：一般稀释 40～50 倍后测定 260nm 及 280nm 波长吸光率，根据 A260 确定浓度（$1A_{260}$=40μg/ml RNA），根据 A260/A280 比评估纯度（应 =2.0 左右）。

3）RNeasy 柱也可用于再纯化其他方法提取的（低纯度）RNA，或用酶处理后需纯化的 RNA。

4）用 Trizol 法提取的 RNA，沉淀后在 75% 酒精中，-70°C 以下，可长期保存。溶解沉淀 RNA 前，去除残留酒精，空气干燥为一关键步骤。RNA 沉淀不能完全干燥，否则极不易溶解。

5）对于用 RNeasy 柱法提取的 RNA，因大部分 DNA 已被去除，一般不需 DNA 酶处理即可用于绝大多数后续实验。但 Trizol 法提取的 RNA 和后续研究需高纯度 RNA 时，则需用 DNA 酶处理以排除 DNA 污染。

【DNA 酶解法处理 DNA 污染的 RNA 样品】

方法：a）准备 DNA 酶反应混合液：

RQ1 RNase-free DNase		1u/μg RNA
DNase 10 x buffer		2μl
RNA		1～2μg（X μl）
DEPC-treated H_2O	to	20μl

b）37°C 孵育 30 分钟。

c）65°C 孵育 20 分钟以灭活 DNA 酶。

6）如后续实验是反转录 RT-qPCR，也可通过引物设计来排除 DNA 的干扰（参见反转录 PCR）。

（三）反转录（cDNA 第一链合成）

1. 基本原理　利用反转录酶（常用 M-MuLV，参见工具酶一节），以 RNA 为模板合成一条互补的 DNA 单链的过程。反应除 RNA 模板外，需要引物（如多聚 T，随机六核苷酸引物），dNTPs，Mg^{2+}，及酶反应所需缓冲液（一般为 5x 混合反应液）。

2. 主要步骤（ProtoScript cDNA 合成试剂盒，NEB）

（1）将样品 RNA 与多聚 T 引物加入到新离心管中：

总 RNA（10ng～1μg）	1～6μl
引物 d（T）23（50μM）	2μl
加 dH_2O 至	8μl

（2）70℃孵育 5 分钟（变性 RNA），短暂离心，将离心管放置冰上 5 分钟。

（3）再加入下列试剂到离心管中

M-MuLV 反应混合液	10μl
M-MuLV 酶混合液	2μl
总体积	8+12=20μl

（4）混合，42℃孵育 1 小时。如用随机引物，在 42℃孵育前先在 25℃孵育 5 分钟。

（5）80℃孵育 5 分钟以灭活酶。-80℃保存。

3. 注意事项

（1）RNA 样品可为总 RNA 或 mRNA，RNA 质量（完整性和纯度）是反转录成功的关键。A260/A280 比值应不少于 1.7。

（2）RNA 的量：mRNA：100pg～100ng。总 RNA：1ng～1μg。

（3）其他：参见 RNA 提取纯化一节。

（四）DNA 电泳分析

1. 琼脂糖凝胶电泳分析　所需试剂：① DNA 上样缓冲液：多为六倍（6x），内含可指示电泳迁移率的染料。② DNA 片段标准：可选用 100bp 梯度或 1kb 梯度标准液，③配制适当浓度琼脂糖胶，根据分析

DNA片段大小决定（附录Ⅰ表7），一般浓度用1.0%～1.5%，④胶电泳缓冲液（1x TAE或1x TBE），⑤溴乙锭，SYBR或GelRed溶液。

附录Ⅰ表7　琼脂糖胶百分比与线性DNA分辨率

琼脂糖胶浓度（%）	线性DNA分辨率
0.5	1000～30 000bp
0.7	800～12 000bp
1.0	500～10 000bp
1.2	400～7000bp
1.5	200～3000bp
2.0	50～2000bp

分析5～10μl DNA样品，每批样品点样时至少加一个DNA片段标准液样品以判断DNA片段大小及确定目的DNA。电泳，SYBR（1x）或GelRed（1x）或溴乙锭染色（其终浓度为0.5～1μg/ml），紫外灯下观察。

2. 聚丙烯酰胺凝胶电泳分析（PAGE）

琼脂糖电泳适于检测100bp以上的DNA片段，而小分子片段则适于用PAGE胶检测。因PAGE胶的分辨率可达1bp，故早期用于人工DNA测序。PAGE分为变性胶和非变性胶。变性PAGE胶浓度为8%～20%，主要应用于寡核苷酸的纯化，分离单链DNA及一些特殊实验，如DNA足迹实验，RNA酶保护实验等。非变性PAGE胶浓度范围为3.5%～20%，常选用6%的浓度（附录Ⅰ表8），主要用于检测小分子DNA片段（20-2000bp），分离检测双核苷酸，核苷酸重复，DNA与蛋白质相互作用（如胶漂移试验）等。PAGE电泳液为TBE，不用TAE。其显色除了可用SYBR、GelRed、溴乙锭外，长期保存多用银染法。

附录Ⅰ表8　非变性PAEG胶百分比与线性DNA分辨率一览表

PAGE胶浓度（%）	线性DNA分辨率	PAGE胶浓度（%）	线性DNA分辨率
3.5	1000～2000bp	12.0	40～200bp
5.0	80～500bp	15.0	25～150bp
6.0	75～2000bp	20.0	5～100bp
8.0	60～400bp	4～20	10～2000bp
10.0	30～1000bp		

（五）多聚酶链式反应（Polymerase Chain Reaction，PCR）

1. 基本原理　PCR是大家都很熟悉且应用最广的一个实验，其实质上就是模仿体内DNA复制模式在体外进行的DNA复制扩增。在PCR反应体系里，含有复制所需的DNA模板，引物，dNTPs（合成DNA的原料）、耐热DNA多聚酶以及提供最佳反应环境的缓冲液。通过不断重复的变性，退火和延伸的循环过程，每一次循环DNA复制一次，量增加一倍，经大量重复循环复制合成特定片段，在短短的1到数小时内（30个循环），就将靶DNA拷贝数增加上亿倍。

2. 基本步骤　PCR体外DNA扩增技术，其基本步骤包括：

（1）起始变性：将模板DNA加热至94～98℃，持续1～10分钟，以便使双链DNA完全解离成单链。对于hot-start PCR多聚酶来说，这一步还是激活酶活性所需。

（2）扩增循环（cycle）：为PCR扩增的主要步骤，循环次数为28～35，特殊情况时，也可到45次。每一次循环包括3步：

1）变性（denaturation）：在94～95℃，DNA双链被打开成为单链，所有的酶反应都处于停滞状态。

2）退火（annealing）：DNA被冷却到引物可以与模板互补结合的温度称为退火。退火温度主要取决于引物Tm值。退火温度与引物模板互补结合的特异性呈正相关，在其他条件不变的状况下，在一定范围内，增加温度，扩增特异性增加。

3）延伸（extension）：通常为72℃，这一温度是Taq-DNA多聚酶的最适温度，Taq酶以与引物相结合的长链为模板，在引物3'端按互补原则，不断添加新的核苷酸，合成DNA新链。

（3）最后延伸：在70～74℃再持续2～10分钟，以保证剩余的单链都能延伸到全长。

（4）保存：PCR反应完成后，将PCR产物暂时保存在4～15℃。

3. 应用范围 PCR技术是分子克隆中最基本技术之一，也是分子生物学领域应用最广泛的技术之一，请根据需要参阅相关章节和文献。

4. 注意事项

（1）PCR引物设计及浓度：PCR引物为PCR最重要和关键的参数，它限定了所要扩增的靶DNA区域大小及特异性。在引物设计时需考虑：A）PCR扩增的目的：是克隆，检测还是鉴定靶DNA序列等。B）存在哪些潜在的问题：如：RT-PCR时，为排除基因组DNA干扰，引物设计多跨越内含子，或直接设计在内含子与外显子交界处。引物设计中要考虑的有：①引物长度：通常为18～30bp长度。引物长度与特异性成正比，但长度增加退火效率降低，产量下降。② G/C含量：理想的引物GC含量在40%～60%，③有无互补序列：引物3'端相互间以及引物自身内都不应有互补序列，④解链温度（Tm）：一般两条引物间Tm相差不应＞5℃。⑤引物浓度：引物工作浓度多为10μm，终浓度为0.1～0.5μm。

现在，引物设计往往借助于软件。推荐两个网上引物设计软件网址，可试用：

www.ncbi.nlm.nih.gov/tools/primer-blast/

http://biotools.umassmed.edu/bioapps/primer3_www.cgi

（2）模板DNA浓度：取决于DNA来源。人类基因组DNA：50～100ng（＜200ng，＞10ng）。细菌DNA：10～20ng，质粒DNA：0.1～1ng。

（3）镁离子浓度：镁离子是耐热DNA多聚酶的辅因子，镁离子浓度是能影响扩增能否成功的关键因素。模板DNA浓度，样品中含有的螯合剂（如EDTA，柠檬酸盐等），dNTP浓度和蛋白等均能影响反应体系中游离镁离子的量。在缺少足够游离镁离子时，TaqDNA多聚酶是失活的，但游离镁离子过多，又影响酶的保真度（fidelity），增加非特异性扩增。具体实验中有时会先进行镁离子浓度优化实验。方法是，准备一个镁离子系列梯度反应液，从1mM到4mM，每一梯度增加0.5～1mM，而保证酶浓度等其他条件不变，在某一镁离子浓度获得最高产物和最少非特异扩增时即为最优浓度。镁离子浓度的影响和优化浓度范围是依赖于特异的DNA多聚酶而变。注意，在调整镁离子浓度时，要确保镁离子溶液完全解冻，并震荡使其充分混匀。

（4）多聚酶浓度：常用DNA多聚酶的浓度是50μl反应体积中含1～1.25U多聚酶。大多数状况，多聚酶已是超量了，再增加并不能明显增加产量，反而增加非特异扩增产物。实践中要精确加少量含50%甘油的多聚酶是非常难的，故建议PCR前先准备一含有所有需要试剂混在一起的总反应母液（master mix），然后等量分装到各个样品管，再加模板，引物等以减少误差。

（5）多聚酶在催化合成DNA互补链中，有一定的碱基错配发生，发生率为$1/10^6$左右。PCR反应中，每个循环要合成上百或上千个碱基，30个循环完成要增加上十亿倍产物，这种错配率的结果对于克隆来说也是不可忽视的。这也是最后必须对克隆插入片段进行测序鉴定的原因。因此，在PCR克隆反应和某些实验中，尽可能使用高保真的多聚酶，如*pfu*等，以减少错配率。

（6）PCR是非常敏感的实验。特别是PCR应用到辅助诊断时，如有DNA污染，就会产生假阳性。因此，除了需设立PCR准备区，实验区和检测区外，每次做PCR，必须设立一阴性对照（即以水代替模板）以排除污染。

（7）PCR扩增参数的设定：在PCR变性、退火和延伸三个温度设定中，因变性和延伸温度都由DNA

多聚酶的性质所决定（参考产品说明书即可），所以最重要的是退火温度的设定，是决定引物与模板结合特异性的重要因素。PCR扩增特异性随着退火温度的升高而增高。故所有引物第一次使用都需通过预实验来确定退火温度。原则上退火温度从小于引物Tm值5℃为起点，根据结果进行调整。如无扩增产物，降低退火温度，如出现非特异性扩增，增加退火温度，一次改变2～3℃，直到扩增出最佳效果。Tm值的计算有简易法：即CG数乘以4加上AT数乘上2之和，也有复杂的公式法，现在多利用网上软件来计算引物Tm值（http://www.basic.northwestern.edu/biotools/oligocalc.html）。

（8）为增加PCR扩增特异性，不断衍生出各种改良的PCR方法，以下简单介绍几种常用的方法。

1）热启动PCR（hot-start PCR）：从准备好PCR反应混合液到PCR循环的高温变性开始的这一期间，因存在常温、低温状态下的引物与模板的非特异结合，在DNA多聚酶催化下可产生非特异的反应。为减少和阻断这种非特异性反应，采用在PCR进入到高温变性时，再加DNA多聚酶启动反应，故称为hot-start。现不少公司已开发出多种方法进行hot-start PCR，如：采用抗体与多聚酶接合，或蛋白多肽与酶或引物接合而阻断低温非特异性反应，当温度升高后，就使抗体，蛋白失效，从而释放出多聚酶，开始PCR扩增。

2）Touch-down PCR：通常退火温度是引物与模板进行互补结合反应时的温度，由引物的Tm值决定。在一定范围内，温度越高，引物与模板互补结合的特异性越高。Touch down PCR就是开始用较高的退火温度（减少非特异性结合），以后逐步降低，直到某一适合温度。尽管，最后的这一温度可能产生非特异产物，但因开始的的循环已产生大量的特异产物作为新模板，故这时的少量非特异产物已可忽略不计了。

3）巢式PCR（nested PCR）：指两次连续进行的PCR，第一次PCR使用常规模板，第二次PCR则以第一次PCR产物作为模板，并使用一对引物序列位于第一次PCR扩增产物内部。这样，即使第一次扩增产生许多非特异产物，但第二次再扩增，因为非特异产物不可能再含有特异引物序列，因此就排除了非特异扩增。

（六）PCR TA克隆

1. 基本原理　因Taq多聚酶具有不依赖模板的末端转移酶的作用，能够在PCR产物的3’末端加入一单核腺苷酸（A），形成3’突起黏性末端。如果在线性化载体的3’末端加一个互补的单核苷酸T，则PCR产物与载体就能互补杂交，在连接酶的作用下，而直接有效的连接起来（附录Ⅰ图12A）。这种克隆就称为TA克隆。

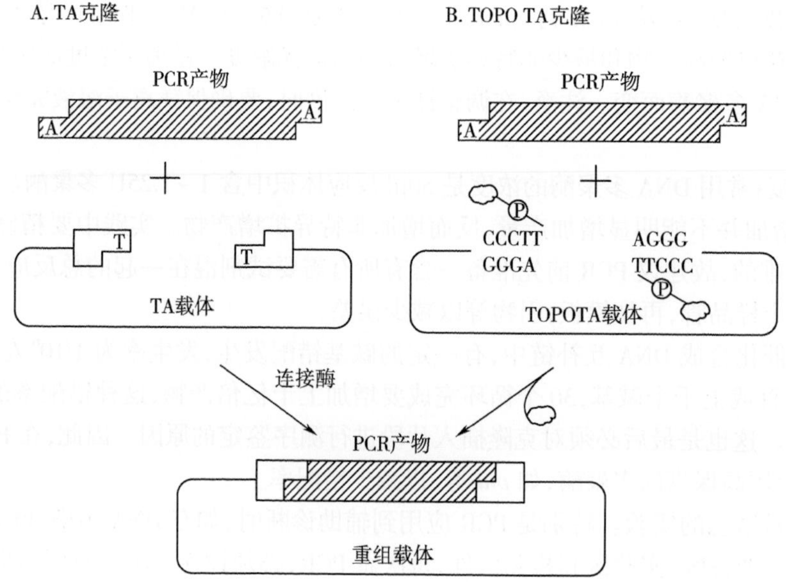

附录Ⅰ图12　PCR-TA克隆和PCR TOPO-TA克隆基本原理示意图

拓扑异构酶(topoisomerase)具有催化裂解超螺旋DNA,解旋后再将其连接起来的功能,在DNA复制中起重要作用。而来自痘病毒(*Vaccinia Virus*)的拓扑异构酶Ⅰ能够识别并结合5'CCCTT特异序列。故在载体的两个末端加上CCCTT序列,并在3'突出的T末端与拓扑异构酶Ⅰ的活性酪氨酸的磷酸基团共价连接,当载体与PCR产物TA互补结合时,具有活性的拓扑异构酶就催化3'与5'间的连接,并释放出酶(附录Ⅰ图12B)蛋白。拓扑异构酶的加入大大增加了TA克隆的效率,简化了PCR重组的重组和时间。已逐步取代了单纯PCR-TA克隆。

2. 实验步骤(TOPO TA克隆,Life Tech,参见公司网站)

(1) PCR扩增(参见前PCR一节)

(2) PCR产物纯化(参见前DNA纯化一节)

(3) TOPO克隆反应

1) 准备克隆反应液(见右表):

2) 混合,室温(22-23°C)放置5分钟。

3) 放置冰上,准备感受态细胞,取2~4μl反应液进行转化反应(参见转化一节)。

TOPO TA克隆反应液配方

(新鲜)PCR产物	1~4μl
盐溶液	1μl
加dH_2O 至	5μl
TOPO TA载体	1μl
终体积	6μl

3. 注意事项

(1) TOPO-TA克隆反应时间在大多数情况下,只要5分钟即可。但如果PCR产物大于1kb,时间应适当延长至30分钟。

(2) 某些高保真Taq酶,如*pfu*,具有纠错功能,可切除3'端突出的单核腺苷酸A,即不产生3'黏性末端。因此在克隆前,要细读产品说明书,或咨询产品公司,了解所使用的Taq酶是否具有添加A到3'末端的功能。如不能添加,两个选择:

1) 选择Life Tech公司新开发的平末端PCR TOPO克隆试剂盒。

2) 自行加入。方法:①将扩增结束的PCR管放置冰上,加0.7~1U的普通Taq酶到PCR产物中(无需换缓冲液)。② 72℃孵育8~10分钟,不需循环。③取出放置冰上,纯化后即可进行TOPO克隆反应。

(3) 单纯TA克隆是一种非定向克隆,因此,克隆方向需在获得克隆后进行鉴定。

(4) 如果是亚克隆,所用的克隆载体的筛选基因最好不同于PCR扩增模板载体的筛选基因,如PCR模板载体筛选基因为抗Amp,就最好选用克隆载体的筛选基因为抗Kana。这样可以避免模板质粒在克隆筛选中逃避筛选。

(5) 如果你选用电穿孔转化法,在准备TA克隆反应混合液时,盐溶液须稀释4倍后再加。

(七)限制酶酶切实验

1. 基本原理 Ⅱ类限制酶能识别并裂解特异酶切位点DNA序列,产生黏性末端或平末端(参见工具酶一节)。分子克隆中用相同的限制酶处理载体和插入DNA,产生相同互补的黏性末端,为下一步重组连接做准备。DNA酶解后,经琼脂糖胶电泳分离,溴乙锭染色后,分析酶解片段的数目及大小,即为酶切图谱分析。

2. 实验步骤

实验所需试剂及设备:

- 限制酶及其匹配的缓冲液
- 37℃水浴箱
- 琼脂糖电泳系统

(1) 准备酶解反应混合液(20μl总体积),见右表。

(2) 37℃水浴孵育1小时。然后加4μl 6 x DNA加样缓冲液到每个反应管中。

(3) 在样品孵育期间,准备1.5%琼脂糖胶(称取1.5g琼脂糖,加入100ml 1x TAE/TBE buffer,微波炉溶解胶,倒入预先准备好的模

限制酶反应混合液配方

10 x Buffer	2μl
模板DNA(0.2~1μg)	2~4μl
限制酶(10u/μl)	1μl
dH_2O 至	20μl

子内，加入样品梳）。

（4）加10μl样品到琼脂糖胶中，进行电泳分离。

（5）溴乙锭或其他染色，紫外照射下，观察带型并照相。

3. 应用范围

（1）鉴定重组质粒有无插入片段，确定插入片段大小及方向。

（2）分离克隆质粒和插入DNA片段。

（3）分子克隆外的应用：如限制性片段长度多态性分析，突变检测，DNA片段大小，纯度鉴定等（参见相关章节）。

4. 注意事项

（1）酶解DNA的量：如用于鉴定分析：DNA 200～400ng，反应体积10μl即可。如用于克隆纯化，特别是插入片段，需多准备点（以防纯化中的丢失），可将所有PCR产物（50～100μl）都酶解纯化。载体质粒DNA 1～2μg即可，酶解反应体积可增至30～50μl。如果是用基因组DNA酶解，随后做Southern印迹，则至少需10μgDNA。

（2）酶切反应中加入酶的体积不大于总反应体积的1/10，这是因为酶保存液中过高的甘油可抑制酶活性，增加酶星性反应。实际应用中，为保证完全酶切，酶量大都远远超过基本需要量，常达10倍以上。在双酶切时需特别注意酶体积，可通过延长酶切时间或使用高浓度单位的酶来解决。

（3）因为不同的酶最适反应条件不同，故公司常针对不同的内切酶提供不同的缓冲液。而定向克隆常常需要双酶切。当需在一管反应中同时进行双酶切时，最好选用同一公司的产品，并查清两者是否使用同一种缓冲液，如不同，选用两酶均适宜的缓冲液（酶活力在50%以上即可）。如没有最佳缓冲液，就只能依次进行酶解，纯化，再酶解。

（4）有的酶会产生星性作用，即在类似但不一致的酶切位点序列也可裂解DNA，也就是非特异性裂解作用。它的发生与使用的酶量、缓冲液的适应性，酶解时间等因素相关。使用时应注意避免其发生。

（5）根据下游实验不同，有时在酶切结束后，需对限制酶进行灭活处理，多数为加热灭活，即在65℃孵育20分钟。但有的酶不能通过加热来完全灭活（查公司网站获得有关信息），则可通过DNA纯化去除酶蛋白来解决。

【金门克隆（golden gate cloning）技术】

为近几年新发展的一门技术，是建立在ⅡS型内切酶特性的基础上，将限制酶和连接酶结合在一起，在一个试管内，形成单一的消化-连接反应的克隆技术。因为ⅡS型内切酶的DNA识别结合位点与剪切点在空间上是分割的，其特异DNA识别结合位点（多）为不对称的5～7个碱基组成，其酶切位点位于结合位点的一侧（3’端），相距一定的碱基数，酶解后（多）产生一黏性末端（附录Ⅰ表9）。因此ⅡS内切酶具有方向性。如将ⅡS内切酶的识别位点反向放置在DNA片段的两侧，则在酶切后，其识别位点被移去，留下的黏性末端与互补的黏性末端连接，正确连接的产物不再存在内切酶的识别位点，就不能再被消化，结果反应就一直朝不断产生正确连接产物的方向进行（附录Ⅰ图13）。金门克隆技术特别适合于多片段的连接组装，已有一次将9个片段成功连接的报道。

附录Ⅰ表9　部分常用ⅡS型内切酶识别序列。

名称	识别序列
BsaⅠ	5’…GGTCTC（N）**1**↓…3’ 3’…CCAGAG（N）**5**↑…5’
BsmBⅠ	5’…CGTCTC（N）**1**↓…3’ 3’…GCAGAG（N）**5**↑…5’
BbsⅠ	5’…GAAGAC（N）**2**↓…3’ 3’…CTTCTG（N）**6**↑…5’

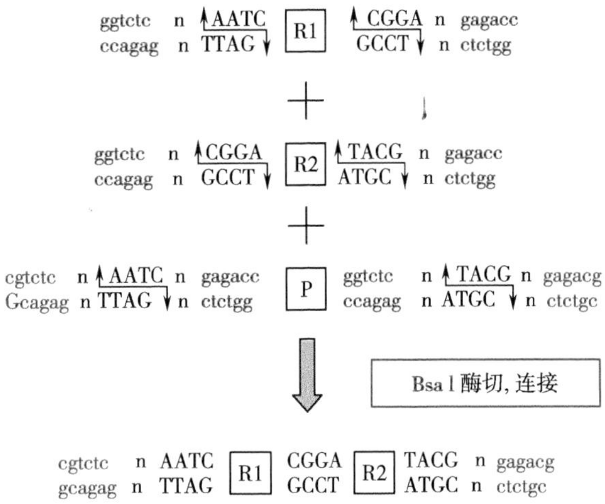

（八）DNA 纯化

1. 基本原理 DNA 片段（如 PCR 产物，DNA 酶解产物）纯化是将含有目的 DNA 片段混合液中的蛋白（酶），寡核苷酸和盐等去除，分离出目的 DNA 片段，以便后继操作。虽然纯化对象、方法五花八门，但基本原理都是利用带正电荷的硅盐或离子交换树脂可以快速的与带负电荷的核酸结合的特性，通过调整适当的 pH 和离子浓度，使 DNA 与之结合，在洗去其他杂物后，再将纯化的核酸洗脱下来。

2. 方法选择及操作步骤

（1）QIAquick PCR 柱纯化：（略，请参照公司试剂盒操作指南）

（2）QIAquick 琼脂糖胶纯化：

1）胶纯化法实质就是将需要纯化的 DNA 先经琼脂糖胶电泳分离，然后将所需目的 DNA 从胶上切割下来，将胶溶解后，再用上述的纯化 DNA 的方法进行纯化。因胶纯化加了一步电泳分离，故特别适用于有多个片段的混合物的纯化，如含有非特异扩增的 PCR 产物，多重 PCR，质粒酶解产物等。

ggtctc n AATC R1 CGGA n gagacc
ccagag n TTAG GCCT n ctctgg
+
ggtctc n CGGA R2 TACG n gagacc
ccagag n GCCT ATGC n ctctgg
+
cgtctc n AATC n gagacc P ggtctc n TACG n gagacg
Gcagag n TTAG n ctctgg ccagag n ATGC n ctctgc
Bsa Ⅰ 酶切，连接
cgtctc n AATC R1 CGGA R2 TACG n gagacg
gcagag n TTAG GCCT ATGC n ctctgc

附录Ⅰ图 13 金门克隆技术示意图

R1，R2 为需要连接的重复片段，P 为需移去的片段，最后是酶切连接后的产物

2）具体操作步骤也请参照公司操作指南。

（3）DNA 异丙醇沉淀法：

1）基本原理：DNA 酒精 / 异丙醇沉淀法常用来浓缩、去盐，和回收核酸。它是在高浓度盐和酒精 / 异丙醇介导下的沉淀过程。异丙醇沉淀具有所需体积少，可在室温下进行，从而减少了盐的共沉淀等长处。

2）实验基本步骤：

a. 配制用于沉淀的醋酸盐：[1]3M 醋酸钠，pH 5.2，[2]10M 醋酸铵。

b. 在 DNA 溶液中（如 DNA 溶液体积太少，可加水稀释到 200μl）加 1/10 体积的 3M 醋酸钠（终浓度 0.3M）或加入 1/3 体积的 10M 醋酸铵（终浓度 2.5M），混匀。

c. 加 0.6～0.7 倍总体积的异丙醇（室温）或 2-2.5 倍体积纯酒精，旋转混匀，室温放置 10 分钟。

d. 4℃离心 20～30 分钟（13 000～15 000g）。

e. 用 70%～75% 酒精洗沉淀 1 到 2 次。

f. 离心，尽量吸去残留酒精，空气干燥 5～10 分钟。

g. 加适当的 Tris 或 TE 缓冲液（7.4～8.0）溶解 DNA。

（九）碱性磷酸酶载体处理

1. 基本原理 碱性磷酸酶具有催化移去 DNA，RNA 等 5' 端磷酸基团的作用。分子克隆中常采用牛小肠碱性磷酸酶（CIP）处理载体，使它们不能自我连接，从而减少克隆中载体背景。

2. 实验步骤

（1）准备连接反应混合液：

10 x 缓冲液	2μl
载体 DNA 酶切后片段	0.2～0.5μg
CIP（10u/μl）	1μl
加 dH_2O 至	20μl

（2）轻轻混匀，37°C 孵育 1 小时；

（3）纯化载体 DNA（参见 DNA 纯化一节）。

（十）DNA 连接（ligation）

1. 基本原理 DNA 连接酶（Ligase），由 ATP 参与提供能量，催化 DNA 5' 末端的磷酸基团与 3' 末端的羟基形成磷酸二酯键，从而将 DNA 两个断端连接在一起。分子克隆中，利用 T4 连接酶，将分别经限制酶处理并纯化的质粒载体和插入片段连接，形成新的重组 DNA 片段。

2. 实验步骤

（1）准备连接反应混合液（见右表）：

（2）轻轻混匀，14～15℃孵育16～24小时，如为黏性末端，可在室温下孵育1小时。

（3）可直接进行宿主菌转化。也可-20℃保存，以后再做转化。

3. 注意事项

（1）为评估连接所需载体和插入片段的量，可采用1.5%～2%琼脂糖胶电泳对纯化产物进行半定量分析。即取1～2μl插入片段和载体进行胶电泳，加5μl标准定量DNA溶液同时电泳，以标准DNA为对照，评估纯化产物的浓度，同时检测样品纯化结果。

连接反应混合液配方

10x连接缓冲液	2μl
插入DNA片段（20～100ng）	2～5μl
载体DNA（～20ng）	1～2μl
T4连接酶（1～5u/μl）	1μl
加dH_2O 至	20μl

（2）连接反应中插入片段与载体比例为1～5：1，多采用3：1，如插入片段较长（>1000bp），则1～1.5：1。

（3）连接效率与插入片段大小和末端状态（即是黏性末端还是平端）密切相关。如插入片段>2kb，或为平端连接，效率就会大大降低。可通过增加连接酶的量（采用高浓度连接酶），和采用低温长时间孵育来提高连接效率。

（4）连接反应以往常常加一步在65～70℃孵育10～20分钟以灭活连接酶。但现在多认为连接酶不影响下一步细菌转化，故省却这一步。

（5）连接结束后，必要时进行琼脂糖电泳分析鉴定连接是否完全和正确，用未连接的材料作为对照。

（6）目前不少公司都开发出快速连接试剂盒，5分钟完成连接反应。使用这类试剂盒，大大缩短了克隆时间，可以在一天内完成酶切、纯化、连接，转化，涂板的工作。具体操作步骤请参照相关操作指南。

（十一）宿主菌化学转化（transformation）及选择培养

1. 培养基及溶液的配制

• 培养基配制

LB（Luria-Bertani）培养液	（1L）
胰蛋白胨 tryptone	10g
酵母提取物 yeast extract	5g
氯化钠 NaCl	10g

用1N氢氧化钠调节pH至7.5，高压消毒备用。

• LB选择培养皿的制备

在上述1升LB培养液中加入15克琼脂（agar），用氢氧化钠调节pH至7.5，高压消毒。在温度降至55℃左右时，加入选择抗生素（终浓度：氨苄青霉素100U/ml，卡那霉素50μl/ml，氯霉素20μl/ml），混合后即可倒盘，每100mm培养皿约30ml，可用火焰燎去气泡，室温冷却至凝固，4℃储存。

• SOC培养液：0.5%酵母提取物，2%胰蛋白胨，10mM NaCl，2.5mM KCl，10mM $MgCl_2$，10mM $MgSO_4$，20mM Glucose。0.2μl滤膜过滤除菌备用，4℃或室温保存。

• IPTG储存液（0.1M）：取1.2g IPTG加水至50ml溶解，过滤除菌，4℃保存。

• X-Gal（50mg/ml）：100mg X-gal溶解在2ml二甲基甲酰胺（N，N′-dimethyl-formamide）。铝箔纸（aluminum foil）包裹，-20℃保存。

2. 实验步骤

（1）转化

1）取出感受态细胞（如DH5α等）放置于冰上让其解冻。将多余的感受态细胞分装至BD Falcon 14ml聚丙烯圆底试管，-80℃冰箱保存。

2）取2～5μl连接反应液，加入感受态细胞中，用吸头轻轻搅动细胞加以混合（不可弹拨离心管及震荡，也不要用移液枪上下吹打），静置冰上30分钟。

3）热休克细胞在42℃孵育30～45秒（不要晃动试管），立即移至冰上，静置2分钟。

4）加入250～500μl SOC培养液。

5）在 37℃摇床，以 225rpm 速度摇动培养 1 小时。

6）取 50～200μl 培养转化菌均匀涂抹在含相应抗生素的 LB 琼脂培养皿上，为进行蓝白斑筛选，可在涂菌前，分别均匀涂 40μl IPTG 储存液和 40μl X-Gal 储存液到培养皿，干燥 15 分钟后即可涂菌。建议每一转化菌分别涂两个培养皿，一个涂 20μl，另一个涂 150μl，以备不论转化效率高低，均可得到单个克隆。

7）将培养皿放置在 37℃培养箱中培养过夜（14～16 小时）。然后再 4℃放置 2～3 小时以利于蓝色显现。

（2）分析鉴定阳性克隆

1）每类克隆挑选 4～6 个单个（白色）菌落，转移到 3～5ml 含选择抗生素的 LB 培养液中，37℃摇床，225rpm 培养过夜。

2）分离提取质粒 DNA（参见下）。在提取质粒前，编号冻存每个克隆培养液，方法为 0.35ml 细菌培养液加 0.15ml 高压灭菌的 50% 甘油，混合，-80℃保存。根据鉴定结果及时整理冻存液（只保存正确克隆培养液）。

（十二）质粒载体提取

1. 基本原理　质粒提取和纯化最常用的方法是通过碱变性裂解宿主菌，释放出质粒 DNA，经酸中和后，将 pH 和盐浓度调节至适宜水平，以促使带负电荷的质粒 DNA 结合到带正电荷的硅盐过滤膜或阳离子交换树脂上，然后再通过调节盐浓度洗去 RNA、蛋白、染料及一些小分子物资而纯化质粒载体，最后再将质粒从滤膜或树脂上洗脱下来，得到纯化的质粒 DNA。目前应用最广的是 Qiagen 公司生产的质粒提取试剂盒，并提供大量，中量及微量不同提取量的试剂盒。

2. 实验步骤　略（参阅公司试剂盒操作指南）。

3. 应用范围　可应用于多种后续工作：①限制酶切图谱。②连接和转化。③测序。④体外转录翻译。⑤真核细胞转染等。

四、GATEWAY 克隆技术

（一）Gateway 克隆技术简介

2000 年，Life Technologies 公司的 James L Hartley 等人首次发表了利用 Lambda 噬菌体的位点特异 DNA 重组机制（site-specific recombination）进行体外 DNA 克隆的方法，这一方法即是 Gateway 克隆技术的前身。与其他 DNA 克隆技术（如限制性内切酶，同源重组和其他位点特异 DNA 重组方法）比较，Gateway 克隆技术的主要优点如下：①不会因为克隆片段含有限制性内切酶的切割位点而受限制；②克隆方法快速高效；③克隆片段在载体内的取向和基因的阅读框（reading-frame）可以得到保障；④不受克隆载体的种类的限制，换句话讲，任何载体都可以被转变为与 Gateway 克隆技术兼容的载体；⑤可以把一至四个 DNA 片段克隆到一个载体。Gateway 克隆技术的可变通性见附录Ⅰ图 14。在大肠埃希菌（*E. coli*）的细胞里，Lambda 噬菌体利用它本身携带的位点特异附着点 attP（site-specific attachment site P）和大肠埃希菌所携带的位点特异附着点 attB，在 Lambda 噬菌体和大肠埃希菌所产生的 DNA 重组酶的催化作用下而被整合到大肠埃希菌基因组。根据整合类型的不同，催化这一基因组整合的酶有两类，催化溶源型（lysogenic）重组的酶有 Lambda 噬菌体产生的整合酶（integrase 或

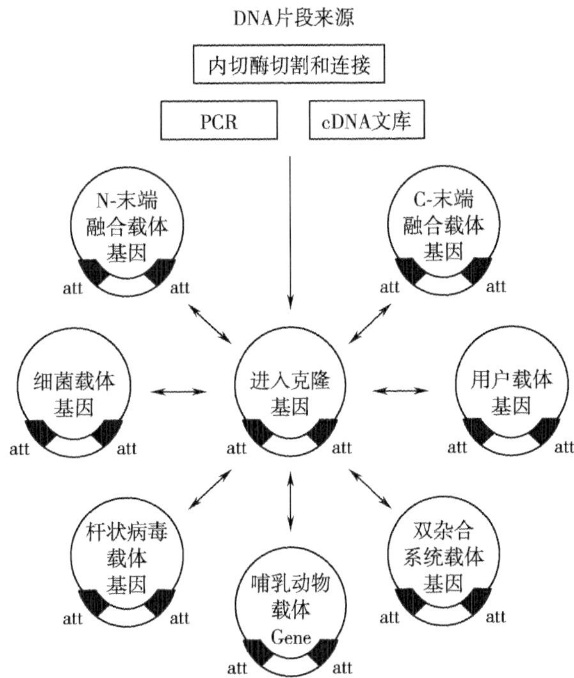

附录Ⅰ图 14　Gateway 克隆技术的可变通性

DNA 克隆片段的来源有多种，如限制性内切酶的切割片段，PCR 扩增产物和基因文库等。各种不同的 DNA 克隆或载体均可以被转化为与 Gateway 克隆技术兼容的终端载体，并由此产生含有目的基因片段的表达载体。att 代表 Lambda 噬菌体的 DNA 重组位点

Int）和大肠埃希菌产生的整合宿主因子（integration host factor 或 IHF）。催化裂解型（lytic）重组的酶有 Lambda 噬菌体产生的整合酶（integrase 或 Int）和切除酶（excisionase 或 Xis）以及大肠埃希菌产生的整合宿主因子（integration host factor 或 IHF）（参见工具酶一节）。Gateway 克隆技术就是 Life Technologies 公司利用 Lambda 噬菌体和大肠埃希菌所携带的 DNA 重组位点和重组酶而发展出来的一种基因体外克隆技术。

（二）Gateway 克隆技术的基础是 BP 反应和 LR 反应

1. BP 反应　该反应促成携带 attB 重组位点的 DNA 片段或克隆载体与携带 attP 重组位点的供体载体之间的 DNA 重组，BP 反应产生一个携带 attL 重组位点的进入克隆（entry clone）以及一个携带 ccdB 基因的反应副产物，克隆的目的基因片段经过 BP 反应而被转入到进入克隆里，催化该反应的酶是 BP 克隆酶Ⅱ（Gateway BP Clonase Ⅱ）。BP 反应的实验分为两步，第一步是体外反应，即把反应物和 BP 重组酶加入到试管进行重组反应，第二步是把 BP 反应的产物转入到大肠埃希菌内进行复制和筛选。供体载体携带的 ccdB 基因的作用是副向筛选，因为 ccdB 基因的蛋白质对常用的大肠埃希菌菌株具有细胞毒性，所以只有不带 ccdB 基因的进入克隆能够被大肠埃希菌复制。

2. LR 反应　该反应促成携带 attL 重组位点的进入克隆与携带 attR 重组位点的终端载体之间的 DNA 重组，此反应产生一个携带 attB 重组位点的表达克隆（expression clone）以及一个携带 ccdB 基因的反应副产物，克隆的目的基因片段经过 LR 反应而从进入克隆转入到终端载体里，变成了表达克隆，催化该反应的是 LR 克隆酶Ⅱ（Gateway LR Clonase Ⅱ）。与 BP 反应一样，LR 反应也分为两步，第一步是体外反应，即把反应物和 LR 重组酶加入到试管进行重组反应，第二步是把 LR 反应的产物转入到大肠埃希菌内进行复制和筛选，终端载体含有的 ccdB 基因的作用是副向筛选。

用于 Gateway 克隆技术所用的四种载体见附录Ⅰ表 10。

附录Ⅰ表 10　Gateway 克隆技术所用的四种载体的特点

Gateway 载体	特点
供体载体（Donor vector 或 pDONOR）	• 携带 attP 位点 • 使用于克隆两侧带有 attB 位点的 PCR 产物和基因并由此产生进入克隆
进入克隆（Entry vector 或 pENTR）	• 携带 attL 位点 • 使用于克隆两侧不带有 att 位点的 PCR 产物或限制性内切酶的切割片段并由此产生进入克隆
终端载体（Destination vector）	• 携带 attR 位点 • 通过 LR 反应与进入克隆重组后产生表达克隆 • 携带用于在各种生物系统里进行基因表达所需的基因表达元素。这些生物系统包括大肠杆菌，哺乳动物，酵母菌，昆虫等。
表达载体（Expression vector）	• 携带复合克隆位点（Multiple cloning site）或两侧带有 attB 位点的 cDNA 文库 • 与定向克隆兼容 • 通过 BP 反应与供体载体重组后产生进入克隆

（三）Gateway 克隆技术的主要优点

是它的可变通性，这种可变通性可以从两个角度理解：

1. 任何 DNA 片段均可以被克隆到表达载体里（附录Ⅰ图 15）。用户只要使用带有 attB 序列（25 bases）的 PCR 引物将 DNA 靶序列扩增后，再通过 BP 和 LR 反应就能够将其克隆到表达载体里。James L Hartley 等人成功地将长度为 10kb 的 DNA 片段克隆到 Gateway 克隆的载体里。

2. 任何质粒载体均可以通过 Life Technologies 公司的 Gateway 载体转化系统被转化为与 Gateway 克隆技术兼容的终端载体。

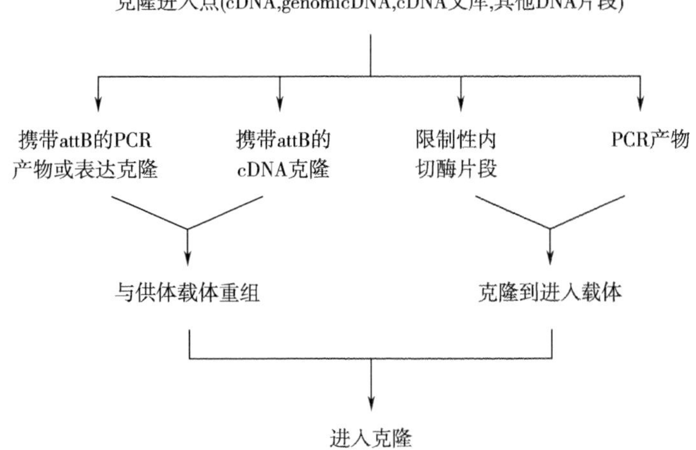

附录Ⅰ图 15 Gateway 进入克隆的产生

第二部分 分子遗传学常用技术

一、体外定点突变技术

体外定点突变技术(*in vitro* site directed mutagenesis),是反向遗传学研究中的一门重要的实用基本技术,为研究遗传病致病原因及机制,遗传突变效应,基因调节,基因调控元件的确定及功能等,特别是对理解蛋白质结构与功能间的关系,蛋白与基因的相互作用等,提供了简单直接且十分有价值的研究途径。体外定点突变技术大多通过合成一段含有所需突变的寡核苷酸(引物)来实现。所含突变可以是单碱基(点突变),或多碱基的改变,也可以是删除(缺失)和插入,而突变两侧的序列则与含有靶基因的模板 DNA 同源互补,从而可以与靶基因杂交结合。在 DNA 多聚酶的作用下,杂交的寡核苷酸单链得以延伸,合成一条与模板 DNA 互补的新链,这条新链就含有寡核苷酸带入的突变。再将带有突变的 DNA 链转入到大肠埃希菌中,通过筛选,得到突变体。体外定点突变技术经历了不断发展的过程,从开始选用单链 DNA 模板,合成一条引物,发展到采用双链模板,合成一对引物,并利用特异识别甲基化和半甲基化的限制酶去除(不含突变的)模板,大大提高了突变效率。随着耐热连接酶的发现而创立的连接扩增技术(ligation during amplification,LDA),除了应用于突变检测,筛选 DNA 文库,DNA 修饰外,也被用到定点突变中来,并促进了多位点定点突变的发展,使其更为简化易于操作。本节以 Stratagene 公司开发的,成熟可靠实用的 QuikChange 法为主,介绍定点突变技术 www.genomics.agilent.com。

(一)单位点突变技术

1. 基本原理 QuikChange 单位点突变技术可简述为三部曲:① PCR:以带有靶基因的质粒载体为模板,通过引物引进所需突变,用高保真多聚酶进行 PCR 扩增。② *DpnI* 酶消化:*DpnI* 限制性酶具有特异裂解甲基化和半甲基化 DNA 序列的特性,从而特异性地将不含突变的甲基化模板降解,留下带有突变的 PCR 片段被③转入到大肠埃希菌体内,经大肠埃希菌修复缺口和扩增。最后提取质粒,经测序鉴定,得到靶基因突变体(附录Ⅰ图 16)。

2. 实验步骤(参见 www.genomics.agilent.com/files/Manual/200521.pdf)

(1)引物设计:因为突变是由引物带入的,因此引物设计是关键。设计原则是:①设计一对互补的含有突变的引物。②突变应位于中间部分或略靠 5 为端,突变的两侧各保持 10~15 个与模板互补的碱基序列。③引物总长度应在 25~45bp,溶解温度(Tm)应≥78℃。Tm 可根据突变类型按下列公式进行计算。④理想的 GC 含量应不少于 40%,但也不要大于 60%,而且两末端最好为 C 或 G 结尾。⑤引物不

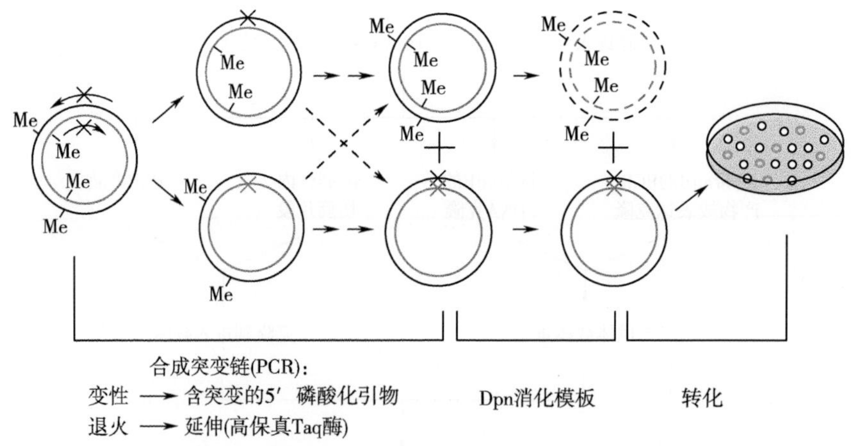

附录Ⅰ图 16　体外 QuickChange 单位点定点突变方法示意图

错配突变：	Tm=81.5+0.41（%GC）-675/N-%（错配碱基数 /N）	N= 总碱基数
缺失和插入：	Tm=81.5+0.41（%GC）-675/N	N= 不包括插入和缺失总碱基数

需 5’ 磷酸化修饰，但最好经 PAGE 胶分离纯化。

引物设计举例：

野生型模板	5’---- C ATG GCT TAC CGA ACT AGC ---- 3’	
单碱基置换	F:5’……C ATG GCT T***T***C CGA ACT AGC……3’ R:5’……GCT AGT TCG G***A***A AGC CAT G……3’	Tyr ＞Phe
邻近多碱基置换	F:5’……C ATG GCT T***T***C CGA ***G***CT AGC……3’ R:5’……GCT AG***C*** TCG G***A***A AGC CAT G……3’	Tyr＞Phe；Thr＞Ala
删除（一个氨基酸）	F:5’……C ATG GCT - - - CGA ACT AGC……3’ R:5’……GCT AGT TCG - - - AGC CAT G……3’	
插入（构成一酶切位点）	F:5’……C ATG GCT TAC ***TCGA*** GA ACT AGC……3’ R:5’……GCT AGT TC ***TCGA*** GTA AGC CAT G……3’	

注：①引物不是全长引物，用……代替侧翼碱基。全长应包括突变两侧各 10～15 个碱基互补序列。
②F：正向引物，R：反向引物。碱基置换和插入突变用斜体，下加横线显示，缺失用 ---- 表示

（2）PCR 扩增：

1）准备 PCR 反应体系：每管总反应体积为 50μl，包括 10～50ng 双链 DNA 质粒模板，引物各 20pmol，1μl dNTP 混合液和 1μl *pfuUltra* 高保真 Taq 酶。

2）设置 PCR 参数：①起始变性：95℃ 1 分钟。② 12～18 个循环：变性：95℃ 30 秒；退火：55℃ 60 秒；延伸：68℃若干分钟（每 kb 质粒 DNA 长度为 1 分钟）。③最后 68℃延伸 5～10 分钟。

3）设置循环数：根据引进突变的类型，参考下表确定：

突变类型	循环数
点突变	12
单个氨基酸改变（缺失、插入）	16
多个氨基酸的缺失或插入	18

（3）*Dpn* Ⅰ消化：直接加 1μl *Dpn* Ⅰ（10u/μl）限制性内切酶到 PCR 管底，轻轻混合，37℃孵育 1 小时。

（4）转化：具体操作：①取出分装在 BD Falcon 14ml 聚丙烯圆底试管的 XL10-Gold 超致敏细胞（competent cell），放置冰上解冻。②（注意这一步与常规转化不同）加 4μl β- 巯基乙醇到解冻的 90μl 感受态细胞中，轻轻旋转混合，冰上放置 10 分钟，期间每 2 分钟轻轻旋转试管一次。③直接取 1～4μl *Dpn* Ⅰ消

化处理过 DNA 到感受态细胞中，用枪头轻轻旋转搅动混合，冰上放置 30 分钟。④热休克：42℃，30 秒，冰上放置 2 分钟。⑤加入 0.5ml NZY（可用 SOC 替代）培养液，37℃摇床（225～250rpm）孵育 1 小时。

（5）筛选培养：分别取 50 和 200μl 转化液涂抹在含有氨苄青霉素的 LB 琼脂培养板上，37℃培养＞16 小时。挑克隆，提质粒，酶解和测序鉴定突变（参见上一节）。

3. 主要应用　体外单位点定点突变技术主要利用质粒载体对基因进行：①单碱基或几个相连或相邻的碱基置换突变。②小片段（＜12bp）的缺失或插入突变，但也有成功缺失 31bp，87bp 甚至到 1kb。③克隆载体的改造和修饰。

4. 注意事项

（1）引物设计是重要环节，注意总引物长度最好不超过 45 个碱基，Tm 值不＜78℃，突变位于中间，两侧与模板互补的碱基应＞10，最好为 15 个碱基且 GC 含量相等。如不等，则通过在 GC 少的一侧增加碱基数以维持两侧 Tm 值接近。可用下列网站进行定点突变引物设计。

http://www.bioinformatics.org/primerx/

（2）本实验在 PCR 扩增后，新合成的带有突变的单链，头尾之间有缺口，不能作为下一循环的模板，因此突变体的增加是一种线性增加，并不是 PCR 的指数级增加。试剂盒通过增加模板量部分弥补这一不足。另外通过增加循环次数，例如单碱基置换用 18 个循环，其他突变增加到 22～25 个循环，也获得了较好的效果。虽然增加 PCR 循环增加了非特异性突变，但使用高保真多聚酶提供了一定的保障。

（3）PCR 总反应体积改为 25μl，其他成分相应减少，实践证实效果一样。

（4）大多数情况下，得到的质粒 DNA 来自于 dam+ 大肠埃希菌。*Dpn* Ⅰ可识别 5′-G_mATC-3′序列，故可消化降解模板 DNA。为确定质粒处于甲基化状态，应事先检查质粒宿主菌是否是 dam^+，排除 dam^- 菌来源（如 JM101 和其衍生菌 SCS110，INV110 等）。

（5）首次实验操作，应事先仔细阅读操作指南，并遵照指南操作。在 PCR 扩增和转化操作时，都要设立阳性对照（试剂盒都有提供），以便阴性结果时分析原因。

（6）对于熟练操作者，不用试剂盒，也能成功地获得很好的结果。笔者选用 Stratagene 公司 *PfuUltra* Hotstart PCR Master Mix，New England BioLabs 公司的 *Dpn* Ⅰ内切酶和 Invitrogen 公司的 DH5α 高致敏感受态细胞等，同样成功获得了突变体。

（二）多位点定点突变技术

1. 基本原理（附录Ⅰ图 17）QuickChange 多位点定点突变的实验基本原理同单位点突变，也是通过引物引入突变，以带有靶基因的质粒为模板，进行 PCR 扩增，不同的是多位点突变，需要针对相应突变位点合成多个引物，然后在每一循环后，使用连接酶将多个片段连接起来，成为下一循环的模板。最后将甲基

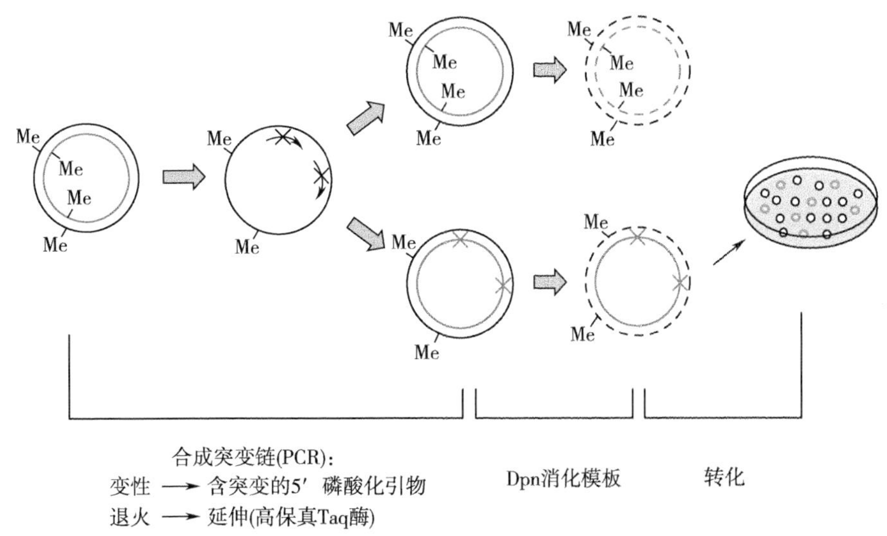

附录Ⅰ图 17　体外 QuickChange 多位点定点突变方法示意图

化的模板消化降解，留下带有突变的质粒转入到大肠埃希菌，扩增得到突变体。目前有多家公司提供多位点定点突变产品，各采用不同的策略和方法，实验前请仔细阅读相关产品说明书。QuikChange 多位点定点突变技术（stratagene）。参见 www.genomics.agilent.com。

2. 实验步骤

（1）引物设计要点与 QuikChange 单位点定点突变技术所要求的相同，需注意的是：①最多引入 5 个位点的突变，也就是说，一个质粒模板，最多合成 5 个引物。但一般在 3 个位点内，突变成功率高。②多位点定点突变只适用于碱基置换突变。如需进行插入或缺失突变，请选用单位点突变技术。③引物设计全部以双链中的一条链为模板。也就是说，几条引物都是同向的（正向或反向）。④各个引物的 Tm 值（计算公式见上）应保持一致，且突变位点的两侧 Tm 值也应尽量相同，如因 GC 含量不同，可通过在 GC 少的一侧增加碱基数来解决，但最好相差不超过 5 个碱基。

（2）扩增：

1）总反应体积 25μl，根据模板的大小，反应位点的多少，模板浓度，各引物浓度应有相应的改变，可参照操作指南。

2）循环参数设定：①起始变性：95℃ 1 分钟。② 30～35 个循环：变性：95℃ 20 秒；退火：55℃ 30 秒；延伸：65℃若干分钟，以每 kb 质粒 DNA 长度 30 秒计。③最后 65℃延伸 5 分钟。然后放置冰上。

（3）*Dpn*I 消化
（4）转化
（3）（4）参考相关公司产品说明书，以及 QuikChange 单位点定点突变技术和克隆基本技术有关部分。

（5）筛选培养

3. 注意事项　除在单位点突变中所提到的注意事项外，还应注意：

（1）Quickhange 多位点定点突变试剂盒只选模板中的一条链为模板合成引物，为保证每一引物在复性时，都有相同的概率与模板结合，应使用相同摩尔浓度的引物，以减少扩增偏差（即某一突变引物扩增为主），公司推荐使用同一单链的引物扩增也是此目的。

（2）突变体增加是线性增长，为增加突变体，除了适当增加模板量外，扩增循环次数应不小于 30 次。如果突变效率低下（＜30%），可以再以另一条链为模板合成一组引物再进行同样突变扩增。加之用 *Dpn* I 去除甲基化的模板，提高了突变效率。

（3）最后扩增产物中，含有几乎所有的突变组合。如用 3 个引物，最后产物中，除了 1 种 3 重突变体外，还含有 3 种单突变体和 3 种不同组合双重突变体。因此有人就利用这点，一次突变实验，获得一组不同的突变体组合。

（4）QuickChange 多位点定点突变试剂盒使用的酶是多种酶复合体系，故不能被不同酶替换

（5）QuickChange 多位点定点突变试剂盒只用于多位点的点突变。不适于缺失或插入突变。

（6）L10 Gold 超致敏感受态细胞为 Stratagene 公司优化筛选出的细胞。具有高转化效率，且能在细胞内修复缺口和复制互补链，使转入的突变环状单链复制成双链。但其对温度很敏感，在转化“热休克”时，42℃水浴中保温 30 秒（不低于 30 秒，但也不超过 40 秒），可获得最大转化效率。超敏细胞收到后应立即放入 -80℃冰箱。当第一次从冰箱取出，冰上融化后，立即按 50μl 分装到预冷的 14ml BD Falcon 聚丙烯圆底试管中。未用的立即放回冰箱。

（三）连接扩增体外定点突变技术

1. 基本原理　连接扩增（LDA）体外定点突变技术同上述技术原理大同小异，也是通过引物引进所需突变，PCR 扩增获得突变体的方法。主要不同点就是其用于扩增的引物是 5’ 磷酸化修饰的引物，并在其 PCR 反应体系中加入耐热的连接酶。因是环形模板，在 PCR 反应中，聚合酶催化的引物延伸遇到下一个附着在模板的 5’ 磷酸寡核苷酸时，延长就会停止，连接酶就可催化 3’ 端的羟基和 5’ 端的磷酸基团形成磷酸二酯键，将其连接起来，从而封闭缺口，成为下一个循环的模板。不论是单位点还是多位点突变，都可用此技术进行（附录 I 图 18）。

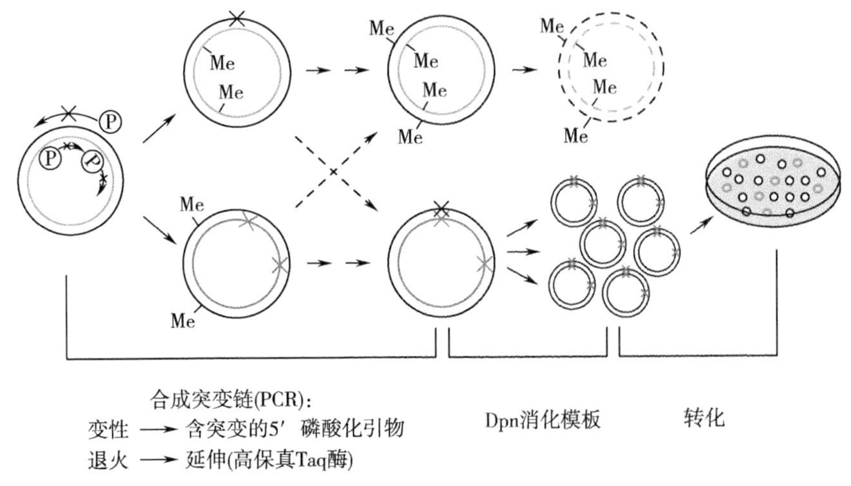

附录Ⅰ图 18 连接扩增体外定点突变方法示意图

2. 实验步骤

（1）引物设计：引物取决于突变类型和数目。如仅有 1 个位点突变，则一对引物中，一条带突变，另一条则为正常序列。如需带入两个位点突变时，则正反引物各带一个位点突变。如突变位点有 3 个或 3 个以上，则其中一个方向只设计一个突变位点引物，剩余的多个位点突变全都以反向引物进行设计，形成某一方向仅有一条引物，而另一方向则有多条引物。具体引物设计中注意事项如下（附录Ⅰ图 19）。

1）引物磷酸化：连接扩增法技术的应用最重要的是合成 5' 磷酸化引物，现合成引物的公司都提供引物修饰服务，可直接申请合成。也可自行进行引物磷酸化，如使用 New England Biolabs 提供的 T4 多核苷酸磷酸激酶，具体操作参见该公司网站。

2）点突变（point mutations）：通过设计带有错配碱基的引物而实现。错配碱基可以是一个或几个，可以是连续几个错配，也可中间夹有正常碱基。引物长度在 24～30 个碱基左右，突变位于中间，两侧翼应各有 10～15 个与模板完全互补的碱基（附录Ⅰ图 19）。

3）缺失（deletions）：两个策略：①如缺失少于 20 碱基，可直接合成一只含有缺失两端互补序列的引物，缺失区位于中间，两侧互补序列各 15～20 个碱基（取决于缺失多寡，缺失越多，侧翼互补序列应越长），总长 30～40 个碱基。②如缺失范围大，则以缺失边界为起点，合成两条与各自对应模板互补的引物即可（附录Ⅰ图 19），即缺失长度由两个正反方向引物的 5' 端距离所决定。引物长度为 24～30 个碱基，长度与缺失片段大小成正比。

4）插入（insertions）：也是两个策略：a. 短片段（＜30bp）插入：将错配的插入片段设计在中间，两侧各有 15～20 完全互补的碱基即可。b. 长片段插入：将插入错配的片段设计加在两个配对引物中的一个或两个引物的 5' 端，如加在两个引物的 5' 端，每一引物则只带有插入片段的一部分，PCR 中在连接酶的作用下，两者连接起来就构成整个插入片段（附录Ⅰ图 19 插入）。

（2）模板：任一来源的带有靶基因序列的，经标准方法纯化的质粒都可作模板。因本实验是指数扩增，50μl PCR 反应体系中，10～100pM 的质粒就足够了。虽然产物浓度随着模板增多而增加，但浓度增加，背景增加，突变体比降低。另外模板长度越大，突变体比，转化率越低，所以一般模板应＜10kb。

（3）高保真 Taq 酶：为了减少 PCR 扩增中产生的错配和随机突变率，各公司都推出了自己的高保真 Taq 酶和热启动（hot start）的试剂盒。可根据情况选用。PCR 反应：除按常规 PCR 准备反应液外，在 PCR 参数设定中，变性温度由 Taq 酶决定，为

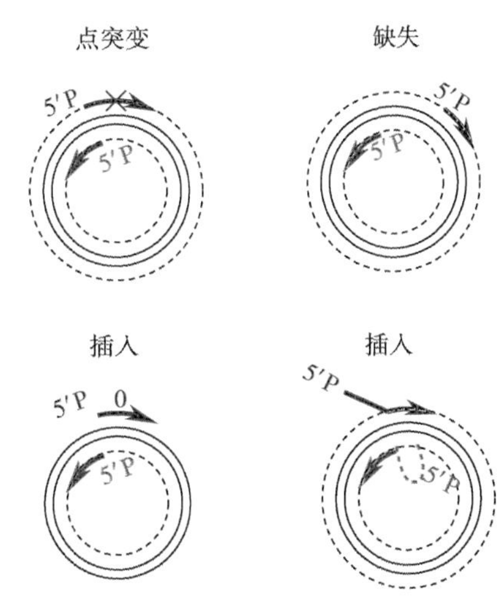

附录Ⅰ图 19 根据突变类型引物设计示意图

94～98℃。复性温度则由引物 Tm 确定，复性温度的确定，原则同 PCR（参见克隆 PCR 一节）。但如突变引物多，特别是各引物间的 Tm 值相差较大时，复性温度设定原则为：当引物 > 20bp，则复性温度选择高于较低引物 Tm 值 3℃。当引物≤20bp，则以较低引物 Tm 值作为复性温度。最后的延伸温度为 65～68℃，由 Taq 酶和扩增模板的长度决定。扩增长度越长，延伸温度约低，以减少温度对酶活性的影响。而延伸时间，按模板长度，每 kb 需 1 分钟计。对于连接扩增（反应体系含耐热连接酶），每次循环的延伸时间再增加 5 分钟为连接反应所需。循环数：20～25 个循环。

（4）*Dpn* Ⅰ酶解消化：因本实验突变体是以指数方式增加。故在 20～25 个循环扩增后，模板含量比已很低，故此步可略去。但加入这一步，可减少背景，增加突变体比率。用 *Dpn* Ⅰ酶前也需确定质粒来源于 dam+ 大肠埃希菌。

（5）转化（transformation），筛选：参见克隆相关章节。

3. 注意事项

（1）本实验中，引物质量是关键。反应体系中都是全长引物，才能得到所需突变体，如 5' 端缺少一两个碱基，再磷酸化后，必定导致不需要的缺失出现。因此，引物最好经 PAGE 胶纯化。

（2）如用连接扩增法只进行单位点或双位点突变，即 PCR 突变反应是由一对正反 5' 磷酸化引物进行，则可先进行 PCR 扩增，反应结束后，在取出少量产物（2～5μl）再用 T4 连接酶进行连接反应，然后进行转化。

连接反应（以 New England Biolabs 生产的 Quick T4 连接酶为例）

- 按右表准备反应体系，混匀
- 室温（25℃）下孵育 5 分钟（如长片段，可延长到 30 分钟）。
- 放置冰上，准备转化。也可保存在 -20℃备用。

PCR 产物（25ng）	2～5μl
加 dH_2O 至	5μl
2 X Quick 连接缓冲液	5μl
Quick T4 连接酶	0.5μl

以上介绍了 QuickChange 突变技术和 LDA 突变技术。实际上，定点突变技术及方法在基本原理的基础上，有许多修饰和改进，也有许多大同小异的试剂盒。读者可根据研究目的，参考相应文献及公司网站，进行选择。特别是突变碱基较多，或为较大缺失，插入突变，甚至需多位点突变时，或严格按公司操作指南仍不成功时，可根据实际情况，改变设计策略，结合克隆，酶切以及引物修饰等，分为两步，三步走等不同方法去进行，只要最终获得突变体达到目的就行。

二、蛋白质 -DNA 相互作用检测法

人类组织细胞（除了无核的成熟红细胞等以外）的细胞核中含全套基因组序列，具有表达所有蛋白的遗传基础。但所有基因的表达都不是随机无序的，具有高度的时空特异性，组织细胞特异性。表达基因谱在不同的组织细胞间存在很大的差异，即便同一组织细胞在发育的不同阶段，也有较大差异。细胞的生长、分化、分裂增殖，以及对内外环境刺激的反应等都是在调控体系对基因表达进行精细调控的结果。因此揭示基因调控机制及过程，对于了解胚胎发育，细胞增殖、分化、死亡，以及机体生理、病理过程等生命活动具有十分重要的意义。基因调控是一个十分复杂的过程，不同基因间以及调控因子间形成一个既相互联系，又相互制约的复杂网络，又称为基因调节网。对基因表达的调控可分为五个层次，第一个层次是通过转录因子的调控，转录因子通过与基因组的顺式调控元件相互作用（识别与结合）激活或抑制相应靶基因的转录，有的转录因子即是激活子又是抑制子，在不同的环境下执行不同的功能。第二层次是通过对染色质的修饰（如组蛋白的乙酰化，碱基的甲基化等）进行调控。第三层次是通过对 mRNA 加工、修饰和转移的影响，即 mRNA 的转录及成熟过程来实现调控，包括剪接变异，mRNA 的稳定性，mRNA 核外迁移等。第四层次是通过微小 RNA（microRNAs）、RNA 结合蛋白对 mRNA 的翻译进行调控。第五层次是通过对基因表达产物（翻译后）的修饰，从而产生调控作用。在以上的五个调控层次中，转录因子的调控是第一层次，也是最重要的，决定基因何时、何处表达，而其他层次的调控则是在此基础上对基因表达的进一步修饰。目前研究显示人类基因组编码约 1500 个转录因子（Transcription Factors，TF），其中大多数转录因子的调控功能并不清楚，且发现越来越多的非编码核酸与调控相关。因此，在基因组范围内，全面、系统地理解基因表

达调控的机制仍然是一项繁杂艰巨的任务。研究转录因子调控实质就是研究蛋白质(转录因子)与 DNA 之间的相互作用。其方法可分为两大类(附录Ⅰ图 20):①以基因组 DNA 为中心(从核酸到蛋白质)的方法,从调节区 DNA 片段开始,鉴定与特定 DNA 调节片段相互作用的转录因子或修饰蛋白。代表方法如酵母单杂交法(Yeast One-Hybrid,Y1H)。②以转录因子为中心(从蛋白质到核酸)的方法,从转录因子开始,检测鉴定它们所作用的基因组 DNA 片段。代表方法如染色质免疫沉淀法(Chromatin-immunoprecipitation,ChIP)。两类研究方法的策略不同却高度互补,各有其优势和局限性。以下主要介绍这两种方法。

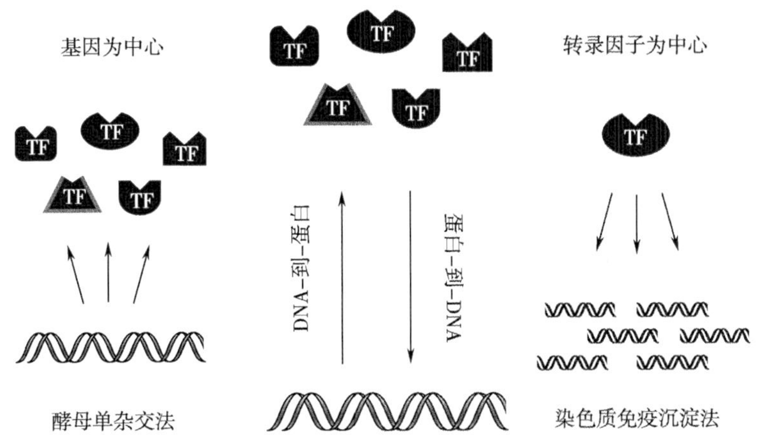

附录Ⅰ图 20 基因调节网的两种不同研究策略示意图

(一) 酵母单杂交法(yeast one-hybrid method)

1. 实验原理 酵母单杂交法衍生于酵母双杂交法,因此有必要先介绍一下双杂交法的实验基本原理。在酵母细胞中,酵母基因转录激活蛋白 GAL4 包括两部分,即 N 端的 DNA 结合域(Binding Domain,BD)和 C 端的激活域(activating domain,AD),AD 区是启动下游基因的必需元件。双杂交实验中,将"X"蛋白与转录激活蛋白的 BD 部分融合,作为"诱饵"(bait),将"Y"蛋白与转录激活蛋白的 AD 部分融合,作为"猎物"(prey)。当"X"与"Y"蛋白相互作用形成复合物时,就能牵引转录激活蛋白 GAL4 的 BD 与 AD 相互靠近,BD 与基因上游 DNA 调节区结合,AD 则激活下游报告基因。通过检测下游报告基因的表达就可测知"X"与"Y"蛋白是否发生相互作用。因此酵母双杂交法被广泛用于检测蛋白 - 蛋白间相互作用。而酵母单杂交法则是将一段 DNA 序列(顺式调控元件,cis-regulatory DNA elements,或启动子序列 Promoter)直接克隆到报告基因的上游作为"诱饵"(bait),去筛选与 GAL4-AD 融合表达的转录因子蛋白"猎物"(prey)文库,如转录因子能识别并与这段 DNA 序列结合,其连接的 AD 就能激发启动下游报告基因的表达。根据这一原理建立的单杂交体系就能用于检测 DNA 与蛋白间的相互作用(附录Ⅰ图 21A)。

以下以 Clontech 公司的 Matchmaker Gold 酵母单杂交实验试剂盒为例,介绍该实验基本原理及主要步骤。Matchmaker Gold 酵母单杂交试剂盒是 Clontech 最新一代产品,它在原有产品基础上进行了两项主要改进:①诱饵

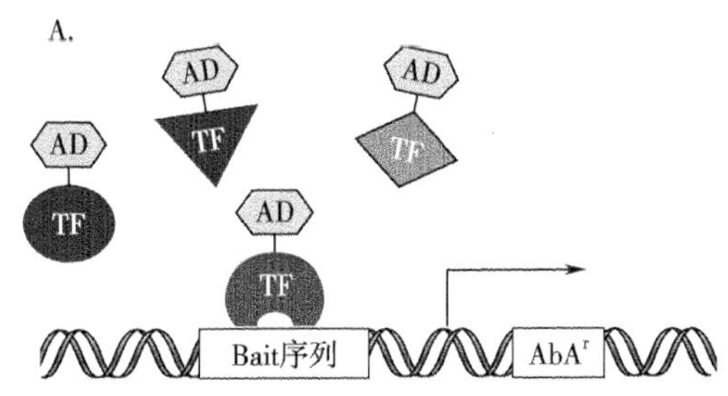

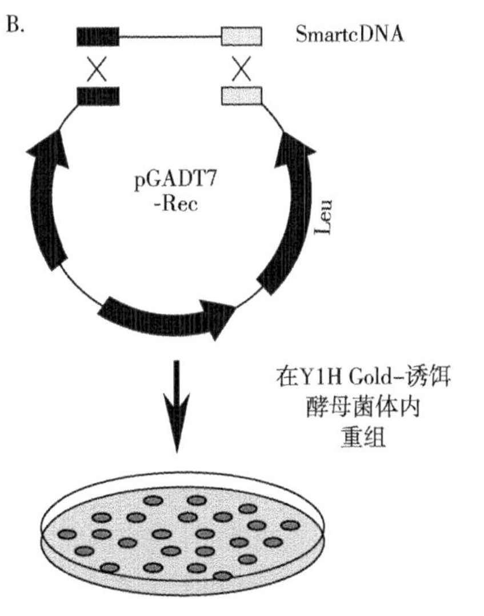

附录Ⅰ图 21 Matchmaker Gold 酵母单杂交系统作用机制及构建

A) 用 Matchmaker Gold 酵母单杂交系统筛选蛋白(转录因子)与 DNA 相互作用示意图。B) 用 Smart 技术构建和筛选 cDNA 文库示意图

（Bait）质粒报告基因的改进：由原来的两个报告基因 *HIS3* 和 *LacZ* 基因改为一个抗真菌类抗生素耐药基因 AbA，从而提高了筛选的严谨性，减少了假阳性率。②分别在 Bait 质粒与 Y1HGold 酵母菌基因组之间，以及在构建的 Smart-cDNA 文库与猎物（Prey）质粒（pGADT7-Rec）之间都设计了同源重组序列，从而增加了重组效率。特别是将 Smart-cDNA 文库与 Prey 质粒直接转入到 Bait-Y1HGold 酵母菌，质粒重组和转录因子筛选在酵母菌体内同时进行，简化了实验，提高了效率（附录Ⅰ图 21B）。

检测蛋白 -DNA 相互作用的报告基因：金担子素 A（aureobasidin A，AbA）是一类环酯肽类抗真菌抗生素，对酵母菌有毒性，在低浓度条件下就能抑制或杀死酵母菌。将抗 AbA（AbA^r）基因作为 Bait 载体 pAbAi 的报告基因。当 Prey 蛋白与 Bait 序列结合，与 Prey 蛋白融合表达的 GAL4-AD 就能激活耐药基因 AbA^r 的表达，从而容许酵母菌能在含有 AbA 抗生素的培养基上生长。

（1）诱饵（bait）：将靶 DNA 序列（顺式调控元件或启动子），作为 Bait 序列，克隆到 pAbAi 载体上。然后将构建的质粒载体 PBait-AbAi 经同源重组的方式整合到 Y1H Gold 酵母菌株的基因组中，构建含诱饵（bait）序列的酵母菌株 Y1H Gold［Bait］。Y1H Gold 酵母菌是经过改造重建的营养缺陷型菌株，不能自身合成部分氨基酸及碱基，如亮氨酸（Leu）、色氨酸（Trp）、尿嘧啶（Ura）等。构建 Bait 菌株时，发生同源重组的序列正是 Ura 的部分序列，当 pBait-AbAi 质粒整合到 Y1H Gold 酵母菌株的基因组后，不仅引入了报告基因 AbAi，同时也修复了 Ura 基因。从而可利用 SD/-Ura 选择培养基对 Bait 阳性菌筛选，筛选的阳性 Bait-AbAi 菌株可用于筛选蛋白 -DNA 相互作用。

（2）猎物（prey）：用诱饵筛选猎物 DNA 结合蛋白，需要构建 Prey 蛋白与 GAL4-AD 融合表达文库。Clontech 创建的 SMART cDNA 技术有效地提高了文库构建效率。构建 cDNA 文库时，在 cDNA 侧翼末端加上一段与 Prey 质粒 pGADT7-Rec 同源的序列，然后将 SMARTcDNA 与 pGADT7-Rec 载体（含 Leu 基因）通过共转化转入构建好的 Y1H Gold［Bait］诱饵酵母菌株中，在酵母菌重组酶的作用下，cDNA 与 pGADT7-Rec 载体同源高效重组并表达 Prey-AD 蛋白。将转化的酵母菌置于 SD/-Leu/+AbAi 选择培养基平板上培养，如果表达的 Prey-AD 蛋白能够识别、结合 Bait 序列，并激活 AbA^r 报告基因表达，则该转化子能在平板上生长。（Clontech 公司提供来自不同组织细胞的 cDNA 文库，同时也提供用户自行构建 cDNA 文库的试剂盒）。

2. 实验步骤（实验细节参阅 Clontech 公司试剂盒使用说明书）

（1）构建 Bait 质粒及 Y1H Gold［Bait］酵母菌株；

（2）构建 cDNA 文库；

（3）构建酵母单杂交 Y1H Gold［Bait］文库；

（4）筛查文库：

将构建的 Y1H Gold［Bait］酵母菌株与 Y1H Gold［Prey］文库酵母菌株混合（mate），涂板到含有 AbA 和缺少亮氨酸（SD/-Leu/AbA）的选择培养基上筛选，挑出生长的阳性克隆。

注：为实验便利，公司已将上述 3、4 步合并成一步完成。即：将构建好的 SMART Prey-cDNA 文库和含 GAL4-AD 的 pGADT7-Rec 载体质粒直接共转入到已构建好的 Y1H Gold [Bait] 酵母菌株中，然后在含有 AbA 和缺少亮氨酸（SD/-Leu/AbA）的选择培养基上筛选。

（5）阳性相互作用的确证实验：在得到阳性克隆后，需按以下顺序进一步确定真实的相互作用，排除假阳性。

1）反复划线培养。

2）酵母菌落 PCR 分析。

3）回收分离阳性酵母菌落的文库质粒。

4）区分真假阳性相互作用：在文库筛选中，存在假阳性酵母菌落。将所有分离出的阳性 Prey 质粒，必须再返回到酵母单杂交体系中重复检测一次。

5）测序分析真阳性 Prey。

3. 主要应用

（1）鉴定新的 DNA- 蛋白间相互作用。

（2）证实和确定已知的或候选的 DNA- 蛋白间相互作用及特性。

(3)确定相互作用的蛋白功能区及相应的DNA序列。

(二)染色质免疫沉淀法(chromatin immunoprecipitation,ChIP)

研究蛋白与DNA的相互作用,精确定位基因组中转录因子以及其他DNA结合蛋白的DNA结合位点,是阐明基因调节网精细调控机制的基础。此外染色质的状态,核小体的位置,组蛋白和DNA的动态修饰等在基因调控中也具有重要作用。染色质免疫沉淀法(ChIP)通过捕获与DNA相互结合的蛋白复合体,确定细胞内调控蛋白DNA特定结合区域,调查活体细胞内蛋白-DNA的相互作用。通过结合其他分子生物学技术,如PCR,Real-Time PCR,基因芯片以及测序等,ChIP的应用范围更加广泛,已成为研究染色质结合蛋白,转录因子,转录蛋白复合体以及组蛋白修饰等强有力的工具。

实验原理:

基因调控主要通过转录因子和/或其他调控蛋白与DNA结合发挥作用,ChIP实验利用交联剂(cross-linker)将细胞内发生相互作用的蛋白与染色质DNA间进行交联固定,再通过超声破碎将染色质打断,获得随机、不同长度的染色质短片段,然后应用相应的特异抗体,如:抗DNA结合蛋白抗体,抗组蛋白修饰的特异抗体等,经免疫沉淀将靶蛋白-DNA复合物分离出来。纯化回收免疫沉淀物中的DNA,最后结合不同的分子生物学方法分析鉴定分离的DNA片段,从而确定转录因子或转录复合体的DNA结合位点、序列,及其在基因调控和在基因组的作用范围及模式(附录Ⅰ图22)。

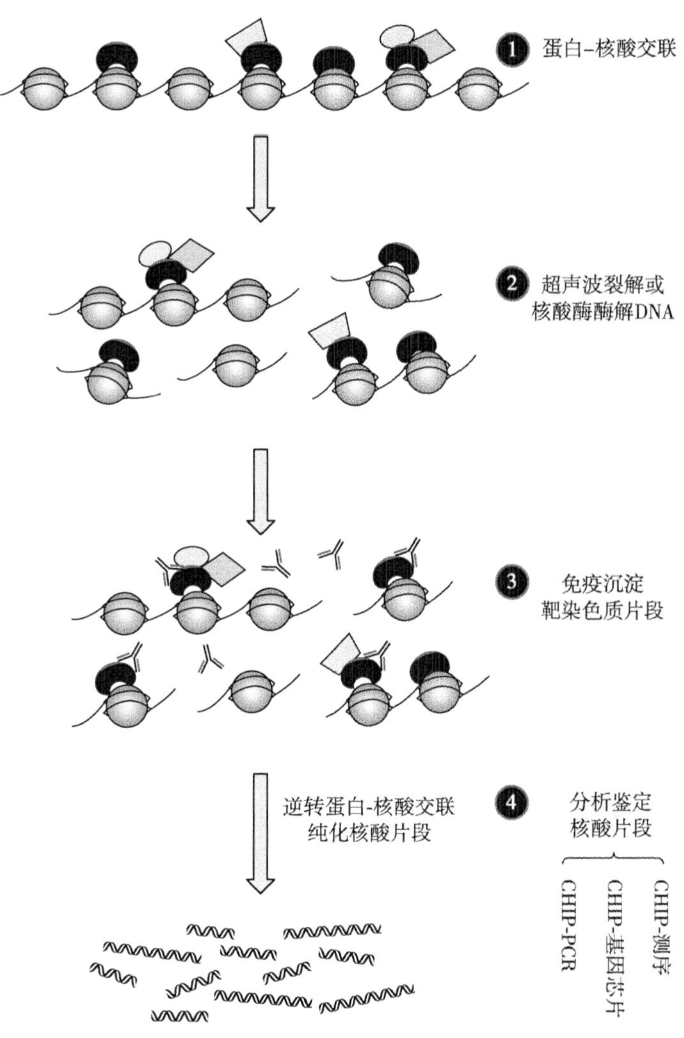

附录Ⅰ图22 染色质免疫沉淀法(CHIP)实验原理及步骤示意图

在ChIP技术中,第一步是DNA与蛋白质的交联反应,甲醛是最常用的交联剂。甲醛最大的优点是:①交联范围广泛:主要作用于赖氨酸的氨基和腺嘌呤、鸟嘌呤和胞嘧啶的侧链,可在相互紧密接触(2埃的距离）的蛋白与DNA，蛋白与RNA以及蛋白与蛋白之间形成交联。②形成的交联易于控制及逆转，用0.125M的甘氨酸就可终止交联反应，在65℃保持4小时就可完全逆转交联。但甲醛也有不足，交联固定后，改变蛋白空间构象，从而丢失抗原结合位点，降低免疫沉淀效率。有时也会因为蛋白与DNA间距太近，在原本并无直接关联的蛋白与DNA间产生交联，给出错误信息。另外甲醛固定后，不能再进行蛋白酶消化。

ChIP分为两类：① X-ChIP（Cross-linking ChIP）：即使用交联剂（cross-linker）连接并固定相互作用的蛋白与染色质DNA，然后经超声破碎获得随机的不同长度的染色质片段。② N-ChIP（Native ChIP）：即用核酸酶（微球菌核酸酶，micrococcal nuclease）直接消化染色质，得到以核小体为单位的天然染色质片段而不使用交联剂。这两种方法各有优缺点。N-ChIP实验中，免疫沉淀效率高，特异性强。适合于研究连接紧密的蛋白，如组蛋白的研究。但实验中部分酶解产物，溶解性差，易沉淀，这部分蛋白的反应易被遗漏。而几乎所有类型的蛋白都适合于X-ChIP实验，包括转录因子，转录辅助因子，组蛋白及DNA修饰蛋白和因子等，通过交联固定，减少了操作过程中移位重排的可能性，为大多数实验室所采用。

实验步骤：

1. 细胞交联及裂解

所需溶液及缓冲液：

➢ PBS（1X）：4℃保存

➢ 细胞肿胀缓冲液：25M Hepes，pH 7.8，1.5mM $MgCl_2$，10mM KCl，0.1%NP-40，1mM DTT（使用前加），0.5mM PMSF（使用前加），4℃保存

➢ 核裂解液：1%SDS，10mM EDTA，50mM Tris-HCl pH8.1（用前加蛋白酶抑制剂）

➢ 37% 甲醛（Formaldehyde）

➢ 1.25M 甘氨酸（Glycine）溶液（10X），4℃保存

➢ 蛋白酶抑制剂混合液（100X）：-20℃保存

具体步骤：

（1）收获细胞：

1）培养足够的细胞：通常每次ChIP实验需要（2～5）×10^6细胞，进行交联时细胞密度90%为宜。

2）直接加原液甲醇（37%）到细胞培养液中至1%的终浓度（如用100mm的培养皿培养细胞，10ml细胞培养液中加270μl甲醛）。在室温下放置10分钟，也可在摇床上轻微地摇动。如是悬浮细胞，则需要旋转混合进行交联。

3）加1ml 10x甘氨酸溶液到培养液中，室温下轻微地摇动5分钟以终止交联反应。

4）去除含交联剂的培养液，用PBS洗细胞两次，尽量吸去残余液体，整个过程尽量在冰上操作。

5）加1ml含有蛋白酶抑制剂的PBS到培养皿，用细胞刮板将粘贴细胞刮下，转移到1.5ml离心管中。

6）1000rpm，4℃，离心5分钟，移去上清液。此时，沉淀细胞可进入下一步骤实验，或储存在-80℃备用。

（2）细胞裂解

分离提取细胞核（这一部分可省略，直接用核裂解液裂解细胞）：

a）用细胞肿胀缓冲液悬浮细胞，悬浮细胞浓度为2×10^7/ml，放置冰上20分钟，期间定时轻弹试管，以保持细胞悬浮状态。

b）用细胞碾磨器碾磨细胞10～20次。在Trypan-blue染色显微镜下监测细胞膜裂解情况（80%细胞膜破碎即可）。

c）将碾磨液转移至1.5ml离心管中，2500g，4℃离心5分钟。去除上清，得到细胞核部分。

d）将细胞核（或细胞）按（2～5）×10^7/ml的细胞浓度悬浮在细胞核裂解液中。放置在冰上孵育15分钟，期间可震荡两次。（在此时可以继续下一步操作，也可暂停在此，将细胞解离液保存在-80℃。）

e）将0.5ml的细胞解离液转移到1.5ml V-型eppendorf离心管中，准备超声破碎。

2. 超声破碎DNA

（1）用超声破碎仪将染色体DNA破碎为200～1000bp大小的片段（大多数为200～500bp），因不同的交联度以及不同的组织细胞所需的破碎时间及次数不同，故超声破碎需在实验中进行优化。

(2) 操作:从始至终试管应保持在4℃,超声破碎仪探头应始终保持在液面下至少0.5cm,每次超声破碎时间20秒到30秒,间隔30秒到1分钟。避免引起泡沫。如此反复15~25次,可(取5μl裂解液)通过DNA电泳检测确定破碎效果。

(3) 4℃离心10分钟,14 000rpm,上清为我们实验所需的样品,将上清移入一新试管,分装上清($2 \sim 5 \times 10^6$ 细胞/100μl/管),保存在-80℃备用。

3. 蛋白/染色质交联复合物的免疫沉淀

所需溶液及缓冲液(以下溶液,除特别注明,均保持在4℃):

➢ 50% Protein A或Protein G琼脂糖凝胶(Sepharose)/鲑精(salmon sperm)DNA悬浮液:

在1.5ml Protein A或Protein G琼脂糖凝胶中,加入1.5mg牛血清蛋白(BSA),600μg鲑精DNA,悬浮在TE缓冲液(pH8.0)至终体积3ml,并加入叠氮钠(NaN_3)至0.05%(终浓度)。

➢ ChIP稀释缓冲液:0.01% SDS,1.1% Triton X-100,1.2mM EDTA,16.7mM Tris-HCl pH 8.1,167mM NaCl。

➢ 低盐免疫复合物洗涤液:0.1% SDS,1% Triton X-100,2mM EDTA,20mM Tris-HCl pH 8.1,150mM NaCl。

➢ 高盐免疫复合物洗涤液:0.1% SDS,1% Triton X-100,2mM EDTA,20mM Tris-HCl pH 8.1,500mM NaCl。

➢ 氯化锂免疫复合物洗涤液:0.25M LiCl,1% N-P40,1% Deoxycholic acid(sodium salt),1mM EDTA,10mM Tris-HCl pH 8.1。

➢ TE缓冲液(pH 8.0):10mM Tris-HCl pH 8.0,1mM EDTA。

➢ 蛋白酶抑制剂 混合液(100X):-20°C保存。

具体步骤:

➢ 准备足够的稀释缓冲液,临用前加入蛋白酶抑制剂混合液。

➢ 样品应设置相应的对照,如阳性对照,阴性对照,同种动物正常IgG等,见注意事项。

(1) 取一份(分装的)染色质裂解液,加入900μl含有蛋白酶抑制剂(临用前加入)的稀释缓冲液。

(2) 加入50μl 50%的Protein A或Protein G琼脂糖凝胶悬液,在4℃旋转混合1小时。

(3) 5000g离心1分钟。将上清移入到一新离心管(最好为带橡皮圈螺旋帽的1.5~2ml离心管)。(注:同时移出20~50μl上清液到新eppendorf管,作为input,标记,-20℃保存。)

(4) 加入免疫沉淀抗体2μg(1~5μg),4℃旋转混合过夜。

(5) 加入60μl 50%的Protein A或Protein G琼脂糖凝胶悬液,在4℃旋转混合2小时(1~4小时不等)。

(6) 离心1分钟,5000g。得到Protein A或Protein G琼脂糖凝胶颗粒团,再按下列顺序依次加入1ml洗涤缓冲液,4℃旋转混合5分钟,离心1分钟,5000g,小心移去上清。

1) 低盐免疫复合物洗涤缓冲液,洗一次。

2) 高盐免疫复合物洗涤缓冲液,洗一次。

3) 氯化锂免疫复合物洗涤缓冲液,洗一次。

4) TE缓冲液(pH 8.0),洗两次。

4. 洗脱蛋白/DNA复合物

溶液及缓冲液制备:

➢ 取出1M碳酸氢钠($NaHCO_3$,-80℃保存),室温化冻。

➢ 设置恒温水浴65℃。

➢ 配制洗脱缓冲液(新鲜配制):1% SDS,0.1M碳酸氢钠($NaHCO_3$)洗脱缓冲液。

具体步骤:

1) 加50μl洗脱缓冲液到含有免疫沉淀琼脂糖凝胶颗粒的试管中,轻微震荡混合,室温旋转孵育20分钟,5000g,离心1分钟,将上清收集到一新的试管中。再加入50μl洗脱缓冲液,按以上步骤重复洗脱一次,将两次洗脱液合并。

2) 在input试管中加入洗脱缓冲液至总体积到100μl。

5. 逆转蛋白/DNA复合物交联,释放出DNA

溶液及缓冲液制备(以下溶液,除特别注明,均保持在4℃):

➢ 5M 氯化钠溶液

➢ RNA 酶 A（RNase A，10mg/ml，-20℃保存）

➢ 1M Tris-HCl，（pH 6.8）

➢ 0.5M EDTA

➢ 蛋白酶 K（20mg/ml，-20℃保存）

具体步骤：

（1）在所有的试管中（包括 input）加入 4μl 5M 氯化钠，混合，65℃水浴孵育 4 小时，或过夜。

（2）所有的试管中加 RNA 酶 A 1μl，37℃水浴孵育 30 分钟到 1 小时。

（3）再在每个试管中加入 2μl 0.5M EDTA，4μl 1M Tris-HCl（pH 6.8）和 4μl 蛋白酶 K，50℃孵育 2 小时。

6. 抽提纯化 DNA（参见分子克隆常用方法）

（1）酚氯仿抽提，乙醇沉淀法。

（2）分离柱（试剂盒）纯化法。

7. 分析鉴定 DNA

➢ ChIP-PCR：终点 PCR（end-PCR）和定量 PCR 为实验室常规使用的检测方法，前提是假定靶蛋白是与一特异基因启动子结合，从而设计一对特异性引物去检测特异的 DNA 序列。

➢ ChIP-chip：利用基因芯片技术（microarray），设计覆盖整个基因组，或整条及数条染色体，或某一基因家族的特异寡核苷酸探针，去探测免疫沉淀的染色质，进行全基因组或特定范围内的 DNA 定位，有助于在整体上了解靶蛋白在基因调节网中所起的作用。

➢ ChIP-Seq：通过测序检测免疫沉淀 DNA 能更准确地在全基因组范围内确定蛋白 -DNA 的相互作用，揭示转录因子作用位点及其分布。特别是随着近年来新一代测序技术的发展，使高通量测序的成本大大下降，ChIP-Seq 已越来越广泛地应用于全基因组的研究中。

【Re-ChIP】

如需要研究参与转录调节的两个不同蛋白间相互作用（转录调节复合物），或者研究不同的组蛋白修饰之间，或者某一蛋白与某一特异的组蛋白修饰之间在基因调节中的相互作用时，Re-ChIP 是非常有用的研究手段。Re-ChIP 在应用第一个特异抗体获得的蛋白 -DNA 免疫沉淀复合物的基础上，再用另一个不同的特异抗体进行第二次免疫沉淀反应，从而确定两个不同的蛋白和（或）不同的组蛋白修饰之间的关系。

操作步骤：在完成第一次免疫沉淀反应（步骤 3），准备洗脱反应物（步骤 4）前

➢ Re-ChIP 洗脱缓冲液：10mM DTT 溶液（新鲜配制）

➢ Re-ChIP 稀释缓冲液：20mM Tris-HCl［pH8.0］，1%Triton X-100，2mM EDTA，150mM NaCl

（1）加 50μl Re-ChIP 洗脱缓冲液到免疫沉淀琼脂糖凝胶颗粒的试管中，混匀，37℃ 孵育 30 分钟。5000g，离心 1 分钟，将洗脱的免疫沉淀物移入到新的 eppendorf 管。重复洗脱一次，将两次洗脱物混合。

（2）留 30μl 洗脱物作为第一次 ChIP 分析用。

（3）在剩余的洗脱物中，加入 900μl 含蛋白酶抑制剂的 Re-ChIP 稀释缓冲液。再加入另一特异抗体，下接步骤 3、第 4 步，继续（第二次）免疫沉淀反应。

【两步交联法】（Dual Cross-Linking）：

为了增加交联效果，特别是在 Re-ChIP 方法中检测转录因子复合体中蛋白 - 蛋白相互作用时，可采用两步交联法。但应用时需要认识到，交联剂增加联接，同时也导致蛋白空间构象的改变。因此两步法应用的必要性及效果应由实验来确定。通常是在常规一次交联无效或效率低下时采用，方法在甲醛交联前，加用另一化学交联剂进行第一步交联。可供选用的化学交联剂很多，可参考相关文献。下面以羟琥珀酰亚胺戊二酸（disuccinimidyl glutarate，DSG）为例介绍两步交联法。

操作步骤：

（1）加 1ml PBS 到 100mm 培养皿，用细胞刮板将粘贴细胞刮下，转移到 15ml 离心管中。

（2）4℃，1000g，离心 5 分钟。再用冰浴的 PBS 洗细胞一次。

（3）加 5ml 含 1mM $MgCl_2$ 的 PBS 到离心管中，悬浮细胞，然后加 20μl 0.5M DSG（溶解在 DMSO 中），室

温下，旋转混合30分钟，进行第一步交联反应。

（4）加100μl 1M Tris-HCl，pH7.4到离心管中，室温下，旋转混合10分钟，终止交联反应。

（5）4℃，1000g，离心5分钟。加5ml PBS洗细胞1次，尽量去除液体。

（6）第二步交联：加10ml PBS，悬浮细胞，再加270μl 37%甲醛到离心管中，室温下，旋转混合10分钟。

（7）加1ml 10x甘氨酸溶液终止交联反应，室温下，旋转混合10分钟，离心。（后接细胞裂解）

注意事项：

X-ChIP：应用甲醛进行蛋白/核酸交联的时间范围可从5分钟到1小时不等。时间过短，交联不充分，结合不紧密的蛋白-蛋白或蛋白/核酸复合物在操作中易分离。时间太长，则增加超声裂解的难度，降低抗原-抗体的结合能力。交联时间有时需预实验确定和优化。大多数选用甲醛作用10分钟，然后用终浓度125mM甘氨酸终止交联。

（1）ChIP实验中，染色质DNA裂解破碎后的长度应控制在200～1000bp，主要片段长度在200～500bp之间。超声破碎时，需注意以下几点：①合适的超声破碎溶液体积，在1.5ml的eppendorf离心管中含0.6～1ml样品液效果较好。②V形底比圆形底的破碎效果好。③在样品出现泡沫时，破碎是无效的。因此，应注意将超声破碎器的头部完全浸入到样品液内或接近底部。如出现泡沫，将样品放在冰上静置几分钟，或4℃离心5分钟即可。④为防止样品过热和染色质变性，样品应始终保持冰浴，且每次破碎时间不宜过长。如：每次破碎20～30秒，间隔30～60秒，如此反复15～25个循环。

（2）实验中设置必要的对照（controls）是分析结果和排除背景信号的关键。①样品源（input）对照：Input是最常用的对照，它反映了所用样品中染色质的量。常用于IP反应的标准化（normalization）指标。在IP加入抗体前，取出10～50μl样品，并与后来洗脱的IP样品同时进行交联逆转（reverse）和核酸提取纯化及分析。②阴性对照：ChIP实验中应包括阴性对照。它通常选用IP使用抗体同类型宿主动物来源的对照抗体，如老鼠、兔子或山羊的normal IgG等。③阳性对照：如第一次做ChIP或第一次新的ChIP实验，为排除ChIP实验中的技术因素，还应加一阳性对照。阳性对照多选用大家公认的，已被多数实验证实的，可靠的抗转录因子或组蛋白修饰的抗体，如，抗RNA转录酶Ⅱ抗体等。

（3）ChIP所用的抗体质量是ChIP实验成功的关键因素之一。选择抗体的方法：①查文献，选用别人使用成功的抗体。②查公司抗体使用说明，是否指明可用于ChIP。③选择可成功用于IP和western的优质抗体。④抗体量的选择：范围为1～5μg。通常每个样品用2～3μg的抗体就足够了，但也有用到10μg的报道，这需要在实践中自己摸索。⑤选用多抗还是单抗：多抗来自多个克隆，结合多个抗原株，故IP反应效率高。单抗只对一特异抗原株发生反应，特异性强，实验结果稳定，但效率不如多抗。具体实践中，可根据实验目的，抗体来源进行选用。⑥Re-ChIP，两次免疫反应最好使用不同动物来源的抗体，如ChIP用来源兔子的多抗，Re-ChIP可选用来源老鼠的单抗或来源山羊的多抗。

（4）如需同时检测蛋白/染色质交联复合物中的蛋白部分，在CHIP实验中，当完成蛋白/染色质复合物的免疫沉淀后，取25μl免疫复合物洗脱液，直接加等量2×Laemmli蛋白上样缓冲液，沸水煮10分钟，离心5分钟，然后进行western blot检测蛋白。

（5）Protein A或Protein G的选用：因Protein A和Protein G对不同动物来源产生的抗体亲和力不同，实验选择时可参考附录Ⅰ表11。

附录Ⅰ表11 不同免疫球蛋白与Protein A、Protein G结合力对照表

动物种属	免疫球蛋白类型	蛋白A（protein A）	蛋白G（Protein G）
人类 Human	总IgG	+++	+++
	IgG1，IgG2，IgG4	+++	+++
	IgG3	+	+++
	IgD	–	–

续表

动物种属	免疫球蛋白类型	蛋白 A（protein A）	蛋白 G（Protein G）
人类 Human	IgA,IgM	+	−
	Fab	+	+
	ScFv	+	−
小鼠 Mouse	总 IgG	+++	+++
	IgG1	+	++
	IgG2a,IgG2b,IgG3	+++	+++
	IgM	−	−
大鼠 Rat	总 IgG	+	++
	IgG1	+	++
	IgG2a	−	+++
	IgG2b	−	+
	IgG2c	+++	+++
羊 Goat,Sheep	总 IgG	+	+++
	IgG1	+	+++
	IgG2	+++	+++
牛 Cow	总 IgG	+	+++
	IgG1	+	+++
	IgG2	+++	+++
马 Horse	总 IgG	+	+++
	IgG（ab）	+	−
	IgG（c）	+	−
	IgG（T）	−	+++
兔子 Rabbit	总 IgG	+++	+++
豚鼠 Guinea Pig	总 IgG	+++	+
猪 Pig	总 IgG	+++	+
狗 Dog	总 IgG	+++	+
猫 Cat	总 IgG	+++	+
鸡 Chicken	总 IgY	−	−

+++:强,++:中,+:弱,−:无

三、多态连锁分析

人类遗传学研究的重要目标之一是鉴别基因型与性状之间的关联以及人群中个体之间的遗传相关性，而这种鉴别常常是通过对个体的遗传标记（genetic marker）进行分析来完成的。过去三十多年来，由于分子生物学技术的发展，尤其是 DNA 测序技术和 PCR 方法的出现，一系列因 DNA 序列发生改变而形成的多态性遗传标记被相继发现，这些遗传标记已被广泛地应用于生物和医学研究的许多领域，如基因定位、基因遗传病的诊断和产前诊断、亲子鉴定、法医学鉴定、群体遗传学以及全基因组关联分析等。这一节将对几种常用的 DNA 水平的遗传标记作一简单介绍。

(一) DNA 限制性片段长度多态(RFLP)

DNA 限制性片段长度多态(Restriction Fragment Length Polymorphism,RFLP)是指由于限制酶的 DNA 识别位点发生改变(通常是单核苷酸的置换,新产生和去除酶切位点),从而改变了内切酶 DNA 切割片段的长度大小而形成的遗传多态。它是第一代 DNA 分子标记技术,已被广泛用于基因组遗传图谱构建、基因定位以及生物进化和分类的研究。

RFLP根据不同品种(个体)基因组的限制酶的酶切位点碱基发生突变,或酶切位点之间发生了碱基的插入、缺失,导致酶切片段大小发生了变化,这种变化可以通过特定探针杂交进行检测,从而可比较不同品种(个体)的 DNA 水平的差异(即多态性),多个探针的比较可以确立生物的进化和分类关系。所用的探针为来源于同种或不同种基因组 DNA 的克隆,位于染色体的不同位点,从而可以作为一种分子标记(Mark),构建分子图谱。

DNA 序列的改变既会发生在基因的外显子,也会发生在内显子或基因间。当发生在基因的外显子时,它可能改变蛋白质的编码序列,导致蛋白质功能异常,引起疾病(如单基因遗传病)的发生。因此,分析患者及其家庭成员的 DNA 限制性片段长度多态,可以帮助疾病的诊断和突变携带者的检测。作为一种多态性的遗传标记,DNA 限制性片段长度多态分析也被应用于亲子鉴定和法医学鉴定。此外,它还可以被用来测量 DNA 重组的频率,从而建立基因的遗传连锁图。

DNA 限制性片段长度多态的检测方法主要有两种,其一是用限制酶切割 DNA,采用琼脂糖凝胶电泳分离切割片段,然后用 Southern 印迹法进行检测(附录Ⅰ图 23)。其二是先将含有点突变限制酶识别位点的 DNA 用 PCR 进行扩增,再用该限制酶切割扩增片段,然后将切割片段用凝胶电泳进行分离。

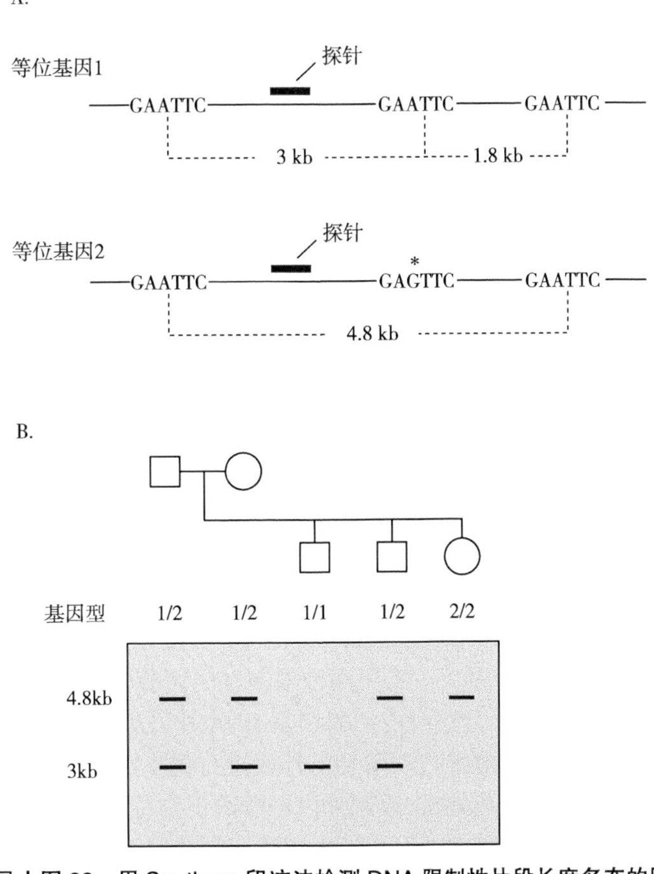

附录Ⅰ图 23 用 Southern 印迹法检测 DNA 限制性片段长度多态的原理

A. 等位基因 1 含有三个 EcoR Ⅰ限制性内切酶的识别位点(GAATTC)。因此,该 DNA 片段被 EcoR Ⅰ切割后会产生 3kb 和 1.8kb 两个片段。等位基因 2 的第二个 EcoR Ⅰ识别位点发生了点突变(GAATTC > GAGTTC),因此该 DNA 片段被 EcoR Ⅰ切割后只会产生 4.8kb 一个片段。B. 用琼脂糖凝胶电泳方法将 EcoR Ⅰ切割后的 DNA 片段分离后,再用 Southern 印迹法进行分析,就可以从家庭成员的 DNA 检测出这个 DNA 限制性片段的长度多态。值得一提的是,由于 DNA 探针的靶序列是在第一和第二个 EcoR Ⅰ识别位点之间,所以它只能检测到 3kb 和 4.8kb 两个片段,但不能检测到 1.8kb 的片段

（二）可变数目（数目可变）串联重复序列（VNTRs）

可变数目串联重复序列（variable number tandem repeats 或 VNTRs）是指在基因组的等位位点上存在着串联而成的小片段重复核酸序列，这些重复序列的长度可小至两个核苷酸或多至数十个核苷酸，由于它们的拷贝数量（10～1000不等）可因人而异，因此形成了一种DNA片段长度多态的遗传标记（附录Ⅰ图24A）。可变数目串联重复序列主要包括微卫星DNA（microsatellite DNA）和小卫星DNA（minisatellite DNA）两类，前者又称为简单重复序列（simple repeated sequence）或短串联重复序列（short tandem repeats）。微卫星DNA重复序列的长度在2～6个核苷酸之间，而小卫星DNA的长度一般在10～60个核苷酸之间。DNA复制过程发生滑动（replication slippage）是微卫星DNA产生的主要机制，而基因转换和DNA重组是小卫星DNA形成的主要机制。由于可变数目串联重复序列在人类的基因组的分布很广，对其检测的方法也比较简便，因此，它们作为一种多态性遗传标记和遗传指纹（genetic fingerprint），已被广泛地应用于亲子鉴定，法医学鉴定，遗传病的诊断，基因组连锁不平衡的研究和群体遗传学研究。

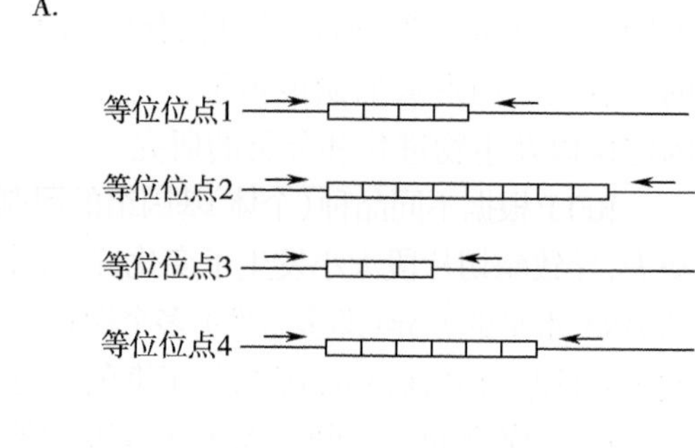

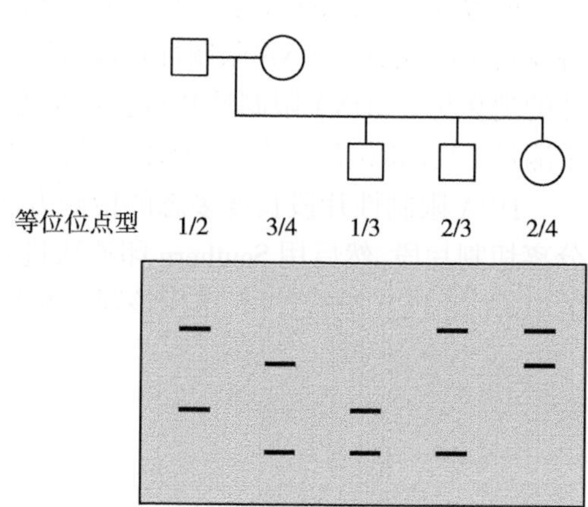

附录Ⅰ图24　可变数目串联重复序列的形成和检测原理

A. 四个等位基因片段含有数目不等的串联排列的重复序列。小长方体代表重复序列，箭头代表PCR引物，引物的靶序列位于重复序列的两侧。B. 采用PCR将这些片段扩增后，通过聚丙烯酰胺凝胶电泳分析，就可以了解到这个可变数目串联重复序列在家庭成员中的长度多态性分布

可变数目串联重复序列的检测方法主要采用PCR和凝胶电泳。PCR引物的设计是利用重复序列两侧的特异性序列作为靶序列，将整个可变数目串联重复序列扩增后，用聚丙烯酰胺凝胶电泳分离扩增的片段，根据片段的长度进行分析（附录Ⅰ图24B）。近年来，采用毛细管凝胶电泳（capillary electrophoresis）的技术对PCR扩增的片段进行分析得到广泛的应用。与聚丙烯酰胺凝胶电泳相比，采用毛细管凝胶电泳的主要优点是它对长度不同的DNA片段的分辨率和准确度更高，而且可以对由不同的荧光素标记PCR产物进行同步分析，此外还有相应的软件对结果进行自动分析，这样就显著地提高了检测的效率。

（三）扩增片段长度多态性

扩增片段长度多态性（amplified fragment length polymorphisms 或 AFLPs）是指用PCR的方法对限制性内切酶的切割片段进行选择性扩增后产生的片段长度多态，这种DNA片段长度多态作为一种独特的遗传指纹，可以用于亲子鉴定和法医学鉴定。该技术的主要优点是它可以对基因组的众多随机片段同时进行检测，而且方法的重复性好，但它的主要缺点是比较难以发现具有多态性的等位序列标记。

该技术的工作流程分三步（附录Ⅰ图25）：①用两种限制性内切酶切割基因组DNA，在DNA片段的两端分别加上寡核苷酸衔接头；②用PCR方法对内切酶切割DNA片段进行选择性地扩增；③用凝胶电泳方法分离扩增后的DNA片段。能够对限制性内切酶切割片段进行选择性扩增的缘由来自于PCR引物的设计，PCR引物的靶序列包括了寡核苷酸衔接头，限制性内切酶的识别位点以及延伸到内切酶切割片段以内的延伸序列，引物与内切酶的识别位点相互补保证了内切酶切割片段的特异性扩增，而引物与延伸序列的互补则保证了对内切酶切割DNA片段的选择性扩增。这种方法通常一次可以产生数十个或更多的PCR扩增片段，通过聚丙烯酰胺凝胶电泳或毛细管凝胶电泳可以区分这些片段的长度。

（四）单核苷酸多态性

单核苷酸多态性（single nucleotide polymorphism，SNP）是指因群体内不同个体的DNA等位序列发生单核苷酸的置换而形成的一种遗传多态，为第三代DNA分子标记，SNPs在基因组中具有高密度和高保守

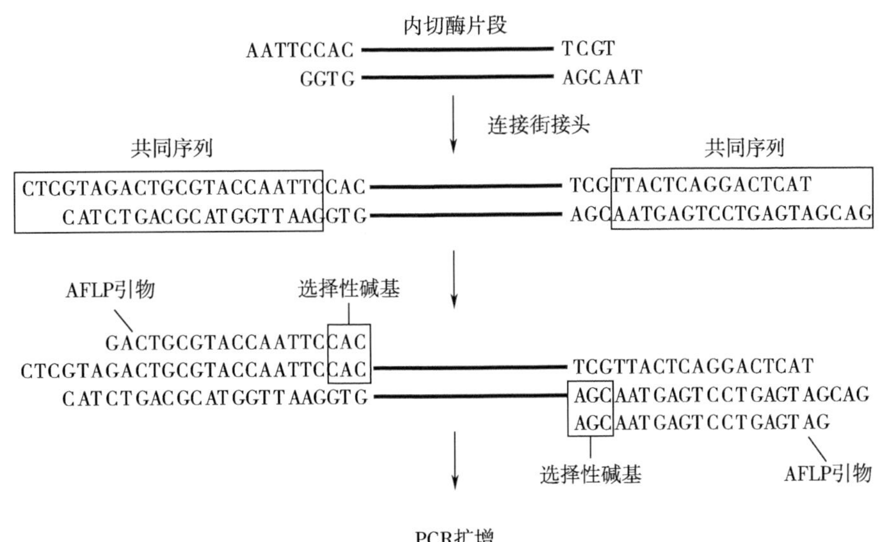

附录Ⅰ图 25　扩增片段长度多态性方法简介

上端，EcoR I-Mse I 限制性内切酶片段及其 5' 突出末端。中间，这个内切酶片段被连接上 EcoR I（左）和 Mse I（右）寡核苷酸连接头。下端，该片段加上 AFLP 引物。引物的 3' 端以及与它们互补的在内切酶切割片段以内的延伸序列被标志出来

的特点。根据单核苷酸遗传多态性数据库（dbSNP）2012 年 6 月的统计，人类基因组存在 5355 万个单核苷酸的遗传变异。单核苷酸多态性以双等位多态（bi-allelic polymorphism）为主，也存在复等位多态。频率较高的等位序列称为主要等位序列（major allele），频率较低的等位序列称为次要等位序列（minor allele），但等位序列的相对频率在不同种族之间可能有不同。据估计，次要等位序列的频率超过 1% 的单核苷酸多态在人类基因组有 1000 万个以上。单核苷酸多态在人类基因组的分布很广，每 100 到 300 个核苷酸序列就有一个单核苷酸多态，但它们在不同的基因组区域的分布也有差异。一般来讲，它们在非编码区的密度高于编码区，它们在小卫星区（minisatellite）及其附近区域的频率也高于或低于其他基因组区域。在人群中这种变异的发生频率至少大于 1%，否则被认为是点突变。

发现单核苷酸多态性的方法有多种，如对表达序列标签（expressed sequence tag 或 EST）和由乌枪法（shotgun）产生的基因克隆文库进行测序，或对 PCR 扩增的不同个体的 DNA 片段进行再测序（resequencing）。近年来，由于下一代测序技术的发展和普及，对人类不同个体的全基因组测序的工作正在进行，如千人基因组项目，其目标就是要建立详细的人类基因组 DNA 的结构和序列变异的目录，以及这些变异的单体型（haplotype）。

单核苷酸的变异与人类的健康有密切的关系。如果存在于基因的外显子里，它可能导致基因产物的异常而引发疾病。当它存在于基因的内含子或基因间，可以影响基因的表达调控和个体对药物的反应程度。作为一种遗传多态标记，它被广泛应用在基因定位，群体遗传学研究，法医学鉴定和全基因组的关联分析。

检测单核苷酸的变异的方法有许多种，但大都以 PCR 方法为基础，结合电泳、测序、质谱、酶联免疫以及基因芯片技术等方法，选择合适的方法。主要是根据应用的需要而定。可以把应用的需要归为两类，其一是检测数量不多的单核苷酸的变异，如筛查与疾病有关的基因点突变，其二是检测数量很大的单核苷酸的变异，如用于基因定位，群体遗传学研究和全基因组的关联分析，这些研究所需要检测的单核苷酸的变异数量可以从数百到数十万。对数量不多的单核苷酸的变异进行检测的方法在本书中“遗传病的基因诊断”一章和本章中的“实时定量 PCR 技术及应用”一节里已有较详细的介绍。对于检测数量很大的单核苷酸的变异，目前广泛使用的方法有 DNA 微阵列（尤其是基于实时定量 PCR 的 DNA 微阵列）（详见“微阵列检测技术及其应用”一节）和下一代测序法（详见“核酸测序技术及其应用”一节）。

四、RNA 干扰

RNA 干扰（RNA interference）是真核生物具有的一种调节基因表达，维护基因组完整和抵御病毒侵扰的自然机制。近二十年来的研究已证实，细胞内自然产生的或用实验方法引入细胞的小分子 RNA 是这个

机制发生的启动因子。这些小分子RNA的长度一般在20到25个核苷酸之间，在它们当中，最受关注的是小干扰RNA（small interfering RNA或siRNA）和微小RNA（micro RNA或miRNA）。RNA干扰的发现不仅揭示出过去未知的真核生物调控基因表达和自身保护的重要机制，而且作为一种实验工具，它在基因功能的研究领域正发挥着巨大的作用。以下将分别对小干扰RNA和微小RNA的产生及其功能作一简单介绍。

（一）小干扰RNA（siRNA）

小干扰RNA（small interfering RNA）为长度21～25个碱基对的双链RNA，现已清楚，小干扰RNA在真核细胞内可以诱导降解与它的序列互补的RNA，如信使RNA，病毒RNA和转座子RNA。由双链RNA引发RNA干扰的现象最初是在对植物和果蝇进行转基因的实验和利用反义寡核苷酸（antisense oligonucleotide）降解病毒或信使RNA的研究中被发现的，Andrew Fire和Craig Mello等对秀丽新小杆线虫（C.elegans）的研究首次确定了小干扰RNA是RNA干扰的启动因子，因此他们荣获2006年生理和医学诺贝尔奖。小干扰RNA在细胞内的产生机制和它诱导发生RNA干扰的机制见附录Ⅰ图26：当细胞内存在双链RNA时，一种叫Dicer的核糖核酸内切酶将双链RNA切割成长度为21到25个核苷酸的小片段，即小干扰RNA，小干扰RNA把另一个核糖核酸酶复合体引到至与它的序列互补的RNA附近，将其降解，这个核糖核酸酶复合体被命名为RNA诱导的沉默复合体（RNA-induced silencing complex，或RISC），Dicer和RISC也存在于人类和其他哺乳动物的细胞里。Andrew Fire等对秀丽新小杆线虫的研究不仅证实了小干扰RNA是RNA干扰的启动因子，他们的工作还发现，只需极少量的小干扰RNA就可以导致大量信使RNA的降解，而且小干扰RNA在细胞内很稳定，它所启动的RNA干扰作用可以传递给后代。他们的这些发现，以及其他学者在这个领域的研究结果，共同开启了利用RNA干扰进行基因功能研究的新领域。

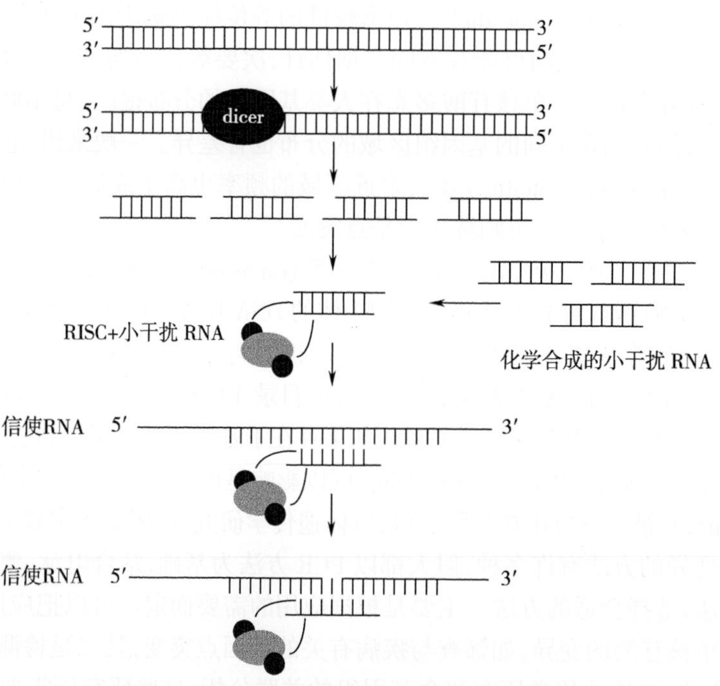

附录Ⅰ图26　哺乳动物的干扰RNA机制模式

长双链RNA被Dicer切割后形成小干扰RNA，小干扰RNA引导RISC核酸内切酶到相应的信使RNA附近并将其降解。小干扰RNA的反义链与信使RNA的序列互补是小干扰RNA与信使RNA特异性的基础。化学合成的小干扰RNA也可以通过细胞转染或电转染而进入细胞

Elbashir等人于2001年首先报道利用小干扰RNA降解哺乳动物培养细胞内的信使RNA的工作，作者通过细胞转染（transfection）把化学合成的小干扰RNA引入人类和其他哺乳动物的细胞株，他们发现这些小干扰RNA能够明显降低与它们序列互补的相关基因的表达水平。与Andrew Fire等对秀丽新小杆线虫的研究结果相似，Elbashir等也发现小干扰RNA诱导降解哺乳动物信使RNA的效率非常高，它在细胞

内的有效浓度比相应的信使 RNA 的浓度要低几个数量级。此外，作者还发现小干扰 RNA 的基因特异性跟它的长度有关，长度超过 30 个碱基对的小干扰 RNA 会导致非特异性的 RNA 干扰，并证明这种非特异性的RNA 干扰是由于诱发了细胞的干扰素反应机制（interferon response）所致。在小干扰RNA 被发现之前，也有其他降解细胞内特异性信使 RNA 和病毒 RNA 的实验方法，如反义寡核苷酸和酶性核酸（ribozyme），但这些方法不仅实验步骤繁琐，而且效果有限，因此未能被广泛采用。由于小干扰 RNA 诱导降解细胞内特异性 RNA 的效果明显，方法简便，而且，只要有相关信使 RNA 的序列，就可以合成对应的小干扰 RNA，因此，这一方法很快成为研究基因功能的重要研究手段，也称逆向遗传学（reverse genetics）手段。此外，小干扰 RNA 也正在被用于基因治疗的研究，如降解病毒 RNA。

设计并合成小干扰 RNA 是诱导 RNA 干扰的第一步。小干扰 RNA 的意义链（sense strand）与相应的信使 RNA 的序列一致，它的反义链（antisense strand）则与相应的信使 RNA 的序列互补，其两个 3' 末端带有 2 ~ 3 个核酸的突出。有些网站免费提供设计小干扰 RNA 的指导和工具，还有不少设计并合成好的小干扰 RNA 已经商品化（附录Ⅰ表 12）。

附录Ⅰ表 12 提供小干扰 RNA，微小 RNA 和实时定量 PCR 探针或引物，仪器部分公司及其网站地址

公司	siRNA（化学合成或表达载体）	miRNA（化学合成或表达载体）	实时定量 PCR 探针或引物	实时定量 PCR 仪	公司网址
Bio-Rad	有		有	有	www.bio-rad.com
Cell Signaling Tech	有				www.cellsignal.com
Cepheid				有	www.cepheid.com
Dharmacon	有	有			www.dharmacon.com
Eppendof				有	www.eppendorf.com
Exiqon			有		www.exiqon.com
Fluidigm			有	有	www.fluidigm.com
GeneCopoeia	有	有			www.genecopoeia.com
Life Technologies	有	有	有	有	www.lifetechnologies.com
OriGene	有	有			www.origene.com
Promega	有	有			www.promega.com
Roche			有	有	www.roche.com
SABiosciences/Qiagen	有	有	有		www.sabiosciences.com
Santa Cruz Biotech.	有				www.scbt.com
Sigma-Aldrich	有	有			www.sigmaaldrich.com
Stratagene/Agilent			有	有	www.agilent.com

使用化学合成的小干扰 RNA 转染培养细胞的优点是方法简便，诱导降解细胞内 RNA 的效率高，但缺点是小干扰 RNA 的作用时间比较短，它的有效作用时间一般只有五天左右，随着细胞分裂，小干扰 RNA 在细胞内的浓度不断稀释，同时它也会被细胞内的核酸酶降解。经过化学修饰后的小干扰 RNA 虽然能够提高它在细胞和活体动物内的稳定性，但它的有效作用时间仍不足以了解和掌握某些基因产物的生物功能。于是，人们把小干扰 RNA 两条链克隆到 DNA 表达载体中，转染细胞，筛选出载体插入到细胞基因组内的阳性细胞，在这样的细胞里，小干扰 RNA 可以不断地产生，因此可以长期维持诱导 RNA 干扰的作用。起初，小干扰 RNA 的两条链被分别克隆到两个不同的载体里面，然后将两个载体同时转染细胞，但后来发现这样做的效果不是太理想。于是，小干扰 RNA 的两条链被克隆到同一个载体内，两条链之间由一小段寡核苷酸序列将它们连接起来，经过表达就产生了一个发夹状的单链小干扰 RNA，称为短发夹状 RNA（short hairpin RNA 或 shRNA），短发夹状 RNA 在细胞内被 Dicer 核糖核酸内切酶切割后就变成了小干扰

RNA，采取这种方式产生的小干扰RNA其诱导RNA降解的效果比前者好。许多公司有短发夹RNA的质粒或病毒表达载体出售（附录Ⅰ表12）。

（二）微小RNA（miRNA）

微小RNA（micro RNAs）是长度19～25个核苷酸的单链RNA，它们具有调节真核生物的发育，细胞分化，细胞的增殖和死亡等重要作用。微小RNA普遍地存在于真核生物的细胞里，据微小RNA数据库（miRBase）2012年8月的统计，在193个物种里共发现25141个微小RNA。微小RNA的核酸序列很保守，低等和高等生物的微小RNA往往具有同样的序列，这与微小RNA的生物功能是一致的。微小RNA的产生机制见附录Ⅰ图27。

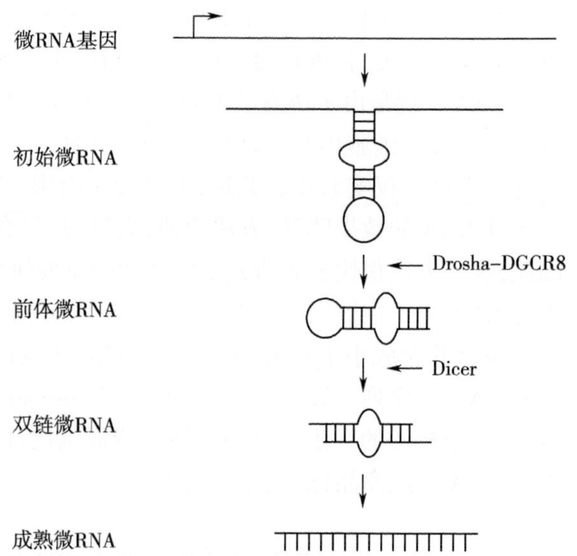

附录Ⅰ图27　微小RNA产生的模式

首先，微小RNA基因转录产生含有微小RNA的单链转录物，称为初始微小RNA（pri-miRNA），后者在Drosha核糖核酸内切酶和它的辅助因子DGCR8的作用下产生发夹状的前体微小RNA（pre-miRNA），前体微小RNA的长度大约为70个核苷酸。前体微小RNA从细胞核转出到细胞质后，在Dicer核糖核酸内切酶的作用下变成了双链微小RNA，后者解链变为单链微小RNA，通常其中一条单链成为成熟微小RNA，它与微小RNA诱导的沉默复合体结合并诱导RNA干扰，而另一条单链则被降解

据估计，大约30%的人类基因受到微小RNA的调控。与小干扰RNA不同，微小RNA调控基因表达主要是通过抑制蛋白质的合成，而非降解信使RNA。单链的成熟微小RNA与跟它互补（但非完全互补）的基因3’非翻译区结合，并同时将微小RNA诱导的沉默复合体（miRNA-induced silencing complex或miRISCs）引导至附近，后者通过不同的机制抑制蛋白质的合成。已有的证据表明，一个微小RNA可以跟许多不同的信使RNA结合，同时，几个不同的微小RNA也可以跟一个信使RNA结合而共同调控该基因的表达。由于微小RNA的序列与它们的靶基因序列并不完全互补，这对找寻它们的靶基因的工作造成了相当的困难，到目前为止，对微小RNA的生物功能的研究依然是一个年轻和活跃的领域。除了研究微小RNA的生物功能，近年来的研究结果还提示，微小RNA还可以作为肿瘤和其他疾病分子诊断的生物标记。

研究微小RNA生物功能的一个重要途径是了解它们在不同细胞和组织里的表达状况，检测方法主要有三种，分别是第二代测序，DNA微阵列和实时定量PCR。（参见本章“核酸测序法及其应用”，“微阵列技术及其应用”和“实时定量PCR技术及应用”等节段）。此外，Northern印迹法也被用于检测微小RNA，该方法的优点是，它不仅能够检测到成熟微小RNA，同时也可以检测到前体微小RNA，因此Northern印迹法也是确证微小RNA的方法之一。

部分公司提供化学合成的微小RNA和表达微小RNA的DNA载体以及微小RNA抑制分子及其表达载体（附录Ⅰ表12），此外，还提供微小RNA的检测及定量的试剂和仪器（详见本章“实时定量PCR技术及应用”和“核酸测序法及其应用”节段）。

五、实时定量PCR技术及应用

实时定量PCR（real time quantitative PCR）诞生于20世纪90年代，它很快就被广泛地应用于核酸的检测和定量分析。传统PCR由于其检测方法的局限性（琼脂糖凝胶电泳检测PCR终产物），难于准确地辨别两倍以下和两个数量级以上的核酸浓度的差异。实时定量PCR将传统的PCR方法与荧光检测技术相结合，以指数增长阶段的PCR产物量作为定量的基础，使定量的精确度和分辨率得到明显的提高，核酸浓度的定量范围已达至少五个数量级。与传统PCR和其他常用的核酸定量方法（如Northern印迹法）比较，实时定量PCR还具有方法简便，重复性好和不易造成产物的污染等优点。它的灵敏度很高，可以对单细胞的基因转录产物进行定量分析，还可以使用毫微升量级的微小反应容量。此外，它的仪器价格也可以被大多数实验室所接受，许多公司还有相应的软件可对实验结果进行自动分析处理，因此，实时定量PCR已被公认为核酸定量的标准方法。另外，由于实时定量PCR法具有产物片段小，探针及引物的设计灵活性大等特点，使它被广泛地用在基因转录产物定量分析以外的其他许多领域，如病毒的检测和定量，微小RNA(miRNA)的检测和定量，单核苷酸多态的检测，DNA和RNA拷贝数量变异的检测分析等。值得一提的是，近年来专家们还为发表实时定量PCR的实验结果制订了一套准则，以便使此技术的应用进一步规范化。这一节将介绍实时定量PCR法的基本原理和主要用途。

(一) 实时定量PCR法的基本原理

实时定量PCR常用的荧光检测系统可分为两类，一类是根据寡核苷酸探针与PCR产物结合后所释放出来的荧光进行检测和定量，这一类的代表是TaqMan系统。另一类是通过双链DNA亲和性荧光素与PCR产物结合后所释放出来的荧光进行检测和定量，这一类的代表是SYBR Green系统。前者的优点是检测的特异性容易得到保障，因为寡核苷酸探针的序列与PCR产物的序列有互补性，因此探针不会与非特异性的PCR产物结合。而后者却相反，双链DNA亲和性荧光素可以跟任何双链DNA结合，如果反应物存在非特异性的双链DNA，如引物自身形成的双链DNA(primer dimer)或非特异性的PCR产物，荧光素都会与其结合并发出荧光。所以后一类检测系统对PCR引物的设计和PCR反应的条件要求更严格，而且通常需要经过分析产物的解链曲线(melting curve)来确定检测的特异性。

实时定量PCR进行核酸定量的原理是基于PCR扩增之前核酸的量与PCR指数增长阶段(exponential phase)PCR产物的量之间存在着一种定量的关系，这种定量关系可以根据阈值周期(threshold cycle或Ct)来确定(附录Ⅰ图28)。阈值周期是指实时PCR反应所产生的荧光减去背景荧光(background fluorescence)后，它的强度超过荧光阈值(fluorecence threshold)所需要的PCR的循环周期数。PCR扩增之前核酸靶序列的浓度越高，超过荧光阈值所需要的PCR循环周期数就越小，从而它的阈值周期也就越低。反之，PCR扩增之前核酸靶序列的浓度越低，超过荧光阈值所需要的PCR循环周期数就越大，它的阈值周期也就越高。荧光阈值的大小取决于多种因素，包括PCR反应的效率，DNA探针或荧光素与PCR产物结合后产生的荧光强度，背景荧光的强度等，所以不同的实时定量PCR反应所得出的荧光阈值可以不同，但荧光阈值的确立都是在PCR反应过程中的指数增长阶段，因为此阶段PCR反应的效率最高(附录Ⅰ图28)。

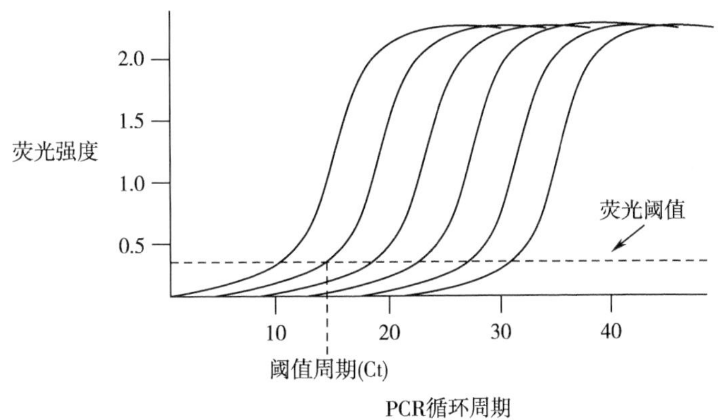

附录Ⅰ图28 实时定量PCR法进行核酸定量的原理

曲线代表用实时定量PCR对不同浓度的DNA标本进行扩增时产生的荧光强度。标本的PCR扩增曲线与荧光阈值的交叉点就是该标本的阈值周期

(二) 实时定量PCR法的主要用途

1. 信使RNA的定量分析 使用早期的核酸定量方法(如传统PCR，Northern印迹法和核酸酶保护法等)对信使RNA进行定量分析时，往往由于下面一些因素而难于取得准确的定量结果：①信使RNA在细胞内的浓度差异过大，如有些细胞只含几个或几十个拷贝，而另一些细胞则含有上万个以上拷贝(浓度差别超过两个数量级)。②信使RNA的量在检测样本之间的差别微小(低于两倍)。③检测样本的核酸量有限，如从激光捕获显微切割的细胞或组织中提取的微量RNA。④检测样本的RNA已发生了部分降解，如从福尔马林处理及石蜡包埋的活检组织中提取的RNA。而实时定量PCR法由于灵敏度和精确度高，定量

范围广，PCR产物片段小（50～200bp）等特点，可以不受上述因素的干扰。

实时定量PCR对信使RNA进行定量的实验过程分为两步，第一步是以信使RNA为模板，通过反转录合成cDNA，第二步是用实时定量PCR的仪器对cDNA进行扩增和数据收集。不少公司已经有预先设计或合成好的基因特异探针及引物出售，其中一些公司还可以让使用者根据自己的基因序列设计并定制所需的探针及引物（附录Ⅰ表12）。例如，生命技术公司（Life Technologies）有一百三十万对基因特异探针和引物，涵盖人类在内的二十五个物种。Roche应用科学公司（Roche Applied Science）采用一种叫LNA（Locked Nucleic Acid）的核酸类似物合成探针，由于这种核酸类似物能够提高探针的解链温度，这种探针的长度只有八到九个核酸分子（通常的探针长度在18～25核酸分子之间），由此一个探针可以与数千个不同的信使RNA的序列相互补（因此检测的特异性主要依靠引物的特异性）。

使用实时定量PCR对核酸进行定量的常用方法有两种，即绝对定量法（absolute quantification）和相对定量法（relative quantification）。绝对定量法用于确定标本里核酸靶序列的拷贝数，如病毒颗粒在标本里的数量。常用的绝对定量法是标准曲线法，需要建立标准曲线，即把已知浓度的核酸靶序列按比例稀释，与待测试标本同时进行检测，通过比较检测标本的阈值周期（Ct）与标准曲线的阈值周期而获得标本里核酸靶序列的拷贝数。相对定量法通常用于比较信使RNA在不同检测标本中的相对浓度，它的优点是方法简便，最常用的相对定量法是比较阈值周期法（comparative Ct），又称Delta Delta Ct法。

值得一提的是，实时定量PCR对信使RNA定量是检测细胞内实时稳定状态（steady-state）下信使RNA的浓度，因此，定量的结果并不直接反应基因的转录水平和信使RNA的稳定性，因此检测信使RNA的浓度并不一定都能反应蛋白质的表达水平。

2. 小分子RNA的检测及定量　小分子RNA（microRNAs）是指分子片段小于200个核苷酸的RNA，它们包括微小RNA（miRNA）、小干扰RNA（siRNA）、短发夹状RNA（shRNA）、核内小RNA（snRNA）、小核仁RNA（snoRNA）和非编码RNA（ncRNA）等，这一类RNA的主要功能是对基因表达或蛋白质合成起调控作用。以近年来广受关注的微小RNA为例，微小RNA由19～25个核苷酸组成，普遍存在于真核生物的细胞里，据微小RNA数据库（miRBase）2012年8月的统计，在193个物种里已发现的微小RNA数量达25 141个。除了对蛋白质的合成起调控作用外，微小RNA还可以作为肿瘤和其他疾病分子诊断的生物标记。常用的微小RNA的三种检测方法各有所长：深序列分析可以检测到细胞内的所有微小RNA；微阵列技术则适用于对已知微小RNA进行初步的高通量定量分析；实时定量PCR由于灵敏度高及方法简便，尤其适用于对已知微小RNA的精确定量以及对微量标本的分析，同时也适用于对已知微小RNA的高通量定量分析（参见本章“微阵列技术及其应用”一节）。一些公司如Life Technologies和SABiosciences有设计好的检测微小RNA的探针或引物出售（附录Ⅰ表12）。值得一提的是，由于微小RNA家族成员之间的分子序列常常仅有一个碱基的差别，不同的微小RNA其解链温度可以很相似，因此，基于核酸杂交的检测方法（如传统的微阵列技术）一般难于对不同家族成员的微小RNA进行区分。生命技术公司（Life Technologies）根据TaqMan实时定量PCR方法的原理，设计出一种特异性很高检测微小RNA的实时定量PCR方法（附录Ⅰ图29），此法不仅可对微小RNA和其他小分子RNA进行准确的检测和定量，还可以鉴别区分仅有一个碱基差别的微小RNA的家族成员。近年来，一些公司还将实时定量PCR法与微阵列技术相结合，发展出即有高特异性，又能对数百个小分子RNA同时进行定量分析的高效率的产品，如生命技术公司的TaqMan微小RNA微阵列反应板（TaqMan miRNA Array

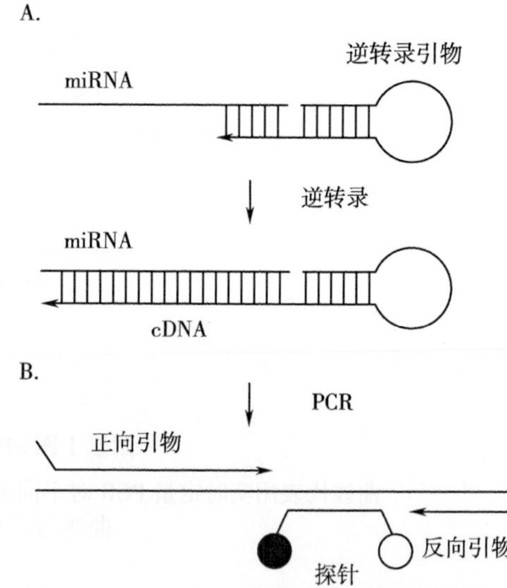

附录Ⅰ图29　用TaqMan实时定量PCR进行微小RNA的检测及定量的原理

A. 逆转录反应的引物在逆转录酶的作用下，以微小RNA为模板合成cDNA，此引物具有微小RNA特异性，只跟与它的序列相符合的微小RNA结合。B. PCR的引物以cDNA为模板合成并扩增DNA，探针与DNA产物结合后，经过DNA多聚酶的作用而降解并发出荧光

Cards)含有七百多个人类或小鼠的微小 RNA 探针和引物。Exiqon，Fluidigm 和 SABiosciences 等公司也有类似产品(附录Ⅰ表 12)。

3. DNA 拷贝数量变化的检测　DNA 拷贝数量变化(DNA copy number variation)源于 DNA 序列的结构变异，包括 DNA 片段的缺失和重复，这种结构变异通常涉及一千个碱基对(1kb)以上的 DNA 序列。DNA 拷贝数量的变化即存在于正常人的基因组，又是一些人类遗传病的分子基础。据 DNA 拷贝数量变化数据库(dbVar)2011 年的统计，12%～18.8% 的人类基因组有 DNA 拷贝数量的变化。由于 DNA 结构变异片段的长度不同，对其进行检测的方法也有所区别。比如，用染色体核型分析可辨别染色体水平的 DNA 拷贝数量变化，DNA 微阵列技术(微阵列比较基因组杂交法)可以检测长度为数千个碱基对以上的 DNA 片段的拷贝数量变化，而实时定量 PCR 则可以检测长度小于 1000 个碱基对的 DNA 片段的拷贝数量变化。DNA 微阵列技术更适用于对整个基因组或大范围基因组的 DNA 拷贝数量变化进行筛查，但如果要对某一段 DNA 序列的拷贝数量变化进行精确定量，或者要同时筛查大量的样本，则实时定量 PCR 最为合适(参见本章“微阵列检测技术及其应用”一节)。生命技术公司(Life Technologies)提供 160 万个已设计好的检测人和小鼠 DNA 拷贝数量变化的 DNA 探针和引物(附录Ⅰ表 12)以及分析 DNA 拷贝数量的软件。

4. 单核苷酸遗传多态性(SNP)的检测　单核苷酸遗传多态性是指 DNA 序列发生的单核苷酸变化而形成的遗传多态现象，在一个群体中，这种 DNA 序列的变化存在于同一对染色体的同一段 DNA 序列里(等位基因序列)(参见本章“多态连锁分析”一节)。根据单核苷酸遗传多态性数据库(dbSNP)2012 年 6 月的统计，人类的基因组存在 5300 万个单核苷酸的遗传变异。单核苷酸的变异与人类的健康有密切的关系。如果存在于基因的外显子里，它可能导致基因产物的异常而引发疾病。当它存在于基因的内含子或基因间，可能影响基因的表达调控和个体对药物治疗的反应程度。作为一种遗传多态现象，它还被广泛应用在法医学鉴定和全基因组的关联分析。

检测 DNA 单核苷酸变异的方法有多种(详见本书第 12 章“遗传病的基因诊断”)，其中最为可靠的方法是 DNA 序列分析，但 DNA 序列分析比较耗费时间和费用，所以不太适宜于对大批样本或大量不同的单核苷酸变异同时进行检测。使用实时定量 PCR 检测 DNA 单核苷酸变异的方法主要有两种，其一是 TaqMan 实时定量 PCR，其二是分子信标(molecular beacon)实时定量 PCR。使用实时定量 PCR 法检测 DNA 单核苷酸变异的最大优点是方法简便和快捷，并可以同时检测数百甚至上万个不同的单核苷酸变异，或同时检测数百或上万个标本的同一个单核苷酸变异(参见本章“微阵列技术及其应用”一节)。这种方法也适用于对 DNA 序列发生的一到六个核苷酸的缺失或插入变异进行检测。生命技术公司有 450 万对检测人类 DNA 单核苷酸变异的探针及引物和一万多对检测小鼠 DNA 单核苷酸变异的探针和引物，还可以根据所需的探针和引物合成(附录Ⅰ表 12)。

5. 高分辨解链曲线法(high resolution melting curve 或 HRM)发现和筛查基因点突变　基因点突变是指基因的 DNA 序列发生的微小变化，如单核苷酸的置换，缺失或插入。发现基因点突变的最可靠的方法是 DNA 测序，但 DNA 测序的费用较高，时间的花费也较长。近年来，随着对与双链 DNA 结合的荧光素的发现和实时定量 PCR 仪器的不断完善，使得一种相对简便快捷的筛查基因点突变的方法得以问世，这就是高分辨解链曲线法。

高分辨解链曲线法基于实时定量 PCR 的工作原理，先用 PCR 对样本 DNA 进行扩增，扩增后的双链 DNA 片段与反应物里存在的双链 DNA 亲和性荧光素结合并产生荧光，接着，实时定量 PCR 仪器对 PCR 反应物逐渐升温，DNA 双链渐渐解链，最终变成单链 DNA。在 DNA 的解链过程中，与双链 DNA 结合的荧光素由于反应物里的双链 DNA 不断减少，它的荧光强度也随之不断减弱，由此而形成一条解链曲线(附录Ⅰ图 30)。DNA 解链曲线的形状因 DNA 的序列不同而异，仅有一个核苷酸差异但长度相同的两个 DNA 片段也可以通过解链曲线形状的不同加以鉴别区分。当一个未知的基因点突变通过高分辨解链曲线法被发现后，就可以对此样本进行 DNA 的序列分析，以确定突变的类型。与 DNA 测序相比，用高分辨解链曲线法进行基因点突变的群体筛查可以减少实验费用并缩减时间。此方法除了用于筛查发现新的基因点突变外，还可以用于检测已知的点突变和 DNA 序列发生的甲基化变异，所以该方法正在医学遗传学的研究和诊断中得到推广。

6. 体细胞基因点突变的检测　体细胞内发生的基因突变与肿瘤的发生密切相关，检测体细胞基因点突变不仅有助于对肿瘤发生机制的了解，也有助于肿瘤的诊断和治疗。但肿瘤标本中的肿瘤细胞含量常常很少，造成无论是采用DNA测序或常规的基因突变检测方法来检测这些点突变都比较困难。生命技术公司（Life Technologies）将实时定量PCR与传统的竞争性等位基因特异PCR相结合，发展出一种称为竞争性等位基因特异性TaqMan实时定量PCR方法（Competitive allele-specific TaqMan PCR或castPCR）（详见该公司网站），此方法具有很高的特异性和灵敏度，可以从仅含0.1%肿瘤细胞的标本中检测到与有关的基因点突变。此方法的原理见附录Ⅰ图31。除了生命技术公司外，SABiosciences公司也有基于TaqMan实时定量PCR法的检测与肿瘤发生有关的基因突变的探针和引物（附录Ⅰ表12）。

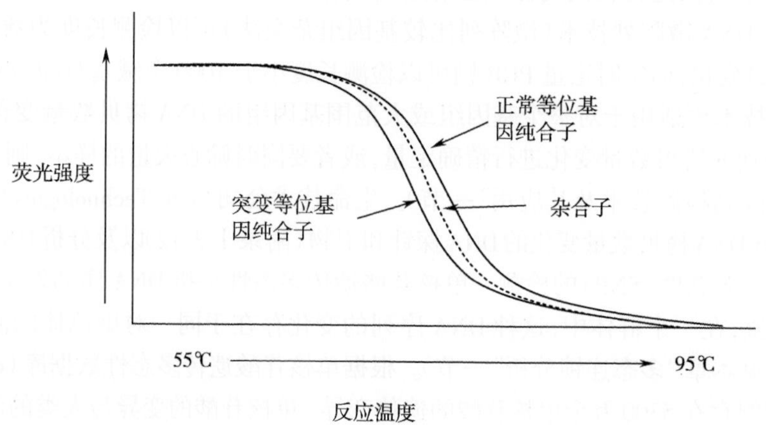

附录Ⅰ图30　高分辨融解曲线检测基因点突变。实线代表正常或突变等位基因纯合子，虚线代表杂合子

A.

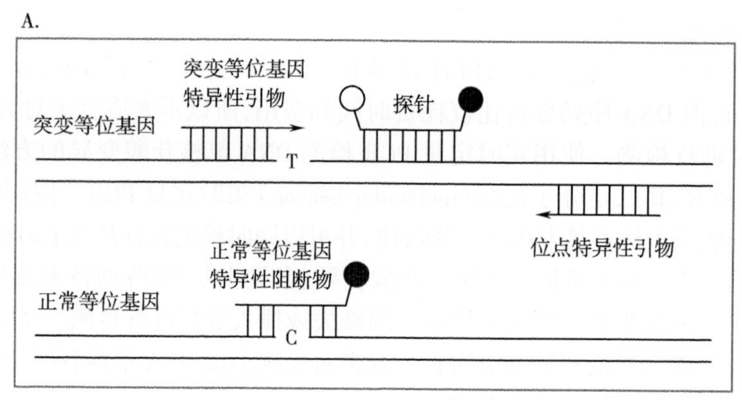

B.

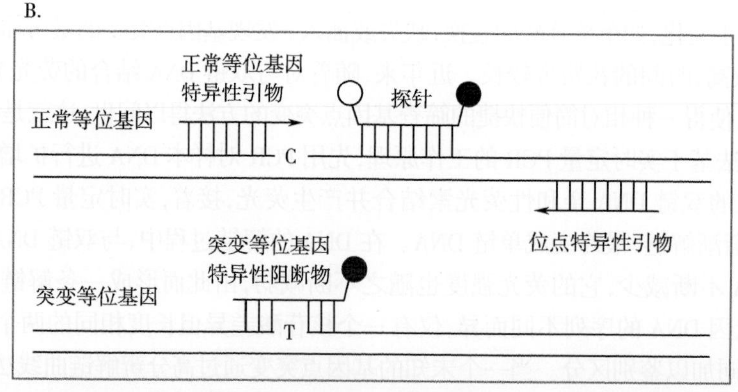

附录Ⅰ图31　用竞争性等位基因特异性TaqMan实时定量PCR检测体细胞基因点突变的原理

A. 突变等位基因特异性引物与突变等位基因的模板结合并扩增带点突变的等位基因，而正常等位基因模板由于被阻断物所阻断，突变等位基因特异性引物不能与DNA模板结合并对其进行扩增。突变等位基因和正常等位基因的位点特异性引物的核酸序列是相同的。B. 正常等位基因特异性引物与正常等位基因的模板结合并扩增不带点突变的正常等位基因，而突变等位基因模板由于被阻断物所阻断而不能被扩增。通过比较同一检测样本中突变等位基因和正常等位基因的相对量可得出突变等位基因在样本里的含量

第三部分　高通量大样品检测技术

一、微阵列检测技术及其应用

从广义上讲,微阵列检测技术(microarray)是指把具有生物学意义的分子有序地固定在面积微小的固体表面,再将实验标本与固体表面的这些分子进行相互作用,根据分子相互作用的结果来确定实验标本是否存在被测试的生物分子以及这些分子的数量。被固定在固体表面的分子有DNA,蛋白质,抗体和碳水化合物等,但从医学遗传学研究的范围讲,微阵列检测技术主要是指DNA微阵列检测技术。

DNA微阵列检测技术的出现是分子生物学研究方法的一项重大突破,在它之前的技术,如Northern印迹法和多重PCR,至多只能同时检测数十个靶基因,而微阵列检测技术则可以同时检测成千上万个靶基因。DNA微阵列检测技术对分子生物学研究的贡献不仅在于它提高了检测的效率,更重要的是它开启了对细胞内所有基因的表达进行同步定量分析的先河。例如,将实验标本的所有cDNA与全基因组的基因探针进行杂交,就能够了解到整个基因组在某个组织或细胞内的同步表达状况,由此可能推断出基因功能与生物表型之间的关联以及基因之间的相互作用。又例如,将不同临床阶段肿瘤组织的cDNA与DNA微阵列基因探针进行杂交后,通过分析基因表达的差异,可以帮助判断肿瘤的临床状态和预后。

除了用于基因表达的分析外,DNA微阵列检测技术还被用于对基因组结构变异(如基因片段的缺失或重复)的检测和对DNA序列单核苷酸变异的检测。前一种方法也称为微阵列比较基因组杂交法(array comparative genomic hybridization或aCGH)。在该方法出现之前,用于筛查全基因组结构变异的方法主要是染色体显带核型分析和比较基因组杂交技术(comparative genomic hybridization),但这两种方法只能检测DNA长度在五百万碱基对(5Mb)以上的结构变异,又称为显微镜水平的变异。而微阵列比较基因组杂交法则可以检测小至数千个碱基对的DNA结构变异。采用微阵列比较基因组杂交法检测基因组结构变异,DNA变异长度的检测分辨率取决于微阵列DNA探针的密度,微阵列的DNA探针密度越高,能够检测到的DNA变异片段就越小。例如,Przybytkowski等对Agilent Technologies公司生产的两个探针密度不同的DNA微阵列作了比较,他们从乳腺癌细胞株(MCF-7)和正常细胞提取DNA,用不同的荧光素对DNA进行标记,把混合后的两种DNA分别与低密度微阵列(含244 000个探针)和高密度微阵列(含1 000 000个探针)杂交,结果显示,高密度微阵列不仅可以检测到所有低密度微阵列能够检测出的DNA的缺失或重复,还能够检测出更多的长度短于100kb的DNA缺失和重复,包括一个仅有8kb的DNA重复。

除了原理基于核酸杂交的DNA微阵列检测技术外,近年来又出现了基于实时定量PCR的DNA微阵列检测技术,后者使DNA微阵列检测技术的灵敏度和特异性均得到了提高。这一节将分别介绍基于核酸杂交和基于实时定量PCR原理的DNA微阵列检测技术。

(一)基于核酸杂交原理的DNA微阵列技术

以微阵列探针的种类区分,DNA微阵列可分为cDNA微阵列和寡核苷酸微阵列两种。前者将cDNA的片段固定在硝基纤维素膜,尼龙膜或玻璃芯片的表面,DNA片段可以是经PCR扩增的基因特异片段或是基因文库的克隆片段,它们的长度一般为200~600bp。而寡核苷酸微阵列是将基因特异的寡核苷酸固定在玻璃芯片的表面,寡核苷酸链的长度一般为20~80核苷酸分子,一个玻璃芯片上可载有数千到数百万个以上寡核苷酸。Affymetrix公司的基因芯片是DNA微阵列检测技术的代表性产品,此外,NimbleGen和Agilent等公司也生产高密度寡核苷酸基因芯片。

用DNA微阵列检测技术进行基因表达的定量分析的基本步骤如下:从组织或细胞里提取全部RNA或mRNA,通过RNA逆转录酶合成cDNA,用放射性核素或荧光素标记cDNA,然后将标记的cDNA与固体表面的cDNA或寡核苷酸探针进行杂交。放射性核素标记的cDNA通常用于与膜上固定的DNA探针杂交,杂交的结果通过放射性核素扫描仪而获得。荧光素标记的cDNA通常用于与玻璃芯片上固定的DNA或寡核苷酸探针杂交,杂交的结果通过激光扫描仪而获得。经过放射性核素或荧光数码成像和软件分析后，可以推算出实验标本所含有的cDNA在微阵列表面的位置以及实验标本与对照标本所含有的cDNA的浓度差异，从而获得实验标本的基因表达的定性和定量结果(附录Ⅰ图32)。

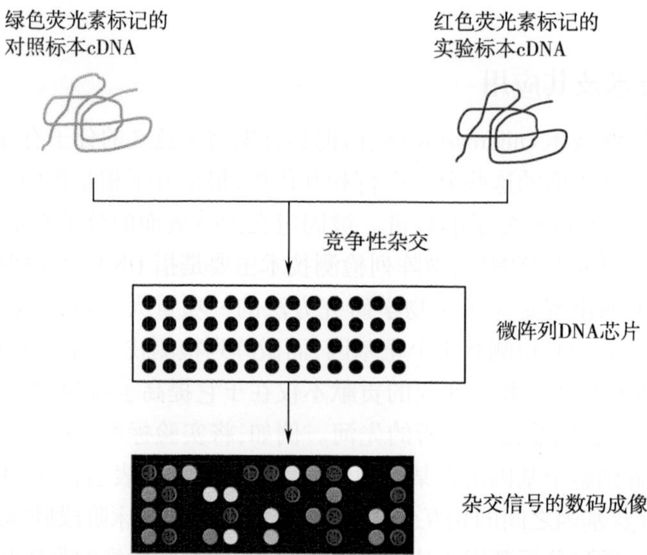

附录Ⅰ图32　使用DNA芯片进行基因表达定量分析的基本原理

用颜色不同的荧光素分别标记实验标本cDNA和对照标本cDNA，然后将这两种cDNA混合后，与固定在玻璃芯片表面的微阵列DNA探针进行杂交。数码成像的绿色点代表对照标本cDNA与探针杂交的信号，红色点代表实验标本cDNA与探针杂交的信号，黄色点代表对照标本cDNA和实验标本cDNA同时与探针杂交的信号，黑色区域代表对照和实验标本的cDNA均未与探针杂交

用微阵列比较基因组杂交法进行全基因组结构变异的筛查的工作流程是，从实验标本和正常对照标本中提取DNA，用颜色不同的荧光素分别标记实验DNA和对照DNA，然后将这两种DNA混合后，与固定在固体(如尼龙膜或玻璃芯片)表面的微阵列DNA探针进行杂交。杂交反应的结果经过荧光数码成像和软件分析后，就可以推算出实验标本DNA在微阵列表面的位置以及它与对照DNA的相对量，从而确定有无DNA的缺失，重复及其他结构变异。

(二)基于实时定量PCR原理的DNA微阵列技术

值得一提的是，在基因表达和基因突变(包括DNA的结构和序列的改变)的研究方面，基于核酸杂交原理的DNA微阵列技术存在一些不足之处。首先，它的定量范围比较狭窄，大约在1000倍左右，因此，通常有必要采用其他方法对结果进行进一步的定量分析，最常用核实定量的方法是实时定量PCR(参见本章“实时定量PCR技术及应用”一节)。其次，在检测单核苷酸变异的应用上，微阵列探针的设计比较繁琐和复杂，限制了它的推广和应用。以Affymetrix公司的基因芯片为例，其检测单核苷酸变异的方法基于等位片段特异性杂交(Allele-specific hybridization)的原理，即针对每一个单核苷酸变异设计一对寡核苷酸探针，其中一个探针与突变等位片段(mutant allele)的序列一致，另一个探针与野生型等位片段(wild-type allele)的序列一致，因此这两个探针的序列仅有一个核苷酸的差异。如果标本DNA含有这个单核苷酸变异，则突变等位片段特异探针与DNA杂交后产生的荧光信号就会强于野生型等位片段特异探针与DNA杂交后产生的信号。反之，如果标本DNA不含有这个单核苷酸变异，则突变等位片段特异探针与DNA杂交后产生的荧光信号就会弱于野生型等位片段特异探针与DNA杂交后产生的信号。这种杂交信号强度的反差是由于探针与靶序列相结合的热稳定性(thermal stability)不同造成的，当探针的序列与靶序列一致时，探针的热稳定性就相对较高，当探针的序列与靶序列有错配(mismatch)时，探针的热稳定性就相对较低。探针的热稳定性除了受杂交反应的温度和离子强度的影响外，在很大程度上取决于变异单核苷酸周围的核苷酸序列以及单核苷酸变异的类型。因此，为了保障检测的特异性，Affymetrix公司在设计检测单核苷酸变异的基因芯片时，对每一个单核苷酸变异都要设计40个等位片段特异探针，这些探针不仅探测

(interrogate)变异的靶单核苷酸,同时也探测靶单核苷酸两侧的各四个单核苷酸,而且这些探针的序列还分别与靶序列的两条链(即有意义链和反义链)相互补。所以,由于技术的复杂和费用高昂,基因芯片难于广泛地应用于单核苷酸变异的检测。

近年来,一种将微阵列技术与实时定量 PCR 相结合的方法问世,与基于核酸杂交原理的 DNA 微阵列技术比较,实时定量 PCR 微阵列方法具有更高的灵敏度和更广的定量范围,它已成功地被用在对单个细胞的基因表达分析。此外,该方法也具有很高的特异性,它不仅可以检测 DNA 片段的缺失和重复,也可以检测 DNA 序列的微小变异如单核苷酸的缺失,插入和置换(参见本章"实时定量 PCR 技术及应用"一节)。一个实时定量 PCR 微阵列反应板上可载有数百至数千对基因特异 PCR 引物和探针,此法不即可以同时对单个标本的数百至数千个基因的表达进行同步定量分析,也可以同时对成百至数千个标本进行单个基因的表达定量分析。这一技术已被广泛应用于基因(包括信使 RNA 和微 RNA)表达和基因结构变异的高通量(high throughput)分析和单核苷酸多态性与疾病的关联分析(genome-wide association studies)。

实时定量 PCR 微阵列方法的基本工作流程是,基因特异的 PCR 引物和探针被固定在微阵列反应板的微孔内,将实验标本(cDNA 或 DNA)与实时定量 PCR 的反应液混合后,放入微阵列反应板的微孔内进行实时 PCR 反应,其代表产品有 Life Technologies 公司的 TaqMan 低密度基因表达反应板,TaqMan 低密度微 RNA 微阵列反应板和含有 3,072 个反应孔的 OpenArray 反应板。生产实时 PCR 微阵列产品的公司包括 Life Technologies,Fluidigm,SABiosciences,Bio-Rad 和 Roche Biosciences 等,从公司的网站上可以了解产品的详情。关于实时 PCR 的技术详情和产品公司的网站地址可参考本章"实时定量 PCR 技术及应用"一节。

二、核酸测序法及其应用

(一)经典测序法:双脱氧链法

1977 年,英国剑桥大学的 Fred Sanger 等人首次报道了双脱氧核酸链终止测序法,简称双脱氧链法,由于此法测序精确并简便,很快就被广泛应用于核酸序列的分析,该方法的基本原理也被后来的核酸自动测序法所采用,Fred Sanger 因此荣获 1980 年的诺贝尔化学奖。双脱氧链法的测序的反应体系中包括单链 DNA 模板,DNA 聚合酶,寡核苷酸引物以及四种脱氧核酸(dATP,dCTP,dGTP,dTTP 或 dNTPs),此外,还存在特定浓度的双脱氧核酸(ddNTPs)。DNA 互补链的合成从与模板结合的寡核苷酸引物的 3' 端开始,当一个脱氧核酸分子被加入到新合成的互补链的 3' 端时,该互补链的 3' 羟基可以跟下一个脱氧核酸分子的 5' 磷酸基结合,从而使互补链的合成得以延续。但当一个双脱氧核酸分子被加入到新合成的互补链时,由于双脱氧核酸缺乏 3' 羟基,不能与下一个脱氧核酸分子的 5' 磷酸基结合,该互补链的合成就此终止。反应物中的脱氧核酸与双脱氧核酸的浓度比例决定了双脱氧核酸被合成到互补链里的概率,由此,反应的终产物包括了不同长度的互补链,这些互补链有同样的 5' 端和不同的 3' 端,当用聚丙烯酰胺凝胶电泳分离这些核酸链时,凝胶板上出现的长度不同的 DNA 电泳带可以用来确定模板 DNA 的核酸序列。

(二)第一代核酸自动测序法

第一代核酸自动测序法诞生于 20 世纪 80 年代中期,它的基本原理与传统的双脱氧链法相同,所以又称为"Sanger 自动测序法"。第一代核酸自动测序法垄断了核酸测序领域二十年,第一个人类的全基因组核酸序列就是采用该方法而获得的。该方法所使用的核酸自动测序仪把凝胶电泳,DNA 电泳带的检测和核酸序列的结果分析等步骤集于一体,此外,它取代了传统双脱氧链法所使用的放射性核素标记的寡核苷酸引物,而采用荧光标记的寡核苷酸引物或荧光标记的双脱氧核酸作为检测 DNA 电泳带的信号,并从单平板凝胶电泳过渡到多管道毛细管凝胶电泳,从而大大地提高了测序的效率。目前常用的核酸自动测序仪器可以对多至 96 个 DNA 片段同时进行测序,测序长度也从 400 个核酸增加到 1000 个核酸。

(三)第二代核酸测序法

1. 第二代核酸测序法简介　尽管第一代核酸自动测序法已经显著提高了测序的效率,但测序的速度仍然远不能满足实际的需要,并且它的费用也过于昂贵。2005 年,第二代核酸测序法问世,这种测序法又被称为新一代测序法(Next Generation Sequencing,NGS)。在随后的七年里,一系列此类测序法的仪器相继出现。与第一代核酸自动测序法相比较，NGS将测序的速度提高了数百倍至数千倍，测序的成本也有大幅度的降低，目前进行人的全套基因组的核酸序列分析的费用已降低至数千美元（购买仪器的费用除外）。

NGS的工作流程可以归纳为核酸模板的准备，测序和数据分析这三个部分，虽然不同的仪器在模板的准备和测序的方法上有所不同，但测序的基本原理均属于循环阵列测序（cyclic array sequencing）（附录Ⅰ图33）。

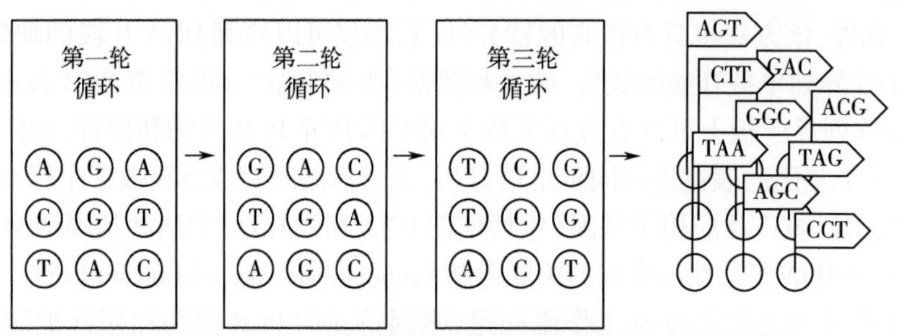

附录Ⅰ图33　循环阵列测序的基本原理

被测序的核酸模板被固定在固体的表面，每一个固定点由序列相同的DNA分子克隆或单个DNA分子组成，在一个固体的表面可有数百万甚至数千万个这样的固定点。每一轮循环测序反应结束后，就有一个新的核酸被加入到正在增长的核酸互补链，加入的核酸分子的种类被扫描记录下来，这样，当整个循环测序过程结束后，数百万个受检测核酸分子的序列就被一次获得

准备核酸模板的方法主要有两种，它们是乳胶PCR（emulsion PCR）和固态PCR（solid-phase PCR）。用乳胶PCR准备核酸模板的过程是，当一个核酸模板的文库（如部分或全套基因组的随机DNA片段）形成以后，DNA片段的两个末端与通用PCR引物序列相互补的衔接头（adaptor）连接，再将双链DNA分解为单链DNA，后者与表面带有通用PCR引物的微粒混合，这种混合是按特定的DNA-微粒浓度比例，以致每个微粒只跟一个单链DNA分子结合，然后通过通用PCR引物对附着在微粒表面的DNA分子进行扩增。由于PCR是在乳胶小滴内进行的，当扩增结束后，上百万个微粒将分别含有序列不同的DNA片段克隆，这些分子克隆被固定在固体的表面，接下来便进入循环测序的过程。乳胶PCR被应用在Roche公司的454测序仪和Life Technologies公司的SOLiD和PGM（Ion Torrent）测序仪。与乳胶PCR不同，固态PCR的过程是先将通用PCR引物固定在固体的表面，此引物与带有与其序列相互补衔接头的核酸模板文库DNA片段结合，由此将待检测的DNA片段固定在固体的表面，然后对固体表面的DNA片段进行PCR扩增，这样，一个固体的表面可以有上百万个不同序列的核酸分子克隆。固态PCR方法被应用在Illunima公司的Solexa测序仪。

除了使用PCR扩增的方法准备测序需用的核酸模板外，另有一种NGS可以对未扩增的核酸模板直接进行测序，如Pacific Biosciences公司研制的测序仪。对未扩增的核酸模板直接进行测序不仅简化了准备核酸模板的步骤，还避免了PCR本身可能导致的模板序列的错误。下面简单介绍四种常用的第二代测序仪。包括这四种测序仪在内的第二代测序仪的详细资料可从有关公司的网站上查询（附录Ⅰ表13）。

附录Ⅰ表13　提供第二代测序技术产品的部分公司网站地址

公司	新一代测序仪	公司网址
HelicosBioSciences	HeliScope	www.helicosbio.com
Illumina	Solexa	www.illumina.com
Intelligent Biosystems	Intelligent Bio-Systems	www.intelligentbiosystems.com
Life Technologies	Ion Torrent/PGM	www.lifetechnologies.com
	SOLiD	
Pacific Biosciences	PacBio RS	www.pacificbiosciences.com
Polonator	G..007	www.polonator.org
Roche	454	www.roche.com

（1）Roche/454测序仪：Roche公司的454测序仪的测序原理是基于焦磷酸测序法（pyrosequencing）。当采用乳胶PCR产生了测序需用的核酸分子克隆后，待测序的DNA单链模板被固定在测序的平板上，一个测序平板含有一百万个以上的微孔，每个微孔只可以容纳一个带有单个DNA模板的乳胶微粒。当一个核苷酸在DNA多聚酶的作用下被加入到正在增长的核酸互补链的3'端时，一个焦磷酸（pyrophosphate或PPi）分子被释放出来，后者经过一系列酶学反应而产生荧光。经过荧光扫描后，测序的软件就可以确定新加入核酸分子的种类以及它在平板上的位置。目前454测序仪的测序长度约为500个核苷酸，这一长度领先于目前其他常用的第二代测序仪，是该仪器的主要优点。454测序仪是投放市场的第一个第二代测序仪，它在对细菌基因组和小分子RNA的测序等方面发挥了重要的作用。但454测序仪也有不足之处，比如它对同聚体核酸序列（homopolymericsequences）的测序误差率相对较高，此外测序的费用也高于Illumina和Life Technologies的测序仪。

（2）Illumina/Solexa测序仪：Illumina公司的Solexa测序仪产生测序核酸分子克隆的方法是固体PCR，此法把通用性的PCR的正向和反向引物固定在流动平板（flow cell）的表面上，再将待测序的DNA单链模板附着到流动平板的表面，DNA的扩增在流动平板上进行，扩增结束后，每个流动平板上有数千万个DNA模板的分子克隆，接着流动平板被转送到测序仪进行循环测序反应。测序的反应物里包括有用不同荧光染料标记的四种核苷酸，当一个荧光标记的核苷酸在DNA多聚酶的作用下被加入到正在增长的核酸互补链的3'端时，该互补链的合成就此终止，这是因为该核苷酸的3'端羟基被化学物所占用，不能与下一个脱氧核酸分子的5'端磷酸基结合。这样，经过荧光扫描和软件分析就可以确定新加入核酸分子的种类以及它在平板上的位置。接下来，占用该核苷酸3'端羟基的化学物和荧光标记被去除，下一轮核酸多聚反应可以继续进行。目前Illumina的测序仪的测序长度约为100个碱基。Illumina的测序仪的主要优点是准备核酸文库及测序模板的方法相对简便，它被广泛应用在单核苷酸多态性（SNP）的分析，染色质免疫沉淀测序（ChIP-seq）、RNA测序（RNA-seq）、全外显子和全基因组测序等方面。

（3）Life Technologies/SOLiD测序仪：SOLiD测序仪的DNA模板的准备方法与454测序仪相似，都是乳胶PCR，但具体的方法有一些区别。其一是与DNA模板结合的微粒的大小不同，SOLiD测序仪所用的微粒要小得多（直径约1微米）。其二是当乳胶PCR结束后，454测序仪是将待测序的核酸分子克隆固定在平板上的微孔里，而SOLiD测序仪是将待测序的核酸分子克隆固定在流动平板的表面，SOLiD测序仪所用的流动平板上的核酸分子的密度比Illumina和Roche测序仪所用的平板都要高。另外，SOLiD测序仪的循环测序反应的具体方法也与Illumina和Roche的测序仪有所不同，Illumina和Roche的测序反应使用DNA多聚酶，而SOLiD的测序反应则使用DNA连接酶。目前SOLiD测序仪的测序长度在100个碱基之内，它被应用于RNA测序，染色质免疫沉淀测序、单核苷酸多态性（SNP）分析、全外显子（all Exome）和全基因组测序（WGS）等方面。最新一代SOLID的WildFire型号，核酸样本无须乳胶PCR，直接在流动平板上原位扩增，然后继续连接酶的循环反应，资料产生量提高了1.5～2倍，精确度更进一步提高，尤其适宜应用于全外显子（exome）和全基因组测序（WGS），是进行全基因组关联分析（genome-wide association study，GWAS）的有力工具。

（4）Life Technologies/PGM（Ion Torrent）测序仪：Life Technologies公司的PGM测序仪是第一个依靠电压的变化而不是荧光信号来进行测序的第二代测序仪。当用乳胶PCR产生的待测序DNA分子被固定到流动平板表面的微孔里后，循环测序反应开始，当一个核苷酸在DNA多聚酶的作用下被加入到正在增长的核酸互补链的3'端时，会释放出氢离子，后者因为会引起反应液pH的变化而会导致电压的改变，测序仪可根据电压的变化来确定新加入核酸分子的种类。与其他NGS不同，PGM测序仪对DNA测序数据的收集不采用扫描影像技术，因此没有照相机和扫描仪，而且也不用存放影像数据，这样既大大提高了测序的速度，又降低了测序的费用。主要用于疾病相关基因组测序，如肿瘤相关基因組、先天性耳聋相关基因组等。

2. NGS的主要用途　与第一代核酸自动测序法相比，NGS的主要优势是测序速度快且费用低。例如，采用第一代测序法完成的第一个人类全基因组的序列历时数年，耗费三亿美元，尽管第二个人类全基因组的测序的费用得到降低，也用了七千万美元。与之相比，目前采用NGS获取一个人的全基因组的序列只需数天到数周，其费用在四千到一万美元之间。核酸测序技术的长足进步促成了生物医学研究领域内许多新思维和新方向的出现，有人将NGS的出现与PCR技术的问世相提并论，认为它的出现对生物医学发展的潜力及影响将难以估量。

（1）全基因组或外显子组以及靶向基因组测序：在人类医学和遗传学的研究范围内，用NGS获取全基因组核酸序列的工作正在积极地展开，比如肿瘤基因组和千人基因组的研究项目。对已经获得的正常人全基因组的核酸序列可知，每个人的基因组都含有三百万个以上的单核苷酸的变异和其他类型的DNA的结构变异（如DNA片段的缺失和重复）。其中一部分变异跟疾病的发生和发展有关，也与个体对药物治疗的反应有关。这是目前鉴定单基因病或复杂性状相关变异的革命性技术。由此产生全基因组关联分析，就是综合分析比较患者全基因组与对照样本的单个核酸变异（SNP）类型的差异，寻找疾病与核酸变异的关联，从而揭示疾病发生的基础。GWAS是一个研究常见或复杂疾病发病机制的崭新平台，不仅能找到许多从前未曾发现的基因以及染色体区域，而且为基因功能研究提供了更多的线索（请参阅"全基因组关联研究"一节）。

利用NGS技术进行全基因组测序（whole genome sequencing，WGS）不仅可以检测DNA序列的点突变和DNA片段的缺失或重复，也可以检测到其他类型的DNA结构变异，如DNA拷贝数量的变异，DNA片段的倒位或插入，染色体的平衡重组等（请参阅"WGS"一节）。值得一提的是，与传统方法不同，NGS不用质粒等作为DNA片段的载体，而是直接用随机切断的DNA片段作为测序的模板，这就避免了克隆中基因组片段的丢失，保证了DNA文库的完整性。

除了进行全基因组的序列分析，NGS也被用在靶向基因组测序。靶向基因组测序是指先把待测序的部分基因组（如基因的外显子）用特别的方法筛选出来，然后再进行测序。筛选部分基因组的方法主要有两种，第一种是通过DNA微阵列杂交将测序的DNA固定在固体的表面，第二种是通过PCR将测序的DNA进行扩增。靶向基因组测序的优点是节省时间和费用，缺点是它只能检测筛选出来的靶向基因片段（请参阅"WES"一节）。目前临床上常用的是常见肿瘤相关基因组合，心脏病相关基因组合等，也可以根据实验室的需要，自行设计靶向基因组合，再去生物技术公司定制。

（2）RNA测序：确定整套基因信使RNA或转录组（transcriptome）在细胞里的种类以及它们的表达水平是生物医学领域的一个新的研究方向。确定整套基因信使RNA的传统方法有两种，其一是建立细胞的cDNA文库，再对文库内所有DNA片段进行测序和统计分析。其二是用DNA微阵列方法，把荧光标记后的信使RNA与固体表面的cDNA或寡核苷酸探针进行杂交。前者的缺点是耗费时间，也会由于使用质粒和细菌细胞作为DNA片段的载体而遗漏掉一些信使RNA。后者的主要缺点是它的定量范围较窄（参见本章"微阵列检测技术及其应用"一节），从而影响定量的准确度。NGS不仅避免了上述这些缺点，而且还可以准确地对信使RNA的拼接变异型（splice variants）进行鉴别和定量。NGS准备测序的DNA文库的工作流程是，先获得3'端带多聚腺嘌呤核苷酸（polyA）的RNA，将其转变成双链cDNA，后者被随机切断后，在其末端加上与测序所需的衔接头。也可以先将3'端带多聚腺嘌呤核苷酸的RNA随机切断后，将其转变成双链cDNA后再加上衔接头，接下来便是对cDNA文库进行测序。

NGS除了用在信使RNA的测序外，还用于微RNA的测序和其他非编码RNA的测序。由于小分子RNA或其他非编码RNA的3'端不带多聚腺嘌呤核苷酸，准备测序文库的方法与准备信使RNA测序文库的方法稍有差别。首先在它们的3'端加上测序衔接头，然后将其转变为双链cDNA。近年来，采用NGS对小分子RNA和其他非编码RNA的测序做了大量的工作，大大地加快了我们对这些RNA的生物功能的了解。

（3）大范围的DNA甲基化序列分析：在人类的发育过程中，细胞内的DNA会发生一些化学变化，比如启动子中的胞嘧啶甲基化，这种变化虽然没有改变DNA的序列和结构，但它却能够影响基因的某些功能，如基因的表达水平，且这种变化可以遗传给下一代。对甲基化的研究最早是采用同切酶（isoschizomer），如HpaII或MspI（参见工具酶一节）。后来出现了亚硫酸氢盐测序法（bisulfite sequencing），即当DNA被亚硫酸氢盐处理后，非甲基化的胞嘧啶（C）会被脱氨而变成尿嘧啶（U），然后经过DNA测序就能确定甲基胞嘧啶的位置。但是这两种方法都不能鉴别区分甲基胞嘧啶和羟甲基胞嘧啶。而采用NGS可以对胞嘧啶这三种状态进行检测和区分。

(4) 染色质免疫沉淀后DNA测序(CHIP-Seq):了解基因转录水平的调控是生物学的一个重要研究领域,其主要目的是要知道哪些转录因子在起作用以及它们如何调控基因的表达,对染色质免疫沉淀后的DNA进行测序(CHIP-Seq)可以了解基因组范围内DNA与蛋白质转录因子的相互作用。使用第二代核酸测序法对染色质免疫沉淀后DNA测序的工作原理如下:在特定的实验条件下培养细胞后,用甲醛处理细胞以促使与DNA结合的蛋白质转录因子与DNA交叉连接(cross-link),提取染色质并将其随机切割,后者与转录因子特异抗体混合,抗原-抗体以及与转录因子交叉结合的DNA复合物被沉淀到带有A或G蛋白质(protein A或protein G)的微粒上,然后再对结合在微粒上的DNA片段进行提取和纯化(参阅前"染色质免疫沉淀法"一节),用这些DNA片段建立测序的DNA文库并对其进行测序。

(5) 蛋白质翻译的分析:对DNA进行测序可以了解到哪些蛋白质在细胞内被翻译以及被翻译的量,这种方法称为核糖体轮廓法(ribosome profiling)。其工作流程如下:把细胞内的多聚核糖体(polysome)分离出来后,用核糖酶对其进行处理,被多聚核糖体保护的信使RNA片段(28~30个核酸分子)被提取纯化,在这些分子的3'端加上多聚腺嘌呤核苷酸(polyA),用5'端带有测序衔接头的多聚胸腺嘧啶核苷酸(polyT)的引物对这些mRNA片段进行逆转录而合成cDNA,建立cDNA测序文库后,就可以通过测序分析了解到被翻译的蛋白质的种类,而通过cDNA文库里特异片段出现的频率可以推测出被翻译蛋白质的量。

三、全基因组关联研究

近十年来,随着高通量SNP检测芯片的问世和人类基因组单体型图计划(HapMap)的完成,全基因组关联研究(genome-wide association study,GWAS)得以飞速发展,被广泛应用于多种复杂性疾病和性状的遗传学研究中。

(一) GWAS基本概念及理论假说

人类遗传学的一中心目标是确定常见疾病的遗传风险因素。为确定遗传风险因子,已有许多不同的技术方法,研究设计方案和分析工具。GWAS通过检测和分析人类全基因组的DNA序列变异体来识别确定在某一特定人群中某个疾病遗传风险因子,最终目的就是利用遗传风险因子去作出发病风险的预测,并为确定新的预防和治疗策略奠定生物学基础。

遗传性状或疾病与基因变异的关联性表现为基因型(变异体)决定表型,基因变异的不同对表型的影响效应大小不同。单基因遗传病中,单个碱基突变就可导致疾病。而数量性状,多基因遗传病,则由多个变异构成,而每个变异只对表型产生微小的效应。遗传性状(表型)与基因变异体(基因型)间的关联性,体现为变异等位基因频率(allele freguency)与效应规模(effect size)的二维关系,单基因遗传病,致病基因频率低(多<0.001),但效应大,而数量性状及复合疾病,单个变异的效应低,基因频率比较高。因此就有了常见疾病/常见变异体假说(common disease/common variant,CD/CV),其核心就是说,一种在某个人群中常见的疾病,引起该疾病的变异体(型)在该人群中也很常见。这个假说构成了GWAS的基本概念和理论基础,但这里并不排除某些数量性状或疾病由个别效应较大且频率较低的变异体引起的可能。

(二) GWAS的主要研究方法

GWAS是通过对不同个体存在的许多遗传变异的筛查去调查研究是否其中个别变异与某一遗传性状或疾病相关联。而人体中,除了不同大小的缺失,插入和拷贝数目变异外,大量存在的是单碱基的变异,它为人体内变异体的主体。故GWAS目前主要分析研究单碱基多态(SNPs)与疾病性状的关联性。(请参阅"多态分析"及"微阵列"相关章节)。GWAS特别适合于研究数量性状及复合疾病,常用方法是病例-对照(case-control)法。具体请参阅"遗传流行病学"相关章节。

(三) GWAS的应用

①基因定位;②基因型与表型的关联和基因功能的研究;③促进药物的开发;④临床诊断的应用。

为了应对GWAS的飞速发展,美国国家人类基因组研究院(NHGRI)于2008年建立了GWAS目录网站:http://www.genome.gov/26525384/,收集全世界范围内实时发表的GWAS研究论文,以供研究者及时了解研究成果及动态。

（四）GWAS 存在的不足及问题

自2005年第一个成功研究老年性黄斑变性的GWAS发表后，GWAS的研究得以飞速发展，仅2012年第四季度就有1350篇相关论文发表。而GWAS必须有严格的质量监控和严谨的研究设计才可获得成功，而缺少准确的性状定义或分类标准的分组，样品量的不足，多重检测的控制和人口划分的标准不清，是常见的问题。因这些问题导致研究结果无效使不少人对这一研究方法持批评态度，指出"GWAS中数量庞大的统计测试提供了一个产生空前的假阳性结果的潜力"。也有人批评CV/CD假设，认为该理论过分强调了常见遗传变异在常见疾病中所起的作用，其研究价值不值得如此的投入，建议采用涉及连锁分析等替代策略。特别是近年来迅速降低价格的全基因组测序技术（WGS）为GWAS提供了一个选择，将微阵列SNP基因型的研究与WGS相结合，或完全由WGS取代等新的研究策略将使GWAS在不久的将来以一个全新的面貌出现。

四、全基因组测序和全外显子组测序

以往单基因病的研究主要基于连锁分析的原理，通过定位克隆，确定致病基因。但近年来随着快速、高通量及不断降低成本的新一代测序（NGS）技术的发展，将NGS应用到临床研究中，筛查确定孟德尔遗传病的致病突变及基因，特别是在排除已知致病突变后，应用NGS技术对患者进行全基因组测序（whole genome sequencing，WGS），以发现确定新的致病突变和基因已越来越多。仅近两年多来，利用WGS/WES已区分和确定了上百个罕见的孟德尔遗传病的致病基因。

人类基因组3.2×10^9个碱基对中，仅有1%为外显子序列，即蛋白编码序列，约构成2万到25 000个基因。由于有害基因突变多位于外显子区，针对全基因组外显子区的全外显子组测序（whole-exome sequencing，WES）就此发展起来。因WES在同样深度进行测序时比WGS减少了95%的序列范围，从而大大减少了测序成本，得到不少研究者的青睐。

（一）基本方法

WGS与WES都是利用高通量NGS进行测序，不同的只是样品准备的过程不同：WGS是直接对随机切断到一定长度的全基因组DNA片段进行测序，而WES（靶向测序）则需在此基础上，进一步通过生物素标记的与外显子互补的寡核苷酸探针在全基因组DNA片段中捕获外显子（靶向）序列，经链霉亲和素磁珠收集后，再对获取的靶DNA片段进行测序（参阅核酸测序法相关部分）。

接下来就是对由WGS和WES获得的大量序列数据进行处理和统计学分析。首先就是筛查剔除伴随出现的假阳性和假阴性突变，并对探测到的有害性突变进行多重筛选和确证，包括：进行连锁分析，应用计算机去预测突变对蛋白功能的影响和效应，与已知的突变和多态性数据库（如SNPs数据库，千人基因组项目，外显子组变异体服务器和人类基因组单体型（HapMap）项目数据库等）进行对照分析等。最后，也是最重要的，就是对新发现的致病突变和基因进行进一步的功能实验以确定突变的生物学效应。

（二）WGS 与 WES 的选择

WGS与WES的选择取决于多个因素，其中WGS与WES的优缺点是一个重要因素。WGS对整个基因组，包括可能含有病理性突变的内含子区进行全面的序列测定，而WES则提供对编码蛋白的基因外显子区进行较深度的序列测定。WGS能够检测全基因组范围内存在的各种突变，包括编码区外的拷贝数变异及复合染色体重排等染色体结构异常。而WES则可能错过一些位于未知的基因或外显子区（未包括在检测内的外显子）以及内含子间的有害突变，但WES性价比高，且所需样品量较WGS少，同样的样品量WES可进行较深度的测序。

选择时还需考虑的就是成本和储存空间问题（大量图像资料的保存所致）。因WGS记录了所有的特别是目前不知道和不清楚的变异资料而具有一定潜在的价值，随着WGS与WES之间成本差异不断缩小，预期WGS的应用将不断增长。然而，当前对WES检测模板的不断改善和范围的扩展，如包括基因5'端启动子序列和3'端非编码的（调节）序列等，以及针对不同的疾病而确定不同的基因及测序范围，或结合应用不同的补充方法，使得升级的WES仍具有很强的竞争力和选择优势。而对于潜在的染色体结构异常，需采用WGS。

(三)面临的问题

WGS 和 WES 的应用也面临一系列问题,其中主要是如何处理对待从个体基因组测序所产生的大量信息和伴随产生的伦理学问题。例如:是否容许参与的个体获取序列信息,包括意外发现(incidental finding,IF)(指超出研究目标的具有潜在影响健康和生殖功能重要性的变异),尚未外显的有害变异等;是否可以与保险公司分享这些信息;知情同意书的签订,个人信息的保密以及网上信息的分享保密等。这方面目前还没有统一规定,美国国家人类基因组研究院制定的临时草案可作为现行参考。

http://www.genome.gov/Pages/Research/Intramural/IRB/WES-WGS_Points_to_Consider.pdf

最后,需要指出的是,随着测序技术的不断改进及发展,DNA 测序也正由多细胞向单细胞、单倍体方向发展,例如,为更好地进行单体型分析,已出现了精细胞全基因组测序。随着测序方法的简化及成本的降低,测序仪可能会像 PCR 仪一样普及,这不仅将极大促进和深化生物医学的研究也必将给临床研究及遗传病的预测、诊断及治疗带来巨大的改变。当然也需要有一套相关的法规来规范 DNA 测序的研究及应用,还要有一定的管理及监控机制,来保证这一新技术更好地为人类健康发展服务。

参考文献

1. Pingoud A, Jeltsch A. Structure and function of type II restriction endonucleases. Nucleic Acids Res, 2001, 29: 3705-3727.

2. Lee Y, Kim M, Han J, et al. MicroRNA genes are transcribed by RNA polymerase II. EMBO J, 2004 October, 23(20): 4051-60.

3. Hirano N, Muroi T, Takahashi H, *et al.* Site-specific recombinases as tools for heterologous gene integration. Appl Microbiol Biotechnol, 2011, 92: 227-239.

4. Wang Y, Yau YY, Perkins-Balding D, *et al.* Recombinase technology: applications and possibilities. Plant Cell Rep, 2011, 30: 267-285.

5. Turan S, Galla M, Ernst E, *et al.* Recombinase-mediated cassette exchange (RMCE): traditional concepts and current challenges. J Mol Biol, 2011, 407: 193-221.

6. Turan S, Bode J. Site-specific recombinases: from tag-and-target-to tag-and-exchange-based genomic modifications. FASEB J, 2011, 25: 4088-4107.

7. Capecchi MR. Altering the genome by homologous recombination. Science, 1989, 244: 1288-1292.

8. de Souza N. Primer: genome editing with engineered nucleases. Nat Methods, 2012, 9: 27.

9. West SC, Chappell C, Hanakahi LA, *et al.* Double-strand break repair in human cells. Cold Spring Harb Symp Quant Biol, 2000, 65: 315-321.

10. Urnov FD, Rebar EJ, Holmes MC, *et al.* Genome editing with engineered zinc finger nucleases. Nat Rev Genet, 2010, 11: 636-646.

11. Miller JC, Holmes MC, Wang J, *et al.* An improved zinc-finger nuclease architecture for highly specific genome editing. Nat Biotechnol. 2007, 25(7): 778-785.

12. Szczepek M, Brondani V, B ü chel J, *et al.* Structure-based redesign of the dimerization interface reduces the toxicity of zinc-finger nucleases. Nat Biotechnol, 2007, 25(7): 786-793.

13. Pattanayak V, Ramirez CL, Joung JK, *et al.* Revealing off-target cleavage specificities of zinc-finger nucleases by in vitro selection. Nat Med, 2011, 8: 765-770.

14. Gabriel R, Lombardo A, Arens A, *et al.* An unbiased genome-wide analysis of zinc-finger nuclease specificity. Nat Biotechnol., 2011, 29: 816-823.

15. Moscou MJ, Bogdanove AJ. A simple cipher governs DNA recognition by TAL effectors. Science, 2009, 326: 1501.

16. Li T, Huang S, Jiang WZ, *et al.* TAL nucleases (TALNs): hybrid proteins composed of TAL effectors and FokI DNA-cleavage domain. Nucleic Acids Res, 2011, 39: 359-372.

17. Boch J. TALEs of genome targeting. Nat Biotechnol, 2011, 29: 135-136.

18. Christian M, Cermak T, Doyle EL, *et al.* Targeting DNA double-strand breaks with TAL effector nucleases. Genetics, 2010,

186:757-761.

19. Streubel J, Blucher C, Landgraf A, *et al.* TAL effector RVD specificities and efficiencies. Nat Biotechnol, 2012, 30: 593-595.

20. Jinek M, Chylinski K, Fonfara I, *et al.* A programmable dual-RNA-guided DNA endonuclease in adaptive bacterial immunity. Science 2012 Aug 17, 337(6096): 816-821.

21. Jiang W, Bikard D, Cox D, *et al.* RNA-guided editing of bacterial genomes using CRISPR-Cas systems. Nat Biotechnol, 2013 Mar, 31(3): 233-239.

22. Cong L, Ran FA, Cox D, *et al.* Multiplex genome engineering using CRISPR/Cas systems. Science 2013 Feb 15, 339(6121): 819-823.

23. Chomczynski P, Sacchi N. Single-step method of RNA isolation by acid guanidinium thiocyanate-phenol-chloroform extraction. Anal Biochem, 1987, 162: 156-159.

24. Engler C, Gruetzner R, Kandzia R, *et al.* Golden gate shuffling: a one-pot DNA shuffling method based on type IIs restriction enzymes. PLoS One, 2009, 4: e5553.

25. Hartley JL, Temple GF and Brasch MA) DNA Cloning Using In Vitro Site-Specific Recombination. Genome Res, 2000, 10: 1788-1795.

26. Bubeck P, Winker M and Bautsch W Rapid cloning by homologous recombination in vivo. Nucleic Acids Res, 1993, 21: 3601-3602.

27. Peakman TC, Harris RA, Gewert DR. Highly efficient generation of recombinant baculoviruses by enzymatically mediated site-specific in vitro recombination, Nucleic Acids Res, 1992, 20: 495-500.

28. Liu Q, Li MZ, Leibham D, *et al* The univector plasmid-fusion system, a method for rapid construction of recombinant DNA without restriction enzymes. Curr Biol, 1998, 8: 1300-1309.

29. Landy A, namic, structural, and regulatory aspects of lambda site-specific recombination. Ann. Rev. Biochem, 1989, 13-949.

30. Ling MM, Robinson BH. Approaches to DNA mutagenesis: an overview. Anal Biochem, 1997, 254: 157-178.

31. Liu H, Naismith JH. An efficient one-step site-directed deletion, insertion, single and multiple-site plasmid mutagenesis protocol. BMC Biotechnol, 2008, 8: 91.

32. Wang W, Malcolm BA. Two-stage PCR protocol allowing introduction of multiple mutations, deletions and insertions using QuikChange Site-Directed Mutagenesis. BioTechniques, 1999, 26: 680-682.

33. Vaquerizas JM, Kummerfeld SK, Teichmann SA, *et al.* A census of human transcription factors: function, expression and evolution. Nat Rev Genet, 2009, 10: 252-263.

34. Rando OJ, Chang HY. Genome-wide views of chromatin structure. Annu Rev Biochem, 2009, 78: 245-271.

35. Kozomara A, Griffiths-Jones S. miRBase: integrating microRNA annotation and deep-sequencing data. Nucleic Acids Res, 2011, 39: D152-157.

36. ENCODE Project Consortium, Bernstein BE, Birney E, *et al.* An integrated encyclopedia of DNA elements in the human genome. Nature, 2012, 489: 57-74.

37. Reece-Hoyes JS, Walhout AJ. Gene-centered yeast one-hybrid assays. Methods Mol Biol, 2012, 812: 189-208.

38. Collas P, Dahl JA. Chop it, ChIP it, check it: the current status of chromatin immunoprecipitation. Front Biosci, 2008, 13: 929-943.

39. Orlando V. Mapping chromosomal proteins in vivo by formaldehyde-crosslinked-chromatin immunoprecipitation. Trends Biochem Sci, 2000, 25: 99-104.

40. O'Neill LP, and Turner BM. Immunoprecipitation of native chromatin: NChIP. Methods 2003, 31: 76-82.

41. Massie CE, Mills IG. Mapping protein-DNA interactions using ChIP-sequencing. Methods Mol Biol, 2012, 809: 157-173.

42. Ho JW, Bishop E, Karchenko PV, et al. ChIP-chip versus ChIP-seq: lessons for experimental design and data analysis. BMC Genomics, 2011, 12: 134.

43. Truax AD, Greer SF. ChIP and Re-ChIP assays: investigating interactions between regulatory proteins, histone modifications, and the DNA sequences to which they bind. Methods Mol Biol, 2012, 809: 175-188.

44. Nowak DE, Tian B, Brasier AR. Two-step cross-linking method for identification of NF-kappaB gene network by chromatin immunoprecipitation. BioTechniques, 2005, 39:715-725.

45. Ohashi J and Tokunaga K. Power of genome-wide linkage disequilibrium testing by using microsatellite markers. J Hum Genet, 2003, 48:487-491.

46. Human Genome Project Information. SNP Fact Sheet. www. genomics. energy. org.

47. Varela MA and Amos W. Heterogeneous distribution of SNPs in the human genome: Microsatellites as predictors of nucleotide diversity and divergence. Genomics, 2010, 95:151-159.

48. 1000 genomes: A deep catalog of human genetic variation. www. 1000genomes. org

49. Syvanen A-C. Toward genome-wide SNP genotyping. Nat Genet, 2005, 37:S5-S10.

50. Jinek M and Doudna JA. A three-dimensional view of the molecular machinery of RNA interference. Nature, 2009, 457:405-412.

51. Paddison PJ, Caudy AA, Bernstein E, *et al.* Short hairpin RNAs (shRNAs) induce sequence-specific silencing in mammalian cells. Genes Dev, 2002, 16:948-958.

52. Lewis BP, Burge CB and Bartel DP. Conserved Seed Paring, Often Flanked by Adenosines, Indicates that Thousands of Human Genes are MicroRNA Targets. Cell 2005, 120:15-20.

53. Kroh EM, Parkin RK, Mitchell PS, *et al.* Analysis of circulating microRNA biomarkers in plasma and serum using quantitative reverse transcription-PCR (qRT-PCR). Methods, 2010, 50:298-301.

54. Liss B. Improved quantitative real-time RT-PCR for expression profiling of individual cells. Nucleic Acids Res, 2002, 30:e89.

55. Ståhlberg A and Bengtsson M. Single-cell gene expression profiling using reverse transcription quantitative real-time PCR. Methods. 2010, 50:282-288.

56. D'haene B, Vandesompele J and Hellemans J. Accurate and objective copy number profiling using real-time quantitative PCR. Methods, 2010, 50:262-270.

57. Lehmann U and Kreipe H. Real-Time PCR Analysis of DNA and RNA Extracted from Formalin-Fixed and Paraffin-Embedded Biopsies. Methods, 2001, 25:409-418.

58. Schmittgen TD and Livak KJ. Analyzing real-time PCR data by the comparative Ct method. Nat Protocols, 2008, 3:1101-1108.

59. Git A, Dvinge H, Salmon-Divon M, *et al.* Systematic comparison of microarray profiling, real-time PCR, and next-generation sequencing technologies for measuring differential microRNA expression. RNA, 2010, 16:991-1006.

60. Ranade K, Chang M-S, Ting C-T, *et al.* High-Throughput Genotyping with Single Nucleotide Polymorphisms. Genome Res, 2011, 11:1262-1268.

61. Mhlanga MM and Malmberg L. Using Molecular Beacons to Detect Single-Nucleotide Polymorphisms with Real-Time PCR. Methods, 2001, 25:463.

62. Erali M and Wittwer CT. High resolution melting analysis for gene scanning. Methods, 2010, 50:250-261.

63. Wojdacz TK and Dobrovic A. Methylation-sensitive high resolution melting (MS-HRM): a new approach for sensitive and high-throughput assessment of methylation. Nucleic Acids Res, 2007, 35 (6):e41.

64. Stenson PD, Mort M, Ball EV, *et al.* The Human Gene Mutation Database: 2008 update. Genome Med, 2009; 1:1-6.

65. Hirschhorn JN and Daly MJ (2005) Genome-wide association studies for common diseases and complex traits. Nat Rev Genet, 2005, 6:95-108.

66. Metzker ML. Sequencing technologies-the next generation. Nat Rev Genet, 2010, 11:31-46.

67. Shendure JA, Porreca GJ, Church GM, et al. Overview of DNA Sequencing Strategies. Curr Protoc Mol Biol, 2011, 7. 1. 1-7. 1. 23.

68. Meyerson M, Gabriel S and Getz G. Advances in understanding cancer genomes through second-generation sequencing. Nat Rev Genet, 2010, 11:685-696.

69. Talkowski ME, Ernst C, Heilbut A, *et al.* Next-Generation Sequencing Strategies Enable Routine Detection of Balanced

Chromosome Rearrangments for Clinical Diagnostics and Genetic Research. Am J Hum Genet,2011,88:469-481.

70. Martin JA and Wang Z. Next-generation transcriptome assembly. Nat Rev Genet,2011,12:671-682.

71. Park PJ. ChIP-seq:advantages and challenges of a maturing technoloty. Nat Rev Genet,2009,10:669-680.

72. Rothberg JM,Hinz W,Rearick TM,*et al.* An integrated semiconductordevice enabling non-optical genome sequencing. Nature,2011,475:348-352.

73. Cirulli ET and Goldstein DB. Uncovering the roles of rare variants in common disease through whole-genome sequencing. Nat Rev Genet,2010,11:415-425.

74. Summerer,D. Enabling technologies of genomic-scale sequence enrichment for targeted high-throughput sequencing. Genomics,2009,94:363-368.

75. Taylor KH,Kramer RS,Davis JW,*et al.* Ultradeep bisulfate sequencing analysis of DNA methylation patterns in multiple gene promoters by 454-sequencing. Cancer Res,2007,67:8511-8518.

76. Przybytkowski E,Ferrario C,Basik M. The use of ultra-dense array CGH analysis for the discovery of micro-copy number alterations and gene fusions in the cancer genome. BMC Med Genomics,2011,4:16.

77. Katagiri F and Glazebrook J. Overview of mRNA Expression Profiling Using DNA Microarrays. Curr Protoc Mol Biol,2009, 22. 4. 1-22. 4. 13.

78. Grigorenko EV,Ortenberg E,Hurley J,*et al.* miRNA profiling on high-throughput OpenArray™ system. Methods Mol Biol. 2011,676:101-110.

79. Bush WS,Moore JH. Chapter 11:genome-wide association studies. PLoS Comput Biol,2012,8(12):e1002822.

80. Price AL,Patterson NJ,Plenge RM,*et al.* Principal components analysis corrects for stratification in genome-wide association studies. Nat Genet,2006,38:904-909.

81. Clarke GM,Anderson CA,Pettersson FH,*et al* Basic statistical analysis in genetic case-control studies. Nat Protoc,2011,6 (2):121-33.

82. Pearson TA,Manolio TA. How to interpret a genome-wide association study. JAMA,2008,299(11):1335-1344.

83. Visscher PM,Brown MA,McCarthy MI,*et al.* Five years of GWAS discovery. Am J Hum Genet,2012,90(1):7-24.

84. Visscher PM,Goddard ME,Derks EM,*et al.* Evidence-based psychiatric genetics,AKA the false dichotomy between common and rare variant hypotheses. Mol Psychiatry,2011,17(5):474-85.

85. Ku CS,Naidoo N,Pawitan Y. Revisiting Mendelian disorders through exome sequencing. Hum Genet,2011,129(4):351-370.

86. Biesecker LG. Exome sequencing makes medical genomics a reality. Nat Genet,2010,42(1):13-14.

87. Xia J,Wang Q,Jia P,*et al.* NGS catalog:A database of next generation sequencing studies in humans. Hum Mutat,2012,33 (6):E2341-2355.

88. Kirkness EF,Grindberg RV,Yee-Greenbaum J,Marshall CR,Scherer SW,Lasken RS,Venter JC. Sequencing of isolated sperm cells for direct haplotyping of a human genome. Genome Res,2013,23(5):826-832.

附录Ⅱ　分子生物学和医学遗传学数据库网址汇集

［主要根据2013核酸研究数据库专刊,Nucleic Acid Research 41(D1)摘选、整理和编译］

核酸序列数据库

一、核酸序列数据库 - 国际合作项目

BLAST	http://blast.ncbi.nlm.nih.gov/Blast.cgi	美国NCBI基因组,蛋白序列同源性搜索工具
COBALT	http://www.ncbi.nlm.nih.gov/tools/cobalt/	应用保守序列对多个蛋白进行序列相似性对比排列工具
DDBJ-Japan	http://www.ddbj.nig.ac.jp/	日本核酸蛋白序列数据库
EBI BioSample Database	http://www.ebi.ac.uk/biosamples/index.html	(欧洲生物信息研究院)生物标本信息库(序列、结构及表达等)
EBI patent Sequences	http://www.ebi.ac.uk/patentdata/nr/	欧洲生物信息研究院DNA和蛋白序列专利数据库
EGA	http://www.ebi.ac.uk/ega/	欧洲基因组 - 表型数据库
ENA	http://www.ebi.ac.uk/ena/	欧洲核酸序列数据库
GenBank	http://www.ncbi.nlm.nih.gov/	美国(国立)核酸蛋白数据库
NCBI BioSample/BioProject	http://www.ncbi.nlm.nih.gov/biosample	美国生物样品及材料数据库
neXtProt	http://www.nextprot.org/	瑞士生物信息研究院人类蛋白质数据库
NCBI Clone DB	http://www.ncbi.nlm.nih.gov/clone/	美国NCBI有关DNA序列及定位克隆和文库综合信息数据库
SRA(The Sequence Read Archive)	http://www.ncbi.nlm.nih.gov/sra http://www.ebi.ac.uk/ena http://trace.ddbj.nig.ac.jp	美国NCBI第二代DNA测序原始资料存档数据库

二、编码DNA和非编码DNA

CUTG	http://www.kazusa.or.jp/codon/	基因库密码使用数据库
Dfam	http://dfam.janelia.org/	真核生物重复DNA元素(转座因子遗迹为主)对比及注释数据库
ECRbase	http://ecrbase.dcode.org/	DNA进化保守序列数据库

Genetic Codes	http://www.ncbi.nlm.nih.gov/Taxonomy/Utils/wprintgc.cgi	生物翻译密码数据库
HomoloGene	http://www.ncbi.nlm.nih.gov/homologene/	自动进行真核生物基因组间同源序列对比探测
HumHot	http://www.jncasr.ac.in/humhot/	人类减数分裂重组热点数据库
L1Base	http://line1.molgen.mpg.de/	人类基因组逆转录转座子非长末端重复插入序列数据库
MethDB	http://www.methdb.de/	环境表象遗传学效应及DNA甲基化数据库
NPRD	http://srs6.bionet.nsc.ru/srs6/	核小体定位区序列数据库
PolymiRTS	http://compbio.uthsc.edu/miRSNP/	微小RNA靶位点多态数据库
PseudoGene	http://www.pseudogene.org/	真核和原核生物假基因数据库
RefSeq	http://www.ncbi.nlm.nih.gov/RefSeq/	标准DNA序列数据库
STRBase	http://www.cstl.nist.gov/div831/strbase/	短串联重复序列数据库
TassDB	http://www.tassdb.info/	选择性拼接数据库
TranspoGene	http://transpogene.tau.ac.il/	转座元件对基因转录组的影响数据库
TRDB	http://tandem.bu.edu/cgi-bin/trdb/trdb.exe	串联重复序列数据库
UgMicroSatdb	http://ipu.ac.in/usbt/UgMicroSatdb.htm	单基因微卫星数据库
UTRdb/UTRsite	http://utrdb.ba.itb.cnr.it/	mRNA非编码区数据库
VISTA Enhancer Browser	http://enhancer.lbl.gov/	基因增强子数据库

三、基因结构、内含子、外显子及拼接位点

ASMD	http://mco321125.meduohio.edu/~jbechtel/asmd/1.0/	可变拼接点突变数据库
ASTD	http://www.ebi.ac.uk/asd/index.html	全基因组范围选择剪切位点数据库
BPG	http://www.utoledo.edu/med/depts/bioinfo/database.html	生物信息学、蛋白组学/基因组学数据库
DBASS5/3	http://www.dbass.org.uk/	异常拼接位点数据库
EID	http://bpg.utoledo.edu/~afedorov/lab/eid.html	基因外显子与内含子数据库
FUGOID	http://fugoid.webhost.utexas.edu/introndata/main.htm	细胞器基因组内功能、结构数据库
GeneTack	http://topaz.gatech.edu/GeneTack/cgi/print_page.cgi?fn=db_home.html&title=Frameshift%20Database	原核生物与真核生物基因组中发生mRNA序列移码突变数据库及预测分析工具
HEXEvent	http://hertellab.mmg.uci.edu/cgi-bin/HEXEvent/HEXEventWEB.cgi	人类基因组各种外显子拼接类型数据库
Hollywood	http://hollywood.mit.edu/	外显子注释数据库
HS^3D	http://www.sci.unisannio.it/docenti/rampone/	人类外显子、内含子及拼接点数据库

四、转录调节位点和转录因子

3D-Footprint	http://floresta.eead.csic.es/3dpwm/	DNA结合蛋白结构数据库
ChIPBase	http://deepbase.sysu.edu.cn/chipbase/	经染色质免疫沉淀-测序(ChIP-Seq)解码的转录调节相关因子及RNA综合数据库
cisRED	http://www.cisred.org/	调节元件数据库

COXPRESdb	http://coxpresdb.jp/	人类及老鼠共调节基因数据库
DBD	http://www.transcriptionfactor.org/	转录因子预测数据库
EPD	http://epd.vital-it.ch/	真核生物启动子数据库
Factorbook	http://www.factorbook.org/mediawiki/index.php/	来自 ChIP-Seq 的人类转录因子结合位点资料库
GeneNet	http://wwwmgs.bionet.nsc.ru/mgs/gnw/genenet/	基因网,代谢网,信号传导网等网络数据库
GenomeTraFaC	http://genometrafac.cchmc.org/	基因顺式调节区域预测,鉴定
JASPAR	http://jaspar.cgb.ki.se/	转录因子结合位点数据库
MPromDB	http://bioinformatics.wistar.upenn.edu/MPromDb/	哺乳动物启动子数据库
PAZAR	http://www.pazar.info/	转录因子和调节序列注释数据库
rSNP Guide	http://wwwmgs.bionet.nsc.ru/mgs/systems/rsnp/	基因调节区单核苷酸变异数据库
SKY/M-FISH and CGH	http://www.ncbi.nlm.nih.gov/sky/	光谱核型分析,多重荧光原位杂交,比较基因组杂交数据库
Telomerase Database	http://telomerase.asu.edu/	端粒酶亚基,RNA 及突变序列和结构数据库
TRANSCompel	http://www.gene-regulation.com/pub/databases.html#transcompel	转录调节因子数据库
TRANSFAC	http://www.biobase-international.com/product/transcription-factor-binding-sites	转录因子结合位点,序列等数据库
TransmiR	http://cmbi.bjmu.edu.cn/transmir	转录因子和微小 RNA 数据库
TRANSPATH	http://www.gene-regulation.com/pub/databases.html#transpath	信号传导途径数据库
Transterm	http://mRNA.otago.ac.nz/Transterm.html	mRNA 及翻译调控数据库
TRED	http://rulai.cshl.edu/tred/	转录调节元件数据库

五、RNA 序列数据库

3D rRNA	http://people.biochem.umass.edu/fournierlab/3dmodmap/	核糖体 3D 结构中 rRNA 核苷酸修饰定位图解数据库
DIANA-LncBase	http://83.212.96.7/lncBase/Experimental/? r=lncBase	微小 RNA 分析预测数据库
doRiNA	http://dorina.mdc-berlin.de	转录后调节中 RNA 相互作用数据库
fRNAdb	http://www.ncrna.org/	功能 RNA 数据库
HIV Sequence Database	http://www.hiv.lanl.gov/content/index	艾滋病毒基因组序列,免疫抗原族,耐药突变,疫苗实验等综合数据库
HuSiDa	http://itb.biologie.hu-berlin.de/ ~ nebulus/sirna/index.htm	人类 siRNA 数据库
IRESite	http://www.iresite.org/	内部核糖体进入位点数据库
lncRNAdb	http://www.lncrnadb.com/	真核生物长非编码 RNA 综合数据库
mESAdb	http://konulab.fen.bilkent.edu.tr/mirna/	微小 RNA 表达和序列分析数据库
miR2Disease	http://www.mir2disease.org/	微小 RNA 失调在疾病中潜在病理作用数据库
miRBase	http://www.mirbase.org/	微小 RNA 序列数据库

miRDB	http://mirdb.org/miRDB/	微小RNA靶目标预测和功能分析注释数据库
miRGen	http://www.diana.pcbi.upenn.edu/miRGen/	数据库包括:①动物微小RNA与基因组定位。②哺乳动物微小RNA靶向序列预测分析
miRNABlog	http://mirnablog.com/microrna-target-prediction-tools/	微小RNA靶目标预测工具
miRNAMap	http://mirnamap.mbc.nctu.edu.tw/	微小RNA前体以及其在脊椎动物的靶向定位数据库
NATsDB	http://natsdb.cbi.pku.edu.cn/	天然反义RNA数据库
NONCODE	http://noncode.org/NONCODERv3	非编码RNA数据库
piRNABank	http://pirnabank.ibab.ac.in/	人类及老鼠piRNA序列及属性数据库
PolyA_DB	http://exon.umdnj.edu/lab_home/	哺乳动物mRNA多聚腺苷酸数据库
Rfam	http://rfam.sanger.ac.uk/	RNA家族资料总汇
Ribosomal Database Project (RDP-Ⅱ)	http://rdp.cme.msu.edu/	核糖体RNA数据库及分析工具
RNAdb	http://research.imb.uq.edu.au/RNAdb/	哺乳动物非编码RNA数据库
RNAi codex	http://codex.cshl.org/	哺乳动物shRNA数据库
snoRNA-LBME-db	https://www-snorna.biotoul.fr/	人类核仁小分子RNA数据库
SomamiR	http://compbio.uthsc.edu/SomamiR/	肿瘤基因组中影响和涉及微小RNA靶向作用的体细胞突变资料库
sRNAMap	http://srnamap.mbc.nctu.edu.tw/	微生物基因组小非编码RNA序列及功能数据库
Starbase	http://starbase.sysu.edu.cn/	微小RNA-mRNA相互作用定位数据库
TarBase	http://diana.cslab.ece.ntua.gr/tarbase/	微小RNA靶向数据库
THE RNAiWEB	http://www.rnaiweb.com/	siRNA设计工具及微小RNA研究工具及数据库
tRNAdb	http://trnadb.bioinf.uni-leipzig.de/	tRNA及线粒体tRNA综合数据库
tRNADB-CE	http://trna.nagahama-i-bio.ac.jp/	tRNA基因数据库
UTRdb/UTRsite	http://utrdb.ba.itb.cnr.it/	真核生物mRNA 5'和3'非编码区数据库
VIRsiRNAdb	http://crdd.osdd.net/servers/virsirnadb/	实验验证的人类多种病毒siRNA和shRNA数据库

蛋白序列数据库

一、综合蛋白序列数据库

CharProtDB	http://www.jcvi.org/charprotdb/index.cgi/home	蛋白数据库
MIPS resources	http://www.helmholtz-muenchen.de/en/ibis	慕尼黑信息中心蛋白序列数据库
NCBI Protein database	http://www.ncbi.nlm.nih.gov/protein	美国国家生物技术信息中心(NCBI)蛋白数据库
UniProt	http://www.uniprot.org	蛋白序列和功能数据库
UniRef	http://www.uniprot.org/uniref/	UniProt蛋白参考序列数据库

二、蛋白质性质数据库

dbPTM	http://dbptm.mbc.nctu.edu.tw/	蛋白翻译后修饰信息源及数据库
HHMD	http://202.97.205.78/hhmd/	人类组蛋白修饰数据库
KDBI	http://bidd.nus.edu.sg/group/kdbi/kdbi.asp	生物分子相互作用(蛋白-蛋白,蛋白-核酸,蛋白-配体等)动力学数据库
PFD-Protein Folding Database	http://pfd.med.monash.edu.au/	蛋白结构,方法学,动力学及热力学等蛋白折叠实验研究资料汇集
PINT	http://www.bioinfodatabase.com/pint/	蛋白-蛋白相互作用热力学数据库

三、蛋白定位及靶目标

DAS	http://www.sbc.su.se/~miklos/DAS/	蛋白跨膜序列预测网上工具
LOCATE	http://locate.imb.uq.edu.au/	蛋白膜构成及亚细胞定位数据库
LocDB	http://www.rostlab.org/services/locDB/	蛋白亚细胞,细胞器定位数据库
MiCroKit	http://microkit.biocuckoo.org/	分裂中期,中心粒、着丝粒,中间体蛋白分布及定位数据库
NLSdb	http://rostlab.org/services/nlsdb/	核定位信号(NLS)和核蛋白数据库
NOPdb	http://www.lamondlab.com/NOPdb/	核仁的蛋白质组学数据库
NPD	http://npd.hgu.mrc.ac.uk/user/	核蛋白质数据库
NURSA	http://www.nursa.org/	(类固醇激素)核受体数据库
Secreted Protein Database (SPD)	http://spd.cbi.pku.edu.cn/	人类、鼠类分泌型蛋白数据库

四、蛋白基序及活性部位

ASC	http://bioinformatica.isa.cnr.it/ASC/	具有已知生物活性功能的氨基酸片段序列数据库汇集及搜索
CAPRI	http://www.ebi.ac.uk/msd-srv/capri/	蛋白-蛋白接触结构域预测和比较
CSA-Catalytic Site Atlas	http://www.ebi.ac.uk/thornton-srv/databases/CSA_NEW/	酶蛋白催化活性部位三维空间结构数据库
FireDB	http://firedb.bioinfo.cnio.es/	蛋白功能区域搜索系统及数据库
Minimotif Miner	http://mnm.engr.uconn.edu/	功能性短小多肽分析搜索系统
MOTIF Search	http://www.genome.jp/tools/motif/	蛋白基序网上搜索工具
PHOSIDA	http://www.phosida.com/	蛋白翻译后修饰数据库
Phospho.ELM	http://phospho.elm.eu.org/index.html	实验验证的蛋白磷酸化位点即相关蛋白激酶数据库
Phospho3D	http://www.biocomputing.it/phospho3d/	蛋白磷酸化位点三维结构数据库

五、蛋白质结构域数据库,蛋白质分类

3DSwap	http://caps.ncbs.res.in/3DSwap/	蛋白内转换区三维结构综合数据库
CDD	http://www.ncbi.nlm.nih.gov/Structure/cdd/cdd.shtml	蛋白保守结构域和蛋白分类数据库

Clustal Omega	http://www.ebi.ac.uk/Tools/msa/clustalo/	多重蛋白和核酸序列线性排列对比工具
EPGD	http://epgd.biosino.org/EPGD/	真核生物种内同源基因数据库
EVEREST	http://www.everest.cs.huji.ac.il/	蛋白结构域识别及分类数据库
Pfam	http://pfam.sanger.ac.uk/	蛋白结构,序列,家族数据库汇集及排列对比分析工具
Protein Segment Finder	http://ari.stanford.edu/psf/	根据蛋白一级,二级和三级结构同源性鉴定蛋白片段工具
RBPDB	http://rbpdb.ccbr.utoronto.ca/	RNA 结合蛋白及其特性数据库
SMART	http://smart.embl-heidelberg.de/	蛋白结构域单模块构架搜索工具

六、蛋白家族数据库

ChromDB	http://www.chromdb.org/	染色质相关蛋白数据库
FCP	http://cgl.imim.es/fcp/	蛋白酶,核受体等功能分类,分析数据库
GPCRDB	http://www.gpcr.org/7tm/	G 蛋白偶联受体序列,配体结合常数和突变综合数据库
Heme Protein Database	http://hemeprotein.info/heme.php	血红素蛋白结构 - 功能信息数据库
Histome	http://www.histome.net/	人类组蛋白,组蛋白修饰酶及变异体数据库
Histone Database	http://research.nhgri.nih.gov/histones/	组蛋白序列,结构数据库
HIV RT & Protease Sequence Database	http://hivdb.stanford.edu/	人类免疫缺陷病毒反转录酶,蛋白酶序列结构及相关药物治疗数据库
Homeodomain Resource	http://research.nhgri.nih.gov/homeodomain/	蛋白同源结构域序列,结构,功能及相互作用资源库
InBase	http://www.neb.com/neb/inteins.html	内含肽类(inteins)数据库
KIDFamMap	http://gemdock.life.nctu.edu.tw/KIDFamMap/	蛋白激酶 - 抑制物 - 疾病家族定位分析平台
Kinomer	http://www.compbio.dundee.ac.uk/kinomer/	蛋白激酶结构及分类数据库
Lipase Engineering Database	http://www.led.uni-stuttgart.de/	脂酶、α/β 水解酶以及相关蛋白序列、结构综合信息库
Lipid MAPS	http://www.lipidmaps.org/data/proteome/index.cgi	脂蛋白及脂质相关蛋白组学数据库
OKCAM	http://okcam.cbi.pku.edu.cn/	肿瘤学中细胞黏附分子结构功能资源库
Olfactory Receptor Database	http://senselab.med.yale.edu/ordb/	嗅觉受体数据库
PeroxiBase	http://peroxibase.toulouse.inra.fr/index.php	过氧化物酶及其家族综合数据库
ProRepeat	http://prorepeat.bioinformatics.nl	蛋白串联重复序列数据库
Protein Kinase resource	http://pkr.genomics.purdue.edu/pkr/Welcome.do	蛋白激酶结构,生化遗传功能资料库
REBASE	http://rebase.neb.com/rebase/rebase.html	限制酶,DNA 甲基转移酶数据库
RTKdb	http://pbil.univ-lyon1.fr/RTKdb/	酪氨酸激酶受体数据库
Telomerase database	http://telomerase.asu.edu/	端粒酶结构,功能及进化数据库
TransportDB	http://www.membranetransport.org/	膜转运蛋白数据库
ZiFDB	http://bindr.gdcb.iastate.edu:8080/ZiFDB/	锌指蛋白数据库

结构数据库

一、小分子

AANT	http://aant.icmb.utexas.edu/	氨基酸-核苷酸相互作用数据库
ChemBank	http://chembank.broadinstitute.org/	美国国家肿瘤研究院化学小分子复合物生物效应数据库
CSD-Cambridge Structural Database	http://www.ccdc.cam.ac.uk/products/csd/	剑桥小分子结构综合资源库
DrugBank	http://www.drugbank.ca	药物及药物靶目标化学及生物信息综合数据库
KEGG LIGAND Database	http://www.genome.jp/kegg/ligand.html	生命活动中化学底物,配体及相互作用等数据库

二、糖类

CCSD	http://www.glycome-db.org/getDownloadPage.action?page=carbbank	碳水化合物复合体结构数据库
Glycan Fragment DB	http://www.glycanstructure.org/fragment-db	多聚糖三维结构数据库

三、核酸结构

3DNALandscapes	http://dcp.rutgers.edu/	DNA 构象特性数据库
NDB	http://ndbserver.rutgers.edu/	核酸组装,分布三维结构数据库
NTDB	http://ntdb.chem.cuhk.edu.hk/	核酸热动力学及结构数据库
SCOR-Structural Classification of RNA	http://scor.lbl.gov/	RNA 基序的结构,功能及相互作用综合数据库
Voronoia4RNA	http://proteinformatics.charite.de/voronoia4rna/tools/v4rna/index	RNA 分子和复合体的包装数据库和分析计算工具

四、蛋白结构

2P2Idb	http://2p2idb.cnrs-mrs.fr/	蛋白-蛋白和蛋白-修饰物间相互作用数据库
3DID-3D interacting domains	http://3did.irbbarcelona.org/	已知三维结构蛋白中结构域间相互作用数据库
CDDB	http://www.cdyn.org/	蛋白与蛋白组装构象动力学数据库
Gene3D	http://gene3d.biochem.ucl.ac.uk/Gene3D/	预测蛋白结构在全基因组中的分布
Genome3D	http://beta.genome3d.eu/	(蛋白)域结构预测和模型基因组的蛋白质三维结构模型
IMGT/3Dstructure-DB	http://www.imgt.org/	免疫球蛋白,T 细胞受体,MHC 蛋白三维结构数据库

NPIDB	http://npidb.belozersky.msu.ru/	核酸与蛋白质相互作用数据库
PDB	http://www.rcsb.org/pdb/home/home.do	为生物大分子结构数据世界档案库
PDBe	http://www.ebi.ac.uk/pdbe/	生物大分子结构欧洲数据资源库
PFD-Protein Folding Database	http://pfd.med.monash.edu.au/	蛋白结构，方法学，动力学及热力学等蛋白折叠实验研究资料汇集
RsiteDB	http://bioinfo3d.cs.tau.ac.il/RsiteDB/	蛋白 RNA 结合位点数据库
SCOP	http://scop.mrc-lmb.cam.ac.uk/scop/	已知蛋白结构与进化间相互关系分析工具

基因组数据库（无脊椎动物类）

The Gene Indices	http://compbio.dfci.harvard.edu/tgi/	提供多种生物基因组序列，变异体等综合信息数据库

一、基因组注释术语，本体（ontologies）语义和命名法

BioThesaurus	http://pir.georgetown.edu/iprolink/biothesaurus/	全面收集蛋白质，基因命名及蛋白质条目数据库
BTO	http://www.brenda-enzymes.org/index.php4?BTO=1	为解剖结构，组织细胞类型，细胞系本体数据库
dcGO	http://supfam.org/SUPERFAMILY/dcGO/	整合疾病、基因本体和表型综合生物医学本体资源库
DGA	http://dga.nubic.northwestern.edu/pages/search.php	人类疾病及基因注释资源库
HGNC Database	http://www.genenames.org/	人类基因命名委员会资源库
IGRhCellID	http://igrcid.ibms.sinica.edu.tw/cgi-bin/index.cgi	人类细胞系综合基因组资源库
IUBMB Nomenclature database	http://www.chem.qmul.ac.uk/iubmb	生物化学和分子生物学国际联盟及命名委员会综合数据库
IUPAC Nomenclature database	http://www.chem.qmul.ac.uk/iupac/	基础及应用化学国际联合会及命名委员会综合数据库
IUPHAR-RD	http://www.iuphar-db.org/index.jsp	药理学推荐受体命名和药物分类国际协会数据库
MetaBase	http://metadatabase.org/wiki/Main_Page	生物数据库汇集维基数据库
TreeBASE	http://treebase.org/treebase-web/home.html	遗传系统进化数据库

二、分类和鉴定

IDBD	http://biomarker.korea.ac.kr/index_en.jsp	感染性疾病生物标记数据库
NCBI Taxonomy	http://www.ncbi.nlm.nih.gov/Taxonomy/taxonomyhome.html	美国 NIBI 分类学数据库网站
SILVA	http://www.arb-silva.de/	在线核糖体 RNA 综合数据库

三、综合基因组数据库

DEG-Database of Essential Genes	http://tubic.tju.edu.cn/deg/	细菌与酵母菌基础基因数据库
Entrez Gene	http://www.ncbi.nlm.nih.gov/sites/entrez? db=gene	美国 NCBI 特异基因数据库
Entrez Genomes	http://www.ncbi.nlm.nih.gov/sites/entrez? db=genome	美国 NCBI 基因序列，染色体，定位及组装综合数据库
GOLD	http://www.genomesonline.org/cgi-bin/GOLD/index.cgi	世界范围内生物基因组序列线上数据库
Integr8	http://www.ebi.ac.uk/integr8/	基因组和蛋白组学综合信息数据库
KaryotypeDB	http://www.nenno.it/karyotypedb/	细胞核型，染色体信息及畸变综合数据库
KEGG	http://www.genome.jp/kegg/	基因及基因组学京都百科全书
NMPDR	http://www.nmpdr.org/FIG/wiki/view.cgi	美国国立微生物病原生物信息资源库

四、病毒基因组数据库

CoVDB	http://covdb.microbiology.hku.hk:8080/COV-newpages/	冠状病毒基因和基因组数据库
HBVdb	http://hbvdb.ibcp.fr/HBVdb/	乙型肝炎病毒数据库
HCV Database	http://hcv.lanl.gov/content/index	丙型肝炎病毒基因组注释数据库
HepSeq	http://www.hpa-bioinformatics.org.uk/HepSEQ-Research/Public/Web_Front/main.php	乙型肝炎病毒株基因组序列，临床和流行病学综合国际资源库
HERVd	http://herv.img.cas.cz/	人类内源性反转录病毒数据库
HFV database	http://hfv.lanl.gov/content/index	出血热病毒数据库
HIV Drug Resistance Database	http://www.hiv.lanl.gov/content/sequence/RESDB/	HIV 耐药突变数据库
HIV RT and Protease Sequence DB	http://hivdb.stanford.edu/	HIV 反转录酶和蛋白酶序列数据库
Influenza Virus Resource	http://www.ncbi.nlm.nih.gov.proxy-hs.researchport.umd.edu/genomes/FLU/FLU.html	美国国立卫生院流感病毒综合数据库
IVDB- Influenza Virus Database	http://influenza.psych.ac.cn/	流感病毒基因组学，遗传特性，系统发生数据库及分析比较平台
Papillomavirus Episteme	http://pave.niaid.nih.gov/#home	乳头瘤病毒家族数据库
RNA Virus Database	http://virus.zoo.ox.ac.uk/rnavirusdb/	RNA 病毒综合数据库
Viral Bioinformatics Resource	http://www.biovirus.org/	病毒生物信息资源中心网站

五、原核生物基因组数据库

*Shi*Base	http://www.mgc.ac.cn/ShiBASE/	志贺氏菌属比较基因组学数据库
ARDB	http://ardb.cbcb.umd.edu/	抗生素耐药基因和突变数据库
CCDB-The CyberCell Database	http://ccdb.wishartlab.com/CCDB/	大肠杆菌（K12MG1655）分子生物学，遗传学等综合信息数据库
Colibri	http://genolist.pasteur.fr/Colibri/	巴斯德研究所大肠杆菌基因组数据库

GeneDB	http://www.genedb.org/Homepage	多种病原微生物基因组数据库
LeptoList	http://microme.genomics.org.cn/program/GenoListPERL/index.pl? database=leptolist	钩端螺旋体基因组序列及结构数据库
MtbRegList	http://pages.usherbrooke.ca/gaudreau/MtbRegList/www/login.php	结核分枝杆菌基因表达及调节数据库
MvirDB	http://mvirdb.llnl.gov/	毒素，毒力因子和抗生素耐药等基因序列，表达及功能数据库
Pseudomonas Genome Database	http://www.pseudomonas.com/	绿脓假单胞菌基因组注释数据库
SecReT4	http://db-mml.sjtu.edu.cn/SecReT4/	细菌Ⅳ型分泌系统（T4SS）综合信息库
Strepto-DB	http://oger.tu-bs.de/strepto_db/	15种链球菌属基因组比较分析数据库
TBDB	http://tbdb.org/	斯坦福结核菌数据库

六、单细胞真核生物基因组数据库

AmoebaDB	http://amoebadb.org/amoeba/	阿米巴原虫生物遗传学数据库
Comparasite	http://comparasite.hgc.jp/	寄生虫转录组比较研究数据库
CryptoDB	http://cryptodb.org/cryptodb/	微小隐孢子虫基因组数据库
Full-Parasites	http://fullmal.hgc.jp/	多种寄生虫-疟原虫，弓形虫及节肢动物等全长cDNA数据库
GiardiaDB	http://giardiadb.org/giardiadb/	厌氧病原体阴道滴虫和贾第虫基因组数据库
ProtozoaDB	http://protozoadb.biowebdb.org/	疟原虫，痢疾，锥虫属和利什曼虫等原生动物基因组分析资源库
TcSNP	http://snps.tcruzi.org/	克氏锥虫的遗传变异（多态性，突变）数据库
ToxoDB	http://toxodb.org/toxo/	弓形体基因组资源库

七、真菌基因组数据库

Candida Genome DB	http://www.candidagenome.org/	念珠菌属基因组数据库
CYGD-Comprehensive Yeast Genome DB	http://mips.helmholtz-muenchen.de/genre/proj/yeast/index.jsp	酵母菌基因组数据库
YMPD	http://bmerc-www.bu.edu/projects/mito/	酵母线粒体蛋白数据库
YPA	http://ypa.ee.ncku.edu.tw/	酵母菌启动子，转录调节因子等综合信息数据库

八、无脊椎动物基因组数据库

Drosophila Microarray centre	http://www.flyarrays.com/	果蝇基因表达研究资源库及工具
AceDB	http://www.acedb.org/	线虫，裂殖酵母和人类比较基因组学数据库
FLIGHT	http://flight.icr.ac.uk/	果蝇表型，基因表达，蛋白间相互作用数据库

FlyBrain	http://flybrain.neurobio.arizona.edu/	果蝇神经系统图谱及数据库
FlyView	http://flyview.uni-muenster.de/	果蝇发育遗传学数据库及影像资源库
MapViewer	http://www.ncbi.nlm.nih.gov/projects/mapview/	真核生物基因组,染色体基因定位图等搜索工具
RNAiDB	http://www.rnai.org/	线虫基因 RNA 干扰表型分析
SchistoDB	http://schistodb.net/schisto/	曼氏血吸虫、日本血吸虫成虫及埃及血吸虫基因组序列和注释数据库
VectorBase	http://www.vectorbase.org/	人类病原无脊椎动物携带者基因组数据库

代谢和信号传导途径

ChemProt	http://www.cbs.dtu.dk/services/ChemProt/	预测和注释化合物 - 蛋白相互作用资料库

一、酶及命名规则

Allosteric Database	http://mdl.shsmu.edu.cn/ASD/	变构蛋白(抑制剂、激活剂和调节子)信息资源库
BindingDB	http://www.bindingdb.org/bind/index.jsp	测量结合亲和力数据库
BRENDA	http://www.brenda-enzymes.org/	蛋白酶百科全书
EBI Enzyme Portal	http://www.ebi.ac.uk/enzymeportal/	酶蛋白分子生化学及其活性综合信息库
ENZYME	http://enzyme.expasy.org/	酶命名法和序列信息存储库
Enzyme Nomenclature	http://www.chem.qmul.ac.uk/iubmb/enzyme/	酶命名体系
eQuilibrator	http://equilibrator.weizmann.ac.il/	生物化学反应热力学计算器
ExplorEnz	http://www.enzyme-database.org/	IUBMB 酶命名体系参考数据库
MACiE	http://www.ebi.ac.uk/thornton-srv/databases/MACiE/	酶作用机制,注释和分类数据库
ORENZA	http://www.orenza.u-psud.fr/	酶活性与基因组序列结合数据库
SABIO-RK	http://sabiork.h-its.org/	生化反应动力学分析系统
TECRdb	http://xpdb.nist.gov/enzyme_thermodynamics/	酶促反应热力学数据库

二、代谢途径

BioCarta	http://www.biocarta.com/genes/allPathways.asp	代谢和信号传导途径图解汇集
hiPathDB	http://hipathdb.kobic.re.kr/	人类综合传导途径数据库
HMDB	http://www.hmdb.ca/	人类代谢组学数据库
iPAVS	http://ipavs.cidms.org/	人类代谢途径分析及可视化系统综合信息库
MMCD	http://mmcd.nmrfam.wisc.edu/	麦迪逊代谢组学合作数据库
MODOMICS	http://modomics.genesilico.pl/	RNA 代谢,修饰数据库
Pathguide	http://www.pathguide.org/	信号传导途径及网络,蛋白相互作用资源汇集

Pathway Commons	http://www.pathwaycommons.org/pc/	代谢和信号传导途径数据库
PMAP	http://pmap.burnham.org/proteases	蛋白水解路径及其构成资料库
Rhea	http://www.ebi.ac.uk/rhea/	欧洲生物信息中心化学反应数据库
RNApathwaysDB	http://rnb.genesilico.pl/	人类 RNA 代谢途径综合信息库
UniPathway	http://www.grenoble.prabi.fr/obiwarehouse/unipathway	酶促代谢路径数据库

三、蛋白-蛋白相互作用

3D-Interologs	http://gemdock.life.nctu.edu.tw/3d-interologs/	从蛋白复合体三维空间结构推断蛋白间相互作用数据库及分析工具
ConsensusPathDB	http://cpdb.molgen.mpg.de/	人类蛋白,基因,代谢及信号相互作用网综合数据库
Cyclonet	http://cyclonet.biouml.org/index.html	真核生物细胞周期调节网综合数据库
DIP	http://dip.doe-mbi.ucla.edu/dip/Main.cgi	蛋白-蛋白相互作用数据库
DOMINO	http://mint.bio.uniroma2.it/domino/search/searchWelcome.do	蛋白结构域与小分子多肽相互作用数据库
hp-DPI	http://dpi.nhri.org.tw/protein/hp/ORF/index.php	幽门螺旋菌蛋白相互作用数据库
IBIS	http://www.ncbi.nlm.nih.gov/Structure/ibis/ibis.cgi	生物分子(蛋白-,核酸-,配体-等)相互作用服务器
IntAct	http://www.ebi.ac.uk/intact/	蛋白相互作用分析,保存和展示资源库和工具包
MatrixDB	http://matrixdb.ibcp.fr/	细胞外基质蛋白相互作用数据库
MPID-T2	http://biolinfo.org/mpid-t2/	T 细胞/主要组织相容性复合体序列-结构-功能新一代数据库
NetworKIN	http://networkin.info/version_2_0/search.php	人类蛋白激酶和底物蛋白网络结构数据库
NPInter	http://www.bioinfo.org.cn/NPInter/	非编码 RNA(tRNA 和 rRNA 除外)与蛋白等生物大分子相互作用数据库
PCRPi-DB	http://www.bioinsilico.org/cgi-bin/PCRPIDB/htmlPCRPI/home	蛋白接触面关键氨基酸残基资料库
PINdb	http://pin.mskcc.org/	核内蛋白复合物相互作用数据库
ProNIT	http://gibk26.bio.kyutech.ac.jp/jouhou/pronit/pronit.html	蛋白-核酸相互作用热力学数据库
pSTIING	http://pstiing.icr.ac.uk/	集成蛋白质,信号,转录间相互作用及炎症网络网关等综合信息库
PTMcode	http://ptmcode.embl.de/	蛋白质内翻译后修饰之间功能关联分析
STITCH	http://stitch.embl.de/	化学药品与蛋白质相互作用搜索工具
SynSysNet	http://bioinformatics.charite.de/synsysnet/	突触相关蛋白基因、结构,小分子相关物资和蛋白相互作用等综合数据库
The Cell Cycle DB	http://www.itb.cnr.it/cellcycle/	细胞周期相关基因和蛋白数据库
TissueNet	http://netbio.bgu.ac.il/tissuenet/	人类蛋白-蛋白相互作用在组织细胞中的分布

四、信号传导路径

IUPHAR-DB	http://www.iuphar-db.org/	受体系统命名法和药物分类数据库
PID	http://pid.nci.nih.gov/	人类信号传导路径生物分子相互作用和细胞传递组装过程数据库
RegPhos	http://regphos.mbc.nctu.edu.tw/	蛋白磷酸化调节网络数据库及分析搜索工具
SPIKE	http://www.cs.tau.ac.il/~spike/	人类信号传导路径与相互作用数据库及搜索分析工具

人类和其他脊椎动物基因组学

一、模式生物,比较基因组学

CCDS	http://www.ncbi.nlm.nih.gov/CCDS/CcdsBrowse.cgi	美国 NCBI 识别人类和老鼠基因组蛋白质编码一致序列资源库
CleanEST	http://cleanest.kobic.re.kr/	表达序列标签清晰分类数据库
Cre Transgenic Database	http://www.mshri.on.ca/nagy/	Cre 重组酶转基因老鼠数据库
EGO-Eukaryotic Gene Orthologs	http://compbio.dfci.harvard.edu/tgi/ego/	真核生物直系同源序列基因两两比较数据库
euGenes	http://eugenes.org/	真核生物基因组综合信息数据库
Genomicus	http://www.dyogen.ens.fr/genomicus-70.01/cgi-bin/search.pl	真核生物基因组之间同源和亲缘关系数据库
MamPol	http://mampol.uab.es/mampol/	哺乳动物基因多态性数据库
OGEE	http://ogeedb.embl.de/#summary	网上真核及原核多种生物基因组基本信息库
OMIA-Online Mendelian Inheritance in Animals	http://omia.angis.org.au/home/	动物遗传疾病和遗传性状数据库及搜索平台
RatMap	http://www.ratmap.org/	大白鼠基因组序列,定位数据库
RhesusBase	http://www.rhesusbase.org/	恒河猴基因组序列修订注释数据库
RIKEN mammals	https://database.riken.jp/sw/en/The_RIKEN_integrated_database_of_mammals/ria254i/	哺乳类动物基因组,表型等综合数据库
TreeFam	http://www.treefam.org/	动物基因系统发生树数据库

二、人类基因组数据库,定位及游览

ENCODE Project at UCSC	http://genome.ucsc.edu/ENCODE/	DNA 元件百科全书工程加州圣克鲁斯分校网站
Ensembl	http://www.ensembl.org/index.html	欧洲分子生物实验室与欧洲生物信息研究院联合生物信息软件网站
GeneCards	http://www.genecards.org/	人类基因组综合精确信息基因卡片数据库

GeneLoc	http://genecards.weizmann.ac.il/geneloc/index.shtml	人类染色体基因定位数据库
Gene Expression Omnibus (GEO)	http://www.ncbi.nlm.nih.gov/geo/	基因表达及功能性基因组学数据库
HOWDY	http://howdy.biosciencedbc.jp/HOWDY/top_en.pl	获取和分析人类基因组信息综合数据库
NIH Roadmap Epigenomics	http://www.ncbi.nlm.nih.gov/bioproject/34535	人类表观基因组计划美国 NCBI 网站
QTL Matchmaker	http://pmrc.med.mssm.edu:9090/QTL/jsp/qtlhome.jsp	数量性状基因位点定位数据库
Chromosome Map Genes and Disease	http://www.ncbi.nlm.nih.gov/books/NBK22266/	人类基因及疾病染色体定位图解
SKY/M-FISH & CGH Database	http://www.ncbi.nlm.nih.gov/sky/	分享和比较分子细胞遗传学资料公共平台
The Chromosome 7 Annotation Project	http://www.chr7.org/	人类 7 号染色体注释项目资料库
TIARA	http://tiara.gmi.ac.kr/	高分辨率阵列 CGH 数据和高通量测序读取数据存档人类基因组数据库
TRBase	http://trbase.exeter.ac.uk/	人类基因组串联重复数据库
UniSTS	http://www.ncbi.nlm.nih.gov/unists/	美国 NCBI 序列标签位点综合数据库

三、人类基因开放阅读框架

EROP-Moscow	http://erop.inbi.ras.ru/	内源性调节寡肽知识及数据库
Evola	http://jbirc.jbic.or.jp/evola/search.html	人类与脊椎动物直系同源基因数据库
FLJ Human cDNA Database	http://flj.lifesciencedb.jp/top/	人类全长 cDNA 序列总汇数据库
GENSCAN	http://genes.mit.edu/GENSCAN.html	预测基因组序列中完整基因结构(内含子-外显子剪切)网上工具
GrailEXP	http://compbio.ornl.gov/grailexp/	预测 DNA 序列中启动子,外显子,基因,CpG 岛等综合软件包
H-InvDB	http://www.h-invitational.jp/	人类基因及转录子综合数据库
HGPD	http://hgpd.lifesciencedb.jp/cgi/	人类基因与蛋白数据库
Hoppsigen	http://pbil.univ-lyon1.fr/databases/hoppsigen.html	人类及老鼠同源加工型假基因数据库
hORFeome Database	http://horfdb.dfci.harvard.edu/index.php?page=home	人类编码蛋白开放阅读框架总汇
HPRD-Human Protein Reference Database	http://www.hprd.org/	蛋白域架构,翻译后修饰,相互作用网和疾病参考数据库
Human Proteinpedia	http://www.humanproteinpedia.org/	人类蛋白资料总汇及分享平台
LIFEdb	http://www.dkfz.de/gpcf/lifedb.php	人类基因组学和蛋白组学综合数据库
ORF Finder	http://www.ncbi.nlm.nih.gov/gorf/gorf.html	根据提供的 DNA 序列分析发现所有开放阅读框架的线上工具
PReMod	http://genomequebec.mcgill.ca/PReMod/welcome	计算机预测人类基因组转录调节模块资料库及分析平台
trome, trEST and trGEN	ftp://ftp.isrec.isb-sib.ch/pub/databases/	人类基因组及蛋白质序列预测数据库
UniGene	http://www.ncbi.nlm.nih.gov/sites/entrez?db=unigene	美国 NCBI 转录组学数据库,提供基因表达,cDNA 克隆,基因组定位等信息

人类基因和疾病

CancerResource	http://bioinf-data.charite.de/cancerresource/	癌相关蛋白和基因与化学合成物相互作用数据库
Protein Mutant Database	http://pmd.ddbj.nig.ac.jp/gpi/index_e.html	蛋白突变定位及空间结构改变数据库及突变浏览检索系统

一、综合人类遗传学数据库

BodyParts3D	http://lifesciencedb.jp/bp3d/? lng=en	人体解剖学(三维解剖图示)数据库
CTD-Comparative Toxicogenomics DB	http://ctdbase.org/	环境化学物与基因产物相互作用和相关疾病(毒理基因组学)数据库
dbCRID	http://dbcrid.biolead.org/	人类染色体重排与相关疾病及临床表现信息资料库
dbSNP-Q	https://cgsmd.isi.edu/dbsnpq/	基因组范围内 SNP 搜索工具
DG-CST	http://dgcst.ceinge.unina.it/	致病基因保守序列数据库
DECIPHER	http://decipher.sanger.ac.uk/	人类染色体不平衡及表型数据库
ECARUCA	http://umcecaruca01.extern.umcn.nl:8080/ecaruca/ecaruca.jsp	欧洲细胞遗传学家协会染色体疾病数据库
GenAtlas	http://www.genatlas.org/	遗传性疾病和基因定位信息资料库
Gene Wiki	http://en.wikipedia.org/wiki/Portal:Gene_Wiki	人类基因和蛋白质资源库维基网站
Genetics Home Reference	http://ghr.nlm.nih.gov/	遗传病表现与基因突变遗传学参考指南
HARG	http://genomics.senescence.info/	人类衰老遗传学资源库及分析工具
HCAD	http://www.ihop-net.org/UniPub/HCAD/	人类染色体畸变(染色体断点及相应基因改变)数据库
HGNC Database	http://www.genenames.org/	人类基因命名数据库
MSY Breakpoint Mapper	http://breakpointmapper.wi.mit.edu/	人类 Y 染色体序列标签位点(STS)和部分缺失断点定位资料库
MutDB	http://mutdb.org/	预测人类遗传变异体生化效应(SNP 在蛋白序列和结构中的定位)
NCBI Epigenomics	http://www.ncbi.nlm.nih.gov/epigenomics/	参考表观遗传组学(全基因组 DNA 及组蛋白修饰定位)数据库
NIH Genetic Testing Registry	http://www.ncbi.nlm.nih.gov/gtr/	提供基因测试的目的,方法,有效性和证据,实验室的接触和证书
OMIM	http://www.ncbi.nlm.nih.gov/sites/entrez? db=omim	人类遗传及基因异常疾病遗传学病因,研究资料,临床实践百科全书
SNP2NMD	http://variome.kobic.re.kr/SNP2NMD/	人类 SNP 导致无义突变介导的 mRNA 降解数据库

二、综合遗传多态性数据库

ALFRED	http://alfred.med.yale.edu/	人类群体遗传学等位基因频率资料库

Allele Frequency Net	http://www.allelefrequencies.net/	全世界范围内各地人群免疫遗传学等位基因频率数据库
CGAP SNP index	http://lpgws.nci.nih.gov/perl/snpbr	单基因组装及 SNP 定位预测搜索工具
ClinVar	http://www.ncbi.nlm.nih.gov/clinvar/	提供基因型与表型,基因突变与人类健康之间相关性的资源数据库
CNV Project	http://www.sanger.ac.uk/research/areas/humangenetics/cnv/	人类基因拷贝数目变异数据库
CTGA	http://www.cags.org.ae/index.html	阿拉伯人遗传疾病及相关基因数据库
Cypriot national mutation database	http://www.goldenhelix.org/server/cypriot/	塞浦路斯人遗传病和基因突变数据库
D-HaploDB	http://orca.gen.kyushu-u.ac.jp/	日本全基因组单体型资源信息库
Database of Genomic Variants	http://projects.tcag.ca/variation/	人类基因组结构突变体及相关基因和频率数据库
Database of Genomic Variants archive (DGVa)	http://www.ebi.ac.uk/dgva/	多物种基因组变异体存档,分布及搜索资料库
dbDNV	http://140.109.42.20/DNVs/	人类重复基因中单核苷酸变异数据库
dbQSNP	http://qsnp.gen.kyushu-u.ac.jp/	人类基因组 SNP 试验数据和等位基因频率资料库
dbRIP	http://dbrip.brocku.ca/	人类基因组反转录转座子插入多态性数据库
dbSNP	http://www.ncbi.nlm.nih.gov/SNP/	人类及其他物种基因组 SNP 综合信息数据库
dbVar	http://www.ncbi.nlm.nih.gov/dbvar	基因组结构变异数据库
F-SNP	http://compbio.cs.queensu.ca/F-SNP/	人类 SNP 各种功能效应数据库
FINDbase	http://www.findbase.org/	世界范围内人群遗传病致病突变体频率线上资料库
Forensic SNP Information	http://www.cstl.nist.gov/div831/strbase/SNP.htm	提供用于人类基因鉴定 SNP 标记综合信息数据库
Genetic Association Database	http://geneticassociationdb.nih.gov/	人类遗传病全基因组遗传关联分析数据库
GWAS Central	https://www.gwascentral.org/	全基因组相关研究中心资料总汇
HaploReg	http://www.broadinstitute.org/mammals/haploreg/haploreg.php	哺乳动物基因组非编码序列变异体(SNP,indels)单体型搜索注释工具
HapMap Project	http://snp.cshl.org/	人类疾病及其对药物反应的相关基因组单体型数据资源库
HGMD	http://www.hgmd.cf.ac.uk/ac/index.php	人类遗传病基因突变数据库
HGVS Database	http://www.hgvs.org/	人类基因组变异体数据库
HuRef	http://huref.jcvi.org/	人类个体基因组网上资源库
HvrBase++	http://www.hvrbase.org/	基因组高变异Ⅰ区和Ⅱ区及完整的线粒体 DNA 序列数据库
IGDD	http://www.igdd.iicb.res.in/IGDD/home.aspx	印度遗传病数据库
IPD-Immuno Polymorphism DB	http://www.ebi.ac.uk/ipd/	免疫系统基因多态性数据库
JSNP	http://snp.ims.u-tokyo.ac.jp/	日本人基因变异体数据库

MouseIndelDB	http://variation.osu.edu/	老鼠基因组缺失，插入多态性数据库
Patrocles	http://www.patrocles.org/	脊椎动物基因组微小 RNA 介导的基因调节多态性数据库
pfSNP	http://pfs.nus.edu.sg/	具有潜在功能 SNP 搜索工具
PharmGKB	http://www.pharmgkb.org/	遗传药理学和药物基因组学数据库
PhenomicDB	http://www.phenomicdb.de/	多种系表型 / 基因型相关性数据库
PolyDoms	http://polydoms.cchmc.org/polydoms/	人类编码 SNP 在蛋白结构域定位数据库
PolyPhen-2	http://genetics.bwh.harvard.edu/pph2/	预测因氨基酸置换导致人类蛋白功能和结构改变搜索工具
SNAP	http://snap.genomics.org.cn/	人类基因组 SNP 为基础分析单基因及相互作用服务平台
SNP@Ethnos	http://variome.kobic.re.kr/SNPatETHNIC/	人类 SNP 及基因变异体种族间差异数据库
SNPedia	http://www.snpedia.com/index.php/SNPedia	人类 SNP 和基因组维基注释网站
SNPeffect	http://snpeffect.switchlab.org/	人类 SNP 表现型效应数据库
SNPlogic	http://snplogic.org//	SNP 选择，注释和优化综合体系分析解读 SNP 数据资料
SNP2Prot	http://genetics.bwh.harvard.edu/snp2prot/index.html	对人类 DNA 变异体（SNP）进行表达蛋白定位工具
ssahaSNP	http://www.sanger.ac.uk/resources/software/ssahasnp/	人类 SNP 纯合子及小片段插入和缺失多态数据库
TopoSNP	http://gila.bioengr.uic.edu/snp/toposnp/	人类非同义 SNP 地志图数据库
TPMD-Taiwan polymorphic microsatellite marker database	http://tpmd2.nhri.org.tw/tpmd/php-bin/index.php	中国台湾人群中微卫星标记基因型数据库
VarySysDB	http://h-nvitational.jp/varygene/home.htm	多种类型人类基因多态性数据库及搜索平台
VnD	http://vnd.kobic.re.kr:8080/VnD/	基因组变异体（SNP），蛋白结构改变与疾病及药物相关信息数据库
YH database	http://yh.genomics.org.cn/	中国汉族二倍体基因组数据库

三、肿瘤相关基因数据库

Atlas of Genetics and Cytogenetics in Onco-logy and Hematology	http://atlasgeneticsoncology.org/	遗传学和细胞遗传学在肿瘤学和血液病学信息资料库
BIC	http://research.nhgri.nih.gov/bic/	人类乳腺癌易感基因突变数据库
CancerGenes	http://cbio.mskcc.org/CancerGenes/Select.action	肿瘤基因和抗癌基因数据库
CanGEM	http://www.cangem.org/	肿瘤中基因拷贝数目改变数据库
canSAR	https://cansar.icr.ac.uk/	肿瘤研究和药物研发资源库
CaSNP	http://cistrome.dfci.harvard.edu/CaSNP/	肿瘤中有关 SNP 拷贝数变化资料
CCDB	http://crdd.osdd.net/raghava/ccdb/	宫颈癌基因数据库
CellLineNavigator	http://www.medicalgenomics.org/celllinenavigator/	基于微阵列分析汇集 300 多个肿瘤细胞系表达信息资源库

CGED-Cancer Gene Expression Database	http://lifesciencedb.jp/cged/	肿瘤基因表达及相关临床表现数据库
COLT-Cancer	http://colt.ccbr.utoronto.ca/cancer/index.html	人类癌细胞系重要基因数据库
COSMIC	http://www.sanger.ac.uk/genetics/CGP/cosmic/	癌症体细胞突变数据库
CTDatabase	http://www.cta.lncc.br/	睾丸癌抗原数据库
Database of Germline P53 Mutations	http://www.lf2.cuni.cz/projects/germline_mut_p53.htm	生殖细胞系 p53 基因突变数据库
dbDEPC	http://lifecenter.sgst.cn/dbdepc/index.do	人类癌症中差异表达蛋白数据库
DDOC	http://apps.sanbi.ac.za/ddoc/	卵巢癌相关基因数据库
DDPC	http://apps.sanbi.ac.za/ddpc/	前列腺癌相关基因数据库
EHCO	http://ehco.iis.sinica.edu.tw/	肝细胞癌相关基因数据库
HLungDB	http://www.megabionet.org/bio/hlung/	肺癌遗传学综合信息数据库
HPTAA	http://www.bioinfo.org.cn/hptaa/	肿瘤相关抗原表达信息资料库
IARC TP53 Database	http://www-p53.iarc.fr/	在人群和肿瘤细胞中 p53 基因突变鉴定数据库
IGDB.NSCLC	http://igdb.nsclc.ibms.sinica.edu.tw/	非小细胞性肺癌综合遗传信息数据库
ITTACA	http://bioinfo.curie.fr/ittaca/	肿瘤转录组学芯片资料与临床资料分析综合数据库
MethyCancer	http://methycancer.psych.ac.cn/	人类癌症与 DNA 甲基化水平关联信息数据库
MoKCa	http://strubiol.icr.ac.uk/extra/mokca/	人类癌症中蛋白激酶突变数据库
Network of Cancer Gene	http://bio.ieo.eu/ncg/	有关癌相关基因倍增,直系同源和网络特征数据库及分析平台
OncoDB.HCC	http://oncodb.hcc.ibms.sinica.edu.tw/index.htm	人类肝细胞癌肿瘤基因组学数据库
Pancreas Expression	http://www.pancreasexpression.org/	胰腺基因表达数据库(肿瘤学应用)
PubMeth	http://matrix.ugent.be/pubmeth/	癌症甲基化注释数据库
SNP500Cancer	http://variantgps.nci.nih.gov	美国 NCI 肿瘤参考样品 SNP 再测序数据库
Stem Cell Discovery Engine	http://discovery.hsci.harvard.edu/	癌症干细胞比较分析系统
TSGene	http://bioinfo.mc.vanderbilt.edu/TSGene/	人类和鼠类肿瘤抑制基因数据库
Tumor Associated Gene database	http://www.binfo.ncku.edu.tw/TAG/GeneDoc.php	肿瘤相关基因遗传信息数据库
Tumor Gene Family Database(TGDBs)	http://www.tumor-gene.org/tgdf.html	肿瘤基因家族数据库
UCSC Cancer Genomics Browser	https://genome-cancer.ucsc.edu/	癌症基因组学和相关临床资料综合分析游览网站
UMD-BRCA1/ BRCA2 Database	http://www.umd.be/BRCA1/	在乳腺癌,卵巢癌中鉴定的 BRCA1/2 基因突变数据库

四、基因 -,系统 -,或疾病 - 特异性数据库

ADHDgene	http://adhd.psych.ac.cn/	注意力缺陷多动障碍遗传学资料库

ALPSbade	http://www.niaid.nih.gov/topics/alps/Pages/default.aspx	人类自身免疫淋巴增殖综合征数据库
AlzGene	http://www.alzgene.org/	阿尔茨海默氏病遗传学数据库
Androgen Receptor Gene Mutations DB	http://androgendb.mcgill.ca/	雄激素受体基因突变数据库
AutDB	http://autism.mindspec.org/autdb/Welcome.do	孤独自闭症分子遗传学和生物学研究综合资料库
AutismKB	http://autismkb.cbi.pku.edu.cn/	孤独自闭症遗传学知识百科资源库
Autophagy Database	http://tp-apg.genes.nig.ac.jp/autophagy/	涉及细胞自体吞噬蛋白信息资源库
Beta Cell Genomics	http://www.betacell.org/	β细胞生物学协会网站,β细胞遗传学信息搜索平台
BGMUT	http://www.ncbi.nlm.nih.gov/projects/gv/mhc/xslcgi.cgi? cmd=bgmut/home	血型抗原基因突变数据库
BTKbase	http://bioinf.uta.fi/BTKbase/	X-连锁遗传性丙种球蛋白缺乏症注册突变数据库
CADgene	http://www.bioguo.org/CADgene/	冠状动脉疾病相关基因数据库
CarpeDB	http://www.carpedb.ua.edu/	癫痫症遗传学综合信息数据库
CASRDB	http://www.casrdb.mcgill.ca/	已发表的钙敏感受体多态性及突变数据库
Collagen Mutation Database	http://www.le.ac.uk/genetics/collagen/	Ⅰ型、Ⅲ型胶原蛋白突变数据库
dbGaP	http://www.ncbi.nlm.nih.gov/gap/	人类基因组基因型与表现型相关性研究数据库
dbLEP	http://hlpic.hupo.org.cn/dblep/main.jsf	人类肝脏蛋白组学和转录组学数据库
Disease Ontology	http://do-wiki.nubic.northwestern.edu/do-wiki/index.php/Main_Page	人类各类疾病发生的生物医学和生物遗传学综合信息数据库
DiseaseMeth	http://202.97.205.78/diseasemeth/	人类疾病相关基因组甲基化数据库
DisTiLD	http://distild.jensenlab.org/	人类疾病全基因组相关研究(GWAS)结果搜索平台
DNAreplication.net	http://www.dnareplication.net/	真核生物细胞 DNA 复制体系数据库
DR.VIS	http://202.120.189.88/drvis/	人类基因相关病毒基因整合位点数据库
EndoNet	http://endonet.bioinf.med.uni-goettingen.de/	人类内分泌系统激素传递网络综合数据库
EpoDB-Erythropoi-esis Database	http://www.cbil.upenn.edu/EpoDB/	脊椎动物红细胞相关基因遗传学信息数据库
ERGDB-Estrogen Responsive Gene DB	http://datam.i2r.a-star.edu.sg/ergdbV2/index.html	雌激素网络相关基因遗传学信息库
ERGR	http://bioinfo.mc.vanderbilt.edu/ERGR/	乙醇相关基因资源库及搜索平台
EyeSite	http://eyesite.cryst.bbk.ac.uk/	眼功能蛋白家族信息数据库
G2Cdb	http://www.genes2cognition.org/	人类认知功能相关基因数据库
GOLD.db	https://gold.tugraz.at/	脂质相关的疾病基因组学综合数据库
GWASdb	http://jjwanglab.org:8080/gwasdb/	全基因组关联分析中基因变异体总汇及分类数据库
HaemB	http://www.factorix.org/	凝血因子Ⅸ(血友病B)基因突变数据库
HAMSTeRS	http://hadb.org.uk/WebPages/Main/main.htm	血友病A基因突变,结构综合数据库
HbVar	http://globin.cse.psu.edu/hbvar/menu.html	人类血红蛋白变异体及地中海贫血突变数据库

HDBase	http://hdbase.org/cgi-bin/welcome.cgi	提供亨廷顿氏病(HD)研究的信息共享网站
HemBase	http://hembase.niddk.nih.gov/	人类红细胞系分化中基因表达信息资源库
HemoPDB	http://bioinformatics.wistar.upenn.edu/HemoPDB	造血系统启动子及调节体系数据库
HORDE	http://genome.weizmann.ac.il/horde/	人类嗅觉受体数据库
HPMR	http://receptome.stanford.edu/HPMR/	人类细胞膜受体蛋白序列,文献及表达数据库
HRTBLDb	http://motif.bmi.ohio-state.edu/hrtbldb/	雌激素,雄激素,糖皮质激素受体结合位点数据库
The Leiden Muscular Dystrophy Pages(LMDp)	http://www.dmd.nl/	DMD/BMD 和 Limb-Girdle 肌营养不良基因突变和诊断技术数据库
IL2Rgbase	http://research.nhgri.nih.gov/scid/	X-连锁重症免疫缺陷症基因突变数据库
Imprinted Gene Catalogue	http://igc.otago.ac.nz/home.html	印迹基因亲本来源效应及基因突变数据库
INFEVERS	http://fmf.igh.cnrs.fr/ISSAID/infevers/	遗传性自身炎性疾病及地中海热相关基因突变数据库
Interferome	http://www.interferome.org/	Ⅰ,Ⅱ,Ⅲ型干扰素调节基因数据库
KBERG	http://datam.i2r.a-star.edu.sg/kberg/	雌激素相关基因功能分类,转录调节数据库
KinMutBase	http://bioinf.uta.fi/KinMutBase/	人类蛋白激酶注册致病突变数据库
LncRNADisease	http://202.38.126.151/hmdd/html/tools/lncrnadisease.html	长非编码 RNA 相关疾病的基因组信息,序列等综合信息数据库
Lowe Syndrome Mutation Database	http://research.nhgri.nih.gov/lowe/	眼脑肾(Lowe)综合征 OCRL1 基因突变数据库
MDPD	http://datam.i2r.a-star.edu.sg/mdpd/index.php	帕金森氏(Parkinson)病基因突变数据库
NCL Resource	http://www.ucl.ac.uk/ncl/	神经元蜡样脂褐质沉积症基因突变数据库
NEIBank	http://neibank.nei.nih.gov/index.shtml	美国国立眼研究院网站,视觉基因组学数据库
PAHdb	http://www.pahdb.mcgill.ca/	人类苯丙氨酸羟化酶基因突变数据库
PGDB	http://www.urogene.org/pgdb/	人类前列腺疾病相关基因数据库
PHEXdb	http://www.phexdb.mcgill.ca/	人类 X-连锁低磷酸血症 PHEX 基因突变数据库
Prostate Expression Database	http://www.pedb.org/	人类前列腺相关基因表达数据库
RAPID	http://rapid.rcai.riken.jp/RAPID/	亚洲原发性免疫缺陷病资料库
RB1 Gene Mutation Database	http://www.verandi.de/joomla/	人类视网膜母细胞瘤 RB1 基因突变数据库
SelTarbase	http://www.seltarbase.org/	人类微卫星不稳定性肿瘤和结肠癌细胞系基因突变数据库
SpliceDisease	http://202.38.126.151:8080/SDisease/	mRNA 剪接突变和疾病数据库
SynDB	http://syndb.cbi.pku.edu.cn/	突触蛋白或相关蛋白数据库
T1Dbase-Type 1 Diabetes Database	http://www.t1dbase.org/page/Welcome/display	I 型糖尿病基因组学数据库

The Autism Chromosome Rearrangement Database	http://projects.tcag.ca/autism/	孤独症染色体重排数据库
The Lafora Database	http://projects.tcag.ca/lafora/	Lafora 进行性肌阵挛性癫痫遗传多态和基因突变数据库

微阵列数据和其他基因表达数据库

Allen Brain Atlas	http://www.brain-map.org/	整合广泛的基因表达和神经解剖数据综合资源库
CircaDB	http://bioinf.itmat.upenn.edu/circa/	利用基因芯片分析研究昼夜节律的生理和病理的调控基因表达数据库
Gene Expression in Tooth Database	http://bite-it.helsinki.fi/	牙齿组织基因表达数据库
GeneTrap	http://www.cmhd.ca/genetrap/	胚胎干细胞基因陷阱插入突变表达模式资源库
GeneWeaver	http://www.geneweaver.org/	功能性基因组学分析系统
GENSAT	http://www.gensat.org/index.html	老鼠不同发育阶段大脑基因表达数据库
GermSAGE	http://germsage.nichd.nih.gov/germsage/home.html	男性精细胞发育中基因表达综合信息资源库
GXA	http://www.ebi.ac.uk/gxa/	不同类型细胞,生物,发育阶段等基因表达综合信息数据库
HemaExplorer	http://servers.binf.ku.dk/shs/	造血干细胞不同成熟阶段基因表达谱数据库
LOLA	http://www.lola.gwu.edu/	来自不同的微阵列实验获得的全基因组表达谱和蛋白质组学数据库
METscout	http://metscout.mpg.de/	代谢物和代谢酶构成的代谢路径及网络汇集数据库
OncoMine	https://www.oncomine.org/resource/login.html	按基因或肿瘤类型汇集的肿瘤微阵列数据库
PEPR	http://pepr.cnmcresearch.org/home.do	各种疾病和状况下基因表达数据集
RefExA	http://www.lsbm.org/site_e/database/index.html	人体正常组织,培养细胞和肿瘤细胞株的基因表达参考数据库
SAGEmap	http://www.ncbi.nlm.nih.gov/SAGE/	从基因表达序列分析到基因定位系列分析数据库
SEQanswers	http://seqanswers.com/wiki/SEQanswers	下一代基因组学综合维基网站
Spermatogenesis-Online	http://mcg.ustc.edu.cn/sdap1/spermgenes/index.php	精子发生相关基因和蛋白注释数据库

蛋白组学资源

2D-PAGE	http://www.mpiib-berlin.mpg.de/2D-PAGE/	2D-PAGE 研究病原微生物蛋白组学数据库

AAindex	http://www.genome.jp/aaindex/	氨基酸生物物理化学性质数据库
GELBANK	http://www.gelscape.ualberta.ca:8080/htm/gdbIndex.html	蛋白组学二维凝胶电泳影像资料库
MAPU	http://www.mapuproteome.com/	生物标记蛋白组学质谱分析资料库
PeptideAtlas	http://www.peptideatlas.org/	质谱分析蛋白组学实验确证的多肽生物信息资源库
Sys-BodyFluid	http://lifecenter.sgst.cn/bodyfluid/	体液蛋白组学分析资料库
SysPIMP	http://pimp.starflr.info/index.php? a=view	人类疾病相关蛋白突变鉴定平台

其他分子生物学数据库

Cell Image Library	http://www.cellimagelibrary.org/	细胞影像（图片、视频、动画等）文库
CycleBase	http://www.cyclebase.org/	来自微阵列研究的细胞周期基因表达资源库
DNASU Plasmid Repository	http://dnasu.asu.edu/DNASU/	质粒克隆总汇资源库
Europe Pubmed Central	http://europepmc.org/	欧洲生物医学及健康研究文献及出版物网站
ExPASy	http://www.expasy.org/	瑞士生物信息研究院网站，提供综合生物信息资源和分析软件
GeMinA	http://gemina.igs.umaryland.edu	鉴定感染性病原体及相应基因组序列搜索平台
HyperCLDB	http://bioinformatics.istge.it/hypercldb/	细胞系资料库及细胞培养数据库
PubMed	http://www.ncbi.nlm.nih.gov/pubmed/	生物医学引用文献及出版物网站
ReplicationDomain	http://www.replicationdomain.org/	DNA 复制时序，转录数据，以及表观遗传数据线上资源库
SCLD	http://scld.mcb.uconn.edu/SCLD/	干细胞系谱数据库
TCMID	http://www.megabionet.org/tcmid/	中国传统医学综合数据库
U Pittsburgh Bioin-formatics Resource Collection	http://www.hsls.pitt.edu/obrc/	生物信息资源（数据库，软件工具）线上总汇

一、药物及药物设计

APD-Antimicrobial Peptide Database	http://aps.unmc.edu/AP/main.php	抗微生物多肽数据库
BioDrugScreen	http://www.biodrugscreen.org/	计算机药物设计和筛选资源库
BioLiP	http://zhanglab.ccmb.med.umich.edu/BioLiP/	生物相关配体 - 蛋白质相互作用数据库
CAMP	http://bicnirrh.res.in/antimicrobial/	抗微生物肽（抗菌肽）信息资源库
DAMPD	http://apps.sanbi.ac.za/dampd/Link.php	抗微生物肽数据库
DART	http://xin.cz3.nus.edu.sg/group/drt/dart.asp	药物不良反应目标搜索平台及数据库
DrugBank	http://www.drugbank.ca/	药物性质，结构，路径等综合生物信息和化学信息数据库

GDSC	http://www.cancerrxgene.org/	抗肿瘤药物敏感性分子基础及基因组学数据库
Herb Ingredient Targets	http://lifecenter.sgst.cn/hit/	FDA批准和有前景的中草药成分及前体作用的靶向蛋白数据库
IUPHAR-RD	http://www.iuphar-db.org/index.jsp	药物分类及受体命名协会数据库
NPACT	http://crdd.osdd.net/raghava/npact/	植物中具有防癌作用的天然化合物数据库
streptomeDB	http://www.pharmaceutical-bioinformatics.de/streptomedb/	医药生物信息学数据库及分析平台
SuperDrug	http://bioinf.charite.de/superdrug/	市场基本药物活性成分三维结构数据库
SuperNatural	http://bioinformatics.charite.de/supernatural/	不同厂商天然化合物综合数据库
SuperTarget	http://bioinf-apache.charite.de/supertarget_v2/	药物医学适应症,不良反应,药物代谢及靶蛋白等综合数据库
TTD-Therapeutic Target Database	http://bidd.nus.edu.sg/group/cjttd/TTD.asp	药物靶目标功能,序列,三维结构,配体结合特性等综合数据库

二、分子探针和引物

Electronic PCR	http://www.ncbi.nlm.nih.gov/sutils/e-pcr/	利用计算机检测引物序列特异性网上分析工具
Human OligoGenome Resource	http://oligogenome.stanford.edu/	人类基因组靶目标再测序寡核苷酸引物数据库
IMGT/PRIMER-DB	http://www.imgt.org/	免疫球蛋白和T细胞受体寡核苷酸引物数据库
MPDB-Molecular Probe Database	http://bioinformatics.istge.it/srs71m/	分子探针和合成寡核苷酸数据库
PIRA PCR	http://primer1.soton.ac.uk/primer2.html	限制性多态PCR研究SNP引物设计工具
Primer3Plus	http://www.bioinformatics.nl/cgi-bin/primer3plus/primer3plus.cgi	PCR引物设计网上软件
Primer-Blast	http://www.ncbi.nlm.nih.gov/tools/primer-blast/index.cgi?LINK_LOC=NcbiHomeAd	美国NCBI提供的PCR引物搜索设计网上工具
PrimerX	http://www.bioinformatics.org/primerx/cgi-bin/DNA_1.cgi	定点突变引物网上设计工具
qPrimerDepot	http://primerdepot.nci.nih.gov.proxy-hs.researchport.umd.edu/	人类和老鼠基因实时定量PCR引物资源库
RTPrimerDB	http://medgen.ugent.be/rtprimerdb/	实时定量PCR确证引物和探针资源库

细胞器数据库

FUGOID	http://fugoid.webhost.utexas.edu/introndata/main.htm	细胞器(线粒体,叶绿体)基因内区基因组结构功能数据库
GOBASE	http://gobase.bcm.umontreal.ca/	分类学广泛的细胞器基因组数据库
Organelle DB	http://organelledb.lsi.umich.edu/	真核细胞亚细胞结构,蛋白复合物,细胞器蛋白综合资源库

Organelle genomes	http://www.ncbi.nlm.nih.gov/genomes/GenomesHome.cgi? taxid=2759&hopt=html	美国NCBI细胞器基因组参考序列及相关信息数据库
PeroxisomeDB	http://www.peroxisomedb.org/	过氧化物酶体综合信息数据库

线粒体基因与蛋白

HMPD	http://bioinfo.nist.gov/hmpd/	人类线粒体蛋白质数据库
HmtDB	http://www.hmtdb.uniba.it:8080/hmdb/	人类线粒体基因组及线粒体病等综合信息数据库
Human MtDB	http://www.mtdb.igp.uu.se/	人类线粒体基因组数据库
MamMiBase	http://www.mammibase.lncc.br/	哺乳动物线粒体基因组数据库
MitoDat	http://www-lecb.ncifcrf.gov/mitoDat/	细胞核基因编码涉及线粒体生物遗传学和功能的蛋白数据库
MitoGenesisDB	http://www.dsimb.inserm.fr/dsimb_tools/mitgene/	线粒体蛋白表达时空动力学数据库
MITOMAP	http://www.mitomap.org/MITOMAP	人类线粒体基因组突变及多态数据库
MITOP2	http://78.47.11.150:8080/mitop2/	线粒体相关基因，蛋白与疾病数据库
MitoProteome	http://www.mitoproteome.org/	线粒体蛋白组学数据库
MPIM	http://www.plantenergy.uwa.edu.au/applications/mpimp/index.html	线粒体蛋白输入机制数据库

免疫学数据库

ALPSbase	http://www.niaid.nih.gov/topics/alps/Pages/default.aspx	自身免疫性淋巴细胞增生综合征数据库
AntigenDB	http://www.imtech.res.in/raghava/antigendb/	病原体抗原序列，结构等资源数据库
AntiJen	http://www.ddg-pharmfac.net/antijen/AntiJen/antijenhomepage.htm	免疫学多肽和蛋白定量结合位点数据库
BCIpep	http://bioinformatics.uams.edu/mirror/bcipep/	免疫显性T淋巴细胞表面抗原簇数据库
dbMHC	http://www.ncbi.nlm.nih.gov/gv/mhc/main.fcgi?cmd=init	人类主要组织相容性复合体相关DNA和临床数据资料库
DIGIT	http://www.biocomputing.it/digit4/	免疫球蛋白序列数据库和整合工具
Epitome	http://rostlab.org/services/epitome/	蛋白抗原决定簇数据库
GPX	http://gpxmea.gti.ed.ac.uk/	巨噬细胞表达数据库
HaptenDB	http://www.imtech.res.in/raghava/haptendb/	半抗原、半抗原抗体相关载体蛋白数据库
IEDB-3D	http://www.immuneepitope.org/bb_structure.php	B细胞，T细胞抗原决定簇结构数据库
IMGT	http://www.imgt.org/	免疫遗传学和免疫信息学综合数据库
IMGT/GENE-DB	http://www.imgt.org/IMGT_GENE-DB/GENElect?livret=0/	人类和老鼠免疫球蛋白和T细胞受体基因组数据库
IMGT/HLA	http://www.ebi.ac.uk/ipd/imgt/hla/	人类主要组织相容性复合体序列数据库
IMGT/LIGM-DB	http://www.imgt.org/cg-bin/IMGTlect.jv/	免疫球蛋白和T细胞受体核苷酸序列数据库

InnateDB	http://www.innatedb.com/	先天免疫系统相互作用和途径综合信息资源库
Interferon Stimulated Gene DB	http://www.lerner.ccf.org/labs/williams/xchip-html.cgi	干扰素刺激和调节基因数据库
IPD-ESTDAB	http://www.ebi.ac.uk/ipd/estdab/	肿瘤细胞 HLA 类型和免疫学特征线上搜索资源库
IPD-HPA-Human Platelet Antigens	http://www.ebi.ac.uk/ipd/hpa/	人类血小板抗原资源库
IPD-KIR-Killer-Cell Immunoglobulin-Like Receptors	http://www.ebi.ac.uk/ipd/kir/	杀伤细胞免疫球蛋白样受体序列及多态性数据库
IPD-MHC	http://www.ebi.ac.uk/ipd/mhc/	主要组织相容性复合体序列数据库
MHCPEP	http://bio.dfci.harvard.edu/DFRMLI/	MHC 结合多肽数据库
MUGEN Mouse Database	http://bioit.fleming.gr/mugen/mde.jsp	免疫加工和免疫性疾病老鼠模型资源库
Protegen	http://www.violinet.org/protegen/	保护性抗原的数据库和分析系统
SeattleSNPs	http://pga.gs.washington.edu/	人类炎症反应中候选基因 SNP 与反应路径遗传关联数据库
SuperHapten	http://bioinformatics.charite.de/superhapten/	半抗原免疫复合物数据库
IEDB-The Immune Epitope Database	http://www.immuneepitope.org/	免疫抗原决定簇数据库
VBASE2	http://www.vbase2.org/	免疫球蛋白生殖细胞免疫可变基因综合数据库

细胞生物学

CloneDB	http://www.ncbi.nlm.nih.gov/clone/	克隆及文库相关序列、基因定位和分布信息资源库
ExoCarta	http://www.exocarta.org/	外切体(外吐小体 Exosome)蛋白,RNA 及脂质数据库
MethylomeDB	http://epigenomics.columbia.edu/methylomedb/index.html	人类及老鼠脑组织全基因组 DNA 甲基化资源库
NCBI Bookshelf	http://www.ncbi.nlm.nih.gov/books	提供免费的生命科学和医疗保健类书籍和文件网站

部分网上实用软件及工具包

BDPC	http://biochem.jacobs-university.de/BDPC/BISMA/	DNA 亚硫酸氢转换测序 DNA 甲基化分析网上工具
BIOBASE	http://www.biobase-international.com/	提供生物医学信息库,软件和服务的综合网站

BioEdit	http://www.mbio.ncsu.edu/bioedit/bioedit.html	核酸序列分析编辑软件
BiSearch	http://bisearch.enzim.hu/	亚硫酸氢转换DNA引物设计网上工具
Epidemiology Software	http://www.genepi.meddent.uwa.edu.au/software	流行病学分析统计软件网站
GENESCAN	http://genes.mit.edu/GENSCAN.html	在基因组序列中鉴定完整基因结构网上工具
HaploView	http://sourceforge.net/projects/haploview/	分析遗传单体型数据软件
HMMER	http://hmmer.janelia.org/	同源序列排列对比软件及网上工具
Labtools	http://www.labtools.us/	分子生物学实验室日常工作常用工具汇集
MethBLAST	http://medgen.ugent.be/methBLAST/	亚硫酸氢转换DNA相似序列搜索以及引物设计网上工具
PerlPrimer	http://perlprimer.sourceforge.net/	PCR引物MSP引物设计软件
Prfectblast	http://code.google.com/p/prfectblast/	核酸及蛋白同源序列离线搜索自建数据库软件
Sanger	http://www.sanger.ac.uk/resources/software/	Sanger生物遗传学实用软件中心
TCoffee	http://tcoffee.vital-it.ch/cgi-bin/Tcoffee/tcoffee_cgi/index.cgi	DNA,RNA,蛋白序列排列对比软件工具汇集
Bioinformatics Links Directory	http://bioinformatics.ca/links_directory/	生物信息学连接网站目录

(光　炜　胡修原　整理编译)

附录Ⅲ　法医遗传学有关数据库

（摘自第十八章法医遗传学）

表 18-1　人类遗传标记系统发现的大事件

遗传标记分类		在细胞所处位置	已知遗传标记	典型分型方法 表型或遗传型种类	参考文献
细胞抗原分型	红细胞抗原	主要在红细胞膜上，其他细胞少	ABO、Rh、MN、P、Sese、Kell、Duffy、Kidd 等 15 个	采用血清学方法，可识别 100 多种红细胞抗原，即表现型。	Lansteiner 1901
	白细胞抗原	主要在白细胞膜上，其他细胞少	主要是人类组织相容性抗原 HLA 系统，包括 HLA-A，-B，-C，-D，-DR，-DP，-DQ 等	采用血清学方法，包括 150 多种白细胞抗原，即表现型。其中 HLA-A、HLB-B 基因在法医遗传学中经常使用	Jean Dausset1958
蛋白分型	同工酶	主要在细胞胞浆	EAP，EsD，GLO1，PGM，GDP，GOP，ADA 等 24 种	采用电泳、酶反应方法，包括 70 多种表现型	Smith，1960
	血清蛋白	主要在血清里	主要 Hp，Gc，Bf，Tf，C2，C4，Gm，Km 等 10 多种	采用电泳和免疫反应方法，包括 50 多种表现型	Smith，1960
线粒体分型	Mt DNA	主要在细胞胞浆线粒体基因组	主要分布在 D-Loop 区的高变区Ⅰ和Ⅱ	采用经典 DNA 序列分析方法	Wilson M.R. 1993
DNA 分型	RLFP 分型	核基因组 VNTR	D10S28，D17S79 等上万种已确认的 DNA 多态性	采用经典电泳方法和特异探针杂交试验	Wyman AR 1980 Jeffreys AJ 1985
	STR 分型	特定位点 STR	一类广泛存在于人类基因组中的短重复序列，占人类基因组的 3%	经典 PCR 方法和基因扫描分型	Jeffreys AJ，1991 Clayton TM 1995
	DNA 测序分型	特定位点 SNP	2001 年人类基因组计划发现 300 万单核苷酸多态性	采用经典 PCR 方法和 DNA 序列分析	HGP 2001
	DNA 芯片分型	特定位点 SNP		采用经典 PCR 方法和特异探针杂交试验	Stoneking M. 1991
	Wave	特定位点 SNP		高效液相色谱分型	Oefner P.J. 1995

表 18-2　47 个 IISNPs 位点 4 组 118-plex SNPstream® 点阵分布

CG

XY	rs8176747	rs10488710	XX
rs2272998		rs445251	rs5746846
rs7205345	rs3744163	rs722290	rs521861
YY	rs1821380	rs2269355	NEGATIVE

AG1

XY	rs7520386	rs1736442	XX
rs10773760	rs13218440	rs560681	rs221956
rs4530059	rs338882	rs430046	rs13182883
YY	rs9951171	rs1109037	NEGATIVE

AG2

XY	rs159606	rs321198	XX
rs4606077	rs1336071	rs1294331	rs3780962
amelogenin	rs8176720	rs9905977	rs1058083
YY	rs8176719	rs740598	NEGATIVE

AG3

XY	rs8078417	rs1053878	XX
rs2342747	rs10092491	rs6444724	rs1498553
rs12997453	rs7041158	rs214955	rs6955448
YY	rs993934	rs1523537	NEGATIVE

表 18-3　常见 STR 位点的等位基因丢失

位点	常用 STR 分型系统比较	结果（等位基因缺失）
VWA	PP1.1 vs ProPlus	ProPlus:19 等位基因缺失;P.P1.1:5 等位基因缺失
D5S818	PP16 vs ProPlus	P.P16:10 等位基因缺失和 11 等位基因缺失;ProPlus:5 等位基因缺失
D13S317	Identifiler vs miniplexes	因 Miniplexes 试验之外缺失可变为 11 和 10
D16S539	PP1.1 vs PP16 vs COfiler	P.P1.1:一对等位基因丢失;PP16 COfiler:5 等位基因缺失
D8S1179	PP16 vs ProPlus	ProPlus:15,16,17,18 等位基因缺失;P.P16:5 等位基因缺失
FGA	PP16 vs ProPlus	ProPlus:22;P.P16:5 等位基因缺失
D18S51	SGM vs SGM Plus	SGM Plus:17,18,19,20 等位基因缺失;SGM:5 等位基因缺失
CSF1PO	PP16 vs COfiler	COfiler:14 等位基因缺失;PP16:5 等位基因缺失
TH01	PP16 vs COfiler	COfiler:9;PP16:5 等位基因缺失
D21S11	PP16 vs ProPlus	ProPlus:5 等位基因缺失;P.P16:32.2 等位基因缺失

表 18-4　STR 遗传标记亲权鉴定亲权指数（PI）计算公式—AF-C-M 三联体 PI 值计算

	基因型组合			Essen-Möller 算法			简算法		
	AF	C	M	X	Y	PI	X	Y	PI
1	▬	▬ ▬	▬	$\frac{1}{4}$	$\frac{1}{2}q$	$\frac{1}{2q}$	$\frac{1}{2}$	q	$\frac{1}{2q}$
2	▬	▬ ▬	▬	$\frac{1}{2}$	q	$\frac{1}{2q}$	$\frac{1}{2}$	q	$\frac{1}{2q}$
3	▬ ▬	▬ ▬	▬	$\frac{1}{4}$	$\frac{1}{2}q$	$\frac{1}{2q}$	$\frac{1}{2}$	q	$\frac{1}{2q}$
4	▬ ▬	▬ ▬	▬	$\frac{1}{2}$	q	$\frac{1}{2q}$	$\frac{1}{2}$	q	$\frac{1}{2q}$
5	▬	▬	▬ ▬	$\frac{1}{4}$	$\frac{1}{2}q$	$\frac{1}{2q}$	$\frac{1}{2}$	q	$\frac{1}{2q}$
6	▬	▬	▬	$\frac{1}{2}$	q	$\frac{1}{2q}$	$\frac{1}{2}$	q	$\frac{1}{2q}$
7		▬	▬ ▬	$\frac{1}{2}$	$\frac{1}{2}q$	$\frac{1}{q}$	1	q	$\frac{1}{q}$
8		▬	▬	1	q	$\frac{1}{q}$	1	q	$\frac{1}{q}$
9			▬	$\frac{1}{2}$	$\frac{1}{2}q$	$\frac{1}{q}$	1	q	$\frac{1}{q}$
10	▬	▬	▬	1	q	$\frac{1}{q}$	1	q	$\frac{1}{q}$
11	▬	▬ ▬	▬ ▬	$\frac{1}{4}$	$\frac{1}{2}(p+q)$	$\frac{1}{2p+2q}$	$\frac{1}{2}$	$p+q$	$\frac{1}{2p+2q}$
12	▬	▬	▬	$\frac{1}{2}$	$\frac{1}{2}(p+q)$	$\frac{1}{p+q}$	$\frac{1}{2}$	$\frac{1}{2p+2q}$	$\frac{1}{p+q}$
13	▬	▬	▬	$\frac{1}{2}$	$\frac{1}{2}(p+q)$	$\frac{1}{p+q}$	1	$p+q$	$\frac{1}{p+q}$

表 18-5　STR 遗传标记二联体亲权鉴定亲权指数（PI）值计算

	基因型组合		计算法		
	E	C	X	Y	PI
1		▬	$\frac{1}{2}p$	$2pq$	$\frac{1}{4q}$
2	▬	▬	$\frac{1}{2}(p+q)$	$2pq$	$\frac{1}{4p}+\frac{1}{4p}$
3	▬	▬	$\frac{1}{2}q$	q^2	$\frac{1}{2q}$

续表

	基因型组合		计算法		
	E	C	X	Y	PI
4	▬	▬	p	$2pq$	$\frac{1}{2q}$
5			q	q^2	$\frac{1}{q}$

q来自父亲、p来自母亲的基因频率

表 18-7　案例 2 亲权鉴定报告

身份证号	样本编号	亲缘关系	采样地点	采样时间　采样人
××××××××××	N234	指控父亲	×× 省 ×× 市	2012.02.13　曲正
××××××××××	N235	母亲	×× 省 ×× 市	2012.02.13　曲正
××××××××××	N236	孩子	×× 省 ×× 市	2012.02.13　曲正

遗传标记	父亲		母亲		孩子	
	等位基因	等位基因	等位基因	等位基因	等位基因	等位基因
D3S1358	16	17	17	18	15	16
TH01	7	9.3	7	9	9	9
D21S11	28	29	32	32.2	31.2	32.2
D18S51	13	16	16	17	13	17
Penta E	14	15	12	16	10	11
D5S818	10	12	10	12	10	12
D13S317	10	13	9	9	11	11
D7S820	12	12	8	12	11	12
D16S539	11	12	9	12	8	13
CSF1PO	12	12	11	12	10	11
Penta D	10	13	9	10	9	9
vWA	14	17	16	18	17	19
D8S1179	13	13	12	13	11	17
TPOX	9	11	8	11	8	11
FGA	23	24	19	25	23	24
Amel.	X	Y	X	X	X	Y
非父权排除概率	99.9999%					

表 18-8 案例 3 亲权鉴定报告

身份证号	样本编号	亲缘关系	采样地点	采样时间 采样人
××××××××××	N217	父亲	×× 省 ×× 市	2011.09.17 曲正
××××××××××	N218	母亲	×× 省 ×× 市	2011.09.17 曲正
××××××××××	N219	无名男子	×× 省 ×× 市	2011.09.17 曲正

遗传标记	父亲		母亲		无名男子	
	等位基因	等位基因	等位基因	等位基因	等位基因	等位基因
D3S1358	17	19	15	17	17	17
TH01	9	9	9	9	9	9
D21S11	29	30	29	32.2	29	30
D18S51	13	15	15	20	13	15
Penta E	12	20	14	20	14	20
D5S818	11	12	9	11	11	11
D13S317	11	12	9	12	9	12
D7S820	8	12	10	10	10	12
D16S539	11	12	11	13	11	11
CSF1PO	11	12	10	13	10	12
Penta D	10	12	12	13	12	13
vWA	15	19	16	18	15	18
D8S1179	14	16	13	16	14	16
TPOX	8	8	8	11	8	8
FGA	20	20	20	21	20	21
Amel.	X	Y	X	X	X	Y
累计亲权指数	>10 000					
父权概率	99.99999%					

表 18-9 案例 4 亲权鉴定报告

身份证号	样本编号	亲缘关系	采样地点	采样时间 采样人
××××××××××	N043	兄	× 省 ×× 市	2010.08.21 曲正
××××××××××	N044	妹	× 省 ×× 市	2010.08.21 曲正

遗传标记	兄		妹	
	等位基因	等位基因	等位基因	等位基因
D3S1358	13	13	13	16
TH01	28	30	30	32.2

续表

遗传标记	兄		妹	
	等位基因	等位基因	等位基因	等位基因
D21S11	12	12	12	14
D18S51	10	12	10	12
Penta E	15	17	15	16
D5S818	12	12	11	12
D13S317	8	13	8	13
D7S820	12	12	12	12
D16S539	20	23	20	25
CSF1PO	15.2	16.2	15	16.2
Penta D	19	19	17	19
vWA	18	21	16	18
D8S1179	13	13	13	14
TPOX	13	19	13	19
FGA	22	24	21	22
Amel.	X	Y	X	X
累计亲权指数		>2000		
亲权概率		99.963%		

表 18-10 案例5亲权鉴定报告

身份证号	样本编号	亲缘关系	采样地点	采样时间 采样人
××××××××××	N158	爷爷	×省 ××市	2011.06.21 曲正
××××××××××	N159	奶奶	×省 ××市	2011.06.21 曲正
××××××××××	N160	母亲	×省 ××市	2011.06.21 曲正
××××××××××	N161	孩子	×省 ××市	2011.06.21 曲正

遗传标记	爷爷		奶奶		母亲		孩子	
	等位基因	等位基因	等位基因	等位基因	等位基因	等位基因	等位基因	等位基因
D3S1358	15	16	15	17	16	17	16	17
TH01	9	10	9	9	9	9	9	9
D21S11	29	32	30	30	29	33.2	29	30
D18S51	14	16	12	14	13	16	13	16

续表

遗传标记	爷爷		奶奶		母亲		孩子	
	等位基因	等位基因	等位基因	等位基因	等位基因	等位基因	等位基因	等位基因
Penta E	15	15	16	21	12	13	13	21
D5S818	12	13	11	11	9	12	9	11
D13S317	8	11	9	12	11	11	11	11
D7S820	8	9	8	9	11	12	8	12
D16S539	9	11	9	10	9	11	9	9
CSF1PO	10	12	10	12	10	12	10	10
Penta D	9	13	9	11	10	12	10	11
vWA	17	18	17	19	17	19	17	19
D8S1179	10	13	13	15	13	15	13	15
TPOX	8	8	9	11	8	12	11	12
FGA	22	26	23	24	23	24	22	23
Amel.	X	Y	X	X	X	X	X	X
LPL	10	10	12	12	11	12	11	12
F13A	4	4	4	6	6	6	4	6
F13B	8	9	10	10	9	10	8	10
SE33	21	25.2	18	25.2	20	21	20	25.2
FESFPS	11	13	11	12	13	14	12	13
DXS6804	14		11	11	13	14	11	13
DXS8378	12		10	11	10	11	10	11
DXS7132	16		13	14	13	15	14	15
DXS6799	12		11	11	10	10	10	11
DXS7130	11		11	12	12	13	12	13
HPRTB	10		12	13	11	14	11	12
DXS7133	9		9	9	9	9	9	9
DXS101	24		24	24	24	24	24	24
累计亲权指数	>10 000							
亲权概率	99.99999%							

表 18-12　线粒体 DNA 高变区Ⅰ和Ⅱ的 SNP 分型的部分遇难者结果

258 个牙样本 IIV1 的统计数据								258 个牙样本 IIV1 的统计数据							
位点	S(Tn/Tv)	No.	Ins	No.	Del	No.	频率(%)	位点	S(Tn/Tv)	No.	Ins	No.	Del	No.	频率(%)
16004	C-T	10					1.13	16131	T-C	1					0.11
16019	C-T	16					1.81	16134	C-T	2					0.23
16021	C-T	4					0.45	16136	T-C	2					0.23
16026	C-T	23					2.60	16136	T-A	1					0.11
16030	C-T	2					0.23	16140	T-C	2					0.23
16032	T-A	3					0.34	16140	T-A	2					0.23
16032	T-G	2					0.23	16142	C-A	1					0.11
16042	G-A	1					0.11	16145	G-A	9					1.02
16051	A-G	6					0.68	16148	C-T	1					0.11
16053					C	2	0.23	16149	A-C	1					0.11
16067	C-T	1					0.11	16153	G-A	5	C	6			1.25
16069	C-T	21					2.38	16154	T-C	1					0.11
16070	A-G	1					0.11	16157	T-A	1					0.11
16085	C-G	3					0.34	16159	C-A	1					0.11
16085	C-A	1					0.11	16162	A-G	16					1.81
16086	T-C	4					0.45	16163	A-G	4					0.45
16092	T-C	7					0.79	16167	C-T	1					0.11
16093	T-C	7					0.79	16169	C-T	2					0.23
16095	C-T	1					0.11	16171	A-G	1					0.11
16095	C-G	2					0.23	16172	T-C	20					2.27
16104	C-T	1					0.11	16174	C-T	3					0.34
16104	C-A	1					0.11	16176	C-T	1					0.11
16108	C-T	5					0.57	16176	C-G	1					0.11
16111	C-T	3					0.34	16179	C-T	1					0.11
16114	C-A	4					0.45	16182	A-C	13					1.47
16124	T-C	2					0.23	16183	A-C	28					3.17
16126	T-C	46					5.21	16186	C-T	3					0.34
16127	A-C	1					0.11	16187	C-T	2					0.23
16129	G-A	28					3.17	16188	C-T	1					0.11
16129	G-C	2					0.23	16189	T-C	65					7.36

表 18-13　举例现场一份骨头提取 DNA 47 个 SNP 分型报告

SNP	基因型	SNP	基因型	SNP	基因型	SNP	基因型
rs521861	CC	rs9951171	GA	rs1058083	GG	rs993934	GG
rs2269355	CC	rs13182883	GA	rs8176719	AA	rs214955	GA
rs1821380	GG	rs1109037	GA	rs740598	AA	rs1498553	GA
rs3744163	CG	rs338882	GA	rs9905977	AA	rs12997453	GG
rs445251	CC	rs4530059	GG	rs8176720	GA	rs1523537	GA
rs2272998	CG	rs221956	AA	AMEL-1	GG	rs6955448	GA
rs722290	GG	rs13218440	GA	rs3780962	AA	rs10092491	GG
rs10488710	CG	rs430046	AA	rs4606077	GG	rs2342747	GA
rs5746846	CG	rs10773760	AA	rs1294331	GG	rs6444724	GA
rs8176747	CC	rs560681	AA	rs1336071	GA	rs7041158	GA
rs7205345	CG	rs1736442	AA	rs321198	GG	rs1053878	GG
		rs7520386	GA	rs159606	GA	rs8078417	GA

中英文名词对照索引

A

B

C

D

E

F

G

H

J

K

M

N

O

R

S

W

X

Z